实用
麻醉药理学

主　　审	杭燕南　于布为
主　　编	戴体俊　徐礼鲜　张丹参
副主编	黄志力　喻　田　任雷鸣
编委会	戴体俊　徐礼鲜　张丹参　任雷鸣　黄志力　杨宝学
	李　军　喻　田　张　卫　耿智隆　王焱林　张　红
编写秘书	孟　晶

人民卫生出版社
·北京·

图书在版编目（CIP）数据

实用麻醉药理学 / 戴体俊，徐礼鲜，张丹参主编
. —北京：人民卫生出版社，2021.8
ISBN 978-7-117-31095-6

Ⅰ.①实…　Ⅱ.①戴…　②徐…　③张…　Ⅲ.①麻醉学
－药理学　Ⅳ.①R971

中国版本图书馆 CIP 数据核字（2021）第 004179 号

| 人卫智网 | www.ipmph.com | 医学教育、学术、考试、健康，购书智慧智能综合服务平台 |
| 人卫官网 | www.pmph.com | 人卫官方资讯发布平台 |

实用麻醉药理学

Shiyong Mazui Yaolixue

主　　编： 戴体俊　徐礼鲜　张丹参
出版发行： 人民卫生出版社（中继线 010-59780011）
地　　址： 北京市朝阳区潘家园南里 19 号
邮　　编： 100021
E - mail： pmph @ pmph.com
购书热线： 010-59787592　010-59787584　010-65264830
印　　刷： 三河市宏达印刷有限公司（胜利）
经　　销： 新华书店
开　　本： 889×1194　1/16　印张：54　插页：4
字　　数： 1210 千字
版　　次： 2021 年 8 月第 1 版
印　　次： 2021 年 8 月第 1 次印刷
标准书号： ISBN 978-7-117-31095-6
定　　价： 258.00 元

编者名单（以姓氏笔画为序）

丁　倩（西安国际医学中心医院）

王　钰（宁波市第一医院）

王　强（西安交通大学第一附属医院）

王士雷（青岛大学附属医院）

王汉兵（佛山市第一人民医院）

王海英（遵义医科大学附属医院）

王海涛（郑州大学第一附属医院）

王焱林（武汉大学中南医院）

牛晓丽（西安交通大学第二附属医院）

左萍萍（中国医学科学院北京协和医学院）

石　卓（吉林大学白求恩医学部）

印晓星（徐州医科大学）

曲卫敏（复旦大学上海医学院）

任雷鸣（河北医科大学）

刘　洁（兰州大学第二医院）

刘红亮（重庆大学附属肿瘤医院）

刘克玄（南方医科大学南方医院）

苏丽敏（北京大学基础医学院）

杜朝晖（武汉大学中南医院）

李　卉（武汉大学中南医院）

李　军（温州医科大学附属第二医院）

李　炜（河北北方学院）

李　恒（广州医科大学附属第六医院）

李士通（上海市第一人民医院）

李英杰（北京大学基础医学院）

李治松（郑州大学第二附属医院）

李宝钏（南方医科大学南方医院）

杨　楠（中国医学科学院北京协和医学院）

杨世杰（吉林大学白求恩医学部）

杨宝学（北京大学基础医学院）

杨谦梓（空军军医大学西京医院）

吴新民（北京大学第一医院）

岑彦艳（陆军军医大学）

沈甫明（上海市第十人民医院）

宋学敏（武汉大学中南医院）

张　卫（郑州大学第一附属医院）

张　红（遵义医科大学）

张　惠（第四军医大学口腔医学院）

张马忠（上海交通大学附属上海儿童医学中心）

张丹参（河北科技大学）

张莉蓉（郑州大学基础医学院）

陈　凯（武汉大学中南医院）

陈　锋（武汉大学中南医院）

武玉清（徐州医科大学）

林　蓉（西安交通大学医学部）

杭黎华（昆山市第一人民医院）

欧阳葆怡（广州医科大学附属第一医院）

周　红（遵义医科大学）

周维英（陆军军医大学）

郑　锋（武汉大学中南医院）

赵　静（河北医科大学）

胡长平（中南大学湘雅医学院）

胡兴国（桃源县人民医院）

南　洋（温州医科大学附属第二医院）

柯剑娟（武汉大学中南医院）

俞文军（青海省人民医院）

饶　艳（中山大学中山眼科中心）

耿智隆（联勤保障部队第940医院）

柴　伟（西安国际医学中心医院）

钱若筠（兰州军区乌鲁木齐总医院）

徐　浩（第四军医大学口腔医学院）

徐世元（南方医科大学珠江医院）

徐礼鲜（空军军医大学口腔医学院）

高　巨（扬州大学附属医院）

高卫真（天津医科大学）

高昌俊（空军军医大学唐都医院）

黄长顺（宁波市第一医院）

黄志力（复旦大学上海医学院）

梁寒冰（徐州医科大学）

葛亚丽（扬州大学附属医院）

董海龙（空军军医大学西京医院）

韩圣娜（郑州大学基础医学院）

喻　田（遵义医科大学）

鲁显福（安徽医科大学第一附属医院）

路志红（空军军医大学西京医院）

詹　佳（武汉大学中南医院）

蔡业华（南方医科大学珠江医院）

颜学滔（深圳市宝安区妇幼保健院）

薛荣亮（西安交通大学第二附属医院）

戴体俊（徐州医科大学）

魏璐嫚（郑州大学基础医学院）

前　言

2014 年，中国药理学会麻醉药理学专业委员会编写的《简明药理学》由人民卫生出版社出版。在这本书中，麻醉药理学仅作为该书的一部分做了简要介绍。近几年来，麻醉药理学有了较大的发展，药理学界亟待一本大型的、权威的麻醉药理学参考书。有鉴于此，我们研究决定编写《实用麻醉药理学》一书，充分展示麻醉药理学的内容。

本书共 8 篇，第一篇为"麻醉药理学基础"（负责人：任雷鸣），第二篇为"吸入麻醉药"（负责人：徐礼鲜），第三篇为"静脉麻醉药"（负责人：张卫），第四篇为"局部麻醉药"（负责人：耿智隆），第五篇为"肌肉松弛药"（负责人：王焱林），第六篇为"疼痛治疗药"（负责人：左萍萍），第七篇为"围手术期心血管药物"（负责人：张红），第八篇为"液体治疗药"（负责人：李军）。本书历时 5 年，数易其稿，在人民卫生出版社的大力支持下，终于与大家见面了。

本书内容绝大多数由中国药理学会麻醉药理学专业委员会委员撰写，部分章节特邀中华医学会麻醉学分会前任主委吴新民、李世通、欧阳葆怡等著名麻醉学家执笔，为全书增色不少。全书由著名麻醉学家、《当代麻醉药理学丛书》总主编杭燕南以及中华医学会麻醉学分会前任主委于布为教授审阅，进一步保证了本书的质量。第一篇"麻醉药理学基础"的主要作者均为著名药理学家，积数十年功力，用药理学的理念对麻醉药理学作出诠释，实为难得。其余各篇的主要作者均为资深麻醉学家，撰写自己擅长的章节，弥足珍贵。但因作者众多、编写风格有别，再加上本书涵盖了麻醉药理学的各方面内容，故难免交叉重复，望各位读者体谅。

由于主编水平有限，书中难免有疏漏、不足乃至错误之处，敬请广大读者予以批评指正。

麻醉药理学是一门年轻的学科，中国药理学会麻醉药理学专业委员会决心与其他同道一起,为建立有中国特色(中西医结合、产学研结合、药理学与麻醉学及其他学科密切结合)的麻醉药理学而努力奋斗,使中国麻醉药理学能傲然挺立于世界麻醉药理学之林。本书就是我们的努力之一。

中国药理学会麻醉药理学专业委员会名誉主任委员

徐州医科大学二级教授

《实用麻醉药理学》主编

戴体俊

2020 年 9 月

目　录

第一篇　麻醉药理学基础

第二篇　吸入麻醉药

第三篇　静脉麻醉药

第四篇　局部麻醉药

第五篇　肌肉松弛药

第六篇 疼痛治疗药

第七篇　围手术期心血管药物

第八篇　液体治疗药

第一篇
麻醉药理学基础

第一章 绪论

一、麻醉药理学的性质与任务

药物（drug）是指用于预防、诊断、治疗疾病或计划生育的化学物质。药理学（pharmacology）是研究药物与机体（包括病原体）间相互作用的学科，也是药学研究的学科之一。其主要任务一是研究药物对机体的作用（防治疾病的作用、不良反应等），称为药物效应动力学（pharmacodynamics），简称药效学；二是研究机体对药物的作用（吸收、分布、生物转化、排泄等），称为药物代谢动力学（pharmacokinetics），简称药动学。麻醉药理学（anesthetic pharmacology）是研究麻醉常用药物（全麻药、局麻药、肌松药等）与机体间相互作用的学科，与神经药理学、心血管药理学等一样是药理学的一个分支。麻醉药理学亦是麻醉学的一门专业基础课。麻醉药理学的主要任务是为麻醉医师合理用药提供科学依据，为新麻醉药或麻醉药新剂型的研制提供

实验资料。此外，也应为麻醉学科的发展及揭示生命奥秘作出贡献。

$$\text{药物} \quad \overset{\text{药效学}}{\underset{\text{药动学}}{\rightleftharpoons}} \quad \text{机体}$$

二、麻醉药理学的发展简史

围手术期最常用、最重要的药物是全身麻醉药（包括吸入麻醉药和静脉麻醉药）、局部麻醉药和肌肉松弛药等。麻醉药是为了适应手术的需要而出现的，首先要解决的是手术疼痛问题。我国有关麻醉的记载最早见于春秋战国时期的《列子》。汉代名医华佗（约公元200年）施行手术和用"麻沸散"麻醉的记载与传说很多，惜其著作未能传世。此后所用的麻醉药中主要是曼陀罗、乌头、闹洋花、茉莉花根等，多数具有镇痛、致幻作用。这些药物一般用酒

浸泡或与酒同服,乙醇也起一定作用。西欧古代也曾用罂粟、曼陀罗、曼德拉草和乙醇进行麻醉。而直到1846年乙醚麻醉的成功,才揭开了近代麻醉学的序幕。

1798年,英国化学家Humphry Davy开始研究氧化亚氮(N_2O)的化学和药理性质。他自己吸入N_2O后牙痛消失,并发现N_2O可使人产生类似于歇斯底里的现象,故取名"笑气"。他于1800年发表了研究成果,建议将N_2O用于手术,但当时并未引起人们的注意。40多年后,遵循美国牙医Wells本人的建议,医生采用深呼吸吸入N_2O的方法拔除了他的一颗上臼齿,未出现任何疼痛。但以后在波士顿演示时,却因过早拿走气囊而失败了,这使得N_2O的应用受挫。

1842年,美国的Crawford Williamson Long首次应用乙醚麻醉进行手术,但因他住处偏僻且未发表研究成果,故未公诸于世。1846年9月30日,William T.G. Morton用乙醚拔牙取得了满意的效果,10月16日在马萨诸塞总医院演示乙醚麻醉进行外科手术也获得成功,这被认为是近代麻醉学的开端,麻醉从此进入了历史的新纪元。

可卡因(1884年)是最早用于临床麻醉的局部麻醉药,而普鲁卡因的合成(1905年)奠定了局部麻醉药的基础。1872年,Gre用水合氯醛开启了静脉麻醉药的先河,随后环己巴比妥(1923年)、硫喷妥钠(1933年)陆续应用于临床麻醉。1935年,King从筒箭毒中分离出氯化筒箭毒碱;1942年,Griffiths将其作为肌松药用于临床。

1970年,徐州医学院(现徐州医科大学)的医务人员率先进行了"中药麻醉",最初是用中药汤剂口服,后经进一步的研究发现其主要药物是洋金花,而洋金花的主要有效成分是东莨菪碱,故由中药汤剂发展为洋金花(总碱)静脉复合麻醉,再发展为东莨菪碱静脉复合麻醉。由于中药麻醉时间过长而带动了催醒药的研究,先是用毒扁豆碱催醒,后又研制成功催醒宁和催醒安。它们都是胆碱酯酶抑制药,中枢作用较强而毒性较低。

近50多年来,麻醉药更是有了突飞猛进的发展。1956年,氟烷应用于临床,因麻醉作用强、诱导迅速平稳、苏醒迅速及不易燃烧爆炸等优点,迅速取代乙醚而风靡数十年。随后,甲氧氟烷、恩氟烷、异氟烷、七氟烷、地氟烷等现代氟化麻醉药相继问世,成为吸入麻醉药的主流。近年来,又开始试用氙气麻醉。静脉麻醉药丙泮尼地于1956年用于临床,随后羟丁酸钠(1956年)、氯胺酮(1962年)、依托咪酯(1972年)、丙泊酚(1977年)先后用于临床麻醉。继普鲁卡因之后,丁卡因(1930年)、利多卡因(1944年)、布比卡因(1960年)、罗哌卡因(1988年)相继问世,成为目前最常用的局麻药。1951年,Bovet和Ginzel证明琥珀胆碱为短效肌松药,同年Theolaff将其用于临床,成为去极化型肌松药的代表。随后,泮库溴铵、阿曲库铵、维库溴铵、罗库溴铵等非去极化型肌松药逐渐成为肌松药的主角。

三、麻醉药理学展望

广大临床麻醉工作者是麻醉药理学研究的主力军,他们在长期的实践中积累了大量的资料和宝贵的经验。但自乙醚应用百余年来,麻醉药理学却没能形成独立的学科。由于既往的麻醉药理学知识主要由麻醉学家和化学家取得,药理学家很少参与,故一般药理学著作中,麻醉药理学知识往往少而陈旧。直到近30年前,国外才有麻醉药理学的专著问世。1985年,徐州医学院(现徐州医科大学)在国内率先开办了麻醉学本科专业,组建了麻醉药理学教研室,出版了《麻醉药理学》讲义(戴体俊主编,内部印刷),其后又出版了修订版。随着全国设置麻醉学专业的院校越来越多,便正式出版了全国麻醉学专业试用教材《麻醉药理学》(郑斯聚、段世明主编,中国医药科技出版社,1990年出版)。经几年试用,1996年由上海科学技术文献出版社出版了段世明教授和郑斯聚主任医师主编的《麻醉药理学》。2000年,包括段世明教授主编的《麻醉药理学》在内的麻醉学专业教材(一套7册)被教育部列为"面向21世纪课程教材",由人民卫生出版社出版。这些经典教材为麻醉学科的人才培养和麻醉药理学的发展作出了巨大贡献。迄今,我国开设麻醉学专业的院校已有五六十所,除本科生之外,还招收了大量的博士、硕士研究生,从事麻醉药理学工作的人员也越来越多,极大地推动了麻醉药理学的发展。此外,随着人民生活水平的提高,人们对麻醉质量的要求也越来越高。而且,随着麻醉学科向围手术期医学转变,麻醉科的工作范围不断拓宽,麻醉医师已走出手术室,除临床麻醉工作外,还承担了急救复苏、危重病、疼痛和药物依赖的诊疗等任务。这一切无疑大大促进了麻醉药理学的发展。

麻醉药理学是麻醉学与药理学的交叉学科,需要中西医结合、产学研结合,需要麻醉学家、药理学家和相关学科工作者的共同努力和紧密合作;需要学习相关学科的理论、方法和技术,建立有中国特色(中西医结合、产学研结合、药理学与麻醉学及相关学科密切结合)的麻醉药理学;需要成立自己的学术组织,出版麻醉药理学的专门期刊,加快国内外的学术交流等,这样才能使中国麻醉药理学傲然挺立于世界麻醉药理学之林。

2010年,中国药理学会麻醉药理学专业委员会成立,一大批药理学工作者与麻醉学工作者联合起来,取长补短、紧密团结,共同为发展麻醉药理学努力合作,标志着麻醉药理学走上新的发展平台。中国药理学会麻醉药理学专业委员会已组织出版了《2012年麻醉药理学进展》《2014年麻醉药理学进展》《2015年麻醉药理学进展》《2016年麻醉药理学进展》《2017年麻醉药理学进展》《麻醉学基础》《简明药理学》《实用麻醉药理学》等著作。相信在不久的将来,麻醉药理学将会得到长足的发展,为麻醉学、药理学增光添彩,也为探索生命奥秘发挥更大的作用。

(戴体俊)

第二章 药物效应动力学

第一节 药物的基本作用

一、药物作用和药物效应

药物作用（drug action）是指药物对机体所产生的初始作用，是动因，是分子反应机制。药物效应（drug effect）指初始作用所引起的机体功能和 / 或形态改变，是继发的。例如肾上腺素对支气管平滑肌的初始作用是激动支气管平滑肌细胞膜上的 β_2 受体，并引起一系列生化反应，其效应则是使支气管平滑肌松弛。但习惯上，药物作用与药物效应两者常互相通用。

任何药物都不能使机体产生新的作用，只能使机体原有活动的功能水平发生改变。使原有功能提高的称为兴奋（excitation）、亢进（augmentation），功能降低的称为抑制（inhibition）、麻痹（paralysis）。过度兴奋转入衰竭（failure），是另一种性质的抑制。

二、药物作用的选择性

1. **概念** 药物作用的选择性指同一剂量的某一药物对不同的组织器官引起不同（兴奋或抑制，强度亦可不同）的反应。

2. **机制** 产生选择性的机制多种多样，如药物在体内分布不匀；与不同的组织、受体、受体亚型的亲和力不同；各组织器官的结构不同、生化过程有差异等。

3. **特点** 药物作用的选择性是相对的，有的药物选择性较高，有的药物则选择性较低。对同一药物而言，剂量小时往往选择性较高，剂量增大后则选择性降低。如主要兴奋大脑皮质的咖啡因剂量增大时可兴奋皮质下中枢

和脊髓。

4. **意义** 通常选择性高的药物针对性强，是研制新药的主要方向。但少数情况下，选择性低的药物如广谱抗菌药、广谱抗心律失常药在应用上也有优势。

三、局部作用和全身作用

从药物的作用部位来看，药物作用可分为局部作用（local action）和全身作用（general action）两种。局部作用指药物被吸收进入血液之前对其所接触组织的直接作用，如口服硫酸镁（magnesium sulfate）在肠道不吸收引起的导泻作用或局麻药的局麻作用。全身作用指药物进入血液循环后，分布到全身各部位引起的作用，也称吸收作用或系统作用（systematic action），如注射硫酸镁产生的抗惊厥、降压作用或局麻药被吸收入血后产生的毒性作用。

四、药物作用的两重性

药物作用具有两重性（dualism）。凡符合用药目的，达到防治疾病效果的称为治疗作用（therapeutic action）。凡不符合用药目的，甚或引起不利于患者的反应称为不良反应（adverse reaction）。显然，区分标准为是否符合用药目的。

治疗作用又分为对因治疗（etiological treatment）和对症治疗（symptomatic treatment）。前者的用药目的在于消除原发病因，又称治本，如用抗菌药杀灭体内的微生物。后者的用药目的在于缓解症状，又称治标。两者均很重要。中医认为应该"急则治标，缓则治本"，最后达到"标本兼治"的目的。

第二节 药物的不良反应

药物的不良反应又可分为副反应、毒性反应、后遗效应、继发效应、变态反应、类过敏反应、特异质反应、药物依赖性、停药反应等。

一、副反应

副反应（side reaction）又称副作用，是药物在治疗剂量时出现的与治疗目的无关的作用。副反应是与治疗作用同时发生的药物固有作用，会给患者带来不适，但多数为可以自行恢复的功能性变化。副反应的发生系药物选择性不高、作用广泛所致。当将某药的某一药理效应当作治疗作用时，其他药理效应就可能成为与治疗目的无关的副反应。如阿托品可阻断多种组织的 M 胆碱受体，产生扩瞳、心率加快、抑制腺体分泌和松弛平滑肌等多种效应。当阿托品用于缓解内脏绞痛时，其松弛平滑肌的效应符合用药目的，因此是治疗作用；而其他效应因不符合用药目的，就成为副反应，如抑制腺体分泌导致的口干等。而当阿托品用作麻醉前给药以预防呼吸道并发症时，其抑制腺体分泌的效应是治疗作用，而其他效应就成为副反应，如松弛平滑肌所致的腹胀等。所以，副反应是可以随着用药目的的改变而改变的。

长期以来，国内学者对普鲁卡因静脉复合麻醉是普鲁卡因的治疗作用还是毒性反应一直争论不休。其实，用是否符合用药目的这一标准来衡量就很清楚了。

普鲁卡因是常用的局部麻醉药。当普鲁卡因用于局麻时，其局部作用（即阻滞给药部位神经冲动的产生与传导）符合用药目的，是治疗作用。此时，普鲁卡因被吸收入血后产生的全身作用因不符合用药目的，就成为不良反应了。但普鲁卡因用于静脉复合麻醉时，其全身作用

（镇静、镇痛、抑制腺体分泌和神经肌肉接头传递及抗心律失常作用等）符合用药目的，因此是治疗作用而不是毒性反应（不良反应的一种）。

副反应是药物本身所固有的，是在常用剂量下发生的，可以预知，难以避免但可设法纠正。如不少吸入麻醉药可刺激呼吸道腺体分泌，合用抗胆碱药则可以预防其发生。

局部刺激性也是副反应的一种，不论何种给药途径（口服、吸入、注射等）均可产生，主要由药物制剂本身的理化性质引起。口服药物刺激胃肠道黏膜可引起恶心、呕吐、腹痛、溃疡、出血等。静脉麻醉药羟丁酸钠口服虽能被吸收，但因可引起呕吐，所以临床均静脉注射。吸入麻醉药中的乙醚对呼吸道的刺激性很强，可引起呛咳、屏气、喉痉挛和反射性呼吸停止，并引起呼吸道分泌物增加，同时可刺激眼球引起眼结膜炎。因此，乙醚麻醉前应给予阿托品以减少腺体分泌。此外，异氟烷、地氟烷亦有一定的刺激性，但比乙醚弱，恩氟烷、氟烷、甲氧氟烷、七氟烷和 N_2O 对呼吸道则无明显的刺激性。

静脉麻醉药中，硫喷妥钠的局部刺激性最强，因其药液为强碱性，pH > 10，肌内注射时可引起疼痛、硬结和坏死，故应少用，必须应用时需深部注射。静脉注射时可引起局部疼痛、静脉炎，漏出血管外可造成组织坏死，一旦发生，应立即停药，局部热敷并给予普鲁卡因封闭；若误入动脉，可引起动脉强烈收缩、肢体和指端剧痛、皮肤苍白、脉搏消失，此时应立即从动脉注入血管扩张药（利多卡因、罂粟碱等），以及行臂丛阻滞，以解除动脉痉挛；若处理不当，可造成肢体坏死。依托咪酯、丙泊酚均可引起注射部位疼痛和局部静脉炎，氯胺酮和羟丁酸钠则无明显的刺激性。目前临床常用的局部麻醉药和肌松药的局部刺激性均不

明显。瑞芬太尼制剂内含甘氨酸,不能用于椎管内注射。

二、毒性反应

1. 发生原因　毒性反应(toxic reaction)主要由于药物剂量过大或用药时间过长所引起。有时剂量虽在规定的范围内,但由于机体对药物的敏感性增高(高敏性,hyperreactivity),也可引起毒性反应。毒性反应通常比副反应严重,但也是可以预知、可以避免的。如所有的挥发性麻醉药都可因吸入浓度过高导致血压下降,恩氟烷吸入浓度过高时还可引起惊厥性脑电活动和肢体抽搐等。即使是对呼吸抑制比较轻微的氯胺酮、羟丁酸钠,在剂量较大时也可引起严重的呼吸衰竭。

剂量不当是引起毒性反应的主要原因,控制剂量和给药间隔以及剂量个体化(用药剂量因人而异)是防止毒性反应的主要措施。必要时,可停药、改用其他药物或联合使用可对抗其毒性的药物。如氟化吸入麻醉药与 N_2O 合用,N_2O 的心血管兴奋作用可减轻氟化吸入麻醉药的心血管抑制作用。

2. 急性毒性和慢性毒性　毒性反应中,因剂量过大而迅速发生者称为急性毒性(acute toxicity),因长期用药而逐渐发生者称为慢性毒性(chronic toxicity)或长期毒性。如毒性极低的 N_2O 长期使用可抑制骨髓功能。

3. "三致"作用　致突变(mutagenicity)、致畸性(teratogenesis,致畸作用)和致癌性(carcinogenesis)统称为"三致"作用,属于特殊的慢性毒性反应,是药物损伤细胞遗传物质引起的,是评价药物安全性的重要指标。药物损伤 DNA,干扰 DNA 复制所引起的基因变异或染色体畸变称为致突变,引起此变异的物质称为突变原。基因突变发生于胚胎生长细胞可致畸胎,发生于一般组织细胞可致癌。药物通过妊娠母体进入胚胎,干扰正常胚胎发育,导致胎儿发生永久性形态结构异常的作用称为致畸作用。具有致畸作用的物质称为致畸因子或致畸原,如阿司匹林、苯二氮䓬类、华法林、苯妥英钠均有一定的致畸作用。妊娠第 3 周～第 3 个月末是胎儿器官的分化形成期,最易造成畸胎,此期最好不要用药。药物造成 DNA 或染色体损伤,使抑癌基因失活或原癌基因激活,导致正常细胞转化为肿瘤细胞的作用称为致癌作用。具有致癌作用的物质称为致癌因子,如砷化合物、氯霉素、环磷酰胺等均有一定的致癌作用。具有致突变作用的药物同样具有致癌和致畸作用,例如抗肿瘤药物烷化剂。

三、后遗效应

停药后血浆中的药物浓度已降至阈浓度(最低有效浓度)以下残存的药理效应称为后遗效应(residual effect),又称后效应(after effect)。如睡前服用长效巴比妥类药物苯巴比妥后,次晨仍感头晕、头痛、乏力、困倦、嗜睡等,被称为"宿醉"现象,这便是后遗效应的一种。后遗效应也可能比较持久,如长期应用肾上腺皮质激素,由于其对腺垂体的负反馈抑制作用引起肾上腺皮质萎缩,一旦停药后,肾上腺皮质功能低下,数个月内难以恢复。

硫喷妥钠静脉注射后 10~20 秒即可使意识消失。由于该药迅速由脑"再分布"到肌肉、脂肪等组织,15~20 分钟便可出现初醒。醒后仍有"宿醉"现象,这就是后遗效应,系因硫喷妥钠由肌肉、脂肪组织缓慢释放到血液所致。

四、继发反应

由药物的治疗作用(符合用药目的)所引起的直接不良后果(不符合用药目的)称为

继发反应（secondary reaction）或治疗矛盾（therapeutic paradox）。例如长期应用广谱抗生素时，由于改变了肠道正常菌群，敏感细菌被消灭，不敏感细菌如耐药葡萄球菌或真菌大量繁殖，导致耐药葡萄球菌肠炎（假膜性肠炎）或假丝酵母病（菌群交替症）等继发性感染（二重感染）即是继发反应。

五、变态反应

变态反应（allergic reaction）又称超敏反应（hypersensitivity），是机体受到某些抗原刺激时，出现生理功能紊乱或组织细胞损伤的异常适应性免疫应答所致。

药物引起的变态反应指药物引起的病理学免疫反应，包括免疫学中的4型变态反应。变态反应按发生机制可分为4型，其中Ⅰ型变态反应（反应素型或速发型）也称过敏反应（hypersensitive reaction），反应类型、性质和严重程度与药物的原有效应及剂量无关。药物本身、药物的代谢产物、制剂中的杂质或辅料均可成为变应原（allergen），即能引起变态反应的抗原。大分子多肽、蛋白质类药物可直接具有抗原性，小分子药物可能作为半抗原与体内蛋白质结合形成抗原。药物变态反应的特点是：①过敏体质容易发生。②首次用药很少发生，需在第一次接触药物后的7~14天（敏化过程或致敏过程）后，第二次或多次用药后出现。但有少数人第一次用药即可出现，可能存在隐匿性敏化过程而自己不知。③已致敏者其过敏性可能消退，多数可能保持终身。④结构相似的药物可有交叉过敏反应。⑤皮肤敏感试验可有假阳性或假阴性。

1.变态反应的表现 变态反应的表现各药不同，各人也不同，形式多样，严重程度不一。轻者有皮疹、发热、血管神经性水肿，重者有哮喘、血清病样反应、造血系统抑制和肝、肾功能损害，最严重的表现是过敏性休克，以青霉素较为常见。值得一提的是，几乎所有药物，包括一些抗过敏药都可能引起变态反应。有些变态反应是在以前多次用过该药均无明显不良反应而出现的。

2.麻醉药引起的变态反应 有关吸入麻醉药引起变态反应的报道甚少，但在对"氟烷性肝炎"发病机制的研究中，在部分病例体内检出了氟烷相关性抗体。这种抗体可诱导正常淋巴细胞对被抗体包裹的肝细胞的细胞毒性，提示免疫细胞是"氟烷性肝炎"的发病机制之一。鉴于含氟吸入麻醉药之间存在交叉过敏反应，故发生过"氟烷性肝炎"者不宜再使用其他含氟吸入麻醉药。

在静脉麻醉药中，阿法双酮（alphadione）和丙泮尼地（propanidid）的变态反应发生率最高（0.1%），但病死率较低；硫喷妥钠的变态反应发生率虽较低，但病死率甚高，在报告的45例静脉注射硫喷妥钠后的变态反应中有6例死亡；氯胺酮、依托咪酯、丙泊酚的变态反应甚少报道。

局麻药引起的变态反应极少，低于局麻药不良反应的1%。很多所谓的局麻药变态反应可能是毒性反应、高敏反应或加入肾上腺素引起的反应。酯类局麻药比酰胺类局麻药较易引起变态反应，同类局麻药之间有交叉过敏反应，但两类局麻药之间无交叉过敏反应。对疑为酯类局麻药过敏者应换用酰胺类局麻药，反之亦然。皮肤敏感试验的阳性符合率不高。

琥珀胆碱（succinylcholine）和非去极化型肌松药的过敏反应均有报道，但未见交叉过敏者。在非去极化型肌松药中，以筒箭毒碱（tubocurarine）、阿曲库铵（atracurium）较易引起过敏反应。加拉碘铵（gallamine）的变态反应亦有报道。

3. 变态反应的防治原则　①询问药物过敏史，避免使用可疑药物；②皮肤敏感试验；③严密观察患者，警惕过敏先兆；④做好抢救过敏性休克的准备。防治药物的作用在于：①脱敏；②阻止活性介质释放；③对抗活性介质的作用；④改善效应器官的反应性。

4. 防治变态反应的主要药物

（1）肾上腺素：肾上腺素（adrenaline，epinephrine）是治疗过敏性休克的首选药。肾上腺素能激动心脏的 β_1 受体使心肌收缩力增强、心率加快、血压升高；激动支气管平滑肌的 β_2 受体使之舒张，从而缓解哮喘；激动支气管黏膜血管的 α 受体使之收缩，从而降低毛细血管通透性，消除黏膜水肿；激动 β 受体抑制肥大细胞脱颗粒，减少过敏介质释放并能扩张冠状动脉。因此，肾上腺素能迅速缓解过敏性休克的各种症状，挽救患者生命。

（2）抗组胺药：组胺（histamine）主要存在于肥大细胞和嗜碱性粒细胞中，在过敏反应中起重要作用。组胺受体有 H_1、H_2 和 H_3 受体3型。H_1 受体拮抗药（苯海拉明、异丙嗪、曲吡那敏、氯苯那敏、特非那定等）、H_2 受体拮抗药（西咪替丁、雷尼替丁、法莫替丁、尼扎替丁、乙溴替丁等）均可用于变态反应性疾病，两类药物合用往往效果更好。

（3）肾上腺糖皮质激素：此类药物具有强大的抗炎、抗休克及免疫抑制作用，对免疫过程的许多环节均有抑制作用，故可用于各种严重的变态反应。

5. 过敏性休克的抢救　过敏性休克发病迅速、病情凶险、病死率高，必须争分夺秒地积极抢救。过敏性休克的主要症状有胸闷、呼吸困难、冷汗、发绀、血压下降、昏迷和抽搐等。

一旦发现，应立即停药，迅速注射肾上腺素，可皮下或肌内注射，必要时稀释后缓慢静脉注射或滴注，可酌情加用糖皮质激素和抗组胺药。同时应给予支持治疗，如吸氧、控制呼吸、输液及升压药物的应用等。

六、类过敏反应

类过敏反应（anaphylactoid reaction）也称为过敏样反应。类过敏反应不需预先接触抗原，无敏化过程，也无抗体参与，可能与药物直接促使组胺释放有关。某些静脉麻醉药、局麻药、肌松药和麻醉性镇痛药均可直接促使肥大细胞和嗜碱性粒细胞释放组胺；有些药物则通过补体旁路系统激活 C3 而释放介质；还有些药物（右旋糖酐等）因注射速度过快或与其他药物混合使蛋白质与循环中的某些免疫球蛋白（IgM 或 IgG）发生沉淀而引起类过敏反应。类过敏反应的临床表现与变态反应相似。

右旋糖酐的毒性很低，其主要不良反应是（类）过敏反应。右旋糖酐是一种强力抗原，其分子量越大，分子中的分支越多，抗原性越强。右旋糖酐所诱发的（类）过敏反应轻重不一，危害最大的严重过敏反应（指休克、致命性支气管痉挛、心脏停搏、呼吸停止等）的发生率为 0.037%~0.05%，可致死，系右旋糖酐与右旋糖酐反应性抗体（dextran reactive antibodies，DRA）形成免疫复合物引起的 III 型变态反应。DRA 在正常人血清中普遍存在，高达 50% 以上，系通过隐蔽方式接触广泛存在的外源性右旋糖酐而获得的。如感染有荚膜的细菌等，它们产生的多糖体与右旋糖酐间存在交叉反应。有人报告，磷壁质酸（teichoic acid）与右旋糖酐也有交叉反应，可形成潜在性免疫原。严重过敏反应者的血清常有高滴度的 DRA。轻度过敏反应（颜面潮红、胸闷、荨麻疹等）与 DRA 的关系并不密切,发生机制亦与严重过敏反应不同。老年人和麻醉患者严重过敏反应的发生率高,严重过敏反应多发生硬脊膜外和脊髓麻醉者,原因不详,可能与应激能力下降有关。

皮内注射试验的符合率不高,最高仅 1/3。有人建议先静脉滴注几毫升,密切观察患者的反应后再决定是否使用,然而致命性反应在滴注一开始(0.5~1ml)就可能发生,故亦危险。安全、有效、可靠的方法是测定血清 DRA 值,高值者应警惕严重过敏反应的发生。

根据半抗原抑制原理,国外生产一种单价半抗原(monovalent hapten),商品名为 Promiten,实为平均分子量为 1 000 的右旋糖酐。预先静脉注射 15% 的 Promiten 20ml 有明显的预防效果,因多价半抗原(polyvalent hapten)可与抗体形成复合物,激活补体系统引起严重过敏反应;而单价半抗原仅与单个抗体结合,预先给药则竞争性占位,阻抑有害大分子免疫复合物的形成,从而消除反应的发生。但 Promiten 本身也可引起起皮肤反应、心搏徐缓、低血压等,一般都很轻微、短暂,发生率为 0.05%~0.07%。目前该药尚在临床试验阶段。

输注右旋糖酐时应严密观察,对轻度过敏反应可用抗组胺药治疗;一旦出现休克,则按过敏性休克处理。

七、特异质反应

机体对某些药物产生的遗传性异常反应称为特异质反应(idiosyncratic reaction)。目前认为特异质反应指少数遗传缺陷者表现为特定的生化(蛋白质、酶)功能的缺损,造成对药物反应的异常(通常是特别敏感)。这种反应不是变态反应,不需要预先敏化过程,无免疫机制参与。如对遗传性血浆胆碱酯酶缺陷者(西方人多见),常规剂量的琥珀胆碱就可引起长时间的呼吸麻痹;又如葡萄糖 -6- 磷酸脱氢酶(G-6-PD)缺乏者在接受伯氨喹、奎宁、氯霉素、磺胺类或维生素 K 治疗时,易发生高铁血红蛋白血症和溶血现象;再如对先天性胆碱酯酶活性低下者,琥珀胆碱的肌松作用增强,易发生呼吸抑制。

八、药物依赖性

药物依赖性(drug dependence)是由长期使用有依赖性潜力的物质引起的。以往将对药物的依赖性分为习惯性(habituation)和成瘾性(addiction)。习惯性指连续应用某药,停药后患者会发生主观不适感觉,渴望再次用药。成瘾性则指停药后出现严重的生理功能紊乱,即戒断综合征(abstinence syndrome)或称为停药综合征(withdrawal syndrome)。由于习惯性和成瘾性两词的使用经常出现混乱,加上被滥用的药物种类越来越多,所以需要确定一个共同的术语。鉴于习惯性和成瘾性都有连续用药的主观渴求,故现在统称为药物依赖性。

根据世界卫生组织专家委员会对药物依赖性所下的定义,依赖性是指"药物与机体相互作用所造成的一种精神状态,有时也包括身体状态,表现出一种强迫性地要连续或定期使用该药的行为和其他反应,为的是要感受它的精神效应,有时也是为了避免由于断药所引起的不舒适。可以发生或不发生耐受性。同一个人可以对一种以上的药物产生依赖性"。

简而言之,药物依赖性是反复用药引起的机体对该药心理和 / 或生理的依赖状态,表现出渴望继续用药的行为和其他反应,以追求精神满足和避免不适。

耐受性指机体对药物的敏感性降低,需增大药物剂量才能达到原有的效应。产生依赖性的过程中多数伴有耐受性的产生,少数可不产生耐受性。产生耐受性的药物不一定引起依赖性。

药物依赖性分为躯体依赖性和精神依赖性两种。躯体依赖性(physical dependence)亦称生理依赖性(physiological dependence);精神依赖性(psychic dependence)亦称心理依赖性(psychological dependence)。两者的主要区别在于躯体依赖性可产生明显的戒断症状而精神依赖性则否。多数有依赖性特性的药物(如阿片类、镇静催眠药等)兼有精神依赖性和躯体依赖性,个别毒品如麦角二乙胺(lysergide,LSD,一种致幻剂)只有精神依赖性而无躯体依赖性。

精神依赖性俗称"心瘾",指药物可使人产生一种愉快、满意的感觉,并在精神上驱使人们具有一种继续用药的欲望,以获得满足感。停药后,不出现躯体戒断症状。精神的欣快给人留下的记忆和渴求非常强烈,精神依赖性非常顽固,难以消除,是戒毒者复吸的主要原因,也是当前治疗的难点和方向。

躯体依赖性是由于多次用药造成的机体对药物的适应和依赖状态,一旦停药,机体即出现严重的生理功能紊乱(即戒断综合征),甚至可危及生命。患者非常痛苦,难以忍受,可能有自残、自杀行为,因惧怕戒断症状而继续用药。

为通俗易懂、照顾习惯用法和应用简便,成瘾性常作为依赖性的代名词使用。

药物滥用(drug abuse)指反复地、大量地使用一些具有依赖性潜力(dependence potential)的物质,且与医疗目的无关,其结果可使滥用者对该物质产生依赖性。这种滥用与通常所说的抗生素或激素的"滥用"不同,因后者与医疗目的有关,且一般不产生依赖性。药物滥用往往采用自身给药(self-administration)的方式。

毒品(toxic substance)指非医疗、科研、教学而滥用的有依赖性的物质,如阿片、海洛因、吗啡、大麻、可卡因及其他能使人形成毒癖的麻醉药品(narcotic drug)和精神药品(psychotropic substance)。

麻醉药品是指连续使用后易产生躯体依赖性,引起瘾癖的药品。有时也简称为麻醉品,但它与麻醉药(anesthetic,包括全身麻醉药和局部麻醉药)是有区别的。

精神药品是指直接作用于中枢神经系统,使之兴奋或抑制,连续使用能产生依赖性(包括精神依赖性和躯体依赖性)的药品。一些有机溶剂虽有中枢兴奋作用,但不列入中枢兴奋药的范围。

麻醉药品和精神药品统称为精神活性药物(psychoactive drug)。吸毒通常指滥用麻醉药品或精神药品,其方式包括口服、鼻嗅、吸入及注射等。关于麻醉药品和精神药品的具体品种详见原国家食品药品监督管理总局、公安部、原国家卫生计划生育委员会于2013年发布的《关于公布麻醉药品和精神药品品种目录的通知》(食药监药化监〔2013〕230号)。

强化效应(reinforcement effect)分为正性强化效应和负性效应两种。前者又称为奖赏(reward)效应,指能够引起欣快、愉悦、促使人和动物主动觅药(或寻求刺激)行为的强化效应,是精神依赖性的基础。后者又称厌恶(aversion)效应,指引起精神或身体不适,促进人和动物为避免不适而采取被动觅药(或寻找刺激)行为的强化效应,是身体依赖性的基础。

依赖性物质可分为麻醉药品、精神药品和其他类3类。

1. 麻醉药品

(1)阿片类(opioids):包括天然的、半合成的及全合成的阿片 μ 受体激动药,如阿片、吗啡、二乙酰吗啡(海洛因)、哌替啶、美沙酮、芬太尼、二氢埃托啡等。

（2）可卡因类：包括可卡因(cocaine)、古柯叶(coca leaf)和古柯糊(coca paste)。

（3）大麻类(cannabis)。

2. 精神药品

（1）镇静催眠药和抗焦虑药：如巴比妥类、安眠酮、苯二氮䓬类等。

（2）中枢兴奋药：如苯丙胺类、利他林、咖啡因等。

（3）致幻剂(hallucinogens)：如麦角二乙胺(lysergide, LSD)、赛洛西宾(psilocybine)、麦司卡林(mescaline)等。

3. 其他

（1）烟草。

（2）乙醇。

（3）挥发性有机溶剂(volatile organic solvents)。

除上述药物外，还有很多依赖性药物如氯胺酮、羟丁酸钠、丙泊酚、麻黄碱、曲马多、布桂嗪(bucinnazine)等，值得警惕。

九、停药反应

长期使用某些药物，突然停药使原有疾病症状迅速重现或加重的现象称为停药反应(withdrawal reaction)或反跳现象(rebound)。例如长期使用 β 受体拮抗药治疗高血压或冠心病，一旦突然停药就会出现血压升高或心绞痛发作。巴比妥类能延长睡眠时间，但缩短快波睡眠时间，当久用而停药后，快波睡眠时间会比用药前更长，并伴多梦。这种伴有多梦的反跳现象促使某些人不愿停药而长期服用，成为产生依赖性的原因之一。苯二氮䓬和糖皮质激素类药物也可引起停药反应。

为避免停药反应，结束治疗时应逐渐减量

后停药，或在减量的同时加用有类似治疗作用的其他药物。一旦出现停药反应，需要重新开始治疗。

第三节 药物作用的构效、时效和量效关系

一、构效关系

药物的化学结构与其效应的关系称为构效关系(structure-activity relationship, SAR)。药物作用的特异性取决于化学反应的专一性，后者取决于药物的化学结构，包括基本骨架、活性基团、侧链长短、立体构型、旋光性、手型等。多数药物的左旋体的药理活性较强，而右旋体的药理活性较弱或全无。但也有少数药物的右旋体作用强，如右旋糖酐、氯化筒箭毒碱等。同类药物往往有相同的基本骨架，若其他结构稍有变化，便可有强度上或性质上(后者如同一受体的激动药和拮抗药)的改变。但也有部分药物的作用与其结构关系不大，如吸入麻醉药。

了解药物的构效关系不仅有助于理解药物的作用机制，对寻找和合成新药也有指导意义。

二、时效关系

药物效应与时间的关系称为时效关系(time-effect relationship)，药物效应常随着时间变化而变化。从给药到开始出现效应的一段时间称为潜伏期(latent period)，主要反映药物的吸收、分布过程和起效的快慢。静脉注射时无吸收过程，但可能有潜伏期。根据潜伏期可将药物分成(超)速效、中效、慢效药。从开始起效到效应消失称为持续期(persistent period)，反映了药物作用维持时间的长短。根据持续期

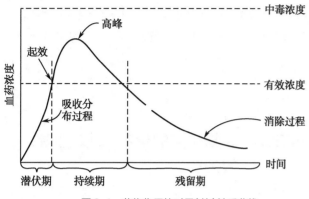

图2-1 药物作用的时量(效)关系曲线

可将药物分为(超)短效、中效、长效药(图2-1)。

机体"生物钟"对药物效应有明显影响,由此产生一门分支学科——时辰药理学(chronopharmacology)。时辰药理学是研究药物与机体生物节律(biological rhythm)的相互关系的科学,是时间生物学(chronobiology)与药理学的交叉学科。生物节律对药物的药动学、药效学均有影响,药物也可影响生物节律。我国学者研究发现,7:00给人前臂注射利多卡因作用维持20分钟,13:00注射维持52分钟,23:00注射维持25分钟。镇痛药曲马多(tramadol)对小鼠的急性病死率、镇痛作用及药动学均存在昼夜节律性。

了解时辰药理学对制订合理的治疗方案、选择最佳给药时机、发挥最大疗效和减少不良反应均有重要意义。

三、量效关系

药物的剂量(浓度)与其效应的关系称为量效关系(dose-effect relationship)。不同的药物有不同的量效关系,量效曲线也多种多样。但一般说来,在一定的范围内,药物效应随剂量的增大而增强(但并非成正比)。若剂量继续增大到一定限度,效应可不再增强甚至减弱,而不良反应往往加重,因此不能为提高疗效而任意加大剂量。

如果药理效应是随药物剂量(浓度)的增减呈连续增减的变化,称为量反应(graded response),如血糖高低、白细胞的多少、肌收缩力的大小等,其研究对象为单一的生物单位,可用具体数量或最大反应百分率表示,其量效关系曲线呈直方双曲线(图2-2)。

有些药理效应只能用全或无、阴性或阳性表示,称为质反应(all-or-none response or quantal response),如死与活、惊厥与不惊厥等,其研究对象为一个群体。在实际工作中,常将实验动物按用药剂量分成若干组,以阳性反应百分率为纵坐标,以累加阳性率与剂量对数为横坐标,可得一典型对称的质反应量效曲线(图2-3)。若将纵坐标改为概率单位,则此量效曲线成为一直线,便于做直线回归分析。

能引起药理效应的最小剂量(浓度)称为最小有效量或阈剂量(threshold dose),高于

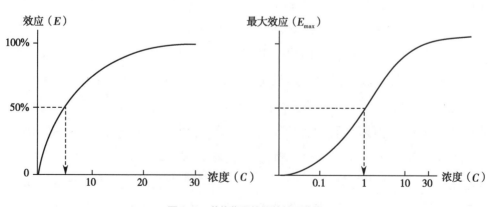

图2-2 药物作用的量效关系曲线

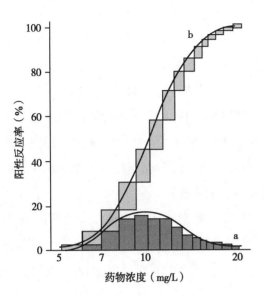

图 2-3　质反应的量效曲线

注：曲线 a 为区段反应率；曲线 b 为累积反应率。

此量的依次称为治疗量（常用量）、极量、最小中毒量和最小致死量。极量（maximal dose）是《中国药典》规定的最大用量，超过极量用药引起医疗事故者应负法律责任。

半数有效量（median effective dose，ED_{50}）指药物引起半数实验动物发生阳性反应（质反应）的剂量。若以死亡作为阳性反应的指标，则为半数致死量（median lethal dose，LD_{50}）。因此，LD_{50} 可视为 ED_{50} 的一个特例。ED_{50} 表示药物作用强度的大小，LD_{50} 表示药物毒性的大小，两者的测定原理、计算方法相同。药物的治疗指数（therapeutic index，TI）等于两者的比值，即 $TI = LD_{50}/ED_{50}$，表示对半数动物有效的剂量增大多少倍可引起半数动物死亡，是评价药物安全性的重要指标。TI 越大，药物越安全。但仅以治疗指数评价药物的安全性还不够，如药物的两条曲线首尾有重叠（图 2-4），即有效剂量与其致死剂量之间有重叠。为此，有人用 1% 致死量（LD_1）与 99% 有效量（ED_{99}）的比值或 5% 致死量（LD_5）与 95% 有效量（ED_{95}）之间的

距离来衡量药物的安全性，即药物安全性评价。

（1）治疗指数（therapeutic index，TI）= LD_{50}/ED_{50}，较适于量效曲线和毒效曲线平行者，应 ≥ 3。

（2）安全范围（系数）（margin of safety）= LD_5/ED_{95}。

（3）可靠安全系数（certain safety factor，CSF）= LD_1/ED_{99}。LD_1/ED_{99} 应 ≥ 1，越大越好。

四、药物的效能和效价强度

药物（不受剂量限制）产生最大效应（maximal effect，E_{max}）的能力称为效能（efficacy）。全麻药的效能通常指它所能达到的最大麻醉深度。例如乙醚、氟烷等挥发性全麻药如果给予足够高的浓度，均能使患者的麻醉达到三期四级，甚至延髓麻痹而死亡。因此，乙醚、氟烷等挥发性全麻药属于高效能全麻药。而氧化亚氮即使吸入浓度高达 80% 也只能引起浅麻醉，再加大浓度则势必引起缺氧，甚至吸入 100% 的氧化亚氮（临床上不允许）

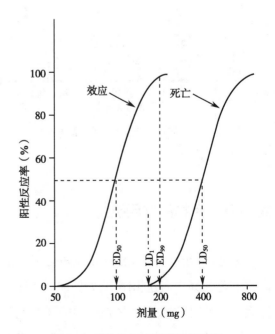

图 2-4　药物效应与毒性的量效曲线

也不能产生深麻醉；如造成死亡，也是由缺氧引起的，而非麻醉太深之故，因此氧化亚氮是低效能全麻药。又如东莨菪碱，即使与氯丙嗪、哌替啶合用也只能引起浅麻醉，加大东莨菪碱剂量不仅不能加深麻醉，反会引起患者兴奋，如烦躁、谵妄、肌肉紧张、抽搐等。因此，氧化亚氮和东莨菪碱的全麻效能均较低。吗啡对锐痛有效，而阿司匹林等解热镇痛药仅对钝痛有效，无论使用多大剂量，也不能明显缓解锐痛和内脏绞痛，故吗啡的镇痛效能高而阿司匹林的镇痛效能低。

达到某一效应所需要的剂量或浓度称为药物的效价强度（potency）。达到此效应所需要的剂量或浓度越小，则效价强度越大。

效价强度与效能既有联系又有区别。以利尿药为例，按每日排钠量计算，呋塞米的效能最大，而环戊噻嗪的效价强度最大（图 2-5）。因此，不能将效能与效价强度混用。

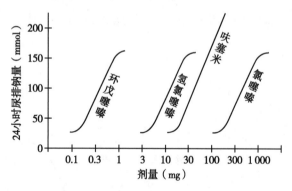

图 2-5　药物的效能与效价强度的量效曲线

第四节　药物的作用机制

药物的作用机制（mechanism of drug action）研究的是药物在何处起作用、如何起作用和为什么起作用的问题。学习药物的作用机制有助于更好地了解和使用药物，也有利于研究、发展新药和生命科学。药物的作用机制是多种多样的，而且随着科学的发展而发展。

药物的作用机制可以归纳为下列两大类型。

一、非特异性作用机制

非特异性作用机制一般是药物通过其理化性质如酸碱性、脂溶性、解离度、表面张力、渗透压等发挥作用，而与药物的化学结构无明显关系。主要有：

1. 改变细胞外环境的 pH　如给消化性溃疡、胃酸过多的患者用氢氧化钠或碳酸镁等抗酸药，通过中和作用，降低胃酸酸度，促进溃疡愈合。

2. 螯合作用　如给汞、砷、锑等重金属化合物中毒的患者用二巯基丙醇，后者可与汞、砷、锑等离子螯合生成螯合物，促使毒物经尿排出。

3. 渗透压作用　如口服硫酸镁，由于 Mg^{2+} 和 SO_4^{2-} 均不易由肠胃吸收，从而使肠腔内渗透压升高，阻止水分在肠腔吸收，肠内容物容积增大而刺激肠壁，促进肠蠕动，产生泻下效应。给脑水肿患者静脉注射甘露醇使血浆渗透压升高，可促使脑组织间液进入血液，经肾排泄时，由于甘露醇不被肾小管重吸收而使原尿的渗透压升高，阻止水分重吸收，产生利尿作用，使脑水肿减轻。

4. 通过脂溶性影响神经细胞膜的功能　吸入麻醉药由于脂溶性高，进入细胞膜时可引起膜膨胀，并使膜脂质分子排列紊乱、流动度增加，干扰细胞膜传导冲动的功能，产生全身麻醉作用。还有一些药物的作用在于改变细胞膜的兴奋性，但不影响其静息电位。膜稳定药（membrane stabilizer）可降低细胞膜对离子的通透性，如局部麻醉药、某些抗心律失常药等；膜易变药（membrane labilizer）则增加细胞膜对离子的通透性，如藜芦碱等。这些都是作用特异性低的药物。

5. 消毒防腐 例如酸类、醛类、卤素类、重金属化合物、表面活性剂等，分别通过分子、离子或表面活性作用于病原微生物，或使蛋白质变性，或使细胞内物质外流，从而发挥杀灭微生物的作用。

二、特异性作用机制

药物的特异性作用机制与其化学结构有密切的关系。主要有：

1. 对酶的影响 例如胆碱酯酶抑制药通过抑制胆碱酯酶，使神经末梢释放的乙酰胆碱灭活缓慢而堆积，通过乙酰胆碱引起药理效应或毒性；胆碱酯酶复活药碘解磷定通过使受有机磷酸酯类农药或战争毒剂抑制的胆碱酯酶恢复活性，从而产生解毒作用。

2. 对离子通道的影响 例如钙通道阻滞药的作用机制中包括对细胞膜钙通道的阻滞作用；局部麻醉药进入外周神经细胞后，能从膜内侧阻滞钠通道等。

3. 影响自体活性物质的合成、贮存和释放 例如色甘酸二钠通过稳定肥大细胞的细胞膜，阻滞组胺和过敏介质的释放而发挥防止支气管哮喘发作的作用。

4. 参与或干扰细胞代谢 补充生命代谢物质以治疗相应缺乏症的例子很多，如铁剂补血、胰岛素治糖尿病等。有些药物的化学结构与正常代谢物非常相似，掺入代谢过程却往往不能引起正常代谢的生理效果，实际上导致抑制或阻断代谢的后果，称为抗代谢药（antimetabolite）。例如氟尿嘧啶的结构与尿嘧啶相似，掺入癌细胞DNA及RNA中干扰蛋白合成而发挥抗癌作用。

5. 影响核酸代谢 核酸（DNA及RNA）是控制蛋白质合成及细胞分裂的生命物质。

许多抗癌药是通过干扰癌细胞DNA或RNA代谢过程而发挥疗效的，许多抗生素（包括喹诺酮类）也是作用于细菌核酸代谢而发挥抑菌或杀菌效应的。

6. 影响免疫机制 除免疫血清及疫苗外，免疫增强药（左旋咪唑）及免疫抑制药（如环孢素）通过影响免疫机制发挥疗效。某些免疫成分可直接入药。

7. 通过受体 相当多的药物作用都是直接或间接通过受体而产生的。

必须指出，一个药物可能有多种机制，甚至既同时包括特异性机制也包括非特异性机制，可有多个靶点，如吸入麻醉药。

第五节 药物相互作用

一、概述

2种或2种以上的药物同时使用或先后序贯使用，使药效发生变化，称为药物相互作用（drugs interaction）。药物相互作用有利也有弊。合理的联合用药可提高疗效，减少不良反应，降低医疗费用。不合理的联合用药增加了不良反应的发生率，合并用药的种类越多，不良反应的发生率越高。有资料报道，合并用药1~5种的不良反应发生率为3.5%，6~10种的不良反应发生率为10%，10~15种的不良反应发生率为28%，16~20种的不良反应发生率为54%。这些不良反应可能比原疾病更严重。

（一）药物相互作用的特点

1. 可有利也可有弊 药物相互作用可有利（期望的相互作用，如复合麻醉）也可有弊（不良的相互作用），如不特别指明，常指后者。合用药物的品种越多，药物相互作用越多，故应尽量少用。

2. 可兼有协同、拮抗 药物合用时,相互作用可兼有协同、拮抗。如"麻黄碱苯海拉明片(百喘朋)"系麻黄碱加苯海拉明,两药的平喘作用有协同,但中枢作用(为副反应)相反(前者兴奋,后者抑制)。

3. 药物相互作用还与剂量有关 如地西泮对局麻药普鲁卡因毒性(LD_{50})的影响,小剂量的地西泮可增大普鲁卡因在小鼠的LD_{50},提示可拮抗普鲁卡因的毒性;中剂量的地西泮则对普鲁卡因在小鼠的LD_{50}无明显影响,提示无关;大剂量的地西泮反而减少普鲁卡因在小鼠的LD_{50},提示大剂量的地西泮对普鲁卡因在小鼠的毒性协同。

(二)药物相互作用的后果

如为药物原有作用的增强称为协同(synergism);如为药物原有作用的减弱称为拮抗(antagonism);如药效没有发生改变,则称为无关(indifferent)。还有人将协同进一步分为相加(addition)、增强(potentiation)等,分别表示用药后的效应等于或大于各药单用之和。

但联合用药的后果并不止以上情况,例如两药协同不及其代数和;两药合用可改变药物的性质,出现新的作用或毒性;或两药的作用性质完全不同,却能使其中一药的作用增强等。对抗也不单纯是作用减弱,还有作用的翻转等。若有更多的药物合用,则情况更为复杂,因此应从作用原理去具体理解联合用药的药效学及药动学方面的影响。

二、药物相互作用的机制

药物相互作用的机制有药剂学机制、药动学机制和药效学机制3个方面。

1. 药剂学机制 指药物在体外发生物理性或化学性相互作用(变色、混浊、沉淀、药效降低或生成新的毒性物质等),又称为配伍禁忌(incompatibility)。药物混合静脉注射或滴注时尤其应注意,应参阅静脉注射药物配伍禁忌表。

2. 药动学机制 指药物合用后改变了药物的吸收、结合、生物转化和排泄。其包括以下几个环节:

(1)影响药物的吸收:口服药物经过胃黏膜吸收,药物之间可通过改变胃肠道pH、胃肠运动、吸附和螯合作用等方式影响吸收。在胃肠内发生相互作用多是影响药物被吸收的速度、程度,最终影响药物的生物利用度。

肌内注射的药物之间可能通过局部血管舒缩状态影响吸收。如局麻药中加入微量肾上腺素,后者有收缩血管的作用,可减慢局麻药的吸收,延长局麻药的维持时间,还可降低吸收中毒的可能性。

吸入麻醉药之间也可产生相互作用。吸入麻醉药必须经肺吸收入血才到达脑组织,因此肺泡中全麻药的浓度决定着麻醉的深浅。术前给予麻醉性镇痛药,诱导时给予的静脉麻醉药以及吸入麻醉药都可能会减少每分钟通气量,从而降低吸入麻醉药的摄取和分布。

吸入麻醉混合气体时,第二气体效应是药物在吸收部位相互作用的结果(详见第二篇)。

(2)影响药物与血浆蛋白结合:多数药物在血浆中能不同程度地与血浆蛋白结合,并且药物能竞争性地与同一蛋白结合。当两种药物竞争性地与血浆蛋白结合时,结合力强的可将已同血浆蛋白结合的药物置换出来,这时被置换出来的药物作用增强,甚至引起毒性反应。这一相互作用对于血浆蛋白结合率高、分布容积小、消除慢的药物影响明显。苯巴比妥的分布容积大(0.75L/kg),从结合部位置换出来的药物迅速分布到其他组织,血浆非结合型药物浓度难以明显增高,药效不会明显改变。

华法林的蛋白结合率高（98%）、分布容积小（0.09~0.241L/kg），如果并用保泰松时，华法林的蛋白结合率只要被置换出1%，其结合率从98%降到97%，血中游离的华法林浓度可增加1倍，导致出血风险。一般认为，蛋白结合率>85%以上的药物置换结合可造成不良后果，低于此值则临床表现不明显。酸性药物如解热镇痛药、利尿药、口服降血糖药、抗凝血药等均有较高的蛋白结合率。

普鲁卡因增强琥珀胆碱效应的机制比较复杂，其一种可能是两药都能较快地和血浆蛋白结合，普鲁卡因能促使游离型琥珀胆碱增多而增效。琥珀胆碱与利多卡因合用时也有类似现象。

（3）影响药物的生物转化：药物的生物转化要靠酶的促进，许多药物相互作用是由于药物作用于肝脏微粒体酶系统，特别是作用于细胞色素P450氧化酶系统。

当合并使用两种药物时，肝药酶诱导剂能加速肝药酶的合成或增高其活性，促使另一种药物的代谢增快（表2-1）。如果反复或长期使用某药致使肝药酶的活性增强，可加速该药物本身的生物转化，则称为自身诱导。如苯巴比妥是肝药酶诱导剂，加速奎尼丁、利多卡因的代谢，缩短并减弱其作用，以致一般治疗量难达有效浓度，一旦停用苯巴比妥又会使奎尼丁、利多卡因的浓度突然升高，易于中毒，应予注意。

肝药酶抑制剂能抑制肝药酶的合成或降低其活性，从而使其他药物的转化大大减慢，血药浓度升高；并开始在体内蓄积，等于增加了药物的剂量。如果血药浓度尚在治疗范围之内，此相互作用可能是有益的；反之，血药浓度达毒性范围，就会引起不良相互作用。氯霉素、异烟肼、西咪替丁、磺胺等抑制苯妥英钠的代谢可达引起临床重视的程度；红霉素、异烟肼、维拉帕米都可引起卡马西平中毒。

参与药物生物转化的酶还有许多存在于细胞内及细胞外，如线粒体内的单胺氧化酶和血浆中的胆碱酯酶等非微粒体酶系，受这些酶生物转化的药物虽然很少，但对药物的影响同样是重要的。例如，不少药物能抑制血中胆碱酯酶的活性，如果同时应用琥珀胆碱，则肌松效应增强，时间也延长。这类药物包括抗癌药如环磷酰胺、氮芥、己烯雌酚及口服避孕药等。

表2-1 肝药酶诱导剂及抑制剂与药物的相互作用

酶诱导剂	受影响的药物
苯巴比妥	口服抗凝血药、苯妥英钠、氯霉素、保泰松、甾体激素、洋地黄毒苷
水合氯醛	口服抗凝血药
灰黄霉素	华法林
保泰松	甾体激素
苯妥英钠	口服抗凝血药
利福平	口服避孕药
酶抑制剂	受影响的药物
西咪替丁	口服抗凝血药、普萘洛尔
氯霉素、保泰松	口服降血糖药
奎尼丁	口服抗凝血药
去氢可的松	环磷酰胺

这些药物的抗胆碱酯酶效应往往停药后仍能维持一段时间，所以用琥珀胆碱需注意适当减少。

（4）影响药物的排泄：肾脏是大多数药物排泄的重要器官，所以肾脏也是药物相互作用发生最多的部位。酸性药物在酸性环境中的解离度小，碱性药物在碱性环境中的解离度小，大部分为非离子型，重吸收增加，尿中的排泄量减少，因此很多药物的排泄明显地依赖于尿液的pH。例如酸性药物水杨酸，当尿液的pH从5.5升高至6.6时，血药浓度可提高2倍；碱性药物链霉素，在尿液的pH从8降至5.6时，抗菌作用降低20~30倍。因此，改变尿液pH的药物可以改变另一种药物的排泄而影响药效。例如碳酸氢钠使尿的pH增高，就可以使苯巴比妥以及pK_a 3.0~7.5的药物如磺胺类、青霉素等排泄增多；维生素C、乙酰水杨酸等使尿的pH下降，则可使吗啡、哌替啶、麻黄碱以及pH在7.5~10.5的药物排泄增多。

肾小管分泌排泄药物的过程中，由于弱酸性药物之间或弱碱性药物之间有竞争性抑制现象，亦会发生相互作用。例如许多有机酸类药如解热镇痛药水杨酸钠、保泰松、噻嗪类利尿药、降血糖药氯磺丙脲、抗痛风药丙磺舒、青霉素等是主动从肾小管排出的。若两药合用时，则相互竞争主动转运过程，影响它们从肾的排泄。全麻时，可因改变肾的血流量或肾小球的滤过压而造成某些药物的排泄改变。

吸入麻醉药通过肺脏清除，因此对肺泡通气量和血流量有影响的药物都会影响吸入麻醉药的清除。

3. 药效学机制 指合并用药后血药浓度不一定改变。包括：

（1）生理性协同或拮抗：两种药物作用于同一生理系统，作用相似则协同，作用相反则拮抗。如吸入全麻药合用时的"相加"作用；麻醉前用药中的镇静催眠药、镇痛药多因中枢抑制作用增强麻醉药的麻醉作用（亦为中枢抑制作用）；很多中枢兴奋药则具有非特异性的催醒作用；呼吸兴奋药也具有非特异性拮抗阿片类和麻醉药的呼吸抑制作用。

（2）受体水平的协同或拮抗：同一受体的激动药与拮抗药合用因竞争同一受体（受点）而产生拮抗，如氟马西尼可拮抗苯二氮䓬类的作用、纳洛酮拮抗吗啡的作用比呼吸兴奋药更有效。同一受体的激动药（不包括部分激动药）合用则往往产生相加作用。

（3）改变组织对药物的敏感性：排钾利尿药使血钾降低，从而使心脏对强心苷的敏感性增强，容易发生毒性反应。氟烷则增强心肌对儿茶酚胺的敏感性而易诱发心律失常，故氟烷麻醉时不宜使用肾上腺素。

（4）干扰神经递质的转运：利血平可使递质耗竭，从而降低吸入麻醉药的最低肺泡有效浓度（minimun alveolar concentration, MAC）；丙米嗪抑制儿茶酚胺的再摄取，可使儿茶酚胺类药物的作用增强。

三、合并用药的定量分析
（一）关于合并用药后果的定义

目前，对合并用药后果的定义和计算存有争议。全国科学技术名词审定委员会对协同作用（synergism）、拮抗作用（antagonism）有明确的定义。协同有增强和相加之区别。增强（potentiation, potentialization或supra-addition）指联用后的效应大于各药单用之和（有不少学者将此称为协同），若等于各药效应之和则为相加（addition）。但这一定义未指明联合用药后，是某一药物还是所有合用药物的作用增加（减弱）称为协同（拮抗）。由于各合用药物的效应未必相等，就会出现各种难以界定的情况。现假定 A 药单用的效应 $E_A = 10$、B 药单用的效应 $E_B = 5$，那么若 A、B 两药合用的效应 $E_{A+B} > 15$，应为增强；$E_{A+B} = 15$，应为相加；$E_{A+B} < 5$，应为拮抗。但若 $E_{A+B} = 8$ 或 $E_{A+B} = 13$，则该称为什么，对此说法不一。若有更多的药物 C、D……合用，则情况更为复杂，更难以用上述定义表述。建议某药与他药（不论一种或几种）合用后的效应较该药单用增加（减弱），称该药被合用药协同（拮抗）；若效应无改变，则称无关。必须强调，这仅是对某一药物而言。若对所有合用药物来说，增强指合用后的效应大于各药单用效应之和；若等于各药单用之和，则为相加，若小于各药单用之和但大于最强的某药单用，如上例 $E_{A+B} = 13$ 时，可称为部分相加；若小于作用最强的某药但大于作用最弱的另一药，如上例 $E_{A+B} = 8$ 时，可称为部分拮抗；若小于作用最弱的药物单用，则称为完全拮抗，可简称为拮抗。下面即按此定义进行讨论。

（二）几种有代表性的计算方法

1. Loewe 之等效线（isobole）法

（1）简介：该法假设 A、B 两药单用均可产生相同的效应 E，即

$$E_A = E_B \qquad 式（2-1）$$

E 常取半数有效量，即 $E = ED_{50}$。若 A、B 合用为相加的话，则 A 的某一部分（比例）可由 B 的相同部分（比例）取代。如 A、B 合用仍欲产生 E，可任取 0.5A+0.5B、0.4A+0.6B、0.9A+0.1B…，各"比例和"（0.5+0.5、0.6+0.4、0.9+0.1…）均为 1。各点在坐标图上连接起来，便成一条直线——等效线（isobole），假如产生 E 实际所需之"比例和"在此线之上，如 0.7A+0.8B 方能产生 E，为拮抗；在此线之下为增强；恰在此线上为相加。

（2）简评：本法由 Loewe 于 70 多年前创立，为经典方法，其基本思想影响了以后的很多计算方法。该法的局限性主要有 3 个。①最大的错误在于将"剂量比"等同于"效应比"，认为若 A 产生的效应为 E_A，则 0.5A 必然产生 $0.5E_A$、0.2A 必然产生 $0.2E_A$……B 药亦然。故而断言 A 药的某一比例可由 B 药的相同比例取代。事实上，除非经特殊处理，药物的量效曲线一般为 S 形而非直线，药物的剂量与效应为正相关但并不成正比。②未考虑生物实验的误差，有学者估计此误差在 15% 左右，故 A、B 两药即使确实是相加，恰在此等效线上的可能性也极小。甚至同一药物、同一剂量在不同批次的实验中，效应也不会完全一样。因此，按此法算出的两药合用往往不是增强便是拮抗，极少有相加。③该法规定 A、B 两药必须产生相同的效应 E，故仅适用于 $E_A = E_B$ 之情况，使其应用范围受到很大的限制。事实上，$E_A \neq E_B$ 的情况更为多见。

2. Bürgi 公式法

（1）简介：其基本公式为

$$q = \frac{E_{(A/2+B/2)}}{E_A（或 E_B）} \qquad 式（2-2）$$

式中，E_A、E_B 分别为 A、B 单用之效应，且 $E_A = E_B$；$E_{(A/2+B/2)}$ 为 A、B 各取半量合用之效应；$q > 1$ 增强，$q = 1$ 为相加，$q < 1$ 为拮抗。

（2）简评：本法亦为经典方法，历来为药理学家所重视。但其具有的局限性除等效线法之①、②、③外，还有④不应以单一药效 E_A 或 E_B 为分母，分母应为 $E_{(A/2+B/2)}$，即 A 药半量之效应与 B 药半量效应之和，理由如等效线法，不再赘述。

3. 分数（代数）分析法　分数（代数）分析

法[fractional（algebraic）analyses]亦称为"比例和"法。

（1）简介：其基本公式为

$$q = \frac{A_C}{A_S} + \frac{B_C}{B_S} \qquad 式（2-3）$$

式中，A_S、B_S 为达到某一效应（$E_A = E_B$）时，A、B 单用所需要的剂量；A_C、B_C 为 A、B 两药合用时，达到同样效应所需 A、B 的剂量；q 的意义同上。

（2）简评：该式的基本思路与等效线法相同，但不像 Bürgi 式那样要求 A、B 各取半量合用，而允许 A、B 以任意比例合用，故适用范围较广，国内外仍在采用。然而，此法仍具有等效线法的局限性。

4. 等效线图解分析法　等效线图解分析法（isobolographic analysis）在国外应用较多，但思路、做法均与等效线法相同，仅仅增加了统计学处理，即对 A、B 合用后之 ED_{50} 分别与 A、B 单用之 ED_{50} 进行显著性检验，但仍未跳出等效线法的范畴。

5. 金氏公式法

（1）简介：其基本公式为

$$q = \frac{E_{A+B}（实测合并效应）}{E_A + E_B - E_A·E_B（预期合并效应）} \qquad 式（2-4）$$

式中，q 的意义：0.85~1.15 为单纯相加（＋）；＞1.15~20 为增强（＋＋）；＞20 为明显增强（＋＋＋）；＜0.85~0.55 为拮抗（－）；＜0.55 为明显拮抗（－）。金氏（金正均）同时提出限定依据：①如降至原始值的 5%，可称为显著性差别，此时比例为 1:20；② 1~0.15 为有差别，如乘以 3（t 值），则差别应有显著性，即 1 - 0.15×3 = 0.55。

（2）简评：该法将概率论中衡量两个独立

事件概率相加的公式 $P_{A+B} = P_A + P_B - P_A·P_B$ 转换为合并药（单纯相加）的效应期望值公式 $E_{A+B} = E_A + E_B - E_A·E_B$，以此与实测合并效应 E_{A+B} 进行比较，并根据生物实验大约有 15% 的误差，将 $q = 1$ 扩展为 0.85~1.15 定为相加，从而避免了 Bürgi 式①、②、③和④的局限性。因此，金氏公式法备受关注，不仅为药理学界，亦为临床所广泛采用，对正确评价合并用药产生了重大的积极作用。但只有质反应（计数资料）能相当于概率论中的独立事件，量反应（计量资料）则难以用概率论解释；换言之，金氏式仅适用于定性试验。此外，金氏给 q 值增加了等级并以 ＋、－ 的多少表示，简明易懂，一目了然，但理论基础尚嫌不够坚实。如将生物实验误差一律按 15% 计算，就难以符合各种实验情况。因为实验误差大小受很多因素影响，在不同的实验中可有较大差别，所以不一定都是15%。

（三）建议公式

鉴于以上分析计算方法均有一定的局限性，故提出以下建议公式：

$$q_A = E_{A+B} \quad vs \quad E_A \qquad 式（2-5）$$
$$q_B = E_{A+B} \quad vs \quad E_B \qquad 式（2-6）$$
$$q_C = E_{A+B} \quad vs \quad E_{A+Ab}（E_{B+Ba}） \qquad 式（2-7）$$

式 2-5、式 2-6 是根据前述规定的合并用药后果的定义提出的，vs 表示将其前后之效应进行比较，进行统计学处理（显著性检验）。式 2-5 中，q_A 表示用 A、B 合用的效应 E_{A+B} 与 A 药单用的效应 E_A 比较的结果，代表 B 药对 A 药效应的影响。若 E_{A+B} 大（小）于 E_A，且 $P < 0.05$，可认为 A 药被协同（拮抗）；若 $P > 0.05$，可定为无关。式 2-6 与式 2-5 类似，但代表的是 A 药对 B 药的作用。式 2-7 则是对 A、B 两药而言的。根据定义，可将 E_{A+B} 与

A、B 单用效应之和（E_{A+B}）进行统计学处理即可得到 q_c。但由于药物量效曲线的初始阶段与末段均较平坦而中部陡峭，实为相加的 A、B 两药在均为小剂量时可表现为"增强"，而在均为大剂量时表现为"拮抗"。为避免这一假象，可用"等效剂量合并法"（或简称"二合一"法），即按照等效剂量原则将 A、B 合并为一药 A+A$_b$（B+B$_a$），再将其实测效应 E_{A+Ab}（E_{B+Ba}）与 E_{A+B} 进行比较。具体做法是先求出 A、B 的量效曲线，用 A、B 的剂量分别从其量效曲线求出期望效应 E_A、E_B，再从 A（B）的量效应曲线上求出产生 E_B（E_A）所需要的 A（B）药剂量 Ab（Ba）。通过实验，测出 E_{A+Ab}、E_{B+Ba}，并与实测 E_{A+B} 进行比较。若 $E_{A+Ab}=E_{B+Ba}$，则 E_{A+B} 大于其一（须 $P<0.05$）即为增加；若 E_{A+B} 与其一之差别无显著意义（$P>0.05$），即为相加；若 $E_{A+Ab}\neq E_{B+Ba}$（由于生物实验误差的存在），且假定 $E_{A+Ab}>E_{B+Ba}$，则 $E_{A+B}>E_{A+Ab}$ 为增强；E_{A+B} 与 E_{A+Ab} 或 E_{B+Ba}

之差别无显著意义时为相加；当 $E_{A+B}<E_{B+Ba}$ 时，若 $E_{A+B}>E_A$（假定 $E_A>E_B$），为部分相加；若 $E_A>E_{A+B}>E_B$，为部分拮抗；若 $E_{A+B}\leq E_B$，为完全拮抗。以上比较均需做统计学处理（显著性检验）。

（戴体俊）

参考文献 ————————————

[1] 苏定冯. 药物效应动力学 // 杨宝峰. 药理学. 6 版. 北京：人民卫生出版社，2013：21-24.

[2] 苏定冯，李玲. 药物效应动力学 // 杨世杰. 药理学. 2 版. 北京：人民卫生出版社，2010：5-11.

[3] 戴体俊. 药物效应动力学 // 戴体俊，喻田. 麻醉药理学. 3 版. 北京：人民卫生出版社，2010：3-7.

[4] 李学军，徐炎. 多靶点药物应用和研究纵览 // 李学军. 多靶点药物应用和研究. 北京：人民卫生出版社，2011：3-9.

[5] 袁守军. 多药合用药效相加的数学规律及协同拮抗的定量计算方法. 南京：江苏凤凰科学技术出版社，2016：3-45.

[6] 戴体俊. 合并用药的定量分析. 中国药理学通报，1998，14（5）：479-480.

第三章　受体药理学

1878 年剑桥大学研究生 JN Langley 在论文中首次描述,阿托品与毛果芸香碱(匹鲁卡品)能够与某种接受物质(receptive substance)形成复合物,遗憾的是 Langley 的研究兴趣很快转向了腺体分泌领域。多年后 Langley 再次关注药理学研究,1905 年在研究尼古丁(烟碱)对肌肉收缩的影响时,他发现马钱子碱可完全拮抗尼古丁(烟碱)的效应。他回忆起 27 年前阿托品拮抗毛果芸香碱的实验结果,进一步确信药物是与接受物质结合后才发挥作用的。不久,德国科学家 Paul Ehrlich 也在文献中提到了类似的概念。Ehrlich 长期从事由染料中寻找抗菌物质的研究,其广为人知的贡献是从近千种有机砷化合物中筛选出治疗梅毒的有效药物砷凡纳明,开创了用化学药物治疗传染病的新纪元,1908 年获得诺贝尔生理学和医学奖。Ehrlich 于 1907 年使用了 "receptor" 这一概念;1926 年以对数剂量表示的量效曲线应用于药理学研究;1937 年 JH Gaddum 报道了竞争性拮抗剂的定量研究方法。1947 年伦敦大学学院药理学系的 Heinz Schild 发表 pA_x 应用于竞争性拮抗剂研究的论文,即 Schild 作图法。1954 年 Ariens 提出激动剂内在活性的概念;1956 年 RP Stephensen 提出储备受体的概念,对受体理论进行修正;1966 年 RF Furchgott 提出效能的概念,对受体理论再次进行修正,使受体理论趋于完善。20 世纪 70 年代,利用 α - 银环蛇毒素(α-bungarotoxin)与 N_2 受体特异性结合的特性,证明了受体的存在。N_2 受体也是第一个被分离、纯化的受体。

历史上,科学家曾提出了多种受体学说,包括占领学说、速率学说、二态模型等。尽管某些学说可以解释药理学研究中的部分问题,但很难以偏概全。其中占领学说受到广泛认可,并被多次修订,发展出三体复合物模型、扩展三体复合物模型和三方多态受体系统等;由于模型与公式变得极为庞大和复杂,实用性较差。1983 年 James Black 提出的占领学说因相对简单有效,应用非常广泛。

第一节　受体的基本概念

一、受体

由于受体研究的迅速发展,受体理论对生物学和医学各学科的影响亦日益深刻;受体(receptor)的含义也随着人们的理解不同而有不小的差异,目前尚难用一两句话清晰地表达出什么叫作受体。虽然国际药理学联合会(IUPHAR)于 1998 年对受体的定义作出了界定,但仍不十分满意。为了得到一个明确的概念,不妨先简要地剖析一下早期 Sutherland 所提出的受体作用原理:作为第一信使,肾上腺素或其他激素、神经递质以及药物等首先与靶细胞膜上的特异性受体相结合,形成受体 - 配体复合物;后者活化鸟苷酸结合调节蛋白(G 蛋白),从而激活相偶联的腺苷酸环化酶(AC),以催化 ATP 生成 cAMP;cAMP 作为第二信使启动级联反应,产生最终的生物学效应。显然,在实现激素的最终效应方面,受体负有两项使命:①识别并结合肾上腺素等第一信使,这些与受体结合的激素、药物或毒素等分子被称作配基或配体(ligand);②第一信使(如肾上腺素)携带的生物信号(如加快心率）通过信号转导系统（G 蛋白）激活腺苷酸环化酶等，产生第二信使（如 cAMP）并启动级联反应。

如果将上述受体的功能与酶 - 底物间的相互作用相比较，可见它们在本质上是不同的。底物虽然也能被酶特异性识别，但两者间并非简单的结合，底物作为酶促反应中的"反应物"被代谢为一种新的分子（产物）。虽然酶也具有识别和结合底物的功能，但它的真正作用是生物催化，并不能传递信息。从这个意义上讲，酶只是起着相应底物的"受纳体"（acceptor）的作用。

因此，对于受体可做如下概括：受体是细胞膜或细胞内的一些能首先与生物活性分子（药物、毒素、神经递质、激素和抗体等）相互作用的生物大分子。它们具有 3 个相互关联的功能：①识别与结合，通过高亲和性和高特异性的化学反应过程，识别并结合与其结构上具有一定互补性的分子，即配体；②信号转导，受体 - 配体相互作用后，通过启动一系列的级联反应，将配体所携带的信号以另一种信号形式传递到酶、离子通道等效应器（effector）；③生物学效应，使效应器的活性或结构发生相应的变化，产生相应的生物学效应。倘若受体与拮抗剂结合，则表现为阻断效应。

二、配体

与受体发生特异性结合的物质称为配体（ligand）。配体有内源性和外源性之分。

三、药物与受体反应的特征

迄今，在定量检测受体时，仍以放射性配基结合分析为基本方法。从受体与配体结合的角度看，受体应具有以下特征：

1. 立体选择性（stereoselectivity）　是针对受体对配基的选择性而言的，亦称受体的立体特异性（stereospecificity）。绝大多数受体为蛋白质，其结合部位的氨基酸残基以一定的顺序形成特定的三维结构，因而能选择性地与一种或一类在结构上与其互补的配基分子相结合。

亲和力（affinity）是配体与受体结合牢固程度的量度。配体对受体的亲和力越高，占据受体结合部位所需配体的浓度越低。通常以解离常数（dissociation constant, K_D）表示亲和力的大小，配体对受体结合的解离常数系指占据半数受体（或形成最大量受体 - 配基复合物的半量）时所需配体的浓度。显然，K_D 值越小，配体对受体的亲和力越高。

由于受体具有选择性，化学结构不同的配体与受体结合时，配体的亲和力及其生物学效应互不相同。因此，配体又有完全激动剂（full agonist）、部分激动剂（partial agonist）和拮抗剂之分。L- 肾上腺素分子中，带正电荷的 N 借助离子键与受体结合部位的阴离子相结合；羟基的氢与受体结合部位的电子对以氢键结合；苯环可能以范德瓦耳斯力（van der Waals force）与受体结合。换言之，L- 肾上腺素分子中的 H 原子以及不对称 C 原子所结合的 3 个基团的空间排列恰恰能与受体中的 3 个位点相契合，故可以相互作用，从而产生生物学效应。D- 肾上腺素的分子结构中只有两点与受体相契合，故难以表现出与 L- 异构体相同的生物学效应。

2. 饱和性（saturability）　受体是细胞的组分之一。不同的受体甚至同一受体在不同细胞中的数量存在很大差异，例如每个甲状腺滤泡上的促甲状腺激素受体结合位点约 500 个、每个肝细胞膜上的胰岛素受体结合位点约 250 000 个。然而对某一特定的受体来说，它在某一特定细胞中的数目有一定的限度，当配体浓度递增并达到某一浓度时，配体 - 受体结合反应达到平衡态,此即配体结合反应的饱和性。曾经认为,配体－受体结合达到饱和时产生最大效应。

3.可逆性(reversibility) 受体与配体间的结合绝大多数通过氢键、离子键及范德瓦耳斯力等非共价键维系,一般来说受体与配体的结合是可逆性的。换言之,已结合了配体的受体可被高亲和力的或高浓度的其他配体所置换。特殊条件下,极个别的天然配体与受体呈共价键方式结合,如 α－银环蛇毒素与 N 胆碱受体的结合导致呼吸肌麻痹。在科学研究中,使用一些能与受体共价结合的配体(例如光照使一个配基衍生物以共价键方式标记特异性受体蛋白)会收到令人称奇的科研成果。药理学实验中,巧妙使用酚苄明和莫索尼定可以制备出剔除 α_1 受体而仅仅保留 α_2 受体的标本。

4.高亲和力 一般认为受体－配体之间的相互作用呈现高亲和力特征。亲和力越高,专一性就越强。有人建议,配体的解离常数 K_D 应在 $10^{-12} \sim 10^{-9}$ mol/L。但是由于机体的复杂性,对具体问题须进行具体分析。例如运动神经兴奋时,神经肌肉接头突触间隙中的乙酰胆碱浓度可高达 10^{-4} mol/L,而血液中的胰岛素浓度仅维持在 10^{-10} mol/L 的水平。虽然胰岛素与其受体的亲和力较乙酰胆碱高 2 000倍,却不能认为乙酰胆碱是一种低亲和力配体。在神经肌肉接头突触间隙中存在极其丰富的胆碱酯酶,极快速地分解乙酰胆碱,从而保证骨骼肌运动的精准和敏捷。机体为了平衡大量的胆碱酯酶,运动神经末梢必须快速释放大量的神经递质乙酰胆碱。因此在阻断胆碱酯酶和不干扰胆碱酯酶两种体系中,乙酰胆碱的 K_D 值将发生显著改变。

5.竞争性拮抗剂 配体包括激动剂、部分激动剂和拮抗剂。与受体有高亲和力,同时也具有高内在活性,与受体结合后能产生最大效应的配体称为激动剂。能与受体结合,但无内在活性的配体称为拮抗剂;拮抗剂分为竞争性拮抗剂(competitive antagonist)和非竞争性拮抗剂(non-competitive antagonist)。生理条件下人体内尚未发现内源性拮抗剂,体内的抑制性反应均是通过激动某种受体而产生的。例如乙酰胆碱通过激动 M 受体兴奋胃肠道平滑肌,乙酰胆碱亦可通过激动 M 受体抑制心室肌收缩力。目前使用的拮抗剂(或称受体拮抗药)均为外源性物质,这类物质能与受体发生特异性结合,从而阻断受体与激动剂相互作用。若受体已与某种配体结合,当再加入高浓度的另一种配体(与已结合配体的化学结构相似)后,后者可将前者由受体上置换下来,此即竞争作用。在实验研究中,非竞争性拮抗剂也是一类很有用的工具药,它们虽不能与激动剂"竞争"同一结合部位,但能与受体所偶联的其他功能单位(如 G 蛋白、离子通道等)相结合,从而改变激动剂的效应,成为阐明受体系统功能的重要手段之一。

第二节 受体的分类

一、离子通道受体

1.功能 离子通道受体(ligand-gated ion channel receptor)本身兼具离子通道功能,激动之后可开放通道。

2.结构特征 每个亚单位的肽链 4 次穿透细胞膜,受体由 4~5 个亚单位组成,N 末端和 C 末端在细胞膜外。

3.代表受体 N_1、N_2 受体(激活时,钠、钙离子内流,钾离子外流)(彩图 1);$GABA_A$ 受体(氯离子进入细胞内而致超级化)。

二、G 蛋白偶联受体

1. 功能　大多数受体为 G 蛋白偶联受体（G-protein-coupled receptor）。受体与药物结合后，通过细胞膜内侧的鸟苷酸结合调节蛋白（G 蛋白）转导信息，产生第二信使，将原信号放大整合后产生效应（彩图 2）。

2. 结构特征　受体为单一肽链，具有 α 螺旋结构，往返穿透细胞膜 7 次，N 末端在膜外侧，C 末端在膜内侧。膜内侧有 G 蛋白结合区（pocket）。G 蛋白是由 α、β 和 γ 3 种亚单位组成的三聚体，静息状态时与 GDP 结合。当受体激活时 GDP-$\alpha\beta\gamma$ 复合物在 Mg^{2+} 参与下，结合的 GDP 与胞质中的 GTP 交换，GTP-α 与 $\beta\gamma$ 分离并激活效应器蛋白，同时配体与受体分离。α 亚单位本身具有 GTP 酶活性，促使 GTP 水解为 GDP，再与 $\beta\gamma$ 亚单位形成 G 蛋白三聚体，恢复原来的静息状态。

3. G 蛋白亚型　常见的有兴奋性 G 蛋白（stimulatory G protein, G_s），激活 AC 使 cAMP 增加；抑制性 G 蛋白（inhibitory G protein, G_i），抑制 AC 使 cAMP 减少；磷脂酶 C 型 G 蛋白（PI-PLC G protein, G_p），激活磷脂酰肌醇特异的 PLC；转导蛋白（transducin, G_t）及 G_o。据报道 G_o 在脑内的含量最多，参与 Ca^{2+} 及 K^+ 通道的调节。一个细胞可表达 20 多种 G 蛋白偶联受体，每一种受体对一种或几种 G 蛋白具有不同的特异性。

4. 代表受体　α_1 受体、α_2 受体、M 胆碱受体、β_1 受体和 β_2 受体等。

三、酶联受体

1. 功能　酶联受体（enzyme-linked receptor）与药物结合后，两个单体受体分子在膜上形成二聚体，促使位于胞内受体亚基上的特定酪氨酸（tyrosine）残基发生自身磷酸化，激活酪氨酸激酶，然后磷酸化下游信号蛋白的酪氨酸残基，激活细胞内的一系列生化反应。

2. 结构特征　受体由三部分组成：膜外区（与药物结合）；膜区（穿透细胞膜）；膜内区（酶活性）。

3. 代表受体　受体酪氨酸激酶（receptor tyrosine kinase）包括表皮生长因子（epidermal growth factor, EGF）受体、成纤维细胞生长因子（fibroblast growth factor, FGF）受体、血小板生长因子（platelet-derived growth factor, PDGF）受体、胰岛素受体等 50 多种。非受体酪氨酸激酶包括干扰素受体和生长激素受体。

四、细胞内受体

1. 功能　受体位于胞质内或细胞核内，多为激素的受体，效应产生慢，持续时间长（彩图 3）。

2. 结构特征　受体上有配体结合部位和 DNA 结合部位。药物与受体结合后，使 DNA 结合部位暴露或激活，可与 DNA 结合，影响 DNA 转录及之后的蛋白合成。

3. 代表受体　甾体激素的受体在细胞质内；甲状腺激素的受体在细胞核内。

第三节　受体的基本理论

一、占领理论

Clark 于 20 世纪 30 年代首次提出占领理论（occupation theory），他在 1937 年的博士论文中对理论公式进行了详细推导。尽管该公式很有用，但是建立公式的 2 个假设存在严重缺陷：①药物的最大反应等同于组织的最大反应；②受体的占有比例与组织的反应强度间呈绝对的线性关系。事实证明并非所有的激动剂均能产生相同的最大反应；此外，许多激动剂如组胺占据极少量的受体就可产生最大的生物学效应；而且受体占有率与组织反应之间并非直线关系，而是非线性关系。随后，Ariens 于 1954 年引入了内在活性的概念；1956 年 Stephenson 引入了效能（efficacy）的概念，使受体占领理论进一步完善。1966 年美国纽约州立大学的 Furchgott 通过引入内在效能（intrinsic efficacy）的概念，将组织反应的效能与激动剂 – 受体复合物的效能分离开来，从此相对效能（relative efficacy）的概念在不同的受体系统之间得到广泛应用。内在效能是指单个受体被激活所产生的单位效应。伦敦大学学院药理学系的 Heinz Schild 于 1947 年提出使用 pA_x 来评价拮抗剂的效应。1955 年伦敦大学学院药理学系的 John Gaddum 对拮抗剂的拮抗效应进行了分析，提出了两种不同性质的拮抗剂，即可逆性和不可逆性拮抗剂。上述研究都是以受体占领理论为基础来分析药物的作用，但是仍有许多无法解释的现象存在。

二、速率理论

Paton 于 1961 年提出速率理论（rate theory）。该理论认为，药物产生效应并非激动剂占据受体所致，而是由药物与受体结合与解离的速度所决定的。其理论基础是拮抗剂通常比激动剂起效慢，且其效能与其失效速度成反比。速率理论还比较容易解释实验中观察到的所谓的消退（fade）现象，即激动剂的效应达到最大后往往会迅速下降，随后较长时间处于某个稳定状态。根据速率理论，当药物与受体的相互作用达到平衡后，设法去除游离型药物，则受体 – 药物的解离由下式决定：RL → R+L。此时没有 R 和 L 的再结合，效应为 0。若在 RL 解离尚未彻底完成时再加入第

二药物 L′，此时形成 RL′ 的速率低于形成 RL 者，此即药物的失敏现象。Paton 认为受体更像钢琴，按下键时先是遽然发出声音，然后就是沉寂。速率理论可以解释某些药理学现象，但其理论很难通过实验方法进行验证，这也是该理论难以推广的主要原因。

三、两态理论或别构理论

Monod 等在阐述酶与底物的作用机制时，首先提出了著名的别构（allosteric）学说。该学说认为，在正常情况下由亚单位所组成的别构蛋白酶具有两种处于平衡状态的构象：活化态（R）和非活化态（T），两者皆具有结合配基的特异性位点。当特定的配基与它们结合后，改变两种状态的平衡。这种理论后来被用来解释受体与配基间的相互作用，特别是在配基作用下离子通道开放与关闭的机制。在没有刺激的情况下，组织或细胞中的受体蛋白也以 R 和 T 两种状态存在，且两者处于动态平衡，其平衡常数或别构常数（allosteric constant）$A = [R]/[T]$，[T] 和 [R] 分别代表两种状态受体的浓度。在激动剂或拮抗剂的作用下，T 和 R 两态之间的平衡就要发生变化。平衡移动的方向取决于配基究竟与哪种状态的受体结合，而这又取决于配基对 T 和 R 的亲和力。

若以 K_{RL} 和 K_{TL} 分别代表配基 L 对 R 和 T 态的解离常数，则可以引入参数 $M = K_{RL}/K_{TL}$，以反映配基对 R 或 T 态受体的选择性。若配基为激动剂，它与 R 态受体的亲和力大于 T 态，$M < 1$，平衡右移，A 值增大；反之，若为拮抗剂，它与 T 态受体结合的亲和力大于 R 态，$M > 1$，平衡左移，A 值减小。部分激动剂的 M 值大于完全激动剂。若某一竞争性拮抗剂的 $M = 1$，则它只与激动剂竞争，而不影响 T 和 R 态的构象。由于激动剂和拮抗剂分别

对 R 和 T 态呈很高的亲和力，故又将它们分别称为激动剂态和拮抗剂态。

两态（two-state）模型的基础是协变模型（concerted model）和序变模型（sequential model）。前者由 Monod、Wyman 和 Changeux 于 1965 年提出，故称 MWC 模型；后者由 Koshland、Nemethy 和 Filmer 于 1966 年提出，故称 KNF 模型。两者都认为受体以两种状态存在，但前者强调两种状态的对称性，即各亚单位都具有相同的构象；后者则认为只有结合配体的亚单位才发生构象变化。

四、受体的三体复合物模型

对于与 G 蛋白偶联的受体来说，由于 G 蛋白的介入，上述两态理论就显得不够充分了。1980 年 DeLean 提出了受体的三体复合物模型（ternary complex model）。在该模型中，受体系统包括受体、药物以及与膜结合的蛋白偶合物。对于 7 次跨膜的受体而言，偶合物就是 G 蛋白。该模型认为，组织反应是通过活化态受体激动 G 蛋白而产生的，三者可以分别形成复合体后产生相互作用：药物 - 受体、受体 -G 蛋白、药物 - 受体 -G 蛋白。1993 年，Samama 等对三体复合物模型进行了修正，提出了扩展后的三体复合物模型。该模型实际上是将二态模型与简单三体复合物模型进行融合，认为受体也可以自发活化，并能够激动 G 蛋白。该模型假设受体可以自发转化为活化状态或失活状态；配体（药物或内源性配体）可以与这两种状态结合；无论活化态受体是否与配体处于结合状态，G 蛋白永远与活化态受体相互作用。尽管扩展后的三体复合物模型可以解释许多受体药理学问题，但是从热动力学观点来看，它是不完整的。生物体系统的各个反应元件之间必然存在一条共同的热动力学能量通路，简单说就是各个元件之间必然存在某

种相互作用，尽管在某个特定的平衡状态这些相互作用不一定全部发生。

五、三方多态受体系统

在研究 G 蛋白偶联受体的过程中，一般认为三方多态受体系统（tripartite multistate receptor system）是系统阐述受体系统之间各元素相互作用的模型。笼统地说，任何 3 个元素都可以组成一个三方多态系统。最典型的一个三方系统就是药物、受体和 G 蛋白的三体复合物。在这个系统中，G 蛋白不但可以与活化态受体相互作用，还可以与失活态受体相互作用。如此，3 个元素中的每个元素均有 2 种状态，共有 6 个组合。这个系统的相互作用图实际上就是一个立方体的 6 个角，两两相连，组成了 12 个动态平衡。这一受体模型试图解释所有受体的行为与药理学现象，尤其是 G 蛋白偶联受体的行为；但是该公式过于复杂，包含过多的变量，导致可操作性很差。

第四节 受体与药物反应的动力学

一、基本公式

受体理论中最常用的是"占领理论"。该学说认为，药物的效应与其占领受体的数目成正比，两者之间的关系符合质量作用定律，药物与受体的结合是可逆性的，即 $L+R \rightleftharpoons LR \rightarrow E$（效应）。

受体动力学的基本公式（结合型受体量为 [LR]，受体总量为 [RT]，最大效应为 E_{max}，解离常数为 K_D）：

$$\frac{[LR]}{[RT]} = \frac{[L]}{K_D + [L]} = \frac{E}{E_{max}} \qquad 式（3-1）$$

由式 3-1 可知，反应体系必须符合条件

$K_D \gg [RT]$，即反应体系中的受体数量极少，故与受体结合药物的量可忽略不计，可直接以总药量代替 $[L]$。在此规定的条件下，可根据该公式推算出药理学实验中的几个现象：① $[L] = 0$ 时，$E = 0$（体系中的药物为 0，则效应为 0）；② $[L] \gg K_D$（即 K_D 可忽略不计）时，E 接近最大效应，但 E/E_{max} 比值永远达不到 100%（任何仪器设备均无法测得最大效应，最大效应必须通过计算才能获得）；③（E/E_{max}）= 50% 时，$K_D = [L]$（即 EC_{50}）。

解离常数（K_D）:50% 的受体被占领或引起 50% 的最大效应时游离型药物的浓度。其值与药物的亲和力成反比，不便于使用，故采用其负对数。

亲和力指数（pD_2）:$pD_2 = -\log K_D = \log（1/K_D）$。其数值较小，与亲和力成正比，不必使用浓度单位，使用方便，只用于激动剂。

二、竞争性拮抗

与激动剂相互竞争同一受体，结合是可逆性的，其效应取决于两者的亲和力和浓度。应用竞争性拮抗剂后，激动剂的量效曲线平行右移，最大反应不变。竞争性拮抗剂的效价强度多用 pA_x 表示，称为拮抗参数，常用 pA_2。

1. pA_2 的定义　应用拮抗剂后，使 2 倍浓度的激动药只能引起原浓度激动药的反应水平，此时拮抗剂的摩尔浓度的负对数值即为 pA_2。

2. pA_2 的意义　其值越大，拮抗作用越强；其值越大，亲和力越高。利用 pA_2 可判别不同的激动剂是否作用于同一受体，可鉴别受体亚型（例如同一拮抗剂在不同组织中的 pA_2 值明显不同时）。

3. 采用 Prism 5.0 软件计算 pA_2 值的方法　GraphPad Prism 5.0 启动后，自动打开 Welcome 界面（Welcome to GraphPad Prism），

点击"新表格＆图表（New table & graph）"功能项中的"XY"选项，进入坐标图的设置（图 3-1）。

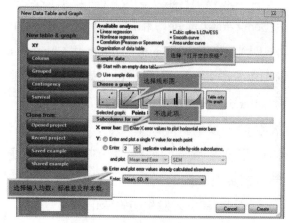

图 3-1　坐标图的设置方法

（1）"样品数据（Sample data）"选项组中选择"打开空白表格（Start with an empty data table）"。

（2）"选择图表类型（Choose a graph）"选项中选择第二个线形图。

（3）"重复与误差值数据列（Subcolumns for replicates or error values）"设置为"X error bar"为不选择；Y 选项下选择"Enter and plot error values already calculated elsewhere"，并在 Enter 中选"Mean,SD,N"表示以均值和标准差作图。单击"新建（Create）"按钮即可出现新的数据输入表格（注:Y 选项第 2 项为输入原始数值。两种方式均可）。

（4）数据输入：选择并复制 Excel 表中的实验原始数据。以多沙唑嗪对去氧肾上腺素诱发肠系膜血管收缩反应为例（图 3-2）。

Table format XY	X	A			B		
	X Title	Title			Title		
	X	Mean	SD	N	Mean	SD	N
1 Title							
2 Title							
3 Title							
4 Title							
5 Title							
6 Title							
7 Title							
8 Title							
9 Title							
10 Title							
11 Title							
12 Title							

图 3-2　数据输入方法

X 列：输入去氧肾上腺素浓度（一定要获得完整的量效曲线，常常需要 10 个或更多的浓度）的 log 值（比如去氧肾上腺素的浓度分别为 $0.03\mu mol/L$、$0.1\mu mol/L$、$0.3\mu mol/L$、$1\mu mol/L$……，换算为 mol/L 时分别为 3×10^{-8}、1×10^{-7}、3×10^{-7}、1×10^{-6}……，取其 log 值为 -7.5228787、-7、-6.5228787、-6……）。

A 列 Title：空白对照组，输入 0。

B 列 Title：给药组，输入多沙唑嗪 $0.001\mu mol/L$（低浓度），以 1e-9 表示。

C 列 Title：同 B 列输入多沙唑嗪 $0.01\mu mol/L$（中浓度），以 1e-8 表示。

D 列 Title：同 B 列输入多沙唑嗪 $0.1\mu mol/L$（高浓度），以 1e-7 表示。

A、B、C、D 列下的表格中分别输入给予多沙唑嗪低、中、高浓度后，去氧肾上腺素量效曲线中各浓度所对应收缩反应的均数、标准差及样本数（技术要求：应用拮抗剂后，激动剂量效曲线的最大右移必须达到 30 倍以上）。

（5）曲线拟合及 EC_{50} 的计算：单击"分析工具栏（Analyses）"中的曲线拟合工具，选择"Dose-response-Stimulation"项下的"log〔agonist〕vs. response-variable slope"，单击"OK"确认。Results 下即可获得最大值（Top）、logEC_{50} 及 EC_{50} 的均值及标准误（图 3-3）。

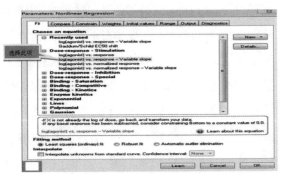

图 3-3 曲线拟合及 EC_{50} 的计算

（6）拮抗参数（pK_B）的计算：单击"分析

工具栏（Analyses）"中的曲线拟合工具，选择"Dose-response-Special"项下的"Gaddum/Schild EC50 shift"，读取结果中的 pA$_2$ 值即可（图 3-4）。

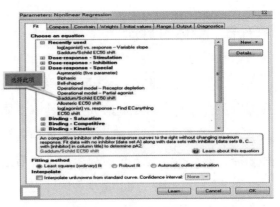

图 3-4 拮抗参数（pK_B）的计算

三、非竞争性拮抗

1. 非竞争性拮抗的发生机制 ①拮抗剂与激动剂作用于相同受体的相同位点，但结合非常牢固，呈难逆性或不可逆性结合；②拮抗剂与激动剂作用于同一受体的不同位点；③拮抗剂阻断受体后的中介反应环节，从而阻断激动剂的药理效应；④拮抗剂与激动剂作用于功能上有关联的不同受体，最终产生拮抗效应。

2. 非竞争性拮抗的特点 ①最大反应降低，L-B 法作图时，直线与 y 轴的交点（$1/E_{max}$）改变；②激动剂的 K_D 值不变，L-B 法作图时，直线与 x 轴的交点（$-1/K_D$）不变。

四、部分激动剂与完全激动剂间的相互作用

1. 部分激动剂对激动剂的影响 ①随着部分激动剂的浓度增加，S 形量效曲线旋转变平；②各条曲线有一个共同的交叉点，此点的位置（或称高低）与部分激动剂的浓度变化无关。

2. 激动剂对部分激动剂的影响 ①呈散花状曲线；②完全激动剂达到某一浓度时呈直线。

3.共同特点　部分激动剂与激动剂在低浓度时呈协同作用,在高浓度时表现为部分激动剂拮抗激动剂的作用。

第五节　受体的调节

受体调节主要研究受体与配体、受体与效应器以及受体与受体之间的关系。其中受体失敏、受体的互调或精细调节以及受体信号转导途径的转变等尤为受到重视。受体调节是生物调节的一个重要方面,是实现内环境稳定的重要因素。综观现有的资料,受体调节涉及以下几种情况。

就调节的特异性而言,可将受体调节区分为同种特异性调节(homospecific regulation)和异种特异性调节(heterospecific regulation)两类。凡一种受体因其自身配基的调节而发生变化者,称之为同种或自身调节。例如表皮生长因子(epidermal growth factor,EGF)引起 EGF 受体数目减少,以及异丙肾上腺素等儿茶酚胺类物质导致受体结合容量下降等,都属于这一类。反之,若因某一受体系统被激活,进而导致另一受体系统发生改变,则称之为异种调节,即发生了受体的"横向调节"(trans regulation)。

就调节的方向而言,可将受体调节分为增敏(hypersensitivity)和 失 敏(desensitization)两种类型。若两者只涉及受体浓度(或结合容量)的变化,则将其增高者称为上行调节(up-regulation);反之,为下行调节(down-regulation)。亦可有协同性增强和负协同调节之分。

就调节发生的水平(或层次)而言,有的可能只涉及配体结合部位,因而只表现为结合容量和 / 或亲和力的变化;有的则涉及信号跨膜转导系统,例如 β 受体与其效应器——腺苷酸环化酶的解偶联。当然,其深层次的原因则在分子水平上。

就受体调节所需的时间而言,也有以下几种不同的情况:①如前所述,受体作为细胞的组分之一,也要像其他细胞成分一样,经过合成、转化和降解等过程。可想而知,这种形式的调节需时较长,例如从几小时到几十小时。②受体通过诸如磷酸化作用、二硫键或巯基的修饰,导致共价键的形成或破坏,进而改变其功能。这种变化需时较短,往往可在数分钟或几十分钟内发生。③其他一些变化如膜电位、受体分布、膜脂类环境的改变等,并不涉及共价键的形成与破坏,但亦属在短时间内即可发生,并最终影响受体功能的变化。

第六节　麻醉药与受体

γ-氨基丁酸(GABA)和甘氨酸是脑内主要的抑制性神经递质,谷氨酸和乙酰胆碱则是主要的兴奋性递质。GABA 受体分为 3 型,其中 GABA$_A$ 受体和 GABA$_C$ 受体属于配体门控离子通道受体,这两种受体被激活后导致 Cl$^-$ 通道开放,产生抑制性突触后电位。GABA$_A$ 受体广泛分布于中枢神经系统,且对很多临床剂量的全麻药敏感。目前认为中枢神经系统中的 GABA$_A$ 受体是吸入麻醉药作用的靶点之一。依托咪酯是咪唑类静脉麻醉药,其作用机制可能与安定类药物相似,能可逆性地提高 GABA$_A$ 受体的活性。依托咪酯在临床剂量下其作用类似于 GABA$_A$ 受体激动药,延长突触后抑制电流的衰减,从而延长抑制时间;同时突触外的 GABA 受体也得到活化。

N- 甲基 -D- 天冬氨酸(NMDA)受体是离

子通道型谷氨酸受体的一个亚型,受体上的多个调节位点调控通道的开关;除激动剂谷氨酸作用位点外,还有甘氨酸作用位点、非竞争性拮抗剂作用位点、H^+ 作用位点、电压依赖性 Mg^{2+} 作用位点以及 Zn^{2+} 作用位点。其中甘氨酸对谷氨酸激活 NMDA 受体具有协同作用,而非竞争性拮抗剂(如 MK-801)、Mg^{2+} 和 Zn^{2+} 则抑制或阻滞 NMDA 受体 - 离子通道的活动。通道激活开放时,通道对 Na^+、Ca^{2+} 以及 K^+ 的通透性增强,其中 Ca^{2+} 内流增加最为显著。高钙电导是 NMDA 受体的重要特征之一,也是 NMDA 受体与谷氨酸的兴奋性神经毒性、长时程突触加强、记忆学习行为密切相关的原因。氙气和异氟烷可竞争性地抑制 NMDA 受体 NR_1 亚基的甘氨酸结合位点,抑制 NMDA 受体能明显减小吸入麻醉药的最低肺泡有效浓度。静脉麻醉药氯胺酮是 NMDA 受体的非竞争性拮抗剂,可降低 NMDA 受体 - 离子通道的开放时间和开放频率,并具有浓度依赖性。丙泊酚除了通过增加 $GABA_A$ 受体介导的 Cl^- 电流发挥麻醉作用外,尚可能通过 NMDA 受体的变构调节而非阻滞通道开放而抑制 NMDA 受体介导的兴奋性突触传递,此作用与丙泊酚产生麻醉、镇静和催眠作用有关。

中枢神经系统的神经元型乙酰胆碱(nnACh)受体是一种门控阳离子通道,广泛分布于中枢系统。nnACh 受体由 5 个亚单位组成,其结构中不含 γ 和 δ 亚单位,仅由 α 和 β 亚单位构成。目前已经克隆得到的 10 种亚单位是 $\alpha_2 \sim \alpha_7$、α_9、$\beta_2 \sim \beta_4$。nnACh 受体的生理功能尚不十分清楚,然而许多研究结果证明,低于麻醉剂量的氟烷和异氟烷能抑制 nnACh 受体的功能。在全麻药作用下,nnACh 受体通道的平均开放时间缩短,通道电流减小;此外,通道的活动振幅及开放频率也发生改变。抑制中枢神经系统 nnACh 受体的亚单位增强 $GABA_A$ 受体的功能,可能也是全麻药的作用机制之一。

电压门控 Na^+ 通道分布广泛,是可兴奋性细胞动作电位产生的重要条件之一,Na^+ 离子内流引起的细胞膜去极化与神经兴奋信号的产生和传导密切相关。局麻药通过阻滞神经细胞膜上的电压门控 Na^+ 通道,使兴奋传导受阻,产生局麻作用。除了 Na^+ 通道阻滞作用之外,局麻药还具有阻滞或抑制 K^+、Ca^{2+} 通道以及 NMDA 受体的作用,这些作用对于理解局麻药的作用强度或效能、副反应以及毒性具有十分重要的临床意义。详细内容见第七章。

(任雷鸣)

参考文献

[1] 苏定冯. 药物效应动力学 // 杨宝峰. 药理学. 6 版. 北京:人民卫生出版社,2013:24-30.

[2] 苏定冯,李玲. 药物效应动力学 // 杨世杰. 药理学. 2 版. 北京:人民卫生出版社,2010:11-17.

第四章 药物代谢动力学

药物代谢动力学(pharmacokinetics, 简称药动学)是应用动力学原理与数学处理方法, 定性或定量描述药物在体内的动态变化规律, 即研究体内药物存在的位置、数量与时间的关系。药物通过各种途径进入体内, 其吸收、分布、代谢、排泄过程均存在"量时"变化或"血药浓度经时"变化, 对这一动态变化过程规律进行定量描述即为药物动力学的基本任务。药物动力学作为一门将动力学原理应用于药物的一门边缘学科和交叉学科, 具有重大的理论价值和实用价值。掌握药动学的基本原理和方法, 可以更好地了解药物在体内的变化规律, 指导合理用药、设计和优选给药方案, 为临床用药提供科学依据。

第一节 药物的体内过程

一、药物体内过程的基本规律

1. 药物的体内过程 药物进入机体后, 一方面作用于机体而影响某些器官组织的功能; 另一方面药物在机体的影响下, 可以发生一系列的运动和体内过程, 通常包括吸收(absorption)、分 布(distribution)、代 谢(metabolism)和排泄(excretion)过程。药物自用药部位被吸收进入(静脉注射则直接进入)血液循环的过程称为吸收。药物吸收进入体循环后, 通过细胞膜屏障向各器官组织、组织间隙或细胞内转运的过程称为分布。药物在吸收过程或进入循环后, 在体内各种酶以及体液环境的作用下, 其化学结构发生改变的过程称为代谢或生物转化(biotransformation)。

药物及其代谢物最终排出体外的过程称为排泄。其中, 药物的吸收、分布和排泄过程没有结构的变化, 只有部位的改变, 统称为转运(transport)。而代谢与排泄过程反映原型药物从循环中的消失, 称为消除(elimination)。另外, 分布、代谢和排泄过程常被统称为处置(disposition)。

药物的体内过程与药物效应有着不可分割的联系。药物的吸收过程决定药物进入体循环的速度与数量, 分布过程影响药物是否能及时到达与疾病相关的组织和器官, 代谢与排泄过程关系到药物在体内的持续时间。药物的体内过程如图 4-1 所示。

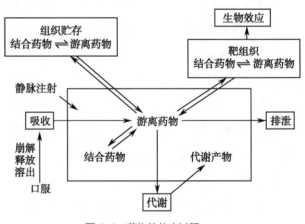

图 4-1 药物的体内过程

2. 药物的跨膜转运 物质通过生物膜(或细胞膜)的现象称为膜转运(membrane transport)。膜转运在药物的体内吸收、分布及排泄过程中起着十分重要的作用。药物等物质经细胞膜转运时, 从其驱动力和转运机制上大致可分为被动转运(passive transport)、载体媒介转运(carrier-mediated transport)和膜动转运(membrane-mobile transport)。一般情况下, 对于细胞膜的脂质双分子层结构,小分子量的脂溶性物质易于透过细胞膜。但对于水溶性物质和大分子物质则难以透过细胞膜，这些物质必须借助于载体媒介转运和膜动转运方式才有可能透过细胞膜。药物的膜转运机制及特点如表4-1所示。

表4-1　药物的膜转运机制及特点

转运机制	转运形式	载体	机体能量	膜变形
被动转运	单纯扩散	无（被动）	不需要	无
	膜孔转运	无（被动）	不需要	无
载体媒介转运	促进扩散	有（主动）	不需要	无
	主动转运	有（主动）	需要	无
膜动转运	胞饮转运	无（被动）	需要	有
	吞噬作用	无（被动）	需要	有

（1）被动转运：被动转运是指药物的跨膜转运服从浓度梯度扩散的规律，即从高浓度一侧向低浓度一侧扩散的过程，分为单纯扩散和膜孔转运2种形式。单纯扩散时，药物的透膜转运受膜两侧浓度差的限制。非解离型的脂溶性药物可溶于液态脂质膜中，易透过生物膜，绝大多数有机弱酸或有机弱碱药物在消化道内的吸收都是以被动转运机制通过生物膜的。被动转运的另一种形式是膜孔转运。细胞膜上有存在很多由嵌入型蛋白产生的水性微孔，孔径为0.4~1nm，水溶性小分子药物可以通过这些贯穿细胞膜且充满水的微孔被吸收。分子比微孔小的药物吸收较快，如水、乙醇、尿素、糖类等。此外，离子所带的电荷也会影响微孔膜的扩散，一般认为阴离子比阳离子易于通过膜孔。

被动转运的特点是：①顺浓度梯度转运，即从高浓度向低浓度转运；②不需要载体，膜对通过的物质无特殊的选择性；③扩散过程与细胞代谢无关，故不消耗能量，不受细胞代

谢抑制剂的影响；④不存在转运饱和现象和同类物竞争性抑制现象。

（2）载体媒介转运：载体媒介转运是指药物借助生物膜上的载体蛋白透过生物膜被吸收的过程，可分为促进扩散和主动转运2种形式。

促进扩散指物质在细胞膜载体的帮助下由膜的高浓度侧向低浓度侧扩散的过程，又称易化扩散。促进扩散时，药物与细胞膜上的载体蛋白在膜外侧结合，然后通过蛋白质的自动旋转或变构将药物转入细胞膜内。促进扩散因为需要载体的参与，一种载体蛋白只能转运某种结构的物质，且载体蛋白的数量有一定的限度，故具有结构特异和饱和现象，并且结构类似物往往会产生竞争性抑制，一种物质的促进扩散会被另一种物质所抑制。促进扩散与被动转运的相同点是都服从顺浓度梯度扩散原则、不消耗能量，但促进扩散的速度要比单纯扩散的速度快得多。

主动转运（active transport）是药物借助载体或酶促系统的作用从低浓度侧向高浓度侧的跨膜转运。主动转运是人体重要的物质转运方式，生物体内的一些必需物质如单糖、氨基酸、水溶性维生素、K^+、Na^+以及一些有机弱酸、弱碱等弱电解质的离子型都是以主动转运方式通过生物膜的。主动转运的特点主要有：①逆浓度梯度转运；②需要消耗能量，能量主要来源于细胞代谢产生的ATP；③需要载体参与；④具有结构特异性和部位特异性，如维生素B_{12}的主动转运仅在回肠末端进行，而维生素B_2和胆酸仅在小肠上端才能被吸收；⑤受代谢抑制剂的影响；⑥同时使用结构类似物能产生竞争性抑制作用。

（3）膜动转运：膜动转运是细胞摄取或者释放物质的一种转运形式，指药物摄入细胞或者将胞内物质释放至胞外时必须通过细胞膜

主动变形来完成的转运过程。膜动转运与生物膜的流动性特征密切相关。当药物与细胞膜上的某些蛋白质有特殊的亲和力时，可附着于细胞膜上，进而细胞膜凹陷并将其吞入胞内，形成小泡，包裹药物的小泡逐渐断离细胞膜表面，完成转运过程。膜动转运包括物质向细胞内摄入的入胞作用（endocytosis）和向细胞外释放的出胞作用（exocytosis）。入胞作用形成药物的吸收，一些大分子物质如蛋白质和多肽类药物可以此途径转运吸收。

二、药物的吸收及其影响因素

药物的吸收（absorption）是指药物从给药部位进入血液循环的过程。一般认为血管内给药时，药物直接进入血液循环，因此不存在吸收这一过程；而非血管内给药就存在吸收过程。吸收主要发生在消化道（如胃、小肠、大肠、直肠）、黏膜（如肺泡、口腔黏膜、鼻黏膜）和皮肤等部位的上皮细胞膜，但以胃肠道尤其是小肠吸收最为重要。发挥全身作用的药物只有吸收入血，并达到一定的血药浓度，才会出现药理效应。因此，吸收是药物产生药效的重要前提。

（一）药物的吸收

1. 药物在胃肠道中的吸收 口服给药是最常用的给药方式，也是最安全、方便、经济的方式。胃肠道的吸收面广、内容物的混合作用以及大多数药物在小肠中解离少等因素均有利于药物的吸收。

胃是消化道中暂时贮存食物的部位，成人的胃容量一般为1~2L。胃液中含有以胃蛋白酶为主的酶类和0.4%~0.5%的盐酸，具有稀释、消化食物的作用。胃酸使人体在空腹时胃内呈pH1~3的酸性状态，一些弱酸性药物在胃中主要呈非离子型存在，因此吸收良好。胃黏膜表面没有微绒毛，吸收表面积小，且胃的血流速度慢，内容物停留的时间较短，因而对多数药物的吸收能力较弱，不是药物的主要吸收部位。

小肠是营养成分及药物的主要吸收部位。人的小肠长约4m，在小肠黏膜上有环状皱襞，表面上有绒毛，绒毛上排列着单层圆柱上皮细胞即绒毛吸收细胞，绒毛表面上富集着微绒毛，绒毛内含丰富的血管、毛细血管以及乳糜淋巴管，是物质吸收的部位。由于环状皱襞、绒毛和微绒毛的存在，小肠的吸收面积可达到$200m^2$左右。除了较大的吸收面积外，食物及药物在小肠内停留的时间较长、小肠的血流丰富和血流速度快，这对于人体必需物质和药物的吸收是非常有利的。

大肠由盲肠、结肠和直肠组成，大肠比小肠粗而短，全长约1.5m。大肠具有贮存食物残渣形成粪便的作用，可吸收水分、无机盐等。直肠给药和结肠定位给药的药物也在大肠中吸收，还有些吸收很慢的药物在通过胃与小肠时未被吸收，在大肠中却能够被吸收。大肠的上皮细胞与小肠具有相同的圆柱状上皮细胞，黏膜上有皱纹但没有绒毛。因此，大肠不是药物吸收的适宜部位。

2. 注射部位的吸收 注射剂按给药部位可分为静脉注射（intravenous, i.v.）、肌内注射（intramuscular, i.m.）、皮下注射（subcutaneous, s.c.）及皮内注射（intracutaneous, i.c.）等。静脉注射可使药物迅速而准确地进入体循环，没有吸收过程。肌内及皮下注射药物吸收也较完全，且比口服吸收快。吸收速度取决于局部循环，局部热敷或按摩可加速吸收。若注射液中加入少量缩血管药（如肾上腺素），则可延长药物的局部作用。鞘内注射是将药物直接注射到椎管内，可以避免血脑屏障和血-脑脊液屏障，使脑内的药物浓度达到有效治疗浓度，有利于脑部疾病的治疗。注射给药还可将药物注射至身体的任何部位发挥作用,如局部麻醉。

3. 肺部吸收 肺部给药能够产生局部或全身治疗作用。气体或挥发性药物可以通过肺上皮细胞或气管黏膜吸收。肺泡表面积大,可达 $100m^2$,与血液只隔肺泡上皮及毛细管内皮各 1 层,渗透性高;吸收部位的血流丰富,酶的活性相对较低,能够避免肝的首过效应。因此药物只要能到达肺泡,吸收极其迅速,某些吸入麻醉药或治疗性药物采用这种给药方式。药物溶液需要经喷雾器分散为微粒,气雾剂可将药液雾化为直径达 5 μm 左右的微粒,可以达到肺泡而迅速吸收。2~5 μm 直径以下的微粒可重被呼出,10 μm 直径的微粒可在小支气管沉积,后者可用于异丙肾上腺素治疗支气管哮喘。较大雾粒的喷雾剂只能用于鼻咽部的局部治疗,如抗菌、消炎、祛痰、通鼻塞等。

4. 皮肤给药的吸收 皮肤作为人体最外层的组织,具有保护机体免受外界有害因素侵入的作用。经皮吸收的主要屏障是角质层。一般认为,脂溶性大的药物由于可以与角质层中的脂质相溶,角质层对其的屏障作用小;而分子量大、极性或水溶性的化合物难以通过。但当角质层受损时,其屏障作用被削弱,药物的渗透性显著增加。利用这一原理,经皮给药可达到局部或全身疗效。近年来有许多促皮吸收剂如氮酮(azone)可与药物制成贴皮剂,如硝苯地平贴皮剂,以达到持久的全身疗效,容易经皮吸收的硝酸甘油也可制成缓释贴皮剂用于预防心绞痛发作。

(二)影响药物吸收的因素

药物的理化性质与药物的吸收密切相关,这些性质包括解离度、脂溶性、溶出速度等。

大多数药物在给药部位主要以单纯扩散方式,经细胞通路被吸收。以该机制吸收的药

物首先溶解(分配)在细胞膜(脂质)中,由于细胞膜为类脂质,油/水分配系数高,即脂溶性较高的药物容易被吸收。大多数药物以弱酸(碱)或以其盐的形式存在,因受到胃肠道内 pH 的影响,药物以未解离型(分子型)和解离型 2 种形式存在。通常脂溶性较高的未解离型分子容易通过,而解离后的离子不易透过,难以吸收。

药物在体内的吸收,只有溶解后才能进行。固体药物制剂给药后,药物必须经历崩解、分散、溶出过程,形成药物分子才可通过上皮细胞膜吸收。如果药物为水溶性的,其崩解后可立即进入分散、溶出过程,因此能够迅速被吸收,可以认为崩解是水溶性药物吸收的限速过程。对于难溶性药物,由于药物从固体制剂中溶出的速度很慢,即使崩解分散过程很快,其吸收过程也会受到限制,溶出速率即成为难溶性药物吸收的限速过程,药物的起效时间和作用持续时间将受到直接影响。

三、药物的分布及其影响因素

药物一旦被吸收进入血液循环内,便可能分布到机体的各个部位和组织。药物吸收后从血液循环到达机体各个部位和组织的过程称为分布(distribution)。通常药物在体内的分布速度很快,可迅速在血液和各组织之间达到动态平衡。药物的组织分布过程如图 4-2 所示。

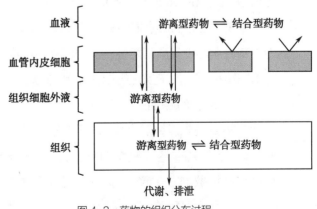

图 4-2 药物的组织分布过程

药物进入血液后,一部分与血浆蛋白结合成为结合型药物,另一部分未结合的药物(游离型)才能向各组织器官分布。游离型药物首先通过毛细血管的内皮细胞层向组织间液转运,然后再经脂质膜通道或微孔穿过组织细胞膜进入组织细胞内。

由于药物的理化性质及生理因素的差异,药物在体内的分布常常是不均匀的,不同的药物具有不同的分布特性。药物在体内各组织分布的程度和速度,主要取决于组织器官的血流速度和药物与组织器官的亲和力。药物分布到达作用部位的速度越快,起效就越迅速;药物和作用部位的亲和力越强,药效就越强、越持久。此外,体液的 pH、屏障作用等解剖生理学因素以及药物的物理化学性质如分子量、化学结构、脂溶性、pK_a 值、极性、微粒制剂的粒径等都能够影响药物的体内分布。

(一)组织器官的血流量

人体各组织器官的血流量是不均一的。通常在血流量丰富的组织和器官,药物的分布速度快而且转运量较多;相反,在血液循环差的组织和器官,药物的分布速度慢和转运量较小,所以流经各组织器官的动脉血流量是影响分布的一个重要因素。在循环速度快的脏器,如脑、肝、肾、甲状腺等,药物在这些组织分布较快,随后还可以再分布(redistribution)。例如静脉注射硫喷妥钠,首先分布到血流量大的脑组织,随后由于其高脂溶性又向脂溶性高但血流量少的脂肪组织转移,所以其起效迅速,但维持时间短。

(二)血管的通透性

药物要进入组织器官中,必须先通过毛细血管壁,随后还要透入组织细胞膜,大多数药物以被动扩散的方式通过毛细血管壁,药物的 pK_a 值和油/水分配系数可影响药物对细胞膜的通透性。未解离型和脂溶性大的药物容易通过,而水溶性药物可经微孔转运,其通透性与分子量密切相关,随着分子量的增大,跨膜转运变得困难,其水溶液中的扩散系数与毛细血管的扩散系数的比值增大。当水溶性物质的分子量在 200~800 时容易透过,当水溶性物质的分子半径增大到 30Å 左右时透过速度极慢。

(三)血浆蛋白结合率

药物进入血液后,常与血浆蛋白结合成为结合型药物。弱酸性药物通常与白蛋白结合,弱碱性药物与 α_1 酸性糖蛋白或脂蛋白结合。这种结合是可逆现象,结合与解离处于动态平衡。药物与血浆蛋白结合的程度常以结合药物浓度与总浓度的比值表示,一般在 0~1.0,比值 >0.9 的药物表示有高度结合,比值 <0.2 者则与血浆蛋白的结合率很低。药物与血浆蛋白结合对药物的分布、排泄过程中的转运有很大影响,只有游离型药物能自由地在体内组织分布。当应用蛋白结合率高的药物时,由于给药剂量增大使蛋白出现饱和或同时服用另一种蛋白结合能力更强的药物后,由于竞争作用将其中一个蛋白结合能力较弱的药物置换下来,这样都能够使游离型药物浓度增加,从而引起药理作用显著增强或出现毒副反应。

(四)体液的 pH 和药物的解离度

在生理情况下,细胞内液的 pH 为 7.0,细胞外液的 pH 为 7.4。由于弱酸性药物在较碱性的细胞外液中解离增多,因而细胞外液的药物浓度高于细胞内液,升高血液 pH 可使弱酸性药物由细胞内向细胞外转运,降低血液 pH 则使弱酸性药物向细胞内转移;弱碱性药物则相反。口服碳酸氢钠碱化血液可促进巴比妥类弱酸性药物由脑细胞向血浆转运,同时碱化尿液,可减少其在肾小管的重吸收,促进药物从尿中排出,这是临床上抢救巴比妥类药物中毒的措施之一。

（五）体内屏障

1. 血脑屏障（blood-brain barrier） 药物从血流向中枢神经系统分布,主要在药物进入细胞间隙和脑脊液受到限制。脑组织的毛细血管内皮细胞紧密相连,形成了连续性的无膜孔的毛细血管壁,且外表面几乎全为星形胶质细胞包围。这种结构特点使得某些大分子、水溶性或解离型药物难于进入脑组织,只有脂溶性高的药物才能以被动扩散的方式通过血脑屏障。但是在某些病理状态下(如脑膜炎)血脑屏障的通透性增大,一般不易进入中枢神经系统的大多数水溶性的药物以及在血浆pH 7.4时能解离的抗生素(氨苄西林、青霉素、林可霉素和头孢噻吩钠等)透入脑脊液的量明显增多,有利于药物发挥治疗作用。

2. 胎盘屏障（placenta barrier） 指胎盘绒毛与子宫血窦之间的屏障。由于母亲与胎儿间交换营养成分与代谢废物的需要,其通透性与一般毛细血管无显著性差别,几乎所有的药物都能穿过胎盘进入胎儿体内。药物进入胎盘后,即在胎儿体内循环,并很快在胎盘和胎儿之间达到平衡。因此,孕妇用药应特别谨慎,禁用可引起畸胎或对胎儿有毒性的药物。

四、药物的代谢及其影响因素

药物的代谢（metabolism）是指药物吸收后在体内酶和体液环境下发生一系列的化学反应,导致药物化学结构上的转变,又称生物转化（biotransformation）。生物转化的能力反映了机体对外来异物或者药物的处置（disposition）能力。绝大多数药物在体内被代谢后其极性增大,有利于排出体外。

（一）药物代谢的步骤

药物代谢反应通常可以分为两相,即 Ⅰ 相反应（phase Ⅰ reaction）和 Ⅱ 相反应（phase Ⅱ reaction, conjugation）。Ⅰ 相反应是指脂溶性大的药物通过氧化（oxidation）、还原（reduction）和水解（hydrolysis）反应生成极性基团的反应。Ⅰ 相反应生成的代谢产物水溶性增加,有利于排出体外。Ⅱ 相反应是指含有极性基团的药物或者代谢产物与机体的内源性物质发生的结合反应。Ⅱ 相反应使药物的极性和水溶性进一步增加,利于排泄。

（二）药物代谢的重要酶系

药物在体内的代谢可以在体液环境下自发进行,如酯类药物可以在体液的 pH 下发生水解反应,但是绝大多数药物的代谢反应需要酶的参与。药物代谢酶通常又可分为微粒体酶系和非微粒体酶系两大类。

1. 微粒体酶系 微粒体酶系主要存在于肝细胞或其他细胞(如小肠黏膜、肾、肾上腺皮质细胞等)的内质网的亲脂性膜上,其中最重要的一族氧化酶被称为肝微粒体混合功能氧化酶系或单加氧酶。该酶系催化的氧化反应类型极为广泛,是药物体内代谢的主要途径,大多数药物都是经过该酶系统进行生物转化的。细胞色素 P450（cytochrome P450, CYP450）是微粒体中催化药物代谢的活性成分,由一系列同工酶组成。CYP 催化氧化反应的特异性不强,同一种 CYP 可以催化多种反应,同一代谢反应也可以由多种酶催化。不同药物由同种 CYP 催化的代谢途径,在合并用药时可能发生竞争性代谢抑制。能够抑制 CYP 的药物与 CYP 底物合用时,也可以导致药物代谢环节的相互作用。

2. 非微粒体酶系 非微粒体酶主要是指一些结合酶(葡糖醛酸结合酶除外)、水解酶、还原酶等,这些酶催化药物代谢往往具有结构特异性,如酯酶催化各类酯及内酯的水解、酰胺水解酶催化酰胺的水解等。尽管只有少数药物是由非微粒体酶代谢的,但这些酶也非常重要,通常凡是结构类似于体内的正常物质、脂溶性较小、水溶性较大的药物都由这组酶系代谢。

(三)影响药物代谢的因素

1. 遗传因素 药物代谢的个体差异主要由药物代谢酶的个体差异引起,而遗传因素对药物代谢酶的个体差异起着重要作用,多与微粒体酶活性的差异有关。不同种族间由于药物代谢酶的遗传特性差异可以导致药物代谢酶活性的差异,同一种族的不同个体间由于药物代谢酶遗传基因的突变也可以导致药物代谢酶活性的差异,致使药物代谢差异。遗传因素是药物代谢差异的决定因素。

2. 药物的诱导与抑制 许多药物对药物代谢酶具有诱导或抑制作用,直接关系到药物的清除速率,改变药物作用的持续时间与强度。这些药物与被抑制或者被诱导的酶的底物(药物)合用时,可以导致合用药物的代谢减慢或者加快。通常药物代谢被减慢的现象称为酶抑制作用,能使代谢减慢的物质叫作酶抑制剂;药物代谢被促进(也可称为诱导)的现象称为酶诱导作用,能使代谢加快的物质叫作酶诱导剂。有的药物是自身的酶诱导剂;而还有一些药物对某一药物来说是诱导剂,对另一药物却可能是抑制剂。如保泰松对洋地黄毒苷等药物的代谢起诱导作用,而对甲苯磺丁脲、苯妥英钠起抑制作用。

3. 肝血流的改变 肝血流是决定那些主要由肝消除的药物的清除率的重要因素。当患急性病时,心排血量及肝血流量很快发生变化,引起了有临床意义的血流动力学的药物相互作用。肝血流量的改变也可由药物引起,如苯巴比妥增加肝血流量,而吲哚美辛能降低肝血流量。

4. 其他因素 包括环境、昼夜节律、生理因素、病理因素等。

五、药物的排泄及其影响因素

进入人体的药物无论是否被代谢,最后都要排出体外。药物及其代谢产物排出体外的过程称为药物的排泄(excretion)。排泄的主要途径是肾排泄,其次是经胆汁、肺、肠道、唾液腺、乳腺和汗腺排出。药物的排泄与药效、药效维持时间及副反应等密切相关。当药物的排泄速度增大时,血中消除的药物量多,血中药物存量减少,药效降低;当药物的排泄速度降低时,血中消除的药物量少,血中药物存量增大,往往会产生副反应,甚至出现中毒现象。

(一)肾排泄

肾脏是药物及其代谢产物的主要排泄器官,肾小球滤过、肾小管主动分泌和肾小管重吸收是药物经肾脏排泄的3种基本方式。药物经肾脏排出的量即肾排泄率=滤过率+分泌率-重吸收率。

1. 肾小球滤过 肾小球是动静脉交汇的毛细血管团,其血压较身体的其他部位高,管壁上又有较大的微孔,因此多数药物主要以膜孔扩散的方式经肾小球滤过。一般除血细胞和血浆蛋白外,绝大多数游离型药物和代谢产物均可无选择性地被滤过至原尿中。但药物如与血浆蛋白结合,则不能滤过。生理条件下的肾小球滤过率约为125ml/min。如果药物只经肾小球滤过并全部从尿中排出,则药物的肾清除率等于肾小球滤过率。

2. 肾小管分泌 肾小管的分泌过程是指药物由血管一侧通过上皮细胞侧底膜摄入细胞,再从细胞内通过刷状缘膜向管腔一侧流出。如果药物的清除率超过肾小球滤过率,则提示存在主动分泌作用。近曲小管中存在有机阴离子和有机阳离子输送系统,弱酸性药物和弱碱性药物分别由有机酸和有机碱主动转运系统的载体转运而排泄。这一过程是主动转运过程,是逆浓度梯度转运,需要载体和能量,有饱和与竞争性抑制现象。由同一载体转运药物时可发生竞争性抑制,例如丙磺舒抑制青霉素的主动分泌,使后者的排泄减慢、药效延长并增强。

3. 肾小管重吸收 游离的药物通过肾小球滤过进入肾小管后,随着原尿水分的回收,药物也被肾小管重吸收。药物的重吸收有被动过程和主动过程2种类型。①被动重吸收:大多数外源性物质的重吸收主要是被动扩散,其重吸收程度取决于药物的脂溶性、pK_a 及尿液的pH、尿量的多少。一般极性低、脂溶性大的药物易反向血浆扩散,排泄较少也较慢。只有那些经过生物转化的极性高、水溶性的代谢物不被重吸收而顺利排出。②主动重吸收:主要发生在近曲小管,多为体内的营养成分,如葡萄糖、氨基酸、维生素等。

肾功能减退时,属于主要经肾排泄而消除的药物其消除速度减慢、消除半衰期延长,如仍按常规给药,可因药物过量积蓄而导致毒性反应。因此,肾功能减退患者使用主要经肾排泄消除且毒性较大的药物时,必须根据肾功能减退程度调整给药方案。

（二）胆汁排泄

胆汁排泄是原型药物的次要排泄途径,但是多数药物的代谢产物尤其是水溶性代谢产物的主要排泄途径。药物及其代谢产物经胆汁排泄往往是主动过程。目前已发现3个转运系统,即有机酸、有机碱和中性有机物等。类似物间存在相互拮抗作用,在肝中还存在P糖蛋白,从而促进药物排泄进入胆管。

肠肝循环(enterohepatic cycle)是指在胆汁中排泄的药物或其代谢物在小肠中移动期间重新被吸收返回肝门静脉,并经肝脏重新进入全身循环,然后再分泌,直至最终从尿中排出的现象。如果药物的胆汁排泄量较多,肠肝循环使药物反复循环于肝、胆汁与肠道之间,延缓排泄而使血药浓度维持时间延长。由于胆囊排空是间断的,药物的再次吸收可导致血药浓度呈现双峰现象。

由于肠肝循环的存在使一些药物在体内存留的时间延长。强心苷类药物属于这种类型,其中多至20％的药量都进入肠肝循环中,而且从粪便中排出的药量(即不被重吸收的部分)与尿中出现的一样多。如地高辛静脉注射后,57％~80％的原药由肾排泄,20％~30％被代谢,6％进入肠肝循环。洋地黄毒苷的胆汁排泄更多,其大部分被肠重吸收入肠肝循环,这可能是洋地黄毒苷生物半衰期长的原因之一。

第二节 药物在体内的速率过程

一、药物的血药浓度-时间曲线

绝大多数药物药理作用的强弱与其血药浓度平行。药物在体内的药量是随时间迁移而变化的,通常用血药浓度反映药物在体内的量的变化。一次给药后,于不同时间采集血样,分离血浆(血清),测定其药物浓度。以时间为横坐标、血药浓度为纵坐标绘制血浆(血清)药物浓度随时间的动态变化曲线,称为血药浓度-时间曲线(drug concentration-time curve,药-时曲线),如图4-3所示。静脉注射形成的曲线由急速下降的以分布为主的分布相和缓慢下降的以消除为主的消除相两部分组成；静脉滴注时，在开始的一段时间内血药浓度逐渐上升，当时间足够长时，血药浓度趋于恒定（稳态血药浓度）。血管外给药（口服给药）形成的曲线则由迅速上升的以吸收为主的吸收相和缓慢下降的以消除为主的消除相两部分组成。

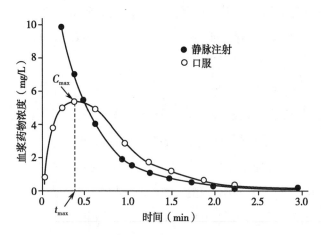

图 4-3　口服和静脉注射某一药物的药 – 时曲线

用药开始至发生疗效的一段时间称为潜伏期；维持基本疗效的时间称为持续期；血药浓度下降到最小有效水平以下，但尚未被机体完全消除的这段时间称为残留期。临床药物治疗中，不仅要求给药后血药浓度尽快达到预期水平，而且要求该浓度能够维持适当的时间。

二、药物消除的速率类型

药物通过各种给药途径进入体内后，体内的药物量或血药浓度处于动态变化过程，其药量随时间变化的微分方程为：

$$-\frac{\mathrm{d}X}{\mathrm{d}t} = kX^n \qquad 式（4-1）$$

式 4-1 中，X 为体内的药物量；t 为时间；k 为跨膜转运（或消除）的速率常数；$n = 1$ 时为一级速率过程；$n = 0$ 时为零级速率过程；负号表示药量随时间延长而减少。

在药物动力学研究中，通常将药物体内转运的速率过程分为以下 3 种类型。

1. 一级速率过程　药物在体内某部位的转运速度与该部位的药量或血药浓度的 1 次方成正比，即单位时间内以恒定比例转运，称为一级速率过程（first order rate processes）或一级动力学过程。

一级速率过程具有以下特点：①半衰期与剂量无关；②一次给药的血药浓度 – 时间曲线下面积与剂量成正比；③一次给药的情况下，尿排泄量与剂量成正比；④排泄的药物代谢物的成分与剂量无关；⑤按相同剂量、相同间隔时间给药，约经 5 个 $t_{1/2}$ 达到稳态血药浓度（C_{ss}），停药后约经 5 个 $t_{1/2}$ 药物基本上从体内全部消除。多数药物在常用剂量时，其体内的吸收、分布、代谢、排泄等动态变化过程都表现为一级速率过程的特点。

2. 零级速率过程　药物在相当长的时间内以恒定的速率转运，药物的转运速率与药物量或浓度无关的过程称为零级速率过程（zero order rate processes）或零级动力学过程。临床上恒速静脉滴注的给药速率以及控释制剂中药物的释放速率即为零级速率过程。

零级速率过程的特点是：①转运速率与剂量或浓度无关，按恒量转运，但单位时间内转运的百分比是可变的；②半衰期不恒定，它与初始药物浓度（给药量）有关，剂量越大，半衰期越长；③ AUC 与给药剂量不成正比，剂量增加，其 AUC 可以超比例地增加。

3. 非线性速率过程　当药物的半衰期与剂量无关、血药浓度 – 时间曲线下面积与剂量成正比时，其速率过程被称为线性速率过程。一级速率过程被称为线性速率过程。当药物浓度较高而出现饱和现象时，其半衰期与剂量有关、血药浓度 – 时间曲线下面积与剂量不成正比,此时的速率过程被称为非线性速率过程(nonlinear rate processes)。药物的体内动态变化过程可以用 Michaelis-Menten 方程描述,因而也称米氏动力学过程。

非线性速率过程的产生通常是由于药物的体内过程有酶和载体的参与,当药物在高浓度时药物的代谢酶被饱和或参与药物透膜过程的载体被饱和。因此,非线性速率过程的产生大都与给药剂量有关。在非线性速率过程中,当药物浓度较高而出现酶被饱和时的速率过程称之为容量限定过程(capacity limited processes)。

三、药物代谢动力学参数及意义

1. 速率常数(rate constant) 速率常数是描述速率过程的重要的动力学参数。速率常数的大小可以定量地比较药物转运速度的快慢,速率常数越大,该过程进行也越快。速率常数用"时间"的倒数为单位,如 min^{-1} 或 h^{-1}。

一定量的药物从一个部位转运到另一部位,转运速率与转运药物量的关系用数学公式表示为:

$$\frac{dX}{dt} = kX^n \qquad \text{式(4-2)}$$

式中,$\frac{dX}{dt}$ 为药物转运的速率;X 为药物量;k 为转运速率常数,它表示单位时间内药物的转运量与药物现存量之间的比值,例如 $k = 0.15h^{-1}$ 表示剩余药量中每小时有 15% 的药物被转运;n 为级数。当 $n = 1$ 时,则 k 为一级转运速率常数;当 $n = 0$ 时,则 k 为零级转运速率常数。在描述不同的药物体内过程时,k 则表示该过程的不同速率常数。

常见的速率常数有 k_a(吸收速率常数);k(总消除速率常数);k_e(肾排泄速率常数);k_{12}(二室模型中,药物从中央室向周边室转运

的一级转运速率常数);k_{21}(二室模型中,药物从周边室向中央室转运的一级转运速率常数);k_{10}(二室模型中,药物从中央室消除的一级消除速率常数);k_b(生物转化速率常数)。

总消除速率常数反映体内的总消除情况,包括经肾排泄、胆汁排泄、生物转化以及从体内消除的一切其他可能的途径。因此,速率常数的加和性是一个很重要的特性。

2. 半衰期(half life time) 药物的生物半衰期是指药物效应下降一半时所需的时间。在药物代谢动力学研究中,常用的半衰期为药物的消除半衰期。药物的消除半衰期是指血浆药物浓度下降一半所需要的时间,常以 $t_{1/2}$ 表示,单位取"时间"单位。半衰期是衡量一种药物从体内消除快慢的指标,这个参数只是由测定血药浓度的衰变来求出的,又可称为表观血浆(或血清)半衰期。

按一级消除的药物半衰期和消除速率常数之间的关系可用下式表示:

$$t_{1/2} = \frac{0.693}{k} \qquad \text{式(4-3)}$$

显然,按一级消除的药物的 $t_{1/2}$ 是一个常数。无论药物的初始量或浓度是多少,药量或浓度减少一半所需的时间是一个常数。

按零级过程的药物的 $t_{1/2}$ 不是一个常数。零级过程的 $t_{1/2}$ 与药物的初始量或浓度成正比,而与零级速率常数成反比,其关系可用下式表示:

$$t_{1/2} = \frac{0.5X}{k} \qquad \text{式(4-4)}$$

式 4-4 中,X 为体内药物的量;k 为零级速率常数。

一般来说,代谢快、排泄快的药物其 $t_{1/2}$ 短,

代谢慢、排泄慢的药物其 $t_{1/2}$ 长。对具有线性动力学特征的药物而言，$t_{1/2}$ 是药物的特征参数，不因药物剂型或给药方法（剂量、途径）不同而改变。临床上多用 $t_{1/2}$ 来反映药物消除的快慢，它是临床制定给药方案的主要依据之一。同一药物用于不同个体时，由于生理与病理情况不同，$t_{1/2}$ 可能发生变化。为此，根据患者生理与病理情况下不同的 $t_{1/2}$ 制订个体化给药方案，对治疗浓度范围小的药物是非常必要的。

3. 表观分布容积　药物进入机体后，尽管在不同组织中的药物浓度不同，但组织中的药物浓度与血浆中的药物浓度处于动态平衡状态。表观分布容积（apparent volume of distribution）是指药物在体内达到动态平衡时，体内药量与血药浓度相互关系的一个比例常数，即体内药物按血药浓度分布时所需体液的总体积，用"V"表示。对于单室模型药物而言，分布容积与体内药量 X 和血药浓度 C 之间存在下列关系：

$$V = \frac{X}{C} \qquad 式（4-5）$$

式 4-5 中，V 是药物的特征参数，对于一个具体药物来说，V 是个确定的值，其值的大小能够表示出该药物的分布特性。其本身不代表真实的容积，因此无直接的生理学意义，是"表观"的，主要反映药物在体内分布的程度，单位为 L 或 L/kg。

药物的分布容积的大小与药物的脂溶性、膜通透性及药物与血浆蛋白的结合率等因素有关。如药物的血浆蛋白结合率高，则其组织分布较少，血药浓度高。如一个药物的 V 为 3~5L，那么这个药物可能主要分布于血液中，并与血浆蛋白大量结合，如双香豆素、苯妥英钠和保泰松等；如一个药物的 V 为 10~20L，则说明这个药物主要分布于血浆和细胞外液中，这类

药物往往不易通过细胞膜，无法进入细胞内液，如溴化物和碘化物等；如一个药物的 V 为 40L，则这个药物可以分布于血浆和细胞内液、细胞外液中，表明其在体内的分布较广，如安替比林；有些药物的 V 非常大，可以达到 100L 以上，这一体积已远远超过了体液的总容积，这类药物在体内往往有特异性的组织分布，如硫喷妥钠具有较高的脂溶性，可以大量地分布于脂肪组织中。由此可见，表观分布容积可以反映药物在体内的分布情况。

4. 清除率　清除率（clearance）是单位时间从体内消除的含药血浆体积或单位时间从体内消除的药物表观分布容积，表示从血中清除药物的速率或效率，是反映药物从体内消除的另一个重要的参数，单位为 L/h 或 L/（h·kg）。清除率常用"Cl"表示，清除率 Cl 与消除速率常数 k 和 V 之间的关系可表示为：

$$Cl = k \cdot V \qquad 式（4-6）$$

从式 4-6 中可知，药物的清除率是消除速率常数与表观分布容积的乘积，所以清除率参数包括了速率与容积 2 种要素。整个机体的清除率又称为药物清除率（drug clearance）、全身清除率（systemic clearance）、体内总清除率（total body clearance，TBCL）。可以理解为整个机体是一个可发生很多种消除过程的药物消除系统。Cl 也具有加和性，多数药物以肝的生物转化和肾的排泄 2 种途径从体内消除，因而药物的 Cl 等于肝清除率 Cl_h 与肾清除率 Cl_r 之和。

$$Cl = Cl_h + Cl_r \qquad 式（4-7）$$

5. 血药浓度－时间曲线下面积　血药

浓度－时间曲线下面积（area under curve，AUC）是指血药浓度数据对时间作图所得的曲线下的面积，是评价药物吸收程度的一个重要指标。

药物经血管外给药吸收后出现的血药浓度最大值称为药峰浓度（peak concentration，C_{max}），达到药峰浓度所需的时间为药峰时间（peak time，t_{max}）。两者是反映药物在体内的吸收速率的重要指标，常被用于制剂吸收速率的质量评价。与吸收速率常数相比，它们更能直观和准确地反映出药物的吸收速率，因此更具有实际意义。

6. 生物利用度　生物利用度（bioavailability，F）是指药物经血管外给药后被吸收进入血液循环的速度和程度的一种量度，它是评价药物吸收程度的重要指标。生物利用度可以分为绝对生物利用度和相对生物利用度，前者主要用于比较两种给药途径的吸收差异，而后者主要用于比较两种制剂的吸收差异。

绝对生物利用度

$$F = \frac{AUC_{血管外给药}}{AUC_{静脉给药}} \times 100\% \qquad 式（4-8）$$

相对生物利用度

$$F = \frac{AUC_{受试制剂}}{AUC_{参比制剂}} \times 100\% \qquad 式（4-9）$$

在进行制剂的生物利用度研究时，主要考虑3个参数，即 C_{max}、t_{max} 以及 AUC。通常用 AUC 反映药物的吸收程度，同一受试者的 AUC 大，表示吸收程度大。C_{max} 和 t_{max} 的大小综合反映药物制剂的吸收、分布、代谢和排泄情况，同一受试者中的 C_{max} 和 t_{max} 主要与药物制剂有关。

第三节　药物动力学房室模型

药物在体内的处置过程较为复杂，涉及其在体内的吸收、分布、代谢和排泄过程，且始终处于动态变化之中。药物在体内的命运是这些处置过程综合作用的结果。为了定量地描述药物体内过程的动态变化规律性，常常要借助数学的原理和方法来系统地阐明体内药量随时间而变化的规律性。房室模型（compartment model）是目前最常用的药动学模型。房室模型又称隔室模型，是将整个机体视为一个系统，并将该系统按动力学特性划分为若干个房室（compartment），将机体看成是由若干个房室组成的一个完整的系统。根据药物在体内的动力学特性，房室模型可分为单室模型、二室模型和多室模型。单室模型和二室模型的数学处理较为简单，应用最广泛；多室模型的数学处理相当烦琐，因而应用受到限制。

一、单室模型

单室模型（one compartment model）设定整个机体在动力学上是一个均一单位，药物进入体内以后可迅速地分布于机体各组织器官，并迅速在血液、其他体液和各组织器官之间达到动态平衡，即药物在全身各组织部位的转运速率是相同或相似的，此时将整个机体视为一个房室，称之为单室模型或一室模型。房室模型的划分没有直观的生理或解剖学的真实性，药物在体内表现为单室模型特征时，并不意味着机体内各部位的药物浓度完全相等，而是机体各组织的药物浓度变化与血药浓度的定量变化相平行。可以理解为，假若经过一定时间后血药浓度下降了一定的比例，则在相同时间内肾、肝、脑脊液以及其他体液和组织液中的药物浓度也下降了同样的比例。单室模型是房室模型中最基本、最简单的一种,运用十分广泛。

（一）静脉推注

1. 模型的建立　单室模型药物静脉推注给药后,在体内没有吸收过程,迅速完成分布,药物只有消除过程,而且药物的消除速度与体内该时刻的药物浓度(或药物量)成正比。其体内过程的动力学模型如图 4-4 所示。

$$X_0 \longrightarrow \boxed{X_t} \xrightarrow{\ k\ }$$

图 4-4　单室模型静脉注射给药模型图

X_0 为静脉注射的给药剂量;X_t 为 t 时刻的体内药物量。

2. 血药浓度与时间的关系　静脉给予剂量为 X 的药物后,血浆中的药物按一级动力学消除,药物从机体消除的速率方程为:

$$-\frac{dX}{dt}=kX \qquad 式（4-10）$$

式中,$\dfrac{dX}{dt}$ 为体内药物的消除速率;k 为药物的一级消除速率常数;负号表示药量在体内是逐渐衰减的。

应用 Laplace 变换表,得到下列函数关系式:

$$X = X_0 \cdot e^{-kt} \qquad 式（4-11）$$

实际工作中体内药量无法测得,而血药浓度可以测定,因此将式 4-11 两端同时除以表观分布容积 V,即可将体内药量随时间变化的函数关系转化为血药浓度随时间变化的函数关系:

$$C = C_0 e^{-kt} \qquad 式（4-12）$$

上式中,C_0 为初始血药浓度。将式 4-12 两边取对数,可以得到直线方程:

$$\lg C = -\frac{k}{2.303}t + \lg C_0 \qquad 式（4-13）$$

式 4-12 表示体内的药物浓度随时间变化的指数函数表达式,其血药浓度 – 时间曲线为一单指数曲线(图 4-5A)。式 4-13 表明血药浓度的对数值与时间呈直线关系,即以 $\lg C_t$ 对 t 作图可得一条直线,其斜率为 $-k/2.303$,截距为 $\lg C_0$(图 4-5B)。

3. 基本参数的求算

（1）半衰期 $t_{1/2}$:根据半衰期的定义,可得式 4-14。

$$\lg \frac{C_0}{2} = -\frac{k}{2.303}t + \lg C_0 \qquad 式（4-14）$$

整理得:

$$t_{1/2} = \frac{0.693}{k} \qquad 式（4-15）$$

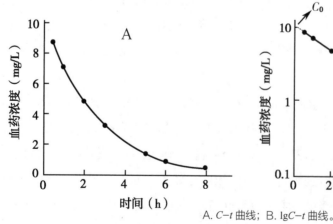
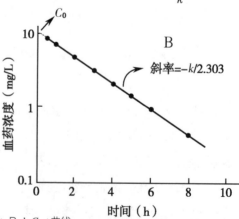

A. C–t 曲线; B. $\lg C$–t 曲线。

图 4-5　单室模型静脉推注给药的血药浓度 – 时间曲线

（2）表观分布容积：是体内药量与血药浓度之间的相互关系的一个比例常数。

$$V = \frac{X_0}{C_0} \qquad 式（4-16）$$

式中，C_0 为初始浓度，可由回归直线方程的截距求得。

（3）曲线下面积：

$$AUC = \int_0^\infty C dt = \int_0^\infty C_0 \cdot e^{-kt} dt = C_0 \int_0^\infty e^{-kt} = \frac{C_0}{k} = \frac{X_0}{kV}$$

$$式（4-17）$$

式中，AUC 与 k 和 V 成反比。

（二）静脉输注

1. 模型的建立 静脉输注是经静脉以恒速方式向血管内给药的一种方式。在滴注期间内，体内药量不断增加，同时伴有药物的消除，当药物输注停止后，体内仅存在药物的消除过程。因此，单室模型药物静脉输注时其体内过程包括 2 个方面：一是药物以恒定速度 k_0 进入体内，二是体内药物以一级速率常数 k 即一级速率从体内消除。该模型的示意图见图 4-4。

2. 血药浓度与时间的关系 在药物输注期间，体内药量 X 的变化受恒定滴速 k_0 和一级速率常数 k 的双重影响，体内药量的变化速度是这两部分变化的代数和，而且药物的体内消除速度与当时的体内药量成正比。用微分方程式可表示为：

$$\frac{dX}{dt} = k_0 - kX \qquad 式（4-18）$$

式中，$\frac{dX}{dt}$ 为体内药量的瞬间变化率；k_0 为静脉滴注速率，以单位时间内输注的药量来表示；k 为一级消除速率常数；X 表示体内当时的药量。

经 Laplace 变换可得：

$$X = \frac{k_0}{k}(1 - e^{-kt}) \qquad 式（4-19）$$

由于 $X = CV$，

$$C = \frac{k_0}{kV}(1 - e^{-kt}) \qquad 式（4-20）$$

该式为单室静脉输注给药时，体内的血药浓度 C 与时间 t 的函数关系式。

3. 稳态血药浓度 单室模型药物静脉输注时，随着药物不断滴入体内，血药浓度开始时逐渐上升，然后趋于一个恒定水平，此时的血药浓度值称为稳态血药浓度（steady state plasma concentration）或坪浓度，用 C_{ss} 表示。

由式 4-20 可知，当 $t \to \infty$ 时，$e^{-kt} \to 0$，$(1 - e^{-kt}) \to 1$，此时的血药浓度用 C_{ss} 来表示，则：

$$C_{ss} = \frac{k_0}{kV} \qquad （4-21）$$

该公式为单室模型静脉输注给药的稳态血药浓度求算公式，从公式可看出，稳态血药浓度与静脉滴注速度 k_0 成正比，如图 4-6 所示。

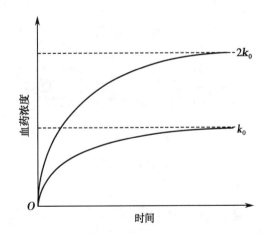

图 4-6　单室模型静脉输注时稳态血药浓度与滴注速度的关系

二、二室模型

体内各组织、器官的血流速度是不同的，药物随血流进入各组织、器官与体液需要一定时间,因此绝对符合单室模型的药物是不存在的。但是为了简化数学处理,可以将机体中药物分布速度相差不大的组织或体液合并成一个房室,使机体内的房室数减少到最低限度。

大多数药物进入体内后,向体内各部位分布速度的差异比较显著。药物进入体内后,能很快进入机体的某些部位,但对另一些部位则需要一段时间才能完成分布。从速度论的观点将机体划分为药物分布均匀程度不同的 2 个独立系统,即"二室模型"(two compartment model)。在二室模型中,一般将血流丰富以及药物分布能瞬时达到与血液平衡的部分划分为一个"隔室",称为"中央室(central compartment)";而将血液供应较少,药物分布达到与血液平衡时间较长的部分划分为"周边室(peripheral compartment)"或称"外周室"。

(一)静脉推注

1. 模型的建立 二室模型药物经静脉注射后,进入中央室,然后再逐渐向周边室转运;同时周边室的部分药物从周边室返回中央室,药物在中央室与周边室之间进行着可逆性的转运。药物在中央室同时按一级速率过程消除,其体内过程如图 4-7 所示。

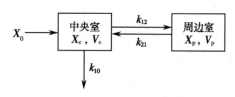

图 4-7 二室模型静脉注射给药模型图

图中 X_0 为静脉注射给药剂量;X_c 为中央室的药量;X_p 为周边室的药量;C 为中央室的血药浓度;C_p 为周边室的血药浓度;V_c 为中央室的分布容积;V_p 为周边室的分布容积;k_{12} 为药物从中央室向周边室转运的一级速率常数;k_{21} 为药物从周边室向中央室转运的一级速率常数;k_{10}

为药物从中央室消除的一级速率常数。

2. 血药浓度与时间的关系 假如药物的转运过程均服从一级速率过程,即药物的转运速度与该室的药物浓度(或药量)成正比,那么模型中各室药物的转运可用下列微分方程定量描述。

$$\begin{cases} \dfrac{dX_c}{dt} = k_{21}X_p - k_{12}X_c - k_{10}X_c & 式(4-22) \\[2mm] \dfrac{dX_p}{dt} = k_{12}X_c - k_{12}X_p & 式(4-23) \end{cases}$$

式中,dX_c/dt 为中央室药物的转运速度;dX_p/dt 为周边室药物的转运速度。

采用 Laplace 变换可得:

$$C = \frac{X_0(\alpha - k_{21})}{V_c(\alpha - \beta)} \cdot e^{-\alpha t} + \frac{X_0(k_{21} - \beta)}{V_c(\alpha - \beta)} \cdot e^{-\beta t} \quad 式(4-24)$$

上式中,设

$$A = \frac{X_0(\alpha - k_{21})}{V_c(\alpha - \beta)} \quad\quad 式(4-25)$$

$$B = \frac{X_0(k_{21} - \beta)}{V_c(\alpha - \beta)} \quad\quad 式(4-26)$$

则

$$C = A \cdot e^{-\alpha t} + B \cdot e^{-\beta t} \quad\quad 式(4-27)$$

$$\alpha + \beta = k_{12} + k_{21} + k_{10} \quad\quad 式(4-28)$$

$$\alpha\beta = k_{21}k_{10} \quad\quad 式(4-29)$$

α 称为分布速率常数,β 称为消除速率常数。α 和 β 分别代表着 2 个指数项即分布相和消除相的特征。

根据式 4-27,当时间 $t = 0$ 时,则 $e^{-\alpha t} = 1$,$e^{-\beta t} = 1$,$C = C_0$。所以

$$C_0 = A + B \quad\quad 式(4-30)$$

又因为

$$C_0 = \frac{X_0}{V_c} \qquad \text{式（4-31）}$$

$$V_c = \frac{X_0}{A+B} \qquad \text{式（4-32）}$$

式中，C_0 为时间为 0 时的血药浓度；X_0 为静脉注射剂量；V_c 为中央室的分布容积。

（二）静脉输注

1. 模型的建立 二室模型药物静脉推注时，药物在瞬间全部进入中央室，此时药物只有在中央室与周边室进行转运。当静脉输注给药时，一方面药物以恒速 k_0 逐渐进入中央室，不断补充中央室的药物量；另一方面药物同时也在中央室与周边室转运。因此，只需将静脉注射模型的给药部分改为恒速给药，即得静脉滴注给药的二室模型，如图 4-8 所示。

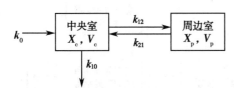

图 4-8 二室模型静脉输注给药示意图

2. 血药浓度与时间的关系 设滴注时间 t 时，中央室与周边室的药物量分别为 X_c 与 X_p，药物浓度分别为 C 和 C_p，表观分布容积分别为 V_c 和 V_p，则二室模型静脉滴注给药的各空间药物的转运方程为：

$$\begin{cases} \dfrac{\mathrm{d}X_c}{\mathrm{d}t} = k_0 + k_{21}X_p - (k_{12}+k_{10})X_c & \text{式（4-33）} \\[2ex] \dfrac{\mathrm{d}X_p}{\mathrm{d}t} = k_{12}X_c - k_{21}X_p & \text{式（4-34）} \end{cases}$$

经 Laplace 变换可得：

$$C = \frac{k_0}{V_c k_{10}}\left(1 - \frac{k_{10}-\beta}{\alpha-\beta}\cdot e^{-\alpha t} - \frac{\alpha-k_{10}}{\alpha-\beta}\cdot e^{-\beta t}\right)$$
$$\text{式（4-35）}$$

3. 稳态血药浓度 滴注开始后血药浓度随时间而增加，血药浓度随时间的推移而增高，接近于一个恒定水平，即稳态血药浓度 C_{ss}，此时消除速度等于输注速度。稳态血药浓度 C_{ss} 的求算可令式 4-35 中的 $t \to \infty$，则 $e^{-\alpha t}$ 及 $e^{-\beta t}$ 趋于 0，得：

$$C_{ss} = \frac{k_0}{V_c k_{10}} \qquad \text{式（4-36）}$$

式 4-36 即为二室模型药物静脉输注给药的稳态血药浓度计算公式。

三、三室模型

将机体划分为中央室和周边室，只有 1 个周边室的模型称为二室模型。有些药物在外周室的组织器官中转运速率有较大差异，因而分为 2 个周边室，称为三室模型。3 个房室包括 1 个相当于血液的中央室和 2 个具有不同摄入和释放速率的周边室。与中央室交换药物速率较快的周边室称为"浅外室"，与中央室交换药物速率较慢的周边室称为"深外室"。中央室的药物浓度的时间过程反映 3 个同时存在的过程的速率，即药物从中央室的消除及中央室向周边室之间的分布。三室模型静脉注射给药示意图见图 4-9。

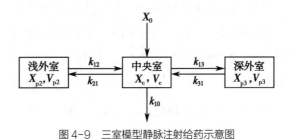

图 4-9 三室模型静脉注射给药示意图

第四节 靶控输注系统

一、概述

尽管现代静脉麻醉药输注系统取得了明显

的进步,但与吸入麻醉药的挥发装置相比,无论在理论还是在实际应用的方便程度上都存在着较大差距。输注系统发展的近期目标就是使输注系统达到与挥发罐那样的临床方便程度和药动学 – 药效学的准确性。要实现这一目标,必须将现代药动学 – 药效学的概念与计算机控制的输注系统相结合。

靶目标控制输注技术(target controlled infusion, TCI)又称为靶控输注、计算机辅助持续输注(computer assisted continuous infusion, CACI)和计算机控制输注泵(computer-controlled infusion pump, CCIP)等,是由药物动力学理论与计算机技术相结合而产生的给药方法,能快速达到并维持设定的血浆或效应部位药物浓度,并根据临床需要随时调整给药。

静脉麻醉药输注系统的发展历程是一个相对缓慢而漫长的过程,其主要的发展历程跨越了 4 个世纪。在 1657 年英国的 Christopher Wren 首次用羽毛茎将鸦片注射到人体静脉后,人们初步认识了循环系统,并通过静脉途径给药。2 个多世纪以后,法国的 Rynd 发明了带注射器的真空针头,使得静脉给药更为方便。随着对循环系统和经静脉途径给药的进一步认识,初期输注系统的发展主要集中在如何准确地输注液体。注射器与依靠重力驱动的输注装置的结合是很长一段时间内主要依赖的输注方式。20 世纪 80 年代,人们开始微机辅助输液泵的研究工作。Schuttler 设计了最早的微机辅助输液泵,并且用于阿芬太尼与依托咪酯麻醉的维持取得成功。Alvis 等根据芬太尼三室药物动力学模型设计了计算较为周密的微机辅助输液泵系统,他们将其用于冠状动脉手术麻醉的诱导与维持,血药浓度实测值与微机预期值之间获得良好相关,而且芬太尼用量少、血流动力学稳定。TCI 的发明将输

注系统的发展推向了高潮。

对于 TCI,目前的研究主要致力于如何将计算机辅助输注技术与现代药动学 – 药效学完美结合,以达到预期的药效动力学效果。由此,以现代药动学的房室模型理论为基础,将群体药动学参数嵌入程序中控制输注系统,随时调整输注速率,并通过计算分析获得相应的靶血浆或靶效应室药物浓度已成为现实。输注泵经过计算的输注速率应该与使用者所希望达到的预期血浆药物浓度或效应室浓度相一致("open-loop"control)。

TCI 系统的硬件包括输注泵、控制输注泵运转的微机以及当微机发生错误时关闭系统的安全机制。软件包括药动学模型以及与药物输注有关的特殊参数(图 4-10)。

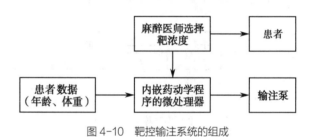

图 4-10 靶控输注系统的组成

TCI 分为闭环式(closed loop)和开环式(open loop)2 种。两者的不同在于闭环输注系统有自动反馈调节,可将机体对药物的实时反应如肌肉松弛程度、心率、血压等变化及时反馈,并根据这种反馈效应改变药物的输注速率。开环输注系统是由医师根据临床需要实施药物效应的目标输注。在闭环控制输注期间,反馈效应是由监护设施完成的,例如周围神经刺激器或者脑电图等。相比而言,对于开环输注系统,反馈信号是根据房室模型所计算的预期血浆药物浓度。对于这 2 种输注方式,计算机控制的规则是考虑在调定点和反馈信号以及所产生的控制信号方面的不同。这种控制信号

可改变泵的指令，以获得期望的调定点。

二、常用的指数衰减输注方法

（一）静脉推注加指数衰减输注方法

Schwilden 于 1983 年首次报告运用计算机辅助指数衰减输注方式进行依托咪酯和阿芬太尼静脉麻醉。其方法是采用二室线性药代动力学模型，为达到一定的目标血药浓度，首先快速推注一个初始剂量（initial bolus, B；又称负荷量 loading dose），然后为补偿因药物消除（drug elimination, E）和向外周室转运（drug transferred, T）引起的血药浓度下降，以持续输注方式向中央室补充药物。这就是著名的 BET 方案。早期的研究通常采用 BET 方案。

$$初始剂量\ B = C_{pss} \cdot V_c \cdot W \qquad 式（4-37）$$

式中，C_{pss} 表示预期目标稳态浓度；V_c 表示中央室表观分布容积；W 表示患者体重应用中首先给予初始剂量，然后以指数衰减输注。将 ET 部分合并，得：

$$I(t) = C_{pss} \cdot V_c \cdot W(k_{10} + k_{12}e^{-k_{21}t} + k_{13}e^{-k_{31}t}) \qquad 式（4-38）$$

当 $t \to \infty$ 时，药物在体内的分布达到稳态，房室之间的转运速率为 0，输注速率恒定为药物的消除速率 E。中央室的表观分布容积 V_c 通常以 L/kg 为单位，具体计算时应乘以相应的体重。

（二）单纯指数衰减输注方法

由于一些药物不允许快速静脉推注，国内段世明报道了基于二室模型而不需首次剂量的单纯指数衰减输注方案，在 $5t_{1/2\alpha}$（分布半衰期）的时间内达到稳定的目标血药浓度，并始终维持。$5t_{1/2\alpha}$ 相当于药物在静脉注射后自

血液向全身分布并达到基本平衡的时间。除一室模型药物外，多数药物的分布半衰期明显短于消除半衰期，因此该方法大大缩短了达到稳态浓度的时间。其输注速率：

$$I(t) = C_{pss} \cdot V_c \cdot W \cdot k_{10}(1 + \frac{k_{21} - \beta}{\beta}e^{-k_{21}t}) \qquad 式（4-39）$$

式中，β 为消除半衰期。此方案同样可以较快速地达到并维持一定的目标浓度。

三、TCI 系统性能的评价指标

任何 TCI 系统在投入应用之前，必须对其性能进行测试和评价。系统性能评测通常采用计算机模拟的预期浓度与实际血药浓度的一致性分析。TCI 系统的精确性以预期浓度（C_p）与实测浓度（C_m）的误差来衡量，对于每个实测浓度与预期浓度的误差用执行误差（performance error）的百分数（$PE\%$）表示。计算公式为 $PE\% = \dfrac{C_m - C_p}{C_p} \times 100\%$。

对于系统效果的评价，通常用以下指标：

1. **偏离（bias）** 代表达到预期浓度系统的误差。偏离可以用中位执行误差（median performance error, MDPE），即执行误差的中位数表示。

2. **不准确度（inaccuracy）** 代表达到预期浓度所期望的测定值的误差。不准确度用中位绝对执行误差（median absolute performance error, MDAPE），即执行误差绝对值的中位数表示。

3. **分散度（divergence）** 代表一定时间内的执行效果的稳定度，用每小时的执行误差的绝对值（APE）变化表示。

4. 摆动（wobble） 代表执行误差的易变性。摆动用中位绝对偏差（median absolute deviation of the performance error from the MDPE, MDADPE），即执行误差相对于 MDPE 的偏差绝对值的中位数表示。

四、影响 TCI 系统的因素

TCI 系统控制程序的主要功能就是通过控制输注泵的给药速率，使计算机模拟的预期浓度趋近于实测浓度。有许多因素可对 TCI 系统产生影响，从而导致系统出现偏离或摆动。

影响 TCI 系统的精确性的因素主要有：

1. 药物动力学参数 传统的药物动力学研究方法以单剂量注射给药后连续采样进行分析，然而以持续滴注给药或坪浓度给药所得的参数与传统方法差异较大。因此，有人认为药物动力学参数估算时的给药方式应尽量与 TCI 的给药方式一致，所得的参数才会更加满意。

2. 设备与仪器 应用 TCI 系统于临床药物治疗之前，要对系统的机械精度进行校正，即测定预计输出的药液体积与实际输出的药液体积是否一致。通常在解决问题的算法正确的前提下，软件和硬件引起的偏差较小。血液样品的检测精度也会影响药物动力学参数和执行误差的计算。

3. 患者因素 患者的个体差异包括患者个体参数与群体参数间的差异和患者在不同的生理病理状况下自身的变异。利用群体药物动力学参数进行 TCI，个体间变异所致的误差不可避免。

五、TCI 面临的挑战

尽管开环 TCI 对于输注系统而言，向着"挥发罐"的概念已经取得了很大的进步，但仍然面临着许多难题。

1. 输注泵的精确度 由于使用的强效静脉麻醉药是溶解或悬浮在小容量的液体中的，所以无论开环或闭环输注系统，输注泵必须能够准确、微量地输注所期望的溶液量。现代的微量泵在计算机控制下，输注速率最快每 5~30 秒可改变 1 次，且输注误差在 5%~10%，基本符合了对输注泵精度的要求。然而计算机需要的是以秒为单位的输注速率，而现有的输注泵在机械性能方面仍未达到真正的恒定持续输注，瞬时流量误差常随时间出现积累。

2. 药动学和药效学的精确度 TCI 系统的正确使用基于药物动力学参数的准确性，现有的药物动力学计算方法使用的是研究一部分患者或志愿者的方法，可能并不能代表所有的群体药动学。至于药效学，已有的研究表明，由于麻醉方法的差异、所用麻醉药的差异、静脉麻醉药的相互作用等因素的存在，静脉麻醉药或镇痛的浓度范围（治疗窗）差异在几倍到十几倍。

3. 闭环控制输注 由于控制参数的取样时间频繁，闭环控制输注无疑在临床麻醉中更能精确地反映患者的生理变化，但是目前缺乏能同时测定镇静、镇痛和肌松、应激反应等麻醉要素的设备。

因此，如何解决这些问题是闭环控制输注系统的临床应用所面临的重要难题。不容置疑，将来 TCI 在计算机化的输注技术、药理学和新药开发等方面都会有很大的发展。

最佳控制输注系统应符合以下几个要求：①控制系统必须提供可接受的系统性能，包括诱导时间（即达到靶浓度的时间）、超射的浓度和程度、达到稳态的时间、稳态时摆动的程度、靶浓度与实测浓度的最大差值。②控制系统必须能够对输注期间的一些特殊情况作出相应的调整，如注射器的更换或者人为使反馈信号中断（如断电时泵关闭）等。③控制系统的控制机制还必须说明血浆与效应室之间的非平衡问题。尽管许多 TCI 采用的靶浓度是血浆药物浓度,但效应室浓度作为靶浓度更符合逻辑。当血浆药物浓度作为靶浓度时,许多药物的作用会发生明显的延迟效应(即血浆药物浓度明显滞后于效应时的药物浓度)。而将效应室浓度作为靶浓度时,就可较快地获得药物作用部位的治疗浓度。

第五节 PK-PD理论

一、概述

药物动力学-药效动力学(pharmacokinetics-pharmacodynamics, PK-PD)综合研究机体用药后药物在体内的经时过程与药效从产生到加强、继而下降、直至消失的经时过程之间的关系。它将2种不同形式的过程复合为统一体,建立剂量、浓度与效应之间的关系,描述和预测某一剂量药物的效应-时间过程的关系,通过血药浓度-时间-效应三者数据的测定,拟合出血药浓度及其效应经时过程的曲线,推导出产生效应部位的药物浓度,定量地反映其与效应的关系。

进行PK-PD研究的先决条件是:除血药浓度的经时过程可以被准确测定外,药效强度的指标也应具有明显的可量度以供经时性监测,即可使用仪器直接来测量药效强度,如直接测量瞳孔大小、眼压、血压、体温、尿量,甚至智商分值等。当药物的药效不能量化测定时,就无法用PK-PD进行研究。

PK-PD研究一般按以下程序进行:

1. 实验中同时测定用药后的血药浓度经时数据及药效变化的经时数据。

2. 根据血药浓度数据进行药动学解析,求算药动学参数。

3. 判断药效作用的部位(药效室)及作用方式。

4. 明确药效室中的药量(浓度)与效应之间的量效转换关系,求出量效转换公式。

5. 将量效转换关系与药动学模型中的药效室联系起来,构建PK-PD模型。

二、血药浓度与药理效应之间的关系

多数药物随给药剂量的增加,体内的血药浓度按比例升高,其药理效应也相应增强。然而血药浓度与药理效应之间并不是一个简单的比例关系,随意加大剂量,往往并不能获得预期效果。药理效应的大小不仅与血药浓度有关,而且更与效应部位浓度有直接关系。因此,研究血药浓度和药理效应之间的关系尤为重要。

1. 血药浓度和药理效应呈线性相关 有些药物的血药浓度和药理效应呈一定的线性关系,即随着血药浓度的增加,药效也逐渐增强,最终达到一个最大值(图 4-11);以药效对血药浓度的对数作图,可得到一个S形曲线或者抛物线(图 4-12)。许多药物的治疗浓度范围通常落在其药理效应强度达到 20%~80% 所对应的血药浓度范围内,这时的药理效应强度和血药浓度的对数呈现良好的线性关系。

2. 血药浓度和药理效应呈非线性 有些

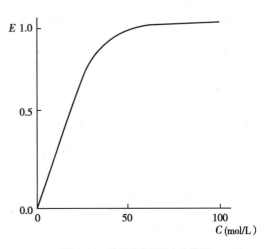

图 4-11 药效和血药浓度曲线图

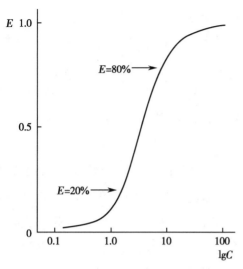

图 4-12 药效和血药浓度半对数曲线

药物的血药浓度和药理效应不是呈简单的线性关系,当药理效应在血药浓度很低时其强度增加不明显,而当血药浓度达到一定值后会出现明显的增强,但该显著增强的趋势随着血药浓度的不断增加又逐渐减小,并趋近于最大值,这就是所谓的 S 形曲线。许多药物在体内的药效－剂量曲线都符合 S 形曲线的特点。

3. 血药浓度和药理效应呈间接相关 有些药物的血药浓度和药理效应不平行,表现出一种间接的关系。这种间接相关主要有以下几种:

（1）血药浓度－效应的逆时针滞后曲线:某些药物的血药浓度－效应曲线(counter clockwise hysteresis)呈现出明显的逆时针滞后环,如图 4-13 所示。图 4-13 中的箭头表示时间的走向,从曲线可以看出,给药后每一时间点上的浓度和效应不是严格的一一对应关系,效应峰值明显滞后于血药浓度峰值,这表明效应室不在中央室,而在周边室。即初始血药浓度很高时,其药理效应并不强;当血药浓度进一步分布到周边室后,才逐渐产生药理效应,至中央室和周边室血药浓度达平衡时,药理效应达最大,随后药理效应才随着血药浓度的衰减而减少,因而出现

效应滞后于血药浓度的现象。如盐酸普萘洛尔、麦角胺等药物即属此类。

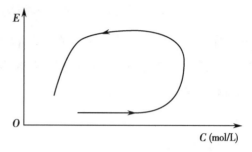

图 4-13 血药浓度－效应的逆时针滞后曲线

（2）血药浓度－效应的顺时针曲线:某些药物的血药浓度－效应曲线(clockwise hysteresis)呈现出明显的顺时针环,如图 4-14 所示。从图 4-14 中可以看出,与血药浓度上升期相比,下降期内同样的血药浓度所对应的效应明显减弱,这表明该药物在体内可能出现了快速耐受性。

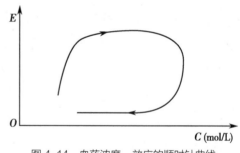

图 4-14 血药浓度－效应的顺时针曲线

（3）药理效应部位在不同的房室:有些药物的药效是由多种药理作用合并产生的,而作用部位可来自同一房室,也可来自不同的房室。如抗高血压药物盐酸可乐定,在低剂量时表现出降压效应,而高剂量时又出现升压效应(图 4-15)。为解释这种现象,提出了不同的效应部位,或不同的房室具有不同的受体的概念。

用血压的变化(mmHg)表示药理效应(E),见图 4-15。由图 4-15 可知,血药浓度在 0.5ng/ml 以下时只有降压效应(E_2);当血药浓度 > 0.5ng/ml 时开始出现升压效应(E_1),但总体药效

仍表现为血压下降；当血药浓度达到大约 10ng/ml 时，升压效应和降压效应相等，即 $E_1+E_2 = 0$，总体药效表现为无效应；而当血药浓度 > 10ng/ml 时，$E_1 > E_2$，总体药效表现为血压升高。临床上应用可乐定时，应控制给药剂量，使血药浓度不要高于 5ng/ml，以免产生升压作用。

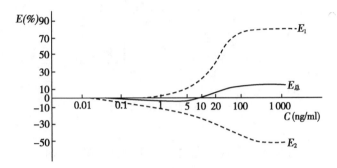

图 4-15　可乐定的血药浓度和血压变化（mmHg）曲线

（4）药理效应间接产生：华法林的药效是间接产生的，如按一定剂量口服给药，尽管华法林的血药浓度由高到低发生波动，但其抗凝作用通常要到 2 天后才达到最大活性。这是因为华法林的作用机制是抑制凝血酶原复合物的合成，但不能影响凝血酶原复合物的分解，因此给药后的一段时间内观察不到明显的抗凝活性，直到数天后体内的凝血酶原复合物慢慢分解，才逐渐达到最大的抗凝活性。

三、药效动力学模型

1. 线性模型　若药物的效应与浓度呈直线关系，则可用线性模型来描述两者之间的关系，其表达式为：

$$E = m \times C + E_0 \qquad 式（4-40）$$

式中，E 为效应强度；E_0 为给药前的基础效应；C 为药物浓度；m 是 E 对 C 作直线的斜率。此模型的参数可以通过简单的线性回归求得，它

能预报给药前的基础效应是否为 0，但不能预报药物的最大效应。线性模型仅适用于浓度较低时，E 的变化正比于 C，两者存在线性关系。

2. 对数模型　对数线性模型（log-linear model）是假定药物的效应强度与对数浓度或对数效应强度与对数浓度之间呈直线关系。

$$E = m \times \lg C + b \qquad 式（4-41）$$

式中，m、b 分别为 E 对 C 作半对数直线的斜率、截距。该模型最大的优点在于能够预测相当于最大效应的 20%~80% 的药物效应强度，但不能预测药物的基础效应和最大效应。

3. 最大效应模型　最大效应模型（E_{max} model）描述的是所有血药浓度范围内的浓度 - 效应关系，即从未用药物时效应为 0 到药物浓度远超过 EC_{50}（$C \gg EC_{50}$）时的最大效应。如果有基线效应（E_0）存在时，公式可用下式表示：

$$E = E_0 + \frac{E_{max}C}{EC_{50} + C} \qquad 式（4-42）$$

式中，E_{max} 为可能的最大效应；EC_{50} 为引起 50% 的最大效应的药物浓度。

药物浓度与效应在最大效应模型中无线性或半对数线性关系。在低浓度时，浓度稍稍变化，效应就有较大的改变；在高浓度时，浓度有较大变化而效应改变不明显。

4. Sigmoid E_{max} 模型　Sigmoid E_{max} 模型为最大效应模型的扩展，也称为 Hill 模型，是目前表述血药浓度与药效强度定量关系时最为常用的模型，公式可用式（4-43）表示。与最大效应模型相比，Hill 模型增加了 1 项参数 m，称为形状因子，其值在 1 附近变动，主要反映 S 形曲线中间区段斜率的大小。

$$E = E_0 + \frac{E_{\max} C^m}{EC_{50}^m + C^m} \qquad \text{式（4-43）}$$

不同的药物具有其特定的 EC_{50} 和 m 值。EC_{50} 对于估算和确定药物的治疗浓度范围具有指导意义,而 m 值则能反映出药物在一定的浓度范围内其药理效应的变化趋势。当 $m = 1$ 时,简化为 $E_{\max}$ 模型;当 $m < 1$ 时,曲线较为平坦;当 $m > 1$ 时,曲线变陡,且更趋向 S 形,同时最大效应增大。m 值越大,曲线越陡,表示效应随浓度变化的幅度越大。如图 4-16 所示。

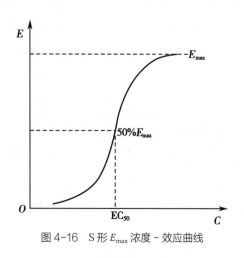

图 4-16　S 形 $E_{\max}$ 浓度 – 效应曲线

四、PK-PD 结合模型

1. 效应滞后现象与效应室模型　许多药物药理效应的时间过程与血药浓度 – 时间过程没有直接的平行关系,最大药理效应可能出现在血药浓度达峰之前或之后。针对这种现象,Sheiner 认为由于药物的作用部位不是血浆,滞后是药物进入和作用于效应部位的结果。1979 年,他将经典的药物动力学模型加以扩展,引入了效应室的概念。效应室不是药物动力学模型的一部分,而是与含药物的血浆室连接的虚拟的药效动力学室。药效室的引入,将经典的药动学模型和药效学模型有机地结合了起来,建立了药物动力学 – 药效动力学结合模型,简称 PK-PD 结合模型

（图 4-17）。Sheiner 等用此模型成功地拟合了筒箭毒碱药效滞后于血药浓度的现象。

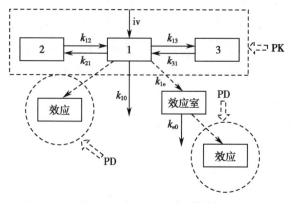

图 4-17　PK-PD 模型的示意图

PK-PD 结合模型由图 4-17 方框内的药物动力学模型和圆环内的药效动力学模型两部分组成,两部分间通过 Hill 方程 [式（4-43）] 连接。左侧圆环表示药物的作用部位处于中央室或血液灌流充分的组织器官时的药效动力学模型,右侧圆环表示作用部位在药物浓度变化相对滞后于血药浓度的组织或器官时的药效动力学模型。在临床实际用药中,大部分药物的效应达峰时间均明显滞后于血药浓度达峰时间。

药物进入效应室属一级动力学过程,可用一级速率常数 k_{e0} 表示。在血浆浓度恒定的情况下,效应室药物浓度达效应室药物浓度最大值的 50% 所需要的时间 $t_{1/2k_{e0}} = \ln2/k_{e0}$, k_{e0} 越大, $t_{1/2k_{e0}}$ 越小,药物峰效应滞后现象越不明显;反之亦然。

有些药物的血药浓度个体差异甚大,加之血药浓度并不与药理效应同步,因此需要建立的 PK-PD 结合模型解决药效滞后于血药浓度的现象。建立时间、效应、血药浓度三维统一的关系,这样可达到安全、有效用药的目的。PK-PD 模型突破了简单的药物剂量 – 效应分析,将药物的特征进一步分为药动学和药效学组分,并对两者进行定量描述。药动学描述机体内剂量和药物浓度随时间变化的关系,药效学则描述药物效应浓

度与效应的关系。大部分药物的作用并非在血浆，模型的药动学和药效学必须与效应室联系起来，以便于药物在血浆中的浓度可转化为药物的效应室浓度。PK-PD 模型可用于预测药物峰效应的滞后、幅度和持续时间，为临床麻醉提供合理的剂量、预测作用时间及药物作用强度提供了科学依据，因此是临床麻醉参考的重要依据。

k_{e0} 与效应室浓度及时间的关系见图 4-18。

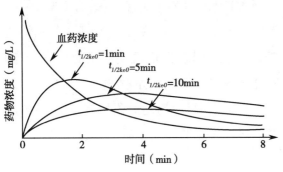

图 4-18　k_{e0} 与效应室浓度及时间的关系

比较分析阿片类药物的 k_{e0} 对临床麻醉药的选择很重要。阿芬太尼在中央室与效应室迅速平衡，给予等效剂量药物时，阿芬太尼达峰效应的时间显著快于芬太尼和舒芬太尼，快速起效的阿芬太尼实际上在缓慢起效的芬太尼、舒芬太尼达峰效应前已达到峰效应且效应已经开始下降（图 4-19）。

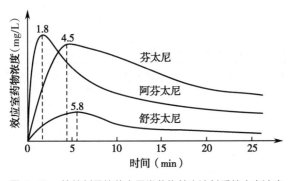

图 4-19　等效剂量的芬太尼类药物单次注射后效应室浓度达峰时间的差异

2. 静脉持续输注的即时半衰期　临床麻醉和重症监测中使用的大多数药物的效果和它们的血药浓度直接相关，而停药后药效的消失由血药浓度下降的速度决定。在手术室和 ICU，药物常在相对短的时间内使用，远远未能饱和机体的贮存库。目前已清楚短期输注后，药物血浆浓度下降的速度更大程度上是由药物的再分布过程，而不是由实际代谢或消除决定的。例如麻醉医师经常使用硫喷妥钠来进行麻醉诱导，硫喷妥钠的消除半衰期约为 12 小时，然而如果不使用其他药物，患者将在几分钟内苏醒。其原因就是再分布过程，即硫喷妥钠由于与脂肪组织的高亲和力，可以从高灌注的组织尤其是中枢神经系统向脂肪转移。时量相关半衰期是指药物停止输注后血液或血浆中的浓度下降 50% 需要的时间，消除半衰期是指药物代谢所需要的时间，时量相关半衰期不能由消除半衰期来预测，因为它同时依赖于药物的分布。

尽管已经知道药物分布对药效的消失有重要作用，但直至 20 世纪 80 年代末期才认识到此概念的作用。1990 年，斯坦福的 Shafer 和 Varvel 两位学者发表了 3 种合成阿片类药物（芬太尼、舒芬太尼，阿芬太尼）的模拟药代动力学，研究主要集中在血浆和效应室（CNS）药物浓度的关系上，他们发现在停止药物输注后血浆药物浓度下降 20%、50% 和 80% 的时间在很大程度上依赖于药物输注时间的长短，并不能从药物的消除半衰期来预测。因此，学者们使用专业术语时量相关半衰期（context-sensitivity half-time, CSHT）来表示这个参数。在此定义中，context 指药物持续输注的时间长短，此时间与消除半衰期不一致，因此认为时量相关半衰期是停止输注后中央室药动学的有效指标。时量相关半衰期可用单次剂量后的浓度－反应来计算，可通过计算机模拟计算。

另有研究者特别模拟了合成阿片类药物芬太尼、舒芬太尼和阿芬太尼以及催眠镇静药物硫喷妥钠、咪达唑仑和丙泊酚的药动学行为,同样观察到 Shafer 和 Varvel 的结果,即药物输注的时间长短(context)显著影响药物浓度下降 50％所需的时间,而且消除半衰期并不能预测时量相关半衰期。丙泊酚的时量相关半衰期显著短于咪达唑仑,尽管它的消除半衰期(400 分钟)长于咪达唑仑(173 分钟)。

时量相关半衰期和消除半衰期之间的差异反映了药物从高灌注的器官向灌注较差的贮存部位(如肌肉和脂肪,药物在这些部位无相关的生理学效应)再分布过程在药物代谢中的重要性。消除半衰期是从药动学模型得到的一个参数,是药物从机体代谢或清除所需要时间的估计。如果一种药物的药动学可由一室模型很好地描述,那么消除半衰期和时量相关半衰期是相同的。同时,也能预测在药物输注足够长时间满足机体贮存库后,时量相关半衰期和消除半衰期也是相同的。与此一致,研究也显示在长时间的输注后,舒芬太尼(消除半衰期为 577 分钟)的时量相关半衰期要长于阿芬太尼(消除半衰期为 111 分钟)。

常见麻醉药的消除半衰期与时量相关半衰期详见表 4-2。

阿芬太尼在持续输注数小时后 CSHT 并非最少,舒芬太尼如持续输注时间 < 8 小时显然具有优越性。根据药动学理论,其间的差异是舒芬太尼有一个大的、缓慢平衡的外周室,停止输注以后药物仍然持续流向外周室,因而中央室浓度下降较快,即输注时间 < 8 小时时停药,中央室浓度迅速下降是因为消除和分布两者共同作用的结果。芬太尼早期即表现出时间依赖性 CSHT 增加,当要求药物浓度快速下降时芬太尼显然不足,而较适用于需维持阿片类药物长期治疗。短时间输注 3 种药物的 CSHT 近乎相同,因而短期应用时,三药浓度降低 50％需要的时间无差异。

图 4-20 显示的是血浆浓度下降 50％需要的时间与输注时间的关系。

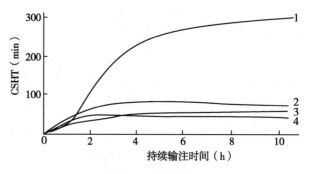

1. 芬太尼; 2. 阿芬太尼;
3. 舒芬太尼; 4. 丙泊酚。

图 4-20 血浆浓度下降 50%需要的时间与输注时间的关系

表 4-2 常见麻醉药的消除半衰期与时量相关半衰期

半衰期	丙泊酚	咪达唑仑	硫喷妥钠	芬太尼	阿芬太尼	舒芬太尼
$t_{1/2\beta}$(min)	280	173	346	462	111	577
$t_{1/2CS}$(min)						
1min	2	20	5	5	5	5
1min	10	30	75	25	30	20
3min	15	50	100	105	55	25
8min	35	75	175	280	60	45
稳态	50	80	200	300	60	100

(印晓星)

第五章　药物临床应用的 PK-PD 基础

前面的章节已介绍了药动学－药效学（PK-PD）的基本原理,并详细介绍了常用 PK-PD 模型参数的意义,但这些模型及其参数更多是基于数学概念上的诠释,临床医师很难理解,用于指导临床用药或相关实验设计更难。不可否认,临床所有麻醉药其用药方式方法和剂量均来源于这些基本概念,并遵循 5R（right drug, right time, right rote, right route, right patient）原则,即将正确的药物在正确的时间和给药途径以正确的剂量给予正确的患者。显然,更好地理解 PK-PD 有助于临床麻醉医师制订良好的术中给药方案,以及更好地设计药物临床试验方案。本章将基于简单的数学知识,进一步简化 PK-PD 模型及其参数,重点叙述麻醉药的模型、参数与临床用药之间的关系。为便于理解,阅读本章内容时需综合参看本章前后的内容,并验算相关计算过程。

第一节　房室模型概念

药物进入人体后并非瞬间在机体各部分均匀分布,因此常需借助模型将机体分成不同的房室,考量药物在其间的绝对量或浓度的动态变化。房室模型将整个机体视为一个系统,并将该系统按动力学特性划分为若干个房室,将机体看成是由若干个房室组成的一个完整的系统。

一、房室模型概述

1. 一室模型　药物进入体内后迅速在血液、各组织脏器间达到动态平衡,即药物在全身各组织的转运速率相同或相似。如图 5-1（左）所示,可将人体视为单一圆柱形容器,容积为 V_1,药物进入后瞬间均匀分布;更直观的表达如图 5-1（右）所示。单室模型并不意味着所有身体各组织在任何时刻的药物浓度都一样,但要求机体各组织的药物水平能随血药浓度的变化平行地发生变化。

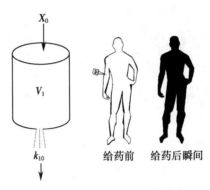

图 5-1　药物在一室模型内的分布

2. 二室模型　药物进入体内后能很快地进入机体的某些部位,但对另一些部位则需要一段时间才能完成分布。从速度论的观点将机体划分为药物分布均匀程度不同的 2 个独立系统,即"二室模型"。在二室模型中,一般将血流丰富以及药物分布能瞬时达到与血液平衡的部分划分为一个"房室",称为"中央室";而将血液供应较少,药物分布达到与血液平衡时间较长的部分划分为"外周室"。如图 5-2（左）所示,可将人体视为 2 个底部相连的圆柱形容器,分别为中央室（容积为 V_1）和外周室（容积为 V_2）,药物进入体内后在中央室和外周室间自由往返转运并从中央室消除,药物在中央室瞬间均匀分布并达到峰浓度,但进入外周室的速度较为缓慢,其中的药物浓度升高或下降均较为缓慢;图 5-2（右）所示为给药后瞬间动、静脉血流及心、肾等器官的药物很快达到峰浓度,其余组织器官的药物分布

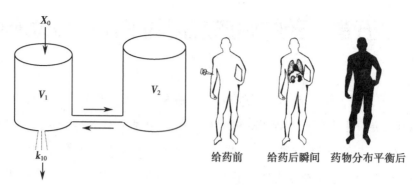

图 5-2　药物在二室模型内的分布

较慢。

3. 三室模型　若在上述二室模型的外室中又有一部分组织、器官或细胞内药物的分布更慢，则可以从外室中划分出第三室，分布稍快的称为"快速外周室"，分布慢的称为"缓慢外周室"，由此形成三室模型（图5-3）。如图5-3（左）所示，可将人体视为3个底部相连的圆柱形容器，药物进入体内后在中央室（容积为 V_1）和快速外周室（容积为 V_2）、缓慢外周室（容积为 V_3）中自由往返转运并从中央室消除，药物在中央室瞬间均匀分布并达到峰浓度，但进入快速外周室较慢，进入缓慢外周室更慢；图5-3（右）所示为注药后瞬间动脉、静脉血流及心、肾等器官中（类似于中央室）的药物很快达到峰浓度，而那些点状部分的组织（类似于快速外周室）较为缓慢，其余区域（类似于缓慢外周室）最为缓慢。

二、模型理论的物质基础

房室模型中的房室划分主要基于速度论，即依据药物在体内各组织或器官的转运速率确定，转运速率相同的那些部位均视为同一房室。但这里的房室只是一个假设空间，其划分与解剖部位和生理功能无关，不代表解剖学上的任何一个组织或器官，因此房室模型的划分具有抽象性和相对性。尽管如此，"房室"仍然具有客观的物质基础（图5-4），对多数药物而言，血管分布丰富、血液流速快、流量大的组织器官可以称为"中央室"，如血液、心、肝、脾、肺、肾等；与中央室比较，血管分布相对较少、血液流速慢、流量小的组织器官可以称为"外周室"，如骨骼、脂肪、肌肉等。同一房室中的各组织部位的药物浓度并不一定相同，但药物在其间的转运速率相同或相似。

值得注意的是同一药物在某些情况下可能划分为二室模型，有些情况下则划分为三室模型，受多种因素影响。但房室数不是判断优劣的标准，"所有的模型都是错误的，但一些模型是有用的"，应该记住的是"应从建模者的角

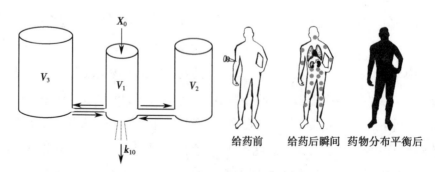

图 5-3　药物在三室模型内的分布

度考虑问题",主要考量所得的模型是否有利于临床治疗或判断。

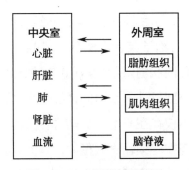

图 5-4　房室模型的物质基础

第二节　药物体内浓度概念

大部分药物在临床剂量范围内具有线性特点。所谓线性,即剂量加倍时,药物在生物体内形成的浓度亦加倍。因而,线性药物的剂量－效应和浓度－效应关系理论上应无差异,也即评价药物的量－效关系时,其中的

"量"既可用剂量表示也可用浓度表示。如图5-5 所示,当剂量增加到一定程度(例如 ED_{99})后再增加剂量,大鼠的死亡率并不能进一步增加;类似地,当浓度增加到一定程度(例如 EC_{99})后再增加浓度,大鼠的死亡率也未进一步增加。但事实上临床并非如此,图 5-5 只是一种理论上的情况,未考虑药物的药动学、药效学个体差异。

多年的临床实践表明:①从药理效应角度看,浓度－效应关系的变异性远低于剂量－效应关系。药物的吸收、分布和消除过程具有较大的个体间变异性,同样剂量的药物用于相同体重的个体,测定的体内浓度并不相同,这对剂量－效应关系的影响很大,但对游离型药物浓度(非蛋白结合)和效应强度关系的影响较小。②线性药物的浓度－效应关系常表现为 S 形曲线,当浓度增加到某一临界值时,继续增加剂量,药物浓度增加但效应并不增加,

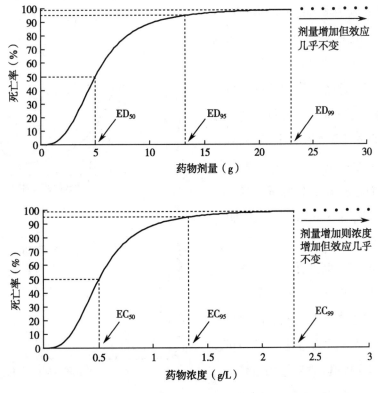

图 5-5　药物的剂量－效应(上)和浓度－效应关系(下)

而不良反应可能增加。因此,对临床医师来说,更值得重视的是药物浓度而非剂量。

由前面的分析可知,将药物在体内的分布按照速度论归为多个房室后,不同房室间(例如图5-3中的三房室模型)由于转运速率的差异,其间的药物绝对数量及浓度(=药物绝对数量/容积)必然不同。临床医师首先关注的是"哪个房室的浓度对临床更为重要,为什么重要",以下分述之。

一、血药浓度

对于临床使用的多数药物,血管分布丰富、血液流速快、流量大的组织器官如血液、心、肝、脾、肺、肾等可以统称为"中央室",因而可将血药浓度(血清、血浆或全血浓度)视为中央室药物浓度。值得注意的是,由于蛋白结合力、组织与药物亲和力的差异,中央室容积并不必然等于循环系统容量。由于血药浓度可直接测定,且临床大部分药物的药动学模型均是基于其建立的,药物的不良反应也多与血药浓度的高低有关,因此治疗药物浓度监测(therapeutic drug monitoring, TDM)也基于血药浓度决策。

1. 药物浓度经时变化 静脉单次注射给药后在不同时间测定血药浓度,可描记血药浓度与时间关系的曲线[图5-6(上)],曲线由急速下降的以分布为主的分布相和缓慢下降的以消除为主的消除相两部分组成。连续恒速给药[如静脉输注,图5-6(下)]的过程中,血药浓度会逐渐增高,经4~5个半衰期可达稳定而有效的血药浓度,此时药物的吸收速度与消除速度达到平衡,血药浓度相对稳定在一定水平,此时的血药浓度称为稳态血药浓度。

临床测定药物血药浓度或依据模型预测给药后的血药浓度,最终目的是依据血药浓度判断临床效应的产生和消除、不良反应的发生和处理,以此指导临床用药,但依据血药浓度进行判断是否可靠是必须解决的问题。

2. 血药浓度与效应的不同步现象 理论上,单次给药后瞬间血药浓度最高,但临床通常观察到,给予某种麻醉药后,患者并未立即入睡且此时脑电双频指数(BIS)依然很高,意识消失需要额外一段时间,随之BIS降低。这种现象不仅存在于单次给药,持续输注时也是如此。但在持续输注过程中,血药浓度逐渐趋近于稳态浓度,滞后现象不明显。以上为药物效应滞后于血药浓度的现象。

既然借助模型可将机体分成不同的房室,并考量药物在其间的绝对量或浓度动态变化,除血药浓度(中央室浓度)外,其他房室药物浓度是否可即时、准确地反映效应的变化。如图5-7A所示,经典三室模型中任何房室的药物浓度与效应均无平行平滑(实际上,一、二室模型也是如此)。鉴于此,Sheinner等在1971年提出了效应室模型的概念。

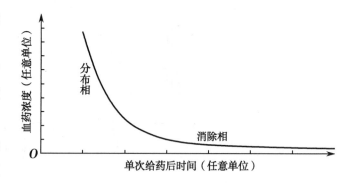

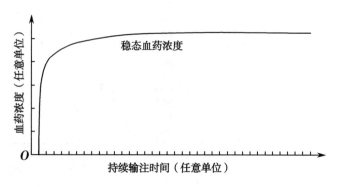

图5-6 静脉单次(上)和持续输注(下)后的血药浓度变化

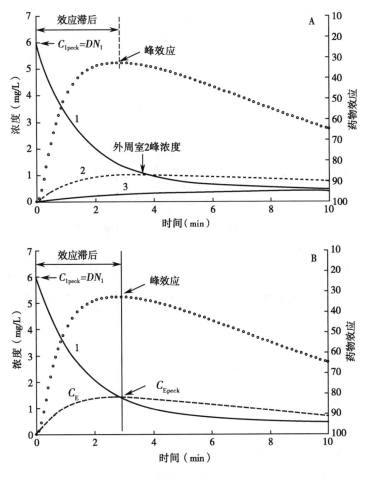

图 5-7　血药浓度 – 效应室浓度 – 效应随时间的变化和效应滞后现象

注：A 图中 1、2 和 3 分别代表中央室、外周室 2 和 3 的浓度，空心圆点为药物效应，C_{1peak} 为血药峰浓度，可见药物峰效应滞后于药物峰血药浓度，而且效应变化与 3 个房室的浓度均缺乏一致性关系（3 室在图示时间内尚未达峰）；B 图中 C_E 为效应室浓度，C_{Epeak} 为效应室峰浓度，其峰值浓度及变化与药物效应完全一致。

二、效应室浓度

大部分静脉麻醉药为多房室模型，包括假定的中央室（药物直接输注并从中消除）以及一个或多个外周室（药物分布在其中）。经典线性药动学模型中，药物从一个房室转运到另一个房室的速率与药物在第一个房室内的药量成正比，比例因子是一个恒定的常数（即系统不会饱和）。由于经典房室模型中房室 1（中央室）、2 和 3 中的药物浓度与效应均不同步，因此 Sheiner 等在经典房室模型中额外添加了一个房室，称为效应室（V_E，图 5-8）。

1. 效应室的特点　因为血液并非药物作用部位，临床大部分峰效应明显滞后于血药峰浓度，为解释峰效应滞后于血药峰浓度的临床现象（图 5-7A），人们提出了效应室的概念（图 5-8），当以效应室药物浓度替代血药浓度时，效应室浓度与药物效应完全同步，滞后现象消失（图 5-7B）。但效应室具有诸多不同于经典房室之处。

（1）效应室转运属一级动力学过程：中央室向效应室转运的速率常数是 k_{1e}，从效应室消除的速率常数是 k_{e0}。因为药物房室间转运的速率常数比 = 房室间容积比，效应室容积为中央室容积的 1/10 000，则 $k_{1e} = 1/10\ 000 k_{e0}$

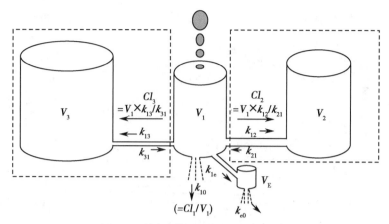

图 5-8　效应室模型及药动学参数的换算

（参照后述参数换算理解这段内容）。因为 k_{1e} 太小，用解析解法求效应室浓度时常被约去，这就是为何常强调 k_{e0} 的作用，而很少提及 k_{1e} 的原因。

（2）效应室容积很小：效应室是经典房室模型中除中央室和外周室之外的一个假想房室，其容积（V_E）很小，通常假定为中央室容积的 1/100 000，药物在此小空间的分布不影响药物的体内代谢过程。以常用阿片类镇痛药芬太尼为例，其中央室容积为 12.7L，V_E 仅为 1.27ml，单次注射后效应室峰浓度为血药浓度的 13.7%；注射常用负荷剂量 0.1mg 后，血药峰浓度约 7.87ng/ml，效应室峰浓度为 1.08ng/ml，因此效应室分布的芬太尼量仅为 1.37ng（1.08ng/ml×1.27ml），约占负荷剂量的 1.37/10 万，几乎可忽略不计。因此，图 5-8 中标识 k_{e0} 的箭头指向中央室或其他方向并不重要。编者已经验证，无论是否采用物质守恒定律，建模过程中，效应室存在与否不影响经典药动学模型参数的运算结果。

（3）效应室浓度不可测：效应室在提出之初便与效应密不可分，脱离药物效应讨论效应室是一种错误的观点。效应室指药物作用的部位，如机体细胞膜、受体或其他分子结构，其药物浓度难以测得，即使提取动物组织样本并测定浓度，这种浓度也非受体处的浓度，因而

以目前的技术测量效应室浓度不可能也没有意义。临床可通过测量药物血药浓度，同时监测药物效应，建立完整的药动学 – 药效学同步分析模型，得到 k_{e0}，并推算效应室浓度。

（4）效应室与效应和药动学模型有关：效应室的作用与相应的药动学模型整合后能够很好地预测药物的临床效应。首先，一种药物可能有多种效应，相应地有不同的 k_{e0}，例如静脉麻醉药丙泊酚，以 BIS 作为效应指标计算的 k_{e0} 明显有别于以平均动脉压作为效应指标时；其次，不加区分地将不同研究所得的药动学模型和 k_{e0} 结合后计算效应室浓度是错误的，例如商用 Diprifusor 丙泊酚靶控输注系统，药动学模型和 k_{e0} 取自于不同的研究，这是一种错误的组合。但临床使用的静脉麻醉药 PK-PD 模型大多基于脑电参数建立，研究药物的其他效应时，实验设计也都基于脑电参数衍生的 PK-PD 模型，虽然不太合适，但使得设计具有了一定的理论基础。

2. 效应室、血药浓度与药物效应的关系

（1）单次注射：如图 5-9（上）所示，药物单次注射负荷剂量后，血药浓度在注射后瞬间立即达到峰值，随后迅速降低。但血药峰值浓度时药物效应并未达峰，其间存在着滞后现象；而效应室浓度在注射负荷剂量后逐步增加，直至达到最大值（效应室峰浓度）后逐渐降低。

如果以血药浓度、效应室浓度和效应分别作图，如图 5-9（下）所示，血药浓度和效应的关系表现为一个开放的环，不同的浓度可能对应于相同的效应，即浓度 – 效应间不是一一对应的关系，这显然是错误的（更直观的理解是，某位患者服用一定量的镇静药物后，他或者入睡，或者清醒，不可能出现既睡着又清醒的状态）。而效应室浓度和药物效应一一对应，两者间的关系近似于 S 形曲线。由以上及图 5-9 可见，药物单次注射时，效应室浓度、血药浓度、药物效应三者之间的关系表现为：①效应室浓度和效应均滞后于血药浓度；②效应室浓度与药物效应同步；③药物效应达峰时效应室浓度最高，此时血药浓度与效应室浓度相等；④效应室浓度 – 效应表现为 S 形的量效关系，浓度与效应一一对应，而血药浓度 – 效应间并非如此。

（2）持续输注：如图 5-10（上）所示，药物持续输注时，血药浓度随时间推移逐步增加，停止药物输注后，血药浓度逐渐下降。持续输注在药物血药浓度达到稳态之前，效应室浓度增加滞后于血药浓度，而停药后效应室浓度的降低也同样滞后于血药浓度。但如此时同时观察药物效应，药物效应滞后于血药浓度的现象不如单次注射时明显。如果以血药浓度、效应室浓度和药物效应分别作图，如图 5-10（下）所示，血药浓度和效应的关系为一个近乎闭合的环（给予充分时间，药物的血药浓度衰减至趋近于 0 时，该环终将闭合），称为滞后环。可见单次给药时效应室和血药浓度与药物效应的关系特点在持续输注的情况下同样存在，但不同的是，持续输注的情况下，假以充分的输注时间，血药浓度和效应室浓度终将趋于完全等同。

（3）稳态输注：是一种特殊的输注方法，指药物在连续恒速给药 4~5 个半衰期、血药浓度达到稳态后的输注；现在更多的是指用计算机辅助、依据药动学模型控制药物浓度的

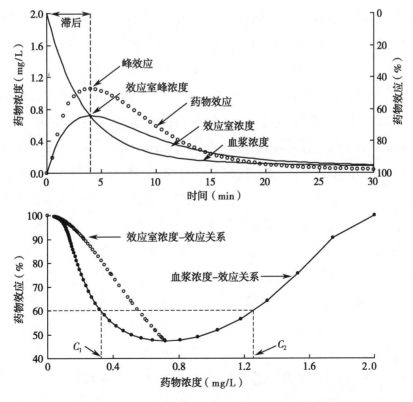

图 5-9　药物单次注射后血药浓度、效应室浓度和药物效应之间的关系

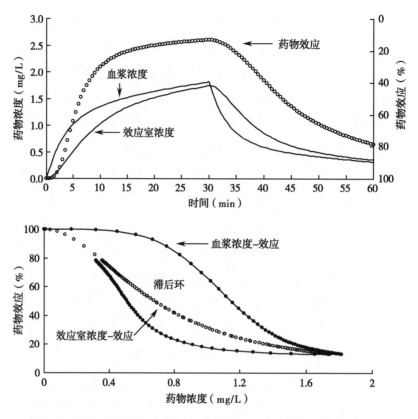

图 5-10 药物持续输注后血药浓度、效应室浓度和药物效应之间的关系

输注方法(靶控输注,详细后述)。如图 5-11 (上)所示,靶控输注可快速在中央室(血药)达到设定的药物浓度(靶浓度),并维持血药浓度恒定(即稳态)。很显然,如果血药浓度与药物效应间不存在滞后现象,图 5-11 (下)的药物效应理应瞬间达到最大值并维持平衡,但实际观察到的则是药效缓慢上升,这种上升与效应室浓度同步。如果以血药浓度、效应室浓度和药物效应分别作图,如图 5-11 (下)所示,血药浓度和效应的关系也存在滞后环,非常类似于持续输注,效应室和血药浓度与药物效应的关系特点与持续输注相同,假以时间充分,血药浓度和效应室浓度终将趋于完全等同。

三、治疗窗

药物治疗最终目的是获得希望的药理疗效且无不良反应,这就需要维持药物浓度在"治疗窗"范围之内。鉴于前述分析,持续输注或稳态输注的情况下,效应室浓度终将趋近于血药浓度,因此本节下列内容除非特别指出均以血药浓度表达。浓度水平高于最低有效浓度(minimal effective concentration,MEC)但低于最小中毒浓度(minimal toxic concentration,MTC,图 5-12A)间的范围称为治疗窗。而从图 5-6 可见,单次给药后,无论是静脉注射还是其他途径用药,药物血药浓度随时间的变化很难符合治疗窗的要求,为维持有效治疗浓度,药物治疗需持续输注或重复给药,输注速度或给药频率取决于对药动学的理解,主要基于药物的清除率(后述),剂量太大可能导致毒性反应,而剂量过低时治疗可能无效(图 5-12B)。

可见,监测药物浓度无疑有助于提高治疗"效率"。基于药动学原则选择药物的种类、剂量

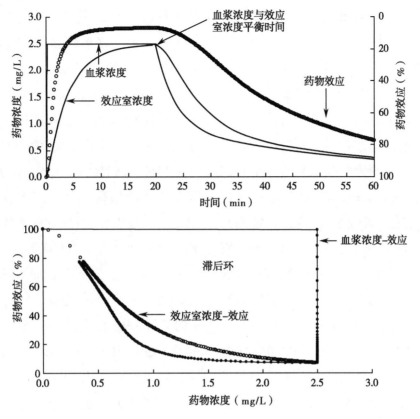

图 5-11　药物靶控输注后血药浓度、效应室浓度和药物效应之间的关系

辅以 TDM 作为药物治疗的整体方案称为"靶浓度策略"。所谓靶浓度策略是指在药物治疗初期,依据药物的药动学特点估计初始剂量(包括目标、负荷剂量和维持剂量),随后开始药物治疗并对治疗进行评估(包括患者反应、药物水平),然后优化并调整剂量,再依据对治疗的评估进一步优化循环。得益于过去 40 年药物浓度分析技术和药动学的发展,"靶浓度策略"的临床应用范围正逐步扩大。但在临床麻醉方面,由于治疗的短暂性和缺乏药物浓度的即时获取技术,"靶浓度策略"几乎无应用,所幸的是基于药动学原理的靶控输注技术有助于提高药物浓度和效应的可预测性和可调节性。

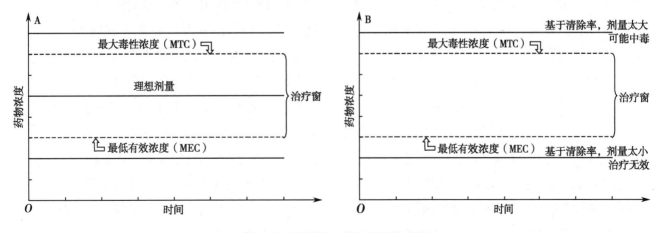

图 5-12　理想的治疗药物剂量和治疗窗

第三节 PK-PD 模型参数的解读

对临床医师来说,药理研究的最终目的是指导临床合理用药。麻醉学自乙醚首次应用已走过 170 年的历史,期间各类新药交替出现又逐步淘汰,麻醉医师对这些药物少有自己的见解,其中的原因与临床和药理学基础知识脱节不无关系。药动学(PK)指药物在体内的处置过程;药效学(PD)指药物的药理作用及机制,反映药物进入人体后产生何种作用。临床麻醉药的合理应用有赖于 PK 和 PD 的有机结合,完整的 PK-PD 研究需频繁收集血样和测定药物效应,用复杂的数学模型表达药物的 PK-PD 特征。PK-PD 包含复杂多样的药动学参数和数学运算,而且常见药动学研究中报告的参数也不统一,如此众多的参数常让临床医师无所适从,使得大部分临床医师难以理解。以下将从临床医师的角度用简单的数学表述相关内容,以便于理解。

一、药动学模型参数间的关系

如前所述,药物在生物体内的分布和代谢虽然可依据速度论划分为不同的房室,且似乎有一定的物质基础,但必须理解模型与物质基础间并不存在一一对应的关系。总的来说,所有的房室(包括效应室)都是一种理论上的、数学上的假想空间。同一药物在某些情况下可能划分为二室模型,有些情况下则划分为三室模型,受多种因素影响。

(一)药动学参数间的关系

图 5-8 是经典三室模型与效应室结合的完整的 PK-PD 模型,其中标识了部分药动学参数,包括容积、清除率、速率常数等。需要注意的是,当删除其左侧虚框内的第三室时,药动学模型简化为二室;如同时删除左、右两侧虚框内的第二、第三室,模型则可以简化为一室。为便于理解(实际上也是如此),将常用的参数归为以下几类:①基本药动学参数;②容积和清除率;③混合速率常数;④其他。

1. **基本药动学参数** 如图 5-13(左)所示,药物进入体内后,在中央室的分布容积 V_1 和房室间转运速率常数 k_{ij} ($i \neq j$)是最基本的药动学参数,也是所有药动学分析软件的计算基础,其余所有参数均衍生于这些参数,参数间可依据一定的计算方法相互换算。k_{ij} 表示药物从房室 i 向房室 j 的转运,例如 k_{12} 表示药物从房室 1 向房室 2 转运的速率、k_{13} 表示药物从房室 1 向房室 3 转运的速率……余以此类推,比较特殊的是 k_{10} 和 k_{e0},k_{10} 表示药物从房室 1(即中央室)向体外转运(也即消除)的速率常数,k_{e0} 则是药物从效应室消除的速率常数。

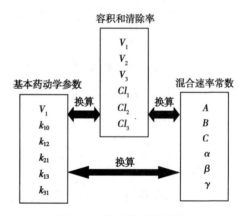

图 5-13 药动学参数间的关系

2. **容积和清除率** 图 5-13 所示的 3 个容积 V_1、V_2 和 V_3 分别代表一、二、三室模型中药物在各个房室间分布的表观容积。房室及其容积均是数学上的、理论上的空间概念,不一定具有物质基础,因此容积、清除率等参数前通常冠以"表观"两字。对于一室模型药物来说,其稳态分布容积(V_{dss})等于中央室容积(V_1);二室模型为 $V_{dss} = V_1 + V_2$;三室模型为 $V_{dss} = V_1 + V_2 + V_3$。$Cl_1$、$Cl_2$ 和 Cl_3 均为清除率,不同的是 Cl_1 清除的药物不再回到体内,为机体的总清除率；而 Cl_2 和 Cl_3 仅影响中央室的药物浓度，但离开中央室的药物最终仍需回到中央室被清除（二室模型只有 Cl_2，一室模型仅有 Cl_1）。

3. 混合速率常数　图 5-13 右侧一列的参数称为混合速率常数，衍生于转运速率常数。混合速率常数使得计算药物浓度随时间的变化、推算某些重要的药动学参数更为简便。在基本药动学参数已知的情况下，推算出这些参数，可计算单次或连续输注给药后药物在体内的血药浓度（C_1）的经时变化。单次注射后，一室模型药物浓度随时间变化可表达为 $C_1 = A \cdot e^{-\alpha t}$，二室模型为 $C_1 = A \cdot e^{-\alpha t} + B \cdot e^{-\beta t}$，三室模型为 $C_1 = A \cdot e^{-\alpha t} + B \cdot e^{-\beta t} + C \cdot e^{-\gamma t}$。在半对数图上，三者分别为 1、2 和 3 条直线组成的曲线。

4. 其他　这里仅介绍临床医师最常用的、最感兴趣的参数，即药物在体内代谢的半衰期，意即血中的药物浓度降低 50% 所需要的时间。

一室模型药物单次注射后，药物浓度随时间变化可表达为 $C_1 = A \cdot e^{-\alpha t}$，可用 Excel 验证，赋予 A 和 α 任意数值，数学上该表达式均是一条随时间变化的曲线；当 C_1 取对数值时，则是一条直线 [图 5-14（上）]。依据药代动力学章节介绍，一室模型药物的半衰期为 $0.693/\alpha$。相应地，根据图 5-14（下），三室模型药物的血药浓度表达式为 $C_1 = A \cdot e^{-\alpha t} + B \cdot e^{-\beta t} + C \cdot e^{-\gamma t}$，在对数坐标轴上仍然是一条曲线；坐标轴上任意时间点的 C_1 实际上是 3 个表达式 $A \cdot e^{-\alpha t}$、$B \cdot e^{-\beta t}$ 和 $C \cdot e^{-\gamma t}$ 在该时间点上的代数和。因此，曲线 C_1 即是由三者对应的直线 a、b 和 c 构成的，3 条直线各有 1 个半衰期，分别为 $t_{1/2\alpha} = 0.693/\alpha$、$t_{1/2\beta} = 0.693/\beta$ 和 $t_{1/2\gamma} = 0.693/\gamma$。相比于三室模型，二室模型药物没有直线 c，也就没有 $t_{1/2\gamma}$。临床常说的药物终末消除半衰期在一、二、三室模型，分别对应于 $t_{1/2\alpha}$、$t_{1/2\beta}$ 和 $t_{1/2\gamma}$。为方便起见，可统称为 $t_{1/2}$。

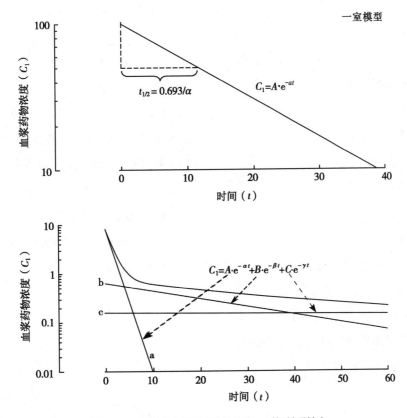

图 5-14　不同房室模型药物的浓度 - 时间关系特点

（二）药动学参数表达和换算

1. 参数表达　根据图 5-13,常用的药动学参数间可相互换算,在临床或基础药动学研究中,3 种参数表达方法中报告 1 种即可,许多医药工作者将上述参数混合罗列,表达不够清晰。编者倾向于直接求解、报告容积和清除率,或加上衍生的参数如稳态分布容积、消除半衰期等,因为这容易为临床医师接受。

2. 参数换算　正如前述,基本药动学参数包括 V_1（中央室容积）和速率常数（k_{ij}）,下面以三室模型为例,叙述图 5-13 左、中、右三列参数的换算方式。

（1）如果已知三室模型的某种药物的基本药动学参数 V_1 和速率常数（k_{10}、k_{12}、k_{21}、k_{13}、k_{31}）,则可以依据下列公式计算容积和清除率。

$$V_2 = V_1 \times (k_{12}/k_{21})$$
$$V_3 = V_1 \times (k_{13}/k_{31})$$
$$Cl_1 = V_1 \times k_{10}$$
$$Cl_2 = V_1 \times k_{12} = V_2 \times k_{21}$$
$$Cl_3 = V_1 \times k_{13} = V_3 \times k_{31}$$

（2）如果已知容积（V_1、V_2、V_3）和清除率（Cl_1、Cl_2、Cl_3）,则可以依据下列公式计算基本药动学参数。

$$k_{10} = Cl_1/V_1$$
$$k_{12} = Cl_2/V_1$$
$$k_{13} = Cl_3/V_1$$
$$k_{21} = Cl_2/V_2$$
$$k_{31} = Cl_3/V_3$$

据此,也可以计算混合速率常数 A、B、C 和 α、β、γ,这个计算过程可分为 3 步,略显复杂,但稍有 Excel 宏编制能力的读者,可在 Excel 编制一个简单的宏,然后输入相关已知参数,直接得到要换算的参数值。

第一步

$$a_0 = k_{10}k_{21}k_{31}$$
$$a_1 = k_{10}k_{31}+k_{21}k_{31}+k_{21}k_{13}+k_{10}k_{21}+k_{31}k_{12}$$
$$a_2 = k_{10}+k_{12}+k_{13}+k_{21}+k_{31}$$
$$p = a_1 - a_2^2/3$$
$$q = 2a_2^3/27 - a_1a_2/3+a_0$$
$$r_1 = \sqrt{-(p^3/27)}\,;\phi = \arccos\left(-\frac{q}{2r_1}\right)/3\,;r_2 = 2e^{\log(r_1)/3}$$

第二步

$$\alpha = -(\cos(\phi)r_2-a_2/3)$$
$$\beta = -\left(\cos\left(\phi+\frac{2\pi}{3}\right)r_2-a_2/3\right)$$
$$\gamma = -\left(\cos\left(\phi+\frac{4\pi}{3}\right)r_2-a_2/3\right)$$

第三步

$$A = \frac{(k_{21}-\alpha)(k_{31}-\alpha)}{(\alpha-\beta)(\alpha-\gamma)}/V_1$$
$$B = \frac{(k_{21}-\beta)(k_{31}-\beta)}{(\beta-\alpha)(\beta-\gamma)}/V_1$$
$$C = \frac{(k_{21}-\gamma)(k_{31}-\gamma)}{(\gamma-\beta)(\gamma-\alpha)}/V_1$$

（3）如果已知混合速率常数 A、B、C 和 α、β、γ,则可以依据下列公式计算基本药动学参数;待计算出基本药动学参数后,可再次依据前述公式依次计算容积和清除率等参数值。

$$V_1 = 1/(A+B+C)$$
$$b = \alpha B+\alpha C+\beta A+\beta C+\gamma A+\gamma B$$
$$c = \alpha\beta C+\alpha\gamma B+\beta\gamma A$$

$$k_{21} = \frac{b+\sqrt{b^2-4c}}{2}$$

$$k_{31} = \frac{b-\sqrt{b^2-4c}}{2}$$

$$k_{10} = \frac{\alpha\beta\gamma}{k_{21}k_{31}}$$

$$k_{12}= \frac{\alpha\beta+\alpha\gamma+\beta\gamma-k_{21}(\alpha+\beta+\gamma)-k_{10}k_{31}+k_{21}^2}{k_{31}-k_{21}}$$

$$k_{13} = \alpha+\beta+\gamma-k_{10}-k_{12}-k_{13}-k_{21}-k_{31}$$

二、模型参数的进一步解析

前面已介绍常用的药动学参数、参数的分类及其相互之间的换算方式。然而对临床医师而言这些参数依然晦涩难懂,如何正确理解这些参数的意义对药代动力学的理解极其重要,这也是用药动学指导临床用药之前首先要解决的问题。

(一)容积

容积这个概念无须过多解释,对任意房室模型的药物而言,每个室即相当于一个盛满水的茶杯,药物进入其中形成的浓度与含水量的多少有关,值得注意的是药物仅能直接进入中央室 V_1(相当于循环系统及其组成)。为便于理解,可假定中央室 V_1 为有效循环血容量,其中的药物浓度成为中央室浓度或血药浓度;外周室常分别假定为血流丰富的组织(V_2)和欠丰富的组织(V_3),稳态分布容积(V_{dss})为房室容积之和。图 5-15 和图 5-17 分别为经典一室和二室 PK-PD 模型,其中也标识了速率常数和清除率。

(二)速率常数

首先以图 5-15(左)一室模型为例阐述

速率常数的意义,并进而分析清除率的概念。对于一室模型药物,将药物剂量 D 注入中央室(容积为 V_1)后,药物迅速均匀分布,并以速率常数 k_{10} 从中央室排出体外。在药物进入临床使用后,通常药代动力学参数已知(但药效学参数不一定已知,且依据药物的不同效应有不同的参数),那么在药动学参数已知的情况下,如何预测药物的血药浓度呢?

编者尝试如下理解:①速率常数的单位为 min^{-1},与剂量(如 mg)相乘后其单位为 mg/min,相当于单位时间内将多少 mg 的药物从中央室排出体外的转移量。但需要注意,这种剂量和速度相乘代表的是一种药物瞬时转移量。因而不可以这样认为,假如注入的药量是 10mg,k_{10} 是 $0.2min^{-1}$,即代表每分钟可代谢的药物量是 0.2mg,那么注入的药量将在 5 分钟内完全被代谢出去。需要借助下面的假设进一步理解速率常数的概念。②对某一室模型药物的药动学参数做如表 5-1 脚注的假想值($V_1 = 10L$,$k_{10} = 0.2/min^{-1}$;单次注射的药物剂量为 10mg),可以想象注药后的瞬间血药浓度必然为 $D/V_1 = 10mg/10L = 1mg/L$;接下来药物浓度的变化如图 5-15(右)所示,但这些浓度是如何预测的呢?

图 5-15(右)所示药物的血药浓度变化

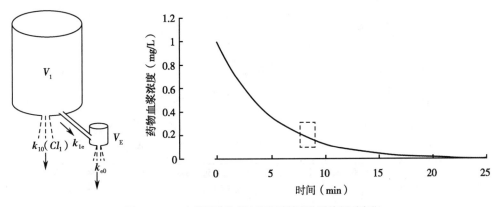

图 5-15 一室模型药物单次输注后的药物浓度经时变化

是一条曲线,截取其中的一小段例如8~9分钟[图5-15(右)所示的虚线方框,假设每10秒取1个血液样本测定其浓度]作图5-16。可以发现,连接8分钟和9分钟浓度点形成一条直线,2个实点当中的浓度轻微偏离这条直线,但如将取样时间窗缩短为8~8.5分钟,依然是每10秒取样1次测定浓度,连接8分钟和8.5分钟浓度点形成一条直线(图5-16中的虚线),2个时点当中的浓度偏离直线的程度明显减少。由此可见,在平面坐标轴上随时间变化的曲线,如时间间隔足够小,理论上可将其视为直线。所以,当时间间隔足够小时,比如图5-16中的8.67~8.83分钟(10秒),已知A点的浓度(纵坐标),要预测10秒后的药物浓度,也就是B点的浓度(也即B点的纵坐标,即图5-16中直角三角形C点的纵坐标);根据三角函数原理,角 α 的正切函数(tangent)等于三角形对边与邻边的比值:$\tan \alpha = AC/BC = (C_A - C_B)/(T_B - T_C)$,其中C代表浓度、T代表时间($T_B - T_C$ 即为取样间隔 Δt),因此 $\tan \alpha = (C_A - C_B)/\Delta t$;而这里的 $\tan \alpha$ 为直线斜率k,等于速率常数,因此 $k = (C_A - C_B)/\Delta t$、$k \cdot \Delta t = C_A - C_B$,所以 $C_B = C_A - k \cdot \Delta t$。

至此,根据以上法则,可预测任意时刻的药物浓度或剂量。需注意的是,这里及以下运算中,浓度与剂量通用,当浓度乘以容积时即可转化为剂量。另外需要特别强调的是,对于一室模型药物,只有1个速率常数 k(或 k_{10}),其浓度经对数转换后与时间的关系本身就是一条直线(k 值不会随时间变化),前述推论显然成立;但对于二室或三室模型[图5-14(下)],经对数转换后,浓度-时间关系依然是一条曲线,可能很难想象随着时间推移的曲线,k 值保持不变,确实如此,正如后面即将叙述的二室模型药物运算过程,多室模型药物血药浓度的变化实际上是多条直线在某个时间点上的代数和(曲线被分解为直线),因而涉及多个直线的斜率(k_{ij})。

根据以上假设和推理,在已知药动学参数的情况下,将注药后的时间 T 分解成无穷小的时间段(Δt),可以预测随时间推移 Δt 后药物的血药浓度。例如:

0秒,静脉注射10mg,V_1 中的药量 $d_{0C} = 10$mg。

10秒后($1\Delta t$),V_1 中的药量 $d_{1C} = d_{0C} -$ 代谢量 $= 10$mg$- 10$mg$\times 0.2$min$^{-1} \times (10/60$min$) \approx 9.67$mg。

20秒后($2\Delta t$),V_1 中的药量 $d_{2C} = d_{1C} -$ 代谢量 $= 9.67$mg$- 9.67$mg$\times 0.2$min$^{-1} \times (10/60$min$) \approx 9.34$mg。

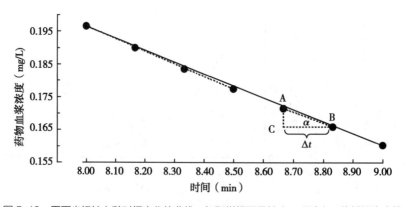

图5-16 平面坐标轴上随时间变化的曲线,如取样间隔足够小,理论上可将其视为直线

30 秒后（$3\Delta t$），V_1 中的药量 $d_{3C} = d_{2C} -$ 代谢量 $= 9.34\text{mg} - 9.34\text{mg} \times 0.2\text{min}^{-1} \times$ （10/60min）$\approx 9.03\text{mg}$。

……

10 分钟后（$60\Delta t$），V_1 中的药量 $d_{60C} = d_{59C} -$ 代谢量 $= 1.35\text{mg} - 1.35\text{mg} \times 0.2\text{min}^{-1} \times$ （10/60min）$\approx 1.31\text{mg}$。

……

25 分钟后（$150\Delta t$），V_1 中的药量 $d_{150C} = d_{149C} -$ 代谢量 $= 0.064\text{mg} -$ $0.064\text{mg} \times 0.2\text{min}^{-1} \times$（10/60min）$\approx 0.062\text{mg}$。

……

如此依次计算，可预测每 10 秒间隔后中央室 V_1 中残留的药物量，将药物量除以中央室容积 10L，即可得到如图 5-15（右）所示的药物血药浓度经时变化曲线图（具体数值详见表 5-1）。

对于二室模型药物（以及三室模型药物，可依据二室模型的计算方式进一步自行验证），情形略有不同。如图 5-17（左）所示，将药物剂量 D 注入中央室（容积为 V_1）后，药物迅速均匀分布，并以速率常数 k_{12} 流向血流丰富的外周室（容积为 V_2），同时以速率常数 k_{21} 从 V_2 回流至 V_1，体内药物最终以速率常数 k_{10} 从中央室排出体外。这里使中央室药物浓度降低的常数有 k_{10} 和 k_{12}，增加中央室药物浓度的常数是 k_{21}。同样可以想象，注药后的瞬间血药浓度必然为 D/V_1，接下来药物浓度的变化如图 5-17（右）所示，但这些浓度是如何预测的呢？如前

表 5-1　一室模型药物血药浓度和效应室浓度的计算

时间 / 秒	房室间药量 /mg		浓度 /（mg/L）	
	中央室 /V_1	效应室 /V_E	C_P	C_E
0	$d_{0C} = 10$	$d_{0E} = 0$	1.000	0
10	$d_{1C} = 9.67$	$d_{1E} = 8.333 \times 10^{-5}$	0.967	0.0 833
20	$d_{2C} = 9.34$	$d_{2E} = 1.569 \times 10^{-4}$	0.934	0.1 569
30	$d_{3C} = 9.03$	$d_{3E} = 2.217 \times 10^{-4}$	0.903	0.2 217
…	…	…	…	…
170	$d_{17C} = 5.620$	$d_{18E} = 5.569 \times 10^{-4}$	0.562	0.5 569
180	$d_{18C} = 5.432$	$d_{18E} = 5.573 \times 10^{-4}$	0.543	0.5 573
190	$d_{19C} = 5.251$	$d_{18E} = 5.561 \times 10^{-4}$	0.525	0.5 561
…	…	…	…	…
600	$d_{60C} = 1.31$	$d_{100E} = 1.115 \times 10^{-5}$	0.131	0.1 115

注：V_1 和 V_E 分别为中央室和效应室；C_P 和 C_E 分别是相应的药物浓度。
1. 主要参数值：$V_1 = 10\text{L}$，$k_{10} = 0.2\text{min}^{-1}$，$k_{e0} = 0.5\text{min}^{-1}$，$k_{1e} = 0.5/10\ 000\text{min}^{-1}$；$V_E = 1/10\ 000 V_1$。
2. $\Delta t = 10$ 秒，将其折换成 10/60min，以保持与速率常数单位一致。
3. 单次注射的药物剂量为 10mg。
4. 因为有效数字取舍，计算结果可能略有差异。

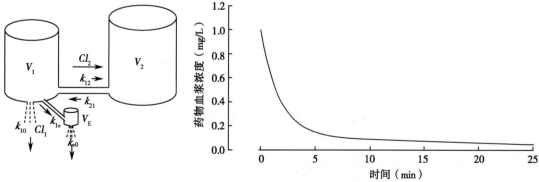

图 5-17　二室模型药物单次输注后的药物浓度经时变化

已述,在平面坐标轴上随时间变化的曲线,如时间间隔足够小,理论上可将其视为直线。二室模型药物同样如此,如图 5-18 所示,可以预测随时间推移任意时间间隔(Δt)后药物的血药浓度,图 5-18 也可详细分解,如表 5-2 所示。

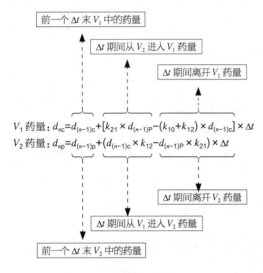

图 5-18　二室模型药物血药浓度预测的计算方法

以此类推,总的原则是下一个 Δt 后的中央室药量为上一个 Δt 末中央室药量与进出 V_1 的净药量之和,据此计算任意时刻的中央室药量,除以 V_1 的容积即为血药浓度;当然将 V_2 中的药量除以 V_2 的容积可推测外周室药物浓度的经时变化曲线。实际上,这正是临床靶控输注(TCI)技术的理论基础。问题是 Δt 的选择,理

论上当然越小越好(趋近于无穷小时即等同于微积分),从临床应用的角度看,5~30 秒计算的误差很小。在已知药动学参数的情况下,如假想某二室模型药物的药动学参数为表 5-3 脚注($V_1 = 10\text{L}$, $k_{10} = 0.2\text{min}^{-1}$, $k_{12} = 0.3\text{min}^{-1}$, $k_{21} = 0.1\text{min}^{-1}$;单次注射的药物剂量为 10mg),可计算二室模型药物单次注射后血药浓度随时间的变化,如表 5-3 所示。

由上面的分析可知,速率常数 k_{ij} 代表的是一种瞬时药物转运速率,数学上它是一个恒定的数值,转运药物的绝对数量与房室中的瞬时药量成正比。仍然以前述一室模型为例,药物注射后瞬间(0 秒)的中央室药量是 10mg,10 秒后被机体代谢掉的药物量为(注意运算单位的统一)10mg(房室中的瞬时药物量)×0.2min^{-1}(速率常数)×10/60min(转运时间),则 10 秒后中央室被代谢的药物量为 0.33mg,10 秒时中央室的药物剩余量是(10 − 0.333)mg≈9.67mg;接下来,从 10~20 秒被代谢掉的药物量为 9.33mg(房室中的瞬时药物量)×0.2min^{-1}(速率常数)×10/60min(转运时间),则 20 秒后中央室被代谢的药物量为 0.322mg……可见,k_{ij} 值越大,药物从 i 室进入 j 室的绝对量越大。药动学模型中,药物总是从

表 5-2　二室模型药物房室间药物量的计算步骤

时间	V_1 中的药量	V_2 中的药量
0 秒（0Δt）	$d_{0C} = D$	$d_{0P} = 0$
10 秒（1Δt）	$d_{1C} = d_{0C}+[k_{21}\times d_{0P} − (k_{10}+k_{12})\times d_{0C}]\times\Delta t$	$d_{1P} = d_{0P}+（d_{0C}\times k_{12} − d_{0P}\times k_{21}）\times\Delta t$
20 秒（2Δt）	$d_{2C} = d_{1C}+[k_{21}\times d_{1P} − (k_{10}+k_{12})\times d_{1C}]\times\Delta t$	$d_{2P} = d_{1P}+（d_{1C}\times k_{12} − d_{1P}\times k_{21}）\times\Delta t$
30 秒（3Δt）	$d_{3C} = d_{2C}+[k_{21}\times d_{2P} − (k_0+k_{12})\times d_{2C}]\times\Delta t$	$d_{3P} = d_{2P}+（d_{2C}\times k_{12} − d_{2P}\times k_{21}）\times\Delta t$
…	…	…
600 秒（60Δt）	$d_{60C} = d_{59C}+[k_{21}\times d_{59P} − (k_{10}+k_{12})\times d_{59C}]\times\Delta t$	$d_{60P} = d_{59P}+（d_{59C}\times k_{12} − d_{59P}\times k_{21}）\times\Delta t$
…	…	…
25 分钟（150Δt）	$d_{150C} = d_{149C}+[k_{21}\times d_{149P} − (k_{10}+k_{12})\times d_{149C}]\times\Delta t$	$d_{150P} = d_{149P}+（d_{149C}\times k_{12} − d_{149P}\times k_{21}）\times\Delta t$
…	…	…

表 5-3　二室模型药物血药浓度和效应浓度的计算

时间 / 秒	房室间药量 /mg			浓度 / （mg/L）	
	中央室 /V_1	外周室 /V_2	效应室 /V_E	C_P	C_E
0	$d_{0C} = 10$	$d_{0P} = 0$	$d_{0E} = 0$	1.000	0
10	$d_{1C} = 9.167$	$d_{1P} = 0.500$	$d_{1E} = 8.333 \times 10^{-5}$	0.917	0.0833
20	$d_{2C} = 8.411$	$d_{2P} = 0.950$	$d_{2E} = 1.528 \times 10^{-4}$	0.841	0.1528
30	$d_{3C} = 7.726$	$d_{3P} = 1.355$	$d_{3E} = 2.101 \times 10^{-4}$	0.773	0.2101
……	……	……	……	……	……
110	$d_{12C} = 4.104$	$d_{12P} = 3.400$	$d_{11E} = 3.906 \times 10^{-4}$	0.410	0.3906
120	$d_{13C} = 3.819$	$d_{13P} = 3.549$	$d_{12E} = 3.923 \times 10^{-4}$	0.382	0.3923
130	$d_{12C} = 3.560$	$d_{14P} = 3.680$	$d_{13E} = 3.914 \times 10^{-4}$	0.356	0.3914
……	……	……	……	……	……
600	$d_{60C} = 0.879$	$d_{60P} = 3.959$	$d_{60E} = 1.115 \times 10^{-5}$	0.088	0.1115

注：V_1、V_2 和 V_E 分别为中央室、外周室和效应室；C_P 和 C_E 分别是中央室和效应室的药物浓度。
1. 主要参数值：$V_1 = 10L$，$k_{10} = 0.2\text{min}^{-1}$，$k_{12} = 0.3\text{min}^{-1}$，$k_{21} = 0.1\text{min}^{-1}$，$k_{e0} = 0.5\text{min}^{-1}$，$k_{1e} = 0.5/10\ 000\text{min}^{-1}$；$V_E = 1/10\ 000V_1$。
2. $\Delta t = 5$ 秒，将其折换成 5/60min，以保持与速率常数单位一致。
3. 单次注射的药物剂量为 10mg。
4. 因为有效数字取舍，计算结果可能略有差异。

中央室被代谢消除，因此 k_{10} 代表的是药物从中央室消除的速率常数；药物不能从外周室消除，也就不存在 k_{20} 或 k_{30} 等参数（某些特殊给药方法可能并非如此，这里不再延伸）。

（三）清除率

很难从临床角度理解 k 的生理意义，文献中常见由 k 和 V_1 推导而来的其他药动学参数。其中，容积（V）和清除率（Cl）具有可想象性，更容易为临床医师接受。对于三室模型药物，Cl_1 即机体的总清除率，这部分药物被清除后不再回到中央室；清除率 Cl_2 意指药物从中央室清除，但被清除的药物进入了 V_2，该参数大小仅影响中央室药物的量（或浓度），但最终药物须回到中央室，进而清除出体外；Cl_3 意指药物从中央室清除，但清除的药物进入了 V_3，该参数大小也影响中央室药物的量（或浓度），但最终药物也须回到中央室被清除。鉴于此，临床医师更关注 V_1 和 Cl_1，V_1 与单次注射后的初始浓度相关，而 Cl_1 则决定了药物在体内的驻留时间以及形成浓度的高低。

如何理解 Cl 的意义？先来看看 Cl 的定义，即"单位时间内能将多少容积内的药物完全清除出去"。这里的"单位时间"可表达为每天、每小时、每分钟等，"容积"的单位可以采用 ml、L 等，但运算时切记单位须统一。仍然以前述一室模型为例，并做同样的参数假设值（$V_1 = 10L$，$k_{10} = 0.2\text{min}^{-1}$；单次注射的药物剂量为 10mg），根据换算公式，已经知道 $Cl_1 = V_1 \times k_{10} = 10L \times 0.2\text{min}^{-1} = 2L/\text{min}$，此即意味着每分钟能将 2L 中的药物清除出去。如表 5-1 所示，依据清除率 Cl 并将注药后时间 T 分解成 Δt 时，从注射后即刻 0 秒开始，每 10 秒预测的中央室药物量计算如下：

0 秒，静脉注射 10mg，V_1 中的药量 $d_{0C} = 10\text{mg}$；浓度 = 10mg/10L = 1mg/L。

Cl 值 2L/min 意即每分钟将 2L 内的药量代谢出去，因此 10 秒内的药物代谢量 = 1mg/L × 2L ×（10/60min）≈ 0.333，由此：

10 秒后（$1\Delta t$），V_1 中的药量 $d_{1C} = d_{0C} -$ 代谢量 = 10mg － 0.333 ≈ 9.667mg，浓度 =

$9.667\text{mg}/10\text{L} \approx 0.9667\text{mg/L}$。

Cl 值 2L/min 意即每分钟将 2L 内的药量代谢出去，因此 10 秒内的药物代谢量＝$0.9667\text{mg/L} \times 2\text{L} \times (10/60\text{min}) \approx 0.322$，由此：

20 秒后（$2\Delta t$），V_1 中的药量 $d_{2C} = d_{1C}$—代谢量＝$9.667\text{mg} - 0.322 \approx 9.345\text{mg}$，浓度＝$9.345\text{mg}/10\text{L} \approx 0.934\text{mg/L}$。

Cl 值 2L/min 意即每分钟将 2L 内的药量代谢出去，因此 10 秒内的药物代谢量＝$0.934\text{mg/L} \times 2\text{L} \times (10/60\text{min}) \approx 0.312$，由此：

30 秒后（$3\Delta t$），V_1 中的药量 $d_{3C} = d_{2C}$—代谢量＝$9.34\text{mg} - 0.312\text{mg} \times 0.2\text{min}^{-1} \times (10/60\text{min}) \approx 9.034\text{mg}$。

……

由以上分析可见，用清除率和速率常数的运算结果几乎完全一致。因而，清除率与速率常数 k_{ij} 相似，也是一种瞬时速率，数学上也是一个恒定的数值。转运药物的绝对数量与房室中的药量浓度成正比，而浓度又表现为瞬时变化。同样，Cl 值越大，药物从中央室消除的绝对量越大。因此，实际上 k 和 Cl 是同一问题的 2 种不同表述方式，本质上并无差异。

（四）效应室相关参数

1. 效应室浓度的计算　如图 5-8 所示，药物在中央室和效应室的转运属一级动力学过程。中央室向效应室转运的速率常数是 k_{1e}，从效应室消除的速率常数是 k_{e0}。因为药物房室间转运的速率常数比 = 房室间容积比（可参照参数换算部分理解此话），效应室容积为中央室容积的 1/10 000，则 $k_{1e} = 1/10\ 000 k_{e0}$。药物单次或连续静脉输注后，根据药动学模型可以计算任意时刻中央室的浓度和药量（表 5-1 和表 5-3），因为效应室仅与中央室相连，中央室药量或浓度的变化显然影响效应室药物量的变化，计算方法如图 5-19 所示。

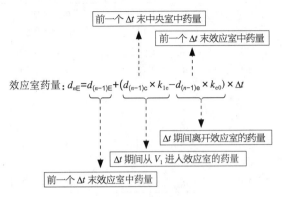

$$\text{效应室药量：} d_{nE} = d_{(n-1)E} + (d_{(n-1)c} \times k_{1e} - d_{(n-1)e} \times k_{e0}) \times \Delta t$$

图 5-19　预测效应室浓度的计算方法

这种计算方法称为欧拉法（前述血药浓度的计算方法属此类），该法计算效应室浓度简单、易懂，计算的精确度与时间间隔 Δt 的取值有关，也是靶控输注系统中计算效应室浓度的方法。如表 5-1 所示，根据已经预测的中央室药物量，从注射后即刻 0 秒开始，每 10 秒预测的效应室药物量计算如下：

0 秒，静脉注射 10mg，V_1 中的药量 $d_{0C} = 10\text{mg}$；效应室药量 $d_{0E} = 0\text{mg}$。

10 秒后（$1\Delta t$），V_1 中的药量 $d_{1C} \approx 9.67\text{mg}$；效应室药量 $d_{1E} = 0 + (10 \times 0.5/10\ 000 - 0.5 \times 0) = 8.333 \times 10^{-5}\text{mg}$。

20 秒后（$2\Delta t$），V_1 中的药量 $d_{2C} \approx 9.34\text{mg}$；效应室药量 $d_{2E} = 8.333 \times 10^{-5} + (9.67 \times 0.5/10\ 000 - 0.5 \times 8.33 \times 10^{-5}) = 1.569 \times 10^{-5}\text{mg}$。

30 秒后（$3\Delta t$），V_1 中的药量 $d_{3C} \approx 9.03\text{mg}$；效应室药量 $d_{2E} = 1.569 \times 10^{-5} + (9.34 \times 0.5/10\ 000 - 0.5 \times 1.269 \times 10^{-5}) = 2.217 \times 10^{-5}\text{mg}$。

……

根据表 5-1 和表 5-3 假设的药动学模型参数和 k_{e0} 值，计算的药物单次注射后血药浓度和效应室浓度经时变化见图 5-20。当 Δt 取值趋近于无穷小时，即等同于解析解法，在解析解法中由于 k_{1e} 很小常被约去，该式非常

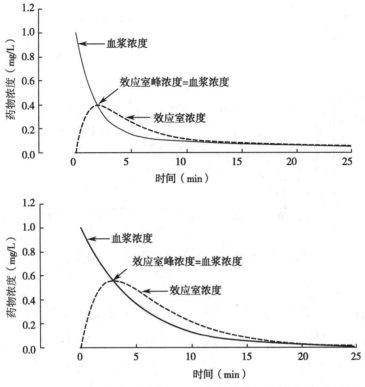

图 5-20　一室（上）和二室（下）模型计算的血药浓度和效应室浓度经时变化

类似于单室模型持续静脉输注。解析解法的计算公式为 $C_E = C_1 \cdot (1 - e^{-k_{e0}t})$。

2. 血药 - 效应室浓度平衡半衰期（$t_{1/2k_{e0}}$）药物的效应室浓度达 50% 的血药浓度所需要的时间 $t_{1/2k_{e0}} = 0.693/k_{e0}$。维持血药浓度恒定的条件下，效应室浓度达 95% 的血药浓度需要 4~5 个 $t_{1/2k_{e0}}$（图 4-19）。单次经脉注射时，k_{e0} 越大，$t_{1/2k_{e0}}$）越小，药物峰效应滞后现象越不明显；反之亦然（图 5-21）。

三、PK-PD 的常见误解

临床常用麻醉药的药动学特点研究广泛，但少有研究衍生的模型获得公认，相关概念和注意事项值得重视。

（一）群体药动学

群体（population）这个单词容易让人误解，一般认为既然是群体，样本量应该非常大，但其实这只是一种方法学名称，并未强调研究个体的多少。①为全面阐明参数和协变量的关系，当然病例数越多越好。但统计学家关于大样本的定义尚有争论，有人认为 ≥30 例，也有人认为 ≥50 例。②理论上，作为一种研究方法，1~2 个患者的浓度 - 时间数据也可以进行群体药动学（population PK）分析，因此文献报道的样本量可从数例到数千例不等。③关于协变量范围，群体药动学的优点之一是精确定义参数群体均值与患者特征（协变量）的关系，因而协变量的范围越大越好。例如年龄，如果样本量足够，年龄跨度达到 50 岁或 50 岁以上，无疑将更有助于发现年龄和系统清除率关系的精确定义。有些读者认为患者的年龄、体重范围过大可能影响药动学参数的判断，这是一种非常错误的认识，完全忽视了群体药动学分析的优越性。

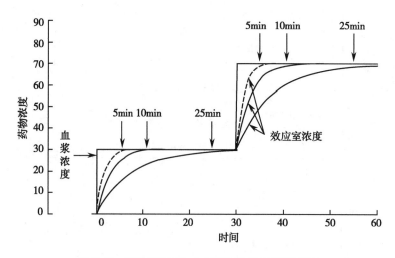

图 5-21 静脉推注后 k_{e0} 与效应室浓度及时间的关系

（二）实验设计

药动学分析方法包括单纯集合法、两步法和群体法 3 种。国内麻醉药研究常用两步法，将患者分组后，逐个分析每例患者的药动学，随后比较组间差异。这就牵涉到几个问题：①样本量必须符合统计学要求才能阐明分组因素的影响；②药动学参数本质上为非正态分布，设计时必须考虑；③这种方法只能定性，不能定量，模型的实用性较差；④如采用群体分析，则模型验证为不可或缺的步骤；⑤关于体外循环的影响国内有研究涉及，但药动学的定义为"药物在体内的处置过程"，体外循环的影响因素很多，已经超越定义范围。国外有少量研究探索过体外循环下丙泊酚的药动学，在房室分析时外加一个容积、借助非线性混合效应模型拟合数据，国内研究则未加考虑。总的来说，研究结论值得商榷，以目前的条件，建议研究避开体外循环的影响。

（三）细节问题

许多细节对药动学的影响很大：①准确测定浓度是药动学分析的基础，方法学及其影响因素探索非常重要；②取样位置（动、静脉）不同，测定的浓度可能不同，运算结果也不可

能相同；③取样后应冲洗管道，样本不应包括管道死腔量，否则可能影响浓度结果；④确定药动学浓度与时间的函数关系，取样时间一定要精确无误。

第四节 PK-PD 的临床应用

尽管现代药理学的发展取得了长足的进步，在一些药物治疗过程中，依据药物的治疗窗实施治疗药物浓度监测（TDM）也已经成为现实可能，但该法的实施在临床麻醉受到诸多限制。然而，不可否认的是，静脉麻醉药的 PK-PD 模型大大改善了临床麻醉的可操作性、预测性，以及某些实验方法的合理设计。

一、判断药物的临床效应

（一）气管插管的最佳时机选择

已经知道，药物在效应浓度达到峰值（最大）时，相应的药物效应也应该最大；"表观"效应室浓度可用已知的 k_{e0} 计算，并推测单次注射后的达峰效应室浓度时间。临床麻醉过程中，第一步是麻醉诱导，通常的给药方式是静脉单

次注射。例如根据芬太尼药动学模型和 k_{e0}，单次注射后的达峰效应室浓度时间为 3.2~3.7 分钟，此时插管才是最佳时机，大于或小于该时间则效应浓度未达峰值，可能出现镇痛不足而致插管后血压剧烈升高和下降。实际上临床常用的静脉麻醉药、镇痛药的峰效应时间略有差异，设计合理的给药方案是维持平稳麻醉诱导的重要前提。临床麻醉的第二步是麻醉维持，通常可采用持续输注或靶控输注的方式给药，但靶控输注血药浓度时，血药浓度迅速达设定值，而效应室浓度则以半衰期 $t_{1/2k_{e0}}$ 逐步趋近于血药浓度，达到 95% 的血药浓度值需 5~6 个 $t_{1/2k_{e0}}$。这提示，为获得并判断稳定的药物浓度产生的效应，需要等待充分的时间，而不应盲目过量增加设定的药物浓度。

表 5-4 列出了常用麻醉药单次或靶控输注血药浓度时正确评定峰效应的时间，有助于制订实验方案和解释某些临床现象。特别是临床麻醉诱导，权衡不同药物的效应室浓度达峰时间是设计、优化麻醉诱导的基础。

（二）药物效应的正确判断

认为药物产生特定临床效应时其效应室浓度和血药浓度相同，这是一个临床医师经常犯错的问题。例如有研究文献认为达到某种临床效应时，血药浓度大于效应室浓度，必须认识到这是个错误的结论。选择血药浓度为靶控目标，血药浓度迅速达预设浓度，效应室浓度缓慢趋近于预设的血药浓度，达 95% 的血药浓度需 5 个半衰期（ $= 5 \times 0.693/k_{e0}$ ）。如图 5-21 所示，靶控某药的血药浓度为 2mg/L 或 4mg/L，效应室浓度达 95% 的血药浓度需 14 分钟（ $= 5 \times 0.693/0.25$ ）；假设在图 5-22A 的实心圆点处（ 1.5mg/L ）患者意识消失（ LOC ），不难得出结论 LOC 时血药浓度 2mg/L 大于效应室浓度 1.5mg/L；但如设定靶血药浓度为 1.5mg/L，假以充分的平衡时间（ ≥14 分钟 ），患者在血药浓度接近于 1.5mg/L 处也可达 LOC，如图 5-22B 所示。前者的错误之处在于，血药浓度和效应室浓度不平衡，例如定义 Ramasy 评分 = 3 分为意识消失，实际上 2mg/L 的浓度产生的效应可能是 0~1 分。保证血药效应浓度平衡时间充分，然后观测临床效应是避免上述误差的唯一方法。

二、设计临床给药方案

（一）计算负荷剂量

如图 5-15 所示的简单一室模型，单次给药方案非常简单，将目标浓度（ C_T ）与其容积

表 5-4 常用静脉麻醉药的血药浓度和效应室浓度的关系 *

药物	k_{e0}/min^{-1}	单次注射达峰时间 /min	靶控血药浓度	
			95% 平衡时间 **/min	99% 平衡时间 **/min
丙泊酚	0.291	3.7~4.5	10	14.5
咪达唑仑	0.124	7~15.8	23.5	34
硫喷妥钠	0.460	2.2~4.0	6.3	9.2
依托咪酯	0.480	1.8	6.2	8.8
芬太尼	0.147, 0.149*	3.2~3.7	19.5~19.8	28.3~28.7
舒芬太尼	0.227	3.7~4.8	12.8	18.7
阿芬太尼	0.770	1.3~2.7	3.8	5.5
瑞芬太尼	0.516, 0.530*	1.5~1.8	5.5~5.7	8.0~8.2

注：* 部分 k_{e0} 和药动学模型并非来源于同一研究，估计的峰效应可能与临床不一致，实际上以此评价峰效应室浓度和效应并不正确，但有助于概念理解和临床研究设计；** 效应室浓度达血药浓度的 95% 和 99% 时间。

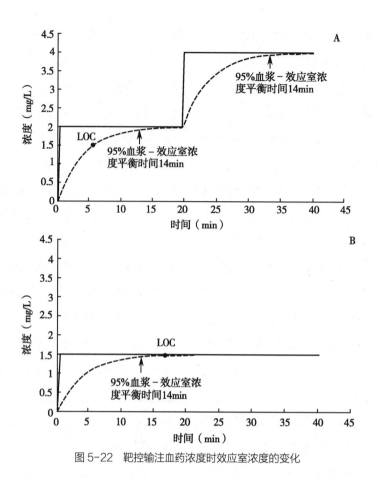

图 5-22 靶控输注血药浓度时效应室浓度的变化

V_1 相乘即可，即剂量 = $C_T \times V_1$；对于图 5-8 所示的模型，也可如此。但问题是，单次注射后、效应室浓度达峰前，药物在体内存在再分布和消除，所以根据 V_1 计算的药物剂量太小；如果使用 V_{dss}（特别是多室模型药物，稳态分布容积 = $V_1 + V_2 + V_3$）又太大，因此负荷剂量的计算远非如此简单。

计算负荷剂量的方法如下。如图 5-23 所示，在临床使用剂量范围内，多数药物表现为线性，因而药物单次给药后，其效应室峰浓度与起始血药峰浓度的比例维持恒定，芬太尼、阿芬太尼和舒芬太尼的比例分别为 17%、37% 和 20%。且达到峰效应室浓度即刻，效应室浓度等于血药浓度，因此如果知道峰效应时药物的分布容积 $V_{峰效应}$，即可按照公式剂量 = $C_T \times V_{峰效应}$ 计算单次给药剂量。

由于药物达到峰效应的过程中体内消除持续进行，因而 $V_{峰效应}$ 也是一个理论上的容积，可依据效应室峰浓度与起始血药峰浓度的比值确定：$V_{峰效应} = V_1 \times (C_{血药峰浓度} / C_{峰效应血药浓度})$（注意这里 $C_{峰效应血药浓度}$ = 效应室峰浓度）。表 5-5 列出了临床常用麻醉药的 $V_{峰效应}$ 值，以及这些药物单次注射后的效应达峰时间，这些时间也即临床单次用药后药物效应最大的时间。随后，将 $V_{峰效应}$ 与目标浓度 C_T 相乘，即可计算负荷剂量，且注射负荷剂量后，可获得满意的目标血药浓度（等于效应室峰浓度）以有效抑制诸如气管插管等在内的伤害性刺激。如表 5-5 所示，芬太尼的 $V_{峰效应}$ 为 75L，如欲达到 4.0 μg/L 的峰效应室浓度，所需的剂量为 300 μg，这大致相当于临床常用的芬太尼诱导剂量。

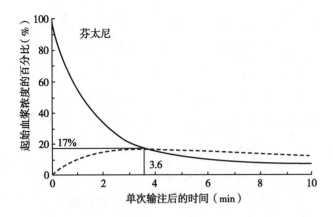

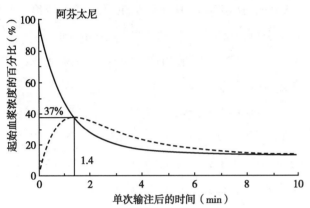

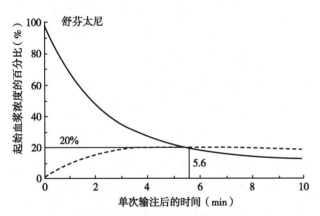

图 5-23　阿片类药物的血药浓度和效应室浓度的变化

表 5-5　计算单次给药剂量的 $V_{峰效应}$

药物	$V_{峰效应}$/L	达峰效应时间 /min
芬太尼	75	3.6
阿芬太尼	5.9	1.4
舒芬太尼	89	5.6
丙泊酚	24	2.0

（二）持续给药方案

单次给药获得目标效应室浓度和希望的

药理效应后,需要进一步维持效应室浓度以维持药物效应,为此应在药效达峰时立刻开始输注给药。药物达到峰效应后瞬间,血药浓度等于效应室浓度,此时及以后为维持药物效应,输注的药物量应足以维持峰血药(或峰效应室)浓度。对于一室模型药物,维持给药的滴注速率 = $C_T \times Cl$ 即可,即药物进入体内的量等于排出量。多室模型药物(包括麻醉中使用的所有药物)进入外周组织的同时也从人体排出,输注药物的量必须与此相匹配。进入组织的药物分布速率随组织浓度和血药浓度趋于平衡而变化,但外周组织的浓度与血药浓度达到平衡需数小时之久,只有平衡后上述维持给药的滴注速率 = $C_T \times Cl$ 才适用,在此之前维持速率 $C_T \times Cl$ 显然太慢。

图 5-24A 描述的是用芬太尼(配药浓度为 $50\mu g/ml$)使效应室浓度维持在 1.5ng/ml 所需的输注速率。可见,基于目标浓度和 $V_{峰效应}$ 单次给药 $112.5\mu g$ 后即刻的输注速率为 0,直到达峰时(约 4 分钟)开始输注。起初速率较快约 7ml/h,随后随着时间而递减。首剂后 30 分钟,滴注速率约 4ml/h。少数麻醉医师在临床工作中根据具体情况调整给药剂量及滴注速率,但这需要有相当丰富的给药经验。最简单的办法是持续向下调整给药速率,防止给药过量,但精确度较差。图 5-24B 显示了获得芬太尼不同效应室浓度所需的给药速率。

例如欲维持芬太尼的浓度为 1.5ng/ml,负荷剂量后可按照下列方案给药:15 分钟内 $4.5\mu g/(kg\cdot h)$,15~30 分钟给予 $3.6\mu g/(kg\cdot h)$,30~60 分钟给予 $2.7\mu g/(kg\cdot h)$,60~120 分钟给予 $2.1\mu g/(kg\cdot h)$,120~180 分钟给予 $1.5\mu g/(kg\cdot h)$。也可从图 5-24B 获得速率。简单实用。另一个方法是使用电脑控制的输液泵给药,即靶控输注(TCI),维持任意血药和效应室药物浓度。

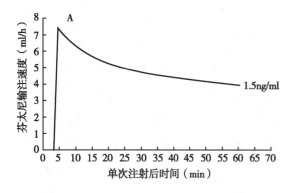

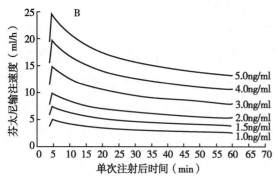

图 5-24　维持芬太尼不同浓度所需的输注速度

（三）靶控输注给药

靶控输注技术（target controlled infusion，TCI）是药动学理论与计算机技术相结合而产生的给药方法，能快速达到并维持设定的血药或效应部位药物浓度，并根据临床需要随时调整给药。TCI 系统的组成见图 4-10，包括输注泵、控制输注泵运转的程序以及发生错误时关闭系统的安全机制等。

1. **靶控输注原理**　靶控血药浓度即是维持中央室浓度恒定于预设水平 C_T，因为 $D = C_T \times V_1$，也即维持中央室药量 D 恒定，这就是靶控血药浓度最基本的理论基础。尽管前述药动学计算方法涉及数理统计、计算机等烦琐的知识，但药动学知识应用于靶控输注的方法却非常简单。

2. **前提假设**　前面已述，最基本的药动学参数是中央室容积和房室间转运速率常数，其单位是时间的倒数，如 min^{-1} 或 /min，由此可推知：①将速率常数（如 min^{-1}）与剂量（如

mg）相乘后其单位为 mg/min，相当于单位时间内将多少药物从中央室排出体外或在房室间的转移量。②平面坐标轴上随时间变化的曲线，如时间间隔足够小，可将其视为直线。据此，可将注药后的时间 T 分解成无穷小的时间段 Δt，借助简单的数学知识，计算任意时刻每个房室间的药量并推算其浓度。假想的 TCI 系统内嵌药动学模型见图 4-11，参数见表 5-6 的脚注，Δt 设定为 10 秒，输注泵的最大速度为 1 200ml/h，药物配制浓度为 10mg/ml。由于 k_{10}、k_{12} 和 k_{13} 都是药物离开中央室的速率常数，这里统称为 $k_{out} = k_{10} + k_{12} + k_{13}$。

3. **输注速度计算**　假设某一时刻 V_1、V_2 和 V_3 中的药物分别为 a_1、a_2 和 a_3，1 个 Δt 前的药量分别是 a_{1T}、a_{2T} 和 a_{3T}，任意时刻各房室间的药量可通过下列公式计算：

$$a_1 = a_{1T} + (a_{2T} \times k_{21} + a_{3T} \times k_{31} - a_{1T} \times k_{out} + R) \times \Delta t$$
$$a_2 = a_{2T} + (a_{1T} \times k_{12} - a_{2T} \times k_{21}) \times \Delta t$$
$$a_3 = a_{3T} + (a_{1T} \times k_{12} - a_{3T} \times k_{31}) \times \Delta t$$

开始 TCI 时（时间 0 分钟，表 5-6），$a_1 = a_2 = a_3 = 0mg$，1 个 Δt 前的药量也都是 0mg。目标是血药浓度 6μg/ml，也即中央室药量迅速达到 60mg（= 6μg/ml × 10L）。这里输注泵的最大速度 $R = 1\ 200ml/h = 200mg/min$。

（1）0.17 分钟后，各房室的药量为：

$$a_1 = 0 + (0 \times 0.15 + 0 \times 0.01 - 0 \times 0.6 + 200) \times (10/60) = 33.33mg$$

$$a_2 = 0 + (0 \times 0.3 - 0 \times 0.15) \times (10/60) = 0mg$$
$$a_3 = 0 + (0 \times 0.1 - 0 \times 0.01) \times (10/60) = 0mg$$

中央室的药量为 33.33mg，浓度为 3.33μg/ml。下一个 10 秒离开 V_1 的药量（离开中央室的药量 - 回到中央室的药量）是 $[a_1 \times k_{out} - (a_2 \times k_{21} + a_3 \times k_{31})] \times \Delta t = [33.33 \times 0.6 - (0 \times 0.15 + 0 \times 0.01)] \times (10/60) = 3.33mg$。目标是 V_1 中的药量达

到 60mg，则下一个 10 秒内需要输注的药量是 60−（33.33−3.33）＝ 30mg。将 30mg 药物在 10 秒内输注，输注速度 R ＝ 30mg/10s ＝ 180mg/min ＝ 10 800mg/h ＝ 1 080ml/h。

（2）0.33 分钟后，各房室的药量为：

a_1 ＝ 33.33+（0×0.15+0×0.01−33.33×0.6+180）×（10/60）＝ 60mg

a_2 ＝ 0+（33.33×0.3−0×0.15）×（10/60）＝ 1.67mg

a_3 ＝ 0+（33.33×0.1−0×0.01）×（10/60）＝ 0.56mg

中央室的药量为 60mg，浓度为 6μg/ml。下一个 10 秒离开 V_1 的药量是 [a_2×k_{out}−（a_2×k_{21}+a_3×k_{31})]×Δt ＝ [60×0.6−（1.67×0.15+0.56×0.01)]×（10/60）＝ 5.96mg。将 5.96mg 药物在 10 秒内输注，维持中央室药量为 60mg，输注速度 R ＝ 5.96mg/10s ＝

35.7mg/min ＝ 2 144.6mg/h ＝ 214.5ml/h。

（3）0.50 分钟后，各房室的药量为：

a_1 ＝ 60+（1.67×0.15+0.56×0.01−60×0.6+35.7）×（10/60）＝ 60.00mg

a_2 ＝ 1.67+（60×0.3−1.67×0.15）×（10/60）＝ 4.63mg

a_3 ＝ 0.56+（60×0.1−0.56×0.01）×（10/60）＝ 1.55mg

中央室的药量仍为 60mg，浓度为 6μg/ml。此时如果停止输注，下一个 10 秒后 V_1 中的药物减少量 ＝ [a_1×k_{out}−（a_2×k_{21}+a_3×k_{31})]×Δt ＝ [60×0.6−（4.63×0.15+1.55×0.01)]×（10/60）＝ 5.88mg。将 5.88mg 药物在 10 秒内输注，维持中央室药量为 60mg，输注速度 R ＝ 5.88mg/10s=35.3mg/min=2 117.4mg/

表 5-6　靶控血浆浓度时输注速度计算原理

时间 /min	房室间药量 /mg			输注速度 /（ml/h）	中央室浓度 /（μg/ml）
	中央室	外周室 1	外周室 2		
0.00	0.00	0.00	0.00	1 200	0.00
0.17	33.33	0.00	0.00	1 080	3.33
0.33	60.00	1.67	0.56	214.5	6.00
0.50	60.00	4.63	1.55	211.7	6.00
0.67	60.00	7.51	2.55	209.1	6.00
0.83	60.00	10.32	3.55	206.5	6.00
1.00	60.00	13.06	4.54	204	6.00
……	……	……	……	……	……
24.83	60.00	117.14	130.91	60.3	6.00
25.00	60.00	117.21	131.69	0	6.00
25.17	57.15	117.28	132.47	0	5.71
25.33	54.59	117.20	133.20	0	5.46
……	……	……	……	……	……
36.83	20.27	64.36	151.15	0	2.03
37.00	20.10	63.77	151.24	2.2	2.01
……	……	……	……	……	……
56.00	20.00	41.33	159.69	66.8	2.00
56.17	20.00	41.30	159.76	745.3	2.00
56.33	40.00	41.27	159.82	97.3	4.00
……	……	……	……	……	……

注：1. 假定参数值：V_1 ＝ 10L，k_{10} ＝ 0.2min^{-1}，k_{12} ＝ 0.3min^{-1}，k_{21} ＝ 0.15min^{-1}，k_{13} ＝ 0.1min^{-1}，k_{31} ＝ 0.01min^{-1}。

2. Δt ＝ 10 秒，将其折换成 10/60min，以保持与速率常数单位一致。

3. 药物浓度为 10mg/ml。

4. 输注泵的最大输注速度为 1 200ml/h。

5. 因为有效数字取舍，计算结果可能略有差异。

h=211.7ml/h……以此类推,可计算任意时刻维持血药浓度所需的药物剂量和输注速度。

（4）如欲在 25 分钟时将靶浓度降至 $2\mu g/ml$,注射泵停止输注,速度为 0ml/h,各房室的药物量均逐渐衰减。

$a_1 = 60+(1.67\times0.15+0.56\times0.01-60\times0.6+0)\times(10/60)=57.15mg$

$a_2 = 117.21+(60\times0.3-1.67\times0.15)\times(10/60)=4.63mg$

$a_3 = 0.56+(33.33\times0.1-0.56\times0.01)\times(10/60)=1.55mg$

因为速度为 0,25.17 分钟时的中央室药量为 57.15mg、浓度为 $5.71\mu g/ml$……以此类推,可以计算任意时刻的血药浓度。

（5）如在 56.17 分钟时将靶浓度设为 $4\mu g/ml$,目标中央室药量是 40mg=$4\mu g/ml$×10L,此时中央室药量为 20mg,下一个 10 秒后离开 V_1 的药量是 $[a_1\times k_{out}-(a_2\times k_{21}+a_3\times k_{31})]\times\Delta t$=[20×0.6-(41.30×0.15+159.76×0.01)]×(10/60)=0.70mg。因此需要将 20mg+0.7mg 药物在 10 秒内高速输注,输注速度 R=20.7mg/10s=124.2mg/min=7452.4mg/h=745.2ml/h……以此类推,随后的计算同（3）。

4. TCI 系统须知　由 TCI 系统的计算方法可知,药动学参数是其基础,尽管群体分析方法提高了药动学参数的精确度,同时可综合考虑患者协变量的影响,但其主体仍然取决于参数的群体特征值,而个体间的参数存在巨大的变异性,因此要达到预测与实测浓度绝对准确是不可能的。除此之外,尚需注意:①特别是靶控初期的计算精度依赖于 Δt,其通常取值范围是 5~30 秒。尽管理论上来说,Δt 越小越好,趋近于无穷小时即为微积分,但以目前的技术要使输注泵达到瞬时改变速度是不可能的(输注泵滞后)。②泵的精确度对系统也有很大影响。③并非所有的药物均可使用靶控输注。例如前述的芬太尼,只是以该药为例计算持续给药的方案而已,实际上芬太尼的半衰期很长,持续输注时很难达到稳态且药理效应消除需要相当长的时间,如用于靶控输注,必须在手术结束前 2 小时停止输注。④靶控输注计算的前提是体内没有该药,如果在靶控输注前人工注入负荷剂量再施以靶控输注,则系统计算的预测浓度可能与实测浓度差异巨大。同样,如在输注过程中导管脱落,系统依然假设药物已经注入体内,此时预测浓度与实测浓度也差异巨大。在上述情况下,临床测定的药理效应不可能准确。⑤由于血药浓度－药理效应间的滞后,靶控血药浓度达峰时,药物的效应室浓度(和药理效应)并未达峰,因此须等待足够的时间才能施行有创操作,以保证药物疗效。表 5-4 是常用麻醉药单次注射和靶控输注时效应达峰的时间,特别是临床麻醉诱导,权衡不同药物的效应室浓度达峰时间是设计、优化麻醉诱导的基础。

5. TCI 系统性能分析　根据药动学模型设定的靶控输注程序,系统预测性能的高低取决于药动学与患者本身药动学参数切合的程度。但临床药动学数据通常来自于较少量的某类人群的研究,衍生的模型显然不可能适合于人群中的所有患者。更准确地说,由于生物体间存在巨大的个体差异性,用于 TCI 的药动学模型与患者药动学完全吻合只是一种理想,几乎是一种不可能的事件。因此,判断 TCI 系统的性能需了解 2 个概念,如图 5-25 所示,即准确性(accuration)和精确度(precision)。

目标是追求高度的精确度和准确性(图 5-25A),但在目标条件下几乎不可能,退而求其次,仅追求精确度可能是目前 TCI 系统达到实用性前提的主要目标。准确性意指当以目标浓度作为参照时,实测浓度－模型预测浓度差的和偏离 0 的程度,偏离越小,准确性越高。但实测浓度可能高于也可能低于目标浓度,此时所有实测浓度－目标浓度误差之和可能为 0,依据定义准确性较高,但并不能为临床接受(图5-25B),这种情况下不能依据药物浓度调节麻醉深度(图 5-25C)。而精确度则意指实际测定的血药浓度偏离其本身均值的大小,此时实际测定的血药浓度可能远远偏离设定的目标浓度,但实际测定值彼此之间的差异较小(图5-25D),这种情况下尽管模型预测的准确性较差,但可通过调节目标浓度调节麻醉深度(图5-25F,目标浓度升高或降低时,实测浓度亦相应地升高或降低),显然具有较大的临床应用价值。如果系统既不准确也不精确,则没有任何临床应用价值。

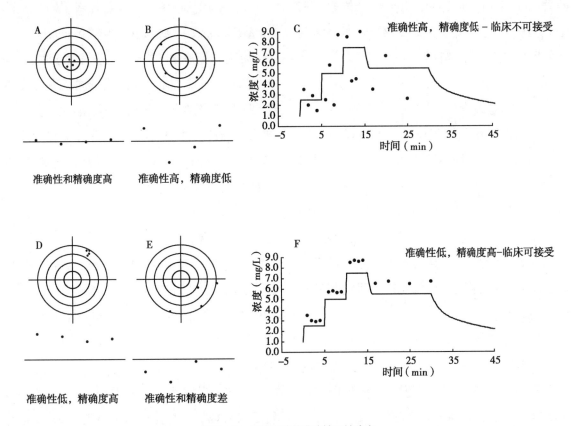

图 5-25　TCI 系统的准确性和精确度

（张马忠）

第六章　影响药物作用的因素

　　药物的作用受药物和机体等多种因素的影响,这些因素引起不同个体或是表现为药动学差异(pharmacokinetic variation),或是表现为药效学差异(pharmacodynamic variation)。这两个方面的差异均能导致药物效应的个体差异(interindividual variation)。个体差异在绝大多数情况下只是"量"的不同,但有时药物作用出现"质"的差异。

一、药物因素

　　1. **药物制剂和给药途径**　药物可制成各种不同的剂型,采用不同的途径给药。如供口服给药的有片剂、胶囊、口服液;供注射用的有水剂、乳剂、油剂;还有控制释放速度的控释剂和缓释剂。通常注射药物比口服起效快,作用显著。缓释制剂用无药理活性的基质或包衣减慢药物的释放,控释制剂则可控制药物释放的速度。

　　药物的制备工艺和原辅料不同,也可能显著影响药物的吸收和生物利用度。如不同药厂生产的相同剂量的同一药物,口服后血浆药物浓度可相差数倍甚至十余倍。

　　有的药物采用不同的给药途径时还会产生不同的作用。如硫酸镁(magnesium sulfate)外敷可消炎,内服可以导泻和利胆,注射则产生抗惊厥和降低血压的作用。

　　2. **药物相互作用**　2种或2种以上的药物同时或先后序贯应用时,使药物的药理效应或毒性发生变化,称为药物相互作用(drug interaction)。药物相互作用有利也有弊。合理的联合用药可提高疗效,减少不良反应,降低医疗费用。不合理的联合用药增加了不良反应的发生率,合并用药的种类越多,不良反应的发生率越高。有资料报道,合并用药1~5种其不良反应的发生率为3.5%,6~10种为10%,10~15种为28%,16~20种为54%。这些不良反应可能比原疾病更为严重。

　　合并用药后效应增强者称为协同(synergism),效应降低者称为拮抗(antagonism)。药物相互作用产生的机制有药剂学、药动学和药效学3个方面。药剂学机制指药物在体外发生物理性或化学性相互作用(变色、混浊、沉淀、药效降低或生成新的毒性物质等),又称为配伍禁忌(incompatibility)。药物混合静脉注射或滴注时尤其应注意。

二、机体因素

　　1. **年龄**　大多数药物经肝脏和肾脏消除。新生儿和老年人的肝脏功能降低和肾脏排泄功能不全,大部分药物对新生儿和老年人作用更强烈、更持久,故有特殊的老年人剂量、儿童剂量。

　　老年人的各系统多有退行性变化(如心血管反射减弱),脂肪在机体中所占的比例增大,导致药物分布容积发生相应的改变。同时由于老年人常需服用更多的药物,发生药物相互作用的可能性相应增加。

　　新生儿体内的药物结合代谢能力低,如胆红素与清蛋白结合的位点被药物置换后引起核黄疸。由于肝脏的结合代谢能力低下导致氯霉素蓄积,可致"灰婴综合征"。

　　由于脂肪在机体内的构成比例随着年龄增长而增加,引起脂溶性药物的分布容积增高,导致一些药物的半衰期随着年龄的增长而延长。

　　新生儿的肾小球滤过率和肾小管最大分泌率均仅为成人的 20%，故主要经肾清除的药物在新生儿中的半衰期比成人长。肾小球滤过能力大约从 20 岁开始缓慢减弱，到 50 岁和 75 岁时分别降低约 25% 和 50%，导致药物的肾清除速率降低。

　　老年人对药物的敏感性发生相应改变，如苯二氮䓬类药物在老年人中更易引起精神错乱。降压药物在老年人中因心血管反射减弱，常引起直立性低血压。

　　2. 性别　　雄（雌）激素类药物可使女（男）性患者男（女）性化。妇女月经期不宜服用峻泻药和抗凝血药，以免盆腔充血、月经过多。女性的体重一般轻于男性，在使用治疗指数低的药物时，女性可能需要较小的剂量。女性较男性有较高比例的脂肪和较低比例的水，也可影响药物的分布和作用。

　　由于进入母体的药物多能进入胎儿体内，凡能对母体产生影响的药物都可能影响胎儿的发育，故除维持妊娠的药物以外，其他药物应尽量不用。震惊世界的"沙利度胺（反应停）"事件极大地促进了临床药理学的发展。在分娩过程中，对母体使用的药物可影响子宫收缩而改变产程，也可能对新生儿产生影响。因为新生儿不仅自身对药物的代谢和排泄功能不全，而且也因切断和母体的循环联系而不能利用母体内消除药物的机制。此外，药物可影响乳汁的分泌或通过哺乳进入婴儿体内，故哺乳期妇女用药要慎重，现已发展为一门围生期药理学（perinatal pharmacology）。

　　3. 遗传因素　　遗传是影响药物效应的最重要的因素。基因可决定药物代谢酶、药物转运蛋白和受体活性及功能表达等的结构基础，其突变可引起所编码的药物代谢酶、转运蛋白

和受体蛋白的氨基酸序列和功能的异常，成为产生药物效应个体差异和种族差异的主要原因。特异质反应也与遗传因素有关。

　　4. 病理状态　　消化道黏膜水肿时，会因吸收障碍而使药物吸收不完全。肝、肾功能损伤易引起药物体内蓄积，产生过强或过久的药物作用，甚至发生毒性反应。中枢神经系统处于抑制状态时，能耐受较大剂量的中枢兴奋药。任何降低机体抵抗力的因素都会降低疗效。甲状腺功能低下时对镇痛药哌替啶的敏感性增高。体温过低（特别是老年人更易发生）可显著降低许多药物的消除。

　　5. 心理因素　　患者的精神状态、对医师的信任程度等与药物疗效关系密切。安慰剂（placebo）一般指由本身没有特殊药理作用的物质如乳糖、淀粉等制成的外形、气味似药的制剂。但从广义上讲，安慰剂还包括那些本身没有特殊作用的医疗措施，如假手术等。安慰剂产生的效应称为安慰剂效应。

　　药物治疗的效应实际是由多种因素引起的，包括药理效应、非特异性药物效应、非特异性医疗效应和疾病的自然恢复等。安慰剂不仅对功能性疾病有效，对器质性疾病也有效。因此，在评价药物的临床疗效时，应充分考虑安慰剂效应的影响。实际上不少药物或其他手段的治疗效果往往不是药物本身的作用，只是安慰剂效应。故在药物临床研究中，应采用盲法安慰剂对照试验。

　　6. 长期用药引起的机体反应性变化　　长期用药可引起耐受性（tolerance）和耐药性（resistance）、依赖性、停药反应等，均可影响药物疗效。

　　与高敏性相反，机体（人或动物）对药物的敏感性或反应性降低称为耐受性。耐药性则指病原体或肿瘤细胞对化疗药物（抗病原体药

物、抗肿瘤药物的总称)的敏感性或反应性降低。耐受性与耐药性两词的意义相似而所指的对象不同。

耐受性有先天的和后天获得的 2 种。先天耐受多与遗传有关,第一次用药即可出现,属于个体差异(individual variability)。后天获得性是在反复多次用药后发生的,增加剂量可达到原有的效应,停药后机体对药物的敏感性或反应性可逐渐恢复到原有的水平。其中,短期内反复用药数次即产生耐受性的称为快速耐受性(tachyphylaxis)。麻黄碱、垂体后叶素和硝酸酯类药物等可引起快速耐受性。

耐受性是非常普遍的现象。由于机体在长期的生物进化过程中获得了强大的适应能力,能对药物的多次刺激发生适应性变化,所以很多药物反复使用后均可产生耐受性,只是产生的速度与强度不等而已。麻醉药也不例外,如硫喷妥钠、氯胺酮都较易产生耐受性。此两药耐受性的产生除与连续用药使神经组织对其产生适应性外,还与两药的自身酶诱导作用有关。此两药均经肝微粒酶进行生物转化,同时又都是此酶的诱导剂,均可增加此酶的降解活力,从而加速了自身的代谢而产生耐受性。

局麻药可产生快速耐受性,局麻药在同一部位(如硬脊膜外阻滞)多次使用后,药效很快降低。这是因为局麻药制剂多为盐酸盐,多次使用后,盐酸在局部蓄积增多,使 pH 下降之故。

三、其他因素

耐药性(resistance)指病原体或肿瘤细胞对化疗药物(抗病原体药物、抗肿瘤药物的总称)的敏感性或反应性降低。产生耐药性后,化疗药物对病原微生物、寄生虫或肿瘤细胞等的疗效降低或消失,需增大剂量或更换药物方能见效。

时间因素如时间节律,有年节律、季节律、月节律、周节律、昼夜节律等。其中,昼夜节律对药效的影响较大大,研究也较为深入。机体"生物钟"对药物效应有明显影响,由此产生了时辰(间)药理学。时辰药理学是研究药物与机体生物节律之间的相互关系的科学,是时间生物学与药理学的交叉学科。生物节律对药物的药动学、药效学、毒理学均有影响,药物也可影响生物节律。如肾上腺皮质激素在晨间分泌最多,血药浓度也最高;氨茶碱对小鼠的 LD_{50} 在 4:00 时低于 16:00。

生活习惯如吸烟、饮酒、喝茶等,以及环境因素如食品、饮料中的添加剂、农药、杀虫剂,饮水中的重金属离子,空气中的尾气、粉尘等均能对药物的作用产生影响。

(戴体俊)

第七章 膜通道药理学

第一节 膜通道的基本概念

膜通道蛋白（membrane channel protein）是一类跨越生物膜(细胞膜、内质网膜或肌浆网膜)并具有亲水性孔道的成孔蛋白,在膜两侧的浓度差、渗透压差或电化学梯度的作用下,相应的分子或离子快速通过其孔隙从膜的一侧转运到另一侧。

活体细胞不停地进行新陈代谢活动,必须不断地与周围环境进行物质交换,而细胞膜上的膜通道就是这种物质交换的重要途径之一。大多数对生命具有重要意义的物质是水溶性的,如各种离子、糖类等,细胞需要摄取;而生命活动中产生的水溶性废物如尿素要被排出细胞。上述物质出入细胞的途径之一就是细胞膜上的膜通道。膜通道由细胞产生的特殊蛋白质构成,它们聚集起来并镶嵌在细胞膜上,中间形成水分子占据的孔隙,这些孔隙就是水溶性物质快速进出细胞的通道。膜通道的活性就是膜通道介导相应物质进出细胞的速度,对实现细胞的各种功能具有生理学意义。以膜通道为靶点,应用药物调控膜通道的结构和活性是临床治疗疾病的重要手段,也是新药研发和药理学研究的基本原理和方法。

膜通道蛋白的特点有:①介导被动转运;②对所通透物质有高度选择性;③转运速率高;④可持续开放,或受"门控"开启和关闭。

第二节 膜通道的分类

膜通道按功能分为离子通道、水通道和尿素通道等。

一、离子通道

离子通道（ion channel）在膜通道蛋白中种类最多,最受关注。它通过允许某种特定类型的离子依靠电化学梯度穿过该通道,帮助细胞建立和控制质膜间的微弱电压差。离子通道将神经递质的浓度变化转化为细胞膜的电变化。它们传递膜电位的局部变化,如从远的树突膜沿着胞体和轴突传递到神经细胞突触,将窦房结的电信号传递到心室。

离子通道有不同的分类方法。根据通透离子的类型,可分为钾通道、钠通道、钙通道、氯通道、非选择性阳离子通道等。根据离子通道门控特性的不同,可分为非门控离子通道和门控离子通道。根据门控机制的不同,又分为电压门控（voltage-gated）通道、配体门控（ligand-gated）通道和机械门控（mechano-gated）通道。根据孔数量分为单孔通道和双孔通道。本章根据通透离子的类型分别叙述。

（一）钠通道

钠通道（sodium channel）是容许 Na^+ 选择性跨膜转运的离子通道。各种生物中,与电兴奋相关的 Na^+ 通道有相似的基本特征。钠通道通常由 0、1 和 2 共 3 个亚基组成,因其在一定的电压范围内能被激活开放,故又称之为电压门控钠通道（voltage-gated sodium channel）。钠通道开放时主要引起细胞外 Na^+ 内流,改变细胞膜两侧的电位差,造成去极化过程。钠通道的活化时间常数 < 1 毫秒,失活时间常数为数毫秒, Na^+ 电流的反转电位约 +55mV。单通道电流记录显示,单通道电导

为 4~20 皮秒,平均开放寿命为数毫秒。

钠通道广泛分布于可兴奋细胞中,现已克隆出至少 9 种类型的钠通道,其中 Navl.1、Navl.2、Navl.3 和 Navl.7 亚型的氨基酸序列相近,均对河鲀毒素高度敏感,并且广泛分布于神经元中;Navl.5、Navl.8 和 Navl.9 的氨基酸序列相近,对河鲀毒素较不敏感(较上述钠通道亚型低约 200 倍),高度表达在心脏和背根神经节神经元中;Navl.4 表达在骨骼肌中, Navl.6 表达在中枢神经系统,它们的氨基酸序列有别于前 2 类,但对河鲀毒素高度敏感。钠通道的主要生理功能是维持细胞兴奋性及其传导,在可兴奋细胞如神经元、心肌细胞、骨骼肌细胞和内分泌细胞动作电位的产生和传导中发挥重要作用。钠通道还是重要的药物作用部位,如局部麻醉药和 I 类抗心律失常药就是分别选择性地阻滞神经细胞和心肌细胞上的钠通道,达到阻断兴奋传播和降低细胞兴奋性的作用。有些药物同时具备以上 2 种临床作用,既可作麻醉药,又可抗心律失常。

(二)钙通道

钙通道(calcium channel)是容许 Ca^{2+} 选择性跨膜转运的离子通道。钙通道的激活可以促使胞质内的游离 Ca^{2+} ($[Ca^{2+}]_i$)浓度升高。钙通道的分类方法很多,根据门控机制可将钙通道分为电压依赖性钙通道和受体操纵性钙通道;根据作用方式可将钙通道分为影响 Ca^{2+} 内流的钙通道和影响内 Ca^{2+} 储库释放的钙通道;根据作用部位不同可将钙通道分为细胞膜上的钙通道和细胞器上的钙通道。根据通道电生理学、药理学特性以及作用受体的不同,又可将钙通道分为许多不同的亚型。

电压依赖性钙通道(voltage dependent calcium channel, VDCC)是位于细胞膜的跨膜异源多聚体蛋白质,它的开放为电压依赖性。根据钙通道传导性和对电压敏感性的不同,又进一步分为 L、T、N、P、Q、R 亚型。不同 VDCC 开放所需的膜电位不同,经各亚型内流 Ca^{2+} 所介导的生理学效应也有不同。L 型钙通道(long-lasting calcium channel)是目前最具药理学意义的一类钙通道,其激活电位为 $-10mV$,激活需要较强的除极。通道被激活后,开放时间长、失活慢,是细胞兴奋过程中外 Ca^{2+} 内流的主要途径。L 型钙通道广泛存在于各种细胞中,尤其是心肌神经元和骨骼肌细胞,功能上与兴奋收缩偶联、兴奋分泌偶联有密切关系,是神经元兴奋时 Ca^{2+} 内流的主要通道,与神经递质释放及激素分泌密切相关。T 型钙通道(transient calcium channel)的激活电位为 $-70mV$,激活不需要较强的除极。通道被激活后,开放持续时间短、失活快。T 型钙通道主要存在于心肌、神经元及血管平滑肌细胞,参与心脏窦房结与神经元的起搏活动,维持细胞自律性,并与低膜电位(接近静息电位)时钙通道 Ca^{2+} 的跨膜转运有关,调节细胞的生长与增殖。N 型钙通道(neuronal calcium channel)强除极时可激活,失活速度中等。N 型钙通道广泛存在于中枢及外周神经系统,主要触发递质的释放。P 型钙通道主要表达于小脑浦肯野细胞。Q 型钙通道主要存在于小脑颗粒细胞,其电生理性质与 P 型钙通道相似,但失活更快。R 型钙通道属于低电压激活型钙通道,失活迅速。

受体操纵性钙通道(receptor operated calcium channel, ROC)与细胞膜上的受体偶联,当特异性受体激动药与受体结合后可使 ROC 直接开放,其开放与膜电压变化无关(如 ryanodine 受体)。ROC 广泛存在于不同的组织中,参与血小板聚集、血管收缩、一氧化氮(NO)释放、痛觉传导及腺体分泌等生理功能。

(三)钾通道

钾通道(potassium channel)是选择性允

许 K⁺ 跨膜转运的离子通道,是亚型最多、作用最复杂的一类离子通道。钾通道亚型可分为以下几大类:①具有 6 次跨膜结构的通道类型,其共同特点是电压依赖性较强;②具有 4 次跨膜结构的钾通道,它们的特点是每一蛋白质上具有 2 个 P 区(孔区)结构,分为 TREK、TWIK、TASK 等亚家族,在心脏和神经系统中分布较多,产生可兴奋细胞的漏电流,调节细胞的兴奋性;③具有 2 次跨膜结构的钾通道,该类通道的特性为内向整流的作用较强,分为强内向整流钾通道以及参与组成的 G 蛋白激活(与胆碱能受体偶联)内向整流钾通道和 ATP 敏感钾通道。

电压依赖性钾通道已克隆出几十种亚型,下面只简述与药理学关系密切的几种重要的亚型。

1. 延迟整流钾通道　延迟整流钾通道(K_v)广泛存在于各种组织中,尤其是心肌细胞中,介导细胞去极化时激活的外向钾电流。该电流的激活是电压和时间依赖性的,除非细胞膜复极化,基本上无自动灭活。由于此通道一般仅在膜电位高于 −50mV 时被激活,因此该型钾通道的主要功能是启动,但并不参与细胞的整个复极化过程。抑制该型钾通道的药物可推延复极化的启动,引起动作电位的平台期及动作程延长。

2. 瞬间外向钾电流通道　在神经组织中,瞬间外向钾电流(I_{to})通道又称 A 型通道(K_A),电流是在动作电位早期或细胞去极化早期出现的外向钾电流,其特点是电压依赖性地快速激活和迅速灭活,是动作电位的早期复极化电流,该电流的大小对动作电位的形态和时程有较大影响,是神经元兴奋性的重要决定因素。

3. 内向整流钾通道　在心脏中,内向整流钾通道(K_{IR})又称 I_{K1} ,是在各种组织细胞中广泛分布的一种钾通道,因其具有内向整流的特性而得名。在膜电位负于静息电位时表现为纯的 K⁺ 内流,当细胞膜弱去极化时(至 −50mV)K⁺ 则外流,而进一步极化时外流反而减少甚至消失,这种通道的整流作用有利于维持细胞的静息电位和参与复极化过程。抑制该型钾通道可引起动作电位延长,但也容易引起膜电位升高(部分去极化)。

4. 乙酰胆碱敏感的钾通道　乙酰胆碱敏感的钾通道(K_{ACh})主要存在于心房细胞中,除了具有电压依赖性的特性外,在心脏中主要由胆碱能 M_2 受体和腺苷受体调节,是影响心脏自律性的重要因素之一。由于该通道也具有内向整流的特性,因而主要影响心肌动作电位的时程和静息电位,特别是在心肌细胞复极化时时程缩短,明显抑制钙通道的激活,减少心肌的兴奋性和耗氧量,起到心肌保护作用。

5. ATP 敏感的钾通道　正常情况下,ATP 敏感的钾通道(K_{ATP})处于关闭状态,一旦细胞内的 ATP 浓度明显降低(主要发生于组织缺氧、代谢抑制、ATP 大量分解或合成减少时),该型钾通道开放,使细胞趋于复极化或超极化,动作电位缩短,抑制钠通道和钙通道的激活,发挥保护心肌的作用。该通道还对 ATP 分解产物 ADP 和细胞内外的酸碱度敏感,ADP 水平升高和降低均可引起通道的开放。在血管平滑肌, K_{ATP} 开放时,血管张力明显下降。

6. 钙激活的钾通道　共有 3 种钙激活的钾通道(K_{Ca}),分别是大电导(BK_{Ca})、中电导(IK_{Ca})、小电导(SK_{Ca})钙激活的钾通道。其中最为重要的是 BK_{Ca} ,因其电导最大,广泛分布于血管平滑肌,直接参与血管张力的调节,具有较大的生理意义。 BK_{Ca} 开放的可能性随细胞内钙的增加而增加,通常对 $[Ca^{2+}]_i$ 的敏感范围是 0.1~10 μmol/L。同时该通道也是电压依赖性的,即在内钙恒定的情况下,随膜电位的升高(即去极化),BK_{Ca} 的开放也增加。该通道开放时可使膜电位趋于极化,同时引起血管扩张。因此当血管平滑肌细胞去极化和 Ca^{2+} 进入细胞时,BK_{Ca} 将起到负反馈调节作用。

7. 双孔钾通道 双孔钾通道(tandem pore potassium channel)包括 TWIK、TRAAK、TASK、TREK 等,其具有 4 个跨膜片段和 2 个孔道结构域,因此被称为"双孔钾通道",与神经细胞中的静息电位的形成密切相关,这个家族的特点是对麻醉药敏感。

钾通道广泛分布于骨骼肌、神经、心脏、血管、气管、胃肠道、血液及腺体等细胞中,在调节细胞的膜电位和兴奋性以及平滑肌舒缩活性中起重要作用。钾通道在不同种类动物的外周和中枢神经系统间都存在差异,早期研究结果提示钾通道对临床相关浓度的全麻药相对不敏感,进而认为钾通道不是全麻药作用的靶位,所以全麻药对钾通道影响的研究总的来说较少。随着研究方法和技术手段的不断进步,近年来一些研究结果提示钾通道可能是全麻药作用的靶位。神经元电压依赖性钾通道对细胞的功能是重要的。研究表明,静脉全麻药对电压依赖性钾电流的作用可能与其临床作用及不良反应有关。氯胺酮以浓度依赖性的方式可逆性地选择性阻滞 BK_{Ca},氯胺酮还可阻滞钙激活的钾通道,钙激活的钾通道抑制可能是氯胺酮引起脑血管收缩的原因。钾通道在同一神经元的不同部位之间分布不相同,其决定着兴奋信号的传递方向和速率。因此,钾通道的阻滞可能与麻醉药的作用有关。

(四)氯通道

氯通道(chloride channel)广泛存在于细胞膜和细胞器膜。氯通道不仅可转运 Cl^-,还可转运 I^-、Br^-、F^-、NO_3^-、PO_4^{3-} 甚至带负电荷

的氨基酸等,因而有人将其称为阴离子通道。在多数情况下,通道对 Cl^- 的渗透性最强。

氯通道的开放与膜电位、细胞内 ATP 的水解、细胞膨胀、细胞内的 H^+ 和 Ca^{2+} 浓度、细胞内的信号分子结合等有关。各种氯通道有不同的单通道电导率、阴离子选择性和调节机制。根据通道的开启机制,可将氯通道分为 5 类:①电压依赖性氯通道,如 CLC 家族氯通道;②蛋白激酶或核苷酸介导的氯通道,如 CFTR(cystic fibrosis transmembrane-conductance regulator,囊性纤维化跨膜传导调节因子);③容量调节性氯通道;④钙激活的氯通道;⑤配体激活的氯通道,如 GABA 激活的氯通道。

(五)配体门控离子通道

配体门控离子通道实际上是离子通道型受体,这类通道在其细胞内或外的特定配体(ligand)与膜受体结合时发生反应,引起通道蛋白发生构型变化,结果使"门"打开。受麻醉药调节的配体门控离子通道主要包括 γ-氨基丁酸$_A$(GABA$_A$)受体、甘氨酸(Gly)受体、烟碱样乙酰胆碱(N-ACh)受体、5-羟色胺受体$_3$亚型(5-HT$_3$)及 α-氨基羟甲基噁唑丙酸(AMPA)受体、红藻氨酸(KA)受体以及 N-甲基-D-天冬氨酸(NMDA)受体等。根据跨膜区域及孔环数量的不同,配体门控离子通道可以分为 3 个超家族。① Cys-loop 受体超家族,其又可进一步细分为 2 个组:一组是阴离子受体,包括 GABA$_A$ 受体和 Gly 受体;另一组是阳离子受体,包括 5-HT$_3$ 受体和 N-ACh 受体。②谷氨酸阳离子受体超家族,包括 AMPA、NMDA 和 KA 受体。③ P$_2$X(ATP 激动门控通道)受体超家族,为阳离子非选择性通道。

在神经系统比较重要的配体门控离子通道有:

1. 谷氨酸受体家族 与离子通道密切相

关的主要包括 NMDA 受体家族和非 NMDA 受体家族。

NMDA 受体家族成员由 NR1、NR2$_A$、NR2$_B$、NR2$_C$ 和 NR2$_D$ 共 5 种亚基构成。NR1 在 NMDA 受体的激活中是必需成分。NMDA 受体广泛分布于中枢神经系统,前脑较为集中,而以海马 CA1 区中及皮质最多,纹状体和隔核次之。NMDA 受体激活后,可增加细胞对钙离子的通透性而使细胞内的钙离子浓度升高。

非 NMDA 受体家族成员是介导快速兴奋性神经传递的重要受体。与 NMDA 受体比较,其主要特征是对选择性兴奋剂反应更快(以毫秒计),而对 Ca^{2+} 的通透性低。非 NMDA 受体可分为 3 个亚类:第一亚类包括 GluR1~GluR4 亚基,对 AMPA 有高度选择性,称 AMPA 受体,其主要介导大多数突触的快速兴奋性突触传导,其中 GluR2 亚基 M2 片段中带正电荷的精氨酸区别于其他亚基的中性谷氨酰胺,对 Ca^{2+} 的通透性有重要影响。谷氨酸和 AMPA 可诱发快速的脱敏反应,在 AMPA 受体上至少已确定 3 个结合位点,包括受体激动药结合位点、影响受体脱敏作用的位点以及通道内结合位点。AMPA 亚型广泛分布于大脑皮质、边缘系统、丘脑,在 GluR2 亚基基因敲除小鼠可使 Ca^{2+} 通透性增加。GluR5~GluR7 亚基和 KA1、KA2 亚基分别组成第二、第三亚类,对 KA 具有选择性,称 KA 选择性受体。

2. 5-羟色胺(5-HT)受体 在目前克隆的 5-HT 受体中,除 5-HT$_3$ 受体属于配体门控离子通道外,其余大多数属于 G 蛋白偶联体超家族。5-HT$_3$ 受体与其他的离子通道型受体如 NM-DA 受体、AMPA 受体等同源。受体由 5 个亚基组成,其激活可以开放非选择性阳离子通道,允许 Na$^+$ 和 K$^+$ 自由进出,引起快速短暂的去极化电流。当受体被激活,通道开放,神经元去极化。与其他的离子型受体不同的是,组成 5-HT$_3$ 受体的亚基目前仅发现 1 种。该亚基的体外表达也能形成有功能的阳离子通道,提示其他的亚基对于该受体的活性可能并非必需。5-HT$_3$ 受体广泛分布于外周神经系统,在中枢主要分布于低位脑干等部位,在其他脑区如皮质、杏仁核和海马中也有少量存在,但数量少,主要与 GABA 能神经元有关。受体激活后,可使周围神经去极化,引起多种兴奋效应,参与痛反应和呕吐反应。

3. 乙酰胆碱受体(AChR) AChR 是存在于可兴奋组织包括肌肉细胞、自主神经和中枢神经系统的膜蛋白。药理学根据特异性配基的不同,将胆碱受体分为毒蕈碱受体(mAChR)和烟碱受体(nAChR),前者是 G 蛋白偶联受体,而 nAChR 是配体门控离子通道受体,外周和中枢神经系统均有 2 类受体的分布。其中肌型乙酰胆碱受体介导快速的神经肌肉传递;自主神经中的乙酰胆碱能受体与心排血量、血管张力、体温、血糖浓度、渗透压、呼吸和胃肠道张力等密切相关,中枢神经系统中的神经型 nAChR 则与许多麻醉作用,包括记忆、意识和疼痛等有关。

神经型 nAChR 和 GABA$_A$ 受体、甘氨酸受体、5-HT$_3$ 受体等同属于配体门控离子通道超家族成员,基本形状是由嵌在细胞膜上的 5 个亚单位组成的,中间为阳离子通道。神经型 nAChR 分布于脊椎动物的脑、神经节、闰绍细胞、嗜铬细胞。

4. GABA$_A$ 受体 GABA 是脑内最重要的抑制性神经递质,广泛而非均匀地分布于哺乳动物脑内,脑内有约 30% 的突触以 GABA 为神经递质,外周组织仅含微量 GABA。GABA 受体分为 GABA$_A$、GABA$_B$ 和 GABA$_C$ 3 种。GABA$_A$ 受体属配体门控离子通道受体,由

GABA 识别位点、BDZ 识别位点和氯通道三部分组成。激活 GABA 受体后，可使神经细胞膜的氯通道开放，在大多数情况下因细胞内的 Cl^- 浓度低于细胞外，而使氯离子顺浓度梯度进入细胞内，导致细胞内的膜电位增大而产生超极化，并引起快速的抑制性突触后电位（inhibitory postsynaptic potential，IPSP）。许多药物可正向或负向地调节 GABA 能抑制作用，从而产生与焦虑、惊厥、肌肉松弛、镇静、催眠、麻醉、认知等有关的神经、生理和药理效应。$GABA_A$ 与全身麻醉药的作用关系密切，临床常用的麻醉药除氙气、氯胺酮等少数几种麻醉药对该受体的影响较小外，其余均可激活该受体，使之复合氯通道开放，Cl^- 内流，膜超极化，神经元兴奋性减弱。

5. 甘氨酸受体（GlyR） GlyR 介导的抑制性神经传递在哺乳动物中枢神经系统反射活动、随意运动调节和感觉信号的处理中具有重要作用。GlyR 五聚体由 3 个独立的多肽组成：2 个糖蛋白，分别称为 α 和 β 亚单位；另一个为细胞质蛋白，称为 "gephyrin"。5 个跨膜亚单位形成离子通道孔区选择性地通透 Cl^-。GlyR 在脊髓和延髓中以高水平表达，而在中脑、下丘脑和丘脑中较少，高级脑区则不表达。GlyR 的这种分布模式与 Gly 在脊髓和脑干中作为主要的抑制性神经递质发挥作用有关。

（六）其他非选择性阳离子通道

其他非选择性阳离子通道家族还包括酸感受离子通道（ASIC）、辣椒素受体（VR-1）、速激肽受体、Ca^{2+} 激活的非选择性阳离子通道、瞬时感受器电位（TRP）离子通道、环核苷酸门控离子通道等。这些非选择性阳离子通道的激活可以使细胞膜持续去极化，参与簇状放电、突触传递和信号转导等多项生理功能。

二、水通道

水通道蛋白（aquaporin，AQP）是一组特异性通透水的细胞膜通道蛋白，广泛存在于动物、植物和微生物界。AQP 家族有 13 个成员，分别为 AQP0~AQP12。AQP0、AQP1、AQP2、AQP4、AQP5 和 AQP6 具有对水的高度选择通透性，为 AQP 家族中的水选择性通道亚家族；AQP3、AQP7、AQP9 和 AQP10 之间的基因结构类似，除对水分子通透外，对甘油和尿素等中性小分子也具有通透性，为 AQP 家族中的另一个亚家族，称为水 - 甘油通道（aquaglyceroporin）；AQP8、AQP11、AQP12 的基因结构与上述 2 个亚家族都不同，尚未被归类。

AQP 在哺乳类动物体内的分布极其广泛，除了在与体液分泌和吸收密切相关的多种上皮和内皮细胞高表达外，在一些与体液转运无明显关系的组织细胞如红细胞、白细胞、脂肪细胞和骨骼肌细胞等处也有表达。由于这 13 种 AQP 表达部位及含量的不同，其各自发挥特异的生理功能。近几年来，一些学者通过 AQP 基因敲除小鼠表型分析揭示了 AQP 的生理功能，包括参与尿浓缩机制、腺体的液体分泌、脑水肿、神经元兴奋、细胞迁移等。

三、尿素通道

尿素通道（urea transporter）是特异性通透尿素的膜通道蛋白，有 7 个成员，分别属于 UT-A 和 UT-B 2 个亚家族。UT-A 亚家族包括 6 个成员（UT-A1~UT-A6），由同一基因（Slc14a2）经不同的启动子调控和转录后剪切所产生，其中 4 个成员在肾脏的不同部位表达。UT-B 由另一基因（Slc14a1）表达，UT-B 亚家族只有 1 个成员。UT-B 分布较广，在肾脏、红细胞、脑、心脏、肝、结肠、脾、肺脏、骨骼肌、膀胱、睾丸组织中都有表达。UT-A1、UT-A2、

UT-A3 和 UT-B 介导肾内尿素循环相应部位的尿素通透性,在肾内尿素循环过程中起重要作用,参与尿浓缩机制。

第三节　膜通道的结构、生理功能与相关疾病

一、膜通道的结构

膜通道蛋白可以是单体蛋白,也可以是多亚基组成的蛋白,它们都通过疏水的氨基酸链镶嵌在脂质双层膜中,形成水性通道。

多亚基组成的离子通道通常由多个同一或同源蛋白质亚基结构紧密结合并形成一个补水孔,跨越双层脂膜。这种成孔亚基单元被称为 α 单元,而其他辅助亚基单元则被标注为 β、γ 等。通道最窄处的宽度为 1~2 个原子的直径大小。传输离子通过细胞膜的过程相当快,如同自由流体流过一般。不同的通道其允许通过的离子不同(例如 Na^+、K^+、Cl^-等),门控方式也不一样,甚至组成亚基单元等结构也有区别。大部分通道包括与神经冲动有关的电压门控通道都是由 4 个亚基单元构成的,每个亚基单元由 6 个螺旋形跨膜区组成。在激活时,这些螺旋体会移动并开启中间的孔。其中 2 个螺旋体被 1 个形成孔的环所分开,这个结构决定了选择通过的离子类型及其传导性。

水通道和尿素通道是单体蛋白质跨越双层脂膜形成的孔道,没有门控,但某些成员可在细胞膜中形成同源多聚体。

二、膜通道的生理功能

膜通道是细胞快速变化的生物学过程的一个关键结构,其主要功能有:

1. **形成细胞生物电现象**　离子通道介导的易化扩散是神经、肌肉和腺体等可兴奋细胞产生静息电位的基础,也是这些细胞完成其生理功能的前提。钠和钙通道主要调控去极化,钾通道主要调控复极化和维持静息电位,从而决定细胞的兴奋性、不应性和传导性。

2. **介导兴奋收缩偶联和兴奋分泌偶联**　在兴奋与收缩、兴奋与分泌之间存在兴奋收缩偶联和兴奋分泌偶联。其中,钙通道的开放导致 Ca^{2+} 内流是偶联的关键环节。提高细胞内的 Ca^{2+} 浓度,从而触发细胞兴奋、肌肉收缩、腺体分泌、Ca^{2+} 依赖性离子通道的开放和关闭、蛋白激酶的激活和基因表达调节等一系列生理效应。

3. **参与细胞跨膜信号转导过程**　在细胞间信息传递的过程中,电压门控离子通道与化学门控离子通道发挥重要作用。参与突触传递的离子通道有钾、钠、钙、氯通道和某些非选择性阳离子通道。

4. **维持细胞的正常形态和体积**　细胞的正常结构和形态有赖于细胞所处环境的渗透压及水的跨膜转运。在高渗环境中,离子通道、尿素通道和水通道介导 Na^+、Cl^- 等离子和尿素进入细胞,水出细胞而调节细胞体积。在低渗环境中,离子通道、尿素通道和水通道介导 Na^+、Cl^- 等离子和尿素流出细胞,水进入细胞。

5. **维持机体水、电解质平衡**　肾脏的尿浓缩机制依赖于肾内的尿素循环机制,使尿素浓度由外髓到内髓逐渐增加,和氯化钠一起形成肾皮质到肾髓质之间的渗透压梯度,从而使肾脏能够有效地浓缩尿液,防止体液和电解质丢失,该过程有离子通道、水通道和尿素通道参与。

三、膜通道相关疾病

膜通道的结构和功能正常是维持生命过程的基础,其基因变异和功能障碍与许多疾病

的发生和发展有关。膜通道病是指膜通道的结构或功能异常所引起的疾病。具体表现在编码膜通道的基因发生突变或表达异常，或体内出现针对膜通道的病理性内源性物质时，膜通道的功能发生不同程度的减弱或增强，导致机体生理功能紊乱，形成某些先天性或后天获得性疾病，主要累及神经、肌肉、心脏、肾脏等系统和器官。迄今为止，研究比较清楚的膜通道病主要涉及钾、钠、钙、氯、水通道领域。

1. 钠通道病 钠通道在大多数兴奋细胞动作电位的起始阶段发挥重要作用，已经发现的钠通道病有高钾型周期性瘫痪、钾离子恶化性肌强直病、先天性肌强直、非典型性肌强直、先天性肌无力、3- 型长 Q-T 间期综合征、Brugada 综合征、原发性心室纤颤、进行性心肌传导缺陷、1- 型假性醛固酮减少症、Liddle 综合征、全面性癫痫热性发作叠加症等。

2. 钙通道病 钙通道存在于机体的不同类型的组织细胞中，参与神经、肌肉、内分泌、生殖等系统的生理过程。已经发现的钙通道病有家族性偏瘫型偏头痛、低钾型周期性瘫痪、2- 型发作性共济失调、6- 型脊髓小脑共济失调、中央脊髓性肌病、恶性高热、Lambert-Eaton 肌无力综合征、癫痫等。

3. 钾通道病 钾通道在所有可兴奋性和非兴奋性细胞的重要信号转导过程中发挥作用，其家族成员在调节神经递质释放、心率、胰岛素分泌、神经细胞分泌、上皮细胞电传导、骨骼肌收缩、细胞容积等方面具有生理功能。已经发现的钾通道病有常染色体显性良性家族性新生儿惊厥，1- 型发作性共济失调，阵发性舞蹈手足徐动症伴发作性共济失调，癫痫，神经性耳聋，1-、2-、5-、6- 型长 Q-T 间期综合征，Jervell 和 Lange-Nielsen 综合征，Andersen 综合征等。

4. 氯通道病 氯通道分布于机体的兴奋性细胞和非兴奋性细胞膜及溶酶体、线粒体、内质网等细胞器的质膜，在细胞兴奋性调节、跨上皮物质转运、细胞容积调节和细胞器酸化等方面具有重要作用。氯通道病有先天性肌强直（Thomsen 型）、隐性遗传全身性肌强直（Becker 型）、囊性纤维化病、遗传性肾结石病、3- 型 Bartter 综合征、Dent 病等。

5. 水通道病 水通道在机体的水盐代谢过程中发挥重要作用，水通道缺失可导致遗传性肾性尿崩症。水通道蛋白还参与脑水肿、肺水肿、肿瘤的发生和转移等过程。

第四节　研究膜通道的工具药

药物对膜通道的作用机制一般分为直接作用和间接作用 2 个方面。药物的直接作用主要通过影响膜通道的基本特性、调节通道的激活、干扰通道的失活以及阻塞通道孔道等方式，使通道功能发生障碍。药物对膜通道的间接作用主要指药物不直接作用于通道，而作用于远离通道门控区域的其他位点，或通过第二信使系统的调控发挥作用。

一、阻滞药

1. 钠通道阻滞药 钠通道阻滞药为阻滞钠电导的毒素，包括河鲀毒素（TTX）、蛤蚌毒素（STX）及芋螺毒素（CTX）等。这些毒素直接作用于钠通道蛋白相应的结合位点上，与通道结合牢固，且不影响通道的门控过程。TTX 存在于河鲀的睾丸、卵巢、肝、脾、眼球和血液内。STX 由甲藻产生，在吞食甲藻的蛤等贝壳类中的含量很高，因此又称为石房蛤毒素。CTX 是从海洋软体动物（芋螺属 *Conus*）的毒液中提取出来的小分子肽类毒素。神经元和骨骼肌的钠通道对 TTX 敏感,而心肌对其敏感性低。骨骼肌类钠通道对 CTX 的敏感性高,神经元和心肌对其敏感性低。

2. 钙通道阻滞药　钙通道阻滞药包含许多化学结构各异的化合物,不同的药物对器官和组织的选择性不同。按药物对钙通道的选择性分为选择性钙通道阻滞药和非选择性钙通道阻滞药。选择性钙通道阻滞药包括维拉帕米、加洛帕米、硝苯地平、尼莫地平、尼群地平、氨氯地平、地尔硫䓬等;非选择性钙通道阻滞药包括氟桂嗪、桂利嗪、普尼拉明、哌克昔林等。按药物的化学结构特点及对心血管作用的药理学特点分为二氢吡啶类、苯烷胺类、苯并噻氮䓬类、氟苯桂嗪类、作用于 T 型钙通道的药物类及其他类。

3. 钾通道阻滞药　绿曼巴蛇毒素、伊比利亚蝎毒素、蟹蛛毒素可阻滞钾通道的活性。4- 氨基吡啶(4-aminopyridine, 4-AP)作为非选择性钾通道阻滞药已应用于实验研究,其主要作用是阻滞外向性 K^+ 流,从而影响细胞的膜电位。Tedisamil（KC8857）抑制心房的瞬时外向钾电流,还有阻滞心室肌 I_{Kr}、K_{ATP} 和蛋白激酶 A 激活的氯通道的作用,同时对血管平滑肌钾通道也有抑制作用。胺碘酮(amiodarone)对多种通道有抑制作用,如 I_{Na}、$I_{Ca(L)}$、I_{Kr}、I_{Ks}、I_{to}、I_{KI} 等,降低心房、窦房结、浦肯野纤维的自律性和传导性,明显延长动作电位时程和有效不应期。

Heteropodatoxin 特异性地阻滞 Kv4.2 通道而不影响 Kv1.4 通道。Hanatoxin（HaTx）阻滞 Kv4.2 和 Kv2.1 通道。HaTx 抑制钾通道机制是通过调节通道的门控。Phrixotoxin-2 阻滞 Kv4.2 和 Kv4.3 通道。

苯吡喃衍生物 RP58866 和毛苯吡喃衍生物 RP62719 是内向整流钾电流（I_{KI}）的特异性阻滞药,但 RP62179 对瞬时外向钾电流（I_{to}）、延迟整流钾电流也有一定的抑制作用。四乙胺是最常用的 I_{KI} 阻滞药,但它也抑制 I_K。普罗帕酮(propafenone)阻滞钠通道的作用明显,也可非选择性地抑制 I_{KI},降低 Kir2.1 电流呈时间依赖性和电压依赖性,普罗帕酮抑制 I_{KI} 的作用位点在细胞内侧。

4. 氯通道阻滞药　目前尚无高亲和力的 CLC 家族氯通道阻滞药,Cd^{2+} 和 Zn^{2+} 为 CLC-1 通道阻滞药,DIDS（ 4, 4'-diisothiocyanostilbene-2,2'-disulfonic acid ）为 CLC-2 通道阻滞药,他莫昔芬为 CLC-3 通道阻滞药。

CFTR 通道抑制剂包括 DPC、NPPB、DIDS、SITS、磺酰脲类和磺胺嘧啶磺酰脲类药物。$CFTR_{inh}$-172、GlyH-101 和 PPQ-102 是目前新发现的 CFTR 抑制剂小分子化合物。氟尼酸、DIDS、SITS、NPPB、9-AC、NPA 和咪拉地尔均为钙激活氯通道阻滞药。抗疟药甲氟喹、抗抑郁药氟西汀也是有效的钙激活氯通道阻滞药。

5. 水通道抑制剂　重金属 Hg^{2+}、Au^{3+} 和 Ag^+ 是多数水通道蛋白的强效抑制剂。

6. 尿素通道抑制剂　尿素通道抑制剂包括 UT-B 特异性抑制剂 triazolothienopyrimidine、phenylsulfoxyoxazole、benzenesulfonanilide、phthalazinamine 和 aminobenzimidazole,UT-A 特异性抑制剂 arylthiazole、γ-sultam-benzosulfonamide、aminocarbonitrile butene 和 4-isoxazolamide,以及 UT-B 与 UT-A 的共同特异性抑制剂噻吩并喹啉。噻吩并喹啉在体内通过阻断肾内的尿素循环产生利尿作用。

7. 多通道阻滞药　海螺毒素是海螺捕食时所使用的一组毒素,受其影响的离子通道包括钠、钾、钙等通道,甚至还包括盐碱乙酰胆碱受体。

二、激动剂

1. 钠通道激动剂 蟾毒素(batrachotoxin, BTX)、木藜芦毒素(grayanotoxin, GTX)和乌头碱(aconitine)可持续激活钠通道,在静息电位时就使通道处于激活态,引起钠通道持久激活,这类物质称为钠通道激活剂。北非蝎 α - 毒素(North African scorpion α-toxin)、海洋海葵毒素(sea-anemone toxin, ATX)分别是从北非蝎和海葵中分离出来的碱性水溶性多肽毒素,其受体部位在通道外侧,使钠通道缓慢失活,并增强其持续激活,这类物质被称为钠通道失活态阻滞药。北非蝎 β - 毒素作用于通道外侧,不影响失活过程,使激活曲线向负电压方向移动,通道容易激活。短裸甲藻毒素(brevetoxin, PbTx)和雪卡毒素(ciguatoxin, CTX)使钠通道反复激活,持久活化,电压依赖性激活移向更负的电位。

2. 钙通道激动剂 钙通道激动剂是一类引起心肌和血管平滑肌收缩,促进神经递质和激素分泌的化学物质。大多数激动剂主要作为研究的工具药使用。二氢吡啶类药物的化学结构与硝苯地平相似,但作用和硝苯地平相反。代表性药是 Bay K8644,其主要作用于二氢吡啶类敏感的钙通道。Bay K8644 与通道的激活态结合,使通道蛋白发生构象变化,延长通道的开放时间,增加 Ca^{2+} 内流。Maitotoxin(MTX)是从热带鱼中提取的化学物质,有强心、收缩血管平滑肌和促进神经递质释放等作用,可迅速增加 Ca^{2+} 内流。NA 可增加去极化时钙通道开放的数量。

3. 钾通道开放药 钾通道开放药(potassium channel openers, PCOs)是选择性作用于钾通道,增强细胞膜对 K^+ 的通透性,促进 K^+ 外流的药物。钾通道开放药包括苯并吡咯类(benzopyrans),如克罗卡林(cromakalim)和吡马卡林(bimakalim);氰胍类(cyanoguanidines),如吡那地尔(pinacidil)、P-1075d;吡啶类,如尼可地尔(nicorandil);嘧啶类,如米诺地尔(minoxidil);苯并噻二嗪类,如二氮嗪;硫代甲酰胺类,如 RP25891。作用机制主要是激活血管平滑肌细胞膜上的 K_{ATP} 通道,使钾通道开放,K^+ 外流导致膜超极化,降低电压依赖性钙通道的活性,尤其使二氢吡啶不敏感的钙通道(T 型和 N 型)失活,使胞质内的 $[Ca^{2+}]_i$ 降低,血管平滑肌松弛,血管扩张,血压下降。

4. CFTR 激动剂 目前发现的 CFTR 激动剂主要为嘌呤碱基和黄酮类化合物,尤其黄酮类化合物金雀异黄素是常用的 CFTR 激动剂。

第五节 作用于膜通道的临床用药

一、抗癫痫药

1. 苯妥英钠 苯妥英钠(phenytoin sodium)又名大仑丁(dilantin),为二苯乙内酰脲的钠盐。苯妥英钠可与电压依赖性钠通道结合,阻滞 Na^+ 内流,降低细胞膜的兴奋性,减慢传导,缩短癫痫病灶周围正常细胞的后放电时间,阻止癫痫病灶的异常放电向周围正常脑组织扩散。治疗浓度的苯妥英钠还能选择性地阻滞 L 型和 N 型钙通道,但对哺乳动物丘脑神经元的 T 型钙通道无阻滞作用。本品为常用的抗癫痫药,主要用于癫痫大发作,对单纯局限性发作和综合性局限性发作也有效,在其剂量不引起中枢全面抑制时就能发挥抗癫痫作用。对小发作不但无效,甚至可诱发其产生。

2. 卡马西平 卡马西平(carbamazepine)又称酰胺咪嗪,作用机制类似于苯妥英钠,阻滞钠通道,抑制异常高频放电。该药还可增加脑内的 GABA、5-HT、NMDA 含量。NMDA 激活 NMDA 受体(配体门控离子通道)使通道开放,致使 Ca^{2+}、Na^+ 和 K^+ 通过,引起慢兴奋性突触后电位。卡马西平为广谱抗惊厥药,该药对大发作和部分性发作的疗效较好,对复杂部分发作(如精神运动性发作),大部分也能得到控制和改善,对中枢性疼痛(三叉神经和舌咽神经痛)的疗效优于苯妥英钠。

3. 托吡酯 托吡酯(topiramate)的抗癫痫机制包括阻滞电压门控钠通道、增强 GABA 诱导的 Cl^- 内流,以及阻断红藻氨酸谷氨酸受体。托吡酯对全身性发作、部分性发作、原发性癫痫或继发性癫痫均有一定的疗效。

4. 唑尼沙胺 唑尼沙胺(zonisamide)能阻滞电压依赖性钠通道和 T 型钙通道,也是较弱的碳酸酐酶抑制剂。唑尼沙胺的抗癫痫作用主要与阻滞钠通道、减少电压依赖性的 Ca^{2+} 内流有关。本品对癫痫病灶的异常放电有抑制作用,适用于治疗癫痫大发作、小发作、局限性发作、精神运动性发作及癫痫持续状态。

5. 乙琥胺 乙琥胺(ethosuximide)属琥珀酰亚胺类,作用机制与抑制 T 型钙通道有关。丘脑在小发作时出现的 3Hz 异常放电中起重要作用,本品可抑制丘脑细胞低阈值 T 型 Ca^{2+} 电流,从而抑制 3Hz 异常放电的发生。在高于治疗浓度时,还可以抑制 Na^+, K^+-ATP 酶,抑制 GABA 氨基转移酶。

6. 丙戊酸 丙戊酸(valproate)的化学名称为二丙基乙酸,该药的作用机制尚不十分清楚,可能与抑制电压依赖性钠通道有关。近来有报道,该药具有阻滞 T 型钙通道的作用。丙戊酸为广谱抗癫痫药,对各种类型的癫痫发作都有一定的疗效。

7. 拉莫三嗪 拉莫三嗪(lamotrigine)为苯基三嗪衍生物,其药理作用及特点类似于苯妥英钠和卡马西平,作用机制是通过作用于频率依赖性钠通道,减慢电压门控钠通道失活态的恢复速率,因而阻止病灶的异常放电。也可能是作用于电压门控钙通道,减少脑内递质释放,抑制神经元过度兴奋,间接调节细胞内和细胞间信号紊乱。

8. 氟桂利嗪 氟桂利嗪(flunarizine)为双氟化哌啶的衍生物,是一种非特异性的钙通道阻滞药。氟桂利嗪除了阻滞钙通道外,还可选择性地阻滞电压门控钠通道,其抗癫痫机制类似于苯妥英钠。氟桂利嗪可抑制钠通道开放激活剂藜芦定的作用,它可阻滞神经元钠电流,而且主要作用于失活态下的钠通道,使膜电位负值增加,从而增加膜钠通道的失活。其抗惊厥谱广,特点是抗电休克惊厥的作用较强,对戊四氮引起的阵挛性惊厥无效。

9. 苯巴比妥 苯巴比妥(phenobarbitone)系巴比妥酸的衍生物,作用机制可能与增强 GABA 的功能,延长 GABA 所引起的氯通道开放的时间或降低氯通道的电阻,促进细胞膜的超极化,降低其兴奋性有关。高浓度的苯巴比妥也能抑制钠、钾和钙通道。苯巴比妥以其起效快、疗效好、毒性低等优点,用于防治癫痫大发作及静脉注射治疗癫痫持续状态,对单纯性局限发作及精神运动发作亦有效,但对失神性小发作无效。

二、治疗心血管系统疾病的药物
(一)Ⅰa 类钠通道阻滞药

1. 奎尼丁 奎尼丁(quinidine)在低浓度(1μmol/L)时即可阻滞 I_{Na} 和 I_{kr},较高浓度可阻滞 I_{Ks}、I_{K1}、I_{to} 及 $I_{Ca(L)}$。奎尼丁阻滞激活态的钠通道,并使通道复活减慢,因此显著抑制异位起搏活动和除极化组织的传导性、兴奋性,并延长除极化组织的有效不应期(ERP)。奎尼丁阻滞钠通道、延长动作电位时程(APD)的作用也使大部分心肌组织的不应期延长。奎尼丁阻滞多种钾通道,延长心房、心室和浦肯野细胞的 APD,这种作用在心率慢时更明显。奎尼丁还可减少 Ca^{2+} 内流,具有负性肌力作用。奎尼丁为广谱抗心律失常药,适用于心房纤颤、心房扑动、室上性和室性心动过速的转复和预防,以及频发室上性和室性期前收缩的治疗。

2. 普鲁卡因胺 普鲁卡因胺(procainamide)对心肌的直接作用与奎尼丁相似。普鲁卡因胺降低自律性,减慢传导,延长大部分心脏组织的 APD 和 ERP,对房性、室性心律失常均有效。

(二)Ib 类钠通道阻滞药

1. 利多卡因 利多卡因(lidocaine)对激活和失活态的钠通道都有阻滞作用,当通道恢复至静息态时,阻滞作用迅速解除,因此利多卡因对除极化组织(如缺血区)的作用强。心房肌细胞的 APD 短,钠通道处于失活态的时间短,利多卡因的阻滞作用也弱,因此对房性心律失常的疗效差。利多卡因抑制参与动作电位复极 2 相的少量 Na^+ 内流,缩短浦肯野纤维和心室肌的 APD,使静息期延长。利多卡因对正常心肌组织的电生理特性影响小,对除极化组织的钠通道(处于失活态)阻滞作用强,因此对于缺血或强心苷中毒所致的除极化型心律失常有较强的抑制作用。利多卡因能减小动作电位 4 相除极速率,提高兴奋阈值,降低自律性。利多卡因的心脏毒性低,主要用于室性心律失常,如急性心肌梗死或强心苷中毒所致的室性心动过速或心室纤颤。

2. 苯妥英 苯妥英(phenytoin)的作用与利多卡因相似,抑制失活态的钠通道,降低部分除极的浦肯野纤维 4 相自发除极速率,降低其自律性。与强心苷竞争 Na^+, K^+-ATP 酶,抑制强心苷中毒所致的迟后除极。本品主要用于治疗室性心律失常,特别对强心苷中毒引起的室性律失常有效。

3. 美西律 美西律(mexiletine)的电生理作用与利多卡因相似,用于室性心律失常,特别心肌梗死后急性室性心律失常有效。

(三)Ic 类钠通道阻滞药

1. 普罗帕酮 普罗帕酮(propafenone)明显阻滞钠通道的开放态和失活态,减慢心房、心室和浦肯野纤维的传导。抑制钾通道,延长 APD 和 ERP,但对复极过程的影响弱于奎尼丁。适用于室上性和室性期前收缩、室上性和室性心动过速伴发心动过速和心房颤动的预激综合征。

2. 氟卡尼 氟卡尼(flecainide)抑制钠通道的作用强于 Ia、Ib 类药物,明显减慢心肌细胞 0 相最大上升速率,并减慢心脏传导。本品对 I_{Kr} 和 I_{Ks} 有明显的抑制作用。本品属广谱抗快速性心律失常药,可用于室上性和室性心律失常。

(四)二氢吡啶类钙通道阻滞药

该类药物包括硝苯地平(nifedipine)、尼群地平(nitrendipine)、尼莫地平(nimodipine)、尼卡地平(nicardipine)、非洛地平(felodipine)、氨氯地平(amlodipine)、尼索地平(nisoldipine)等,是二氢吡啶类钙通道阻滞药,其使细胞内的 Ca^{2+} 降低。主要扩张外周血管,扩张冠状动脉,加速侧支循环,增加冠状动脉血流量。增加左心室射血分数,改善左心室功能。用于治疗高血压、缺血性心脏病和心力衰竭,尤其适用于治疗冠心病合并高血压的患者。

(五)苯烷胺类钙通道阻滞药

1. 维拉帕米 维拉帕米(verapamil)又名

异搏定(isoptin),通过降低舒张期自动除极化速率,使窦房结冲动发放频率减慢。也能抑制窦房结及房室结的电活动。维拉帕米在钙通道的结合点位于内侧,易进入胞内。在胞内维拉帕米既能激活磷酸二酯酶活性,促进钙调素与游离钙结合,又可直接抑制胞内收缩蛋白的功能,所以其对心脏的负性肌力作用特别强。

2. 噻帕米　噻帕米(tiapamil)又称异搏静,和维拉帕米一样可减慢房室传导及舒张冠状动脉,但对心脏的负性肌力作用较弱。噻帕米与其他 CEBs 不同的特点主要是其同时具有显著的阻滞胞膜钠通道的作用。

(六)苯并噻氮䓬类钙通道阻滞药

地尔硫䓬(diltiazem,硫氮䓬酮)为 1,5-苯噻嗪衍生物,能抑制房室结传导及延长其不应期,适于治疗阵发性室上性心动过速。能明显抑制窦房结自律性而减慢心率。地尔硫䓬对大的冠状动脉及侧支循环均有舒张作用,增加侧支循环血流量。地尔硫䓬亦能舒张外周血管,降低血压。

(七)氟苯桂嗪类钙通道阻滞药

氟桂利嗪(flunarizine)是选择性钙通道阻滞药,其选择性表现在对正常细胞内的 Ca^{2+} 稳定性无影响,只选择性地阻滞病理性过多的 Ca^{2+} 进入细胞内,如阻断去甲肾上腺素、K^+、TXA_2 及 PGF_2 刺激引起的 Ca^{2+} 内流。选择性亦表现在对不同器官血管作用敏感性的差异,其顺序为基底动脉>颈内动脉>隐静脉>胃、脾动脉>冠状动脉>胫骨动脉。氟桂利嗪主要用于治疗脑血管功能障碍,如脑血管性痴呆及脑供血障碍,能增加智力、改善记忆。

桂利嗪(cinnarizine)与利多氟嗪(lidoflazine)皆为氟苯桂嗪的同系物。桂利嗪对脑缺血、缺氧及偏头痛等有一定疗效。利多氟嗪可治疗心绞痛。

(八)其他钙通道阻滞药

1. 普尼拉明　普尼拉明(prenylamine)又称心可定(segontin)、双苯丙胺。其主要作用特点是在阻滞胞膜钙通道的同时,亦可阻滞胞膜钠通道。具有抑制窦房结及房室结功能的作用,也可防止心血管细胞内 Ca^{2+} 过多引起的损害,负性肌力作用较弱。临床主要用于心绞痛、心肌梗死及冠状动脉粥样硬化、室性期前收缩、室性心动过速等。

2. 苄普地尔　苄普地尔(bepridil)兼有阻滞钙通道及钠通道的双重作用。苄普地尔能减少心肌细胞动作电位 0 期除极速度,延长心房、心室有效不应期的时间,缩短浦肯野纤维动作电位时间,延长心室动作电位时间。另外,也具有舒张冠状动脉和外周血管及负性肌力、负性频率作用。

3. 哌克昔林　哌克昔林(perhexiline)阻滞 Ca^{2+} 内流及舒张冠状动脉的作用均较弱,基本无负性肌力作用。近年本品用于防治劳累性心绞痛取得良好效果。

(九)钾通道药物

1. 胺碘酮　胺碘酮(amiodarone,乙胺碘呋酮,安律酮)的结构与甲状腺素类似。胺碘酮对多种心肌细胞膜钾通道有抑制作用,如 I_{Kr}、I_{Ks}、I_{to}、I_{KI},明显延长 APD 和 ERP。对钠通道及钙通道亦有抑制作用,降低窦房结和浦肯野纤维的自律性、传导性。此外,胺碘酮尚有非竞争性拮抗 α、β 肾上腺素能受体作用和扩张血管平滑肌作用,扩张冠状动脉,增加冠状动脉流量,减少心肌耗氧量。临床上治疗心房扑动、心房纤颤和室上性心动过速效果好。

2. 溴苄铵　溴苄铵(bretylium)能延长浦肯野纤维和心室肌的动作电位时程和有效不应期,提高心室纤颤阈值,用于治疗心室纤颤有一定疗效。

3. 索他洛尔 索他洛尔（sotalol）阻断 β 受体，降低自律性，减慢房室结传导。阻滞钾通道，延长心房肌、心室肌和浦肯野纤维动作电位时程和有效不应期，延长心房肌和心室肌复极时间。对浦肯野纤维的作用强于心室肌。临床用于各种严重程度的室性心律失常，也可治疗阵发性室上性心动过速及心房颤动。

4. 多非替利 多非替利（dofetilide）是特异性阻滞 I_{Kr} 的药物，属广谱抗心律失常药物，可用于各种类型的室上性和室性心律失常。

三、治疗其他疾病的药物

1. 磺酰脲类降血糖药 磺酰脲类降血糖药主要阻滞 ATP 敏感钾通道（K_{ATP}）而发挥药理作用，K_{ATP} 通道也成为重要的治疗靶点。硫脲类化合物是目前最有效的 K_{ATP} 阻滞药，用于治疗非胰岛素依赖型糖尿病。其中格列苯脲是经典的被用于研究 K_{ATP} 功能的工具药，作用于胰岛 β 细胞上的 K_{ATP} 通道，引起膜去极化，触发动作电位，导致钙通道激活而开放，Ca^{2+} 进入细胞进而促进胰岛素的释放。

2. 米诺地尔 米诺地尔在体内代谢成米诺地尔 N–O 硫酸盐后开放 K_{ATP}，K^+ 外流，使血管平滑肌超极化，进而使血管平滑肌舒张，血压下降。由于反射性增加交感神经活性，从而使心率、心肌收缩力和心排血量增加。米诺地尔还可反射性兴奋肾脏的 α 受体，增加肾小管对 Na^+ 的重吸收，引起水钠潴留。临床上与利尿药和 β 受体拮抗药合用，治疗顽固性高血压。

3. 二氮嗪 二氮嗪（diazoxide）可激活小动脉平滑肌细胞的 K_{ATP}，使血压下降。也反射性兴奋交感神经，使心率加快、心排血量增加、水钠潴留。此外，二氮嗪尚可激活 B 细胞的 K_{ATP}，抑制胰岛素分泌而升高血糖。

第六节 麻醉药与膜通道

一、吸入麻醉药麻醉作用的离子通道机制

高浓度的吸入麻醉药可以抑制钠通道，从而减慢轴突传导、提高动作电位阈值及减慢动作电位上升的速度。临床剂量的吸入麻醉药可以抑制突触前钠通道，减少神经递质和兴奋性氨基酸的释放。吸入麻醉药抑制钠电流的确切机制至少有 2 个：①非电位依赖性地抑制静息或开放的钠通道；②使失活的钠通道向超极化转移，导致电位依赖性抑制。麻醉药对钠通道有显著的应用依赖性阻滞，说明其优先与失活态的钠通道相互作用。

多种吸入麻醉药通过不依赖电压的峰电流阻滞和在电压依赖下的超极化所致的稳定态失活 2 种方式抑制 Nav1.2。异氟烷和其他吸入麻醉药抑制多种钠通道，包括 Nav1.2、Nav1.4、Nav1.5 和 Nav1.6，但不影响 Nav1.8 通道。吸入麻醉药在临床浓度下抑制神经末梢和背根神经节神经元的钠通道，并影响神经递质释放。异氟烷对钠通道的影响主要是通过抑制钠电流的大小并且影响钠通道的失活态。吸入麻醉药对突触前钠通道的抑制能够减少神经递质释放和突触传导。异氟烷抑制海马轴突动作电位的传导，也能抑制脊髓背根神经节神经元和神经末梢的钠通道。

大多数在临床具有全麻效果的吸入麻醉药能影响兴奋性突触后传导，具有明显的催眠和遗忘效果。吸入麻醉药可能具有多个靶点，钙通道是其中之一。N 型钙通道对吸入麻醉药较其他钙通道亚型更敏感。吸入全麻药可特异性地作用于 N 型钙通道而影响细胞内的 Ca^{2+} 浓度。异氟烷抑制 N 型钙电流的峰值，加快其失活的速度。G 蛋白的激活减弱吸入

全麻药对 N 型钙电流的抑制作用,而吸入全麻药可以抑制 G 蛋白的激活。

吸入麻醉药还可以抑制电压依赖性钙通道的 Ca^{2+} 内流,从而抑制突触的信号传递。临床浓度的异氟烷抑制 P12 细胞及海马神经元细胞内神经递质的释放,机制可能是直接提高细胞内的 Ca^{2+} 浓度。异氟烷可以明显抑制丘脑皮质神经元细胞膜 T- 型钙通道的峰电流。由于神经兴奋和突触传递方面的重要作用,电压门控钙通道可能是全麻药的重要作用部位。在犬和小鼠的整体实验证实,应用维拉帕米等钙通道阻滞药能够显著降低氟烷的 MAC,钙通道阻滞药具有加强麻醉的作用。脑神经元低电压激活(low voltage activated, LVA)钙通道主要由 T 型钙通道组成,可以被较小的神经元去极化所激活;而高电压激活(high voltage activated, HVA)钙通道由 Q 型钙通道组成,需要较大的神经元去极化才能激活。氟烷和异氟烷均能够抑制海马锥体细胞的 HVA 和 LVA 钙电流,且对 2 种钙电流的抑制程度相似。氟烷明显抑制垂体 GH3 细胞上的 HVA 和 LVA,并呈剂量依赖性关系。但其降低 HVA 钙电流的作用较 LVA 电流的作用强,进一步的研究表明,氟烷可以增加海马神经元 HVA 钙通道的失活速度,但对海马神经元 HVA 钙通道的激活速度无显著影响。

吸入全麻药中,乙醚和氟烷可通过增加 K^+ 通透性,使大鼠海马神经元膜电位超极化,1.5%~5% 的异氟烷和 1%~5% 的恩氟烷可使大鼠和人的皮质或海马神经元超极化。在大鼠的蓝斑注射钾通道抑制剂,可以使右美托咪定(dexmedetomidine)的催眠作用减弱。

高浓度的氟烷、异氟烷、甲氧氟烷和三氯甲烷可以抑制 Shaker 类的钾通道,并对受体状态有依赖性。ATP 敏感钾通道并不能改变

异氟烷的 MAC 值,对这种通道的研究更多地集中在心脑缺氧保护方面,如异氟烷的脑保护作用也许就来自于该通道的开放。

目前认为中枢神经系统中的 A 型 $\gamma-$ 氨基丁酸受体(γ-aminobutyric acid type A receptor, $GABA_A$-R)是吸入麻醉药作用的靶点之一。一些吸入麻醉药也可以作用于其他离子通道,如 N- 甲基 -D- 门冬氨酸(N-methyl-D-aspartic acid, NMDA)受体通道、烟碱型乙酰胆碱受体(n-acetylcholine receptor, nAChR)通道和电压门控离子通道(voltage-gated ion channel, VGIC)。

$\gamma-$ 氨基丁酸和甘氨酸是大脑内主要的抑制性神经递质,谷氨酸和乙酰胆碱为主要的兴奋性递质,相应的受体通道分别负责脑内主要的突触前、后的抑制性和快速兴奋性传递。因此,吸入麻醉药通过增强 $GABA_A$-R 和甘氨酸通道及抑制 NMDA 受体通道、nAChR 通道的功能可能是吸入麻醉药麻醉的主要机制。GABA 受体分为 3 型,其中 $GABA_A$-R 和 $GABA_C$-R 属于配体门控离子通道,激活后氯通道开放,产生抑制性突触后电位。$GABA_A$-R 广泛分布于中枢神经系统,且对很多临床剂量的全麻药敏感。

NMDA 受体通道是离子型谷氨酸受体的一个亚型,受体上有 Mg^{2+}、Zn^{2+}、H^+ 以及非竞争拮抗剂的作用位点例如 MK-801。通道激活开放时,Na^+、Ca^{2+} 内流及 K^+ 外流增加,其中 Ca^{2+} 内流增加改变最为明显。NMDA 受体通道参与快速的兴奋性突触传递,神经递质释放、神经细胞膜离子通道活动调节等。氙气(xenon)和异氟烷可以在甘氨酸位点竞争性地抑制 NMDA 受体通道,并且比其他突触外受体的抑制作用要强。其他麻醉药如恩氟烷、甲氧氟烷也可以对 NMDA 受体通道产生影响。

神经元型乙酰胆碱受体(nnAChR)是一种门控的阳离子通道,在中枢系统内分布广泛。不同

的神经元型乙酰胆碱受体亚型参与学习记忆，也可以通过突触前机制调节其他递质的释放。氟烷、异氟烷、七氟烷在相当于 0.5MAC 或稍低的剂量时都能剂量依赖性地抑制乙酰胆碱诱导的电流。异氟烷抑制乙酰胆碱电流是由于降低通道开放时间、持续时间、开放概率以及增加通道关闭时间。nnAChR 对吸入麻醉药的高敏感性使它可能在几个麻醉阶段的机制中发挥重要作用。

二、静脉麻醉药麻醉作用的离子通道机制

临床剂量的丙泊酚可以竞争性地抑制箭毒蛙毒素（BTX）与钠通道位点 2 的结合，使突触前膜的 Na^+ 内流减少，而且可以抑制藜芦碱诱发的谷氨酸释放。并且丙泊酚对钠通道的位点 1 和位点 5 无抑制作用，可以推断丙泊酚是通过作用于钠通道失活过程而发挥作用的。

静脉全麻药也可以抑制脑神经元的电压门控钙通道电流。硫喷妥钠、氯胺酮、丙泊酚、戊巴比妥等静脉全麻药可以抑制二氢吡啶与 L 型钙通道的二氢吡啶结合位点的结合，但不抑制维拉帕米与 L 型钙通道的结合，提示静脉全麻药可能通过 L 型钙通道的二氢吡啶结合位点而发挥全麻作用。

背根神经节（DRG）神经元的中枢支和脊髓背角浅层神经元之间形成突触联系，担负着从外周向脊髓的信息传递。巴比妥类药物抑制 DRG 神经元的 L 型钙电流和 N 型钙电流，对 T 型钙电流无影响。丙泊酚抑制 LVA 的 T 型钙电流达 80%，对 HVA 的抑制达 10%~75%，其中对 L 型钙通道的抑制达 75%。另外有研究表明，氟烷对小鼠 HVA 和 LVA 钙通道均具有快速可逆的抑制，对后者更强。有研究表明，脊髓背角神经元的钙通道与 P 物质有着密切的关系。

丙泊酚可抑制门控钙通道，这可能会影响心血管和交感神经的功能，有可能是丙泊酚导致低血压的临床副反应的原因之一。丙泊酚还能直接抑制气道平滑肌的 Ca^{2+} 内流，从而抑制 Ca^{2+} 信号转导，降低气道反应性。丙泊酚呈浓度依赖性地阻滞心肌细胞的钙通道，其对 L- 型钙通道的抑制作用是动作电位时程缩短和负性肌力作用的主要原因。丙泊酚能使钙通道失活曲线向超极化方面移动，但不影响钙通道的激活过程，且丙泊酚的阻滞作用呈频率依赖性，刺激的频率愈快，阻滞作用愈明显，这就提示丙泊酚可能作用于处于激活态的钙通道，加快通道的失活，从而使通道电流减小。

静脉全麻药包括硫喷妥钠、丙泊酚、氯胺酮、咪达唑仑和阿片类药都呈可逆性和浓度依赖性地抑制钾通道，但有效浓度均大于临床相关浓度。对氟哌利多的研究发现，其可抑制电压门控钾通道，减慢神经冲动发放的频率，并产生脊髓感觉传导抑制作用。美索比妥和苯巴比妥可逆性地抑制内向整流钾通道。

丙泊酚可以选择性地调节 $GABA_A$-R，增强 GABA 对通道的门控作用。大剂量时使 $GABA_A$-R 脱敏感，从而抑制中枢神经系统，产生镇静、催眠效应，此时无须 GABA 的参与。丙泊酚对 NMDA 引起的全细胞电流产生一种可逆性的剂量依赖性抑制，最大抑制率达 67%，主要通过降低通道开放频率，而不影响通道的平均开放时间和单通道电导性，此作用与丙泊酚产生麻醉、遗忘和抗痉挛作用有关。

氯胺酮基本上对 $GABA_A$-R 没有作用，其麻醉作用主要是通过抑制 NMDA 受体通道。氯胺酮本身是 NMDA 受体通道的非竞争性拮抗剂，作用特点为具有电压依赖性，单通道研究发现，氯胺酮可直接与孔道内的位点结合，使开放的 NMDA 受体通道发生阻滞，降低通道开放频率和减少平均开放时间，此作用位点可能与 Mg^{2+} 作

用位点重叠。氯胺酮在低于临床剂量下就可以抑制 nAChR 的功能,且对于不同的受体亚型有不同的抑制效果。氯胺酮可阻滞钠通道,从而阻断伤害性刺激的信号转导。氯胺酮抑制垂体 GH3 细胞的钙激活钾通道,减少通道平均开放时间,增加平均关闭时间,而不影响通道的电导值。

依托咪酯(etomidate)、巴比妥类药物可以通过增强 $GABA_A$-R 的抑制性作用而发挥麻醉作用,作用位点主要是受体上的特异性结合位点。

低于临床剂量的硫喷妥钠(thiopentone)可以抑制 α_7 亚型的 nAChR。半数临床有效剂量的硫喷妥钠可以抑制 nAChR 电流,抑制交感神经节突触传递。咪达唑仑(midazolam)可引起钠通道长时间的关闭,麻醉剂量的增加可使其关闭时间延长,开放时间减少。

三、局部麻醉药麻醉作用的离子通道机制

局麻药在低浓度时即可阻断感觉神经冲动的发生和传导,较高浓度时对外周神经、中枢神经、自主神经和运动神经的钠通道都有阻滞作用。使神经纤维的兴奋阈值升高、动作电位 0 期上升降低、传导速度变慢、不应期延长、动作电位幅度降低,最后完全丧失产生动作电位的能力,从而丧失兴奋性和传导性。此时神经细胞膜仍保持正常的静息电位,但对任何刺激不再引起去极化作用。

局麻药通过阻滞神经细胞膜上的电压门控钠通道,使传导阻滞,产生局麻作用。局麻药可以封闭钠通道的内口,且可能与内口处的特殊受体结合,引起钠通道蛋白质构象变化,增加钠通道的失活闸门的关闭概率,阻滞 Na^+ 内流。局麻药对 Na^+ 的内流阻滞作用具有使用依赖性或频率依赖性,即在静息状态下局麻药作用较弱,增加电流刺激频率则局麻药作用加强。局麻药还可以使钠通道的失活曲线向负电位方向移动。

（李英杰　杨宝学）

第八章 麻醉药基因组学

第一节 遗传药理学

一、遗传药理学的发展

药物作用的个体差异与遗传因素有关,研究遗传因素对药物反应影响的学科称之为遗传药理学(pharmacogenetics),它是药理学与遗传学相互交叉渗透而发展起来的一门学科。20世纪50年代,"遗传药理学"正式作为药理学的一个分支发展起来。在遗传药理学的发展史中具有里程碑意义的工作为:① 1956年,Carson等发现对伯氨喹敏感的红细胞内,还原型谷胱甘肽浓度降低是由于葡萄糖-6-磷酸脱氢酶(G-6-PD)缺乏所致;② 1957年,Kalow等证实琥珀胆碱引起的呼吸暂停与血清胆碱酯酶遗传缺陷有关;③ 1960年,Evans等报道了遗传变异对异烟肼代谢率的影响,并提出如何区分快、慢乙酰化代谢者,该研究为遗传药理学的一项经典研究。

药物基因组学(pharmacogenomics)是伴随人类基因组学研究的迅猛发展而开辟的遗传药理学研究的新领域,是遗传药理学的延伸和发展。药物基因组学主要阐明药物代谢、药物转运和药物靶分子的基因多态性与药物作用,包括疗效和不良反应之间的关系。它是以提高药物的疗效及安全性为目标,研究影响药物吸收、转运、代谢、消除等个体差异的基因特性,以及基因变异所致的不同患者对药物的不同反应,并由此开发新的药物和用药方法的学科。

21世纪生命科学的迅速发展,特别是人类基因组计划实施以来,遗传药理学的发展取得了长足的进步。近年来,随着基因组学、蛋白组学和代谢组学等组学理论与技术的不断发展与相互交叉渗透,使遗传药理学的研究方向由单基因变异向多基因、多位点变异转变,同时结合环境等因素综合研究遗传变异对药物效应的影响。多个基于遗传药理学研究的国际性组织相继出现,如国际遗传药理学研究网络(Pharmacogenetics Research Network, PGRN)、个体化治疗生物标记研究中心[Bio-Marker Research Center for Personalized Therapy(BMRC, MoEST)]等,这些组织开发出的生物信息资源如遗传药理学与药物基因组学知识库 PharmGKB(http://www.pharmgkb.org/)等极大地促进了遗传药理学的发展。PharmGKB 作为资源共享知识库,旨在实现全人类的个体化用药。人类基因组单体型图计划(HapMap)是一个多国参与的合作项目,旨在确定和编目人类遗传的相似性和差异性。利用 HapMap 获得的信息,研究人员将能够发现与疾病以及对药物的个体反应差异相关的基因;同时,基因芯片技术的应用使基因多态性的高通量筛选成为可能。全基因组关联分析(genome-wide association study, GWAS)旨在人类全基因组范围内找出存在的序列变异,即单核苷酸多态性(single nucleotide polymorphism, SNP),从中筛选出与疾病及对药物的个体反应差异相关的SNPs。总之,遗传药理学是运用人类基因组及其变异序列信息,在分子水平阐明药物有效性或安全性的基本机制,在临床水平通过多学科的联合阐明药物的相互作用和作用机制,从而指导临床合理用药,提高药物疗效,降低药物不良反应的发生。

二、遗传药理学的基本概念

遗传药理学常用术语有:

1. 基因组学 基因组学(genomics)研究单个细胞中的全部遗传物质,包括 23 对核染色体和线粒体染色体。基因组学研究应该包括 2 个方面的内容：以全基因组测序为目标的结构基因组学（structural genomics）和以基因功能鉴定为目标的功能基因组学（functional genomics）。

2. 遗传药理学　遗传药理学（pharmacogenetics）研究基因变异对药物效应的影响。

3. 药物基因组学　药物基因组学（pharmacogenomics）与遗传药理学相似，研究基因序列的多态性与药物效应多样性之间的关系，即基因本身及其突变体与药物效应的相互关系的一门科学。

4. 表观遗传学　表观遗传学（epigenetics）是研究在 DNA 序列不发生变化的情况下，基因通过激活和失活而产生可遗传变化。表观遗传变化在疾病易感性和药物反应中发挥着重要作用。

5. 密码子　密码子（codon）指的是信使 RNA 链上决定 1 个氨基酸的 3 个相邻的碱基。64 个密码子中，61 个编码氨基酸，3 个终止密码子。由于密码子的简并性（degeneracy），1~6 个密码子共同编码 1 个氨基酸（共编码 20 种氨基酸）。

6. 多态性　多态性（polymorphism）指的是在同一群体中，由于多个不同等位基因的作用，出现 2 种或 2 种以上的变异类型或基因型，每种变异型的频率超过 1%。

7. 单核苷酸多态性　单核苷酸多态性（single nucleotide polymorphism，SNP）指在基因组上单个核苷酸的变异所引起的 DNA 序列多态性，大约平均每 1 000 个碱基就有 1 个 SNP。SNP 多发生连锁不平衡。

8. 连锁不平衡　连锁不平衡（linkage disequilibrium，LD）指不同的遗传标记间存在的非随机组合，描述的是在一个随机群体中，基因组中遗传位点的等位基因在同一单倍体中连锁出现的频率高于随机出现的频率。

9. 等位基因　等位基因（allele）是在一对同源染色体上的同一位置控制着相对性状的基因。个体继承的 2 个等位基因分别来自于父母。不同的等位基因产生不同的遗传性状，例如头发的颜色和人的血型。2 个等位基因共同确定 1 种基因型。纯合子指同一位点上的 2 个等位基因相同的基因型个体。杂合子指同一位点上的 2 个等位基因不同的基因型个体。

10. 线粒体 DNA　线粒体 DNA（mitochondrial DNA）指存在于线粒体内的单链环状染色体 DNA，遗传方式为母系遗传。标准的 DNA 提取方法只能够分离核 DNA，线粒体 DNA 的提取需要特殊的方法。

11. 基因型　基因型（genotype）指某一生物个体全部基因组合的总称或某一特定基因座上的等位基因组成类型。基因多态性分为 3 种：野生纯合子（wt/wt）、突变杂合子（wt/v）、突变纯合子（v/v）。

12. 表型　表型（phenotype）是基因型所表达的，能够显示出的遗传性状。除了能够直接观察到的性状（例如头发的颜色、疾病的发生与否）外，借助各种手段检测到的结果例如细胞的形态、酶的活性、化验的结果等都是某种基因型所决定的表型，通常是基因型和环境共同作用的结果。

13. 野生型　自然群体中获得的，非人工诱变的表型称为野生型（wild-type）。

14. 突变型　与野生型相对，经过人工诱变所获得的表型称为突变型（variant）。

15. 群体分层　某遗传基因的等位频率在病例组和对照组间存在显著性差异，但该基因并不与疾病表型相关，则认为该研究中存在群体分层（population stratification）现象。群体分层机制复杂，对遗传关联分析的直接影响是可能导致结果偏倚。

三、遗传药理学的研究内容

遗传药理学主要是研究基因变异对药物效应的影响，主要涉及药物代谢酶、转运蛋白及受体基因多态性方面的研究。大量研究表明，某种或某些与药物代谢、转运相关的酶或者蛋白缺乏就会导致药物的药动学和药效学发生改变，进而影响药物的有效性及毒性。因此，阐明药物代谢酶、转运蛋白、受体及靶蛋白的基因多态性是遗传药理学的重要任务。

（一）药物代谢酶的基因多态性

药物在体内主要通过肝内药物代谢酶催化的氧化、还原、水解和结合反应，活化、失活或转变为其他物质而排出体外。其中细胞色素 P450（cytochrome P450, CYP）属于亚铁血红素 - 硫醇盐蛋白超家族，是参与内源性物质（如胆红素）和外源性物质（如药物）氧化代谢的主要酶系；在人类有功能意义的同工酶已有 50 种，通过研究 CYP 酶活性表型分布规律及其基因型功能意义，多种 CYP 酶活性的个体或种族差异的遗传机制已经得到阐明。其中 CYP3A4 亚族参与约 50% 的药物的代谢，CYP2D6 是最具有多态性的酶系，CYP2D6、CYP2C9、CYP2C19 基因多态性是遗传药理学的研究热点。

1. CYP2C9　编码人类细胞色素酶 CYP2C9 蛋白的基因定位于 10q24.2，含 9 个外显子，全长 55kb，编码 490 个氨基酸的蛋白质。编码区的 11 种单核苷酸多态性（SNP）依次被编为 *2~*12，*1 则定义为无突变的野生型。现目前研究较多的是 CYP2C9*2~*6，其中 *2、*4 和 *5 在白人和黑人中频率较高，但在中国人群中却极低或为 0。CYP2C9*3 是中

国人中已知的主要突变等位基因，其频率为 2.1%~4.5%，低于白人的 4.3%~16.2%，但高于黑人的 0.6%~2.0%。经 CYP2C9 代谢的药物有丙泊酚、华法林等。CYP2C9 表型多态性具有种族差异。CYP2C9 基因多态性影响丙泊酚的代谢过程，携带 CYP2C9*2/*2 的患者血药浓度高于杂合突变（CYP2C9*1/*2）和野生型（CYP2C9*1/*1）患者，但 CYP2C9*2/*2 的纯合突变型在人群中出现的频率较低。

2. CYP2C19　CYP2C19 基因至少存在 18 种等位基因，其中 *2 和 *3 是中国人群中最常见的 2 种等位基因，分别为 CYP2C19 基因 c.681G>A 和 c.636G>A 的点突变。这些点突变引起 CYP2C19 基因编码的酶活性丧失，代谢底物的能力减弱，从而引起相关药物代谢的个体差异，导致相关药物对于不同患者的疗效明显不同。根据 CYP2C19 不同等位基因的功能缺失，分为快代谢基因型（CYP2C19*1/*1）、中间代谢基因型（CYP2C19*1/*2 和 *1/*3）和慢代谢基因型（CYP2C19*2/*2、*2/*3 和 *3/*3）。CYP2C19 基因多态性与苯二氮䓬类药物的代谢减低、半衰期延长有关，如携带 CYP2C19*2/*2 者比 *1/*1 携带者体内的地西泮半衰期长 4 倍，且全身麻醉的苏醒时间延迟。

3. CYP2D6　CYP2D6 仅占肝脏中 CYP 总量的 1%~2%，但已知其催化代谢的药物却多达 80 种。CYP2D6 同工酶是 CYP2 家族中受遗传变异影响较大的一种同工酶，迄今为止，已经发现 CYP2D6 的等位基因多达 80 余种，大部分突变基因所编码的 CYP2D6 酶活性降低或缺乏，而存在基因重复或基因增殖的基因亚型所编码的 CYP2D6 酶活性则增强，药物浓度可相差 30~50 倍，导致显著的疗效差异。由于这些基因的变异，导致不同代谢亚群的产生：

慢代谢者（poor metabolizer，PM）、中等代谢者（medium metabolizer，IM）、快代谢者（extensive metabolizer，EM）、超快代谢者（ultrarapid metabolizer，UM），这些表型的发生频率存在种族差异，如5%~10%的欧洲高加索人是PM，而这种亚型在东南亚的频率仅为1%~2%。可待因是通过CYP2D6转化为吗啡发挥镇痛作用的，由于基因突变和基因重复增殖，使其表型在种族和个体之间表现出极大的差异，中国人群的基因复制发生率很低，可使可待因的代谢较慢，容易出现对镇痛作用的耐受性。另外，曲马多、美沙酮的药物代谢也受到CYP2D6基因多态性的影响，表现为血药浓度的改变。

部分药物的代谢是在肝外进行或者是在肝脏内外同时进行的，药物代谢涉及的肝外部位包括血浆、皮肤、脑、肺、肾脏、肾上腺、胃肠道和其他组织，这些组织器官的药物代谢酶基因多态性对药物效应的个体差异同样起着重要作用。

（二）药物转运蛋白的基因多态性

细胞摄取药物的主要途径是被动扩散，但细胞膜上的转运蛋白在细胞摄取药物的过程中也起重要作用。如P糖蛋白参与很多药物的能量依赖性跨膜转运，包括一些止吐药、镇痛药和抗心律失常药等。P糖蛋白的氨基酸上含有2个糖基化的结构，因此称为P糖蛋白。编码P糖蛋白的基因 MDR1（multidrug resistance 1）位于7q21~23，是发现的第一个多药耐药基因。MDR1基因存在SNPs，且已证实 MDR1 基因多态性能够引起药物在吸收和消除过程产生个体差异。例如麻醉镇痛药吗啡是P糖蛋白的转运底物，该转运蛋白可限制吗啡进入中枢，因此 MDR1 基因多态性在一定程度上能够影响 μ 受体上的吗啡浓度。研究发现 MDR1C3435T 突变纯合子（TT）携带者的吗啡镇痛效应比野生型纯合子（CC）携带者强。另外，进一步研究表明其他转运蛋白在外源性物质的转运方面可能也起重要作用。

（三）药物作用靶点的基因多态性

大多数药物主要通过与特异性的靶蛋白相互作用而发挥药理作用，药物的主要靶点为受体、酶或蛋白，主要机制是影响细胞信号转导、细胞周期控制以及影响其他细胞事件。分子生物学研究表明，许多药物靶点的编码基因具有多态性，如吸入麻醉药通过GABA受体发挥麻醉效果。全麻苏醒期躁动是儿童麻醉后的主要问题，一项研究发现，学龄前儿童使用七氟烷麻醉后，携带GABRγ-3145 AA基因型的患儿较非AA基因型的患儿发生躁动的频率更高。再如体内分布广泛的阿片受体至少存在8种亚型，在中枢神经系统内至少存在4种亚型：μ、κ、δ、σ，吗啡类药物对不同亚型阿片受体的亲和力和内在活性均不完全相同。阿片类作用于受体后，引起膜电位超极化，使神经递质释放减少，从而阻断神经冲动的传递而产生镇痛等各种效应。在阿片类受体中 μ 阿片受体能够介导吗啡、海洛因、芬太尼、美沙酮等临床重要的阿片类镇痛药的药理作用，因此研究 μ 阿片受体的结构和功能具有重要的临床意义。μ 受体基因定位于6q24~25，含4个外显子和3个内含子。目前为止，已发现该基因的5个位点上可发生单核苷酸多态性，分别为C17T、G24A、A118G、G779A和G942A，不同的SNP使得不同个体间 μ 阿片受体基因的表达水平有差异，对疼痛刺激的反应也有差异，对阿片药物的反应也不同。

四、遗传药理学的研究方法

作为遗传学与药理学相互交叉渗透而建立的一门学科，遗传药理学的研究方法既包含遗传学的研究方法，同时也包含药理学的研究方法。

经典的遗传药理学研究方法为通过双生子法以筛查遗传作用是否存在,然后进行家系研究从而确定新的引起药代动力学个体差异的遗传药理学现象。

1. 双生子研究　是人类遗传学研究中的重要方法,通过比较同卵双生子和异卵双生子的表型变异从而确定遗传因素对表型变异的影响。同卵双生子由于具有相同的基因,因此同卵双生子之间的任何差异均是由环境因素引起的。而异卵双生子虽遗传特征不完全相同,但同一对异卵双生子所处的环境与非双生子相比有更多的相似性,因此双生子法对研究遗传因素对表型变异的影响具有重要意义。

2. 系谱研究　经过双生子研究发现遗传因素可能在表型变异中起重要作用后,可进行系谱研究按照孟德尔遗传定律确定其遗传方式。在早期的研究中,运用系谱研究发现双香豆素、保泰松等代谢的个体差异均是按孟德尔多基因方式遗传的。

近年来,随着基因克隆和重组技术的发展,使得遗传药理学可以从蛋白质、mRNA和基因水平对药物代谢过程中涉及的基因及其多态性进行分析。DNA变异包括同义突变、错义突变、无义突变、终止密码突变、缺失、重复和倒位,如在基因的重要区域出现基因的缺失、插入、点突变及单个核苷酸异常均有可能引起遗传疾病的发生。遗传药理学的现代研究方法比较重要的有以下几种。

(1)核酸分子杂交技术:核酸分子杂交包括液相分子杂交和固相分子杂交,目前较为常用的为固相分子杂交技术。固相分子杂交将待测的靶核苷酸链预先固定在固体支持物上(常用硝酸纤维素膜和尼龙膜),游离在溶液中的探针通过分子杂交,使杂交分子留在支持物上。常用的核酸分子杂交技术为DNA印迹法,

该技术在遗传疾病的诊断和PCR产物分析方面具有重要意义。

(2)聚合酶链反应:聚合酶链反应(polymerase chain reaction, PCR)是利用DNA双链在高温(95℃)时变性成为2条单链DNA模板,低温(60℃左右)时引物与单链按碱基互补配对的原则结合,再调温度至DNA聚合酶的最适反应温度(72℃左右),DNA聚合酶沿着磷酸到五碳糖(5'-3')的方向合成互补链。双链DNA在多种酶的作用下可以变性解旋成单链,在DNA聚合酶的参与下,根据碱基互补配对原则复制成同样的2分子拷贝。在实验中发现,DNA在高温时也可以发生变性解链,当温度降低后又可以复性成为双链。因此,通过温度变化控制DNA的变性和复性,加入设计引物,DNA聚合酶、dNTP就可以完成特定基因的体外复制。PCR使得在生物体外很短的时间内获得大量的目的基因成为可能,且其灵敏度高、特异性强、操作简便,因而广泛应用于遗传药理学研究中。

(3)全基因组关联分析:全基因组关联分析(genome-wide association study, GWAS)是一种在人类全基因组范围内筛查与人类复杂疾病和药物疗效关联的序列变异的方法。它根据HapMap计划所发现的人类基因组SNP位点,利用统计学的方法,分析病例与对照的关联性,以此来确定引起复杂性疾病或决定药物效应的可能基因,即易感基因。目前为止,GWAS已经确定了250多种与常见疾病相关的SNPs。GWAS对药物基因组学及个体化用药的发展具有重要的意义。

(4)外显子组测序技术:外显子组测序技术(exome sequencing)是指利用序列捕获技术将全基因组外显子区域DNA捕捉并富集后进行高通量测序的基因组分析方法。外显子组的序列仅占全基因组序列的1%左右,但约

85%的致病突变位于外显子区。因此,采取有效策略获得完整的编码序列(全外显子组)有助于帮助人们对于疾病的认识。该技术远比进行全基因组序列测序更简便、经济、高效,其目标区域覆盖度也更高,便于变异检测。

第二节　麻醉药基因组学

临床麻醉中麻醉药及其辅助用药的治疗个体化差异备受关注,阐明麻醉药与转运蛋白、作用靶点和代谢酶的基因多态性之间的关系是当前研究的热点。已经发现,麻醉药的药效学及药动学与相关基因多态性存在密切联系,并为患者提供了更加合理的麻醉用药使其安全平稳地度过手术期。

基因多态性是药物基因组学的研究基础。麻醉药效应相关基因所编码的酶、受体、离子通道作为麻醉作用的靶点,是麻醉药基因组学研究的关键所在。这些基因编码蛋白大致可分为三大类:药物代谢酶、药物受体蛋白和药物转运蛋白等,其中研究最为深入的是麻醉药与药物代谢酶CYP酶系基因多态性的相关性。基因多态性可通过药物代谢动力学和药物效应动力学改变来影响药物作用,对于临床较常用的、治疗剂量范围较窄的、替代药物较少的麻醉药尤其需引起临床重视,见表8-1。

一、全身麻醉药基因组学

(一)吸入麻醉药基因组学

吸入麻醉药是挥发性液体或气体的全麻药,经肺泡动脉入血而到达脑组织,阻断其突触传递功能,引起全身麻醉。其作用机制目前尚未趋于统一,但脂溶性学说至今仍是各种学说的基础。其依据是化学结构各异的吸入麻醉药的作用与其脂溶性之间有鲜明的相关性,即脂溶性越高,麻醉作用越强。现认为吸入麻醉药溶入细胞膜的脂质层,使脂质分子排列紊乱,膜蛋白质及钠、钾通道发生构象和功能上的改变,抑制神经细胞除极,进而广泛抑制神经冲动的传递,导致全身麻醉。

吸入麻醉药通过与中枢$GABA_A$受体上的一些特殊位点结合,提高$GABA_A$受体对GABA的敏感性,增加Cl^-通道开放,使细胞膜超极化,导致中枢神经系统的抑制而产生全身麻醉的效应。全麻苏醒期躁动是儿童全身麻醉后的主要问题,韩国研究发现,使用七氟烷麻醉后,携带GABRγ2-3145 AA基因型的

表8-1　围手术期常用药物的相关基因多态性及其对药效的影响

药物	相关基因	单核苷酸多态性(SNP)	SNP相关影响
异氟烷、七氟烷、地氟烷	RYR1	多个	恶性高热
	GABRγ2	−3145A>G	GG基因型增加苏醒期躁动
	MC1R	151R>C	增加地氟烷的使用量
丙泊酚	UGT1A9	−1818T>C	延长患者语言消失所需的时间
		766G>A	增加不良反应发生风险
	CYP2C9	*2	纯合突变者的血药浓度升高
	CYP2B6		
利多卡因	CYP3A4		
	MC1R		降低利多卡因的疗效

（续表）

药物	相关基因	单核苷酸多态性（SNP）	SNP 相关影响
	UGT2B7	161C>T 和 802C>T 存在完全连锁不平衡	降低吗啡 -6- 葡糖醛酸，降低吗啡水平
吗啡	ABCB1	3435C>T （rs1045642）	降低镇痛疗效
	COMT	472G>A （rs4680）	降低吗啡的使用量
	OPRM1	118A>G （rs1799971）	增加阿片类药物的用量
	CYP3A4		
芬太尼	OPRM1	118A>G （rs1799971）	降低芬太尼的使用量，不影响效价和功效
瑞芬太尼	5-HTT	3609A>G （rs25531）	低表达时镇痛效果更好
	CYP3A4		
	UGT1A3		
美沙酮	CYP2B6	*6	表型为低代谢者
	ABCB1		
	OPRM1		
可待因	CYP2D6	多个	弱代谢者镇痛效果弱，快代谢者可能出现毒性反应
	CYP3A4		
	UGT2B7		
曲马多	CYP2D6	多个	弱代谢者镇痛效果弱
地西泮	CYP2C19	681 G>A （*2）	纯合子携带者半衰期延长 4 倍
咪达唑仑	CYP3A4	290 A>G （*1B）	降低清除率
	CYP3A5	22893 A>G （*3）	降低清除率
琥珀胆碱	RYR1	多个	延长肌肉功能恢复时间
	BChE	多个	
美托洛尔	CYP2D6	多个	超快代谢者需要更大的剂量
	ADRB1	Arg389	增强受体信号转导功能
华法林	CYP2C9	*3	酶活性降低，减少剂量
	VKORC1	− 1639G>A	减少剂量
氯吡格雷	CYP2C19	*2，*3	活性代谢产物浓度低

患儿发生躁动的频率低于非 AA 基因型的患儿。此外，遗传因素同样影响吸入麻醉药最低肺泡有效浓度（MAC）的个体差异，黑素皮质素 -1 受体（MC1R）基因发生突变（R151C、R160RW 和 D294H）时其表型为头发天生红色，此基因携带者在使用地氟烷麻醉时需增加剂量。

　　在吸入麻醉药所造成的不良反应中，恶性高热是一种罕见的危及生命的高代谢状态，该现象是易感个体接触挥发性麻醉药和琥珀胆碱所致。自 1962 年首次以恶性高热报道此病以来，这一疾病逐渐被人们所认识，恶性高热是一

种较为罕见的常染色体显性遗传疾病。目前在已发现的 300 多个点突变中，有 29 个被确定为恶性高热的诱因，其中约 50% 的恶性高热是由兰尼碱受体（RYR1）基因突变所致。

　　异氟烷（isoflurane）是常用的吸入麻醉药，60 岁以上的老年人中有 20% 的患者术后出现意识障碍的症状。异氟烷在大鼠体内能诱导嗜铬细胞瘤神经分泌从而诱导细胞凋亡，异氟烷的这一神经毒性与早老素 1 的基因突变相关。早老素 1 的基因突变与阿尔茨海默病有关，并能增强肌醇三磷酸受体的活性，其

基因突变型 Leu286Val 能增加异氟烷在 PC12 细胞中的神经毒性,并快速提高细胞内的 Ca^{2+} 浓度。因此,老年人和阿尔茨海默病患者在使用异氟烷时应注意监测早老素 1 的基因型,以避免神经毒性的产生。

氧化亚氮(nitrous oxide,又名笑气)为常用的气体吸入麻醉药,用于麻醉对呼吸道无刺激作用,对肝、肾功能无不良影响。但临床发现 1 例患者在接受 2 次氧化亚氮麻醉后出现弥漫性脊髓病,基因分析发现该患者编码亚甲基四氢叶酸还原酶(MTHFR)的基因外显子 4 上发生 C667T 突变,该突变使合成的 MTHFR 耐热性降低,进而诱发脊髓病。该病例的发现为临床上使用氧化亚氮麻醉药发生的不良反应提供了一些依据,也提醒医师在使用氧化亚氮麻醉时对患者的非正常反应需提高警惕。

(二)静脉麻醉药基因组学

静脉麻醉药用于麻醉,方法简便易行,麻醉速度快,药物经静脉注射后到达脑内即产生麻醉,诱导期不明显。因麻醉较浅,主要用于诱导麻醉。若单独应用,只适用于小手术及某些外科处理。

丙泊酚(propofol)是最常用的静脉注射麻醉药之一,它可能通过 $GABA_A$ 受体发挥作用(由 GABRE 基因编码)。丙泊酚主要经过 CYP2B6 进行羟基化,然后通过 UGT1A9 发生葡糖醛酸化,CYP2C9 也参与了丙泊酚的羟基化过程。一项研究发现丙泊酚的效应可能受遗传因素影响,如患者语言消失(loss of verbal contact,LVC)和脑电双频指数(bispectral index,BIS) < 70 的个体差异分别为 6.6 倍和 4.3 倍;而丙泊酚的起效时间和消失时间个体间差异更大,为 15.5~111 倍。UGT1A9 766G>A 变异影响葡糖醛酸化过程,从而增加接受丙泊酚发生不良反应的风险。

有研究表明 CYP2C9 基因多态性影响丙泊酚的代谢过程,CYP2C9 纯合突变 CYP2C9*2/*2 患者的血药浓度高于杂合突变和野生型患者,但 CYP2B6 或 GABRE 多态性对丙泊酚效应的个体间差异无显著影响。迄今为止,仍没有确凿的证据显示遗传变异能够影响丙泊酚麻醉的临床效果。

二、局部麻醉药基因组学

局部麻醉药(如罗哌卡因、布比卡因、利多卡因)的主要作用部位为钠离子通道。局麻药通过阻滞神经细胞膜上的电压门控 Na^+ 通道,使传导阻滞,产生局麻作用。因此,钠离子通道基因突变很可能影响麻醉药的结合能力和疗效。体外实验证实 SCN9A 基因(编码电压门控钠离子通道亚型 1.7, Nav1.7)的 Asn395Lys 突变能增大细胞的超极化电压,从而改变细胞的电生理特性,降低 Nav1.7 对利多卡因的敏感性。

利多卡因和布比卡因主要由 CYP3A4 代谢,罗哌卡因主要由 CYP1A2 代谢。发育遗传药理学指出,CYP1A2 直至 3 岁才发育成熟,CYP3A4 在出生时发育不成熟,因此可以解释 6 个月以内的婴幼儿应用酰胺类局麻药毒性增加的原因。CYP1A2 的常见基因多态性是 C734A 和 G2964A,研究发现 734A 增加 CYP1A2 酶活性,而 G2964A 变异对酶活性无明显影响。在日本人群中发现 CYP1A2 基因存在 6 种导致氨基酸替换的 SNP,分别是 Thr83Met、Glu168Gln、Phe186Leu、Ser212Cys、Gly299Ala 和 Thr438Ile。这些发现可能对罗哌卡因的药动学研究和个体化用药具有重要意义。

三、苯二氮䓬类药物基因组学

咪达唑仑属于苯二氮䓬类药物,通过可逆性

地抑制中枢神经系统中的 γ- 氨基丁酸受体而发挥作用,其主要经肝脏内的 CYP3A4/CYP3A5 酶代谢为羟基衍生物。迄今为止,已经确定的 CYP3A4 的等位基因有 40 个(包括单倍体型)(http://www.hgvs.org/)。不同种族间 CYP3A4 SNPs 的发生频率不同,如 CYP3A4*1B 的变异(A-290G)使得 CYP3A4 酶活性降低,其发生频率在白种人、非洲人和亚洲人中分别为 9%、53% 和 0。健康受试者体内试验结果显示,突变纯合子(GG 携带者)的咪达唑仑清除率较野生纯合子(AA 携带者)低 30%。

地西泮(diazepam)是一种常见的用于缓解焦虑、治疗肌肉痉挛的苯二氮䓬类镇静药,由 CYP2C19 和 CYP2D6 代谢。CYP2C19*2/*2 携带者的地西泮半衰期是 *1/*1 携带者的 4 倍,是 *1/*2 杂合子携带者的 1.3 倍,其原因是 CYP2C19*2 等位基因变异导致酶活性明显降低,从而导致 CYP2C19*2/*2 携带者在临床上表现为地西泮用药后镇静或意识消失的时间延长,因此使用地西泮时应注意调整剂量。

四、阿片类药物基因组学

大多数阿片类药物通过 CYP 酶 [包括 CYP2D6、CYP3A4、CYP3A5 和 / 或 CYP2B6] 进行代谢。经过 I 相酶代谢之后,部分药物需要进行 II 相代谢。近 60% 的吗啡由 UGT2B7 糖醛酸化成吗啡 -3- 葡糖醛酸(M3G),5%~10% 的吗啡糖醛酸化转化为吗啡 -6- 葡糖醛酸(M6G),两者均为活性代谢产物。多数 CYP 和 UGT 基因具有单核苷酸多态性(SNPs)、单倍型和 / 或拷贝数变异,对阿片类药物产生不同的影响。

可待因(codeine)是一种前药,需要经过 CYP2D6 去甲基化转化为吗啡从而发挥镇痛作用,该代谢路径占可待因消除的 10%。可待因通过 CYP3A4 代谢为去甲可待因,经过葡糖醛酸化转化为可待因 -6- 葡糖醛酸,此代谢路径占可待因代谢的近 80%。吗啡进一步代谢为吗啡 -6- 葡糖醛酸和吗啡 -3- 葡糖醛酸,吗啡和吗啡 -6- 葡糖醛酸发挥阿片类活性。CYP2D6 超强代谢者或强代谢者在服用可待因后血液中的吗啡或其活性代谢物吗啡 -6- 葡糖醛酸水平明显升高,因此建议 CYP2D6 超强代谢者或强代谢者宜调整给药剂量,避免可待因毒性的发生。当给予治疗窗窄的前药或者和其他药物竞争代谢途径时,CYP2D6 超强代谢者出现致命不良反应的风险将增大。美国 FDA 已要求在使用可待因或者类似药物时需对 CYP2D6 进行基因检测。

多项临床试验显示,μ 阿片受体基因的单核苷酸多态性(OPRM1 118 A>G)将会影响阿片类药物的镇痛作用。如携带 OPRM1 118 G/G 型的患者进行妇科术后,静脉注射芬太尼自控镇痛的消耗量增加。但在分娩镇痛时,该 SNP 能降低鞘内芬太尼的有效剂量。

吗啡(morphine)是 P 糖蛋白的转运底物,该蛋白可限制吗啡进入中枢,MDR1 基因多态性能够影响 μ 受体上的吗啡浓度。研究发现 MDR1C3435T 突变纯合子(TT)携带者的吗啡镇痛效应比野生型纯合子(CC)携带者强。

瑞芬太尼(remifentanil)为短时、强效的 μ 阿片受体激动药,其镇痛效果与 5- 羟色胺转运体(5-HTT)的表达有关。5- 羟色胺可以影响阿片类药物在脊髓的镇痛作用。初步研究发现,转运体表达的个体差异由遗传多态性决定,携带 1 或 2 个野生型等位基因者的转运体表达低,而携带突变纯合子者的转运体表达高。

影响美沙酮的作用的基因包括 CYP2D6、CYP2B6、OPRM1 μ 受体以及 ABCB1 药物转运体。CYP2B6*6 等位基因携带者的表型为慢代谢型,慢代谢型患者体内的美沙酮浓度高,这可能与其导致的致死性不良反应相关。

五、肌肉松弛药物基因组学

肌松药主要用于全身麻醉的辅助药,以便于医师在较浅的麻醉下进行外科手术麻醉。麻醉过程中常用的短效肌松药为维库溴铵、米库氯铵和琥珀胆碱,其作用时间依赖于药物的水解速度,血浆中的丁酰胆碱酯酶(butyrylcholinesterase, BChE)是水解这3种药物的酶。正常情况下,静脉注射琥珀胆碱 $110\sim115mg/kg$ 后,肌肉功能完全恢复的时间为 $5\sim10$ 分钟。

编码 BChE 的基因变异能够影响患者肌肉麻痹的持续时间,BChE 具有 A、F、S、H、J、K 共6类变异型。BChE 的 A 型(Asp70Gly)多态性杂合子(单个等位基因)表达导致 BChE 的活性降低,这类患者在注入琥珀胆碱后神经肌肉功能恢复时间要延长 $3\sim8$ 倍;而 BChE 的 A 型多态性纯合子(双等位基因)表达则使肌肉功能恢复时间延长更多,比正常等位基因个体恢复时间延长达60倍。因此,A 变异型个体在使用肌松药时产生过度呼吸抑制。研究表明,A 型变异能轻微降低丁酰基胆碱的水解能力,但无法水解琥珀胆碱,因而使用琥珀胆碱后引起呼吸抑制。

米库氯铵(mikuchlor)是苄异喹啉类短效、非去极化型神经肌肉阻滞药,体内代谢与琥珀胆碱相似,也主要由 BChE 水解失活。研究发现,BChE 的 K 型突变能延长米库氯铵的作用时间。因此,预先检测患者的 BChE 基因型,可避免或慎用这些药物,从而降低患者出现呼吸恢复时间意外延长的发生率。

六、其他相关药物基因组学

外科医师进行会诊时,通常要求对于各种

拟行外科手术(四肢骨折内固定、心脏换瓣、胸腹肿瘤等或大或小手术)的患者(多数是有心血管基础病的患者,如高血压、冠心病、心律失常等)进行术前的心功能评估,以确定患者是否可以耐受手术及术后发生相关心血管疾病并发症的可能性等。因此,上述患者在进行手术的过程中不仅需要使用麻醉药,也需要联合使用其他药物进行治疗。因此,在考虑药物基因组学时不仅需要考虑麻醉药基因组学,同时也需要综合考虑其他相关药物基因组学,以确保整个手术过程的安全进行。麻醉医师所使用的其他降低手术风险的药物包括 β 受体拮抗药、抗凝血药等。

(一)β 受体拮抗药基因组学

β 受体拮抗药的主要作用机制是通过抑制肾上腺素受体,减慢心率,减弱心肌收缩力,降低血压,减少心肌耗氧量,防止儿茶酚胺对心脏的损害,改善左室和血管的重构及功能。β 受体拮抗药的广泛应用,不仅用于原发性高血压的治疗,还可用于心功能不全。临床上患者出现急性冠状动脉事件时,如何更好地使用 β 受体拮抗药已经成为评价医院的质量指标。近10年来,手术室中 β 受体拮抗药的使用已经成为挽救高危患者的标准处理方式,从而改善患者的围手术期疗效。受体基因多态性和代谢酶基因多态性均影响 β 受体拮抗药的疗效。

体外研究发现,β_1 肾上腺素能受体基因(ADRB1)和 β_2 肾上腺素能受体基因(ADRB2)存在广泛的基因多态性影响相应的生物学效应。ADRB1 Arg389 增强受体信号转导功能(功能亢进状态),使 β 受体拮抗药的敏感性增强;而 Gly389 导致受体信号转导功能减弱,表现为 β 受体抑制作用。由于 Arg389 能够明显激活 β_1 肾上腺素能受体,因此该等位基因的携带者在发生急性冠状动脉事件时可以选用 β 受体拮抗药进行治疗。与白种人（28%）相比，非裔美国人携带 Gly389 等位基因的频率更高（42%），这可能是非裔美国人使用 β 受体拮抗药出现敏感性降低、临床疗效不佳的原因。

用 β 受体拮抗药治疗心功能不全时，Arg389 纯合子患者的临床效果更好。采用双盲、安慰剂对照的临床研究发现，Arg389 纯合子患者使用布新洛尔能够显著降低死亡率（降低 38%）以及 5 年随访期间的再住院率；相反，携带 Gly389 等位基因的患者使用布新洛尔治疗未出现上述结果。尽管如此，目前仍缺乏 ADRB1 基因型/单倍型对 β 受体拮抗药疗效影响的强有力的证据。

对 ADRB2 基因多态性研究较多的位点是 Arg16Gly 和 Gln27Glu。如果患者 ADRB2 基因中存在 Arg16Gly 和 Gln27Glu 为单倍型，急性冠状动脉事件发病后的 3 年死亡率增高 20%。但是，β₂肾上腺素能受体的遗传变异是否对 β 受体拮抗药治疗有直接的临床意义仍需要进一步大量重复的标准化试验。

虽然大多数 β 受体拮抗药都是通过 CYP2D6 代谢的，但与 CYP2D6 基因多态性密切相关的仅限于美托洛尔、倍他洛尔、卡维地洛、奈必洛尔、普萘洛尔、噻吗洛尔以及阿普洛尔，包括比索洛尔、阿替洛尔在内的其余 β 受体拮抗药则很少或不受其影响。人体内 70%~80% 的美托洛尔是经 CYP2D6 酶代谢的，因此 CYP2D6 基因多态性对其影响也较大。当用于 CYP2D6 慢代谢型患者时，可因代谢显著减慢、血药浓度大幅升高而使低血压、心动过缓、头晕、疲劳等不良反应增多；当用于超快代谢型患者时，则可因代谢明显加快、血药浓度大幅降低而无效。因此，FDA 要求在应用美托洛尔前需要检测 CYP2D6 基因型，通过检测筛选出慢代谢型患者，其初始剂量的

给予可减少标准剂量的 20%，也可通过测量心率和舒张压来调整剂量。

（二）抗凝血药基因组学

1. 华法林 华法林（warfarin）平衡患者的出血和血栓风险是一个基本的安全性问题。围手术期时，麻醉医师通常需对抗凝效果进行评估。华法林的治疗范围窄，剂量反应差异显著，需要通过反复试验进行剂量确定，目前主要根据国际标准化比值进行剂量调整。随着遗传药理学的发展，人们发现维生素 K 环氧化物还原酶复合物 1（VKORC1）和 CYP2C9 基因多态性是华法林个体剂量差异的 2 个主要影响因素，分别解释约 37% 和 6% 的剂量差异。

华法林有 2 种构象（R 型和 S 型），且其代谢具有构象选择性，其中抗凝作用更强的 S-华法林主要由 CYP2C9 代谢生成无活性的代谢产物。CYP2C9 具有基因多态性，亚洲人群常见的突变型为 CYP2C9*3。CYP2C9*3 突变导致 CYP2C9 酶的活性降低，其活性仅为野生型的 5%，从而导致其底物的清除率降低、血药浓度升高，因此携带 CYP2C9*3 的患者需降低用药剂量，防止不良反应的发生。VKORC1 是维生素 K 循环的关键酶和香豆素的分子靶点，与黑种人和黄种人相比，白种人中的 VKORC1 变异对剂量反应的影响更为显著。FDA 曾 2 次修改华法林的使用说明书，并指出需根据患者的 VKORC1 和 CYP2C9 基因型确定华法林的起始剂量。国际华法林药物基因组联合会（IWPC）收集了 5 700 例来自于四大洲 9 个国家的 21 个研究机构使用华法林达到稳定临床疗效的患者信息，并建立数据库。通过对此数据库的筛选和验证，建立了 IWPC 模型，是目前涉及病例规模最大的模型，该模型可解释 47% 的华法林个体剂量差异。实践证明，依据患者的基因型并结合患者的临床信息进

行华法林个体化给药,可明显提高华法林的抗凝达标率,减少抗凝并发症,降低患者的再住院率。因此,国内已有多家医疗机构在使用华法林前进行 CYP2C9*3 和 VKORC1 基因检测,依据患者的基因型指导华法林的给药剂量。

2. 氯吡格雷 氯吡格雷(clopidogrel)是一种腺苷二磷酸(ADP)受体拮抗剂,作为一种前体药物,需要经肝脏 CYP 酶(CYP2C19 和 CYP3A4)代谢转化为活性代谢物,与血小板膜表面的 ADP 受体(P2Y12)特异性地不可逆性结合,从而发挥抗血小板聚集作用。联合应用氯吡格雷和阿司匹林已经成为急性冠脉综合征(acute coronary syndromes, ACS)及经皮冠状动脉介入术(percutaneous coronary intervention, PCI)后患者的标准治疗方案,该方案可显著降低死亡或心血管事件的发生率。随着氯吡格雷临床应用经验的积累,发现有部分患者对氯吡格雷出现低反应性或抵抗现象,尽管长期服用氯吡格雷,但其血小板活性未得到有效控制,从而导致严重的支架内血栓形成、再发心肌梗死等不良心血管事件的发生。

基因多态性是引起氯吡格雷抵抗的最重要的因素。研究发现,在氯吡格雷的代谢过程中 CYP2C19 发挥至关重要的作用,CYP2C19 酶能够影响氯吡格雷的药效学及药动学。目前已经发现,在 CYP2C19 中的 25 个突变等位基因中,至少有 10 个等位突变基因改变了酶的活性。其中慢代谢型以 CYP2C19*2 和 CYP2C19*3 变异为主,分别导致了酶活性丧失和活性降低。有研究表明,携带 CYP2C19*2 或 *3 的个体氯吡格雷的活性代谢产物减少,对血小板的抑制力降低,更容易发生心血管并发症,如急性心肌梗死、脑卒中甚至死亡。在欧洲白人和亚洲人群中,*2 和 *3 在慢代谢型等位基因中占主要部分(大约分别为 85% 和

99%)。此外,在亚洲,慢代谢型人群的比例明显高于欧洲白人或非洲黑人。因此,在这些人群中,测定慢代谢型等位基因对氯吡格雷效应的影响是至关重要的。

通过研究 CYP2C19 基因型与氯吡格雷的抗血小板作用以及使用氯吡格雷后出现的临床不良事件之间的关系,发现 CYP2C19 基因型检测对临床控制氯吡格雷抵抗所造成的心血管不良事件有一定的指导意义。FDA 已发出黑框警示,使用氯吡格雷疗效不佳且其基因型为 CYP2C19*2 和 CYP2C19*3 的弱代谢者应增加氯吡格雷的使用量或者选用其他药物替代。

药物相互作用也会影响氯吡格雷的药效和不良反应。如氯吡格雷和质子泵抑制(CYP2C19 抑制药)联用能够降低氯吡格雷的抗血栓作用和疗效。奥美拉唑既是 CYP2C19 的底物同时又是其抑制剂,CYP2C19 弱代谢者同时联用这 2 种药物时不仅能够抑制氯吡格雷的代谢活化,同时使奥美拉唑的浓度增加。在一项回顾性研究中,发现氯吡格雷和奥美拉唑联用与单用氯吡格雷相比,能够显著增加心脏不良反应发生的风险。因此,FDA 建议,氯吡格雷应避免和奥美拉唑联用。对于氯吡格雷与其他质子泵抑制剂之间的相互作用,FDA 尚无足够的证据来支持其提出具体用药建议。

据推测,CYP2C19 酶的其他高效抑制药也会产生类似的效应,所以也应避免与氯吡格雷联合使用。这些药物包括西咪替丁、氟康唑、伏立康唑、依曲韦林、非氨酯、氟西汀、氟伏沙明和噻氯匹定。

七、总结与展望

将基因组学引入麻醉药的应用研究,即从基因水平研究基因多态性与麻醉药药效的关系已成为一种趋势。在围手术期,通过药物相关基因

检测可提高围手术期心血管药和镇痛药的治疗效果。检测患者的 CYP2C19 基因型指导氯吡格雷的个体化给药，提高急性冠状动脉事件患者的生存率。同样，检测 CYP2C9*3 和 VKORC1 基因型指导华法林的给药剂量，能够避免围手术期灾难性的出血和血栓性事件的发生。可待因经 CYP2D6 转化为吗啡，超快代谢型患者在服用可待因后易出现高浓度的吗啡，可导致呼吸困难甚至致命。因此 FDA 要求，处方中含可待因药物时，需测定患者的 CYP2D6 基因型。

越来越多的研究表明，以基因为导向的个体化治疗模式具有临床指导作用。 但是，迄今为止药物相关基因检测进入临床日常实践仍存在一定困难，例如研究结果相互矛盾的现象较为常见，术前基因检测的可行性差，科研成果的临床转化无统一标准，同时缺乏大规模、前瞻性的临床研究。随着基因检测技术成本的降低，分析和解读全基因组测序的信息已成为向临床实践转化的瓶颈。

随着遗传药理学的迅速发展，可以预见在不久的将来，利用遗传药理学方法可实现麻醉药的个体化治疗。与经验疗法相比，个体化治疗可以提高治疗的临床效果和经济效益。因患者个体的遗传信息不同，可依据其特点优化麻醉药的给药方案，真正做到个体化给药，最大限度地提高疗效、降低不良反应。同时，随着电子病历的日趋发展，患者的遗传信息将会体现在患者的电子病历上，因此电子病历的广泛应用为遗传药理学领域的发展提供了新的机会。通过建设和整合与电子病历数据库相关的生物样本信息系统，使遗传药理学大规模的研究成为可能。生物医学信息学的发展可提供实时医疗信息以提高患者的医疗效果，但是麻醉药药效的个体差异还受一些不可控因素的影响，如环境、种族和地区等多种因素。因此还需要前瞻性、大样本、多种族和多中心的研究，以便于取得高效、安全、经济的最佳治疗效果。随着药物基因组学的迅猛发展以及生命科学、信息科学的进步，给药方案的个体化将成为未来麻醉药发展的主流。

（张莉蓉　魏璐嫚）

参考文献

[1] MIKSTACKI A, SKRZYPCZAK-ZIELINSKA M, TAMOWICZ B, et al. The impact of genetic factors on response to anaesthetics. Adv Med Sci, 2013, 58（1）: 9-14.

[2] MORGAN B, AROKE E N, DUNGAN J. The Role of Pharmacogenomics in Anesthesia Pharmacology. Annu Rev Nurs Res, 2017, 35（1）: 241-256.

[3] 阳国平, 郭成贤. 药物基因组学与个体化治疗用药决策. 北京: 人民卫生出版社, 2016: 1-13.

第九章　传出神经系统药物与麻醉

第一节　传出神经系统的分类

一、传出神经系统的解剖学分类

传出神经系统包括自主神经系统（autonomic nervous system）和运动神经系统（somatic motor nervous system）。自主神经系统包括交感神经系统（sympathetic nervous system）和副交感神经系统（parasympathetic nervous system），以及肠神经系统（enteric nervous system, ENS）。自主神经系统主要支配心脏、血管、平滑肌、腺体等效应器，参与心血管活动、胃肠活动、腺体分泌、视力调节等多种生理功能的调控，且活动不受意识支配，是非随意性的；运动神经系统则主要支配骨骼肌，调控骨骼肌的活动，维持正常的运动、呼吸和姿势，通常是随意性活动。临床麻醉的目的之一即为当手术对机体产生刺激时，及时阻断伤害性刺激的传导，适当抑制自主神经系统的过度应激反应，保证机体内环境稳定；必要时还应抑制骨骼肌的活动。

机体中的多数器官受交感神经和副交感神经的双重支配，而且它们的生理作用通常是相互拮抗的。自主神经从中枢发出后，先在神经节交换神经元，再到所支配的效应器。自主神经可分为节前纤维和节后纤维。交感神经的神经节位于交感神经链，其节前纤维自中枢发出后在神经节换元，然后发出节后纤维支配相应的效应器，因此交感神经的节前纤维较短，而节后纤维较长。副交感神经的神经节多靠近效应器，因此其节前纤维较长，而节后纤维较短。运动神经自中枢发出后，中途不交换神经元，直接到达骨骼肌。

二、传出神经按递质的分类

在传出神经系统中，神经信息在神经纤维上的传递是依靠局部电流的电传递过程；在神经元间或神经与肌肉间则转为以突触为结构基础的化学传递过程，进行细胞间的信息传递和信息整合。当神经冲动到达神经末梢时，在该部位释放多种化学传递物质，即神经递质（neurotransmitter）。神经递质通过突触间隙，作用于次级神经元或效应器突触后膜上的受体，产生相应的生物学效应。不同的神经纤维兴奋时，其末梢释放的神经递质不同，根据递质的不同，传出神经系统分为胆碱能神经（cholinergic nerve）和去甲肾上腺素能神经（noradrenergic nerve），前者的神经末梢释放乙酰胆碱（acetylcholine, ACh），后者的神经末梢释放去甲肾上腺素（noradrenaline, NA）。

1. **胆碱能神经**　末梢能释放乙酰胆碱的神经纤维称为胆碱能神经。传出神经中的胆碱能神经主要包括：①全部交感神经和副交感神经的节前纤维；②全部副交感神经的节后纤维；③极少数交感神经节后纤维，如支配汗腺分泌和骨骼肌血管舒张的神经纤维；④运动神经。

2. **去甲肾上腺素能神经**　末梢能释放去甲肾上腺素的神经纤维称为去甲肾上腺素能神经，包括绝大多数交感神经的节后纤维。所以，传出神经中的去甲肾上腺素能神经都是交感神经。

3. **其他**　除上述 2 类神经外，支配肾血管和肠系膜血管的交感神经节后纤维存在多巴胺能神经（dopaminergic nerve），其末梢释放多巴胺（dopamine, DA），使肾血管和肠系膜血管舒张。在肠神经系统中，还存在嘌呤能神经

（肠）和肽能神经（结肠），它们还能释放腺苷三磷酸（ATP）、缩胆囊肽（cholecystokinin）、脑啡肽（enkephalin）等递质。

第二节 传出神经系统的递质和受体

药物对传出神经系统的主要作用靶位是其递质和受体，可通过影响递质的合成、贮存、释放、代谢等环节或通过直接与受体结合而产生生物学效应。

一、传出神经系统的递质

神经递质种类繁多，按生理功能分为兴奋性神经递质和抑制性神经递质；按化学结构分为胆碱类、单胺类、氨基酸类、肽类、嘌呤类和脂类；按部位分为中枢神经递质和外周神经递质。介导传出神经系统冲动传导的化学递质主要是乙酰胆碱和去甲肾上腺素。

1. 乙酰胆碱 ACh 主要在胆碱能神经末梢合成，少量在胞体内合成。在胆碱乙酰化酶（choline acetylase, ChAT）的催化下，由胆碱（choline）和乙酰辅酶 A（acetyl coenzyme A, AcCoA）合成。然后进入囊泡内，与 ATP 和囊泡蛋白共同贮存。当神经冲动到达神经末梢时，激发细胞外的 Ca^{2+} 内流，进入神经末梢，促使囊泡膜与突触前膜融合，形成裂孔，囊泡内的 ACh 以胞裂外排（exocytosis）的方式释放到突触间隙，与突触后膜上的受体结合产生效应。"量子化释放（quantal release）"学说认为囊泡是运动神经末梢释放 ACh 的单元（每个囊泡可释放 5 000 个左右的 ACh 分子，即为 1 个"量子"），静息状态时即有少数囊泡释放 ACh（自发性释放），可见终板电位，但因量少不足以引起动作电位。当 200~300 个

以上的囊泡同时释放 ACh，ACh 量剧增时，即可引起动作电位而产生效应。释放后的 ACh 在突触间隙数毫秒之内即被乙酰胆碱酯酶（acetylcholinesterase, AChE）水解，生成胆碱和乙酸，有 1/3~1/2 的胆碱可被胆碱能神经摄取，作为合成 ACh 的原料再利用。

2. 儿茶酚胺类 NA、肾上腺素（adrenaline, AD）、DA 等均属具有儿茶酚结构的生物胺，统称儿茶酚胺类递质，它们的释放、消除方式基本相似。

NA 主要在去甲肾上腺素能神经末梢合成。从血液进入神经元的酪氨酸（tyrosine）经酪氨酸羟化酶（tyrosine hydroxylase）催化生成多巴（dopa），再经多巴脱羧酶催化生成 DA，DA 进入囊泡，由多巴胺 β-羟化酶（dopamine β-hydroxylase, DβH）催化转化为 NA，NA 与 ATP 和嗜铬颗粒蛋白结合贮存于囊泡中。在肾上腺髓质，NA 还可在去甲肾上腺素 N-甲基转移酶的催化下转变为 AD。当神经冲动到达神经末梢时，同样以胞裂外排的方式将囊泡内容物（NA、ATP、DA 和 DβH 等）一并排出至突触间隙。释放出的 NA 作用于突触后膜（或前膜）的受体，产生生物学效应。NA 失活过程有摄取机制和酶催化 2 种方式。突触前膜将释放的 NA 摄取入神经末梢，使其作用消失，称为摄取 1（uptake 1）。释放量 75%~95% 的 NA 通过突触前膜上胺泵的主动转运被摄入。摄入神经末梢的 NA 可被转运进入囊泡中贮存，以供再次释放。部分未进入囊泡中的 NA 被线粒体膜上的单胺氧化酶（monoamine oxidase, MAO）破坏。非神经组织（如心肌、平滑肌等）也能摄取 NA，称为摄取 2（uptake 2）。摄入组织细胞内，被儿茶酚氧位甲基转移酶（catechol-O-methyltransferase, COMT）和 MAO 所破坏。也有少量 NA 从突触间隙扩散到血液，被肝、肾等

组织的 COMT 和 MAO 代谢。

二、传出神经系统的受体

根据与受体选择性结合的递质或药物的不同，为传出神经系统受体命名。能与 ACh 结合的受体称为胆碱受体（choline receptors）。副交感神经节后纤维所支配的效应器细胞膜上的胆碱受体对以毒蕈碱（muscarine）为代表的拟胆碱药较为敏感，故将这部分受体称为毒蕈碱型胆碱受体（muscarinic receptor），即 M 胆碱受体（M 受体）；位于神经节和神经肌肉接头的胆碱受体对烟碱（nicotine）较敏感，故将其称为烟碱型胆碱受体（nicotine receptor），即 N 胆碱受体（N 受体）。能与 NA 或 AD 结合的受体称为肾上腺素受体（adrenoceptor），分布于大部分交感神经节后纤维所支配的效应器细胞膜上，属于 G 蛋白偶联受体，又可分为 α 肾上腺素受体（α 受体）和 β 肾上腺素受体（β 受体）。

（一）胆碱受体

1. M 受体　属于与鸟核苷酸结合调节蛋白（G 蛋白）偶联的超家族受体，目前发现了 5 种不同基因编码的 M 受体亚型，即 M_1、M_2、M_3、M_4 和 M_5 受体。M 受体主要分布于胆碱能神经节后纤维所支配的效应器上，如心脏、胃肠道平滑肌、膀胱逼尿肌、瞳孔括约肌和各种腺体。M_1 受体主要分布于中枢神经系统、外周神经组织和腺体细胞；M_2 受体主要分布于心脏组织；M_3 受体主要分布于平滑肌和腺体细胞；M_4 和 M_5 受体主要分布于中枢神经系统，具体作用尚不清楚。

2. N 受体　属于配体门控离子通道型受体。根据其分布部位不同可分为神经节突触 N 受体，即为 N_N 受体（nicotinic neuronal）；神经肌肉接头 N 受体，即为 N_M 受体（nicotinic muscle）。

（二）肾上腺素受体

1. α 受体　根据特异性激动药和阻断药不同，分为 α_1 和 α_2 受体 2 种亚型。每种亚型均被克隆出 3 种亚型基因，即 α_{1A}、α_{1B}、α_{1C} 和 α_{2A}、α_{2B}、α_{2C}。α_1 受体是突触后膜受体，主要分布在血管、肠、尿道平滑肌，以及心脏和肝脏。α_2 受体主要存在于去甲肾上腺素能神经末梢突触前膜，通过负反馈机制调节去甲肾上腺素的释放，间接影响神经和组织的反应。α_2 受体也可存在于突触后膜上，如大脑皮质、子宫、腮腺等处。

2. β 受体　可进一步分为 β_1、β_2 和 β_3 受体 3 种亚型。β_1 受体主要分布于心脏组织中，占心脏 β 受体总数的 80% 左右，激活时表现为心脏兴奋；β_2 受体主要分布于支气管、血管平滑肌细胞上，激活时表现为抑制效应，即支气管、血管平滑肌舒张；β_3 受体主要分布于脂肪细胞，参与脂肪代谢的调节。

（三）多巴胺受体

能选择性地与多巴胺结合的受体称为多巴胺受体（dopamine receptor, D 受体），分为 D_1、D_2、D_3 和 D_4 受体 4 种亚型。在外周组织主要为 D_1 受体，分布于肾血管、肠系膜血管等效应器，激动时可引起血管舒张。

（四）突触前膜受体

受体不仅存在于突触后膜，还存在于突触前膜，突触前膜的受体称为突触前膜受体（presynaptic receptor）。突触前膜受体的作用在于调节神经末梢的递质释放。例如肾上腺素能纤维末梢的突触前膜上存在 α_2 受体，当末梢释放的 NA 在突触前膜处超过一定量时，即能与突触前膜 α_2 受体结合，从而反馈性抑制末梢神经释放 NA，即通过负反馈调节末梢递质释放能量的作用。在应用 α 受体拮抗药后，这种反馈抑制被阻断，则不能调节末梢合成和释放 NA。由于突触前膜受体是感受神经末梢自身释放的递质的,因此又称为自身受体(autoreceptor)。

第三节　传出神经系统的生理功能

从神经兴奋效应的角度而言,去甲肾上腺素能神经兴奋时(相当于递质去甲肾上腺素的作用),可见心脏兴奋、皮肤黏膜和内脏血管收缩、血压升高、支气管和胃肠道平滑肌抑制、瞳孔扩大及血糖升高等。这些功能变化有利于机体适应环境的急骤变化,常发生于劳作、危险等情况,称为机体应急反应(应激反应)。胆碱能神经兴奋时(相当于递质乙酰胆碱的作用),节前与节后纤维的功能有所不同,当节后纤维兴奋时,基本上表现为与肾上腺素能神经兴奋相反的效应,有利于机体进行休整和积蓄能量,常发生于静息、睡眠等情况;当节前纤维兴奋时,可引起神经节兴奋和肾上腺髓质分泌的增加。机体的多数器官都接受去甲肾上腺素能和胆碱能神经的双重支配,2类神经兴奋的效应通常是相互拮抗的。当它们同时兴奋时,通常会显现出占优势张力(predominant tone)神经的效应。比如窦房结,在肾上腺素能神经兴奋时心率加快,在胆碱能神经兴奋时心率减慢;若2类神经同时兴奋时,由于后者的效应占优势,则通常表现为心率减慢。传出神经系统的受体分布及其主要功能见表9-1。

表 9-1　传出神经系统的受体分布及其主要功能

受体	分布	受体激动后的效应
胆碱受体		
M 受体	胃壁细胞	增加胃酸分泌
	心脏	减慢心率,减慢传导,减弱收缩力
	血管	扩张
	内脏平滑肌	收缩
	外分泌腺	分泌增加
	瞳孔括约肌、睫状肌	收缩
N 受体		
N_N 受体	神经节	兴奋
	肾上腺髓质	促进肾上腺素分泌
N_M 受体	骨骼肌运动终板	促进骨骼肌收缩
肾上腺素受体		
α 受体		
$α_1$ 受体	皮肤、黏膜、内脏血管平滑肌	收缩
	瞳孔开大肌	扩瞳
$α_2$ 受体	突触前膜	负反馈调节,抑制 NA 释放
β 受体		
$β_1$ 受体	心脏	加快心率,加快传导,增强收缩力
$β_2$ 受体	支气管平滑肌	舒张
	冠状动脉、骨骼肌血管	舒张
	肝脏	肝糖原分解增加,促进糖异生
多巴胺受体		
D_1 受体	肾	血流量增加,滤过率及排 Na^+ 增加
	肠系膜血管、冠状血管	扩张

第四节　作用于传出神经系统的药物分类

一、传出神经系统药物的基本作用方式

传出神经递质的体内过程包括生物合成、贮存、释放、与受体结合发挥生物学效应。其生物学效应的消失包括递质的再摄取或酶解。药物可以通过上述各个环节影响递质作用的发挥，也可通过直接作用于受体的方式而发挥药理作用。

（一）直接作用于受体

许多传出神经系统药物可直接与胆碱受体或肾上腺受体结合，如果药物与受体结合后所产生的效应与神经末梢递质的效应相似，称为拟似药或激动药（agonist），如 M 受体激动药毛果芸香碱（pilocarpine）、β 受体激动药异丙肾上腺素（isoprenaline）等。如结合后不产生或较少产生拟似递质的作用，并可妨碍递质与受体结合，产生与递质相反的作用，就称为阻断药（blocker）；对激动药而言，则称为拮抗药（antagonist）。如 M 受体拮抗药阿托品（atropine）、β 受体拮抗药普萘洛尔（propranolol）等。

（二）影响递质

1. 影响递质的合成　在乙酰胆碱的合成过程中，胆碱可从细胞外由钠依赖性载体主动摄入胞质中，此摄取过程为 ACh 合成的限速因素，这一转运过程可被密胆碱（hemicholinium）所抑制，密胆碱能间接影响ACh 的合成。α - 甲基酪氨酸（α -methyl-tyrosine）抑制酪氨酸羟化酶，阻止酪氨酸转化为多巴，从而阻断 NE 的合成。但密胆碱和 α - 甲基酪氨酸都无临床应用价值，仅作为药理学研究的工具药。卡比多巴（carbidopa）和苄丝肼（benserazide）抑制外周多巴脱羧酶，从而妨碍多巴形成多巴胺，与左旋多巴合用可减少多巴胺在外周的合成，使大部分左旋多巴通过血脑屏障，在脑内脱羧生成多巴胺而治疗帕金森病，是左旋多巴治疗帕金森病的重要辅助药物，提高左旋多巴的疗效，减少不良反应。

2. 影响递质的贮存　利血平主要抑制去甲肾上腺素能神经末梢囊泡对去甲肾上腺素的摄取，使囊泡内的去甲肾上腺素减少以至于耗竭，从而发挥拮抗去甲肾上腺素能神经的作用。

3. 影响递质的释放　如麻黄碱和间羟胺可促进 NA 释放，而氨甲酰胆碱可促进 ACh 释放，尽管它们均有直接作用于受体的作用。胍乙啶和溴苄铵可稳定去甲肾上腺素能神经末梢的细胞膜，使 NE 的释放减少。

4. 影响递质的代谢与再摄取　乙酰胆碱在体内的灭活主要依赖于胆碱酯酶的水解。胆碱酯酶抑制药可以干扰体内的 ACh 代谢，造成体内 ACh 堆积，从而产生效应。

神经末梢内的 NE 可被 MAO 破坏，但不是 NE 作用消失的主要原因，如前所述，去甲肾上腺素作用的消失主要依赖于突触前膜的摄取而完成，因此 MAO 抑制药并不能成为理想的外周拟肾上腺素药。地昔帕明和可卡因都是摄取抑制药，两者均可产生拟肾上腺素作用。又如三环类抗抑郁药为非选择性单胺再摄取抑制药，可阻断 NA 递质的再摄取。

二、传出神经系统药物的分类

传出神经系统包括自主神经系统（交感神经系统和副交感神经系统）和躯体运动神经系统，并主要由胆碱能神经和去甲肾上腺素能神经构成。传出神经系统的递质（乙酰胆碱和去甲肾上腺素）及其受体（$M_{1\sim5}$、$N_{1\sim2}$、$\alpha_{1\sim2}$ 和 $\beta_{1\sim3}$ 受体）是传出神经系统药物的基本作用靶位，药物可直接作用于受体或通过影响递质的合成、贮存、释放、代谢等环节而产生生物学效应。根据药物作用的受体和效应不同，传出神经系统

药物可分为四大类：拟胆碱药，抗胆碱药，拟肾上腺素药，抗肾上腺素药。按药物的作用特点和对受体的选择性可进一步分类，详见表9-2。

第五节 常用传出神经系统药物在麻醉上的应用

传出神经系统药物主要是通过抑制交感神经系统和压力反射，进而影响心血管系统。术前给予M受体拮抗药可预防反射性心率减慢，同时起到镇静、减少唾液腺和呼吸道腺体分泌的作用。骨骼肌松弛药主要应用于气管和支气管插管、ICU呼吸机的呼吸治疗、外科手术等。而拟胆碱药物可作为受体协同药或乙酰胆碱代谢的抑制药，可增强乙酰胆碱的作用，但由于它们对机体会产生有害作用，限制了其临床应用。

表9-2 传出神经系统药物的分类及其代表药

拟似药	拮抗药
拟胆碱药	抗胆碱药
（一）胆碱受体激动药	（一）胆碱受体拮抗药
1.M、N受体激动药	1.非选择性M受体拮抗药
卡巴胆碱（carbachol）	阿托品（atropine）
2.M受体激动药	2. M_1 受体拮抗药
毛果芸香碱（pilocarpine）	哌仑西平（pirenzepine）
3.N受体激动药	3. M_2 受体拮抗药
烟碱（nicotine）	戈拉碘铵（gallamine triethiodide）
（二）胆碱酯酶抑制药	4. N_N 受体拮抗药
新斯的明（neostigmine）	美卡拉明（mecamylamine）
拟肾上腺素药	5. N_M 受体拮抗药
（一）α受体激动药	右旋筒箭毒碱（d-tubocurarine）
1. α_1、α_2 受体激动药	（二）胆碱酯酶复活药
去甲肾上腺素（noradrenaline）	碘解磷定（pralidoxime iodide）
2. α_1 受体激动药	抗肾上腺素药
去氧肾上腺素（phenylephrine）	（一）α受体拮抗药
3. α_2 受体激动药	1. α_1、α_2 受体拮抗药
羟甲唑啉（adrenaline）	酚妥拉明（phentolamine）
（二）β受体激动药	2. α_1 受体拮抗药
1. β_1、β_2 受体激动药	哌唑嗪（prazosin）
异丙肾上腺素（isoprenaline）	3. α_2 受体拮抗药
2. β_1 受体激动药	育亨宾（yohimbine）
多巴酚丁胺（dobutamine）	（二）β受体拮抗药
3. β_2 受体激动药	1. β_1、β_2 受体拮抗药
沙丁胺醇（salbutamol）	普萘洛尔（propranolol）
（三）α、β受体激动药	2. β_1 受体拮抗药
肾上腺素（adrenaline）	阿替洛尔（atenolol）
	3. β_2 受体拮抗药
	布他沙明（butaxamine）
	（三）α、β受体拮抗药
	拉贝洛尔（labetalol）

一、M 胆碱受体拮抗药

天然的 M 受体拮抗药多由茄科植物中提取，如阿托品（atropine）、东莨菪碱（scopolamine）和山莨菪碱（anisodamine），是由托品酸与托品醇或莨菪醇结合成的酯，均是叔胺类化合物，易经肠道吸收，能透过血脑屏障，作用于中枢神经系统。但阿托品在围手术期口服吸收并不理想，吸收率仅 10%~25%。该类药物吸收后可广泛分布于全身组织中，口服 30~60 分钟后中枢神经系统可有较高的药物浓度，尤其是东莨菪碱，可迅速、完全地进入中枢神经系统，故其中枢作用强于其他药物。而人工合成的 M 受体拮抗药如格隆溴铵（glycopyrrolate）是苯乙醇酸取代托品酸的结合物，结构内含有季铵基，属季铵类药物，口服吸收不好，较难通过血脑屏障，中枢神经系统作用弱。

（一）药理作用

M 受体拮抗药阻断 M 受体后可引起心率增快，对血压无明显影响；能够引起支气管平滑肌松弛，唾液腺、汗腺和呼吸道腺体抑制，呼吸道分泌物减少，瞳孔散大，眼压增加，视力调节障碍，胃肠道平滑肌松弛。

M 受体拮抗药进入中枢神经系统，特别是剂量较大时，产生明显的兴奋作用，引起烦躁不安、幻觉多语、谵妄等症状。不同的 M 受体拮抗药对不同器官的 M 受体的阻断强度和时效不同，东莨菪碱与阿托品相比，东莨菪碱抑制唾液分泌和对中枢神经系统的作用强，在治疗剂量时即可引起中枢神经系统轻度抑制，有明显的镇静效果，加大剂量则引起中枢兴奋，而对心脏、支气管平滑肌和胃肠道平滑肌的作用较阿托品弱。格隆溴铵对 M 受体的阻断作用较强，而且阻断作用时间较阿托品长 5~6 倍。

（二）临床应用

1. **术前用药** 该类药物作为术前用药的主要目的一方面是预防大多数麻醉药和某些麻醉操作所引起的交感神经抑制，进而使迷走神经作用反射性增强，引起心率减慢；另一方面则是为了镇静、减少唾液腺和呼吸道腺体分泌。

东莨菪碱对网状激活系统的抑制作用较阿托品强 100 倍，对大脑皮质的其他部位也有抑制作用，从而能够产生镇静和遗忘作用。东莨菪碱与阿托品、格隆溴铵相比，镇静作用最强且时效长，肌内注射小剂量东莨菪碱（0.3~0.5mg）即有明显的镇静作用，而同样剂量的阿托品对中枢作用很小，格隆溴铵无镇静作用。抑制唾液腺分泌作用的强度依次为东莨菪碱 > 格隆溴铵 > 阿托品。M 受体拮抗药使呼吸道腺体分泌减少、全麻诱导时喉痉挛的发生率降低，通气易于维持。但当患者的呼吸道分泌物过多时，给予这类药物后将使分泌物黏稠反而不易咳出，并可能增加气道阻力，甚至阻塞气道。

2. **防治反射性心动过缓** 阿托品能够阻断心脏 M 受体的作用，使心率加快，因此阿托品常用来防治手术过程中的心动过缓，给予阿托品后心率加快的程度取决于用药前迷走神经的张力，阿托品使婴儿的心率加快较儿童和成人明显。东莨菪碱对心率的影响比阿托品小，但较格隆溴铵强。

3. **与胆碱酯酶抑制药联合应用** 胆碱酯酶抑制药常规和 M 受体拮抗药联合应用，以拮抗非去极化型肌松药的残留肌松作用，这时应用 M 受体拮抗药的目的是对抗胆碱酯酶抑制药引起的毒蕈碱样作用，确保神经肌肉传导功能恢复的同时不出现心动过缓等不良反应。

4. **扩张支气管** M 受体拮抗药对抗迷走神经兴奋引起的支气管平滑肌收缩，使支气管扩张,分泌物减少,气道阻力降低。阿托品对支气管的扩张作用较东莨菪碱强,与格隆溴铵近似。M受体拮抗药降低气道阻力作用与原来支气管平滑肌的张力有关,对哮喘和慢性阻塞性支气管炎患者其松弛作用更加明显。

5. 松弛内脏平滑肌 M胆碱受体拮抗药通过阻断M胆碱受体,具有松弛内脏平滑肌、解除平滑肌痉挛的作用,故又称为平滑肌解痉药。阿托品对多种内脏平滑肌具有松弛作用,尤其对过度活跃或痉挛的平滑肌作用更显著。适用于各种内脏绞痛,可迅速缓解胃肠道绞痛,还可降低尿道和膀胱逼尿肌的张力和收缩幅度,常可解除由药物引起的输尿管张力增高。阿托品对胆管和子宫平滑肌的作用较弱。阿托品降低胆道和输尿管平滑肌张力,可预防吗啡引起的平滑肌痉挛。在治疗肾绞痛时,阿托品常与吗啡合用,治疗剂量的阿托品使膀胱底部平滑肌松弛,而膀胱括约肌收缩,因此可能引起尿潴留。

二、胆碱酯酶抑制药

胆碱酯酶抑制药又称抗胆碱酯酶药(anticholinesterase agents),该类药物与ACh相似,可与AChE结合,但其结合较牢固且形成的复合物水解较慢,使AChE活性受抑制,进而导致胆碱能神经兴奋时其末梢释放的ACh不能及时水解而大量堆积,产生拟胆碱作用。胆碱酯酶抑制药根据其化学结构的不同可分为3类。①季铵乙醇类:该类药物与AChE以可逆性的、非共价的形式结合,如依酚氯铵(edrophonium chloride;又名滕喜龙,tensilon),其与AChE结合产生抑制作用时本身并没有发生变化,并可反复与AChE结合和分离,故其作用时间短且起效迅速。②氨基甲酸酯类:毒扁豆碱(physostigmine)、新斯的明

(neostigmine)和溴吡斯的明(pyridostigmine)均属该类药物,能与AChE的酯解部位形成氨基甲酸酯,使AChE不能水解乙酰胆碱,从而产生对AChE的可逆性抑制。AChE的氨甲酰化过程较慢,其完全被抑制需要8~10分钟,当氨基甲酸酯从酶复合物分离后,AChE才能恢复其功能。③有机磷酸酯类:这类药物主要是有机磷杀虫剂和神经毒剂,当其与AChE结合后可生成磷酰化AChE而不易被水解,造成AChE活性的不可逆性抑制。

(一)药理作用

胆碱酯酶抑制药可阻碍AChE分解ACh,使ACh在受体部位积聚而产生拟胆碱作用。新斯的明、溴吡斯的明和依酚氯铵均为季铵类化合物,其水溶性好而脂溶性差,不易透过血脑屏障,所以不致产生中枢神经系统症状。口服不易吸收,静脉注射后分布迅速。这3种胆碱酯酶抑制药主要经肾脏排泄,当肾功能严重受损时其消除半衰期明显延长,血浆清除率减少,作用时间延长。

毒扁豆碱是叔胺类化合物,其结构与有机磷相似,具有脂溶性,能透过血脑屏障,并能从胃肠道和黏膜迅速吸收,较新斯的明和溴吡斯的明有较强的中枢神经系统和心血管作用,有较强的毒蕈碱型受体兴奋作用。毒扁豆碱的消除半衰期短,通常给药后2小时即被消除,在体内主要被血浆AChE分解破坏,仅有小部分经肾脏消除。

(二)临床应用

拮抗非去极化型肌松药的作用。新斯的明、溴吡斯的明和依酚氯铵抑制AChE,增加ACh在神经肌肉接头处的浓度,从而有效地与非去极化型肌松药竞争烟碱型受体,使神经肌肉兴奋的传递得以恢复。另外,胆碱酯酶抑制药还有突触前作用,产生突触前膜逆向动作电

位,重复激发兴奋运动神经末梢,释放乙酰胆碱。胆碱酯酶抑制药对神经肌肉突触前和突触后的双重作用共同拮抗非去极化型肌松药的作用,突触前作用以依酚氯铵最强。毒扁豆碱因具有较强的中枢神经系统和心血管作用,故不能用作非去极化型肌松药的拮抗药。在使用该类药物拮抗非去极化型肌松作用时,还需同时或先后使用 M 胆碱受体抑制药(阿托品或格隆溴铵),以防止心动过缓和唾液腺分泌过多等毒蕈碱样不良反应。

三、骨骼肌松弛药及其拮抗药

骨骼肌松弛药(skeletal muscular relaxants)简称肌松药,是一类选择性地作用于骨骼肌神经肌肉接头处,与突触后膜的 N_M 受体结合,激动或阻断 N_M 受体,暂时阻断神经肌肉的正常兴奋传递,使骨骼肌松弛的药物。

肌松药主要应用于气管和支气管插管、ICU 呼吸机的呼吸治疗、外科手术,特别是胸科和腹部手术,使患者在全身麻醉和镇静状态下肌肉完全松弛,消除呼吸对抗及纵隔摆动,以利于手术操作。肌松药的应用使外科手术在不进行深麻醉的情况下,亦可实现肌肉松弛的要求,避免了深度麻醉带来的许多弊端,成为全身麻醉重要的辅助用药。去极化型肌松药还可用于重症肌无力的辅助诊断。

神经肌肉兴奋传递有一个较大的安全阈值,当所有肌纤维的接头后膜受体被阻断达 75% 以上时,肌颤搐的张力才出现减弱;受体被阻断 95% 左右时,肌颤搐才完全抑制。临床上常以给药至产生最大肌松效应的时间称起效时间,以给药至肌颤搐恢复 25% 之间的时间为临床时效,以给药至恢复 95% 之间的时间为总时效,以肌颤搐由 25% 恢复至 75% 之间的时效为恢复指数。各种肌松药的效价强度根据其 ED_{95} 确定,ED_{95} 是指在 N_2O、巴比妥类药和阿片类药平衡麻醉下肌松药抑制单刺激肌颤搐 95% 的药量。目前在临床上行气管插管术常用肌松药的药量和药效见表 9-3 和表 9-4。肌松药选择性地松弛骨骼肌,但不同部位的骨骼肌对肌松药的敏感性不同,躯体肌和四肢肌对肌松药的敏感性高于喉内收肌和膈肌,喉内收肌和膈肌的肌松起效时间比拇内收肌快。

肌松药根据作用时效不同,可分为超短效、短效、中效和长效 4 类;根据作用机制不同,可分为去极化型肌松药和非去极化型肌松药 2 类。2 类药物的阻滞方式不同,去极化型肌松药是 N_M 受体激动药,非去极化型肌松药是 N_M 受体拮抗药。2 种肌松药作用特点的比较详见

表 9-3　常用肌松药的临床药效比较

肌松药	ED_{95}/(mg/kg)	气管插管量		临床时效	
		剂量/(mg/kg)	起效/min	25% 恢复时间/min	95% 恢复时间/min
琥珀胆碱	0.5	1.0	1	5~10	12~15
阿曲库铵	0.2	0.3~0.4	2~3	40~50	50~70
顺式阿曲库铵	0.05	0.2	2.6~2.7	66~70	83~91
米库氯铵	0.08	0.2	2~3	12~15	30
泮库溴铵	0.05	0.08~0.1	2~3	90~100	120~150
哌库溴铵	0.045	0.08	2~3	90~120	120~150
维库溴铵	0.04	0.08~0.1	2~3	45~60	60~80
罗库溴铵	0.3	0.6	1.5	23~75	60~70

表 9-4　快速气管插管的肌松药剂量及时效

肌松药	剂量 /（mg/kg）	起效 /min	25% 恢复时间 /min	95% 恢复时间 /min
琥珀胆碱	1.5	0.75~1	10~12	15
阿曲库铵	0.5	2	45~60	60~90
顺式阿曲库铵	0.4	1.8~2.0	88~95	115~128
杜什氯铵	0.08	3~5	125~190	200~230
米库氯铵	0.25	1.5~2.0	12~20	34
泮库溴铵	0.2	1.5~2.0	120~150	180~300
哌库溴铵	0.15	2	150~200	200~300
维库溴铵	0.2	1.5~2.0	60~80	80~120
罗库溴铵	1.2	0.75~1.25	38~150	—

表 9-5　去极化型肌松药和非去极化型肌松药的作用比较

	去极化型肌松药	非去极化型肌松药
代表药物	琥珀胆碱	筒箭毒碱
作用机制	使 N_M 受体激动，产生持久去极化	竞争性地阻断 N_M 受体
对运动终板的作用	部分、持久去极化	无去极化作用
作用时间	短，< 5 分钟	长，> 20 分钟
肌束颤动	有（肌肉松弛前）	无
中毒解救	人工呼吸机	新斯的明
蓄积现象	无（可产生快速耐受性）	有（重复用药应减量）
神经节阻滞作用	无	有，可引起血压下降

表 9-5。另外，2 类肌松药不宜混合使用，在进行气管插管时可先用去极化型肌松药诱导麻醉，再用非去极化型肌松药维持麻醉，如混用则会使肌张力恢复延迟。肌松药必须在具备人工呼吸的条件下使用，使用后应待患者的肌张力恢复、呼吸恢复正常后再撤除监护。

近年来在 ICU 中应用肌松药比较普遍，如在其他常用治疗措施无效时，用于消除患者自发呼吸与机械通气不同步产生的抵抗；用于治疗痉挛性疾病，如破伤风、肉毒杆菌中毒及癫痫持续状态等；用于降低气管插管进行机械通气时的气道峰压，降低发生气压伤的风险；用于防止降温时产生寒战、控制咳嗽和自主活动、降低氧耗等。应用肌松药时应给予患者适当的镇静药和镇痛药，以免因恐惧或疼痛引起较强的应激反应。在 ICU 中选用何种肌松药以及如何应用，还要考虑药物的时效、不

良反应和消除途径等。如泮库溴铵对心动过速患者可能不利，长期大剂量应用筒箭毒碱会引起低血压。还尤其要考虑肝、肾脏器功能，肾脏是许多肌松药特别是长时效肌松药的主要消除途径，肾功能不全时，泮库溴铵、氯二甲箭毒（氯甲左箭毒）、哌库溴铵、杜什氯铵等的时效明显延长。肝脏是肌松药消除的另一途径，在发生肝衰竭和阻塞性黄疸时，主要经肝消除的肌松药的时效也明显延长。维库溴铵是主要经胆道消除的中时效肌松药，但其代谢产物中的 3- 去乙基衍化物保留较强的肌松作用，经肾排出，在肾衰竭患者长期应用维库溴铵时其代谢产物可积聚而延长肌张力恢复时间。

（一）去极化型肌松药

该类药物又称为非竞争性肌松药（noncompetitive muscular relaxants），其分子结构

与 ACh 相似,与 N_M 受体有较强的亲和力,与神经肌肉接头处突触后膜的 ACh 竞争 N_M 受体 α 亚基上的 ACh 结合部位,且不易被胆碱酯酶水解,与受体结合后产生与 ACh 相似但较持久的去极化作用,使 N_M 受体不能对 ACh 起反应,终板对乙酰胆碱的反应性降低,此时神经肌肉阻滞方式由去极化转变为非去极化,从而使骨骼肌松弛。

琥珀胆碱(succinylcholine,司可林)具有起效快、作用强、时效短等优点,属超短效肌松药。在体内代谢迅速,可被假性胆碱酯酶水解为琥珀酸和胆碱。琥珀胆碱引起的肌肉松弛从颈部开始,逐渐依次波及肩胛、腹部、四肢,以及面部、舌、咽喉和咀嚼肌,最后累及呼吸肌。静脉注射 0.8~1.0mg/kg,咬肌、咽喉肌等肌松作用在 1 分钟内即达高峰,可维持呼吸暂停 4~5 分钟,肌张力完全恢复需 6~12 分钟。儿童较成人相对不敏感,气管插管时需增加药量至 1.5mg/kg;婴幼儿除静脉注射外还可肌内注射,用量可达 1.5~2mg/kg。紧急时,还可气管内或舌下给药。临床上,琥珀胆碱静脉注射主要用于短时间操作的一些检查,如气管插管、气管镜、食管镜、胃镜等,持续滴注可辅助用于长时间手术。但连续用药(静脉输注 30~60 分钟后)可产生快速耐受性,需增加用药剂量。肌肉松弛前所出现的肌束颤动可导致肌肉疼痛,也可使眼压或胃内压升高。持久去极化还可导致高血钾。琥珀胆碱特别是其代谢产物琥珀胆碱能兴奋心脏 M 受体,引起心动过缓或心律不齐。因强烈的窒息感,故意识清醒的患者禁用。

(二)非去极化型肌松药

该类药物又称为竞争性肌松药(competitive muscular relaxants),其与 ACh 竞争 N_M 受体,但不激动受体,能竞争性地阻断 ACh 的去极化作用,进而使骨骼肌松弛。因此,该类药物的肌松作用可被抗胆碱酯酶药新斯的明对抗。

本类药物多为天然生物碱及其类似物,可分为苄基异喹啉类(benzylisoquinolines),主要有筒箭毒碱、阿曲库铵、米库氯铵等;类固醇铵类(ammoniosteroids),主要有泮库溴铵、哌库溴铵、维库溴铵等。目前临床上应用较多的有短时效的米库氯铵、瑞库溴铵;中时效的维库溴铵、罗库溴铵、阿曲库铵和顺式阿曲库铵;长时效的泮库溴铵、哌库溴铵和杜什氯铵等。而筒箭毒碱、氯二甲箭毒、加拉碘铵、阿库氯铵和法扎溴铵现已在临床上逐渐少用或已停用。

右旋筒箭毒碱(d-tubocurarine)的肌松作用从眼部肌肉开始,然后依次为四肢、颈部、躯干,继而累及肋间肌,剂量过大可累及膈肌,导致全部呼吸肌麻痹。临床主要作为麻醉辅助用药,用于胸腹部手术和气管插管等。0.3~0.5mg 右旋筒箭毒碱即有促组胺释放的作用,进而引起低血压,术前应用抗组胺药异丙嗪可减轻该作用,且该药引起低血压与用药剂量和麻醉种类有关。浅麻醉时 15mg/70kg 较少发生,但如与有神经节阻滞作用的氟烷合用,因较大剂量的右旋筒箭毒碱亦有神经节阻滞作用,则低血压作用增强。重症肌无力、支气管哮喘、严重休克患者禁用。

(三)肌松药的拮抗药

详见胆碱酯酶抑制药。

四、作用于肾上腺素受体的药物

(一)肾上腺素受体激动药(抗休克的血管活性药)

休克是一种由多种原因引起的,但最终都是以有效循环量减少、组织灌注不足、组织代谢紊乱和功能受损为主要病理生理改变的综合征。临床表现主要为血压下降、心率加快、神志障碍，以及尿量明显减少等，如延误治疗时机会危及生命。休克的治疗目的是恢复充足的组织灌注以确保机体氧代谢的正常进行：①提高心排血量；②保证生命器官的灌注量。因为休克的病理过程复杂、病情变化迅速，术中必须加强对休克患者的循环和呼吸监测，综合分析病情，及时采取有侧重点的综合措施治疗，以期提高治疗休克的成功率。抗休克的血管活性药的运用是休克的治疗措施之一，且需要在组织灌注的基础上和水、电解质、酸碱平衡的条件下发挥有效作用，借以提高心排血量、改善微循环和维持动脉血压等。抗休克的血管活性药按作用不同可分为血管收缩药，如去甲肾上腺素、肾上腺素、间羟胺等；血管扩张药，如多巴胺、多巴酚丁胺、酚妥拉明、硝普钠等。

1. 血管收缩药

（1）去甲肾上腺素：药用去甲肾上腺素（noradrenaline，NA）是人工合成的重酒石酸盐，半衰期较短，仅 2.5 分钟，应持续静脉输注。输注速率 $< 2\,\mu g/min[30ng/（kg\cdot min）]$ 时可能主要兴奋 β_1 肾上腺素能受体，使心肌收缩力增强、心率加快、传导加速，但对心脏的兴奋作用较肾上腺素弱；输注速率 $> 3\,\mu g/min[50ng/（kg\cdot min）]$ 时主要兴奋 α 肾上腺素能受体，引起皮肤、黏膜、骨骼肌、肝脏、肾脏和小肠血管收缩，使收缩压、舒张压以及平均动脉压升高，反射性心率减慢。静脉收缩后回流增加，心排血量通常无改变或者降低，由于舒张压升高，冠状动脉血流量、心肌耗氧量显著增加，肺血管阻力增大。去甲肾上腺素的强效缩血管作用可以导致肾脏、肠管缺血和外周低灌注，同时给予小剂量的去甲肾上腺素和低剂量的多巴胺可以有效地维持肾脏的灌注压和肾脏的功能。各种危及生命的严重低血压状态，且对其他缩血管药物反应欠佳时可改用去甲肾上腺素，以改善心肌供血，但剂量应严格控制在 $10\sim50ng/（kg\cdot min）$。

（2）肾上腺素：临床使用的肾上腺素（adrenaline，AD）是人工合成的肾上腺素盐酸盐，肾上腺素能兴奋所有的肾上腺素能受体（α_1、α_2、β_1 和 β_2 受体），使 β_1 受体兴奋，引起心脏传导加快、心率增加、心肌收缩力增强和心肌兴奋性提高；使 β_2 受体兴奋，产生血管和支气管平滑肌松弛；使 α_1 受体兴奋，导致血管平滑肌收缩，血压升高。主动脉舒张压增加，能够增加冠状动脉血流量，增加心脏停搏患者的复苏成功率。对于肺血管具有双重作用，即小剂量时引起肺血管扩张；大剂量时导致肺血管收缩，甚至引起严重的肺水肿。肾上腺素增加糖原分解和糖原异生，抑制胰岛素释放，促进胰高血糖素分泌，减少外周组织对葡萄糖的摄取，使血糖升高。肾上腺素还能够激活脂肪组织的 β 受体，加速脂肪分解，使血中的游离脂肪酸水平增加，胆固醇、磷脂及低密度脂蛋白增多。肾上腺素能提高机体代谢率，增加热量的产生。在心脏停搏、循环衰竭或过敏性休克时，可静脉注射肾上腺素，剂量为 1mg 或 0.02mg/kg，心脏复苏小剂量无效时可给予大剂量的肾上腺素（0.1~0.2mg/kg），以显著改善冠状动脉灌注压和心脑血流量，紧急情况下可以将肾上腺素稀释至 10ml 气管内注射。

利用激动 α 受体的缩血管效应，肾上腺素常和局麻药同时用于局部浸润、神经阻滞和硬膜外麻醉，以减缓局麻药的血管摄取，延长局麻药的作用时间，减低局麻药的血清峰值水平。大剂量或快速静脉注射肾上腺素可致血压骤然升高，引起脑出血或严重的心律失常，甚至室颤。老年人应慎用，禁用于原发性高血压、器质性心脏病和甲状腺功能亢进等患者。氟烷使心肌对儿茶酚胺的敏感性增加，特别是在缺氧或高碳酸血症时给予肾上腺素容易产生较严重的心律失常,氟烷麻醉时不宜应用肾上腺素。

2. 血管扩张药

(1)多巴胺:药用多巴胺(dopamine,DA)是人工合成的多巴胺盐酸盐。多巴胺作用于 α、β 受体和多巴胺受体,还能促进去甲肾上腺素的释放。它最重要的作用是通过作用于突触后膜的多巴胺受体,增加肾脏和肠系膜血管床的血流量,并能引起外周血管扩张。半衰期仅 1 分钟,需持续静脉输注给药。多巴胺适用于休克和低心排血量的患者,个体反应差异较大,使用时必须监测患者的器官和外周组织灌注情况,及时调整多巴胺的输注速度。

(2)多巴酚丁胺:多巴酚丁胺(dobutamine,Dob)是多巴胺的衍生物,激动 $β_1$ 受体,对 α、β 受体以及多巴胺受体无显著作用,且无促进去甲肾上腺素释放的作用,故使心肌收缩力增强,对心率和心肌耗氧量的影响较小,肺血管阻力可减少或无明显改变,可使肺动脉压下降。半衰期为 2 分钟,故需连续静脉滴注。适用于心源性休克,对心脏手术后低心排血的量患者疗效较好。

(二)肾上腺素受体拮抗药

1. 酚妥拉明　酚妥拉明(phentolamine)是咪唑啉的衍生物,对 $α_1$ 受体的阻断作用是对 $α_2$ 受体的 3~5 倍。除阻断血管平滑肌的 $α_1$ 受体外,还有较强的直接舒张血管作用,并且对阻力血管的作用大于容量血管,引起外周血管阻力下降、血压降低、肺动脉压下降。对心脏有兴奋作用,使心肌收缩力增强、心率加快、心排血量增加。主要用于围手术期高血压的控制,特别是适用于嗜铬细胞瘤手术探查及分离肿瘤时控制血压异常升高,可以将酚妥拉明 10~20mg 稀释到 100ml 持续静脉滴注,必要时静脉推注 1~2mg,常需与小剂量的 β 受体拮抗药配伍使用,以预防心动过速。

2. 美托洛尔　临床应用的美托洛尔(metoprolol):美托洛尔酒石酸盐为选择性 $β_1$ 受体拮抗药,对 $β_2$ 受体的作用很弱,无内在拟交感活性和膜稳定作用,使静息时和运动时的心率均可减慢,心肌收缩力减弱,心排血量下降,心肌耗氧量降低,血压略有下降。麻醉中主要用于治疗心动过速,每次静脉注射 1~2mg,必要时可重复注射,总剂量不超过 10mg。给予美托洛尔使心率减慢的同时,血压多无明显改变。近年来将美托洛尔与正性肌力药、利尿药和血管扩张药联合应用,治疗充血性心力衰竭,尤其是扩张型心肌病引起的心力衰竭。

3. 艾司洛尔　艾司洛尔(esmolol)是 20 世纪 80 年代合成的超短效、选择性 β 受体拮抗药,作用起效迅速,持续时间短,无内在拟交感活性及膜稳定作用,无 α 受体拮抗作用,心肌抑制作用轻微,能够降低窦房结自律性与房室结传导性,对心房、希氏束、浦肯野纤维系统及心肌收缩功能无直接作用。主要用于控制围手术期的室上性心动过速,每次静脉注射 0.25~0.5mg/kg,必要时持续静脉输注 50~300μg/(kg·min)。静脉麻醉诱导药注射完后,给予艾司洛尔 0.25mg/kg,可以明显减轻气管插管的心血管反应。艾司洛尔剂量过大,特别是患者血容量不足时,可出现低血压。

第六节　常用传出神经系统药物与麻醉药的相互作用

一、骨骼肌松弛药

1. 2 类肌松药合用的效果与用药顺序有关,先用非去极化型肌松药,后用去极化型肌松药,可减轻后者的肌颤、血钾升高和胃内压、颅内压升高等不良反应;如同为非去极化型肌松药合用,则可产生协同或相加作用。

2. 吸入麻醉药可增强肌松药的作用,其机制涉及吸入麻醉药中的中枢抑制作用、外周乙酰胆碱释放抑制,以及突触后膜受体脱敏等。一方面吸入麻醉药有剂量依赖性的增效肌松药作用,第二代、第三代含氟麻醉药的增强肌松药作用强于 N_2O、阿片类或丙泊酚。恩氟烷和异氟烷能明显延长维库溴铵的维持时间并减少其维持剂量,但对起效时间和最大抑制程度无明显影响。另一方面不同的肌松药受吸入麻醉药的影响程度也不同。尽管结构上维库溴铵与罗库溴铵同属于甾类中时效肌松药,但维库溴铵的起效时间明显长于罗库溴铵,而作用时间和恢复时间与罗库溴铵差别不大。有研究显示,吸入 3% 的异氟烷能明显缩短罗库溴铵和维库溴铵的起效时间,延长罗库溴铵和维库溴铵的作用时间达 2 倍以上。吸入麻醉药对罗库溴铵的影响,依强弱顺序为恩氟烷 > 异氟烷 > 七氟烷 > N_2O。

3. 局麻药可作用于神经肌肉接头前膜,降低乙酰胆碱的含量和释放,降低 N_M 受体的敏感性,并具有膜稳定作用,从而增强非去极化型肌松药和去极化型肌松药的作用。

4. 很多抗生素能增强肌松药的作用,如氨基糖苷类的链霉素、新霉素等,作用机制复杂,既有突触前膜也有突触后膜效应,两者合用可延长肌松药的时效。

5. 抗心律失常药、抗惊厥药、精神神经用药、抗肿瘤药和部分神经节阻滞药等均可与肌松药发生相互作用,合用时应注意。

二、胆碱酯酶抑制药

1. 氨基糖苷类抗生素、卷曲霉素、林可霉素、多黏菌素、利多卡因静脉注射或奎宁肌内注射均能作用于神经肌接头,使骨骼肌张力减弱,与抗胆碱酯酶药合用时有不同程度的拮抗作用。

2. 抗胆碱酯酶药可使酯类局麻药在体内缓慢水解,因而容易出现中毒反应,必须合用时宜采用酰胺类局麻药。

3. 抗胆碱酯酶药可减弱乙醚、恩氟烷、异氟烷、甲氧氟烷、环丙烷等吸入全麻时的肌松效应。

4. 阿托品作用于 M 胆碱受体,能减少抗胆碱酯酶药过量时的不良反应,故当本类药用于拮抗非去极化型肌松药时可与阿托品合用。

5. 避免抗胆碱酯酶药与其他的酯酶抑制药如地美溴铵、依可碘酯、异氟磷等合用,包括与马拉硫磷接触者在内,以免发生本类药物过量时的危象。

6. 阻滞交感神经节的降压药如胍乙啶(并非神经节阻滞药)、美加明和曲咪芬等能减弱胆碱酯酶抑制药的效应。

7. 即使是具有微弱的抗毒蕈碱样胆碱作用的药物如普鲁卡因胺、奎尼丁等,也能减弱本类药对重症肌无力的疗效。

(张丹参 李 炜)

参考文献

[1] 于布为,杭燕南. 麻醉药理基础. 上海:上海世界图书出版公司,2009.

[2] 叶铁虎,李大魁. 麻醉药理学基础与临床. 北京:人民卫生出版社,2011.

[3] 庄心良,曾因明,陈伯銮. 现代麻醉学. 北京:人民卫生出版社,2003.

[4] 张丹参. 药理学. 北京:人民卫生出版社,2004.

[5] BERGESE S D, ANTOR M A, URIBE A A, et al. Triple Therapy with Scopolamine, Ondansetron, and Dexamethasone for Prevention of Postoperative Nausea and Vomiting in Moderate to High-Risk Patients Undergoing Craniotomy Under General Anesthesia: A Pilot Study. Frontiers in Medicine, 2015,2:40.

[6] 李茉,苏金华,王晓峰. 长托宁与阿托品及东莨菪碱在麻醉前用药的比较. 内蒙古中医药,2011,30 (10):76-77.

第十章 中枢神经系统药物与麻醉

第一节 中枢神经系统的细胞学基础

一、神经元

神经元（neuron）是中枢神经系统（central nervous systems，CNS）的基本结构和功能单位，神经元的形态可分为胞体和突起两部分。胞体内含有细胞核和各种细胞器。神经元突起又分树突（dendrite）和轴突（axon）2种。树突多呈树状分支，在树突分支上常见许多棘状的小突起，称树突棘（dendritic spine）。树突棘是神经元之间形成突触的主要部位，树突的功能主要是接受刺激并将冲动传向胞体。轴突呈细索状，轴突往往很长，由细胞的轴丘分出，其直径均匀，离开细胞体若干距离后获得髓鞘，成为神经纤维。轴突的主要功能是传导神经冲动。通常1个神经元有一至多个树突，但轴突通常只有1条。

根据神经元突起的数量分为单极、双极和多极神经元。按照神经元之间的传输方向及功能分为感觉神经元（sensory neuron，又称传入神经）、运动神经元（motor neuron，又称传出神经）和中间神经元（interneuron）。根据神经纤维释放的主要化学递质或调质对神经元进行分类，如 γ-氨基丁酸能（γ-aminobutyrinergic）、胆碱能（cholinergic）、去甲肾上腺素能（norepinephrinergic）、多巴胺能（dopaminergic）、5-羟色胺能（5-hydroxytryptaminergic，serotoninergic）、组胺能（histaminergic）、谷氨酸能（glutamatergic）和食欲肽能（orexinergic）等神经元。应该指出，"一种神经元释放单一递质"的概念正在被纠正，如组胺能神经元除组胺外，也含有GABA和神经肽等递质；中脑多巴胺能神经元可受乙醇调节，共同释放GABA和多巴胺。神经元的主要功能是接受刺激和传递信息，有些神经元还能分泌激素，将神经信号转变为体液信号。

二、神经胶质细胞

神经胶质细胞是神经组织中除神经元外的另一大类细胞，分布在神经元之间，形成网状支架。按形态分可分为星形细胞、少突细胞及小胶质细胞3种。神经胶质细胞可终身具有分裂繁殖能力，还能吞噬因损伤而解体破碎的神经元，并能修补填充、形成瘢痕，神经轴突再生过程必须有胶质细胞的导引才能成功，在维持神经组织内环境稳定中发挥重要作用。胶质细胞参与某些递质及生物活性物质的代谢，如摄取和分泌神经递质，有助于维持合适的神经递质浓度。星形胶质细胞还参与免疫应答作用，可作为中枢的抗原呈递细胞，将外来抗原呈递给T淋巴细胞。胶质细胞不仅是CNS的支架，也参与众多的生理学或病理学过程。

三、神经环路

脑内不同性质和功能的神经元通过各种形式的连接，在不同水平构成神经环路（neural circuit），或称神经网络（neural network），以类似于串联、并联、正反馈和负反馈等多种形式活动，对CNS中的信息进行处理和整合。神经元之间在结构上并没有原生质相连，每一神经元的轴突末梢仅与其他神经元的胞体或突起相接触，相接触的部位称为突触（synapse）。

一个神经元既可与其他神经元建立许多突触连接，亦可接受来自于其他神经元的许多突触信息。在神经元之间的连接中,最常见是一个神经元的轴突终末与另一个神经元的树突、树突棘或胞体连接,分别构成轴-树(axo-dendritic)、轴-棘(axo-spinous)、轴-体(axo-somatic)突触。CNS中存有大量具有短轴突、胞体较小的中间神经元,人脑中间神经元数目占神经元总数的99%,参与脑内各核团间或核团内局部神经环路的组成。神经环路的多样性决定了CNS活动的复杂性。近年来创立的光遗传学及特异性神经纤维追踪法,为揭示特定类型的神经元在某些重要功能上的神经环路提供了重要机遇。

四、突触与信息传递

突触是神经元传递信息的重要结构,是神经元与神经元之间,或神经元与非神经细胞之间的一种特殊的细胞连接,实现细胞与细胞之间的通讯。根据突触传递的方式及结构特点,突触可分为化学突触(chemical synapse)和电突触(electrical synapse)两大类。前者是以化学物质(神经递质)作为媒介;后者亦是缝隙连接,即以电流传递信息。哺乳动物的神经系统大多数是化学突触,小部分脑区存在一些电突触。

突触由突触前、后组分和突触间隙等基本结构组成,突触前、后成分彼此相对的细胞膜分别称为突触前膜和突触后膜,突触前成分通常是神经元的轴突终末。突触传递的过程主要包括神经递质的合成和贮存、突触前膜去极化和胞外钙内流触发神经递质的释放、神经递质与突触后膜受体结合引起突触后生物学效应、释放后的递质消除及囊泡的再循环。神经递质的释放通常受到突触前膜受体的反馈调控,通过改变进入末梢的钙离子量或改变末梢对钙离子的敏感性等均能调节递质的释放,如多巴胺 D_2 受体、组胺 H_3 受体和去甲肾上腺素 α_2 受体。突触前膜的反馈受体有的分布广泛,如组胺 H_3 受体不仅在组胺能神经系统分布,在去甲肾上腺素能、胆碱能神经系统也有分布,兴奋后抑制相应的神经末梢释放递质,或减少递质合成。

一方面被释放的神经递质需要迅速消除终止其作用,以保证突触的传递效率;另一方面又需回收突触囊泡蛋白,通过神经末梢细胞膜的内吞合成新的囊泡,形成囊泡的再循环,准备新一轮递质的合成、贮存和释放。突触间隙的递质消除主要是通过突触前膜及神经胶质细胞的摄取和酶解作用而实现的。

位于突触前膜上的转运蛋白或转运体对神经递质重摄取非常重要,转运体已成为开发作用于中枢神经系统药物的重要靶点。如多巴胺转运蛋白(dopamine transporter, DAT)抑制剂可升高突触间隙的多巴胺水平,促进觉醒;1 型 GABA 转运体(GAT-1)抑制剂可增加睡眠;去甲肾上腺素转运体或 5- 羟色胺转运体是抗抑郁药的重要靶点等。

第二节 中枢神经递质及其受体

CNS 的活性物质包括神经递质、神经调质和神经激素。神经递质是指神经末梢释放、作用于突触后膜受体、导致离子通道开放并形成兴奋性突触后电位或抑制性突触后电位的化学物质,其特点是传递信息快、作用强、选择性高。神经递质与其特异性受体结合,发挥生理效应。

一、乙酰胆碱

乙酰胆碱(acetylcholine, ACh)由胆碱和乙酰辅酶 A 在胆碱乙酰转移酶的催化下合成。合成在胞质中进行,然后被输送到末梢贮存在囊泡内。乙酰胆碱的合成、贮存、释放、与受体的相互作用及其灭活等突触传递过程与外周胆碱能神经元相同。

1. 中枢乙酰胆碱能通路　①胆碱能投射神经元在脑内的分布比较集中,分别组成胆碱能基底–前脑复合体和胆碱能脑桥–中脑–被盖复合体;②中间神经元分布局限,参与局部神经回路的组成,在纹状体、隔核、伏隔核、嗅结节等神经核团中均存在较多的胆碱能中间神经元,尤以纹状体最多。

2. 脑内乙酰胆碱受体　绝大多数脑内胆碱能受体是 M 受体, N 受体仅占不到 10%。脑内的 M 受体或 N 受体的药理特性与外周相似。

3. 中枢乙酰胆碱的功能　①学习和记忆;②觉醒;③体温调节;④摄食和饮水;⑤感觉和运动调节;⑥镇痛。

二、γ-氨基丁酸

1. γ-氨基丁酸在中枢神经系统中的分布　γ-氨基丁酸(γ-aminobutyric acid, GABA)是脑内最重要的抑制性神经递质,广泛分布在哺乳动物脑内,脑内约有 30% 的突触以GABA 为神经递质。GABA 能神经元分布广泛,有的形成长轴突投射的 GABA 能通路,如:①小脑–前庭外侧核通路,从小脑浦肯野细胞投射到小脑深部核团及脑干的前庭核;②从纹状体投射到中脑黑质,黑质是脑内 GABA 浓度最高的脑区;③下丘脑腹外侧视前区 GABA 能神经元向众多的觉醒核团投射,形成抑制性通路,调控睡眠行为或参与麻醉药作用;④基底前脑中的 GABA 能神经元向皮质投射,可抑制皮质中的 GABA 能中间神经元。随着神经环路解析的快速进展,新的投射通路将会被进一步认识。

2. GABA 的合成、贮存、释放、摄取和降解　脑内的 GABA 是由谷氨酸脱羧而成的, GABA 的合成酶为谷氨酸脱羧酶。脑内GABA 存在的形式有游离、疏松结合和牢固结合 3 种类型。当 GABA 能神经元兴奋时,GABA 被神经末梢释放到突触间隙。摄取是GABA 失活的重要途径,神经末梢和神经胶质细胞都有摄取功能。GABA 转运体有 4 种亚型——GAT1、GAT2、GAT3 和 vGAT(囊泡GABA 转运体), GAT1 对调节突触间隙中的GABA 浓度非常重要。GABA 也可被 γ-氨基丁酸氨基转移酶降解。

3. GABA 受体的分类　分为 GABA$_A$、GABA$_B$ 和 GABA$_C$ 共 3 型。

4. GABA 的最主要的抑制功能　表现为:①镇静催眠;②抗焦虑;③镇痛作用;④抑制摄食;⑤抗惊厥;⑥参与视觉通路信息的传递和调控等。

三、兴奋性氨基酸

谷氨酸(glutamate, Glu)是 CNS 内的主要兴奋性递质,脑内 50% 以上的突触是以谷氨酸为递质的兴奋性突触。除谷氨酸外,天冬氨酸也可以发挥相似的作用。

谷氨酸受体分为 3 类:① NMDA 受体,在脑内广泛分布,但在海马及大脑皮质分布最密集。NMDA 受体已经成为多种神经精神疾病治疗药物研制的重要靶标。②非 NMDA 受体,包括 AMPA 受体及 KA 受体,是化学门控离子通道受体。③代谢型谷氨酸受体,通过 G 蛋白与不同的第二信使系统偶联,改变第二信使的胞内浓度,触发生物学效应。目前已克隆出 8 种不同的亚型。

兴奋性氨基酸参与快速兴奋性突触传导,在学习、记忆、神经可塑性、神经系统发育及一些疾病如缺血性脑病、低血糖脑损害、中枢退行性疾病等的发病机制中发挥作用。

四、去甲肾上腺素

脑内的去甲肾上腺素（noradrenaline，NA；norepinephrine，NE）能神经元的胞体分布相对集中在脑桥和延髓，但 NE 能神经元的胞体密集在蓝斑核，从蓝斑核向前脑方向发出 3 束投射纤维，分别是中央被盖束、中央灰质背侧纵束和腹侧被盖 – 内侧前脑束。

NE 参与体温调节、摄食调节、觉醒维持和调节快动眼睡眠。NE 与躁狂症、抑郁症的发病密切相关。抑制 NE 转运体，影响 NE 再摄取，是一些抗抑郁药的主要作用机制。

五、多巴胺

多巴胺（dopamine，DA）是脑内重要的神经递质，在大脑的运动控制、情感思维和神经内分泌方面发挥重要的生理作用，并与帕金森病、精神分裂症、药物依赖与成瘾的发生、发展密切相关。

1. 中枢 DA 神经系统及其生理功能 ①黑质 – 纹状体通路，是锥体外系运动功能的高级中枢，各种原因减弱该通路的 DA 功能均可导致帕金森病，反之该通路的功能亢进则出现多动症；②中脑 – 边缘通路；③中脑 – 皮质通路，中脑 – 边缘通路和中脑 – 皮质通路主要调控人类的精神活动，前者主要调控情绪反应，后者主要参与认知、思想、感觉、理解和推理能力的调控；④结节 – 漏斗通路，主要调控垂体激素的分泌，如抑制催乳素的分泌、促进 ACTH 和 GH 的分泌等。

2. DA 受体及其亚型 ①D_1 样受体；②D_2 样受体。黑质纹状体通路主要存在 D_1 样受体（D_1 和 D_5 亚型）和 D_2 样受体（D_2 和 D_3 亚型），中脑 – 边缘通路和中脑 – 皮质通路主要存在 D_2 样受体（D_2、D_3 和 D_4 亚型），结节 – 漏斗系统主要存在 D_2 样受体中的 D_2 亚型。

多巴胺 D_1 和 D_2 受体参与觉醒维持，调节此类受体的活性可能影响全麻药的苏醒时间。

六、5- 羟色胺

5- 羟色胺（5-hydroxytryptamine，5-HT）能神经元与 NE 能神经元的分布相似，主要集中在脑桥、延髓中线旁的中缝核群，共组成 9 个 5-HT 能神经核团，以中脑核群含量最高，其次为黑质、红核、丘脑及下丘脑、杏仁核、壳核、尾核和海马含量较低。

脑内的 5-HT 神经元主要在末梢合成 5-HT。色胺酸羟化酶催化色氨酸生成 5- 羟色胺酸，再经脱羧酶的作用转化为 5-HT。5-HT 的贮存、释放和灭活均与 NE、DA 等儿茶酚胺递质相似。

5-HT 受体多而复杂，已知有 7 种亚型，其中大多数是 G 蛋白偶联受体。5-HT 系统主要调节痛觉、精神情绪、睡眠 – 觉醒、体温、性行为、垂体内分泌等功能活动。

七、组胺

中枢组胺能神经元的胞体集中在下丘脑后部的结节乳头核（tuberomammillary nucleus，TMN），其纤维广泛投射到全脑。组胺（histamine，HA）受体分为 H_1、H_2、H_3 和 H_4 受体 4 种亚型。脑内的组胺参与饮水、摄食、体温、觉醒和激素分泌的调节。第一代 H_1 受体拮抗药能通过血脑屏障，有明显的嗜睡作用。

八、神经肽

从下丘脑中分离的加压素和催产素是 20 世纪最早确定的神经肽（neuropeptide）。在脑内发现了几十种神经肽，作为激素发挥作用的神经肽仅占少部分，大多数神经肽参与突触信息传递，发挥神经递质或神经调质的作用。几乎所有的神经肽受体都属于 G 蛋白偶联受体家族。

食欲肽（orexin，OX）是产生于下丘脑区域的神经肽，参与调控情绪、食欲、奖赏和成瘾、睡眠 - 觉醒等功能。而与之结合的食欲肽受体是 2 种 G 蛋白偶联受体，即食欲肽受体 1（OX1R）与食欲肽受体 2（OX2R），这 2 种受体在神经系统中的分布部分重叠，包括调控睡眠与觉醒的脑区。食欲肽双受体拮抗剂（dual orexin receptor antagonist）竞争性地阻断食欲肽与其 OX1R 与 OX2R 的结合，抑制了食欲肽的促觉醒作用，从而诱导睡眠。2014 年，FDA 批准 suvorexant 作为第一种被批准上市的食欲肽双受体拮抗剂。Suvorexant 具有口服有效、选择性高、耐受性好、后遗效应较小等优点，但用药剂量不当可能会出现猝倒。

第三节　麻醉药对中枢神经系统功能的影响

突触是中枢神经系统信息传递的重要结构基础。本节介绍全麻药对突触传递过程、学习记忆、脑血流、脑代谢、脑血容量、脑血管调节功能及对二氧化碳敏感性的影响。

一、全身麻醉药对突触传递的影响

突触是神经元间、神经元和效应细胞间相互联系和信息传递的结构和区域，在神经信息的处理中发挥关键作用。全身麻醉药改变神经元的兴奋性以及神经元之间的突触传递功能，导致麻醉。

1. 全麻药对神经递质释放和重摄取的影响　全麻药对突触传递的影响是通过突触前效应还是突触后效应所产生或两者皆有，目前

尚未完全阐明。由于突触前神经末梢极小，很难使用电生理记录的方法研究突触前事件，直接测定中枢神经系统单个突触动作电位诱发的神经递质释放几乎不可能。人们多采用制备突触体的方法了解突触前末梢释放或重摄取神经递质，突触体是产生和维持离子梯度及合成、摄取、贮存和释放神经递质的必要细胞结构，通过匀浆和梯度离心可制备突触体。突触体去除了胶质细胞和突触后神经元成分，可避免细胞间的相互作用及混淆药物对释放效应的影响。此外，脑片也被应用于研究全麻药对神经递质释放的影响，保持了相对完整的纤维投射，更接近在体状况。

多种动物及各个脑区的脑片和突触体研究显示，等效浓度的挥发性吸入麻醉药对谷氨酸能神经末梢释放谷氨酸的抑制作用较静脉全麻药强。通过突触体研究发现，吸入全麻药对谷氨酸释放的抑制作用更为明显，这说明突触前膜存在全麻药的作用位点。但全麻药对谷氨酸释放的抑制作用是否是通过神经末梢的钠通道或钙通道发挥作用仍存在争议，是否通过突触前的其他靶位仍不清楚。也有研究者认为，全麻药导致谷氨酸释放减少可能是通过谷氨酸重摄取增加所致。而利用脑片进行研究的结果表明，异氟烷、恩氟烷和巴比妥类药物均可以抑制高浓度的氯化钾诱发的谷氨酸释放，此效应可能与麻醉作用的产生有关，而促进谷氨酸的释放则可能与某些全麻药的致惊厥效应有关。

GABA 是中枢神经系统重要的抑制性神经递质。异氟烷（1.5% 和 3%）对氯化钾诱发的鼠皮质突触体内源性释放 GABA 和放射性标记的 GABA 均没有影响，但低浓度的异氟烷（0.5%）可以抑制 GABA 释放。进一步研究显示，异氟烷抑制非钙依赖性的 GABA 释放，而增加钙依赖性的 GABA 释放，因此作用

具有双向效应。丙泊酚、依托咪酯、氯胺酮、恩氟烷等全麻药对自发或诱发的 GABA 释放均没有影响,静脉麻醉药仅在超过临床浓度时可以抑制 GABA 的摄取。

全麻药可导致谷氨酸能末梢神经递质释放减少,或促进谷氨酸重摄取,减少细胞间隙中的谷氨酸水平。异氟烷可剂量依赖性地增加大鼠皮质突触体的谷氨酸重摄取。吸入全麻药通过增强突触体内蛋白激酶 C 的活性,激活谷氨酸转运体功能,可能是潜在的作用机制。此外,氟烷和异氟烷可以增加胶质细胞对谷氨酸递质的再摄取,但临床相关浓度的异氟烷、氟烷、丙泊酚、硫喷妥钠或氯胺酮对谷氨酸的重摄取没有影响。全麻药对中枢神经系统单胺类递质释放的影响也有一些研究报道,氟烷可以抑制氯化钾诱发的鼠皮质突触体释放去甲肾上腺素,苯巴比妥钠可以抑制氯化钾诱发的去甲肾上腺素释放。挥发性吸入麻醉药可以增强鼠纹状体多巴胺的自发释放,抑制低浓度的氯化钾诱发的释放,但对高浓度的氯化钾诱发的释放无影响。

全麻药也可抑制乙酰胆碱的释放。在体研究发现氟烷能抑制兔脑皮质和猫脑桥网状结构的乙酰胆碱释放,不影响乙酰胆碱合成和胆碱重摄取。

2. 全麻药对突触后膜受体的影响　全麻药的作用是多个方面的,除了对突触前神经末梢递质释放和重摄取具有影响外,还可能对突触后膜的受体产生影响。

(1)全麻药对谷氨酸受体的影响。脑内最重要的兴奋性神经递质是谷氨酸,谷氨酸受体是脑内主要的兴奋性受体,主要分为 2 类:一类为离子型受体,包括 N- 甲基 -D- 天冬氨酸受体(NMDAR)、海人藻酸受体(KAR)和 α- 氨基 -3- 羟基 -5- 甲基 -4- 异噁唑受体(AMPAR),它们与离子通道偶联,形成受体 - 通道复合物,介导

快信号传递;另一类属于代谢型受体(mGluRs),它与膜内的 G 蛋白偶联,mGluRs 被激活后通过 G 蛋白效应酶、脑内第二信使等组成的信号转导系统起作用,产生缓慢的生理反应。

氯胺酮、乙醚主要抑制 NMDA 受体,氟烷对 AMPA 受体和 NMDA 受体的抑制作用几乎相同。全麻药阻断离子型谷氨酸受体的详细机制目前仍不十分清楚。通过观察全麻药对 NMDA 受体动力学的影响,发现戊巴比妥可以通过阻滞通道的开放而达到抑制 NMDA 受体的作用,其机制主要是缩短通道开放的时程,但不改变离子通道开放时的电导和通道的离子选择性。低浓度的异氟烷可以减少离子通道开放的频率,但是对通道的平均开放时间没有明显影响;高浓度的异氟烷可以使平均开放时间缩短。氟烷可以减少自发性的微小兴奋性突触后电流(mEPSC)和动作电位依赖性的兴奋性突触后电流(EPSC)。氯胺酮是 NMDA 受体的非特异性拮抗剂,其阻断作用呈电压依赖性,与给药方式有关。丙泊酚、依托咪酯等静脉麻醉药对 NMDA 受体的影响相对较弱,只是在较高的浓度下才发挥作用。如高浓度的丙泊酚可以抑制 NMDA 受体的活性,而低浓度的丙泊酚则轻微地减低 NMDA 诱发的电流。

全麻药对谷氨酸受体的调制作用可能与其部分临床麻醉作用有关,特别是 NMDA 受体介导的钙离子内流在激发长时程增强(long-term potentiation, LTP)中发挥了重要作用,因此全麻药对谷氨酸受体的作用可能与其诱发的学习记忆功能障碍有关。全麻药的一些不良反应如术后梦幻、情绪障碍等,也可能与谷氨酸受体阻断作用有关。

(2)全麻药对 GABA$_A$ 受体的影响。GABA$_A$ 受体及其门控的 Cl$^-$ 通道复合物是近年来研究的热点。GABA$_A$ 受体是一个由 5 个

亚基组成的膜蛋白复合物,除氯胺酮和氙气外,临床相关浓度的全麻药多可以和 GABA_A 受体结合,并通过变构调节或直接激活作用而增强 GABA 能神经系统的突触传递。

常用的多种静脉麻醉药均可以引起中枢神经系统抑制性突触传递过程的增强,其机制主要是通过作用于 GABA_A 受体后,直接或间接影响氯离子内流。苯巴比妥、丙泊酚、地西泮等均可以剂量依赖性地抑制大鼠大脑皮质的自发性放电,应用 GABA_A 受体拮抗剂荷包牡丹碱可以使其抑制作用减少 90% 以上,提示这些药物主要是通过 GABA_A 受体发挥作用。对于 GABA_A 受体上由 GABA 诱发的 Cl^- 电流,静脉麻醉药可以使其浓度 – 反应曲线左移,但是由高浓度的 GABA 诱发的最大反应不受影响。临床相关浓度的多数静脉麻醉药均可以显著增强低浓度的 GABA 作用于 GABA_A 受体引发的 Cl^- 电流,浓度稍大即可以表现出类似于 GABA 的激活作用,而苯二氮䓬类药物则在浓度超过数个数量级以后才表现出直接激活作用。

静脉麻醉药对 GABA_A 受体的作用机制也不相同,丙泊酚主要减少动作电位的群串暴发率,而地西泮则是减少放电频率。巴比妥类药物延长 GABA_A 受体氯离子通道的平均开放时间,增加开放数量,延长其介导的抑制性突触后电流的持续时间。静脉麻醉药中,氯胺酮是个特例,其主要作用于 NMDA 受体,对 GABA_A 受体没影响。

对吸入麻醉药的研究显示,氟烷、恩氟烷和异氟烷等吸入全麻药均可以增强并延长 GABA 诱导的 Cl^- 传导,对低浓度的 GABA 诱发的抑制性突触后电位(IPSP)电流及超极化作用有显著的增强作用。七氟烷可浓度依赖性地抑制大鼠海马 CA1 区的群峰电位(population spike),并能被 GABA_A 受体拮抗剂所阻断。吸入全麻药增强抑制性突触传递的机制主要是通过变构

调节,增强 GABA 的亲和力所致,如异氟烷增强 GABA 与受体的结合,产生长时间的通道开放状态,延缓 GABA_A 受体的失活。高浓度的吸入麻醉药也可以直接激活 GABA_A 受体,使 Cl^- 通道直接开放。氙气与氯胺酮类似,主要作用于 NMDA 受体,而对 GABA_A 受体没有影响。

GABA_A 受体的亚单位组成复杂,不同亚单位组成的 GABA_A 受体也具有不同的生理功能。全麻药对于 GABA_A 受体也具有不同的影响。α 亚单位是组装 GABA_A 受体的不可或缺的成分,其对许多全麻药的作用似乎无直接影响,但是可使苯二氮䓬类、丙泊酚、依托咪酯、苯巴比妥以及吸入麻醉药等对 GABA 变构调节或对受体的直接激活作用呈现差异。β 亚单位可能是许多全麻药影响 GABA_A 受体功能的重要区域。巴比妥类和依托咪酯可以直接激活同源重组的 β 亚单位受体,提示 β 亚单位上含有巴比妥类和依托咪酯的直接结合位点。β 亚单位的各亚型在全麻药对 GABA_A 受体影响中的地位并不一致。β 亚单位的第 2 跨膜区段和第 3 跨膜区段的氨基酸序列的改变可特异性地影响依托咪酯、丙泊酚、吸入麻醉药的麻醉作用。γ 亚单位是有功能的 GABA_A 受体复合物的必要成分,其是苯二氮䓬类药物作用的重要靶位,而丙泊酚增强 GABA_A 受体的激活作用似乎不依赖于 γ 亚单位。明确全麻药在 GABA_A 受体上的精确作用位点对理解全麻药的作用意义重大。

(3)全麻药对甘氨酸受体的影响。甘氨酸受体也是中枢神经系统重要的抑制性离子通道受体,属于配体门控离子通道超家族成员。甘氨酸受体(GlyR)介导的抑制性神经传递在哺乳动物的中枢神经系统反射活动、随意运动调节和感觉信号处理中具有重要作用。GlyR 五聚体由 3 个独立的多肽组成:2 个糖蛋白(48kD

和 58kD)，分别称为 α 和 β 亚单位；另一个为 93kD 的细胞质蛋白，称为 "gephyrin"。GlyR 与尼古丁型乙酰胆碱受体（nAChR）、GABA$_A$ 受体、5-HT$_3$ 受体等具有很大的同源性，它们一起形成配体门控离子通道（LGICs）超家族，LGICs 的 5 个跨膜亚单位形成离子通道孔区。就 GlyR 而言，该离子通道选择性地通透 Cl$^-$。

G1yR 广泛分布于中枢神经系统，与士的宁结合的受体则主要在脊髓及脑干中有高水平表达。GlyR 和 GABA$_A$ 受体常共存于脊髓神经元中，与 GABA$_A$ 受体相似，全麻药可以显著影响士的宁敏感的 GlyR 功能。氟烷和可以使甘氨酸诱发电流的浓度－反应曲线左移。丙泊酚可以使甘氨酸诱发的士的宁敏感电流幅度增强，而苯巴比妥则无明显影响。吸入麻醉药可以增强在爪蟾卵母细胞上表达的同源 α$_1$ 受体对甘氨酸的反应，在临床相关浓度，氙气可以使其反应增加约 50%，N$_2$O 也可以使甘氨酸反应增加约 75%，氟烷可以增强 200%，而异氟烷、恩氟烷、七氟烷也可以不同程度地增强甘氨酸反应。这提示 GlyR 在全麻药抑制脊髓伤害性刺激或制动作用中起到一定的作用。

综上所述，突触是中枢神经系统信息传递的基本结构。全麻药可以抑制突触前神经末梢释放神经递质；全麻药对于突触后膜受体的作用，抑制性的 GABA$_A$ 受体和兴奋性的 NMDA 受体占有重要地位。全麻药是如何通过突触前、后 2 个环节发挥麻醉作用的，目前仍没有定论。

二、全身麻醉药对学习记忆功能的影响

学习主要是指人或动物通过神经系统接收外界环境信息而影响自身行为的过程，即获得外界知识的过程。学习是记忆的前提。记忆是将获得的知识贮存和提取的神经活动过程，它是建立在感知和学习基础上的高级脑活动。学习和记忆关系密切，若不学习就不能获得信息，也就不存在记忆；若没有记忆，即获得的信息随时丢失，就失去了学习的意义。因此，学习和记忆是既有区别，又不可分割的神经生理活动过程。

全麻药对学习记忆功能的影响日益受到重视，并成为全身麻醉机制探索中的重要一环。全麻药对记忆的影响主要是顺行性遗忘、瞬时或短时记忆及陈述性记忆。以下介绍静脉和吸入全麻药对学习记忆的影响和可能的机制。

1. 静脉全麻药

（1）丙泊酚：有报道认为丙泊酚仅具有顺行性遗忘作用，可被苯丙胺所减弱。较大剂量的丙泊酚（100mg/kg 或 150mg/kg）腹腔内注射后，发现其可以产生逆行性遗忘，对于 3 小时以内的事件的遗忘作用较强，奈非西坦可减轻丙泊酚的遗忘作用。应用镇静和催眠剂量的丙泊酚后，干扰了大脑从外界获取信息的过程，表现为学习记忆能力受损。为了观察低于镇静剂量的丙泊酚是否仍然对学习记忆具有影响，在实验前 15 分钟应用 9mg/kg 的丙泊酚给大鼠腹腔内注射，结果发现其记忆能力仍受到损伤，说明小剂量的丙泊酚就可以影响新信息转变为稳固记忆的过程。GABA$_A$ 受体是丙泊酚麻醉作用的重要靶位，可能在丙泊酚的遗忘作用中也具有重要地位。

（2）咪达唑仑：顺行性遗忘作用是咪达唑仑的显著特点，但机制仍不清楚。微透析技术研究发现，应用咪达唑仑后细胞外液中的 5-HT 浓度升高，高香草酸、5-羟吲哚乙酸的浓度也升高，但 5-HT 是否参与咪达唑仑所致的学习记忆能力受损还有待于研究。

（3）氯胺酮：氯胺酮是 NMDA 受体拮抗剂，有明确的顺行性遗忘作用，但是对内隐记忆（implicit memory）没有影响。静脉给予氯胺酮会对陈述性记忆即外显记忆（explicit memory）

和认知功能产生损害,并伴有精神分裂症状。研究发现,健康志愿者使用氯胺酮后会导致认知和注意力损害。氯胺酮可以干扰记忆的形成,但是不导致逆行性遗忘,说明其对于已贮存的信息没有影响。

2. 吸入全麻药　异氟烷和七氟烷均是临床常用的吸入全身麻醉药。研究发现,异氟烷不产生逆行性遗忘,但具有顺行性遗忘作用,它能够在条件反射建立时或者建立以后的几分钟内破坏记忆的形成。不同的脑区对不同内容的记忆是分工进行的,对于声音产生的恐惧反射需要杏仁体参与,而对于环境产生的恐惧反射需要杏仁体和海马共同参与。Dutton 等观察了异氟烷对于声音或环境导致恐惧条件反射建立的影响,结果发现异氟烷抑制环境造成恐惧反射的半数有效浓度(ED_{50})为 0.25 最低肺泡有效浓度(minimum alveolar concentration, MAC),抑制声音导致恐惧反射的 ED_{50} 为 0.47MAC,说明以海马为基础的学习记忆过程更容易受到异氟烷影响。

对老年 Fischer344 鼠(18 月龄)实施异氟烷和 N_2O 复合全麻后的第 1 周和第 3 周,让它们完成麻醉前已经学习过的空间辨认任务,结果发现需要花费更多的时间才可以完成,说明异氟烷与 N_2O 复合麻醉对于老年鼠记忆力的影响较为长久,可以达到麻醉后 3 周。而应用异氟烷与 N_2O 实施复合麻醉后的 2 天开始训练 Fischer344 鼠进行空间辨认的学习,持续 3 周,结果发现青、老年鼠均较对照需要花费更多的时间才能够完成学习任务,说明异氟烷和 N_2O 全麻可以损伤不同年龄的实验动物的学习能力。而在异氟烷麻醉后 2 周,对 Fischer344 鼠(18 月龄)进行 12 臂放射状迷宫实验,发现实施异氟烷麻醉的 Fischer344 鼠的学习成绩明显较对照组差,这表明异氟烷对于学习记忆能力的损害在麻醉后的 2 周时仍然存在,提示

术后认知功能障碍的发生与全麻药有关。

吸入全麻药的脂溶性较高,脂溶性与麻醉作用强度的相关特性被命名为 Meyer-Overton 法则,即为"全麻机制的脂质学说",用于早期解释全麻药的作用原理。近期研究发现,N_2O、七氟烷、异氟烷和氟烷的致遗忘效能也遵循 Meyer-Overton 法则,提示疏水性位点可能是吸入麻醉药的作用部位,并且与麻醉导致的遗忘作用有关。

3. 全麻药与突触可塑性　突触可塑性是指突触在内外环境因素的影响下,传递效能发生适应性变化的能力,是存在于多个脑区的一种普遍现象,其中长时程增强(LTP)和长时程抑制(LTD)最为重要。

海马是研究较多的脑区之一,氟烷可以降低在海马脑片 CA1 区诱发出 LTP 的比率,而甲氧氟烷没有此作用。应用异氟烷后 LTP 的诱发也被抑制,不能诱发出 LTD。利用在体细胞外记录技术,发现丙泊酚可以抑制 LTP,易化 LTD 的形成,这可能是其产生遗忘作用的神经生物学基础。利用离体海马脑片进行研究,发现丙泊酚不仅抑制 NMDA 受体依赖性 LTP,而且对非 NMDA 受体依赖性 LTP 也具有一定的抑制作用,对发育大鼠海马脑片 LTD 具有易化作用。

$GABA_A$ 受体对全麻药抑制 LTP、易化 LTD 具有重要作用。利用离体海马脑片进行电生理学研究发现,应用印防己毒素后,异氟烷不再对 LTP 的诱发产生影响。当应用 SR95531 阻断 $GABA_A$ 受体后,丙泊酚易化 LTD 的作用被取消。$GABA_A$ 受体在咪达唑仑对于 LTP 的抑制中也发挥作用,应用荷包牡丹碱可以阻断咪达唑仑对 LTP 的抑制。

LTP 的形成有诸多因素参与,如突触前膜的谷氨酸释放、Ca^{2+} 的参与以及逆行信使(counter-messenger)、多种蛋白激酶等。全麻药可以抑制 NMDA 受体的激活,对 Ca^{2+} 也具

有一定的影响。因此推测,全麻药对于 LTP 的抑制不仅是通过 GABA_A 受体发挥作用,还可能是通过多个环节发挥作用。

4. 全麻药对于幼年动物学习记忆能力的影响 大鼠出生后 2 周内是突触快速形成的阶段,给出生 7 天的幼鼠进行复合麻醉(异氟烷、N_2O 和咪达唑仑),待其长至足月时,进行离体电生理学研究,发现海马 CA1 区 LTP 被抑制;学习记忆功能严重受损;同时还发现多个脑区有大量的神经元细胞凋亡,引发凋亡的内源性和外源性途径均参与其中。给大鼠腹腔内注射 γ-羟基丁酸,连续 5 天,结果发现其学习记忆能力受损。氯胺酮也有类似的作用,多次给予 7 天的新生鼠氯胺酮,可导致大量神经元发生变性;单次应用氯胺酮(20mg/kg、30mg/kg 和 40mg/kg)即可导致 caspase-3 大量激活。进一步的研究发现,这一作用是通过上调 NMDA 受体的 NR1 亚单位引发的,Akt-GSK3 通路参与氯胺酮导致神经元细胞凋亡的过程。这些结果是否能够外推到人类,仍存在争议。但应提示临床医师合理应用全麻药,避免全麻药损伤婴幼儿的学习记忆功能。

5. 全麻药影响学习记忆能力的争议性结果
(1)全麻药不影响学习记忆能力:与上述报道不同,有研究未发现全麻药损伤实验动物的学习记忆能力。成年鼠(6 月龄)和老年鼠(30 月龄)学习 22 天后,氟烷麻醉 60 分钟,24 小时后进行测试,持续 5 天,未发现其空间记忆能力受到损伤;然后再用硫喷妥钠(25mg/kg)实施静脉全麻,24 小时后连续观察 4 小时,仍未发现空间记忆能力受损。应用异氟烷对老年鼠(18~19 月龄)和青年鼠(3~4 月龄)实施 1 次全麻,其空间学习记忆能力并未受到损伤。
(2)全麻药促进学习记忆能力:与上述论述相反,一些研究则报道了全麻药促进学习记

忆能力的实验现象,这些药物包括氟烷、恩氟烷和异氟烷。Hisao 等以 ddN 小鼠为研究对象,利用 8 臂放射状迷宫观察恩氟烷对其学习记忆能力的影响。小鼠在每天训练后,实施恩氟烷(0.5%、1% 或 2%)全麻 1 小时,连续 4 天,结果显示 1% 或 2% 的恩氟烷麻醉的小鼠其错误率明显低于对照组,这说明恩氟烷麻醉促进了记忆的巩固与强化。Culley 等研究发现,在全麻后的第 1 周和第 3 周,青年鼠(6 月龄)的记忆能力有所提高。Butterfield 等观察了老年鼠(18~19 月龄)和青年鼠(3~4 月龄)进行多次异氟烷麻醉后的空间学习记忆能力变化,发现其空间记忆能力增强。

学习记忆涉及广泛的神经回路,可能涉及基因表达、蛋白质合成以及神经元功能和形态的改变。从基因和蛋白组学、行为学、电生理和影像学等多个角度研究和认识机制,对指导临床合理用药、减少术后认知功能障碍的发生具有重要价值。

三、麻醉药对脑血流和脑代谢的影响

正常成人的脑血容量约为 5ml/100g 脑组织,$PaCO_2$ 在 20~80mmHg 范围内,每 1mmHg 的 $PaCO_2$ 变化可引起 0.049ml/100mg 脑血容量的改变。$PaCO_2$ 在 25~55mmHg 时,正常成人的脑血容量可以发生 20ml 的变化。

许多研究表明,大多数麻醉药对正常大脑的血流量和脑血容量的影响呈平行关系。头低位、压迫颈内静脉以及升高胸内压等使颅内静脉淤血,均可引起颅内压升高。此外,有些麻醉药对脑脊液的产生和再吸收有一定的影响。一般来说,麻醉药不影响血脑屏障的功能,但在异常情况下如血压急剧升高、脑缺血等破坏血脑屏障时,有些麻醉药会加重此损害,并影响其渗透功能。以下简要介绍麻醉药对脑血流、脑代

谢、脑血容量、脑血管自动调节功能以及对二氧化碳敏感性的影响。

1.吸入麻醉药　吸入麻醉药均能扩张脑血管,增加脑血流量、脑血容量及颅内压。增加脑血流的程度有赖于各个药物的内在血管扩张作用。

(1)氧化亚氮:60%~70% 的氧化亚氮可以使脑血管扩张和颅内压升高。氧化亚氮对脑代谢影响的争议较大,这与预先应用其他影响脑血流和脑代谢的药物以及种属差异有关。预先应用地西泮或硫喷妥钠可阻断与氧化亚氮有关的颅内压升高。颅内压升高的患者吸入 50%或 50% 以上浓度的氧化亚氮可以引起具有临床意义的颅内压升高。因此,对颅内顺应性减低的神经外科患者应用氧化亚氮会引起有临床意义的脑血管扩张,应当慎用。

50%~70% 的氧化亚氮可以引起患者意识丧失,并伴有脑电图的 α 节律消失和以 θ波叠加的快波。浓度达 80% 时,在应用肌肉松弛药时患者的脑电图表现为 4~6Hz 的慢波。

(2)氟烷:随着氟烷浓度升高,脑血流逐渐增加。在吸入麻醉药中,氟烷扩张脑血管的作用最强。动物实验表明 1% 的氟烷可以减少脑氧代谢率 25%;2.3%~9% 的高浓度时,每增加 1% 的浓度可使脑氧代谢率降低 15%,直到脑电图呈等电位。非常高的浓度时,脑的能量代谢发生可逆性的紊乱和乳酸酸中毒。4%~5%的氟烷可以引起脑电图等电位。在亚麻醉状态,脑电图表现为 12~18Hz 的正弦波;1MAC 时,为 11~16Hz 波;每升高 0.5MAC,脑电波的频率减慢 1~15Hz。

(3)恩氟烷和异氟烷:恩氟烷和异氟烷对脑血流和脑代谢的影响与剂量有关,低浓度时其作用与氟烷相似;高浓度时,增加脑血流的作用比氟烷明显。临床麻醉浓度下,异氟烷对脑氧代谢的抑制作用比氟烷强;1.5~2MAC 时

脑氧代谢减少 50%,脑电图也表现为等电位;继续提高浓度不会进一步抑制代谢。

在吸入麻醉药中,只有恩氟烷能促进脑脊液的分泌。动物实验表明,2% 的恩氟烷开始使脑脊液的分泌增加近 50%,以后逐渐减少。虽然颅内压升高主要是脑血流和脑容量的增加所致,但与剂量相关的脑脊液增加也是加重颅内压升高的因素。

1.5~2.0MAC 的恩氟烷和异氟烷对脑电图的影响相似,但高浓度的恩氟烷对大脑的刺激作用会引起棘波和听觉诱发电位的癫痫活动。高浓度的异氟烷也可引发脑电的棘波,但不诱发癫痫活动。

(4)七氟烷:七氟烷具有内在性的与剂量有关的脑血管扩张作用,但比等效剂量的氟烷、异氟烷和地氟烷作用轻微。临床试验表明七氟烷系脑血管扩张剂,能引起与剂量有关的脑血流增加。1.5% 的七氟烷对脑血流、颅内压、脑血管阻力以及脑氧代谢无明显影响;1.5%~2.5%的七氟烷能明显降低脑血管阻力,但脑血流增加的程度尚不会引起颅内压升高,脑氧代谢无明显改变,脑血管对二氧化碳的反应性仍敏感。

(5)地氟烷:地氟烷具有较强的与剂量有关的扩张脑血管、增加脑血流和升高颅内压的作用。地氟烷能引起与剂量有关的脑氧代谢率降低,其对全脑的脑血流-脑代谢偶联的影响与氟烷和异氟烷相似。地氟烷可以维持脑血管对二氧化碳反应的敏感性与异氟烷相似,抑制脑功能的作用比其他吸入麻醉药强,对脑电图的影响也与异氟烷相似。地氟烷引起脑血管扩张,可能会导致敏感患者的颅内压升高;如能维持适当的麻醉深度和适当的过度换气,还可用于颅内压顺应性降低的患者。无颅内病变的患者快速吸入地氟烷的浓度高于 0.5MAC 时,可以损害脑血管的静态和动态自动

调节功能；而吸入 1.5MAC 或 1.5MAC 以上浓度的地氟烷时，却可保存脑血管的自动调节功能。

单纯应用地氟烷诱导麻醉可导致心率加快、血压升高和脑血流量增加，因此不宜用于颅内顺应性降低患者的麻醉诱导。脑代谢率的降低主要是麻醉药引起脑活动的抑制，此外还与抑制交感神经活性有关。因此，地氟烷也具有一定的脑保护作用。

2. 静脉麻醉药

（1）巴比妥类药物：巴比妥类药物剂量依赖性地降低脑血流和脑代谢，并与中枢神经系统抑制相一致。随着麻醉状态的产生，脑血流和脑代谢约减少 30%。当大剂量的硫喷妥钠引起脑电图等电位时，脑血流和脑代谢可减少 50%，但再增加剂量也不会增加效应。

在苯巴比妥深麻醉时，脑动脉的自动调节功能尚能维持在 60mmHg；浅麻醉状态下自动调节功能完好。硫喷妥钠的脑血管收缩作用可被用来降低患者的颅内压。硫喷妥钠诱导麻醉时，如能预防高碳酸血症，则可在脑灌流压升高的状态下降低颅内压。此外，其他静脉麻醉药具有类似的降低颅内压的作用，适于颅内占位和颅内压升高患者的麻醉诱导和维持。

（2）丙泊酚：丙泊酚对脑血流和脑代谢的影响与巴比妥类药物类似，用药后脑血流和脑代谢均减低，脑血管仍保持对二氧化碳的反应和脑血管的自动调节功能。

（3）氟哌利多：动物实验表明将氟哌利多加入氧化亚氮麻醉后，狗脑血流减少 40%，而氧代谢和脑代谢率没有明显改变。临床上，氟哌利多 - 芬太尼复合麻醉患者的脑血流和脑代谢也没有明显的改变。氧化亚氮麻醉时，加入氟哌利多或芬太尼后患者的颅内压有轻微的降低，而脑灌流压没有变化。对于神经外科的患者，氟哌利多或芬太尼降低颅内压的作用

不如硫喷妥钠显著。

（4）苯二氮䓬类药物：苯二氮䓬类药物抑制脑血流和脑代谢。给予地西泮后，脑外伤患者的脑血流和脑代谢同步降低。在 70% 的氧化亚氮麻醉时，给予地西泮或咪达唑仑可使脑血流在氧化代谢变化之前减少 45%，增加咪达唑仑的剂量可使脑血流和脑代谢同步降低。咪达唑仑 0.15mg/kg 可使患者的脑血流降低 33%，并轻度增加脑血流对 $PaCO_2$ 的敏感性。一般来说，苯二氮䓬类药物可以安全地用于颅内压升高的患者。

（5）氯胺酮：氯胺酮是静脉麻醉药中唯一能兴奋脑功能的药物。氯胺酮麻醉可使脑血流增加 50%，氧代谢增加 20%，颅内压也相应升高。氯胺酮扩张脑血管的作用可能与其直接松弛血管平滑肌有关。氯胺酮麻醉时脑血管的自动调节功能尚完整，过度换气可以降低颅内压。因为氯胺酮兴奋边缘区和丘脑，脑深部电极可记录到癫痫脑电波。

（6）依托咪酯：依托咪酯可降低脑血流和脑代谢，对动脉压的影响较小，对脑电图的影响与硫喷妥钠相似。

掌握麻醉药对脑血流、脑代谢、脑血容量、脑血管自动调节功能以及对二氧化碳敏感性的影响，有利于临床医师根据患者特点正确选择麻醉药。

（黄志力）

参考文献

[1] 戴体俊.网络药理学与全麻原理研究 // 戴体俊,俞田,徐礼鲜.麻醉药理学进展.北京:人民卫生出版社,2014: 197-200.

[2] 曲卫敏,黄志力.中枢神经系统药理学概论 // 黄志力.药理学.上海:复旦大学出版社,2015: 114-118.

[3] 黄志力.麻醉药 // 黄志力.药理学.上海:复旦大学出版社,2015: 177-185.

第十一章 睡眠与麻醉

睡眠和麻醉都表现出对外界环境刺激反应的抑制,但程度上差异显著。本章将介绍睡眠的生理功能与调节机制、镇静催眠药与麻醉的关系、睡眠与全身麻醉的异同点,讨论睡眠与全麻药的作用机制是否共享神经环路。

第一节 睡眠的生理意义

对生命而言,睡眠像呼吸、进食等生理功能一样,是人和动物所必需的。目前多数观点认为,机体通过睡眠可以保存能量,增加代谢产物排出,增强免疫,促进发育和记忆巩固。

一、贮存能量

慢波睡眠期机体的各种生命活动降到最低限度,基础代谢维持在最低水平,耗能最少,此时副交感神经活动占优势,合成代谢加强,有助于能量的贮存。最近研究发现,组织中的ATP水平在睡眠的最初3小时逐渐升高并达到峰值,与此对应,脑电监测表现为活跃的非快速动眼(NREM)睡眠 δ 波活动,ATP增加和NREM睡眠的 δ 节律脑电活动强度之间有显著的正相关关系。动物实验也证明,睡眠中大脑大量合成ATP。由这些结果可见,睡眠能帮助大脑补充能量。

睡眠中涉及体内的热量从内部到外周的重分布。与觉醒状态相比,睡眠时的体温主动调节到一个较低的水平。在温度较低或寒冷环境下,可观察到成人睡眠启动时直肠温度的降低和皮肤温度的升高。当机体准备入睡时,外周血管舒张增加30%~40%,这也表明睡眠是贮存能量的过程。

二、促进代谢产物排出

2013年发表在*Science*杂志上的论文揭示,睡眠加快脑中代谢物的排泄。活动期脑中的代谢产物不断积聚,睡眠时大脑可高效清除代谢产物,从而恢复脑活力。研究发现,大脑内排出代谢产物的部位是细胞间隙,其作用类似于外周的淋巴系统。觉醒期间,细胞代谢产生的废物积聚在细胞间液。睡眠时,脑脊液沿着动脉周隙流入脑内组织,与脑组织间液交换,并将细胞间液中的代谢废物带至静脉周隙,排出大脑。在正常睡眠和麻醉时,细胞间隙分别是觉醒时的4.3倍和1.6倍,有利于高效地清除脑内产生的 Aβ 等代谢产物。但是,是否所有代谢产物都可经由脑内的类淋巴系统进行清除,还有待于进一步的研究。

三、增强免疫功能

机体发生感染时常会有嗜睡现象,充足的睡眠有助于从感染中康复。睡眠状态下免疫系统的生理及功能变化通常用睡眠剥夺的方式来研究。长期的睡眠剥夺对宿主防御能力的影响非常显著。若持续剥夺80%的睡眠,2~3周后大鼠就会死亡,从其血液样本中检测到更多的致病菌。部分剥夺睡眠也会在肠系膜淋巴中检出活菌。因此,推测正常睡眠保证了机体免疫系统的正常功能。正常人的血浆细胞因子水平与睡眠-觉醒周期相关。体内肿瘤坏死因子和白细胞介素-1β 的峰值均位于慢波睡眠期。睡眠剥夺后导致淋巴细胞功能降低,抑制细胞因子的合成。但有趣的是,在一定的条件下,少量的睡眠剥夺能增强机体的免疫力。

四、促进生长发育功能

慢波睡眠期生长激素分泌增加,生长激素有助于核糖核酸和蛋白质的合成,良好的睡眠是保证生长发育的关键。研究发现 REM 睡眠也与神经元的发育高度相关。人类的 REM 睡眠在婴幼儿期较多,新生儿平均每昼夜睡 15~18 小时,其中 50% 的时间是 REM 睡眠。儿童自 5 岁开始, REM 睡眠已和成年人相近,约占每晚睡眠的 25%。因此, REM 睡眠对婴儿脑的发育非常重要。大量的调查也指出,40%~65% 的 REM 睡眠疾病患者会患上神经退行性疾病。

五、增强学习记忆

记忆过程包括获得(学习)、巩固、存贮与提取几个过程。研究发现,在婴儿阶段或成人睡眠期间具有获得新信息即学习的能力。然而,这种学习的类型是有限的,可能与特定通路在睡眠中的活动能力有关。近年来实验反复证实,如果努力学习一段时间后立即进入睡眠状态,对于所学的内容和记忆有加强作用。因此,记忆巩固依赖于学习后的睡眠。各种睡眠剥夺实验也证实睡眠对记忆长期巩固的关键影响,无论慢波睡眠还是 REM 睡眠都对记忆巩固有作用,且作用各不相同。

在依赖于海马的空间记忆中, NREM 睡眠发挥重要作用;而不依赖于海马的程序记忆任务, NREM 睡眠和 REM 睡眠都是必需的。慢波睡眠和 REM 睡眠可能激活了记忆巩固过程的不同成分,对于一个给定任务的记忆都有一定的贡献。在婴儿中枢神经系统发育的决定性阶段, REM 睡眠能帮助婴儿最佳地获得新的认知和运动功能。相对于成年人,青少年的睡眠剥夺对学习记忆的影响比成人严重。

睡眠可能通过突触稳态的方式影响学习记忆的过程。觉醒持续一定时间后,与学习记忆有关的突触通路会出现突触数量增多、体积增大、膜上受体过多等表现。这些变化可能进一步占有有限的脑空间、增加能耗,从而使突触传递效率下降。通过一定的睡眠过程,特别是慢波睡眠,移除觉醒期膜上增加的受体,减小突触体积,恢复突触权重(synaptic weight),即恢复到觉醒初始状态水平,保证突触稳态,增加突触传递效率。2014 年, Gan WB 小组的实验为其提供了直接的证据,他们用双光子显微镜直接观察到了运动引起的特定神经元部位新突触的产生和稳定,并且该过程呈 NREM 睡眠依赖性。

第二节　睡眠－觉醒行为的评价标准

人类对睡眠的认识是随着脑电技术的发展而逐渐深入的。1875 年,英国生理学家 Caton 第一次从家兔和猴脑上记录到电活动。1924 年,德国精神病学家 Hans Berger 首次记录到人类的脑电波。脑电波的记录和解析为科学评价睡眠时相奠定了基础。20 世纪 50 年代,通过将脑电活动与眼球运动相结合,明确了人类睡眠存在 2 种类型,即非快动眼(NREM)睡眠和快动眼(REM)睡眠。根据脑电的频率及波幅,结合眼动和肌电的变化,可以客观准确地区分 NREM 睡眠与 REM 睡眠,标准参见表 11-1。

正常成年人的睡眠时相有规律地发生转换,睡眠由 NREM 睡眠开始,首先进入第一个睡眠周期的 I 期,一般持续 1~7 分钟。随后依次是 NREM 睡眠 II、III 和 IV 期(图 11-1)。与睡眠 I 期和 II 期的唤醒阈值相比, III 期和 IV 期的

表11-1　睡眠-觉醒时相的判断标准（Rechtschaffen & Kales, 1968）

睡眠-觉醒分期		脑电特点
觉醒		闭目养神状态下，脑电频率为10~11Hz、低幅（20~50μV）的α波；注意力集中或紧张状态下，呈现15~60Hz的β波；肌电活跃
NREM睡眠	Ⅰ期	α波降低，呈现若干低频（4~7Hz）、低幅（50~100μV）的θ波。肌电图（EMG）肌张力较觉醒相对降低，处于似睡非睡的状态
	Ⅱ期	θ波背景上出现α梭形波，出现频率为10~15Hz、波幅为50~150μV的纺锤波；尚可见若干κ-复合体波。已经入睡，但易被唤醒
	Ⅲ期	呈现高幅（100~200μV）、低频（0.5~3Hz）的δ波，单位时间内δ波占20%~50%。肌电图呈现静息状态，睡眠程度加深
	Ⅳ期	呈现大量高幅、不规则的慢波，单位时间内δ波超过50%。肌肉张力低下，深度睡眠，难被唤醒
REM睡眠		低幅快速θ波，眼电活动显著增强（50~60次/min），肌电明显减弱甚至消失

唤醒阈值明显增高，这时受试者对一般强度的刺激不会产生反应。通常将人的Ⅲ期和Ⅳ期合称为慢波睡眠（slow wave sleep, SWS）或深睡眠。第一个睡眠周期持续80~100分钟后出现第一次REM睡眠，此后NREM睡眠和REM睡眠每隔90分钟左右交替出现，每晚有4~6个周期。在整个夜间睡眠的后半程，深度NREM睡眠逐渐减少，REM睡眠时间逐渐延长。成人8小时睡眠内各期的时间分配大致为NREM睡眠Ⅰ期占5%，Ⅱ期占50%，Ⅲ期占10%，Ⅳ期占10%；REM睡眠占25%。

另外，人类睡眠周期与年龄相关。新生儿入睡后首先进入REM睡眠，随后再进入NREM睡眠。但健康成年人不会直接由觉醒状态进入REM睡眠期，而只能转入NREM睡眠期。出生1年后的幼儿大脑皮质发育成熟，出现睡眠分期。从童年至老年，慢波睡眠时间逐渐减少，男性比女性更明显。除NREM睡眠与REM睡眠的循环交替外，NREM睡眠阶段的各期与REM睡眠均可以直接转变为觉醒状态。

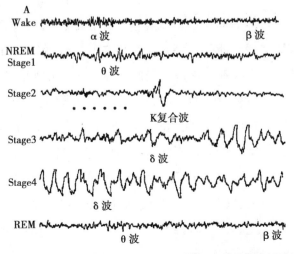

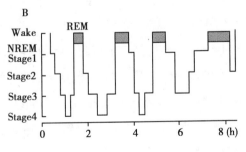

图11-1　成人睡眠-觉醒不同阶段的脑电图波形（A）和睡眠-觉醒时相转换图（B）

注：Wake—觉醒；NREM—非快动眼睡眠（第Ⅰ~Ⅳ期）；REM—快动眼睡眠。

第三节 睡眠－觉醒的调节机制

20世纪之前,许多学者认为睡眠是被动过程。睡眠是由于感觉传入减少后,大脑活动被动减弱所致。另有学者认为由于血液向消化道汇聚,导致大脑供血减少,引起睡眠。这种睡眠的"被动"学说,随着脑内睡眠相关结构的发现而被否定。自20世纪30年代起,人们运用毁损与电刺激动物的特定脑区、记录脑区神经细胞电活动、组织化学的c-Fos表达等方法,探索睡眠－觉醒的调节机制。目前认为,动物脑内存在睡眠和觉醒调节两大系统。睡眠和觉醒是通过脑内的神经递质和内源性睡眠促进物质共同作用、相互影响而实现的,同时受昼夜节律和内环境稳态的调控。

一、觉醒系统

1. 脑干网状结构 网状结构(reticular formation)这一概念首先由Dieter在1865年提出,是指脑干内边界明显的灰质和白质以外的细胞体和纤维互相混杂分布的部分,主要包括延髓的中央部位、脑桥的被盖和中脑部分。网状结构接收来自于几乎所有感觉系统的信息,其传出联系则直接或间接地投射到中枢神经系统的各个区域。

上行网状结构又称上行激活系统,它控制着机体的觉醒或意识状态,与保持大脑皮质的兴奋性、维持注意状态密切相关。对猫的研究表明,反复刺激正在睡眠中的猫的延髓、脑桥和中脑网状结构的内侧区,可使其迅速觉醒,脑电图也由睡眠时的慢波很快转变为清醒时的快波。刺激外周传入神经,也可诱发同样的行为和脑电觉醒。如果破坏了中脑被盖中央区的网状结构,而未伤及周边部的特异性上行传导束,动物可进入持续性昏睡状态,脑电亦呈现持续的慢波。如果白天刺激清醒动物网状结构的内侧区,动物可出现行为注意力集中和警觉等。

网状结构大部分神经元的投射可能是利用谷氨酸作为神经递质。许多麻醉药可能通过阻断谷氨酸能传递途径发挥效应,阻断上行网状激动系统和下行网状－脊髓易化系统(reticulo-spinal facilitatory system)。中枢其他觉醒系统释放的递质也会影响谷氨酸能脑干网状结构神经元的活动。

2. 蓝斑核去甲肾上腺素能神经元 蓝斑核(locus coeruleus, LC)位于菱形窝界沟上端,三叉神经中脑核的腹外侧。在LC的腹外侧有一中型细胞分散分布的区域,称为蓝斑下核(peri-locus coeruleus alpha, peri-LCα)。LC神经元的轴突分为升、降支,在行程中反复分支,广泛分布于脑及脊髓的各部位。

LC是脑内去甲肾上腺素(noradrenaline, NA)能神经元最集中的地方。LC发出的上行神经纤维经前脑、脑干投射至大脑皮质,诱发觉醒。LC神经元的放电活动在觉醒期活跃,NREM睡眠时减弱,REM睡眠时停止。

药理学实验发现NA通过作用于不同的受体而选择性地兴奋其他觉醒系统,抑制睡眠。如NA通过α_1受体可以兴奋前脑的胆碱能神经元、脑干等部位,诱发觉醒。α_1受体拮抗剂哌唑嗪阻断位于其他靶神经元的突触后膜α_1受体,可诱发睡眠;相反,α_2受体位于NA能神经元及终端的突触前膜,兴奋后通过减少NA的释放,降低NA能神经元的活性,引起镇静和催眠作用。例如右美托咪定、可乐定激动突触前膜α_2自身受体,抑制NA的释放,减少觉醒,具有催眠和麻醉作用。α_2受体拮抗剂育亨宾阻断α_2受体,增加NA的释放,活化突触后膜的α_1受体,推迟睡眠的发生。

3. 中缝核 5- 羟色胺能神经元 中缝核（dorsal raphe nucleus, DRN）沿脑干的中线分布，从延髓至中脑有中缝隐核、中缝苍白核、中缝大核、中缝脑桥核、中央上核、中缝背核和线形核等核团。这些神经元的上行纤维主要投射至前脑和皮质，下行纤维则投射到脊髓。

DRN（特别是中缝背核和中央上核）是脑内 5- 羟色胺（5-hydroxytryptamine, 5-HT）能神经元的主要部位。与 NA 能神经元一样，DRN 的 5-HT 能神经元放电在觉醒期最为活跃，NREM 睡眠时减弱，REM 睡眠时停止，表明其具有促觉醒作用。但是，5-HT 能神经元的兴奋似乎与缺乏意识的觉醒状态更相关，诸如动物梳理毛发或是其他一些刻板的节律运动。它们还可能通过抑制促觉醒系统的其他核团削弱大脑皮质的兴奋性。应用选择性 5-HT 再摄取抑制剂氟西汀，机体表现出白天嗜睡、夜晚活动增加、肌张力提高等复杂的生理活动。

此外，5-HT 受体亚型种类繁多，作用于不同的受体所产生的作用不同，使 5-HT 在睡眠 – 觉醒调节中表现复杂。参与促觉醒作用的受体主要是 $5-HT_{1A}$、$5-HT_3$。例如皮下注射 $5-HT_{1A}$ 非选择性激动剂丁螺环酮（buspirone）和吉吡隆（gepirone）可延长大鼠觉醒时间，减少各睡眠成分。选择性 $5-HT_3$ 受体激动药 m-chorophenylbiguanide 注入大鼠侧脑室可增加觉醒，减少 REM 和 NREM 睡眠。

4. 中脑多巴胺能神经元 中脑多巴胺（dopamine, DA）能神经元位于黑质致密部、腹侧被盖区和红核后区，其神经纤维投射到纹状体、基底前脑及皮质，对维持觉醒具有一定作用。研究发现，在觉醒和 REM 睡眠期 DA 能神经元的活性增加，但其活化度似乎并不随着睡眠时相的转变而变化。由此推测 DA 对正常睡眠的作用可能是通过与其他神经递质系统的相互作用而实现的，但是外源性促进 DA 能神经传递的药物可能对睡眠 – 觉醒以及 REM-NREM 周期有影响。例如可卡因通过阻断 DA 和 NA 的再摄取，安非他明刺激 DA 的释放，均增加觉醒和减少睡眠。强效促觉醒药物莫达非尼可增加脑内 DA 的释放，其觉醒作用由 D_1 和 D_2 受体介导，其中 D_2 受体更为重要。因此，可以用于治疗猝倒和 DA 能功能低下相关的嗜睡症，如帕金森病的嗜睡症状。

5. 脑桥 – 中脑乙酰胆碱能神经元 脑干内有 2 群胆碱（acetylcholine, ACh）能神经元，分别位于脑桥嘴侧和中脑尾侧的背外侧被盖核（laterodorsal tegmental nucleus, LDT）及脚桥被盖核（pedunculopontine tegmental nucleus, PPT）。两者发出的上行纤维与网状结构的投射纤维相伴行，最终向背侧延伸到丘脑以及向腹侧延伸到下丘脑和基底前脑；向上投射到丘脑及大脑皮质等广泛区域，刺激大脑皮质兴奋。LDT 和 PPT 的神经元放电在觉醒期活跃，NREM 睡眠时减弱，REM 睡眠又重新活跃。免疫组化发现，ACh 能神经元的 c-Fos 表达在睡眠剥夺后随着 REM 睡眠增加而呈现反弹。但是，引起大脑皮质兴奋的 ACh 能神经元放电并不伴随觉醒行为的产生。例如在脑桥 – 中脑被盖给予 ACh 激动剂卡巴胆碱，可兴奋大脑皮质，伴随肌张力迟缓，类似于 REM 睡眠，但并不诱导睡眠发生。ACh 通过直接兴奋中继核的烟碱型 N 受体和毒蕈碱型 M_1 受体，或通过抑制含 GABA 的丘脑网状核神经元的毒蕈碱型 M_2 受体的间接作用，兴奋丘脑皮质中继核，促进大脑皮质兴奋。通常，在 ACh 与 NA 介导的神经传递中存在着一种平衡，2 类神经元的活性调节着觉醒状态与肌张力及 REM 睡眠脑皮质的兴奋性。

6. 下丘脑结节乳头核组胺能神经元 组胺能神经元的胞体集中在下丘脑后部的结节

乳头核（tuberomammillary nucleus, TMN），其纤维广泛投射到不同的脑区，同时也接受睡眠中枢——腹外侧视前区（ventrolateral preoptic area, VLPO）发出的抑制性 GABA 能及甘丙肽（galanin, GAL）能神经纤维支配。下丘脑后侧部的 orexin 纤维也投射到 TMN。TMN 神经元的自发性放电活动随睡眠-觉醒周期而发生频率性变化，觉醒期放电频率最高，NREM 睡眠期减缓，REM 睡眠期终止。脑内组胺的释放也呈明显的睡眠-觉醒时相依赖性，清醒期的释放量是睡眠期的 4 倍。组胺受体分为 H_1、H_2、H_3 和 H_4 受体 4 种亚型。常见的第一代 H_1 受体拮抗药能通过血脑屏障，有明显的嗜睡作用。阻断 H_1 受体或抑制组胺合成酶降低脑内的组胺能神经传递，可诱发睡眠，利用 H_1 受体基因敲除动物发现 H_1 受体是控制中途觉醒的重要受体，药物阻断 H_1 受体，中途觉醒次数显著减少。Orexin、EP_4 激动剂和 H_3 受体拮抗剂等激动组胺系统引起觉醒。

7. 下丘脑外侧部 orexin 能神经元 Orexin（又称 hyporetin）是 1998 年发现的具有促进摄食作用的神经肽。Orexin 有 2 个单体：orexin A 和 orexin B，它们来自于同一基因转录产物——前 orexin 原，通过 2 个 G 蛋白偶联受体（orexin R_1 和 orexin R_2）发挥作用。

Orexin 能神经元位于下丘脑外侧及穹窿周围，其纤维和受体分布十分广泛。Orexin 能神经元主要密集地投射到 LC、DRN、TMN、LDT 和皮质等，促进觉醒相关递质的释放，兴奋大脑皮质，增加与维持清醒。同时，orexin 能神经元作为 VLPO 最大的纤维传入者，通过与 VLPO 的交互联系，在睡眠-觉醒周期的调控中也可能发挥着重要作用。

Orexin 能神经元变性是人发作性睡病的重要原因。Orexin 基因敲除小鼠表现有发作性睡病样的症状，包括猝倒和病态 REM 睡眠，狗 orexin R_2 基因自发突变后也表现出发作性睡病的症状。向大、小鼠的 TMN 微透析灌注或在 LC、LDT、脑室内局部给予 orexin，可抑制睡眠、增加觉醒。

8. 基底前脑 新近文献所指的基底前脑主要包括半球前内侧面和基底面的一些靠近脑表面的灰质。基底前脑的 ACh 能神经元对维持大脑皮质的兴奋性具有很重要的作用，它们接受来自于脑干及下丘脑觉醒系统的纤维投射，进而广泛地投射到大脑皮质。电生理学研究显示，基底前脑的 ACh 能神经元在觉醒和 REM 睡眠期活跃，放电频率与脑电的 γ 波及 θ 波的强度呈正相关，与 δ 波的强度呈负相关。由此认为，基底前脑的 ACh 能神经元与觉醒和 REM 相关。

除 ACh 能神经元外，基底前脑还分布有非 ACh 能神经元，大脑皮质兴奋时它们的放电增加。这些神经元包括谷氨酸能神经元和 GABA 能神经元，其神经纤维投射到大脑皮质。谷氨酸能、GABA 能以及胆碱能皮质投射神经元的节律性放电与节律性 θ 样脑电活动相关。基底前脑的非 ACh 能神经元与 ACh 能神经元共同组成了基底前脑的中继站，中继从脑干网状结构及觉醒系统的其他核团的神经纤维向皮质脑区的投射。

综上所述，脑干网状结构、蓝斑核去甲肾上腺素能神经元、中缝核 5-羟色胺能神经元、中脑多巴胺能神经元、脑桥-中脑乙酰胆碱能神经元、下丘脑结节乳头核组胺能神经元、orexin 能神经元和基底前脑等众多脑区和递质系统参与了对觉醒的调控。

二、NREM 睡眠促进系统

NREM 睡眠发生系统包括下丘脑腹外侧视前

区和下丘脑内侧视前核（median preoptic nucleus, MPN）。其中，VLPO 在 NREM 睡眠发生中占有主导地位。丘脑、基底神经节、边缘系统部分结构和大脑皮质在 NREM 睡眠的诱发和维持方面上也发挥一定作用。另外，脑干内背侧网状结构和孤束核可能存在 NREM 相关神经元。孤束核主要是通过影响与睡眠发生和自主神经功能有关的边缘前脑结构的功能而发挥作用。

1. 下丘脑腹外侧视前区　腹外侧视前区（VLPO）位于下丘脑前部视前区腹外侧，是调节睡眠的关键核团之一。VLPO 的兴奋和睡眠量呈正相关；选择性破坏 VLPO，睡眠量下降。

VLPO 的不同区域对睡眠的影响并不相同。根据神经元分布方式不同，VLPO 可分为"密集区"和"弥散区"。毁损 VLPO 密集区可使 δ 波减少 60%~70%，NREM 时间减少50%~60%；而毁损 VLPO 弥散区可导致 REM 睡眠明显减少，而对 NREM 睡眠的影响很小。

VLPO 神经元发出的纤维投射到多个觉醒相关神经元及脑区，如 ACh 能神经元 PPT 和 LDT、5-HT 能 DRN、NE 能 LC、orexin 能及组胺能的下丘脑等，抑制觉醒脑区的活性，促进觉醒向睡眠转化。VLPO 在睡眠的启动和维持过程中，主要是以抑制性的 GABA 和 galanin 作为神经递质。VLPO 密集区的神经元发出神经纤维到 TMN，弥散区的神经元投射神经纤维到脑干的 LC 和 DRN。VLPO 也接受组胺能、NA能、5-HT 能神经元的纤维支配。离体脑片电生理学研究发现，NA 和 5-HT 可直接抑制 VLPO的 GABA 能神经元。组胺可活化 GABA 能中间神经元，间接抑制 VLPO 的 GABA 能睡眠促进神经元。睡眠中枢 VLPO 与主要觉醒系统之间在解剖上存在着紧密的相互联系，可能导致功能上的交互抑制，启动睡眠 - 觉醒 2 种稳定性模式交替出现，从而避免产生中间状态。

视交叉上核（SCN）是哺乳动物的昼夜节律中枢，在睡眠 - 觉醒周期中发挥着重要的调控作用。尽管 SCN 至 VLPO 的神经投射很稀少，但新近的研究发现，SCN 发出的神经纤维可通过亚室旁带（subparaventricular zone, SPZ）腹侧中继，投射纤维到下丘脑背内侧核（dorsomedial hypothalamic nucleus, DMH），DMH 进而发出神经纤维投射到 VLPO 及下丘脑外侧 orexin 能神经元，以调节睡眠与觉醒。由此推测，SCN 可能以 DMH 为中转站对VLPO 传递睡眠节律信号。

特别需强调的是，VLPO 尽管是目前被公认的 NREM 睡眠发生的核心脑区，但最近的实验表明，即使 VLPO 被毁损一段时间后，NREM睡眠仍然正常发生。

2. 丘脑 GABA 能神经元　1986 年，Elio Lugaresi 等在致死性家族失眠症患者的尸检中发现，丘脑前部腹侧核和内背侧核严重退变，而其他脑区仅有轻度的退行性改变。由此推断，丘脑前部在睡眠调节中发挥重要作用。NREM睡眠中的纺锤波起源于丘脑。大鼠和猴的丘脑网状核中大部分是 GABA 能神经元。1990 年，Steriade 和 McCarley 认为 NREM 睡眠 II 期中纺锤波是丘脑网状核中 GABA 能神经元与丘脑 - 皮质神经元之间相互作用的结果。从脑干投射到丘脑的 ACh 能神经纤维可使网状核GABA 能神经元超极化，并随即阻断纺锤波的发放。大脑皮质是 NREM 睡眠发生的执行机构，深睡期的 δ 波活动的幅度和数量反映大脑皮质成熟程度，δ 波总是在丘脑 - 皮质神经元超极化时出现，因此任何使丘脑 - 皮质神经元去极化的因素皆可阻断 δ 波。

3. 基底前脑、视前区及脑干 GABA 能神经元　与睡眠促进相关的 GABA 能神经元主要分布在基底前脑、视前区（preoptic area, POA）

含有 α_2 肾上腺素受体的神经核团以及脑干、丘脑网状核,以状态选择性方式释放 GABA,抑制觉醒系统的神经元。基底前脑和 POA 的 GABA 能神经元由背侧投射纤维到下丘脑 orexin 能神经元,下行性投射到组胺能神经元和 LC 的 NA 能神经元,促进睡眠。基底前脑及 POA 的 GABA 能神经元在睡眠期放电明显高于觉醒期,在睡眠剥夺后的睡眠恢复期这些神经元的 c-Fos 表达明显增加,提示基底前脑及 POA 对于促进睡眠具有重要作用。药理学研究显示,这 2 个区域的 GABA 能神经元活性受很多觉醒递质的影响。NA 可兴奋基底前脑的 ACh 能神经元,而抑制非 ACh 能神经元。基底前脑及 POA 的 GABA 能神经的兴奋性在觉醒期被 NA 所抑制,随着 LC 的 NA 能神经元放电减弱,GABA 能神经元去抑制而活化,促进 NREM 睡眠。

4.基底神经节、大脑皮质、边缘系统 基底神经节和大脑皮质可能也与睡眠的启动和维持有关。1972 年,Villablanca 等研究发现,去除动物的皮质和纹状体,完整保留低位脑干和间脑前区,睡眠周期发生异常,NREM 睡眠大大减少。此研究提示,基底神经节和大脑皮质在睡眠的诱发和维持方面可能发挥了一定作用。另外,电刺激尾状核与额叶皮质可引发皮质同步化活动和睡眠发生。毁损双侧前脑皮质可导致睡眠明显减少。破坏尾状核也会使睡眠暂时性下降。神经解剖学研究发现,下丘脑前部、视前区的睡眠相关结构与伏隔核、杏仁体等边缘前脑结构存在着联系。毁损大鼠的内侧伏隔核神经元,可导致 NREM 睡眠总量减少、频率降低以及 REM 睡眠增加。基底神经节、前脑皮质、边缘系统内的相关区域参与 NREM 发生和维持的机制目前还不清楚,仍有待于进一步的研究和证实。

5.面旁核 GABA 能神经元 通过选择性地活化脑干面旁核 GABA 能神经元,动物的 NREM 睡眠显著增加,提示该核团参与 NREM 睡眠调节。

如上所述,参与 NREM 睡眠调控的递质主要为 GABA,因而 GABA 受体成为镇静、催眠和麻醉的主要靶点。常用的催眠药和麻醉药可增加 GABA 能神经元介导的神经传导,且大都是作用于 GABA$_A$ 受体。GABA$_A$ 受体是一个五聚体,包括 GABA 识别位点、苯二氮䓬识别位点和氯离子通道三部分。地西泮和唑吡坦(zolpidem)可与苯二氮䓬识别位点结合,通过 GABA 结合位点的变构性相互作用,增加氯离子通道的开放,产生抑制性突触后电位,抑制觉醒系统的神经元,从而诱发睡眠。

三、REM 睡眠促进系统

REM 睡眠启动的关键部位在脑干,尤其是脑桥和中脑附近的区域。通过微电极记录神经元的电位活动,在这些区域鉴定出 2 类神经元:一类神经元的电位活动在觉醒期间保持静止,而在 REM 睡眠之前和 REM 睡眠期间明显增加,称为 REM 睡眠启动(REM-on)神经元;另一类神经元则恰好相反,在觉醒期间发放频率较高,在 NREM 睡眠中逐渐减少,而在 REM 睡眠中保持静止,称为 REM 关闭(REM-off)神经元。

REM-on 神经元主要是 ACh 能神经元,分布在脑桥 - 中脑连接部位的 peri-LC α、LDT、PPT。REM-on 神经元不仅对 REM 睡眠有"启动"作用,引起脑电的去同步化快波,诱发脑桥 - 膝状体 - 枕叶波(ponto-geniculo-occipital,PGO)和快速的眼球运动,而且还能通过传出纤维兴奋延髓巨细胞核,后者经腹外侧网状脊髓束兴奋脊髓的抑制性神经元,引起四肢肌肉松弛和肌电的完全静寂。REM-off 神经元主要是 5-HT 能、NA 能神经元,胞体位于脑干(如 DRN、LC),神经纤维向大脑内广泛投射。

REM 睡眠的发生和维持可能由 REM-off 神经元和 REM-on 神经元之间的相互作用所控制。1975 年,Hobson 及其同事首次提出了单胺能 REM-off 与 ACh 能 REM-on 神经元的交互作用模型。该模型认为,REM-off 神经元对 REM-on 神经元起着抑制作用,而 REM-on 神经元对 REM-off 神经元起着兴奋作用。但这个模型仅提出了 REM 睡眠产生的大概机制,并不能很好地解释 REM 睡眠产生的机制。

1993 年,Mallick 等人提出了 GABA 能中间神经元参与的交互作用模型。实验发现,GABA 能中间神经元及其各种受体均存在于 LC 核。后来又肯定了 GABA 能中间神经元在 REM 睡眠期间是活跃的,它可以参与抑制 LC 核 NA 能神经元的活动;另外,LC 神经元上也存在着胆碱能受体和胆碱乙酰转移酶。另有实验表明,GABA 受体拮抗剂荷包牡丹碱 bicuculline 能兴奋脑干内的 REM-on 神经元,诱发 REM 睡眠。由此推测,在清醒时,脑干内的 GABA 递质抑制 REM-on 神经元的活动,从而抑制 REM 睡眠。如 GABA 受体激动药蝇蕈醇 muscimol 能抑制中脑中央导水管灰质(PAG)外侧部神经元的活动,诱发 REM 睡眠。组织学上,PAG 向 peri-LCα 投射 GABA 能神经纤维,并通过 GABA 抑制 peri-LCα 而诱导 REM 睡眠的发生。另外,研究还发现,觉醒相关结构也能影响 REM-on 和 REM-off 神经元的活动,从而避免了 REM 睡眠在觉醒期间产生。

综上所述,在 REM 睡眠的发生和维持以及 REM 睡眠与 NREM 睡眠、REM 睡眠和觉醒状态的互相转化的过程中,GABA、胆碱能、谷氨酸 REM-off 神经元和 NA 能、5-HT 能 REM-off 神经元起着十分关键的作用。它们之间存在着相互的纤维联系,彼此影响,构成了一个复杂的网络整体结构。

四、内源性睡眠促进物质

人或动物长时间觉醒后会产生睡眠需求。早在 20 世纪初,法国生理学家 Piéron 和日本生理学家石森国臣等做了相似的实验,将剥夺睡眠犬的脑脊液或血清注射到其他正常犬的脑室,结果这些接受注射的动物发生睡眠,因而首次提出了催眠素(hypnotoxin)的概念。随着近代检测技术的进步,发现脑内存在睡眠诱导物质,毒素引起睡眠的概念已转变为内源性睡眠因子通过特殊机制诱导睡眠。到目前为止,内源性催眠物质至少有 22 种(表 11-2),最为重要的是腺苷、前列腺素 D_2 等。

1. **腺苷**　腺苷(adenosine)是 ATP 的代谢产物,广泛存在于机体内。基底前脑及大脑皮质的细胞外腺苷水平可随着睡眠剥夺时间的延长而升高。哺乳动物脑中存在着 4 种腺苷受体亚型,即 A_1、A_{2A}、A_{2B} 和 A_3 受体。目前已知 A_1 和 A_{2A} 受体与腺苷的睡眠调节有关,但何种受体介导腺苷的睡眠作用仍存在着很大争议。例如基底前脑局部注射 A_1 受体激动药可诱导睡眠。若脑室内给予 A_{2A} 受体激动药能模仿 PGD_2 的睡眠作用,但 A_1 受体激动药则不能。利用 A_1 和 A_{2A} 受体基因剔除动物,发现咖啡因的促觉醒作用只表现在野生型小鼠和腺苷 A_1 受体基因剔除小鼠,而腺苷 A_{2A} 受体基因剔除小鼠则无此作用。该结果表明,咖啡因的促觉醒作用由 A_{2A} 受体所介导。利用条件性基因剔除和局部基因沉默方法发现,伏隔核中的 A_{2A} 受体在咖啡因的觉醒作用中发挥关键作用。咖啡因是非特异性腺苷 A_1 和 A_{2A} 受体拮抗药,阻断 A_{2A} 受体,唤起觉醒,提示内源性腺苷可能激

表11-2　主要的内源性催眠物质及其睡眠调节作用

分类	化合物(简称)	NREM 睡眠	REM 睡眠
前列腺素类	前列腺素 D_2(prostaglandin D_2)	+	+
核苷	腺苷(adenosine)	+	+
	尿苷(uridine)	+	+
胺类衍生物	褪黑激素(melatonin)	+	+
细胞因子/生长因子	干扰素-γ(interferon-γ,IFN-γ)	+	+/-
	白介素-1β(interleukin-1β,IL-1β)	+	-
	肿瘤坏死因子-α(tumor necrosis factor-α,TNF-α)	+	-
	成纤维细胞生长因子(fibroblast growth factor,FGF)	+	-
	粒细胞-巨噬细胞集落刺激因子(granulocyte-macrophage colony-stimulating factor,GM-CSF)	+	+
	神经生长因子(nerve growth factor,NGF)	+	+
	脑源性神经营养因子(brain derived neurotrophic factor,BDNF)	+	+
神经肽/肽类激素	生长激素释放激素(growth hormone releasing hormone,GHRH)	+	+
	生长激素抑制素(somatostatin,SRIF)	-	+
	血管活性肠肽(vasoactive intestinal polypeptide,VIP)	+/-	+
	氧化型谷胱甘肽(oxidized glutathione,GSSG)	+	+
	催乳素释放肽(prolactin-releasing peptide,PRRP)	+	+
	胰岛素(insulin)	+	+/-
	生长激素(growth hormone,GH)	+/-	+
	催乳素(prolactin,PRL)	+/-	+
甾体激素	糖皮质激素(glucocorticoid)	+/-	-
	孕烯醇酮(pregnenolone)	+	+/-
	黄体酮(progesterone)	+	+/-

注:+:促进;-:抑制;+/-:不确定或2种作用均存在。

活此受体诱导睡眠。

2. 前列腺素 D_2 前列腺素 D_2(prostaglandin D_2,PGD_2)和腺苷相似,在众多的内源性催眠物质中,PGD_2 是迄今为止报道的最有效的内源性睡眠诱导物质之一。PGD_2 由前列腺素 D 合成酶(PGDS)催化 PGH_2 转化而成,该酶主要分布在大脑蛛网膜和脉络丛。生成的 PGD_2 在脑室系统、蛛网膜下腔中循环,与基底前脑腹内侧面的 PGD_2 受体(DPR)结合,增加 DPR 密集区局部细胞外的腺苷水平,可能通过活化腺苷 A_{2A} 受体,将催眠信号传入并激活 VLPO,抑制位于 TMN 组胺能神经元,

诱导睡眠;相反,PGD_2 的同分异构体 PGE_2 具有觉醒作用。组胺能神经元 TMN 表达 PGE_2 受体亚型 EP_4 受体,激动 EP_4 受体能增加脑内组胺的释放,促进觉醒。

PGD_2、腺苷以及白介素-1等细胞因子能兴奋 VLPO 的 GABA 能神经元,抑制觉醒系统的 TMN 的组胺能神经元、LC 的 NA 能神经元、DRN 的 5-HT 能神经元,促进睡眠;反之,LC 的 NA 能神经元、DRN 的 5-HT 能神经元又有神经纤维投射到 VLPO,可以通过抑制 VLPO 而促进觉醒。PGD_2 和腺苷是迄今为止已知的睡眠促进物中作用最强大的 2 种物质,且诱导

睡眠的性质和生理性睡眠一致,与目前临床常用的催眠药有着本质上的差异。对内源性诱导睡眠物质的开发,有望为睡眠障碍患者提供高效且低副作用的治疗药物,但尚有很多问题需要解决。

3. 一氧化氮 一氧化氮(nitrogen oxide, NO)作为细胞间信使,能提高毛细血管的紧张性和增加诸如 ACh 等神经递质在突触的释放。脑桥正中部(mesopontine)的神经元释放的 ACh 有助于脑桥与丘脑维持 ACh 介导的 REM 睡眠状态,其他内源性促眠物质的作用见表 11-2。

从早期的药理学及神经核团毁损研究,到现代的基因技术剔除睡眠-觉醒相关的受体、酶或转运蛋白的探索,人们发现睡眠-觉醒的受众多神经元、多种神经递质及内源性促眠物质的综合调控,保证机体睡眠的发生和维持。没有哪一个因素是绝对必要的,当某一因素的作用被去除或削弱时,其他因素将很快发生代偿以维持睡眠-觉醒的发生。睡眠-觉醒的调节还受到生物节律、REM-NREM 及内环境等因素的影响。复杂的睡眠-觉醒调节网络仍有待于进一步的探索。

第四节 常用的镇静催眠药与麻醉

镇静催眠药(sedative-hypnotics)和麻醉药均属于中枢神经系统抑制药。镇静催眠药的抑制作用随剂量加大而增强,小剂量引起安静或嗜睡,较大剂量引起睡眠。1903 年发明巴比妥类药物,在 20 世纪 60 年代以前这类药物是主要的镇静催眠药。巴比妥类药物的不良反应较多,安全性低。自 1961 年苯二氮䓬类被发现,巴比妥类药物已不用于治疗失眠。

目前,临床治疗失眠的药物主要包括作用于 GABA$_A$ 受体的苯二氮䓬类和非苯二氮䓬类、具有催眠效果的抗焦虑药、抗组胺药和褪黑激素受体激动药等。临床与麻醉相关的镇静催眠药主要包括苯二氮䓬类和巴比妥类。本节主要介绍与临床麻醉相关的镇静催眠药以及镇静催眠药在麻醉中的应用。

一、苯二氮䓬类药

苯二氮䓬类(benzodiazepines, BZ)为临床常用的催眠药,其基本化学结构为 1,4- 苯并二氮䓬。对该结构的不同侧链或基团进行改造,得到一系列苯并二氮䓬的衍生物。本类药物有相同的作用谱和作用机制,但作用强度和起效速度、作用持续时间有所差异。根据每个药物及其活性代谢物的消除半衰期的长短分为 3 类:长效类、中效类和短效类。临床常用的苯二氮䓬类药物见表 11-3。

地西泮(diazepam, 安定)为苯二氮䓬类的代表药物,其中枢作用主要与加强抑制性神经递质 GABA 的功能有关。GABA$_A$ 受体上有苯二氮䓬结合位点,其分布密度依次是大脑皮质、边缘系统、中脑、脑干和脊髓。苯二氮䓬与 GABA$_A$ 受体结合时引起受体蛋白发生构象变化,促进 GABA 与 GABA$_A$ 受体的结合而使 Cl$^-$ 通道开放的频率增加,使更多的 Cl$^-$ 内流,产生中枢抑制效应。

地西泮临床用于治疗焦虑症、各种类型的失眠、癫痫、惊厥、脑血管意外或脊髓损伤性中枢性肌强直,以及麻醉前给药。由于本类药物的安全范围大、镇静作用发生快而确实,较大剂量可产生暂时性记忆缺失,用于麻醉前给药可缓解患者对手术的恐惧情绪,减少麻醉药的用量而增加其安全性,使患者对术中的不良刺激在术后不复记忆。也常用作心脏电击复律及各种内镜检查前用药。

地西泮最常见的不良反应是嗜睡、头昏、乏力和记忆力下降,大剂量时偶见共济失调。静脉注射速度过快可引起呼吸和循环功能抑制,严重者可致呼吸及心搏停止。与乙醇或其他中枢神经抑制药合用时,中枢抑制作用增强,加重嗜睡、呼吸抑制、昏迷,严重者可致死。苯二氮䓬类药物过量中毒可用氟马西尼进行抢救和鉴别诊断。长期应用可产生耐受性,需增加剂量。久服可发生依赖性,停用可出现反跳现象和戒断症状,表现为失眠、焦虑、兴奋、心动过速、呕吐、出汗及震颤,甚至惊厥。

二、巴比妥类药

巴比妥类(barbiturates)是巴比妥酸的衍生物。巴比妥酸本身并无中枢抑制作用,用不同的基团取代 C_5 上的 2 个氢原子后可获得一系列的中枢神经抑制药,产生强弱不等的镇静催眠作用。

巴比妥类对中枢神经系统有广泛性的抑制作用。随着剂量增加,中枢抑制作用逐渐增强,表现为镇静、催眠、抗惊厥及抗癫痫、麻醉等作用。大剂量对心血管系统有抑制作用,10 倍的催眠量可引起呼吸中枢麻痹而致死。由于安全性差,易发生依赖性,现已很少用于镇静催眠。

巴比妥类临床上用于抗惊厥、抗癫痫和麻醉,主要用于癫痫大发作的治疗,也应用于小儿高热、破伤风、子痫、脑膜炎、脑炎及中枢兴奋药引起的惊厥。超短效硫喷妥钠可用于基础麻醉和全麻诱导。巴比妥类药物的作用与用途见表 11-4。

催眠剂量的巴比妥类可致眩晕、困倦、精细运动不协调,偶可引起剥脱性皮炎等严重的

表 11-3 临床常用的苯二氮䓬类药物

作用时间	药物名称	达峰时间/小时	$t_{1/2}$/小时	代谢物活性
短效类	奥沙西泮(oxazepam)	2~4	5~15	无
(3~8 小时)	三唑仑(triazolam)	1	2~3	有
	咪达唑仑(Midazolam)	0.5~1	2~3	有
中效类	艾司唑仑(estazolam)	1~2	10~24	无
(10~20 小时)	阿普唑仑(alprazolam)	1~2	12~15	无
	劳拉西泮(lorazepam)	2	10~20	无
	替马西泮(temazepam)	2~3	10~40	无
	硝西泮(nitrazepam)	2	8~36	无
	氟硝西泮(flunitrazepam)	1~2	16~35	无
长效类	氟西泮(flurazepam)	1~2	40~100	有
(24~72 小时)	氯氮䓬(chlordiazepoxide)	2~4	15~40	有
	地西泮(diazepam)	1~2	20~80	有

表 11-4 巴比妥类药物的作用与用途

分类	药物	显效时间/小时	作用维持时间/小时	主要用途
长效	苯巴比妥	0.5~1	6~8	抗惊厥、抗癫痫
	巴比妥	0.5~1	6~8	镇静催眠
中效	戊巴比妥	0.25~0.5	3~6	抗惊厥
	异戊巴比妥	0.25~0.5	3~6	镇静催眠
短效	司可巴比妥	0.25	2~3	抗惊厥、镇静催眠
超短效	硫喷妥钠	静脉注射,立即	0.25	静脉麻醉

过敏反应。中等剂量可轻度抑制呼吸中枢,严重的肺功能不全和颅脑损伤所致的呼吸抑制者禁用。巴比妥类药物是肝药酶诱导剂,此作用可加速其他药物的代谢,降低药效。长期连续服用巴比妥类药物可使患者对该药产生精神依赖性和躯体依赖性,迫使患者继续用药,终致成瘾。成瘾后停药会出现戒断症状,表现为激动、失眠、焦虑,甚至惊厥。

三、镇静催眠药在麻醉中的应用

镇静催眠药在较大剂量时可产生明显的中枢抑制作用,除极少数巴比妥类直接用于麻醉外,苯二氮䓬类常作为麻醉的辅助用药,总结如下。

1.**麻醉** 超短效硫喷妥钠可用于静脉麻醉。

2.**麻醉前用药** 缓解患者对手术的恐惧情绪,减少麻醉药的用量而增加其安全性。

3.**作为局部和椎管内麻醉的辅助用药** 使患者产生镇静、遗忘,并且有防治局麻醉药中毒反应的作用。

4.**全麻诱导** 可用于各类手术的麻醉诱导,尤其是对心血管功能较差的患者。

5.**作为麻醉维持用药** 可与其他静脉麻醉药、麻醉性镇痛药复合应用,以增强麻醉效果和减少药物用量及不良反应。

第五节 睡眠与全身麻醉的异同点

睡眠与全身麻醉的异同点主要表现在是否共享神经调控环路。睡眠和麻醉都表现为觉醒水平的降低,对外界环境刺激反应的抑制。最本质的区别在于睡眠是生理性过程,可被外界刺激唤醒,而麻醉则不能。麻醉借助于药物来进行控制,正常的生理活动是不可能达到麻醉这种深度意识消失的状态的。睡眠只相当于(并非等同于)全身麻醉过程中意识活动相对减少的初始过程,真正的全身麻醉其脑电波活动要远远低于睡眠状态。但是,睡眠和麻醉的发生机制可能也共享某些神经递质和环路。

一、睡眠与麻醉的生理学特点

睡眠的发生是由内源性因素决定的,动物脑内存在睡眠和觉醒调节两大系统。睡眠和觉醒是通过脑内的神经递质和内源性睡眠促进物质共同作用、相互影响而实现的,同时受内稳态及昼夜节律的调节。睡眠的深度有周期性节律性的波动,其发生和维持都易受外界环境因素和心理因素的影响,很容易受环境刺激而出现睡眠 – 觉醒的转换。

麻醉是应用麻醉药降低人或动物对外界环境的反应能力的一种状态,通过应用麻醉药来控制麻醉的发生、深度及苏醒。因此,麻醉几乎不受外界环境因素的干扰。在麻醉的不同阶段,中枢神经系统会产生广泛的不同效应,小剂量的麻醉药产生自相矛盾的兴奋或超反射效应,而较高剂量会产生催眠、肌肉松弛、肌张力消失和去脑干反应。麻醉是一种非常复杂的状态和过程,除了对意识和神经反射、传导的影响外,还会造成其他的一些生理或者病理反应,比如循环抑制、呼吸抑制、代谢和内分泌的变化等。

二、睡眠与麻醉的脑电特征

EEG 信号是大脑皮质神经细胞群体突触电位变化的综合反映,能迅速反映脑功能的变化。根据脑电波的变化,可将睡眠区分为 2 种状态:非快速动眼(NREM)睡眠和快动眼(REM)睡眠。NREM 睡眠又可根据睡眠的深度细分为 I 期、II 期、III 期和IV 期,III 期和IV 期合称为慢波睡眠。在 NREM 睡眠期,脑电活动减弱,δ 波占优势。睡眠深度的区分依赖于脑电

δ 波的强度,常用慢波活性(slow wave activity, SWA)表示。而在 REM 睡眠期脑电活动增加,以 θ 波占优势,并伴有快速的眼球活动。

全身麻醉过程中,因脑电信号能够反映患者的镇静水平,已被广泛用于监测麻醉深度和预测意识变化。轻度镇静者大脑中、后区的 α 频段功率减少,额区、顶区的 β 频段功率增加;随着意识水平的下降,额区的 δ、θ 频段功率逐渐增加,且可扩展到枕区。当意识恢复时,EEG 可恢复到麻醉前的水平。随着麻醉剂量的增加,脑电信号逐渐转向低频带,最后完全消失。不同种类的麻醉药在麻醉诱导和意识丧失及恢复阶段引起的脑电变化是一致的。动物实验也证明麻醉药可引起脑功能的变化,如丙泊酚可使家兔的 δ 频段功率百分比呈剂量依赖性的方式增大、慢波活性(SWA)增加,提示 EEG 的 δ 频段可能用于麻醉深度的监测。

增加脑电慢波活性(slow wave activity, SWA)是麻醉与睡眠脑电活动的共同之处。

三、睡眠与麻醉的神经生物学机制

睡眠的发生与大脑的特定区域和神经传导系统相关联。目前认为,脑内存在调节睡眠和觉醒的两大系统。睡眠系统包括下丘脑腹外侧视前区(VLPO)神经丛、基底前脑及视前区 GABA 能神经元、基底神经节–大脑皮质–边缘系统、脑干和丘脑 GABA 能神经元、中脑控制快动眼(REM)睡眠发生和维持的神经元等。主要觉醒神经元分别是脑干网状结构、中缝核 5- 羟色胺能、蓝斑去甲肾上腺素能、导水管周围灰质多巴胺能、脑桥–中脑乙酰胆碱能、基底前脑胆碱能和非胆碱能、下丘脑外侧 orexin 能及后部结节乳头核组胺能神经元。睡眠是由神经递质和内源性睡眠促进物质共同作用、相互影响而实现的,同时受昼夜节律和内环境稳态的调控。

对全麻药在中枢神经系统中作用机制的研究,从最初广泛接受的"脂质学说"发展到现在的"蛋白质学说"。全麻药的 2 个最重要的中枢靶点是 GABA 受体和 NMDA 受体,主要分布在皮质、丘脑、纹状体和脑干。全麻药可以通过增强 GABA 和 glycine 介导的抑制性突触的传递,降低谷氨酸和 ACh 的兴奋性突触传递,导致中枢神经系统的抑制而产生全身麻醉的效应。全身麻醉药的镇痛作用与 $GABA_A$ 受体、NMDA 受体、甘氨酸受体、阿片受体和神经元烟碱受体有关。

功能性磁共振(fMRI)、皮质 EEG 以及皮质下 EEG (ESCoG)记录方法为探索全麻药诱导意识丧失提供了有力的手段。Velly 等在深部脑刺激(DBS)的帕金森病患者进行全麻时发现,全麻药导致的意识丧失首先从皮质开始,10 分钟后出现皮质下丘脑 EEG 的改变。另外,电生理实验也证明,麻醉药可影响丘脑与皮质之间的信息转导。不仅皮质与丘脑,麻醉药也抑制下丘脑区域的觉醒核团如 orexin 神经元和结节乳头体核组胺能神经元,共同参与麻醉药的镇静作用。

腺苷是目前已知最强的内源性睡眠促进物质。脑内的腺苷水平随觉醒时间的延长而升高,腺苷通过 A_1 和 A_{2A} 受体发挥促眠效应。研究发现,患者手术前给予腺苷,可降低麻醉药异氟烷的剂量。动物实验证明,腺苷能缩短小鼠静脉麻醉药的翻正反射丢失的诱导时间,延长翻正反射丢失时间。在猫脑桥处经微透析膜给予腺苷 A_1 受体激动药,可延迟氟烷麻醉的苏醒时间。睡眠剥夺增加脑内的腺苷含量,也可加强大鼠静脉或吸入麻醉药的翻正反射效应。以上表明,腺苷在睡眠和麻醉的调控机制上发挥着重要作用。

四、控制神经元活性法用于全麻药的作用机制研究

核团变性或毁损、电刺激、光遗传学及药物遗传学方法能控制神经元活性,用于研究睡眠和全麻药的作用机制。核团变性或毁损导致局部核团功能失活,神经核团电刺激可活化神经元,但两者都缺乏神经元类型的特异性。近年来建立的光遗传学和药理遗传学方法,能对特异性神经元活性进行时间与空间的特异性操控。

局部失活和毁损蓝斑、中缝背核、脚桥被盖核、穹窿状区域、结节乳头核、腹侧被盖区和基底前脑这些觉醒相关核团可以增强全身麻醉药的药效作用。内侧隔核、海马、伏隔核、腹侧苍白球、腹侧被盖区、杏仁核、内嗅区和梨状皮质这些边缘环路的失活可以延迟麻醉苏醒和减少麻醉诱导的行为刺激。电刺激多巴胺能的腹侧被盖区可促进异氟烷或丙泊酚全身麻醉的苏醒,但刺激黑质区域无效。在持续麻醉期间,局部激活脑桥核和内侧丘脑在内的多种觉醒活跃区域能够促进行为学觉醒。睡眠相关核团腹外侧视前区的毁损导致觉醒量增加和对异氟烷的敏感性降低,但这些现象只发生在毁损后6天。

药理遗传学应用人工设计的外源性受体,特异性操控蓝斑去甲肾上腺素能神经元活性,研究蓝斑去甲肾上腺素能神经激活和异氟烷诱导麻醉之间的因果关系。在异氟烷麻醉状态下选择性激活蓝斑去甲肾上腺素能神经元,诱发皮质脑电波(EEG)活化,加快异氟烷麻醉的苏醒,这一效应可被去甲肾上腺素 β_1 和 α_1 受体拮抗剂所对抗。此外,中枢或者外周单独给予这2种去甲肾上腺素能受体的拮抗剂都可以显著增强麻醉持续时间。蓝斑去甲肾上腺素能的激活能延长麻醉诱导时间。这些结果证明蓝斑去甲肾上腺素系统对于麻醉状态的调控有着至关重要的作用。

除了常见的睡眠-觉醒相关区域外,内侧隔核、海马和前额叶皮质这些边缘结构也参与全身麻醉的行为反应。睡眠-觉醒相关核团参与全麻药的作用机制,但一个或多个核团都不能发挥决定性的作用。全麻药作用为多靶点,不能过分强调一个核团在全麻药作用中的重要性。认识睡眠-觉醒核团、内稳态和昼夜节律如何调控睡眠的机制,解析睡眠-觉醒神经网络及神经递质或调质,将会推进全麻机制的研究。

(黄志力　曲卫敏)

参考文献

[1] XIE L, KANG H, XU Q, et al. Sleep drives metabolite clearance from the adult brain. Science (New York, N.Y.), 2013, 342(6156): 373-377.

[2] TONONI G, CIRELLI C. Sleep and the price of plasticity: from synaptic and cellular homeostasis to memory consolidation and integration. Neuron, 2014, 81(1): 12-34.

[3] HUANG Z L, URADE Y, HAYAISHI O. Prostaglandins and adenosine in the regulation of sleep and wakefulness. Current opinion in pharmacology, 2007,7(1):33-38.

[4] SAPER C B, FULLER P M. Wake-sleep circuitry: an overview. Curr Opin Neurobiol, 2017, 44: 186-192.

[5] LAZARUS M, CHEN J F, URADE Y, et al. Role of the basal ganglia in the control of sleep and wakefulness. Curr Opin Neurobiol, 2013, 23(5): 780-785.

[6] HUANG Z L, QU W M, EGUCHI N, et al. Adenosine A_{2A}, but not A_1, receptors mediate the arousal effect of caffeine. Nat Neurosci, 2005, 8(7): 858-859.

[7] LAZARUS M, SHEN H Y, CHERASSE Y, et al. Arousal effect of caffeine depends on adenosine A2A receptors in the shell of the nucleus accumbens. J Neurosci, 2011, 31(27): 10067-10075.

[8] HUANG Z L, ZHANG Z, QU W M. Roles of adenosine and its receptors in sleep-wake regulation. Int Rev Neurobiol, 2014, 119: 349-371.

第十二章　呼吸系统用药与麻醉

一、呼吸生理

呼吸（respiration）是机体与环境之间进行气体交换的过程。通过呼吸，机体从外界获取代谢所需要的O_2，排出代谢产生的CO_2，是维持机体生命活动所必需的基本生理过程之一。人的呼吸过程包括外呼吸（external respiration）、气体运输（transport of gas）、内呼吸（internal respiration）3个相互衔接并同时进行的环节。外呼吸是肺毛细血管血液与外界环境之间的气体交换过程，包括肺通气和肺换气。血液中的气体运输是肺与组织之间的气体交换过程，即由循环血液将O_2从肺运输到组织，并将CO_2从组织运输到肺的过程。内呼吸是组织毛细血管血液与组织、细胞之间的气体交换过程，有时细胞内的生物氧化过程也包括在内。熟悉呼吸系统的正常生理功能和特点，有利于了解麻醉药对呼吸功能的影响，有助于麻醉药的合理应用，以及在麻醉过程中做好呼吸管理，防治呼吸功能紊乱。

（一）肺通气

肺通气（pulmonary ventilation）是肺泡与外界环境之间的气体交换过程，实现肺通气的主要结构基础包括呼吸道、肺泡和胸廓等。呼吸道是肺泡与外界的通道，同时还具有加温、加湿、滤过、清洁吸入气体和引起防御反射（喷嚏反射和咳嗽反射）等保护功能；肺泡是气体与血液进行交换的主要场所；胸廓的节律性呼吸运动则是实现肺通气的动力。推动气体流动的动力必须大于阻力，才能实现肺通气的过程。

1. 肺通气的动力与阻力

（1）肺通气的动力：自然呼吸时，气体进出肺取决于肺泡与外界环境之间的压力差，由肺泡内的压力即肺内压（intrapulmonary pressure）决定，这是肺通气的直接动力。肺本身不能主动扩张和缩小，肺容积的变化有赖于胸廓容积的变化，即需要通过呼吸肌的收缩和舒张引起胸廓的节律性扩大和缩小，此为呼吸运动（respiratory movement），是肺通气的原动力。吸气肌主要有膈肌和肋间外肌，呼气肌主要是腹壁肌组织。

（2）肺通气的阻力：可分为弹性阻力（elastic resistance）和非弹性阻力（inelastic resistance）2种。弹性阻力包括肺和胸廓的弹性阻力，无论气体是否流动都存在，是平静呼吸时的主要阻力，约占总阻力的70%；非弹性阻力包括气道阻力、惯性阻力和组织的黏滞阻力，只有气体流动时才存在，约占平静呼吸时总阻力的30%，其中又以气道阻力为主（占非弹性阻力的90%）。

平静呼吸时，吸气运动（inspiratory movement）主要是由于膈肌和肋间外肌这些吸气肌收缩，胸腔容积扩大，肺容积增大，肺内压降低，当低于大气压时，外界气体流入肺内，是一个主动过程。呼气运动（expiratory movement）则是由于膈肌和肋间外肌舒张，肺依其自身的回缩力而回位，牵引胸廓，而引起胸腔和肺的容积减小，肺内压升高，当高于大气压时，气体从肺内留出，是一个被动过程。用力吸气时，膈肌和肋间外肌加强收缩，斜角肌和胸锁乳突肌等辅助吸气肌也参与收缩，使胸廓和肺的容积进一步扩大，更多的气体进入肺内。用力呼气时，除吸气肌舒张外，肋间内肌和腹肌等呼气肌收缩，呼气运动也成为主动过程。

2. 肺表面活性物质（pulmonary surfactant）　是以单分子层排列于肺泡内衬的液－气界面，具有降低表面张力、减小肺泡回缩力作用的脂蛋白混合物。主要成分是二棕榈酰卵磷脂（dipalmitoyl phosphatidyl choline，DPPC）和表面活性物质结合蛋白（surfactant-associated protein, SP）。肺表面活性物质主要由肺泡 II 型细胞合成、贮存和释放，由肺泡 II 型细胞和肺泡巨噬细胞摄取是其主要的清除途径，被摄取后重新送到板层体贮存再利用。肺表面活性物质的生理意义：①有助于维持肺泡的稳定性，通过自身密度的调整，调节肺泡的表面张力，进而防止肺泡萎陷或过度膨胀，保持不同大小的肺泡的稳定性；②通过降低肺泡表面张力，减小肺泡回缩力，减弱肺泡表面张力对肺泡间质的"抽吸"作用，减少肺组织液生成，从而防止肺水肿的发生；③降低吸气阻力，增加肺顺应性。

（二）肺换气

肺换气（gas exchange in lungs）是肺泡与肺毛细血管血液之间的气体交换过程，氧气在分压差的驱动下由肺泡向肺毛细血管内扩散，同时肺毛细血管内血液中的二氧化碳向肺泡扩散，使血液中的氧增加而二氧化碳降低，静脉血转变为动脉血。肺换气过程气体的扩散极为迅速，< 0.3 秒，血液流经肺毛细血管不到一半路程时气体交换已完成。气体交换通过肺泡与毛细血管之间的膜进行。影响肺换气的因素主要有呼吸膜的厚度；呼吸膜的面积；呼吸膜两侧的气体分压差；通气／血流比值，即每分钟肺泡通气量与肺血流量的比值，正常平均值为 0.84。

静息状态下，流经人体组织的血液每 100ml 将释出 5ml O_2 供组织利用，同时从组织吸收 4ml CO_2 运到肺内。血内的 O_2 和 CO_2 以物理溶解和化学结合 2 种方式进行输送。以物理溶解方式运送的气量虽小，但是化学结合所必需的中间过程。

1. 氧的运输　是指通过血液循环将所携带的 O_2 输送到体内的各个器官与组织的过程。影响血液运氧量的主要因素有心排血量、血红蛋白浓度和血氧饱和度。氧的运输方式主要有物理溶解在血液中和与血红蛋白（Hb）结合 2 种。物理溶解受氧分压和溶解系数的影响。进入红细胞的氧可立即与 Hb 进行可逆性结合。氧结合与解离、氧饱和度的变化主要受血液中的氧分压控制和调节。

2. 二氧化碳的运输　是指由组织细胞代谢生成的 CO_2 进入血液，随血液循环运送至肺泡的过程。二氧化碳的运输方式主要有物理溶解和化学结合 2 种。以物理溶解状态存在于血液中的 CO_2 只占血内 CO_2 总量的 5%；化学结合即与血液中的某种化学物质结合后运输，是体内 CO_2 运输的主要方式，有碳酸氢盐（HCO_3^-）、氨基甲酰血红蛋白（与 Hb 结合）2 种形式。

（三）肺循环

肺的血液供应有 2 套血管，分别来自于体循环的支气管动脉和肺动脉，前者的功能在于供给气管、支气管及肺的营养需要，后者的功能在于完成气体交换。肺循环（pulmonary circulation）主要从右心向左心输送血液，并提供充分的空气与血的接触面，以便于进行气体交换，还有一定程度的贮血作用。生理状态下成人肺循环容纳总的血容量为 400~600ml，占总血容量的 8%~10%。支气管循环主要供应呼吸性小支气管以上的气道组织的营养物质。肺循环和支气管血管的末梢之间有吻合支沟通，因此有一部分支气管静脉血液可经过这些吻合支进入肺静脉和左心房，使主动脉血液中掺入 1%~2% 的静脉血。

肺循环的结构生理特点：①血管壁薄，可扩张性大肺动脉壁只有主动脉壁厚度的40%，弹性纤维少而短，可扩张性较大。当肺循环内的血容量增加时，由于血管腔的扩大，其压力变动较小，肺循环具有贮血库作用。②肺循环途径较短，血管分支较多，血管的总横截面积大，故肺循环的阻力低，仅为体循环阻力的1/10。③肺血容量呈周期性变化。正常静息状态下，每分钟通过肺循环的血流量几乎等于左心室的排血量。肺的血容量约为450ml，占全身血量的9%。由于肺组织和肺血管的顺应性大，在呼吸过程中，随着肺的扩张和缩小，肺循环的血容量可发生周期性的变化。④受重力影响，肺内的血流分布不均匀。由于肺血管壁薄、扩张性大，肺血流分布受重力的影响大。人体在直立体位时，肺的顶部约比肺门高15cm，肺的底部约比肺门低15cm。肺顶部的血管压力很低，将受到周围肺泡的挤压而增加血流阻力，而肺底部的血管内压力高，将被动扩张，阻力减小，以致肺内血流量的分布由顶部向底部递增，这与肺内不同区域的通气/血流比值存在差异有关。

（四）呼吸调节

人体通过中枢神经系统、神经反射和体液化学变化3种途径进行呼吸调节。在不同的状态下，呼吸调节的目的在于较好地完成呼吸动作，为机体提供氧和排出二氧化碳，调控血液pH，以保持内稳态的平衡。

1. 中枢神经和神经反射调节 呼吸中枢是指在中枢神经系统中产生和调节呼吸运动的神经细胞群，分布在大脑皮质、脑桥、延髓和脊髓等部位。脑的各级部位在呼吸节律产生和调节中所起的作用不同。正常呼吸运动受各级呼吸中枢调控与反馈机制控制，其中延髓呼吸中枢分别管理吸气和呼气动作，是调控呼吸节律的最基本的中枢。吸气中枢主要在延髓网状结构的背侧，称为背侧呼吸组（dorsal respiratory group，DRG）；呼气中枢主要在延髓网状结构的腹侧，称为腹侧呼吸组（ventral respiratory group，VRG）。脑桥中枢发布起源于延髓的信息，基本功能是限制吸气深度。当被最大限度地激活后，呼吸调节中枢能继发性增加通气频率，但呼吸调整中枢无起搏功能，也无内在节律性。

通气的神经反射常是为了防止气道梗阻的防御性反射，包括吞咽或咽下动作、呕吐、咳嗽、牵张反射等。全身麻醉时可利用牵张反射诱发或抑制呼吸，使呼吸中枢由兴奋逐渐转为抑制。

2. 化学调节 肺的正常通气和换气能维持动脉血中 PaO_2、$PaCO_2$ 和 pH 的相对稳定，而动脉血中 PaO_2、$PaCO_2$ 和 pH 的改变又可影响肺的通气功能，即呼吸的化学性调节。外周化学感受器由颈动脉体和主动脉体组成，主要刺激因素是缺氧；中枢化学感受器位于第四脑室侧壁和延髓表面腹外侧面，靠近或接触脑脊液，对 H^+ 浓度特别敏感，主要是感受 $PaCO_2$、pH 变化和酸碱平衡失调。

二、呼吸功能监测

呼吸功能的监测项目非常繁多，从测定呼吸生理功能的性质来分有肺容量、通气功能、换气功能、小气道功能、呼吸动力学等。

1. 基本监测方法 主要包括各种物理检查方法，通过望诊、触诊、叩诊、听诊等可观察到呼吸功能的变化。

（1）呼吸运动的观察：麻醉前检查患者的胸廓形态，观察有无扁平胸、桶状胸、佝偻病胸及由于脊柱病变引起的胸廓畸形等。观察胸廓与上腹部的活动情况，男性及儿童的呼吸方式以膈肌运动为主，胸廓上部及上腹部的活动比较明显，形成所谓的腹式呼吸；女性呼吸以肋间肌运动较为重要，形成所谓的胸式呼吸。同时还应观察呼吸的频率和节律、呼吸周期中呼气相与吸气相的比率。必要时可配合触诊、叩诊进行检查。麻醉下则可通过观察麻醉机呼吸囊的活动频率、幅度及节律来判断呼吸运动的变化。开胸手术时可直接观察肺的膨胀及膈肌活动情况。

（2）呼吸音的监测：利用听诊器或食管听诊器监听呼吸音的强度、音调、时相、性质的改变，可鉴别正常与病理性呼吸音及其部位，如呼吸音的消失、减弱、增强；呼气延长、断续呼吸音、鼾音、哮鸣音、水泡音、捻发音、胸膜摩擦音等。如患者与麻醉机接通时，可经过气管内导管、回路中的螺纹管、呼吸囊等进行监听。

（3）呼吸状态的观察：如呼吸困难、发绀、咳嗽、咳痰等。

2. 其他临床检查

（1）痰液检查：包括每日的咳痰量、颜色、性状，以及必要的显微镜检查和细菌培养，可作为诊断某些疾病的依据，以便于在手术前采取相应的治疗措施，以改善呼吸功能。对有大量咳痰、咳血，手术又不能延迟的患者，则应采取安全措施，如选用双腔气管导管、运转正常的吸引器、气管切开准备等，以防意外发生。

（2）呼吸系统的 X 线检查：可以了解胸腔内病变的部位、性质及严重程度，以及了解肺、纵隔、气管有无占位性病变，是否压迫了重要器官，气道有否梗阻移位等；为麻醉方法选择（如气管或支气管插管）、呼吸管理及防止呼吸系统并发症提供参考。

3. 呼吸功能的简易测定

（1）屏气试验：即俗称的"憋气"，先令患者深呼吸数次后，深吸一口气屏住呼吸，正常人可持续 30 秒以上；呼吸循环功能代偿差者，屏气时间少于 30 秒。

（2）吹气试验：患者深吸气后，将手掌心对准患者的口，让患者尽快将气呼出，如感觉吹出气体有力、流速快，且能在大约 3 秒内呼尽则肺功能正常。常用火柴试验或蜡烛试验。

（3）呼吸时间测定：置听诊器于患者的胸骨上窝，令患者尽力呼气，然后测定呼气时间，如果超过 7 秒，估计最大通气量 < 50L/min，用力肺活量 1 秒率低于 60%。

上述呼吸功能的监测方法不需要特殊的仪器设备，是临床上对呼吸系统疾病及其功能检查的常用基本方法，虽然对患者的肺功能仅是粗略了解，但方法简单、易行、直观，在临床上仍有重要的参考价值。在某些危急的情况中，它们还可能是最迅速、直接的判断指标。

4. 血气监测及其临床意义　通气、换气、血流及呼吸动力功能等方面发生的障碍最终都导致血气发生变化，因此血气分析仍是测定肺呼吸功能的重要指标。从动脉血直接测得 PaO_2、$PaCO_2$ 和 pH，由这些数值又可推算出 HCO_3^-、SaO_2、BE 等。根据以上参数变化可以对气体交换、酸碱平衡及心肺的整体状况作出评估。

（1）动脉血气分析：采取动脉血进行血气分析仍是目前临床上常用和可靠的监测手段，有助于全面了解肺功能的状况。随着测定仪器的不断改进，具有反应迅速、需血量少、连续分析等优点，但仍属于创伤性，使用起来仍有局限性，如动脉损伤、感染、并发假性动脉瘤等；多次取血仍可丢失可观的血容量，对危重患者、严重贫血者或婴幼儿增加了一定的危险性。近年来有人根据荧光学原理研制更细微的电极，置于动脉内可持续、定时地监测 PaO_2、$PaCO_2$、pH 的变化，能及时了解病情的瞬息改变。需要注意的是 PaO_2 的正常值随年龄而改变，通常每增加 10 岁，其平均值下降约 4mmHg。

（2）脉搏氧饱和度仪：无创性监测技术的发展越来越受到人们的重视，脉搏氧饱和度仪就是其中之一,除测定指端、耳垂末梢循环的血氧饱和度外,同时可得出血管容量曲线。大部分使用的仪器仍采用 Beer 定律,基本原理是血红蛋白吸收光线的能力与其含氧浓度的相关性,通过发光二极管发射出一定波长的红光(660nm)和红外光线(940nm),由于氧合血红蛋白(HbO_2)与去氧血红蛋白(Hb)对这些特定波长的光线吸收度不同而用来监测血氧饱和度(SpO_2),又称双光光谱法。近年来已有人将磁声技术使用到这个领域。

(3)氧浓度监测:对行机械通气的患者,进行吸入气和呼出气的氧浓度监测已成为常规。有各种类型的测氧仪,如氧电极式、磁导式、电化学式等。现代呼吸器、麻醉机均配备有这些监测设备,使用方便、可靠。

呼吸功能的监测对于诊断某些呼吸系统疾病,估计呼吸功能损害程度具有重要意义。除了对疾病本身的治疗意义外,更重要的是指导围手术期患者的呼吸管理、急救复苏、重症患者的诊断治疗等。机体在多种因素下发生呼吸生理功能紊乱的同时,常伴有循环、神经、内分泌代谢、肝、肾等其他系统功能的变化,且它们之间又可互为因果。因此在进行呼吸监测的同时,应全面地对其他系统进行监测,应重视病史、体格检查、X线以及其他诸如病理、细菌、免疫等方面的变化,才不至于顾此失彼。

第二节 一氧化氮与吸入性肺血管扩张药

一、一氧化氮

一氧化氮(nitric oxide, NO)分子小,结构简单,常温下为气体,微溶于水,具有脂溶性,可快速透过生物膜扩散,是一种极不稳定的生物自由基,广泛分布于生物体内的各组织,特别是神经组织中,由氧和 L-精氨酸经一氧化氮合酶(nitric oxide synthase, NOS)催化生成,是一种生物信使分子。NO 的生物半衰期只有 3~5 秒,在心血管、脑血管、神经、免疫调节等方面有着十分重要的生物学作用。1992 年被美国 *Science* 杂志评选为"明星分子",受到人们的普遍重视。在体内,NO 是内皮细胞产生的血管扩张剂,同时具有防止血小板凝聚的作用,在血管内皮受到应急刺激时释放,弥散进入血管平滑肌细胞,通过激活鸟苷酸环化酶和增加细胞内的 cGMP 使血管平滑肌松弛;在肺部由于 NO 与血红蛋白的亲和力高,与其快速结合后使得吸入 NO 的血管舒张。

NO 在细胞水平对所有类型的呼吸神经元都有兴奋和抑制 2 种效应。作为呼吸活动的重要中枢神经调质,NO 可以促进 GABA 和 NMDA 两者诱导神经元应答。NO 被吸入后快速通过肺泡毛细血管进入肺血管平滑肌,刺激可溶性鸟苷酸环化酶合成环磷鸟苷(cGMP),cGMP 再激活 cGMP 依赖性蛋白激酶,对多种肽磷酸化修饰,以减少钙离子内流,引起血管舒张。cGMP 水解成 GMP,生理功能丧失并从细胞内排出。环核苷酸经环核甘酸磷酸二酯酶(phosphodiesterase, PDE)家族水解。在 11 个 PDE 同工酶中,PDE_5 是平滑肌中活性最高的 cGMP 水解 PDE。PDE_5 与 cGMP 的亲和力高,可被 PDE 抑制剂如扎普司特、西地那非和伐地那非选择性抑制。除了肺血管舒张作用外,吸入性 NO 对肺还具有其他作用,例如吸入性 NO 被证实具有舒张支气管、抗炎和抗增生作用。NO 还通过非 cGMP 依赖性机制与含血红素分子和活泼的硫醇基蛋白相互作用。NO 与超氧自由基相互作用形成强效氧化剂过氧亚硝基,由此限制了 NO 的生物利用度。NO 遇到氧合血红蛋白迅速代谢为硝酸盐,同时形成高铁血红蛋白。在红细胞内,电子供体快速地将MetHb转化为亚铁Hb。

NO可经面罩、鼻导管或气管插管安全吸入。仔细调节NO浓度及暴露在氧气中的时间非常重要,现有数种商业性的系统具有此功能。化学发光设备可以更加准确地测定NO和NO_2,但是电化学探测器经证实完全可以测定吸入性NO,已作为几种临床输送系统的集成元件。尽管ICU医务人员会被动吸入NO,但ICU室内的NO浓度很低,不会产生危害。

FDA已批准吸入NO用于治疗新生儿持续性肺动脉高压与缺氧性呼吸衰竭。多中心、随机、对照研究发现,持续性肺动脉高压患儿吸入5~20ppm NO,可有效地避免膜肺治疗与死亡,总有效率 > 50%。吸入NO在围手术期肺动脉高压的控制中也有重要意义,体外循环相关的肺血管内皮功能不全造成的肺血管阻力增加时,吸入NO可避免血压的降低与对冠状动脉灌注的威胁。肺移植患者吸入NO不仅降低肺动脉压,还能改善通气/血流比与肺的缺血再灌注损伤。另外,吸入NO还用于肺血管扩张药治疗有效性的鉴别,亦用于手术后的肺动脉压升高与体外循环脱机时的肺动脉压升高。

二、吸入性肺血管扩张药

肺血管收缩在肺动脉高压的发病中起着重要作用,因此肺血管扩张药的使用成为治疗肺动脉高压的特异性治疗手段。肺血管扩张药包括直接作用的扩血管药物,如肼屈嗪、硝酸甘油、硝普钠;α受体拮抗药,如妥拉唑林、酚妥拉明;β受体激动药,如异丙肾上腺素;钙通道阻滞药,如硝苯地平、尼卡地平;前列腺素,如前列腺素E_1、前列环素、腺苷、内皮素受体拮抗剂等。吸入性肺血管扩张药除了上述NO外,还有前列腺素、米力农、硝酸甘油、硝普钠、前列腺素E_1和伊洛前列素等,都以吸入形式进行过临床试验。因缺乏临床长期使用数据,今后需要考虑长期治疗问题。

第三节　麻醉药对呼吸功能的影响

麻醉药对呼吸的抑制作用主要表现在对通气功能的抑制和对肺血管阻力的增加,临床上表现为低氧血症及高碳酸血症。常用的吸入和静脉麻醉药都是肺通气抑制药,可减少潮气量。但一般有呼吸频率代偿性增加(异氟烷例外),随着麻醉的加深,频率的增加不足以代偿潮气量的减小,$PaCO_2$随之升高。不同的药物对呼吸的抑制程度不同,一般随着剂量的增加呼吸抑制加重。所有麻醉药的亚麻醉剂量及镇静剂量没有明显的通气影响,随着患者意识的消失,抑制开始逐渐显现。呼吸的深度、特征和频率可以作为评估麻醉深度的重要临床指标。

吸入麻醉药和静脉麻醉药及阿片类药物都能抑制呼吸,并且抑制CO_2引起的通气增强反应,药物不同其抑制程度不同,且随剂量增加抑制程度加深。这些抑制反应的机制并不完全相同,阿片类药物的特点是降低呼吸频率,而有些吸入麻醉药如三氯乙烯则增加呼吸频率。低氧对呼吸的刺激作用也可被低浓度的吸入麻醉药所抑制,通常在非麻醉剂量下,吸入麻醉药(氟烷、恩氟烷、异氟烷、七氟烷和地氟烷)和静脉麻醉药(丙泊酚)可降低低氧引起的通气反应。近期研究表明,吸入高浓度的麻醉药时通过减少谷氨酸兴奋性递质和增加GABA的抑制,使脑干呼吸性神经元的呼吸驱动减少。

一、吸入麻醉药

吸入麻醉药对呼吸功能的影响主要表现在呼吸抑制、呼吸道刺激和对气管平滑肌的作用。吸入麻醉药抑制呼吸与吸入浓度相关,随麻醉加深呼吸抑制加重。吸入麻醉药也影响肺血管阻力,吸入全麻时可能由于肺容量降低、肺膨胀不全及功能残气量减少,使肺血管收缩、肺血管阻力增加。

氟烷、恩氟烷、地氟烷均使自主呼吸的患者潮气量减少,呼吸频率代偿性(不完全)增加,呼吸变浅变快。异氟烷则降低潮气量而不增加呼吸频率。以恩氟烷的肺通气抑制作用最强。氟类吸入麻醉药能显著抑制呼吸,呼吸抑制的程度为恩氟烷 > 异氟烷 > 地氟烷 > 七氟烷 > 氟烷。氧化亚氮有轻微的肺通气抑制作用,但不抑制二氧化碳引起的通气反应,$PaCO_2$ 均随麻醉深度的增加而增加,在低于产生麻醉所需的剂量时可无明显影响;浅麻醉使二氧化碳反应曲线右移,斜率降低;加深麻醉则使反应曲线进一步右移,最终反应消失。上述吸入麻醉药包括氧化亚氮均抑制低氧血症通气反应。吸入麻醉药还可使二氧化碳的通气反应与低氧血症通气反应之间的协同作用减弱。

二、静脉麻醉药

静脉麻醉药引起呼吸抑制与注射速度及剂量相关,抑制呼吸作用的程度为丙泊酚 > 地西泮 > 咪达唑仑、依托咪酯 > 氯胺酮。硫喷妥钠和丙泊酚抑制呼吸作用均较强,对二氧化碳通气反应的抑制程度均与注射速度和剂量呈正相关。硫喷妥钠对低氧血症通气反应的抑制较吸入麻醉药小。经静脉缓慢注射时,氯胺酮可轻度增加二氧化碳的通气反应。若注射速度过快、剂量偏大,可出现一过性呼吸抑制;若辅用麻醉性镇痛药时,则可造成明显的呼吸抑制。静

脉麻醉药一般对缺氧性肺血管收缩没有明显影响。

三、麻醉性镇痛药

此类药物通过激动阿片受体,直接作用于脑干呼吸中枢,几乎对呼吸都有不同程度的抑制作用,且与剂量呈正相关。吗啡在小剂量(如 ≤ 0.1mg/kg 静脉注射或 0.15mg/kg 肌内注射)时,只使呼吸频率减慢而不改变潮气量;当剂量增大时,则呼吸频率与潮气量均下降。当大剂量(1~3mg/kg)静脉注射时,呼吸频率的降低较潮气量的减小更为明显,甚至可导致自主呼吸完全停止。肌内注射等效镇痛剂量的哌替啶对肺通气的抑制作用为吗啡的 1.3~1.9 倍,其降低潮气量的效应强于减少呼吸频率的效应。芬太尼抑制肺通气的表现与吗啡相似,而抑制的程度则与等效镇痛剂量的哌替啶相似。麻醉性镇痛药吗啡、芬太尼等均使二氧化碳的通气反应曲线右移、斜率不变,但哌替啶则同时使斜率降低。麻醉性镇痛药均抑制低氧血症通气反应。

四、苯二氮䓬类药

以常用剂量静脉注射均可引起程度不等的肺通气抑制,主要表现为潮气量减少,对慢性阻塞性肺疾病患者其抑制作用较明显。当与麻醉性镇痛药合用时,呼吸抑制加重。地西泮可抑制低氧血症通气反应,但不影响呼吸中枢对 CO_2 的反应。由于低氧血症通气反应极易受麻醉药的抑制,故麻醉后早期可能出现的低氧血症很少能引起肺泡通气增加。麻醉下的手术刺激能明显增加每分钟通气量,降低 $PaCO_2$。因此,应该警惕在手术后早期由于终止了手术刺激而重新出现的肺通气受抑制的情况。

第四节 常用药物与麻醉

支气管扩张药是围麻醉期和术前、术中、术后治疗最常用到的药物之一，与麻醉处理关系较密切。支气管扩张药通过激动 β_2 受体或抑制磷酸二酯酶使细胞内的 cAMP 浓度上升，或通过拮抗 M 受体使细胞内的 cGMP 浓度下降，从而发挥舒张支气管平滑肌的作用。人类呼吸道平滑肌以 β_2 受体为主。β 受体激动药激活腺苷化酶，增加细胞内的 cAMP，对呼吸道有多个方面的作用：①松弛呼吸道平滑肌；②增强气管上皮纤毛运动，加速黏液运送速度；③抑制肥大细胞释放组胺和白三烯等过敏介质；④促进肺泡 I 型细胞表面活性物质的合成和分泌；⑤降低血管通透性，抑制组胺引起的水和蛋白质从肺血管外渗；⑥促进杯状细胞分泌黏液，增加黏液的水和黏蛋白含量。上述作用都有利于缓解或消除喘息。临床常用人工合成的选择性 β_2 受体激动药喷雾给药，作用迅速可靠，不良反应少，持续时间较长。

1. 沙丁胺醇 沙丁胺醇（salbutamol，又称舒喘灵）性质稳定，不易被 MAO 和 COMT 分解。静脉注射小剂量的沙丁胺醇能明显增加支气管哮喘患者的第 1 秒用力呼气量，产生持续时间较长的平喘作用；大剂量也能加快心率。沙丁胺醇为选择性 β_2 受体激动药，舒张呼吸道平滑肌，抑制肥大细胞和单核细胞释放炎症介质，能增加纤毛对黏液的清除；激动非气道 β_2 受体时可引起肌肉震颤、外周血管阻力轻度下降、糖原和脂肪降解等不良反应。临床最常用喷雾吸入，可迅速缓解支气管哮喘急性发作症状，不良反应少，用于间歇性哮喘发作和轻度持续性哮喘的症状治疗。常规吸入治疗无法控制的哮喘，可联用倍氯米松或布地奈德。静脉给药的平喘疗效并不优于喷雾吸入，药效维持时间比喷雾吸入短，仅用于哮喘持续状态的治疗。

2. 特布他林 特布他林（terbutaline）对 α_2 受体的选择性和作用与沙丁胺醇相似。除可供喷雾给药、口服给药外，还可注射给药替代肾上腺素用于喷雾给药无效的严重哮喘治疗。

3. 沙美特罗 沙美特罗（salmaterol）属长效的选择性 β_2 受体激动药，有较高的脂溶性，作用强且持久；并且具有明显的抗炎作用，兼能改善喷雾吸入皮质激素的抗哮喘作用。用于吸入糖皮质激素疗效欠佳的辅助治疗。

4. 麻黄碱 麻黄碱（ephedrine）平喘作用温和、缓慢而持久，口服有效，有快速耐受性，用于轻度哮喘发作和预防性用药。

（李 炜 张丹参）

参考文献

[1] 于布为，杭燕南. 麻醉药理基础. 上海：上海世界图书出版公司，2009.

[2] 叶铁虎，李大魁. 麻醉药理学基础与临床. 北京：人民卫生出版社，2011.

[3] 庄心良，曾因明，陈伯銮. 现代麻醉学. 北京：人民卫生出版社，2003.

[4] 温泉，杨云，苗春平，等. 低氧性肺动脉高压与 NO 信号通路相关性研究进展. 解放军药学学报，2014，30（6）：562-565.

[5] GITTO E, PELLEGRINO S, AVERSA S, et al. Oxidative stress and persistent pulmonary hypertension of the newborn treated with inhaled nitric oxide and different oxygen concentrations. J Matern Fetal Neonatal Med, 2012, 25(9):1723-1726.

[6] 李倩，刘春风，胡丽芳. 气体信号分子 NO、CO 和 H_2S 的生物学研究进展. 生理科学进展，2014，45（5）：395-398.

第十三章　抗凝血和促凝血药与麻醉

第一节　出血和凝血的生理学

正常情况下,小血管受损后引起的出血在几分钟内就会自行停止,这种现象称为生理性止血。生理性止血由血管、血小板、血液凝固系统、抗凝系统及纤维蛋白溶解系统共同完成,是机体的重要保护机制之一。

当血管受损后引起出血,一方面受损血管局部和附近的小血管发生收缩,使局部血流减慢以促进止血;另一方面迅速形成止血栓以避免血液的流失,将止血反应限制在损伤部位,保持其他部位血管内血液的循环流动。血管损伤后,由于内皮下胶原的暴露,1~2秒内即有少量的血小板黏附于内皮下的胶原上,并不断地聚集成团,形成血小板止血栓;与此同时,血管受损也可激活血浆中的凝血系统,在局部迅速发生血液凝固,使血浆中的可溶性纤维蛋白原转变成不溶性纤维蛋白并交织成网,最后由血小板与血纤维共同构成牢固的止血栓,达到永久性止血的目的。此外,在生理性止血过程中也可启动血浆中的抗凝系统、纤维蛋白溶解系统,以防止局部血凝块不断增大及凝血过程蔓延到损伤血管以外。

血液凝固是指血液由流动状态变为凝胶状态,实质是血浆中的可溶性纤维蛋白原转变成不溶性纤维蛋白的过程。血液凝固是一系列复杂的酶促反应过程,整个过程涉及多种凝血因子的激活与反应,是十分复杂的理化反应。目前已知的参与凝血的因子见表13-1。

凝血过程可分为凝血酶原酶复合物(也称凝血酶原激活复合物)的形成、凝血酶的激活和纤维蛋白的生成3个基本步骤。根据瀑布学说,血液通过3条通路发生凝固:内源性凝血途径、外源性凝血途径及共同凝血途径。

1. 内源性凝血途径　内源性凝血途径(intrinsic pathway)是指参与凝血的因子全部来自于血液,通常因血液与带负电荷的异物表面接触而启动。当血管壁发生损伤,内皮下组

表13-1　凝血因子及其同义名

因子	同义名	因子	同义名
I	纤维蛋白原 (fibrinogen)	X	凝血酶原激酶原 (Stuart-Prower factor)
II	凝血酶原 (prothrombin)	XI	血浆凝血激酶前质 (plasma thromboplastin antecedent, PTA)
III	组织凝血激酶 (tissue thromboplastin)	XII	接触因子 (hageman factor)
IV	钙离子 (Ca^{2+})	XIII	纤维蛋白稳定因子 (fibrin-stabilizing factor)
V	前加速素 (proaccelerin)	HMWK	高分子量激肽原 (high molecular weight kininogen)
VII	前转变素 (proconvertin)	Pre-K	前激肽释放酶 (prekallikrein)
VIII	抗血友病因子 (antihemophilic factor)	PL	血小板磷脂 (platelet phospholipids)
IX	血浆凝血激酶 (plasma thromboplastin componet)	Ka	激肽释放酶 (kallikrein)

织暴露,因子Ⅻ结合到异物表面,并被激活为Ⅻa。Ⅻa的主要功能是激活Ⅺ成为Ⅺa,从而启动内源性凝血途径。从Ⅻ结合于异物表面到Ⅺa的形成过程称为表面激活。表面激活还需要高分子量激肽原的参与,其可作为辅因子加速表面激活过程。

表面激活所生成的Ⅺa在Ca^{2+}存在的情况下可激活Ⅸ,生成Ⅸa。Ⅸa在Ca^{2+}的作用下与Ⅷa在活化的血小板提供的膜磷脂表面结合成复合物,可进一步激活因子Ⅹ,生成Ⅹa。

2. 外源性凝血途径　来自于血液之外的组织因子(tissue factor, TF)暴露于血液而启动的凝血过程称为外源性凝血途径(extrinsic pathway),又称组织因子途径。当血管损伤后,释放 TF,后者与Ca^{2+}和因子Ⅹ或Ⅶa一起形成复合物,使因子Ⅹ激活为Ⅹa。在此过程中,TF 是因子Ⅶ和Ⅶa的受体,TF 与因子Ⅶ结合后可加快激活Ⅶ;Ⅶ和Ⅶa与 TF 的结合有相同的亲和力。

此外,Ⅶa–组织因子复合物在Ca^{2+}的参与下还能激活因子Ⅸ,生成Ⅸa。因子Ⅸa除能与Ⅷa结合而激活Ⅹ外,也能反馈性激活Ⅶ。通过Ⅶa–组织因子复合物的形成,内源性凝血途径和外源性凝血途径可以相互转化,共同完成凝血过程。

3. 共同凝血途径　由内源性和外源性凝血途径所生成的Ⅹa至纤维蛋白形成是内源性、外源性凝血的共同凝血途径。因子Ⅹa在Ca^{2+}存在的情况下可与因子Ⅴa在磷脂膜表面形成Ⅹa–Ⅴa–Ca^{2+}–磷脂复合物,即凝血酶原酶复合物,进而激活凝血酶原。在凝血酶原酶复合物的作用下,凝血酶原转变为凝血酶。凝血酶是一种多功能凝血因子,可水解除去纤维蛋白原的 2 个 A 肽和 2 个 B 肽,转变为纤维蛋白单体。此外,凝血酶也能激活因子Ⅻ,生成Ⅻa;Ⅻa在Ca^{2+}的作用下使纤维蛋白单体相互聚合,形成不溶于水的交联纤维蛋白多聚体凝块。

在整个凝血过程中,中心环节是凝血酶的形成。凝血酶是血管内皮细胞受到损伤时所产生的一种多功能蛋白酶,是机体正常凝血过程的关键酶。凝血酶一旦产生,一方面加速凝血过程,另一方面抗凝系统、纤维蛋白溶解系统启动可制约受损部位纤维蛋白凝块的形成。在生理情况下,机体内的血液凝固过程、抗凝系统和纤维蛋白溶解系统之间相互制约,维持动态平衡,以维持循环系统中的血液不断循环流动。一旦这种平衡被打破,将会导致血栓栓塞性疾病或出血性疾病:凝血功能亢进或纤维蛋白溶解能力不足可引发血管内凝血,并形成血栓栓塞性疾病;凝血功能低下或纤维蛋白溶解系统亢进可引起出血性疾病。

围手术期处理是为患者手术做好准备和促进术后的康复,是通过多种治疗环节减轻机体应激反应和器官功能障碍,缓解手术疼痛,缩短康复时间,从而防止术后并发症的关键环节。此时,需要根据病因考虑选择相应的抗凝血与促凝血药。

第二节　麻醉药对出血和凝血功能的影响

围手术期维持正常的凝血功能是非常重要的。为了减少手术出血或术后抗凝及预防血栓形成,需要选择相应的抗凝血药与促凝血药。此外,手术中所应用的麻醉药和血管活性药等均可影响凝血及血小板功能。因此,临床实践中应合理用药,以降低药物对凝血功能的影响和减少相关并发症的发生。

影响围手术期凝血功能的因素很多,病变(如感染、肿瘤等)、手术创伤、低温、缺氧和血液的输注及某些药物(如影响血液和造血系统的药物、麻醉药等)均可引起凝血功能的改变。麻醉及外科手术本身对机体就是一种创伤,机体遭受创伤后凝血功能会发生变化,包括血管壁损伤、血流减慢和血液凝固性增高等。血管壁创伤又可直接影响局部组织血流,导致血流变慢和涡流并最终使得血小板易于沉积于血管壁受损处,从而加速血栓的形成。此外,创伤可直接激活外源性凝血途径,同时使纤维蛋白溶解系统功能减弱,从而使血液处于高凝状态,加速血栓形成。因此,麻醉及外科手术均可能影响机体的凝血功能或引起凝血功能障碍。

随着现代医学研究的不断发展,围手术期抗凝血和促凝血药的研究与应用逐渐深入。虽然麻醉药对凝血功能的影响不是围手术期发生凝血功能障碍的主要原因,但其对出血和凝血功能的影响仍不容忽视。因此,了解麻醉药对凝血功能的影响,对临床工作中合理选择麻醉药是非常必要的。

一、吸入麻醉药

随着检测技术的改善,吸入麻醉药的麻醉深度容易控制,目前已广泛应用于临床实践中。吸入麻醉药诱导和苏醒迅速,一般用于全身麻醉的维持,有时也用于麻醉诱导。已有研究表明,氟烷、七氟烷、恩氟烷等临床常用的吸入麻醉药对血小板功能均有一定的抑制作用。

(一)氟烷

氟烷(halothane)具有作用强而快、诱导期短、停药后苏醒快等特点,临床主要用于大手术的全麻和诱导麻醉。一些研究表明,氟烷能延长出血时间、抑制血小板聚集。其机制可能是氟烷影响细胞内的三磷酸肌醇(inositol 1, 4, 5-triphosphate, IP$_3$),抑制血小板的 Ca^{2+} 稳定作用和血栓素 A$_2$(thromboxane A$_2$, TXA$_2$)的形成及包括环磷腺苷在内的信号转导通路。此外,也有研究发现,氟烷抑制血小板聚集反应的同时血小板 P- 选择素(cluster of differentiation 62 platelet, CD62p)的表达也明显减少,但目前仍有争论。

(二)七氟烷

七氟烷(sevoflurane)是一种新型的吸入麻醉药,具有刺激性小、诱导迅速、循环稳定等优点,是一种接近理想的全麻药。但近年来的研究表明,七氟烷可通过抑制血小板表面环氧化酶活性,抑制血小板聚集,延长出血时间,且这种作用与剂量呈相关性。临床研究表明,七氟烷吸入麻醉 30 分钟、1 小时和 2 小时对血小板聚集均有显著的抑制作用,且在停用七氟烷后的 1 小时基本恢复正常。七氟烷浓度升至 0.5MAC 时即可增加血小板表面的黏附因子 P- 选择素表达,而七氟烷浓度升至 2.0MAC 时便可使血小板表面的 vW 因子重新分布,表现出七氟烷有抑制血小板聚集的作用。研究也表明,当呼气末的七氟烷浓度达 1~1.5MAC 后的 5~10 分钟,由于血小板内的 TXA$_2$ 合成受到抑制,ADP 和肾上腺素不能诱导血小板发生聚集反应。Dogan 等发现术中吸入七氟烷维持麻醉时血小板聚集率明显降低,因此对于有出血倾向及术中需要大量输血的患者应当慎用七氟烷。

(三)恩氟烷

恩氟烷(enflurane)一般用于复合全身麻醉,可与多种静脉全身麻醉药和全身麻醉辅助药物联合应用。恩氟烷能稳定血小板膜功能,改变膜的通透性,抑制血小板聚集反应。李永荣等给患者吸入恩氟烷 30 分钟后,ADP、肾上腺素诱导的血小板聚集率和血小板内的血栓素 B$_2$(TXB$_2$)生成量均显著降低,并且血小板内 TXB$_2$ 生成量的减少与血小板聚集率的下降呈显著的正相关。TXB$_2$ 是 TXA$_2$ 的稳定代谢产物，机制可能是恩氟烷抑制 TXA$_2$ 受体的亲和力，减少 TXA$_2$ 向 TXB$_2$ 的代谢转化。

（四）异氟烷

异氟烷（isoflurane）对心脏的安全性大于一般的吸入麻醉药，因其不增加心肌对肾上腺素的敏感性，因此异氟烷在国内外临床上广泛使用。一般认为，异氟烷对血小板功能无明显的抑制作用。体外研究显示，异氟烷促进血小板与白细胞之间的黏附、增强 CD62p 表达、增强血小板 α 颗粒释放反应。但临床研究表明，术中吸入异氟烷维持麻醉对患者的血小板聚集能力没有明显影响。择期行小手术的患者静脉麻醉诱导后吸入异氟烷，当呼气末的异氟烷浓度达到 1~1.5MAC 的后 5~10 分钟，ADP 和肾上腺素诱导的血小板聚集反应未受到影响。血小板聚集试验也表明，异氟烷无显著的血小板聚集抑制作用。因此，在术中及术后出血危险性较大的患者，推荐术中吸入麻醉药使用异氟烷麻醉更为适宜。

二、静脉麻醉药

静脉麻醉药为非挥发性全身麻醉药，主要由静脉注射给药，临床上常用于吸入麻醉的诱导以及复合全身麻醉。静脉麻醉药在临床麻醉中的应用已有半个多世纪，为外科手术创造了良好条件。

（一）丙泊酚

丙泊酚（propofol）作为一种新型的快速、短效的非巴比妥类静脉麻醉药，广泛应用于手术麻醉和重症患者的镇静。近年来，许多临床研究表明，对于术前凝血功能正常的患者，丙泊酚有显著的抑制血小板聚集作用。关于丙泊酚对血小板聚集抑制作用的机制目前还存在争议。曾有报道认为，丙泊酚对血小板聚集的抑制作用与其剂型脂肪乳剂有关；但另有研究报道证实，丙泊酚的抑制作用是药物本身的作用，与其剂型没有关系。也有研究表明，丙泊酚影响血小板聚集作用可能与其刺激淋巴细胞内的一氧化氮合成酶（nitric oxide synthase，NOS）有关，通过一氧化氮 – 环磷鸟苷途径影响血小板聚集。Hiroshi 等则认为丙泊酚对血小板聚集的抑制作用与其调节细胞内的 Ca^{2+} 浓度和 ADP 含量有关，通过抑制血小板细胞内的血栓合成酶，抑制花生四烯酸诱导的 TXA$_2$ 的增加。另外，丙泊酚对血小板聚集的抑制作用呈剂量相关性。因此，对于长时间的全麻手术或有凝血功能障碍的患者手术中应避免长期大剂量使用丙泊酚。

（二）氯胺酮

氯胺酮（ketamine）是一类具有镇痛作用的静脉全麻药，对循环系统有交感兴奋作用，但对呼吸系统的影响小。近年来，关于氯胺酮对凝血功能的影响尚有争议。研究表明，氯胺酮能够通过改变血小板膜流动性，影响磷脂酶 C（phospholipase C，PLC）以及蛋白激酶 C（protein kinase C，PKC）活性，从而抑制磷酸肌醇（phosphatidylinositol）分解，使 TXA$_2$、IP$_3$ 生成和 Ca^{2+} 释放减少，抑制血小板聚集。此外，也有研究表明，静脉注射氯胺酮可影响机体正常的凝血功能，激活血小板，增加血小板黏附、聚集和释放等活化反应的作用，导致循环内 TXA$_2$/ 前列环素 I$_2$（prostacyclin I$_2$，PGI$_2$）之间的动态平衡失调，并可增强术中内、外源性凝血系统因子的促凝活性。

（三）依托咪酯

依托咪酯（etomidate）是非巴比妥类催眠性静脉全麻药，全麻诱导对循环系统影响小是其重要的特点之一。目前，已有相关研究报道表明,依托咪酯对血小板的活化有一定的抑制作用,可通过抑制血小板活化标志物的表达抑制血栓的形成,其机制可能与依托咪酯降低血小板活化聚集时细胞内的 Ca^{2+} 浓度和 ADP 的含量有关。另外,依托咪酯对血小板聚集功能的影响也和减少血小板活化因子的表达、抑制血栓形成有关。

(四)硫喷妥钠

硫喷妥钠(thiopental sodium)为超短时作用的巴比妥类药物,静脉注射后很快产生麻醉作用。研究表明,硫喷妥钠对血小板的影响,体外与体内研究存在差异。体内研究表明,硫喷妥钠对血小板聚集有明显的抑制作用,使用硫喷妥钠麻醉诱导后不影响 CD62p、血小板糖蛋白 GPI- Ⅰb/ Ⅲa 的表达以及血小板与白细胞的黏附,但对血小板聚集反应有抑制作用。而体外研究则显示硫喷妥钠可抑制 CD62p 表达,减少血小板聚集反应。

(五)咪达唑仑

咪达唑仑(midazolam)是目前临床上常用的水溶性苯二氮䓬类药物。临床镇静浓度的咪达唑仑可抑制血小板聚集功能,其机制可能是咪达唑仑影响血小板膜流动性,改变 PLC 及 PKC 的活性,使血小板活化受到抑制,并且这种抑制作用存在剂量相关性。进一步研究发现咪达唑仑(15~30mmol/L)可提高活化血小板内的环磷腺苷(cyclic adenosine monophosphate, cAMP)水平,同时抑制 Na^+/H^+ 交换,使血小板聚集率明显下降。体外实验中,临床常用浓度的咪达唑仑能够减少炎症反应时离体 CD62p 的表达,抑制血小板与白细胞的黏附,减轻炎症反应。

(六)瑞芬太尼

瑞芬太尼(remifentanil)为 μ 受体激动药,有起效快、清除快、持续输注半衰期短和长时间输注无蓄积等特点,且麻醉诱导和术中机械通气大剂量使用时不影响术后的苏醒。静脉应用瑞芬太尼可抗血小板聚集,但不影响凝血功能。研究表明,瑞芬太尼对 ADP 诱导的血小板聚集有显著的抑制作用,但对血小板计数和血浆凝血功能指标(如 PT、TT 等)无显著的抑制作用,且上述指标在停用瑞芬太尼后的 1 小时基本恢复正常。瑞芬太尼可在不增加术后出血的同时,改善手术应激状态下血液的流变特性,维持血流通畅和防止血栓形成,有利于组织微循环灌注,对缺血性心脏病和术中高凝状态的患者尤为有利。

三、局部麻醉药

局部麻醉药是一类能在用药局部可逆性地阻断感觉神经冲动发生与传递的药物。已有研究表明,局部麻醉药可以抑制血小板功能,包括抑制血小板 α 颗粒释放和血小板聚集,同时抑制 TXA_2 通路,从而抑制凝血功能。

(一)布比卡因

布比卡因(bupivacaine)为长效酰胺类局麻药,具有起效快、作用时间长、可通过改变药物浓度而产生感觉神经和运动神经分离阻滞等特点,常用于神经阻滞、硬膜外或蛛网膜下腔阻滞及术后镇痛。研究表明,布比卡因可抑制血液凝固、延长活化凝血时间(activated coagulation time, ACT)。雷成明等报道布比卡因可抑制血栓素(thromboxane, TX)信号通路,使花生四烯酸代谢障碍,阻断对血小板聚集有诱导作用的 TXA_2 的产生,使血小板聚集受到抑制。因此,应用布比卡因麻醉时,应根据手术的种类、患者状况而注意提早使用止血药物,预防术中失血过多。此外,左旋布比卡因对血小板功能也有一定的抑制作用,且与剂量呈相关性。

(二)利多卡因

利多卡因(lidocaine)除局部麻醉和抗心律失常作用外,其对凝血功能的影响已引起许多学者的关注。Tobias 等对利多卡因进行离体血栓弹力图测定时发现，利多卡因可抑制血小板功能，且其抑制凝血的作用强于布比卡因。进一步研究表明，利多卡因在接近于中毒剂量（5mg/L）或中毒剂量（10mg/L）下对血小板聚集的抑制作用显著增加，其机制可能是利多卡因通过稳定血小板膜，影响血小板活性物质的释放而抑制血小板聚集。

（三）罗哌卡因

罗哌卡因（ropivacaine）广泛用于硬膜外麻醉和术后镇痛，由于其低浓度（0.1%~0.2%）下表现出明显的感觉神经和运动神经阻滞分离的特点，在术后镇痛中具有特殊的意义。罗哌卡因在临床用量时即可抑制血小板聚集功能，机制可能与抑制血小板膜上的 CD62p 表达有关，但罗哌卡因能否预防术后深静脉血栓形成还有待于进一步的研究。

血小板在机体的止血过程中发挥着至关重要的作用，激活的血小板可通过释放多种物质启动凝血机制，从而加速凝血过程。常用的全麻药对血小板的各个活化途径以及黏附、聚集、释放等功能都有一定影响，并可能引起患者在围手术期的止血和凝血功能障碍。对于存在合并出血倾向或有其他影响血小板功能的因素的患者，以及失血量较多的外科手术等情况时，选择上述麻醉药应慎重。但是，伴有动脉粥样硬化性疾病、糖尿病等患者的血小板易于发生活化或者已经处于活化状态，这些麻醉药可能会改善手术应激状态下血液的流变特性，防止血栓形成，有利于减轻器官及组织的缺血、减少围手术期血栓性意外事件的发生。因此，在临床工作中应根据患者的具体病理生理状况选择麻醉药，尽量减少麻醉药对止血、凝血功能的不良干扰。

此外，不同的麻醉方法对围手术期凝血功能的影响也有差异。已有研究表明，硬膜外阻滞麻醉可防止手术后血液的高凝状态，降低术后血栓形成和肺栓塞的发生率，并保护机体的抗凝系统和纤溶系统，降低凝血因子活性等以阻止血液高凝状态的发生。全麻对凝血功能有促进作用，可使血液处于高凝状态，增加术后患者血栓形成的危险性。此外，在全麻的基础上加用硬膜外麻醉能充分抑制应激反应对血液流变学的若干影响，有利于预防术后上肢静脉炎和静脉血栓的形成。机制为全麻只能阻断大脑皮质边缘系统或下丘脑对大脑皮质的投射系统；而加用硬膜外麻醉可在神经根水平阻滞经交感神经传入的伤害性刺激，有效抑制儿茶酚胺的分泌和交感-肾上腺系统兴奋引起的血液黏滞、血浆纤维蛋白原（fibrinogen，FIB）浓度升高。

第三节 抗凝血药与麻醉

在心血管外科围手术期，需要主动而短暂地控制患者的凝血功能，而后又要迅速恢复止血功能。因此，必须了解临床中常用的抗凝血与促凝血药。抗凝血药主要通过影响凝血系统的不同环节阻止血液凝固过程，从而达到抗凝目的。促凝血药主要是促进血液凝固、抑制纤维蛋白溶解或通过作用于血管使围手术期出血停止的药物。

抗凝血药的应用使围手术期患者血栓相关并发症的发生率大大降低，但是服用此类药物的患者的麻醉相关问题也逐渐受到人们的关注。围手术期接受抗凝血药治疗的患者，术中出血及椎管内麻醉血肿形成的风险显著增加。报道显示，应用低分子量肝素后，椎管内穿刺血肿的发生率增加，且有一半以上发生在硬膜外导管拔除后。椎管内血肿的发生率虽然较低，但是其后果却极为严重。因此,对接受抗凝血药治疗的患者实施区域性麻醉应该慎重,以确保抗凝治疗后麻醉的安全实施。

目前,关于服用促凝血药的患者对术中麻醉的影响尚未见报道。越来越多的患者在围手术期服用抗凝血药或/和抗血小板药,这关系到能否选择及如何实施麻醉。因此,应该了解围手术期常用抗凝血药、抗血小板药对麻醉的影响,在实施麻醉的过程中仍应根据个体化的原则,权衡使用抗凝血药与抗血小板药的利弊来指导麻醉的实施。

一、肝素

肝素(heparin)在体内外均有迅速而强大的抗凝作用,临床上肝素作为抗凝血药被广泛使用。各种剂型的肝素均可诱发血小板减少症,导致肝素诱导性血小板减少症。根据临床上应用肝素治疗后所诱发的血小板减少症的病程过程,可以分为暂时性血小板减少和持久性血小板减少。动物实验表明,高分子量的肝素更易于与血小板相互作用,导致血小板减少症,这与临床中所观察到的使用低分子量肝素治疗的患者血小板减少症发生率较低的结果相一致。肝素所致的血小板减少的程度与肝素的剂量、注射的途径和既往有无肝素接触史等并无明确的关系,但是与肝素制剂的来源有关。

肝素静脉/皮下注射治疗发生椎管内血肿或硬膜外血肿的危险性较小。临床研究证实,对250例患者在全麻诱导后全身肝素化前1小时进行硬膜外穿刺,无1例发生硬膜外血肿。因此,在一般情况下,椎管内麻醉在术后进行肝素化抗凝是可行的,但大剂量、频繁使用肝素者将增加出血风险,不推荐实施椎管内麻醉。此外,肝素合并应用其他的抗凝治疗如阿司匹林等非甾体抗炎药、右旋糖酐、双嘧达莫等,可增加出血并发症的风险。

二、低分子量肝素

低分子量肝素(low molecular weight heparin)具有抗凝、抗血栓等多种生物活性,与普通肝素比较具有抗栓作用强、出血副作用小、皮下给药生物利用度高、半衰期长等特点。早期的报道显示,对于术前预防性应用低分子量肝素的患者行椎管内麻醉几乎没有风险。但近年来的研究发现,接受低分子量肝素预防性抗凝的患者实施椎管内麻醉可能会增加术后发生椎管内血肿的概率。临床统计资料显示,骨科接受低分子量肝素预防性抗凝的患者,术后发生椎管内血肿的概率在 1:10 000~1:1 000。美国区域麻醉协会在 2002 年也指出,在给予低分子量肝素的同时,给予抗血小板药或口服抗凝血药可增加椎管内血肿的风险。一般情况下,术前预防性应用低分子量肝素可以改变血凝状态,最早在给药后的 10~12 小时后可行椎管内穿刺;如果患者术前应用更高剂量的低分子量肝素,至少需要在 24 小时后评价血凝状态后再考虑进行椎管内穿刺。

三、华法林

华法林(warfarin)为香豆素类口服抗凝血药,通过抑制维生素 K 在肝内由环氧化物向氢醌型转化,进而阻止维生素 K 的利用。对于围手术期应用华法林进行椎管麻醉及硬膜外麻醉的患者应慎用。美国局部麻醉与疼痛医学协会建议,术前首次应用华法林超过 24 小时或长期应用华法林治疗的患者,在进行麻醉前,抗凝治疗必须停止且应对凝血酶原时间/国际标准化比率(PT/INR)进行测定,凝血功能检查 PT/INR 恢复正常时才能够实施椎管内麻醉。对接受华法林治疗的患者进行硬膜外麻醉时,应常规对感觉和运动神经功能进行神经学检测,并选择引起感觉和运动阻滞程度最小的局麻药。

四、阿司匹林

阿司匹林（aspirin）与环加氧酶的活性部分丝氨酸可发生不可逆性的乙酰化反应，抑制血小板聚集的功能。大量临床资料显示，服用常规剂量的阿司匹林不会增加椎管内血肿及神经功能障碍的发生率。因此，在实施区域麻醉中，常规剂量的阿司匹林并不影响麻醉的实施。但是在操作过程中，仍应避免反复穿刺、术中控制血压、术后密切观察周围神经功能。手术中可监测血小板功能及凝血功能。对于服用阿司匹林的患者不建议术前停用，但术前须仔细评估患者的凝血功能，从而指导麻醉方式的选择。

五、氯吡格雷

氯吡格雷（clopidogrel）是一种噻吩吡啶类衍生物，作为抗血小板药已广泛应用于冠心病等疾病的抗栓治疗中。氯吡格雷通过选择性地结合血小板表面的腺苷酸环化酶受体而不可逆性地抑制血小板聚集。目前，尚无关于氯吡格雷引起椎管阻滞麻醉后脊髓血肿等发生的相关报道。但单次给药后氯吡格雷的消除半衰期为 7.7 小时，撤药后氯吡格雷的血小板抑制作用仍会持续几天，并随血小板的更新而成比例地消除。一般情况下，氯吡格雷施行椎管内麻醉前推荐的停药时间为 7 天。应用上述常用的抗凝血药及抗血小板药治疗后均会影响麻醉的安全实施。

一方面，随着对围手术期深静脉血栓认识的不断深入，抗凝治疗已逐渐成为防治术后深静脉血栓的常规治疗；另一方面，抗凝治疗可增加患者的出血倾向，椎管内麻醉操作一旦损伤血管，可能导致椎管内血肿，引发严重的神经并发症。除特殊情况外，应用抗栓药和纤溶药的患者尽量避免施行椎管内麻醉。目前，尚无

椎管内麻醉和溶栓治疗方面的指南，一般认为溶栓治疗 10 天内椎管内麻醉应视为禁忌，在椎管内麻醉后 10 天内应避免应用该类药物。对已施行椎管内麻醉者，应至少每隔 2 小时进行神经功能评估。

在对围手术期服用抗凝血药或 / 和抗血小板药的患者进行麻醉选择时，需要综合考虑是否需要停止抗凝，选择硬膜外麻醉、全身麻醉还是椎管内麻醉，并对每个患者的风险 / 获益程度进行个体化衡量，在应用时严格按规范处理，才能减少手术及术后的风险。

（林　蓉）

参考文献

[1] 于布为，杭燕南 . 麻醉药理基础 . 北京：世界图书出版公司，2009：336-352.

[2] 朱大年 . 生理学 . 7 版 . 北京：人民卫生出版社，2008：61-69.

[3] EVERS A S, MAZE M. Anesthetic pharmacology:physiologic principles and clinical practice. Churchill livingstone, 2004:928-934.

[4] 陶国才，陈杰，鲁开智，等 . 异丙酚对上腹部手术病人血小板聚集及凝血功能的影响 . 中华麻醉学杂志，2005, 25(10)：740-742.

[5] DE HERT S G, CROMHEECKE S, TEN BROECKE P W, et al. Effects of propofol, desflurane, and sevoflurane on recovery of myocardial function after coronary surgery in elderly high-risk patients. Anesthesiology, 2003, 99(2): 314-323.

[6] 蔡宜良 . 氯胺酮对部分凝血机制影响的临床观察与分析 . 中国地方病防治杂志，2014, 29(2)：203-204.

[7] KOHRS R, HOENEMANN C W, FEIRER N, et al. Bupivacaine inhibits whole blood coagulation in vitro. Regional Anesthesia and Pain Medicine, 1999, 24(4): 326-330.

[8] 梁桦，杨承祥，曾因明 . 全麻药对血小板功能的影响 . 国际麻醉学与复苏杂志，2007, 28(3)：240-242.

[9] 胡戈，葛衡江 . 麻醉对凝血功能的影响 . 国际麻醉学与复苏杂志，2007, 28(5)：406-407.

第十四章 化疗药物与麻醉

第一节 化疗药物与麻醉药的相互作用

一、抗菌药与麻醉药的相互作用

不论是抗菌药还是麻醉药,在单独使用的过程中都有可能出现不良反应;在两者同时应用时,加上患者个体的差异性,围手术期患者更易发生诸多不良事件,如高热、癫痫样发作、谵妄、寒战、神经系统损害、血液及造血系统损害、肝损害、肾损害、大疱性表皮松解症、过敏性休克等,严重者甚至会造成死亡。有病例报告指出,麻醉诱导与抗生素输注同时进行时,易引起单纯的皮肤症状、支气管痉挛、低血压、抽搐、类过敏反应、肌松时间延长等不良反应。对患者而言,意味着严重的手术并发症及麻醉并发症,甚至是死亡;对麻醉医师而言,则意味着麻醉复杂性的提高、准确判断患者生命状态的难度增加、麻醉过程中精神压力的增加及麻醉并发症发生风险的提高;对外科医师而言,则可能意味着手术的终止、术中失血及相关手术风险的提高和术后并发症的增加。因此,麻醉医师要充分了解抗菌药与麻醉药合用时可能出现的诸多不良事件,为围手术期可能发生的各种情况做好充分的准备。

(一)神经肌肉接头阻滞作用

以氨基糖苷类抗生素为代表,这类药物可能与 Ca^{2+} 络合,使体液内的 Ca^{2+} 含量降低,或与 Ca^{2+} 竞争,抑制神经末梢 ACh 的释放,并降低突触后膜对 ACh 的敏感性,造成神经肌肉接头传导阻滞,肌肉兴奋性降低或不能兴奋,收缩力减弱。按引起神经肌肉接头传导阻滞由强到弱的顺序排列依次为新霉素、链霉素、庆大霉素、卡那霉素。

在全身麻醉的情况下,这些抗生素与肌松药的协同作用更明显(表 14-1),会加强去极化型肌松药琥珀胆碱的持久去极化作用,以及加强以维库溴铵为代表的非去极化型肌松药的神经肌肉传导阻滞作用,最终都会导致苏醒时间延长、麻醉反应加重。多见于手术时腹腔内放置大剂量抗生素或抗生素大剂量静脉滴注后,表现为急剧出现的肌无力和呼吸麻痹,尤以乙醚、硫喷妥钠麻醉患者,肌松药使用者,肾功能损害以及低钙血症患者更易发生。

与乙醚、肌松药合用会引起骨骼肌麻痹,常

表 14-1 已知抗生素与神经肌肉阻滞药的相互作用

抗生素	$d-$筒箭毒碱的增强	琥珀胆碱的增强	用新斯的明阻断的逆转	用钙阻断的逆转
新霉素	是	是	有效	有效
链霉素	是	是	有效	有效
庆大霉素	是	未研究	可能有效	有效
卡那霉素	是	是	可能有效	可能有效
新霉素	是	是	有效	有效
多黏菌素 A	是	未研究	无效	无效
多黏菌素 B	是	是	有效	无效
抗敌素	是	是	无效	可能有效
四环素	是	否	部分有效	部分有效
林可霉素	是	未研究	部分有效	部分有效
克林霉素	是	未研究	部分有效	部分有效

见于手术后呼吸困难,严重者可因呼吸衰竭而死亡。氟烷麻醉时肌松药应减量,而恩氟烷或异氟烷麻醉时肌松药的用量宜更小,并重视对呼吸的监测。

钙剂能够对抗氨基糖苷类抗生素引起的神经肌肉接头传导阻滞。新斯的明或其他抗胆碱酯酶药能够逆转非去极化型肌松药的神经肌肉阻滞作用,但不能逆转去极化型肌松药的作用。

除氨基糖苷类抗生素外,呋喃类药物由于可干扰神经组织的糖代谢,也会引起肌无力及腱反射消失。

(二)过敏反应

抗菌药与麻醉药一起使用时,容易发生过敏性休克及类过敏反应。

大多数抗菌药都会引起过敏反应,包括青霉素类、头孢菌素类、氨基糖苷类、四环素类、氯霉素类等抗生素以及抗结核病药物异烟肼。其中,尤以青霉素类、头孢菌素类抗生素引起的过敏反应最为典型和常见,发生率为 0.7%~10%,严重者会发生过敏性休克。该反应大多发生在以往接受过该药治疗的患者中,但也可发生在首次用药后。

麻醉过程中有可能出现的过敏/类过敏反应,是导致患者发生严重并发症和死亡的重要原因。麻醉药与抗生素配伍使用时,麻醉诱导用药导致的患者生命体征变化与抗生素不良反应呈现的体征变化容易相混淆,如呼吸减弱、血压降低、心率减慢等表现;并且由于患者已进入麻醉状态,出现不适时无法主诉,麻醉医师通常很难判断。如头孢拉定与琥珀胆碱、利多卡因、苯妥英钠、间羟胺等麻醉有关的药物存在配伍禁忌,且确有病例报道证实头孢拉定与咪达唑仑、芬太尼、丙泊酚、琥珀胆碱合用时患者发生过敏性休克。

(三)耳毒性

临床上引起耳毒性的抗菌药有氨基糖苷类抗生素、青霉素、红霉素、琥乙红霉素、罗红霉素、阿奇霉素、培氟沙星、氧氟沙星、左氧氟沙星、莫西沙星、万古霉素、去甲万古霉素、甲硝唑、替硝唑、异烟肼、利福喷丁以及抗疟药奎宁等,其中以氨基糖苷类抗生素最常见。氨基糖苷类中的任何一种药物均可引起第Ⅷ对脑神经的前庭或耳蜗损害,但各有侧重,损害的程度也有差异。如新霉素、卡那霉素、阿米卡星与奈替米星以损害耳蜗功能为主,表现为耳鸣与不同程度的听力减退,严重者可引起耳聋;其发生率的报道不一,在 3%~24%。链霉素、庆大霉素主要损害前庭功能,表现为晕眩、恶心、呕吐、眼球震颤和平衡失调。妥布霉素对耳蜗和前庭功能有同等的损害作用。

一般认为耳毒性与氨基糖苷类的特异性分布有关,已知氨基糖苷类药物在内耳的外淋巴中浓度很高(超过血药浓度 670 倍),且消除缓慢(耳液半衰期比血浆长 5~6 倍)。有研究表明,此类抗生素主要影响维持内淋巴离子平衡的主动转运系统,使迷路液中正常的离子浓度改变,因而损伤螺旋器的前庭及耳蜗感觉毛细胞的活动与神经传递,最后造成毛细胞变性及不可逆性损伤(感觉毛细胞不能再生),导致永久性耳聋。

有病例报道,麻醉药中利多卡因、丁卡因、异氟烷、氧化亚氮也会引起耳毒性,两类药物联合使用时,可能增加耳毒性发生的风险。

(四)肝脏毒性

吸入麻醉药能增强异烟肼对肝的毒性作用,这是因为异烟肼的代谢产物之一联胺可促进肝细胞微粒体细胞色素 P450 的生成,加速体内卤族挥发性麻醉药的脱氟基反应,从而加速氟离子的生成。异烟肼代谢物有抑制单胺氧化酶的作用,故用此药的结核病患者不宜使用哌替啶。有报道这两类药物合用时发生昏迷、休克和呼吸抑制,甚者可致死。

（五）与代谢相关的相互作用

化学结构属于对氨基苯甲酸衍生物的局麻药,如普鲁卡因、丁卡因、苯佐卡因等在体内水解为对氨基苯甲酸,减弱磺胺类药物的作用。因而,已用磺胺类药物的患者不宜使用这类局麻药。

多西环素与戊巴比妥、苯妥英钠合用,由于多西环素可竞争性地与血浆蛋白结合,致使中枢抑制作用加强;并且由于戊巴比妥、苯妥英钠为肝药酶诱导剂,可使多西环素的半衰期缩短、血药浓度降低而影响疗效。

异烟肼、氯霉素、红霉素、喹诺酮类药物(诺氟沙星、培氟沙星、依诺沙星、氧氟沙星和环丙沙星等)为肝药酶抑制剂;利福平为肝药酶诱导剂,可诱导肝微粒体酶。而麻醉药、镇痛药、镇静药多数是通过肝脏代谢的,因此这些药物与麻醉药联合使用时要考虑调整麻醉药的剂量。

（六）其他

四环素类与强效吸入麻醉药甲氧氟烷合用可加强本类抗生素的毒性,导致肾衰竭,严重者可致死亡。

喹诺酮类药物能抵制 γ-氨基丁酸与其受体的结合,因此与氟比洛芬酯配伍使用时可能会导致患者"抽搐"。

异烟肼与其他麻醉药(乙醚、普鲁卡因、镇痛性麻醉药和氯化琥珀胆碱等)合用,亦可增效或延长作用时间;与恩氟烷合用时,可增加具有肾毒性的无机氟代谢物的形成。

二、抗肿瘤药与麻醉药的相互作用

肿瘤化疗是肿瘤治疗的主要措施之一,但是长时间使用抗肿瘤药后会对各脏器产生毒性作用,如肺毒性、心脏毒性、骨髓抑制和肾毒性等,加之化疗药物与麻醉药之间的相互作用,抗肿瘤药有可能给麻醉和围手术期带来一定的危险性。因此,麻醉医师应熟悉抗肿瘤药的毒性反应,并且充分了解毒性反应可能对麻醉过程和围手术期造成的影响,对于辅助化疗后实施手术的患者,需要经常评估这些药物的短期和长期毒性。

麻醉和围手术期应着重考虑和评估的抗肿瘤药的毒性作用主要有以下几个方面。

（一）抗肿瘤药的心脏毒性

1. 蒽环类抗肿瘤药 如多柔比星(阿霉素)、表柔比星、柔红霉素等药物可产生较多的氧自由基,破坏心肌细胞膜导致心肌细胞损伤,通常不可逆转。患者常表现为心动过速(期前收缩)、ST 段下移、T 波低平甚至心肌病,严重者还可发生心力衰竭。

心脏毒性的发生率与药物的总剂量或总累积剂量有关。总量达 $450\sim550mg/m^2$ 者,发生率为 $1\%\sim4\%$；总量超过 $550mg/m^2$ 者,发生率明显增加,可达 30%,故接受过大剂量多柔比星的患者在大手术之前应充分评估其心脏功能。

对于化疗后患者的麻醉处理,特别是已有明显心肌病变的患者,应注意手术时机、麻醉方式和麻醉药的选择,做好充分的术前准备,加强围手术期的心肌保护措施。

（1）麻醉前充分准备和准确估计心功能,已有心脏毒性者术前应控制好再施行麻醉。

（2）麻醉处理,包括围手术期应注意维持血流动力状态稳定,及时纠正缺氧,补充减少的循环血量和处理电解质失衡等,特别注意处理术中可能出现的与抗肿瘤药的心脏毒性有关的低血压、心律失常和术后心力衰竭。术中使用多柔比星的患者,术后 24 小时内应高度警惕迟发性肺水肿和死亡的可能性。如术前、术中确需使用多柔比星者,剂量宜小。

（3）长期使用蒽环类化疗药物的患者对麻醉药常比较敏感,可出现原有心律失常的加重或新的心律失常的发生。布比卡因具有明显的心脏毒性,心电图主要表现为窦性心动过缓,P-R 间期、QRS 间期、Q-T 间期延长和室性心律失常,甚至心力衰竭、死亡,而且心肺复苏极为困难。因此,术前用多柔比星化疗的患者应慎用布比卡因,已发生心脏毒性者更应禁用。由于多柔比星有导致心律失常的潜在可能性,故围手术期已有急性心功能恶化者应禁用多柔比星。

(4)可选用对心血管影响轻微的药物,如芬太尼、阿芬太尼、依托咪酯、丙泊酚、咪达唑仑及非去极化型肌松药如阿曲库铵等,全麻也可选用异氟烷,但术前已有心脏毒性表现者则不宜用氟烷、硫喷妥钠。此外,全麻诱导前就应开始进行心肺功能的监测直至术后患者完全苏醒。

2. 氟尿嘧啶 氟尿嘧啶(5-FU)具有明显的心脏毒性,常见的临床表现为胸痛、心律失常和缺血性 ST-T 改变,有时也可表现为致命性的心肌梗死、急性左心衰竭、心源性休克,甚至突然心搏骤停。

接受氟尿嘧啶化疗的患者术前要准确估计心功能。对术中应用氟尿嘧啶的患者,要严格掌握其用药剂量,匀速缓慢地输注是减轻氟尿嘧啶的毒性反应、预防严重心脏并发症的关键。在使用过程中应严密观察患者的生命体征变化,当出现心脏并发症且怀疑与化疗药有关时,应立即停止药物输注。此外,如在麻醉过程中仍然进行化疗的患者,应建立 3 条静脉通路:一条供麻醉使用,一条供术中补充所需液体,一条供静脉滴注化疗药物专用,滴速应控制在 40 滴 /min。

(二)抗肿瘤药的肺毒性

博来霉素的不良反应表现为引起急性间质性肺炎或慢性肺纤维化,患者的肺组织对氧的敏感性增强,吸氧浓度稍高、时间稍长,就能造成明显的肺损害。因此用博来霉素等对肺有影响的抗肿瘤药,应限制吸入氧的浓度以防肺部并发症。近期接受博来霉素治疗的患者不应暴

露于高浓度的氧(> 30%)。暴露过博来霉素或白消安的患者应接受肺部功能的评估,并记录其肺功能不全的证据。

(三)抗肿瘤药的神经毒性

接受过长春碱类化合物(特别是长春新碱)或铂类化合物化疗的患者,应当检查是否有外周神经病变的迹象,详细记录外周神经病变的证据,并给予特别关注。

(四)抗肿瘤药的肾毒性

接受顺铂治疗的患者应进行肾功能评价。其他化疗药包括亚硝脲类、羟基脲及甲氨蝶呤通常也会引发肾毒性。

(五)抗肿瘤药对肝功能及药物代谢酶的影响

很多抗肿瘤药经肝脏混合功能氧化酶进行代谢,而麻醉药、镇痛药和镇静药多数也是通过肝脏代谢的,故长期应用抗肿瘤药和免疫抑制药的患者可能对麻醉药、镇痛或镇静药特别敏感,麻醉过程中合用药物时即使常规用量也可能发生严重反应,故应注意适当调整用量。

肿瘤患者的血清胆碱酯酶活性往往受到抑制,肿瘤组织也可产生或激活胆碱酯酶抑制物,加上某些抗癌药如环磷酰胺、氮芥等抑制假性胆碱酯酶的活性,故麻醉时使用去极化型肌松药就必须注意,如环磷酰胺与琥珀胆碱合用可使呼吸抑制。

(六)抗肿瘤药对血液、造血系统的影响

绝大多数抗肿瘤药物均有不同程度的骨髓抑制作用。通常粒细胞减少最先发生,其次为血小板减少,而贫血现象发生较晚。骨髓抑制毒性较明显的药物有蒽环类药物、氮芥、甲氨蝶呤、丝裂霉素、替尼泊苷、长春地辛、拓扑替康、多西他赛、紫杉醇、吉西他滨、顺铂、卡铂、环磷酰胺、异环磷酰胺等。虽然临床上化疗后血小板减少而导致严重出血的并发症并不常见,但当血小板低于 $20 \times 10^9/L$ 则有发生自发出血的

可能性,因此对经过化疗的肿瘤患者术前应常规检查血小板计数。对于血小板显著减少者,可以输注单采血小板或皮下注射一些能促进血小板生长的细胞因子如血小板生成素、白细胞介素-11。为预防手术过程中因凝血功能障碍引发的出血,手术过程中应慎用具有抗凝作用的药物,并预备止血药物。

第二节 围手术期抗菌药的应用

一、外科手术预防用抗菌药需要考虑的因素

外科手术预防用抗菌药主要依据感染发生的可能性和危险性大小而定,包括伤口的分类、患者相关因素(如免疫力、细菌谱)和与伤口自身相关的各种步骤的医院感染发生率。葡萄球菌是最常见的污染清洁伤口的病原菌。

二、清洁手术使用抗菌药

一些清洁程序的预防性使用抗菌药是有争议的,如腹股沟疝修补术或乳房切除术。但是,对于清洁程序,特别是对于中段胸骨切开术,推荐使用覆盖革兰氏阳性菌的头孢唑林。

三、清洁-污染和污染的伤口手术使用抗菌药

所有的清洁-污染和污染的伤口的患者都应预防性使用抗菌药,而且子宫切除术和大多数经尿道的手术程序也应使用。感染组织的手术中,患者处在高度或中度感染风险时,推荐预防性使用抗菌药。如有泌尿道感染的患者,应预防性使用对革兰氏阴性菌有效的抗菌药,如氟喹诺酮类、第三代头孢菌素或氨基糖苷类。

预防性应用抗菌药的益处已经明确,例如

氨苄西林-舒巴坦和哌拉西林-他唑巴坦在接受胆道内镜检查的患者中使用,可预防胆道感染引起的全身性感染和感染性泌尿道操作导致的泌尿道感染等。

四、预防使用抗菌药的给药时间

通常认为,预防用抗菌药应该在手术之前短期内通过静脉给予,一般在输注结束后不超过2小时内进行手术,依据是可以在皮肤切开之前保证组织中达到有效的抗菌药浓度。也有观点认为,手术前抗菌药使用的时间应在麻醉开始前30分钟或麻醉平稳后30分钟,切不可在麻醉的同时推注或与麻醉药混合推注。

五、真菌感染的预防

真菌感染预防的有效性证明起来非常困难。如侵袭性念珠菌感染的诊断通常是非常困难的,即使有现代化的血液培养技术,临床医师区别念珠菌定植和侵袭的能力仍也不是很准确。在接受胃部或小肠上部穿孔手术的患者,正常情况下在解剖学上会发现大量的念珠菌聚集。目前的共识是先发术前给药预防策略氟康唑只应在新近的腹部手术之后,有复发的胃肠道穿孔或吻合口渗漏时进行。对于初始外科手术,即使有污染,只要没有持续很长的时间,也没必要给予先发术前给药预防策略。但是,因为对氟康唑耐药的白念珠菌,以及通常的真菌变成更耐药的酵母,例如克柔念珠菌和光滑念珠菌的出现使该问题更加复杂化。

六、术后细菌性心内膜炎的预防

尽管现在预防术后细菌性心内膜炎的指南已经得到大家的共识,并没有明确的研究显示抗菌药预防可以在可能引起菌血症的操作中预防细菌性心内膜炎的作用。但是,如果考虑到

心内膜炎的严重结果,而预防用药的风险不高的情况下,对于高危操作使用抗菌药预防心血管系统感染还是正确的。

　　根据各种操作产生严重菌血症的风险,以及这样的菌血症发展为心内膜炎的风险,美国心脏病协会推荐了预防用药的方案,同时指出临床医师应关注心脏情况,即使是不做手术的情况也应注意其风险。被认为有发生细菌性心内膜炎高度风险的患者包括佩戴心脏起搏器、有过心内膜炎史、复杂的发绀性心脏病,以及那些接受过体肺－分流术或动脉导管手术的患者;中度风险包括那些未纠正的左心室瓣膜缺损、主动脉瓣缺损、动脉导管未闭、主动脉缩窄、主动脉瓣二叶化畸形、获得性瓣膜功能不全以及肥厚型心肌病患者。

　　1. 牙科手术　进行牙科手术的患者通常有出血或口腔卫生状况差,应该预防性使用抗菌药。草绿色链球菌(α－溶血性链球菌)是最常见的由口腔和牙科手术引起心内膜炎的病原菌。推荐术前1小时单独口服2g阿莫西林,如果不能口服,也可静脉输注阿莫西林或青霉素。对青霉素过敏的患者可用克林霉素和阿奇霉素。

　　2. 泌尿生殖道检查　泌尿生殖道手术或器械检查引起的心内膜炎导致的菌血症的发生率,在有泌尿系统感染、前列腺炎和前列腺手术的患者中是很高的。粪肠球菌是最常见的细菌,克雷伯菌也很常见。预防用抗菌药和小肠或胆道手术的推荐疗法是相同,但是在任何操作之前进行泌尿道消毒是有益的。对于不复杂的阴道分娩、宫颈活检或进行宫内器械操作,在没有感染的情况下不推荐预防用抗菌药,但因为宫内器械检查结束发生菌血症相对常见,推荐使用和其他泌尿生殖道手术的预防用抗菌药相同的方法。

　　3. 其他提倡预防的情况　其他提倡预防的情况还包括坚硬的(不灵活的)胸腔镜检查、

食管狭窄部位扩张等。外科手术包括胆道、肠黏膜手术,胰腺和胆道内镜检查引起菌血症的病原菌和引起心内膜炎的病原菌相同,特别是粪肠球菌。对于接受这些操作步骤的高危患者,使用氨苄西林和庆大霉素进行预防。对青霉素过敏者可用万古霉素代替青霉素,一些具有中度风险的患者也可不用庆大霉素。

　　心内膜炎的预防对于一些清洁的操作步骤,例如腹部和血管末端手术、颅骨切开术、关节矫正手术、有硬件插入的以及任何包含永久性植入人工材料的患者都是推荐的。相比而言,对于矫正手术,例如椎板切除术和脊柱融合术的预防用抗菌药有争议。

(周　红)

参考文献

[1] 戴体俊,喻田. 麻醉药理学. 3版. 北京:人民卫生出版社,2011.

[2] 段世明. 麻醉药理学. 北京:人民卫生出版社,2001.

[3] 叶铁虎,李大魁. 麻醉药理学基础与临床. 北京:人民卫生出版社,2011.

[4] 马民玉,刘春兰. 麻醉临床药理学. 北京:中国医药科技出版社,2003.

[5] 邹国庆. 抗生素与麻醉药物临床应用. 中国中医药现代远程教育,2010,8(4):96-97.

[6] 陶红,余奇劲. 手术前预防性应用抗生素的现状及思考. 医学综述,2013,19(23):4321-4323.

[7] 王芙荣,王跃峰,刘朋. 非氨基糖苷类药物引发耳毒性文献的回顾性分析. 首都医药,2012,02(下):44-45.

[8] 何并文,邹小英,温文钊. 阿霉素的心脏毒性与麻醉处理. 国外医学·麻醉学与复苏分册,1995,16(6):321-324.

[9] 昂梅鲜,刘宗民,张兰香. 术中静滴5-氟脲嘧啶致心搏骤停1例报告. 解放军护理杂志,2003,20(1):97.

[10] 刘天舒,李伟. 抗肿瘤药物的不良反应与处理. 药物警戒,2008,5(6):368-372.

第十五章 麻醉药对肝功能的影响

肝脏是人体内最大的实质性脏器,参与消化、物质代谢、贮存、解毒、活化和血液凝固等多种生理功能,同时肝脏又是药物体内代谢、活化、消除的重要器官。除此之外,肝脏的结构和功能又受到药物或毒物的影响。麻醉药对肝功能的影响包括直接影响和间接影响,直接影响是指麻醉药对肝脏的直接损害,间接影响是指麻醉药对肝血流、氧供和氧耗的影响。多数麻醉药对肝脏无明显的直接毒害作用,但麻醉药、麻醉技术、手术操作对肝血流动力学的影响非常重要。

第一节 麻醉药对肝血流量及肝脏氧供和氧耗的影响

一、麻醉药对肝血流量的影响

肝脏的血流量占心排血量的 25%,100g 肝组织的平均血流量为 100~130ml/min。肝血流量的变化主要取决于:①体循环动脉压(肝动脉压);②内脏血管阻力(门静脉压);③中心静脉压(肝静脉压)。肝动脉发源于腹腔动脉,肝动脉血流量占肝血流量的 1/4,承担肝脏 60%~80% 的供氧量;门静脉由肠系膜上静脉和脾静脉汇合而成,有丰富的侧支循环,在门静脉高压时形成门-腔分流,门静脉血流量占肝血流量的 3/4,承担肝脏 20%~40% 的供氧量;而中心静脉压对肝血流量的影响甚微。体液和神经因素对肝血流量也有影响,交感神经活动加强、pH 升高都可减少肝血流量。另外,手术中的多种因素也可能影响肝血流量,麻醉药就是其中的一个重要因素。肝功能正常的患者在

麻醉和手术中,肝血流量虽减少,但不至于引起肝脏缺氧、乏氧代谢或对肝功能产生远期影响。对已有肝血流量减少的患者,麻醉和手术则可能加重患者的肝功能损伤,所以在肝脏手术或肝病患者非肝脏手术中,应尽量保持肝血流量的稳定。

1. 吸入麻醉药对肝血流量的影响 除氧化亚氮对肝血流量无明显的影响外,其他吸入麻醉药几乎都可使肝血流量不同程度地减少。氟烷可通过降低心排血量(CO)和平均动脉压(MAP)使肝动脉血流和门静脉血流均显著减少;恩氟烷可通过扩张门脉前血管而使门静脉血流减少,而肝动脉血流于浅麻醉时无明显改变、深麻醉时则减少;异氟烷对门脉前血管床和肝动脉均有扩张作用,因而增加肝动脉血流,减少门静脉血流,但总的肝血流量仍然降低。

2. 静脉麻醉药对肝血流量的影响 硫喷妥钠、依托咪酯、丙泊酚均可使总的肝血流量下降;咪达唑仑具有双相作用,表现为早期门静脉血流增加,随后减少;氯胺酮对肝血流无明显影响或轻度增加肝血流量;阿芬太尼由于降低肝动脉血流,舒芬太尼由于降低心排血量均可使肝血流量减少。

3. 肌松药对肝血流量的影响 泮库溴铵、维库溴铵对肝血流量无明显影响;筒箭毒碱由于引起明显的血压下降而使肝动脉血流量减少;阿曲库铵、米库氯铵(mivacurium)、多沙氯铵(doxacurium)对肝血流量的影响未见报道。

二、麻醉药对肝脏氧供和氧耗的影响

生理情况下,氧供在一定范围内发生变化,氧耗可保持恒定。肝动脉与门静脉是肝脏氧供的主

要来源,两者的明显变化均会影响肝脏的氧供。肝脏的氧耗则取决于肝细胞内的呼吸及代谢情况,代谢增强时耗氧增加。在机体的自身调节机制中,肝脏的氧供、氧耗关系分为2相。第一相:氧供在一定范围内发生变化,氧耗保持恒定,代表肝脏的氧需求,反映肝脏并未处于缺氧状态;第二相:随氧供减少,氧耗也减少,为保护性反应,说明肝脏处于缺氧状态。

麻醉药对肝脏氧供、氧耗的影响主要通过影响肝血流量和门脉前组织摄氧两条途径。研究显示,在吸入麻醉药中,氟烷可使肝脏的氧供、氧耗均下降,氧供氧耗比无明显改变或轻度下降。恩氟烷麻醉时,肝脏的氧供较氟烷略好,肝脏的氧耗无明显改变或轻度减少。异氟烷麻醉时,肝脏的氧供最佳,肝脏的氧耗保持不变甚至增加。在静脉麻醉药中,丙泊酚大剂量时能明显提高肝脏的血液灌注和氧供,同时也增加肝脏的氧耗,虽然氧耗的增幅略大于氧供的增幅,但氧供–氧耗平衡尚能维持;小剂量的丙泊酚对肝脏的氧供–氧耗平衡无明显影响。因此,临床上对肝功能减退患者施行麻醉时,以选择对肝血流动力、氧供、氧耗影响较小的药物为好。

第二节　吸入麻醉药与肝功能

临床最常用的吸入麻醉药是卤代类吸入麻醉药,包括氟烷、恩氟烷、异氟烷、七氟烷和地氟烷等。其中最典型的就是氟烷引起的氟烷性肝炎。

一、氟烷性肝炎

氟烷最初应用于临床时被认为是一种非常安全的药物,但自1958年第1例氟烷性肝炎病例报道以来,至1963年,5年之中全世界就有350例氟烷性肝炎病例报道。

(一)氟烷性肝炎的分类及诊断标准

根据发病的严重程度及预后,可以将氟烷性肝炎分为2型。Ⅰ型氟烷性肝炎在麻醉后的短期内出现以轻度氨基转移酶升高为特征的肝功能损害,短期内恢复正常,以后再次使用氟烷不一定发生肝损害,可能与氟烷的还原代谢产生自由基介导的脂质过氧化作用有关。Ⅱ型氟烷性肝在麻醉后迟发出现,通常表现为大片肝细胞坏死,临床上则表现为高热、黄疸和严重的氨基转移酶升高,可能与氟烷的氧化代谢和自身免疫反应有关,约75%的病例无法控制病情而死亡。

氟烷性肝炎的诊断标准如下:①麻醉后3周内出现不明原因的发热、黄疸;②术前无肝病史;③排除其他肝毒性原因(肝脓肿、术中低血压、病毒性肝炎、巨细胞病毒及Epstein-Baer病毒感染);④用酶联免疫吸附法(ELISA)检测到血清中的抗三氟乙酰乙酸(TFA)抗体。

(二)氟烷性肝炎的发病机制

1. 代谢激活学说　这种观点认为氟烷性肝炎主要与其氧化还原代谢有关。氟烷在人体内的主要代谢产物是TFA,但氟烷代谢形成的中间体的毒性作用远大于药物本身。氟烷代谢过程中形成的2-氯-1,1,1-三氟乙烷(CF_3CHCl)自由基与微粒体膜不饱和脂肪酸形成共价结合是氟烷性肝炎发生的关键步骤,由CF_3CHCl激发的脂质过氧化反应是肝细胞死亡的直接原因。

2. 免疫学说　近年来研究认为,氟烷性肝炎尤其是Ⅱ型氟烷性肝炎的发生与免疫学机制有着密切的关系,而氟烷分子本身并非引起氟烷性肝炎的罪魁祸首。氟烷在氧充足的情况下,经肝脏微粒体细胞色素P450氧化代谢,生成氟碳类乙酰化中间产物——三氟乙酰乙酸。三氟乙酰乙酸作为半抗原,与肝脏微粒体蛋白的赖氨酸残基共价结合,使肝脏蛋白乙酰化,从而使内源性蛋白变为异己蛋白并具有免疫原性,刺激 B 淋巴细胞生成抗这些异己蛋白的抗体,激发自身肝细胞的免疫反应,最终导致肝细胞死亡,引起氟烷性肝炎。

3. 钙失衡学说 Farrell 等发现豚鼠吸入氟烷后 24 小时,肝脏的 Ca^{2+} 总量升高,肝微粒体的 Ca^{2+} 释放增加,而且这些变化程度与肝脏小叶中心坏死程度呈正相关。而预防性应用钙通道阻滞药地尔硫䓬、尼卡地平、维拉帕米等均可降低氟烷引起的肝损害的发生率及严重程度,这些结果证明钙平衡紊乱参与氟烷性肝炎的发生与发展。氟烷引起钙平衡紊乱的机制可能是氟烷作为一种氧化剂,通过氧化细胞膜或内质网膜 Ca^{2+},Mg^{2+}-ATP 酶的二硫键或者通过其他不明确的机制使胞质内的游离 Ca^{2+} 浓度升高,后者又激动氟烷还原代谢形成 CF_3CHCl 自由基激发脂质过氧化反应,造成细胞膜损伤;而细胞膜屏障的破坏又可使胞质内的游离 Ca^{2+} 浓度进一步升高,从而形成恶性循环,引发氟烷性肝炎的发生。

4. 肝细胞线粒体损伤学说 第二军医大学附属东方肝胆外科医院的俞卫锋等研究发现:①临床剂量的氟烷对以琥珀酸为底物的线粒体呼吸的影响很小,大剂量时则可抑制线粒体Ⅲ态呼吸速率,对线粒体氧化磷酸化效率的影响最大;②氟烷对电子传递链具有抑制作用,可明显抑制 NADH-CytC 还原酶;③氟烷也是一种解偶联剂,对线粒体的膜电位有降低作用。氟烷对肝线粒体功能的直接损害作用这一学说的提出进一步丰富了氟烷性肝炎的发病机制。

二、其他卤代类吸入麻醉药的肝毒性

恩氟烷、异氟烷、地氟烷等卤代类吸入麻醉药在体内只有氧化代谢途径,它们都是通过肝脏内细胞色素 P450 2E1 同工酶代谢的,代谢后也生成类似于氟烷代谢中间产物的物质,同样可以结合肝细胞的某些蛋白,因此在一定条件下也可以激发机体的免疫反应。只不过这些卤代类吸入麻醉药在体内的代谢率低于氟烷,一般情况下,其产生的中间产物结合的肝蛋白可能达不到刺激机体免疫应答所需的阈值浓度。但对于一些高敏患者来说,很有可能引起肝损害。

七氟烷与地氟烷、异氟烷的肝毒性相似,弱于氟烷和恩氟烷。七氟烷的代谢产物为六氟异丙醇,其在人体内的生成率极低,且与葡糖醛酸结合后失去活性,生成的葡糖醛酸化合物-六氟异丙醇几乎无毒性。七氟烷的代谢产物中没有三氟乙酰乙酸,因此七氟烷几乎没有肝毒性。

总之,卤代类吸入麻醉药几乎都有一定的或潜在的肝毒性,如果应用卤代类吸入麻醉药后患者术后出现肝毒性,以后要避免再次使用;与氟烷相比,恩氟烷、异氟烷、地氟烷等是更为安全的吸入麻醉药。

第三节 静脉麻醉药与肝功能

一、静脉麻醉药对肝功能的影响

目前,关于静脉麻醉药及阿片类药物对肝功能影响的研究不多。现有的研究显示,常用的静脉麻醉药包括依托咪酯、丙泊酚、硫喷妥钠、咪达唑仑及阿法双酮等,在进行小手术麻醉时未引起肝功能异常,而在用于大手术麻醉时则可引起血浆氨基转移酶明显升高。另外,氯胺酮作为常用的静脉麻醉药,可引起肝脏氨基转移酶中等程度升高。同时,研究报道,氯胺酮还可增强可卡因诱导的肝毒性。但是,也有研究显示,氯胺酮对体外培养的大鼠肝细胞无毒性作用,而且即使高于临床剂量 10 倍以上的氯胺酮对肝细胞仍然是安全的。

阿片类药物本身对肝脏功能没有明显影响,但阿片类药物增加胆总管和奥迪括约肌张力,导致胆道内压增加和胆管痉挛。在等效剂量的情况下,芬太尼和吗啡引起奥迪括约肌痉挛的作用最强,盐酸哌替啶和喷他佐辛的此作用较弱,而纳布啡则无引起奥迪括约肌痉挛的作用。

二、肝功能损伤与静脉麻醉药

大多数静脉麻醉药、镇痛药和镇静药都需要在肝脏中降解。若肝功能损伤患者给予上述药物的正常剂量,其药效时间会延长,甚至引起深度昏迷的严重后果。

研究显示,单次剂量的芬太尼及丙泊酚在肝功能损伤患者和正常肝功能患者之间的药代动力学无差异,仅清除半衰期略有差异,提示在进行性肝病患者重复多次使用该类药物后,药物的清除减慢,可导致体内药物蓄积,药物作用时间延长。硫喷妥钠的脂溶性强,血浆蛋白结合率高,而肝功能损伤患者由于血浆蛋白水平降低,因此游离型药物增多,药效增强,表现为对硫喷妥钠异常敏感。肝功能损害患者对吗啡的总体清除率下降,引起血药浓度上升;另外,肝功能损伤患者往往合并有胆道疾病,而吗啡可引起胆道压力升高甚至胆绞痛,因此有可能加重患者的病情。

第四节 肌肉松弛药与肝功能

肌肉松弛药简称肌松药,是选择性地作用于神经肌肉接头,暂时干扰神经肌肉间的兴奋传递,从而使骨骼肌松弛的一类药物。在临床上,肌松药主要作为外科麻醉的辅助药物,以使骨骼肌尤其是腹壁松弛,从而有利于手术操作。通常情况下,临床剂量的肌松药对机体功能干扰轻微。但在伴有肝功能损伤的患者,肌松药的药效学和药动学均有不同程度的改变。

一、肝功能损伤对肌松药药效的影响

肝功能损伤对肌松药药效的影响主要表现为对肌松药不敏感,主要原因为:①肝功能损伤患者往往伴有水钠潴留,有较大的分布容积,用药后对药物具有稀释作用;②肝功能损伤患者往往具有较高浓度的 γ 球蛋白,γ 球蛋白与药物广泛结合,游离型药物相对减少;③肝功能损伤时,血浆胆碱酯酶水平降低,因此神经肌肉接头处的乙酰胆碱浓度升高,因此对肌松药不敏感。

二、肝功能损伤对肌松药代谢的影响

肝功能损伤对大多数肌松药的代谢均有影响,尤其是以肝脏作为主要代谢部位的药物。

(一)影响药物的生物转化

有些肌松药的代谢需要在肝脏内进行生物转化,如维库溴铵,约有 12% 的药物需通过在肝脏内转化为 3- 去乙酰维库溴铵来清除。因此,肝功能损伤患者的药物消除减慢,药物作用时间延长。

(二)影响药物从胆汁中排泄

肝硬化及阻塞性黄疸引起的肝功能损伤患者其胆汁分泌明显减少,因此对于主要从胆汁分泌的肌松药如罗库溴铵,其消除速度明显减慢,药物作用时间明显延长。

(三)影响依赖血浆胆碱酯酶代谢的肌松药的消除

肝脏是合成血浆胆碱酯酶的主要场所,因

此当肝功能损伤时,血浆胆碱酯酶水平降低,导致依赖血浆胆碱酯酶代谢的肌松药如琥珀胆碱、米库溴铵等的消除减慢,药物作用时间延长。

(四)肝功能损伤时水、电解质紊乱和低蛋白血症影响肌松药的代谢

肝功能损伤患者常可引起水、电解质紊乱和低蛋白血症。水、电解质紊乱可延长肌松药的代谢和排泄。低蛋白血症则可使与血浆蛋白结合的肌松药减少,游离型药物增多,因此患者对药物的敏感性增强。

第五节 肝功能损伤与麻醉用药

肝功能损伤患者其肝脏的合成、解毒和代谢能力均减弱,当患者接受麻醉和手术时,除了考虑原有疾病的危险因素外,还应考虑麻醉和手术可能会使肝功能进一步恶化。若手术和麻醉方法选择不当,将引起肝衰竭,甚至死亡。因此,对合并肝功能损伤的患者进行麻醉和手术时,一定要充分做好围手术期的各项工作,保证在治疗原发疾病的基础上,肝功能不再进一步恶化。

一、肝功能损伤患者的病理生理改变

1. **心血管系统功能的改变** 肝硬化门脉高压患者大多处于高动力循环状态,主要表现为高排血量和低外周血管阻力。这类患者的心血管系统对交感及儿茶酚胺的敏感性降低,因此肝功能损伤患者接受创伤较大或需时较长的手术时,术前应认真评估其心功能。

2. **呼吸系统功能的改变** 肝硬化门脉高压患者的血红蛋白与氧的亲和力下降,动脉血氧饱和度降低。另外,极少数终末期肝病患者可出现肺动脉高压,可能与心排血量增加和循环血容量增加累及肺循环,以及体液中的某些致肺血管收缩因子的活性增加有关。因此术中应加强呼吸功能监测,保证充分的供氧。

3. **肾功能的改变** 尽管肝功能不全时心排血量增加、循环阻力下降,但是由于肾血管阻力增加,导致肾血流尤其肾皮质血流下降、肾脏低灌注,因此可能损害肾功能。术中应用小剂量的多巴胺可能通过直接扩张肾血管和抗醛固酮效应而有助于增加尿量。

4. **血液及凝血功能的改变** 慢性肝功能不全患者大多存在凝血功能改变,主要表现为凝血因子和纤溶酶原激活抑制因子合成减少、维生素 K 缺乏、血小板数量减少、纤溶活性增强及弥散性血管内凝血等。一般认为,输血治疗应在手术室进行,术前不必为纠正潜在的凝血功能异常而输血。手术开始前适当补充维生素 K 和新鲜冷冻血浆可减少术中失血。

5. **蛋白质代谢的改变** 当肝功能障碍时,蛋白质代谢障碍的突出表现为:①低蛋白血症;②甲胎球蛋白(AFP)重现;③血浆氨基酸含量升高;④尿素合成减少。由于这类患者常发生低蛋白血症,影响麻醉药的体内代谢过程,血中与血浆蛋白结合的药物浓度相对减少,游离型药物浓度增多,从而增强了药物的作用,所以术中应适当减少药物的用量。血浆氨基酸含量特别是芳香族氨基酸升高、尿素合成减少可导致血氨增加,引起肝性昏迷,所以对这类患者的术前准备更应充分,防止术中肝性昏迷的发生。

6. **糖代谢的改变** 肝脏是维持血糖浓度的重要器官,肝功能障碍患者易发生低血糖、糖耐量降低、血中的乳酸和丙酮酸增多。因此,对于营养情况差、禁食 10 小时以上的患者术中应适当补充葡萄糖。全麻手术过程中最好监测血糖、尿糖水平,根据监测结果决定糖的用量。

7. **脂类代谢的改变** 肝脏对脂类的代谢和

调节血脂浓度有重要作用。肝功能障碍时脂肪代谢的突出改变包括脂肪肝形成和胆固醇代谢障碍,主要表现为血浆胆固醇酯浓度下降,因此临床上可根据血清胆固醇酯的含量推测肝功能损害的程度。

8. 激素代谢的改变　肝功能不全时,肝细胞对醛固酮、抗利尿激素、降钙素等的灭活减弱,$1,25-(OH)_2-D_3$ 缺乏,术前应用利尿药、腹水形成致有效循环血量减少、反射性醛固酮和抗利尿激素分泌增加等均可能导致电解质紊乱及酸碱代谢失衡。

9. 中枢神经系统功能的改变　中枢神经系统功能的改变取决于肝病的进展情况。肝性脑病通常在肝病后期出现,可因食管下端曲张静脉出血、其他部位的胃肠道出血或蛋白质负荷增加等诱发并加重病情,此类患者对中枢神经系统抑制十分敏感,如须紧急手术全麻用药宜减量。

二、肝功能损伤患者的术前评估及准备

术前肝功能不全的严重程度将直接影响预后,而且无论何种类型的手术麻醉均不可避免地造成不同程度的肝功能损害,因此外科医师常面临手术非常成功,但由于患者不能耐受手术和麻醉,导致术后并发症增多,甚至死亡的严重后果。因此,术前正确预测肝功能不全的程度对选择最佳的手术麻醉方案、减少围手术期并发症和病死率具有重要的临床意义。

临床上评价肝功能的方法包括 1964 年 Child-Turcotte 提出的 Child 分级法以及 1973 年 Pugh 在此基础上提出的改良的 Pugh 肝功能分级标准、2001 年美国 Kamath 提出的 MELD 模型、2007 年法国肝脏外科专家 Louvet 等提出的 Lille 模型。

改良的 Pugh 肝功能分级方法根据肝脏疾病时可能异常的临床和生化参数,包括肝性脑病、腹水、胆红素、血清白蛋白、凝血酶原时间及营养不良状态进行评分,并以此将手术危险性分为 3 级:A 级 5~6 分,手术危险性小;B 级 7~9 分,手术危险性中等;C 级 10 分以上,手术危险性大。

MELD 模型则是根据公式 $r = 9.6 \times \log[$ 肌酐 $(\mu mol/L)]+3.8 \times \log[$ 胆红素 $(\mu mol/L)]+11.2 \times \log(INR)+6.4 \times$ 病因(病因:胆汁淤积性和乙醇性肝硬化为 0,其他原因为 1)进行计算,结果取整数。

Lille 模型包括 5 个常规变量(年龄、白蛋白、胆红素、凝血酶原时间、肾功能)和 7 天后的胆红素值 1 个动态变量,该模型认为分值 > 0.45 分者的 6 个月病死率较分值 < 0.45 分者明显降低。

这几种方法虽各有优缺点,但对肝病患者手术预后的判断具有一定的指导意义。

肝功能损伤患者接受全身麻醉时,应积极进行以"保肝"为主的术前准备。这些准备包括:①加强营养,给予高蛋白、高碳水化合物、低脂肪的饮食,口服多种维生素,适当补充葡萄糖;②改善凝血功能,如口服维生素 K_3 或静脉注射维生素 K_1,促进凝血因子合成;③纠正低蛋白血症,必要时输注适量血浆或白蛋白;④纠正贫血,必要时可少量多次输血;⑤消除腹水,必要时于术前 24~48 小时内行腹腔穿刺,放出适量腹水,改善呼吸功能,但量不宜过多,一般以一次量不超过 3 000ml 为原则;⑥术前 1~2 日给予广谱抗生素治疗,以抑制肠道细菌,减少术后感染;⑦根据手术范围备好术中用血。

三、肝功能损伤患者的麻醉实施

(一)麻醉方法的选择

不同的麻醉方法各有其优缺点,选用时应

根据手术的类型,结合患者的肝功能损伤程度等具体情况全面考虑。

1. 连续硬膜外阻滞 适于许多肝脏外科的手术。除非患者情况极为严重或需要开胸手术外,包括门腔静脉吻合术、肝叶切除术,几乎都可在硬膜外阻滞下进行。硬膜外阻滞可使肌肉松弛良好,减少全麻用药量,在血压无明显下降的情况下对肝脏功能无明显影响,但要注意凝血机制不良时需防止硬膜外血肿的发生。

2. 全身麻醉 氟烷麻醉后有极少量的病例可出现肝功能损害,因此对中年肥胖患者尤其是肥胖的妇女,在首次应用氟烷后发生不明原因的发热、黄疸,或在短期内28天使用过氟烷的患者以及有活动性肝炎及严重肝衰竭者,以避免使用氟烷为好。而现在临床使用的恩氟烷、异氟烷、七氟烷及地氟烷在体内的代谢极低,肝毒性作用很小,可以安全地应用于肝功能损伤患者。

近年来,静脉复合或全凭静脉麻醉日益受到重视,可应用于长时间的各种手术,使静脉全麻的适应范围显著扩大,成为全身麻醉的2种主要方法之一。其最突出的优点在于诱导快、麻醉过程平稳、无手术室空气污染之虑、苏醒也较快,是一种较好的麻醉方法。丙泊酚是新的快速、短效静脉麻醉药,除催眠性能外,适当剂量短时间可达镇痛作用,无明显的肝损害作用。同时,由于丙泊酚为一外源性抗氧化剂,据报道其对肝缺血再灌注损伤还有一定的保护作用,故用该药作为肝脏手术全凭静脉麻醉的主药尤为合适,术中辅助应用麻醉性镇痛药及肌松药定能达到满意的止痛肌松效果。丙泊酚的用量为全麻诱导时1~2mg/kg静脉注射,麻醉维持时每分钟50~150μg/kg静脉滴注,镇痛时每分钟25~75μg/kg静脉滴注。主要值得重视的问题是丙泊酚对心血管的抑制作用,尤其是

在初次应用时,对年老体弱者更应注意减量和缓慢静脉注射。

3. 硬膜外阻滞复合全麻 近年来第二军医大学附属东方肝胆外科医院较多采用持续硬膜外麻醉复合气管内吸入全麻药用于肝胆手术的麻醉。在胸$_8$~胸$_9$行硬膜外穿刺,向上置管于3.5cm,先用2%利多卡因5ml作为试验剂量,再在短时间内加入0.5%布比卡因8~12ml,以后每间隔1~1.5小时加0.5%布比卡因5~8ml。硬膜外麻醉成功后即在静脉注射地西泮5~10mg,芬氟合剂1剂、2.5%硫喷妥钠或者1.5~2mg/kg丙泊酚及琥珀胆碱100mg后行气管插管,术中以恩氟烷、异氟烷或七氟烷维持麻醉。这种麻醉方法的优点如下:①因布比卡因浓度较高,肌松作用相当好,术中几乎不加肌松药,避免单纯全麻术中使用较多的肌松药引起延迟性呼吸抑制及麻醉终止时患者因伤口疼痛引起躁动;②避免单纯硬膜外阻滞麻醉过浅,出现肌松差及明显的牵拉反应或由于硬膜外阻滞麻醉平面过广引起明显的呼吸抑制;③方便术后止痛,利于患者恢复。所以此种方法是非常安全又具有很好的肌松及止痛效果的理想的麻醉方法,但在具体应用中应注意以下几点。①对年老体弱者及年幼的儿童,布比卡因必须减量或降低浓度;②因布比卡因的心脏毒性大,冠心病、心肌炎及心律失常者慎用;③布比卡因主要在肝脏代谢,肝功能差的患者用药间隔时间须延长;④尤其应加强血流动力学监测,防止低血压及心率减慢;⑤注意检测凝血酶原时间和凝血因子,防止硬膜外血肿的发生。

(二)麻醉药的选择

肝功能损伤患者的肝脏清除率降低,所有用药都应慎重。肝功能损伤主要通过影响肝脏血流量、肝脏细胞色素P450系统的活性及低蛋白血症3个方面来影响药物的代谢。如果患

者合并肾功能障碍,肾脏清除和排泄药物的能力降低,将更加延长药物的作用时间。另外,水钠潴留还可增加药物的分布容积,为了达到药效,往往首次剂量需加大。因此,在选择麻醉药时,应充分考虑上述因素,防止药物过量和保护肝功能。同时,要了解施以麻醉药的技术和术中对患者的管理往往比个别药物的选择更为重要。

阿片类药物芬太尼和阿芬太尼均需在肝脏中代谢,因此肝功能损伤患者的芬太尼和阿芬太尼血浆清除率降低,导致体内药物蓄积,药物作用时间延长。而雷米芬太尼由非特异性血浆和组织酯酶代谢,清除速率快,可作为肝功能损伤患者的选择。

肝功能损伤患者对肌松药的消除减慢,所以肌松药的作用时间延长。可选用肌松药包括泮库溴铵、哌库溴铵,且宜在外周神经刺激器的监测下用药。对合并肾功能损伤的患者,常用的肌松药包括维库溴铵和罗库溴铵。阿曲库铵虽可通过霍夫曼途径快速代谢,但其主要代谢产物劳丹碱须在肝脏代谢,然后经肾脏排泄,因此对肝、肾功能损伤的患者应用时要注意。

(三)术中管理

肝功能损伤患者术中管理的重点是维持血流动力学稳定、尽可能维持有效的肝血流以保证较好的肝脏氧供－氧耗比。

术中的血流动力学稳定主要靠血管中的有效血容量来维持。术中的失血量是不定的,因此首先必须建立有效的静脉通路,必要时行中心静脉置管以备大量输血、输液。术中液体的管理包括晶体液、胶体液和血液制品。晶体液在急性失血时可快速有效地维持血管内的血容量,且价格较低廉。但晶体液输注过多可能导致周围性水肿,从而引起伤口愈合不良、营养物质运输障碍及肺水肿。胶体液则在避免低蛋白血症引发的周围性水肿中更为常用。对于术中失血过多的患者可以输注血液制品,但当患者合并肝功能损伤时容易发生枸橼酸盐中毒,故术中应经常监测钙离子的水平,并适当补充氯化钙或葡萄糖酸钙。

另外,肝功能损伤患者术中还需进行各项指标的监测,包括血压、脉搏、心电图、氧饱和度、呼气末氧浓度、体温、尿量及失血量等。对于创伤较大的胸、腹部手术患者应行有创动脉压和中心静脉压监测,及时检测血电解质、血糖和血气分析。如有条件,可以监测神经肌肉阻滞程度或应用血栓弹力图评价凝血功能。

(四)术后处理

术后处理应包括以下几个方面:①对于创伤较大的手术,全麻术后应密切观察患者的心、肺、肾、肝等情况,注意血压、脉搏、呼吸、体温、心电图、血液生化及尿的变化。术后注意禁食、胃肠减压,防止肠胀气,增加肝细胞的供氧量。②继续使用广谱抗生素以防感染。③根据液体出入量与血液生化的变化调节水、电解质和酸碱平衡。④改善凝血机制。⑤对于肝脏手术的患者,术后除积极加强保肝治疗外,术后2周内应给予适量的血浆、白蛋白或新鲜血。另外,这类患者在术后3~5天内,每日给予氢化可的松可有助于肝脏修复和再生。⑥术后适当给予镇痛药,但应尽量避免使用对肝脏有损害的药物,如巴比妥类、冬眠合剂。另外,如应用硬膜外患者自控镇痛更为理想。对有可能发生肝性昏迷的患者还需给予去氨药物。⑦术后鼓励和帮助患者咳嗽,防止肺部并发症。鼓励患者早期活动,促进血脉流通,加快康复。⑧术后定期复查肝功能,并对出院患者进行定期随访。

总之,合并肝功能损伤的患者接受全身麻醉时,应牢记给药方法和术中管理往往比个别药物的选择更为重要。麻醉和围手术期应遵循以下原则：①做好充分的术前准备，纠正机体内环境紊乱；②术中减少一切不必要的用药，减轻肝脏的解毒负担；③尽量选择对肝脏血流、代谢等影响最小的麻醉药；④术中力求血流动力学平稳，减轻肝脏缺血再灌注损伤；⑤围手术期除加强生理监测外，更应注意动态监测生化及凝血功能；⑥保肝治疗应贯穿于术前、术中及术后。

（印晓星）

参考文献

[1] KHARASCH E D. Adverse drug reactions with halogenated anesthetics. Clin Pharmacol Ther, 2008, 84(1): 158–162.

[2] PLATE A Y, CRANKSHAW D L, GALLAHER D D. The effect of anesthesia by diethyl ether or isoflurane on activity of cytochrome P450 2E1 and P450 reductases in rat liver. Anesth Analg, 2005, 101(4): 1063–1064.

[3] 俞卫锋. 卤代类吸入麻醉药肝肾毒性的再认识. 中国继续医学教育, 2010, 2(4): 24–29.

[4] 赵环, 阮林. 卤族吸入麻醉药对肝脏的影响. 医学研究杂志, 2009, 38(3): 94–96.

[5] FARRELL G C, MAHONEY J, BILOUS M, et al. Altered hepatic calcium homeostasis in guinea pigs with halothane-induced hepatotoxicity. J Pharmacol Exp Ther, 1988, 247(2): 751–756.

[6] ROFAEL H Z. Effect of ketamine pretreatment on cocaine-mediated hepatotoxicity in rats. Toxicol Lett, 2004, 152(3): 213–222.

[7] DUNDEE J W, FEE J P, MOORE J, et al. Changes in serum enzyme levels following ketamine infusions. Anaesthesia, 1980, 35(1): 12–16.

[8] 俞卫锋, 王景阳, 刘树孝, 等. 氯胺酮对离体大鼠肝细胞的毒性作用. 中华麻醉学杂志, 1994, 14(6): 410–412.

[9] 铁虎, 朱波. 合并肝功能不全病人的全身麻醉问题. 中国实用外科杂志, 2005, 25(12): 718–720.

[10] 覃绍坚. 肝功能不全患者手术麻醉进展. 现代中西医结合杂志, 2001, 10(15): 1502–1503.

[11] CHILD C G. The liver and portal hypertension// Problem in Clinical Surgery. Philadelphia: Saunders, 1964: 50.

[12] 庄心良, 曾因明, 陈伯銮. 现代麻醉学. 3版. 北京: 人民卫生出版社, 2003: 1566–1591.

[13] 于布为, 杭燕南. 麻醉药理基础. 北京: 世界图书出版公司, 2009: 288–308.

第十六章　麻醉药对肾功能的影响

　　麻醉药被广泛地应用于医疗过程和科学研究，然而麻醉药作为外源性给入的化学物质，在对个体产生麻醉作用的同时，也在一定程度上改变了机体的某些生理状态，甚至会引起一些脏器的病理变化。尤其麻醉药多经肾脏排出机体，因此应注意麻醉药对肾功能的影响，明确其影响机制和特点，正确选用合适的麻醉药，减少不良反应。

　　目前临床所使用的麻醉药（除乙醚外）都含氟，氟化作用使药物具有更高的稳定性和更低的毒性。1960 年，甲氧氟烷开始应用于临床，在它应用的最初 10 年内就出现了甲氧氟烷麻醉后患者发生多尿性肾衰竭、血肌酐和尿素氮升高等。早期研究认为吸入麻醉药在人体内几乎无代谢，但随后证实各种卤化麻醉药在体内也经历生物转化过程。如甲氧氟烷、恩氟烷、异氟烷在体内的代谢均可产生无机氟，之后的研究进一步证实了无机氟离子恰恰是引起肾功能的关键因素，并且可以造成与剂量相关的肾毒性。自此，含氟麻醉药对肾功能的影响逐渐受到人们的重视。

第一节　麻醉药影响肾脏对水盐的重吸收

　　1971 年，Mazze 等发现临床上用甲氧氟烷对患者进行麻醉后，患者出现多尿的现象，并且给予抗利尿激素（antidiuretic hormone, ADH）并不能使尿量减少。Mitsui 将 Wistar 大鼠急性暴露于无机氟，当大鼠的血浆无机氟浓度迅速达到 0.625g/ml 时，发现大鼠产生了明显的小管功能障碍，结果导致大鼠尿量增多，尿液渗透压降低，产生大量的稀释尿，肾脏对肽类和小分子蛋白的重吸收减少，尿钙和磷排泄增多。Mitzi 等也发现了相同的现象。

　　针对无机氟所引起的对 ADH 无反应性的多尿，最初研究者认为无机氟是通过干扰 ADH 在远曲小管和集合管的功能而引起的，但之后的研究显示，主要的病理性损伤是在近曲小管，组织学研究显示近曲小管发生线粒体肿胀、上皮细胞坏死，而远端肾单位很少发现异常。在活检和尸检标本中也发现近端小管膨胀，存在局灶性的坏死和草酸盐结晶沉积。Mitzi 等在用 Wistar 大鼠进行氟的急性暴露实验中，测量尿量的同时，通过测量肌酐清除率衡量肾小球滤过率（glomerular filtration rate, GFR），以探究无机氟对肾功能的影响。发现无机氟引起尿量增多的同时，并不引起 GFR 的改变，说明无机氟并不明显影响肾小球的功能。Rohm 和 Kharasch 等分别证实短时间和长时间的七氟烷麻醉不会造成肾小管功能和肾小球细胞形态的明显改变，即七氟烷不会对肾功能造成影响，尿量的增多很可能与近曲小管和髓袢升支粗段对盐和水的重吸收改变相关。Mazze 和 Roman 等通过实验证实了这一观点。

一、无机氟通过抑制肾小管对氯化钠的重吸收降低肾髓质内的溶质浓度

　　Richard 等证实无机氟可以抑制髓袢升支对 NaCl 的重吸收。其机制为髓袢升支表达 $Na^+-K^+-2Cl^-$ 共转运体（NKCC），其通过与 Cl^- 结合而将 Cl^- 转运入上皮细胞。氟离子是负电性很强的阴离子，它与 NKCC 上的 Cl^- 结

合位点有较高的亲和力,通过占据活性位点从而抑制 Cl^- 的转运。Na^+ 和 K^+ 由同一转运体进行同向转运,在该转运体的转运过程中,缺少任何 1 种离子都会影响另外 2 种离子的转运,因此 F^- 使 Cl^-、Na^+ 和 K^+ 的重吸收减少,Cl^-、Na^+ 和 K^+ 的排泄量增加,肾髓质组织内的 Cl^-、Na^+ 和 K^+ 浓度因此降低,远曲小管和集合管的周围渗透压降低,尿液的浓缩功能发生障碍,水重吸收量减少,从而导致多尿。

Kharasch 等发现甲氧氟烷代谢产物联合作用会导致髓袢升支 Cl^- 的转运受到抑制,且氟化物可扩张血管、增加直小血管血流,使肾髓质的渗透压梯度减小,尿浓缩功能减弱、尿渗透压和尿比重降低,导致肾功能受损。

二、无机氟通过增加肾髓质血流量降低肾髓质内的溶质浓度

氟导致肾髓质组织中的溶质浓度降低与氟可以增加肾髓质组织内的血流量相关。在动物实验中,静脉灌注氟化钠的大鼠其肾小球内的红细胞数目减少,而髓质血管肿胀、髓质组织内的血流量增多,这可能是引起髓质组织钠浓度降低的一个主要因素。髓质组织内血流升高的原因分为直接原因和间接原因。①直接原因:氟可以直接影响脉管系统,大量的氟引起外周血管扩张。并且肾脏皮质中的氟浓度是血浆氟浓度的 3 倍,然而髓质中的氟浓度是血浆氟浓度的 4~7 倍,因此氟对肾脏髓质有更强的扩血管作用。②间接原因:由于髓袢升支对 NaCl 的重吸收受到抑制,使更近于等渗的小管液流向致密斑,刺激肾素血管紧张素Ⅱ的生成,导致入球小动脉收缩,因此肾小球中的红细胞减少。然而测量邻碘马尿酸钠的清除率,发现氟并不影响邻碘马尿酸钠的清除,说明肾皮质的血流

量正常。因此可能存在输入－输出分流,更多的血流直接流入髓质血管中,导致髓质组织的血流量增多,进而引起髓质组织溶质浓度的降低,影响肾脏的浓缩功能。

第二节 无机氟影响钙的正常分布和钙的重吸收

在急性接触氟的实验大鼠,以及氟中毒的患者中存在血钙降低、尿钙排泄增多等现象。现已证实,这种现象与氟导致的钙分布异常以及钙的重吸收减少有关。

一、无机氟抑制肾小管对钙的重吸收

Tiwari 等在研究中发现,氟可以引起尿钙浓度升高、血钙浓度降低,然而钙的滤过率和滤过量变化并不大,这预示血钙的降低、尿钙的升高并不是由于滤过的增加,而是由于钙的重吸收减少。在肾脏,对钙的重吸收主要在髓袢升支粗段。在髓袢升支粗段,上皮细胞的基侧膜上存在钠泵,可以将细胞内的 Na^+ 泵向管周的组织间液,引起细胞内的 Na^+ 浓度降低,细胞内与管腔滤液中形成 Na^+ 浓度差,滤液中的 Na^+ 就可以顺浓度梯度进入细胞,此过程 NKCC 作为载体同时转运 K^+ 和 Cl^-。Na^+、K^+ 和 Cl^- 进入细胞后,Na^+ 由钠泵运送到周围的组织间液,K^+ 经由膜上的 K^+ 通道重新回到小管液中,并使小管液带正电,这一正电位又成为小管液中的 Na^+、K^+、Ca^{2+} 等正离子通过细胞旁路途径被重新收的动力。Cl^- 则经氯离子通道顺电化学梯度易化扩散进入管周组织间液,氟可以干扰 NKCC 的功能,不仅使 Na^+ 的重吸收受到影响,也使 Ca^{2+} 的重吸收减少,引起血钙降低、尿钙升高。

二、无机氟影响钙的分布引起细胞内钙超载

Ca^{2+} 进入肾小管细胞主要是通过质膜上的钙离子通道。正常情况下,胞质内的 Ca^{2+} 浓度很低,这是由于进入细胞内的 Ca^{2+} 会向一些细胞器内进行转运,如通过内质网上的钙泵贮存于内质网中,或者与钙离子结合蛋白结合。Ca^{2+} 从细胞中的流出可通过 Na^+-Ca^{2+} 交换和质膜上的钙泵,但通过 Na^+-Ca^{2+} 交换所运出的 Ca^{2+} 量仅占钙泵运出的 Ca^{2+} 量的 1/10,因此 Ca^{2+} 运出细胞主要是通过质膜上的钙泵。研究发现,大鼠摄入较低的 F^- 即可引起质膜上的钙泵和内质网上的钙泵活性明显降低,用特异性钙泵的抗体进行示踪斑点分析,发现内质网上的钙泵蛋白和质膜上的钙泵蛋白数量明显减少,钙泵蛋白的活性也有所降低。结果导致 Ca^{2+} 在细胞内大量贮存,Ca^{2+} 的分布发生变化。这种体内钙代谢平衡的改变很可能是导致肾脏损伤的机制之一。在慢性氟中毒时,过量的氟主要激活成骨细胞,导致新骨形成增加,从而增加了机体对钙的需求,又致使代谢失衡性低血钙。

第三节　无机氟对肾小管有直接的毒性作用

很多研究表明,无机氟对肾小管具有直接的毒性作用,进而影响肾功能。这种毒性作用的靶点为近曲小管。实验发现,在大鼠接触大剂量的氟之后,组织学上发生明显变化,包括近端小管水肿、上皮细胞衰退、病灶单核细胞渗入、出血、间质组织特别是皮髓质连接部位的炎性渗出较明显。实验发现血浆和肾组织中的硫巴比妥酸反应物(TRARs)明显升高,大鼠肾脏中的磷脂尤其是磷脂酰乙醇胺(PE)和磷脂酰胆碱(PC)的含量增高,抗氧化能力下降,发生了高水平的脂质过氧化,这一过程可能与脂质化合物的特异性修饰密切相关。电镜观察发现,近曲小管上皮细胞有巨大的线粒体及髓鞘样结构形成,内质网扩张,粗面内质网上的核糖体脱落,细胞质内的游离核糖体增加,细胞内的染色质有向核膜下聚集的趋势,光镜下呈颗粒性变。测得自由基含量明显升高,因此说明肾脏损伤可能与氟诱导的脂质过氧化和氧化应激相关。现已证实,无机氟对能量产生系统具有明显的抑制作用,对许多酶系统都具有明显的抑制作用,包括 Na^+,K^+-ATP 酶以及 ADH 发挥活性过程中的酶。例如实验中测得大鼠的琥珀酸胆碱脱氢酶(SDH)的活性降低,而 SDH 是线粒体的标志酶及三羧酸循环中的重要限速酶,其活性降低提示细胞的能量生成障碍。在髓袢升支,无机氟可以抑制 Na^+,K^+-ATP 酶所需的 ATP 的产生,同时氟也可以抑制烯醇化酶从而抑制糖酵解,因此降低溶质转运所需的能量及 cAMP 的合成,抑制髓质肾单位的主动转运过程,这也是上文所述的氟可以抑制近曲小管对钠和水的重吸收的原因之一。氟也可以通过影响细胞的凋亡,对肾小管产生毒性作用。研究者采用 TUNEL 法和流式细胞术来研究氟对肾脏细胞凋亡的影响,发现氟中毒可明显诱导大鼠细胞的凋亡,其可能的机制为氟化钠通过影响细胞信号通路,可能促进 bax 基因的表达、抑制 bcl-2 基因的表达,从而促使细胞凋亡,并且随着氟浓度的升高,凋亡率逐渐升高。Yufune 等发现七氟烷的促细胞凋亡作用与抑制 ERK 的磷酸化有关。此外,无机氟还会引起细胞内钙超载,细胞内钙超负荷可能是引起氟中毒病理损害的基础,造成大鼠肾组织细胞亚微结构损伤,细胞内钙的增多

又可能激活钙依赖性核酸内切酶,从而造成细胞的凋亡。

Usuda 等在给予大鼠无机氟之后,发现近曲小管损伤的特异性标志物 α-谷胱甘肽 S-转移酶(α-GST)明显升高且变化持续时间延长,并且在近曲小管 S3 段较 S1 和 S2 段升高的更明显。N-乙酰-β-葡萄糖苷酶(NAG)也是近曲小管损伤的特异性生物标志蛋白,含量明显升高。一些标志性的酶活性也发生改变,如碱性磷酸酶(AKP)活性降低,它是刷状缘的标志酶,标志近曲小管上皮细胞微绒毛的损伤程度;溶酶体的标志酶酸性磷酸酶(ACP)活性升高,提示溶酶体膜受损,此酶大量释放,活性升高,可使细胞发生自溶。

第四节　无机氟影响抗利尿激素的作用

研究中发现无机氟引起的多尿,外源性给予抗利尿激素(ADH)后并不会导致尿量减少,说明无机氟对 ADH 的作用具有一定的影响。ADH 主要作用于远曲小管和集合管上皮细胞,通过与上皮细胞管周膜上的 V2 受体结合,激活膜内的腺苷酸环化酶,使上皮细胞中的 cAMP 生成增加,后者通过激活蛋白激酶,使水通道 AQP2 转移到管腔膜,使上皮细胞对水的通透性增加而促进水的重吸收,尿液浓缩,尿量减少。ADH 还能增加髓袢升支粗段对 NaCl 的主动重吸收,提高髓质组织间液的溶质浓度和渗透压浓度,有利于尿液的浓缩。而无机氟离子可以抑制这一过程中腺苷酸环化酶的活化,并且无机氟离子对能量系统产生抑制作用,因此减少了肾髓质内 cAMP 的产生从而抑制集合管对水的重吸收,在氟化钠中毒的大鼠中,可发现尿 cAMP 排泄量明显降低。

第五节　麻醉药通过其他机制对肾脏造成损伤

麻醉药除了代谢过程中产生无机氟引发肾损伤外,还通过其他机制造成肾损伤。

氟烷、恩氟烷和异氟烷等吸入式麻醉药都可以与麻醉回路中的吸收剂二氧化碳相互作用,最初并未发现生成的产物对人体产生损伤,因此没有引起人们的注意。直到 20 世纪末,七氟烷在美国应用于临床,由于七氟烷能够与二氧化碳吸收剂反应生成复合物 A,高浓度的复合物 A 能够导致肾损伤,引起了大家极大的关注。

Morio 等发现高浓度的复合物 A 可以导致大鼠肾损伤甚至死亡,其他研究也证实了这一结论。研究发现,当吸入气中复合物 A 的浓度超过 20~50ppm 时就可以导致大鼠肾损伤,病理上表现为肾髓质外侧近曲小管坏死。一些标志肾小管结构完整性的酶作为衡量复合物 A 对肾脏造成损伤的指标,这些酶包括丙氨酸氨基肽酶(alanine aminopeptidase)和尿 N-乙酰-β 氨基葡萄糖苷酶(NAG)。但是,七氟烷在人体生成的复合物 A 引起肾毒性的概率较小,而在大鼠体内生成的复合物 A 则产生明显的肾毒性,其可能的原因在于肾内的半胱氨酸共轭体 β 裂解酶的差别。复合物 A 本身并没有毒性,经过一定的转化,能够被 β 裂解酶催化生成氟化硫醇,氟化硫醇与蛋白质发生反应,导致肾损伤。在大鼠肾细胞的胞质和线粒体中 β 裂解酶的量为人的 20~30 倍,所以七氟烷代谢生成的复合物 A 在大鼠肾脏中更容易被转化为具有毒性的物质,从而导致大鼠肾损伤。在大鼠和人的胆汁及尿液中,已经发现了 β 裂解酶代谢途径的中间产物,并且 β 裂解酶的抑制剂 AOAA (aminooxyacetic acid)能够减轻复合物

A 对大鼠的肾损害。因此,复合物 A 经 β 裂解酶代谢后的产物才是导致大鼠肾毒性的关键因素,与大鼠相比,七氟烷更能安全地用于人体。

在其他方面,麻醉药还可通过对循环系统、交感神经系统、内分泌系统等的影响间接地对肾脏造成损伤。许多麻醉药对心脏有抑制作用,可以抑制心排血量,降低外周血管的阻力,导致血压下降。如氟烷可以抑制心肌和扩张外周血管,导致血压下降,机体为代偿麻醉药引起的低血压而使肾血管阻力轻、中度增加,致肾血流量和肾小球滤过率降低,也会影响肾功能。氟哌利多在心脏手术中会导致肾小球滤过率下降,特别是老年人或血容量不足时极易导致低血压,间接导致肾血流量减少,临床应用中应减少相应的剂量。恩氟烷会使 GFR 平均降低 21%,其代谢产物会增加血浆中的氟离子浓度,但增加的幅度相比甲氧氟烷较轻,轻微影响心排血量,使得肾血流量降低、尿量轻度减少。维库溴铵是一种常用的肌松药,当增加维库溴铵的使用剂量时会使肾血流量和肾小球滤过率降低。在肾衰竭患者使用时,维库溴铵的血浆清除率降低、半衰期延长、作用时间也相应延长,另外其代谢产物 3- 羟基维库溴铵会在肾功能不全患者体内形成蓄积,所以肾衰竭患者应禁用维库溴铵。Munday 等人做了恩氟烷与七氟烷的比较研究,显示在给予 9MAC/h 恩氟烷时(MAC：肺泡气最低有效浓度,指在 1 个大气压下使 50% 的患者或动物对伤害性刺激不再产生体动反应),部分受试者出现尿渗透压偏低的情况,1 日后恢复正常;并且实验证明延长恩氟烷的使用时间对于肾脏浓缩功能损伤没有直接影响。

交感神经通过腹腔丛和肾丛支配肾血管,实验中观察同一动物的两侧肾脏,发现去神经侧不受全麻药的影响,而健侧肾的 GFR 和 RBF 在全麻后均降低,提示交感神经参与作用。内分泌方面主要是麻醉药可以通过影响抗利尿激素、醛固酮和儿茶酚胺来影响肾脏。如硫喷妥钠、乙醚和氟烷均可使抗利尿激素和醛固酮释放增多,乙醚和环丙烷还能增高血浆儿茶酚胺浓度,从而影响肾功能。研究表明山羊在异氟烷麻醉下,血管紧张素 II 型受体拮抗剂氯沙坦可以显著增加肾脏血流量,而抗利尿激素受体拮抗剂对肾血流量则没有影响。所以吸入麻醉药激活肾素 - 血管紧张素系统,增加肾脏的血管阻力,导致肾血流量减少。

第六节　无机氟引发肾损伤的剂量范围

氟可以通过多种机制引起肾损伤,但是出现肾功能损伤时的血浆无机氟浓度值还有待于研究确定,一般来说如果患者血中的无机氟化物浓度低于 50 μmol/L 时将不会对肾脏产生损伤,50~80 μmol/L 时(相当于使用 2.5~3MAC 的甲氧氟烷麻醉 1 小时)将造成中度程度的肾损伤,80~120 μmol/L 时(> 5MAC/h 的甲氧氟烷麻醉)将会导致严重的肾损伤。血清无机氟化物浓度 > 120 μmol/L 时甚至会导致患者死亡。所以,血清无机氟化物浓度为 50 μmol/L 被人为地确定为能否导致肾毒性的分界线。

（杨宝学　苏丽敏　李英杰）

参考文献

[1] EGER E N. New inhaled anesthetics. Anesthesiology, 1994, 80(4): 906-922.

[2] MAZZE R I, TRUDELL J R, COUSINS M J. Methoxyflurane metabolism and renal dysfunction: clinical correlation in man. Anesthesiology, 1971, 35(3): 247-252.

[3] MITSUI G, DOTE T, YAMADORI E, et al.

Toxicokinetics and metabolism deteriorated by acute nephrotoxicity after a single intravenous injection of hydrofluoric acid in rats. J Occup Health, 2010, 52(6): 395–399.

[4] SANTOYO-SANCHEZ M P, DEL C S M, ARREOLA-MENDOZA L, et al. Effects of acute sodium fluoride exposure on kidney function, water homeostasis, and renal handling of calcium and inorganic phosphate. Biol Trace Elem Res, 2013, 152(3): 367–372.

[5] ROHM K D, MENGISTU A, BOLDT J, et al. Renal integrity in sevoflurane sedation in the intensive care unit with the anesthetic-conserving device: a comparison with intravenous propofol sedation. Anesth Analg, 2009, 108(6): 1848–1854.

[6] KHARASCH E D, HANKINS D C, THUMMEL K E. Human kidney methoxyflurane and sevoflurane metabolism. Intrarenal fluoride production as a possible mechanism of methoxyflurane nephrotoxicity. Anesthesiology, 1995, 82(3): 689–699.

[7] MAZZE R I. Methoxyflurane nephropathy. Environ Health Perspect, 1976, 15: 111–119.

[8] ROMAN R J, CARTER J R, NORTH W C, et al. Renal tubular site of action of fluoride in Fischer 344 rats. Anesthesiology, 1977, 46(4): 260–264.

[8] ROMAN R J, CARTER J R, NORTH W C, et al. Renal tubular site of action of fluoride in Fischer 344 rats. Anesthesiology, 1977, 46(4): 260–264.

[10] KHARASCH E D, SCHROEDER J L, LIGGITT H D, et al. New insights into the mechanism of methoxyflurane nephrotoxicity and implications for anesthetic development (part 1): Identification of the nephrotoxic metabolic pathway. Anesthesiology, 2006, 105(4): 726–736.

[11] WHITFORD G M, TAVES D R. Fluoride-induced diuresis: renal-tissue solute concentrations, functional, hemodynamic, and histologic correlates in the rat. Anesthesiology, 1973, 39(4): 416–427.

[12] IMANISHI M, DOTE T, TSUJI H, et al. Time-dependent changes of blood parameters and fluoride kinetics in rats after acute exposure to subtoxic hydrofluoric acid. J Occup Health, 2009, 51(4): 287–293.

[13] TIWARI S, GUPTA S K, KUMAR K, et al. Simultaneous exposure of excess fluoride and calcium deficiency alters VDR, CaR, and calbindin D 9 k mRNA levels in rat duodenal mucosa. Calcif Tissue Int, 2004, 75(4): 313–320.

[14] BORKE J L, WHITFORD G M. Chronic fluoride ingestion decreases 45Ca uptake by rat kidney membranes. J Nutr, 1999, 129(6): 1209–1213.

[15] XU H, ZHOU Y L, ZHANG J M, et al. Effects of fluoride on the intracellular free Ca^{2+} and Ca^{2+}-ATPase of kidney. Biol Trace Elem Res, 2007, 116(3): 279–288.

[16] NABAVI S F, HABTEMARIAM S, JAFARI M, et al. Protective role of gallic acid on sodium fluoride induced oxidative stress in rat brain. Bull Environ Contam Toxicol, 2012, 89(1): 73–77.

[17] RECIO-PINTO E, MONTOYA-GACHARNA J V, Xu F, et al. Isoflurane, but Not the Nonimmobilizers F6 and F8, Inhibits Rat Spinal Cord Motor Neuron CaV1 Calcium Currents. Anesth Analg, 2016, 122(3): 730–737.

[18] GOLTSTEIN P M, MONTIJN J S, PENNARTZ C M. Effects of isoflurane anesthesia on ensemble patterns of Ca^{2+} activity in mouse v1: reduced direction selectivity independent of increased correlations in cellular activity. PLoS One, 2015, 10(2): e118277.

[19] NABAVI S F, MOGHADDAM A H, ESLAMI S, et al. Protective effects of curcumin against sodium fluoride-induced toxicity in rat kidneys. Biol Trace Elem Res, 2012, 145(3): 369–374.

[20] GUAN Z Z, WANG Y N, XIAO K Q, et al. Influence of chronic fluorosis on membrane lipids in rat brain. Neurotoxicol Teratol, 1998, 20(5): 537–542.

[21] KARAOZ E, ONCU M, GULLE K, et al. Effect of chronic fluorosis on lipid peroxidation and histology of kidney tissues in first- and second-generation rats. Biol Trace Elem Res, 2004, 102(1–3): 199–208.

[22] MA R, WANG X, PENG P, et al. alpha-Lipoic acid inhibits sevoflurane-induced neuronal apoptosis through PI3K/Akt signalling pathway. Cell Biochem Funct, 2016, 34(1): 42–47.

[23] CARDINAUD R, BAKER B R. Irreversible enzyme inhibitors. CLXXII. Proteolytic enzymes. XVI. Covalent bonding of the sulfonyl fluoride group to serine outside the active site of alpha-chymotrypsin by exo-type active-site directed irreversible inhibitors. J Med Chem, 1970, 13(3): 467–470.

[24] USUDA K, KONO K, DOTE T, et al. Urinary biomarkers monitoring for experimental fluoride nephrotoxicity. Arch Toxicol, 1998, 72(2): 104–109.

[25] BARBIER O, ARREOLA-MENDOZA L, DEL R L. Molecular mechanisms of fluoride toxicity. Chem Biol Interact, 2010, 188(2): 319–333.

[26] QIU J, SHI P, MAO W, et al. Effect of apoptosis in neural stem cells treated with sevoflurane. BMC Anesthesiol, 2015, 15: 25.

[27] YUFUNE S, SATOH Y, AKAI R, et al. Suppression of ERK phosphorylation through oxidative stress is involved in the mechanism underlying sevoflurane-induced toxicity in the developing brain. Sci Rep, 2016, 6: 21859.

[28] LIU X, SONG X, YUAN T, et al. Effects of calpain on sevoflurane-induced aged rats hippocampal neuronal apoptosis. Aging Clin Exp Res, 2016, 28(4): 633–639.

[29] XIONG X, LIU J, HE W, et al. Dose-effect relationship between drinking water fluoride levels and damage to liver and kidney functions in children. Environ Res, 2007, 103(1): 112–116.

[30] NISHIYAMA T. Effects of repeat exposure to inhalation anesthetics on liver and renal function. J Anaesthesiol Clin Pharmacol, 2013, 29(1): 83–87.

[31] MORIO M, FUJII K, SATOH N, et al. Reaction of sevoflurane and its degradation products with soda lime. Toxicity of the by products. Anesthesiology, 1992, 77(6): 1155–1164.

[32] MORIO M, FUJII K, SATOH N, et al. The safety of sevoflurane in humans. Anesthesiology, 1993, 79(1): 200–203.

[33] ELIZAROV A, ERSHOV T D, LEVSHANKOV A I. Analysis of sevoflurane stability during low flow anesthesia. Anesteziol Reanimatol, 2011(2): 8–10.

[34] HILLEBRAND A, VAN DER MEER C, ARIENS A T, et al. The effect of anesthetics on the occurrence of kidney lesions caused by hypotension. Eur J Pharmacol, 1971, 14(3): 217–237.

[35] ORHAN H, SAHIN A, SAHIN G, et al. Urinary lipid and protein oxidation products upon halothane, isoflurane, or sevoflurane anesthesia in humans: potential biomarkers for a subclinical nephrotoxicity. Biomarkers, 2013, 18(1): 73–81.

[36] COLSON P, CAPDEVILLA X, CUCHET D, et al. Does choice of the anesthetic influence renal function during infrarenal aortic surgery? Anesth Analg, 1992, 74(4): 481–485.

[37] JENSEN B H, RUHWALD H, BERTHELSEN P, et al. Glomerular filtration rate during enflurane anaesthesia. Acta Anaesthesiol Scand, 1978, 22(1): 13–15.

[38] INMAN S R, STOWE N T, ALBANESE J, et al. Contrasting effects of vecuronium and succinylcholine on the renal microcirculation in rodents. Anesth Analg, 1994, 78(4): 682–686.

[39] ROLLINO C, VISETTI E, BORSA S, et al. Is vecuronium toxicity abolished by hemodialysis? A case report. Artif Organs, 2000, 24(5): 386–387.

[40] MUNDAY I T, STODDART P A, JONES R M, et al. Serum fluoride concentration and urine osmolality after enflurane and sevoflurane anesthesia in male volunteers. Anesth Analg, 1995, 81(2): 353–359.

[41] HARMATZ A. Local anesthetics: uses and toxicities. Surg Clin North Am, 2009, 89(3): 587–598.

[42] BENCZE M, BEHULIAK M, ZICHA J. The impact of four different classes of anesthetics on the mechanisms of blood pressure regulation in normotensive and spontaneously hypertensive rats. Physiol Res, 2013, 62(5): 471–478.

第十七章　内分泌系统与麻醉

内分泌系统是机体的重要调节系统,与神经系统共同调节机体的生长发育和各种代谢,并维持内环境稳定。一方面,内分泌系统的改变可导致机体内环境紊乱,引起机体多系统器官功能障碍及代谢异常,影响麻醉效果和手术进程;另一方面,麻醉药对内分泌系统也可能存在不同程度的影响,造成机体内环境紊乱。因此,研究麻醉药与内分泌系统之间的相互作用与影响,有助于麻醉药的正确选择和合理使用。

第一节　内分泌系统的生理功能

一、内分泌腺

内分泌系统由内分泌腺(垂体、甲状腺、甲状旁腺、肾上腺、胰腺和性腺等)及分布于其他器官的内分泌组织和细胞组成。内分泌细胞的分泌物称为激素,大多数内分泌细胞分泌的激素进入血液,以运送到远隔部位诱发相关反应;少部分内分泌细胞的分泌物可通过旁分泌直接作用于邻近的细胞。

内分泌细胞分泌的激素按其化学性质分为含氮激素(包括氨基酸衍生物、胺类、肽类和蛋白质类激素)和类固醇激素两大类,每种激素作用于一定的靶器官或靶细胞。靶细胞具有与相应激素结合的受体,受体与激素结合后产生效应。含氮激素受体位于靶细胞的质膜上,而类固醇激素受体一般位于靶细胞的胞质内。

同一种激素可以在不同的组织或器官中合成,如生长抑素(下丘脑、胰岛、胃肠等)、多肽生长因子(神经系统、内皮细胞、血小板等)。许多器官虽非内分泌器官,但含有具有内分泌功能的细胞,例如脑(分泌内啡肽、促胃液素、释放因子等)、肝(分泌血管紧张素原、25-羟骨固醇等)、肾脏(分泌肾素、前列腺素、1,25-羟骨固醇等)等。

神经系统与内分泌系统的生理学功能关系密切,例如下丘脑中部即为神经内分泌组织,可以合成抗利尿激素、催产素等,沿轴突贮存于神经垂体中。阿片多肽既作用于神经系统(属神经递质性质)又作用于垂体(属激素性质),两者在维持机体内环境稳定方面既相互影响又相互协调,例如在维持血糖稳定中,既有激素如胰岛素、胰高血糖素、生长激素、生长抑素、肾上腺皮质激素等的作用,也有神经系统如交感神经和副交感神经递质的参与。因此,只有在神经系统和内分泌系统均正常发挥作用时,才能维持机体内环境处于最佳状态。

二、内分泌腺的生理功能

(一)下丘脑

下丘脑通过垂体门脉系统和与腺垂体构成联系,下丘脑的视上核和室旁核的神经元轴突延伸至神经垂体,构成下丘脑-垂体束。下丘脑中有某些细胞不仅能传导神经兴奋,而且能分泌激素。这些激素的功能是促进垂体中激素的合成和分泌(表 17-1),如下丘脑分泌的促性腺激素释放激素能够作用于垂体合成和分泌促性腺激素。因此,下丘脑是机体调节内分泌活动的枢纽。

(二)垂体

垂体分为腺垂体(又称垂体前叶)和神经垂体(又称垂体后叶),垂体分泌激素量受下丘脑支配。腺垂体调节甲状腺(促甲状腺激素)、

表 17-1 下丘脑的主要调节肽和作用

种类	英文缩写	主要作用
促甲状腺激素释放激素	TRH	促进 TSH 和 PRL 释放
促肾上腺皮质激素释放激素	CRH	主要促进 ACTH 释放，也促进醛固酮分泌
促性腺激素释放激素	GnRH	促进 LH 和 FSH 释放
生长激素释放激素	GHRH	促进 GH 释放
催乳素释放因子	PRF	促进 PRL 释放
促黑激素释放因子	MRF	促进 MSH 释放
生长激素释放抑制激素	GHRIH	抑制 GH、TSH、LH、FSH、PRL、ACTH 等分泌
催乳素释放抑制因子	PIF	抑制 PRL 释放
促黑激素释放抑制因子	MIF	抑制 MSH 释放

肾上腺（促肾上腺皮质激素）、卵巢和睾丸的功能，并对机体生长（生长激素）和泌乳功能（催乳素）具有调节作用。

1. 腺垂体 腺垂体分泌的激素具有促进其他内分泌腺体激素释放的作用，又称为促激素，包括促甲状腺激素（TSH）、促肾上腺皮质激素（ACTH）、促性腺激素（GT）、卵泡刺激激素（FSH）、黄体生成激素（LH），这些促激素通过作用于周围腺体而发挥效应。此外，腺垂体还分泌以下激素：垂体生长激素（GH），影响糖、脂肪及蛋白质等的代谢，促进机体的生长发育；催乳素 (PRL)，促进乳腺分泌组织的发育、生长并分泌乳汁；黑色素细胞刺激素（MSH），促进黑色素的合成，使皮肤黏膜色素加深。腺垂体分泌的激素除受到内分泌腺体分泌功能的负反馈调节外，下丘脑还可分泌多种释放激素或释放抑制激素调节腺垂体的内分泌功能，如促甲状腺激素释放激素（TRH）、促肾上腺皮质激素释放激素（CRH）、促卵泡生成激素释放激素（FSH-RH）、促黄体生成激素释放激素（LH-RH）、生长激素释放激素（GRH）、生长激素抑制激素（GIH 或 S.S.）、泌乳激素释放激（PRH）、黑色细胞刺激素抑制激素（MRIH）及黑色细胞刺激素释放激素（MRH）等。

2. 神经垂体 神经垂体分泌抗利尿激素（ADH）和催产素（OXT）。ADH 合成于下丘脑的视上核，OXT 合成于下丘脑的室旁核，沿下丘脑 - 垂体束的神经纤维输送到神经垂体中贮存。ADH 在调节机体水平衡方面发挥重要作用，主要作用是促进肾小管对水的重吸收，是调节尿液稀释和浓缩的关键激素。ADH 又能使动脉和毛细血管收缩，从而升高血压，故又被称为血管加压素。OXT 的生理作用为促进子宫收缩和乳腺分泌。

脑垂体瘤一般为良性腺瘤，可分为分泌性和非分泌性腺瘤。分泌性的脑垂体瘤可引起机体激素过剩，但也会引起垂体功能低下。

（三）甲状腺及甲状旁腺

1. 甲状腺 甲状腺是人体最大的内分泌腺体，甲状腺滤泡上皮细胞从血液中摄取碘，酪氨酸碘化，最终合成甲状腺激素，主要为甲状腺素（tetraiodothyronine，T_4）和少量的三碘甲腺原氨酸（triiodothyronine，T_3），贮存于甲状腺内。外周组织将 T_4 转化为 T_3，T_3 的半衰期较短，T_3 与其受体的结合活性是 T_4 的 8~10 倍。甲状腺的生理功能包括以下几种。①产热：加速体内细胞的氧化反应，从而释放能量。②调节生长、发育及组织分化：甲状腺激素对于维持正常的生长发育十分重要，甲状腺激素和生长激素对生长发育有协同作用。③对蛋白质、糖、脂肪代谢的影响：促进机体蛋白质合成，维持机体正常需要,但分泌过多时可加速蛋白质分解;加速肠道对糖的吸收,同时促进肝糖原分解和糖异生,增加组织对糖的利用,促进肝、肌肉和脂肪组织摄取葡萄糖;促进脂肪的氧化和分解。④对神经系统的影响:甲状腺功能正常对中枢神经系统的发育和功能调节十分重要,在胎儿及幼年时期缺乏甲状腺激素可影响大脑发育,出现智力低下;而成年人甲状腺激素缺乏时可表现为反应迟钝、智力减退。⑤对心血管系统的影响:甲状腺素过多时刺激心肌,心脏收缩增强,心率加快,心排血量增加;甲状腺素减少时心肌张力减低,心率减慢,心排血量减少。甲状腺素和肾上腺素、去甲肾上腺素又有相互增强的作用。⑥其他:甲状腺素对维持机体内环境的生理平衡及病理过程都有影响。

此外,甲状腺滤泡旁细胞(C细胞)分泌降钙素,其受体主要分布在骨和肾,基本作用是降低血钙和血磷。

2. 甲状旁腺 甲状旁腺分泌甲状旁腺激素(PTH),其生理功能为调节机体钙磷代谢和维持血钙磷浓度稳定。它直接作用于骨和肾,间接作用于小肠。包括:①作用于破骨细胞,促进骨质溶解;②使肾小管对钙的重吸收增加,抑制肾小管对磷的再吸收,促进尿中磷酸盐的排出;③使肠钙吸收增加,其结果是血钙增高、血磷降低、尿磷增高。

(四)胰腺

胰腺的胰岛细胞分为 β 细胞和 α 细胞。前者分泌胰岛素,后者分泌胰高血糖素。

1. 胰岛素 胰岛素是人体调节血糖的最主要的激素,其主要生理作用有三个。①糖代谢:胰岛素增加细胞对葡萄糖的通透性,促进葡萄糖从细胞外向细胞内转移,加速糖的利用;促进葡萄糖的氧化和酵解,促进葡萄糖转变为脂肪;促进肝糖原的合成和贮存,抑制糖原的分

解及异生。②脂代谢:胰岛素能促进肝脏和脂肪细胞的脂肪酸合成,抑制脂肪分解,降低血中的游离脂肪酸含量,减少酮体的产生。③蛋白质代谢:促进蛋白质合成,抑制其分解。

2. 胰高血糖素 具有升高血糖的作用,它促进肝糖原分解和异生,抑制肝糖原的合成,升高血糖浓度;激活脂肪细胞中的脂肪酶,加快脂肪分解,使血中的游离脂肪酸升高;促进氨基酸进入肝细胞,加速脱氨基作用,增进糖异生,促进蛋白质分解;促进降钙素分泌,降低血钙浓度。

(五)肾上腺

肾上腺由结构和功能均不相同的肾上腺皮质和肾上腺髓质组成,外层皮质占90%、中央髓质占10%。肾上腺皮质由外层到内层分别是球状带、束状带和网状带,合成分泌盐皮质激素、糖皮质激素和性激素。肾上腺髓质主要由嗜铬细胞构成,分泌和贮存肾上腺素、去甲肾上腺素等儿茶酚胺类激素。

1. 糖皮质激素 人体内的糖皮质激素主要是皮质醇(氢化可的松)和少量皮质酮。糖皮质激素影响代谢,可显著升高血糖,促进蛋白质和脂肪分解,加强脂肪酸氧化。对血管系统的作用,可通过提高血管平滑肌对儿茶酚胺的敏感性和降低血管通透性,维持血压和正常的血容量;对神经系统的作用主要是提高中枢神经系统的兴奋性;对消化系统主要是促进胃酸和胃蛋白酶的分泌。糖皮质激素具有抑制骨形成、促进骨分解的作用,过多的糖皮质激素可引起骨骼肌蛋白的消耗、肌肉萎缩。

2. 盐皮质激素 以醛固酮为代表,调节机体的水和无机盐代谢,促进肾远曲小管和集合管上皮细胞对钠、水的重吸收和钾的排出。肾素－血管紧张素、血液中钠、钾的浓度和垂体分泌的 ACTH 对肾上腺球状带的盐皮质激素分泌均有调节作用。

3. 肾上腺素和去甲肾上腺素 肾上腺髓质嗜铬细胞受交感神经胆碱能节前纤维的支配，其末梢释放 ACh，作用于肾上腺髓质嗜铬细胞的 N 型受体，引起肾上腺素和去甲肾上腺素的释放。ACTH 可能通过糖皮质激素促进肾上腺髓质合成儿茶酚胺自身反馈调节。

三、内分泌功能的生理调控

（一）神经系统对内分泌系统的影响

1. 中枢神经系统对内分泌功能的影响 高级神经及自主神经活动均可影响内分泌系统的功能，而内分泌功能正常与否也能影响神经系统的功能。高级神经活动如紧张、焦虑、饥饿、寒冷、手术创伤、疼痛等可影响下丘脑的内分泌功能，也能引起交感神经兴奋，使肾上腺皮质激素及儿茶酚胺分泌增加；而甲状腺功能低下可出现智力低下、反应迟钝等，胰岛素瘤患者可出现精神症状。

2. 神经递质对内分泌功能的影响 中枢神经递质如多巴胺、去甲肾上腺素、乙酰胆碱、5-羟色胺等均参与调节下丘脑及腺垂体激素的释放或抑制。

（二）下丘脑 – 垂体 – 内分泌腺的反馈调节

1. 下丘脑 – 垂体 – 甲状腺之间的反馈调节 腺垂体分泌的 TSH 能促进甲状腺增生肥大，刺激甲状腺素的合成与分泌。TSH 的分泌受 2 种因素的调节：下丘脑分泌的 TRH 可刺激 TSH 的分泌；同时甲状腺激素也可直接抑制 TSH 的分泌，又可对抗 TRH 的作用。甲状腺激素通过负反馈机制控制体内的 TSH 分泌平衡。

2. 下丘脑 – 垂体 – 肾上腺之间的反馈调节 下丘脑分泌的 CRH 刺激垂体分泌 ACTH，ACTH 又刺激肾上腺皮质分泌皮质醇；当血中的肾上腺皮质激素浓度过高时，能抑制下丘脑分泌 CRH 及垂体分泌 ACTH。

3. 下丘脑 – 垂体 – 性腺之间的反馈调节 在月经周期的排卵前，垂体分泌 FSH、LH 增加，作用于卵巢导致雌激素分泌增多；当接近排卵时，下丘脑、垂体分泌功能兴奋，FSH 和 LH 分泌增加，促进排卵。

（三）内分泌腺体及激素之间的相互影响

1. 腺体内及腺体之间的互相影响 甲状腺内调节同样重要，有机碘在腺体内含量的改变可影响甲状腺素的合成与分泌，其可能是通过改变对 TSH 的反应而产生作用的。胰岛内分泌的胰岛素和胰高血糖素可相互影响、相互制约。嗜铬细胞瘤分泌大量儿茶酚胺可抑制胰岛 β 细胞的分泌功能，患者表现为血糖升高或糖尿病。

2. 相关激素之间的相互影响 TSH 对 TRH 的反应还受其他因素的影响，如生长抑素及多巴胺对 TRH 的分泌有抑制作用，女性激素增强 TRH 的反应，而糖皮质激素对此则是抑制作用；生长激素有抗胰岛素作用，肢端肥大患者可有血糖升高的表现；ACTH 可直接影响醛固酮的合成与分泌。

（四）体液因素对内分泌功能的影响

1. 钙磷代谢与甲状旁腺素及降钙素之间的相互作用 血清钙离子浓度增高时，PTH 的分泌受到抑制，降钙素分泌增多；而血清钙离子浓度降低时，兴奋甲状旁腺分泌 PTH，同时抑制降钙素的分泌。PTH 和降钙素通过调节血钙而相互影响。

2. 血糖与胰岛素及胰高血糖素之间的相互作用 当血糖升高时，刺激胰岛 β 细胞分泌胰岛素，同时抑制胰岛 α 细胞分泌胰高血糖素；当血糖降低时，刺激胰岛 α 细胞及肾上腺髓质，胰高血糖素和肾上腺素的分泌增加，胰岛素的分泌受到抑制。

3. 水及电解质与抗利尿激素及醛固酮之间的相互作用 当有效血容量减少、血压下降时,抗利尿激素分泌增加,同时肾素－血管紧张素系统兴奋,刺激醛固酮分泌。高血钾也刺激醛固酮分泌,而低血钾抑制醛固酮分泌。

第二节　内分泌系统功能异常对麻醉药的影响

内分泌功能异常可分为功能亢进或减退两大类。无论是功能亢进或减退,均可引起靶器官的功能障碍,导致全身生理功能的失常,改变机体对麻醉、手术的应激反应。因此,内分泌功能异常患者的手术麻醉有别于常规麻醉,在麻醉方式和药物的选择、麻醉管理等环节均应采取相应措施,做好并发症的防治准备。

一、垂体

(一)垂体功能亢进

主要为垂体腺瘤,根据垂体细胞分泌激素的不同分为泌乳素瘤、生长激素瘤、促肾上腺皮质激素瘤、混合瘤及无功能腺瘤。垂体泌乳素瘤的治疗常采用多巴胺激动药,如卡麦角林;生长激素瘤的治疗采用生长抑素类药物,如奥曲肽;促肾上腺皮质激素瘤的治疗使用肾上腺激素合成抑制药物,包括美替拉酮、氨鲁米特和依托咪酯等,直接抑制肾上腺合成和分泌皮质醇,降低其血浆水平。对此类患者使用麻醉药时,应注意药物相互作用的产生。

(二)垂体功能减退

垂体功能减退患者对麻醉药非常敏感,机体代偿功能差。因此术前应认真检查,充分准备,可根据病情进行激素替代疗法,纠正水、电解质及代谢紊乱。应选择适当的麻醉方法,麻醉药的用量应适当减少,术中加强监测,防止缺氧和二氧化碳蓄积。此类患者易发生心功能不全或肺

水肿,术中应注意控制输液速度和输液量。

1. 腺垂体功能减退　由于肿瘤、炎症、供血障碍以及垂体手术、放疗后腺垂体的分泌功能减退,出现甲状腺、肾上腺皮质、性腺功能减退等症状。如因肿瘤所致,可有颅内高压、头痛、视力障碍等症状。患者对麻醉药十分敏感,术前用药如巴比妥类、吗啡类等易引起神经系统抑制,应慎用或不用;麻醉维持用药应严格控制剂量。治疗原则是支持疗法,纠正水、电解质紊乱,纠正低血糖,补充肾上腺皮质激素等。

2. 神经垂体功能减退　在肿瘤、炎症、结核、颅脑外伤和垂体手术后出现因抗利尿激素分泌减少导致的尿崩症,可用抗利尿激素或氯磺丙脲及中效利尿药治疗。

二、甲状腺

(一)甲状腺功能亢进

当甲状腺素分泌过多时,发生代谢亢进、机体产热增加、耗氧量增高、加速蛋白质分解、促进脂肪氧化和分解,可增强神经系统的兴奋性,导致心肌收缩力增强、心率加快、心排血量增加,患者表现为怕热、多汗、易激动、消瘦、无力和震颤,基础代谢率增高和负氮平衡,以及脉压增大、心律失常,严重者可出现心力衰竭。此类患者麻醉处理的关键是术前的甲亢治疗及术前准备和并发症的预防。麻醉诱导及麻醉恢复期,甲亢患者因气管受压移位、声带麻痹等可能出现呼吸道梗阻、气管插管困难、气管塌陷等。术中应避免增加交感神经兴奋的因素,注意维持适宜的麻醉深度。

(二)甲状腺功能低下

甲状腺功能低下时,心肌收缩力减低、心率减慢、心排血量减少、水钠潴留,患者表现为畏寒、无力、疲倦、便秘、舌大、面部浮肿、心动过缓、心电图上显示 QRS 幅度降低,以及心包积

液、胸腔积液或腹水、贫血、胃排空延迟、麻痹性肠梗阻等。此类患者对麻醉药非常敏感,对麻醉及手术的耐受性较差,麻醉恢复期可能延长,甚至出现循环不稳定。所以应减少术前药用量,及时给予补充血容量、纠正贫血及低血糖、补充皮质激素、保暖等支持疗法,避免不必要的用药,加强术中监测和麻醉恢复期的管理。

三、甲状旁腺

(一)甲状旁腺功能亢进

由于甲状旁腺素合成和分泌过多,出现钙、磷和骨代谢紊乱,患者可出现骨质疏松、骨质软化、纤维性囊性骨炎,以及肾结石、肾钙化甚至肾功能损害等。麻醉前应注意检查和治疗肾功能损害以及心律失常和心力衰竭等。术中输注0.9%生理盐水可起到稀释高血钙的作用,也可使用肾上腺皮质激素、静脉注射降钙素、依地酸钠或透析治疗降低血钙。如果患者需用洋地黄治疗,应从小量开始。应注意患者的心、肾功能状态,避免进一步的肾功能损害。

(二)甲状旁腺功能减退

患者表现为手足搐搦、癫痫发作、低钙血症和高磷血症。甲状旁腺功能减退的症状通常发生于术后数周或数月,但是偶尔在手术后即刻也可发生急性低钙血症。应注意术前纠正钙和其他电解质的异常、呼吸或代谢性碱中毒,同时应注意患者因低钙血症引起的凝血机制的变化。快速输注血液制品、低温和肾功能障碍均可加重低钙血症,患者可出现有心率加快或心律不齐,严重者可出现心力衰竭甚至猝死。

四、胰腺

(一)胰腺功能亢进

胰岛素瘤会使胰岛素分泌过多,出现低血糖症,临床表现为心动过速、出汗、心悸和颤抖。

此外,可有神经系统症状,包括头痛、头晕、反应迟钝、癫痫发作甚至昏迷。此类患者的麻醉处理应力求平稳,尽量避免外源性葡萄糖引起的血糖波动,术中反复间断测定血糖水平,必要时输注葡萄糖溶液或胰岛素控制血糖,注意鉴别低血糖昏迷。当遇到术后苏醒延迟的患者时,需要排除低血糖的原因。

(二)胰腺功能减退

各种原因造成胰岛素的相对或绝对不足,可使体内的糖、脂肪及蛋白质代谢紊乱,出现以血糖增高和/或糖尿等为特征的慢性全身性疾病。当胰岛素分泌减少时,肝糖原合成减少、糖原分解和异生增加,肌肉及脂肪组织中的葡萄糖利用减少,血糖增高,当血糖超过肾糖阈值时可出现尿糖;脂肪合成减少、分解加强,严重者可出现酮症酸中毒;蛋白质合成受到抑制,蛋白质分解增加,可出现负氮平衡、水及电解质紊乱,甚至脱水及酸中毒等。机体应激时,外周组织对胰岛素利用障碍,同时胰高血糖素分泌增加,出现血糖增高。因此,应尽可能选用对糖代谢影响小的麻醉方法及用药,手术中及手术后应反复测定血糖水平,防止发生酮症酸中毒及非酮症高渗昏迷。对于合并肾功能障碍、心脏疾患的患者,应加强监测,可直接动脉置管测压,反复测定血糖、尿糖、尿酮体等。

五、肾上腺

(一)糖皮质激素分泌过多

皮质醇增多症系由于垂体病变及肾上腺皮质肿瘤或增生等原因使肾上腺皮质激素分泌增多,可引起一系列的代谢紊乱和相应的临床症状。此外,创伤患者往往存在糖皮质激素分泌增多。依托咪酯是一种超短效的诱导剂,可用于创伤应激的患者;用于一般麻醉诱导的硫喷妥钠会降低血压,不宜使用;氯胺酮则可以提高心率和平均血压,为常用的麻醉药。

(二)盐皮质激素分泌过多

由于肾上腺皮质腺瘤或增生导致盐皮质激素分泌过多,出现醛固酮增多症。醛固酮分泌过多促使钠的重吸收加强和钾、氢的排出增加,从而引起水钠潴留,使细胞外液及血容量增加,出现高血压,但不依赖于肾素含量;醛固酮促使肾小管排钾增加,尿中大量丢失钾,使细胞外液的钾浓度降低;神经肌肉的应激性下降,发生肌无力,甚至周期性四肢麻痹或抽搐,并伴有碱中毒和细胞内酸中毒。此类患者的麻醉用药剂量宜小,特别是老年患者;麻醉时应注意纠正电解质异常,恢复血钾至正常,并控制高血压。

(三)皮质激素分泌过多

由于先天性肾上腺皮质增生如 21- 羟化酶缺陷症或 11β - 羟化酶缺陷症,以及肾上腺皮质肿瘤分泌大量的肾上腺皮质雄性激素。11β - 羟化酶缺陷症会出现 11- 脱氧皮质酮和 11- 脱氧皮质醇的生成明显增加,由于 11- 脱氧皮质醇具有弱的盐皮质激素作用,患者不仅无失盐的表现,还有因储钠而出现血容量增加、血压升高。此类患者应在术前、术中及术后应补充肾上腺皮质激素,预防手术及麻醉期间出现肾上腺皮质功能低下。

(四)肾上腺皮质功能低下

肾上腺皮质功能减退症患者容易发生感染,并且病情往往严重,甚至死亡。此类患者对手术及麻醉的耐受性差,心功能降低。出现应激时,机体不能作出适当的反应,出现急性肾上腺皮质功能衰竭甚至死亡。麻醉前应纠正水、电解质紊乱,补充皮质激素;麻醉药的剂量应适当减小,麻醉期间应加强监测;术中、术后应酌情补充激素。

(五)肾上腺髓质功能亢进

肾上腺髓质增生也可出现与嗜铬细胞瘤相似的临床症状。麻醉手术中常常可发生急剧的血压波动,麻醉稍浅或手术刺激及压迫肿瘤使血内儿的茶酚胺骤增导致血压升高,甚至发生高血压危象。所以做好充分的术前准备,维持手术期间的血流动力学稳定极为重要。

第三节　麻醉药对内分泌功能的影响

大多数麻醉药均能够抑制机体对手术刺激等应激的内分泌反应。呼吸麻醉药、静脉麻醉药、镇痛性麻醉药对内分泌功能均有不同程度的影响,但是肌松药对内分泌系统活性的影响尚不清楚。麻醉方式对内分泌功能也存在不同程度的影响,神经阻滞除对儿茶酚胺和胰岛功能有一定的影响外,对内分泌 - 代谢功能的影响并不明显。

一、对下丘脑、垂体功能的影响

(一)吸入麻醉药

多数的吸入麻醉药对下丘脑 - 垂体均有不同程度的兴奋作用。乙醚麻醉时抗利尿激素、生长激素、ACTH 均明显增高。氟烷麻醉时对促甲状腺激素没有影响,抗利尿激素增加较乙醚小,但血浆生长激素浓度明显升高。甲氧氟烷可促进抗利尿激素、生长激素分泌。恩氟烷麻醉时 ACTH、生长激素未见增加。恩氟烷、异氟烷对内分泌的影响较小,生长激素及泌乳素变化不大。

(二)静脉麻醉药

不少全麻药能促进催乳素分泌,但可能因同时应用的局部麻醉药阻滞传入神经,因此全麻药并不引起血浆催乳素浓度显著升高。巴比妥类药可抑制下丘脑 - 垂体 - 肾上腺轴的肾上腺皮质激素释放,刺激抗利尿激素。氯胺酮和 γ - 羟基丁酸钠促使 ACTH 和肾上腺皮质激素分泌,但对促甲状腺素无影响。硫喷妥钠对 ACTH、生长激素无影响,可促进抗利尿激素分泌。吩噻嗪类药物可增加 ACTH 分泌。

(三)其他麻醉药

阿片类药物对内分泌系统的影响主要通过下丘脑－垂体－靶细胞轴。由于内源性阿片肽受到抑制,进而可抑制下丘脑神经细胞的正常分泌,引起 CRH、TRH、GRH 分泌减少,导致 ACTH、TSH、LH、FSH 分泌的改变,引起次级组织器官功能衰退和继发性损害,包括肾上腺髓质分泌肾上腺素、胰腺分泌胰岛素和胰高血糖素紊乱。吩噻嗪类药物如使用时间较长可抑制小丘脑－垂体,使 ACTH 减少,但短时间使用可导致 ACTH 增加。氟哌利多、哌替啶、喷他佐辛可使生长激素增加。

二、对甲状腺的影响

(一)吸入麻醉药

吸入麻醉药中,乙醚能明显兴奋内分泌活动,但目前常用的氟烷、恩氟烷、异氟烷、氧化亚氮对甲状腺功能的影响不大。

(二)静脉麻醉药

静脉麻醉药如硫喷妥钠、氯胺酮对甲状腺功能没有明显影响。巴比妥类药可抑制甲状腺摄碘和释放碘的作用。术前用药如苯二氮䓬类、吗啡类等对甲状腺功能基本没有影响。

全麻下行心脏和腹部大手术后甲状腺激素代谢改变的特点是术后血清 T_3 和 T_4 的平均浓度降低。在低温情况下,甲状腺功能于降温初期亢进,随温度下降而被抑制;手术本身也可引起机体的应激,T_3 和 T_4 均会增加。

(三)其他镇痛或麻醉用药

阿片类药物通过抑制下丘脑 TRH 分泌,使垂体 TSH 分泌减少、血液中的 TSH、T_3、T_4 水平均下降;纳洛酮可阻断阿片类药物的作用,使血液中的 T_3、T_4 水平均回升。哌替啶对 ACTH 也有一定的抑制作用。

三、对肾上腺皮质的影响

(一)吸入麻醉药

吸入麻醉药中,乙醚麻醉可促使皮质醇分泌增加,而恩氟烷、异氟烷对皮质醇分泌均有一定的抑制作用。

(二)静脉麻醉药

氯胺酮、羟丁酸钠可使血浆皮质醇浓度增高;依托咪酯对肾上腺皮质功能有抑制作用;丙泊酚能较好地抑制插管时的应激反应,对皮质醇的干扰明显较依托咪酯轻。

(三)其他与麻醉相关的药物

术前焦虑不安均会引起皮质醇分泌增加。术前用药如巴比妥类、苯二氮䓬类药物、吗啡类药物等均可影响垂体 ACTH 及肾上腺皮质激素的分泌,促进抗利尿激素分泌。腹部大手术给予吗啡 1mg/kg 可抑制可的松浓度的升高。心脏手术中使用较大剂量的吗啡后,体外循环前可的松和生长激素却无明显升高。

四、对交感－肾上腺髓质功能的影响

体内儿茶酚胺(catecholamine,CA)中的肾上腺素主要来源于肾上腺髓质;去甲肾上腺素(NE)一部分来源于肾上腺髓质,另一部分来自于交感神经末梢。肾上腺髓质接受内脏大神经的支配,腹腔神经丛的节前交感神经纤维穿过肾上腺皮质到达髓质,直接和嗜铬细胞接触,手术、创伤等应激状态下的儿茶酚胺分泌量可急剧升高。

(一)吸入麻醉药

乙醚吸入可使 CA 尤其是 NE 释放增加。虽然氟烷本身不引起 CA 增高,但口罩吸入氟烷时血中的 NE 浓度增高,而且可能随氟烷吸入浓度的增加而肾上腺素（adrenalin, NA）的释放反而减低。使用恩氟烷进行吸入麻醉时，手术刺激可使血中的 NE 上升，但随恩氟烷吸入浓度的增加，血中的 NE 反而降低，恩氟烷可能有抑制交感神经的作用。异氟烷麻醉下的开腹术中，血中的 NE 可能会增加。卤醚类麻醉药在恶性嗜铬细胞瘤手术中血浆 CA 浓度无变化，手术开始后尿中的游离型 NE 升高，对亢进的交感神经无明显影响。

（二）静脉麻醉药

氯胺酮使血浆 CA 明显增加，而在加用阿片类镇痛药后血浆 CA 则无明显增高；硫喷妥钠、氟哌利多对 CA 的影响不大。

（三）其他麻醉药

芬太尼对 CA 分泌无影响；术前使用哌替啶 2mg/kg 时，血浆 CA 水平不变或略有升高；术前使用阿托品及东莨菪碱，尿中的 CA 代谢产物无变化；静脉注射喷他佐辛 1.2mg/kg 后 5 分钟，血浆 CA 浓度增高可达 70%；短暂使用的吩噻嗪类药物对肾上腺髓质具有阻滞作用。

五、对胰腺的影响

麻醉药对胰腺功能的影响较小，手术创伤可导致胰腺内分泌功能紊乱，主要表现为代谢率增加、负氮平衡和葡萄糖耐量降低。有实验证实手术中吸入异氟烷 1MAC 时血糖升高，1.5MAC 时血糖升高显著，最高达 8.2mmol/L。

由于麻醉前后 ACTH、皮质醇没有显著性差异，血糖升高的原因还有待于进一步的研究。

六、对性腺的影响

阿片类药物对性腺有影响。男性表现为雄激素分泌降低，曲细精管发育不良，抑制精子的生成和发育成熟。女性表现为卵泡分泌雌激素降低，影响卵泡成熟，抑制排卵和黄体形成，出现月经紊乱甚至闭经。

（岑彦艳　周　红）

参考文献 —————————————————

[1] 于布为, 杭燕南 . 麻醉药理基础 . 北京: 世界图书出版公司, 2009: 324–335.

[2] BAJWA S S, KALRA S. Endocrine anesthesia: A rapidly evolving anesthesia specialty. Saudi J Anaesth, 2014, 8(1): 1–3.

[3] BAJWA S J, KULSHRESTHA A. Renal endocrine manifestations during polytrauma: A cause of concern for the anesthesiologist. Indian J Endocrinol Metab, 2012, 16(2): 252–257.

[4] 刘新伟, 房秀生 . 三种静脉麻醉药诱导期对循环及内分泌的影响 . 重庆医科大学学报, 2001, 26(1): 80–82.

[5] 林桂芳, 傅诚章, 绍志军, 等 . 普鲁卡因 – 芬太尼静脉复合麻醉下施行上腹部手术对内分泌功能的影响 . 中华麻醉学杂志, 1990, 10(2): 94–96.

[6] 张国楼 . 内分泌疾病危象及其处理 (三). 临床麻醉学杂志, 2003, 19(12): 759–761.

第十八章　麻醉药对能量代谢及生长发育的影响

第一节　麻醉药对能量代谢的影响

生物体在其生存过程中需不断进行新陈代谢,新陈代谢由能量代谢和物质代谢2个相关联的部分组成。能量代谢是生物体与外界环境之间能量的交换和生物体内能量的转变过程;物质代谢是生物体与外界环境之间物质的交换和生物体内物质的转变过程。

机体所需要的能量来源于食物中的糖、脂肪和蛋白质。糖类是机体能量代谢的主要来源,人体每天所需总能量的70%由糖的分解提供。糖摄入人体后,转化成血糖、糖原、脂肪和蛋白质等物质供机体分解利用。脂肪是生物体的组成部分和储能物质,除供生理代谢及人体活动所需的能量外,多余的部分可转化为组织脂肪,贮存于体内的各组织之间,在必要时可为机体提供能量。机体每天所消耗的能源物质中有30%~40%来自于贮存的脂肪,脂肪分解的脂肪酸可直接提供给组织利用。蛋白质主要由氨基酸构成,蛋白质的主要生理功能是维持机体的生长发育和组织的更新。在一般生理情况下,机体主要通过体内的糖和脂肪分解获得能量。在某些特殊情况下,体内的蛋白质才会分解产生氨基酸提供能量,维持正常的生命活动。

影响能量代谢的生理活动因素包括肌肉活动和精神活动。肌肉活动对能量代谢的影响最为显著,精神活动中脑组织的代谢水平对能量代谢也有一定的影响。机体在麻醉状态下,肌肉活动和精神活动均处于明显的抑制状态,麻醉药可通过影响肌肉的收缩或舒张调节体内能量的产生、脑组织的血流量、代谢水平及耗氧量。一般情况下,麻醉药可抑制机体的能量代

谢活动,并在一定程度上使机体的代谢产物发生变化。研究表明,使用具有中枢抑制作用的巴比妥类药物深度麻醉时,整个脑组织的局部葡萄糖代谢是不均匀的。麻醉药如硫喷妥钠、氟烷、恩氟烷、异氟烷、七氟烷、地氟烷和氧化亚氮等均能降低细胞的活动功能和脂肪物质代谢。此外,麻醉状态下,氨基酸的代谢途径发生变化,而产能途径不发生变化。

能量的产生与代谢是机体维持生存的重要化学反应,因此麻醉药对能量代谢的影响不容忽视。了解在麻醉状态下麻醉药对机体能量代谢的影响及其影响因素,对麻醉医师合理选择麻醉药是非常必要的。

一、吸入麻醉药

(一)氟烷

在适宜的剂量下,氟烷(halothane)可显著抑制 Na^+ 和 Ca^{2+} 交换,并抑制能量代谢和心肌收缩力,降低氧摄取率和心肌耗氧量。与此同时,氟烷还可增加冠状动脉血流量(coronary flow, CF),有利于心肌贮存较多的能量。研究氟烷对缺血再灌注心肌功能和能量代谢的影响发现,氟烷能够增加心肌的能量储备,使心肌缺血后心肌ATP下降缓慢,推迟无氧酵解的发生;缺血再灌注30分钟后,氟烷处理组的心肌ATP含量达到较高的水平。此研究表明,氟烷降低缺血再灌注心肌的能量代谢,对心肌功能具有抑制作用,并促进缺血心肌能量代谢的恢复。

(二)异氟烷

研究者应用大鼠离体心脏模型,观察异氟烷(isoflurane)能否减少缺血后的心肌功能障碍和抑制ATP的耗竭及其可能的机制。研究

发现,在生理状态下,与对照组相比,异氟烷处理组的心肌 ATP 含量无显著性差异;缺血处理 15 分钟后,异氟烷处理组的心肌 ATP 含量显著高于对照组。再灌注后,异氟烷组的心肌能量代谢恢复率显著高于对照组。此研究表明,异氟烷能显著改善缺血再灌注心肌的功能,扩张冠状动脉血管,增加心肌供血和提高心肌能量代谢。与此同时,异氟烷还能改善心肌缺血后能量代谢障碍的恢复,增强心肌磷酸腺苷和 ATP 的合成。机制可能是异氟烷激活开放 ATP 依赖的钾通道,降低细胞内的 Ca^{2+} 浓度,从而减少心肌线粒体的能量消耗,延缓缺血处理期间 ATP 的耗竭,使得再灌注后心肌的能量代谢和功能明显恢复。此外,研究表明,异氟烷麻醉可能会影响糖代谢。Alkire 等应用正电子发射断层成像技术研究异氟烷对人脑糖代谢的影响。研究结果显示,当受试者处于意识消失状态时,大脑及其不同区域的葡萄糖代谢率(glucose metabolic rate,GMR)均显著下降,大脑皮质内未发现有 GMR 上升的区域存在。Ori 等采用自动放射成像技术发现,当呼气末异氟烷的剂量达到 1.5MAC 时,与麻醉前比较,大鼠大脑皮质中的 GMR 下降 44%;与此相反,椎体外运动系统和部分边缘系统的 GMR 升高。当异氟烷的剂量为 1.5~2MAC 时,与麻醉前相比较,大鼠大脑皮质中的 GMR 下降 50%~70%。

(三)七氟烷

应用大鼠肝脏缺血再灌注模型,研究七氟烷(sevoflurane)预处理对缺血再灌注大鼠肝组织能量代谢的影响。结果显示,七氟烷预处理可促进肝脏缺血再灌注期间 ATP 的形成及 Ca^{2+}-ATP 酶的活性恢复,增强细胞内能量的产生。此外,尚有报道认为,七氟烷 – 氧化亚氮麻醉时胰岛素分泌会减少,且在使用无特定病原体的雄猪做葡萄糖耐量试验时发现,基础

胰岛素分泌在七氟烷的剂量为 1MAC 时降低,而使用氯胺酮时对胰岛素分泌无明显影响。因此,在使用七氟烷麻醉时应注意糖代谢,特别是胰岛素分泌有障碍的患者更需小心。

(四)地氟烷

地氟烷(desflurane)作为挥发性麻醉药,对能量代谢也有一定影响。Mielck 等选用 9 例选择性冠状动脉搭桥术患者为研究对象,观察每位患者吸入 1MAC 地氟烷诱导麻醉后的脑血流动力学。结果发现,与正常清醒状态下比较,地氟烷使脑的平均氧代谢率下降 51%、糖代谢率下降 35%,机制可能是地氟烷影响大脑皮质血管收缩和减少脑血流量。此外,地氟烷还可影响脑内的血流速度。脑部手术患者应用 0.8MAC 地氟烷时,脑脊液压力和大脑动脉血流速度并无明显增加;当地氟烷的剂量达到 1.1MAC 时,脑脊液压力和大脑动脉血流速度明显增加。应隽等应用地氟烷麻醉进行胸部手术后,观测红细胞磷酸果糖激酶和葡萄糖 -6- 磷酸脱氢酶的活性变化。结果表明,红细胞磷酸果糖激酶的活性上升,而葡萄糖 -6- 磷酸脱氢酶的活性下降。出现这种变化的机制可能与红细胞的抗氧化能力有关,从而使机体对手术作出应激反应。进一步研究发现,红细胞膜的流动性无明显改变,其原因是地氟烷麻醉状态下改变糖代谢的通路,同时吸入麻醉状态适当加深麻醉能减轻手术创伤引起的应激反应。此外,地氟烷 – 丙泊酚复合麻醉期间,大脑的氧摄取率和氧代谢率均降低。

(五)恩氟烷

恩氟烷(enflurane)对机体的作用效应类似于异氟烷。在恩氟烷对心肌能量代谢的影响中,温度是最重要的因素。低温条件下,恩氟烷对心肌的抑制作用加强,ATP 酶活性降低,心肌能量代谢减弱。相同剂量的恩氟烷在 37℃

对心肌收缩力的抑制作用较30℃弱。在低温条件下,观测不同剂量的恩氟烷对心肌ATP酶活性和心肌能量代谢的影响。结果发现,常温下1.3MAC组的ATP含量明显高于0.65MAC组,低温下1.3MAC组的ATP含量亦明显高于0.65MAC组。进一步研究表明,在1.3MAC恩氟烷作用下心肌的ATP、ADP储备明显增加,低温条件下的ATP含量高于高温条件下的ATP含量,这可能与异氟烷通过抑制心肌ATP酶活性,从而影响心肌细胞能量代谢导致心肌收缩受到抑制有关。徐仲煌等在临床应用中发现,吸入全麻下用0.01%硝普钠和恩氟烷联合应用,血压出现明显下降,持续1小时后,在供氧充分的情况下,对脑血流量及氧供需平衡无明显影响。研究表明,随着恩氟烷剂量升高,体循环、肺循环、肝动脉及肝脏氧供需平衡发生显著变化。硬外膜阻滞后,外周血管阻力、门静脉血流和供氧均下降,吸入0.5MAC恩氟烷后,心率、排血量和全身供氧出现下降;加大恩氟烷的剂量至1.0MAC后,除以上3项指标出现进一步下降外,肝动脉血流及供氧也减少。

二、静脉麻醉药

(一)丙泊酚

早在1995年Alkire等通过研究发现,当受试者注射静脉麻醉药丙泊酚(propofol)后,随着剂量不断加大至受试者意识丧失时,整个大脑皮质的糖代谢率与清醒状态相比较下降55%±13%。张慧等报道发现,与清醒状态比较,镇静状态下的脑电双频指数(bispectral index, BIS)明显降低,平均动脉压(mean arterial pressure, MAP)、呼吸频率(breathing rate, RR)和心率(heart rate, HR)等指标无显著性改变;而意识消失状态下,MAP、BIS降低,呼吸抑制,呼气末二氧化碳分压升高等

均有显著性差异。镇静状态下脑内葡萄糖代谢(cerebral glucose metabolism, CMGlu)比清醒状态时下降18.0%±4.0%,大脑皮质中CMGlu的下降最为明显。CMGlu在丘脑、小脑、海马和脑桥等区域也有不同程度的降低,但与清醒状态比较无显著性差异。意识消失状态下,与清醒状态比较全脑CMGlu显著下降34.1%±7.0%,在丘脑、大脑皮质、小脑和海马等区域CMGlu明显低于清醒状态,其中以丘脑降幅最大,达到51.5%±5.0%。

(二)硫喷妥钠

硫喷妥钠(thiopental sodium)有降低颅内压、抑制脑代谢的良好作用,但与此同时也有明显的降血压、抑制心血管和呼吸功能等副作用。赵文晶等研究表明,硫喷妥钠有明显的抑制脑代谢的作用,随着硫喷妥钠的剂量升高,抑制脑代谢的作用也增强,但不同剂量的硫喷妥钠对脑代谢的影响机制不同。硫喷妥钠的血药浓度处于36.5mmol/L以下时,脑血流量无明显变化,但脑组织的氧供给率明显下降;硫喷妥钠的血药浓度处于48.59mmol/L以上时,脑血流量及脑组织的耗氧率出现迅速下降。此研究表明,低血药浓度的硫喷妥钠对脑氧耗的降低作用是直接通过其抑制能量代谢产生的;而高剂量的硫喷妥钠降低脑氧耗除直接抑制作用外,还可能与降低脑组织的氧供导致糖代谢降低有关。侯鸣宇等也通过研究发现,硫喷妥钠可降低脑代谢,而且静脉全麻药丙泊酚也可降低脑代谢,但在作用程度上丙泊酚较硫喷妥钠有增强的趋势。

(三)氯胺酮

谭华等人研究氯胺酮(ketamine)对脓毒症大鼠肝细胞能量代谢的影响及其机制,通过检测线粒体的呼吸功能,探究在氯胺酮麻醉状态下肝脏合成ATP的效率变化。结果表明,未

注射氯胺酮的对照组检测到脓毒症大鼠肝线粒体中的呼吸抑制率（respiratory control rate，RCR）、磷／氧比（ADP/O）明显降低。这一结果表明脓毒症大鼠线粒体中的氧化磷酸化偶联程度降低、ATP 的合成明显减少；而注射氯胺酮的脓毒症大鼠与对照组相比，肝线粒体中的 RCR、ADP/O 较显著提高。此研究结果表明，氯胺酮能通过减少肝线粒体的产生，增强线粒体的呼吸功能，提高细胞能量代谢，从而保护肝脏的结构和功能。

（四）依托咪酯

依托咪酯（etomidate）主要在肝脏代谢，通过酯酶水解或 N- 去烷基化，代谢产物无药理活性，此代谢过程是否会对线粒体的能量代谢产生影响尚不清楚。刘凤芝等在研究依托咪酯对肝线粒体能量代谢的影响时发现，依托咪酯的剂量为 0.4μg/ml 时对肝线粒体的能量代谢影响并不明显，但当剂量达到 4μg/ml 时可导致肝线粒体的 ATP 含量降低。这表明随着剂量增加，依托咪酯将干扰肝线粒体中能量的产生，影响线粒体的氧化磷酸化过程，从而导致线粒体功能发生障碍，损伤能量代谢过程。依托咪酯抑制肝线粒体能量代谢可能是通过抑制呼吸链的电子传递，减少生物氧化中的能量释放和 ATP 水解，阻止 ATP 与 ADP、AMP 之间的生物转化等。此外，另有研究表明依托咪酯可以降低脑氧代谢率和脑组织氧合能力，但与静脉麻醉药丙泊酚相比，丙泊酚具有更显著的降低脑氧代谢率及改善脑组织氧合的作用。

三、局部麻醉药

（一）普鲁卡因

普鲁卡因（procaine）对能量代谢的影响尚存在一定争议。屠伟峰等研究普鲁卡因静脉复合麻醉下上腹部手术对人红细胞丙酮酸激酶活性的影响发现，丙酮酸激酶活性在普鲁卡因静脉复合麻醉下上腹部手术后发生明显抑制，至术后 24 小时仍无恢复迹象，提示糖酵解通路中酶活性受到不同程度的抑制，导致细胞对葡萄糖的利用和 ATP 的合成发生障碍。而张国楼等研究则显示，使用静脉普鲁卡因复合全麻进行上腹部手术时，患者手术 60 分钟后血糖开始明显升高，高血糖反应持续至术后；但与麻醉前的基础值相比，各时相红细胞内的 ATP、ADP 含量和 ATP/ADP 比值均无明显变化，提示红细胞能量代谢水平无明显下降。陈莹等采用 SD 大鼠研究普鲁卡因对心肌缺血再灌注后 ATP 酶的影响发现，Na^+，K^+-ATP 酶和 Ca^{2+}-ATP 酶的活力均无明显差异。

（二）利多卡因

彭宇明等在研究应用利多卡因（lidocaine）对幕上肿瘤切除术患者术中脑氧代谢和脑能量代谢的影响时发现，幕上肿瘤切除术患者全身麻醉诱导后静脉单次注射 2% 利多卡因 1.5mg/kg，然后以 2mg/（kg·h）的速度持续输注至手术完毕，患者的脑静脉含氧量高于对照组，而脑氧摄取率低于对照组，脑葡萄糖摄取率并无明显差别，表明在手术中应用利多卡因可以降低脑氧代谢、减少无氧酵解、维持血糖稳定，从而发挥一定的脑保护作用。

（三）布比卡因

布比卡因（bupivacaine）对心肌细胞的能量合成具有一定的抑制作用。Sztark 报道，布比卡因可抑制线粒体呼吸链酶尤其是 NADH 合成酶的活性，使高能质子的产生减少，并可使线粒体膜的通透性增加，线粒体内外的质子浓度梯度降低，氧化磷酸化解偶联，ATP 的合成减少从而影响细胞功能。布比卡因若误注入血管，可抑制心肌细胞的能量合成，细胞内的 ATP 一旦耗竭，能量供应会急剧减少，心肌细胞的功能将进一步受到严重抑制。

(四)可卡因

研究表明,给予大鼠静脉注射可卡因(cocaine)1mg/kg,发现脑内葡萄糖水平较正常组降低 5%~10%。由此表明,可卡因可一定程度上降低机体的能量代谢。

(五)罗哌卡因

罗哌卡因(ropivacaine)对线粒体的 ATP 合成具有一定的抑制作用,抑制作用较布比卡因弱。顾卫东等人在研究罗哌卡因对心脏功能的影响时发现,12 μmol/L 罗哌卡因对心率具有抑制作用,左室舒张压明显降低,且使心肌中的 ATP 含量降至对照组的 47%,由此表明罗哌卡因可以抑制心肌的能量代谢。

第二节 麻醉药对生长发育的影响

生长是指身体各器官、系统的长大和形态变化,发育是指细胞、组织和器官的分化完善与功能上的成熟,两者密不可分,称为生长发育。影响机体生长发育的因素有很多,主要包括遗传、精神、营养、疾病、睡眠、锻炼、环境和气候等因素。

临床上常用的麻醉药可通过降低哺乳细胞活性,抑制 DNA 合成细胞分裂而影响生长发育。在研究麻醉药氯胺酮和大鼠神经元细胞凋亡的关系中发现,在麻醉剂量下,出生 7 天的幼鼠感觉运动皮质区和小脑神经元细胞凋亡增加;高于麻醉剂量时则具有神经毒性。低剂量的氯胺酮虽不影响神经元存活,但仍可引起树突发育障碍。氟烷能通过影响树突和突触的生长而损害脑的发育,并诱导麻醉后的癫痫样发作,在婴幼儿和儿童中的发生率极高。近年来有研究表明,巴比妥类静脉麻醉药

有致畸性,孕妇在妊娠早期服用此类药物会出现"胎儿巴比妥综合征",即导致胎儿面部畸形及生长障碍,这些畸形的出现与孕妇的服药剂量有关。

近年来,麻醉药对机体生长发育的影响,尤其是麻醉药的致畸性及对脑神经发育的影响逐渐受到关注。因此,了解麻醉药对机体生长发育的影响,从而选择合适的麻醉药具有重要的临床意义。

一、吸入麻醉药

临床常用的吸入全身麻醉药氟烷、异氟烷、地氟烷等都会对发育期神经元的电生理功能产生一定影响。此外,吸入麻醉药在一定条件下可导致鸡胚或啮齿动物畸形。有研究表明,吸入麻醉药作用于神经元可引起基因表达的改变及神经元细胞凋亡,从而导致人体及动物的认知能力下降。Knill-Jones 等进行大量的流行病学研究发现,长期暴露于吸入麻醉废气环境中的女性工作者,其自然流产率及畸胎出生率显著高于不接触吸入麻醉废气的妇女。而 Boivin 等针对过去 10 年麻醉废气高暴露人群的生育状况进行 Meta 分析,进一步指出,长期吸入麻醉废气的孕妇自然流产的风险高于不接触麻醉废气的女性,但其具体作用机制现在还不十分清楚。

(一)氟烷

目前氟烷(halothane)对于机体生长发育影响的研究报道较少。已有研究表明,孕早期大鼠暴露于氟烷或者其他吸入麻醉药的环境中,鼠胎的生长和结构均会出现异常。氟烷的剂量增大时,母鼠的流产率和鼠胎的死亡率均明显增加。当处于低温、低通气和喂养条件改变的环境中吸入氟烷时,其致畸性显著增高。但在正常喂养和生理平衡的条件下,孕早期大

鼠暴露于氟烷、恩氟烷和异氟烷的环境中无畸形鼠胎出现。

（二）异氟烷

国内外学者关于异氟烷（isoflurane）对幼儿生长发育的影响鲜有报道，但已有报道表明异氟烷对幼龄小鼠的生长发育趋势存在一定影响。田振等研究异氟烷对幼龄小鼠生长发育趋势的影响时发现，异氟烷在一定时期内可以影响幼龄小鼠的生长发育趋势，其作用机制可能是异氟烷影响了瘦素的释放，使得幼龄小鼠的生长发育趋势受到影响，但其对小鼠后天的生长发育是否有影响还需进一步研究。施庆余等应用 1.5% 的异氟烷麻醉 6 小时能诱导发育期 SD 大鼠的皮质神经元细胞凋亡增加，但对海马神经元细胞凋亡没有影响。此外，亚剂量的异氟烷可促进 C57BL/6 新生小鼠的脑细胞凋亡，对小鼠的脑神经生长发育具有影响，此影响可能与其 GABA 受体激动作用相关。由于异氟烷在一定时期内可以影响幼龄小鼠的生长发育趋势，故临床医师在遇到幼儿麻醉时应慎重选择全麻药，避免影响患儿的正常生长发育趋势。

（三）七氟烷

汪世高等以小鼠为实验对象，分别吸入 0.003%、0.01% 和 0.03% 等低剂量的七氟烷（sevoflurane），每天 2 小时，每周连续 5 天，持续 8 周研究七氟烷对雌性小鼠繁殖能力的影响。结果显示，小鼠长期吸入 0.03% 的七氟烷可导致雄性小鼠的生殖功能异常，而长期吸入 ≤ 0.01% 的七氟烷对生殖功能未见影响。

（四）氧化亚氮

已证实，正常生理状态下，啮齿类动物吸入氧化亚氮（nitrous oxide）后有轻微的致畸性。有报道表明，动物暴露于高于 50% 的氧化亚氮环境中 24 小时以上，致畸可能性将显著增加。氧化亚氮容易导致大鼠胚胎细胞增殖能力降低。研究已证实，氟烷和异氟烷均无致畸性，氧化亚氮与这两者联合应用可防止氧化亚氮的致畸性出现，但对蛋氨酸合成酶活性仍有抑制作用，作用机制可能与氧化亚氮的血管收缩特性有关。因此，为预防氧化亚氮导致的动物发育迟缓和畸形，应用氧化亚氮麻醉的同时要补充蛋氨酸。

二、静脉麻醉药

（一）丙泊酚

丙泊酚（propofol）作为静脉麻醉药常应用于新生儿或儿童的麻醉。但近期 Erasso DM 研究发现给予年幼大鼠丙泊酚刺激后，与对照组比较，成熟神经元的数量会显著减少。另有报道表明，丙泊酚可剂量依赖性地诱导出生 6 天的大鼠急性神经营养失衡以及神经元细胞凋亡。因此，长期使用丙泊酚麻醉时可能会对脑神经的发育产生一定的影响。

（二）硫喷妥钠

关于硫喷妥钠（thiopental sodium）对人体或动物生长发育影响的研究报道较少，尚有待于进一步的研究。Fredriksson A 研究发现，给予出生 10 天后的小鼠硫喷妥钠 5mg/kg 刺激后，小鼠出现自发活动和学习中断，但体重与正常组比较无明显差别。由此可看出，硫喷妥钠对脑组织的发育可能有一定程度的影响。

（三）氯胺酮

一般认为，氯胺酮（ketamine）对机体生长发育及脑神经的发育均有一定的影响。吕宙等研究发现，氯胺酮对大头金蝇的生长发育速度及发育期均存在一定的影响，能抑制大头金蝇幼虫的生长发育速度并相应延长发育历期，且氯胺酮的剂量越大，对大头金蝇生长发育的抑制作用就越明显，其作用机制可能是氯胺酮影响大头金蝇体内的代谢过程。谭蕾等研究表明,氯胺酮能够诱导大鼠发育期海马神经元细胞凋亡并减少突触形成,其机制可能与促进神经元存活、抑制神经元细胞凋亡的作用减弱以及参与神经元突触形成的突触素Ⅰ表达减少有关。

三、局部麻醉药

(一)普鲁卡因

在以小鼠、大鼠、兔为实验对象进行的局部麻醉药致畸性研究中,分别给予上述实验对象临床剂量的普鲁卡因(procaine)、丁卡因、布比卡因和地布卡因。结果表明,局麻药中只有普鲁卡因能导致畸胎。临床研究显示,普鲁卡因的毒性反应发生在麻醉诱导后的10~30分钟,表现为肌肉、脉搏和血压的变化。普鲁卡因的毒性个体差异很大,且与静脉滴注速度相关,如单位时间内进入机体的普鲁卡因量过多,超过机体的代谢率,即可发生中毒反应。

(二)利多卡因

以剂量为10mmol/L的利多卡因(lidocaine)作用于细胞,持续15分钟,神经元出现死亡,并且死亡的数量与接触利多卡因的剂量呈正相关,即随着利多卡因剂量的增加,神经元死亡的数量越多。利多卡因对细胞产生的毒性作用机制尚未阐明,目前已证实与其电压依赖性钠通道无关。此外,利多卡因对心血管系统有不良作用,主要表现为抑制作用,动物实验表明,引起中枢毒性反应3倍以上的利多卡因剂量可导致心血管系统不良反应。

(三)可卡因

有研究表明,胎儿脑部发育迟缓可能与母亲孕期使用可卡因(cocaine)有关。王玉蓉等调查孕期使用可卡因的患者,发现孕期可卡因暴露组与未暴露组的胎儿头颅尺寸有显著的统计学差异,进一步发现孕期暴露于可卡因的母

亲所产的婴儿其头围/出生体重成比例减少。而且,宫内暴露于可卡因的新生儿表现为不同程度的神经损害,对神经系统的损害程度与孕期可卡因的使用时间和剂量有关,常规剂量短期使用导致轻度的暂时性的神经行为异常综合征,长期大剂量使用可导致严重的生长和智力发育迟缓。宋君在研究可卡因对胎鼠生长发育的影响时发现,妊娠期低剂量使用可卡因并不能导致母鼠流产和死胎数量的增加;当达到40mg/(kg·d)的中等剂量,使用时间达到5天以上时,才能使母体的流产率和死亡胎儿的比例明显增加。实验还发现,妊娠期给予可卡因引起母鼠的摄食量减少、营养不良、体重增长缓慢,且与给药剂量呈正相关,给药剂量越大,母鼠的摄食量越少,体重增长越慢。可卡因引起胎儿发育迟缓的机制是由于可卡因通过胎盘产生直接毒性,引起胎儿脑发育障碍是由于其作用于单胺类神经递质。

另有国外研究报道,可卡因能影响男性生殖系统。刘剑新等研究已证明,长期暴露于可卡因的大鼠其生育能力明显受到影响,在实验中将大鼠暴露于可卡因80天左右,大鼠的体重明显减轻,证实长期使用可卡因还会影响大鼠的生长发育。鉴于人体和动物生理基础的差异,用鸡胚、鼠等小动物所得的实验数据并不能完全适用于其他实验对象,尤其是人类。虽然研究证实长期使用可卡因会影响雄性大鼠的生长发育和繁殖能力,但可卡因对男性生殖系统的影响仍缺乏科学的证据。

(四)罗哌卡因

目前,罗哌卡因(ropivacaine)对生长发育的影响尚存在一定争议。王玲玲研究表明,罗哌卡因可导致幼鼠中枢神经毒性,影响突触可塑性。此外,罗哌卡因可影响其学习记忆能力:单次惊厥大鼠表现为一过性的学习能力障碍,

而反复惊厥大鼠的学习记忆能力障碍持续至成年后。机制可能与突触可塑性被破坏、海马突触素表达下调、CaMK Ⅱ 及 p-CREB 表达下调有关。而付卫星等随机选择要求阴道分娩的初产妇 200 例观察，结果表明罗哌卡因联合舒芬太尼用于分娩镇痛，两者合用安全、有效，对 12 个月内婴幼儿的生长、体重、身高、头围，对新生儿的智力和运动发育均无显著影响。

（林　蓉）

参考文献

[1] 许鹏程，许诺，王义桥，等 . 异氟烷对离体大鼠心脏缺血后能量代谢的影响及其机制 . 中国药理学通报，2006，22（12）：1494-1499.

[2] ERASSO D M, CAMPORESI E M, MANGAR D, et al. Effects of isoflurane or propofol on postnatal hippocampal neurogenesis in young and aged rats. Brain Research, 2013, 1530: 1-12.

[3] 赵文静，曾因明 . 硫喷妥钠血药浓度对颅内压和脑代谢影响的实验研究 . 临床麻醉学杂志，1996，12（1）：9-11.

[4] 彭宇明，周晓莉，吉勇，等 . 利多卡因对幕上肿瘤切除患者术中脑氧代谢和脑能量代谢的影响 . 临床麻醉学杂志，2014，30（1）：5-9.

[5] 侯景利，徐世元，曾繁荣，等 . 丙泊酚或异氟醚诱导气管插管对脑氧供需平衡及代谢的影响 . 四川医学，2006，27（8）：835-836.

[6] FREDRIKSSON A, PONTEN E, GORDH T, et al. Neonatal exposure to a combination of N-methyl-D-aspartate and gamma-aminobutyric acid type A receptor anesthetic agents potentiates apoptotic neurodegeneration and persistent behavioral deficits. Anesthesiology, 2007, 107(3): 427-436.

[7] KIYATKIN E A, LENOIR M. Rapid fluctuations in extracellular brain glucose levels induced by natural arousing stimuli and intravenous cocaine: fueling the brain during neural activation. Journal of Neurophysiology, 2012, 108(6): 1669-1684.

[8] KARTIK T N, NISHIKANT K S, ASHISH P B. et al. Involvement of cocaine- and amphetamine-regulated transcript peptide in the hyperphagic and body weight promoting effects of allopregnanolone in rats. Brain Research, 2013, 26(1532): 44-55.

第十九章　传统药物对西药药代动力学的影响

现代医学到来之前,人类社会主要依靠草药(亦称传统药物或植物药)防治疾病或维持机体健康。进入 20 世纪,由于现代医学的飞速发展和取得的巨大成就,大多数西方发达国家逐渐减少了草药的使用。然而 20 年前草药的使用再次盛行,WHO 调查结果表明使用草药作为补充治疗和替代药物的人群占世界总人口的 70%,仅在美国就有 40% 以上的成年人服用草药。最近,一项针对美国 2 055 名患者的调研数据显示,草药服用人群中不存在性别差异和社会阶层差异。近 10 年间的数据分析结果表明,加拿大、澳大利亚以及欧洲的草药消耗率曾以指数形式增长,其中德国和法国的草药销售量居欧洲诸国之首。在非洲,草药消耗的数量和种类均在不断增加;据 2009 年统计,60%~85% 的土著非洲人不仅使用草药,而且与其他药物联合使用。

与西药相比,草药的适应证范围更宽,因此很多疾病都可用其治疗;我国中医就有异病同治的理论。一项国外的研究显示,67% 的女性因围绝经期综合征而服用草药;45% 的女性在怀孕时服用草药;此外,超过 45% 的父母因各种医学原因给孩子服用草药。鉴于大部分草药被宣传为天然无害,多数国家在部分草药的管理上不再要求进行有效性、安全性或质量的验证。然而草药并非没有副作用,一些草药甚至被证实有毒。

需要警醒的是,最近一些调查发现草药与处方药(本章特指现代药或西药)联合应用已成为一种用药习惯。据报道,14%~16% 的美国成年人、49.4% 的以色列人将草药与处方药合用。更为严重的问题还在于,仅有不到 40% 的患者会将服用草药的情况告诉医师;此外,很多医师尚未意识到草药－西药相互作用的潜在风险。

当前导致医师忽略草药－西药相互作用的原因很多,其中主要在于多数医师缺乏与草药相关的知识,对草药－西药相互作用的可能性缺乏足够的认识;草药因产地、生产工艺、制剂种类与贮存条件的不同,其成分变化较大;多数患者认为没有必要向医师说明服用草药的情况,而医师也很少询问。草药的使用还存在很多其他问题,如鉴别错误、掺假或污染、标签错贴、活性成分不稳定、采集不规范以及部分患者不知情等,情况十分复杂。

第一节　草药与西药的相互作用

一、草药－西药相互作用的临床表现

由于联合应用的草药与西药种类的不同,药物相互作用的临床表现有很大差异。临床上典型的相互作用包括甘草增强口服糖皮质激素类药物的作用,大蒜、当归增加华法林的出血倾向,贯叶金丝桃降低奈韦拉平、阿米替林、硝苯地平、他汀类、地高辛、茶碱、环孢素、咪达唑仑和甾类药物的血药浓度,小柴胡汤降低泼尼松龙的口服生物利用度,人参与抗抑郁药合用诱发躁狂症,抗精神病药与槟榔合用引起锥体外系反应,非洲植物育亨宾与三环类抗抑郁药合用导致血压升高等。Shankhapushpi 是印度"阿育吠陀"的一种天然抗焦虑药用植物,有文献报道其糖浆剂可加快苯妥英的清除速率,同时还能增加癫痫的发作频率。

二、草药－西药相互作用的循证医学研究

迄今为止,研究人员采用了多种实验技术和不同的研究对象,对草药－西药相互作用进行了分析。但是相关证据的等级不高,尚难以预测相互作用的程度和临床意义,这些数据只能提示临床存在草药－西药相互作用的潜在风险。除了这些研究方法本身特有的局限性(表19-1)外,草药－西药相互作用的研究中还存在某些不足,如药材鉴定错误、药材特征不突出、伪品(有些可能成为变应原)、提取方法多样、药材产地变化、药材中化学成分的季节性改变、文献报告不全面,以及遗传因素导致个体在药物吸收、代谢和动力学方面的不同。

2005年van Roon等创建了一个以证据等级为基础的评估程序体系,用于西药－西药相互作用的研究。该体系亦可用于草药－西药相互作用研究领域,尤其适于评估那些已经得到确证的草药－西药相互作用,或那些可依据植物化学成分特征进行推断的草药－西药相互作用。参照"以证据等级为基础的评估程序体系",表19-2介绍了对草药－西药相互作用进行临床风险评估的证据等级标准。

表19-1 草药－西药相互作用研究方法的比较

研究分类	研究对象和方法	优点	局限性
体外研究	采用代谢酶、组织、器官;CYP-转染细胞株、肝亚细胞组分、肝脏切片、肠组织等的研究	为草药－西药相互作用提供信息;方法简单易行,更适于高通量筛选;如采用人肝脏及相关材料,实验结果更接近于临床	药物的实验浓度乱;未考虑体内的蛋白结合及生物利用度等因素;结果的重现性差;与临床的相关性差
体内研究	采用哺乳动物开展的代谢研究	对草药活性成分的浓度和生物利用度均做了全面考虑	因种属差异,结果常难以解释;实验所用剂量与临床剂量的相关性差
病例报告	对已经发生草药－西药相互作用的患者进行临床诊断	利于提供草药－西药相互作用的信息	难以被医师发现,对具体的每种草药很少具有统计学价值,报告不全面
人体试验	有针对性地对受试者进行临床研究	理想的研究方法,为药物相互作用提供直接可靠的数据	昂贵;需考虑严格的伦理要求;大部分受试者是健康人群,不能反映病理状态下药物的相互作用;酶活性存在个体差异;例数较少,不具有整体人群的代表性

表19-2 用于临床风险评估的草药－西药相互作用证据等级标准

等级	证据特点
1	基于草药化学成分的药物相互作用、构效关系等已知因素,作为专家观点或在正式刊物上提出的草药－西药相互作用的可能性
2	有关药效学或药动学的实验动物研究数据,或不足以推论至人体的离体实验研究数据
3	已经公开发表的高质量病例报告,且无其他因素能够解释该相互作用
4	利用患者或健康受试者进行的草药－西药相互作用临床试验研究(试验设有对照组且研究结果已经公开发表)

第二节　草药与西药相互作用的机制

在机体生物转化过程中,底物(草药、西药)的特异性出现交叉重叠是西药-西药、食物-药物、草药-西药相互作用的主要原因。与西药-西药相互作用相似,草药-西药相互作用的主要机制也是诱导或抑制肠道和肝脏的代谢酶,尤其是 CYP 酶家族。此外,在一些草药-西药相互作用中,药物转运体特别是肠道 P 糖蛋白也发挥着作用。药物进入体循环之前,某些组织及脏器 CYP 酶和外排转运体活性的改变将影响口服药物的生物利用度。因此,草药如果改变这些酶或外排转运体的活性,某些西药的血药浓度将显著升高或降低。

通过体外肝药酶实验常常可以推测药物在体内发生相互作用的可能性,一些临床病例报道已经证实了体外实验与整体反应的相关性,但是体外实验无法预测整体反应的严重程度。一些公认的草药-西药相互作用最初均是在体外研究中发现的。表 19-3 列出了 9 种草药与西药相互作用的机制及证据等级评判。草药与肝药酶的相互作用也会产生毒理学效应,例如某些化学成分可能诱发特异性肝损伤,导致患者出现氨基转移酶升高、脂肪肝、胆汁淤积、急性或慢性肝炎、肝小静脉闭塞病、肝纤维化、肝硬化、肝衰竭、局部或弥漫性肝坏死。引起肝损伤的可能原因包括 CYP 激活、氧化应激、线粒体损伤以及细胞凋亡。

一、代谢酶的诱导与抑制

人体内负责药物代谢的最主要的 CYP 亚家族是 1A2、2A6、2C9、2C19、2D6、2E1、3A4 以及 3A5。CYP1A1 主要在肾、肠、肺等肝外组织中表达;肝脏和小肠中含量最丰富的亚型是 CYP3A4,它参与代谢的临床用药至今已达 50%。已经证实某些草药可诱导 CYP,并使合用的处方药的血药浓度低于治疗水平,导致临床治疗失败。草药尚能抑制体内药物代谢酶的活性,草药对 CYP

表 19-3　草药与西药相互作用的机制及证据等级评判

药用植物及用药部位	拉丁学名	主要成分	产生药物相互作用的机制	与之产生相互作用的药物	证据等级
酸果蔓(果实提取物)	*Vaccinium macrocarpon*	花青苷类,黄酮类	抑制 CYP 酶和 P 糖蛋白	华法林,CYP1A2、2C9、3A4 的底物	4
当归(根)	*Angelica sinensis*	黄酮类,香豆素类	抑制 CYP1A2、3A4 和 P 糖蛋白	CYP 的底物	3
甜甘草(根)	*Glycyrrhiza uralensis*	甘草皂苷	诱导 CYP2C9、3A4	华法林,利多卡因,CYP2C9、3A4 的底物	2
大蒜(鳞茎)	*Allium sativum*	大蒜素,植物杀菌素	诱导 CYP3A4 和 P 糖蛋白	沙奎那韦,华法林,CYP2D6、3A4 的底物	4
立浪草(叶)	*Teucrium chamaedrys*	皂苷,黄酮类,二萜类	通过诱导 CYP3A4 产生有毒的代谢产物	CYP3A4 诱导剂如苯巴比妥、利福平、伊马替尼,CYP2E1、2D6 的底物	3
人参(根)	*Panax ginseng*	人参皂苷	抑制和诱导 CYP2C9、2C19、2D6、3A4 的活性	伊马替尼,CYP2E1、2D6 的底物	4
葡萄籽(种子油)	*Vitis vinifera*	原花青素,白藜芦醇	降低 CYP2C19、2D6、3A4 的活性	CYP2C19、2D6、3A4 的底物	4
卡瓦根(根)	*Piper methysticum*	卡瓦内酯类	降低 CYP1A2、2D6、2E1、3A4 的活性	CYP 的底物	4
金丝桃	*Hypericum perforatum*	贯叶金丝桃素,金丝桃素,黄酮类	抑制和诱导 CYP 和 P 糖蛋白	口服给药的 CYP 底物	4

注:证据等级的判定条件见表 19-2。

或其他代谢酶的抑制具有竞争性、可逆性和浓度依赖性特征。大部分草药抑制剂也是 CYP 的底物,因而可显著改变外源性物质如处方药的药动学特征。由于草药抑制剂抑制肠道和肝脏对处方药的代谢,使后者的血药浓度异常升高,可能引起毒性反应。抑制药物代谢酶的另一个临床后果是处方药的肝清除率降低,导致药物蓄积,对于治疗窗窄和浓度 - 效应变化剧烈的处方药尤需警惕。

贯叶金丝桃是临床应用最广泛的抗抑郁草药之一,它也是 CYP3A4 的强诱导剂,其诱导作用与给药途径、剂量和疗程有关,其也可能诱导或抑制其他 CYP 同工酶和 P 糖蛋白。临床病例报告指出,贯叶金丝桃对 CYP3A4 的诱导作用可使 CYP3A4 底物(包括环孢素、辛伐他汀、茚地那韦、华法林、阿米替林、他克莫司、羟考酮以及奈韦拉平)的血药浓度显著降低。贯叶金丝桃可用于治疗抑郁症,若将贯叶金丝桃与选择性 5- 羟色胺再摄取抑制剂如舍曲林、帕罗西汀同时服用,患者会出现 5- 羟色胺综合征样症状。与甲苯磺丁脲合用时,虽然贯叶金丝桃未明显改变前者的药动学特征,但糖尿病患者的低血糖发生率增加。贯叶金丝桃与伊立替康合用时,癌症患者体内的伊立替康活性代谢物 SN-38 的生成减少。

阿米替林既是 CYP3A4 的底物,也是肠道 P 糖蛋白的底物。理论上讲,通过诱导 CYP3A4 而降低阿米替林的口服生物利用度,可能会导致阿米替林治疗失败。2002 年 Johne 等在临床试验研究中发现,12 名抑郁症患者同时服用贯叶金丝桃提取物和阿米替林 2 周后,阿米替林的药 - 时曲线下面积 (AUC) 减少了 21%。作为 CYP 和 P 糖蛋白底物的处方药与金丝桃合用时,导致前者的药动学发生明显改变的药物还包括抗凝血剂苯丙香豆素、华法林

等,抗组胺药非索非那定等,抗逆转录病毒药如蛋白酶抑制剂、反转录酶抑制剂等,降血糖药甲苯磺丁脲等,免疫抑制剂环孢素、他克莫司、霉酚酸等,抗惊厥药卡马西平等,抗癌药伊立替康等,支气管扩张药茶碱等,镇咳药右美沙芬等,心血管用药中的他汀类、地高辛、二氢吡啶类钙通道阻滞药等,口服避孕药,阿片类如美沙酮、洛哌丁胺等,苯二氮䓬类阿普唑仑、咪达唑仑等。药物相互作用实验研究中,常常用到公式 $AUC_i/AUC = 1+[I]/K_i$,式中 $[I]$ 为酶抑制剂的浓度,可用血浆药物总浓度代替;K_i 为体外实验中抑制剂的解离常数;通常 $[I]/K_i$ 值 > 0.1 可作为评价临床药物相互作用的标准。研究发现,受试者单次服用 300mg 贯叶金丝桃标准提取物(含 5% 的贯叶金丝桃素)后,贯叶金丝桃素的最高血药浓度可达 $0.17\sim0.5\ \mu mol/L$,其 $[I]/K_i$ 值 > 0.22,表明贯叶金丝桃素很可能产生药物相互作用。2002 年 Bray 等在动物实验中证实贯叶金丝桃对多种 CYP 酶都有影响。2007 年 Dresser 等发现,合用贯叶金丝桃后,健康受试者体内咪达唑仑的尿清除率提高,表明贯叶金丝桃诱导 CYP3A4。动物实验和人体研究进一步证实了贯叶金丝桃含有抑制和诱导多种 CYP 同工酶的化学成分,其效应可能与用药剂量、疗程有关,也可能具有种属和组织特异性。尽管贯叶金丝桃中的各种单一化学成分对 CYP 同工酶具有多种效应,但是体内外研究均证明贯叶金丝桃总提物以及主要成分贯叶金丝桃素抑制 CYP1A2、2C9、2C19、2D6 和 3A4 参与的药物代谢。

银杏通过诱导健康受试者的 CYP2C19 而加快奥美拉唑的代谢。Taki 等在小鼠证实了大蒜提取物对华法林的抗凝血作用和药物代谢的影响。黄酮类化合物鱼藤酮是 CYP 抑制剂,其存在于数种植物(如豆薯等)中,通过干扰血红

素铁的电子转移而抑制 CYP 活性。有研究证实白藜芦醇和色氨酸也是 CYP 的强效抑制剂。

Ⅱ相代谢酶主要包括尿苷二磷酸葡糖醛酸转移酶（UGT）、N-乙酰基转移酶（NAT）、谷胱甘肽转硫酶（GST）和磺基转移酶（ST）。这些酶催化Ⅰ相代谢产物与极性或离子基团结合，增加其水溶性，利于排出体外。CYP 介导的草药－西药相互作用已被广泛研究，而草药提取物对Ⅱ相代谢酶影响的研究尚不充分。但是已有充足的证据提示，通过影响Ⅱ相代谢酶亦能产生具有临床意义的草药－西药相互作用。

2002 年 Sheweita 等发现几种降血糖草药（如白羽扇豆等）的提取物可降低大鼠的 GST 活性和谷胱甘肽含量。姜黄素是从姜黄的干燥根茎中提取的一种天然抗氧化剂，具有抗肿瘤和抗炎等药理作用；姜黄素使 ddY 小鼠的肝脏 GST 和醌还原酶活性增强。缬草是一种具有镇静催眠作用的草药，研究证明缬草可能抑制 UGT 而产生草药－西药相互作用。以雌二醇和吗啡作为探针进行的体外研究中，缬草提取物对 UGT 的抑制程度可达 87%。日本的汉方药由数种草药混合而成，对某些Ⅱ相代谢酶也具有抑制效应。2009 年 Nakagawa 等对51 种汉方草药进行了体外研究，其中 9 种对UGT2B7 介导的吗啡 -3- 葡糖醛酸反应产生抑制作用，抑制率超过 50%；甘草、大黄、肉桂的提取物对吗啡以及齐多夫定的葡糖醛酸化反应的抑制率超过 80%。这与 Katoh 等对大黄、肉桂、黄芩的研究结果一致。

银杏不仅影响 CYP，其提取物还能有效地抑制人肝微粒体和人肠微粒体对霉酚酸的葡糖醛酸反应。一项研究以多巴胺和利托君为探针，分析了 18 种草药对人重组硫酸转移酶1A3 活性的影响，其中葡萄籽、水飞蓟、匙羹藤、贯叶金丝桃、银杏叶、大叶紫薇叶、罗布麻、花

生衣的提取物对探针的代谢具有很强的抑制作用，其 IC_{50} 值低于这些草药在胃肠道中推算的浓度。Mohamed 等也报道了绿茶的活性成分表没食子儿茶素没食子酸酯对 UGT1A4 的抑制作用、水飞蓟对 UGT1A6 和 UGT1A9 的抑制作用、锯棕榈对 UGT1A6 的抑制作用、蔓越莓对UGT1A9 的抑制作用。最近又发现了 UGT 介导草药－西药相互作用的证据。据报道某些植物化学成分如香豆素、柠檬油素、葡萄内酯、异补骨脂素、香柠檬亭、欧前胡素和异茴芹内酯能够诱导肝脏 GST 活性。尽管上述发现的临床意义还有待于证实，但是Ⅱ相代谢酶在草药－西药相互作用中所发挥的作用应受到重视。

二、转运体的诱导和抑制

ATP 结合盒转运体（ATP-binding cassette transporters）在药物的吸收、分布和消除中发挥着重要作用。该家族中研究最多的是 P 糖蛋白，集中分布在肝脏胆小管和肾脏近曲小管上皮细胞的顶端表面、胰腺导管细胞、小肠和结肠的柱状黏膜细胞、肾上腺。小肠、肝脏、肾脏和大脑对药物的吸收和消除常常受 P 糖蛋白的影响，特别是 P 糖蛋白参与了药物及其代谢产物在肝胆、消化道和肾脏的排泄过程。

至今已经发现了许多具有重要临床价值的 P 糖蛋白抑制剂，其中也包括植物化学物质如黄酮类、呋喃香豆素类、利血平、奎尼丁、育亨宾、长春新碱、长春碱等。Borrel 等曾报道，运载离子的离子载体如缬氨霉素、无活菌素、尼日利亚菌素、莫能菌素、卡西霉素、拉沙洛西通过对 P 糖蛋白的作用而抑制蒽环类抗生素外排；相反，形成通道的离子载体如短杆菌肽无效。许多能够影响 CYP 的草药也会对转运体产生相似的效应。转运体与抗癌药的药动学关系密切，转运体的发现也解释了癌细胞对化疗药物

产生多重耐药的部分机制。

三、胃肠道功能的改变

草药不仅影响肠道的代谢酶和转运体，还可通过多种机制改变合用西药的吸收。伊曲康唑等药物的溶解和胃肠道吸收具有 pH 依赖性；特别是对于那些靶向给药制剂，如果在药物吸收位点形成络合物，将严重影响药物的吸收。此外，含蒽醌类的植物如番泻叶、鼠李皮、大黄和可溶性纤维素（如瓜尔胶、洋车前草）能促进胃肠蠕动，通过缩短胃肠道的传输时间而减少药物的吸收；当这些草药与处方药联合应用时，可显著影响处方药的吸收。

Izzo 等曾证明蒽醌类成分通过抑制 Na^+，K^+-ATP 酶和提高 NO 合酶的活性损伤消化道上皮细胞，继而改变了肠道对水、盐的吸收并导致肠道内液体蓄积，加快肠内容物排泄。大蒜衍生物能提高大鼠胃肠道中醌还原酶和 GST 的活性，这 2 个酶所参与的代谢反应具有化学防护效应，尤其对化学致癌具有防护作用。在人参 – 西药药动学相互作用中，除了归因于人参对 CYP 和 P 糖蛋白的影响外，还可能与人参的胃肠道效应特别是抑制胃分泌功能有关。体外研究发现大黄酸和丹蒽醌增加呋塞米的吸收。一项有关传统中药草血竭的小鼠实验结果表明，草血竭对胃排空、胃肠道蠕动以及排便反射均有抑制作用。类似的研究也证明了传统中药枳实和白芍对胃肠活动的抑制作用。

纤维含量高的草药可引起胆汁酸蓄积，从而降低青霉素 V、二甲双胍、格列本脲、洛伐他汀等药物的吸收。Mochiki 等报道一种汉方药能够增加肠道血流量，并促进胃肠激素（如促胃动素、VIP、CGRP）的分泌。另一种汉方药能够促进肠道分泌食欲刺激素 (ghrelin)，后者使胃排空延迟。对腹部手术后的患者，大承气汤能提高血浆促胃动素水平，促进胃肠蠕动，改善胃节律紊乱以及胃轻瘫；如果患者同时服用了处方药，大承气汤缩短胃肠道传输时间的作用可能抑制处方药的吸收。

四、肾脏清除药物能力的改变

某些草药可能影响肾功能，并能改变肾脏清除药物的能力。例如一些草药具有抑制肾小管分泌、重吸收以及肾小球滤过的作用；此外，还有一些草药作为利尿药用于临床。草药的利尿机制复杂且互不相同，有些草药提高肾小球滤过率但不增加电解质分泌，而有些草药可直接作用于肾小管。表 19-4 列出了具有利尿作用或具有肾脏毒性的 20 余种植物药，今后应重点研究这些植物药与主要通过肾脏排泄的西药联合应用时，西药通过尿液的排泄情况以及西药的血药浓度变化。

第三节　中药－西药联合用药的现状

随着我国中医药事业与制药工业的快速发展，中药药品越来越多。1963 年版《中华人民共和国药典》收载中成药 197 种，2020 年版则多达 1 607 种。目前中成药已发展到 5 000 余个品种，在我国医疗健康领域占有举足轻重的地位。中药－西药联合用药在我国也很普遍，在中老年慢性病患者中，一种中药与数种西药联合应用、数种中药与数种西药联合应用已呈现普遍化和常规化趋势。近年来，我国中医药的临床研究也取得了长足发展。南京医科大学第一附属医院及中国医学科学院阜外心血管病医院作为组长单位，联合国内 23 家综合三甲医院，历时 15 个月，选取病例 512 名，完成了一项"随机、双盲、安慰剂平行对照评价

表19-4 影响肾功能甚至损伤肾脏的草药

药用植物	应用简介	对肾脏的作用	证据等级
广防己	曾作为瘦身中药的成分	在肾组织中,马兜铃酸代谢产物与细胞 DNA 形成马兜铃酰胺 –DNA 加合物,使皮质肾小管大量破坏	4
黎豆	可食用,味辛辣;在非洲作为药用	含有的黎豆氨酸具有肾毒性	3
月桂美鳞菊	南非常用的草药	损害肾脏近曲小管和髓袢,且具有肝毒性	3
野生菌	在非洲广泛消费	一些品种尤其是贺兰山紫蘑菇含具有肾毒性的奥来毒素	3
欧甘草	欧洲和亚洲的一种天然豆科植物,根及提取物用于治疗慢性肝炎和其他疾病	含有甘草酸,其代谢物甘草次酸抑制肾脏 11- 羟基类固醇脱氢酶,致肾脏皮质醇蓄积,患者出现类库欣综合征;刺激肾皮质细胞的醛固酮受体,致血压升高、钠潴留、低钾血症;这些作用可能增强地高辛等药物的作用	4
海巴戟、紫花苜蓿、蒲公英、问荆、异株荨麻	这些植物及其提取物在传统医学中用途较广,含有大量的钾	引起高血钾、肝毒性	3
大黄	泻下药	草酸含量高时,可能引起肾结石和其他肾脏疾病	1
杨桃	东南亚和南美很流行的一种植物,在传统医学中作为抗氧化剂和抗菌剂	引起草酸盐肾病	1
熊果、毛果一枝黄花、蒲公英、欧刺柏、问荆、欧当归、欧芹、芦笋、异株荨麻、紫花苜蓿	利尿药	具有利尿作用,可能促进合用药物的肾清除	1

注:证据等级的判定条件见表19-2。

芪苈强心胶囊治疗慢性心力衰竭患者有效性与安全性的多中心临床试验”的循证医学研究,该研究成果于 2013 年 6 月刊登于国际心血管领域权威杂志《美国心脏病学会杂志》。我国关于中药 – 西药联合应用的研究多侧重于临床疗效的观察,而在药代动力学方面的药物相互作用研究非常少见。

一篇题为“我国 2000—2008 年中药不良反应文献综合分析”的报道显示,100 种杂志刊登的 933 例中药制剂所致的不良反应中,涉及中药制剂 156 种。某医院随机抽取 2008—2009 年门诊中成药处方 1200 张,其中不合理处方 300 张;不合理处方中,中医医师处方 75 张(占 25%)、西医医师处方 225 张(占 75%)。随着中药 – 西药联合应用治疗疾病的日益增多,越来越多的人注意到两者合用可能引起中药 – 西药相互作用,这种相互作用可能会影响药物的疗效,甚至会导致严重的不良反应、毒性反应或治疗失败。研究中药 – 西药相互作用,避免盲目联合用药,对于保障患者的用药安全具有重要的临床意义。此外,医护人员可以不重视中药 – 西药相互作用的发生机制,但应该熟知常用中药与处方药产生相互作用的可能性,高度重视可能产生的不良后果,提高合理用药的自觉性,以达到最佳疗效、减少不良反应发生。中成药的成分十分复杂,目前尚无哪个中成药的活性成分得以全部阐明。因此,研究西药对合用中成药的影响似乎困难重重。但是,医务工作者可以将中成药视作一个整体,分析其对合用西药的影响,如后者在吸收、分布、代谢与排泄方面的改变,对机体药物代谢酶的诱导与抑制等。

第四节 草药与围手术期

在印度,很多医药公司一直在努力推广中国的传统中草药以及印度的草药产品,强调这些药物有益于机体健康;并声称这些草药产品几乎对各类疾病均有效,包括严重的疾病。然而时常有临床研究质疑围手术期的一些潜在并发症是否与药物相互作用有关,这些药物相互作用可能导致患者围手术期凝血功能障碍、电解质紊乱、心血管功能变化和麻醉时间延长,成为手术医师和麻醉医师高度关注的问题。这些围手术期并发症的发生机制可能涉及围手术期常规药物的药效学和药动学改变,例如患者术前长期服用草药,导致常规药物的吸收、分布、代谢和排泄发生改变,甚至常规药物的药效亦发生变化。美国麻醉医师协会（American Society of Anesthesiologists） 的指南中,对草药和替代药物的临床应用及其与围手术期常规药物的相互作用已经做了相应规定;但是这些规定有时执行不到位,有时因紧急手术等情况而难以落实。临床实践中已经观察到,草药与常规麻醉药以及常规围手术期药物联合应用时,可能发生严重后果甚至死亡。临床麻醉的产生系指短时间内多种西药在体内相互作用的综合平衡效果;此时如果添加了草药或印度草药,必定导致药物相互作用更为复杂和难以控制。作为手术医师和麻醉医师,应该通过认真询问药史以及详实的调查问卷,掌握患者的任何草药用药史,以避免围手术期发生不利的药物相互作用。

在常规麻醉工作中,有时会遇到一些偶发不良反应,例如服用银杏或大蒜的患者出血倾向增加、服用人参的高血压患者病情发生恶化、服用贯叶金丝桃时出现镇静过度等临床现象。大蒜可抑制血小板聚集,对于服用大蒜的患者进行硬膜外麻醉时应高度警惕,以免发生硬膜外血肿。银杏叶常常用于改善患者的学习记忆能力,据报道它也具有抗炎作用和抑制血小板活性的作用,亦可使围手术期出血风险增加。因此,手术前后均应强制性禁止这些草药与非甾体抗炎药合用。贯叶金丝桃和缬草具有增强麻醉效果的作用,其机制之一是对机体内源性神经递质 GABA 的调节。2 型糖尿病患者常常服用人参以降低血糖水平,紫锥菊因具有免疫抑制活性而增加伤口感染的风险,它们也会影响患者围手术期的病情。

研究中西药之间的相互作用不仅具有重要的学术价值,也对日常临床工作具有十分重要的指导意义。但是目前与临床相关的中药－西药相互作用的药代动力学研究十分欠缺,亦无明确的指导原则;缺乏高质量的循证证据。总之,关于中药－西药相互作用的研究工作任重道远,需要医护人员及科研工作者共同努力。2012 年美国食品药品管理局及药品评价和研究中心联合公布了"药物相互作用:研究设计、资料分析、对给药的影响和对说明书的建议"的指导原则。该指导原则提出了对新药药物代谢、药物转运和药物－药物或药物－治疗蛋白相互作用的体外和体内研究的建议,其重点是药动学相互作用。该原则指出,研究药物－药物相互作用是充分评价药物有效性和安全性的重要组成部分。在我国,上述药物－药物相互作用的概念中,必须包括药物－中药相互作用这一范畴。

（赵　静　任雷鸣）

参考文献

[1] COPPOLA M, MONDOLA R. Potential action of

betel alkaloids on positive and negative symptoms of schizophrenia: a review. Nord J Psychiatry, 2012, 66: 73-78.

[2] UMEHARA K, CAMENISCH G. Novel in vitro-in vivo extrapolation (IVIVE) method to predict hepatic organ clearance in rat. Pharm Res, 2011, 29: 603-617.

[3] ASDAQ S M, INAMDAR M N. Pharmacodynamic interaction of captopril with garlic in isoproterenol-induced myocardial damage in rat. Phytother Res, 2010, 24: 720-725.

[4] HOKKANEN J, TOLONEN A, MATTILA S, et al. Metabolism of hyperforin, the active constituent of St John's wort, in human liver microsomes. Eur J Pharm Sci, 2011, 42: 273-284.

[5] TAKI Y, YOKOTANI K, YAMADA S, et al. Ginkgo biloba extract attenuates warfarin-mediated anticoagulation through induction of hepatic cytochrome P450 enzymes by bilobalide in mice. Phytomedicine, 2012, 19: 77-182.

[6] DEGORTER M K, XIA C Q, YANG J J, et al. Drug transporters in drug efficacy and toxicity. Annu Rev Pharmacol Toxicol, 2012, 52: 249-273.

[7] EICHHORN T, EFFERTH T. P-glycoprotein and its inhibition in tumors by phytochemicals derived from Chinese herbal medicine. J Ethnopharmacol, 2012, 141: 557-570.

第二篇

吸入麻醉药

第二十章 吸入麻醉药的历史

在 19 世纪中叶，西方国家的外科医师都是在没有麻醉药的作用下进行手术，对于患者而言，每一台手术均不亚于犯人接受残酷的刑罚，患者常常因疼痛难忍而放弃手术治疗。当时的医师们也尝试应用冰水浸泡或淋洗手术部位使其冷冻麻木、重压患处使之麻木、饮酒致醉或在威士忌酒中加入鸦片等多种方法来消除或减轻患者的手术痛苦，但是这些方法均不能有效地消除患者的手术疼痛。据说还有医师让助手用木棒击晕患者后实施手术治疗，但风险及后遗症极大。

1846 年 10 月 16 日，William T. G. Morton 在美国麻省总医院公开示范乙醚麻醉，使外科医师顺利切除患者的下颌部肿瘤取得成功，这一成果引起全世界的轰动，标志着近代麻醉学的开始（彩图 4 ）。

第一节　吸入麻醉药的初始阶段

1540 年 Valerings 合成了乙醚, Cordus 和 Paracelsus 在相关著作中曾提到乙醚具有消除疼痛的作用。1818 年 Faraday 发现乙醚具有麻醉作用。英国化学家 Priestley 在 1771 年制造出氧气，1772 年制造出了氧化亚氮，1775 年发现蜡烛在氧气中燃烧得更旺。然后，他将老鼠分别放入密闭的同体积的氧气和空气中，发现在氧气中的老鼠可以存活的时间更长。法国化学家 Lavoisier 通过实验表明空气中有 2 种气体，一种与燃烧和呼吸有关，另一种是惰性气体。还发现动物对氧的消耗与从事的活动和喂养的食物类型有关，也与环境的温度有关。这些现象已初步涉及呼吸的基础理论问题，确立了氧气在呼吸及维持生命中的作用，为后来在吸入全身麻醉药中加入一定比例的氧气奠定了基础。可惜法国革命中断了这 2 位化学家的研究工作，不然麻醉药的发现可能会提前几十年。

英国的 Beddoes 在 1794 年建立了"气体力学研究所"，他和 Davy 很快就掌握了由硝酸铵蒸馏制备各种不同纯度的氧化亚氮的技术，并于 1800 年发表了题目为《主要涉及氧化亚氮和呼吸的化学和哲学研究》的论文，在文章的第三部分描述了多种动物吸入氧化亚氮后的效果，观察到动物在吸入氧化亚氮后可引起知觉消失，但可完全恢复，并详细地描述了 1 只猫的实验过程。应用氧气与氧化亚氮混合实验，为吸入麻醉药与氧气混合应用提供了重要的实验依据。论文的最后一部分陈述了他本人和同事在使用氧化亚氮后的感觉，他在论文中写道"氧化亚氮可以毁掉身体的痛觉，应用于出血量较小的外科手术有一定的优点"。但由于 Davy 的论文印刷的数量很少，论文也没有着重于对氧化亚氮的镇痛作用进行描述，因此对在外科手术应用方面并未产生什么影响，然而他描述吸入氧化亚氮引起的欣快感觉却引起了一些人的兴趣，并传入美国成为一种寻欢作乐的新方法，氧化亚氮也被命名为"笑气"而广泛流传。

1841 年冬天，美国佐治亚州的一名乡村医师 Crawford Long 听说了吸入氧化亚氮后引起的种种作用，他联想到这与乙醚引起的现象类似，并尝试应用乙醚代替氧化亚氮，结果吸入乙醚的效果与吸入氧化亚氮引起的现象相似。几年后他在给佐治亚州医学会的信中对此进行了描写，他还发现吸过乙醚的人摔倒后都没有感觉到疼痛，这使他萌发了乙醚也可能作为麻醉药应用于外科手术的想法。1842 年 3 月的一天下午，Long 用乙醚作麻醉药为一位年轻人颈部的 2 个肿瘤做了切除手术。具体实施方法先在患者的口鼻上放置一块浸透乙醚的毛巾，

在失去知觉以后迅速实施手术，而且仅用了 5 分钟在患者毫无感觉的情况下就切除了其中的 1 个肿瘤，几天后用同样的方法又顺利地切除另外 1 个肿瘤，这可以说是将乙醚用作麻醉药的第 1 个手术麻醉成功的案例。当时 Long 对这一结果采取了谨慎的态度并没有立即发表论文，直到 1849 年 12 月，他认为时机成熟，将这一发现发表在《南方医学外科》杂志上，因而 Long 被认为是将乙醚用于临床麻醉的开创者。为了纪念 Crawford Long 完成的世界第 1 例真正意义上的全身麻醉，美国将每年 3 月 30 日法定为医师节。

1844 年 12 月 10 日，美国 29 岁的牙科医师 Wells 和他的妻子一同到康涅狄格州的哈特福德去看氧化亚氮表演，注意到吸入氧化亚氮后的一个特殊现象，看到受伤的表演者丝毫没有表现出疼痛和不舒服的表现。他联想到氧化亚氮的这种作用可能可以应用于牙科镇痛，于是他自己吸入氧化亚氮后由助手成功地拔除了一颗智齿，苏醒过来后他兴奋地说："拔牙的新时代到来了。"这句话被记录在许多麻醉学的史书中。从此以后，年轻的 Wells 也就开始了将氧化亚氮用于拔牙的麻醉，但在 1845 年的一天，他满怀信心地向哈佛大学的学生做了一次"无痛拔牙"的表演，十分不幸的是因为氧化亚氮的用量不够，导致拔牙时患者大声叫痛，学生们嘲笑 Wells 是"骗子"。此后，他虽然进行了许多次成功的无痛拔牙，但一直无法被公众认可。

1846 年，美国康涅狄格州的牙科医师 Morton 在化学家 Jackson 的指导下，用乙醚替代氧化亚氮进行了狗、猫、鼠等动物实验。1846 年 9 月 30 日，他给 1 名患者吸入乙醚后，迅速拔除了病齿，患者毫无痛觉，并感到非常满意。Morton 在第 2 天的《波士顿日报》上便刊登了这则"无痛拔牙"的消息。由于曾目睹了 Wells

的失败，Morton 认为麻醉药的给入方法十分关键，于是他去找仪器制造者为他设计了一个可调控的乙醚吸入器，同年 10 月 16 日 Morton 在麻省总医院应用定制的乙醚吸入器给患者施以乙醚吸入麻醉，由著名外科医师 Dr. John C. Warrn 从患者下颌部成功切除 1 个肿瘤，震惊了当时在场的众多外科医师和新闻记者，这一消息随即轰动全世界。Morton 被认为是临床麻醉的第一杰出人物，乙醚麻醉的成功开创了近代麻醉的历史(彩图 4)。

美国发表在医学杂志上有关用乙醚进行无痛外科手术成功的文章传到英国，伦敦大学医院著名的外科医师 Liston 在 1846 年 12 月 21 日用乙醚麻醉给 1 名患者截去下肢取得成功，这一现象很快影响了英国的外科学界。爱丁堡大学产科主任 Sinposon 于 1847 年 1 月应用乙醚麻醉使骨盆异常的产妇成功无痛分娩。1846 年，大规模使用乙醚麻醉的组织者——俄国的 Jiuporob 在乙醚麻醉下施行了乳癌切除术。1847 年，Snow 发行了第 1 本麻醉学专著《乙醚吸入麻醉》。

继 Wells 演示氧化亚氮麻醉失败后，1867 年 6 月，Colton 首次在巴黎第一届国际医学大会上成功演示了氧化亚氮吸入麻醉，从此该方法在欧洲风行。1868 年，Andiews 研究了氧和氧化亚氮的混合使用。1870 年，氧化亚氮与氧气一起用于麻醉中，这样就可以提供满意的麻醉效果而不引起缺氧。

第二节　吸入麻醉药的发展

随着乙醚麻醉临床应用的成功，人们逐渐发现乙醚具有易燃、诱导期长、有刺激性气味、恶心和呕吐的发生率高等诸多缺点。因此，科学家们一直致力于寻找其更好的麻醉药。吸入麻醉药的使用历史和现状见表 20-1。

一、三氯甲烷

1831 年，Justus von Liebig、Guthrie 和

表 20-1　吸入麻醉药的使用历史和现状

吸入麻醉药	发明或发现时间/年	首次使用时间/年	现状
乙醚	1540	1842	弃用
氧化亚氮(笑气)	1772	1844	正在使用
三氯甲烷	1831	1847	弃用
环丙烷	1882	1933	弃用
三氯乙烯	1935	1935	弃用
氙气	1898	1946	临床研究
氟乙烯醚	1953	1954	弃用
氟烷	1951	1956	正在使用
甲氧氟烷	1958	1960	弃用
恩氟烷	1963	1973	正在使用
异氟烷	1965	1981	正在使用
七氟烷	1968	1990	正在使用
地氟烷	1990	1992	正在使用

Sanbeiren 分别合成了三氯甲烷，1847 年由 Flourens 通过动物实验证明三氯甲烷具有麻醉作用。1847 年 11 月，英国外科兼妇产科医师 Sinposon 在一次聚会中尝试使用三氯甲烷，发现这种具有香甜气味的挥发性液体具有欣快感和如醉如痴的感觉。Sinposon 试用三氯甲烷做一些小手术，然后又用于产科均得到了满意的结果，于是又进行了以三氯甲烷为麻醉药的外科手术示范表演，结果显示三氯甲烷优于乙醚，没有爆炸性，没有刺激性，有令人愉快的气味，麻醉作用比乙醚强，并且使用简单。此后有人用各种动物进行了乙醚和三氯甲烷的比较，发现三氯甲烷麻醉后动物的死亡率比乙醚高，认为三氯甲烷的毒性大。但是赞成使用三氯甲烷的人只强调乙醚的缺点，而喜欢使用乙醚的医师则强调三氯甲烷的毒性，忽略乙醚的缺点。最后按区域形成了以美国主要使用乙醚，欧洲主要使用三氯甲烷的两大派。于 1848 年之后报道了使用三氯甲烷死亡的病例，因此认为使用三氯甲烷不能超过一定浓度。1853 年 4 月 Sinposon 医师应用三氯甲烷为英国维多利亚女王施行麻醉生下王子，使三氯甲烷麻醉在英国得到公认。1858 年 Snow 发行了《氯仿及其他麻醉药》一书。1862 年三氯甲烷麻醉药问世后到 1868 年在外科临床开始普遍使用，直到 1894 年 Leonard 和 Guthrie 报道了几例三氯甲烷麻醉后儿童发生迟发性肝毒性的病例，同时 Goodman 和 Levy 进行的动物实验也表明三氯甲烷麻醉复合肾上腺素可诱发致死性室颤。到 20 世纪 50 年代，三氯甲烷麻醉逐渐被临床淘汰，目前仅作为溶剂使用。

二、氯乙烷、乙烯类麻醉药

在将近 1 个世纪的时间中，乙醚、三氯甲烷

和氧化亚氮应用于大多数外科手术的麻醉，虽然乙醚和三氯甲烷都不是安全的麻醉药，但当时的化学界还不能提供更多的易挥发性化合物供试验。因此，人们一方面在寻找更为安全的麻醉药，另一方面仍继续使用上述麻醉药。1848 年 Heyfelder 首先在人体使用氯乙烷产生麻醉作用。1918 年 Luckhardt 又证明高浓度的乙烯有全身麻醉效果，并于 1923 年用于临床，但仍然具有易燃、易爆和有刺激性气味的缺点。1926 年 Eichhaltz 将阿弗丁应用于临床。1928 年 Lucuo 和 Hendersen 发现环己烷有麻醉作用，1930 年 Waters 临床应用环己烷获得满意效果。1933 年 Gelfan 和 Bell 发现乙烯醚有麻醉作用可供临床使用。1935 年 Shiker 试用三氯乙烯作为麻醉药，1941 年 Lange Hewer 将其应用于临床。由于这些药物都具有易燃、易爆的特性，限制了外科电刀和监护仪的应用，因此很快都被临床淘汰。

三、氟类麻醉药

早期合成非易燃性麻醉药的方法是通过卤素化来降低烃化物的可燃性，即使某种易燃性的药物氟化，由氟原子替代氯原子和溴原子，以获得更稳定的分子结构和更低的溶解度，从而降低吸入麻醉药的毒性并具有更好的药代动力学特性。1951 年化学家 Charles Sucking 成功地合成了氟烷，1956 年 M. Johnstone 在曼彻斯特首次将其应用于临床。此后由于氟烷不易燃，临床使用相比易燃的吸入全身麻醉药更安全，所以迅速成为更受欢迎的吸入全身麻醉药。

（一）恩氟烷、异氟烷和地氟烷

1959—1980 年间 Dr. Rossc. Terrell 及其在美国俄亥俄州的 Medical Products 公司（现为 Baxter 公司）系统分析了 700 多种可能具有麻

醉作用的复合物,发现第 347 种复合物恩氟烷和第 467 种复合物异氟烷均具有很好的吸入麻醉作用,并在试验研制中取得成功,分别成为 20 世纪 70—80 年代的主要吸入麻醉药。

地氟烷是这一系列复合物中的第 653 种复合物,因此地氟烷被称为复合物 653。它有 2 个潜在的局限性:①在室温下饱和蒸气压相当于 1 个大气压,因此不便使用常规的蒸发系统。②麻醉强度仅是异氟烷的 1/5,因此产生麻醉就需要更多的药物,从而使它的应用更加昂贵。地氟烷的优点是血/气分配系数(0.45)远低于其他的吸入麻醉药,在血和组织中的溶解度低,从而使患者能够快速从麻醉中苏醒;它能够使血压快速下降;其独特的抗降解能力也是一个值得关注的优点。

(二)七氟烷

1968 年七氟烷由 Wallin 和他的同事在 Travenol 实验室合成,于 1975 年完成动物实验,1981 年完成临床试验。七氟烷的优点在于刺激性气味小,停药后能苏醒迅速;但其与二氧化碳吸收剂接触后结构不稳定,其代谢产物存在一定的潜在毒性,且价钱昂贵。动物实验和临床研究均表明七氟烷代谢产生的无机氟可增加血浆氟离子的浓度,又因七氟烷与碱石灰不相容,直到 20 世纪 80 年代末期才投入临床使用。由于现代医学发展的需要,对麻醉提出了作用快、苏醒快的要求,使人们开始重新考虑七氟烷的优点。七氟烷于 1990 年在日本首先上市,一时间成为日本最流行的麻醉药,1995 年在欧洲和美国上市,2005 年在中国上市,是目前我国最常用的吸入麻醉药之一。

四、氙气

1898 年,Ramsay 和 Travers 在蒸发液体空气时发现了氙气,由于其单电子结构,被归为惰性气体。其在空气中的浓度仅为 0.000 008 7%,属于稀有气体。1946 年 Lawrence 等首先指出氙气对小鼠具有镇痛作用。1951 年 Cullen 和 Cross 首次将氙气用作人类外科手术麻醉药,他们描述了如何使用氙气,并指出氙气麻醉具有诱导迅速、血流动力学稳定、苏醒迅速等优点。但由于氙气价格昂贵,从而限制了其使用。近年来,随着氙气制造价格下降以及其众多优点逐渐被研究者发现,氙气具有对环境无污染、诱导迅速、苏醒快、效价强于氧化亚氮、对心肺功能无明显影响、无刺激性、不燃烧、不爆炸、不在体内代谢的特点,由此推断氙气有望成为 21 世纪极具前景的吸入麻醉药。

第三节 吸入麻醉实施方法的发展过程

吸入麻醉药的发展,伴随着吸入麻醉药给药方式、装置和测量分析方法的发展。第一次公开演示中,Morton 用了一个定制的玻璃瓶,衔接了一个面罩。19 世纪初,将乙醚、三氯甲烷简单地倒在毛巾上进行吸入麻醉。此后简单的麻醉工具逐渐被发明,如 Esmarch 口罩,由钢丝网构成,上蒙以数层纱布,用乙醚滴瓶点滴吸入乙醚挥发气。以后 Sxhimimeldusch 对此进行了改进,将口罩与患者面部接触部分卷边,以防止乙醚流到患者的面部及眼睛引起刺激性,使患者受到伤害。开放点滴吸入麻醉的缺点是麻醉药损失较多,麻醉深度及呼吸不易控制,同时对环境的污染较重。后续出现了简单的可以调节乙醚气体浓度的口罩(Cauobehko)。1847 年,英国人 Salt 将乙醚加入连接金属面罩的金属桶中进行吸入麻醉(彩图 5)。1856 年,英国人将氧化亚氮装入铜筒中使用。1908 年,Kuppers 介绍了转子流量计并于 1910 年首次使用于麻醉机上。1910 年设计出 Mckesson 断续流的麻醉机。1911 年，Elsberg 记录了其发明的持续流量机，这种持续流量机不能去除呼吸过程中产生的 CO_2。1915 年 Jackson 试用二氧化碳吸收剂进行动物实验，为紧闭法吸入麻醉之前驱。1923 年 Waters 设计了来回式二氧化碳吸收装置。德国的 Drager 父子开发出一种减压阀，可以控制啤酒罐中的 CO_2 平缓、准确地溢出，不久这种阀被用于麻醉机上。1928 年又出现循环式紧闭吸入麻醉装置，1952 年 Morris 发明了铜质的挥发罐来蒸发液体麻醉药，使精细控制吸入麻醉药变得可能。目前已发展成为精密复杂的各种类型的麻醉机。

气管内麻醉方法的出现意义重大。1543 年 Vesalius 给动物实施了气管插管，1667 年 Hooke 在动物实验中行气管切开后插入导管进行麻醉。1792 年 Curry 首先给人进行了气管插管。1859 年 Krersstein 制成喉镜进行明视气管插管。1869 年 Trendelenburg 行气管切开术，直接经气管导管吸入麻醉药。1880 年 Macewen 用手引导施行气管插管。1921 年 Magill 和 Rowvotham 改良了气管内麻醉术，将金属导管改为橡皮管，经鼻腔盲探插管。Guedel 和 Waters 倡导用带有套管的气管插管导管。20 世纪初才开始使用气管内直接插入导管吹入吸入麻醉药。喉镜方面设计出 Miller、Guedel、Flagg 型及 Macintosh 弯型喉镜。气管插管普遍应用于各种全身麻醉及实施复苏术的患者，随着麻醉学及外科学的发展，科学家们设计出各种异形气管导管，加强、加长型气管导管，双腔气管导管，喉罩等麻醉工具，并完善了它们的技术操作方法。蒸馏器能够使麻醉气体以精确的浓度进行传输，气体分析仪提供了呼气末气体浓度监测，使精确调节吸入麻醉成为可能。脑电监测仪、听觉诱发电位监测仪等仪器的使用使吸入麻醉深度可监测并可以此为依据进行调节，增加了吸入麻醉的安全性和有效性。

第四节　我国吸入麻醉的发展过程

19 世纪西方医学开始传入我国，外国教会在全国各地开办医院，但这些医院创设之初都没有麻醉科，从事麻醉专业的人员更是凤毛麟角。当时国内较大的外科手术如胃大部切除术、胆囊切除术等，只有少数几家大医院才能实施。协和医院在 1922—1936 年曾聘用外籍人士 Holland 负责麻醉工作，1938—1942 年协和毕业生马月青专职从事麻醉工作。各医院大部分手术的麻醉均方法简单，设备简陋，技术水平不高，缺乏创造性的成就。当时国内出版的麻醉专著也非常少，有 1931 年亨利、孟合理摘译的《局部麻醉法入门》，1942 年陶马利的《全身麻醉》等。20 世纪 40 年代末 50 年代初，我国现代麻醉学的开拓者吴珏、尚德延、谢荣在国外学习麻醉并先后回国，在多地的教学医院建立了麻醉科，充实了麻醉设备，开始培养专业人才，开展临床麻醉工作。在他们的努力下，培养了大批麻醉骨干力量。迄今，在我国县级以上医院大部分建立了麻醉科。1989 年，卫生部规定麻醉科为一级临床科室，并明确指出其工作领域和业务范围，为麻醉学科的进一步发展奠定了基础。

20 世纪 50 年代在我国主要应用的吸入麻醉药为乙醚，采用开放点滴的方法，儿科麻醉中先用氯乙烷或氟烷诱导，再滴乙醚维持。20 世纪 50 年代末 60 年代初开展小儿三氯乙烯开放麻醉。随着我国医药卫生和工业的发展，吸入麻醉条件逐步有了改善。从使用简单的乙醚罐（flagg）或来回禁闭式吸入麻醉装置，逐步改进为国产的吸入麻醉机施行循环密闭式吸入麻醉。以后又有轻便的空气麻醉机提供临床应用，逐渐开始乙醚和氟烷紧闭吸入麻醉。吸入麻醉药除乙醚外，逐步增加了氧化亚氮等相继用于临床。气体吸入麻醉药环丙烷（cyclopropane）也曾经在我国临床麻醉中应用。70年代后期随着改革开放，国外许多新的麻醉药和精密的麻醉设备相继引进我国。1981年后随着恩氟烷等吸入麻醉药及现代麻醉机的引进，静吸复合麻醉逐渐成为我国全身麻醉的主流，在设备、理论和技术上有了很大的进展。20世纪90年代又引进许多新药、新技术和新仪器，包括吸入全身麻醉药异氟烷、七氟烷和地氟烷以及密闭性好的全能型麻醉机、高精确度的蒸发器、呼气末气体浓度监测仪等。随着最低肺泡有效浓度及吸入麻醉方法和理论的发展，低流量和全紧闭吸入法也在我国开展起来。七氟烷（1994年）、地氟烷（1997年）先后被引入我国。我国目前临床麻醉中主要使用的吸入麻醉药是异氟烷和七氟烷。新型吸入麻醉药、吸入麻醉方法的改进和吸入麻醉药围手术期器官保护、吸入麻醉药其他生物作用的相关研究将成为今后的主要研究方向。

（柴　伟　丁　倩）

参考文献

[1] JAMES P B. Xenon in anesthesia. Lancet, 1990, 336(8710): 324–329.

[2] LAWRENCE J H, LOOMIS W F, TOHIAS C A, et al. Preliminary observations on the narcotic effect of xenon with a review of values for solubilities of gases in water and oils. J Physiol, 1946, 105: 197–204.

[3] CULLEN S C, GROSS E G. The anesthetic properties of xenon in animals and human beings, with additional observations on Krypton. Science, 1951, 113(2942): 580–582.

[4] MORRIS L. A new vaporizer for liquid anesthetic agents. Anesthesiology, 1952, 13(6): 587–593.

[5] 王祥瑞, 俞卫锋, 杭燕南. 吸入麻醉药. 北京: 世界图书出版公司, 2008: 1–7.

[6] MILLER R D. 米勒麻醉学. 7版. 曾因民, 邓小明主译. 北京: 北京大学医学出版社, 2011: 27–28.

[7] BREATHNACH C S, MOYNIHAN J B. John MacDonnell and insensibility with ether in 1847. Ulster Med J, 2013, 82(3): 188–191.

[8] LYKE A. High times, fair maidens, and sweet air: romantic interludes in the life of Dr. Crawford Long. Bull Anesth Hist, 2014, 32(1): 8–15.

第二十一章　吸入麻醉药的作用机制

吸入麻醉药由于其诱导和苏醒迅速、可控性好而广泛应用于临床，但是其作用机制仍然不是很明确。在 2005 年，*Science* 杂志就将吸入麻醉药的作用机制列为科学界的 125 个难解之谜之一。对于这一机制的研究是目前科学界的热点之一，近十几年来的研究成果正在逐步揭开吸入麻醉药的神秘面纱，科学工作者进行了无数次的实验研究，并提出假说与观点。随着细胞和分子生物学的发展，分子克隆技术和膜片钳等技术的应用已经证实这种作用机制涉及多种受体、离子通道、神经递质与神经网络。

第一节　吸入麻醉作用机制的脂质理论

1846 年 10 月 16 日，乙醚麻醉演示成功成为现代麻醉学划时代的开端，随后的近 170 年来，吸入麻醉药广泛地运用于临床，同时人们坚持不懈地探索其作用位点和机制。早期以 Hans Meyer 和 Ernest Overton 的研究最为突出，他们发现吸入全麻药在非极性溶剂中有较高的脂溶性，麻醉效能与其疏水性呈正相关。这个主导吸入麻醉药作用机制研究 100 多年的发现就是著名的 Meyer-Overton 法则。随着对细胞结构和神经电生理的认识，人们提出全麻药可能是和神经细胞的脂质成分发生松散的物理－化学结合，致使膜脂质的正常结构和功能发生改变而产生麻醉作用，这就是 Meyer HH 和 Overton CE 分别在 1899 年提出的"脂质学说"：所有脂溶性化合物吸收后均可作为麻醉药，全麻药的麻醉强度与其脂溶性呈正相关，全麻药在高脂肪含量的细胞和组织中的麻醉强度最强。

在"脂质学说"的引导下，以人工脂质膜为模型，提出了多种"膜干扰假说"。其中较有影响力的是"临界容积学说"：溶解在细胞膜中的全麻药可增加细胞膜的总容积，当达到某一临界阈值时即产生麻醉效应。另有研究显示全麻药可增加细胞膜的流动性，由此推测细胞膜脂质流动性的改变能影响膜蛋白的功能，并产生麻醉效应，即"膜流动性学说"。以后的研究还发现，大部分全麻药可在单纯脂质系统中抑制脂质成分由胶质向液晶态的相转变，认为神经细胞的膜脂质在麻醉过程中存在相互转变过程，并提出相应的"相转变假说"。临床相关浓度的麻醉药可提高膜脂质对阳离子的通透性，而"缬氨霉素转运载体"和"短杆菌肽通道"等阳离子载体能为全麻药所调节，由此提出全麻作用的"膜通透性降低学说"。以上假说均被后来的研究陆续否定。虽然 Meyer-Overton 法则和以此为基础构建的脂质学说在一定程度上可解释产生麻醉效应的化合物在结构上的多样性，但是临床相关浓度的全麻药引起的细胞膜理化特性的改变都相对微弱，一些与该法则和学说相违背的现象不断被发现，脂质微环境和麻醉药－蛋白质作用的研究成果使得脂质学说面临严峻挑战。最近的转基因动物通过改变很少的蛋白质结构，即能改变一些麻醉药的作用的现象更是脂质学说所不能解释的。虽然目前脂质学说遇到很多挑战，但 Meyer-Overton 法则还是研究麻醉机制需要考虑的一个重要基础，而且目前也没有能提出比脂质学说更有说服力的理论。于 20 世纪 80 年代由 Franks 和

Lieb 提出的蛋白质作用学说已经渐渐被很多学者关注。全身麻醉药与蛋白质相互作用的现象十分普遍，尤其与细胞膜上的受体通道蛋白的相互作用可直接影响神经信号的传递，导致麻醉作用的产生。而且全身麻醉药同分异构体麻醉作用的质或量的差异，或采取分子生物学方法改变受体通道蛋白多肽链上的氨基酸组成，可使全身麻醉药的作用受到明显影响等，均提示全身麻醉药是直接与膜上的功能性蛋白作用的结果。

除了细胞膜脂质和蛋白质外，细胞的胞质中一些涉及信号转导的蛋白质、酶等也成为麻醉药作用的研究目标，然而这方面目前还没有比较令人兴奋的研究结果。

1. 对脂质学说的质疑　质疑脂质学说的依据主要有以下几条。

（1）Meyer-Overton 法则的"偏离"或"断点"效应是对该学说的最主要的挑战：Meyer-Overton 法则认为，同系化合物的麻醉效能与其疏水性成正比，而许多疏水性高的化合物在整体动物实验中其麻醉强度却较低（偏离）或无麻醉作用（断点）。

（2）立体异构效应：全麻药异构体之间的麻醉作用存在显著性差异，立体选择性被认为是全麻蛋白质学说的有力证据。

（3）脂溶性化合物的致惊厥效应。

（4）微弱的膜脂质变化不足以影响细胞膜功能。

（5）全麻药对虫荧光素酶活性的抑制作用与其对动物的麻醉作用成正比，并遵循 Meyer-Overton 法则的经典研究，以及全麻药能与胆固醇氧化酶等多种蛋白发生特异性结合。

（6）全麻药可以和离子通道或其他中枢蛋白发生相互作用，并对神经元的兴奋性和突触传递产生影响。

（7）全麻药的同分（或光学）异构体可影响其对整体动物的麻醉作用及对离子通道的作用，而受体、通道亚基或肽链的改变也可影响全麻药的麻醉作用。

2. 蛋白质假说的提出　脂质学说难以对与 Meyer-Overton 法则相违背的现象作出合理的解释。20 世纪 60 年代以后，全麻机制研究的重点从脂质学说转向蛋白质学说。根据不同溶剂模型的比较，Franks 等在 Meyer-Overton 法则和早期研究结果的基础上进一步推测全麻药的作用位点：脂质双层内部的脂性疏水性基质、蛋白质与脂性基质的疏水界面膜内的蛋白质表面卷曲折叠形成的疏水间隙、蛋白质在水相中的疏水间隙。虽然提出了蛋白质在全麻机制中的作用，但 Franks 等对作用位点的假设仍未摆脱疏水性结构的限制，因此上述假设仍不能对各种质疑作出合理的解释。后来人们提出了全麻药作用的复合蛋白结合靶位思想：要么存在单一的蛋白质结合位点，但能满足为数众多的全麻药特异性较低的结合；要么存在多个蛋白质结合位点，每一位点可以与部分全麻药相结合而产生麻醉作用。与单一的蛋白结合靶位模型相对应，多蛋白结合靶位的观点认为，在同一蛋白质上存在多个相互联系的不同的结合位点，每个位点可与一些全麻药结合。目前的研究结果倾向于后一种观点。

3. 蛋白质学说的确立　越来越多的研究表明，全麻药的作用靶位应该是蛋白质，而受体偶联的跨膜离子通道可能是最终的作用位点。蛋白质学说认为，全麻药的分子作用靶位是膜蛋白质而不是膜脂质，全麻药主要作用于细胞膜上受体偶联的通道蛋白而发挥麻醉效应。支持该学说的直接证据主要有核磁共振（nuclear magnetic resonance，NMR）为全麻药与蛋白质相互作用的分子动力学提供依据、光亲和标记显示吸入麻醉药能够和多种膜蛋白直接结合在脂质－离子通道界面上。据此，对蛋白质结合位点的推测如下：蛋白质分子表面上一些疏水性的内陷结构，裂隙、凹槽或袋口等"窝洞"，蛋白质－脂质结合界而非蛋白－蛋白结合界。Penelope 等认为，全麻药要么加强抑制性突触传递，要么抑制兴奋性突触传递而产生麻醉作用。存在于突触前后膜上的主要抑制性神经递质和受体有 γ-氨基丁酸（γ-aminobutyric acid，GABA）、甘氨酸及其相应受体偶联的氯离子通道；主要兴奋性神经递质和受体有谷氨酸、乙酰胆碱、儿茶酚胺、5-羟色胺及其受体偶联的阳离子通道。其中，以全麻药加强 GABA 受体偶联的氯离子通道和抑制谷氨酸受体偶联的阳离子通道在全麻中的作用较为肯定。而全麻药阻滞突触前膜 Na^+ 通道和电压门控钙通道的激活，以及增强背景钾电导致突触前神经元超极化而抑制突触前神经元的兴奋和轴突传导的作用亦不能忽略。

4. 膜脂质对膜蛋白功能的调节　全麻药与膜脂质的相互作用能够解释一些蛋白质学说不能回答的问题。目前认为，膜蛋白和膜脂质均与全麻作用机制相关。全麻是麻醉药作用于膜脂质，并主要与膜蛋白相互作用的结果，前者可解释疏水性与麻醉作用的相关性，后者可解释断点效应和立体异构效应。具体而言，麻醉作用位点定位在脂质－离子通道界面上。

第二节　吸入麻醉药对中枢神经系统整体功能的影响

全世界每年有成千上万的患者需要接受全身麻醉。近年来关于全身麻醉药对中枢神经系

统作用的研究，基本认同全身麻醉药尤其是吸入全身麻醉药对哺乳动物大脑缺血缺氧损伤明显具有保护作用。吸入麻醉药广泛应用于接受神经外科手术的患者及有脑缺血缺氧隐患的患者。但是，有研究证实处于发育期的儿童暴露于吸入麻醉药后，在其成长过程中会出现行为改变及精神症状。而术后认知功能障碍（postoperative cognitive dysfunction，POCD）的发生也与吸入麻醉药的使用相关。动物实验证实，大鼠暴露于吸入麻醉药后，神经细胞发生凋亡、神经出现广泛退行性变，之后出现学习认知功能障碍，并有研究者对认知功能障碍及神经细胞凋亡之间的关系作出论证。

（一）吸入麻醉药对脑组织的影响

目前认为，吸入麻醉药对 GABA 受体和甘氨酸受体功能的激活作用、对中枢毒蕈碱样乙酰胆碱受体和 N-甲基-D-天冬氨酸（N-methyl-D-aspartic acid，NMDA）能受体功能的抑制作用，以及对神经元烟碱受体、5-羟色胺能受体、肾上腺素能受体功能的调制作用是其产生麻醉作用的中枢机制。脑组织是脊椎动物中枢神经系统的高级部位，是人体最复杂的器官，对内环境的变化非常敏感，吸入麻醉药作用于中枢产生麻醉效应时，改变大脑微环境，对大脑造成损伤。婴幼儿的脑组织处于发育期，老年人的大脑发生了广泛的结构和生理性改变，对神经毒性物质异常敏感，容易在微弱的刺激下发生神经凋亡，进而发生神经毒性损伤。有研究发现大鼠接受吸入麻醉后，脑细胞发生凋亡。研究吸入麻醉药对发育中大脑及老年人脑的神经毒性成为探究吸入麻醉药神经毒性的主要方向。

（二）吸入麻醉药对学习认知功能的影响

1. 对动物的影响　早期研究认为，有些吸入麻醉药对记忆有巩固作用。如氟烷可产生逆

行性遗忘作用，增强小鼠对回避训练记忆的巩固；恩氟烷也能够促进小鼠对 8 臂迷宫空间学习的巩固。但是，近来很多研究报道吸入麻醉药可影响脑的认知功能甚至形态结构，如孕晚期大鼠接受七氟烷吸入麻醉 6 小时后，其仔鼠学习空间信息的能力和对获取信息的记忆功能可能受到影响。新生大鼠接受临床剂量的七氟烷麻醉 6 小时，成年后出现永久性学习障碍，并且社交能力下降。老年大鼠连续 5 天吸入七氟烷后，空间认知能力明显下降。Cully 等给予老年大鼠异氟烷、氧化亚氮混合麻醉后，大鼠完成空间记忆任务的能力下降。

2. 对人的影响　神经系统多次重复地暴露于麻醉药的高血药浓度下，可能会导致大量神经细胞死亡进而出现认知功能障碍，而人类麻醉暴露大多是 1 次而且时间短，且麻醉药介导的病理影响很难检测。目前尚无临床数据显示使用麻醉药一定造成中枢神经系统毒性，同时也无有效的方法来排除其存在的可能性。有研究发现幼儿过量吸入异氟烷 24 小时后，可出现短暂的共济失调、激惹和幻觉，但吸入异氟烷 < 15 小时的患儿没有出现症状，出院 4~6 周后随访检查，这些患儿均未见异常症状，但无更长期的随访结果。麻醉后恢复期急性损伤的神经细胞被清除后可能不出现任何神经功能障碍。有研究证明麻醉药会对儿童的行为产生影响，儿童暴露于麻醉后，夜间做噩梦增加、易怒、畏食，并且暴露年龄越小，变化越显著，麻醉诱导越不满意，发生率越高。吸入麻醉药的神经毒性还表现在 POCD，POCD 是指麻醉后患者记忆力、抽象思维及定向力等方面的障碍，同时伴有社会活动能力的减退，即人格、社交能力和技能的改变。POCD 在老年患者中十分常见，可持续数月或数年，少数患者甚至发生永久性认知功能障碍，严重影响患者的生活质量。随

着研究的深入，现已逐渐认识到，影响 POCD 发生的因素是多个方面的，并非某种单一因素独立作用的结果。有研究证明，吸入麻醉药可通过提高阿尔茨海默病相关蛋白的齐聚反应，导致的细胞毒性为 POCD 的发生提供条件。

（三）影响认知功能的可能机制

1. 对大脑细胞凋亡、神经退行性变的影响　凋亡或程序性死亡是一种基因调控的细胞主动死亡过程，在中枢神经系统的正常状态下可出现，有些神经元在成为稳定的成熟神经元之前即发生死亡。凋亡本是神经系统清除多余细胞的"自杀式"行为。神经系统的稳定受到各种因素的影响，如果神经系统的微环境被破坏，就会发生非正常的细胞凋亡，造成神经系统结构功能障碍。

GAGA 受体兴奋剂和 NMDA 受体拮抗剂可以通过激活内源性与外源细胞凋亡程序，使大脑细胞凋亡，出现神经退行性变。而吸入麻醉药同时具有 GAGA 受体兴奋性与 NMDA 能受体抑制性。有研究发现，大鼠接受无毒剂量的异氟烷麻醉后，其脑组织出现剂量依赖性的细胞凋亡、神经退行性变。恒河猴接受 5 小时的异氟烷麻醉后，大脑凋亡细胞数量明显增加，达到未接受麻醉的对照组的 13 倍。

学习记忆是一个极复杂的神经过程，它涉及神经系统可塑性变化及适应性行为变化。学习记忆功能的实现需要大脑完整的结构作支持，如果大脑结构不完整或神经受到损伤，相应的学习记忆功能就会受损。如大脑额叶损伤后，计划与环境相关行为的能力及使用记忆来指导自己行为与各种情况相适应的能力消失。而损伤海马后，学习和记忆功能会受损已是公认的事实。大脑暴露于吸入麻醉药后发生的细胞凋亡不同于"自杀式死亡"，会破坏脑组织的完整性，进而出现相应脑区破坏后的功

能障碍。

阿尔茨海默病是老年人的常见疾病，是由原发性神经退行性变引起的，主要表现为脑细胞的广泛死亡。吸入麻醉导致的细胞凋亡加剧了这种神经退行性变，从而影响认知功能。初生大鼠接受吸入麻醉后，大脑产生广泛的神经退行性变，并导致海马神经元突触传递功能损害，进而产生持久性的学习、记忆功能障碍。

2. 对脑代谢的影响　吸入麻醉药在发挥中枢作用时，通过改变脑灌注、颅内压、信号转导路径等方式影响脑代谢，对缺血缺氧性脑损伤起到保护作用。同时，吸入麻醉药改变大脑内受体及蛋白因子的表达。阿尔茨海默病患者脑部的病理改变主要为皮质弥漫性萎缩、沟回增宽、脑室扩大、神经元大量减少，并可见老年斑、神经原纤维结等病变，胆碱乙酰化酶及乙酰胆碱水平显著降低，提示类似于阿尔茨海默病患者的病理改变的脑结构变化会影响认知功能。β 淀粉样蛋白是老年斑的主要组成成分，有研究证明吸入麻醉药使 β 淀粉样蛋白聚集，并增加其细胞毒性。

海马在人类的学习过程中发挥重要作用，海马功能受损或代谢异常会造成认知功能障碍。有研究证明，吸入麻醉药可改变海马代谢产物的表达，影响微环境。Rampil 等发现吸入异氟烷后能对机体产生影响，使大脑中的 mRNA 和蛋白表达水平发生改变。暴露在 1.2% 的异氟烷 5 小时后，海马有近 1% 的蛋白表达发生了变化。同时有研究表明，大脑中的烟碱乙酰胆碱受体参与许多复杂的功能，特别是学习、记忆等认知功能。大鼠在吸入 1.2% 的异氟烷 5 小时后，老年大鼠海马的烟碱乙酰胆碱受体表达量下降，吸入麻醉药通过改变海马代谢产物影响认知功能。

3. 对突触可塑性的影响　神经系统作为机体最重要的系统，其自身的功能与回路在整个生命过程中随时随地处于可修饰、可调节或可塑的状态或过程。学习记忆是通过修饰塑造神经系统完成的，中枢神经系统可塑性是学习记忆等高等整合功能的前提和基础。突触是神经系统可塑性最强的部位，突触可塑性是学习记忆的神经基础，神经递质是导致突触可塑性的初始和关键环节。突触可塑性遭到破坏，必然会影响学习记忆的整合功能，出现学习记忆障碍。

作为突触可塑性的 2 个重要模式：长时程增强 (long-term potentiation, LTP) 和长时程抑制 (long-term depression, LTD) 是学习记忆的神经细胞学基础，LTP 及 LTD 是依赖于神经系统兴奋性传递与抑制实现的。吸入麻醉药发挥中枢作用时，会影响神经突触传递，从而影响 LTP 与 LTD 的形成。已有研究发现，七氟烷、异氟烷等吸入麻醉药均能影响 LTP 或 LTD 的产生和维持。Ishizeki 等研究发现七氟烷可抑制 LTP 诱发，并且随着七氟烷浓度的升高，其抑制作用增强，GAGA 受体抑制剂荷包牡丹碱可以阻断这种抑制。Simon 等对离体大鼠海马切片使用异氟烷后，海马 CA1 区 LTP 的形成受到抑制，$GABA_A$ 受体抑制剂苦味毒可阻止异氟烷的这种抑制作用，同时异氟烷抑制 CA1 区 LTD 的形成。以上研究说明，吸入麻醉药可通过激活 $GABA_A$ 受体抑制 LTP 及 LTD 的形成，从而影响突触可塑性。

第三节　吸入麻醉药对中枢神经系统分子靶位的影响

大脑中枢神经递质系统包括多种兴奋性和抑制性神经递质，其中胆碱能、谷氨酸能、

GABA 能中枢神经递质受体系统不但在学习记忆过程中起重要作用,而且还影响发育期脑细胞的迁移、增殖和分化等过程。

(一)谷氨酸能神经递质受体系统

1. 谷氨酸　谷氨酸是哺乳动物中枢神经系统内重要的兴奋性神经递质,其突触传递功能受损可引起学习记忆功能缺陷。目前认为吸入麻醉药影响谷氨酸的主要机制包括抑制突触前膜谷氨酸的释放及动作电位的传导,促进谷氨酸重摄取,阻断突触后膜的谷氨酸受体。谷氨酸合成后贮存于囊泡中,以胞吐方式释放入突触间隙。谷氨酸的释放涉及的主要离子机制包括:① Na^+ 内流引起突触前膜除极;② Ca^{2+} 内流与囊泡的结合,其中 N 型和 P 型 Ca^{2+} 通道最重要;③ Na^+-K^+ 交换引起的转运体反向转运。谷氨酸释放入突触间隙后与突触后膜上相应的离子型谷氨酸受体或代谢型谷氨酸受体特异性结合,与离子型谷氨酸受体结合导致 Na^+ 或 Ca^{2+} 内流,发挥突触后效应;与代谢型谷氨酸受体结合后激活受体及 G 蛋白偶联受体,通过胞内的第二信使(肌醇磷酸、环核苷酸及 Ca^{2+} 等)调节离子通道的活动、神经元的兴奋性和神经递质的释放。

2. N- 甲基 -D- 天冬氨酸受体　NMDA 受体 (N-methyl-D-aspartate receptor, NMDAR) 是兴奋性神经递质谷氨酸敏感的阳离子通道受体,受电压和配体双重门控,对 Ca^{2+} 有较强的通透性,该受体活性的维持是神经元存活和发育的重要因素。NMDAR 由 NR_1、NR_{2A-D}、NR_{3A} 和 NR_{3B} 共 7 种亚基组成,发育期大脑暴露于吸入麻醉药后,可通过不同亚型的选择性表达改变 NMDAR 的结构和功能,使其介导的 Ca^{2+} 内流增加,调节神经元内 Ca^{2+} 依赖的第二信使系统,从而抑制 LTP,造成后期持续的学习记忆功能损害。Ca^{2+} 依赖型钙蛋白酶能够

调节 NMDAR 的降解,有实验证明细胞周期蛋白依赖性激酶 5 可调节钙蛋白酶对 NR_2B 的水解作用,在突触可塑性和学习记忆中发挥重要作用。如敲出 NR_2B 的小鼠 NMDAR 反应性下降,NMDAR 依赖的 LTP 降低,小鼠的空间学习能力受损。NMDAR 是学习记忆正调控的重要分子生物学基础,在小鼠神经发育过程中,阻断 NMDAR 会造成广泛的神经细胞凋亡,从而影响其成年后的学习记忆和认知功能。异氟烷可抑制由 NMDAR 介导的兴奋性突触后电位抑制 NMDAR 的活性,对学习记忆和认知功能产生广泛的影响。有研究发现新生 7 日大鼠异氟烷麻醉后可降低其学习记忆功能,与上调海马 NMDAR2 及谷氨酸转运体表达有关,但具体关系尚不明确。

(二)GABA 能神经递质受体系统

GAGA 是脊椎动物中枢神经系统中最主要的抑制性神经递质,GAGA 受体 (γ -aminobutyric acid receptor, GABAR) 是 Cl^- 通道受体,其抑制作用主要通过 A 型 GABA 受 体(γ -aminobutyric acid type A receptor, $GABA_A$-R)介导,在控制神经元兴奋性方面发挥重要作用,参与学习和记忆的形成、神经发育和可塑性的调节,但在神经发育早期阶段却作为兴奋性受体而发挥作用。$GABA_A$-R 在胚胎期有短暂的增强神经冲动传导的作用,此期 $GABA_A$-R 激活使 Cl^- 内流、膜电位降低、Mg^{2+} 对 NMDAR 的阻断作用增强,从而间接地使 NMDA 介导的兴奋性突触后电位减弱,抑制 LTP 的诱发,并且促使大脑脊髓束、下丘脑、小脑、皮质海马及嗅球等中枢神经区域的未成熟的神经细胞发生改变。研究表明,七氟烷可使中枢神经系统中的 $GABA_A$-R 激活,Cl^- 内流,增强受体对 GAGA 的黏附力,从而增强 GAGA 能突触传递的作用。吸入异氟烷能增强大鼠海

马神经元 GAGA 能神经元活性以及 GAGA 诱发的细胞内 Cl⁻ 电流，从而抑制 LTP 的形成，影响学习和记忆功能。咪达唑仑与异氟烷联合使用也会激活 GABA$_A$-R，造成新生大鼠大脑部分区域的神经细胞凋亡，影响其成年后的学习记忆功能。GAGA 在与 LTP 密切相关的同时，可以调控与认知关系密切的其他递质如乙酰胆碱(acetylcholine，ACh)、5- 羟色胺等的释放，从而影响认知过程。

(三)胆碱能神经递质受体系统

1. 乙酰胆碱　胆碱能突触被称为"记忆突触"，大脑海马组织内有丰富的胆碱能神经递质存在，其胆碱能纤维起源于内侧隔核和斜角带核，末梢终于海马锥体细胞和颗粒细胞树突，脑内投射至海马结构的胆碱能系统与学习记忆密切相关。1MAC 氟烷或异氟烷即能显著抑制脑干网状结构中部巨细胞被盖区和丘脑的 ACh 释放；临床浓度的氟烷、恩氟烷及异氟烷可明显抑制鼠突触体对胆碱的摄取，限制 ACh 的合成速率，也可减低皮质及皮质下某些脑区 ACh 的更新速率。吸入麻醉药抑制胆碱能系统的作用机制包括抑制 ACh 的释放、抑制突触体对 ACh 的摄取及阻断 ACh 受体，并可通过抑制胆碱能系统调节其他神经递质如多巴胺、GAGA 等的释放。在海马 GAGA 能中间神经元存在大量烟碱型 ACh 受体，可以推测海马胆碱能神经兴奋增强 LTP 的作用机制与抑制海马 GAGA 能中间神经元的功能有关。

2. 烟碱型乙酰胆碱受体　大脑中的烟碱型乙酰胆碱受体(nicotine acetylcholine receptor，nAChR)是 ACh 门控的离子通道型受体，参与学习、记忆等认知功能。目前已发现的 nAChR 亚单位至少有 12 种，包括 9 个 α 亚单位 (α$_2$~ α$_{10}$)和 3 个 β 亚单位 (β$_2$~ β$_4$)。α$_4$β$_2$AChR 是整个中枢 nAChR 中的重要部分，

与大脑认知功能密切相关。吸入麻醉药异氟烷在临床麻醉剂量下的低浓度范围内就可以直接抑制神经元 nAChR 的活性。nAChR 在谷氨酸能的锥体细胞和 GAGA 能的神经元都有分布，神经元 nAChR 可影响亲谷氨酸盐受体的激活，进一步作用于 NMDAR，对 LTP 起促进作用。

3. 毒蕈碱型乙酰胆碱受体　毒蕈碱型乙酰胆碱受体(muscarinic acetylcholine receptor，mAChR)可增强海马和皮质兴奋性突触的 LTP，在大脑学习、记忆等认知方面起关键作用。mAChR 介导的细胞外信号调节激酶的激活在学习、记忆和突触可塑性的形成中具有决定性的作用。mAChR M$_1$ 亚型在脑内分布广泛，以海马、皮质和纹状体居多，海马锥体细胞的细胞体和树突联合突触可塑性的调节与 M$_1$型 mAChR 密切相关，其拮抗剂可抑制 mAChR 介导的细胞外信号调节激酶的激活。有研究表明吸入 3% 的七氟烷可抑制大鼠海马 M$_1$ 型 mAChR 的表达，从而使大鼠的学习记忆能力减退。

第四节　吸入麻醉药对中枢神经系统生物电活动的影响

吸入麻醉药通过影响神经元功能，作用于脑可使患者记忆丧失，作用于脊髓则可使患者体动不能，与此同时还能影响脑血流灌注、脑代谢、ICP 和脑电活动。

(一)脑电生理活动

吸入麻醉期间 EEG 变化的一般特征：各种吸入麻醉药会不同程度地影响脑电活动，使 EEG 波形发生变化，且随着吸入浓度的提高影响会越明显。但不同的吸入麻醉药对 EEG 的影响特征也各不相同。在吸入麻醉过程中，

最初 EEG 表现为电压升高、频率减慢,电压波可短暂地变成同步曲线波(synchronous and sinusoidal)。总的看来,随着麻醉加深,电压波在达峰值后直线下降,脑电活动可出现暂停或爆发抑制(脑电活动静息),持续深麻醉状态可导致脑电活动完全终止——平坦的 EEG 波形。大脑新皮质比脑深部结构如杏仁核和海马更容易受到抑制,而这些与感觉和记忆关系密切的脑深部核团也很容易受麻醉药的影响。

（二）各种吸入麻醉药对 EEG 影响

1. 异氟烷　排除手术、疾病和其他药物的影响,正常人的 EEG 变化过程为清醒状态下前脑比后脑的 EEG 频率快,而当异氟烷的吸入浓度达 0.8~2.1MAC 时这种差别消失,随着吸入浓度增加,EEG 活动逐渐减弱。麻醉兴奋期过后 EEG 同步波增多且波幅增加,但此时能反映 EEG 功率在频谱的高边界变化的覆盖所有或 95% 的频率的最大频率谱边缘频率(spectral edge frequency, SEF)并无明显改变。随着麻醉深度进一步加深,EEG 可显现爆发抑制,同时 SEF 减慢。

2. 氟烷　临床常用麻醉浓度的氟烷虽然会产生与地氟烷、异氟烷或七氟烷不同的 EEG 变化,但不会产生与地氟烷、异氟烷或七氟烷同样的 EEG 爆发抑制。

3. N_2O　吸入气 N_2O 分压低于 1 个大气压的情况下对 EEG 几乎没有抑制作用,也不会明显影响地氟烷所致的 EEG 爆发抑制作用。等效 MAC 吸入条件下,N_2O 吸入比地氟烷吸入对 EEG 的抑制程度轻。

4. 地氟烷　吸入地氟烷麻醉的 EEG 变化过程类似于吸入异氟烷麻醉,且对 EEG 的影响似乎与 $PaCO_2$ 变化无关。如在吸入 1.2MAC 的地氟烷期间,$PaCO_2$ 由 26mmHg 上升到 57mmHg 时,连续脑电活动或抑制期间的爆发抑制电活动频率不会发生改变,微小或无活动 EEG 在整个脑电活动中所占的时间百分比也不会改变。

5. 七氟烷　吸入七氟烷麻醉对 EEG 的影响与地氟烷或异氟烷吸入麻醉对 EEG 的影响过程类似。吸入浓度增加的速率会改变 EEG 的初始波形,如陡然将七氟烷的吸入浓度提升到 4%,一开始会出现 2~3Hz 的高电压节律性慢波,继后出现快(10~14Hz)慢(5~8Hz)复合波;相反,若逐步增加吸入浓度,如七氟烷的吸入浓度逐步由 2% 提升到 4%,每一浓度吸入持续 10 分钟,则在浅麻醉时 EEG 频率增快、波幅增高,深麻醉时频率减慢、波幅降低。但无论怎样,快诱导麻醉或慢诱导麻醉的最终 EEG 波形都是一样的。

（三）脑癫痫样放电

1. 恩氟烷　吸入麻醉期间易诱发癫痫样脑电活动(epileptic activity),甚至癫痫,特别对神经外科手术麻醉患者来说,低碳酸血症可能会加剧脑癫痫样放电(seizure-type discharges)。至于恩氟烷吸入期间若保持氧供,EEG 出现癫痫波是否有害目前还很难说。鉴于癫痫活动期间脑组织代谢明显增加(可高达 400%),对好发癫痫或闭塞性脑血管病患者最好避免吸入恩氟烷,尤其是杜绝低碳酸血症时高浓度的恩氟烷吸入。根据恩氟烷吸入期间的 EEG 变化特点,手术中医师可借此来激活和确定术前不曾发现的癫痫灶,以便于手术切除。切除癫痫灶的患者其 EEG 仍有可能会有棘波,也可能术后会持续存在较长的一段时间。

2. 异氟烷　如今异氟烷已广泛用于神经外科手术患者麻醉。异氟烷吸入麻醉期间偶尔也可出现 EEG 棘波和癫痫样肌阵挛,但多数人认为这与恩氟烷所诱发的直观的癫痫样活动并无关联。临床上异氟烷还往往能被用来有效控制顽固性癫痫时的 EEG 癫痫活动。

3. 七氟烷　临床报道部分儿童即便手术麻醉前无癫痫病史，若以高浓度的七氟烷吸入麻醉诱导，也可能会发生癫痫。动物研究也证实，猫吸入 5% 的七氟烷时给予强烈的外周刺激能诱发癫痫，而麻醉维持浓度（低于麻醉诱导浓度）的七氟烷一般不会引发癫痫。

第五节　吸入麻醉药作用机制的未来研究思路与展望

吸入麻醉药的中枢作用具有选择性，因其主要是通过直接结合于中枢蛋白质靶位而发挥麻醉作用的。然而，中枢神经系统中存在的对麻醉药敏感的蛋白质分子数量惊人，利用传统的研究方法很难进一步从众多复杂的敏感蛋白中筛选出高特异性的全身麻醉分子靶位（如离子通道受体），因为在整体动物麻醉中的介导作用多数较微弱或难以得到确证，并且传统的研究方法明显忽略了那些与神经传导相关性差、含量不丰富或难以纯化，以及目前尚未知的许多潜在的全身麻醉分子靶位。蛋白质作为信号转导的重要物质以及基因表达产物，在全身麻醉产生的过程中究竟以何形式出现、具体的作用方式是什么，已成为探讨麻醉机制时又一需要解决的问题。蛋白质芯片技术是一种快速、高信息和更直接的研究方法，可用于蛋白质表达谱分析，研究蛋白质与蛋白质的相互作用，甚至 DNA- 蛋白质、RNA- 蛋白质的相互作用，筛选药物作用的蛋白靶点等功能。如果证实全麻过程有一些特异性的基因参与，那么这些基因的表达产物特异性蛋白质以什么样的形式产生生物学效应、与目前的蛋白学说之间是什么样的关系，这些问题较前更加深入，为目前后基因

时代最先进的研究领域——蛋白质组学的研究内容。

海马是神经系统的高级神经核团，多年来对其结构和功能的研究一直是人们关注的焦点。人们早就发现海马损害后将产生记忆功能障碍，以及与疼痛、自主神经功能活动的关系，许多神经学和麻醉学的专家们也对其产生了兴趣并开始了相关研究，认为其可能是全麻药作用的一个主要部位。通过即刻早期基因的表达研究海马等神经结构的功能、各神经结构间的联系以及麻醉药的作用部位及机制，从而阐明全身麻醉的机制是一个非常值得探讨的课题。如果能应用即刻早期基因的反应灵敏性、功能多样性、检测方便性来进行海马功能及结构的分子生物学研究，无疑将推动从基因水平研究海马功能进入另一个新台阶。

目前尚未有麻醉相关的基因克隆报道。克隆出与全麻密切相关且具有显著特异性的基因，是目前全麻机制之基因领域面临的主要任务。目前此方面所需要的分子生物学技术已经基本成熟。①选择合适的研究模型：目前主要集中在以大鼠和小鼠为模型的研究，也有利用与人类基因同源性很高的灵长类生物研究吸入麻醉对机体的影响和机制研究。选用原代培养的脑细胞系作为研究模型可以减少大体动物复杂生理的干扰，从而克隆出较特异的基因。②选择中枢区域的相关核团：虽然目前基本确定神经中枢的突触为作用点，但在中枢大体解剖的位置上不能确定，有研究报道如梨状皮质、伏核、外侧缰核、弧束核、下丘脑室旁核、丘脑室旁核、背外侧膝状核、视上核和乳头状核等很多部位可能参与了全身麻醉，但准确的部位还需要进一步的实验证据。

戴体俊教授日前提出吸入麻醉药作用机制的"四多学说"，指出"麻醉"包括镇痛、催眠、

肌松、意识消失、认知障碍、抑制异常应激反应等多种效应；各效应的机制并不相同，既有受体等特异性机制，也有脂质学说等非特异性机制；全麻药作用于从脑到脊髓的整个中枢神经系统、周围神经及肌肉等多个部位；涉及细胞膜脂质、多种受体、离子通道、酶、载体、转运体等蛋白质的多个靶点。建议先将各种效应机制分别研究后，再进行整合研究。

（王　强　徐　浩　徐礼鲜）

参考文献

[1] 曹云飞，俞卫锋，王士雷. 全麻原理及研究新进展. 北京：人民军医出版社，2005：1-26.

[2] FRANKS NP, LIEB W R. Seeing the light: protein theories of general anesthesia. Anesthesiology, 2004, 101: 235-237.

[3] TANG P, MANDAL P K, ZEGARRA M. Effects of volatile anesthetic on channel structure of gramicidin A. Biophys J, 2002, 83: 1413-1420.

[4] MILLER K W. The nature of sites of general anaesthetic action. Br J Anaesth, 2002, 89: 17-31.

[5] VILLARS P S, KANUSKY J T, DOUGHERTY T B. Stunning the neural nexus: mechanisms of general anesthesia. AANA J, 2004, 72: 197-205.

[6] GEORGIEV S K, WAKAI A, KOHNO T, et al. Actions of norepinephrine and isoflurane on inhibitory synaptic transmission in adult rat spinal cord substantia gelatinosa neurons. Anesth Analg, 2006, 102: 124-128.

[7] CANTOR R S. Receptor desensitization by neurotransmitters in membranes: are neurotransmitters the endogenous anesthetics? Biochemistry, 2003, 42: 11891-11897.

[8] 胡智勇，吴新民. 全身麻醉药物对发育中大脑的毒性作用. 中华医学杂志，2008，88(41)：2890-2892.

[9] KALKMAN C J, PEELEN L, MOONS K G, et al. Behavior and development in children and age at the time of first anesthetic exposure. Anesthesiology, 2009, 110(4): 805-812.

[10] ECKENHOFF R G, JOHANSSON J S, WEI H, et al. Inhaled anesthetic enhancement of amyloid-beta oligomerization and cytotoxicity. Anesthesiology, 2004, 101(3): 703-709.

[11] 陈揭晓，刘毓和，吴新民，等. 七氟烷对老年大鼠认知功能影响. 中国公共卫生，2009，110(4)：834-838.

[12] 尚游，姚尚龙. 全身麻醉药物与学习记忆. 中国临床麻醉学杂志，2006，22(10)：805-806.

[13] YON J H, DANIEL-JOHNSON J, CARTER L B, et al. Anesthesia induces neuronal cell death in the developing rat brain via intrinsic and extrinsic apoptotic pathways. Neuroscience, 2005, 135(3): 815-827.

[14] KOMATSU H, NOGAYA J, KURATANI N, et al. Repetitive post-training exposure to enflurane modifies spatial memory in mice. Anesthesiology, 1998, 89(5): 1184-1190.

[15] 何莹，张良成，郭永正，等. 大鼠孕晚期七氟烷吸入麻醉对子代神经行为和学习记忆功能的影响. 福建医科大学学报，2009，43(2)：105-109.

[16] CULLY D J, BAXTER M, YUKHANANOV R, et al. The memory effects of general anesthesia persist for weeks in young and aged rats. Anesth Analg, 2003, 96(4): 1004-1009.

[17] JEVTOVIC-TODOROVIC V, HARTMAN R E, IZUMI Y, et al. Early exposure to common anesthetic agents causes widespread neurodegeneration in the developing rat brain and persistent learning deficits. J Neurosci, 2003, 23(3): 876-882.

[18] BRAMBRINK A M, EVERS A S, AVIDAN M S, et al. Isoflurane-induced neuroapoptosis in the neonatal rhesus macaque brain. Anesthesiology, 2010, 112(4): 834-841.

[19] 李育新. 阿尔茨海默病病因研究进展. 中国医疗前沿，2009，4(4)：24-25.

[20] RAMPIL I J, MOLLER D H, BELL A H. Isoflurane modulates genomic expression in rat amygdala. Anesth Analg, 2006, 102(5): 1431-1438.

[21] PAN J Z, XI J, ECKENHOFF M F, et al. Inhaled anesthetics elicit region-specific changes in protein expression in mammalian. Brain Proteomics, 2008, 8(14): 2983-2999.

[22] 石胜驰，罗铁山，李鹏，等. 异氟烷对大鼠学习记忆功能及海马乙酰胆碱受体表达的影响. 第三军医大学学报，2010，32(4)：357-360.

[23] ISHIZEKI J, NISHIKAWA K, KUBO K, et al.

Amnestic concentrations of sevoflurane inhibit synaptic plasticity of hippocampal CA1 neurons through gamma–aminobutyric acid–mediated mechanisms. Anesthesiology, 2008, 108(3): 447–456.

[24] SIMON W, HAPFELMEIER G, KOCHS E, et al. Isoflurane blocks synaptic plasticity in the mouse hippocampus. Anesthesiology, 2001, 94(6): 1058–1065.

[25] FREDRIKSSON A, PONTÉN E, GORDH T, et al. Neonatal exposure to a combination of N–methyl–D–aspartate and gamma–aminobutyric acid type A receptor anesthetic agents potentiates apoptotic neurodegeneration and persistent behavioral deficits. Anesthesiology, 2007, 107(3): 427–436.

[26] HAWASLI A H, BIBB J A. Alternative roles for Cdk5 in learning and synaptic plasticity. Biotechnology J, 2007, 2(8): 941–948.

[27] CLAYTON D A, MESCHES M H, ALVAREZ E, et al. A hippocampal NR2B deficit can mimic age–related changes in long–term potentiation and spatial learning in the Fischer 344 rat. Neuroscience, 2002, 22(9): 3628–3637.

[28] REMONDES M, SCHUMAN E M. Molecular mechanisms contributing to long–lasting synaptic plasticity at the temporoammonic–CA1 synapse. Learn Mem, 2003, 10(4): 247–252.

[29] 戴体俊, 程伟, 殷勤. 全麻原理的"四多学说"及研究思考 // 戴体俊, 张莉蓉, 胡兴国. 2015 年麻醉药理学进展. 北京: 人民卫生出版社, 2015: 6-15.

第二十二章　吸入麻醉药的理化特性

第一节　吸入麻醉药的分类

吸入麻醉是利用气体或经挥发出来的气体通过呼吸道进入体内而起到麻醉作用的。挥发性吸入麻醉药又分为烃基醚、卤代烃基醚和卤烃3类。烃基醚包括双乙醚(即乙醚)、双乙烯醚、乙基乙烯醚等;卤代烃基醚包括甲氧氟烷(二氟二氯乙基甲醚)、恩氟烷、异氟烷、七氟烷及地氟烷等;卤烃类包括氟烷、三氯乙烯、三氯甲烷等。气体吸入麻醉药包括氧化亚氮、乙烯、环丙烷。还有一类被称为惰性气体的氙气,人们曾试用体积分数为80%的氙气和20%的氧气组成的混合气体作为无副反应的麻醉药。

在临床上通常按照血/气分配系数的不同,将吸入麻醉药分为3类:①易溶性吸入麻醉药,如乙醚和甲氧氟烷;②中等溶性吸入麻醉药,如氟烷、恩氟烷和异氟烷等;③难溶性吸入麻醉药,如氧化亚氮、地氟烷和七氟烷等。分配系数是指麻醉药(蒸气或气体)在两相中达到动态平衡时浓度的比值。

吸入麻醉药经过摄取及再分布,作用于神经系统从而引起感觉的丧失。可以从吸入麻醉药的药代动力学来理解麻醉的诱导、维持以及清醒等过程。一般认为,给予吸入麻醉药的目标是根据麻醉药在脑中维持足够的分压而保证患者处于睡眠状态直至手术结束。影响吸入麻醉药效能的因素主要有麻醉药的溶解度、患者的心排血量以及肺泡气体交换量。

第二节　理想的吸入麻醉药标准

近年来静脉麻醉药有了很大的发展,如起效快、苏醒快的丙泊酚在临床中得到了广泛应用,但吸入麻醉药具有麻醉效能强和易于调控麻醉深度等优点,故在全身麻醉中的应用仍然占有重要的地位。目前仍在不断寻求更为理想的麻醉药。

理想的吸入麻醉药应具备下列条件:①麻醉作用呈可逆性,无蓄积作用;②安全范围大、毒性低、不良反应少而轻,尤其对呼吸、循环系统的抑制作用轻;③麻醉作用强,可使用低浓度,以避免缺氧;④诱导及清醒迅速、舒适、平稳、无后遗作用;⑤化学性质稳定,与麻醉器械、碱石灰或其他药物接触时不产生毒性物质;⑥在机体内的代谢率低,代谢产物无明显的药理和毒性作用;⑦能产生良好的镇痛、肌肉松弛、安定和遗忘作用;⑧具有良好的支气管平滑肌松弛作用;⑨无特殊异味,对呼吸道无刺激作用;⑩无致癌、致畸及致突变作用。实际上目前尚无完全符合上述条件的吸入麻醉药。

第三节　吸入麻醉药的理化特性

一、克分子容量

分子量及密度(比重)常用于计算挥发性麻醉药由液态变为气态的量。1mol[摩尔,用g(克)表示的分子量]的任何物质都含有相等的分子数(6.023×10^{23},阿伏加德罗常数)。它是指在标准状态下(0℃、1个大气压力)等容积的气体含有相等的分子数,1mol容积都是22.4L。

一般情况下，由测得的气体密度来计算出的气体的克分子容积均低于理论值。挥发性麻醉药的蒸气近似于理想气体，符合 22.4L/mol 这个数值。如 20℃、1ml 氟烷液体能挥发出 227ml 气体，计算方法如下：

$$1 \times 1.86 g = \frac{1 \times 1.86}{197.4} mol$$

$$= \frac{1 \times 1.86}{197.4} \times 22.4 \times \frac{293}{273} litres$$

$$= 227ml 气体（20℃）$$

1.86 是氟烷的液体密度，197.4 是分子量。用此计算法可计算蒸发器的液体麻醉药的消耗量。如使用 1.5% 的恩氟烷，新鲜气流量为 2L/min 时，1 小时约消耗恩氟烷 9.1ml。其计算方法为消耗的吸入麻醉药的量＝新鲜气流量（ml）× 挥发器的刻度 × 吸入时间（min）÷ 每毫升吸入麻醉药的液体所产生的蒸气量，具体如下：

$$\frac{2 \times 1000 \times 0.015 \times 60}{198} = 9.09ml$$

二、溶解度

血 / 气 分 配 系 数 (blood/gas partition coefficient blood, B/G 分配系数）是指在体温（37℃）条件下，吸入麻醉药在血和气两相中达到动态平衡时的浓度比值，是描述吸入麻醉药的重要的物理学参数。血 / 气、脑 / 血、肌肉 / 血和油 / 血分配系数是决定吸入麻醉药摄取、分布和排出的重要因素，表明麻醉药的最重要的物理特性是它在体内不同组织中的溶解度。

分配系数是麻醉药分压在两相中达到平衡时的麻醉药浓度比。当第二相是气体时分配系数就等于奥斯特瓦尔德（Ostwald）溶解度系数，即在测量时的温度和发生溶解时的压力下，每单位容积的溶剂所能吸收的气体容积数。由于分配系数一般不受麻醉药绝对浓度的影响，所以它符合亨利（Henry）定律。亨利定律是温度恒定时，气体溶解在溶剂中的分子数与液面上的气体分压成正比。

分配系数（λ）的优点是不同相之间的数值可以换算，如表 22-1 是不同的麻醉气体的分配系数，有些因素影响麻醉药的分配系数。

$$\lambda_{肌肉/血} = \frac{\lambda_{肌肉/气}}{\lambda_{血/气}}$$

血 / 气分配系数（λ，或"血液内溶解度"）描述了麻醉药在血液和气体间的分配。例如异氟烷的血 / 气分配系数是 1.4，说明达到平衡后，血液中的异氟烷浓度是肺泡内的 1.4 倍。所谓平衡是指没有分压差（即血 / 气分配系数为 1.4 并不是说血液中的麻醉药分压是气

表 22-1 几种常用吸入麻醉药 37℃时的分配系数

吸入麻醉药	血 / 气	脑 / 血	油 / 气	肝 / 血	肾 / 血	肌肉 / 血	脂肪 / 血	诱导
地氟烷	0.45	1.3	18.7	1.4	1.0	2.0	27	快
氧化亚氮	0.47	1.1	1.4	0.8	—	1.2	2.3	非常快
七氟烷	0.65	1.7	55	1.8	1.2	3.1	48	快
异氟烷	1.4	1.6	98	1.8	1.2	2.9	45	快
恩氟烷	1.8	1.4	98	2.1	—	1.7	36	快
氟烷	2.5	1.9	224	2.1	1.2	3.4	51	快
乙醚	12	2.0	65	1.9	0.9	1.3	5	慢
甲氧氟烷	13	1.4	970	2.0	0.9	1.6	38	慢
氙	0.115	0.13	1.85	—	—	0.1	—	快

相中分压的1.4倍）。也可以从另一个角度理解分配系数，它代表两相的相对容量。"1.4"这一数值意味着每毫升血液中溶解的异氟烷量是每毫升肺泡气中的异氟烷量的1.4倍。

而血/气分配系数则指在体温条件下吸入麻醉药在血和气两相中达到平衡时浓度的比值。组织摄取能力=组织容积×组织溶解度，组织摄取能力与组织/血分配系数和组织容积成正比。就同一组织而言，组织/血分配系数大者，组织分压上升慢；反之则上升快。当吸入浓度恒定时，易溶性的麻醉药经肺循环迅速从肺泡移走，大量溶解在血液中，PA上升较慢，诱导期长，清醒也较慢；相反，难溶性的吸入麻醉药在血中的溶解度低，肺泡内麻醉气体分压（partial pressure of alveolar anesthetics，PA）、动脉血麻醉药分压（partial pressure of arterial blood anesthetics，Pa）、脑内麻醉药分压（partial pressure of brain anesthetics，Pbr）上升快，诱导期短，清醒快。对于非难溶性的吸入麻醉药，往往给患者吸入的药物浓度比期望达到的肺泡浓度要高，以补偿药物被血液摄取。例如应用氟烷诱导麻醉，期望的肺泡浓度为1%，可让患者吸入3%~4%的氟烷。

不同组织中麻醉药分压上升的速度虽受组织/血分配系数和组织容量大小的影响，但由于各种麻醉药除脂肪外的组织/血分配系数比血/气分配系数差异小，故组织分压明显受组织血流量的影响。血流丰富的组织（脑、肺、肾、心脏等）其容积小（6L），但血流量大，分压上升快，达到平衡所需的时间短；血流量较小的组织（脂肪）其容积大（14.5L），但血流仅为心排血量的1.5%，分压上升慢，达到平衡所需的时间长；肌肉等组织的血流量居中，但容量大，达到平衡所需的时间介于两者之间。

血/气分配系数越大，麻醉药的摄取就越多，因而肺泡内麻醉气体浓度（FA）/吸入麻醉气体浓度（FI）比值就越低。由于肺泡内麻醉气体分压要传递给动脉血，而后要到全身各组织（特别是中枢神经系统），所以血液溶解度较高的麻醉药（如乙醚和甲氧氟烷）能够缓解中枢神经系统麻醉药分压的升高速度。这种在麻醉中出现的脑组织分压升高的延缓作用同样影响麻醉中高血液溶解度麻醉药的消除过程。如果不应用麻醉超压，即使应用中等溶解度的异氟烷也会减慢麻醉诱导的速度。所谓麻醉超压是指提供比预期达到肺泡内麻醉气体分压所需麻醉药浓度更高的麻醉药浓度来补偿麻醉药的摄取。例如麻醉医师应用2%的异氟烷使肺泡内的异氟烷气体浓度达到1%。

影响分配系数的因素有：

1. 麻醉药本身的影响　对于同一种溶剂（如橄榄油）甲氧氟烷的溶解度是N_2O的700倍。

2. 溶剂的影响　一般麻醉药较难溶于水，而较易溶于油或脂质，氟烷在油中的溶解度约为在水中的300倍，在血中的溶解度介于水和脂肪之间。血溶解度因血液成分、分配系数以及随机体的营养和血液状态不同而变化，一般溶解度由小到大排列顺序是水、血液、脂肪。溶解的越多，其血中的分压升高就越慢；也就是说气体的溶解度越大，麻醉起效也就越慢。如甲氧氟烷比氧化亚氮要慢得多。当吸入氧化亚氮时血中的氧化亚氮分压就会快速升高，这是因为氧化亚氮的血/气分配系数低（0.47），相比之下由于甲氧氟烷的血/气分配系数高（13），在血中溶解的多，其血中分压就升高的非常慢。血/气分配系数也因年龄的不同而变化，各种血浆成分随年龄增加而增加。各种组织的分配系数还有种属间差异。非生物性溶剂对橡胶、塑料/气分配系数的影响见表22-2，说明了某些麻醉药可被麻醉机上的橡胶或塑料大量摄取。

表 22-2　橡胶/气或塑料/气分配系数(20~25℃)

吸入麻醉药	导电的橡胶/气	聚氯乙烯/气	聚乙烯/气
三氯甲烷	300	—	—
环丙烷	6.6	—	—
乙醚	5.8	—	—
恩氟烷	74	120	2
氟烷	120	190	26
异氟烷	62	110	2
甲氧氟烷	630	118	—
氧化亚氮	1.2	—	—

3. 温度的影响　气体溶解时释放热量,温度越高,溶解度越低。麻醉气体在水和油介质中的温度系数与麻醉药的溶解性有关,即麻醉药越易溶解,负性温度系数就越大。也就是说,油/气分配系数随着温度下降而增加,意味着在疏水作用点的有效浓度增加,使麻醉药的强度增加,即 MAC 在低温时减小、在高温时增加(表 22-3)。

吸入麻醉药的药代动力学受溶解度的影响很大。麻醉诱导与苏醒的速度多与含水组织的溶解度有关,如与血/气分配系数成正比,而油/气分配系数多与麻醉药的强度成正比。氧化亚氮的血/气分配系数和油/气分配系数均最低,所以诱导迅速而作用很弱。此外,易溶于橡胶的麻醉药,诱导时一部分可被橡胶吸收,停药后又可不断地从橡胶中释出,影响麻醉的诱导和苏醒。

三、饱和蒸气压

分子可从液相变为气相,也有分子从气相变成液相,蒸发是两种效应之差。在密闭的容器中,随着液相向气相变化,气相分子数增多,蒸气压上升;气相向液相变化,液相分子数也会上升,最后两者达到平衡形成饱和蒸气,此时的压力就称为饱和蒸气压。当蒸气压强小于饱和压强时,为达到饱和蒸气压,液相将继续蒸发为气相。此外,容易蒸发的液体其饱和蒸气压高。

1. 温度对饱和蒸气压的影响　温度上升,分子的平均动能增大,将有更多的分子容易蒸发,使平衡时的蒸气密度上升,导致饱和蒸气压

表 22-3　温度和分配系数的变化

吸入麻醉药	$\lambda_{水/气}$(20℃)	水温度系数/%℃	$\lambda_{油/气}$(20℃)	油温度系数/%℃
甲氧氟烷	9.3	−4.18	2108	−4.58
三氯乙烯	3.4	−3.94	1570	−4.53
三氯甲烷	7.7	−3.76	881	−4.54
氟烷	1.6	−4.01	469	−4.36
恩氟烷	1.4	−3.22	180	−3.51
乙醚	30.5	−4.89	117	−3.39
环丙烷	0.3	−2.11	16.7	−2.18
氧化亚氮	0.7	−2.33	1.7	−1.13

增大。

2.液面形状对饱和蒸气压的影响 凹液面时,由于与水平面相比,分子离开液面要受到更多分子的吸引,就使蒸气压下降;相反,凸液面时,由于与水平面相比,分子受到液面较少分子的吸引,更易离开液面,使蒸气压上升。表面曲率越小,气压就越大。

所有吸入麻醉药在正常情况下都是以液体形式贮存的,处于室内温度和 1 个大气压下为液体(如氟烷、异氟烷),或在高压下以液化气形式贮于钢瓶内(如氧化亚氮)。

液体的蒸发主要是依其饱和蒸气压和温度,而不依靠总大气压。Antoine 方程描述了饱和蒸气压随温度变化的情况。

$$\log(P) = A\frac{B}{t+C}$$

式中,A、B 和 C 分别为不同的常数;t 为温度(℃);C 为 273.15℃(即℃转换成 K),则此方程通过改变 C 与 A 和 B 能较好地符合原始数据。Rodgers 和 Hill 在 1978 年列出了 Antoine 常数,从这些常数可计算出特定温度下的蒸气压。

四、蒸发热

蒸发热(latent heat of vaporization)是在一个特定的温度下,单位质量的物质从液相转化为气相所必须提供的热量。在一个较小的温度范围内(例如室温的变化),蒸发热可以看作是恒定的。如果温度变化大,则蒸发热的变化也相当大。N_2O 的蒸发热变为 0 时的温度是它的临界温度(36.5℃),即可自发地从液态变成气态,而不需要额外的外部能量。事实上,物质以气态存在是比较稳定的。蒸发热的热量与被蒸发物质的量成正比,即蒸发的速度过快,所需要的热量就大于实际能供给的热量,此时温度就

下降。所以当液化气钢瓶供给大流量的 N_2O 时,钢瓶的温度下降,蒸发热增加。

第四节　常用吸入麻醉药的理化性质

气体麻醉药通常以液态贮存于高压钢瓶内,挥发性麻醉药在室温时易挥发成蒸气。常用吸入麻醉药的理化性质见表 22-4。吸入麻醉药的理化性质决定其麻醉强度、给药方法、摄取速率、分布与排出,因此也关系到全麻器械、诱导和苏醒的快慢、患者和手术室工作人员的安全等。

一氧化二氮为无色、有甜味的气体,是一种氧化剂,化学式为 N_2O,在一定条件下能支持燃烧,在室温下稳定,有轻微的麻醉作用,能致人发笑,能溶于水、乙醇、乙醚及浓硫酸。一氧化二氮的麻醉作用很弱,但其毒性很低,有良好的镇痛作用。

氟烷为无色、易挥发、易流动的重质液体,性质稳定,不易燃,有香气,味甜,不溶于硫酸,当加入等体积硫酸后在酸层下面。氟烷的麻醉作用比麻醉乙醚强而无刺激性,对肝脏有毒性。禁与肾上腺素合用。遇光、热、湿空气能缓缓分解生成氢卤酸等,制剂中加入 0.01% 的麝香草酚作为稳定剂。保存时要遮光、密闭,置阴凉处。

甲氧氟烷为无色澄明液体,有芳香气味,不易燃,不易爆,空气中稳定。甲氧氟烷对呼吸道的刺激性较乙醚轻,麻醉效果好,诱导期长,苏醒较慢,毒性较大,肝、肾功能不全者禁用。

乙醚为无色澄清液体,特臭,味灼烈,易溶于水,挥发性和燃烧性极强。乙醚易发生自动氧化,生成过氧化物。制剂中为防止氧化,可加少量铁、锌、没食子酸丙酯或氢醌。贮存时要遮

表22-4　常用吸入麻醉药的理化性质

	乙醚	氟烷	甲氧氟烷	恩氟烷	异氟烷	七氟烷	地氟烷	氧化亚氮
分子量	74.1	197.4	165.0	184.5	184.5	200	168	44.0
沸点 (1 个大气压)(℃)	34.6	50.2	104.7	56.5	48.5	58.5	23.5	−88.0
蒸气压 20℃ (kPa)	59.1	32.1	3.0	23.3	31.8	20.9	89.3	5 200
蒸气压 20℃ (mmHg)	442	241	22.5	175	240	156.9	670	39 000
潜热 20℃ (kJ/mol)	27.6	28.9	33.9	32.3	−	7.9	−	18.2
液体比重 (g/ml)	0.72	1.86	1.43	1.52	1.50	1.25	1.45	−
Antoine 常数 A(kPa)	6.151	5.892	6.206	6.112	4.822	−	−	6.702
B	1 109.58	1 043.70	1 336.58	1 107.84	536.46	−	−	912.90
C	233.2	218.3	231.5	231.1	141.0	−	−	285.3
每毫升液体产生的蒸气 (ml)20℃	33	227	208	198	196			
MAC	1.92	0.77	0.16	1.68	1.15	1.71	7.25	105.0

光,几乎装满,严封或熔封,在阴凉避火处保存。由于乙醚的优点少而缺点严重,又能引起燃烧爆炸,使用的范围逐年减少,全世界的各大医院早已不用。

吸入麻醉药由于其自身的化学性质,所以贮存及运输要格外注意,要避免引起危害性的后果。

第五节　吸入麻醉药的汽化和运输

在吸入麻醉中,现在使用的吸入麻醉药在一般条件下大多数为液态,如恩氟烷、异氟烷、七氟烷和地氟烷等,不允许直接进入呼吸道。使用前,必须将其转化为蒸气。挥发性吸入麻醉药的饱和蒸气浓度远高于临床所需的吸入麻醉药浓度。如若得到临床所需的浓度,必须对饱和蒸气进行稀释,否则将很快发生药物过量而危及患者的生命。

麻醉蒸发器 (vaporizer) 是控制挥发性麻醉药蒸气输出的专用装置,其基本功能是汽化挥发性麻醉药,控制新鲜气体中麻醉药蒸气的浓度,是一种能有效地蒸发麻醉药液并能精确地将麻醉药按一定浓度输入麻醉呼吸回路的装置。理想的蒸发器要求操作简单,输出浓度精确,受温度、流量、压力等因素的影响小。

一、基本原理

目前使用的绝大多数蒸发器在一般条件下,盛装液体麻醉药的蒸发室内含有饱和蒸气,在蒸发室的上方空间流过一定量的气体,合理控制阀门,小部分气流经过气路调节阀流入蒸发室,携走饱和麻醉药蒸气。气流(O_2 和 N_2O)到达蒸发器时分成两部分,一部分< 20% 的气流经过蒸发器带出饱和麻醉药蒸气,另一部分> 80% 的气流从旁路直接通过蒸发器,两者于出口处汇合,其间的比例根据两者的不同阻力而定。浓度控制位于旁路通道或蒸发室出口处,转动浓度转盘后可引起其阻力的改变,从而使两者汇合的比例发生变化。为了保持比较恒定的麻醉药浓度,麻醉蒸发器都应具有完善的温度补偿、压力补偿和流量控制等装置。这类蒸发器都是为特定的麻醉药设计的,不能混用,称为可变旁路蒸发器。此外,还有一种铜罐蒸发器,根据温度和麻醉药的不同,分别调节载气的和稀释气的流量,从而改变输出气的麻醉药浓度,可用于各种麻醉药,称为定流量型蒸发器,临床上已很少使用。

蒸发器的输出浓度与气体流速、气体与液面的距离及接触面的大小、时间长短、液面温度等有关。蒸发室内的饱和麻醉药蒸气分布均匀,麻醉药蒸气浓度输出稳定。蒸发器通过旁路气体对气体浓度进行稀释。

一台输出麻醉药蒸气浓度可调的、恒定的理想蒸发罐必须具有蒸发室内的饱和蒸气压恒定和载气、稀释气流配比精确等特点,可分为增加蒸发面积型蒸发罐、抽吸型蒸发罐、直接加热型蒸发罐和间接加热型蒸发罐。蒸发器麻醉药输出浓度的影响因素有气体流速、气体与液面的距离、气–液接触面积及接触时间、液面温度。

二、典型蒸发器简介

1. Tec4 蒸发器　为旁路可变、拂过式、自动温度补偿型蒸发器,见图 22-1。特点:①在低流速和超高流速下,输出浓度的精度下降;

②载气组成对输出的影响低于预定值的 10%;③载气中含有氧化亚氮使输出浓度下降;④倾斜 180° 不影响输出。当蒸发室内的温度下降时,双金属阀门开大,通过蒸发室的气流增多,从而保持蒸发器的输出浓度稳定。调节钮顺时针旋转时,开启蒸发器,并调节蒸发器的输出浓度。

2. Tec5 蒸发器　为旁路可变、拂过式、自动温度补偿型蒸发器,见图 22-2。特点:①流量 < 5L/min、预定值低于 3% 时精度最高;②高流量时输出浓度降低;③温度在 15~35℃ 时精度最高;④泵吸效应较明显;⑤载气成分有影响。

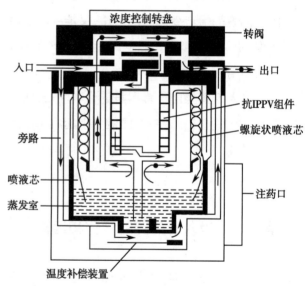

图 22-2　Tec5 蒸发器结构示意图

3. Tec6 蒸发器　为地氟烷专用蒸发器,见图 22-3。地氟烷蒸发器不采用可变旁路型的设计,而用电加热并保持 39℃ 恒温,使蒸发室内的地氟烷蒸气压保持 200kPa(2 个大气压)。新鲜气(O_2 和 N_2O)并不进入蒸发室。根据调节钮的开启位置和流量传感器测得的新鲜气的大小,蒸发室自动释放出一定量的地氟烷蒸气,与新鲜气混合后输出。

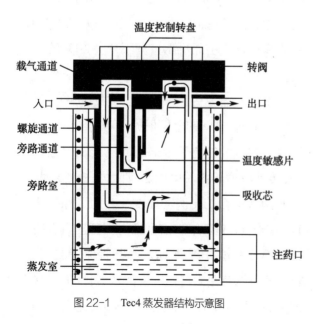

图 22-1　Tec4 蒸发器结构示意图

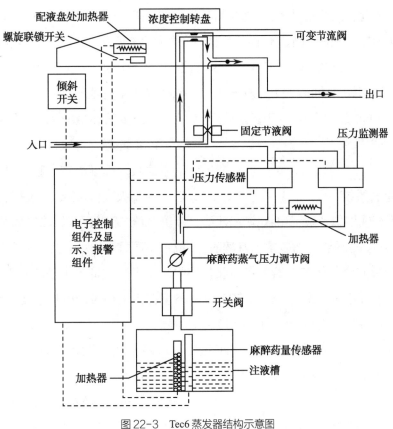

图 22-3　Tec6 蒸发器结构示意图

蒸发器内有 2 路气流相互独立。经流量表后的新鲜气(O₂ 和 N₂O)又称稀释气流经过固定阻力(R₁)在出口与气态地氟烷汇合。在流经 R₁ 时产生回压,称为工作压力。工作压力取决于稀释气流量,1L/min 时约 1kPa,10L/min 时约 10kPa。地氟烷经电加热至 39℃成为气态地氟烷(200kPa)。压差传感器感受 R₁ 的工作压力,使压差传感器控制的阻力变化(压力控制阀)控制气态地氟烷的流出量大小,即将 R₂ 的工作压力调节至相同于 R₁ 的工作压力。此后,再经浓度控制转盘(R₂)调节后在出口与稀释气汇合输出。简言之,通过电路将地氟烷气流调节至与新鲜气流相同的压力,再经刻度转盘调节浓度后输出。新鲜气增加,工作压力相应增加。在特定的转盘刻度下,在不同的新鲜气流时流经气流的比例不变,从而保证蒸发器输出的恒定。

4. Vapor19.1 蒸发器　为旁路可变、掠过式、自动温度补偿型蒸发器,见图 22-4。特点:①新鲜气流量在 0.3~15L/min、温度在 10~40℃范围内时输出稳定;②载气组成影响输出浓度;

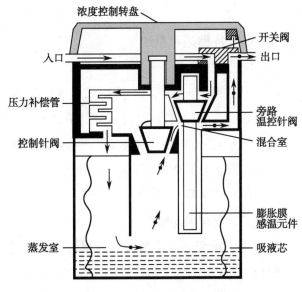

图 22-4　Vapor19.1 蒸发器示意图

③倾斜影响输出浓度。蒸发器采用温度敏感的锥形轴柱,调节气流的分配比例。调节钮顺时针旋转时,开启蒸发器,并调节输出浓度。

还有几种蒸发器如 Aladin2222 蒸发器、电控蒸发器、Vapor2000 蒸发罐等,由于目前使用率较低,这里就不再赘述。

三、麻醉通气系统

麻醉通气系统或称患者系统和麻醉呼吸回路,是与患者相连接的联合气路装置。麻醉时由此系统提供麻醉混合气体传送给患者,同时患者通过此系统进行呼吸。通气系统的结构或用法不同,可影响患者吸入的混合气体的浓度。全身麻醉期间利用不同的通气系统来管理呼吸、调节吸入麻醉药的浓度和剂量是临床麻醉工作的基本知识。

呼出气体完全不被重复吸入为开放式或无再吸入式;无二氧化碳吸收装置,有部分呼出气体被重复吸入者为半开放式;有二氧化碳吸收装置,呼出气体较多的部分被重复吸入者为半紧闭式;有二氧化碳吸收装置,呼出气体全部(经二氧化碳吸收后)被重复吸入者为紧闭式。

四、各类通气系统

(一)开放系统

开放系统无贮气囊和呼出气重复吸入,是结构最简单、低廉的装置,系统与患者的呼吸道之间无机械连接,因此并不增加呼吸阻力。由于大量麻醉药弥散在手术室内,不能控制通气,麻醉深度不易稳定,现已淘汰不用。

(二)无再吸入系统

由无重复吸入活瓣及贮气囊组装起来的吸收回路,有些教科书将其归入开放式通气系统。无重复吸入活瓣由吸入和呼出 2 个活瓣构成,常用的是鲁平(Ruben)活瓣。由贮气囊提供新鲜气流,人工通气时使新鲜气流量等于患者的每分钟通气量即可。自主呼吸时保持贮气囊 3/4 充盈即可。

(三)麦氏(Mapleson)通气系统

该系统均无二氧化碳吸收装置,二氧化碳的重复吸入程度决定于新鲜气流量、自主呼吸还是控制吸收、环路结构及患者通气量。按照新鲜气流、管道、面罩、贮气囊及排气阀的安装位置不同,可分为 6 型。麦氏系统在实际使用中属于半开放抑或半紧闭式仍有不同的异议。各型在自主呼吸和控制呼吸时的气体分布各不相同。

(四)贝因(Bain)系统

Bain 系统为麦氏 D 系统的改良型。它有一根长 1.8m、直径为 22mm 的透明呼气波纹管,其中有一根内径约 7mm 的内管用于输送新鲜气体和挥发性麻醉药,两管形成一个同轴系统,分别运行吸气和呼气。自主呼吸时,只要新鲜气流量 > 1.5~2 倍的每分钟通气量,即可避免 CO_2 重复吸入。控制呼吸时,成人只要 CO_2 生成量正常,用 70ml/(kg·min) 的新鲜气流量可维持二氧化碳分压在正常范围内。小儿的新鲜气流量要比成人相对增大。体重 < 10kg 者,气流量为 2L/min;10~35kg 者为 3.5L/min;40kg 以上者按 100ml/(kg·min) 计算。

(五)循环回路系统

循环回路系统是临床上最为常用的麻醉通气系统,具有贮气囊和呼出气的部分重复吸入。根据新鲜气流量的高低,该系统可用于半开放、半紧闭系统,也可用于紧闭系统。

为防止过量的重复吸入,回路中设有 2 个单向活瓣,使回路中的气流量单向流动。每次呼出气体均经过 CO_2 吸收装置。回路主干为广口螺纹管(直径为 22mm),这部分的阻力可以忽略不计，CO_2 吸收罐的横截面积较大，对气流的阻力较小。其他部件包括 1 个排出过量气体的排气活瓣、1 个贮气囊和 1 个 Y 型接头，用于连接面罩或气管导管，尚可选择性地配备细菌过滤器和回路内蒸发器。

为了防止回路内呼出 CO_2 的重复呼吸，各部件的排列顺序要遵循 3 条原则：①单向活瓣要安装在患者与贮气囊之间，吸气管和呼气管上各放置 1 个；②新鲜气流不能在呼气活瓣与患者之间进入回路；③呼气活瓣不能置于患者与吸气活瓣之间。

循环回路的主要特点是允许呼出气重复呼吸，这样能减少呼吸道的水和热丢失，同时能减轻手术室污染，减少麻醉气体燃烧、爆炸的危险性，吸入全麻药的浓度相对较稳定；不足之处为这种回路可增加呼吸阻力，不便于清洗、消毒，相对笨重。呼出气中的水分易凝集在活瓣叶片上，一旦瓣膜启闭不灵，不仅影响整个回路的顺应性，也可使呼吸阻力增加，甚至回路内的气体不能单向循环，引起 CO_2 重复吸入。除非加大新鲜气流量，否则吸入气中的麻药浓度变化缓慢。

（张 惠）

参考文献

[1] 邓小明，姚尚龙，于布为，等. 现代麻醉学. 4 版. 北京：人民卫生出版社，2014：446-450.
[2] 陈伯銮. 临床麻醉药理学. 北京：人民卫生出版社，2010：259-283.
[3] SOARES J H, BROSNAN R J, FUKUSHIMA F B, et al. Solubility of haloether anesthetics in human and animal blood. Anesthesiology, 2012, 117(1): 48-55.
[4] MILLER R D. 米勒麻醉学. 7 版. 曾因明，邓小明主译. 北京：北京大学医学出版社，2011：49-70.
[5] 王祥瑞，俞卫锋，杭燕南. 吸入麻醉药. 北京：世界图书出版公司，2008：45-120.
[6] STEWARD A, ALLOTT P R, COWLES A L, et al. Solubility coefficients for inhaled anaesthetics for water, oil and biological media. Br J Anaesth, 1974, 46(4): 310-317.

第二十三章 吸入麻醉药的摄取、分布、生物转化和排泄

吸入麻醉是应用挥发性麻醉药经肺吸入通过血液循环至脑部而产生全身麻醉的方法。吸入麻醉药的药代动力学与静脉麻醉药有许多相同之处，但吸入麻醉药必须依靠其分压梯度从麻醉机进入肺，再经循环系统带至中枢神经系统而发挥其麻醉作用。全身麻醉药的吸入最终达到肺泡、各周围组织、中枢（脑）内的麻醉药分压相等，即达到动态平衡。其排出过程将按相反的方向或顺序进行。

具体来说，吸入麻醉深度取决于脑组织中吸入麻醉药的浓度。吸入麻醉药进入脑组织前先进入肺泡，透过肺泡膜弥散入血，再随循环系统透过血脑脊液屏障进入脑组织。其过程如图 23-1 所示。

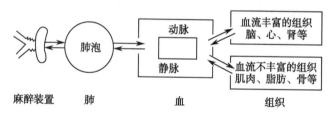

图 23-1　麻醉药从麻醉装置向肺、脑、心和组织的转运

吸入麻醉药的作用主要反映在脑内吸入麻醉药分压，因此分压的高低与麻醉深浅以及不良反应密切相关。脑组织内吸入麻醉药分压受 5 个因素的影响：①麻醉药的吸入浓度；②麻醉药在肺内的分布；③麻醉药跨肺泡膜扩散到肺毛细血管内的过程；④循环系统的功能状态；⑤经血脑屏障向脑细胞内的扩散状态。

第一节　吸入麻醉气体浓度与肺泡内气体浓度

吸入麻醉气体浓度是指吸入麻醉药在吸入的混合气体中的浓度，它与肺泡内麻醉药浓度呈正相关。从开始用药至脑内达到一定的麻醉药分压的整个过程中，吸入气体进入肺泡的过程最为重要。

一、通气效应

随着吸入过程的进行，肺泡内麻醉气体浓度（F_A）逐渐升高，从而接近于吸入麻醉气体浓度（F_I）。肺泡内麻醉气体分压决定了全身各组织内的麻醉药分压，后者最终将无穷接近于肺泡内麻醉气体分压。所以，麻醉医师精确地控制吸入麻醉药的气体分压是十分重要的。

肺泡内麻醉气体浓度（F_A）逐渐升高的速度取决于 2 个因素：吸入麻醉气体浓度和肺泡通气量，其中通气有非常重要的作用。麻醉诱导时，通气会使肺泡内麻醉气体浓度迅速上升，因为每次吸气都给肺泡带进一些麻醉药，如果每分钟通气量增大，带进的麻醉药也增多，肺泡内麻醉药浓度增大加快，动脉血中的分压也随之迅速上升。因此，麻醉开始时增加通气量可缩短诱导期，使更多的药物进入肺泡以补偿被摄取的体积。如图 23-2 所示。

具体来说，气体流过挥发罐所带出的麻醉药浓度在麻醉回路进口处大致与挥发罐所指示的刻度相符合，但在回路前端，患者吸入浓度则因气体总流量以及患者的每分钟通气量的多少

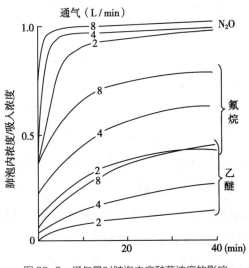

图 23-2　通气量对肺泡内麻醉药浓度的影响

而发生变化。当每分钟气体总流量超过患者的每分钟通气量时,则吸入浓度近似于挥发罐所指示的麻醉药浓度;如果每分钟通气量＞每分钟气体总流量,由于受麻醉回路内呼出浓度的影响,吸入浓度则偏低。吸入浓度(分压差)越大,麻醉药向肺泡内扩散越快,达到平衡所需要的时间就越短。在诱导期间加强通气可使肺泡内吸入药浓度快速升高(F_A/F_I 接近于 1),这个过程与"去氮给氧"是类似的。通常,在无重复吸入的情况下,95% 或更高的氧吸入需要 2 分钟或更短的时间,而吸入麻醉药的吸入却不如氧气迅速,这是因为吸入麻醉药的溶解度远比氧或氮气高,高溶解度意味着将有更多的麻醉药以溶解的形式通过肺进入血液。

二、麻醉药的摄取

F_A/F_I 与吸入麻醉药的摄取有直接关系。在吸入浓度较低的情况下,通气带入肺泡的麻醉药与摄取离开肺泡的麻醉药之间的平衡决定了 F_A/F_I 的值。例如如果摄取带走了 1/4 的吸入麻醉药分子,则 F_A/F_I = 3/4。摄取越多,F_A/F_I 就越小;反之,如果 F_A/F_I 越大,说明肺对麻醉药的摄取越少。正常肺泡膜对麻醉气体的进出没有屏障性

阻碍,但在某些病理情况下,肺泡膜会阻碍麻醉气体从肺泡到血液的有效转运,其中之一是肺气肿使肺泡通气分布不均。在通气不畅的肺泡中,麻醉气体的分压较低,流经这个部位的血液中麻醉气体的分压也较低。

在通气正常的情况下,影响吸入麻醉药摄取的因素有药物的溶解度、心排血量以及肺泡与静脉血药物分压差(P_A-P_V)。血液对麻醉气体的摄取量等于以上 3 个因素的乘积除以大气压力,可以表示为:

摄取 = 溶解度 (λ) × 心排血量 (Q) × $(P_A$-$P_V)$/ 大气压

摄取是 3 个因素的乘积而不是它们的总和,当任何一个因素接近于 0 时,摄取就接近于 0,通气使 F_A/F_I 迅速达到 1.0。如果溶解度较低(接近于氧气的溶解度),或心排血量接近于 0(如严重的心肌抑制或死亡),或肺泡 – 静脉分压差值很小(在麻醉药作用持续时间非常长时可能发生)则药物的摄取极少,F_A/F_I 的比值将等于 1。

(一)溶解度

吸入麻醉药的 B/G 分配系数是指吸入麻醉药分子于血液相和气体相之间运动达到平衡(麻醉药在两相之间的分压相等)时血液中的浓度 (vol%) 与气体中的浓度 (vol%) 的比值。B/G 分配系数是吸入麻醉药血液溶解度的一种表示方法,是决定吸入麻醉诱导和苏醒快慢的主要因素。它描述了麻醉药对 2 种介质的相对亲和力,是麻醉药在两相中达到平衡后的自身分配系数。较大的 B/G 分配系数产生较大的摄取,此时血液犹如一个巨大的贮库,必须溶解更多的麻醉药方能使其分压明显升高,由于与吸入气体之间达到平衡需要很长的时间,故麻醉诱导期较长,如甲氧氟烷和乙醚;相反,血 /气分配系数小的麻醉药如氧化亚氮则起效快,

诱导期短,吸入麻醉苏醒期与诱导期相反,药物由脑经血从肺排出,如乙醚在血液中的溶解度大,其分压下降也缓慢,所以苏醒期较长。

吸入麻醉药的 B/G 分配系数的跨度非常大,如表 23-1 所示(从地氟烷的血 / 气分配系数 0.45 到甲氧氟烷的血 / 气分配系数 15);而组织 / 血分配系数(组织的溶解度)一般是 1~3.4。例如氟烷的脑 / 血分配系数是 1.9,意味着在相同的氟烷分压下,每毫升脑组织所含的氟烷是血液的 1.9 倍。

脂肪组织 / 血分配系数也是明显大于 1 的,尤其是对于效能强的麻醉药脂肪 / 血分配系数所表达的含义与血 / 气分配系数类似。

(二)心排血量

吸入麻醉药的摄取主要受心排血量的影响,血流通过肺的量越多,从肺泡中带走的麻醉药就越多,由此就导致肺泡内麻醉药浓度的下降,F_A/F_I 就会越低。一般认为,心排血量越大,将肺泡内的麻醉药带到组织的就越多,组织中药物的分压就会上升得快。但事实上,增加心排血量并不能加速组织麻醉药分压与动脉血分压间的平衡;相反,心排血量大时动脉血中的麻醉药分压却比心排血量正常时要低。心排血量对吸入麻醉药的摄取作用类似于溶解度的作用,如溶解度大的将使等容血量摄取多量的麻醉药,但心排血量使麻醉药摄取量的增加则是由于血容量的增加所致。

(三)肺泡气 – 静脉血麻醉药梯度

组织对麻醉药的摄取产生了肺泡气 – 静脉血麻醉药梯度,或称其为肺泡气 – 静脉血麻醉药分压差。分压差越大,血液摄取越快。诱导初期,静脉血中的麻醉药分压很低,肺泡分压与之相差很大,血液对麻醉药的摄取很快;随着麻醉的进行,静脉血中的麻醉分压逐渐升高,血液摄取逐渐减少;当静脉血中的麻醉药分压与肺泡分压相等时,则无论溶解度和心排血量如何,摄取均为 0。反之,若没有摄取,离开肺的动脉血将含有和静脉血相同的麻醉药量,此时肺泡气 – 静脉血麻醉药分压差将为 0。对于健康人体,由于不存在弥散障碍和通气 / 血流异常,所以理论上可以实现肺泡气 – 动脉血麻醉药分压相等,只是需要无限长时间的麻醉才能达到。实际上,静脉血与肺泡分压仅能接近平衡,此时全麻醉药进入血液的速度极慢。

当血液流经某一组织时,一定比例的麻醉药被组织摄取,其摄取比例受到 4 个因素的影响:组织的溶解度、流经组织的血流量、动脉血 – 组织麻醉药分压差、组织的质量或容积。若其中任何一个因素为 0,组织的摄取也将是 0。组织对麻醉药的摄取量等于组织的容积与

表 23-1　吸入麻醉药的 B/G 分配系数(37℃)

麻醉药	血 / 气	脑 / 血	肝 / 血	肾 / 血	肌肉 / 血	脂肪 / 血
地氟烷	0.45	1.3	1.4	1.0	2.0	27
氧化亚氮	0.47	1.1	0.8	–	1.2	2.3
七氟烷	0.65	1.7	1.8	1.2	3.1	48
异氟烷	1.4	1.6	1.8	1.2	2.9	45
恩氟烷	1.8	1.4	2.1	–	1.7	36
氟烷	2.5	1.9	2.1	1.2	3.4	51
乙醚	12	2.0	1.9	0.9	1.3	5
甲氧氟烷	15	1.4	2.0	0.9	1.6	38

麻醉药在该组织中的溶解度的乘积。各单一组织的摄取将综合导致肺泡气－静脉血麻醉药分压差。

与 B/G 分配系数一样,组织／血分配系数可以理解成麻醉药在组织内与在血液中的溶解度的比值,即平衡时麻醉药在两相中的浓度比值。由表 23-1 可知,各种麻醉药的组织／血分配系数(除脂肪／血分配系数外)的差别不像 B/G 分配系数差别那样大。绝大部分麻醉药的组织／血分配系数接近于 1,这意味着对于不同的组织(脂肪除外)而言,每毫升组织从血液中吸收麻醉药的能力非常接近(即同一麻醉药对无脂肪组织和血液具有相似的亲和力),因此这些组织内麻醉药分压的上升速度就主要取决于该组织的血流量。表 23-1 显示,所有无脂肪组织(肌肉组织除外)的组织／血液分配系数(即组织溶解度)在 1~2;对强效麻醉药来说,肌肉组织的组织／血液分配系数在 2~3.4。例如氟烷的脑／血分配系数是 1.9,意味着在相同的氟烷分压下 1ml 脑组织所含有的氟烷是 1ml 血液的 1.9 倍。组织／血分配系数越大,组织内分压上升越慢;反之则上升越快。

对于无脂肪组织,其溶解度与其血流量相比要大得多。第一,溶解度大的组织能够促使麻醉药从血液向组织内转移;第二,组织与动脉血中的麻醉药达到分压平衡需要更长的时间。因此,和血流量相比,高溶解度的组织能够长时间维持动脉血／组织之间的麻醉药分压差,然后形成摄取。相反,脑内麻醉药分压与血中麻醉药分压能很快达到平衡,若仅考虑血流

量这一因素,则由于每立方厘米肌肉组织的血流量是脑组织的 1/20,因此肌肉达到平衡的时间应该为脑组织的 20 倍。但事实上,和脑／血分配系数相比,肌肉／血分配系数能引起更长的延迟效应。七氟烷的肌肉／血分配系数是 3.1,其脑／血分配系数是 1.7,因此平衡时间不止延长至 20 倍,而是 20×3.1/1.7 倍,即延长至脑组织平衡时间的 36 倍。

对脂肪组织,由表 23-1 可知,麻醉药(尤其是强效麻醉药)的脂肪分配系数远大于 1,脂肪的血／气分配系数从氧化亚氮的 2.3 到氟烷的 51,即在相同的分压下,每立方厘米脂肪组织包含的氧化亚氮和七氟烷分别是每毫升血液的 2.3 倍和 51 倍。脂肪的这种对强效麻醉药的强大溶解能力意味着当血液流经脂肪时,血液中的麻醉药绝大多数转运至脂肪中。虽然血液中的麻醉药大部分进入脂肪,但是因为麻醉药在脂肪中的溶解度大而血流量很低,故脂肪组织中的麻醉药分压上升的非常缓慢,达到平衡所需的时间仍然会很长。

(四)组织群

各组织的摄取量综合决定了肺泡－静脉血分压差,也进而决定了肺的摄取量。可以根据组织的灌注和溶解度特性,将组织分成 4 种组织群进行分析。见表 23-2。

第一个组织群是具有丰富血管的构成脑、心脏、其他内脏(包括肝、肾)及内分泌腺等器官的组织(vessel-rich group,VRG),这些组织的重量不足体重的 10%,但血流量却占心排血量的 75%。这种高灌注的特点使 VRG 在诱导

表 23-2　组织群的特征

组织群	血管丰富组织	肌肉	脂肪	血管贫乏组织
重量所占体重的百分比(%)	10	50	20	20
血流量所占心排血量的百分比(%)	75	19	6	0

初期摄取和消除相对大量的麻醉药,但是与血流量相比,VRG 的容量相对较小,可以快速与动脉血中的麻醉药达到平衡。VRG 与动脉血中的麻醉药达到平衡状态所需要的时间,90% 以上在 4~8 分钟,因此在 8 分钟后摄取量显著降低(即动脉血-VRG 麻醉药分压差极小),此时对肺泡内麻醉气体浓度几乎没有影响。在 8 分钟之后的相当长的时间内,主要由肌群(muscle group, MG)决定麻醉药的摄取。

第二个组织群是肌肉和皮肤(无脂肪组织)组成的 MG,它们具有相似的血流和溶解度特性。MG 的血流量比 VRG 的血流量低,它在早期摄取的麻醉药量仅为 VRG 的 1/4;但与 VRG 不同,MG 能够长时间地从血液中摄取麻醉药,麻醉药的平衡时间从氧化亚氮的 20~25 分钟到七氟烷或氟烷的 70~80 分钟不等。在 VRG 平衡后的很长时间内,肌肉继续摄取相当数量的麻醉药,MG 在 2~4 小时内达到平衡状态。

第三个组织群是脂肪组织。当 MG 达到平衡状态后,只有脂肪(即脂肪群组织, FG)作为储藏库仍继续摄取麻醉药。在麻醉药向组织内输送的初期,FG 接受的麻醉量只有 MG 的 40%(即 FG 的血供是 MG 血供的 40%)。但脂肪比肌肉对麻醉药的亲和力更强,脂肪组织会在很长的时间内吸收麻醉药。FG 的半平衡时间(即麻醉药分压达到动脉血麻醉药分压的一半时所需要的时间)从氧化亚氮的 70~80 分钟到七氟烷和异氟烷的 30 小时不等。因此,在麻醉过程中,任何高效麻醉药都不会和脂肪组织达到平衡状态。

第四个组织群是血管贫乏组织(vessel-poor group, VPG),包括韧带、肌腱、骨骼和软骨组织(即几乎没有血液供应的无脂肪组织)。虽然该组织群占体重的 1/5,但由于 VPG 的血流量很少或几乎没有,因此不参与麻醉药的摄取过程。

第二节 影响 F_A/F_I 比值的相关因素

吸入气体麻醉药浓度通常用 F_I 表示,肺泡内麻醉药浓度用 F_A 表示,F_A/F_I 是吸入麻醉药摄取过程的一个重要参数。控制麻醉药向肺内输送或者从肺内消除的各种因素的变化都会影响麻醉药在肺泡内的浓度,进而影响 F_A/F_I 的值。

一、吸入浓度的影响——浓度效应

吸入麻醉药浓度对肺泡气浓度以及达到该浓度的速率均存在影响。麻醉诱导时,麻醉药的吸入浓度越高,肺泡内麻醉药浓度升高越快,肺泡内麻醉药分压和血中麻醉药分压也上升的越快,这叫做浓度效应关系(concentration effect relationship)。当吸入浓度为 100% 时,肺泡气浓度上升速率极快。因为此时肺泡内浓度上升速率完全取决于通气进入肺内的速度,即在吸入浓度为 100% 时,摄取不影响 F_A/F_I 水平。浓度效应取得的原理在于浓缩效应和吸气增加。如图 23-3 所示,第一部分表示吸入气含 80%(体积分数,以下同)的 N_2O,假设有一半的 N_2O 被吸收,1% 的第二气体和 19% 的氧化不变,则剩余的 N_2O 为 40% 体积,气体总体积由 100 降为 60,N_2O 浓度就下降至 67%(图 23-3A),即一半的摄取并未使 N_2O 浓度减半,因为 N_2O 吸收后肺泡容积缩小,使剩下的气体在一个较小的体积内浓缩所致。同时,下一次呼吸潮气量增加,以填补由于气体吸收而产生的"真空",即再次吸入气体的总量为 40% 体积,其中 1% 的第二气体、80% 的 N_2O 以及 19% 的氧气,由此再进入肺泡内的 N_2O 量就为 40%×80% = 32%,再加上原来剩余的 40%,N_2O 的最终浓度为 72%(图 23-3B)。虽然实际情况要比此种描述复杂得多,但以上解释包含了控制肺泡内麻醉药浓度的基本因素。所以,增加吸入气体中麻醉药的浓度可以提高肺泡内麻醉药浓度,因而增加比值 F_A/F_I 上升的速度。

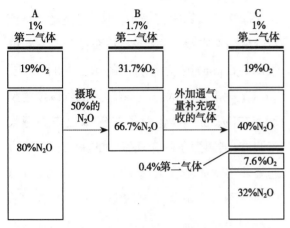

图23-3　吸入浓度的影响(浓度效应)

A. 肺吸入 80% 的氧化亚氮和 1% 的第二气体;B. 50% 的氧化亚氮被摄取后,其浓度并没有相应减半;C. 容量减少后,重新吸入的是混合气体,这使所有气体的浓度均增加(包括第二气体的浓度)。

二、第二气体效应

第二气体效应(second gas effect)是指同时吸入高浓度气体(如氧化亚氮)和低浓度气体(如氟烷)时,低浓度气体肺泡浓度及血中浓度提高的速度较单独使用相等的低浓度气体时快。此时的高浓度气体(氧化亚氮)称为第一气体,低浓度气体(氟烷)称为第二气体,故这种效应称为第二气体效应。由于这种效应,比值 FA/FI 上升,麻醉诱导加快。

这种第二气体效应适用于氟烷或恩氟烷与 N_2O 同时吸入时,由于 N_2O 被摄取,肺内容量减少,浓缩了氟烷或恩氟烷的浓度(图23-3),即浓度效应。下一次呼吸,吸气量增加,以填补由于 N_2O 被吸收而留下的真空,吸入的混合气体又可带来一些低浓度气体,即增量效应,由此又进一步提高了肺内氟烷或恩氟烷的浓度。

(一)对象与模型

对第二气体效应的 50 年之久的论证,最初是从动物实验开始的。1963 年 Eger EI II 对狗进行实验研究,探讨 F_I 对 F_A 的影响;1964 年 Epstein RM 等在对狗的实验中研究浓度效应,提出了“第二气体效应”的概念;1969 年 Stoelting RK 和 Eger II 也以狗为对象研究第二气体效应;1971 年 Kitahata 等研究了猫的 N_2O 吸入浓度的增加对肺泡 CO_2 浓度的影响;1974 年 Bojrab L 等开始探讨 N_2O 对人体内 O_2 的第二气体效应;接下来 Salanitre E 和 Tunstall ME 也分别对人体进行了研究,证明了人体内氟烷的第二气体效应的存在。之后以人体为对象的研究纷纷呈现。

图 23-3 是经常被采用的第二气体效应的经典模型。但 Hendrickx JF 等认为此模型尽管从直觉上易于接受,但无法预测实验中的第二气体效应的大小,其作用仅表现在阐述第二气体效应的概念本身;Peyten PJ 等也指出图 23-3 只考虑了 N_2O 的吸收,而没有考虑其他气体的吸收。Korman B 和 Mapleson、Eger EI II 都曾经提出新的“定常流入”模型,Peyten PJ 等采用了生理学气体交换模型——“两室模型”。

(二)存在的例证

Frumin 等在 1961 年推测,N_2O 的大量吸收将会大大影响其他气体的肺泡浓度。Heller ML 等进行的动物(狗)实验数据显示,在吸入高浓度 N_2O 的初期,动脉血氧分压立即提升。1964 年 Epstein 等通过氟烷与不同浓度的 N_2O 复合吸入的动物实验,发现全麻时加吸 70% 的 N_2O 时可加快氟烷的肺泡浓度上升速度,首先提出第二气体效应的概念。Tahersi S 等通过对无复吸的人体分组实验,发现地氟烷与 65% 的 N_2O 同时吸入时,其 F_A/F_I 的提升较之与 5% 的 N_2O 同时吸入时快得多;而低浓度的七氟烷（0.5%~4%）对 N_2O 和地氟烷的 F_A/F_I 均无影响；2% 的氙气与 65% 的 N_2O 同时吸入时，其 F_A/F_I 也得到大幅提升。Tahersi S 的实验结果与 Stoelting 和 Eger 的动物实验结果是相吻合的，符合第二气体效应的描述。Watanabe 等在临床实践中对人体进行的第二气体效应的研究，证明了第二气体效应的存在。Peyten PJ 等在研究中则聚焦于临床中更受关注的麻醉药动脉分压，首次使用临床红外线气体分析仪，证明第二气体效应可以使七氟烷的动脉分压显著增加。Peyton 等通过对患者的分组试验，证明了第二气体效应的持续存在。Korman 和 Mapleson 曾对第二气体效应进定量分析，并对其存在的必然性提出质疑。Sun XG 等曾对 14 例患者进行试验，同时吸入 80% 的 N_2O 和 0.2% 的恩氟烷，试图证明第二气体效应对恩氟烷的动脉血药浓度的影响，但测得的数据并没有显示出实验组和对照组的统计学差异。Tahersi S 认为 Sun XG 的实验条件的控制存在问题，仍然肯定第二气体效应的存在。Mapleson WW 则认为 Sun XG 混淆了"无统计学差异"和"无差异"的概念，并从数理模型的角度说明了第二气体效应存在的必然性。Mendes FF 更深一步研究了氙气的药理学特性，发现氙气也能引起第二气体效应。

（三）麻醉药配伍

Epstein 等认为第二气体效应是一种普遍现象，适合于任何一组吸入麻醉气体配伍。穆亚玲等的研究表明，第二气体效应反映在各种组合的麻醉混合气中并不一致。异氟烷、恩氟烷与体积分数为 0.5 的氧化亚氮混合吸入时，第二气体效应并不明显；而且在麻醉诱导的不同阶段，第一气体对第二气体的加速作用大小不同。也就是说，第二气体效应并不一定表现于任何一组吸入麻醉气体的配伍。梁寒冰、戴

体俊以热力学的宏观理论为依据，从摄取率的角度对第二气体效应进行定量讨论，指出第二气体效应的存在不是必然的，是有条件的，其存在并不一定适合于任何一组麻醉药配伍。

（四）产生的前提

徐文庆等的研究表明，半紧闭装置下高流量麻醉时存在第二气体效应，而在低流量新鲜气体（1L/min）时没有明显的第二气体效应。Lin CY 等的研究认为，显著的第二气体效应是不存在的；Sun XG 也对第二气体效应进行临床调查，结果显示临床实践中的第二气体效应通常非常微弱，或者根本就不存在。Hendrickx JF 等在研究中也发现，即使低浓度的 N_2O 也可以产生明显的第二气体效应，因此认为高浓度的 N_2O 的大量摄取并非第二气体效应产生的必然条件。Severinghaus JW 认为 Hendric 的研究应该采用质谱分析技术进行气体分析，以排除呼出的 CO_2 和水蒸气对实验结果产生的影响。对此 Hendric 则认为实验中采用的红外气体分析技术有足够的精确度，实验结果是可信的，也就是说第二气体效应不能仅仅由高浓度的 N_2O 的大量摄取来解释。Masuda 在实验中发现 N_2O 消除的同时，氟烷的消除加快，于是首次提出了"逆向第二气体效应"的概念。之后，Burford 研究了异氟烷的逆向第二气体效应，实验发现异氟烷的消除快慢与 N_2O 是否存在不相关。Ahmed T 等的研究发现，恩氟烷的逆向第二气体效应也是不存在的，并将氟烷、异氟烷、恩氟烷三者表现出的这种差异归因于后两者的血/气分配系数较低。

第二气体效应作为吸入麻醉药摄取的理论已有数十年的历史，对第二气体效应的研究历来较为侧重于临床麻醉实践，多对实践效果进行观察、总结和检验。若能进一步改进研究模型，将其建立在物理理论和数学模型的基础之

上,则会使研究更具深刻性和普适性,使研究结果更能体现其临床意义;研究方法也不应该仍停留在定性分析和经验总结阶段,应对第二气体效应的产生过程进行以热力学的宏观理论为基础的定量讨论,这会使研究结果在临床实践中更具有预测价值。这必将对构建麻醉药理学的基础理论和指导临床实践等方面均具有重要的意义。

三、溶解度的影响

无论麻醉药的溶解度如何,对所有麻醉药来说,F_A/F_I 比值初期升高的速度是很快的,如图 23-4 所示。在麻醉初期,这种快速升高源于肺泡气与静脉血之间不存在分压差(即肺内没有药物造成分压梯度),不存在麻醉药的摄取。肺通气使麻醉药进入肺泡,从而加大肺泡气－静脉血麻醉药分压差。随着摄取过程的进行,肺通气使肺泡内麻醉药浓度升高的作用逐渐减弱,最终静脉摄取麻醉药与肺通气输入麻醉药之间基本达到平衡状态,平衡状态时比值 F_A/F_I 取决于麻醉药的溶解度。在肺泡气－静脉血麻醉药分压差一定的情况下,溶解度越高,麻醉药的摄取就越多,其比值 F_A/F_I 虽然在

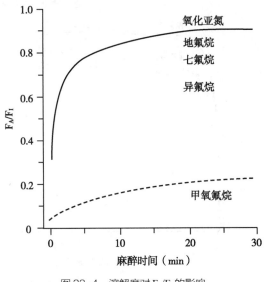

图 23-4　溶解度对 F_A/F_I 的影响

用药初期会快速升高,但会升高并维持在一个较低的水平。如图 23-4 所示,给予麻醉药的第 1 分钟,地氟烷的比值 F_A/F_I 约为 60%,相反甲氧氟烷的比值 F_A/F_I 仅为 6.5%,这说明通气带来的甲氧氟烷被摄取带走了 93.5%。

四、通气量改变的影响

通气量增加时输送给肺的麻醉药量将增加,F_A/F_I 上升的速度也会加快,如图 23-5 所示。由图 23-5 可知,麻醉药的溶解度越大,通气变化引起的 F_A/F_I 的变化程度就越大。

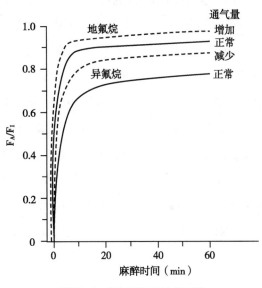

图 23-5　通气量对 F_A/F_I 的影响

溶解度较低的药物如地氟烷即使在低通气量,其比值 F_A/F_I 上升的速度也比较快(增加通气量使比值 F_A/F_I 升高有限);溶解度较高的药物如甲氧氟烷输送到肺内后,大部分被摄取,若将通气量为 4L/min 时的摄取定为 X,那么通气量增至 8L/min 时,摄取量将接近于 $2X$。若心排血量保持不变,此时动脉血中的甲氧氟烷浓度将增至原来的 2 倍。这说明,通气量加倍时高溶解度的麻醉药在肺或血液中的浓度也增至原来的 2 倍。

以上说明,麻醉药的溶解度越大,改变通气

量对麻醉药浓度的影响就越大。而麻醉效果既包括麻醉深度也包括循环抑制,因此如果用高溶解度的麻醉药实施麻醉,增加通气量时需更加谨慎。

现代的强效麻醉药(如地氟烷、氟烷、异氟烷、七氟烷)对呼吸均有显著的抑制作用,并且这种抑制通气的作用和剂量直接相关,所以麻醉药本身也能改变通气量,继而影响其自身的摄取。此特性限制了最低肺泡有效浓度(minimum alveolar concentration, MAC)。

五、心排血量改变的影响

假定通气量不变时讨论心排血量改变时产生的影响。心排血量增加时麻醉药的摄取将增加,从而抑制 F_A/F_I 升高的速度。改变心排血量对溶解度较高的麻醉药影响更加明显,如图 23-6 所示。对溶解度较低的麻醉药,当心排血量下降时,仅能轻微地提高其 F_A/F_I 的值,因为其 F_A/F_I 在任何水平的心排血量都升高的非常迅速;相反,溶解度较高的麻醉药几乎全部被摄取,肺血流量减半时必然会提高动脉血中的麻醉药浓度(等于肺泡内气体

浓度)。

溶解度效应显示,低心排血量(如休克)时,溶解度低的麻醉药的 F_A/F_I 会升高,要相应降低吸入麻醉药浓度以避免循环的进一步抑制。休克使通气量增加的同时又使心排血量降低,这 2 个方面的变化都会加速 F_A/F_I 的升高,因而麻醉医师对休克患者更倾向于使用氧化亚氮,因为其溶解度较低,肺泡内浓度受心肺变化的影响较小。

六、通气与血流同时改变的影响

实际上,通气量和心排血量会同时发生变化。对此种情况,直观上往往认为两者对 F_A/F_I 比值的影响应能达到平衡,肺泡内麻醉药浓度应该不会产生变化。但是,根据摄取公式,当心排血量增加时,摄取增加,但由于组织血流增加,组织平衡速度加快,从而缩小肺泡气 – 静脉血分压差,减弱了摄取增加的趋势。因此,通气量和心排血量成比例增加时,F_A/F_I 比值仍将升高。

F_A/F_I 比值升高的快慢部分取决于增加的心排血量如何分配。若各组织的血流量也能

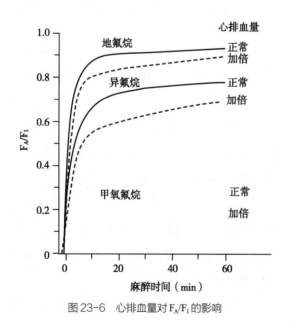

图 23-6　心排血量对 F_A/F_I 的影响

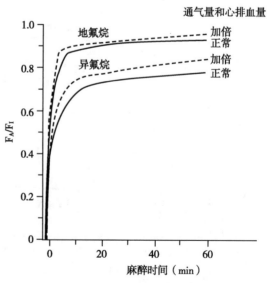

图 23-7　通气量和血流同时改变对 F_A/F_I 的影响

成比例地增加,那么F_A/F_I比值升高会较慢,肺内麻醉药浓度受到的影响就比较小,如图 23-7 所示。但若增加的心排血量主要流向 VRG,由于 VRG 的血流量高,平衡速度快,血液难以从肺中带走更多的麻醉药。此时,虽然心排血量的增加会引起摄取量的增加、通气量的增加会引起麻醉药量的增加,但前者不及后者,结果仍使F_A/F_I比值升高的速度加快。

第三节 吸入麻醉药环路

吸入麻醉药的运输方式根据呼吸气体与空气接触方式、重复吸入程度以及有无二氧化碳吸收装置,可以分为开放法、半开方法、半紧闭法及紧闭法 4 种,统称为麻醉环路。麻醉环路是与患者相连接的联合气路装置,由麻醉机向麻醉环路提供麻醉混合气体并传送给患者,与此同时患者通过此系统进行正常的O_2和CO_2交换。

一、环路中影响吸入浓度的因素

如果麻醉环路中存在重复呼吸,吸入麻醉药浓度将低于麻醉机输出气的浓度。实际上,吸入浓度受以下因素的影响:麻醉机的输出浓度、环路"洗入"气体的需求量以及由于麻醉药摄取而造成的重复吸入的麻醉气体损失。

(一)环路内气体的洗入

在进行麻醉之前,麻醉药必须先洗入麻醉环路内。环路的容积一般为 7L(贮气囊 3L、二氧化碳吸收罐 2L、螺纹管及附属器 2L),若气流量为 5L/min,要 75%~100% 完全洗入需要 10 分钟。可见增大吸入气流量可加快吸入浓度上升的速度,因而明显缩短其洗入的时间。麻醉药的吸入浓度和肺通气量决定了肺泡气(F_A)达到吸入气浓度(F_I)的快慢。

(二)麻醉药的损失

部分环路组成部件会摄取麻醉药,因而阻碍吸入气体麻醉药浓度的上升。环路中的橡胶或塑料组件能够吸收相当量的传统麻醉药,但环路组件对氧化亚氮、地氟烷或七氟烷的摄取很少,不会对吸入麻醉药浓度的升高产生实质性影响。

传统常用的(微湿的)二氧化碳吸收剂(如钠石灰)含有 13%~15% 的水分,它可以降解七氟烷,但不会大量降解氧化亚氮、地氟烷和异氟烷。七氟烷降解产生的复合物 A 具有肾毒性,但只有在应用七氟烷时间较长、浓度较高且在失效钡石灰的降解下才会出现。与常用的(潮湿的)二氧化碳吸收剂相比,传统的干燥吸收剂能明显降解所有强效吸入麻醉药,如可降解所有含 CHF_2—O—基团的麻醉药产生一氧化碳。一些新的吸收剂(同样缺乏 1 价碱)即使在完全干燥的情况下,也不会产生有临床意义浓度的一氧化碳。

(三)重复吸入的影响

如果麻醉环路中存在重复呼吸,则患者的吸入气体包括两部分:麻醉机输出的气体以及患者先前呼出随后又重复吸入的气体。在重复吸入的气体中,麻醉药已经被部分摄取,因而过多的重复吸入会降低吸入气体的麻醉药浓度。由于溶解度较高的麻醉药会被更多地摄取,所以在重复吸入过程中,其浓度降低的程度大于溶解度较低的麻醉药气体。

增加新鲜气流量可以减少重复吸入,因而可以减少摄取造成的影响。当气流量≥每分钟通气量时,可以消除重复呼吸。高新鲜气流量(≥ 5L/min)还可以估计吸入麻醉药的浓度,但它会浪费麻醉气体,费用上一般难以接受;还可能使吸入气体更为干燥,并造成环境污染。鉴于以上因素,临床上使用低流量技术。

二、低流量或紧闭环路技术

（一）低流量麻醉

临床中,大多数麻醉医师使用低(新鲜气)流量以提供更为经济的麻醉(图 23-8)。而且由于稳定的肺泡麻醉气体浓度更能反映麻醉的稳定水平,多数麻醉医师倾向于提供一个稳定的肺泡麻醉气体浓度,而不是稳定的吸入麻醉气体浓度。

低流量麻醉是指新鲜气流量小于每分钟通气量的一半(通常少于 3L/min);紧闭环路麻醉是指输入的气体量刚好足以补充被患者消除的氧气和麻醉药的量。采用低流量麻醉和紧闭环路麻醉的费用较低,可以增强湿化,减少热量的损失,减少麻醉药向环境中的排放,可以更好地评估通气量等生理学参数。但麻醉医师必须密切注意氧气水平(特别是在吸入氧化亚氮时,考虑到患者同时排出体内贮存的氮气,因而可以轻微降低吸入氧气浓度);更重要的是,在动力学方面,对低流量(特别是紧闭环路低流量)的有效控制仍然是需要加强的。

在临床上鲜有应用,因为任何系统基本上都不能完全避免气体漏出环路之外。事实上,麻醉医师经常有意地使约 200ml/min 的气体流出环路之外,从该部分气体进行采样后对氧气、二氧化碳和麻醉药水平进行分析。

紧闭环路麻醉通常需要补充 3 种气体:氧气、氧化亚氮、一种强效吸入麻醉药。氧气补充通常应保持稳定,氧化亚氮的补充是一个相对可以预测的过程,人们最多关注的和最容易出现变化的是强效吸入麻醉药的摄取。

强效吸入麻醉药的摄取可以根据 Yasuda 等收集的人体数值(常数)进行估计,数据显示了各种形态相似的麻醉药曲线(图 23-9)。曲线形状由 3 个主要因素决定:房室的血流、溶解特性以及组织之间的扩散。初始阶段,存在 VRG 的大量摄取;随后摄取量锐减并在短时间内持续稳定,初始摄取量在 5~10 分钟后迅速降至较低水平;之后缓慢下降,直至 MG 的摄取量降到第四房室和 FG 组织所提供的摄取量之下。

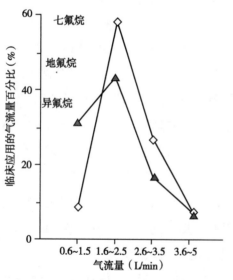

图 23-8　关于麻醉气流量的调查

（二）紧闭环路麻醉

作为麻醉管理的一种极端方式,紧闭麻醉

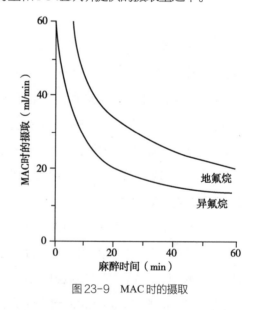

图 23-9　MAC 时的摄取

各种麻醉药的摄取曲线形状相似,但在坐标系中所处的位置不同。摄取量受到 2 个因素的影响:溶解度和 MAC。因为此两者使曲线向相反的方向变化,所以两者的关系可缩小各种麻醉药之间摄取量的差距。例如虽然地氟烷的 MAC 是异氟烷的 5 倍,但地氟烷在血液和组织中的溶解度都较低,所以其摄取量低于异氟烷的 2 倍。

直接向麻醉环路内注入液体麻醉药可以补充被摄取的麻醉药,可用注射器单次注入,此种方法简单易行,但是它会使环路内的麻醉药浓度处于轻度波动之中;而且麻醉医师还需要记清楚注射的时间和注射量。因此也可采用可变旁路型挥发罐,它能够在低流速下(如 200ml/min)准确输出一定浓度范围内的麻醉药,但由于在麻醉初期麻醉药蒸气的需求量超出现有发挥罐的输送能力,所以此种解决方案并不适用于麻醉初期。

图 23-10 表明,对溶解度较低的麻醉药,其输出浓度(挥发罐刻度盘的设定值)与肺泡气浓度之间的差别较小。但输入浓度不变的前提下,摄取量的变化仍会引起肺泡麻醉气体浓度出现相当大的改变。其原因有 2 个方面:首先,若通气量不变,肺泡气浓度和吸入气体浓度差值的变化与摄取量直接相关;其次,由于存在重复呼吸,吸入气体浓度与摄取量呈反方向变化。这些因素的综合使肺泡内气体浓度升降。所以紧闭环路具有内在的不稳定性因素,如何进行有效的控制仍然是紧闭环路的难题之一。

(三)紧闭环路中的低流量麻醉药输送

为降低紧闭环路的不稳定性,可采用低流量输送麻醉药的方法。低流量输送能够减少紧闭环路的不足,维持湿化,降低费用,使氧气和麻醉药水平保持稳定,并能清除一氧化碳和麻醉药降解所产生的毒性产物,减少空气污染。

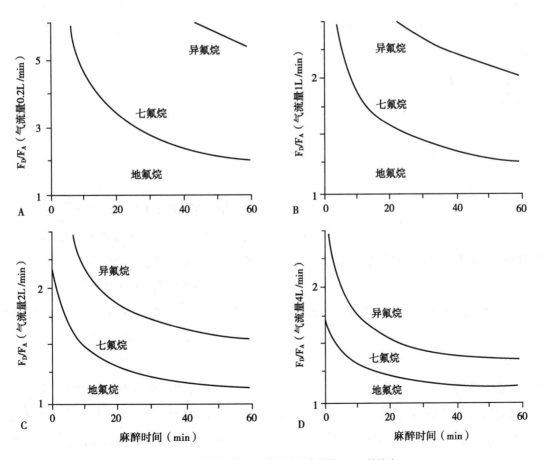

图 23-10 维持肺泡内气体浓度恒定需要 F_D/F_A 的稳定

在低流量输送系统中,有 2 个因素控制着比值 F_D/F_A(F_D 是指从挥发罐输出的气体浓度,F_A 是指肺泡内麻醉药浓度)。首先,摄取会影响比值 F_D/F_A。如图 23-10A 所示,麻醉药的溶解度越高,比值 F_D/F_A 越大;无论溶解度如何,在给药的初始阶段比值 F_D/F_A 最高,麻醉开始后的 5~10 分钟比值 F_D/F_A 快速下降,之后比值 F_D/F_A 下降的速度更慢。其次,气流量也会影响比值 F_D/F_A。气流量越大,比值 F_D/F_A 越低,如图 23-10A、B、D 所示。由于麻醉药被摄取,因而重复呼吸的气体中麻醉药的浓度降低,F_D 须足以补充麻醉药的摄取损耗。当气流量增加时,可以减少重复呼吸,所需的补充也相应减小,从而降低了 F_D/F_A。但要注意的是,随着气流量的增加,F_D/F_A 并不呈线性降低,只有当气流量适度增加时,才能使 F_D/F_A 降至最低。因此,当气流量从紧闭环路所需的流量上升至 1ml/min 时,比值 F_D/F_A 下降的幅度较大;当气流量从 2ml/min 增加至 4ml/min 时,比值 F_D/F_A 下降的幅度较小;当气流量超过每分钟通气量时(即应用非重复呼吸系统),进一步增加气流量不再影响比值 F_D/F_A,比值 F_D/F_A 等于吸入气体浓度 F_I 和肺泡气体浓度 F_A 的比值(即 $F_D/F_A = F_I/F_A$)。

第四节 吸入麻醉药的体内代谢

一、吸入麻醉药的生物转化(代谢)方式及过程

药物作用的终止取决于药物的消除。药物的消除包括药物的代谢(生物转化)及排泄。药物的生物转化是指药物经氧化、还原、分解或结合等方式发生分子结构的改变,包括功能(活性)基团的增减、交换以及分子的结合或降解。

药物经转化后,其药理作用和活性会随之消失或改变,同时其水溶性和极性增加,有利于最终被排出体外。已证明,许多组织均存在使药物转化的某些非特殊酶类,其中以肝脏转化外源性化合物的功能最强。

以往认为很多吸入麻醉药在体内没有生物转化,而是大部分以原型经肺排出。现已发现不少吸入麻醉药仍有部分在体内代谢,且药物的代谢率、代谢中间产物、最终代谢产物并不完全相同,药物的代谢情况与药物的毒性密切相关,因此有必要认识吸入麻醉药的体内代谢过程。

已发现吸入麻醉药在体内的代谢主要包括以下几个过程。

(一)生物转化

吸入麻醉药的脂溶性大,不能由肾排出,必须先成为水溶性的代谢物后才能经肾排出,因此首先必须进行生物转化。机体代谢药物的方式有氧化、还原、分解和结合等,分 2 个阶段进行。

$$\underset{(基质)}{\text{RH}} \xrightarrow[\text{羟基化作用}]{\text{第一阶段}} \text{ROH} \xrightarrow[\text{结合作用}]{\text{第二阶段}} \underset{(水溶性化合物)}{\text{ROR}'}$$

第一阶段(Ⅰ相反应)指羟基化、脱羟基、脱氨基等氧化代谢过程,经Ⅰ相代谢,多数药物失活,分子极性增加,易于排泄。

第二阶段(Ⅱ相反应)指将第一阶段的代谢产物或药物原型与体内的一些物质(硫酸酯、葡糖醛酸等亲水性功能基团)相结合的过程。

药物通过以上反应转化后排出体外。

药物代谢依赖于体内各种酶系的催化作用。催化药物代谢的酶系大致可分为 3 种:微粒体酶系;非微粒体酶系,如线粒体、细胞质和血浆中的多种酶系;肠道菌群的酶系统。微粒

体酶系在肝外的某些组织细胞中也存在,但以肝中的最重要,药物以及其他外源性物质的代谢主要是经肝微粒体酶催化完成的。目前已知 200 多种药物的代谢与此酶有关,故又称肝药酶,其中居于肝内质网的细胞色素 P450 是最主要的药物氧化代谢酶。P450 是一个含铁的酶,此酶系统的基本作用是从辅酶Ⅱ及细胞色素 b_5 获得 2 个 H^+,另外接受 1 个氧分子,其中一个氧原子使药物羟化,另一个氧原子与 2 个 H^+ 结 合 成 水($RH+NADPH+O_2+2H^+ \longrightarrow ROH+NADP^+ +H_2O$),没有相应的还原产物,故又名单加氧酶。细胞色素 P450 在还原型辅酶Ⅱ(NADPH)及分子氧存在下催化第一阶段的反应。药物的代谢过程如图 23-11 所示。图 23-12 是细胞色素 P450 的催化环。

细胞色素 P450 的催化环催化过程:①在有氧条件下,体内的药物 R 与细胞色素 P450(Fe^{3+})结合;②酶–基质–复合体中的细胞色素的 Fe^{3+} 通过 NADPH– 细胞色素 P450 还原酶作用,接受 NADPH 的电子,还原为 Fe^{2+};③与分子状态的酶相结合;④因为酶 –Fe^{2+}– 基质复合体不稳定,又恢复成 Fe^{3+};⑤由 NADPH 细胞色素 P450 还原酶导入电子,形成过氧化物;⑥向基质输入氧,而释放出 ROH,细胞色素 P450 与基质分开而复原。

(二)药物代谢的酶诱导

一些药物可诱导肝药酶的数量或活性增加,称为酶诱导作用(enzyme induction)。与酶诱导药伍用可加快药物的代谢,使药理作用减弱、作用时间缩短,停用诱导药可产生对药物的敏感性增加的现象。吸入麻醉药中的氟烷、甲氧氟烷、N$_2$O 等皆有酶诱导作用,可加速其自

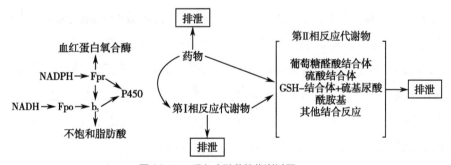

图 23-11 吸入麻醉药的代谢过程

Fpo:NADH– 细胞色素 b_5 还原酶;Fpr:NADPH– 细胞色素 P450 还原酶;b_5:细胞色素 b_5。

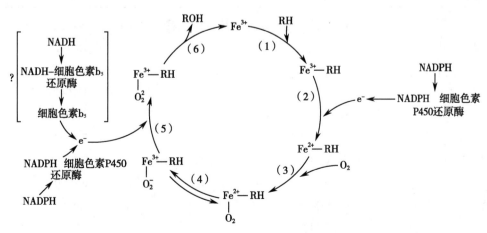

图 23-12 肝微粒体酶系统氧化药物的过程

身代谢的速率。有研究发现长时间吸入亚麻醉剂量的氟烷（每周4小时，连续2周）的健康人，其肝脏的药物代谢能力明显增加，其唾液安替比林（一种药物代谢标志物）清除率增加29%。若将实验动物长时间接触亚麻醉剂量的恩氟烷和异氟烷，可以明显缩短戊巴比妥产生的睡眠时间，这表明一些吸入麻醉药有酶诱导作用。

（三）自由基团的形成与过氧化脂质

所有化学结合由2个电子构成，按下述方式结合分离：

$$A - B \longrightarrow A\cdot + \cdot B$$

2个电子向左右分开，此过程称为异种溶解（heterolysis），其生成物是基团，它在溶液中以均匀的状态自由移动，故称为自由基团。此基团反应活跃，一旦生成后即可破坏构成生物膜磷的脂质中的不饱和脂肪酸，易成为连锁反应，产生脂质过氧化物的蓄积。但通常情况下机体可以直接提供电子，以确保氧自由基还原；增强抗氧化酶的活性，如超氧化物歧化酶（SOD）、过氧化氢酶（CAT）、谷胱甘肽过氧化物酶（GSH-Px）、维生素E、维生素C、辅酶Q、还原型谷胱甘肽（GSH）等，从而有效地消除或抵御氧自由基的破坏作用。但在维生素E缺乏症、放射线损伤及有麻醉药的中间代谢物时，都可引起自由基团生成。

（四）代谢活性物质与组织的结合（共价结合）

近年来认为许多物质的毒性反应是因共价结合（即与组织内的高分子化合物如蛋白质、核酸、脂质等结合）所致，尤其许多致癌物质在受到代谢致活后即与组织内的高分子物质结合。麻醉中间代谢产物产生的自由基能与磷脂脂肪链共价结合，也可以与脂双键的碳原子结合使邻近的碳原子活化，而激活脂过氧化反应，最终引起如氟烷对肝脏的损害作用（肝细胞膜结构破坏、肝细胞凋亡）。

二、常见吸入麻醉药的代谢

绝大多数吸入麻醉药进入人体后主要经呼吸道排出体外，但仍有部分在体内代谢，且不同的药物有不同的代谢率和代谢方式。常见吸入麻醉药的代谢概况如表23-3所示，可见三氯乙烯的代谢率最高（15.0~20.0），而地氟烷和异氟烷最低。

表23-3 吸入麻醉药的代谢

吸入麻醉药	尿中的代谢物	代谢率（%）
乙醚	葡糖醛酸、脂肪酸、胆固醇、甘油三酯	2.1~3.6
三氯乙烯	三氯乙酸、三氯乙醇	15.0~20.0
三氯甲烷	盐酸	4.5~5.0
三氟乙基乙烯醚	三氟乙酸、三氟乙醇	12.1~15.4
氟烷	Br^-、Cl^-、F^-、三氟乙酸	10.6~23.2
甲氧氟烷	F^-、甲氧二氟乙酸、草酸	7.4~44.0
恩氟烷	F^-、有机F^-	2.4~2.9
异氟烷	F^-、有机F^-	0.17~0.20
七氟烷	F^-、有机F^-	3.0
地氟烷	F^-、有机F^-	0.1

（一）氧化亚氮的代谢

氧化亚氮很稳定,在体内几乎不分解,绝大部分以原型迅速由肺呼出,小量可经皮肤排出,微量排至尿和肠道气体中。在肠道氧化亚氮的代谢不是通过酶作用的结果,而是经肠道内细菌与维生素 B_{12} 反应生成氮气(N_2)。N_2O 在细菌中的降解是以单纯电子传递形式产生 N_2 和自由基。有人提出 N_2O 形成的自由基对人体可能产生毒性作用,但至今还没有证据证实 N_2O 对手术患者产生有害作用。一些动物实验结果表明,长时间应用 N_2O 不引起肝脏损害。应用 N_2O 能抑制蛋氨酸合成酶的活性,但这一作用是由维生素 B_{12} 被氧化和改变与 B 族维生素相似的蛋白质结构所引起的。

（二）甲氧氟烷的代谢

吸入的甲氧氟烷约 35% 经肾脏清除,50%~70% 经肝微粒体酶催化生成游离的氟化物、草酸、二氟甲氧氟烷和二氯乙酸,代谢率超过其他吸入麻醉药。体内实验证实当反复给动物苯巴比妥及甲氧氟烷后会产生肝药酶诱导,促进甲氧氟烷的代谢。对人用 ^{14}C 标记的甲氧氟烷进行观察,发现在麻醉初始可出现代谢,且持续 9~12 天,如图 23-13 所示血清及尿中的无机氟逐渐增加,在近端肾小管有草酸钙蓄积。血清及尿中的无机氟含量与甲氧氟烷的用量平行,肾毒性亦与用量相关。因此,临床上应控制甲氧氟烷的给药量及用药时间,且对应用有肝药酶诱导作用的其他药物及用异烟肼、庆大霉素的患者应慎用甲氧氟烷。

（三）氟烷的代谢

人吸入的氟烷有 12%~20% 在体内经肝微粒体酶代谢,在 2 周内以非挥发性物质由尿中排出。氟烷的 2 种代谢途径即还原代谢和氧化代谢与吸入氧浓度有关,2 个代谢途径都是通过 P450 酶系统完成的。在较低的氧浓度下(14% 的 O_2 或 10% 的 O_2),氟烷主要通过 P450 2A6 和 P450 3A4 两种 P450 同工酶催化。氟烷与酶结合后,被 1 个单电子还原。溴离子释放后,即形成 CF_3CHCl 自由基中间产物,如产生第 2 个单电子还原反应后再脱去 1 个氟离子而形成 2- 氯 -1,1- 二氟乙烯(CDE),如释放的 CF_3CHCl 自由基获取 1 个氢自由基形成 2-氯 -1,1,1- 三氟乙烷(CTF)。在氧充足的条件下(> 21% 的 O_2),氟烷主要通过 P450 2E1 和 P450 2A6 同工酶催化,氧化降解为稳定的终产物三氟乙酰乙酸(TFAA)。

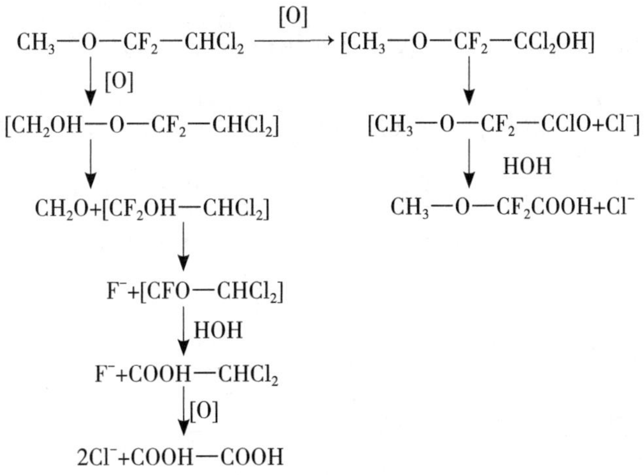

$$CH_3-O-CF_2-CHCl_2 \xrightarrow{[O]} [CH_3-O-CF_2-CCl_2OH]$$

$$\downarrow [O] \qquad\qquad \downarrow$$

$$[CH_2OH-O-CF_2-CHCl_2] \qquad [CH_3-O-CF_2-CClO+Cl^-]$$

$$\downarrow \qquad\qquad \downarrow HOH$$

$$CH_2O+[CF_2OH-CHCl_2] \qquad CH_3-O-CF_2COOH+Cl^-$$

$$\downarrow$$

$$F^-+[CFO-CHCl_2]$$

$$\downarrow HOH$$

$$F^-+COOH-CHCl_2$$

$$\downarrow [O]$$

$$2Cl^-+COOH-COOH$$

图 23-13 甲氧氟烷的代谢

氟烷亦能引起肝脏的酶诱导。Cohen 等对氟烷代谢的研究结果表明,氟烷有 0.4% 成为 CO_2,11.6% 被代谢成为非挥发性物质由尿中排出,29% 以原型留在脂肪组织内,其余以原型排出体外。非挥发性物质都为低分子量（700~1 000 以下）的化合物,大部分是三氟乙酸钠（CF_3COONa）的乙醇胺化合物,主要存在于肝脏、胆汁、肾及精液腺中。乙醇胺的来源可能是细胞膜中的磷脂酰乙醇胺。三氯乙酸的形成是经过如图 23-14 所示的分解过程。有人认为三氟乙酸盐是无害的,但三氟乙酸易与蛋白质、多肽、氨基酸及脂质结合,可能因致敏反应而引起肝损害。

（四）恩氟烷的代谢

恩氟烷有近 82.7% 以原型经肺排出,有近 2.4% 以非挥发性氟代谢产物由尿中排出,麻醉后的 7 小时排氟率最高。恩氟烷主要在肝脏微粒体内代谢,有 2.5%~10% 的恩氟烷在肝内降解为无机氟与有机氟化物。代谢率较低是因为分子中有氟和氯而无溴,并结合有 1 个醚键增加了它的稳定性。其代谢途径如图 23-15 所示,其中以途径 II 的去卤化作用最为重要。

恩氟烷吸入的浓度和所吸入的时间决定了血清氟化物的多少,即 MAC/h。吸入的浓度越高、持续的时间越长,则血清氟化物浓度就越高,如吸入 2.7MAC/h 后,血清氟化物平均峰值达 22 μmol/L,健康人吸入 9.6MAC/h 后则峰值可达 34 μmol/L。

恩氟烷的代谢受酶诱导的影响。动物实验表明,苯巴比妥处理过的大鼠微粒体较未处理者的恩氟烷的代谢作用增大 60%~80%。但在临床中未得到证实,恩氟烷麻醉前用过巴比妥类药的患者,血清氟化物峰值并不高。

（五）异氟烷的代谢

由于异氟烷的组织溶解度低、化学性质稳定,因此在体内的代谢甚少。虽然少,但仍有一部分被代谢,是经肝微粒体酶所催化的,其最终代谢产物是三氟乙酸及无机氟,反应式为 $CF_3 \cdot CHCl \cdot O \cdot CHF_2 \rightarrow F_3C \cdot COOH + 2F^- + CO_2$。代谢产物随尿排出,尿中的代谢产物仅为异氟烷吸入量的 0.17%,其代谢率约是恩氟烷的 1/10、氟烷的 1% 左右。有研究结果表明,以 1.2% 的异氟烷吸入麻醉 4 小时,在麻醉后 6 小时测定血清无机氟的量仅为 4.4 μmol/L,24 小时内即可恢复至正常值。其代谢过程如图 23-16 所示。

（六）七氟烷的代谢

七氟烷的代谢近些年来备受重视。研究表明,七氟烷在血液中的较低溶解度导致其

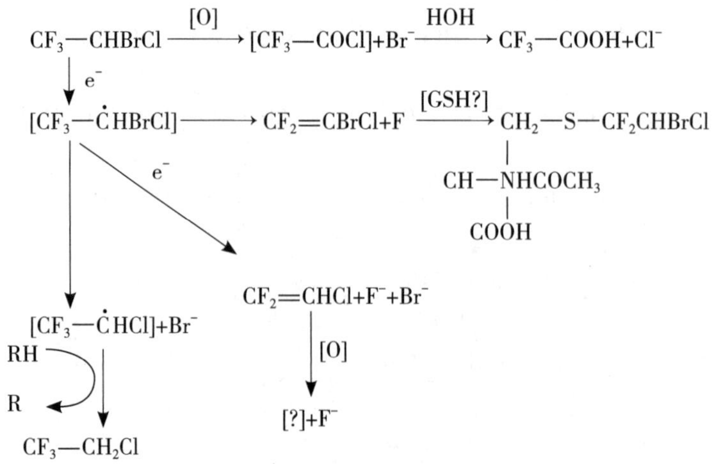

图 23-14 氟烷的代谢

在麻醉诱导时肺泡药物浓度快速上升而停止吸入后又快速下降。人体中只有不到 5% 的七氟烷吸收后会被代谢,七氟烷经肺快速并广泛清除,减少了其可代谢量。七氟烷经细胞色素 P450 CYP2E1 脱氟产生六氟异丙醇(hexafluoroisopropyl alcohol, HFIP),同时释放出无机氟化物和二氧化碳(或单碳碎片),反应式为 $CF_2F \cdot O \cdot CH(CF_3)_2 \rightarrow CH(CF_3)_2OH + HCHO$, HFIP 又快速转变为葡糖醛酸并随尿液排泄。七氟烷麻醉过程中和麻醉后血浆中的无机氟化物水平会发生短暂的增加,通常无机氟化物浓度会在七氟烷麻醉后 2 小时内达到峰值而在 48 小时内回到术前的水平。这些代谢物又很快地从体内排出,如 HFIP 以葡糖醛酸缩合物的形式从尿中排出,该化合物与无机氟化物在停用七氟烷后的 48 小时内几乎完全排出体外。

在体外的研究表明七氟烷与甲氧氟烷的代谢程度近似。但在大鼠体内,七氟烷麻醉后

血浆中的氟化物含量较甲氧氟烷麻醉低。在自愿受试者七氟烷麻醉 1 小时后峰氟浓度是 $22.1 \, \mu mol/L \pm 6.0 \, \mu mol/L$。这种浓度相对低的原因可能是其在脂肪中的溶解度为甲氧氟烷的 1/20,术后代谢的可能性非常小。此外,与甲氧氟烷不同,七氟烷的有机氟化物是稳定的。已知的 CYP2E1 诱导剂(如异烟肼、乙醇)可增加七氟烷的代谢,但巴比妥类不会增加其代谢。代谢产物中的氟浓度不会增加到导致肾脏毒性的程度。

(七)地氟烷的代谢

地氟烷的抗生物降解能力强,在体内的代谢率仅 0.1%,低于其他吸入麻醉药,是目前在体内代谢最少的吸入麻醉药,故毒性代谢产物极少,对肝、肾的毒性很低,亦未发现对其他脏器的损害。动物实验结果表明,地氟烷代谢产生的 F^- 及非挥发性有机氟化物均较异氟烷少。鼠吸入地氟烷后约 4 小时达血浆峰氟浓

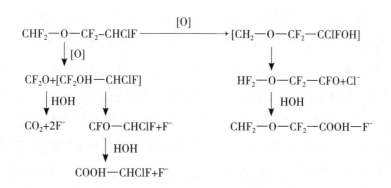

图 23-15　恩氟烷的代谢

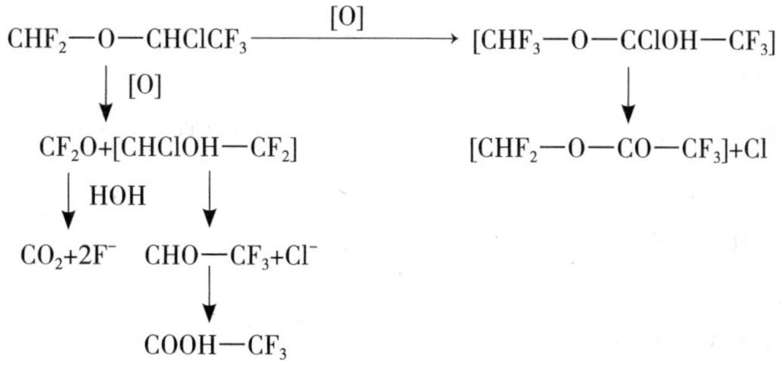

图 23-16　异氟烷的代谢

度。其代谢途径可能与异氟烷相同。异氟烷用1个氟原子取代氯原子形成地氟烷,能降低α-碳的代谢。用苯巴比妥或乙醇预处理能增加血浆浓度。地氟烷的代谢如图23-17所示。

(八)乙醚的代谢

乙醚在血中的溶解度大,在肺泡中很容易被血液摄取。进入人体内的乙醚大部分(85%~90%)以原型从肺排出,小部分经尿、汗腺、乳腺等排泄,另有小部分经肝微粒体酶催化,逐步降解为乙醛、乙醇和乙酸,然后进入正常乙酸代谢环。

三、卤代类吸入麻醉药的肝、肾毒性

药物代谢率、药物代谢中间产物和最终产物的毒性决定药物的毒性。自使用卤代类吸入麻醉药以来,关于其产生的毒性事件已有不少报道。

卤代类吸入麻醉药在体内的毒性主要表现为不同程度的肝、肾损伤,分别源于其在体内经肝或肾代谢生成的酰化产物、无机氟离子及药物与二氧化碳吸收剂反应生成的毒性降解产物复合物A。现在常用的恩氟烷、异氟烷和地氟烷在体内的代谢率远低于氟烷,肝毒性的发生已非常罕见,但这些药都有氧化生成酰化产物的可能性,存在潜在的肝毒性。七氟烷不会生成酰化产物,无肝毒性,但有关其代谢产生的无机氟离子和复合物A的肾毒性一直颇受争议。

(一)卤代类吸入麻醉药的肝毒性

氟烷最初应用于临床时被认为是一种非常安全的药物,最初的动物研究认为其几乎没有肝毒性,早期的临床研究也支持这种观点。但1958年报道了第1例吸入氟烷麻醉后引起的肝坏死,到1963年,5年之中全世界报道了350例"氟烷性肝炎"病例。目前氟烷已较少使用,临床上可以粗略地将氟烷的肝毒性分成2型。

1. 代谢性肝细胞毒性　Ⅰ型氟烷性肝炎即还原代谢性肝毒性表现为轻度肝损害,麻醉后约20%的患者引起轻度的肝功能紊乱,临床上以谷草转氨酶(GOT)、谷丙转氨酶(GPT)、谷胱甘肽S-转移酶(GST)等增高为主要表现,肝细胞损害的早期标志是蛋白合成的降低和细胞内蛋白的分泌减少。形态学改变为浓度和/或剂量依赖性的小叶中心性变性和坏死,并伴有空泡样改变。超微结构的改变包括空泡形成、核糖体消失、线粒体膨胀和滑面内质网断裂。可能与氟烷在还原代谢过程中产生自由基中间产物介导的脂质过氧化作用有关。

2. 免疫介导的肝细胞毒性　Ⅱ型氟烷性肝炎为氧化免疫介导的暴发性重度致死性肝损害,1/40 000~1/35 000例氟烷麻醉患者术后

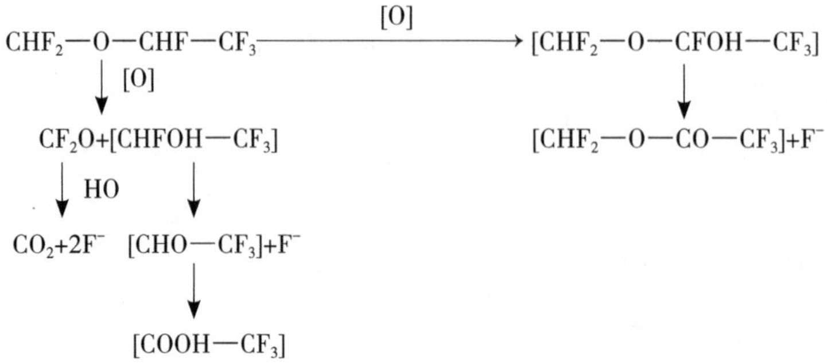

$$CHF_2-O-CHF-CF_3 \xrightarrow{[O]} [CHF_2-O-CFOH-CF_3]$$

$$\downarrow [O]$$

$$CF_2O+[CHFOH-CF_3] \qquad [CHF_2-O-CO-CF_3]+F^-$$

$$\downarrow HO \qquad \downarrow$$

$$CO_2+2F^- \quad [CHO-CF_3]+F^-$$

$$\downarrow$$

$$[COOH-CF_3]$$

图23-17　地氟烷的代谢

会引起暴发性肝坏死,临床表现为高热、黄疸、嗜酸性粒细胞增多、血清自身抗体、胃肠道不适、非特异性皮疹、关节痛等自身免疫反应的表现和严重的氨基转移酶升高,是一种以被乙酰化后的肝细胞分子为自身抗原的免疫应答反应。机体暴露于氟烷后很快形成抗体,已经证实抗体的靶向目标是三氟乙酰化的内质网蛋白。约 75% 的患者因无法控制病情而死亡,重复用药后发生肝坏死的风险增加。重度肝毒性的概率在肥胖和女性患者中更高。一种麻醉药所产生的抗体与另一种麻醉药所产生的抗原有明显的交叉反应。

(二)卤代类吸入麻醉药的肾毒性

吸入麻醉药的肾毒性受到关注约有 40 年了,起源于对甲氧氟烷 (Penthrane,雅培公司,2000 年撤市) 肾毒性的认识。吸入麻醉药的肾毒性被认为具有剂量相关性,由药物代谢产生的无机氟以及药物与二氧化碳吸收剂反应产生的复合物 A 所引起。氟离子能抑制髓袢升支和远曲小管近端的钠泵转运,使肾髓质渗透压下降,产生肾毒性。然而,地氟烷、恩氟烷、氟烷和异氟烷的无机氟化物及复合物 A 的产生量有限,不会对正常肾功能的患者产生明显的肾毒性。

七氟烷和甲氧氟烷产生的肾毒性间的差异主要基于以下 2 个原因:一是由于 2 种不同的麻醉药在体内的溶解度不同,甲氧氟烷在体内大部分贮存在脂肪组织中,肾内的无机氟离子浓度即使在麻醉结束后仍较高;相反,七氟烷在体内血液和组织中的溶解度较低,麻醉结束后可快速排出,不会造成长时间的无机氟离子浓度升高。二是因为七氟烷通过肝脏细胞色素 P450 2E1 进行代谢,甲氧氟烷通过肾脏细胞色素 P450 1A2、2C9/10 及 2D6 进行代谢。所以由甲氧氟烷产生的无机氟离子在损伤的靶器官肾脏中浓度较高;七氟烷产生的无机氟离子在肝脏中的局部浓度较高,而在肾脏很难达到 $50\,\mu mol/L$ 的临界阈值水平。

四、吸入麻醉药的消除参数

(一)清除率

清除率(clearance, Cl)是药代动力学中的一个重要参数,用以衡量机体对药物消除的能力。器官清除率 (organic clearance)、消除速率 (rate of elimination) 及摄取率 (extraction rate, E) 三者有不同的含义,又有密切的关系。

器官消除速率系指当器官血流灌注恒定时,药物进入和离开该器官的速率之差,即单位时间内消除的药量 (mg/min)。

器官摄取率(E)系表示血流灌注恒定时,该器官对某药消除的效率。

器官清除率系指某器官在单位时间内能将多少体积血浆中的药物全部消除,单位为 ml/min,即对药物消除的能力。其值等于该器官摄取率(E)和血流速度(Q)之积。清除率等于消除速率与动脉血药浓度的比值。

肾清除率是指两肾在单位时间 (每分钟) 内能将多少毫升血浆中所含的某种物质完全清除,这个被完全清除的某物质的血浆毫升数就称为该物质的肾清除率。

全身清除率(systemic clearance, Cl_S)等于全身各器官清除率之和,等于全身消除速率与血药浓度的比值。

肝清除率(hepatic clearance, Cl_H)表示肝消除的能力,应等于肝摄取率(E_H)与肝血流速度(Q_H)之积: $Cl_H = Q_H \cdot E_H$。

肝内在清除率(intrinsic clearance)表示酶系统参与下药物的肝代谢率。

低摄取率的药物 (< 0.3),如肝血流增加,肝清除率增加不明显;高摄取率的药物(>

0.7），肝清除率随肝血流增加而明显增加。摄取率 > 0.7 的药物，清除依赖于血流灌注（血流限速型）；摄取率 < 0.3 的药物，清除依赖于肝药酶活性（酶限速型）。

（二）消除半衰期

消除半衰期（elimination half-life）是指机体消除一半药物所需的时间，又称终末半衰期（terminal half-life）。血浆半衰期系指血浆药物浓度下降一半所需的时间。根据半衰期可确定给药间隔时间。一般来说，半衰期长，给药间隔时间长；半衰期短，给药间隔时间短。通常给药间隔时间约为 1 个半衰期。半衰期过短的药物，若毒性小时，可加大剂量并使给药间隔时间长于半衰期，这样既可避免给药过频，又可在 2 次给药间隔时间内保持较高的血药浓度。

（三）表观分布容积

表观分布容积（apparent volume of distribution, V_d）是指当药物在体内达到动态平衡后，体内药量与血药浓度之比值。V_d 可用 L/kg 表示。由于药物在体内的分布并不是均匀的，因此 V_d 并不是一个真正的容积空间，只是当药物在体内所有部分都是按血浆药物浓度均匀分布（即一室模型）时所需的容积。V_d 的主要意义是根据药物的分布容积，可以计算产生期望药物浓度所需要的给药剂量；根据分布容积的大小，可估计药物的分布范围。例如药物的分布容积过大，则可能在特定的组织或器官中蓄积。

（四）生物利用度

生物利用度（bioavailability, F）是指药物经血管外途径给药后吸收进入全身血液循环的相对量。

$$F = (A/D) \times 100\%$$

式中，A 为体内药物总量；D 为用药剂量。除了以进入全身循环药物量的多少来表示生物利用

度外，生物利用度还有另外一个含义，即药物进入全身循环的速度。

五、吸入麻醉药的消除动力学

反映药物在体内特定部位任何时间发生量变（消除）的速度的过程称为药物消除动力学或速率过程。根据机体内药物的消除速度与药量（或血药浓度）的关系，可将药物消除动力学分为一级消除动力学和零级消除动力学。

（一）一级消除动力学（恒比消除）

一级消除动力学（first-order elimination kinetics）是体内药物在单位时间内消除的药物百分率不变，也就是单位时间内消除的药物量与血浆药物浓度成正比。血浆药物浓度高，单位时间内消除的药物多；血浆药物浓度低时，单位时间内消除的药物也相应降低。一级动力学消除的药-时曲线在坐标图上作图时呈曲线，在半对数坐标图上则为直线，呈指数衰减，故一级动力学过程也称线性动力学过程（linear kinetics）。不管体内药量多少（或血药浓度高低），药物在相同的时间内被清除的比例不变；反之，清除相同比例的药物所需要的时间相同。例如药物被清除一半所需要的时间（即药物半衰期）不随体内药量的变化而变化，为一恒定值。

一级动力学消除药物有如下特点：

1. 体内药物按瞬时血药浓度（或体内药量）以恒定的百分比消除，但单位时间内实际消除的药量随时间递减。

2. 药物的消除半衰期恒定，$t_{1/2} = 0.693/k_e$。

k_e 表示消除速率常数（elimination rate constant），与剂量或药物浓度无关。

3. 绝大多数药物都按一级动力学消除，这些药物在体内经过 4~5 个 $t_{1/2}$ 后，体内的药物

可基本消除干净。

4.每隔 1 个 $t_{1/2}$（药物半衰期）给药 1 次，则体内药量(或血药浓度)可逐渐累积，经过 4~5 个 $t_{1/2}$ 后，消除速度与给药速度相等，达到稳态。

（二）零级消除动力学(恒量消除)

是指单位时间内药物按恒定的量进行消除，即单位时间内消除的药量相等。当机体的消除功能低下或者用药量超过机体最大的消除能力时，药物按恒量方式消除。由于血药浓度按恒定的速率消除，与血药浓度无关，故称零级动力学消除，又称非线性动力学。按零级动力学消除时，半衰期是一个不恒定的数值，随血药浓度高低而变化，当药物浓度降至最大消除能力以下时则转为一级动力学消除。如乙醇在体内氧化是以恒定的速率进行的，成人为每小时 10~15g，属于零级动力学过程。

（三）米氏型消除动力学

某些药物在体内的降解速率受酶活力的限制，通常在高浓度时是零级速率过程，而在低浓度时是一级速率过程，为混合消除动力学，又称米氏型消除动力学。如苯妥英钠、阿司匹林、乙醇等。

（四）药物衰减的规律

在药动学中的微分方程为 $dC/dt = -k_e C_n$。式中，C 为血药浓度；t 为时间；dC/dt 为消除速率；k_e 为消除速率常数；负号表示血药浓度随时间而降低。式中 $n=1$ 时为一级动力学消除（恒比消除），$n=0$ 时为零级动力学消除。

第五节 氧化亚氮对密闭体腔气体腔隙的影响

氧化亚氮(nitrous oxide, N_2O)俗称笑气，

1779 年由 Priestley 制成，1779 年 Davy 发现其有麻醉作用，1844 年 Wells 将其用于拔牙麻醉，当今仍为广泛应用的吸入麻醉药之一。近年来，因其使用简便、术后意识恢复较快、费用相对低廉等优点，在临床应用方面取得明显进展。

氧化亚氮通过抑制中枢神经系统兴奋性神经传递质的释放和神经冲动的传导及改变离子通道的通透性而产生药理作用，其显著的特点是镇痛作用强而麻醉作用弱。吸入 30%~50% 的氧化亚氮有镇痛作用，80% 以上才有麻醉作用，故氧化亚氮在安全用量下不可能产生深度的麻醉，只起麻醉辅助作用。氧化亚氮对心肌无直接抑制作用，对心率、心排血量、血压、静脉压、周围血管阻力等均无影响。另外，氧化亚氮可使肾血流量减少，认为氧化亚氮有 α 受体肾上腺素能作用。对呼吸道无刺激性，亦不引起呼吸抑制。吸入人体后显效快，30~40 秒即能产生镇痛作用，停止吸入后数分钟即从肺泡排出。

氧化亚氮虽有上述优点，仍有一些不可忽略的不良反应，例如氧化亚氮可引起缺氧、骨髓抑制、闭合性空腔增大。本节主要详述氧化亚氮对密闭体腔气体腔隙的影响。

人体内有胸腔、腹腔等腔体结构，在这些腔体中除了有由膜包裹着的器官和组织存在之外，还有一些剩余空间，这些剩余空间内正常情况下被某种液体和气体物质充满着，保证器官或组织发挥各自的功能。当发生肠梗阻、气胸时，器官或组织承受着高于正常的压力，可存在代偿情况，当然中耳本身就是一个密闭空腔。然而，当这些闭合性空腔持续增大，腔内压超过机体的代偿范围时，就会引起各种不同程度的损害，如组织细胞坏死、毒素吸收等。所以当机体产生闭合性空腔后，应格外关注外界对这些气体腔隙的影响。

体内的闭合性空腔平时充满氮气,氮气在血中的溶解度很小,甚难弥散。氧化亚氮在血中的溶解度虽比其他吸入麻醉药小,但比氮气高,B/G 分配系数为氮气的 35 倍。因此,氧化亚氮在体内的弥散速度远大于氮气,易于进入体内的密封性气腔,并使其容积增大,麻醉 3 小时后此作用更加明显。为此,肠梗阻、气胸、气脑造影、中耳手术等体内有闭合性空腔存在时不应使用氧化亚氮。另外,临床全麻患者常需插入各种气管导管,气管、支气管套囊注入空气后,长时间吸入氧化亚氮使腔内压也可逐渐增加,加重对管壁的压迫,是发生气道并发症的原因之一,对儿童的影响更大。漂浮导管套囊也有同样的问题,应予警惕。

第六节 吸入麻醉药的排泄

药物的排泄(excretion)是指药物以原型或其代谢产物通过排泄器官或分泌器官排出体外的过程,是药物作用彻底消除的过程。肾是主要的排泄器官,某些药物也可由胆道、肺、乳腺、汗腺等排泄。药物的肾排泄与肾小球滤过、肾小管主动分泌和重吸收有密切关系。肾功能欠佳时,可根据患者的肌酐清除率来调整一些药物的剂量和给药时间间隔。肾小管的重吸收可使药物在肾小管部位浓缩,药物浓度增加,可增加药物代谢产物对肾器官的损害。

一、吸入麻醉药的肺排泄

吸入麻醉药除一部分被机体代谢外,大部分以原型从肺排出。当停止吸入麻醉药时,静脉血不断地将组织中的药物转运至肺脏,并从肺排出体外。可见吸入麻醉的苏醒过程即麻醉药的排出过程,恰好与麻醉诱导过程的方向

相反,按组织→血液→肺泡→体外的顺序进行。停止麻醉后,吸入不含麻醉药的气体"冲洗"肺部时,首先动脉血中的麻醉药分压下降,随后组织中的分压也下降。全身血液每 30 秒可通过肺脏 1 次,因此吸入麻醉药由肺进入血液极快,肺的通气量正常时,麻醉药从肺排出也较快。

吸入麻醉药的排出受多种因素的影响,其中影响较大的有血液溶解度、组织 / 血分配系数、血 / 气分配系数、心排血量以及肺泡通气量。组织溶解度高的麻醉药,如乙醚、甲氧氟烷的麻醉苏醒时间就会延长;血液溶解度低的麻醉药,如氧化亚氮、恩氟烷容易从血中移至肺泡,苏醒较快。血 / 气分配系数也会受外界因素的影响,体温降低时数值增加;而血液稀释后溶解度降低,系数减小。因此,体温变化也会影响吸入麻醉药的排出。目前临床上所应用的吸入麻醉药如恩氟烷、异氟烷、七氟烷以及地氟烷均具有麻醉苏醒快的优点,尤其是与氧化亚氮混合应用时苏醒会更快、更平稳。与苏醒快慢有关的因素还有患者本身的因素,即心排血量及肺泡通气量。没有足够的心排血量就不可以将吸入麻醉药从组织带到血液,再从血液带到肺泡。所以,任何影响组织血流灌注、降低心排血量的因素如有效循环血量不足、心律失常均可影响患者的苏醒。肺泡通气量也是影响吸入麻醉药排出的一个非常重要的因素,这是因为绝大多数吸入麻醉药的主要排出方式就是由肺排出,肺功能的变化严重影响患者的苏醒。但这并不代表肺泡通气量越大越好,肺泡通气量增大有 2 个方面的作用。一方面肺泡通气量增大可以将血液中带到肺泡的麻醉药很快地排出体外,这一点具有重要的实践意义,一旦发现麻醉过深,除立即停止给药外,应加大通气量,促使麻醉药加速排泄。但另一方面肺泡通气增

大势必造成血中的二氧化碳分压下降,许多器官的血管收缩,导致各器官及组织的血供下降,反过来影响麻醉药的排泄。临床常用通气/血流比值即每分钟肺泡通气量与每分钟肺血流量的比值来反映有效的气体交换,正常成人安静状态为 0.84。只有每分钟肺泡通气量与肺血流量协调一致,二氧化碳和麻醉气体才能有效地排出。肺排出量还与该麻醉药的脂肪/血分配系数成反比。皮下脂肪有贮存吸入麻醉药的作用,它可以减少麻醉药经皮肤的排出。氧化亚氮可以经皮肤、腹膜等处消散,因而在紧闭循环麻醉超过 6 小时后,还需适当增加流量以补充所消散的量。目前常用的吸入麻醉药大部分都会在 6~10 分钟内降至苏醒浓度以下。

二、吸入麻醉药的其他排泄方式

吸入麻醉药也可经手术创面、皮肤、尿等排出体外,其中氧化亚氮经皮肤排出体外较多。部分吸入麻醉药生物转化后(详见本章第四节),因极

性和水溶性增加,便可经肾脏排出体外。

（武玉清　梁寒冰）

参考文献

[1] 戴体俊,喻田.麻醉药理学.3 版.北京:人民卫生出版社,2011:52-60.
[2] Miller RD.米勒麻醉学.7 版.曾因明,邓小明主译.北京:北京大学医学出版社,2011:517-602.
[3] 戴体俊,喻田,徐礼鲜.2014 年麻醉药理学进展.北京:人民卫生出版社,2014:97-102.
[4] 穆娅玲,张宏.半紧闭系统第二气体效应的研究.临床麻醉学杂志,1998,14(1):8-10.
[5] 梁寒冰,邵东华,戴体俊.第二气体效应的定量分析.航空航天医药,2010,21(6):902-904.
[6] 戴体俊,喻田.麻醉药理学.3 版.北京:人民卫生出版社,2010:61-75.
[7] 庄心良,曾因明.现代麻醉学.3 版.北京:人民卫生出版社,2008:430-435.
[8] 俞卫峰.对卤代类吸入麻醉剂肝肾毒性的再认识.上海医学,2010,33(2):111-115.

第二十四章 吸入麻醉药的作用强度

第一节 最低肺泡有效浓度的概念

吸入麻醉药的作用强度通常以最低肺泡有效浓度(minimum alveolar concentration, MAC)来衡量。MAC 是吸入麻醉中的一个非常重要的概念,是指某种吸入麻醉药在 1 个大气压下与纯氧同时吸入时,能使 50% 的受试对象在切皮等伤害性刺激时不发生摇头、四肢运动等反应时的最低肺泡内麻醉药浓度,单位为 vol%,此浓度即为 1 个 MAC。因为 MAC 是不同麻醉药的等效价浓度,所以能反映麻醉药的效价强度,麻醉药的 MAC 越小其麻醉的效价强度越强。MAC 类似于药理学中反映量效曲线的 ED_{50}(半数有效剂量),通过此指标可以进行各种吸入麻醉药药效(或副反应)的比较,而且还能以相加的形式来计算,即 2 种麻醉药的 MAC 均为 0.5 时,可以认为它们的总 MAC 为 1.0MAC。这个概念不但应用于临床麻醉,而且还可用于吸入麻醉药的基础研究。

MAC 的概念包括 4 个基本要素:①当受到强伤害性刺激后必须发生一个全或无的体动反应;②将肺泡内呼气末麻醉药浓度作为一个平衡样点,以反映脑内麻醉药浓度;③用适当的数学方法表达肺泡内麻醉药浓度与相应反应间的量化关系来评估 MAC;④ MAC 还可量化以反映生理或药理状态的变化,如可以作为一项敏感的手段以确定其他麻醉药、中枢性药物与吸入麻醉药的相互影响。

虽然长期以来 MAC 被人们当作吸入麻醉药作用强度的指标,但实际上 MAC 仅反映了吸入麻醉药的“制动”作用。因为 MAC 的测定是给人或动物一个伤害性刺激(切皮、钳夹等),然后测定一半实验对象无体动反应时的呼气末麻醉浓度,故有学者认为应称为“半数制动浓度”,即制动半数有效量(ED_{50})。显然这只反映了药物抗伤害性刺激的效应,即镇痛作用的大小,也就是说 MAC 越小,药物的镇痛作用越强;MAC 越大,镇痛作用越弱。但是麻醉作用的含义则广泛得多,除镇痛外,还包括镇静、催眠、安定、遗忘、意识消失、肌松和抑制过度应激反应等。而且,仅就镇痛而言,MAC 也只反映了机体对皮肤伤害性刺激的反应,手术中患者还要经受气管插管、内脏牵拉、骨膜剥离等多种伤害性刺激,这些都不是 MAC 所能反映的。

用 MAC 来评价不同的吸入麻醉药的效能存在着不同的观点,尽管 MAC 是一个极其重要的概念,代表吸入麻醉药的最重要的镇痛作用,但是用 MAC 代表吸入麻醉药的全部作用——麻醉强度是不全面的。即便如此,MAC 仍然是应用得最广泛的评价吸入麻醉药作用强度的指标。

第二节 MAC 与药理学原理

MAC 在临床实践中是一个很实用的指标,但是 1MAC 大都不能满足麻醉深度,在临床麻醉时必须增加 MAC。事实上,很少单独使用吸入药物来进行麻醉,而是与其他药物合用,联合使用的药物通常是 N_2O、镇痛药、镇静催眠药及肌松药等,联合用药的结果可以使吸入麻醉药的 MAC 减小。不同的麻醉药在相同的 MAC 下可产生类似的中枢神经系统的麻醉效应,但对呼吸、循环等系统的影响不同。

MAC 使用的是量子剂量(浓度)-反应曲线,区别于等级反应和顺序反应曲线。等级反应可以连续地在度量衡上精确地测定出来,如体温、脉率、血压等。顺序反应在本质上是定性的,如可以知道 X > Y、Y > Z,但其差别无法用数字表示,即尚无精确的测定方法,乙醚麻醉深度体征就是一种顺序反应。量子反应是"是"或"不是"观察数目的计算,受试者仅能反应两种中的一种。这种量子剂量-反应曲线实质上是一种累积频数分布,它适用于 MAC。

MAC 提供了一种麻醉药效力的测量方法,不是麻醉深度的量反应曲线,而是表示连续麻醉深度中一个设定的点,其他端点表示不同水平的麻醉深度。MAC 的各种扩展皆基于此原理。

在临床中以下一些扩展使用的 MAC 值较为多用(表 24-1)。

表 24-1　一些 MAC 数值

MAC_{95}(切皮无体动)	1.3MAC
$MAC_{awake50}$	0.4MAC
$MAC\ EI_{50}$	1.5MAC
$MAC\ EI_{95}$	1.9MAC
$MAC\ BAR_{50}$	1.6MAC
$MAC\ BAR_{95}$	2.5MAC
AD_{95}	1.3MAC
ED_{99}	1.3MAC

1. 半数苏醒肺泡浓度 ($MAC_{awake50}$) 为亚 MAC 范围,是 50% 的患者对简单的指令能睁眼时的肺泡内麻醉药浓度。$MAC_{awake95}$ 指 95% 的患者对简单的指令能睁眼时的肺泡内麻醉药浓度,可视为患者苏醒时的脑内麻醉药分压。MAC_{awake} = 0.4MAC,不同麻醉药的 MAC_{awake} 与 MAC 的比值均为 0.4。

2. 半数气管插管肺泡浓度($MAC\ EI_{50}$)是指吸入麻醉药使 50% 的患者于喉镜暴露声门时会厌容易显示、声带松弛不动以及插管时或插管后不发生肢体活动所需要的肺泡内麻醉药浓度。$MAC\ EI_{95}$ 是使 95% 的患者达到上述气管插管指标时的吸入麻醉药肺泡浓度。儿童气管插管较切皮的 MAC 高 30%。

3. 半数阻断肾上腺素能反应的肺泡内麻醉药浓度($MAC\ BAR_{50}$)是指 50% 的患者在切皮时不发生交感、肾上腺素等内分泌应激反应(通过测定静脉血内的儿茶酚胺浓度)所需要的肺泡内麻醉药浓度。$MAC\ BAR_{95}$ 是使 95% 的患者不出现此应激反应的浓度。

4. 95% 麻醉剂量(AD_{95})与 99% 有效剂量(ED_{99})。AD_{95} 为 95% 的患者对手术刺激无反应时的麻醉药剂量,临床上较为常用。临床麻醉中,AD_{95} 与 ED_{99} 的含义基本相同。不同麻醉药的 AD_{95} 与 ED_{99} 基本上等于 1.3MAC。

5. 0.65MAC 是较常用的亚 MAC(sub MAC)剂量,大多是一种挥发性麻醉药与 N_2O 或其他静脉麻醉药、麻醉性镇痛药合用时常采用的挥发性麻醉药浓度。

6. 超 MAC(super MAC)的目的在于确定吸入麻醉药的毒副反应以及确定麻醉药的安全界限,为动物实验时提出的参考指标,一般为 2MAC。临床麻醉中,在诱导期及手术刺激过大时应用。临床常用麻醉药的 MAC、AD_{95} 及 MAC_{awake} 见表 24-2。

另外,以前许多有关 MAC 的研究都认为吸入麻醉药抑制体动反应的作用是在中枢的脑皮质,但近来一些研究认为其作用是在大脑皮质和皮质下(脊髓)水平。

表 24-2　常用麻醉药的 MAC、AD_{95} 及 MAC_{awake}

麻醉药	0.65MAC	1.0MAC	MAC_{awake}	AD_{95}	2.0MAC
氟烷	0.48	0.75	0.30	1.00	1.50
恩氟烷	1.09	1.68	0.67	2.20	3.36
异氟烷	0.75	1.16	0.46	1.51	2.32
甲氧氟烷	0.10	0.16	0.06	0.20	0.32
氧化亚氮	65.00	101.00	41.00	131.00	202.00
七氟烷	1.11	171	0.68	2.22	3.42

第三节　影响 MAC 的因素

MAC 被作为评定吸入麻醉药麻醉强度的一个重要指标,基于人类和动物的研究可见,MAC 值可以被多种生理及药理因素影响。但目前为止,尚没有确切的机制能够解释 MAC 值的这种变化,这在另一方面也反映了麻醉的复杂性,是众多的复杂的生理改变的综合结果。一般情况下,中枢神经系统(central nervous system, CNS)活性升高、神经递质分泌增强及长期的神经递质受抑制(如慢性酒精中毒)所致的 CNS 反应性上调等因素均可能增加 MAC 值;相反,CNS 活性降低、神经递质分泌减少及长期的神经递质水平增高所致的中枢神经反应性下调等因素均可能减少 MAC 值。

一、降低 MAC 的因素

1. 低体温。所有麻醉药在哺乳动物中的 MAC 均随温度的降低而下降,但体温每下降 1℃时,不同吸入药物的 MAC 的下降值有所不同(2%~5%)。虽然吸入药物的气相效价强度随温度的下降而升高,但由于药物的溶解度随温度的下降而增加,所以当温度下降时药物的液相效价强度仍保持相对稳定。

2. 年龄增加。对于人类而言,挥发性药物的 MAC 值在 6 个月大时最高,随着年龄增加, MAC 值逐渐降低,80 多岁时仅为婴儿期的一半。吸入麻醉药的强度随年龄增加而增加(即 MAC 值降低),年龄每增长 10 岁,麻醉药的作用强度平均约增加 6% (即 MAC 值降低 6%)。

3. 急性酒精摄入。

4. 平均动脉压在 50mmHg 以下。

5. 贫血(血细胞比容在 10% 以下),血中的含氧量< 4.3ml/dl。

6. $PaCO_2$ > 90mmHg (因脑脊液的 pH 降低引起)或 $PaCO_2$ < 10mmHg。

7. 低氧血症,PaO_2 < 40mmHg。

8 代谢性酸中毒,可降低 MAC 20% 左右,但 $PaCO_2$ 在 10~90mmHg 的升高或降低并不影响 MAC。

9. 电解质紊乱、低钠血症可以减少脑脊液中的 Na^+ 浓度及渗透压而引起 MAC 下降。

10. 妊娠,孕 8 周时下降 1/3,产后 72 小时恢复正常。

11. 麻醉类药物,包括氯胺酮、阿片类、局麻药、巴比妥类、苯二氮䓬类、其他吸入麻醉药及泮库溴铵等。

12. 使中枢神经系统中儿茶酚胺类物质减少的药物,如利血平、甲基多巴等。

13. 长期使用苯丙胺。

14. 胆碱酯酶抑制,如新斯的明(10 倍的临床剂量)。

15. α_2 受体激动药,如可乐定、右美托咪定等。

16. 其他,如维拉帕米、锂等。

二、升高 MAC 的因素

1. 体温升高时 MAC 升高,但 42℃以上时 MAC 值则减少。

2. 高钠血症及高镁血症。脑脊液中的 Na^+ 增加时,如静脉输注甘露醇、高渗盐水等,MAC 增加。当犬的脑脊液中的 Na^+ 浓度成比例地增加时,犬的氟烷的 MAC 增加约 43%;将犬血清中的 Mg^{2+} 水平增加 5 倍从而使脑脊液中的 Mg^{2+} 水平增加 12% 时也不影响氟烷的 MAC。但当大鼠血清中的 Mg^{2+} 浓度增加到对照组的 10 倍时,氟烷的 MAC 降低约 60%。

3. 长期滥用酒精者可增加异氟烷或氟烷的 MAC 30%~50%。

4. 甲状腺功能亢进。

5. 环境大气压力增加。当生物体所处环境中的大气压力增加时,生物体失去反应所需的麻醉药剂量将增加,这种现象称为"麻醉作用的压力逆转(pressure reversal of anesthesia)"。在哺乳动物实验中,氦气在高压下很少或根本不产生麻醉作用,所以人们用氦气来增加压力。当加压至 100 个大气压时,消除小鼠翻正反射所需的吸入麻醉药分压增加 30%~60%。不过,压力逆转现象是麻醉药作用部位的特异性拮抗还是对抗麻醉药全身抑制作用的一般现象,目前尚存争议。

6. 中枢神经递质增加,如单胺氧化酶抑制剂、可卡因、肾上腺素、麻黄碱、左旋多巴,以及快速输注右旋安非他命或右旋苯丙胺等。

三、不影响 MAC 的因素

1. 种族。

2. 性别。

3. 吸入麻醉持续时间,麻醉开始及经过数小时皆不改变。

4. 外科手术种类。

5. 昼夜变化。

6. 甲状腺功能低下。

7. 等容性贫血。

8. 高血压。

9. $PaCO_2$ 在 10~90mmHg,PaO_2 在 40~500mmHg。

10. 代谢性碱中毒。输注碳酸氢钠从而改变阴离子浓度之后,除动脉血的 pH 发生改变外,MAC 基本没有变化。

11. 高钾血症及高钙血症时,离子浓度在犬的脑脊液中成倍增加时却均不影响氟烷的 MAC。

第四节　MAC 的应用意义

MAC 是衡量麻醉药效价强度的指标,也是检测患者麻醉深度的基础。临床经验及实验室研究结果显示,避免患者对外科手术刺激发生体动反应的吸入麻醉药浓度为 MAC 的 1.2~1.3 倍;虽然此范围并不能绝对保证大脑处于完全麻醉状态(意识丧失、没有回忆),但大量的临床资料表明该剂量下患者对于手术刺激几乎没有意识及回忆的可能性。现认为当行外科手术时需 1.5~2.0 倍的 MAC,但也可因患者状况的不同以及当时并用的药物等因素而有所差异。

一、MAC 促进麻醉机制的研究

MAC 的概念于 20 世纪 60 年代成为评价吸入麻醉药强度的通用衡量标准,无论在临床麻醉还是在麻醉研究领域都产生了广泛的影响。吸入麻醉药在脑和心脏等灌注良好的器官中能很快达到平衡,因此吸入麻醉药的肺泡浓度也反映了在其他器官中的浓度,MAC在这方面类似于静脉麻醉药的血浆半数有效浓度(effective concentration, EC_{50})。在临床应用中,MAC通常用容量百分数表示,由于吸入麻醉药在水中的溶解度与温度相关,而相当的液相摩尔浓度却与温度无关,所以MAC会随温度改变而有相当大的变化。MAC概念为研究者和临床医师提供了衡量确定的麻醉终点(制动)的通用标准,使实验结果的比较更有意义,促进了麻醉机制的实验室和临床研究的进行。现在,随着对吸入麻醉药MAC的深入了解,人们已经考虑到麻醉药的不同组分对生物底物作用的结构和功能方面的多样性。

MAC概念形成之后,随之而来的便是有证据表明,蛋白质取代脂类作为麻醉药靶点似乎更合理。对可溶性荧光素酶的非竞争性抑制剂证明了麻醉药通过不含脂类的蛋白质发挥的直接作用。对麻醉强度的精确测量也揭示出麻醉作用的脂质基础学说存在矛盾之处,例如同源系列的长链醇类麻醉药麻醉强度的消减以及不遵循 Meyer-Overton 法则的药物的确认。20世纪80年代使蛋白质靶点成为研究焦点的动力主要源于 Franks 和 Lieb 的工作,他们令人信服地证明了蛋白质靶点同样遵循 Meyer-Overton 法则,提出了麻醉药竞争性地拮抗蛋白质的功能。多种麻醉药对映体的选择性进一步验证了蛋白质(如离子通道)上的特异性结合位点的存在,它们是挥发性麻醉药的主要作用靶点。麻醉作用的相关分子靶点是关键性的信号蛋白(如离子通道和感受器),虽然麻醉药对其调节机制尚存在争议,但如今这个观念已被广泛(而不是全面)接受,当前该领域的大量工作集中在寻求何种蛋白质导致何种麻醉终点的决定性原因。

二、MAC作为麻醉药作用强度指标的优势

1. 在短时间平衡之后,MAC代表麻醉药在CNS内的分压,与药物在其他组织内的摄取和分布无关。

2. 对于特定的动物或种属以及不同的种属或纲之间MAC能保持一致,这种一致性有助于辨别麻醉药需要量的细微改变,从而为研究麻醉药的作用机制提供线索。

3. 标准的MAC是可以叠加的,即给予0.5MAC的强效麻醉药和0.5MAC的氧化亚氮,其效果与给予1.0MAC的强效麻醉药一样,可以防止体动反应的发生;但是,对于其他反应参数来说,MAC值不一定都能叠加。体动反应的MAC值与其他副反应的MAC值有很大的区别(如假定的心律失常MAC值、低血压MAC值或心动过速MAC值等)。强效吸入麻醉药和氧化亚氮联合应用与单用强效吸入麻醉药相比,可能增加或减轻副反应的程度,如联合应用0.6MAC的氧化亚氮与0.6MAC的氟烷,其低血压反应比单用1.2MAC的氟烷要轻,其原因是在相同的MAC条件下,氟烷的血管扩张及心肌抑制作用与氧化亚氮要强。

第五节 有效血药浓度

一、概念

气体的扩散是从高分压区向低分压区进行的,吸入麻醉时吸入麻醉药的分压梯度是从挥发罐→肺内肺毛细血管→周围组织(脑)逐渐降低的。吸入麻醉药通过呼吸回路到达肺泡,透过肺泡膜弥散入血,再随血液循环透过血脑脊液屏障进入脑组织。如图23-1所示。要实现这一过程,肺泡气与血液之间

必须存在一定的麻醉药分压差，一般脑内麻醉药分压与肺泡内分压达到平衡需要 15 分钟左右。

吸入麻醉药吸收入血后在血浆中的总浓度称为血药浓度，包括与血浆蛋白结合或在血浆中游离的药物，有时也可泛指药物在全血中的浓度。药物作用的强度与药物在血浆中的浓度成正比，药物在体内的浓度随时间发生变化。而所谓的有效血药浓度是指吸入麻醉药进入人体内发挥麻醉效应，而不出现临床毒性效应的药物浓度。

二、有效血药浓度的影响因素

通气／血流灌注比例失调：通常肺泡和动脉血麻醉药分压被限定是一致的，实际上可以发现动脉血分压始终低于肺泡分压，其原因可能包括静脉血掺杂、肺泡无效腔、肺泡气体分布不均。而且通气／血流比例失调的存在会提高麻醉药肺泡－动脉分压差，比例失调对气流的作用类似于闸门，升高它之前的压力，降低其后的压力，并减少经过闸门的流量，总的效应是提高肺泡分压（尤其是高溶性麻醉药）、降低动脉血分压（尤其是难溶性麻醉药）。所以气管插管或心内左、向右分流时，氧化亚氮诱导速度的降低比氟烷更强。

三、有效血药浓度的监测

吸入麻醉药进入血液后经过全身血液循环到达脑，从而达到麻醉的效果。然而，体内的吸入麻醉药浓度总是经历着增长与消除的动态变化，同时呈现药效的显现和消失的发展过程。药效的强度取决于体内的药物浓度，特别是作用部位的药物浓度（脑），后者又取决于血浆中的药物浓度。由于脑内麻醉药浓度无法直接检测，所以只能通过肺泡内麻醉药浓度反映脑内麻醉药浓度。但由于受多种因素的影响，动脉血中的麻醉药分压与肺泡气分压或与脑内分压平衡需要一定的时间。所以单纯以肺泡气浓度不能较准确地反映脑内麻醉药浓度，不能准确地反映麻醉深度。由于混合静脉血中的麻醉药浓度代表了血管丰富组织的饱和状态，也就是说可以通过混合静脉血中的麻醉药浓度来代表脑内浓度。由此表明了有效血药浓度能更合理地反映麻醉深度，即脑内麻醉深度。并且有效血药浓度的概念消除了时间对 MAC 的限制。

另外，混合静脉血中的麻醉药浓度也可以通过麻醉药的吸收和呼出浓度简单计算出来，方法及原理如下。肺泡膜将肺泡内吸入的麻醉气体与来自于肺动脉的混合静脉血分开，肺毛细血管跨肺泡膜摄取麻醉气体也遵循 Fick 原理：

跨肺泡膜的速度 = $DAX \cdot (C_i - C_b)$

式中，C_i 和 C_b 分别为吸入气和混合静脉血中的麻醉药浓度；D 为弥散常数；A 为肺泡膜与麻醉药接触的总面积；K 为所给麻醉药的固有溶解系数；X 为肺泡膜的厚度。假设肺泡血流量（心排血量）在一定时间内不变以及吸入麻醉药的浓度不变，表示肺泡膜特性的 DAK/X 应是恒定的，可以用一个肺泡膜常数 K 来表示。该公式可以简化为：

跨肺泡膜的速度 = $K \cdot (C_i - C_b)$

当心排血量和肺通气量保持不变时，经口端连续测量吸入麻醉药浓度，麻醉药的摄取速率应是吸入麻醉药浓度（C_i）与呼出麻醉药浓度（C_a）之差：麻醉药的摄取速率 = $C_i - C_a$。

由于跨肺泡膜的速度就等于麻醉药的摄取速率，所以 $C_i - C_a = K \cdot (C_i - C_b)$。

也可以写成 $K = \dfrac{C_i - C_a}{C_i - C_b}$。

当患者吸入麻醉药时,肺残气量吸入完成后,$C_b = 0$。通过测定吸入的麻醉药浓度(C_i)和呼出的麻醉药浓度(C_a)可以计算出肺泡膜常数 K。

$$K = \frac{C_i - C_a}{C_i} = 1 - \frac{C_a}{C_i}$$

在麻醉过程中,经过短暂的肺残气量洗入时间,都可以通过测量吸入的麻醉药浓度(C_i)和呼出的麻醉药浓度(C_a)计算出混合静脉血中的麻醉药浓度。

$$C_i - C_a = K \cdot (C_i - C_b)$$

公式转换得到 C_b:

$$C_b = \frac{C_i \cdot (K-1) + C_a}{K}$$

有些动物实验验证了上述公式。结果显示,混合静脉血和呼出其氟烷浓度的相关系数高达 0.9。在人体使用同样的方式以及快速降低吸入浓度平衡的方法也证明了其可行性。

四、有效血药浓度监测的意义

(一)提高麻醉效果

术中的麻醉效果与麻醉药的有效血药浓度密切相关,通过监测有效血药浓度,调整麻醉药的给药浓度,尽快达到并维持有效血药浓度,可以快速达到麻醉所需要的深度并维持良好的麻醉效果。

(二)降低不良反应

虽然通过提高吸入麻醉药的浓度可以提高有效血药浓度,达到加深麻醉的效果。但是,过度提高吸入麻醉药的浓度会导致麻醉药中毒。

1. 当吸入麻醉药的剂量超过外科麻醉量的 2~4 倍时,可明显抑制循环和呼吸功能,甚

至导致死亡。全麻时由于正常反射消失,胃内容物可反流并被吸入肺,引起支气管痉挛和术后肺炎。

2. 恶性高热,此反应极为罕见,液体吸入麻醉药均可引起,与遗传有一定的关系。表现为高热,体温可高达 43℃,伴有心动过速、高血压、酸中毒和高血钾等,肌松药琥珀胆碱(succinylcholine)可诱发此反应,可应用丹曲林(dantrolene)、降体温、纠正电解质和酸碱平衡紊乱及其他对症治疗。

3. 肝、肾毒性及其他,发生率低,含氟麻醉药都可致肝损害,甲氧氟烷(methoxyflurane)可致肾损害,七氟烷(sevoflurane)可引起大鼠肾损伤。手术室工作人员长期吸入小剂量的麻醉药可致头疼和警觉性降低,并可能导致孕妇流产。此外,可扩张脑血管和升高颅内压。因此,术中监测有效血药浓度可以减少吸入麻醉药的不良反应,提高麻醉的安全性。

(三)指导个体化麻醉方案的设计与实施

进行外科手术治疗的患者因基础疾病及个体差异,可能会对同一种药物产生不同的反应,并且麻醉过程中各种药物联合应用可能改变其他药物的效果。麻醉医师根据临床经验并不能准确地对体内的麻醉药浓度作出评估,因此通过监测吸入麻醉药的有效血药浓度可以及时地根据麻醉效果调整用药。

第六节 第二气体效应

一、概念

同时吸入高浓度气体(如 N_2O)和低浓度气体(如氟烷)时,低浓度气体的肺泡气浓度及血中浓度提高的速度较单独使用相等的低浓度时快。单纯吸入 1% 的氟烷时,肺泡内

的最大浓度接近于吸入浓度,即 1%。如分别吸入含有 80% 的第一气体(N_2O),1% 的第二气体(氟烷)及氧气的混合气体,则可提高肺泡内的氟烷浓度。为定量说明第二气体在肺泡内的浓度,假设氧气不被摄取,进入肺泡的 N_2O 被摄取一半,即 80% 的 N_2O 被摄取后残留 40%,肺泡中混合气体的容积残留 60%。各种混合气体的浓度在 60% 的容积中分别为 66.7%(N_2O)、1.7%(氟烷)及 31.7%(氧气)。再次吸入混合气体,吸入气体的容积补充被摄取的容积。肺泡内的第二气体容积则为 1.4%。因高浓度气体的浓度愈高,由肺泡向血中扩散的速度愈快,肺泡迅速缩小,低浓度气体在肺泡中的浓度迅速升高,即浓缩效应(concentration effect)。同时,高浓度的气体被大量吸收后,产生较大的负压,使肺通气量增加,吸入的混合气体也增多,混合气体又带来一些低浓度气体,即增量效应。这 2 种因素都加快了低浓度气体向血中的转运。此时的高浓度气体为第一气体,低浓度气体为第二气体,故这种效应称为第二气体效应(second gas effect,SGE)。血中溶解度低的第二气体其第二气体效应明显。

二、意义

临床上常将含氟吸入麻醉药(如氟烷、恩氟烷)与 N_2O 同时吸入,由于 N_2O 被摄取,肺内容量减少,浓缩了氟烷或恩氟烷的浓度(图23-3)。下次呼吸时,通过增加通气量以弥补 N_2O 被吸收而留下的容积,由此有进一步提高肺内的氟烷或恩氟烷浓度,从而加快麻醉诱导。同时,由于吸入麻醉药的协同效应,可使用更低浓度的含氟吸入麻醉药,从而减轻其不良反应。此外,N_2O 的心血管兴奋作用还可以拮抗含氟吸入麻醉药的心血管抑制作用,有利于维持循环功能的稳定。

三、研究进展

Epstein 等通过动物试实验证了浓度效应和第二气体效应。给实验犬 0.5% 的氟烷并用 10% 的 N_2O 或 0.5% 的氟烷并用 70% 的 N_2O。当吸入 70% 的 N_2O 时,N_2O 的 F_A/F_I(F_A 为麻醉药浓度,F_I 为吸入气麻醉药浓度)的比值上升速度快于吸入 10% 的 N_2O 时(浓度效应),氟烷的情况相同(第二气体效应)。并且认为这是一种普遍现象,存在于任何一组麻醉药的配伍中。近年来,许多学者发现,第二气体效应并非存在于任何麻醉药的配伍中,不同麻醉药的混合气体所产生的第二气体效应也是不同的,因此产生第二气体效应是有条件限制的。研究发现,当血液对第二气体的摄取率等于其他混合气体的平均摄取率时,第二气体的肺泡浓度不能升高,不存在第二气体效应;当第二气体的摄取率小于混合气体的平均摄取率时,第二气体的肺泡浓度得以升高,存在第二气体效应;当第二气体的摄取率大于其他混合气体的平均摄取率时,第二气体的肺泡气浓度不升反降,存在反第二气体效应。另外,有研究显示第二气体效应与麻醉时的吸入气流量有关,在半紧闭装置高流量麻醉时存在第二气体效应,低流量(1L/min)时第二气体效应不明显。因为在半紧闭装置低流量麻醉时,新鲜气流量低于每分钟通气量,存在回路内部分气体的重复吸入,稀释了新鲜气体携带的麻醉药浓度,使 F_I 上升缓慢,也难以形成大容量的 N_2O 弥散入血,从而导致 N_2O 的摄取率降低,降低第二气体效应。

(高昌俊 徐 浩)

参考文献 ————————————————

[1] 叶铁虎,李大魁.麻醉药理学基础与临床.北京:人民卫生出版社,2011:22-23.

[2] 杭燕南,罗爱伦,吴新民.吸入麻醉药.北京:世界图书出版公司,2008:8-25.

[3] 邓小明,姚尚龙,于布为,等.现代麻醉学.4版.北京:人民卫生出版社,2014:451-459.

[4] MILLER R D.米勒麻醉学.7版.曾因明,邓小明主译.北京:北京大学医学出版社,2011:107-110.

第二十五章　吸入麻醉药对各组织器官的影响

第一节　吸入麻醉药对中枢系统的影响

几乎所有的吸入麻醉药都会通过各种不同的途径对脑和脊髓功能产生影响,而吸入麻醉作用本身也就是这种影响的结果。吸入麻醉药通过作用于脑影响神经元功能,可使患者记忆丧失;作用于脊髓则可使产生肌松作用;与此同时还能影响脑血流(cerebral blood flow, CBF)、脑代谢率 (cerebral metabolic rate, CMR)、颅内压 (intracranial pressure, ICP) 和脑电活动。目前临床常用的各种吸入麻醉药对中枢神经系统(central nervous system, CNS)功能的影响特点各异。

1. **氟烷**　在绝大多数情况下可扩张脑血管使 CBF 增加, CBF 增加可导致颅内占位、脑水肿或使有颅内高压的患者 ICP 进一步增高。为此,氟烷相对禁用于颅内高压患者。氟烷能够减弱脑血流自动调节功能,当动脉压降低明显时 CBF 才下降。但氟烷降低 CMR 的作用要比扩血管作用强,所以吸入氟烷麻醉期间 CBF 的小幅降低一般不会对脑功能构成严重威胁。

2. **异氟烷**　对脑血管有扩张作用,导致 CBF 和 ICP 增加。异氟烷也能降低 CMR。鉴于异氟烷的脑血管扩张作用比氟烷和恩氟烷轻,比较适合用于神经外科手术麻醉。

3. **恩氟烷**　也具有扩张脑血管、升高 ICP 和降低 CMR 的作用。另外恩氟烷能诱发惊厥性脑电活动。在使用恩氟烷麻醉期间,高浓度的恩氟烷吸入或严重的低碳酸血症可导致 EEG 出现一种特征性的高电压、高频波形,并逐渐发展为癫痫样活动所特有的棘慢复合波(spike and slow wave complex),但此时患者并不伴有外周癫痫样抽搐动作。恩氟烷引发的脑电痫波是自限性的,无须特殊处理,也不会对脑产生长时间的损害,即便是癫痫患者吸入也不会使症状加重,但一般情况下恩氟烷最好不要用于有癫痫病史的患者。

4. **地氟烷**　地氟烷吸入时脑血管阻力和 CMR 降低,但仍能保持脑对低碳酸血症的缩血管反应。在血碳酸水平和血压正常的情况下,地氟烷能使 CBF 增加,并升高颅脑顺应性差患者的 ICP。

5. **七氟烷**　对脑血管阻力、CMR 和 CBF 的影响类似于异氟烷和地氟烷,也能使颅脑顺应性差的患者 ICP 增高。七氟烷吸入麻醉期间脑血管对低碳酸血症的反应正常,过度通气也可防止颅内高压的发生。

6. **氧化亚氮**　单纯 N_2O 吸入麻醉能导致 CBF 和 ICP 明显增加;若 N_2O 与静脉麻醉药联合使用,则 CBF 增加幅度减小甚至不增加。

一、吸入麻醉药对脑电活动的影响

强效吸入麻醉药会影响脑电活动,使 EEG 波形发生变化,且随着吸入浓度的提高这种影响会越明显。但不同的吸入麻醉药对 EEG 的影响也各不相同。在麻醉过程中,最初 EEG 表现为电压升高、频率减慢,电压波可短暂地变成同步曲线波。总的来说,随着麻醉加深,电压波在达峰值后直线下降,脑电活动可出现暂停即爆发抑制,持续深麻醉状态可导致脑电活动完全终止——EEG 波形平坦。大脑皮质比脑深部结构如杏仁核和海马更容易受到抑制,而这些与感觉和记忆关系密切的脑深部核团也最容易受麻醉药的影响。

正常人吸入地氟烷、异氟烷或七氟烷时的 EEG 变化过程是清醒状态下前脑比后脑的 EEG 频率快,当吸入浓度达 0.8~2.1MAC 时这种差别消失,随着吸入浓度的增加 EEG 活动逐渐减弱,麻醉兴奋期过后 EEG 同步波增多且波幅增加。麻醉深度进一步加深,EEG 可出现爆发抑制,同时受其影响 SEF 减慢,EEG 熵也会随吸入浓度增加而增加。氟烷不会产生与地氟烷、异氟烷或七氟烷同样的 EEG 爆发抑制。N_2O 对 EEG 几乎没有抑制作用。

正常人吸入地氟烷时的 EEG 变化过程类似于异氟烷,且对 EEG 的影响似乎与 $PaCO_2$ 变化无关。如在吸入 1.2MAC 的地氟烷期间,由 $PaCO_2$ 26mmHg 上升到 57mmHg 时,连续脑电活动或抑制期间的爆发抑制电活动频率不会发生改变,微小或无活动 EEG 在整个脑电活动中所占的时间百分比也不会发生改变。七氟烷吸入浓度增加的速率会改变 EEG 的初始波形,如快速将七氟烷的吸入浓度提升到 4%,开始时会出现高电压节律性慢波,继后出现快慢复合波;相反,若逐步增加吸入浓度,如七氟烷的吸入浓度逐步由 1%、2% 提升到 4%,每一浓度吸入持续 10 分钟,则发现在浅麻醉时 EEG 频率增快、波幅增高,深麻醉时频率减慢、波幅降低。但无论快诱导麻醉或慢诱导,最终 EEG 波形都是一样的。

对正常人,地氟烷、异氟烷和七氟烷都能抑制药物性 EEG 惊厥活动。但对于较深麻醉状态或麻醉前有脑惊厥性电活动病史者,恩氟烷和七氟烷易诱发大脑产生惊厥性电活动,如顽固性癫痫患者吸入 1.5MAC 的七氟烷比吸入 1.5MAC 的异氟烷棘波的发生率高。成年人或儿童不但在单次高浓度的七氟烷吸入麻醉诱导时易诱发惊厥,而且于麻醉恢复期也可能会发生惊厥。通常情况下,这种因吸入麻醉药偶然

诱发的惊厥不会给患者造成严重后果,但若处理不当惊厥频发也可能对患者尤其是儿童构成生命威胁。对顽固性颞叶癫痫患者,七氟烷吸入麻醉期间往往表现为棘波抑制。因为恩氟烷、七氟烷能够影响脑惊厥活动,而地氟烷或异氟烷则无此影响,所以后两者就很适用于神经外科手术麻醉。

研究表明,恩氟烷的致惊厥作用比七氟烷强,恩氟烷麻醉期间反复听觉刺激能诱发惊厥,特别是在低碳酸血症或深麻醉状态下更容易诱发;相反在地氟烷、异氟烷单纯或合并氧化亚氮吸入麻醉期间,无论是否伴有低碳酸血症,反复听觉刺激均很难诱发脑惊厥性电活动的产生。

恩氟烷吸入易诱发痫波样脑电活动甚至癫痫,特别对神经外科手术麻醉患者来说,低碳酸血症可能会加剧脑癫痫样放电。因为癫痫活动期间脑组织代谢明显增加,所以对好发癫痫或闭塞性脑血管病患者最好避免吸入恩氟烷,尤其应杜绝低碳酸血症时吸入高浓度的恩氟烷。根据恩氟烷吸入期间的 EEG 变化特点,手术中医师可借此来激活和确定术前不曾发现的癫痫灶,以便于手术切除。切除癫痫灶的患者 EEG 仍有可能会有棘波显现,也可能术后会持续存在较长的一段时间。除手术麻醉期间外,易感或非易感人群恩氟烷麻醉后也可发生癫痫。

如今异氟烷已在临床上广泛用于神经外科手术患者麻醉。虽然异氟烷吸入麻醉期间 EEG 偶然可出现棘波和癫痫样肌阵挛,临床上异氟烷还往往能被用来有效控制顽固性癫痫时的 EEG 癫痫活动。临床报道部分儿童即便手术麻醉前无癫痫病史,若以高浓度的七氟烷吸入麻醉诱导,也可能会发生癫痫。而麻醉维持浓度的七氟烷一般不会引发癫痫。

吸入地氟烷但尚未达到麻醉状态时,EEG

除有偶发的尖波外,可产生自发性单一或群发棘波,听觉刺激不会诱发等电位 EEG 出现或长时间异常的脑电活动。无论是在深麻醉(1.6MAC)血碳酸水平正常,还是浅麻醉(1.2MAC)高碳酸血症的情况下,反复听觉刺激皆不会诱发脑惊厥性电活动。麻醉深度的有关参数有中位功率频率(median power frequency,MPF)、谱边缘频率(spectral edge frequency,SEF)、EEG 最高频率和 θ 波频率(theta ratio)等,研究发现有些参数与麻醉深度是不相吻合的,这可能是由于脑电活动抑制期间 EEG 时常暴发的高频脑电活动波干扰了上述参数与麻醉深度间的关联。随着麻醉加深,与爆发抑制所对应的 SEF、爆发谱边缘频率(burst spectral edge frequency,BSEF)和 EEG 电压交零点次数即零交叉频率(zero crossing frequency)逐渐减慢或减少。而随着吸入浓度由 0.8MAC 增至 1.6MAC,反映占整个几乎完全是等电位 EEG 时程百分比的爆发抑制率(burst suppression ratio,BSR)增加、EEG 波幅(电压)均方根减小(root mean square)。

地氟烷麻醉时给予中枢神经抑制药能使麻醉加深,EEG 表现为脑电活动进一步抑制。如硫喷妥钠常能造成 EEG 爆发抑制,降低爆发 – 代偿性谱边缘频率(burst compensated spectral edge frequency,BcSEF),剂量越大,降低幅度越大。随着硫喷妥钠剂量增加,爆发抑制率(burst suppression ratio,BSR)升高。地氟烷麻醉下给予芬太尼 50~100 μg/kg,并以 66~130 μg/(kg·min)持续输注,对 EEG 的影响程度远不及硫喷妥钠,而且持续输注芬太尼期间 0.1mg/kg 的纳洛酮即可拮抗芬太尼的作用,消除其对 EEG 的影响。而在异氟烷麻醉下,同等剂量的芬太尼和纳洛酮不会对 EEG 产生明显影响。

二、EEG 与麻醉深度监测

强效吸入麻醉药能够抑制人脑电活动,且随剂量加大抑制作用越明显。除氟烷外,当吸入浓度达 1.5~2.0MAC 水平时都会导致脑电活动静止。临床上根据 EEG 波形变化来评估麻醉深度和判定麻醉药需要量,其中以中潜伏期听觉诱发电位(middle latency auditory evoked potential,MAEP)和脑电双频指数(bispectral index,BIS)2 种监测方法较为常用。当然,目前临床上尚不能完全依赖 MAEP 和 BIS 作为预测麻醉药用量的指标,两者在实际应用过程中可能还有许多制约因素。

1. 谱边缘频率(spectral boundary frequency,SEF) 如前所述 EEG 各种波形成分的改变都与强效吸入麻醉药的浓度有关。吸入麻醉药浓度增加的过程中,脑电活动也会逐渐减弱。利用这种吸入麻醉药浓度与脑电活动抑制程度间的对应关系,临床上可以此来监测麻醉深度。吸入地氟烷、异氟烷的患者由清醒转入浅麻醉状态时 EEG 电压会有所增加,但 SEF 不会有明显变化。随着麻醉深度增加,脑电活动出现爆发抑制,受其影响 SEF 会有所减慢。氟烷吸入麻醉情况特殊,临床常用吸入浓度不会导致 EEG 爆发抑制发生,故 SEF 也不会发生改变。若以 MAC 分数衡量,地氟烷,异氟烷和七氟烷 95% 功率谱的 SEF 所对应的 ED_{50} 为 0.64,丙泊酚为 0.55。随着地氟烷吸入浓度的增加,EEG 熵也会相应提高。

2. 中潜伏期听觉诱发电位(middle latency auditory evoked potential,MAEP) 与 N_2O 吸入麻醉不同,吸入强效麻醉药时,患者在由清醒至记忆丧失过程中,可显示特征性的 MAEP 波形潜伏期延长和波幅降低,麻醉医师可根据其受影响程度判断麻醉深度。如地氟烷的吸入浓度 > 4.5% 可防止术中知晓发生,吸入浓度增至6%，MAEP抑制可达达峰值；七氟烷的吸入浓度超过1.5%时可明显削弱MAEP或使其消失。无论是地氟烷的吸入浓度达6%还是七氟烷的吸入浓度达1.5%，都能抑制听觉和防止术中知晓发生。动物研究也显示，随着吸入麻醉药MAC的增加，MAEP潜伏期和波幅呈进行性延长和降低趋势。临床上在分析或观察整个MAEP变化的过程中，往往简单地以MAEP 40Hz为界，当MAEP降到40Hz时提示患者已由清醒转入无意识阶段。由此也派生出"醒觉MAC"（MAC_{awake}）概念，MAC_{awake}是指低于抑制MAEP或使MAEP降低到40Hz所需吸入麻醉药的MAC浓度。

3. 脑电双频指数（bispectral index，BIS） BIS常用来监测麻醉深度，尤其是可依此来判定有无麻醉中知晓。采用BIS监测有助于能以更少量的麻醉药使患者更快地进入麻醉状态。年龄、吸入浓度、刺激强度等因素都会影响BIS值实际临床意义的正确判读。抑制一定指令性反应所需的七氟烷浓度随患者年龄的增加而减小，但指令性反应消失时的BIS值并不会随年龄发生明显的改变。BIS监测可用来判断七氟烷麻醉患者的镇静水平，但却无法预计患者是否会对手术切皮刺激产生体动反应。七氟烷镇静期间的BIS读数与患者对声音的反应性有一定的关系，但这种关系也并非十分确切；逐渐增加地氟烷的吸入浓度能使BIS值渐进性降低。

4. 躯体感觉诱发电位（somatosensory evoked potential，SSEP） 所有的强效吸入麻醉药对SSEP都有一定程度的抑制作用，例如提高地氟烷、异氟烷和七氟烷的吸入浓度能抑制患者的SSEP，表现为潜伏期延长和波幅降低。患者在由清醒转为浅麻醉的过程中，皮质的SSEP降幅最大，即使当麻醉深度达1.3MAC时，仍能经

皮质测得SSEP。地氟烷与七氟烷对SSEP的影响相似，SSEP的波幅稳定性要比异氟烷麻醉期间显现得好，便于进行持续SSEP监测。一定浓度的强效吸入麻醉药复合N_2O时，能明显降低患者皮质的SSEP波幅。SSEP可以通过大脑皮质或脊髓进行检测，但敏感性有所不同。动物及人体研究表明，在高浓度地氟烷吸入条件下，脊髓SSEP的检出率要比皮质SSEP的检出率高。吸入麻醉药浓度达2.0MAC时仍能经脊髓测得SSEP，而此时皮质SSEP消失，刺激胫神经也不会引发心血管反应。

5. 运动诱发电位（motor evoked potentials，MEP） 提高单纯1种强效吸入麻醉药的浓度能逐渐加深对皮质SSEP的抑制程度，但对于MEP而言，无论单纯吸入地氟烷还是异氟烷都不会明显抑制脊髓刺激所诱发的MEP。若是强效吸入麻醉药与N_2O联合吸入，如0.75~1.5MAC的异氟烷或七氟烷合并N_2O吸入可抑制对裸露运动皮质的单次矩形脉冲刺激所诱发的肌性MEP，其中因运动皮质刺激所诱发的Ⅰ型波抑制程度与吸入麻醉药浓度呈正相关，当异氟烷或七氟烷的吸入浓度达2.0MAC时，Ⅰ型波幅降至零点。实验研究证实，地氟烷能使刺激运动皮质所诱发的肌复合动作电位减弱。总之，目前临床常用的强效吸入麻醉药虽然都能在不同程度上削弱SSEP或MEP，但不会使SSEP和MEP完全消失。

三、吸入麻醉药与脑血流及脑代谢

强效吸入麻醉药能够降低脑血管阻力（cerebral vascular resistance，CVR）和脑代谢率，并在此基础上使脑血流增加、颅内压增高，其作用在当麻醉药的吸入浓度超过1.0MAC或借助药物和其他措施使血压控制在麻醉前水平时特别明显。现已经证明地氟烷能

增加脑组织氧合,防止术中因大脑中动脉（middle cerebral artery, MCA）短暂钳闭或缺血造成的损伤。至于其他强效吸入麻醉药是否也有类似的脑保护作用,仍有待于进一步的研究。

吸入麻醉药对 CBF 的影响受制于多种因素,包括 CMR 抑制可能导致 CBF 下降;直接对血管平滑肌的扩张作用使 CBF 增加;在一定的血压范围内才能显现脑血管自动调节功能,吸入麻醉药对血管平滑肌的作用占主导,表现为全脑 CBF 增加;吸入麻醉药对低碳酸血症性脑血管收缩无预防作用。不同的吸入麻醉药对 CBF 的影响程度有所差别,其中氟烷增加 CBF 的作用最强。将 MAP 维持在 80mmHg 水平,吸入 1.1MAC 的氟烷、恩氟烷和异氟烷可分别使 CBF 增加 191%、37% 和 18%。临床常用的吸入麻醉药对脑血管扩张作用的强度有所差异,由强到弱依次为氟烷 > 恩氟烷 > 异氟烷 = 七氟烷 = 地氟烷。

吸入麻醉期间无论采用哪种类型的吸入麻醉药,都能维持脑血管对 CO_2 变化良好的反应性,而相比之下 CBF 对动脉压升高的反应性——脑血管自动调节功能受到削弱,尤其是对脑血管扩张作用越强的吸入麻醉药,这种 CBF 高血压性自动调节反应受削弱的程度越大。在所有强效吸入麻醉药中,七氟烷对 CBF 自动调节功能的影响最小。若在吸入麻醉期间用升压药人为地使血压保持较高的水平,则低浓度的吸入麻醉药不会引起 CBF 的明显改变。

地氟烷对低碳酸血症性脑血管收缩无预防作用。这种脑血管阻力的降低究竟是地氟烷脑血管扩张作用的结果,还是血压降低所致,仅凭现有的研究似乎难以界定。通常情况下,大脑自主调节功能完整时,脑血管阻力是可随血压下降而降低的。由此可以预测,在地氟烷对脑血管没有任何影响的情况下,CBF 和脑血管阻力也会发生改变。

总的来说,虽然异氟烷、七氟烷或地氟烷对大脑皮质脑血管的扩张作用不大,但随着吸入浓度的增加还是会引起一定程度的脑血管扩张。对于吸入异氟烷所引起的脑脊液压力（cerebral spinal fluid pressure, CSFP）或 ICP 增高,一般通过采用过度通气造成低碳酸血症即可预防或逆转。尤其是在采用平衡麻醉期间,低 MAC 吸入同时适当监测 ICP 或脑 CO_2 张力,即可确保患者安全。但对于颅内巨大肿瘤患者,有时在吸入异氟烷时虽然也可人为地造成低碳酸血症,但仍有可能会引起 ICP 增高。因此,对巨大脑肿瘤、ICP 不稳定、脑生理功能紊乱以致部分或全脑对 CO_2 的反应性和脑血流 - 代谢偶联受损的患者,在选择吸入麻醉时要十分谨慎。患者有嗜睡、呕吐、视盘水肿、瘤体过大和基底池受压等症状或体征时,在去骨瓣和硬脑膜切开前,以及能直接判断吸入麻醉对 ICP、CBF 的影响前,应以静脉麻醉为主。

等 MAC 浓度的异氟烷、地氟烷和七氟烷对脑血管的扩张作用要比氟烷轻,因而较适用于颅脑顺应性差的患者。若在吸入氟烷前行过度通气引起低碳酸血症,那么就能预防或在很大程度上抵御 ICP 增高。此外,目前已证实危重患者必须防止 ICP 增高,给予过度通气降低血碳酸水平时吸入异氟烷,或在吸入氟烷前降低脑 $PaCO_2$,能避免高 ICP 的发生。

手术前因服药或疾病本身 CMR 已降低的患者,在使用吸入麻醉药时也应慎重选择。因为吸入麻醉药的扩血管作用在正常情况下可被脑代谢介导的缩血管效应所抵消,麻醉前低 CMR 的患者采用吸入麻醉或提高吸入浓度将会出现明显的脑血管扩张。这样的患者吸入 0.6~1.1MAC 的异氟烷时与清醒状态相比，CBF 或许没有明显变化，但若将吸入浓度提高到 1.6MAC 则有可能会剧增 100%。由此可见，异氟烷若是以等于或高于能使 CMR 达最大抑制时的浓度吸入，或是当与脑电生理功能有关的 CMR 成分受药物或疾病抑制时吸入，它就成为一种纯粹的脑血管扩张剂。

颅内手术患者吸入麻醉过程中的 CBF 变化有一定特点。患者采用硫喷妥钠或依托咪酯、维库溴铵肌松诱导气管插管后，以舒芬太尼和 50%~70% 的 N_2O 吸入维持麻醉，术中若暂停 N_2O 吸入，分别给予 0.5MAC、1.0MAC 和 1.5MAC 的七氟烷或异氟烷吸入时，皆可使大脑中动脉血流速度减慢和一定程度上的脑需氧量减少，但其变化程度并不会随吸入麻醉药浓度逐渐增加而加剧。七氟烷的确会降低 CVR，并在恒定的脑血流状态下使脑的氧摄取减少。1.0MAC 的氟烷尚不足以使 CVR 明显降低，1.5MAC 的七氟烷才使 CVR 明显下降，其间脑灰质、脑白质血流减少 25%~34%。

吸入麻醉药对脑生理功能的影响方式与静脉麻醉药差别很大，静脉麻醉药可同时引起 CBF 和 CMR 平行改变，体现出稳定的 CBF-CMR 偶联关系。吸入麻醉期间大脑 CBF-CMR 之间也存在某种偶联机制，但这种偶联机制并不完善。有时吸入麻醉过程中，随吸入麻醉药浓度增加同时 CMR 降低，CBF 不受影响或增加，表现为 CBF-CMR 之间失偶联，如地氟烷的扩血管作用就可能会制约因 CMR 下降所导致的 CBF 减少。有时 CBF-CMR 变化又能显现偶联关系，即 CBF 随 CMR 降低而减少。志愿者吸入 3% 的恩氟烷麻醉致 CMR 降低 50% 时，随 EEG 痫波出现 CMR 又能恢复正常。麻醉期间大脑仍保存着正常的 CBF-CMR 偶联机制。

1.0~2.0MAC 的地氟烷、异氟烷吸入时也存在这种 CBF-CMR 偶联机制。

现在人们在判定吸入麻醉药对 CBF、CMR 的影响时，多采用 CBF/CMR 比值，CBF/CMR 比值大小取决于吸入浓度的高低。在麻醉药吸入浓度稳定的情况下，MAC 倍数与 CBF/CMR 呈正相关。吸入麻醉药降低血压的同时也降低脑血管阻力，麻醉药能缩小自主调节的压力范围。而且，麻醉药可以依靠降低大脑需氧量来影响脑灌注，降低脑血流量。Strebel 等发现，0.5MAC 的地氟烷或 1.5MAC 的异氟烷麻醉下，大脑血流速率没有变化，但等效剂量的丙泊酚却明显降低了大脑血流速率。丙泊酚在动脉血压变化期间，对血流动力学和脑血流速率的调节都没有改变，但地氟烷和异氟烷抑制了这种调节。

部分吸入麻醉药对脑血流的作用可能是因为其对大脑活动和代谢的影响。所有麻醉药都呈剂量相关方式增加脑血流量，等效剂量的地氟烷和异氟烷对脑血流量的增加效应超过了氟烷。因此，吸入麻醉药引起脑血管舒张的机制并不依赖于对脑代谢率的影响。1.3MAC 的异氟烷或七氟烷麻醉下，切皮使血压升高，大脑动静脉氧含量差下降，氧含量差异的减少说明相同脑流量的减少与 2 种麻醉药麻醉期的代谢率相关。当动脉二氧化碳含量降低时，2 种麻醉药均能增加脑动静脉氧含量差，表明二氧化碳反应性存在。

除氟烷外，其他吸入麻醉药以相似的剂量依赖方式降低外周血管阻力。地氟烷、异氟烷和七氟烷可降低体温心肺转流术患者的外周血管阻力。地氟烷尽管降低了心肌收缩力，但由于降低血管阻力，因此仍能维持心排血量。与之相反，七氟烷因增加主动脉阻力而导致心排血量降低。地氟烷对血管阻力的舒张可能是由于降低了代谢产生的内皮衍生超极化因子的缘故。

第二节　吸入麻醉药对免疫系统的影响

免疫系统由免疫组织、器官、免疫细胞和免疫分子等组成。麻醉和手术可减少细胞介导的免疫应答，并可能改变免疫介质的活性。这些改变对大多数麻醉和手术患者可能不会造成明显的影响，但对免疫系统缺乏抵抗力的患者具有重要的临床意义，如在艾滋病患者、在接受脏器移植后的患者，任何影响免疫力的药物都可能影响患者的临床转归。

中性粒细胞对细菌的暴发氧化反应是重要的抵御感染的措施。地氟烷、异氟烷和七氟烷对这一反应的影响极小，而氟烷可显著抑制此反应。一氧化氮有多重作用：它可引起血管舒张，但也会介导感染性休克中血管的过度舒张；而且它可能介导巨噬细胞对抗细菌和肿瘤细胞的细胞毒性反应。地氟烷、异氟烷和氟烷对一氧化氮、一氧化氮合酶以及巨噬细胞的一氧化氮合酶信使 RNA 的生成有抑制作用，并且这种作用有时间依赖性和剂量依赖性。

地氟烷会降低致热源白细胞介素 -2 的发热反应，此作用具有剂量依赖性。在 0.6MAC 的地氟烷麻醉中，有白细胞介素 -2 存在时的体温范围较无白细胞介素 -2 时要窄。这些效应是否会损害麻醉中对细菌感染的免疫应答尚不清楚。

用戊巴比妥麻醉大鼠，控制呼吸与自主呼吸相比，肺内致炎细胞因子的基因表达有所增加。控制呼吸时，如果联合吸入 1.5MAC 的恩氟烷、氟烷、异氟烷或七氟烷，可进一步增加致炎细胞因子的基因表达。在常用的挥发性麻醉药中，七氟烷增加致炎细胞因子基因表达的作用最小。

持续给予氧化亚氮数天可以导致再生障碍性贫血、白细胞减少症，甚至死亡。长期滥用氧化亚氮可使蛋氨酸合酶失活，蛋氨酸合酶是一种含维生素 B_{12} 且与甲硫氨酸等生成相关的酶，它的失活能够影响 DNA 的生成，导致类似于恶性贫血和相关维生素 B_{12} 缺乏所致的神经综合征。有研究结果显示长期暴露于氧化亚氮能够导致流产和先天畸形，但是该结论受到大量质疑。

吸入麻醉药如氟烷可致肝脏毒性，可能是免疫损伤的结果。吸入麻醉药的肝脏毒性有 2 种可能机制：直接损伤或间接损伤。吸入麻醉药的代谢可能导致反应性中间体使肝蛋白质发生乙酰化。这些"新"蛋白质可能被免疫系统误认为异体蛋白并对其产生抗体反应，被抗体攻击的乙酰化肝脏蛋白介导了肝脏损伤。在"氟烷性肝炎"的机制研究中，检测出三氟烷酰化蛋白质抗体为这一机制提供了证据。发生术后免疫性肝炎的可能性取决于麻醉药的代谢，与氟烷比较，恩氟烷、异氟烷或地氟烷发生氟烷性肝炎的概率较低。给小鼠吸入 1.25MAC 的地氟烷、恩氟烷、氟烷或异氟烷，对照组单纯吸氧，8 小时后检测各种麻醉药形成酰化蛋白质的能力。小鼠用异烟肼诱导肝药酶预处理，麻醉药暴露后 18 小时用免疫化学方法分析肝脏标本。结果显示氟烷暴露后组织的乙酰化作用最大而恩氟烷的作用最小，异氟烷、地氟烷和单纯吸氧相比其反应性没有差异。临床诊断为"氟烷性肝炎"的患者的血清显示对暴露于氟烷或恩氟烷的鼠肝脏蛋白有抗体反应，而对暴露于异氟烷、地氟烷或单纯吸氧的鼠肝脏蛋白没有抗体反应。

七氟烷与钠石灰接触可产生复合物A物质,复合物A可以直接与蛋白质反应产生肝毒性。豚鼠暴露于100ppm的复合物A4小时,每日3次,共42天,于2分钟、14分钟、28分钟和40分钟采集每次暴露后的血样,没有发现谷丙转氨酶、肌酐或尿素氮改变。每次暴露于复合物A后均可观察到针对三氟烷酰化的豚鼠白蛋白的体液免疫反应。复合物A滴定出现在暴露后14天,在近28天时达高峰,40天时回到正常水平,每次暴露后的滴定水平近似于等价。研究者推测复合物A可能具有在吸入剂暴露过程中生成抗原的能力。七氟烷与钠石灰接触可产生A物质,因此在一段时间低流量紧闭麻醉后应提高新鲜气流量。七氟烷麻醉恢复平稳且迅速,确保术后镇痛的情况下可降低谵妄的发生。

第三节 吸入麻醉药对呼吸系统的影响

一、吸入麻醉药对支气管的影响

动物实验研究证明,吸入麻醉药可有效地松弛痉挛的支气管。当给予乙酰甲胆碱刺激犬支气管收缩时,吸入异氟烷和七氟烷均可以明显降低气道阻力,但是只有异氟烷能改变支气管收缩导致的肺内通气的不均一性。氟烷、异氟烷、恩氟烷和七氟烷可对抗卡巴胆碱所致的支气管平滑肌紧张性增加,其中氟烷的效果最强而七氟烷的效果最弱。总之,地氟烷和七氟烷的松弛效果较氟烷更强。远端支气管平滑肌对吸入麻醉药更加敏感,但地氟烷对近端和远端气道平滑肌的舒张作用均稍强于氟烷。地氟烷或七氟烷等吸入麻醉药产生的支气管舒张作用的机制可能与环氧合酶和一氧化氮有关。

在吸入麻醉药对人类支气管作用的研究中发现,吸入麻醉药对正常人气道阻力的影响极小。Goff等发现20名正常患者使用7%的地氟烷麻醉后没有发现支气管的扩张,但是给予七氟烷的20名正常患者出现支气管明显扩张,气道阻力降低近于15%。对有吸烟史的患者,地氟烷可轻微增加支气管平滑肌紧张性,而七氟烷则无此作用。

正常和有哮喘史的儿童用七氟烷进行麻醉诱导,观察比较气管插管前后肺顺应性和气道阻力的变化,发现哮喘儿童的气道阻力增加17%而正常儿童的气道阻力下降4%,虽然这些差异有统计学意义,但是临床意义不大,因为气管插管可刺激正常和哮喘患者的气道诱发支气管收缩反应,1.1MAC的氟烷、异氟烷和七氟烷则可显著减弱气道反应,尤其七氟烷对气道阻力的减弱作用较氟烷或异氟烷更加明显。

吸入亚麻醉浓度的麻醉药对于气道并无明显的刺激性。给予10名年轻、健康、不吸烟的志愿者1.8%~5.4%的地氟烷30分钟后,发现所有受试者耐受良好并没有憋气、咳嗽、唾液分泌过多、喉痉挛或支气管痉挛等不良反应;但如果吸入麻醉药的浓度超过1.6%~2.4%时,所有受试者都会因下颌和舌松弛导致上呼吸道阻塞,出现呼吸抑制。患者呼气末的地氟烷浓度为4.0%~4.9%时,持续(10.9±1.9)分钟后即可耐受插入口咽通气导管等外界刺激。当吸入麻醉药的浓度超过1MAC时可诱发气管刺激。地氟烷的气管刺激性最明显,异氟烷较小,而氟烷、七氟烷很小。给予2MAC的地氟烷时74%的患者出现咳嗽,给予2MAC的异氟烷时41%的患者出现咳嗽,而给予2MAC的七氟烷时仅有4%的患者会诱发咳嗽。与地氟烷和异氟烷相比,氟烷和七氟烷的气道刺激性较少,特别是在麻醉诱导时。七氟烷用于麻醉诱导时可使用渐进式或快速增加吸入浓度等方法。使用高浓度的吸入麻醉药如5%的异氟烷8%的七氟烷进行单次呼吸诱导麻醉时，所有吸入麻醉药的诱导速度大致相同，但是呼吸道反应如咳嗽、憋气和喉痉挛的发生率并不相同，其中七氟烷的气道刺激性最小。

对于年龄较小的儿童，气管刺激反应可导致脉搏和动脉血氧饱和度下降，但随着年龄增加这种不良影响的发生率会逐渐下降。Taylor和Lerman研究发现，当迅速增加地氟烷的吸入浓度进行诱导时，多数5岁以下的儿童会出现脉搏血氧饱和度下降即$PaO_2 < 90\%$，5岁以上的儿童则没有出现类似的现象。但在所有受试儿童中，无论年龄大小，均没有儿童发生支气管痉挛。

成人在给予地氟烷诱导麻醉时，虽然憋气、咳嗽和喉痉挛的发生率较高，但是与吸入异氟烷的患者相比较，这些气管刺激现象没有诱发严重的血氧饱和度下降。上述这些试验中绝大多数使用的是缓慢增加吸入麻醉药浓度的诱导方法，在使用高浓度单次诱导的方法时，很多成年受试者会发生喉痉挛，憋气、咳嗽和血氧饱和度下降，即使雾化利多卡因亦不能减少吸入麻醉药对气管的刺激性。

有吸烟史的患者在进行吸入麻醉诱导时是否更容易出现咳嗽，这方面的报道结果莫衷一是。Ter Riet等研究发现地氟烷、异氟烷或七氟烷没有此现象，而Wilkes等发现吸烟者地氟烷麻醉时咳嗽和喉痉挛的发生率的确较高。

成年患者进行麻醉诱导时，在麻醉前先静脉给予阿片类药物如芬太尼$1.5\mu g/kg$，并缓慢增加地氟烷的浓度可以有效地降低由于吸入麻醉药刺激气道引起的咳嗽的发生率，如果应用丙泊酚进行麻醉诱导时基本上无咳嗽发生。

但Zwass等对200名儿童的观察中发现麻醉前给予阿片类药物不能降低地氟烷的气道刺激性，阿片类药物如芬太尼在静脉注射时本身就可以诱发咳嗽。当地氟烷的浓度超过6%~7%，不管是成人或儿童，通常无气管刺激症状。湿化吸入的气体亦可明显降低咳嗽和喉痉挛的发生率。

二、吸入麻醉药对肺的影响

缺氧性肺血管收缩（hypoxic pulmonary vasoconstriction，HPV）是一种使肺血流转离低氧区域，优先供给氧供丰富的区域，借此优化气体交换的自身平衡机制。缺氧性肺血管收缩是指在正常人体内如一个肺段肺不张，该节段肺内的氧交换减少，该段肺微循环内的氧含量减少，低氧刺激会导致该段肺血管收缩，从而导致该段血流减少。吸入麻醉药可以影响肺血流分布，从而影响气体交换。体外研究表明，吸入麻醉药呈剂量依赖性地抑制缺氧性肺血管收缩。在动物实验中，地氟烷对兔肺抑制作用的ED_{50}高于氟烷，这表明地氟烷的抑制兔缺氧性肺血管收缩反应的能力较氟烷低。在吸入1.5MAC的地氟烷或七氟烷时实验犬仍保持缺氧性肺血管收缩，单肺通气猪呼气末的地氟烷浓度分别为5%、10%或15%时动脉氧分压没有减少，说明低浓度的吸入麻醉药并不会对缺氧性肺血管收缩反应有所抑制。Kerbaul等发现1MAC的七氟烷对小猪缺氧性肺血管收缩无影响。且Schwarzkopf等也有类似的发现，当地氟烷或异氟烷的浓度分别为0.5MAC、1.0MAC或1.5MAC时对单肺通气猪的血氧饱和度无明显影响。

间接证据显示临床使用的吸入麻醉药浓度并没有抑制缺氧性肺血管收缩，所以临床所应用的吸入麻醉药的浓度并不至于引起血氧饱和度下降。Pagel 等在 2 组 30 名患者中比较了单肺通气对循环和氧合的影响,并比较了使用异氟烷和地氟烷麻醉的不同,结果并没有发现 2 组间有显著性差别。在整个单肺通气过程中,在使用这 2 种吸入麻醉药对氧合作用的影响没有差异。Wang 等在对进行食管切除术患者给予单肺通气的麻醉过程中连续使用地氟烷和异氟烷或异氟烷和七氟烷,在此项研究中也发现这些吸入麻醉药的联合使用并没有对氧合产生影响。Abe 等也发现使用异氟烷和七氟烷麻醉的患者在单肺通气期间动脉氧分压无差异。有研究表明,大鼠给 1.6MAC 的地氟烷或异氟烷,对照组只进行单纯吸氧,每周 3 次,每次 2 小时,持续 2 周,最后一次暴露后的 24 小时处死大鼠。结果除去发现对照组和试验组大鼠均有发生的几例肺不张外,并没有发现明显的肺损伤。大鼠给 1MAC 的地氟烷或异氟烷暴露 0.5 小时、1.5 小时和 3.0 小时,每周 3 次,暴露延长至 8 周,经处死后解剖也并未发现明显的肺损伤。以类似的实验方法处理犬,地氟烷或异氟烷 1.2MAC 暴露 2.5 小时,地氟烷或异氟烷 1.6MAC 暴露 1.9 小时,连续暴露 8 周后,病理学检查均未发现肺损伤证据。

三、吸入麻醉药对相关呼吸参数的影响

所有吸入麻醉药均可引起剂量依赖性的通气抑制,一些常用的通气测量方法如每分钟通气量、潮气量和呼吸频率有时并不能显示这种抑制。吸入麻醉药对通气的抑制表现为低脉搏血氧饱和度和二氧化碳分压增加,当吸入麻醉药达一定浓度时可引起呼吸暂停并伴有二氧化碳严重蓄积。

吸入麻醉药均可降低潮气量和每分钟通气量,反射性地增加呼吸频率而补偿每分钟通气量的降低。除异氟烷外,其他吸入麻醉药均可引起剂量相关性的呼吸频率增快,尤其在合用 N_2O 麻醉时更加明显。地氟烷和七氟烷主要通过降低潮气量引起剂量依赖性的呼吸抑制。地氟烷低于 1.6MAC 时不会显著降低每分钟通气量,高浓度的地氟烷引起呼吸频率降低的程度弱于同等浓度剂量的氟烷。

此外,吸入麻醉药对通气的抑制还表现为 $PaCO_2$ 增高,$PaCO_2$ 改变是由于潮气量降低、无效腔增加。虽然呼吸频率的增加可减轻因潮气量降低所致的每分钟通气量下降,但是无效腔通气量占总通气量的比例仍会增加,最终肺泡每分钟通气量降低引起 $PaCO_2$ 的升高随着吸入麻醉药呈剂量依赖性增加。七氟烷和氟烷对婴儿和幼儿在这方面的抑制程度相似,在成人麻醉中也会出现这种相关性,用 60% 的 N_2O 替代相同 MAC 的吸入麻醉药时,可使 $PaCO_2$ 升高的幅度较其他吸入麻醉药低,在深度麻醉时这种情况更加明显。

麻醉中的呼吸抑制在一定程度上是由于吸入麻醉药对呼吸中枢的抑制所致。在动物实验中,如犬实验中七氟烷会抑制单个电刺激膈神经冲动传播至膈肌,减弱由电刺激引发的膈肌收缩;氟烷和七氟烷还可加重鼠膈肌对反复刺激的疲劳。

四、吸入麻醉药对低氧血症通气反应的抑制效应

低氧血症通气反应主要由外周化学感受器即颈动脉体调控,反应分两部分:急性反应发生在最初 5~10 分钟,反映了外周化学感受器感受的刺激;继而转为后续的持续反应,反映这一刺激和大脑缺氧所致的中枢化学感受器抑制之间的平衡。

研 究 提 示 氟烷、异氟烷和七氟烷在 0.1MAC 时即可抑制低氧血症通气反应,而

0.1MAC 的地氟烷虽然在血中的二氧化碳值正常时不影响低氧血症通气反应,但在发生高碳酸血症时其可抑制 30% 的低氧血症通气反应,所以低浓度的地氟烷较氟烷、异氟烷等其他吸入麻醉药对正常二氧化碳低氧血症通气反应的影响要小。1.0MAC 的异氟烷对低氧的急性和持续性反应降低达 50%,1.0MAC 的七氟烷既影响急性也影响持续性低氧血症通气反应,阿片类药物的协同效应可增强这一抑制作用。在麻醉剂量范围以下增加七氟烷的浓度会产生剂量依赖性的对低氧血症通气反应的抑制。总之,大多数研究认为吸入麻醉药可减弱人和实验动物的低氧血症通气反应且这种抑制呈剂量依赖性。因此,术后吸入麻醉药的残留仍可通过抑制低氧血症通气反应而引起潮气量下降和通气不足,造成术后的呼吸抑制。吸入麻醉药在麻醉期间造成的通气抑制将在麻醉后的一段时间内持续,因此当人工控制通气使二氧化碳分压恢复正常时,呼吸恢复仍可能需要数分钟,而对通气抑制较重的麻醉药应用后的呼吸功能恢复可能需要更长的时间。这种抑制受药效学和药动学影响,如氟烷麻醉后较七氟烷或异氟烷通气抑制的持续时间长,异氟烷或丙泊酚麻醉后较地氟烷更易发生暂时性低氧血症。

第四节　吸入麻醉药对循环系统的影响

一、亚麻醉浓度的吸入麻醉药对循环系统的影响

常用的吸入麻醉药对循环系统有着不同程度的影响,在麻醉诱导和维持过程中吸入麻醉药的心血管效应会随着麻醉的加深而加强,吸入麻醉药对血压和心率会有较大的影响。

在临床常用剂量和无手术刺激时,所有醚类吸入全身麻醉药如地氟烷、异氟烷和七氟烷对血压的影响主要表现在维持正常心排血量的同时降低了外周血管阻力,可维持心率基本不改变,但加深麻醉和延长麻醉时间会使心率加快。

低浓度与高浓度的麻醉药的心血管作用有明显差异,低浓度的吸入麻醉药对心血管系统的影响很小,而高浓度和长时间的吸入麻醉对循环的抑制作用较强。在临床常用的吸入麻醉药中异氟烷对血压、心率的影响较大,而地氟烷对循环系统的影响最轻。地氟烷的稳态浓度上调至最大应用量即呼气末的地氟烷浓度为 6% 时仍不会改变心率和血氧饱和度,但高浓度的地氟烷可降低苏醒期的血压。

在亚麻醉吸入浓度下,醚类麻醉药对血压、心率、心排血量的影响都非常轻微,有实验证明在 0.5MAC 的恩氟烷和七氟烷麻醉下,血压、心率和心排血量都能维持在正常水平,且血浆肾上腺素浓度降低。地氟烷麻醉时血浆去甲肾上腺素水平也降低,但七氟烷未见此现象。在约 0.4MAC 和 0.8MAC 的亚麻醉浓度下,地氟烷与七氟烷进一步降低平均动脉血压。在亚麻醉浓度下的地氟烷会减慢心率而七氟烷对心率没有影响。

地氟烷、异氟烷和七氟烷与氧化亚氮联合麻醉时,产生的心血管效应相似。地氟烷与氧化亚氮联合麻醉下,血压、外周血管阻力、心脏指数和左心室每搏量呈剂量相关性降低,但心率、肺动脉压和中心静脉压提高,这与异氟烷、氟烷或地氟烷单独麻醉时相似。与地氟烷相比,在同等 MAC 水平下,联合氧化亚氮麻醉时,心率和心排血量较低且全身动脉血压、中心静脉压、左室搏功指数、外周血管阻力较高。在相同浓度的吸入麻醉药麻醉下,联合氧化亚氮比单

独使用时对心肌的抑制作用更轻。

自主呼吸的情况与麻醉过程中的机械通气有所不同,自主呼吸降低了胸内压。一般情况下自主呼吸对循环系统的影响与静脉回流和交感神经活性的增加有关,自主呼吸时心脏指数和左心室射血分数轻度增加,但中心静脉压和外周血管阻力降低,动脉二氧化碳分压会增加。地氟烷、氟烷、异氟烷和七氟烷在自主通气下对心血管的影响与控制通气下并不相同。单独使用地氟烷麻醉时,PaO_2 和混合静脉血氧合血红蛋白饱和度在自主呼吸期间升高。地氟烷-氧化亚氮麻醉时,自主呼吸期间平均动脉压增高。

单独使用吸入性醚类麻醉药对疼痛刺激诱发的心血管反应有抑制作用,当在使用吸入麻醉药前静脉注射小剂量的阿片类药物,不仅能够降低气道刺激诱发的呛咳反应,也能在保证切皮时的有效痛觉抑制和减少循环波动的同时降低所需的吸入麻醉药量,1.5~3.0 μg/kg 芬太尼因为镇痛药的协同作用使 MAC-BAR 可降低到 0.4MAC。给予小剂量的芬太尼 3 μg/kg,七氟烷的 MAC-BAR 明显降低。如联合醚类吸入麻醉药和氧化亚氮,这种情况就更为明显,地氟烷-60% 的氧化亚氮和异氟烷-60% 的氧化亚氮抑制切皮时自主循环反应的麻醉气体分压为 1.3MAC。不使用芬太尼,七氟烷-67% 的氧化亚氮在儿童麻醉中的 MAC-BAR 为 1.45MAC,但联合使用 2 μg/kg 和 4 μg/kg 芬太尼时 MAC-BAR 分别降低到 0.63MAC 和 0.38MAC。在针对成人的不同醚类麻醉药单独使用对疼痛刺激诱发的心血管反应抑制作用的比较研究中发现,七氟烷的 MAC-BAR 为 2.2MAC,比地氟烷和异氟烷的 MAC-BAR 更高,也就是说明七氟烷的抑制减少疼痛刺激时循环系统波动的效能相比地氟烷和异氟烷要弱一些。

有研究者采取每 3 分钟增加 30% 的吸入麻醉药,研究心率和血压的增加在多长时间内能被控制。结果发现地氟烷在 2 分钟之内控制血流动力学,而异氟烷需要 6 分钟。地氟烷和异氟烷浅麻醉下不能预防气管插管时的神经与循环系统反应,但氟烷与异氟烷深度麻醉能防止和减弱这种不良反应,而七氟烷不能产生此作用。与气管插管相比较,使用喉罩通气产生更小的刺激性和反应。

二、麻醉浓度的吸入麻醉药对循环系统的影响

有效麻醉浓度的地氟烷、异氟烷、七氟烷和氟烷降低平均动脉血压 (mean arterial pressure, MAP) 和心排血指数呈直线剂量-相关方式。地氟烷、异氟烷和七氟烷对 MAP 的降低主要是由于降低外周血管阻力而不是改变心排血量。同样,在低温心肺转流术期间,1.0MAC 或 1.5MAC 的地氟烷、异氟烷和七氟烷也会降低血管阻力。氟烷是通过降低心排血量而不是改变外周阻力来降低外周动脉血压的。同样,麻醉浓度的地氟烷使心搏指数降低、心率增加,并且心排血量维持在接近于苏醒状态时的水平。七氟烷在有效麻醉浓度下也会使心率增加,但这种心率增加的心血管效应较地氟烷弱。地氟烷能明显增加心率,可能是由于迷走神经活性明显降低所致。吸入麻醉药对迷走神经抑制的强度为地氟烷>七氟烷>异氟烷>氟烷。

地氟烷对肺动脉收缩压或舒张压、左心室舒张末期的横切面面积、心肌血流和氧运输均无明显影响。混合静脉血氧饱和度和混合静脉血氧分压会在麻醉开始时轻微升高,但并不随着地氟烷浓度的增加而改变。剩余碱在地氟烷麻醉开始时约降低 1mmol/L,但并不随着麻醉

药浓度的变化而变化。地氟烷轻度增加左室射血分数和左心室周边心肌收缩强度,这些变量不随地氟烷浓度的增减而有所变化。由于中心静脉压升高增加前负荷量,扩张外周血管降低后负荷,所以增加地氟烷的浓度不能增加收缩期末期左心室内压,并不增加射血分数、左心室周边心肌缩短速度和心排血量。

异氟烷与地氟烷在麻醉浓度下对心脏和血管的效应相似,但是与地氟烷不同的是异氟烷会增加心肌血流量,虽然 2 种麻醉药都能够降低心肌血流阻力,但与地氟烷相比异氟烷轻度增加心排血量。氟烷、异氟烷和七氟烷都有一定的心肌抑制作用,其中氟烷对正常和损伤心肌都表现出最强的抑制效果。在麻醉维持期间,麻醉药改变了某些循环变量如增加心率、心排血量、全身耗氧量、中心静脉血氧合血红蛋白饱和度、混合静脉血氧分压和氧运输量,而降低系统血管阻力和剩余碱。氟烷和七氟烷由于对气管的刺激性较小,常用于麻醉诱导,尤其适用于对于术前有创操作配合欠佳的儿童。在儿童麻醉中,氟烷诱导减低心肌收缩力,但七氟烷不产生此作用,七氟烷可降低外周血管阻力。成人麻醉采用 1MAC 的氟烷或七氟烷联合使用 67% 的氧化亚氮进行麻醉维持,这会降低心肌收缩力,随着七氟烷吸入浓度的增加对心肌收缩力的影响增大,2MAC 的七氟烷相较于 1MAC 的七氟烷会更大程度地降低心肌收缩力。在麻醉期间,无论是否使用氧化亚氮,快速增加异氟烷或七氟烷的吸入浓度即从 0.5MAC 快速增加至 2.9MAC,可提高血浆肾上腺素浓度。七氟烷高浓度诱导浓度并不会引起血浆儿茶酚胺浓度的增加。

患者和志愿者中,地氟烷、异氟烷或恩氟烷的麻醉吸入诱导可能一过性地增加心率和升高血压。地氟烷增加心率和升高血压的作用大于异氟烷,而异氟烷大于恩氟烷。血压和心率增加的最大程度与年龄呈负相关,年龄的增加降低心率的变化且增加血压的变化。地氟烷麻醉下动脉血压的增加大于异氟烷麻醉下动脉血压的增加。

心率和血压增加的部分原因是源于地氟烷的药理学特性。Ebert 等证实,吸入麻醉剂量的地氟烷增加心率和血压而七氟烷并不会增加心率和血压。低于 6% 浓度的地氟烷不增加心率和血压。然而,如果地氟烷的肺泡浓度快速上升至超过 6%,那么心率和血压会出现一过性增加,对这种心血管反应,预注小剂量的芬太尼或阿芬太尼可明显减轻心率和血压的增加。

在吸入高浓度的麻醉药前预先静脉使用阿芬太尼、芬太尼、舒芬太尼、可乐定或 α 肾上腺素受体拮抗药能够减少吸入麻醉药对交感神经的抑制和对循环系统的影响。艾司洛尔降低心率的增加,但对血压的增高没有作用。芬太尼能够减弱地氟烷麻醉产生的循环系统反应。有研究报道,丙泊酚削弱此不良反应而依托咪酯没有此作用。依托咪酯表现为阻断心率的反应而并不影响动脉血压的反应。快速增加地氟烷的吸入浓度时,有吸烟史的患者产生更大的循环系统反应。静脉注射利多卡因 1.5mg/kg 可以减弱心率的反应,但对血压或儿茶酚胺的改变无影响。

高浓度的七氟烷可用于儿童快速麻醉诱导,其对心血管的影响通常很轻,但偶尔会产生严重的心动过缓,这类心动过缓可以用阿托品来拮抗。癫痫外科手术中使用七氟烷也会造成严重的心动过缓,通常可以通过停止外科操作并且给阿托品来改善。

患者对吸入麻醉药的反应可能受到具体疾病、外科手术操作和其他药物作用的影响。麻醉降低心肌收缩力和动脉血压,虽然不同的吸入麻醉药降低心肌收缩力和动脉血压的效果存在一定差异,但这种差别较小。七氟烷比恩氟烷或氟烷的镇静作用较轻,而与地氟烷或异氟烷相似。Torri 和 Castai 发现,七氟烷在老年患者麻醉时会带来较大的循环波动,但一般情况下七氟烷比异氟烷有更好的心血管稳定作用。Xie 和 Jiang 发现外科手术期间,地氟烷比七氟烷对心血管系统的抑制更轻,心率、血压的波动更小。对不受任何刺激的志愿者,1.25MAC 的地氟烷与 1.25MAC 的七氟烷对心率和血压的影响无明显差异。

三、冠状动脉疾病患者使用吸入麻醉药的安全性

研究发现吸入麻醉药对心脏有一定的影响,但使用这些麻醉药并不增加心血管疾病的发病率和死亡率,而实际上可能对心肌缺血和心肌梗死的心脏起保护作用。在冠状动脉旁路移植手术的患者中,地氟烷快速诱导影响平均动脉压、心率、肺动脉压,并增加心肌缺血的发生率。但是研究表明用地氟烷麻醉和舒芬太尼联合进行麻醉诱导冠状动脉疾病患者,造成心肌梗死的发生率与对照组没有差别。结果显示,有冠状动脉疾病的患者在麻醉诱导期使用阿片类药或是其他能够抑制吸入麻醉药诱发心率和血压变化的药物如可乐定或 α 肾上腺素受体拮抗药,心肌缺血的发病率显著下降。

其他研究证实,对麻醉存在心肌缺血风险的患者使用地氟烷或异氟烷对缺血发生和预后的影响没有差别,使用地氟烷或芬太尼也没有差别。将有心脏疾病的行非心脏手术的 214 名患者随机分成 2 组,分别使用异氟烷或七氟烷麻醉,研究结果表明围手术期心脏并发症的发病率在两者间没有区别。另有研究将

272 例行择期冠状动脉旁路搭桥术的患者随机分为 2 组,分别为异氟烷联合芬太尼和七氟烷联合芬太尼麻醉,结果 2 组的预后也没有差别。

地氟烷和异氟烷能促进心肌缺血期左心室舒张功能的恢复。异氟烷和七氟烷都能促进心肌缺血后再灌注心肌收缩力功能的恢复。缺血前和再灌注期间采用地氟烷麻醉能够明显缩小心肌梗死面积,但恩氟烷、异氟烷和七氟烷对梗死面积无影响。但另一研究显示,1MAC 的七氟烷对缺血的心肌有保护作用,但 0.75MAC 的七氟烷无这种保护作用。

再灌注前 30 分钟给予地氟烷、恩氟烷、氟烷、异氟烷或七氟烷,可减轻心肌受损且能够促进心肌收缩功能的恢复。功能恢复可能通过激活肌纤维膜和线粒体 ATP 酶钾通道来实现。恩氟烷和异氟烷使缺血期前后的心肌 ATP 水平和糖原增加。

吸入麻醉药对心肌的保护作用的机制尚不清楚,可能机制有降低灌注后多形核中性粒细胞的黏附性、增加血小板黏附分子 P- 选择素的表达、血小板因子重新再分配。保护效应可能与 ATP- 依赖性钾通道的活化有关。

地氟烷对冠状动脉循环的影响与异氟烷有所不同。虽然 2 种麻醉药都降低舒张期冠状动脉血流速度和冠状动脉血管阻力,但当自主神经阻滞用于预防心率的增加时,地氟烷不能降低冠状动脉血流量,而异氟烷可以降低冠状动脉血流量。七氟烷虽然依靠降低心肌做功减少心肌灌注,但可维持心内膜下与心外膜下的血流比率。一定浓度的地氟烷和七氟烷扩张冠状动脉血管,而地氟烷对冠状动脉血管的扩张作用减轻。地氟烷、异氟烷、七氟烷可保护微冠状血管的肌性收缩力反应。

对行冠状动脉旁路搭桥术的患者,采用地

氟烷麻醉诱导产生暂时性的缺血现象,由此提出"冠状动脉窃血",即梗阻灶的动脉侧支的血流转移。然而,在诱导麻醉后或在诱导期使用阿片类药未见缺血现象,说明窃血现象可能存在其他原因。由于心率和血压的升高产生额外的氧耗,可能导致缺血现象的发生。Reiz 等认为,异氟烷的较强的冠状动脉血管扩张作用可能导致"窃血",局部冠状动脉血流量的减少很可能导致低血压。随后的一些研究报道危重患者采用异氟烷麻醉并没有产生显著的心肌缺血或造成窃血。地氟烷没有改变心脏血流分布,无论血压和心率是否平稳,1.25MAC 和 1.75MAC 的地氟烷都没有改变清醒状态下的心内膜下血流量和心内膜下与心外膜下血流量比。地氟烷和异氟烷都未对左旋动脉慢性狭窄的患者产生"冠状动脉窃血"现象。

地氟烷、异氟烷和七氟烷不能引起冠状动脉"窃血"或仅产生微弱的影响。事实上,七氟烷增加了冠状动脉侧支血流量。异氟烷和七氟烷增加冠状动脉血流量且降低冠状血管阻力,包括侧支循环的血管阻力。七氟烷不能降低冠状动脉左前降支慢性狭窄患者的血流量或通过侧支血管重新分配心肌血流量。异氟烷和七氟烷麻醉尽管降低冠状血管阻力,但也轻微降低冠状动脉血流量。氟烷、异氟烷、七氟烷都直接扩张冠状血管,但七氟烷对冠状动脉血流恢复的作用更小。

四、吸入麻醉药对心肌冲动传导的影响

地氟烷对心房传导时间无影响,而异氟烷和氟烷均延长心房传导时间。地氟烷和氟烷减少早期心房复极化的时间。地氟烷缩短心房有效不应期,异氟烷延长心房有效不应期。地氟烷、异氟烷和氟烷 3 种麻醉药均延长结节传导和结节有效不应期。1MAC 或 2MAC 的异氟烷和七氟烷均不改变房室结传导时间、希氏 – 浦肯野传导时间或室性传导时间,而 2MAC 的氟烷延长房室结传导时间。七氟烷不改变离体窦房结节律。1MAC 的七氟烷不影响预激综合征患者的窦房结功能和正常房室传导途径的旁路房室传导途径,而异氟烷会增加旁路和房室传导径路的不应期。

地氟烷、氟烷和七氟烷可通过延长有效不应期抑制急性心肌梗死引发的心律失常。异氟烷和七氟烷都能抑制布比卡因引起的异形 QRS 波。吸入麻醉药可增加 Q-T 间期。七氟烷可引起多种室性心动过速包括尖端扭转型室速、心室纤颤并可延长先天性 Q-T 间期延长患者的 Q-T 间期。对先天性或继发性 Q-T 间期延长的患者,七氟烷应慎用,而异氟烷会更加安全。在儿童斜视手术中,与七氟烷相比氟烷使心率降低更显著、眼肌牵引所致的窦性停搏更频繁。吸入麻醉药麻醉期间发生心律失常的机制还不是十分清楚,可能与钠通道阻滞有关。

异氟烷和七氟烷不增加肾上腺素的致心律失常作用。除氟烷外,其他吸入麻醉药都不是造成肾上腺素诱发心律失常的因素,所以肾上腺素水平异常增加的患者使用这些吸入麻醉药是安全的。地氟烷、异氟烷或七氟烷可用于行嗜铬细胞瘤切除术的患者。除了氟烷外,其他吸入麻醉药在有或无肾上腺素的情况下,都不会导致心脏的室性期前收缩。而且,吸入麻醉药能抑制布比卡因产生的心律失常。地氟烷加强了多巴酚丁胺的正性肌力作用。吸入麻醉药提高了洋地黄类药物致心律失常性阈值。吸入麻醉药能安全地与钙离子通道阻滞药联合使用。尼卡地平与七氟烷联合使用能引起血压大幅降低,但与异氟烷联合使用则延长其作用,在 2 种麻醉药的作用下心率都增加,而血压都降低。在七氟烷麻醉下，尼卡地平的血中浓度更低，且清除率更快。曲美芬和硝酸甘油降低人体血压，也可降低心排血量。在异氟烷麻醉下，普萘洛尔对血压或心排血量的影响很小。在异氟烷麻醉下，阿片类药能降低心率。这些药物以及艾司洛尔或可乐定减少地氟烷麻醉产生的心率增加。右旋美托咪定仅中度影响地氟烷或异氟烷的心血管作用。

吸入麻醉药减弱压力感受器反射。地氟烷呈剂量相关性降低但并不消除压力感受器对低血压的反应。此外，地氟烷的初始吸入浓度超过 1MAC 引发瞬时的交感神经激活，但并不导致低血压和使压力感受器失活。2MAC 的氟烷和异氟烷消除对头高脚低位产生心率增加的反应。

高浓度的地氟烷和异氟烷能增加交感神经活性。Daniel 等发现，地氟烷和异氟烷麻醉期间，血浆中的儿茶酚胺并未增加，且交感神经和副交感神经活性降低。Widmark 等认为，0.7MAC 的地氟烷或异氟烷联合 0.5MAC 的氧化亚氮麻醉时，会造成心率和血压降低。在低频窦性心律失常反映交感神经活性，呼吸性窦性心律失常反映副交感神经活性，使用麻醉浓度的地氟烷时心率变化的程度显著降低。麻醉停止后，自律性活动的恢复在地氟烷麻醉下比在异氟烷麻醉下更迅速。

第五节　吸入麻醉药对神经肌肉的影响

吸入麻醉药具有肌肉松弛效应，且呈剂量依赖性。单纯吸入较高浓度的挥发性吸入麻醉药，即可进行喉罩插入或经口气管插管操作及满足一些体腔手术的肌肉松弛需要。此类药物还可以强化非去极化型肌松药的作用，使

其量效曲线左移，即相同剂量产生更强的神经肌肉阻滞，从而减少肌松药的用量，避免抗胆碱酯酶药的使用。而吸入麻醉药在清除过程中，同时部分逆转了肌松药的效应，因而降低了麻醉风险。

一、吸入麻醉药的肌松效应机制

吸入麻醉药的肌松效应机制较为复杂，目前为止尚不是很清楚。一般认为，神经肌肉接头是吸入麻醉药肌松效应的重要部位。将从大鼠肌细胞中提取的烟碱受体的 mRNA 注入蟾蜍的卵母细胞中，使受体得以表达，测定单纯吸入麻醉及合用不同的非去极化型肌松药时乙酰胆碱介导的电流抑制程度，发现吸入麻醉药和肌松药都产生了快速可逆的浓度依赖性抑制，两者合用时肌松药的作用明显增强，尤其在非去极化型肌松药的浓度较低时。由此认为吸入麻醉药在神经肌肉接头的作用主要通过抑制烟碱受体，干扰突触前膜乙酰胆碱的释放，影响乙酰胆碱与接头后膜受体的亲和力，并影响运动终板的敏感性，抑制运动终板的去极化，其效应与吸入麻醉药的浓度有关，与麻醉作用的膜膨胀和增强膜脂质流动性的学说相一致。吸入麻醉药在脊髓内通过影响 GABA 受体、甘氨酸受体、谷氨酸受体和乙酰胆碱受体，增强抑制性传导，减弱兴奋性传导，从而减弱脊髓反射。麻醉药分子溶解于离子通道邻近处终板的脂质中，从而破坏通道功能，减弱钠、钾和钙离子在该部位的传导，并与非去极化型肌松药的作用叠加。吸入麻醉药抑制中枢神经系统许多区域的传导，这种抑制为非选择性，可产生中枢性肌肉松弛。

吸入亚麻醉浓度的强效吸入麻醉药即可顺利插入口咽通气道，进一步增加浓度则可以进行气管插管，这种效应常用于儿童麻醉。但

氧化亚氮的麻醉效能很低，无明显的肌肉松弛作用，增强肌松作用也十分不明显，在高浓度时甚至引起肌强直，故极少单纯用于全身麻醉诱导。健康志愿者或动脉血二氧化碳分压正常的患者吸入强效吸入麻醉药或同时吸入氧化亚氮时可发现神经传导减慢，并与呼气末的强效吸入麻醉药浓度成正比，刺激尺神经产生的鱼际肌群收缩强度随强效吸入麻醉药浓度升高而逐渐降低，但合用氧化亚氮并不进一步降低这种效应。神经肌肉功能在吸入挥发性麻醉药后的 5~10 分钟内迅速发生变化，虽然单次肌颤搐强度的变化可能反映神经肌肉传导功能不全，但它仅能反映直接的收缩抑制。另外还可以反复刺激尺神经来检验神经肌肉传导功能，4 个成串刺激产生肌颤搐衰减的比率随吸入麻醉药浓度升高而降低。和单次刺激一样，同时吸入氧化亚氮并不影响强效吸入麻醉药的肌松效应。即使提高刺激频率，仍然显示肌松效应与吸入麻醉药的浓度密切相关，肌颤搐衰减程度随吸入麻醉药浓度升高及刺激频率加大而逐渐增加。如刺激频率一定，则合并吸入氧化亚氮亦并不增加肌颤搐衰减程度。

临床上吸入麻醉达一定深度时，无须使用肌松药即可行气管插管，并能满足某些手术的肌松要求。不同的吸入麻醉药其肌松作用强度亦有所不同。氟烷可使骨骼肌松弛，但患者术后常出现颤抖使需氧量增加。恩氟烷具有剂量依赖性的肌松作用，其浓度为 1.25MAC 时对肌肉刺激表现为收缩无力，进而抑制强直反应，强直后易化作用消失。异氟烷与恩氟烷相似，也产生剂量依赖性的肌松作用。一般认为，异氟烷、七氟烷、地氟烷的肌松作用临床上并无明显差别，和氟烷一样，均可以满足瘦弱患者下腹部手术的肌松要求。

二、吸入麻醉药对肌松药作用的影响

吸入麻醉药对去极化型肌松药的作用无明显影响，早期认为异氟烷能增强琥珀胆碱的作用，且强于氟烷，但后来的研究表明，连续静脉滴注琥珀胆碱时，恩氟烷、异氟烷、氟烷都不具有强化琥珀胆碱的作用，而且恩氟烷、异氟烷还可促进琥珀胆碱较早转变为 II 相阻滞。

吸入麻醉药大都增强非去极化型肌松药的作用，使其时效延长、用量减少。强效吸入麻醉药增强肌松药作用的能力与丙泊酚 – 氧化亚氮 – 阿片类药物麻醉时相近。地氟烷麻醉时肌松作用出现的早迟可反映肌松药的效能，效能越强，肌松作用出现越早、持续越久。吸入麻醉药的强化肌松作用机制可能是前突触效应，作用于脊髓运动神经。这种强化肌松作用从使用不同效能的吸入麻醉药时肌松药的 ED_{50} 可以看出，维库溴铵的 ED_{50} 在芬太尼 – 氧化亚氮麻醉时是异氟烷 – 氧化亚氮或七氟烷 – 氧化亚氮麻醉时的 2 倍，也就是说明强效吸入麻醉药的肌松增效作用比非强效吸入麻醉药要显著。多项研究证明，这种增效作用不仅与吸入麻醉药和肌松药的种类有关，而且与麻醉药的吸入浓度和时间密切相关，即呈明显的剂量依赖性和时间依赖性趋势。吸入麻醉药增强非去极化型肌松药的作用从强到弱依次为恩氟烷、异氟烷、七氟烷、氟烷、氧化亚氮。吸入麻醉药对长效非去极化型肌松药如哌库溴铵的作用明显，而对中短时效者的作用相对较弱。但目前也有许多研究证实吸入麻醉药可以明显缩短维库溴铵、罗库溴铵的起效时间，延长其临床作用和恢复时间。

吸入异氟烷、地氟烷麻醉时产生 50% 的鱼际肌收缩抑制所需米库氯铵的剂量随吸入麻醉药浓度升高而逐渐降低。0.4MAC 的地氟烷与罗库溴铵的协同作用不明显，1.0MAC 则明显增强肌松效应。0.5MAC 的异氟烷使哌库溴铵的 ED_{50} 减少 25%，而 1.0MAC 使两者分别减少 60% 和 49%，相应的 TOF（4 个成串刺激）恢复 25% 所需的时间分别延长 2 倍和 3~4 倍。地氟烷与异氟烷相似，以剂量依赖性方式强化非去极化型肌松药的阻滞程度和时间，对维库溴铵所产生的神经肌肉阻滞比等效剂量的异氟烷大 20%。

吸入麻醉药进入肌肉组织是一个缓慢的穿透过程，其浓度在肺泡、血液、组织间达到平衡需一定时间，吸入时间少于 40 分钟时，与肌松药间的相互作用较轻微，所以吸入麻醉时首剂肌松药的维持时间往往比以后同等剂量的维持时间短。吸入一定浓度麻醉药的时间越长，肌松药的起效时间越短，维持相同程度肌松所需的肌松药量越少。因此长时间吸入维持麻醉时，神经肌肉阻滞作用的强化使肌松药的给药次数减少、总用量减小。

三、吸入麻醉药对肌松拮抗作用的影响

肌松恢复过程中，恩氟烷、异氟烷或七氟烷都可影响对非去极化型肌松药的拮抗效果。这种效应或许可以解释采用吸入麻醉维持时的肌张力恢复延迟。1.0MAC 的异氟烷和七氟烷对依酚氯铵拮抗肌松作用的影响相似，肌松恢复与依酚氯铵的剂量和时程有关，但这种拮抗只对肌松药的作用有效，并不能逆转吸入麻醉药产生的肌肉松弛。研究发现异氟烷呼气末浓度为 0.3MAC 和 1.0MAC 时，都影响新斯的明对维库溴铵肌松作用的拮抗，延长肌松恢复时间，而 1.0MAC 的地氟烷也延长新斯的明拮抗哌库溴铵后肌张力恢复的时间。虽然吸入麻醉药的清除可部分逆转肌松药的作用，但其机制目前尚不清楚。挥发性吸入麻醉药都有肌松作用，故挥发性吸入麻醉药的应用可减少对肌松药的

需要量，从而降低术后的肌松药残余效应。一般来说，即使有肝、肾功能不全患者常规使用吸入麻醉时也很少影响肌张力的恢复，但如果长时间给药则可能产生持续的肌肉麻痹。这种情况下，最好使用不经肝、肾排泄的肌松药如阿曲库铵。

肌肉松弛药在浅麻醉时能够防止体动反应，但也有缺点，包括可能存在术中知晓和回忆。肌肉松弛药不具有记忆缺失功能，而强效吸入麻醉药的应用可以在较低的麻醉浓度时抑制术中知晓，也许可以避免术中记忆。肌松药残余作用可能使患者术后风险增加，包括通气受限、保持气道通畅的能力下降，以及抑制术后呕吐误吸的保护性反射等。可以使用外周神经刺激器及保持 TOF 至少 1 个肌颤搐以防止肌松药过量。肌松药尤其是长效肌松药的过量使用可能延长患者在麻醉后监测治疗室（post-anesthesia care unit, PACU）的留观时间，所以使用能强化肌松药作用的吸入麻醉药对患者是有益的，因为清除吸入麻醉药的同时也清除了一部分肌松药的作用。因此，溶解度低的麻醉药更具优势，因为它们的代谢动力学使肌松作用消退更快。Wright 等在 1.25MAC 的地氟烷或异氟烷麻醉时持续注入维库溴铵，维持肌颤搐抑制 90%，然后维持肌松药的血药浓度，降低麻醉药的浓度到 0.75MAC，再到 0.25MAC，随着麻醉药浓度的降低，维库溴铵的肌松药作用逐渐减弱，证实了吸入麻醉药的清除可以降低肌松作用。

四、吸入麻醉药肌松效应的临床应用

吸入麻醉药的肌松及肌松增强作用对儿童尤其重要，静脉通路难以建立时，高浓度吸入挥发性麻醉药下行气管插管已被确定为儿童插管的标准技术。早期研究多应用氟烷，但由

于其对肝、肾功能的不良影响,现已很少使用。恩氟烷具有较强的肌松作用,其气管插管的MAC(MAC EI$_{50}$:气管插管过程中,50%的患者不出现体动反应时的最低肺泡药物浓度)为1.4%,但高浓度(2.5%)时可引起中枢神经兴奋,甚至出现抽搐反应、胸壁顺应性下降和通气减少,因而也很少单纯用于儿童吸入麻醉诱导及插管。目前儿童吸入麻醉应用最多的是七氟烷,它具有水果香味,易为儿童接受,且麻醉诱导较快。Inomata等研究发现,吸入4%~4.5%的七氟烷,2~8岁的儿童有80%以上能顺利完成气管插管。O'Brien等则采用8%的浓度进行相关研究,发现下颌松弛满意、声门开放好、气管插管顺利。另外七氟烷还可用于婴儿的麻醉诱导插管,且比丙泊酚加阿片类药物诱导具有更好的插管条件。如用8%的七氟烷合并吸入66%的氧化亚氮,则可获得比丙泊酚加琥珀胆碱更满意的插管条件,但所需的时间相对稍长。

重症肌无力系自身免疫病,其发病源于机体产生的自身抗体。胸腺切除术为重症肌无力患者的首选疗法。此类患者神经肌肉接头功能性乙酰胆碱受体和"乙酰胆碱受体盈余"均减少,对去极化型肌松药产生耐药性并早期出现Ⅱ相阻滞,对非去极化型肌松药的敏感性异常增高,且个体差异较大。正常肌松药量的1/10即可使此类患者肌肉松弛,用此类药物后可能出现术后肌松残余导致肌肉麻痹,全身性肌无力比局限性肌无力患者更敏感。单凭强效吸入麻醉药用于这类患者可以充分满足手术或内镜检查的肌松要求,七氟烷尤其适用,因为其刺激性小,并能产生深度松弛,可不用肌松药即可行麻醉诱导气管插管。但仅凭单纯吸入麻醉维持肌松,需要吸入较高浓度的麻醉药,对于某些患者可能会引起循环抑制,所以平衡麻醉包括合理使用肌松药更适用。如果吸入强效麻醉药的同时给予肌松药,则麻醉药的清除能消除部分肌松作用,但即使是可快速清除的麻醉药七氟烷也可能存在肌松残余效应。所以,对此类患者术中及术后应连续监测神经肌肉接头功能,避免肌松过量和术后肌松残余效应引起呼吸抑制,必要时可予呼吸机支持。

第六节　吸入麻醉药对肝脏的影响

肝脏是人体内最大的实质性脏器,肝脏由肝实质和一系列管道结构组成。肝内有2个不同的管道系统,一个是Glisson系统,另一个是肝静脉系统。前者又包含门静脉、肝动脉和肝管,三者被包裹于一结缔组织鞘内(称Glisson鞘)。肝脏不仅解剖结构复杂,而且又具有十分重要和复杂的生理功能,它与消化、物质代谢、贮存、解毒、血液凝固等诸多生理功能密切相关。

一、吸入麻醉药在肝脏的代谢

吸入麻醉药进入体内后大部分以原型由肺排出,仅有小部分在肝脏代谢。代谢过程可能通过2相完成:Ⅰ相为氧化、还原和水解反应,Ⅱ相为结合反应。氧化反应是药物代谢的重要反应,催化此反应的酶系通常指"微粒体混合功能氧化酶系统"。肝脏内药物代谢的基本氧化反应,如羟基化、脱烷基、脱氨基和脱氯等反应,均与位于肝细胞内质网的细胞色素P450的功能有关。所有卤类吸入麻醉药在体内都通过肝脏内的P450酶代谢。已经证实在人类和动物体内存在着多种P450蛋白酶,约有14种人肝脏P450同工酶已被肯定,其中P450 2A6同工酶主要催化氟烷的还原代谢,

P450 2E1 同工酶催化氟烷的氧化代谢,以及其他的卤类吸入麻醉药如恩氟烷、异氟烷、七氟烷、地氟烷的代谢。代谢过程中的活性物质以共价键形式和体内的蛋白质、核酸、脂质等结合形成有毒物质。氟烷还原代谢过程中生成一种 $CF_3CHCl·$ 的自由基,该自由基与肝细胞质膜上的脂肪酸结合,激发脂过氧化反应,导致细胞膜系统的破坏,最终使肝细胞死亡。在氧充足的条件下,氟烷氧化代谢为稳定的终产物三氟乙酰乙酸(TFA),在这反应过程中形成的卤化中间产物能结合肝细胞内某些蛋白质的赖氨酸残基,形成 TFA- 蛋白复合物,这些内源性肝蛋白由"自我"改变为"非我",产生免疫原性,激发机体的免疫反应,破坏肝细胞,最终导致肝坏死。

恩氟烷、异氟烷、七氟烷和地氟烷等卤类吸入麻醉药在体内只有氧化代谢途径。这些卤类吸入麻醉药在 P450 2E1 同工酶中氧化代谢也生成类似于氟烷代谢中间产物的物质,同样可以结合肝细胞内的某些蛋白质,在特定条件下可以激发机体的免疫反应。只不过由于这些卤类吸入麻醉药在体内的代谢率低,在一般情况下其中间产物结合的肝蛋白可能达不到刺激机体免疫应答所需的阈值浓度。

肝循环的特点是循环血量大,占 CO 的 20%;压力低,肝血窦的平均压力为 0.2~0.4kPa;双重循环,肝动静脉是肝脏的营养血管,而门静脉是肝脏的功能血管。N_2O-O_2 麻醉时,肝血流量无明显改变,其他吸入麻醉药几乎都使肝血流量不同程度地减少。氟烷使动脉血流和门静脉血流均显著减少。Gelman 认为氟烷使肝脏总血流量减少是继发于氟烷对 CO 和 MAP 的抑制作用所致。有研究证明,氟烷使肝动脉血流的下降程度超过 MAP 和 CO 的下降程度,同时证明氟烷可使肝动脉阻力增加、肝内血管阻力升高、肝微循环血流减少、血流速度缓慢。另外,对氟烷麻醉患者进行肝动脉造影发现,肝动脉血管床明显收缩,说明氟烷所致的肝血流下降除继发于 MAP、CO 下降外,还与增加肝循环阻力有关。恩氟烷可通过门静脉前血管的直接扩张作用而使门静脉血流减少。异氟烷对血流动力学影响的研究显示其血管扩张作用明显。异氟烷对门静脉前血管床和肝动脉均有扩张作用,从而使门静脉血流减少、肝动脉血流增加,两者互补的结果使肝脏总血流量相对稳定。七氟烷的血流动力学效应类似于异氟烷。七氟烷能很好地维持肝动脉血流,但门静脉血流显著下降,并呈剂量依赖性。七氟烷引起的肝血流下降是由于其对 CO 的抑制所致。

虽然地氟烷剂量依赖性地降低肝血供,但不影响肝血窦的直径和血流,对肝脏的微循环没有影响。有研究表明,吸入麻醉药通过影响内皮衍生的血管活性因子之间的平衡,控制微血管张力。地氟烷吸入麻醉能增加门静脉血流,而且保持肝动脉良好的缓冲反应能力,故肝脏总血流量没有变化。并且地氟烷对肝脏血流灌注的影响稍高于异氟烷。

机体细胞的生存依赖于不断的氧输送,而氧消耗则是代谢需求的反映,要达到合适的氧供需取决于心、肺、血液系统功能的相互配合,良好的组织氧合依靠氧供给和氧利用之间的动态平衡。肝脏接受肝动脉和门静脉的双重血液供应,门静脉占肝血流的 65%~70%、肝氧供的 50%~60%,肝动脉仅占肝血流的 25%~35%、肝氧供的 30%~40%,因此肝脏是一个以静脉供氧为主的器官。在血红蛋白和吸入氧浓度保持稳定的情况下,肝脏氧供取决于肝血流量,而肝氧耗则取决于肝细胞内代谢的情况。麻醉下肝氧供－氧耗指标改变的意义以肝氧耗最为重要。研究表明,肝氧供－氧耗的关系分为2相:在第一相,氧供在一定的范围内变化,氧耗保持恒定,代表肝脏的氧需求,反映肝脏并未处于缺氧状态;在第二相,随氧供减少,氧耗相应减少,反映肝脏处于缺氧状态。

地氟烷和异氟烷这2种麻醉药对肝脏动脉血流量的影响没有差别。另一项研究发现,与清醒状态下的血流量相比,地氟烷麻醉从1.2~2MAC没有改变肝动脉血流量,而异氟烷增加肝动脉血流量。异氟烷没有降低局部血流量,而地氟烷降低局部血流量。地氟烷在深度麻醉下(1.75~2MAC)降低了肝脏总血流量,而异氟烷没有。总之,吸入麻醉药能影响肝脏血流量,尤其是局部血流量。然而,目前研究认为血流量的维持与需氧量相关,且目前没有一种麻醉药能依靠对血流量的作用影响肝脏的血流量。吸入麻醉药对肝氧供的影响,也是通过影响肝血流量和影响门静脉前组织摄氧2条途径。

二、吸入麻醉药对肝功能的影响

1.**氟烷**　氟烷麻醉后,血清胆红素和氨基转移酶升高,严重者可产生氟烷性肝炎,但其机制长期以来一直存在争议。目前有学者认为,氟烷性肝炎本身存在2种类型,Ⅰ型可能与其还原代谢中间产物介导的脂质过氧化反应有关,Ⅱ型可能是免疫介导的暴发性肝损害。氟烷麻醉后肝损害表现为麻醉后7日内发热,同时伴有胃肠道症状,嗜酸性粒细胞增多,谷草转氨酶、血清碱性磷酸酶增高,凝血酶原时间延长,并出现黄疸,病死率高。肝组织检查有肝小叶中心坏死、周围空泡性变、脂肪性变,与病毒性肝炎在组织学上不易相区别。通过大量研究对比,证实氟烷麻醉对肝脏的损害与其他全身麻醉相比并无统计学意义上的差别。但在1个

月内接受2次以上的氟烷麻醉者对肝功能的影响较大,黄疸的发生率也较高,病死率远高于病毒性肝炎,这可能与氟烷的致敏作用有关。有人认为多次使用氟烷麻醉后肝炎增加是抑制了免疫反应所致,因此如需再次施行氟烷麻醉,应间隔3个月以上。

2.**恩氟烷**　恩氟烷的代谢率为1%,远低于氟烷,且主要经氧化代谢降解,故肝毒性明显低于氟烷。也有一些有关这种药麻醉后出现肝功能损害的报道,但是其发生率比氟烷要低得多。通过对麻醉后血清酶的检查证实,恩氟烷对肝功能的影响很轻。恩氟烷对肝脏无毒的结论也得到动物实验的支持。Stacey研究证实恩氟烷不影响肝细胞对钾的通透性与谷丙转氨酶的释放,甚至使用最高浓度60%也不发生变化。有报道,重复使用恩氟烷不产生明显的肝功能损害。多次吸入氟烷后37%的患者肝功能试验异常,而多次恩氟烷麻醉患者只有14%肝功能试验异常。因此短期内需反复麻醉的患者,用恩氟烷较氟烷安全。

3.**异氟烷**　由于异氟烷在体内的代谢率很低,提示其对肝功能的影响很小。谷丙转氨酶、谷草转氨酶、乳酸脱氢酶血清水平在异氟烷麻醉后加上手术创伤仅有轻度增加,因此异氟烷可广泛用于包括肝移植在内的所有肝病患者的手术麻醉。

4.**地氟烷**　地氟烷麻醉后,血浆谷丙转氨酶活性、血清蛋白、凝血酶原时间、部分凝血酶原时间无显著变化,总胆红素、非结合胆红素、血浆谷草转氨酶、谷丙转氨酶、γ-谷氨酰转移酶等指标均无显著变化。研究者认为地氟烷可能对肝细胞的完整性存在轻度的亚临床影响。Nijiku等通过免疫化学分析方法得到的结果显示,吸入地氟烷后与吸纯氧一样没有免疫反应性。这些结果并没有排除吸入麻醉药如氟烷导

致肝毒性的可能性,但是却提示地氟烷总体上来说是安全的。

5.七氟烷 七氟烷麻醉后,血糖、蛋白质、白蛋白、碱性磷酸酶、β-乙酰-N-葡萄糖苷酶、谷丙转氨酶、总胆红素均无显著变化,尿谷胱甘肽 S-转移酶在麻醉后 2 天升高,随后即恢复正常水平。Franks 等在游离鼠肝模型实验中发现,七氟烷麻醉后白蛋白、转铁蛋白、纤维蛋白原的合成受到抑制,但在临床上没有得到相应的结果。由此可见,七氟烷对肝脏的毒性不明显。七氟烷的代谢产物为六氟异丙醇,其在人体内的生成率极低且与葡糖醛酸结合后失活,没有三氟乙酸生成,后者与氟烷性肝损害有关。采用钠熔分析技术发现,七氟烷的有机代谢产物与肝脏大分子的结合能力非常低,可以说明七氟烷的肝毒性很低。

第七节 吸入麻醉药对肾脏的影响

一、吸入麻醉药对肾功能的影响

几乎所有的吸入麻醉药均可在某种程度上减少肾血流、肾小球滤过率和尿量。肾血流减少是导致肾小球滤过率和尿量减少的重要原因。维持肾血流量的因素十分复杂,主要包括平均动脉压、心排血量、交感神经活动张力、内分泌和自动调节功能。异氟烷和地氟烷对肾血管舒张能力的影响不能改变肾脏对自身血流量调节的功能。在异氟烷麻醉下,血管紧张素 Ⅱ 受体阻滞剂氯沙坦可以显著增加肾脏血流量,不影响平均动脉压;而抗利尿激素受体拮抗剂对肾血流量则没有影响。所以,吸入麻醉药激活肾素-血管紧张素系统,增加肾脏的血管阻力,导致肾血流量减少。

吸入麻醉药增加抗利尿激素分泌,可以在一定程度上代偿平均动脉压的变化。升高的抗利尿激素增加肾小管对水的重吸收,加上吸入麻醉药激活的肾素-血管紧张素系统,减少肾血流量,降低肾小球滤过率,致尿量减少。麻醉药对肾血流、肾小球滤过率和尿量的影响有限,这种改变呈一过性和可逆性,当麻醉恢复后,对肾脏功能的影响也就消失了。但是吸入麻醉药代谢生成的氟化物以及复合物 A 却对肾脏具有毒性作用。

二、吸入麻醉药对肾脏的毒性作用

1.氟化物引起的肾损伤 吸入麻醉药的肾毒性主要是甲氧氟烷引起的,甲氧氟烷引起高浓度的无机氟化物可以导致多尿性肾衰竭,引起血清肌酐和尿素氮升高。如果患者血清中的无机氟化物浓度低于 50 μmol/L 将不会对肾产生损伤;50~80 μmol/L 将造成中度程度的肾损伤;80~120 μmol/L 将会导致严重的肾损伤。所以,人为将血清无机氟化物浓度为 50 μmol/L 确定为能否导致肾毒性的分界线。吸入麻醉药的分解产物无机氟化物的肾毒性与损伤肾集合管有关,其可能的机制有无机复合物降低腺苷酸环化酶的活性进而影响抗利尿激素的功能;无机氟化物降低肾髓质的血流量进而损害肾脏髓质的渗透压梯度;吸入麻醉药在肾脏中的代谢分解产生氟离子,氟离子导致肾毒性。甲氧氟烷导致的肾毒性与抗利尿激素抵抗性肾功能不全相似,其体征包括多尿、脱水、高钠血症、高渗透压及尿素氮和肌酐升高、机体对血管加压素无反应等。

氟烷麻醉显示手术前后肾功能没有改变。研究发现,肥胖患者使用恩氟烷比正常患者更容易导致肾毒性,肥胖患者使用恩氟烷后其血清中的最高无机氟化物浓度为 28 μmol/L,而正常体重患者的最高无机氟化物浓度却只有

17μmol/L。影响吸入麻醉药的分解产物无机氟化物的肾毒性的因素除麻醉药的使用量外，还与遗传多样性、药物相互作用、存在的肾疾病等有关。苯妥英钠、乙醇和地西泮具有酶促作用，增加甲氧氟烷的脱氟化，增加血清中的无机氟化物浓度。这些药物的酶促作用对恩氟烷的影响较小，但长期服用异烟肼的患者接受恩氟烷麻醉后，会增加恩氟烷的脱氟化，升高血清无机氟化物浓度，损害肾功能。异氟烷和地氟烷不容易产生脱氟反应，几乎不产生肾毒性。使用七氟烷后，血清氟离子浓度可以超过50μmol/L，但不会导致肾功能损伤。

2. 复合物 A 引起的肾损伤 1995 年七氟烷在美国被用于临床，随后 Morio 等发现高浓度的复合物 A 可以导致大鼠肾损伤甚至死亡。其他研究也证实了 Morio 的结论，并显示当吸入气中复合物 A 的浓度超过 20~50ppm 时就可以导致大鼠肾损伤。肾损伤在病理上表现为髓质外侧近曲小管的坏死，坏死细胞的比例在 4 天内逐渐缩小，以后渐趋恢复。也有研究表明吸入复合物 A 的量超过 150~300ppm/h 连续吸入 3 小时才引起肾损伤。研究显示当复合物 A 的吸入浓度 > 114ppm 后，将导致血清肌酐和尿素氮的浓度随着复合物 A 的吸入浓度加大而升高。中等程度的肾损伤见于复合物 A 的吸入浓度为 202ppm 左右，所有的化学和组织学改变将在 14 天内恢复正常。使用七氟烷麻醉的过程中，无论采用紧闭麻醉还是低流量半紧闭麻醉，患者均会暴露于复合物 A 之下。但是，复合物 A 对人体的相对安全浓度尚不清楚。对手术患者和健康志愿者的研究发现，若七氟烷以钠石灰（碱石灰）作为二氧化碳吸收剂，采用紧闭循环方式麻醉患者 5 小时以上，回路中复合物 A 的最高浓度为 (19.5±5.4)ppm，此时血清肌酐、尿素氮和电解质浓度没有变化。

另一个研究显示，当新鲜气体流量为 1L/min 时，七氟烷麻醉 10 小时回路中复合物 A 的平均浓度为 (24.3±2.4)ppm，肾功能与术前相比仍然没有变化。研究发现，在低流量气体麻醉下，以钠石灰或钡石灰作为二氧化碳吸收剂，七氟烷麻醉患者 3 小时钠石灰回路中复合物 A 的最高平均浓度为 (8.16±2.67)ppm，而钡石灰则为 (20.28±8.6)ppm，在钡石灰回路中复合物 A 的浓度甚至高达 60.8ppm，钠石灰回路中的复合物 A 均不超过 50ppm。

进一步的临床实验表明，与异氟烷相比，尽管七氟烷可以导致回路中的复合物 A 浓度升高，血清肌酐、尿素氮也有所升高，但七氟烷引起的肾功能改变与异氟烷没有差异。七氟烷采用紧闭或低流量半紧闭循环麻醉时，以血清肌酐、尿素氮为指标的肾功能依然没有差别。通过观察多次或长时间使用七氟烷麻醉的患者均未发现对肾功能有明确的损伤。在儿童研究中也显示七氟烷不引起肾损伤。七氟烷在人体生成的复合物 A 并不引起肾毒性。复合物 A 本身并没有毒性，经过一定的转化，能够被 β 裂解酶催化生成氟化硫醇，氟化硫醇与蛋白质发生反应，导致肾损伤。因此从临床工作出发，应该遵循以下原则。首先，最重要的是新鲜气体流量。决定七氟烷的肾毒性的是吸入复合物 A 的总量，而不是绝对的吸入浓度。总量用吸入的浓度和时间表示，很多文献将复合物 A 导致肾毒性的界线定为 150ppm/h。在紧闭或低流量麻醉中，七氟烷通常时间内并不产生肾毒性，只有在长时间（> 2 分钟）的麻醉中才将新鲜气体流量调至 2L/min 以上，以避免重复吸入复合物 A 增加其肾毒性。其次，对原有肾功能不全的患者应避免使用七氟烷。最后，低流量或紧闭循环麻醉下，温度高的二氧化碳吸收剂增加复合物 A

的产生,钡石灰比钠石灰能产生更多的复合物A,所以在麻醉回路中尽量使用碱石灰作为二氧化碳吸收剂。

第八节 吸入麻醉药的脏器保护作用

近年研究表明,吸入麻醉药可在细胞水平对心、脑、肝等多种器官的缺血再灌注损伤产生一定的保护作用。研究最多的是心脏保护,最近也有研究显示,对于中枢神经系统、肝脏、肾脏和肺等也具有保护作用。吸入麻醉药诱发的保护作用机制还不清楚,但已知并非是吸入麻醉药引起血流动力学变化的结果。

一、吸入麻醉药的心脏保护作用

吸入麻醉药心脏保护作用的定义是能预防或减轻缺血再灌注后的心肌坏死、心肌功能障碍。1986 年 Murry 等首先发现并描述了缺血预处理的心脏保护作用,即反复短暂缺血可明显减轻后续长时间缺血再灌注后的心肌损害,并认为是目前心脏保护的最有效的方法之一。很多研究证实,挥发性吸入麻醉药具有显著的心肌保护作用,并达到了与缺血预处理相同的保护效应。目前吸入麻醉药心肌保护效应的研究仍主要集中在基础研究领域,其逆转心肌缺血再灌注损伤的作用主要表现为缩小心肌梗死的面积、改善心肌功能及心肌顿抑的恢复过程、抑制冠状动脉收缩、减轻再灌注心律失常和心肌细胞损伤、降低心排血量综合征及室颤的发生率等。心肌顿抑实质上是心肌细胞在缺氧情况下发生的一种可逆性的心肌细胞损伤。

吸入麻醉药心脏保护的机制有:

1. 激活通道 K_{ATP} K_{ATP} 存在于心肌和冠状血管中,在保护心肌缺血再灌注损伤中起着重要作用。K_{ATP} 通道激活缩短动作电位持续时间,减弱膜的去极化,从而降低电压门控通道 Ca^{2+} 内流的持续时间,增加 Na^+-Ca^{2+} 交换,减轻细胞内 Ca^{2+} 超载。ATP 通道激活或阻滞药能模拟或消除心脏的缺血预处理效应。吸入麻醉药可通过受体及其他信号转导途径激活 K_{ATP} 通道,并能降低 K_{ATP} 对 Ca^{2+} 通道的抑制作用。吸入麻醉药的心脏保护作用可被选择性的 K_{ATP} 通道拮抗剂如格列本脲等取消。

2. 激活腺苷受体 腺苷在心脏缺血再灌注损伤保护中起重要作用,能降低氧衍生的自由基形成,抑制白细胞黏附到血管内皮,刺激糖分解,改善缺血期间的能量平衡,抑制 I 型 Ca^{2+} 通道的 Ca^{2+} 内流,从而减轻心肌损害。此外,腺苷受体与心室肌及冠状血管的 K_{ATP} 通道相偶联,腺苷受体激活可使 Ca^{2+} 通道开放。用高选择性的腺苷 A_1 受体拮抗药能减弱异氟烷等吸入麻醉药的心脏保护效应,这表明吸入麻醉药通过激活腺苷受体介导心脏保护作用。

3. 激活蛋白激酶 C 蛋白激酶 C(protein kinase C, PKC) 是细胞内的一类重要的激酶,能使有关蛋白磷酸化。PKC 能通过降低通道对细胞内 ATP 的敏感性而激活,除腺苷受体外,还有其他很多心脏受体的兴奋均可使 PKC 激活。PKC 有可能在受体 -K_{ATP} 通道之间起桥梁作用。PKC 激活剂可模拟缺血预处理的心脏保护效应,拮抗剂则能阻断其保护效应。用高选择性的 PKC 抑制剂可阻断氟烷等吸入麻醉药的心脏保护作用,表明 PKC 激活是吸入麻醉药的心脏保护机制。

4. 减轻细胞内 Ca^{2+} 超载 氟烷、恩氟烷、异氟烷和地氟烷等均可减少电压门控的 Ca^{2+} 内流,降低胞质 Ca^{2+} 浓度。吸入麻醉药不仅抑制 Ca^{2+} 通道,还抑制 Na^+-Ca^{2+} 交换,降低兴奋期

Ca^{2+} 内流和内质网 Ca^{2+} 释放。此外，吸入麻醉药通过前述的激活腺苷受体和 K_{ATP} 通道而降低细胞内 Ca^{2+} 超载，产生心脏保护作用。

5. NO 的释放增加　研究认为 NO 的生成途径通常为激肽原酶激活，促进缓激肽的释放增加，缓激肽再促进 NO 释放。NO 的作用途径为激活鸟苷酸环化酶使 GMP 释放增多，同时使 cAMP 活性降低，耗氧量降低，细胞质内的 Ca^{2+} 含量减少。以上效应最终导致冠状血管扩张，抑制血小板黏附于血管内皮，维持血管通畅，促进缺血组织的血液供应，有效地防止心律失常的发生。抑制氧自由基的产生；显著降低中性粒细胞在冠状动脉系统的黏附以及心肌浸润；提高缺血再灌注后的心肌能量水平；减慢心率，降低心率与收缩压积，从而降低心肌耗氧量；扩张冠状血管，降低冠状动脉阻力，增加冠状动脉血流量等均有利于心肌保护。

二、吸入麻醉药的脑保护作用

吸入麻醉药七氟烷、氟烷和异氟烷等对局灶性、脑半球和全脑严重缺血均具有显著的保护作用，表现为减轻脑组织学损害、减少细胞死亡和脑梗死范围，降低实验动物的死亡率，改善缺血后的脑功能和行为表现。

脑保护的机制可能有：

1. 拮抗谷氨酸的兴奋性毒性　谷氨酸是中枢神经系统的主要兴奋性神经递质，脑缺氧或缺血时谷氨酸在脑内积聚，通过 N- 甲基 -D- 天冬氨酸 (NMDA) 亚型谷氨酸受体引起 Ca^{2+} 内流，产生 Ca^{2+} 介导的损害和细胞死亡。临床相关浓度的氟烷、恩氟烷和异氟烷等吸入麻醉药可通过延缓缺血期间 ATP 的消耗，以维持离子稳态，保持细胞的离子和电梯度，从而维持谷氨酸再摄取系统的功能，减少谷氨酸的聚集。此外，还可抑制突触的 Ca^{2+} 通道或其他突触前过程，减少去极化。

2. 降低梗死周围区域的去极化　缺血期间，缺血边缘区域发生去极化样抑制扩散，这些短暂的去极化增加了 Na^+、Ca^{2+} 内流和 K^+ 外流。缺血期间能量供给严重耗竭，细胞不能重新建立离子稳态，从而导致细胞坏死。吸入麻醉药氟烷和异氟烷等可增加 NMDA 介导的去极化样抑制扩散的阈值，降低 NMDA 诱发去极化时的电流幅度。此外，还阻滞去极化经皮质神经元之间的缝隙连接的扩散。

3. 直接抑制细胞 Ca^{2+} 内流　细胞内 Ca^{2+} 超载是神经细胞死亡的重要机制之一。吸入麻醉药恩氟烷，异氟烷、七氟烷和氟烷均可通过电压门控 Ca^{2+} 通道，抑制 Ca^{2+} 内流，突触 Ca^{2+} 内流的抑制又可减少 Ca^{2+} 内流诱发的谷氨酸释放。

三、吸入麻醉药的肝脏保护作用

关于吸入麻醉药对肝脏的影响，过去的研究大多集中在对肝脏的毒性作用，然而吸入麻醉药还可诱发肝保护作用。在大鼠缺血再灌注及培养肝细胞缺氧 / 复氧损害模型中，异氟烷、七氟烷和氟烷能减轻早期缺血再灌注或缺氧 / 复氧损害。这些研究提示，吸入麻醉药具有明显的肝保护作用，不同的麻醉药之间存在差异。

吸入麻醉药的肝脏保护机制可能包括肝脏缺血再灌注早期氧自由基主要来自肝细胞的肝巨噬细胞及中性粒细胞，肝巨噬细胞因补体激活，并被 Ca^{2+} 超载等强化，而释放大量的活性氧及多种蛋白水解酶、细胞因子介导肝脏损害；同时促进中性粒细胞活化、聚集和黏附，并发生呼吸暴发，产生大量自由基，介导肝损害。吸入麻醉药能抑制肝巨噬及中性粒细胞介导的自由基产生,并抑制中性粒细胞黏附。吸入麻醉药抑制细胞内的各种需能过程,减少 ATP 的消耗,延缓 ATP 的耗竭,同时还加强糖酵解,促进缺血再灌注期间的 ATP 形成,以增加肝脏的能量贮备。吸入麻醉药可直接阻滞电压门控 Ca^{2+} 通道,已证实钙离子通道阻滞药对肝缺血再灌注损伤有保护作用。吸入麻醉药通过直接抑制电压门控的 Ca^{2+} 内流,抑制肌浆网的 Ca^{2+} 释放并增加对其的摄取,减轻肝细胞的 Ca^{2+} 超载。

四、吸入麻醉药的肾脏保护作用

吸入麻醉药在体内代谢产生的无机氟其亚毒性浓度与高浓度的作用相反,高浓度可引起近端肾小管坏死,而亚浓度具有细胞保护效应。培养的人近端肾小管细胞加入亚毒性浓度的氟化钠,可显著减轻肌红蛋白或 ATP 耗竭介导的肾小管细胞坏死,这是一种直接的肾脏细胞水平的保护效应。吸入麻醉药通过诱导细胞浆膜改变而产生有效的肾脏保护作用。在体内或体外,吸入麻醉药加强鞘磷脂的水解,增加酰基鞘氨醇的浓度,而酰基鞘氨醇是一种重要的与多种形式的肾损害有关的信息分子,可减轻花生四烯酸和铁离子诱发的肾毒性。此外,吸入麻醉药对磷脂酶活性的作用可调节细胞对伤害性刺激的易感性,而产生保护作用。

五、吸入麻醉药对肺缺血再灌注损伤的保护作用

吸入麻醉药对肺缺血再灌注损伤的保护作用也有个别报道,可见吸入麻醉药对脏器的保护作用具有普遍性,其共同特点是减轻其他损害因子对脏器的损害作用。虽然吸入麻醉药的脏器保护作用还有很多问题尚待阐明,但其保护效果是肯定的,并有巨大的潜在临床意义。目前要解决的关键问题是进一步阐明吸入麻醉药产生保护作用的机制,明确器官和细胞功能改善的最相关的指标及吸入麻醉药的最佳用量和用药时机。

(薛荣亮 牛晓丽)

参考文献

[1] MILLER R D. Anesthesia. 5th ed. Edinburgh: Churchill Livingstone, 2000: 7-133.

[2] PAN J Z, WEI H, HECKER J G, et al. Rat brain DNA transcript profile of halothane and isoflurane exposure. Pharmacogenet Genomics, 2006, 16(3): 171-182.

[3] LOWENSTEIN C J, DINERMAN J K, SNYDER S H. Nitric Oxide: A physiologic messenger. Ann Intern Med, 1994, 120(3): 227-237.

[4] KELLER K A, CALLAN C, PROKOCIMER P. Inhalation toxicity study of a haloalkene degradant of sevoflurane, compound A (PIFE), in sprague-dawley rats. Anesthesiology, 1995, 83(6): 1220-1232.

[5] SPACEK A, KRESS H G. Drug interactions with muscle relaxants. Acta Anaesthe Scand. Supplementum, 1998, 42(Suppl 112): 236-238.

[6] WEIGT H U, BOSNJAK Z J. Modulation of the cardiac sodium current by inhalational anesthetics in the absence and presence of beta-stimulation. Anesthesiology, 1998, 88(1): 114-124.

[7] CHENG M A, TEMPELHOFF R. Anesthesia and epilepsy. Curr Opin Anaesthesiol, 1999, 12(5): 523-528.

[8] STOWE D F, REHMERT G C, KWOK W M, et al. Xenon does not alter cardiac function or major cation currents in isolated guinea pig hearts or myocytes. Anesthesiology, 2000, 92(5): 516-522.

[9] LAW L S, LO E A, GAN T J. Xenon Anesthesia: A Systematic Review and Meta-Analysis of Randomized Controlled Trials.Anesth Analg, 2016 , 122(3):678-697.

[10] SATO K, SEKI S, MURRAY P A. Effects of halothane and enflurane anesthesia on sympathetic[beta]-adrenoreceptor-mediated pulmonary vasodilation in chronically instrumented dogs. Anesthesiology, 2002, 97(2): 478-487.

[11] SLOAN T B, HEYER E J. Anesthesia for intraoperative neurophysiologic monitoring of the spinal cord. J Clin Neurophysiol, 2002, 19(5): 430–443.

[12] MIRSATTARI S M, SHARPE M D, YOUNG G B. Treatment of refractory status epilepticus with inhalational anesthetic agents isoflurane and desflurane. Arch Neurol, 2004, 61(8): 1254–1259.

[13] GYULAI F E. Anesthetics and cerebral metabolism. Current Opinion in Anaesthesiology, 2004, 17(2): 397–402.

[14] TRAYSTMAN R J. Anesthetic mediated neuroprotection: Established fact or passing fancy? J Neurosurg Anesthesiol, 2004, 16(4): 308–312.

[15] HAMEROFF S R. The entwined mysteries of anesthesia and consciousness: is there a common underlying mechanism? Anesthesiology, 2006, 105(3): 400–412.

第二十六章　常用的吸入麻醉药

第一节　挥发性吸入麻醉药

一、乙醚

乙醚（diethyl ether）是最早使用的吸入麻醉药之一，1540 年由 Valerius 合成，1846 年 Morton 首先将其成功用于临床。

（一）理化特性

乙醚的化学名称为双乙基醚，结构式为 C_2H_5—O—C_2H_5，分子量为 74；纯乙醚的沸点为 34.6℃，麻醉用乙醚的沸点为 36.2℃。血 / 气分配系数为 12.1，油 / 气分配系数为 65，MAC 为 1.92%。乙醚为无色、带刺激性臭味的液体，易挥发，易分解，易燃烧爆炸，因此应避免电气器械及可能产生的静电火花。储藏过久，如遇水及空气可缓慢地形成过氧化物及乙醛，容器中涂一层铜即可防止这些杂质的形成。检验乙醚中过氧化物的存在可用新鲜配制的 10% 碘化钾溶液 1ml 加乙醚 10ml 于试管中振荡，如有微量过氧化物，即使浓度仅 0.001%，也能在 5 分钟内使混合液变为黄色。

挥发性吸入麻醉药的理化性质见表 26-1，分配系统见表 26-2。

表 26-1　挥发性吸入麻醉药的理化性质

吸入麻醉药	乙醚 （ether）	氟烷 （fluothane, halothane）	甲氧氟烷 （methoxyflurane, penthrane）	恩氟烷 （enflurane, ethrane）	异氟烷 （isoflurane, forane）	七氟烷 （sevoflurane）	地氟烷 （desflurane）
结构式	$(C_2H_5)_2O$	C_2F_3 | CHBrCl	C_2H_3 | OCF_2 | CCl_2H	$CHFC_1$ | OCF_2 | CHF_2	CF_3 | CHCl | O—CHF_2	CF_3 | CHO—CH_2F | CF_3	CF_3 | CHF | O—CHF_2
相对分子质量	74.1	197.4	165.0	184.5	184.5	218	168
沸点（1 个大气压）（℃）	34.6	50.2	104.7	56.5	48.5	58.5	23.5
比重 （空气 = 1）	2.60	8.8	6.13	6.4	6.4		
（水 = 1）	0.72	1.86	1.41	1.52	1.5	1.50	1.45
稳定剂	加还原剂	需要	加还原剂	不需要	不需要	不需要	不需要
蒸气压20℃（mmHg）	442	243	22.5	172	260	157	664
蒸气压 20℃（kPa）	58.9	32.4	3.0	22.9	34.7	20.9	88.5
蒸发汽化热（cal/g）	87.5	35	49	41.8	36.0		
每毫升液体汽化的毫升数（20℃时）	233	227	208	198	195	165	207
最低	空气中	1.94~48	不	7.0	不	不	不
燃烧	30% 的氧中	2.0~82	不	5.4	不	不	不
浓度（%）	70% 的N_2O中	1.5~24	4.75	4.6	5.75	7.0	

表26-2 挥发性吸入麻醉的分配系数

麻醉药	水/气（37℃）	血/气（37℃）	油/气（37℃）	油/水（37℃）	油/血（20~25℃）	橡胶/气（37℃）	溶解度
乙醚	13.1	12.1	65	3.0	5.4	58	25℃时1份乙醚溶于7份水中
氟烷	0.8	2.3	224	280	97.4	120	37℃时1.16g溶于100ml血中，23℃时0.345g溶于100ml水中
甲氧氟烷	4.5	13.0	950	211	73.0	630	
恩氟烷	0.78	1.9	98.5	126	51.8	74	
异氟烷	0.61	1.4	99	70.7	162.3	62	
七氟烷		0.59				30	
地氟烷		0.42	18.7			20	

（二）药理作用

1. 对中枢神经系统的作用　乙醚对中枢抑制过程有较明显的兴奋期，常给麻醉诱导带来困难，且容易发生躁动、喉痉挛、呕吐等不良反射及严重意外，所以乙醚麻醉时需要较大剂量的麻醉前用药，也有用静脉硫喷妥钠或吸入氟烷等强效吸入麻醉药来辅助或代替乙醚诱导，以消除乙醚的兴奋期。乙醚在Ⅲ期1级还可抑制体温调节中枢及呕吐中枢，临床上可利用物理降温进行低温麻醉。同样，室温过高，如在28℃以上时，常常易使患者的体温升高，甚至发生高温惊厥，应引起注意。又因乙醚在Ⅲ期2级、3级可以抑制血管运动中枢及颈动脉窦反射，容易引起直立性低血压，所以麻醉后应避免剧烈的体位变动。浅麻醉对颅内压的影响轻微，深麻醉时由于脑血管扩张、血流量增加，可使颅内压升高。

2. 对循环系统的作用　乙醚对心血管系统的影响也随麻醉深浅而不同。通常可增加心率，心排血量可增加20%左右，血压也可升高。诱导时可有心律失常，多为室上性心动过速或节律点下移，给予肾上腺素不增加室性心律失常。乙醚使周围血管扩张，特别是面部及脑膜血管明显。深麻醉时抑制左室功能，而不影响右室功能，

中心静脉压常有所下降。值得注意的是，有心肌功能不良的患者往往难以忍受乙醚麻醉，即使在Ⅲ期1级也可使血压急降，甚至出现发绀。

3. 对呼吸系统的作用　乙醚对呼吸道黏膜的刺激性明显，诱导及浅麻醉时唾液及气管、支气管分泌增多，增加麻醉操作的难度。处理不当可使细支气管被黏痰堵塞，造成肺萎陷，或因吸痰时无菌操作不严而造成术后肺部感染等并发症。乙醚对呼吸的影响随麻醉深浅而异，Ⅲ期1级时呼吸幅度增大，加深后逐渐减少。对支气管平滑肌有松弛作用，可使支气管痉挛有所缓解。

4. 对消化系统的作用　乙醚可抑制肠管张力及运动，麻醉后16%的病例有腹胀，小肠蠕动恢复最快，半数以上有恶心、呕吐。脾脏可缩小40%。乙醚对肝脏没有直接的毒性损害，只是在麻醉时对肝功能有所抑制。正常肝功能的患者仅有轻度的肝功能改变，可持续数天。对术前已有肝功能障碍的患者，肝功能的改变则更明显，但麻醉处理常较乙醚本身对肝功能的影响更大，如缺氧、失血、低血压、高热等均可严重影响肝功能。此外，乙醚麻醉时还抑制消化道内的各种分泌。

5. 对肾脏的作用　乙醚麻醉后常出现少

尿,主要因乙醚使肾血管收缩,肾血流及肾小球滤过减少。乙醚还促使抗利尿激素释放及增加远曲小管和集合管对水的重吸收,使尿量生成减少。

6. 对神经肌肉的作用 乙醚对骨骼肌有松弛作用,主要是通过抑制运动中枢、锥体束及锥体外系等发挥作用;由于扩张骨骼肌血管,增加局部乙醚浓度;而且还直接作用于神经肌肉接头,并可被新斯的明拮抗,所以乙醚麻醉时与筒箭毒碱有协同作用。

7. 对子宫与胎儿的作用 乙醚在浅麻醉时对子宫的影响很小,可用于分娩时镇痛,母体内的乙醚浓度与胎儿体内平衡需 15~20 分钟;较深麻醉时可抑制子宫张力及收缩力,有助于产科转位术及使用产钳。

8. 对内分泌系统的作用 乙醚麻醉时血糖可增加 100%~200%,糖原分解成葡萄糖的速度加快,所以不适于糖尿病患者。此外,乙醚麻醉时可增加乳酸及丙酮酸,易出现轻度的代谢性酸中毒。

二、氟烷

氟烷(fluothane, halothane)又名三氟氯溴乙烷,1951 年由 Suckling 合成,1956 年 Raventos 对其药理作用进行了详细研究,1956年 Johnston 首先将其应用于临床,从此氟烷被广泛应用于临床麻醉。

(一)理化特性

氟烷为卤烃类化合物,化学名为 1,1,1-三氯 -2- 氯 -2- 溴乙烷,理化特性如表 26-1 及表 26-2 所示。本品是无色、带有水果甜味的液体,具有非燃非爆性,特别适于需要电刀、电凝止血及各种电气器械和电子仪器的手术。在室温下,置于避光暗色瓶内及加以 0.01% 的麝香草酚则相当稳定,遇光可分解成盐酸和光气,遇碱石灰不产生有毒物质。氟烷易溶于橡胶及塑料,对多种金属有腐蚀作用。

(二)药理作用

1. 对中枢神经系统的作用 氟烷为强效吸入麻醉药,对中枢神经系统可产生较强的抑制作用,但镇痛作用弱。与其他吸入麻醉药有相同的扩张脑血管作用,使颅内压升高。

2. 对循环系统的作用 氟烷对循环系统有较强的抑制作用,主要表现在抑制心肌和扩张外周血管。氟烷麻醉时,血压随麻醉加深而下降,其下降程度与吸入的氟烷浓度相关。导致血压下降的原因是多方面的:氟烷直接抑制心肌,使心排血量中等程度减少;又有轻度的神经节阻滞作用,使外周血管扩张,回心血量减少,心排血量也随之下降。由于交感和副交感神经中枢抑制,削减了去甲肾上腺素对周围循环的作用,从而降低交感神经维持内环境稳定的有效作用,使氟烷对心血管的直接抑制得不到有效的代偿。由于压力感受器的敏感度改变,限制了交感肾上腺系统作出相应的反应。

氟烷引起的心排血量减少虽与其他麻醉药相似,但因失去交感神经反应,血压下降表现得更为明显。

氟烷能增加心肌对肾上腺素、去甲肾上腺素的敏感性,给氟烷麻醉的犬静脉注射肾上腺素后可产生室性心动过速。但氟烷应用于人时,若 $PaCO_2$ 正常,并不出现室性心律失常;而 CO_2 蓄积的患者或存在增加内源性儿茶酚胺的其他因素时,则可出现室性心律失常。

氟烷麻醉中低血压伴心动过缓时应慎用阿托品,因阿托品可使迷走神经张力完全消失,从而增加室性心律失常的发生率。

3. 对呼吸系统的作用 氟烷对呼吸道无刺激性,不引起咳嗽及喉痉挛,可用于儿童麻醉诱导,且有抑制腺体分泌及扩张支气管的作用,术后的肺部并发症较少。氟烷对呼吸中枢的抑制比对循环系统的抑制强。随着麻醉加深,通气量减少,直至呼吸停止。

4. 对消化系统的作用 术后很少发生恶心和呕吐,肠蠕动恢复快。

5. 对肝脏的作用 由于氟烷是卤代化合物,对肝脏会有一定影响,但动物实验未能证实。随着氟烷的普及推广,临床上出现了氟烷性肝损害的报道,对此也进行了大量的观察与研究。氟烷麻醉后的肝损害表现为麻醉后7天内发热,同时伴有胃肠道症状,嗜酸性粒细胞增多,血清谷草转氨酶(serum glutamic-oxaloacetic transaminase, SGOT)、碱性磷酸酶(serum alkaline phosphatase, SAP)增高,凝血酶原时间延长,并出现黄疸,病死率高。肝组织活检有肝小叶中心性坏死、周围空泡变性、脂肪变性,与病毒性肝炎在组织学上不易相区别。

通过大量研究发现,与其他全身麻醉药相比,氟烷麻醉时发生肝损害的概率并无统计学差异。但在1个月内接受2次以上的氟烷麻醉者则对肝功能的影响较大,黄疸的发生率亦较高,病死率远高于病毒性肝炎,可能与氟烷的致敏作用有关。亦有人认为多次氟烷麻醉后肝炎的发生率高是抑制了免疫反应所致,因此再次施行氟烷麻醉应间隔3个月以上。

6. 对肾脏的作用 氟烷麻醉时可逆性地抑制肾功能,轻度或中等程度地降低血压很少使肾血流减少,但肾小球滤过率减少直接与血压有关。钠的排出受抑制,尿量减少60%,如给生理盐水或甘露醇即可逆转。氟烷麻醉后未见到肾细胞毒性反应。

7. 对子宫的作用 氟烷可以松弛受孕及未受孕的子宫,松弛程度与麻醉深度有关。1%的浓度可显著抑制子宫张力及其收缩,2%的浓度可使子宫完全松弛。作用机制可能为直接作用于平滑肌膜及刺激β肾上腺素受体。停止给药后,恢复子宫收缩速度比乙醚快2倍。

8. 对内分泌系统的作用 ADH、ACTH、肾上腺皮质醇、甲状腺素的血中浓度稍增加,较乙醚引起的改变轻微。血中的儿茶酚胺在浅麻醉时升高,而加深麻醉后则不增加。氟烷麻醉时也抑制胰岛素的分泌,增高血糖。

三、甲氧氟烷

甲氧氟烷(methoxyflurane, penthrane)于1956年由Artusio及Van Poznak合成,1959年开始用于临床。

(一)理化特性

化学结构实际上并不属于烷类,而属于醚类。化学名为2,2-二氯-1,1-二氟乙基甲醚。本品为无色、透明、具有水果香味的液体。通常条件下遇光、空气及潮湿很稳定。沸点为104.7℃。与碱石灰不起反应,在临床条件下不引起燃烧爆炸。对聚乙烯、聚丙烯塑胶及尼龙不起反应,但易被聚乙烯塑胶及纯橡胶摄取。聚乙烯的分配系数为730,橡胶的分配系数为630,是所有吸入麻醉药中的最高值,所以诱导时严重影响患者的吸入气浓度。在密闭式麻醉时,最初10分钟内吸入气体中的甲氧氟烷有50%为麻醉装置中的橡胶所吸收,20分钟时仍有1/4的气体被吸收,50分钟时还有1/5的气体被橡胶吸收。停止给药后,甲氧氟烷又可以从橡胶中缓慢释出,使麻醉苏醒延缓。此外,碱石灰也可迅速大量吸收甲氧氟烷蒸气,诱导时可吸收1 400ml甲氧氟烷蒸气(约7ml液体),使诱导明显延缓;如用100~200ml水湿化碱石灰可明显减少对甲氧氟烷的吸收(表26-1和表26-2)。

(二)药理作用

1. 对中枢神经系统的作用 甲氧氟烷对中枢呈下行性抑制,体征介于乙醚与氟烷之间。

甲氧氟烷使脑血管扩张,增加脑血流,也使脑内压明显增高。

2. 对循环系统的作用 对循环系统有抑制作用,但小于氟烷,并且与吸入的浓度呈正相关,持久性的深麻醉时才出现血压下降,但危重和老年患者麻醉时应注意血压的变化,调节适当的麻醉深度。在深麻醉时心率减慢、心律稳定,但血压、心排血量及周围血管阻力有所下降,心室每搏做功也减少,符合负性变力效应,增加主动脉压时更显著,所以用血管收缩药可以导致急性心肌功能不全。甲氧氟烷使窦房结最大舒张期电位降低,随着吸入浓度的增加,浦肯野纤维 4 相去极化速率加快,起搏点向心室传导系统移动。甲氧氟烷增加心肌对肾上腺素敏感性的作用小于氟烷,但仍应慎用肾上腺素,以防诱发多源性心律失常,甚至室颤。

3. 对呼吸系统的作用 对呼吸的抑制与氟烷相似,对呼吸道无刺激性,可以平稳地进行面罩诱导,不增加腺体分泌,术前无须使用阿托品。通常不诱发喉、支气管痉挛,很少有呕吐现象。对咽喉反射抑制较早,有利于气管插管;不收缩支气管,可用于哮喘患者。呼吸频率及潮气量在诱导期增加,到外科手术期降低。

4. 对消化系统的作用 对消化道张力及活动的抑制和其他麻醉药相似,术后张力恢复很快。对肝功能的影响较小,个别出现类似于氟烷性肝炎,也可能为交叉致敏。

5. 对肾脏的作用 甲氧氟烷对肾功能的影响最大,在麻醉时尿及血清渗透压变化不明显;但麻醉后可出现多尿性肾衰竭,儿童则不发生。临床表现为口渴,每天排尿 3~5L,甚至高达 9L,同时尿比重低,血清渗透压、钠及 BUN 均升高,血液浓缩并脱水。甲氧氟烷引起肾毒性的原因多认为与其代谢产物草酸及氟化物有关。前者升高则导致少尿或无尿;后者作用于远端肾小管,使抗利尿激素不起反应,血清氟化物可达 80mmol/L,导致肾小管破坏,用垂体后叶素不能使多尿症状逆转。诊断甲氧氟烷引起的多尿性肾衰竭主要根据血清氟化物升高达 100~200mg/L(正常值为 1~2mg/L),垂体后叶素试验或治疗不起效应。

6. 对肌肉的作用 在浅麻醉也可产生肌肉松弛,且可加强去极化型或非去极化型肌松药的作用。

7. 对子宫与胎儿的作用 对子宫收缩作用无影响,所以在分娩时可给产妇低浓度吸入镇痛。甲氧氟烷很快通过胎盘,在麻醉时脐动、静脉血含量差别很大,说明胎儿可能吸收。

四、恩氟烷

恩氟烷(enflurane,ethrane,氨氟醚)由 Terrell 合成后,1963 年由 Krantz 将其用于动物实验,1966 年 Virtue 做了进一步的动物实验与对人的应用研究,20 世纪 70 年代初应用于临床。恩氟烷是目前临床上较为常用的吸入麻醉药之一。

(一)理化特性

恩氟烷的化学名称为 2- 氯 -1-(二氟甲氧基)-1,1,2- 三氟乙烷,分子量为 184.5,沸点为 56.5℃。本品为无色液体,带有好闻的香味。化学性能稳定,不受光影响,不与碱石灰起作用,也不侵蚀金属及橡胶。临床浓度不燃不爆,无须添加稳定剂。恩氟烷的化学性质近似于甲氧氟烷,而物理和药理特性更接近于氟烷(表 26-1 和表 26-2)。

(二)药理作用

1. 对中枢神经系统的作用 随着血中的恩氟烷浓度升高,中枢神经系统抑制逐渐加深,脑电图呈高电压慢波。吸入 3%~3.5% 的恩氟烷可产生中枢神经系统的爆发抑制,有单发或重复发生的惊厥性棘波,临床上可伴有面及四肢肌肉强直阵挛性抽搐,在脑电图上还可以看到恩氟烷能增强对视、听刺激的诱发反应。惊厥性棘波是恩氟烷深麻醉的脑电波特征,$PaCO_2$ 低于正常时棘波更多,当 $PaCO_2$ 升高时棘波的阈值也随之升高。所以,减浅麻醉与提高 $PaCO_2$ 值可使这种运动神经受刺激的症状立即消失。对儿童若吸入 3% 的恩氟烷并有中等程度的 $PaCO_2$ 下降,即见到癫痫样脑电活动。临床应用资料与动物实验都没有证明恩氟烷引起中枢神经系统功能的暂时可逆性抑制作用与 γ - 氨基丁酸等神经递质的变化有关,尚没有证据表明可产生持久性的改变。

恩氟烷麻醉时若动脉压保持不变,则脑血管扩张、脑血流量增加、颅内压升高。

恩氟烷是较强的大脑抑制药,麻醉愈深,脑耗氧量下降愈多。吸入 3% 的恩氟烷,中枢耗氧量降低 50%。恩氟烷麻醉出现癫痫样活动时,则代谢率升高,但也只增高到接近于麻醉前的水平。

2. 对循环系统的作用　恩氟烷对循环系统有抑制作用,抑制程度随剂量增加而加重。以离体心脏乳头肌进行实验研究,比较几种全身吸入麻醉药的抑制作用,发现恩氟烷的抑制作用大于氟烷与甲氧氟烷。但 1978 年 Smith 对人进行的研究结果却表明,恩氟烷对心血管系统的抑制作用较氟烷轻,心脏麻醉指数(心脏衰竭浓度 / 麻醉所需浓度)为 3.3,较氟烷(3.0)大。

恩氟烷降低心排血量。吸入 1MAC 的恩氟烷即可产生抑制,2MAC 可严重减少心排血量。心排血量的下降是由于每搏量降低所致,并与 $PaCO_2$ 有关;$PaCO_2$ 升高时,心脏指数明显增加。恩氟烷麻醉时心率变化不定,与麻醉前的心率相关。麻醉前心率略快者(90 次 /min),麻醉后可减慢;心率略慢者(65 次 /min) 则可增快。恩氟烷降低动脉压的程度与减少心排血量的程度一致或更重。由于低血压与麻醉深度成正比,临床上将血压下降作为恩氟烷麻醉过深的指标。吸入 1MAC 和 1.5MAC 的恩氟烷,可使血压分别下降 30.0% ± 3.3% 与 38.3% ± 4.0%。恩氟烷 1.5MAC 对血压及心排血量的抑制程度相当于氟烷 2MAC。血压下降是恩氟烷直接抑制心肌与扩张血管的结果。术前血压高的患者经恩氟烷麻醉后血压下降较多,无手术刺激时降低最多。手术开始后由于刺激可使血压回升到正常,减浅麻醉、输液或用血管收缩药也可使血压回升或恢复正常。

恩氟烷和氟烷、乙醚、甲氧氟烷一样,抑制心交感神经末梢释放去甲肾上腺素。恩氟烷麻醉时心律稳定,心电图上虽可见到房室传导时间延长,但对心室内传导无影响,即使出现室性期前收缩,也往往持续时间短,改善通气即可消失。恩氟烷增加肾上腺素对心律反应的敏感性较氟烷弱。吸入 1.25MAC 的恩氟烷麻醉时,50% 的患者出现室性期前收缩的肾上腺素用量为 10.9 μg/kg,而在 1.25MAC 的氟烷麻醉下则为 2.1 μg/kg。

3. 对呼吸系统的作用　临床应用的恩氟烷浓度对呼吸道无刺激性,不增加气道分泌,增加吸入浓度亦不引起咳嗽或喉痉挛等并发症。

与其他吸入麻醉药相比,恩氟烷是一种较强的呼吸抑制药,对体弱的患者可引起呼吸性酸中毒。1978 年 Wolfson 用大鼠做实验证明,呼吸麻醉指数(呼吸停止浓度 / 麻醉所需浓度)较甲氧氟烷、氟烷均低。在儿童有时未达手术麻醉深度便发生严重的呼吸抑制。呼吸抑制主要为潮气量下降,虽然呼吸频率增快,但不足以代偿潮气量的降低。通气量下降程度与麻醉深度成正比,$PaCO_2$ 升高亦与麻醉深度相平行。1966 年 Virtue 等对健康人的研究表明,用 1MAC 的恩氟烷,$PaCO_2$ 为 61mmHg ;用 1.5MAC 则为 76mmHg ;若用 2MAC,则可发生呼吸暂停。

手术刺激可对抗部分恩氟烷的呼吸抑制作用，各项呼吸参数趋向于恢复到对照值水平。

恩氟烷能降低肺顺应性，恩氟烷的浓度为1.0%时降低8.3%，为2%时则降低14%，但停药后肺顺应性迅速恢复至原有的水平。有少数研究表明恩氟烷麻醉引起支气管收缩反应，但应用于慢性阻塞性肺疾病患者时恩氟烷与氟烷麻醉均可获得同样的效果。也有研究表明，恩氟烷能抑制犬气管黏膜纤毛运动，抑制程度与剂量相关，随着麻醉药的排出，抑制作用消失。

4. 对肝脏的作用 通过对麻醉后血清酶的检查证实，恩氟烷对肝功能的影响很轻。恩氟烷对肝脏无毒的结论也在动物实验中得到证实。1978年Stacey等调查卤族麻醉药对鼠肝细胞的毒性作用，以细胞内钾离子逸出和谷丙转氨酶释放作为毒性作用指标，结果表明恩氟烷不影响细胞对钾的通透性与谷丙转氨酶的释放，甚至使用最高浓度60分钟也不发生变化。有些研究结果表明了重复应用恩氟烷会产生肝功能损害，但较氟烷轻；多次吸入氟烷后37%的患者肝功能试验异常，而多次恩氟烷麻醉者只有14%肝功能试验异常，因此短期内需反复麻醉的患者用恩氟烷较氟烷安全。此外，临床上也有恩氟烷麻醉后肝功能损害的报道，但不能肯定肝损害与恩氟烷的应用有直接的关系；即使所报道的病例与恩氟烷有关，其发生率也极低，不超过1/250 000。

5. 对肾脏的作用 恩氟烷能产生轻度的肾功能抑制，但麻醉结束后很快恢复。恩氟烷麻醉时肾血流量减少23%、肾小球滤过率可减少20%~25%，麻醉停止后2小时内上述变化均恢复正常。恩氟烷麻醉后血清无机氟有一定的变化，最高可达22.2 $\mu mol/L$，但未超过损害肾功能的阈值（50~80 $\mu mol/L$），这说明短时间恩氟烷麻醉后肾脏损伤的危险性很小。氟离子对肾小管的毒性除与氟离子的浓度有关外，还与肾小管上皮细胞接触高浓度无机氟离子的时间长短有关。恩氟烷麻醉后尿中的排氟量最高可达180 $\mu mol/L$，但至24小时急骤减少至15 $\mu mol/L$，说明排氟浓度高的持续时间越短，对肾小管的损伤越小，但重复麻醉不增加尿中的无机氟排出量。对于术前有肾脏疾病的患者，恩氟烷麻醉后发生暂时性肾功能损害，并且血清氟化物浓度增高。有报道无肾功能的患者，恩氟烷麻醉后血清氟化物的峰值与肾功能正常者无差异，说明肾脏不是清除血内氟化物的唯一器官，骨组织可能是清除氟化物的有效器官。但对术前已有肾脏疾病者或手术过程中有可能累及肾功能者，使用恩氟烷仍应慎重。

6. 对子宫的作用 恩氟烷有松弛子宫平滑肌的作用，0.5MAC的恩氟烷对子宫肌肉的松弛作用轻微，但吸入1.5MAC时，抑制子宫肌收缩的程度可达74%。由于恩氟烷麻醉无论处于产程的何阶段，均可出现与剂量相关的宫缩减弱，甚至出现宫缩无力或产后出血，所以恩氟烷不要用于除剖宫产以外的其他产科手术。

7. 对神经肌肉的作用 恩氟烷可以降低神经肌接头传递，1.25MAC时即可抑制肌肉收缩，但满意的肌肉松弛常需3%~3.5%的浓度与50%的 N_2O-O_2 并用，此浓度的恩氟烷多并发低血压，所以常降低浓度而辅用肌松药。对非去极化型肌松药有显著的协调作用，低浓度的恩氟烷即可明显地减少筒箭毒碱的用量。但新斯的明不能逆转恩氟烷对肌松的直接影响。所以恩氟烷具有非箭毒样肌松作用，但不影响琥珀胆碱的作用。

8. 对眼压的作用 恩氟烷能降低眼压，故适用于眼科手术。

9. 对内分泌系统的作用 除使血中的醛固酮浓度升高外，肾上腺皮质激素、胰岛素、

ACTH、ADH 均无变化,血糖也无影响。白细胞升高并有显著的核左移。长时间深麻醉,血清钾可轻度上升。

五、异氟烷

异氟烷(isoflurane, forane)由 Terrell 合成于 1965 年,后经 Krantz、Rudo 和 Dobkin 等进行了实验研究,阐明了其药理作用。1975 年 Dobkin、Byles、Stevens 及 Eger 先后在犬、猴的实验中证实了长时间应用异氟烷麻醉,无论有无二氧化碳蓄积或低氧血症,肝、肾均无损害,无毒性作用。而 Corbett 通过鼠实验说明了异氟烷可致肝癌,由此当时停止了推广使用。1978 年 Eger 等进行大量相同的实验,结果证明异氟烷无致癌作用后,开始在全世界先后大量应用。异氟烷是一种接近于理想状态的吸入麻醉药。

(一)理化特性

异氟烷的化学名称为 2- 氯 -2-(二氯甲氧基)-1,1,1- 三氟乙烷,是恩氟烷的同分异构体,理化性能类似于恩氟烷,但在任何温度下的蒸气压均大于恩氟烷。结构式为 HCF_2—O—CHCl—CF_3,分子量为 184.5,沸点为 48.5℃。异氟烷是一种无色透明液体,微有刺激性气味,但可为患者所接受。化学性能非常稳定,临床浓度不燃烧、不爆炸,无须添加稳定剂(表 26-1 和表 26-2)。

(二)药理作用

1. 对中枢神经系统的作用 异氟烷对中枢神经系统的抑制作用与用量相关。在 1MAC 以内脑电波频率及波幅均增高,当超过 1MAC 时波幅增高,但频率减少,再进一步加深麻醉时频率及波幅均明显降低,对神经活动产生明显的抑制作用,降低听觉皮质的编码能力。1.5MAC 出现爆发抑制,2MAC 出现等电位波。0.6~1.1MAC 的异氟烷麻醉时,不增加脑血流量;1.6MAC 时脑血流量倍增,但增加幅度仍不

如氟烷麻醉,故颅内压升高亦少。对行开颅手术的患者,异氟烷在低 $PaCO_2$ 条件下可防止颅内压升高,而氟烷及恩氟烷则不易达到此目的。

2. 对循环系统的作用 异氟烷对心功能的抑制小于恩氟烷及氟烷,心脏麻醉指数为 5.7,大于恩氟烷(3.3)及氟烷(3.0),2MAC 以内则较安全。随吸入浓度增加,心排血量明显减少;与相同 MAC 的氟烷相比,异氟烷使动脉压下降的幅度相似,而心排血量几乎不减少,说明异氟烷降低血压主要是由于周围血管阻力下降所致。异氟烷能减低心肌耗氧量及冠状动脉阻力,但并不改变冠状血管的血流量。

异氟烷使心率稍增快,但心律稳定,对术前有室性心律失常的患者,应用异氟烷麻醉维持期间并不增加发生心律失常的频率。异氟烷与氟烷相比,在 1.5MAC 条件下,异氟烷麻醉引起的 50% 的动物发生室性心律失常的肾上腺素剂量为氟烷麻醉时的 3 倍多。Homi 等在异氟烷麻醉时观察到将 $PaCO_2$ 增至 70mmHg 时亦不产生室性期前收缩,而氟烷麻醉时则易产生。

3. 对呼吸系统的作用 异氟烷抑制呼吸与剂量相关,能严重地降低通气量,使 $PaCO_2$ 增高,且抑制 $PaCO_2$ 升高的通气反应。Flemming 等认为其抑制呼吸的作用小于氟烷,在 1.1MAC 时呼吸对 CO_2 的反应仍为清醒时的 85%,同样深度的氟烷为清醒时的 68%,约 2MAC 时所有麻醉药的反应曲线均等于 0。

异氟烷和其他吸入麻醉药一样,抑制人和犬对 PaO_2 下降的呼吸反应。所有麻醉药的浓度 > 0.1MAC 时上述反应即受到抑制,1.1MAC 时完全消失。异氟烷麻醉增加肺阻力,并使顺应性和功能残气量稍减。

4. 对肝脏的作用 由于异氟烷的物理性质稳定,对抗生物降解,这就提示可能无肝毒性或毒性甚小。临床证明异氟烷对肝脏无损害,血

清氨基转移酶水平(SGOT、SGPT 和 LDH)在异氟烷麻醉后加上手术创伤仅有轻度增加。

5. 对肾脏的作用 异氟烷降低肾血流量，使肾小球滤过率和尿量减少，与恩氟烷、氟烷或氧化亚氮的差距很小。异氟烷麻醉后不残留肾抑制或损害。异氟烷由于代谢少和迅速经肺排出，对肾功能没有或只有轻微影响，长时间麻醉后血清尿素氮、肌酐或尿酸不增加。

6. 对子宫与胎儿的作用 异氟烷对子宫肌肉收缩的抑制与剂量相关。浅麻醉时并不抑制分娩子宫的收缩力、收缩率和最大张力，在深麻醉时有较大的抑制作用，因而分娩时若用异氟烷麻醉较深时易引起子宫出血。浅麻醉时胎儿能耐受；深麻醉时由于子宫血液灌流降低，对胎儿可产生不良影响。

在终止妊娠的手术中，异氟烷和氟烷一样增加吸刮时的子宫出血，故施行这类操作时不宜用异氟烷麻醉。

7. 对神经肌肉的作用 异氟烷能产生足够的肌肉松弛作用，其肌松作用大于氟烷，可增加非去极化型肌松药的作用，随麻醉加深，肌松药的用量减少。正常人 2MAC 的异氟烷麻醉下，氯化筒箭毒碱的 ED_{50} 为 $1.6mg/m^2$、ED_{90} 为 $3mg/m^2$，为氟烷麻醉下的 1/20~1/3。异氟烷还能增强琥珀胆碱的作用，而恩氟烷及氟烷则无此作用。由于异氟烷本身有良好的肌松作用，并可免用或少用肌松药，所以适用于重症肌无力患者的麻醉。

六、七氟烷

七氟烷(sevoflurane)于 1968 年由 Regan 合成，于 1971 年 Wallin 等最先报道并于 1975 年对其理化性质、药理作用及毒理学进行了评价，1976 年由 Holaday、1984 年由池田和之分别进行Ⅰ期临床试验，1986 年完成了Ⅲ期临床试验，1990 年日本正式批准其临床使用。由于

其分子在离体或活体的不稳定性，早先报告其降解产物可能对肝、肾有毒性，所以长期不能进入欧美市场。但最近资料已证明，七氟烷是安全的吸入麻醉药。特别是最早持否定意见的 Eger 在第 10 届世界麻醉会议(1992 年)上也公开承认七氟烷是安全的。我国也于 1993 年批准其临床应用。

(一)理化性质

七氟烷的化学结构为 $FCH_2OCH(CF_3)_2$，化学名为 1,1,1,3,3,3- 六氟 -2-(氟甲氧基)- 丙烷。本品为无色透明、带香味、无刺激性的液体，血/气分配系数为 0.63。对医用高分子材质如传导性橡胶、丁腈橡胶、聚氟乙烯、聚乙烯的吸附性低于氟烷及恩氟烷，对铜、铝、不锈钢、铁无腐蚀性。分子量为 200.05，沸点为 58.6℃，20℃时的饱和蒸气压为 156.9mmHg。临床使用浓度不燃不爆，但在氧中的浓度达到 11%、在氧化亚氮中达 10% 时可燃烧。七氟烷的化学性质不够稳定，与碱石灰接触可产生 5 种分解产物(P1~P5)：P1 为氟甲基二氟(三氟甲基)乙烯醚，为七氟烷的脱羟基氟化产物；P2 为氟甲基甲氧二氟(二氟甲烯)乙醚；P3 为氟甲基甲氧二氟(三氟甲基)乙醚；P4 和 P5 为氟甲基甲氧二氟(三氟甲基)乙烯醚，有相同的质谱峰，可能是同一结构的顺式与反式。其分解产物的产生与温度有关，室温在 40℃时只产生 P1，此物质为七氟烷中的不纯物，有微弱的麻醉作用，对机体无害。其余的分解产物在 45℃以上出现，其中 P3 对机体的毒性尚不明确，半紧闭法时不出现，全紧闭法有时产生，需要注意(表 26-1 和表 26-2)。

(二)药理作用

1. 对中枢神经系统的作用 用 4% 的七氟烷面罩吸入诱导 2 分钟患者意识消失，脑电出现有节律的慢波，随麻醉加深慢波逐渐减少，出现类似于巴比妥盐类引起的棘状波群。七氟烷

抑制中脑网状结构的多种神经元活动,且与剂量相关;用 1% 的七氟烷行慢诱导,10 分钟意识尚不消失,脑电也无变化。七氟烷麻醉过深时也可引起全身痉挛,但较恩氟烷弱,临床上无此顾虑。七氟烷也增加颅内压、降低脑灌注压,但此种作用较氟烷弱。

2.对循环系统的作用　给犬吸入 0.9%~7%（0.4~3.0MAC）的七氟烷,在一定的前负荷及心率条件下,左室收缩功能降低,此作用与剂量相关,其抑制程度与异氟烷相似,而较氟烷轻微。对人心脏超声观察,左室收缩及心泵功能在 2%（约 1.2MAC）及 4%（约 2.4MAC）的七氟烷麻醉时皆降低且与剂量相关;4% 七氟烷的抑制作用与 1.5%（2MAC）氟烷的抑制作用大致相等或略轻。

吸入 2%~3% 的七氟烷(自主呼吸, $PaCO_2$ 约 50mmHg)使收缩压约下降 11% ;吸入 2%~4% 的七氟烷(机械呼吸, $PaCO_2$ 保持正常的情况下)使平均动脉压下降约 15%,动脉压的下降与心功能抑制、心排血量减少及阻力血管扩张有关。七氟烷对心率的影响不明显,在正常 $PaCO_2$ 条件下吸入 1.5% 的七氟烷时心率减慢,但吸入 2%~4% 的七氟烷有心率增加的倾向。动物实验中犬吸入 5%（约 2MAC ）的七氟烷可出现中心静脉压升高;吸入 1.8%~3.15%（0.8~1.3MAC ）使心每搏量减少,但随心率的增加减轻心排血量的下降。

吸入麻醉药与肾上腺素引起的室性期前收缩、心室纤颤等心肌敏感评分,七氟烷为 9.7 分,氟烷为 34 分,两者有显著性差异。给予犬 1.3MAC 的七氟烷、氟烷、恩氟烷时导致心律失常的肾上腺素量及血中的肾上腺素浓度由低至高的顺序为氟烷、恩氟烷、七氟烷。在 1.25MAC 时的 ADE 及血中的肾上腺素浓度与异氟烷相似。2MAC 的七氟烷与异氟烷比较,降低冠状血管阻力的程度无明显差异。

3. 对呼吸系统的作用　七氟烷对气道的刺激性非常小,经常通过面罩吸入进行小儿麻醉诱导。七氟烷随麻醉加深,呼吸抑制加重。以 CO_2 反应曲线及 $PaCO_2$ 为指标检查呼吸抑制作用,1.1MAC 的七氟烷与氟烷的抑制程度相等,1.4MAC 的七氟烷麻醉时可使 $PaCO_2$ 升高至 55mmHg。动物实验证明七氟烷不抑制肺血管对低氧的收缩作用,但七氟烷可松弛土拨鼠的气管平滑肌,抑制乙酰胆碱、组胺引起的支气管收缩作用,此作用和氟烷、恩氟烷一样与剂量相关。七氟烷可治疗实验性喘息,故可于喘息患者的麻醉。

4. 对肝脏的作用　七氟烷麻醉后肝血流量下降,但麻醉结束后迅速恢复正常;门静脉血流也减少,且在麻醉后恢复较慢;上述肝血流减少与七氟烷的麻醉深度相关。七氟烷麻醉对肝细胞线粒体呼吸活性及细胞能量负荷均无明显影响。临床中七氟烷麻醉后血清 GOT 有轻度增高,1 周内恢复正常。大鼠在卤代类吸入麻醉药麻醉和低氧状态下可引起肝损害,12% 氧浓度的低氧状态下氟烷引起肝损害为 100%、异氟烷为 88.5%、七氟烷为 86.8%,而在 14% 氧浓度的低氧状态下出现的肝损害分别为 95.7%、57.1% 和 42.3%,故可以认为七氟烷较氟烷和异氟烷对肝脏的损害少。麻醉及手术引起的肝损害是由多种因素导致的,今后需要在不同的条件下进行研究。

5. 肌松作用　七氟烷麻醉下应用泮库溴铵时,从剂量－反应曲线求得的 ED_{50} 可知,氟烷麻醉下泮库溴铵的用量为 1mg/kg、七氟烷麻醉为 0.6mg/kg。显然对泮库溴铵的肌松作用有强化作用,而对维库溴铵的作用更强。各种吸入麻醉药加强维库溴铵作用的顺序为七氟烷＞恩氟烷＞异氟烷＞氟烷。

6. 对肾脏的作用　含氟麻醉药在体内的代谢程度若很高,用药后血清氟浓度上升到一定程度并持续一定时间,便可造成肾脏损伤。七氟烷的组织溶解性较低,化学性质较稳定,在体内的代谢相对较低。与甲氧氟烷相比,七氟烷麻醉后的血清氟离子浓度约为甲氧氟烷麻醉后的血清氟离子浓度的 1%。在大鼠,用 0.5% 的甲氧氟烷麻醉 3 小时和用 1.4% 的七氟烷麻醉 4 小时相比较,血清中的氟离子浓度分别为(26.3 ± 0.8) $\mu mol/L$ 和(11.5 ± 1.8) $\mu mol/L$。七氟烷麻醉后,尿中的氟离子排出量为甲氧氟烷麻醉后的 1/3~3/4。七氟烷麻醉较甲氧氟烷麻醉后,血清氟离子浓度恢复正常所需的时间明显缩短,分别为 48 小时和 4 天。目前尚未见有七氟烷造成肾脏损伤的报道。Cook 等人用七氟烷麻醉大鼠长达 10 小时,并未发现损害,而甲氧氟烷麻醉 1~3 小时就能引起中度多尿和抗 ADH 性的肾毒性。

七、地氟烷

1959—1966 年 Terrell 等合成了 700 多种化合物,其中第 635 个即地氟烷(desflurane),由于合成时用氟元素有爆炸危险,并且地氟烷的蒸气压接近于 1 个大气压,不能使用标准的蒸气罐,因此在当时并未能被推广使用。因为门诊以及一些特殊类型的手术要求术后快速苏醒,而地氟烷的血 / 气分配系数为 0.42,除氙气外在现有临床常用的吸入麻醉药中最小,所以近年来又对地氟烷进行了一系列研究。1988 年 9 月在加州大学首次通过鉴定,1990 年年初 Jones 首先将其在临床试用,而后英、美等国的许多学者都相继报道了地氟烷的应用研究。

(一)理化特性

化学结构类似于异氟烷,也是甲基乙醚的卤代化合物,异氟烷用一个氟原子取代氯原子形成地氟烷,能降低 α - 碳的代谢,即为地氟烷的结构式为 $CF_3CHFOCHF_2$;氟的卤化作用可以降低血液和组织的溶解度,并且氟化改变了地氟烷的沸点、蒸气压和稳定性,增强了地氟烷分子的稳定性,增强了其抗生物降解和抗碱性降解作用,如钠石灰或碱石灰。在 40~60℃测不出地氟烷由钠石灰引起的裂解,在 80℃时每小时降解 12%。地氟烷无色透明,具有刺激性气味。分子量为 168,沸点为 22.8℃,蒸气压在 22℃时约 664mmHg(88.5kPa)。因此,需要在专用的蒸发器中使用。血 / 气分配系数为 0.42,在吸入麻醉药中最小;油 / 气分配系数为 18.7(表 26-1 和表 26-2)。

地氟烷是一种强效吸入麻醉药,它的优点为血液和组织溶解度较低,可以迅速调节麻醉深度,麻醉诱导苏醒快,药物摄入和洗脱迅速,麻醉恢复质量高,体内代谢率低,可迅速有效地控制血流动力学的变化,耐受性好,适用于低流量麻醉环路。

(二)药理作用

1. 对中枢神经系统的作用　对脑血管的作用与异氟烷相似,地氟烷可使脑血管阻力和脑组织氧代谢率下降、脑血流量增加、颅内压和脑脊液压力增加,其程度与剂量相关。0.5~1.5MAC 的浓度可以增加颅内压,抑制脑血管自动调节功能。地氟烷麻醉时的脑电图与异氟烷麻醉时相似,两药在低浓度(亚 MAC)时均引起低电压 – 快波活动增强,在出现爆发抑制的麻醉深度(≥ 1.24MAC)时变为高电压 – 慢波活动,深麻醉时(>1.5MAC)爆发抑制可能变为连续性(等电位脑电图)。因此,地氟烷不适用于有颅内高压症状的颅内占位性病变患者的麻醉。在深麻醉和低碳酸血症时不具有致癫痫作用,并且地氟烷在麻醉期间能维持脑血管对二氧化碳增高的反应性。

2. 对循环系统的作用　对健康志愿者在控制呼吸维持正常的 $PaCO_2$ 条件下地氟烷和异氟烷一样降低血管阻力及平均动脉压、升高静脉压,此作用与剂量相关。与异氟烷不同的是浅麻醉（0.83MAC）下心率无明显变化，但在深麻醉时（1.24MAC 和 1.66MAC）出现与剂量相关的心率增加。与氟烷不同的是地氟烷升至 1.66MAC 时心排血量不变，并能维持良好的心室射血分数（ventricular ejection fraction）。和其他现代挥发性麻醉药一样，地氟烷能抑制心血管功能，然而在一定的 MAC 下并用氧化亚氮能减轻地氟烷的循环抑制及心率加快作用，如与 1.66MAC 的地氟烷 $-O_2$ 麻醉相比，1.74MAC 的地氟烷 - 氧化亚氮麻醉不出现心动过速。若以地氟烷麻醉 7 小时与麻醉最初 90 分钟相比，其抑制循环却减轻。

地氟烷在冠心病患者中可维持正常的心脏指数及平均动脉压，不损害左心功能，因而较少出现冠状动脉血流不足的缺血性心肌变化，即不出现冠状动脉窃血现象。地氟烷能抑制劈开胸骨的血压反应，从而保持正常的心脏指数及肺毛细血管楔压（pulmonary capillary wedge pressure，PCWP）。

3. 对呼吸系统的作用　单独吸入 4%~11% 的地氟烷可以进行麻醉诱导，但由于对呼吸道有刺激性，可以出现咳嗽、兴奋、屏气、分泌物增多、喉痉挛、呼吸暂停和低氧血症等不良反应，应合并使用芬太尼、咪达唑仑或异丙酚等静脉麻醉药以减轻呼吸道反射和刺激作用。儿童不宜使用地氟烷诱导。与氟烷、异氟烷相似，地氟烷可产生剂量依赖性的呼吸抑制，减少每分钟通气量、增加 $PaCO_2$，并降低机体对 $PaCO_2$ 增高的通气反应，由此可通过观察潮气量和呼吸频率的变化来估计麻醉深度。

4. 对肝脏的作用　对肝功能的影响极小，又因地氟烷分子稳定，不被钠石灰降解，还抵抗肝脏降解，生物转化又少，所以动物实验显示，吸入地氟烷后血清无机氟及尿中的有机氟远较异氟烷为少。Jones 给 10 名健康男性志愿受试者吸入 3.6% 的地氟烷 89 分钟，分别测定吸入后 4 小时、24 小时、72 小时和 192 小时的总胆红素、非结合胆红素、血浆谷草转氨酶、谷丙转氨酶、$\gamma-$ 谷氨酰环化酶和碱性磷酸酶，结果显示上述各项指标无显著变化，说明对肝脏功能影响不大。

5. 对肾脏的作用　对肾功能的影响包括观察吸入地氟烷后 24 小时和 72 小时的肌酐清除率、尿浓缩能力和尿视黄醇结合蛋白（retinol-binding protein，RBP）和 N- 乙酰 $-\beta-D-$ 氨基葡萄糖苷酶（β-N-acetyl-D-glucosaminidase，NAG）的变化，结果表明各测定值在用药前后无显著变化。其中 NAG 反映药物诱发的肾脏毒性作用，RBP 是反映有无肾小管损伤的敏感指标。

6. 毒性反应　地氟烷是已知的在机体内生物转化最少的吸入麻醉药，在血和尿中所测到的氟离子浓度远小于其他氟化烷类麻醉药。Koblin 在小鼠实验中先注射苯巴比妥后，分别吸入氟烷、异氟烷和地氟烷，结果表明氟烷组血浆和尿中的氟离子浓度较对照组显著增高，异氟烷组轻度增高，地氟烷组则无显著变化。Jones 同样用术前注射苯巴比妥的小鼠以 1.2MAC 的氟烷、异氟烷和地氟烷分别麻醉后 1 小时和 24 小时发现，氟烷组小鼠肝细胞肿胀、坏死，异氟烷组有轻度的肝细胞肿胀，而地氟烷则无显著的肝组织表现。

第二节　气体吸入麻醉药

一、氙气

1898 年 Ramsay 和 Travers 在蒸发液态空气后的剩余物质中发现了氙气，它是惰性气体中最稳定的气体，在标准大气压下可产生麻醉作用，但作为吸入麻醉药进行深入研究仅有十几年的历史。

在常温下,氙气是无色、无味的惰性气体,化学性质稳定,化学符号为 Xe,相对分子质量为 132.2,密度是空气的 4 倍,熔点为 −111.9℃,沸点为 −108.1℃。氙气的水/气分配系数为 0.085(37℃)~0.095(25℃),血/气分配系数为 0.115,油/气分配系数为 1.8~1.9(37℃),MAC 约为 63%,麻醉诱导及苏醒迅速,不易受生物转化的影响,是现知的对心血管影响最小的一种麻醉药。麻醉效能大于氧化亚氮,具有与氧化亚氮同样效能的镇痛作用,可用于普外科、妇科、整形科及骨科等多种手术的麻醉。在俄罗斯、德国、荷兰、瑞典等国家已应用于临床常规麻醉,我国目前还没有引入临床常规使用。

氙气不能人工合成,只能通过空气液化提取,纯度可达到 99.995%。若将 70% 的氙气和 30% 的氧气混合后通过普通的重复吸入的呼吸环路(新鲜气流量为 0.5L/min),2 小时后实际进入呼吸环路的氙气 < 20%,约 80% 的氙气漏入大气中。因此,当前用氙气麻醉只能通过密闭方式完成。

氙气不影响心肌电压门控离子通道,不增加心肌对肾上腺素导致心律失常的敏感性,对肠系膜血管阻力无明显变化,不抑制心肌的收缩性,因此适用于心血管手术。虽然对心血管系统的影响轻,但有增加脑血流的可能性,可轻度增加呼吸道阻力。

(一)麻醉作用机制

氙气可调节与麻醉相关脑区域的若干靶分子,现在的数据指出氙气麻醉诱导时的作用途径是抑制兴奋性谷氨酸信号转导,同时氙气还具有抑制烟碱乙酰胆碱受体的作用,临床浓度的氙气可竞争性地抑制 5-HT$_{3A}$ 受体,这类效应的临床结果尚不清楚。改变 Ca^{2+} 稳态可调节脑内引起的 Ca^{2+} 反应的第一阶段,不出现依赖性 Ca^{2+} 内流;去除氙气则出现 Ca^{2+} 反应的 2 个阶段,提示氙气对浆膜 Ca^{2+} 释放−激活性

Ca^{2+} 通道的机制调节产生作用。Uchida 等研究表明氙气能可逆性地抑制突触传递和神经网络放电。氙气对第二信号转导系统产生作用,但目前相应的麻醉机制尚不清楚。

(二)药理作用

1. 对中枢神经系统的作用 氙气的 MAC 为 63%,麻醉作用较氧化亚氮(MAC 为 105%)强。吸入 0.3MAC 的氙气即能提高健康受试者的疼痛阈值,延长对听觉刺激的反应时间。吸入低浓度的氙气时脑电图(EEG)表现为衰减波形,而吸入高浓度的氙气则出现 β、δ 交替波。氙气对中枢神经系统有兴奋和抑制的双重作用,与同浓度的氧化亚氮相比,氙气的抑制作用更强。氙气具有神经保护作用,暗示低氧情况下神经递质释放的阻滞与神经保护作用之间存在某种关系。在安静、机械通气以及排除任何额外的呼吸做功或兴奋因素时,氙气对脑血流无明显影响;如呼吸或者镇静水平调控不佳,则氙气可能影响脑血流阻力。氙气的吸入浓度 > 60% 时可使脑血流增加,不适用于有颅内高压的患者。

2. 对心血管系统的作用 氙气具有高度的心血管稳定性,对心血管系统的影响较小,在吸入麻醉状态下血流动力学稳定,心电图、心脏指数、血压等未见显著变化。0.8MAC 的氙气抑制交感神经系统和副交感神经系统兴奋传递的作用强于相同浓度的异氟烷。不同浓度的氙气(20%、40% 和 80%)对于充满血液的离体心脏的影响很小。离体豚鼠心脏实验表明,40%~80% 的氙气改变心率、房室传导时间、左心室压力、冠状动脉血流量、氧供和氧耗等方面均不显著。氙气具有心肌保护作用,研究表明在兔局部心肌缺血再灌注模型中,氙气可降低再灌注过程中的心肌梗死面积。氙气可通过预适应机制产生心肌保护作用(即预先应用刺激物或应激源可对之后的损伤产生保护作用),缺血预适应可保护心肌

组织在短期非致命性缺血阶段不形成梗死灶,氙气也可产生类似于缺血后延迟适应的心肌保护作用,其分子机制仍未确定。

3. 对呼吸系统的作用　流体力学规律显示气道阻力与气体的物理特性有关,在吸入氙气时呼吸频率显著下降,伴有潮气量的代偿性增加,从而使每分钟通气量变化不明显。这与其他麻醉药增加呼吸频率、减少潮气量及每分钟通气量不同。氙气的物理学特性不影响健康个体的肺内气体交换,麻醉期间机械负荷所致的气流阻力增加对肺内气体交换的影响轻微。

4. 神经保护作用　N- 甲基 -D- 天冬氨酸受体在急性神经损伤的发生与发展过程中具有极其重要的作用,因此许多学者建议使用 NMDA 受体拮抗剂阻断急性神经损伤的病理生理过程。一系列体内外动物模型实验表明,氙气是一种强效的神经保护药物。某些动物模型中氙气的 IC_{50} 甚至仅为 1 个大气压的 10%~20%,便具有明显的抗损伤保护作用。氙气可减轻外源性神经毒素或氧气 – 葡萄糖剥夺后神经 – 胶质细胞联合培养体系发生的急性损伤。氙气可预防缺血(大脑中动脉闭塞法)、心肺转流以及神经兴奋性毒素所引起的急性神经损伤的形态学和功能学变化。

5. 毒副反应　氙气作为惰性气体,几乎不参与任何化学反应。在体内不进行生物转化,吸入麻醉后仍以原型经肺排出。目前实验研究未发现氙气具有毒性反应的证据,以及无致突变性或致癌性。氙气排放到大气后不破坏臭氧层,不产生温室效应,不燃烧或爆炸,对生态环境的影响小。

6. 其他　氙气对呼吸道无刺激性,麻醉维持可用 70% 的氙气 +30% 的氧气。氙气吸入不影响肺的顺应性,因此可适用于有慢性肺部疾患的老年患者。由于氙气能潴留于内脏中空器官、肠腔和脂肪组织中,因此肠梗阻患者应禁用氙气吸入麻醉。

(三)临床应用

1. 优点　在所有已知的吸入麻醉药中氙气的血 / 气分配系数最低(0.14),因此诱导和苏醒迅速完全,与七氟烷相比氙气对心血管的影响较小而且诱导速度较快。Fellish 报道氙气的平均诱导时间为 71 秒,快于静脉注射丙泊酚,表明氙气吸入麻醉与传统静脉麻醉同样迅速。

2. 缺点　氙气麻醉中血压相对平稳,低血压的发生率小于其他吸入麻醉药。呼吸抑制的发生呈浓度依赖性,必须给予适当的辅助通气。氙气弥散入密闭腔隙的程度较轻,但较易通过橡胶弥散,应用此种管道时麻醉中气体丢失明显,故应该选择适当材质的麻醉回路系统,减少氙气丢失。目前在临床上不主张在产科手术中应用氙气麻醉,而产妇在接受氙气麻醉后的 24 小时内不宜哺乳。另外,使用氙气麻醉后血糖和血浆肌酐呈一过性上升,血浆胆固醇和碱性磷酸酶则下降。其他不良反应包括寒战、恶心和呕吐等。

二、氧化亚氮

氧化亚氮(N_2O,又称笑气)是临床上使用的无机麻醉气体,最初由 Priestley 研制成功, Davy 证明氧化亚氮具有镇痛作用,1844 年 Wells 用于拔牙手术,1870 年氧化亚氮与氧气一同应用于临床麻醉。氧化亚氮无色、无味,与氧气一样可以助燃,在室温和常压下以气体形式存在。

(一)药理作用

1. 对中枢神经系统的作用　氧化亚氮能显著降低脑电波振幅,但麻醉作用极弱,MAC 为 105%,吸入 30%~50% 的氧化亚氮有镇痛作用、80% 以上有麻醉作用。吸入 75% 氧化亚氮的麻醉效价强度相当于氟烷的 0.5%~1.0%。氧化亚氮通过增加脑脊液和脑血流量,能轻度升高颅内压。氧化亚氮也增加脑耗氧量。

2. **对循环系统的作用** 氧化亚氮在体外直接抑制心肌收缩力。由于在体内氧化亚氮刺激儿茶酚胺释放，使血压、心率和心排血量基本不变或轻度升高，但在冠状动脉病变或严重低血流量患者，心肌抑制可能会显现出来。动脉压下降可引起心肌缺血，肺血管平滑肌收缩使肺血管阻力升高，引起右心室舒张末压升高。另外，氧化亚氮具有α肾上腺素能作用，增加内源性儿茶酚胺水平，可能增加肾上腺素诱发心律失常的发生率。

3. **对呼吸系统的作用** 氧化亚氮刺激呼吸中枢，可激活肺牵张受体，增加呼吸频率，降低潮气量，总的影响是每分钟通气量变化较小，动脉二氧化碳水平稳定。对呼吸道无刺激性。

4. **对肝脏和肾脏的作用** 氧化亚氮麻醉期间肝脏血流量减少，但血流量减少的程度少于其他挥发性麻醉药。增加肾脏血管阻力，减少肾脏血流量、肾小球滤过率和尿量。

5. **对神经肌肉的作用** 与其他吸入麻醉药相比，氧化亚氮不能产生明显的肌肉松弛，相反在高压室内氧化亚氮高浓度下可诱发肌强直。

（二）临床应用

1. **优点** ①在不缺氧的情况下，氧化亚氮无毒性；②麻醉诱导及苏醒迅速；③镇痛效果强；④对气道黏膜无刺激性；⑤无燃烧性。

2. **缺点** ①麻醉作用弱，使用高浓度时易产生缺氧；②体内有较大的闭合性空腔时，引起容积增大。

3. **使用方法** 临床上一般不单独使用氧化亚氮，而是同时与其他吸入麻醉药、静脉麻醉药或是硬膜外阻滞等联合应用。临床上使用的氧化亚氮浓度一般为50%~66%，当开胸手术或颅内手术时机体的耗氧量升高，应将氧化亚氮的吸入浓度降低至50%以下，防止组织缺氧。近年来，氧化亚氮用于低流量麻醉或全紧闭吸入麻醉，临床应用范围逐步扩大，采用这种麻醉方式时，务

必根据麻醉医师的知识水平、具有的临床经验以及麻醉设备等因素决定，不可盲目实施。

4. **药物相互作用** 由于氧化亚氮具有较高的MAC，单独应用氧化亚氮难以完成全麻手术，通常需要与强效挥发性麻醉药联合使用，可以减弱挥发性麻醉药对患者呼吸循环功能的影响。氧化亚氮可以加强神经肌肉阻滞效果。

5. **禁忌证** 禁用于肠梗阻、空气栓塞、气胸等患者以及可能增加空气栓塞的手术患者。麻醉装置的氧化亚氮流量计、氧流量计不准确时禁用。

（钱若筠 徐礼鲜）

参考文献

[1] SKINNER T. Ether as an Anaesthetic. Br Med J, 1875, 2(770): 423–424.

[2] RAVENTOS J. The action of fluothane–a new volatile anaesthetic. Br J Pharmacol Chemother, 1956, 11(4): 394–410.

[3] ANDERSE N, ANDERSEN E W. Methoxyflurane: a new volatile anaesthetic agent. Acta Anaesthesiol Scand, 1961, 5: 179–189.

[4] KOTANI N, AKAIKE N. The effects of volatile anesthetics on synaptic and extrasynaptic GABA–induced neurotransmission. Brain Res Bull, 2013, 93: 69–79.

[5] NODA T, TAKAHASHI H. Anesthetic effects of isoflurane on the tonotopic map and neuronal population activity in the rat auditory cortex. Eur J Neurosci, 2015, 42(6): 2298–2311.

[6] WALLIN R F, REGAN B M, NAPOLI M D, et al. Sevoflurane: a new inhalational anesthetic agent. Anesth Analg, 1975, 54(6): 758–766.

[7] SAIDMAN L J. The role of desflurane in the practice of anesthesia. Anesthesiology, 1991, 74(3): 399–401.

[8] UCHIDA T, SUZUKI S, HIRANO Y, et al. Xenon–induced inhibition of synchronized bursts in a rat cortical neuronal network. Neuroscience, 2012, 214: 149–158.

[9] COSTA V V, SARAIVA R A. Nitrous oxide action on the central nervous system: electrophysiological study as a sole agent or a coadjuvant. Rev Bras Anestesiol, 2002, 52(3): 255–271.

第二十七章　吸入麻醉的临床应用

吸入麻醉经过了 170 多年的发展,随着对吸入麻醉药的理化、生化学特性以及药动学、药效学的研究及掌握,吸入麻醉一直以来是临床上常用的麻醉方法。吸入麻醉药具备镇静催眠、镇痛、肌肉松弛和抑制应激反应等全麻的四大要素。并且吸入麻醉诱导和苏醒迅速,麻醉深度容易调节和控制,吸入麻醉药的浓度还可以使用吸入麻醉药深度监测仪进行监测,以用于调节麻醉深度。本章主要讨论吸入麻醉的实施及在临床中的应用。

第一节　吸入麻醉的实施

一、吸入麻醉诱导

吸入麻醉药的诱导速度主要取决于吸入麻醉药的血/气分配系数(血中的溶解度)。对于吸入麻醉药来说血/气分配系数越低,肺泡内麻醉药浓度在诱导时上升越迅速。现在临床上使用的吸入麻醉药的血/气分配系数由低到高依次为地氟烷、N_2O、七氟烷、异氟烷、恩氟烷和氟烷。上述药物均可用于麻醉诱导,其诱导速度一般也是血/气分配系数越低,肺泡内麻醉药浓度在诱导时上升越迅速,其诱导越迅速。但也存有例外,按此理论地氟烷的诱导速度应该快于七氟烷,但事实并非如此,地氟烷因其气道刺激性造成清醒患者屏气,从而减慢诱导速度。因此,吸入麻醉的气道刺激性也是影响诱导速度的因素之一。研究发现,临床应用超过 6% 的地氟烷诱导时,会导致患者出现咳嗽、屏气、喉痉挛以及分泌物增加,在成人若预先给予小剂量芬太尼(1μg/kg)或小剂量吗啡(0.1mg/

kg),就能将地氟烷诱导时气道的并发症发生率从 25% 减至 5%~8%。同时,气道对刺激物的反应随着年龄增长而减轻。地氟烷对儿童气道的刺激性较成人更强或一致,可能导致血氧饱和度下降等严重后果,所以地氟烷不推荐用于儿童麻醉诱导。儿童因其配合性较差,难以合作进行静脉穿刺,常需采用吸入诱导。氟烷、七氟烷常用于儿童吸入诱导,因为其具有以下特点: 苏醒更快,生命体征更平稳,更少体动,术后恶心、呕吐的发生率低,并且七氟烷不会导致罕见的氟烷性肝炎。对于成人可以采用"单次呼吸"法进行诱导。对于惧怕打针的成人患者,吸入诱导依然是不错的选择。对于术前预料到的困难气管插管、颈椎活动受限的患者来说,吸入诱导也是很好的选择。对于这类患者,七氟烷最为常用,因其没有刺激性、溶解度低、能够快速进行诱导并且遇到困难时可以快速清醒。但是,对于有反流误吸的患者如饱胃、食管反流、贲门失弛缓、裂孔疝、胃瘫、糖尿病周围神经病变患者,最好采用静脉快速顺序诱导(rapid sequence induction, RSI)插管。另外, CO_2 吸收剂也会影响吸入麻醉药的吸收速度,临床常用的 CO_2 吸收剂仅吸收少量麻醉药,但是干燥的吸收剂会吸收大量麻醉药,从而延缓诱导速度。

地氟烷和七氟烷诱导会导致患者的血压下降,尤其在老年患者中的发生率高。因此在对老年患者,特别是对有循环系统疾病以及服用减少心肌储备药物的患者实施吸入诱导时需谨慎。七氟烷用于老年患者麻醉时不能防止刺激时的应激反应。

吸入麻醉诱导方法的具体实施以七氟烷为例进行阐述。

（一）诱导方法

1. **浓度递增诱导法** 麻醉机为手动模式，置 APL 阀于开放位，调节吸入氧浓度，新鲜氧流量为 6~8L/min，选择合适的面罩给患者吸氧（患者意识存在时不能用力提下颌，避免刺激），嘱其平静呼吸。打开蒸发器，起始刻度为 0.5%，患者每呼吸 3 次后增加吸入浓度 0.5%，直至达到需要的镇静或麻醉深度（如能满足外周静脉穿刺或气管插管）。在患者意识消失后注意保持呼吸道通畅，适度辅助呼吸（吸气压力 < 20cmH$_2$O，避免过度通气）。吸入诱导期间可以联合使用镇静药、静脉麻醉药、阿片类药或肌松药（需注意这些药物与吸入麻醉药的药效协同作用，尤其是接受丙泊酚和七氟烷联合诱导的高危患者）。此法适合于效能强的吸入麻醉药（如氟烷），以及外周静脉开放困难、静脉麻醉诱导可能造成循环剧烈波动和预测气管插管困难的成年患者。因此种诱导方法诱导时间长，在麻醉深度不足时刺激患者会导致呛咳、挣扎、喉痉挛和气道梗阻等不良反应，目前此法已较少用于七氟烷的麻醉诱导。

2. **潮气量法** 方法基本同浓度递增诱导法，但七氟烷蒸发器的起始刻度为 8%。患者既可平静呼吸，也可深呼吸，意识消失后改为辅助呼吸。当达到足够的麻醉深度时可调节七氟烷的吸入浓度到 3.5%~4.5%，避免体内吸入麻醉药浓度过高导致的循环抑制。麻醉诱导开始前如做呼吸回路预充，则可加快吸入诱导的速度。潮气量法诱导速度快，诱导过程平稳，较少发生呛咳、屏气和喉痉挛等不良反应，是吸入诱导最常用的方法。

3. **肺活量法（高浓度快诱导法）** 预先做呼吸回路预充，使回路内的气体达到设定的吸入麻醉药浓度。患者（通常 > 6 岁）在呼出肺内的残余气体后，做 1 次肺活量呼吸，吸入 8% 的七氟烷（氧流量为 6~8L/min），并且屏气，患者在 20~40 秒内意识消失。随后降低七氟烷的浓度至 3.5%~4.5%，辅助呼吸，在使用阿片类药和肌松药后可行气管插管术。肺活量法诱导速度最快，也很平稳；缺点是需要患者的合作，不适合于效能强的吸入麻醉药（如氟烷）。

儿童诱导期间较成人更容易缺氧，也常出现躁动、喉痉挛和喉水肿等并发症。诱导期要求平稳、快速，无疼痛等不良刺激。儿童吸入诱导多采用肺活量法和潮气量法，不能配合的儿童使用后者。可在儿童吸入诱导意识消失后再开放静脉。预先呼吸回路预充麻醉气体能够加快诱导速度（方法是排空手控呼吸囊，打开逸气阀，将蒸发器调至 8%，新鲜气流量为 6~8L/min，然后放开呼吸囊，并持续 60 秒，使呼吸囊内充满高浓度的七氟烷）。对于不使用肌松药的儿童吸入诱导，可以在 8% 的七氟烷吸入 4 分钟后直接气管插管。气管插管前需要开放静脉通路。

（二）吸入麻醉诱导的注意事项

1. 七氟烷和氟烷可直接吸入，异氟烷和地氟烷需在患者意识消失后再吸入。地氟烷和异氟烷不适合用于儿童的吸入诱导。

2. 由于地氟烷和异氟烷的气道刺激性高于氟烷以及七氟烷，在浅麻醉时可能诱发咳嗽、喉痉挛或支气管痉挛，尤其是吸烟和哮喘患者。

3. 吸入诱导前呼吸回路预充麻醉药可以缩短诱导时间。

4. 吸入诱导期间当患者意识消失后可以开放静脉。吸入诱导联合阿片类药物可以加快诱导速度，但极易发生呼吸抑制，应及时进行辅助呼吸。2 类药物联合应用有明显的协同作用，可造成循环抑制，因此需要调整吸入浓度以保证循环功能稳定。

5. 对于心脏储备功能差、严重的低血容量、心肌抑制、右向左分流、心排血量固定的患者，吸入诱导期间需严密监测。

6. 诱导期间应该尽量避免气体逸出，减少环境污染。

7. 患者意识消失后需要尽快建立静脉通道，补充适当的液体。

8. 颅内高压、"饱胃"等存在胃食管反流和吸入性肺炎的高危患者，以及肌病、恶性高热或恶性高热高危患者禁用吸入诱导技术。

9. 存在右向左分流的心脏疾病患者或肺动脉狭窄的患者其吸入诱导时间可能会相应延长。

10. 儿童七氟烷诱导期间可能会出现脑电痫样棘波，当增加七氟烷的吸入浓度且合并过度通气时容易诱发痫样棘波，目前研究尚未发现与这种脑电变化相关的临床不良现象。

11. 随着吸入麻醉药的浓度增加，患者的自主呼吸功能相应减低，表现为潮气量减少和呼吸频率增加，在达到 1MAC 水平时，低氧性通气增加效应被抑制。

12. 对于以下疾病，吸入诱导可能会诱发恶性高热。①患有以下基因变异性疾病：罗纳丹受体 1（RYR1）基因变异、L- 型钙离子通道 α_1 亚单位的编码基因（CACNA1S）变异、集钙蛋白（CASQ1）基因变异、二氢蝶啶还原酶（DHPR）基因变异；②肌病，如 Duchenne 肌营养不良患儿；③中央轴空肌病（CCD）、多微小轴空病（MmD）、Nemaline 线状肌肉病变（Nemaline Rod Myopathie）。

13. 吸入诱导还需注意高钾血症和心肌抑制等副反应。

14. 吸入麻醉诱导期间需要观察和评价患者的麻醉深度。

二、吸入麻醉维持

麻醉时间的长短因手术部位、手术方式等不同而不同，且麻醉时间的长短在每个患者都不尽相同，这也影响患者的苏醒时间，因此麻醉维持阶段的药物选择就显得格外重要。随着麻醉时间延长，肌肉、脂肪等组织所摄取存储的吸入麻醉药增多。麻醉苏醒期，这些组织中的麻醉药会释放入血，随着血流到达肺。如果通气没能将吸入麻醉药清除，这些药物的再循环就会导致苏醒延迟。有研究发现地氟烷 90% 的消除时间几乎不受吸入时间长短的影响，但七氟烷和异氟烷的消除时间随吸入时间的延长而大大增加。因此，增加地氟烷的吸入时间极少影响其苏醒时间。

（一）吸入麻醉维持策略

1. 术中麻醉深度维持在适当的水平，保证手术刺激时不发生体动反应、无意识和血流动力学稳定。有脑电监测者，应维持适宜的麻醉镇静深度（BIS 在 40~60，Narcotrend 指数在 D1~E2 范围内）。研究发现 BIS 预测志愿者意识消失的 50% 和 95% 把握度分别为 67 和 50。急诊创伤患者的麻醉镇静深度控制在 BIS 为 40~60，其仍然可以处理听觉信息，产生隐性记忆。

2. 单纯吸入维持麻醉时（即全凭吸入麻醉维持期间），呼气末吸入气体浓度一般维持在 1.3MAC 左右。

3. 在没有脑电监测麻醉镇静深度的条件下，吸入麻醉药复合麻醉性镇痛药和肌松药时，一般采用中流量麻醉（1~2L/min），麻醉药的吸入浓度设定为 1.0~1.5MAC。

4. 联合应用静脉麻醉药或复合神经阻滞麻醉时，呼气末吸入麻醉药浓度不能低于 0.6MAC，以避免发生术中知晓。

5. 对于血容量和脏器灌注正常的患者，当吸入麻醉开启，在新鲜气流量为中或低流量时，脑内麻醉药分压与肺泡麻醉药分压达到平衡一般需要 15 分钟左右，满足抑制手术应激的要求。若在吸入麻醉开启 15 分钟内即开始手术，可以通过提高吸入浓度和增加新鲜气体流量快速达到手术所需要的麻醉深度,也可补充静脉麻醉药满足麻醉深度。

6. 需要快速加深麻醉深度时,可以通过提高吸入麻醉药浓度和 / 或提高新鲜气流量;减浅麻醉时可以降低蒸发器开启浓度和增加新鲜气流量。①深麻醉的方法:吸入麻醉药"团注"(bolus of inhaled agent)技术。增加吸入麻醉药蒸发器刻度到 3MAC,同时提高新鲜气流量到 4L/min,维持 30 秒,随后将新鲜气流量恢复至最低流量或者是原先的水平,同时蒸发器刻度调节到高于原先设置 25% 的水平。②加深麻醉的方法:分步(stepwise)技术。以 0.3MAC为标准,逐步提高呼气末吸入麻醉药浓度,该技术简单且安全。

7. 手术中联合使用肌松药和阿片类药物能够保证吸入麻醉平稳,避免单一药物使用产生的不良反应。①低浓度吸入麻醉药联合小剂量阿片类药物滴定能够保留患者的自主呼吸,保证患者循环稳定、无体动。②氧化亚氮 – 阿片 –肌松技术:吸入 65%~70% 的氧化亚氮,同时静脉注射阿片类药能够控制手术刺激导致的血压、心率变化。如合并使用肌松药控制呼吸,则应至少吸入 0.6MAC 的麻醉药,以保证无术中知晓。

8. 静脉 – 吸入联合技术。同时使用静脉和吸入麻醉药,需要相应降低各自的剂量,避免麻醉过深。在手术结束前停用吸入麻醉药,改为全静脉麻醉维持。

9. 半紧闭(semi-closed)和紧闭回路麻醉时,新鲜气流量:① > 4L/min 者称为大流量(very high flow);② 2~4L/min 者称为高流量(high flow);③ 1~2L/min 称为中流量(medium flow);④ 500~1 000ml/min 者为低流量(low flow);⑤ 250~500ml/min 者为最低流量(minimal

flow);⑥ < 250ml/min 者为代谢流量(metabolic flow);⑦紧闭回路麻醉时,新鲜气体流量和麻醉药量与机体的摄取量和回路的损耗量之和相等,对于成年人而言,通常流量介于 200~350ml/min。

10. 低流量吸入麻醉。①低流量麻醉:新鲜气体流量 < 1L/min(可以是 50% 的氧气和50% 的氧化亚氮);②吸入麻醉的起始阶段先予以大流量的新鲜气体(5L/min)洗入(如氧气:氧化亚氮为 2:3),10~15 分钟后将新鲜气流量降低至 1L/min(如调整为氧气:氧化亚氮为 1:1);③术中可以根据肺泡内麻醉药浓度及手术需要调节蒸发器的刻度。

11. 紧闭回路吸入麻醉。①紧闭回路麻醉是指新鲜气体流量和麻醉药量与机体的摄取量和需要量相等,通常流量介于 200~350ml/min。②根据体重 $kg^{3/4}$ 法则可以计算每分钟耗氧量(Brody 公式),根据 Severinghaus 法则计算氧化亚氮的消耗量,根据 Lowe 法则计算挥发性麻醉药的消耗量。③在紧闭回路前,必须对患者实施给氧去氮。术中每隔 1~3 小时要采用高流量方式通气 5 分钟,以排出氮气及其他代谢废气,保持氧化亚氮和氧气浓度的稳定。由于甲烷与氟烷或异氟烷的红外吸光度接近一致,因此如果存在代谢性甲烷废气(浓度在500~1 000ppm 时),麻醉气体监测仪会误将其作为氟烷或异氟烷监测。④给药方式包括直接向呼吸回路注射液态挥发性麻醉药和依靠蒸发器提供吸入麻醉药。

(二)吸入麻醉维持的注意事项

1. 临床影响吸入麻醉药的 MAC 的因素如下。①降低 MAC 的因素:老年人、低体温、中枢低渗、妊娠,以及合并使用静脉麻醉药、镇静药、阿片类药物、α_2 受体激动药、锂剂、其他降低中枢儿茶酚胺的药物等;②增加 MAC 的因素:年龄降低、体温升高、使中枢儿茶酚胺增加的药物（如右旋苯丙胺、可卡因等）、脑脊液钠离子浓度增加和长期饮酒等。

2. 老年患者、肥胖患者和长时间的手术建议使用地氟烷或七氟烷维持麻醉，术后苏醒较快。

3. 吸入麻醉维持期间使用阿片类药的主要目的是控制过度的应激反应和协同吸入麻醉药的作用效果（降低其 MAC 值），因此需要在适宜的麻醉镇静深度的基础上合理使用阿片类药物，切忌大剂量阿片类药物的反复使用，以避免阿片类药物的副反应。

4. 地氟烷麻醉期间吸入浓度不宜快速增减，以避免交感兴奋。

5. 由于吸入麻醉药能够扩张脑血管、增加脑血流量，并且随着浓度增加而削弱脑血流量的自主调节，因而对于颅脑顺应性降低的患者使用吸入麻醉时需要严密观察，呼气末吸入麻醉药浓度 ≤ 1MAC。

6. 氧化亚氮不能用于以下情况：①气胸、空气栓塞、肠梗阻、颅腔积气患者，以及中耳、玻璃体或眼科手术；②维生素 B_{12} 缺陷患儿和胎儿等；③有术后恶心、呕吐（postoperative nausea and vomiting, PONV）病史者。

7. 吸入麻醉药能够降低气道阻力。高浓度的吸入麻醉药可抑制低氧性肺血管收缩反应（HPV），临床上需要保留 HPV 的患者应避免吸入氧化亚氮，也应避免呼气末的挥发性麻醉药浓度超过 1MAC。

8. 在高碳酸血症时，氟烷会增加心肌对于肾上腺素的敏感性，产生室性期前收缩，该效应在儿童中有所减弱。

9. 新生儿和婴幼儿需要较高浓度的吸入麻醉药，但是早产儿需要的吸入浓度相对较低。

10. 吸入麻醉药能够浓度依赖性地降低躯体诱发电位的幅度和延长潜伏期。

11. 在胎儿剖出前，推荐产妇吸入麻醉维持宜采用 2/3MAC 的挥发性麻醉药和 50% 的氧化亚氮，以及氧气。高浓度的吸入挥发性麻醉药会降低新生儿第 1 分钟的 Apgar 评分、脐静脉的 O_2 分压和 pH 水平。低于 1MAC 的挥发性麻醉药不会增加子宫出血，高浓度的挥发性麻醉药可增加子宫出血。对于胎儿剖出后的产妇，需要降低或者停止吸入麻醉药，相应增加静脉麻醉药和阿片类药维持适宜的麻醉深度。

12. 产妇的胎儿宫内手术使用七氟烷麻醉维持，可以松弛子宫，减轻子宫收缩导致的胎儿缺氧。

13. 开展低流量吸入麻醉和紧闭回路吸入麻醉时，麻醉机的密闭性和安全性要求高，需要有氧气和氧化亚氮联动保护（ORC）及氧浓度监测报警装置等，避免缺氧和有毒气体积聚。

14. 对于术中知晓的高危人群，呼气末吸入麻醉药浓度 ≥ 0.7MAC 是避免发生术中知晓的安全界限。

三、吸入麻醉苏醒

快速苏醒对全身麻醉患者来说非常重要。吸入麻醉苏醒速度的快慢取决于组织 / 血分配系数、血 / 气分配系数、心排血量、脑血流量、新鲜气体流量、肺泡通气量及吸入麻醉维持时间等。

（一）患者快速恢复的优点

1. 可以维持有效的气道，减少因呕吐、分泌物所引起的误吸，维持氧合。

2. 心血管功能恢复快。

3. 缩短离开手术室及 PACU 的时间。

4. 达到使患者安全恢复协调动作的残留麻醉药浓度的速度更快。

5. 减少可代谢的药物，降低生物降解毒性的风险。

6. 由于吸入麻醉药能增强肌松药的作用，

所以吸入麻醉药的快速清除可以减少这种作用,从而降低肌松药残余作用所导致的呼吸道并发症的发生率。

7. 接近于 0.1MAC 的吸入麻醉药浓度可增强患者对疼痛的感知。

因此吸入麻醉药的快速清除可较快地达到更低的浓度,从而减少患者术后即刻对疼痛的感知。有研究发现使用地氟烷麻醉后患者的视觉疼痛评分恢复至术前水平的时间较异氟烷快,同样有研究得到地氟烷麻醉较丙泊酚麻醉的术后疼痛更少的结果。

(二)苏醒期临床采用的方法

1. 浓度递减洗出法　手术结束前 30 分钟降低吸入麻醉药的浓度(维持 0.5MAC 的吸入麻醉药 15~30 分钟),同时静脉给予芬太尼 0.5~2μg/kg(或者舒芬太尼 0.05~0.2μg/kg);如果患者出现体动或者是交感兴奋表现[如高血压和/或快心率],静脉给予芬太尼 0.5~1μg/kg(或者舒芬太尼 0.05~0.1μg/kg)。手术结束时,停止吸入麻醉药,同时增加新鲜气流量(5~10L/min,需要避免过度通气产生的呼吸性碱中毒),能够促进吸入麻醉药的洗出。此法适合于各种挥发性麻醉药的恢复。

2. 低流量洗出法　手术结束前约 30 分钟静脉给予阿片类药物后关闭蒸发器,同时降低新鲜气体流量至 300~500ml/min,直至外科缝皮时方增加新鲜气体流量至 4L/min(或是达到患者的每分钟通气量),加快挥发性麻醉药的洗出。此法特别适合于高溶解度的药物。

较长时间吸入高溶解度的挥发性麻醉药(如氟烷、恩氟烷和异氟烷)时,应避免手术结束时突然停药,加大新鲜气体流量冲洗回路,有可能会造成患者苏醒延迟或苏醒期躁动。对于使用氧化亚氮的患者,可以在手术结束时停止吸入,并在意识恢复期开始的 5~10 分钟吸入

100% 的氧气,避免麻醉恢复期弥散性缺氧的发生。

第二节　吸入麻醉的临床应用

一、吸入麻醉在儿童麻醉中的应用

儿童因其特有的生理、心理特点,在接受外科手术时通常选用全身麻醉,而吸入麻醉是较好的选择。麻醉诱导方法的选择取决于许多因素:患儿的病情、手术过程、患儿的紧张程度、配合程度和交流能力、是否饱胃及其他因素。对于 12 月龄以下的患儿通常用面罩进行诱导,因为该年龄组的患儿容易和父母分开。面罩诱导极为简单,用一手将面罩至于患儿面部,另一手调节麻醉药浓度。给新生儿或较小的婴儿吸吮奶嘴常常可以避免诱导期间的哭闹。对于年长的患儿,进行满意的、无心理创伤的麻醉诱导则需要患儿的理解和配合。1~4 岁的患儿可以采用儿童吹"气球"的游戏进行麻醉诱导,对于稍大的患儿可以在诱导期间接受催眠性暗示,或者根据患儿的喜好采用带香味的面罩使其能够配合麻醉诱导。不论采用哪种麻醉诱导的方法,当患儿意识丧失后,需要紧扣面罩减少手术室的污染。诱导期是最危险的阶段,因为非常容易错误判断麻醉深度,抑制心肌。一旦诱导完成应该迅速降低吸入麻醉药的浓度(氟烷降至 1%~1.5%,七氟烷降至 2.0%~2.5%),并维持这一水平或者更低,直至建立静脉通路。在建立静脉通路后可根据手术需要给予镇静、镇痛、肌肉松弛药等静脉药物,在无静脉通路的情况下盲目加深麻醉是危险的,临床麻醉工作中必须提高警惕。麻醉医师必须明确气道阻塞和喉痉挛与屏气之间的区别。检查胸壁及腹部运动情况有助于明确气道阻塞,气道阻

塞可导致胸壁的摆样运动（当膈肌下降时，腹部膨起而胸壁不动）。如果在患儿麻醉诱导期间发生喉痉挛和上呼吸道梗阻，就关闭排气活塞，在允许患儿自主呼吸的同时产生 $10cmH_2O$ 的气道正压以利于气体正常交换。如果该措施无效，实施快速正压通气并避免胃胀气通常可以解除喉痉挛。当然，给予肌松药也可以消除喉痉挛。琥珀胆碱仍然是紧急情况下的正确选择。儿科全身麻醉的维持一般采用吸入麻醉药，任何一种吸入麻醉药都没有明显的优点和缺点，除了异氟烷和氟烷相对便宜外，七氟烷和异氟烷的苏醒时间较确定。吸入麻醉可能会造成术后躁动，有人认为术后躁动与快速从疼痛中苏醒有关，但在无疼痛操作例如磁共振（MRI）检查时也可发生躁动。静脉小剂量使用阿片类药物、咪达唑仑或可乐定可消除躁动。地氟烷由于血/气分配系数最小，停药后苏醒最快。目前，无论是国际上还是国内都比较主张采用全身麻醉联合部位阻滞麻醉应用于儿科外科手术中。

二、吸入麻醉在心脏手术中的应用

心脏手术的麻醉处理目标，如镇痛、遗忘和意识消失等与其他非心脏手术没有什么不同。然而，为了达到此目标而进行药物选择时，常受到患者病情以及血流动力学要求的限制，包括控制心率、维持冠状动脉压、维持心肌氧供需平衡和维持左心室功能等。近年来，麻醉药理、监测及其他方面取得了长足的发展，使得在心脏手术中有了更多更安全的方法可供选择。目前，常采用平衡麻醉的方法，而阿片类药物因其血流动力学稳定的特点在其中充当了核心角色。然而阿片类药物并不是完全意义上的麻醉药，它不能提供满意的遗忘和意识消失效果，因而必须与吸入麻醉药、静脉麻醉药或者苯二氮䓬

类等药物合用。

吸入麻醉药可能有其特有的优点：诱导产生预处理的作用。这对存在或者可能存在心肌缺血损伤的患者很有好处，比如对肯定存在心肌损伤的情况如 CPB 下主动脉阻断、可能存在心肌缺血的情况如不停跳冠状动脉搭桥术、控制性降压及其他导致冠状动脉灌注压降低的情况、冠状动脉血流阻断以行冠状动脉吻合术等患者有利。对于存在窃血倾向解剖基础的患者，吸入麻醉药对其冠状动脉血流分布到底有无影响，目前在这方面有很多研究，其观点也完全相同，在血流动力学参数控制良好的情况下，没有发现异氟烷增加心肌缺血发生率的可靠证据。由于 N_2O 对肺血管阻力和心肌功能有不良影响，并且还能使气泡体积增大，气泡体积增大的问题在血液复温速度过快时比较突出，这是因为温度升高使氧和二氧化碳在液体中的溶解度降低，易于溢出形成气泡，所以很多麻醉医师不愿使用 N_2O。总之，在心脏手术的患者，所有的强效吸入麻醉药对心肌保护有益处。药理作用的不同主要与浓度改变的速度有关。

三、吸入麻醉在肝功能异常患者中的应用

众所周知，肝脏在人体生理功能调节中起重要作用：调节能量代谢、调节凝血功能、调节药物的代谢和清除、急性失血时调节低血压、维持免疫监督、调节炎症过程。而肝脏对药动学的影响包括肝功能减退导致经肝清除的麻醉药的清除减慢，作用时间延长；低蛋白血症降低药物的结合，药物的游离部分增多，容易造成用药过量；血浆胆碱酯酶水平降低，对乙酰胆碱的代谢降低，导致对非去极化型肌松药不敏感，而去极化型肌松药的作用时间明显延长。而对药效学的影响包括肝硬化患者对镇静药特别敏

感;对儿茶酚胺类药物的反应降低。围手术期对于肝脏损伤机制的研究发现,炎症因子、氧自由基、钙离子超载、微循环障碍、线粒体受损使得肝脏缺血、再灌注损伤造成机体内毒素血症,而内毒素血症进一步加重炎症因子、氧自由基、钙离子超载、微循环障碍、线粒体受损,最终造成肝脏功能受损。肝脏缺血再灌注损伤常用防治措施主要有的药物预处理和缺血预处理的保护作用。近年来众多的在体及离体研究显示以异氟烷为代表的吸入麻醉药可明显减轻心、脑、肺、肝、肾等脏器的缺血再灌注损伤及内毒素性损伤。而吸入麻醉药脏器保护作用相关靶位的研究发现吸入麻醉药可以抑制促炎细胞因子 TNF-α 和 IL-1β 等、巨噬细胞炎性蛋白-2(MIP-2)、巨噬细胞趋化蛋白-1(MCP-1)等的释放,抑制炎症转录因子 NF-κB 的激活,抑制中性粒细胞与内皮的相互作用,减少中性粒细胞在组织的聚集,抑制细胞间黏附分子 ICAM-1 的上调,抑制氧自由基 ROS,抑制细胞内钙超载,抑制谷氨酸的兴奋作用,抑制细胞凋亡信号途径因子(Bcl-2、Bax、p53),激活细胞外信号调节激酶 [extracellular signal-regulated kinases(ERK1/2), members of the MAPK family, act as triggers for APC]、促分裂原活化蛋白激酶(mitogen-activated protein kinase, MAPK)、蛋白(质)酪氨酸激酶(protein tyrosine kinase, PTK)、蛋白激酶 C(protein kinase C)、蛋白激酶 B(protein kinase B)、K_{ATP} 通道(ATP 敏感性钾通道),上调内源性保护蛋白、超氧化物歧化酶(SOD)、一氧化氮(NO)合酶的活性,增加一氧化氮的合成,保护细胞能量平衡,改善能量代谢和微循环。已有关于异氟烷肝脏保护的部分研究得出,异氟烷预处理可减轻肝脏缺血再灌注损伤,抑制肝脏缺血再灌注损伤介导的促炎细胞因子释放;异氟烷预处理可上调肝脏缺血再灌注损伤后肝脏内源性保护蛋白 HO-1 的表达及活性;肝脏 HO-1 的表达及活性的增强可抑制肝脏缺血再灌注损伤介导的促炎细胞因子释放,减轻肝脏损伤;异氟烷预处理的肝脏保护作用与其上调肝脏缺血再灌注损伤后肝脏内源性保护蛋白 HO-1 的表达及活性有关。以异氟烷等为代表的吸入麻醉药的肝脏保护作用是肯定的,但发挥保护作用的最佳用药时机及方式、最佳剂量、预处理的保护效应窗、后处理的作用和效应窗、相关作用靶位之间的联系和相互作用、相关的信号转导机制、与其他肝脏保护药物或措施的相互作用等都还有待于深入研究。

吸入麻醉药不仅可以应用于肝功能异常患者的麻醉,还在围手术期肝脏缺血预处理方面起着重要作用。

四、吸入麻醉在困难气道处理中的应用

气管插管术是临床麻醉、急诊抢救和重症治疗的重要技术之一,是成功进行有效呼吸道管理的前提和重要保证。在临床工作中总有部分患者因为不同的原因导致气管插管困难或者失败,影响了临床工作的顺利展开,甚至威胁了患者的生命安全。因此对于困难气道必须保持清醒认识和高度重视,选择最安全、最有效的麻醉策略,最大限度地避免和减少意外困难气道的发生。镇痛镇静慢诱导插管是目前临床使用最广泛、最人性和最有效的方法,该方法是在插管操作前适量使用镇静和镇痛药。常用的方案为吸入七氟烷或静脉给予右美托咪定,或者复合丙泊酚后进行插管。还可以选用吸入麻醉:在表面麻醉充分的情况下,吸入 5%~6% 的七氟烷,氧流量为 6L/min,一般经过 1~2 分钟后患者意识消失,开始气管插管。该方法麻醉作用强、使用方便,遇到呼吸道通畅

困难或者气管插管困难时，即使因为患者意识消失，呼吸功能受到抑制，也能快速使呼吸功能恢复。静吸复合麻醉：静脉小剂量使用镇静和镇痛药物，在保留自主呼吸的前提下用面罩或鼻导管吸入七氟烷，直至合适的麻醉深度，开始气管插管操作。不论采用何种方法，在处理困难气道的问题上，原则是既能保证安全有效的通气，有能使患者接受配合临床操作。吸入麻醉药中的七氟烷因其对呼吸道的刺激性小、抑制腺体分泌、可控性强等特点，在困难气道的处理中体现出特有的优势。吸入麻醉对于那些静脉通路建立困难、不能配合的儿童困难气道的处理上，更是体现出不可取代的重要地位。

五、吸入麻醉在老年患者中的独特问题

自有麻醉以来，人们已经认识到年龄因素可能会影响患者对于吸入麻醉的反应。事实上，早在 1848 年，麻醉学先驱之一 John Snow 首先提出了对吸入麻醉药反应存在年龄差异这一现象。是否是过去被认为是简单的、可逆的过程却在老年患者身上导致了长期的、累加的甚至可能是不可逆的改变，尽管吸入麻醉药的作用机制仍然没有被人们完全了解，但患者在使用吸入麻醉药后出现的诸多反应却是现实。比如高浓度的吸入麻醉药能够导致低血压以及不利的心脏效应，尤其是在老年患者中，吸入麻醉药能够降低冠状动脉灌注压、抑制心肌收缩力、扩张血管以及导致电生理和自主神经系统张力的改变。吸入麻醉药的效应是复杂的，不仅能够导致直接的、迅速的生物化学和生理的变化，还有迟后的基因表达的改变以及代谢产物导致的继发性变化。此外，吸入麻醉药的作用仍然有许多是未知的。过去的传统观念认为吸入麻醉药是通过一种简单而可逆的生化过程发生作用的，而基因表达的改变令这一传统观念受到前

所未有的挑战。然而对于老年人的麻醉来讲，吸入麻醉药的已知和未知的作用都有着深刻的意义。对于所有吸入麻醉药而言，一个众所周知的发现是老年患者只需较低的药物剂量便可以达到一个预定的麻醉深度。Mapleson 对于 MAC 和年龄进行过一个荟萃分析，他的分析表明，达到 1.0MAC 所需的吸入麻醉药的浓度随着年龄的增加而呈现一致性的下降。如当氧化亚氮的浓度分别为 67% 和 0 时，地氟烷与氧化亚氮和氧气同时吸入维持 1.2MAC 值，一名 80 岁患者的呼吸末地氟烷浓度分别为 2% 和 6.25%；相比较，对于一名 40 岁的患者而言，保持 1.2MAC 值，当氧化亚氮浓度分别为 67% 和 0 时，呼吸末的地氟烷浓度分别接近于 3.8% 和 8%。也有许多研究表明，在吸入混合气体时，无论是否同时吸入氧化亚氮，达到一个预想的 MAC 所需要的吸入麻醉药的呼气末浓度随着年龄的增加而降低。对于所有的吸入麻醉药，老年患者只需较低的剂量便可以达到所需的麻醉深度。吸入麻醉药诱导时的冠状动脉窃血、心肌预处理以及神经保护的机制复杂，对于老年人，这些现象的临床意义还不是很清楚。挥发性吸入麻醉药可能具有与它们的药动学无关的无法预料的长效作用，尤其是对大脑，这可能是产生术后认知功能障碍的一个原因。

六、吸入麻醉在日间手术中的应用

随着麻醉和外科手术技术的进步，日间手术也逐年增长。日间手术可以给患者、医院、第三方付款者带来诸多的益处，这也反映了人们对降低住院需求的兴趣，越来越多的手术被安排在日间手术室进行。速效、短效的麻醉药、镇痛药以及肌肉松弛药的出现使得麻醉后的恢复过程更容易，可在日间门诊实施的手术操作也更为广泛。

质量、安全性、有效性以及药物和设备的费用是门诊手术选择麻醉的重要考虑因素。理想的日间手术麻醉用药应该是起效迅速而平稳、可产生顺行性遗忘和镇痛、可提供良好的手术条件而且恢复迅速且无不良反应。全身麻醉是日间手术应用最为广泛的麻醉技术。在日间手术麻醉维持中吸入麻醉药最为常用，这些药物的摄取、消除迅速，因此容易调节麻醉深度。消除迅速可以使得患者恢复快、离院早。在七氟烷和地氟烷出现前，异氟烷是门诊麻醉维持的常用药。对于时长 > 90 分钟的手术，应用异氟烷的恢复时间短于应用氟烷和恩氟烷。针对儿科患者的大多数研究报道氟烷的围手术期并发症发生率最低，但氟烷诱导中发生室性心律失常的可能性较七氟烷大。随着七氟烷的普及，七氟烷逐渐取代了氟烷的临床应用。七氟烷比氟烷的可溶性低，对呼吸道的刺激性小，在老年患者中七氟烷诱导时的血流动力学又比丙泊酚诱导时更加稳定。又因七氟烷无刺激性气味，在成人及儿童日间手术中的应用越来越广泛。但其和丙泊酚与氟烷相比较，七氟烷的 PONV 发生率高。尽管 CO_2 吸收罐可将七氟烷降解为复合物 A，但临床研究没有表明低流量（1L/min）或者紧闭回路中的七氟烷对肝、肾功能的影响有明显改变。全麻醉中辅助使用 N_2O 可减少维持使用的吸入麻醉药或静脉麻醉药，因为用 N_2O 恢复更快，成本更低。

（钱若筠 徐礼鲜）

参考文献

[1] FREI F J, ZBINDEN A M, WECKLER H, et al. Parameters influencing the response time of volatile anesthetics monitors. Int J Clin Monit Comput, 1989, 6（1）: 21-30.

[2] 薛庆生, 罗艳, 张富军, 等. 吸入麻醉临床操作规范专家共识. 中国继续医学教育, 2011, 10: 108-112.

[3] MILLER R D. 米勒麻醉学. 7 版. 曾因明, 邓小明主译. 北京: 北京大学医学卫生出版社, 2006: 2373-2414.

[4] PAULING L. Hydrate microcrystal theory of general anesthesia. Anesth Analg, 1964, 43（1）: 1-10.

[5] PAULING L. Molecular theory of general anesthesia-anesthesia is attributed to formation in brain of minute hydrate crystals of clathrate type. Science, 1961, 134（347）: 15-21.

[6] GOMEZ R S, GUATIMOSIM C, GOMEZ M V. Mechanism of action of volatile anesthetics: role of protein kinase C. Cell Mol Neurobiol, 2003, 23（6）: 877-885.

[7] MONK T G. Postoperative cognitive dysfunction is more common in the elderly following major surgery. Anesthesiology, 2000, 93（3A）: U126.

[8] STEVENS W C, DOLAN W M, GIBBONS R T, et al. Minimum alveolar concentrations（MAC）of isoflurane with and without nitrous oxide in patients of various ages. Anesthesiology, 1975, 42（2）: 197-200.

[9] EGER E I. Age, minimum alveolar anesthetic concentration, and minimum alveolar anesthetic concentration-awake. Anesth Analg, 2001, 93（4）: 947-953.

[10] KITZ D S, SLUSARZ-LADDEN C, LECKY J H. Hospital resources used for inpatient and ambulatory Surgery. Anesthesiology, 1988, 69（3）: 383-386.

[11] ELLIOTT R A, PAYNE K, MOORE J K. Which anesthetic agents are cost-effective in day surgery? Literature review, national survey of practice and randomized controlled tiral. Health Tech Assess, 2002, 6（30）: 1-264.

[12] CARTER J A, DYS A M, COOPER G M. Recovery form day-case anaesthesia: The effect of different inhalational anaesthetic agents. Anaesthesia, 1985, 40（6）: 545-548.

[13] ESSER T, KEILHOFF G, EBMEYER U. Anesthesia specific differences in a cardio-pulmonary resuscitation rat model; halothane versus sevoflurane. Brain Res, 2016, 1652: 144-150.

[14] KIRKBRIDE D A, PARKER J I, WILLIAMS G D, et al. Induction of anesthesia in the elderly ambulatory patient: A double-blinded comparison of propofol and sevoflurane. Anesth Analg, 2001, 93（5）: 1185-1187.

第二十八章 吸入麻醉期间药物之间的相互作用

多年实践证明,单独应用某一种全身麻药物都不易达到理想的全身麻醉效应,临床通常同时或先后应用 2 种以上的麻醉药或其他辅助药物,以达到完善的术中和术后镇痛及满意的外科手术条件。采用联合用药或辅以其他药物的麻醉方法称为复合麻醉(combined anesthesia, CA)。CA 不但可以比较好地控制麻醉深度,以达到手术的需要,还可以减少单种药物的用量,减少药物蓄积,减轻药物浓度过高导致的副反应,比如静脉复合麻醉、静吸复合麻醉、神经镇痛麻醉复合吸入麻醉等。此外,手术患者除外科疾病外可能还伴随多种系统性疾病,在围手术期可因手术和麻醉刺激使病情加重或发生其他异常情况,多数需要应用药物进行治疗。有回顾性研究中发现,在入院的 1 025 名手术患者中,有 47% 在围手术期使用过各种与手术无直接关系的药物。这些药物共有 286 种,平均每人使用 9.38 种药物,使用数量为 1~47 种。在围手术期如此大量地使用各种不同种类的药物,加上麻醉及术中辅助治疗用药,它们之间不可避免地要产生一些相互作用,这些相互作用部分对患者是有益的治疗,但其潜在的危险性更值得关注。为此,临床医师在用药过程中必须熟悉所要应用药物的药理学特性,尽可能地全面掌握疗效和各种毒副反应,了解药物之间可能存在的各种相互作用,才能科学合理地利用药物之间的相互作用解决临床问题,保证用药安全。

第一节 吸入麻醉药与其他麻醉药之间的相互作用

一、吸入麻醉药之间的相互作用

吸入麻醉药通过呼吸道和肺吸收入血,广泛抑制中枢神经系统,使患者暂时可逆性意识丧失、痛觉反射消失、肌肉松弛和抑制有害的自主神经反射,达到便于完成各种有创治疗的一种麻醉状态。吸入麻醉药包括挥发性液体和气体,前者如乙醚、氟烷、异氟烷、恩氟烷等,后者如氧化亚氮。临床麻醉中通常不会同时吸入 2 种挥发性麻醉药,但在麻醉诱导和维持过程中可能会先后使用 2 种不同的挥发性麻醉药或某一种挥发性液体吸入麻醉药与某种气体吸入麻醉药联合使用。

(一)吸入麻醉药之间的相互作用

吸入麻醉药的作用机制虽然仍不清楚,但脂溶性学说至今仍是各种学说的主要基础,其最有力的依据是化学结构各异的吸入麻醉药的作用与其脂溶性之间有高度的相关性,即脂溶性越高,麻醉作用越强。认为吸入麻醉药溶入细胞膜的脂质层,使脂质分子排列紊乱,膜蛋白质及钠、钾通道发生构象和功能上的改变,抑制神经细胞除极,进而广泛抑制神经冲动的传递,导致全身麻醉。虽然,临床麻醉很少将 2 种挥发性吸入麻醉药同时应用,从理论上推测同时应用可使麻醉作用强,降低呼吸循环的抑制,使副反应减少。通常认为卤族挥发性麻醉药是一类很好的肝药酶抑制剂,预先使用的一种挥发性吸入麻醉药可降低后来使用的挥发性麻醉药的肝脏代谢率,减少其具有肝、肾毒性的代谢物的生成,从而有利于提高吸入麻醉的安全性。

但在临床实际工作中，由于麻醉诱导时间相对较短，吸入挥发性麻醉药是否也有这种作用还有待于临床上进一步确证。另一个值得注意的现象是卤族挥发麻醉药不仅是P450的底物，还能诱导肝药酶。已经证实氟烷、恩氟烷、异氟烷和七氟烷使肝细胞色素P450酶活性增加，表现为氧化反应产物无机氟和有机氟化物的血中浓度明显增加。

(二)吸入麻醉药与氧化亚氮之间的相互作用

氧化亚氮(笑气)为无色、味甜、无刺激性的液态气体，性质稳定，不燃不爆。用于麻醉时，患者感觉舒适愉快，镇痛作用强，由于血/气分布系数低，诱导期短，停药后苏醒较快，对呼吸和肝、肾功能无不良影响。但氧化亚氮的MAC值高达105%，麻醉效能很低，需要与其他麻醉药配伍方可达满意的麻醉效果，临床上不论在麻醉诱导还是在麻醉维持中都常与挥发性麻醉药一起伍用，其效应呈明显的相加作用。如单纯吸入异氟烷的MAC值，年轻人为1.28%、老年人为1.05%；若同时加用70%的氧化亚氮，则异氟烷的MAC值分别降至0.56%和0.37%，即70%的氧化亚氮相当于0.56~0.65MAC。七氟烷的MAC值为2%，吸入70%的氧化亚氮可使七氟烷的MAC值降至0.6%。

动物实验发现，伍用氧化亚氮可加重挥发性麻醉药诱发的心肌抑制和心肌缺血，但此结果不仅没有得到临床应用情况的支持，甚至有些研究发现伍用时氧化亚氮可减轻挥发性麻醉药的心肌抑制作用。挥发性麻醉药与氧化亚氮伍用可加重麻醉过程中的脑缺血，建议有严重颅脑损伤或脑组织灌注障碍的患者麻醉中不宜伍用氧化亚氮。此外，氧化亚氮本身对呼吸功能具有兴奋作用，伍用氧化亚氮后可以减少挥发性麻醉药对呼吸功能的影响。但氧化亚氮可抑制生物体内的缺血性肺血管收缩反应，从而削弱机体自主调节局部通气/灌流比例的能力，所以在发生低氧血症的情况下最好停止吸入氧化亚氮而改为吸入纯氧。

氧化亚氮与挥发性麻醉药伍用时，还可产生所谓的"第二气体效应"，影响机体对挥发性麻醉药的摄取和排泄。在麻醉开始吸入高浓度的氧化亚氮气体时，肺泡与肺泡壁毛细血管之间的分压差促使大量氧化亚氮迅速弥散入血，降低了肺内气体容积，从而使同时吸入的挥发性全麻药的肺泡内分压升高速度增加，有利于其向肺血管内的扩散，加快麻醉诱导速度。而在麻醉结束时，大量的氧化亚氮反向弥散入肺泡，迅速降低肺泡内的氧分压，如果此时只是吸入空气，则不能保证充足的肺泡供氧，所以很容易发生"弥散性缺氧"。此外，氧化亚氮还可溶解在挥发罐中的麻醉药液中，在停用氧化亚氮而改吸纯氧后，可被迅速释放而增加新鲜气流量以携带出更多的挥发性全麻药，从而影响挥发罐输出气体浓度的精确度。

二、吸入麻醉药与阿片类药物之间的相互作用

阿片类药物是一种重要的麻醉辅助药，作用机制主要是通过抑制痛觉在中枢神经系统内的传导，达到镇痛作用。术中常与吸入麻醉药一起伍用。临床应用表明，阿片类药物可通过协同作用方式减少吸入麻醉药的MAC值，且表现出明显的剂量依赖性关系。有研究证实不同浓度的芬太尼对异氟烷的MAC值有一定的影响(表28-1)，芬太尼的最小镇痛浓度为0.6ng/ml，超过2.0ng/ml就会出现明显的呼吸抑制，而逐步增大芬太尼的血药浓度可使异氟烷的MAC不断下降，其中在1.67ng/ml水平时恰使异氟烷的MAC值下降50%，而且芬太尼的血浆浓度在0.5~2.0ng/ml范围内变化时，异氟烷

表28-1 不同阿片类药物影响异氟烷MAC值效能的比较

药物	使异氟烷的MAC下降50%时的血药浓度/(ng/ml)	产生封顶效应时的血药浓度/(ng/ml)	相对效应
芬太尼	1.67	5	1
舒芬太尼	0.14	0.5	12
阿芬太尼	28.8	400	1/16
瑞芬太尼	1.37	5	1.2

的MAC值下降最明显；一旦芬太尼的浓度超过5ng/ml，则会出现"封顶"现象，即异氟烷浓度在0.2MAC水平处出现了难以继续下降的平台。阿芬太尼、舒芬太尼、瑞芬太尼也都能降低吸入全麻药的MAC值，并表现出与芬太尼相似的效应，即在较低的浓度范围时，可迅速降低吸入麻醉药的MAC值，而在达到高浓度水平后则产生"封顶"效应，而且所有吸入麻醉药都是在0.2~0.3MAC（接近于MAC_{awake}）水平出现坪值。纳布啡（nalbuphine）、布托啡诺（butorphanol）等部分阿片受体激动药降低挥发性麻醉药MAC值的效应小于纯阿片受体激动药。

阿片类药物在一定的范围内随药量的增减，药物效应也相应增减，当达到一定的血药浓度后，其效应便逐渐出现平台，即随药量的增加，药物效应不增加或增加不明显，此时药物达封顶效应。阿片类药物一旦达到封顶效应，增大剂量不但不增加药物的镇痛效果，反而增加呼吸抑制、肌肉僵硬、低血压、降低心率等副反应的发生率。因为一旦达到相互作用的平台期，再增加阿片类镇痛药的浓度不但不会进一步减少吸入麻醉药的MAC值，反而还能明显延长患者的麻醉苏醒时间和自主呼吸恢复时间。乳化异氟烷与芬太尼在麻醉作用上能产生协同性。考虑到这2种药物不同的药理学特征，术中宜吸入能使患者意识消失所需的最低吸入麻醉药浓度（如异氟烷为0.3%），即相当于其MAC_{awake}值的水平，所伍用阿片类药的血药浓度则维持在相当于1~2ng/ml芬

太尼的水平；若术中出现麻醉深度不够的现象，则可适当增加麻醉药的吸入浓度，而不采用追加阿片类药物的方法。因为相比之下，前一种方法更有利于患者术后的苏醒和恢复。但由于瑞芬太尼的时间相关半衰期为3~5分钟，血药浓度下降80%也仅需10~15分钟，且与用药时间的长短无明显的相关性，所以术中可追加瑞芬太尼来加深麻醉。但对于不希望术后迅速苏醒的患者，则可使用"封顶"浓度的阿片类药物，以充分抑制术中机体的应激反应。此外，吸入麻醉药与阿片类药物合用对机体血流动力学的干扰要比吸入单一麻醉药轻得多，所以更容易被患者耐受，也有助于改善患者术后苏醒的质量，减少躁动等不良反应的发生。

三、吸入麻醉药与静脉麻醉药之间的相互作用

静吸复合麻醉指将静脉麻醉药和吸入麻醉药合用，以产生并维持全身麻醉的方法。由于静脉麻醉药具有起效快和对呼吸道无刺激性等特点，故常用于诱导麻醉；而吸入麻醉药具有较易控制麻醉深度和术后易恢复等特点，故常用于全麻的维持。在全麻的维持中，为了增强麻醉效果、减少每种麻醉药的用量，可同时使用静脉麻醉药和吸入麻醉药，也可辅以阿片类镇痛药、镇静催眠药和肌松药。所有的吸入麻醉药对呼吸和循环系统的功能均有影响，同样也会影响各系统器官的功能。有些作用是与产生

麻醉效果无直接相关且对机体发挥不良反应，这些作用将被认为是它们的副反应。近十几年来，全凭静脉麻醉的发展非常迅猛，已经成为与吸入麻醉同样重要的一种临床麻醉方法。目前还没有一种静脉麻醉药能单独满足全身麻醉的所有要求，即意识消失、遗忘、无痛、制动以及消除过度的应激反应，所以在实施全凭静脉麻醉的过程中，更需重视不同药物的合理配伍。与吸入麻醉药之间简单的相加效应不同，各种静脉麻醉药间的相互作用格外复杂，可以表现为相加或协同反应，甚至有时还会出现拮抗反应。这些相互作用常是药动学和药效学相互作用共同作用的结果。

四、吸入麻醉药与肌肉松弛药之间的相互作用

吸入麻醉药的麻醉性能强，高浓度吸入可使患者意识、痛觉消失，能单独维持麻醉。但肌松作用并不满意，吸入浓度越高，对生理的影响越严重。肌松药的应用改变了过去依靠深麻醉以求得肌肉松弛的局面，减少患者为深麻醉所付出的生理代价，在合适的浅麻醉下辅以肌松药即能满足手术要求，肌松药已成为现代麻醉不可缺少的辅助用药。因此，临床上常在静脉－吸入复合麻醉时辅以肌松药维持麻醉。肌松药不仅使肌肉松弛，并可增强麻醉作用，以减轻深麻醉时对生理的影响。吸入麻醉药对肌松药的影响多为协同和相加作用，其程度不仅因吸入麻醉药的种类不同而异，且与吸入麻醉药的浓度和吸入时间密切相关。

（一）吸入麻醉药的肌松作用

吸入麻醉药本身有一定程度的肌松作用，因此吸入麻醉达一定深度时，不给任何肌松药便可获得令人满意的气管插管及手术所需要的肌肉松弛。研究表明，采用 8% 的七氟烷行

麻醉诱导时，诱导过程迅速、平稳，下颌松弛满意，较容易置入喉罩。5% 的氟烷和 8% 的七氟烷吸入诱导时，下颌松弛，声门开放好，气管插管可顺利进行，说明吸入麻醉药产生的肌肉松弛完全能满足对肌松要求较高的手术。吸入麻醉药可抑制直接和间接刺激豚鼠蚓状肌所引起的抽搐反应。抑制间接反应的氟烷、甲氧氟烷和异氟烷的浓度为 3.5~5MAC，乙烷为 2~3.5MAC，恩氟烷为 1.5~2.5MAC。当氟烷、甲氧氟烷和异氟烷的浓度增加到 8~10MAC，乙烷增加至 3~6MAC 和恩氟烷为 6~8MAC 时，可抑制直接抽搐反应，神经肌肉阻滞作用与剂量有关，其机制可能是干扰膜离子通道、抑制运动终板去极化所致。

吸入麻醉药抑制中枢神经系统许多区域的传导，麻醉并非选择性地影响某一特殊区域。据推测，吸入麻醉药可能作用于突触部位，包括直径较小的不同神经元轴索末梢，其降低突触传导并可能影响突触前和突触后。虽然麻醉药最常见的作用是降低兴奋传导，但临床浓度此作用不明显。吸入麻醉药能引起神经肌肉接头附近中枢神经性松弛，即其对中枢神经系统本身就有一定程度的肌松作用，可降低接头后膜对去极化作用的敏感性，进而影响终板电位变化，并可能作用于远离胆碱能受体的部位和接头后膜。吸入麻醉药虽不抑制肌颤搐，但可降低肌肉对高频强直刺激的肌收缩效应，使强直收缩的肌张力不能维持而呈衰减现象。

（二）吸入麻醉药对去极化型肌松药的影响

吸入麻醉药对去极化型肌松药的影响较弱。有研究认为，异氟烷能增强琥珀胆碱的作用。分次静脉注射琥珀胆碱时，1.25MAC 的异氟烷减少肌颤搐幅度 50% 的剂量比等效浓度的氟烷低 33%，说明异氟烷对琥珀胆碱的作用强于氟烷。而采用连续静脉滴注琥珀胆碱的方

法,发现不论是异氟烷、恩氟烷还是氟烷都不具有强化琥珀胆碱的作用。虽然吸入麻醉药可增加肌肉的血流量,使到达肌肉的药量增加,但同时又可使其从肌肉中的清除增多,两者的作用相互抵消。吸入麻醉药伍用去极化型肌松药可能会引发恶性高热,它是一种亚临床肌肉病变,即患者平时无异常表现,在全麻过程中接触挥发性吸入麻醉药和去极化型肌松药后出现骨骼肌强直收缩,产生大量能量,导致体温持续快速增高,在没有特异性治疗药物的情况下,一般的临床降温措施难以控制体温的增高,最终可导致患者死亡。有实验证实地氟烷和七氟烷可以产生恶性高热,但是临床调查发现它们引发恶性高热的概率明显低于氟烷。

(三)吸入麻醉药对非去极化型肌松药的影响

吸入麻醉药能明显增强非去极化型肌松药的药效,其增强非去极化型肌松药的作用主要表现在延长肌松药的维持时间、减少肌松药的维持剂量。这种增效作用不仅与吸入麻醉药的种类、浓度及肌松药的种类有关,而且与给予肌松药后吸入麻醉药的持续时间有密切关系,即呈明显的剂量依赖(dose-dependent)趋势和时间依赖(time-dependent)趋势。

(四)肌松药对吸入麻醉药的剂量依赖性

吸入麻醉药与非去极化型肌松药的协同作用明显,强度与其剂量相关。吸入麻醉药增强肌松药效能的顺序为异氟烷 > 七氟烷 > 恩氟烷 > 氟烷 > N_2O- 巴比妥镇痛麻醉。吸入麻醉药对长效非去极化型肌松药如氯化筒箭毒碱、泮库溴铵和哌库溴铵等的作用明显,氟烷可减少这些肌松药用量的 1/3,恩氟烷减少用量的 1/3~1/2。而对中时效非去极化型肌松药如维库溴铵和阿曲库铵的增强作用较弱,仅减少其用量的 1/4。有研究采用 4 种不同的麻醉技术密闭循环输注阿曲库铵,达 90% 的肌松

时阿曲库铵的输注速度分别为 N_2O(5.7±0.6)μg/(kg·h)、氟烷(4.9±0.3)μg/(kg·h)、恩氟烷(3.5±0.3)μg/(kg·h)和异氟烷(4.1±0.5)μg/(kg·h)。此结果显示,吸入麻醉药能加强阿曲库铵的作用,且不同的药物而对其影响的强度不同。0.75MAC 或 1.0MAC 的七氟烷、氟烷吸入麻醉可使维库溴铵的用量减少近 40% 和 60%。有研究显示,0.95% 的异氟烷和 1.7% 的七氟烷等效浓度与相应的 0.8MAC 相比较,延长维库溴铵和泮库溴铵的神经肌肉阻滞时间。有报道,异氟烷能使阿库氯铵的起效时间明显缩短,无反应期延长。随着吸入麻醉药浓度的增加,阿库氯铵所产生的 4 个成串刺激(TOF)最大抑制高度百分比曲线左移,ED_{50} 和 ED_{95} 下降。

(五)肌肉松弛药对吸入麻醉药的时间依赖性

以往研究表明,吸入麻醉药进入肌组织是一缓慢的穿透过程,因其浓度在肺泡、血液和组织间达到平衡需 30~45 分钟,吸入时间少于 45 分钟时与肌松药间的相互作用较轻微。恩氟烷、异氟烷和七氟烷等对筒箭毒碱、泮库溴铵和阿曲库铵的时间依赖性较为明显。文献报道,0.8MAC 的七氟烷明显延长阿曲库铵和维库溴铵颤搐(twitch)幅度恢复至 25%~95% 的时间,且最大肌松效应出现在吸入开始后的 30 分钟。有研究显示,吸入 1.5% 的异氟烷后注入米库氯铵(美维松),结果吸入 30 分钟组的肌松起效时间 1.7 分钟(1.0~2.3 分钟)明显短于 10 分钟组的 2.3 分钟(1.7~3.3 分钟)和 N_2O/O_2 组的 2.3 分钟(1.7~3.3 分钟)。吸入 1.0MAC 的异氟烷 10 分钟减少维库溴铵所需用量的 5%~25%,而吸入 30 分钟则减少 55%~70%,说明较长时间持续吸入恒定浓度的异氟烷可使肌松作用加强。Swen 等采用吸入麻醉药后立刻给肌松药来研究恩氟烷、氟烷对单次静脉注射维库溴铵、阿曲库铵、泮库溴铵及哌库溴

铵的影响,结果恩氟烷、氟烷对首剂量维库溴铵、阿曲库铵的肌松作用(持续时间在 30 分钟之内)影响较小,而能显著加强长效肌松药泮库溴铵和哌库溴铵(持续时间为 74~125 分钟)的肌松作用,并且恩氟烷、氟烷能加强以后增补剂量的维库溴铵、阿曲库铵的肌松作用,对第 4 个增补剂量的维库溴铵影响最显著(吸入恩氟烷 90~120 分钟)。此研究中给予肌松药后吸入麻醉药的持续时间不同,吸入麻醉药后对肌松药的影响程度也不同,即吸入麻醉药对肌松药的增效作用有显著的时间依赖性。

吸入麻醉药对非去极化型肌松药药效学的作用机制较为复杂,其作用包括:①中枢神经系统作用;②减少乙酰胆碱释放;③抑制终板部位去极化,影响兴奋收缩偶联;④异氟烷还增加肌肉的血流量以提高肌松药在神经肌肉接头部位的浓度。目前,多数学者倾向于这种联系发生在神经肌肉接头部位。吸入麻醉药可能降低接头后膜对去极化的敏感性,通过改变 Na^+-K^+ 通道增加终板电位产生动作电位的阈值,增强抑制性突触后联合的活性,并且抑制兴奋性突触联合的活性,从而增强肌肉松弛作用。

第二节　吸入麻醉药与治疗心血管药物之间的相互作用

一、吸入麻醉药与抗高血压药之间的相互作用

抗高血压药包括利尿降压药、交感神经抑制药、神经节阻滞药、血管紧张素转换酶(angiotensin converting enzyme, ACE)抑制剂、血管紧张素Ⅱ受体阻滞药、肾素抑制药、钙通道阻滞药、血管扩张药等多种药物,其中许多药物都可能与麻醉药发生相互作用。为避免术中出现严重的循环抑制,既往曾强调术前必须停用抗高血压药。但在实际工作中发现,术前突然停用抗高血压药容易出现高血压反跳现象,更不利于维持围手术期循环功能的稳定。因此,目前主张应持续服用抗高血压药至手术当日,但术中必须注意抗高血压药对麻醉产生的可能影响,选择适当的麻醉方法和麻醉药,以避免加重对循环的抑制。

(一)吸入麻醉药与利尿药之间的相互作用

利尿药(diuretics)是一类直接作用于肾脏,影响尿液生成过程,促进电解质和水排出,消除水肿的药物。长期应用可引起低血容量、低血钠、低血钾、低血镁及低氯等水、电解质紊乱,从而对各种麻醉药的心肌抑制和血管扩张效应异常敏感,术中极易发生低血压,增强非去极化型肌松药的效能,可诱发心律失常,增强强心苷类药物的毒性等不良相互作用。

1. 排钾利尿药　排钾利尿药的代表药为呋塞米(速尿),主要通过抑制肾小管髓袢厚壁段对 NaCl 的主动重吸收,从而导致水、Na^+、Cl^- 排泄增多,能抑制前列腺素分解酶的活性,使前列腺素 E_2 含量升高,从而具有扩张血管的作用。

药物相互作用包括:①与肾上腺皮质激素、促肾上腺皮质激素及雌激素合用能降低其利尿作用,并增加电解质紊乱尤其是低钾血症的发生机会;②与非甾体抗炎药合用也能降低其利尿作用;③与拟交感神经药及抗惊厥药合用,其利尿作用减弱;④与多巴胺合用可加强其利尿作用;⑤与乙醇及含乙醇制剂合用可引起血压下降;⑥与巴比妥类药物、麻醉药合用易引起直立性低血压;⑦可加强非去极化型肌松药的作用。因此,这类患者术前宜适量补钾,最好还应同时补镁。

2. 保钾利尿药　保钾利尿药的代表药为螺内酯和氨苯蝶啶,主要与醛固酮竞争醛固酮

受体而发挥抗醛固酮作用，抑制 Na^+-K^+ 交换，减少 Na^+ 的再吸收和 K^+ 的分泌，表现为排 Na^+ 留 K^+ 作用。长期服用保钾利尿药可造成高钾血症，使患者出现进行性肌无力、心脏传导障碍和室性心律失常等症状。

药物相互作用包括：①与琥珀胆碱合用可引起血钾水平进一步升高，甚至可诱发致死性心律失常；②与肾上腺皮质激素、雌激素、非甾体抗炎药、拟交感神经药合用能减弱保钾利尿药的利尿作用；③与多巴胺、多种抗高血压药合用能加强保钾利尿药的利尿作用；④与地高辛等强心苷药合用能延长强心苷的药物半衰期，使毒性增强。术前需将患者的血钾水平控制在 5.5mmol/L 之内。

（二）吸入麻醉药与 β 受体拮抗药之间的相互作用

β 受体拮抗药（β-receptor antagonists）是一类能选择性地与 β 受体结合，从而拮抗 β 受体效应的药物。根据其对 $β_1$ 和 $β_2$ 受体选择性的不同，可将其分为非选择性 $β_1$、$β_2$ 受体拮抗药和 $β_1$ 受体拮抗药 2 类，是一类治疗心血管疾病的常见药物。

药物相互作用包括：① β 受体拮抗药的常见不良反应为心脏抑制，如心肌收缩力减弱、心率减慢、心排血量减少、冠状动脉血流量降低、心肌耗氧量明显减少以及血压下降等。与全麻醉药联用时可增加对心肌功能和心肌电生理活性的抑制。Lowenstein 将 β 受体拮抗药和全麻醉药两者配伍后循环抑制的顺序（从小到大）为甲氧氟烷、乙醚、环丙烷、三氯乙烯、恩氟烷、氟烷、阿片类药物和异氟烷。尤其是在低血容量的情况下，易诱发生循环危象。②非选择性 β 受体拮抗药阻断支气管平滑肌上的 $β_2$ 受体，使支气管痉挛。理论上肌肉松弛药使组胺释放，可进一步诱发或加重支

气管哮喘。③ β 受体拮抗药、钙通道阻滞药也均可增强非去极化型肌松药的作用。④长期应用 β 受体拮抗药可使受体上调，如突然停药，可引起病情加重，长期用药者应逐渐减量后停药。⑤一旦出现严重的低血压或心动过缓，应首选阿托品进行治疗，可反复静脉注射小剂量阿托品，一般每 5 分钟注射 0.5mg，最大剂量不超过 2.0mg。如仍旧不能纠正，则可考虑使用小剂量肾上腺素 [0.02~0.04μg/（kg·min）]、多巴酚丁胺（dobutamine）、羟基苯心安（prenaltarol）等 β 受体激动药来逆转循环功能的抑制。不主张使用 α 受体激动药，以免引起外周血管阻力骤增，更加重心脏的负荷。⑥由于 β 受体拮抗药能抑制肝脏微粒体酶的活性，从而降低机体对局部麻醉药的清除率，增加其血浆浓度。例如口服普萘洛尔可使利多卡因的血浆稳态浓度提高 30%，使布比卡因的清除率降低 35%。为此，术中宜减少局部麻醉药的用量，以避免发生毒性反应，同时也能减轻其对 β 受体拮抗药心肌抑制效应的增强作用。伍用 β 受体拮抗药时，局部麻醉药液中不宜加入肾上腺素。

（三）吸入麻醉药与钙通道阻滞药之间的相互作用

钙通道阻滞药的主要代表药有维拉帕米、硝苯地平、氨氯地平、尼卡地平及地尔硫䓬等，是一类治疗高血压的重要药物。由于高血压主要是外周血管阻力增加，而血管平滑肌的收缩取决于细胞内的 Ca^{2+} 浓度，因此抑制跨膜 Ca^{2+} 移动可降低细胞内的 Ca^{2+} 量。钙通道阻滞药通过阻滞 Ca^{2+} 内流，使进入细胞内的 Ca^{2+} 总量减少，导致小动脉平滑肌舒张，降低外周阻力而发挥降压作用，但对静脉血管的影响较小。钙通道阻滞药与挥发性麻醉药均能干扰细胞膜上钙离子的流动，伍用后在抑制心肌功能和扩

张血管方面可呈相加效应。

药物相互作用包括：①维拉帕米、地尔硫䓬等与氟烷、恩氟烷的作用相似，联合应用可产生较明显的心肌抑制效应，恩氟烷合用对心肌的抑制作用较氟烷或异氟烷强，氟烷与维拉帕米、地尔硫䓬合用时对心肌的抑制作用比同硝苯地平或尼卡地平合用时强。②硝苯地平、尼卡地平与异氟烷合用可产生明显的血管扩张效应，从而产生严重的低血压。③异氟烷或氟烷与维拉帕米合用可使肺血管的缺氧性收缩反应降低 40%~90%，所以慢性阻塞性肺疾病患者接受胸科手术时应慎用这 2 类药物。④吸入全麻药可明显加重钙通道阻滞药对心脏传导系统的抑制，甚至可引起严重的心动过缓（30 次/min）、房室传导阻滞和窦性停搏等致命性心律失常。吸入全麻药与维拉帕米合用时，对房室传导的抑制效应较与地尔硫䓬合用时更明显，而与硝苯地平合用时则不会造成对房室传导的明显影响。钙通道阻滞药并不增强吸入全麻药对浦肯野纤维和心室内传导的抑制效应，而且维拉帕米、地尔硫䓬还可降低氟烷麻醉下肾上腺素诱发心律失常的阈值。对心力衰竭或心室传导阻滞的手术患者应避免使用维拉帕米或地尔硫䓬，如出现严重的慢性心律失常，应立即停止吸入全麻药，必要时可使用小剂量的钙剂，以恢复正常的心肌传导功能。⑤钙通道阻滞药可抑制中枢神经系统肾上腺素的释放，影响脑内阿片受体的功能，从而增强麻醉药和阿片类镇痛药的中枢抑制作用。例如维拉帕米可降低氟烷的 MAC 值，地尔硫䓬可增强吗啡的镇痛效能。⑥钙通道阻滞药可通过抑制钙离子内流诱发乙酰胆碱的释放，从而增强肌肉松弛药的作用。动物实验发现，钙通道阻滞药可增强琥珀胆碱、泮库溴铵和维库溴铵的肌松效应。另有报道，术后用硝苯地平可增强肌肉松弛药的残余作用。

（四）吸入麻醉药与血管紧张素转换酶抑制剂之间的相互作用

血管紧张素转换酶抑制剂（angiotensin converting enzyme inhibitor，ACEI）的主要代表药有依那普利、西拉普利、奎那普利和卡托普利等，是一类抑制机体肾素－血管紧张素－醛固酮系统（RAS），减少神经末梢去甲肾上腺素释放的抗高血压药。长期服用 ACEI 可能引起机体 RAS 系统功能的抑制，使患者对麻醉药循环抑制效应的敏感性明显增加，可造成患者术中血压的突然下降，尤其是在体液大量丢失时患者更易发生严重的低血压反应。长期服用 ACEI 还可耗竭血管中的血管紧张素 Ⅱ，一旦术中出现低血压，传统升压药效果有时并不理想。有研究发现在麻醉诱导时应用芬太尼 5mg/kg 和咪达唑仑 0.15mg/kg，停药组 100% 的患者都出现低血压，而且必须使用去氧肾上腺素进行治疗，而未停药组只有 20% 的患者发生低血压。因此，建议手术当日清晨应停用 ACEI，以策安全。

（五）吸入麻醉药与利血平之间的相互作用

利血平（reserpine）是一种不可逆性的囊泡单胺转运体（vesicular monoamine transporter，VMAT）抑制剂，属于吲哚类生物碱，用于治疗高血压及精神病。利血平可消耗体内儿茶酚胺的贮存，使服用该药的患者对麻醉药的心血管抑制作用非常敏感，术中很容易发生血压下降和心率减慢，故需特别警惕。采用椎管内阻滞麻醉时，低血压反应则更为普遍，且程度也较为严重。一旦服用利血平的患者在手术中出现低血压，在选用药物治疗时应格外慎重。若使用直接作用的拟交感神经药（如肾上腺素、去甲肾上腺素等）可发生增敏效应和引起血压骤升，而使用间接作用的拟交感神经药

（如麻黄碱）升压效应却往往并不明显。有人推荐使用甲氧胺（methoxamine）进行治疗，小剂量分次给药，每次0.25mg，以提升血压至满意水平。利血平可增强吸入全麻药的麻醉效能，使其MAC减少20%~30%；但由于它能降低机体的惊厥阈值，术中不宜吸入高浓度的恩氟烷。

胍乙啶（guanethidine）的降压机制与利血平相仿，只是不能通过血脑屏障，故无中枢性作用。该药可增加患者对交感神经阻滞效应的敏感性，引起容量血管扩张，而且还能造成机体反射性血压调节机制的障碍，所以麻醉时低血压反应可能很明显。与利血平一样，胍乙啶也能改变拟交感神经药的作用效能，在伍用氯胺酮、可卡因、泮库溴铵等有拟交感神经活性的药物时也会出现血压过度升高。三环类抗抑郁药和神经安定药都可以妨碍胍乙啶进入肾上腺素能神经元，使其降压效应消失。

（六）吸入麻醉药与 α_2 受体激动药之间的相互作用

α_2 受体激动药的主要代表药为可乐定和盐酸右美托咪定，现已很少用于治疗高血压，但可作为一种麻醉辅助药，用于行全身麻醉的手术患者气管插管和机械通气时的镇静。α_2 受体激动药除有镇静、镇痛作用外，还有降血压、抗焦虑、抗惊厥和抗休克等多种效能。

盐酸右美托咪定通过激动突触前膜 α_2 受体，抑制去甲肾上腺素的释放，并终止疼痛信号转导；通过激动突触后膜受体，抑制交感神经活性，从而引起血压和心率下降；与脊髓内的 α_2 受体结合产生镇痛作用时，可导致镇静及焦虑缓解。

药物相互作用包括：①盐酸右美托咪定作用于脑干蓝斑肾上腺素能神经元突触前膜的 α_2 受体，降低中枢交感神经张力，与全麻药产生协同作用，减少麻醉诱导和维持时的麻醉药用量，所以可作为麻醉前用药。例如术前口服可乐定（clonidine）2μg/kg 或 4μg/kg，小儿吸入麻醉诱导和气管插管所需的七氟烷浓度由对照组的 3.2%±1.3% 分别减为 2.5%±0.1% 和 1.9%±0.2%；术前静脉注射右美托咪定 0.6μg/kg，可使硫喷妥钠的诱导剂量减少23%，术中维持剂量也明显降低；术前口服可乐定 5μg/kg，能使术中维持麻醉所需的异氟烷浓度降低40%。②术前使用 α_2 受体激动药还有助于减轻喉镜暴露和气管插管时的不良反应，有效地降低此时体内儿茶酚胺、皮质醇和 β-内啡肽等应激性激素的分泌，以维持血流动力学稳定，加速术后苏醒。③ α_2 受体激动药均能通过 α_2 受体的介导干扰体内P物质的释放，影响5-羟色胺能神经元和胆碱能神经元的功能，从而提高机体的抗伤害反应，产生强效的镇痛效应，并增强阿片类药物的镇痛功能。例如术前口服可乐定 5μg/kg，可使术中芬太尼和阿芬太尼的用量分别减少50%和40%；可乐定还能增加椎管内使用阿片类药物的镇痛功效。应该指出的是，α_2 受体激动药只与 δ 受体激动药产生协同性的抗伤害作用，而与 μ 受体或 κ 受体激动药只产生相加效应。④可乐定可增强局部麻醉药的脊髓麻醉效能，延长其作用时间，甚至比肾上腺素更为有效。由于使用剂量较小，鞘内注射可乐定并不会引起脊髓局部缺血和神经毒性反应，也不增强局部麻醉药的毒性。⑤可乐定可能增强乙醇、巴比妥酸盐或其他镇静药的中枢抑制作用。如果服用盐酸可乐定的患者也服用三环类抗抑郁药，可乐定的降压作用可能降低，因此需要增加剂量。⑥可乐定与影响窦房结功能或房室传导的药物如地高辛、钙通道阻滞药一起使用可能产生相加作用，如心动过缓和房室传导阻滞。

二、吸入麻醉药与抗心律失常药之间的相互作用

抗心律失常药是一类用于治疗心脏节律紊乱的药物。随着对心脏电生理特性以及抗心律失常药物作用机制的逐渐了解,心律失常的药物治疗有了较大的进展。

药物相互作用主要表现为:①由于各种抗心律失常药都是以心肌抑制作用为主,周围血管作用次之,都可影响机体血流动力学的稳定,而许多麻醉药对心肌的电生理功能也有明显的影响,所以它们在伍用时将产生非常复杂的相互作用,不仅可造成机体循环状态的剧烈变化(如严重的低血压),而且能加重或诱发新的心律失常。例如美西律主要适用于室性期前收缩,对心肌的抑制作用很小,但在麻醉后心功能有所减退的情况下再用该药,则可导致严重的血流动力学紊乱。②普鲁卡因胺可增强氟烷、恩氟烷或异氟烷等强效吸入麻醉药的心血管抑制效应,可导致严重的低血压;而麻醉药又能增强普鲁卡因胺对异位起搏点和房室传导的抑制,引发心搏骤停。③麻醉期间发生室性心律失常时,常首选利多卡因治疗。但由于多数麻醉药可减少肝血流量,降低利多卡因的清除,提高其血浆浓度,所以麻醉中使用利多卡因应酌情减量,以预防利多卡因的毒性反应。④利多卡因与巴比妥酸盐伍用时,患者发生呼吸暂停的比率增加;口服普鲁卡因胺的患者静脉滴注利多卡因时,随着利多卡因使用剂量的增加,患者可出现躁动不安和谵妄;应用奎尼丁的患者在使用利多卡因后可出现室性停搏;奎尼丁与利血平、胍乙啶或甲基多巴等降压药合用时毒性增大,心肌抑制作用增强,而后者的降压作用也更为明显。⑤影响心脏传导等心肌电活动的各种抗心律失常药都能影响神经肌肉接头的离子传导,从而增强肌肉松弛药的效能。例如利多卡因、普鲁卡因胺、普萘洛尔和苯妥英钠等抗心律失常药可使右旋筒箭毒碱的作用时间延长25%;术后在麻醉恢复室使用奎尼丁治疗心律失常可强化肌肉松弛药的残余作用,使患者出现呼吸抑制,而且用依酚氯铵(腾喜龙、艾宙酚)拮抗不能逆转。为此,伍用抗心律失常药时,术中宜适量减少肌肉松弛药的用量,术后应特别警惕再箭毒化的发生。

三、吸入麻醉药与强心苷类药物之间的相互作用

强心苷类药物主要包括地高辛、毛花苷丙、洋地黄毒苷及哇巴因,属于 Na^+、K^+-ATP 酶抑制剂,使细胞内的 Ca^{2+} 浓度增加,心肌细胞的兴奋收缩偶联作用增强,呈现出心肌收缩力增加。

麻醉药可能会改变强心苷类药物的毒性。药物相互作用包括:①氟烷、恩氟烷、甲氧氟烷、氯胺酮、芬太尼和氟哌利多可减少使用强心苷后心律失常的发生,而环丙烷能增加心律失常的发生。在麻醉状态下强心苷的作用减弱。②洋地黄化时,琥珀胆碱可因一过性高血钾而增加心律失常的发生,严重者甚至可出现心室停搏。③拟交感神经药、β 受体激动药可增强强心苷类药物的毒性。④氟烷、新斯的明等药物则可因迷走神经样作用而加重强心苷类药物的减慢心率效应,诱发心动过缓;强心苷类药物与利血平、胍乙啶等儿茶酚胺耗竭药伍用可引起心动过缓、房室传导阻滞,甚至出现窦性停搏。⑤奎尼丁、胺碘酮和地西泮等高蛋白结合率的药物可因蛋白置换作用提高血浆中的游离型地高辛浓度,因而易于出现洋地黄中毒现象。

四、吸入麻醉药与拟交感神经药之间的相互作用

拟交感神经药的主要作用是兴奋肾上腺素

受体,其中包括肾上腺素、去甲肾上腺素、麻黄碱及一些合成药如异丙肾上腺素、间羟胺等,主要用于心血管疾病、支气管哮喘和过敏反应疾病的治疗。

药物相互作用包括:①卤族挥发性麻醉药可增强心肌对拟交感神经药的敏感性,增加术中心律失常的发生率。为了预防这种不良反应,术中需要使用肾上腺素时不宜选用氟烷进行麻醉,而以选用异氟烷和七氟烷最为恰当,恩氟烷则次之;即使吸入异氟烷,术中肾上腺素的用量也应限制在≤3μg/(kg·30min)的水平。②挥发性麻醉药增强心肌对肾上腺素敏感性的特性可受许多药物的影响。如硫喷妥钠、钙盐和抗胆碱能药可增加吸入全麻时使用肾上腺素诱发心律失常的可能性,而镁盐、普萘洛尔、钙通道阻滞药和可增强迷走神经张力的药物则能减少其发生,尤其是在应用硫喷妥钠进行麻醉诱导后,挥发性麻醉药更易促使肾上腺素诱发心律失常。③有些静脉麻醉药如硫喷妥钠、丙泊酚等也有与卤族挥发性麻醉药相似的特性,可使心肌对肾上腺素的致心律失常效应增敏。用硫喷妥钠 20mg/kg 麻醉的犬,静脉输注肾上腺素引发心律失常所需的剂量为 0.8μg/(kg·min);而以 1.3MAC 的氟烷或依托咪酯麻醉时,肾上腺素引起心律失常所需的剂量则分别增加到 2.6μg/(kg·min)和 10.7μg/(kg·min)。丙泊酚对肾上腺素致心律失常作用的增敏效应与氟烷相当。为此,术中选用硫喷妥钠或丙泊酚麻醉时,应严格控制肾上腺素的用药剂量,或替换使用依托咪酯、咪达唑仑等其他静脉麻醉药,以减少心律失常的发生。此外,在处理局部麻醉药(含肾上腺素)中毒反应时,为避免发生危险的室性心律失常,也不宜使用硫喷妥钠或硫戊巴比妥(thiamylal),而应使用其他巴比妥类药物(如苯巴比妥或美索比妥钠)或苯二氮䓬类药物。

第三节 吸入麻醉药与中枢神经系统药物之间的相互作用

一、吸入麻醉药与抗抑郁药之间的相互作用

抗抑郁药是一类用于减轻或治疗各种情感障碍,包括抑郁症、心因性抑郁及抑郁性神经症症状的精神类药物。主要的抗抑郁药类型包括单胺氧化酶抑制剂(monoamine oxygenase inhibitor, MAOI)、三环类抗抑郁药、选择性 5-羟色胺再吸收抑制剂。

1. 单胺氧化酶抑制剂 单胺氧化酶(monoamine oxygenase, MAO)是生物体内的一种重要的代谢酶,可催化约 15 种生物胺类物质的氧化脱氨基反应,主要有 2 种同工酶,其中 A 型 MAO 可降解去甲肾上腺素、肾上腺素和 5-羟色胺, B 型 MAO 可降解苯乙胺、苄胺等非极性的芳香胺类物质,而多巴胺和酪氨酸则可被 A 型或 B 型 MAO 共同降解。MAOI的主要经典药物有苯乙肼、异卡波肼、反苯环丙胺等,可通过与 MAO 的不可逆性共价结合,抑制 MAO 的功能。此外,这类药物还能抑制肝微粒体酶等其他酶系统,并具有明显的肝脏毒性,可影响许多药物的代谢。一般情况下,停药 2 周后肝脏的单胺氧化酶才能通过缓慢的合成过程恢复原有的活性。目前,这些药物正逐步退出临床,而被新型 MAOI 如托洛沙酮和沙芬酰胺所代替,其具有副反应少、停药后 MAO 的功能恢复快等特点。

MAOI 能与许多麻醉药发生相互作用,包括:① MAOI 可减慢巴比妥类药物在肝脏内的代谢,提高其血药浓度,术中宜适量减少巴比妥

类药物的用量。而 MAOI 与依托咪酯、丙泊酚、苯二氮䓬类药物或神经安定类药物伍用则较为安全，罕有严重不良反应发生。② MAOI 对肝微粒体酶具有抑制作用，可增强氟烷麻醉时的肝脏毒性反应，提高心肌对肾上腺素的敏感性，容易发生心律失常。③ MAOI 可引起神经末梢内大量去甲肾上腺素的蓄积，伍用间接作用的拟交感神经药(如麻黄碱、间羟胺、苯丙胺等)后可引起体内蓄积的去甲肾上腺素释放，造成剧烈的肾上腺素能反应，甚至引起高血压危象反应，对兼有直接和间接作用的多巴胺也相对禁忌。④ MAOI 与直接作用的拟交感神经药(如肾上腺素、去甲肾上腺素、异丙肾上腺素、甲氧胺、去氧肾上腺素等)伍用则较为安全，只是有时会引起作用时间的延长。⑤ MAOI 与哌替啶间的相互作用可引起 2 种较为严重的不良反应。Ⅰ型为兴奋性，表现为突发的激动、谵妄、头疼、低血压或高血压、肌挛缩、高热和惊厥，甚至出现昏迷和死亡。造成此反应的原因为哌替啶阻断突触前膜对 5- 羟色胺的摄取，从而增强单胺氧化酶抑制剂升高脑内 5- 羟色胺浓度的效应，而且哌替啶分解后生成的具有致惊厥作用的代谢物——去甲哌替啶也参与这一反应。Ⅱ型为抑制性，表现为呼吸抑制、心血管虚脱或昏迷。主要原因为 MAOI 对肝内代谢哌替啶的 N- 脱甲基酶的抑制使哌替啶在体内大量堆积。新型 MAOI 可明显减少药物伍用时这些不良反应的发生。尽管个别报道称 MAOI 与吗啡或喷他佐辛伍用时也有类似的不良反应发生，但目前大多数学者认为，除哌替啶外，其他阿片类镇痛药与 MAOI 伍用仍较安全。需要注意的是，苯哌利啶可代谢生成哌替啶、去甲哌替啶和尼酸，也应禁与 MAOI 伍用。

过去人们一直主张术前应停用 MAOI 2~3 周。新近的观点则认为，只要做好认真的术前准备，服用 MAOI 的患者即使术前不停药，仍能以较小的风险接受麻醉，尤其在新型 MAOI 问世后，服用该药的患者的麻醉风险更是显著降低。

2. 三环类抗抑郁药 三环类抗抑郁药包括丙米嗪、氯米帕明、多塞平和阿米替林等，它们可阻断突触前膜摄取去甲肾上腺素、5- 羟色胺和多巴胺，增加中枢和外周肾上腺素能神经的功能，是治疗抑郁症的一类经典药物。由于具有明显的抗胆碱作用和心脏毒性，目前它们正逐渐被新型四环类抗抑郁药如马普替林、米安色林等所取代。术前准备好应急措施则能避免和减轻这些不良反应，故术前不必停药。

药物相互作用包括：①三环类抗抑郁药在提高中枢神经系统兴奋性的同时，可降低机体的惊厥阈值，尤其是马普替林比传统的三环类抗抑郁药作用更强，故在恩氟烷麻醉时有可能诱发癫痫发作。异氟烷麻醉下，不易出现脑电图的棘波活动，可减少不良反应的发生。②三环类抗抑郁药具有中枢和外周的双重抗胆碱能作用。当围手术期与其他具有抗胆碱能作用的药物伍用时可增强其抗胆碱能效应，使患者在术后出现意识模糊、定向障碍、幻觉和谵妄等中枢性抗胆碱综合征的表现，故术前应适当降低阿托品或东莨菪碱的用量。③三环类抗抑郁药可增强肾上腺素、去甲肾上腺素等拟交感神经药的反应性，容易导致患者出现高血压和心律失常等反应，甚至可引起脑卒中和死亡。据报道，三环类抗抑郁药与氯胺酮、泮库溴铵等具有拟交感神经作用的药物伍用也能发生升压反应和心脏毒性反应，而且三环类抗抑郁药可增强氟烷和恩氟烷的致心律失常效应。为此，长期服用三环类抗抑郁药的患者术中宜采用异氟烷麻醉，并且应避免使用具有拟交感神经作用的药物，如必须使用这些药物,应酌情减量。一旦发生高血压危象,应给予 α 受体拮抗药或血管扩张药治疗。实施局部麻醉时,局部麻醉药液中应加入不与三环类抗抑郁药发生相互作用的血管收缩剂,如合成多肽类升压药苯赖加压素,浓度控制在0.03U/ml,总量少于 8ml。④三环类抗抑郁药可增强巴比妥类药的中枢抑制效应。实验动物伍用这 2 类药物后,死亡率明显增加。此药物相互作用的机制尚不十分清楚,可能与其酶抑制作用有关。建议长期服用此类药物的患者术中应酌情减少巴比妥类药物的用量。⑤三环类抗抑郁药还能影响阿片类药物的镇痛功效。动物实验表明,丙米嗪或阿米替林可增强吗啡和哌替啶的镇痛效能,同时也增强其呼吸抑制作用。

二、吸入麻醉药与抗癫痫药之间的相互作用

抗癫痫药都是作用于癫痫病灶区,改变细胞膜通透性,防止异常放电的扩散和传播,起到一定的控制作用,但并不能彻底治疗癫痫。因为药物都有一定的副反应,如果是长期服用药物需要定期检查血药浓度和肝、肾器官功能等,一旦出现严重性的副反应如贫血等,建议停药采用其他治疗方式。常见的抗癫痫药物有丙戊酸钠、卡马西平、苯巴比妥、拉莫三嗪等。许多抗癫痫药均是临床上重要的酶诱导剂,尤其是卡马西平和苯妥英钠不仅是细胞色素 P450 酶系的强效诱导剂,同时还能诱导尿苷二磷酸葡糖醛酸转移酶等其他生物酶的活性。所以抗癫痫药可与许多药物发生相互作用,影响它们效能的发挥。当 2 种抗癫痫药伍用时,因相互间的酶诱导作用,疗效不但未能增强,反而可能诱发毒性反应。

药物相互作用包括:①抗癫痫药可促进苯

二氮䓬类药物的生物转化,降低其抗焦虑和镇静等功效。Backman 等在服用卡马西平或苯妥英钠的患者发现,口服咪达唑仑 15 分钟后,咪达唑仑的血浆峰浓度和血浆药物浓度－时间曲线下面积(area under the curve, AUC)仅分别为对照组的 7.4% 和 5.7%,消除半衰期缩短为对照组的 42%,而且咪达唑仑的镇静效能显著减弱。由于地西泮的代谢产物——去甲地西泮仍具有镇静作用,所以伍用抗癫痫药物不会降低地西泮的疗效。②长期服用抗癫痫药的患者的肝功能都有不同程度的损害,术中较容易发生全麻药蓄积中毒反应,且在苏醒前还可出现困倦、眩晕甚至昏睡等现象。③抗癫痫药还能影响神经肌肉传递功能,从而改变肌肉松弛药的效能。例如患者服用苯妥英钠后,泮库溴铵、氯二甲箭毒和维库溴铵的肌松作用减弱,但筒箭毒碱和阿曲库铵的作用则不受影响。④多数抗癫痫药物都能与血浆蛋白结合,尤其苯妥英钠的蛋白结合率更高,所以它们对其他药物的蛋白置换作用比较敏感。如地西泮、氯氮䓬(利眠宁)等药物就能与苯妥英钠竞争与血浆蛋白的结合,置换后提高血浆中的游离型苯妥英钠浓度。

三、吸入麻醉药与抗精神病药之间的相互作用

1. 吩噻嗪类药物　吩噻嗪类药物主要包括氯丙嗪、异丙嗪和奋乃静等,是临床上常用的具有强安定作用的抗精神病药。

药物相互作用包括:①能增强巴比妥类药和苯二氮䓬类药的中枢抑制作用;氯丙嗪可延长硫喷妥钠的催眠时间,使后者在术中的用量减少 60%。②吩噻嗪类药物可降低机体癫痫发作的阈值,选用能诱发癫痫发作的恩氟烷、氯胺酮等药物进行麻醉时应予以慎重。③术前使

用异丙嗪、奋乃静或三氟拉嗪,在使用美索比妥钠实施麻醉诱导时,可能会出现肌颤、无意识躁动和肌张力增高等明显的中枢兴奋表现。④吩噻嗪类药具有外周和中枢的双重抗肾上腺素能效应,不仅可引起机体血压的降低,而且还能阻断 α 受体激动药的升压效应。一旦术中发生低血压,应在积极补液的基础上选用适量的 α 受体激动药——去甲肾上腺素或去氧肾上腺素提升血压,但不能使用肾上腺素。因为肾上腺素兼有 α 受体和 β 受体双重激动作用,而吩噻嗪类药物尤其氯丙嗪和硫利达嗪可选择性地阻断 α 受体作用而强化肾上腺素的 β 受体作用,所以使用肾上腺素不但不能升高血压,反而可因血管扩张造成血压的进一步下降。⑤吩噻嗪类药物具有明显的抗胆碱能作用,能与其他药物的抗胆碱能作用发生相加反应,引起其外周抗胆碱效应增强,如肠胀气、眼压升高和尿潴留等。⑥吩噻嗪类药物能使中枢抗胆碱效应增强,能引起意识模糊、易激惹、谵妄和发热等一系列不良反应。⑦吩噻嗪类药物还可以相加或协同方式增强阿片类药物的镇痛功效,并能减轻阿片类药物的催吐效应,所以临床上这 2 类药物的伍用非常普遍。但新近的研究却发现,许多吩噻嗪类药都有轻度的抗镇痛作用,而且与阿片类药伍用时可加重其抑制呼吸和降低血压的效应,值得临床注意。

2. 丁酰苯类药物　丁酰苯类药物是临床上治疗精神病时常用的一类药物,其中的氟哌啶醇和氟哌利多还常作为一种强安定药广泛用于临床麻醉。丁酰苯类药与吩噻嗪类药有不少相似的效应,如 α 肾上腺素能受体阻断效能和抗胆碱能作用,术中与其他药物伍用时应注意对相关不良反应的预防。丁酰苯类药物可诱发锥体外系反应,但这种副反应可被其他并用的麻醉药或肌肉松弛药等药物所掩盖,在后者的作用消失后才明显地表现出来。临床麻醉中常将氟哌利多与哌替啶或芬太尼伍用,以实施神经安定镇痛麻醉,或辅助其他麻醉药以加深麻醉。氟哌利多可增强哌替啶的呼吸抑制效应,尤其用于产科镇痛时可能会引起新生儿呼吸抑制。丁酰苯类药物还可与氯胺酮伍用,以减少患者苏醒期的精神运动性反应。

第四节　吸入麻醉药与其他药物之间的相互作用

一、吸入麻醉药与抗菌药之间的相互作用

抗菌药是用于治疗各种细菌感染或抑制致病微生物感染的药物。许多抗菌药都具有增强肌肉松弛药作用的效应,但所依赖的机制和效能的强弱却各不相同。

药物相互作用包括:①氨基糖苷类抗生素在神经肌肉前膜可发挥类似于镁离子的作用,阻碍运动神经末梢的钙离子内流,从而影响乙酰胆碱的释放。此外,它还有接头后膜的膜稳定作用。所以伍用氨基糖苷类抗生素可增强非去极化型肌松药的肌松作用,延长其作用时间。不同的氨基糖苷类抗生素与肌肉松弛药伍用产生这种协同反应的效能并不一致,在动物实验中所提示的强弱顺序为新霉素 > 链霉素 > 庆大霉素 > 双氢链霉素 > 阿米卡星 > 西索米星 > 卡那霉素 > 阿贝卡星。②在抗生素对神经肌肉接头功能的影响中,尤以多黏菌素的作用最强。它具有影响接头前膜和后膜的双重效应,伍用后引起的肌松效应不能被钙离子或胆碱酯酶抑制药所拮抗。林可霉素和克林霉素可增强非去极化型肌松药的作用,但不能增强去极化型肌

松药的效能,而且其部分效应可被钙离子或胆碱酯酶抑制药所拮抗。③大环内酯类抗生素具有明显的酶抑制作用,可与麻醉用药发生不良相互作用。大环内酯类抗生素可与CYP3A4的血红素结合形成一种稳定的复合物,表现出对CYP3A4功能的剂量依赖性抑制,从而影响体内苯二氮䓬类药物和阿片类药物的代谢过程,延长其作用时效。如与红霉素伍用时,阿芬太尼的消除半衰期明显延长、呼吸抑制作用增强,但红霉素对舒芬太尼的代谢过程没有影响。④红霉素可使咪达唑仑的血浆峰浓度增加,其镇静和遗忘等作用的时间也明显延长。⑤局部麻醉丁卡因、普鲁卡因和苯佐卡因等可拮抗磺胺类药物的抗菌活性。

二、吸入麻醉药与抗结核药之间的相互作用

抗结核药主要有利福平、异烟肼、吡嗪酰胺、乙胺丁醇、链霉素。利福平是目前治疗结核病的一线药物,同时也是肝脏细胞色素P450酶的诱导剂,可与多种药物发生相互作用。

药物相互作用包括:①利福平可增加吗啡、芬太尼等阿片类药物的代谢,以至于需用更大的剂量才能达到镇痛的要求。同时伍用利福平和美沙酮的患者,在停用利福平后体内美沙酮的血浆浓度明显增加(33%~68%)。②利福平还能诱导肠道内CYP3A4的活性,影响口服苯二氮䓬类药物的生物利用度。③利福平还能加快糖皮质激素的代谢,伍用时也必须加大糖皮质激素的用量。④长期服用异烟肼可明显增加恩氟烷麻醉时血浆氟离子的浓度。在一项流行病学调查中,实验组服用异烟肼的20名患者中有9人在吸入恩氟烷麻醉后血清氟离子达到肾毒性水平,是对照组患者的4倍。研究证实,异烟肼的代谢物——磺胺可促进肝脏细胞微粒体细胞色素氧化酶P450的生成,加速体内卤族挥发性麻醉药的脱氟基反应,从而增加氟离子的生成。为此,服用异烟肼的患者不宜行恩氟烷麻醉。此外,异烟肼因其代谢物有抑制单胺氧化酶的作用,也不宜与哌替啶伍用。

三、吸入麻醉药与氨茶碱之间的相互作用

氨茶碱通过抑制磷酸二酯酶以松弛支气管平滑肌,常用于治疗哮喘和肺部阻塞性疾病。由于其治疗窗窄、毒性较大,临床上已逐步被选择性 β_2 受体激动药沙丁胺醇、特布他林等取代。β_2 受体激动药其通过兴奋气道平滑肌和肥大细胞膜表面的 β_2 受体,舒张气道平滑肌,减少肥大细胞和嗜碱性粒细胞脱颗粒及其介质的释放,降低微血管的通透性,增加气道上皮纤毛的摆动等缓解哮喘症状。

药物相互作用包括:①在吸入全麻中伍用氨茶碱,5%~10%的患者出现心律失常,其血药浓度都超过了治疗范围,尤其在已用麻黄碱或去甲肾上腺素后再用氨茶碱时,更易诱发心律失常。研究证实,挥发性全麻药可抑制茶碱在肝脏的代谢,明显延长其清除半衰期(氟烷为3.3倍,恩氟烷为1.6倍),并增加心肌对该药的敏感性,导致心律失常。所以吸入全麻时应慎用茶碱,尤其不宜再伍用其他拟交感神经药。②尽管氯胺酮和氨茶碱都不降低机体的癫痫阈值,但两药伍用后却可使机体的癫痫阈值下降,也须谨慎伍用。已有临床报道,使用氨茶碱的患者在氯胺酮麻醉时出现了癫痫发作。此外,氨茶碱对肝药酶诱导剂和抑制剂的作用比较敏感,伍用时应注意调整氨茶碱的用量。高选择性的 β_2 受体激动药是目前治疗支气管痉挛的首选药物,这类药物的毒性较低,很少与其他药物发生严重的不良反应。

四、吸入麻醉药与产科用药之间的相互作用

产科用药主用于引产、催产、产后及流产后因宫缩无力或缩复不良而引起的子宫出血等。药物相互作用包括：①在全麻状态下，静脉使用催产素可引起低血压、心动过速和心律失常等不良反应，尤其是在氟烷麻醉下，这些反应则更为常见，也更为严重。目前认为这些反应可能与其血管扩张的效应有关。②氟烷、硫喷妥钠和吗啡等麻醉药能促使子宫松弛，从而可减弱催产素收缩子宫的作用。③硫酸镁是治疗产科子痫的常用药物，其镁离子常与肌肉松弛药发生相互作用。过量的镁离子除了对中枢神经系统具有抑制作用外，还可抑制神经肌肉接头处乙酰胆碱的释放，减弱运动终板对乙酰胆碱的敏感性和肌纤维的兴奋性，增强去极化型和非去极化型肌松药的肌松作用。为此，使用硫酸镁的患者接受手术时，术中应酌情减少肌肉松弛药的用量，并需对患者的神经肌肉传递情况进行监测。

五、吸入麻醉药与抗震颤麻痹药之间的相互作用

抗震颤麻痹药的常用药物为左旋多巴，应用常用的剂量一般不会对患者的血压和心率造成明显影响。因其作用时间较短，所以手术前可正常服药，术后也应该及时恢复用药以免病情失控。但在氟烷或环丙烷麻醉下，这些患者可出现低血压和心律失常。左旋多巴还不宜与氟哌利多和氟哌啶醇伍用，因丁酰苯类药物可拮抗脑内多巴胺的功能。

总之，要实现吸入麻醉期间合理用药，尤其是使联合用药发挥最佳的治疗效果，需要一名临床医师有深厚的药理学基础和丰富的临床经验，注意对相关知识的积累，而且能够敏于发现、及时总结临床用药中药物效能的各种变化，才能不断提高处理药物相互作用的能力。

（徐 浩 徐礼鲜）

参考文献

[1] 叶晓芬，蔡映云，吕迁洲. 用药理学知识指导临床用药. 中国临床药学杂志，2010，19（4）：248-250.

[2] PEYTON P J, CHAO I, WEINBERG L, et al. Nitrous oxide diffusion and the second gas effect on emergence from anesthesia. Anesthesiology, 2011, 114(3): 596-602.

[3] 杨经文，陈燕，高安量，等. 乳化异氟烷与芬太尼麻醉作用的相互影响. 华西药学杂志，2007，22（5）：527-529.

[4] SCHNEIDERBANGER D, JOHANNSEN S, ROEWER N, et al. Management of malignant hyperthermia: diagnosis and treatment. Ther Clin Risk Manag, 2014, 10: 355-362.

[5] WANG X, JIANG T, ZHAO B. Effects of different maintain doses of dexmedetomidine on plasma cortisol and glucose during anesthesia recovery period in patients undergoing uvulopalatopharyngoplasty under sevoflurane inhalation anesthesia. Journal of clinical otorhinolaryngology head and neck surgery, 2014(15): 1154-1157.

[6] BUNDY B D, HEWER W, ANDRES F J, et al. Influence of anesthetic drugs and concurrent psychiatric medication on seizure adequacy during electroconvulsive therapy. J Clin Psychiatry, 2010, 71(6): 775-777.

[7] LOTSCH J, SKARKE C, TEGEDER I, et al. Drug interactions with patient-controlled analgesia. Clin Pharmacokinet, 2002, 41(1): 31-37.

[8] MAZZE R I, WOODRUFF R E, HEERDT M E. Isoniazid-induced enflurane defluorination in humans. Anesthesiology, 1982, 57(1): 5-8.

第二十九章 吸入麻醉药的研究进展

第一节 吸入麻醉新药及给药途径的研究进展

合成吸入麻醉药的历史最早可以追溯到1540年Valerius Cordus合成了乙醚,1772年Joseph Priestly发现了氧化亚氮。随着这2种气体的使用,直到19世纪才揭开了现代麻醉历史的序幕。但在随后的100余年间,除了乙醚、氧化亚氮(笑气)、三氯甲烷外,基本上没有新的药物出现。直到20世纪随着制造原子弹而发展起来的氟化学技术的应用,卤素化的吸入麻醉药开始出现,这类吸入麻醉药中的相当一部分先后成为临床应用的主流药物。吸入麻醉药的发展主要集中于新药研发、新的给药途径的发展,以及作用机制的探索。本部分将对前两者进行探讨。

一、近年来的新型药物

(一)已上市的药物

卤族吸入麻醉药中最新上市的是七氟烷和地氟烷。七氟烷自上市以来,在临床中的应用极为广泛。因其起效快、恢复快、苏醒质量较好,还可用于吸入诱导,因此部分地消弭了静脉麻醉的优势,在很多方面已经取代了异氟烷,成为临床应用的主要吸入麻醉药。氙气等惰性气体也被发现有麻醉作用,用于临床取得了良好效果。但氙气的制备成本较高、价格昂贵,使其临床应用受到一定限制。

(二)未上市的药物

1. 乳化异氟烷 正如其名,吸入麻醉药是由呼吸道吸入,进一步经肺泡弥散入血,从而进入循环发挥作用的。从理论上讲,如果能经静脉给予药物,则药物无须经过麻醉回路,也不受肺功能残气量的影响,因此麻醉起效的时间会更快。而且静脉给药无须挥发罐这样的特殊装置,不受肺功能的影响,具有一定的临床应用价值。但毋庸置疑,直接静脉注射吸入麻醉药可能引起严重的器官损害,甚至将是致命的,因此研究者们一直致力于研制出可供静脉注射的吸入麻醉药新剂型。早期曾有研究者用卵磷脂进行吸入麻醉药的包裹,但该制剂仍有存在游离型吸入麻醉药的风险。乳化制剂使得较安全地经静脉给予吸入麻醉药成为可能。早在1962年,Krantz等人就对甲氧氟烷进行了乳化,并在猴和狗模型上证实了这一乳化剂型可以产生全身麻醉作用。但随着研究发现乳化甲氧氟烷可引起血栓性静脉炎等并发症,加之甲氧氟烷本身可能造成的肝、肾损害,对这一药物的研究逐渐停止。随后研究者们对乳化氟烷进行了一系列研究,乳化氟烷在动物实验中取得了良好的麻醉效果。随着氟烷因其肝毒性而逐渐退出全身麻醉的舞台,异氟烷逐渐得到广泛应用,乳化异氟烷的研究也日益深入。

乳化制剂中麻醉药的浓度取决于麻醉药在脂质中的溶解度。在乳化异氟烷和氟烷的研究中,乳化制剂中吸入麻醉药的浓度可高达10%(容积比),这可能是37℃下所能达到的最大饱和浓度。一般而言,吸入麻醉药在脂肪乳中溶解的最大浓度(C_s)对于20%的脂肪乳而言,在20℃下氟烷可达9.46%、异氟烷可达5.64%,即每100ml脂肪乳中最大可溶解异氟烷5.64ml或氟烷9.46ml。若使用30%的脂肪乳,吸入麻醉药的溶解量可增加约1.5倍。一旦高于此浓度,吸入麻醉药有可能从乳剂中溢出,从而带来很大的风险,产生与直接静脉注射吸入麻醉药液体一样的并发症。异氟烷和氟烷较其他吸入麻醉药的 C_s 更高,因此脂肪乳制剂的安全性更高,麻醉所需的注射量更小。给大鼠注射 30% 的脂肪乳 – 异氟烷制剂可取得良好的麻醉效果,SI 值为 3.1 左右。而且大鼠恢复翻正反射的时间为 38 秒左右,显著低于注射丙泊酚者(101 秒)。说明乳化异氟烷的重新分布和经肺的消除都很迅速。

静脉注射乳化异氟烷的 MAC 值明显低于吸入给药,因此产生同样麻醉效价所需的药量更小。与吸入给药相比,静脉注射乳化异氟烷不仅起效迅速而且恢复平稳。单次注射乳化异氟烷者比注射丙泊酚者苏醒更加平稳,后者在翻正反射恢复前常常会有肢体的异常活动和呼吸紊乱。这些研究结果都证实乳化吸入麻醉药具有不错的开发和应用前景。

乳化异氟烷还可用于硬膜外和蛛网膜下腔麻醉,按 0.1ml/kg 给予 8% 的乳化异氟烷,可产生接近于 1% 利多卡因的作用。Haynes 于 1985 年使用卵磷脂包裹的甲氧氟烷进行了局部麻醉,但该制剂的组织损伤较重。相比而言,脂肪乳制剂的吸入麻醉药用于局部麻醉和区域麻醉更安全。吸入麻醉药用于蛛网膜下腔麻醉的机制与局麻药类似,也是通过作用于电压门控钠离子通道。抑制钠通道的乳化异氟烷的 IC_{50}(50% 抑制浓度)为(0.69 ± 0.08)mmol/L。

2. 吸入麻醉药中的"贵族" —— 氙气　氙气也可以被乳化并用于麻醉,但对乳化氙气的研究目前仅限于离体研究。将氙气乳化在 20% 的脂肪乳中,最大乳化浓度可以达到 $190\,\mu l/ml$,这一浓度的氙气可显著抑制 NMDA 受体的作用。NMDA 受体是吸入麻醉药作用的重要机制。乳化吸入麻醉药的作用机制和非乳化吸入麻醉药类似,NMDA 受体等也在其中

起作用。

此外,正如对吸入麻醉药的研究一样,乳化的吸入麻醉药也可以产生器官保护作用,已经被证实对心脏、脑缺血再灌注损伤、肝功能、肺功能等均有保护作用。目前乳化吸入麻醉药的研究都还停留在临床前阶段,尚未发现严重的安全性问题。和许多其他药物一样,如注射渗漏可能引起伤害,动物可发生皮肤的轻度溃疡。

二、新的给药途径

(一)经典吸入药物的非吸入途径

1. 经鼻给药　经鼻给药这种给药途径无创而且无须经过血脑屏障,并且避免了全身给药带来的全身并发症。更重要的是,经鼻给药是一种无创的给药方式,无须建立静脉通道,也无须使用复杂的设备,方便快捷。在一些特殊人群,如儿童患者、不能配合的躁动患者,或者在一些手术室外的条件有限的工作场所,经鼻给药具有其不可替代的优势。经鼻给予咪达唑仑或右美托咪定已经成为儿童患者术前镇静的重要给药方式,与肌内注射氯胺酮等传统方式相比,这一给药途径更为温和,易于被患儿和家长接受。

吸入麻醉药能否经鼻给药,第一个顾虑是吸入麻醉药能否经鼻至大脑。从理论上来讲,脂溶性药物可快速通过鼻黏膜吸收入血,其血浆分布情况与静脉注射相似。脂溶性大小和分子大小决定了经鼻给药的效力,因此氙气这一类脂溶性小分子应当易于经鼻吸收。经鼻给予吸入麻醉药可能更经济有效,避免了呼气带来的损耗。对于氙气这样昂贵的药物来说,经鼻给药剂量小、损耗低,具有临床应用价值。研究也证实氙气经鼻吸收极为迅速,生物利用度可达 100%。2010 年,德国乌尔姆大学的 Oliver Adolph 等人对经鼻给予氙气进行了研究。他

们给猪经鼻给予氙气,随后测定矢状窦静脉血中的氙气浓度。结果发现,经鼻给予氙气后5分钟开始,矢状窦静脉血中的氙气达到稳态,持续于450nl/ml左右,而同一时间股动脉血中的浓度仅20nl/ml左右,证实经鼻给予氙气可快速有效地到达中枢神经系统,经鼻给药是吸入麻醉药的有效给药方式。在开腹全子宫切除术患者中也观察到了类似的现象。经鼻给予患者氙气后,患者颈内静脉的氙气浓度在给药后10分钟开始进入稳态,持续于500nl/ml左右,而同一时间外周血内的浓度仅20nl/ml,这一快速出现的稳态表明经鼻给药后存在经鼻直接至脑的途径。

经鼻给药的第二个顾虑是经鼻给药的剂量有限,这一较低的剂量能否产生有效的麻醉或镇痛作用。氙气的效价较强,即使是低浓度的氙气(吸入氙气 ≥ 10%)也能带来意识状态的改变。Adolph等人对健康志愿者的研究证实,经鼻给予氙气后,志愿者的痛阈明显提高,对压痛、温痛、缺血痛的耐受性都明显增加,表明经鼻给予氙气具有镇痛效果。在全子宫切除术患者,经鼻给予氙气也可明显减少术中阿片类药物的用量,瑞芬太尼的用量下降2.02μg/min左右。不仅术中有效,这一镇痛效应还持续到了术后。患者的术后疼痛评分平均下降了1.34分(0~10分视觉模拟评分)。这些数据都表明经鼻给予吸入麻醉药尽管剂量较小,但可产生临床有效的镇痛作用。

第三个顾虑是经鼻给药的安全性问题。尽管尚未有大样本的临床试验对经鼻给予吸入麻醉药的安全性进行观察,但经鼻给予氙气后脑内的氙气浓度仅450~700nl/ml,与吸入给药后的70μl/ml相比低了100倍,这一浓度的安全性应当是可以保证的。目前对经鼻给予氙气在健康志愿者和腹部手术患者中的研究均未观察到有不良反应。

与其他吸入麻醉药不同,氙气本身即为气态,经鼻给予氙气可以参考Adolph的给药方法。他们使用泵以1L/h的速度经细管向鼻腔输入氙气气体,鼻孔堵塞以防氙气泄漏。口腔内在放置经口气管插管的同时,置入口咽通气道,口咽气道内放置细管,细管周围填塞,以便于多余的氙气经细管溢出(彩图6)。这一方法可经济有效地经鼻给予气体。

对于异氟烷、七氟烷、地氟烷等其他吸入麻醉药,经鼻给药的报道仅限于动物研究。但综合目前对经鼻给予吸入麻醉药的研究结果,可以发现这是一种简便而经济的给药方法。就未来的应用前景而言,除了麻醉给药外,一方面可用于多模式镇痛,与其他镇痛方法一起产生良好完善的镇痛作用;另一方面也有望发挥吸入麻醉药的器官保护作用,特别是脑保护作用。

2. 静脉给药　静脉给予吸入麻醉药主要如前文所述,需要对吸入麻醉药的剂型进行调整,目前的主要方式是进行乳化。

(二)吸入途径的新变化

1. 不依赖于挥发罐的吸入方式　包括AnaConDa系统、Mirus系统和Zeus麻醉机。

长期以来,挥发罐都是吸入麻醉药给药的重要部件。利用罐内压力和温度的变化,将液体的吸入麻醉药变为蒸发的气体,通过新鲜气流将其带入呼吸回路。由于不同吸入麻醉药的不同理化性质,每种吸入麻醉药都需使用其特定的挥发罐。无论哪种挥发罐,都昂贵而携带不便。为此,研究者们针对如何不经挥发罐而给予吸入麻醉药进行了大量研究。以下是其中几种已经取得进展的非挥发罐给药装置。

Zeus系统是将吸入麻醉药和新鲜气体一起直接送入呼吸回路。Zeus系统中的液体麻醉药贮存于测量装置中,通过脉冲式液体注入阀直接注入加热蒸发室,随后经加热管道进入回路。在 Zeus 系统的自动控制模式下,饱和的麻醉气体和新鲜气体分别注入麻醉回路而后混合。而 AnaConDa 系统和 Mirus 系统均属于采用存储层的给药装置。AnaConDa 系统中经注射泵从一端给予液态的吸入麻醉药,随着患者的呼吸,这些麻醉药被患者吸入,随即呼出,呼出的气体中有 90% 可被反射回患者,在下次吸气时再次被吸入。这些存储层采用活性炭材料制成,仅选择性地吸附吸入麻醉药,而其他气体均可滤过,因此又被称为"反射层"(彩图 7)。若呼出气中的麻醉药含量超过 10ml,则超出存储膜的容量,多余的麻醉药将溢出,这也是该系统的一项安全设置,以避免患者吸入过高浓度的麻醉药。与传统的吸入麻醉装置相比,这种反射系统不依赖于挥发罐,可与呼吸机合用以用于 ICU 患者。它的成本更低,无须 CO_2 吸收罐,舒适性更高,麻醉药的用量也更小,与普通麻醉回路中新鲜气体流量为 1L/min 时的吸入麻醉药消耗量相似。由于 AnaConDa 系统置于 Y 型接头与气管导管之间,距离患者很近,依靠患者的呼吸就可进行加温,满足微型挥发装置的温度需要,非常经济有效。此外,这类给药系统的麻醉药浓度的可控性也很好,只需加快注射或断开装置即可上调或下调药物浓度。

吸入麻醉药特别是异氟烷用于长时间镇静已经在许多国家应用了 20 余年,有的病例报道中异氟烷吸入可达数周之久。在德国的 G3 指南中(ICU 患者的镇痛、镇静和谵妄管理指南),吸入镇静被明确列为气管插管或气管切开患者通气镇静的方法之一。与静脉镇静相比,吸入镇静易于调控麻醉深度,对患者的肝肾功能、自主呼吸、肠道功能的影响也更小。但传统的经麻醉机吸入异氟烷的方式不适合长时间使

用。AnaConDa 系 统(Sedana Medical, Uppsala, Sweden)和 Mirus 系 统(Pall Medical, Dreieich, Germany)的出现解决了长时间吸入异氟烷和七氟烷等药物的问题(彩图 8)。如前所述,它们与呼吸机连接用于 ICU 患者取得了良好的镇静效果,在欧洲的 ICU 已经获得了广泛的应用。特别是在神经内外科 ICU 中, AnaConDa 系统长期镇静效果好,还有望用于持续癫痫发作、其他药物无效的患者。这类患者癫痫顽固持续发作,需要的异氟烷吸入浓度高、时间长,目前报道有吸入长达 85 天者。使用麻醉机难以满足这类患者长期通气的需求, AnaConDa 系统可能是更好的选择。

还有一类患者也可以极大地受益于这一非挥发罐的吸入麻醉药给药系统,即持续哮喘状态的患者。哮喘状态大多数可以通过 β_2 受体激动药和皮质激素等标准治疗而缓解,但在少数顽固性持续哮喘患者症状难以解除,甚至危及生命。对于这些患者,吸入麻醉药可有效解除气道痉挛状态,但往往需长时间吸入。将 AnaConDa 系统用于治疗严重的持续哮喘状态已经被证实有效,特别是在儿科患者中也有成功应用的病例报道。

地氟烷与异氟烷、七氟烷等药物相比沸点很低,无法使用注射泵给药,因此 AnaConDa 系统无法用于地氟烷给药。2014 年, Mirus 系统的出现解决了这一问题。Mirus 系统也是反射膜结构,但 Mirus 系统不采用注射泵给药,而是使用名为 Mirus 控制器的装置输送药物。Mirus 系统是唯一可用于地氟烷给药的反射膜结构系统,同时也可用于异氟烷和七氟烷等多种吸入麻醉药。Mirus 系统在监测气体浓度的同时还可监测通气参数,功能很强大。

尽管有众多优点,但这一系统的缺点在于死腔量大,可达 100ml。随着吸入时间延长可

能出现二氧化碳蓄积,从而造成高碳酸血症,甚至引发颅内压升高。因此,在使用此种系统的患者,对 CO_2 分压进行监测具有重要意义。

2.闭环给药系统　静脉用药的靶控输注和闭环给药系统出现已经有 10 余年了。相比而言,吸入麻醉药闭环给药系统出现的则要晚得多。究其原因,首先是因为吸入麻醉药的群体药动学 – 药效学参数还未明确,而这些参数是闭环给药计算机计算的基础。吸入麻醉药的药代动力学模型大致可分为 2 类,一是经验模型,这类模型以药代动力学知识为基础,将吸入麻醉药在体内的过程模拟为与静脉给药类似的房室模型;另一类是生理学模型,这类模型以生理学知识为基础,对与吸入麻醉药有关的人体结构进行解剖与生理学模拟。后者例如 Lerou 等建立的包括呼吸室、肺室和线形乳突模型,该模型能模拟循环紧闭麻醉系统的诱导和维持过程。国内外的研究者均采用该模型在闭环反馈吸入麻醉中进行吸入麻醉药的药代动力学模拟,证实该模型的性能良好。山东大学齐鲁医院的类维富教授在此模型及其算法的基础上编写了"吸入麻醉执行者"系统软件,将可能影响吸入麻醉药效应的呼吸环路和人体各主要器官系统分解成 14 个结构板块。模拟吸入麻醉药摄取和分布的基本模型由人体和紧闭循环麻醉

环路组成,麻醉药从麻醉环路进入肺脏,经肺脏摄取入血后在肾脏、脑、心脏、肝脏、肌肉、结缔组织和脂肪中分布。这一系统的算法纳入患者的年龄、体重、身高、性别,按照 Lerou 等提出的计算公式调整组织容量、血容量、心排血量、死腔量、肺泡容量、潮气量等其他生理变量,使模型更准确。

吸入麻醉药闭环给药系统开发的反馈指标的设置。闭环给药系统可以选择血药浓度为反馈指标,也可以选择效应指标。从临床可操作性的角度来说,效应指标是更好的选择。例如肌松药闭环给药可选择 TOF（4 个成串刺激）值为反馈指标;丙泊酚靶控输注可选择脑电指标如 BIS（脑电双频指数）为反馈指标。对吸入麻醉药而言,反馈指标的选择是个难题。许多研究者开发的都是以呼气末吸入麻醉药浓度为反馈指标的闭环反馈给药系统,例如 Drager 公司的 Zeus 麻醉机(图 29-1)。前述的 AnaConDa 系统和 Mirus 系统可配有气体监测仪用于监测呼气末吸入麻醉药浓度,可方便地用作反馈指标。这是因为呼气末吸入麻醉药浓度与肺泡气中的浓度接近,而 MAC 值与患者的反应存在剂量 – 效应关系。例如,处于 MAC_{awake} 时代表的是 50% 的患者意识会清醒;而处于 MAC-BAR 时,50% 的患者将自主

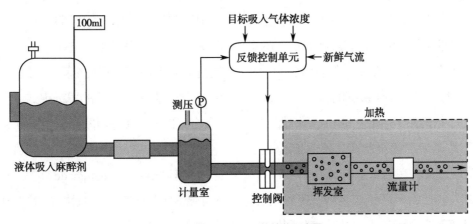

图 29-1　Zeus 系统给药示意图

神经反应消失。但在实际临床环境中，有一些复杂的情况可能影响这一指标的准确性，如不同麻醉机的麻醉环路特性、麻醉环路对麻醉药的吸收损耗，以及影响残气量的众多因素等。而且即使维持肺泡中的麻醉药浓度恒定，也不能保证脑及其他器官麻醉药浓度的恒定。也有研究者尝试以血流动力学指标为反馈进行闭环给药，但吸入麻醉药是为数不多的兼具镇静、镇痛、肌松多重作用的药物，血流动力学指标的有效性还有待于验证，以患者的临床体征判断麻醉深度并不完全可靠。目前，更多的闭环给药系统是直接以 BIS 为反馈指标。BIS 是近几十年发展起来的对原始脑电图进行进一步处理获得的数量化脑电图指标之一，也是第一个获得 FDA 批准用来监测药物性睡眠程度的专用仪器。BIS 通过多变量数学回归方程计算产生一个单一变量的概率函数，范围从 0~100，指数由小到大，表示相应的大脑深度镇静水平和清醒程度。BIS 能够准确预测意识的恢复，是较为合适的闭环反馈控制麻醉深度的控制指标。

吸入麻醉药闭环给药系统开发的第三个障碍是控制系统的设定。传统的吸入麻醉药是通过挥发罐给药的，调节吸入浓度需要旋转挥发罐。可自动调节刻度的挥发罐成本也大大增加。随着不依赖于挥发罐的给药系统的出现，这一问题也得到了解决。前文所述的 AnaConDa 系统就是由注射泵给药的，反馈系统可以直接控制注射泵加快或减慢给药速度，因此现有的多个吸入闭环给药系统中都是注射泵给药的。在 AnaConDa 系统和 Mirus 系统的基础上均已开发出了闭环给药系统，其中 Mirus 系统如前所述可用于地氟烷的闭环给药。Zeus 麻醉机更是作为高端麻醉机在手术室得到了应用。

也有人对使用闭环给药系统有所顾虑，因为手术麻醉是高风险的工作情境，患者状况瞬息万变，随时可能发生突发状况，而且对患者状况的变化必须立即作出判断与处理，常常不容拖延，对闭环给药系统的安全性和稳定性的要求很高。就目前而言，一些闭环给药系统在手术室和 ICU 均已得到了应用，取得了比较好的验证结果。随着软件和硬件的不断进步和完善，吸入麻醉药闭环给药系统有望在麻醉领域占据重要的一席之地。

三、总结与展望

近年来在吸入麻醉药的新药开发方面的突破性进展较少，乳化异氟烷一直停留在临床前研究阶段，而且该类药物仅仅是剂型的调整，未有创新性的发展。相比较而言，静脉麻醉药的发展则快得多，磷丙泊酚钠已经进入了临床研究阶段，还有多种新的药物有望开发。Vlassakov KV 对 1980—2013 年间麻醉药的研发情况采用科学计量学方法进行了分析，所得出的结果并不乐观，30 余年间麻醉药的进展甚微。

如果回顾吸入麻醉药的研发史，就可以看到研发的过程往往是先合成类似结构的几十种化合物，然后依次进行筛选验证。而按照这一方法筛选的新药中，自 1992 年地氟烷和七氟烷被研发后就再无建树。未来，开发新的药物作用靶点有可能是新型吸入麻醉药研发的突破点。例如肌松药拮抗剂的研发，以往都专注于作用于胆碱能系统和神经肌肉接头。2002 年以环糊精为基础的 Org25969 一经报道，立即在整个麻醉界引发极大的反响。这一化合物跳出了"神经肌肉接头"的思维定式，创新性地用"螯合"的方式去包裹罗库溴铵从而使其失效，这样一种拮抗方法特异性强、安全、高效。现在，这一新药已经以 sugammadex 的名字上市，经过重重验证，证实它起效快，仅需 1 分钟左右；高效，肌松恢复快而且无二次肌松；而且并发症极少。Sugammadex 的研发成功提示新的吸入麻醉药可能需要跳出现有药物的窠臼。

第二节　吸入麻醉作用机制的研究进展

吸入麻醉药是第一种成功应用于现代外科手术的麻醉药,在其后的 100 多年间,各类新型吸入麻醉药相继诞生,但是吸入麻醉药如何作用于中枢神经系统从而产生麻醉效果、是何种机制在麻醉与觉醒的相互转换中扮演着重要角色,这些问题不仅在麻醉学界,同时也已在神经科学界成为备受关注的研究热点,2005 年著名的 *Science* 杂志也将吸入麻醉作用机制列入 125 个当今科学界尚待解决的科学问题之一。同时,由于在神经科学研究中全身麻醉及其觉醒机制又与睡眠、生物周期等多种神经功能密切相关,因此揭示其机制将对神经科学领域的其他研究起到影响。正如国际麻醉药理学著名学者 Rudolph 在 *Nature* 杂志发表的综述中所说:"Understanding the molecular basis of the action of general anaesthetics is crucial for several areas of neuroscience"。

在 19 世纪乙醚、三氯甲烷等吸入麻醉药相继被发现之后,有关全麻药作用机制的探索就未曾终止。随着一系列新的麻醉药的出现,全麻药作用机制的研究也在不断深入。早在 19 世纪末,Meyer-Overton 提出了全麻药作用的非特异性学说,推测全麻药的作用与脂质双分子层结构有关,脂溶性好的药物其作用越强。在其后的半个多世纪中,这一非特异性理论一直占据着主导地位,有关药理学的研究显示油 / 气分配系数与全麻药的作用强度密切相关。然而,随着药物技术的进步与发展,研究者逐渐意识到在理化特性相差不大的一些结构类似的

药物之间,其药物的麻醉效能却可能有巨大的差异。这使得人们思考,全麻药可能具有特异性的作用位点,而药物的结构特性决定了其与作用靶点之间的亲和力,从而影响麻醉效应。

最近几十年来,有关全麻药的作用机制研究取得了长足的进展,不同于以往的"非特异性"作用学说,一些与全麻药作用相关的特异性分子或通路相继被证实,同时一些与麻醉相关的脑功能区域也逐渐被发现。英国 Franks 与其合作者首先发现全麻药可能是直接作用于离子通道和受体蛋白而产生作用,揭示出全麻药可能有其特异性的作用位点。其后的一系列研究也证实全麻药可能在中枢具有特异性的作用靶点,从而在理论上结束了"非特异性"学说的时代。

现在,有关全麻药作用机制的学术争论主要集中于一点,即全麻药的作用到底是通过对某个单一离子通道或受体的作用,还是通过其对神经网络调控的综合作用而实现的。前者的研究主要集中于一些神经细胞膜上的离子通道,相关的研究显示在临床浓度时全麻药可以通过改变通道特性、调节膜电位等作用产生麻醉。截至目前,已有约 30 种可能与全麻机制相关的离子通道被发现。然而,目前的研究结果还无法确定是何种离子通道主要介导麻醉作用。在已经发现的可能与全麻药作用相关的靶点受体或通道之中,NMDA 受体、GABA 受体与双孔钾离子通道(K_2P 通道)家族被发现与全麻药的作用密切相关。已有研究证实,对 GABA 受体基因位点的突变(如 β_3N265 位点突变)可以明显改变全麻药如丙泊酚的作用强度,从而证明其参与全麻药的麻醉作用形成。而一些传统的全麻药如氧化亚氮、氯胺酮等已被证实与 NMDA 受体作用密切相关。近年来,一系列研究证实 K_2P 通道家族中的许多成员

如 TREK-1、TASK 等均与全麻药的作用有关，在动物实验已经证实对特定离子通道的基因敲除可明显改变全麻药的作用效能。而对于网络调控理论，支持者主要认为全麻药的作用是通过对中枢神经多个功能区域的不同作用的整合，从而形成网络效应，或者是集中作用于某一功能通路而产生麻醉效果。针对这一学术争议，在 2005 年日本召开的第 7 届国际麻醉分子机制研究会议上，两派学说的代表学者进行了题为 "Anatomic Sites of Anesthetics: Fact or Fiction?" 的学术辩论，对该问题进行了激烈的争论。目前，由于受体作用和离子通道学说无法对全麻药的复杂作用，尤其是吸入麻醉药作用的多样性机制作出合理解释，越来越多的学者倾向于使用网络调控学说对全麻机制进行阐述。然而，是何递质系统或神经环路在麻醉调控的网络中扮演着核心角色，目前尚未形成统一意见。

一、特异性作用机制的研究进展

（一）突触作用机制

Pocock 等表明神经递质作用于突触后膜的离子通道所需要的麻醉药浓度与达到相同效果而作用于突触前膜的电压门控离子通道的药物浓度相比要较低。基于此，他们认为配体门控离子通道较电压门控离子通道在全麻机制中的作用更重要，而麻醉效果在不同的神经通路中可能是受体和离子通道所组成的网络调控的综合结果。1999 年 Krasowski 等也表明近年来学者利用嵌合技术和受体突变技术等来确定全麻药对配体门控离子通道的重要作用。目前发现的配体门控离子通道有 γ-氨基丁酸、乙酰胆碱、谷氨酸（glutamate-NMDA、glutamate-AMPA）等；目前已经发现的电压门控离子通道有 K^+、Na^+、Ca^{2+} 通道等。双孔

钾离子通道（K_2P 通道）是一种新型的离子通道，目前大量的研究显示，K_2P 通道的家族成员如 TREK、TRESK、TASK 等均在全麻药的作用机制中具有重要作用。利用基因调控手段敲除动物的 TREK-1 或 TASK-3 通道，都可以明显改变全麻药如异氟烷的麻醉作用。在研究异氟烷及七氟烷的神经保护作用机制时也发现，TREK-1 通道的下调可减弱吸入麻醉药提供的神经保护作用，从另一个侧面证实这一离子通道与全麻药的多元化作用特性的关系。

全麻敏感性相关基因的研究：在探索全麻药的潜在位点方面，基因调控是一项具有强大功能的蓬勃发展的技术。已经知道 $GABA_A$ 受体是参与警觉、焦虑、肌肉张力、致癫痫、记忆功能等的调节的分子亚型之一。目前已经有 2 种 $GABA_A$ 受体靶位点突变的转基因小鼠产生。一种是 $GABA_A$ 受体亚基（α_1、α_5、α_6、β_2、β_3、γ_2 和 rho1）敲除的小鼠，另一种是调节全麻药的作用 $GABA_A$ 受体亚基 [α_1（H101R）、α_2（H101R）、α_3（H126R）、α_5（H105R）和 β_3（N265M）] 点突变基因敲入的小鼠。点突变基因敲入小鼠表现出 $GABA_A$ 受体亚型对地西泮和一些全麻药不敏感，表明特定的受体亚型对镇静药地西泮和全麻药的药理谱是具有特定的基因位点的。

（二）信号转导系统

近年来，甚至有研究报道一些细胞内信号转导系统在揭示全麻机制的过程中也扮演者重要角色。环磷腺苷（cyclic adenosine monophosphate, cAMP）是由腺苷三磷酸（adenosine triphosphate, ATP）脱掉 2 个磷酸缩合而成的环状核苷酸，是细胞内的第二信使之一。外界刺激刺激信号作用于 G 蛋白偶联受体，激活腺苷环化酶催化 ATP 生成 cAMP，cAMP 激活蛋白激酶（protein kinases, PKA），使蛋白质

磷酸化而发挥生理相应的生理功能。cAMP 通过激活蛋白激酶而对 NMDA、γ - 氨基丁酸等受体和电压门控钠、钾离子通道进行调节。

二、网络调控学说的研究进展

以往研究认为兴奋性递质如谷氨酸、乙酰胆碱等可能介导麻醉向觉醒的调节，而 γ - 氨基丁酸（GABA）等抑制性递质可能参与麻醉药麻醉作用的诱发。但这一传统认识也受到了挑战，前期研究发现，吸入麻醉药引起的麻醉状态下不同功能脑区的谷氨酸水平可呈现完全相反的变化，即释放增加和减少现象同时表现于不同的核团。一些其他的研究也证实，一定剂量的麻醉药能够引起局部脑区兴奋性改变，同时兴奋性递质释放增加。这一发现对现有的某一特定递质仅具有兴奋或抑制单重作用的理论提出挑战，使得寻找麻醉网络调控核心环节的研究变得扑朔迷离。全麻药对神经系统的影响到底是单一的兴奋与抑制作用还是兴奋与抑制的相互调控，尚有待于进一步研究。

目前，越来越多的学者倾向于用网络调控机制来解释麻醉药尤其是吸入麻醉药的作用机制。但对网络调控的核心环节意见仍未统一，寻找网络调控核心或"扳机"的研究困难重重，已成为继续深入研究麻醉机制的"瓶颈"。如果解决了这一困扰麻醉药机制研究的核心问题，对最终诠释全麻机制，更好地进行麻醉－觉醒调控至关重要。现有的大量研究显示，一些重要的神经递质系统及其构成的神经网络是全麻药作用的重要物质基础。在中枢神经系统，尤其是大脑中，已有研究证实存在多个与觉醒调节相关的神经递质系统，特别是胆碱能上行觉醒系统（cholinergic ascending arousal system，CAAS）、组 胺 能 系 统（histaminergic system，HS）、多巴胺能系统（dopaminergic system，DS）

及去甲肾上腺素能系统（noradrenergic system，NS）等。这些神经递质系统均被证实对麻醉－觉醒或睡眠－觉醒具有重要的调节作用，各个神经递质系统间又存在多重联系，共同构成麻醉与觉醒调控网络。其中胆碱能上行觉醒系统接受来自于脑干网状结构的冲动，分别通过腹侧和背侧通路将冲动传递至皮质，引起皮质兴奋性的改变，调节觉醒与睡眠状态。尤其是胆碱能上行觉醒系统的腹侧通路通过与蓝斑核（locus coeruleus，LC）、结节乳头体核（tuberomammillary nucleus，TMN）等核团的相互投射，调节其他递质系统（如去甲肾上腺素能系统与组胺能系统）的活动，因此被认为是一条非常重要的觉醒调节通路。

（一）orexin 神经系统

orexin 又 称 hyporetin，是 于 1998 年 被 2 个独立的研究小组同时发现的一种新型的神经肽，其后的形态学研究也证实 orexin 神经元在中枢神经系统的存在。最初的研究显示，orexin 及其神经元与饮食调节的关系密切。但相继的进一步深入研究发现，除对饮食的调节外，orexin 还与睡眠和觉醒的调节密切相关。利用敲除小鼠 orexin 基因的方法，可以成功模拟出发作性睡眠模型，更进一步证实了 orexin 的睡眠－觉醒调节作用。目前在大鼠及其他种属中的研究发现，orexin 神经元仅主要存在于下丘脑，虽然数目不多，但其神经投射可到达多个脑功能区，包括皮质、前脑、丘脑等与觉醒调节密切相关的区域。另外一些研究还显示，orexin 系统与脑中多个相关的递质系统关系密切，可能具有相互调节作用，提示 orexin 系统可能是中枢中一个起着关键调节作用的功能通路。近期中国及国外学者的研究发现，orexin 可以有效逆转全麻药如异氟烷等引起的麻醉作用，使脑电波形由爆发抑制转变为类觉醒波形，皮质的 ACh 释放增加,并缩短麻醉觉醒时间。这些发现强烈提示 orexin 参与麻醉 – 觉醒调节机制。同时,最新的一系列相关研究也证实 orexin 系统与其他的神经递质系统(组胺、去甲肾上腺素等)之间也具有相互调节作用。因此,许多学者推测 orexin 系统可能超越了其他递质系统的作用,在睡眠 – 觉醒中起着"扳机"的作用。

(二)GABA 神经系统

在众多的递质系统中,GABA 及其受体是重要的中枢神经抑制性信号分子。GABA 能神经元的数量占脑神经元总数的 50%,其受体广泛分布于中枢神经系统中。Nelson 等发现,如果将 GABA 受体抑制剂 gabazine 注射到 TMN,可以阻止静脉麻醉药丙泊酚所诱导的翻正反射消失(loss of righting reflex,LRR)出现,也即阻止了丙泊酚麻醉作用的发生。有研究利用 c-Fos 作为神经元活动的标志物,发现丙泊酚麻醉后腹外侧视前区(VLPO, GABA 能神经元聚集区)神经元的活动明显增强,而 TMN 区神经元的活性明显抑制,提示丙泊酚的麻醉作用是由激活 GABA 能神经元所产生的。Franks 的研究小组利用脑片进行的离体研究进一步证实,对 GABA 受体 β_3 亚型进行特异性突变(β_3N265M)后,小鼠脑内 TMN 区 $GABA_{ergic}$ 抑制性突触后电流(IPSCs)对于丙泊酚的敏感性明显下降。大量新的研究也证实,吸入麻醉药如异氟烷同样是通过 GABA 能神经系统作用,抑制兴奋性信号的上传而发挥麻醉作用的,例如 $GABA_A$ 受体 α_4 亚型敲除的小鼠对异氟烷的麻醉作用出现明显的抵抗。Keltz 的研究小组最新研究证实,异氟烷可直接作用于 VLPO 区神经元,从而引起麻醉效应。这些结果提示,GABA 在麻醉起效过程中起决定性作用。

(三)多巴胺神经系统

多巴胺神经系统是中枢神经系统的重要组成部分,并且参与组成上行网状激活系统,它的主要功能有参与情感的形成、奖励机制、成瘾性的形成、学习记忆以及帕金森病的病理生理形成。目前已分离出 5 种多巴胺受体,根据它们的生物化学和药理学性质,可分为 D_1 类和 D_2 类受体。多巴胺神经系统的投射通路有 2 条:黑质 – 纹状体通路和腹侧被盖区 – 伏隔核 – 前额皮质通路,前者主要应用于帕金森病的病理生理研究和治疗,后者可能参与情感的形成、奖励机制、成瘾性的形成、学习记忆等众多生理功能的调节。

大量研究证实,多巴胺能神经系统作为上行网状激活系统的组成部分,对觉醒的维持扮演着重要角色。近年来研究发现,兴奋 D_1 类受体可显著提高觉醒时段在昼夜节律中的比例,并且兴奋 D_2 类受体可提高快速动眼睡眠在睡眠时相中所占的比例。Huang ZL 等研究发现,敲除 D_2 类受体的小鼠睡眠 – 觉醒节律发生改变,主要表现在快速动眼睡眠时间的增加。麻醉 – 觉醒过程和睡眠 – 觉醒过程有一定的相似性,有文献报道,多巴胺能提高中枢神经系统的兴奋性,增加麻醉药的用药量,而帕金森病患者的麻醉用量则减低。Ken Solt 等人的研究发现,激活 D_1 受体可明显缩短大鼠异氟烷麻醉的觉醒时间,并引起异氟烷麻醉状态下的觉醒行为学改变和 δ 脑电波减少,证实多巴胺神经系统对麻醉 – 觉醒具有重要的促进作用。在其小组的另外一项研究中也显示,使用多巴胺转运体抑制剂哌甲酯可明显促进异氟烷麻醉觉醒,表现为行为学和脑电图的双重改变。这一系列研究显示,多巴胺神经系统参与麻醉 – 觉醒调控。

(四)组胺神经系统

组胺能神经系统是重要的调节物质,有 4 型受体,分别为组胺$_1$、组胺$_2$、组胺$_3$ 和组胺$_4$ 受体,目前研究较为明确的是 H_1 和 H_2 受体。H_1

受体主要参与过敏反应;H₂受体主要参与胃液分泌,因此其拮抗剂经常被用于治疗消化道溃疡。组胺能神经元在中枢主要聚集于TMN,广泛投射于全脑。

早在1988年Lin等持续记录23小时以观察给予不同的组胺能与抗组胺能药物的25只成年猫的睡眠-觉醒循环,发现腹部注射20mg/kg组氨酸脱羧酶(histidine decarboxylase,HDC)特异性拮抗剂(α-fluoromethylhistidine,α-FMH),静脉注射组胺₁型受体拮抗剂能减少猫的苏醒时间,该研究说明组胺能神经系统也参与睡眠-觉醒循环的调节。近年来不断有研究证实组胺能神经系统参与麻醉的调节。Luo等研究发现,对大鼠双侧TMN区的组胺神经元进行毁损或给予H₁受体拮抗剂,可以使引起50%的动物LRR的异氟烷浓度降低(从0.95%降至0.82%),并引起觉醒时间延迟。而在研究中发现,组胺神经元的毁损或H₁受体拮抗并未改变异氟烷引起LORR的时间,提示组胺神经系统的作用可能在于觉醒的促进。

三、总结与展望

当然,全麻药的作用机制远较想象的更为复杂,以前对于全麻药作用机制的一些认识随着新的研究证据的出现都受到了极大的挑战。研究表明,应用全麻药快速诱导进入意识消失状态可以导致大脑突然发生神经网络动态变化,从而进入一种以慢波振荡为表现的新状态。在意识消失的阶段,神经动力学表现可以发生很大的变化,比如放电比率和振荡模式会在意识消失的最初几分钟内持续波动。慢波振荡可能导致大脑的碎片化,影响局部以及长范围的神经元通讯,从而导致意识消失。目前的相关实验结果提示,全麻药所致的意识消失往往发生在一些大脑的特定区域,比如导致皮质

的信息联系的破坏。而这种皮质联系的阻断可能存在不同的机制以及作用方式,这其中包括bottom-up以及top-down学说。Bottom-up学说认为麻醉药可能通过作用于上行激活系统等大脑深部核团进一步影响皮质从而导致意识消失,国内外的研究均发现,下丘脑和丘脑区域的一些特异性核团(如Pef、CMT等)在多种全麻药(异氟烷、丙泊酚等)诱导的意识消失与恢复中具有重要作用;top-down学说则认为麻醉药可以直接作用于皮质,从而导致皮质区域"孤岛化",最终导致意识消失。研究发现皮质的快速放电抑制性中间神经元可以在一定条件下产生γ波振荡,可能与意识的形成有关,如果阻断AMPA以及NMDA受体,即使强烈地兴奋快速放电中间抑制性神经元也不能诱发γ波振荡,提示γ波振荡依赖于兴奋性突触活动的节律性变化,这一发现也提示以NMDA受体作为靶点的麻醉药如氯胺酮及氙气等可能是通过top-down机制发挥作用的。以上证据说明无论是bottom-up还是top-down模式都对意识过程产生一定的作用,且两者间存在着内在联系。那么,不同药物所诱导的麻醉过程中,bottom-up以及top-down这2种不同的作用模式又是通过何种机制导致意识消失的,目前仍无定论,尚需大量研究。总而言之,新的证据带来新的问题,要解决全麻药作用的核心机制问题,还需要利用新的技术手段如光遗传学技术、DREADD技术、连接组技术等进行深入的研究探索。

第三节　吸入麻醉药器官保护与毒性作用的研究进展

自1846年乙醚用于手术麻醉以来,吸入麻醉药一直伴随着外科手术的发展而发展,成

为全身麻醉药家族中不可撼动的成员。吸入麻醉药通过肺部吸入而达到麻醉效果,包括挥发性液体(如地氟烷、七氟烷、异氟烷、恩氟烷、氟烷、乙醚等)和气体(如氧化亚氮、氙气等)。随着全世界手术量的逐年增长,全球每年有两亿三千万例患者经历手术麻醉,围绕吸入麻醉药的器官保护和毒性作用的争论一直都是麻醉医师甚至是普通大众关注的焦点,也是麻醉学相关专业研究的热点。随着外科技术的改进和麻醉方法的提高,手术禁忌一再被打破,老龄人群、危重患者、婴幼儿甚至是胎儿的麻醉越来越多,明确吸入麻醉药的器官保护和毒性作用将为临床合理应用麻醉药提供依据。

一、吸入麻醉药器官保护作用的研究进展

1963 年 Wells 等第一次报道了吸入麻醉药具有神经保护作用。尽管当年报道中应用的二氧化碳气体已经不用于临床麻醉,但此后的 50 年间,关于吸入麻醉药的器官保护作用研究却日益增多。全身麻醉药的作用靶点是中枢神经系统,因此吸入麻醉药的器官保护作用对于神经系统的意义更大,本文主要围绕中枢神经系统的保护和毒性作用展开讨论。吸入麻醉药神经保护作用的研究中涉及的模型包括体外神经细胞氧糖剥夺模型、脑和脊髓缺血损伤模型、闭合性脑损伤模型、脑组织出血损伤模型和新生鼠缺血缺氧模型等,而吸入麻醉药的处理方式涉及急性预处理、分次预处理、后处理、术中应用等多种方案。

(一)挥发性麻醉药的神经保护作用基础与临床研究

目前临床上最常用的吸入麻醉药是以异氟烷为代表的挥发性麻醉药,已有大量的临床前研究证实异氟烷、七氟烷、氟烷、恩氟烷、地氟烷等麻醉药对于中枢神经系统有明确的保护作用。其作用包括明显降低缺氧后的脑代谢率,减少氧糖剥夺所引起的神经元细胞凋亡,抑制 NMDA 受体,减少兴奋性氨基酸毒性。在体研究还证实,此类吸入麻醉药可以明显减少全脑缺血后的海马神经元细胞凋亡,减少缺血后中枢神经组织氧自由基的释放,减少神经元死亡,并提高脊髓前角运动神经元的存活率,提高缺血再灌注后的动物神经功能学评分。吸入麻醉药的神经保护作用具有明显的剂量依赖性。

在此类研究中,绝大部分实验仅观察了较短时间内的保护效果(1 天 ~1 周),因此挥发性麻醉药的神经保护作用是否具有长时程效果一直都存有争议。实际上,2 种结果均有报道。例如 Kawaguchi 等研究发现,异氟烷预处理对于脑缺血再灌注损伤的神经保护效果在 24 小时内最强,其作用在缺血 2 天内有效。缺血 14 天后,虽然皮质选择性坏死细胞数目较对照组(清醒组)明显减少,但皮质与皮质下梗死容积却没有区别,推测预处理很有可能仅仅是延迟缺血再灌注损伤的发生,并不能改变脑损伤的最终结局。Sasaoka 等的研究也得到了类似的结果,发现异氟烷预处理的神经保护效果时限仅维持在 3 天以内,长时程保护效果不明显。Zuo 等发现异氟烷预处理可以改善新生小鼠低氧损伤后的脑部发育水平和认知功能,并且这一作用至少维持到损伤后 30 天。即便是成年大鼠,异氟烷预处理对于局灶性脑缺血再灌注损伤同样具有长时程的保护效应。但有也研究表明,长时间给予七氟烷处理会进一步加重细胞损伤。

此外,挥发性麻醉药的脑保护作用与动物的脑梗死程度、性别等都有密切关系。目前在体研究大多使用的是中度脑损伤模型,然而 Lee 等发现,在重度脑缺血损伤模型中(大鼠右

侧颈总动脉结扎 +30 分钟缺血性低血压处理）七氟烷后处理组大鼠的脑细胞凋亡程度与对照组相比并未改善。另外，Zhu 等研究发现异氟烷对雄性小鼠产生脑保护的作用效果明显好于雌性小鼠。他们的研究证实只有当雌激素不存在的情况下，异氟烷的预处理才能表现出脑保护作用。而 Kitano 等发现经过异氟烷预处理的雄性小鼠皮质神经元磷酸化丝氨酸 - 苏氨酸蛋白激酶（AKT）增加，并通过多种途径抑制细胞凋亡，但雌性小鼠的 AKT 不仅无明显变化，且 AKT 激活抑制物的 mRNA 表达较雄性小鼠显著增加。这些结果均显示吸入麻醉药的脑保护作用与作用对象的性别有相关性。

挥发性麻醉药的神经保护作用机制涉及对抗兴奋性毒性和自由基损伤、减轻炎症反应、抑制凋亡等。但以凋亡为例，对于凋亡相关蛋白的调节，目前的研究主要是围绕 AKT 及 ERK 通路进行的，大多集中在信号分子的表达变化或磷酸化调节，至于通过何种机制、如何对这些与生存相关的信号分子进行具体调节目前仍不完全清楚，有待于深入探索。同时，这些研究结果也显示出氟烷类麻醉气体的神经保护机制具有一定的共性。例如在局灶性脑缺血及兔脊髓缺血损伤中发现，异氟烷与七氟烷处理均可降低缺血损伤后的氧化应激水平。但是，使用自由基清除剂同样会阻断异氟烷或七氟烷处理所诱导的缺血耐受效应，提示这些挥发性麻醉药对缺血脑组织的保护作用可能是通过触发少量氧自由基的生成，从而增加缺血损伤期间对氧化应激损伤的抵抗力而实现的。一些新近的研究显示，氟烷类麻醉药可通过调节 Notch、非受体酪氨酸激酶等信号通路，最终减少神经元细胞凋亡或抑制炎症因子激增而发挥保护作用。一些对麻醉过程中颅内压、脑组织供氧的临床试验观察提示，与其他麻醉方式相比，异氟烷

和七氟烷可能更适合于颅脑损伤患者的手术麻醉。在两者间比较，一些间接证据显示七氟烷可能更适合于神经外科麻醉。有研究显示，七氟烷在降低脑血流的同时可以保留脑血管的自主调节功能，对脑血管的扩张作用要低于异氟烷与地氟烷。其在脑血流、脑代谢等方面的影响，可能也是其在脑保护方面优于其他麻醉药的主要原因。

尽管大量的动物实验结果都令人感到惊喜，然而到目前为止，确凿的临床研究证据仍旧十分欠缺。实际上针对挥发性麻醉药神经保护作用的临床研究少之又少，仅有部分研究比较了不同麻醉气体的脑保护作用。例如，2004 年 Kanba 等观察了冠状动脉搭桥术（CABG）患者术中使用异氟烷和丙泊酚的神经系统损伤差异，证实体外循环后神经损伤标志物 S-100B 在丙泊酚组患者血清中的水平一过性高于异氟烷组，但此作用在体外循环后 24 小时消失。也有研究指出异氟烷对于体外循环 CABG 患者术后认知功能的保护作用优于地氟烷和七氟烷。但通过对颅内压以及脑血管调节功能等方面的观察，有文献指出七氟烷与其他麻醉方式相比可能更适合于颅脑损伤患者的手术麻醉，因其在降低脑血流的同时可以保留脑血管的自主调节功能，对脑血管的扩张作用要低于异氟烷与地氟烷。此外，20 世纪 90 年代，Hoffman 等的研究小组有几项研究报道了 9% 的地氟烷麻醉对临床操作中脑血流中断引起的脑组织缺氧和酸中毒具有一定的改善作用，虽然没有进一步观察对患者血清神经损伤标志物或神经功能预后的影响，但地氟烷改善脑血流和氧供的作用却为神经系统损伤的防护作用提供了可能。

总而言之，尽管动物实验结果言之凿凿，但目前已有的临床研究由于缺乏合理的对照，还不能证实日常临床麻醉是否会对患者的神经系

统产生保护作用。此外,动物研究中应用颇广的麻醉药预处理、后处理等方式,由于欠缺临床应用时机,开展临床试验有一定难度,也未能得到有效的临床验证。

(二)非挥发性麻醉药的神经保护作用

目前临床应用的非挥发性麻醉药主要指氧化亚氮和氙气。氧化亚氮的麻醉作用于1799年由英国化学家汉弗莱·戴维发现,因为能使人感到欣快并致人发笑,因此也称作"笑气"。由于氧化亚氮的MAC值超过100,麻醉作用很弱,需要与其他麻醉药复合应用,因此已很少在临床麻醉中应用,而这一问题也间接限制了其在脑保护方面的临床应用价值。氙气于1898年由化学家Sir William Ramsay发现,1951年首次用于临床麻醉。此后的研究证明氙气具有较低的血/气分配系数(0.14)、较快的起效和失效速度、安全的心血管反应、较强的镇痛作用,并易于透过血脑屏障。这些有利于手术麻醉的属性使得氙气能够进行快速诱导,并成为惰性气体中麻醉效果最强的麻醉药。此外,氙气除了无空气污染等特点外,也不具有致畸作用,也为它成为良好的麻醉药和神经保护剂提供了先决条件,因此成为神经保护领域的研究热点。在体和离体实验均证实氙气具有神经保护作用,尽管实验中的处理方式不同,但大多数研究结果显示其神经保护的有效浓度在20%~75%,具有浓度依赖性。像其他吸入麻醉药一样,氙气的神经保护是否伴随有神经损伤依然未有定论。但氙气与其他吸入麻醉药(如异氟烷、七氟烷)有一个明显的不同,在于其对GABA_A受体的作用很小或几乎没有作用,可能是未来机制研究的一个方向。目前,仅有少量临床研究直接涉及氙气的神经保护作用,这些结果没有显示出氙气具有明显的神经保护优势,部分原因可能是由于纳入的患者数目不足。

以上氙气的临床研究中,只有1项的受试者超过100例,另外有2个甚至少于40例。在氙气的临床试验中另一个混杂因素是术后神经行为学的评估方法,不同的实验者在采用不同的量化评估标准和量表,使得不同的研究之间缺乏可比性。

二、吸入麻醉药毒性作用的研究进展

尽管目前全麻药的作用机制尚不完全清楚,但其作用于中神经系统的某些重要靶点如GABA_A、NMDA、AMPA受体等已经得到了证实。而这些靶点本身对于维持大脑发育和正常的脑功能有着重要作用(表29-1),且同时参与吸入麻醉药的神经毒性作用。因此全麻药的神经毒性作用研究一直备受关注,特别是对于发育期大脑和老年患者神经系统的作用是研究吸入麻醉药神经毒性的关键。

表29-1 全麻药的神经保护和毒性作用靶点

指标	麻醉	神经毒性	神经保护
突触传递			
GABA_A 受体	+	+	+
NMDA 受体	+	+	+
神经烟碱乙酰胆碱	+	+	
受体			
兴奋性			
Na^+ 通道	+	+	+
Ca^{2+} 通道	+	+	+
K^+ 通道	+	+	+
细胞内信号			
蛋白激酶通道	?		+
阿尔茨海默病前体蛋白		+	+
Tau 蛋白磷酸化		+	+

(一)吸入麻醉药对发育期神经系统的毒性

如同吸入麻醉药的神经保护作用在动物实

验中一样确凿,近年来一系列的动物实验都证实了吸入麻醉药对中枢神经的毒性作用及其所造成的长远的认知功能影响。有实验将怀孕14天的母鼠暴露于2.5%浓度的七氟烷2小时,结果显示新生鼠脑组织中活化的半胱氨酸蛋白酶caspase-3和白细胞介素-6(IL-6)水平增高;出生后31天评估大鼠的认知功能,发现曾暴露于七氟烷的母鼠后代较未暴露者的认知功能水平下降,这可能与细胞内的Ca^{2+}离子浓度增加、核因子 κB(NF-κB)信号通路激活、促炎细胞因子水平明显增加有关。Yon等在幼鼠上制备了模拟儿童临床麻醉的模型,将出生后7天的幼鼠暴露于异氟烷、咪达唑仑和氧化亚氮等混合麻醉药中,维持6小时麻醉,可以引起大鼠海马和大脑脑皮质细胞的凋亡。Johnson等发现幼龄小鼠吸入2%的异氟烷1小时、1.5%的氟烷2小时或0.75%的异氟烷4小时后,大脑神经元出现了明显的凋亡。

目前已有部分临床研究证实全身麻醉会引起儿童的学习及行为能力障碍。例如DiMaggio等曾经进行过3次大规模的回顾性队列研究,其中1项研究中他们选取了383例3岁前接受过腹股沟疝修补术的儿童作为研究对象,并与5 050例对照儿童进行比较,发现有过麻醉药暴露史的儿童发育或者行为异常的发生率比没有暴露史的儿童高2倍以上。在另外1项研究中,DiMaggio等选取10 450例双胞胎作为研究对象,发现304例接受过外科手术的儿童发育或者行为异常的发生率要比10 146例未接受过手术的儿童高1.6倍。此外,Thomas等收集1岁以前接受过全身麻醉的儿童的临床资料,并分析131例在婴儿时期接受过全身麻醉的儿童的学习成绩。结果显示,在1岁以前接受过全身麻醉的患儿更加容易出现学习和记忆能力下降,并且随着暴露于麻醉药的时间的延长而更加明显。这些回顾性临床研究都表明,婴幼儿时期接受过全身麻醉会导致其发生学习和记忆缺陷的风险明显增高。

尽管以上动物实验和临床回顾性分析都指出婴幼儿接受手术麻醉可能会出现神经认知功能障碍,但由于2种研究都存在着明显的局限性,并不能武断地说明临床应用的全身麻醉药特别是吸入麻醉药对发育期大脑有明确的神经毒性作用。主要局限性在于:①基础研究很难测量和控制实验动物的全身生理状态,尤其当实验对象是仅为几克重的新生动物或动物胎儿时,很多实验结果在一定程度上可能受到实验动物异常的全身生理状态的影响。这其中包括气道管理,持续的生命体征监测,手术的伤害性刺激,接触全身麻醉药时所处的发育阶段,接触麻醉药时间的长短、剂量、浓度以及评价实验结果的方法等。这些复合的因素和刺激对新生动物造成了多重影响,而实验室却不能完全模拟临床操作,因此动物结果不能等同于临床。②无论是动物实验还是临床研究都很难排除手术和疼痛的伤害性刺激,以及这些刺激所带来的中枢神经系统结构和认知行为学的改变。Anand发表的一项研究结果就显示,反复的疼痛刺激可让幼龄大鼠的神经元变性和行为能力下降,但小剂量的氯胺酮(5mg/kg)能改善这种结果。因此是否可以得出这种结论:手术的伤害性刺激能防止全身麻醉药引起的大脑神经细胞变性,而全身麻醉药又能保护大脑免于伤害性刺激的有害影响呢?③人类中枢神经系统的成熟比其他哺乳动物更复杂,成熟所需的时间更长。啮齿动物的神经功能完善仅需几周,但在人类往往需要数年。这是否意味着人类的易损窗口期较长,从而使得在特定的一个时间点内易损的神经细胞或突触减少。此外,有细胞凋亡或者组织学损伤就一定意味着会出现远期的认知功能障碍吗。Stratmann 等人的研究结果表明,只有当接触麻醉药的时间及组织学损伤的范围和部位(如海马)达到一定的阈值才会导致认知功能障碍。而事实上,动物研究所使用的麻醉药剂量和时间都远远超过临床应用的范围,因此动物实验结果和临床回顾性研究结果不能混为一谈。④无论是临床回顾性研究还是正在进行的前瞻性研究(已在 http://www.clinicaltrials.gov 网站上注册),都是关注临床手术麻醉后的认知变化,无法将手术与麻醉分开,也不能将围手术期用药与麻醉用药分开,更不能将不同的麻醉药分开,因此并不能回答此综述的问题——吸入麻醉药是否一定具有神经毒性。只能期待在未来能有多中心、前瞻性、对照研究给予一个合理的答案。

(二)吸入麻醉药对老年神经系统的毒性作用

随着年龄的增长,神经再生和突触再生降低,神经元数目减少,这些变化使得神经系统对损伤的敏感性增加,而损伤后的恢复能力显著降低。因此,吸入麻醉药老年人神经系统的毒性作用主要表现在手术麻醉之后更易罹患 POCD。Moller 等报道,非心脏手术后 1 周老年患者的 POCD 发生率为 25.8%。而相关研究表明术后短期的认知功能障碍与合并的疾病状态有关,而长期的认知功能障碍则与年龄明显相关。

在动物实验中,异氟烷和 N_2O 复合麻醉对老年大鼠空间记忆能力的影响可以持续到麻醉后几周。新近的研究结果发现,1MAC 的氟烷或异氟烷能显著抑制脑干网状结构中部巨细胞被盖区和丘脑的 ACh 释放,事先给予选择性突触前膜胆碱摄取抑制剂后发现:使突触 ACh 水平降低的同时,还可使异氟烷的 MAC 需要量减少;反之亦然。ACh 系统是吸入全麻药的重要靶点已经得到了广泛的证实,而新近的研究则发现全麻药对乙酰胆碱 N 受体的抑制是导致患者记忆和认知受损的原因之一。除此之外,全麻药导致 POCD 的机制还包括直接毒性作用,如钙离子稳态被改变、手术导致的继发性系统性炎症反应、神经干细胞功能年龄敏感性抑制,以及麻醉药可能加快内源性神经退行性进程。

麻醉药是否加重神经退行性病变一直是其神经毒性作用机制的研究重点。体外研究已经证实,异氟烷、七氟烷以及地氟烷都能够增加体外培养细胞的凋亡和 Aβ 水平,而 Aβ 则是阿尔茨海默病(Alzheimer disease,AD)的特征性病理基础。另一项动物研究表明,给予小鼠 2 小时持续吸入异氟烷,24 小时后皮质和海马的 Aβ 水平显著增高。此外,吸入麻醉药还能够进一步增加体外培养细胞中的 Aβ 含量,再次证明吸入麻醉药可能会加重 AD 患者的病情。但与此同时,也有研究表明异氟烷和氟烷尽管增加 AD 小鼠的淀粉样斑块沉积,但并不影响其认知功能。也有研究印证了前文的结果,即吸入麻醉药对于老年动物的神经细胞也有一定的保护效应。

尽管动物实验已经发现了吸入麻醉药对老年神经系统的毒性作用,但新近的临床试验结果令人感到轻松,提示 POCD 的严重性或许被过高估计。一项由 Avidan 及同事完成的回顾性队列研究表明,无论是外科疾病本身还是手术都不会加速患者罹患痴呆,但术前已经患有痴呆的患者,状况可能在术后会加重。相比其他研究,这一研究对于对照的选择、患者术前的认知水平都有考虑,且采用每年评估 1 次认知能力,避免了由于多次评估而导致的训练效应。但另一方面,Avidan 的这一研究用的是痴呆评分量表而非传统的 POCD 评估系统,况且每年评估 1 次的风险在于如果术后 1 年内痴呆治愈,则会出现假阴性结果。由此可见,针对吸入麻醉药的老年患者认知损伤效应开展多中心、前瞻性临床研究有着十分迫切的需要。

三、总结与展望

吸入麻醉药除了对神经系统具有一定的保护和毒性作用外,对于其他重要器官如心脏、肝脏、肾脏等都有一定的非麻醉效应。总体来说,吸入麻醉药的器官保护和毒性作用在动物实验中都取得了很多证据,现有的研究结果提示吸入麻醉药通过特定的方式和时机给予,如预处理和后处理方式,能够减轻某些器官损伤;而长期大量地吸入麻醉药能够产生一定的器官损伤作用,特别是对于发育期和老年期的神经组织。但这些结果对临床应用还缺乏指导意义。动物研究中给予吸入麻醉药,能够在特殊的动物模型中诱导出明确的神经保护作用,尽管有研究表明其作用可持续 2~4 周,但这是在严格控制实验条件的动物模型上得出的结论,而临床应用存在几个较大的阻力:吸入麻醉药的预处理和后处理不被外科医师和患者及家属接受,影响临床研究的开展;接受外科手术的患者其器官损伤程度(如动物实验中最常涉及的脑缺血损伤)差别很大,且难以估计,增加了对其保护作用的评估难度;动物实验对于某种损伤具有明确的金标准(例如脑缺血损伤可以检测缺血面积),而临床研究缺乏客观、准确的评价标准,削弱了临床研究的可靠性。与器官保护作用相似,在动物实验中观察到的吸入麻醉药的毒性作用在目前已有的大规模回顾性临床研究中基本未得到证实。因此,如何避免吸入麻醉药的毒性作用、发挥其器官保护作用,临床上还没有一份明确的指导意见。

值得注意的是,机制研究发现吸入麻醉药的神经保护和毒性作用往往通过同样的靶点介导,其作用更大程度上依赖于如何掌握吸入麻醉药的剂量、时间和时机。这提示对于不同的患者、手术和病情,所采用的策略应该是不一样的,未来的临床应用必定是个体化方案。而如何明确对某个患者而言,某种方案是否利大于弊,还需要进行大量的前瞻性、随机、对照临床研究来实现。

(董海龙 路志红 杨谦梓)

参考文献

[1] ZHOU J X, LUO N F, LIANG X M, et al. The Efficacy and Safety of Intravenous Emulsified Isoflurane in Rats. Anesth Analg, 2006, 102(1): 129-134.

[2] ZHOU C, WU W, LIU J, et al. Inhibition of voltage-gated sodium channels by emulsified isoflurane may contribute to its subarachnoid anesthetic effect in beagle dogs. Reg Anesth Pain Med, 2011, 36(6): 553-559.

[3] WEIGT H U, GEORGIEFF M, BEYER C, et al. Xenon incorporated in a lipid emulsion inhibits NMDA receptor channels. Acta Anaesthesiol Scand, 2003, 47(9): 1119-1124.

[4] FROEBA G, GEORGIEFF M, LINDER E M, et al. Intranasal application of xenon: describing the pharmacokinetics in experimental animals and the increased pain tolerance within a placebo-controlled experimental human study. Br J Anaesth, 2010, 104(3): 351-358.

[5] HOLSTRÄTER T F, GEORGIEFF M, FÖHR K J, et al. Intranasal application of xenon reduces opioid requirement and postoperative pain in patients undergoing major abdominal surgery: a randomized controlled trial. Anesthesiology, 2011, 115(2): 398-407.

[6] BOMBERG H, GLAS M, GROESDONK V H, et al. A novel device for target controlled administration and reflection of desflurane—the Mirus. Anaesthesia, 2014, 69(11): 1241-1250.

[7] MARTIN J, HEYMANN A, BÄSELL K, et al. Evidence and consensus—based German guidelines for the management of analgesia, sedation and delirium in intensive care—short version. GMS

German Medical Science, 2010, 8(9): Doc02.

[8] FUGATE J E, BURNS J D, WIJDICKS E F, et al. Prolonged high-dose isoflurane for refractory status epilepticus: is it safe? Anesth Analg, 2010, 111(6): 1520-1524.

[9] CARRIÉ S, ANDERSON T A. Volatile anesthetics for status asthmaticus in pediatric patients: a comprehensive review and case series. Paediatr Anaesth, 2015, 25(5): 460-467.

[10] THOMSON H, HARPER N J, PARKES A. Use of the AnaConDa anaesthetic delivery system to treat life-threatening asthma. Anaesthesia, 2007, 62(3): 295-296.

[11] MEISER A, BELLGARDT M, VOGELSANG H, et al. Functioning of the anaesthetic conserving device: aspects to consider for use in inhalational sedation. Anaesthesist, 2010, 59(11): 29-40.

[12] CHAILLAN M, BADIN J, KERFORNE T, et al. Severe acute asthma: isoflurane administration via AnaConDa, is it safe. Ann Fr Anesth Reanim, 2010, 30(1): 70-72.

[13] KENNEDY D, NORMAN C. What don't we know? Science, 2005, 309(5731): 78-102.

[14] RUDOLPH U, ANTKOWIAK B. Molecular and neuronal substrates for general anaesthetics. Nat Rev Neurosci, 2004, 5(9): 709-720.

[15] CAMPAGNA J A, MILLER K W, FORMAN S A. Mechanisms of actions of inhaled anesthetics. N Engl J Med, 2003, 348(21): 2110-2124.

[16] ZECHARIA A Y, NELSON L E, GENT T C, et al. The involvement of hypothalamic sleep pathways in general anaesthesia: testing the hypothesis using the GABA$_A$ receptor beta3N265M knock-in mouse. J Neurosci, 2009, 29(7): 2177-2187.

[17] POCOCK G, RICHARDS C D. Excitatory and inhibitory synaptic mechanisms in anaesthesia. Br J Anaesth, 1993, 71(1): 134-147.

[18] KRASOWSKI M D, HARRISON N L. General anaesthetic actions on ligand-gated ion channels. Cell Mol Life Sci, 1999, 55(10): 1278-1303.

[19] FORMAN S A. The expanding genetic toolkit for exploring mechanisms of general anesthesia. Anesthesiology, 2013, 118(4): 769-771.

[20] FRANKS N P, HONORÉ E. The TREK K$_2$P channels and their role in general anaesthesia and neuroprotection. Trends Pharmacol Sci, 2004, 25 (11): 601-608.

[21] RUDOLPH U, MOHLER H. Analysis of GABA$_A$ receptor function and dissection of the pharmacology of benzodiazepines and general anesthetics through mouse genetics. Annu Rev Pharmacol Toxicol, 2004, 44(3): 475-498.

[22] FRANKS N P. General anaesthesia: from molecular targets to neuronal pathways of sleep and arousal. Nat Rev Neurosci, 2008, 9(5): 370-386.

[23] CHING S, BROWN E N. Modeling the dynamical effects of anesthesia on brain circuits. Curr Opin Neurobiol, 2014, 25: 116-221.

[24] BROWN E N, PURDON P L, VAN DORT C J. General anesthesia and altered states of arousal: a systems neuroscience analysis. Annu Rev Neurosci, 2011, 34(4): 601-628.

[25] ZHANG L N, LI Z J, TONG L, et al. Orexin-A facilitates emergence from propofol anesthesia in the rat. Anesth Analg, 2012, 115(4): 789-796.

[26] DONG H, NIU J, SU B, et al. Activation of orexin signal in basal forebrain facilitates the emergence from sevoflurane anesthesia in rat. Neuropeptides, 2009(3): 179-185.

[27] DONG H L, FUKUDA S, MURATA E, et al. Orexins increase cortical acetylcholine release and electroencephalographic activation through orexin-1 receptor in the rat basal forebrain during isoflurane anesthesia. Anesthesiology, 2006, 104(5): 1023-1032.

[28] KELZ M B, SUN Y, CHEN J, et al. An essential role for orexins in emergence from general anesthesia. Proc Natl Acad Sci U S A, 2008, 105(4): 1309-1314.

[29] NELSON L E, GUO T Z, LU J, et al. The sedative component of anesthesia is mediated by GABA (A) receptors in an endogenous sleep pathway. Nat Neurosci, 2002, 5(5): 979-984.

[30] OGAWA S K, TANAKA E, SHIN M C, et al. Volatile anesthetic effects on isolated GABA synapses and extrasynaptic receptors. Neuropharmacology, 2011, 60(4): 701-710.

[31] RAU V, IYER S V, OH I, et al. Gamma-aminobutyric acid type A receptor alpha 4 subunit knockout mice are resistant to the amnestic effect of isoflurane.

Anesth Analg, 2009, 109(6): 1816–1822.

[32] MOORE J T, CHEN J, HAN B, et al. Direct activation of sleep–promoting VLPO neurons by volatile anesthetics contributes to anesthetic hypnosis. Curr Biol, 2012, 22(21): 2008–2016.

[33] QU W M, XU X H, YAN M M, et al. Essential role of dopamine D_2 receptor in the maintenance of wakefulness, but not in homeostatic regulation of sleep, in mice. J Neurosci, 2010, 30(12): 4382–4389.

[34] TAYLOR N E, CHEMALI J J, BROWN E N, et al Activation of D_1 dopamine receptors induces emergence from isoflurane general anesthesia. Anesthesiology, 2013, 118(1): 30–39.

[35] SOLT K, COTTEN J F, CIMENSER A, et al. Methylphenidate actively induces emergence from general anesthesia. Anesthesiology, 2011,115(4): 791–803.

[36] LIN J S, SAKAI K, JOUVET M. Evidence for histaminergic arousal mechanisms in the hypothalamus of cat. Neuropharmacology, 1988, 27 (2): 111–122.

[37] LUO T, LEUNG L S. Basal forebrain histaminergic transmission modulates electroencephalographic activity and emergence from isoflurane anesthesia. Anesthesiology, 2009, 111(4): 725–733.

[38] HAYNES A B, WEISER T G, BERRY W R, et al. Safe surgery saves lives study group. a surgical safety checklist to reduce morbidity and mortality in a global population. N Engl J Med, 2009, 360(5): 491–499.

[39] WELLS B A, KEATS A S, COOLEY D A. Increased tolerance to cerebral ischemia produced by general anesthesia during temporary carotid occlusion. Surgery, 1963, 54: 216–223.

[40] NEWBERG L A, MILDE J H, MICHENFELDER J D. The cerebral metabolic effects of isoflurane at and above concentrations that suppress cortical electrical activity. Anesthesiology, 1983, 59(1): 23–28.

[41] KHASPEKOV L, SHAMLOO M, VICTOROV I, et al. Sublethal in vitro glucose–oxygen deprivation protects cultured hippocampal neurons against a subsequent severe insult. Neuroreport, 1998, 9(7): 1273–1276.

[42] GRABB M C, CHOI D W. Ischemic tolerance in murine cortical cell culture: critical role for NMDA receptors. The Journal of Neuroscience: the Official Journal of the Society for Neuroscience, 1999, 19(5): 1657–1662.

[43] WISE–FABEROWSKI L, RAIZADA M K, SUMNERS C. Oxygen and glucose deprivation–induced neuronal apoptosis is attenuated by halothane and isoflurane. Anesthesia and analgesia, 2001, 93(5): 1281–1287.

[44] CHEN Q, WANG Q, SONG W Y, et al. Effect of sevoflurane postconditioning on spinal cord ischemia reperfusion injury via the release of oxygen free radicals in rabbits. Zhonghua Yi Xue Za Zhi, 2008, 88(27): 1916–1920.

[45] DING Q, WANG Q, DENG J, et al. Sevoflurane preconditioning induces rapid ischemic tolerance against spinal cord ischemia/reperfusion through activation of extracellular signal–regulated kinase in rabbits. Anesthesia and Analgesia, 2009, 109(4): 1263–1272.

[46] SANG H, CAO L, QIU P, et al. Isoflurane produces delayed preconditioning against spinal cord ischemic injury via release of free radicals in rabbits. Anesthesiology, 2006, 105(5): 953–960.

[47] ZHANG H P, YUAN L B, ZHAO R N, et al. Isoflurane preconditioning induces neuroprotection by attenuating ubiquitin–conjugated protein aggregation in a mouse model of transient global cerebral ischemia. Anesthesia and analgesia, 2010, 111(2): 506–514.

[48] WANG C, JIN LEE J, JUNG H H, et al. Pretreatment with volatile anesthetics, but not with the nonimmobilizer 1,2–dichlorohexafluorocyclobutane, reduced cell injury in rat cerebellar slices after an in vitro simulated ischemia. Brain research, 2007, 1152: 201–208.

[49] DIRNAGL U, BECKER K, MEISEL A. Preconditioning and tolerance against cerebral ischaemia: from experimental strategies to clinical use. Lancet neurology, 2009, 8(4): 398–412.

[50] KAWAGUCHI M, KIMBRO J R, DRUMMOND J C, et al. Isoflurane delays but does not prevent cerebral infarction in rats subjected to focal ischemia. Anesthesiology, 2000, 92(5): 1335–1342.

[51] SASAOKA N, KAWAGUCHI M, KAWARAGUCHI Y, et al. Isoflurane exerts a short–term but not a long–term preconditioning effect in neonatal rats exposed to a hypoxic–ischaemic neuronal injury. Acta

Anaesthesiol Scand, 2009, 53(1): 46–54.

[52] ZHAO P, PENG L, LI L, et al. Isoflurane preconditioning improves long–term neurologic outcome after hypoxic–ischemic brain injury in neonatal rats. Anesthesiology, 2007, 107(6): 963–970.

[53] SAKAI H, SHENG H, YATES R B, et al. Isoflurane provides long–term protection against focal cerebral ischemia in the rat. Anesthesiology, 2007, 106(1): 92–99.

[54] LI L, ZUO Z. Isoflurane preconditioning improves short–term and long–term neurological outcome after focal brain ischemia in adult rats. Neuroscience, 2009, 164 (2): 497–506.

[55] ZITTA K, MEYBOHM P, BEIN B, et al. Cytoprotective effects of the volatile anesthetic sevoflurane are highly dependent on timing and duration of sevoflurane conditioning: findings from a human, in–vitro hypoxia model. European Journal of Pharmacology, 2010, 645(1–3): 39–46.

[56] LEE H M, LEE D H, CHOI J H, et al. Sevoflurane-induced postconditioning has no beneficial effects on neuroprotection after incomplete cerebral ischemia in rats. Acta Anaesthesiol Scand, 2010, 54(3): 328–336.

[57] ZHU W, WANG L, ZHANG L, et al. Isoflurane preconditioning neuroprotection in experimental focal stroke is androgen–dependent in male mice. Neuroscience, 2010, 169(2): 758–769.

[58] KITANO H, YOUNG J M, CHENG J, et al. Gender-specific response to isoflurane preconditioning in focal cerebral ischemia. J Cereb Blood Flow Metab, 2007, 27(7): 1377–1386.

[59] LUDWIG L M, TANAKA K, EELLS J T, et al. Preconditioning by isoflurane is mediated by reactive oxygen species generated from mitochondrial electron transport chain complex III. Anesthesia and analgesia, 2004, 99(5): 1308–1315.

[60] YANG Q, DONG H, DENG J, et al. Sevoflurane preconditioning induces neuroprotection through reactive oxygen species–mediated up–regulation of antioxidant enzymes in rats. Anesth Analg, 2011, 112 (5): 931–937.

[61] LIU H G, HUA Z, ZHANG Y, et al. Effect of sevoflurane postconditioning on gene expression in brain tissue of the middle cerebral artery occlusion

rat model. Molecular Biology Reports, 2012, 39(12): 10505–10513.

[62] YANG T, ZHUANG L, REI FIDALGO A M, et al. Xenon and sevoflurane provide analgesia during labor and fetal brain protection in a perinatal rat model of hypoxia–ischemia. PLoS One, 2012, 7(5): e37020.

[63] WANG J K, YU L N, ZHANG F J, et al. Postconditioning with sevoflurane protects against focal cerebral ischemia and reperfusion injury via PI$_3$K/Akt pathway. Brain Research, 2010, 1357(1): 142–151.

[64] AVIDAN M S, SEARLEMAN A C, STORANDT M, et al. Long–term cognitive decline in older subjects was not attributable to noncardiac surgery or major illness. Anesthesiology, 2009,111(5): 964–970.

[65] CANAS T, VELLY L J, LABRANDE C N, et al. Sevoflurane protects rat mixed cerebrocortical neuronal–glial cell cultures against transient oxygen–glucose deprivation: involvement of glutamate uptake and reactive oxygen species. Anesthesiology, 2006, 105(5): 990–998.

[66] YANG Q, YAN W, LI X, et al. Activation of canonical notch signaling pathway is involved in the ischemic tolerance induced by sevoflurane preconditioning in mice. Anesthesiology, 2012, 117(5): 996–1005.

[67] SIGAUT S, JANNIER V, ROUELLE D, et al. The preconditioning effect of sevoflurane on the oxygen glucose–deprived hippocampal slice: the role of tyrosine kinases and duration of ischemia. Anesth Analg, 2009, 108(3): 601–608.

[68] BAUGHMAN V L. Brain protection during neurosurgery. Anesthesiology Clinics of North America, 2012, 20(2): 315–327.

[69] HANS P, BONHOMME V. The rationale for perioperative brain protection. Eur J Anaesthesiol, 2004, 21(1): 1–5.

[70] LORENZ I H, KOLBITSCH C, HORMANN C, et al. Subanesthetic concentration of sevoflurane increases regional cerebral blood flow more, but regional cerebral blood volume less, than subanesthetic concentration of isoflurane in human volunteers. Journal of Neurosurgical Anesthesiology, 2001, 13 (4): 288–295.

[71] KANBAK M, SARICAOGLU F, AVCI A, et al. Propofol offers no advantage over isoflurane

anesthesia for cerebral protection during cardiopulmonary bypass: a preliminary study of S-100beta protein levels. Can J Anaesth, 2004, 51 (7): 712–717.

[72] KANBAK M, SARICAOGLU F, AKINCI S B, et al. The effects of isoflurane, sevoflurane, and desflurane anesthesia on neurocognitive outcome after cardiac surgery: a pilot study. Heart Surg Forum, 2007, 10 (1): E36–41.

[73] HOFFMAN W E, CHARBEL F T, EDELMAN G, et al. Comparison of the effect of etomidate and desflurane on brain tissue gases and pH during prolonged middle cerebral artery occlusion. Anesthesiology, 1998, 88(5): 1188–1194.

[74] HOFFMAN W E, CHARBEL F T, EDELMAN G, et al. Thiopental and desflurane treatment for brain protection. Neurosurgery, 1998, 43(5): 1050–1053.

[75] HOFFMAN W E, CHARBEL F T, EDELMAN G. Desflurane increases brain tissue oxygenation and pH. Acta Anaesthesiol Scand, 1997, 41(9): 1162–1166.

[76] CULLEN S C, GROSS E G. The anesthetic properties of xenon in animals and human beings, with additional observations on krypton. Science, 1951, 113(6): 580–582.

[77] GOTO T, SUWA K, UEZONO S, et al. The blood-gas partition coefficient of xenon may be lower than generally accepted. Br J Anaesth, 1998, 80(3): 255–256.

[78] DWORSCHAK M. Pharmacologic neuroprotection—Is xenon the light at the end of the tunnel? Crit Care Med, 2008, 36(8): 2477–2479.

[79] JOYCE J A. Xenon: anesthesia for the 21st century. AANA J, 2008, 68(3): 259–264.

[80] WILHELM S, MA D, MAZE M, et al. Effects of xenon on in vitro and in vivo models of neuronal injury. Anesthesiology, 2002, 96(6): 1485–1491.

[81] LUO Y, MA D, IEONG E, et al. Xenon and sevoflurane protect against brain injury in a neonatal asphyxia model. Anesthesiology, 2008, 109(4): 782–789.

[82] THORESEN M, HOBBS C E, WOOD T, et al. Cooling combined with immediate or delayed xenon inhalation provides equivalent long-term neuroprotection after neonatal hypoxia-ischemia. Journal of Cerebral

Blood Flow and Metabolism: Official Journal of the International Society of Cerebral Blood Flow and Metabolism, 2009, 29(4): 707–714.

[83] BROSNAN H, BICKLER P E. Xenon neurotoxicity in rat hippocampal slice cultures is similar to isoflurane and sevoflurane. Anesthesiology, 2013, 119(2): 335–344.

[84] FRANKS N P, DICKINSON R, DE SOUSA S L, et al. How does xenon produce anaesthesia? Nature, 1988, 396(2): 324.

[85] LOCKWOOD G G, FRANKS N P, DOWNIE N A, et al. Feasibility and safety of delivering xenon to patients undergoing coronary artery bypass graft surgery while on cardiopulmonary bypass: phase I study. Anesthesiology, 2006, 104(3): 458–465.

[86] HOCKER J, STAPELFELDT C, LEIENDECKER J, et al. Postoperative neurocognitive dysfunction in elderly patients after xenon versus propofol anesthesia for major noncardiac surgery: a double-blinded randomized controlled pilot study. Anesthesiology, 2009, 110(5): 1068–1076.

[87] RASMUSSEN L S, SCHMEHL W, JAKOBSSON J. Comparison of xenon with propofol for supplementary general anaesthesia for knee replacement: a randomized study. British Journal of Anaesthesia, 2006, 97(1): 154–159.

[88] COBURN M, BAUMERT J H, ROERTGEN D, et al. Emergence and early cognitive function in the elderly after xenon or desflurane anaesthesia: a double-blinded randomized controlled trial. British Journal of Anaesthesia, 2007, 98(6): 756–762.

[89] HUDSON A E, HEMMINGS H C. Are anaesthetics toxic to the brain? Br J Anaesth, 2011, 107(1): 30–37.

[90] ZHENG H, DONG Y, XU Z, et al. Sevoflurane anesthesia in pregnant mice induces neurotoxicity in fetal and offspring mice. Anesthesiology, 2013, 118 (3): 516–526.

[91] YON J H, DANIEL-JOHNSON J, CARTER L B, et al. Anesthesia induces neuronal cell death in the developing rat brain via the intrinsic and extrinsic apoptotic pathways. Neuroscience, 2005, 135(3): 815–827.

[92] JOHNSON S A, YOUNG C, OLNEY J W. Isoflurane-induced neuroapoptosis in the developing brain of non-hypoglycemic mice. J Neurosurg Anesthesiol,

2008, 20(1): 21-28.

[93] DIMAGGIO C, SUN L S, KAKAVOULI A, et al. A retrospective cohort study of the association of anesthesia and hernia repair surgery with behavioral and developmental disorders in young children. J Neurosurg Anesthesiol, 2009, 21(4): 286-291.

[94] DIMAGGIO C, SUN LS, LI G. Early childhood exposure to anesthesia and risk of developmental and behavioral disorders in a sibling birth cohort. Anesth Analg, 2011, 113(5):1143-1151.

[95] BONG C L, ALLEN J C, KIM J T. The effects of exposure to general anesthesia in infancy on academic performance at age 12. Anesth Analg. 2013;117(6):1419-1428.

[96 ANAND K J, GARG S, ROVNAGHI C R, et al. Ketamine reduces the cell death following inflammatory pain in newborn rat brain. Pediatr Res, 2007, 62(3): 283-290.

[97] LOEPKE A W, MCGOWAN F X, SORIANO S G. CON: The toxic effects of anesthetics in the developing brain: the clinical perspective. Anesth Analg, 2008, 106(6): 1664-1669.

[98] STRATMANN G, MAY L D, SALL J W, et al. Effect of hypercarbia and isoflurane on brain cell death and neurocognitive dysfunction in 7-day-old rats. Anesthesiology, 2009, 110(4): 849-861.

[99] MOLLER J T, CLUITMANS P, RASMUSSEN L S, et al. Long-term postoperative cognitive dysfunction in the elderly ISPOCD1 study. ISPOCD investigators. International Study of Post-Operative Cognitive Dysfunction. Lancet, 1998, 351(9106):857-861.

[100]DEINER S, SILVERSTEIN J H. Postoperative delirium and cognitive dysfunction. Br J Anaesth, 2009, 103(Suppl 1): i41-i46.

[101]WANG H, XU Z, FENG C, et al. Changes of learning and memory in aged rats after isoflurane inhalational anaesthesia correlated with hippocampal acetylcholine level. Ann Fr Anesth Reanim, 2012, 31(3): e61-66.

[102]WEI H, XIE Z. Anesthesia, calcium homeostasis and Alzheimer's disease. Curr Alzheimer Res, 2009, 6(1): 30-35.

[103]WAN Y, XU J, MA D, et al. Postoperative impairment of cognitive function in rats: a possible role for

cytokine mediated inflammation in the hippocampus. Anesthesiology, 2007, 106(3): 436-443.

[104]STRATMANN G, SALL J W, MAY L D, et al. Isoflurane differentially affects neurogenesis and long-term neurocognitive function in 60-day-old and 7-day-old rats. Anesthesiology, 2009, 110(4): 834-848.

[105]BOHNEN N I, WARNER M A, KOKMEN E, et al. Alzheimer's disease and cumulative exposure to anesthesia: a case control study. J Am Geriatr Soc, 1994, 42(2): 198-201.

[106]WEI H, LIANG G, YANG H, et al. The common inhalational anesthetic isoflurane induces apoptosis via activation of inositol 1,4,5-trisphosphate receptors. Anesthesiology, 2008, 108(2): 251-260.

[107]DONG Y, ZHANG G, ZHANG B,et al. The common inhalational anesthetic sevoflurane induces apoptosis and increases beta-amyloid protein levels. Arch Neurol, 2009, 66(5): 620-631.

[108]ZHANG B, DONG Y, ZHANG G, et al. The inhalation anesthetic desflurane induces caspase activation and increases amyloid betaprotein levels under hypoxic conditions. J Biol Chem, 2008, 283(18): 11866-11875.

[109]ECKENHOFF R G, JOHANSSON J S, WEI H, et al. Inhaled anesthetic enhancement of amyloid-beta oligomerization and cytotoxicity. Anesthesiology, 2004, 101(13): 703-709.

[110]MANDAL P K, PETTEGREW J W. Abeta peptide interactions with isoflurane, propofol, thiopental and combined thiopental with halothane: a NMR study. Biochim Biophys Acta, 2008, 1778(11): 2633-2639.

[111]BIANCHI S L, TRAN T, LIU C, et al. Brain and behavior changes in 12-month-old Tg2576 and nontransgenic mice exposed to anesthetics. Neurobiol Aging, 2008, 29(7): 1002-1010.

[112] WEI H, LIANG G, YANG H. Isoflurane preconditioning inhibited isoflurane-induced neurotoxicity. Neurosci Lett, 2007, 425(1): 59-62.

[113]AVIDAN M S, SEARLEMAN A C, STORANDT M, et al. Long-term cognitive decline in older subjects was not attributable to noncardiac surgery or major illness. Anesthesiology, 2009,111(5): 964-970.

第三十章　静脉麻醉药概述

第一节　静脉麻醉药的发展史

静脉麻醉药已有 70 多年的发展史。自 1846 年 Morton 成功实施乙醚麻醉以来，吸入麻醉药得到飞速发展。20 世纪早期几乎所有全身麻醉药通过吸入途径给药。直到 1872 年，Pierre-Cyprien Ore 用水合氯醛开启了静脉麻醉药的先河，继而出现了巴比妥类、苯二氮䓬类以及最新的静脉麻醉药丙泊酚。目前，随着麻醉技术水平的提高以及人们对静脉麻醉药药物代谢动力学和药物效应动力学的深入研究，理想的新型静脉麻醉药及新型静脉麻醉给药系统被不断研发并广泛应用于临床。

一、静脉麻醉药的历史

早在 1628 年，英国生理学家 William Harvey 公开发表了对血液循环的发现，并阐明了心脏在循环过程的核心作用，由此开创了静脉治疗学的发展新时期。静脉麻醉的历史最

早可以追溯到 1656 年，英国皇家学会建筑家 Christopher Wren 首次将酒、牛奶和鸦片等物质装载在蟾蜍的膀胱，通过鹅羽毛管静脉注入动物体内产生麻醉作用。1662 年 Johan Major 成功地在人体内进行了静脉内的药物注射和输血。1665 年德国医师 Sigmund Elsholtz 曾尝试进行静脉麻醉，他在静脉注射鸦片溶液用于镇痛治疗。1844 年爱尔兰医师 Francis Rynd 发明了空心针头，1853 年法国外科医师 Charles Pravaz 研制出第一个金属注射器。同年，苏格兰内科医师 Alexander Wood（图 30-1）发明了真正的皮下注射器，并通过它局部注射吗啡成功治疗神经痛。1913 年美国医师 William Honan 和 Wyllis Hassler 在发表于《外科学年鉴》的一篇文章中详细描述了早期的静脉麻醉给药设备（图 30-2）。1872 年 Pierre-Cyprien Ore 在巴黎第一次尝试将水合氯醛作为一种静脉麻醉药应用于人类，并取得成功，开创了静脉麻醉的先例。尽管 Ore 认为该药优于同时代吸

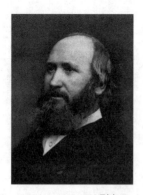

图30-1 Alexander Wood[引自Barraud, Jerrard. The medical profession in all countries containing photographic portraits from life. 1(8). London: J&A. Churchill, 1873]

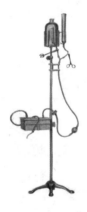

图30-2 该设备由Kny-Scheerer Co. 设计并用于麻醉药静脉输注（引自Paul F White. The wondrous story of anesthesia. 2014）

入麻醉药三氯甲烷，水合氯醛实施静脉麻醉却未能在18世纪晚期得到普及。

1864年，Adolf von Baeyer（图30-3）利用丙二酸二乙酯与尿素合成了丙二酰脲。同时，为了庆祝他在圣巴巴拉节发现此化合物，将其命名为巴比妥酸，但该药无镇静作用。而合成第一个具有镇静、催眠作用的巴比妥酸盐是在1903年由德国的Emil Fischer和Joseph von Mering完成，但因其起效慢、作用时间长而难以在临床上广泛应用。1921年，Daniel和Gabriel Bardet使用新药somnifen实施静脉麻醉获得成功，但somnifen单独应用时作用时间短、镇痛效能差。1924年，Fredet和Perlis采用

somnifen静脉注射和吗啡皮下注射联合应用，发现药物各自的作用时间均延长，且麻醉作用和镇痛效能明显增强，但患者清醒时多伴有剧烈的头痛和昏昏欲睡的感觉。此后，欧洲和美国分别开展了巴比妥类药物的研制及其麻醉作用研究，期间合成了大量具有催眠作用的巴比妥类化合物，但多数因起效和作用时间长而很快被淘汰，仅少数在临床上得以推广应用。这些药物包括1927年由德国的Bumm推荐的广泛用于静脉麻醉的丁溴比妥，以及以后陆续应用的异戊巴比妥钠、苯巴比妥钠、阿洛巴比妥酸等药物。1926年，John Lundy在实施吸入麻醉时联合应用静脉麻醉药异戊巴比妥或苯巴比妥产生平衡麻醉，由此产生了"平衡麻醉"的概念。1932年，化学家Kropp和Taub合成第一个短效巴比妥类药物——环己烯巴比妥，该药起效快、作用时间短，十分适合于全身麻醉诱导。德国的Ernst Reinhoff首先将此药用于人体，同年静脉麻醉鼻祖Helmut Weese和Scharpff对该药进行了药效学研究，使环己烯巴比妥静脉麻醉在欧洲得以普及。1933年，Jarman和Abel发表了有关环己烯巴比妥在英国的使用报道，指出环己烯巴比妥的麻醉作用起效快、作用时间短，和早期使用的静脉麻醉药相比，其可控性较好，静脉给药后可很快经肝脏代谢。至1941

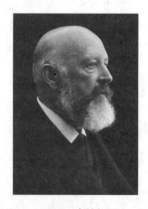

图30-3 Adolf von Baeyer（引自Gesammelte Werke. Adolf von Baeyer. Salzwasser-Verlag GmbH, 2012）

年,据 Geyer 报道共有约 4 万名患者接受了环己烯巴比妥静脉麻醉。

1932 年,Ernest Henry 和 Donalee Tabern 合成了硫喷妥钠。1934 年,美国的 John Lundy 开始将硫喷妥钠用于静脉全身麻醉。据报道在 1941 年以前,共有 31 931 名患者接受了硫喷妥钠以间断静脉注射的方法实施静脉麻醉,并取得了满意的效果。但当时由于人们对环己烯巴比妥和硫喷妥钠的药代动力学缺乏足够了解,在应用期间常导致严重的低血压和苏醒延迟。因此,环己烯巴比妥和硫喷妥钠在当时主要是辅助用于乙醚和三氯甲烷麻醉期间的诱导和维持。尽管如此,硫喷妥钠的出现仍给全身麻醉带来了革命性巨变。尤其是进入 20 世纪 50 年代,人们对硫喷妥钠的药代动力学有了进一步的了解,发现硫喷妥钠静脉给药后,其血浆药物浓度下降呈二室模型,认识到其作用时间的终止并非由于其在体内的消除,而是因其在体内再分布的缘故。硫喷妥钠药代动力学的阐明为巴比妥类药物的临床应用和推广提供了长足的发展。随着硫喷妥钠在临床上的广泛应用,人们逐渐认识到此药呈剂量依赖性地降低脑氧代谢率和脑血流,在一定程度上具有脑保护作用。然而在第二次世界大战中,硫喷妥钠被用于伤员的麻醉诱导时频发猝死事件,人们认识到此药应用于危重患者时能对心血管系统产生严重的抑制作用。因此,人们曾多次尝试合成一种对心血管系统抑制较轻、作用时间较短的巴比妥类替代品。

Maddox 于 1958 年首先合成了苯环己哌啶,并于 1959 年由 Greifenstein 和 Johnstone 引入临床应用,但发现其精神副反应极其明显。同年,Lear 将环己酰胺进行临床试用,结果表明其镇痛作用较弱,而精神副反应较多。直到 1962 年,Calvin Stevens 从多达 200 余种的苯环己哌啶衍生物中筛选得到氯胺酮,1964 年在密歇根州立监狱的志愿者中通过试验。1965 年,Guenter Corssen 和 Ed Domin 将其用于临床麻醉并进行了药理学研究,他们曾描述氯胺酮独特的麻醉特征,并提出了分离麻醉的概念,表明其镇痛作用较强,并具有遗忘作用,但给药后患者出现类似于痴呆的症状。氯胺酮的毒性较低,对呼吸、循环系统的影响较轻,自 1970 年开始推广以后,在临床上得到了普遍的应用,但随着术后幻觉报道的增多,人们开始重新评价其作用。1973 年,依托咪酯被推荐入临床,此药对心血管的抑制作用轻,常应用于血容量不足及严重心脏疾病患者的麻醉诱导,但该药能引起严重的注射痛和肌阵挛。

1955 年,Sternbach 合成了第一个苯二氮䓬类药物——甲氨二氮䓬,但当时这一化合物被认为是惰性物质而未进行药物试验。直到 1957 年,该药被意外发现具有镇静催眠作用,并受到了重视。1959 年,甲氨二氮䓬首次作为麻醉前用药应用于临床。1961 年,Sternbach 和 Reeder 合成了效能较甲氨二氮䓬强的苯二氮䓬类药物——地西泮,1963 年此药被精神科医师用于焦虑症的治疗,随后又被应用于癫痫的治疗。直到 1965 年,Stovner 和 Endresen 才报道将其作为静脉麻醉药应用。然而地西泮导致的苏醒延迟,以及其包含的制剂丙烯乙二醇产生的注射痛及血栓性静脉炎限制了其在外科短小手术中的普及应用。1976 年,Rodney Freyer 和 Armin Walser 在实验室合成了一种水溶性苯二氮䓬类药物——咪达唑仑。1978 年,Jerry Reves 在美国阿拉巴马大学进行了首次试验并声称:"咪达唑仑相对于地西泮,刺激性更小,作用时间更短,是一种很有发展前景的静脉麻醉药。"1971 年 Haefely Himkelerw 提出机体存在苯二氮䓬类受体的假设,1977 年丹麦学者 Squires 和 Braestrup 及瑞士学者 Moehler 和 Okada 几乎同时发现在动物脑内确实存在苯二氮䓬类受体,之后进一步证实在人体内存在并分离出 GABA- 苯二氮䓬类受体复合物,此受体的发现为药理学家提供了合成并检验新的苯二氮䓬类受体激动剂与拮抗剂的途径。1979 年,第一个苯二氮䓬类受体特异性拮抗剂氟马西尼研制成功并应用于临床。

丙泊酚于 1973 年在英国被合成,Brian Kay 和 George Rolly 于 1977 年进行了临床研究并证实其具有起效快、停药后患者苏醒迅速且功能恢复完善等优点。早期使用的丙泊酚是用 16% 聚氧乙烯基蓖麻油作溶剂制成的 1% 丙泊酚水溶液,但因存在注射疼痛和类过敏毒素反应而未能在临床推广使用。直到 1983 年生产出了以脂肪乳剂为溶剂的注射液(商品名为得普利麻),丙泊酚才开始正式应用于临床麻醉。由于丙泊酚具有分布和代谢迅速、脂溶性高和独特的防止术后恶心和呕吐作用等优点,自问世以来迅速被临床医师广泛接受,也使得静脉麻醉的比例在过去的几十年中得到了迅速增加提升。丙泊酚常用于全麻诱导、全麻维持以及局部麻醉的镇静,但其具有明显的循环呼吸抑制作用。1980 年,英国的 Cedric Prys-Roberts 提出连续静脉麻醉输注的概念,从此人们对静脉麻醉药药物代谢动力学的认识不断加深。1981 年,Helmut Schwilden 发表了根据药代动力学模型设计的由计算机控制的持续输注装置。为了使静脉麻醉药更合理地应用于麻醉,1990 年 Gavin Kenny 和他的同事在英国提出了靶控输注概念并在 1996 年设计完成第一个靶控输注设备(target controlled infusion,TCI)。有关介绍 TCI 的综述刊登在 1998 年 3 月出版的 *Anesthesia* 杂志上,集中论述了 TCI 在临床实践中的作用。靶控输注系统的优越性

促使静脉麻醉在全世界范围内得到普及应用。20 世纪 90 年代,随着麻醉深度监测仪的出现,以脑电图(electroencephalographic,EEG)的衍生指标 [如听觉诱发电位或脑电双频指数(bispectral index scale,BIS)] 监测评估麻醉中静脉麻醉药的输注速率及输注量,麻醉的安全性与可控性得到了极大的提高。

二、理想的静脉麻醉药及未来发展趋势

尽管在临床上曾应用过 10 多种静脉麻醉药,但符合临床要求得以广泛应用或有前景的药物却为数不多。早在 1979 年,John Dundee 就提出理想的静脉麻醉药应具备的条件:在物理化学性质上易溶于水;溶液稳定;可长期保存;静脉注射时无刺激性,不产生血栓或血栓性静脉炎;溢入皮下无刺激性,对组织无损伤;误注入动脉不引起栓塞、坏死等严重的并发症;起效迅速,在 1 次臂 - 脑循环时间内起效,不易过量;毒性低,安全范围大,不良反应少而轻;苏醒时间短,体内蓄积少;有较强的镇痛作用;诱导稳顺,无震颤、兴奋、肌张力增高、咳嗽、呃逆等;对呼吸、循环系统无抑制作用;有肌肉松弛作用;无增高颅内压和眼压、血钾等现象;不致畸;有特异性拮抗剂;无过敏反应和后遗症。目前临床上所用的静脉麻醉药虽都各有优点,但仍缺乏一种在各个方面都符合理想的静脉麻醉药。因此,现在往往是多种药物联合应用力争达到上述部分或全部作用。

随着新型静脉麻醉药的不断涌现和先进的静脉麻醉药给药系统的出现,静脉麻醉药的临床应用将呈持续发展的趋势。未来静脉麻醉药的研究将致力于开发现有静脉麻醉药的新用途,而静脉麻醉给药方法的发展将包括 TCI、药物相互作用模型的建立和闭环靶控输注,这将给麻醉医师临床用药提供科学理论依据和多种临床选择,最大限度地保证麻醉质量。

第二节　静脉麻醉药的分类

根据静脉麻醉药的化学结构以及作用机制的不同,可将静脉麻醉药分为 7 类,详见表 30-1。

第三节　静脉麻醉药的不良反应

据 WHO 统计,美国住院患者的药物不良反应发生率约为 6.7%,其中每年约有超过 10 万人死于药物不良反应。在我国的近 2 亿住院患者中,有 10%~30% 发生各种药物不良反应,其中每年造成死亡达到近 20 万人。另外,英国的一项药物不良反应报告分析显示,在发生药物不良反应的 11 000 例住院患者中,有 6 600 例患者在住院期间曾接受过麻醉药,而在术中同时接受吸入麻醉药和局部麻醉药的患者死亡率高达 9%。可见,由麻醉药导致的不良反应已给人类健康和生命安全造成不容忽视的危害,这就要求麻醉医师在用药前全面了解药物的药理性质,严格掌握药物的适应证,更加合理地联合使用麻醉药,尽量避免或使其对机体的危害降至最低。

一、药物不良反应的分类

药物不良反应存在多种分类方法,通常按照 Edwards 和 Aronson 所描述的方法,按药物不良反应与剂量有无关联分为 2 类。A 型药物不良反应(type A adverse drug reaction)又称为剂量相关的不良反应(dose-related adverse reaction),该反应大多为药物药理学作用的延续,随剂量和疗程的增加而出现或加重,减量或停药后可减轻或消失。虽发生率高,但可以被预测,因而死亡率低。 B 型药物不良反应(type B adverse drug reaction)又称为剂量不相关的不良反应(non-dose-related reaction),该反应的发生取决于患者的特异性体质,而与药物剂量和疗程无明确关系。患者的特异性体质可能由遗传基因决定,也可能是药物获得性变态反应。B 型药物不良反应在一般药理学、毒理学研究中不易发现,只有在患者接触药物后才出现,因此在患者首次用药时难以预防其发生。虽然 B 型药物不良反应的发生率低,但往往来势凶猛、病情严重、死亡率高。本节将详细阐述临床常用静脉麻醉药的不良反应及其发生机制。

二、A 型药物不良反应

(一)静脉麻醉药对中枢神经系统的不良反应

多年来,人们一直认为麻醉药的效应随其

表 30-1　静脉麻醉药分类

药物	化学结构	作用机制
右美托咪定	α_2 肾上腺素受体激动药	选择性地激动蓝斑核 α_2 肾上腺素受体
地西泮、咪达唑仑	苯二氮䓬类	作用于苯二氮䓬受体,增加 GABA 与 GABA 受体的亲和力
依托咪酯	咪唑衍生物	可能主要作用于 GABA 受体
丙泊酚	烷基酚类化合物	可能主要作用于 GABA 受体
硫喷妥钠	巴比妥类	可能作用于 GABA 受体,抑制兴奋性递质的突触传递
氯胺酮	苯环利定衍生物	可能主要作用于丘脑-新皮质投射系统,兴奋边缘系统,主要抑制 NMDA 受体
氟哌利多	丁酰苯类	作用于突触后膜的 DA 受体,减少突触传递

药理作用消失而消失,一旦药物消除,靶器官将恢复到以前的状态。但越来越多的证据表明事实并非如此,婴幼儿和老年人在使用麻醉药后可能出现长期甚至永久性的神经结构和神经认知功能的改变。

1. 静脉麻醉药对发育期大脑的神经毒性作用

(1)实验证据:目前,静脉麻醉药广泛应用于婴幼儿手术、各种诊断操作时的麻醉和 ICU 的镇静。然而,一系列基础研究表明全身麻醉药可以引起发育期啮齿和灵长目类动物大脑的结构改变,并导致长期的认知功能障碍。而在临床上,全身麻醉药是否引起婴幼儿的神经认知功能障碍还存在争议。最近 2 项临床队列研究证实,婴幼儿时期特别是 3 岁以下的儿童多次接受全身麻醉药后,会导致神经细胞凋亡、神经广泛退行性变,以及成长过程中行为改变和学习障碍的风险增加。但 Brambrink 等对双胞胎的研究却发现,麻醉药对其青年期的学习成绩没有任何影响。上述临床研究与动物实验一样均存在明显的局限性,即无法将全身麻醉药的影响与疾病本身、遗传因素、术中的麻醉管理、术后的生命体征和营养支持以及外科手术对神经认知功能的影响区分开来,这也使在临床中寻找全身麻醉药引起神经变性的证据变得更为困难。

(2)静脉麻醉药引起发育期大脑退行性病变:静脉麻醉药引起发育期大脑退行性病变主要包括诱导发育期神经元细胞凋亡和影响突触可塑性,从而影响发育期及成熟期大脑的结构和功能,导致长期的学习和记忆功能障碍。全麻药损伤发育期大脑的敏感时期为突触形成关键期,在啮齿动物为出生前 2 天至出生后 1 周,在人类为妊娠晚期至婴儿期。

1)静脉麻醉药诱导发育期神经元细胞凋亡:如前所述,目前临床麻醉中常用的静脉麻醉药主要通过激动 $GABA_A$ 受体和 / 或抑制 NMDA 受体产生麻醉作用。大量离体和在体实验均显示,咪达唑仑、丙泊酚和氯胺酮可诱导 5~7 日龄啮齿和灵长目类动物大脑多个脑区的神经元细胞凋亡,而抑制凋亡可减少麻醉药诱导的发育期神经元毒性。然而,动物实验中常单次注入大剂量或重复多次注入静脉麻醉药,因而诱发神经元细胞凋亡及认知功能障碍的麻醉药需要量远远高于临床使用量。

2)静脉麻醉药影响发育期神经系统突触形成:最近的研究表明,5~7 日龄大鼠接受丙泊酚单独麻醉或异氟烷、咪达唑仑、一氧化二氮联合麻醉后,内侧额叶皮质锥体细胞树突棘和突触形成明显减少。然而,2~4 周龄大鼠在接受丙泊酚、咪达唑仑或氯胺酮麻醉后,不改变树突棘的分支结构,但可增加树突棘的数目,促进大部分新形成树突棘整合入神经环路,并且这种突触联系可以持续数周甚至数月。树突棘是突触建立联系的基本位点,其数目、形状及分布的改变可直接影响神经元的兴奋性。可见,静脉麻醉药可通过改变突触形成期神经环路的某些特征,进而影响长期神经功能。

(3)静脉麻醉药致发育期大脑神经毒性的可能机制

1)兴奋 - 抑制机制:新生大脑突触发育依赖于神经元的兴奋性和抑制性的协调。在突触形成关键时期,兴奋性增强或抑制性增强可能导致突触退化,在某些病理情况下甚至引起线粒体细胞色素 C 释放,触发内源性凋亡。静脉麻醉药可作用于发育期神经元并改变其兴奋性,导致树突棘发生异常改变以适应神经元兴奋性的改变,从而影响突触功能,最终导致长期的认知功能障碍。

2)神经元内钙稳态紊乱:在发育期神经元,丙泊酚通过激活 $GABA_A$ 受体,细胞内的

Cl⁻ 净流出，从而导致神经元除极，继而 NMDA 受体激活及电压依赖性 Ca^{2+} 通道开放，细胞外的 Ca^{2+} 内流，内流的 Ca^{2+} 通过钙触发钙释放机制促使内质网内的 Ca^{2+} 释放入胞质，导致 $[Ca^{2+}]$ 持续升高。而氯胺酮等 NMDA 受体拮抗剂作用于发育期的神经系统，引起神经元内的 Ca^{2+} 降低，在终止氯胺酮作用 24 小时后 NMDA 受体表达代偿性增高，导致神经元内的 Ca^{2+} 失衡。静脉麻醉药所致的胞质内 Ca^{2+} 异常升高主要通过以下几条通路引起凋亡：①激活凋亡相关酶如钙蛋白酶可使细胞骨架降解，影响其他酶的活性，导致细胞凋亡；②导致线粒体钙超载，继而线粒体膜除极，线粒体膜转换孔开放，细胞色素 C 释放，激活半胱氨酸天冬氨酸蛋白酶 3（caspase-3），启动内源性凋亡；③由于内质网内潴留的 Ca^{2+} 大量释放而耗竭，从而抑制正常蛋白的合成，触发凋亡。另外，神经元自发性钙振荡参与突触形成过程，在突触可塑性中发挥重要作用。研究发现，氯胺酮不仅影响发育期神经元内的 Ca^{2+}，而且影响发育期神经元的钙振荡幅度和频率。可见，静脉麻醉药导致发育期神经元内钙稳态失衡，不仅诱发发育期神经元细胞凋亡，也引起存活神经元间突触联系异常，导致永久性的学习记忆功能障碍。

3）进入异常的细胞周期：神经元是终极分化的细胞，处于细胞周期的 G_1/G_0 期，不再经过有丝分裂增殖。新近研究表明，氯胺酮导致新生大脑的细胞周期蛋白 D 表达增高，随后细胞周期蛋白激酶 4、腺病毒 E2 启动子结合转录因子 1 和细胞死亡调解子等促进细胞周期进程的蛋白上调，并最终激活 caspase-3；而下调细胞周期蛋白表达，则减轻氯胺酮诱导的神经元细胞凋亡。在复杂的酶系统调控下并通过细胞周期各阶段的检测点后，神经元才能脱离细胞有丝分裂周期。

细胞周期蛋白表达异常，特别是不完整、不协调的表达会很快导致细胞凋亡。

4）神经生长因子缺失及相关信号通路异常：发育期神经元内的很多营养因子及其相关信号通路对神经元的存活和生长极为重要，某些神经营养因子和信号通路的缺失可能引起神经元细胞凋亡。在神经系统发育中，脑源性神经生长因子（brain-derived neurotrophic factor，BDNF）是一个极为关键的营养因子，它与其受体原肌球蛋白受体激酶 B（tropomyosin receptor kinase B，TrkB）结合，激活磷脂酰肌醇 3-激酶/蛋白激酶 B（phosphatidylinositol 3-kinase/protein kinase B，PI3K/AKT）信号通路，促进神经元发育和存活及突触形成、成熟和稳定等过程。突触囊泡内合成的是前 BDNF（proBDNF），proBDNF 由基础合成和活动调节合成两部分构成。在突触间隙，纤溶酶促使 proBDNF 水解为成熟的 BDNF（mBDNF）。在丙泊酚的作用下，抑制神经元电活动，抑制调节性 proBDNF 的合成和组织型纤溶酶原激活物的释放，导致纤溶酶减少，proBDNF 向 mBDNF 转化减少。而 proBDNF 的基础合成则没有受到影响，这就导致 proBDNF 在突触间隙内聚集。proBDNF 优先作用于 p75 神经营养素受体（p75 neurotrophin receptor，p75NTR），进而激活 Ras 基因家族同源物 A（ras homolog gene family，member A，RhoA），导致细胞骨架去多聚化，从而抑制神经树突生长，最终引起神经元细胞凋亡。而抑制 p75NTR 则可明显缓解异氟烷的神经元毒性。

研究发现，氯胺酮、丙泊酚可抑制 AKT 及胞外信号调节激酶（extracellular signal-regulated protein kinase，ERK）1/2 磷酸化，促进发育期纹状体神经元细胞凋亡，并导致长期的认知功能障碍。

5）影响转录因子的表达：突触可塑性和长期记忆的形成需要转录因子的参与。环磷腺苷反应元件结合蛋白（cAMP-response element binding protein, CREB）是一种重要的核转录因子，激活的 CREB 可促进具有 cAMP 反应单元的基因转录。CREB 具有调节神经元生成、发育、存活、突触可塑性及药物成瘾等广泛的生物学功能。研究发现，氯胺酮通过下调发育期海马神经元 ser-133 位点的磷酸化 CREB 表达，抑制促神经元存活基因的表达，如 B 细胞淋巴瘤基因 2（B-cell lymphoma gene 2, Bcl-2）及 bdnf 基因等，从而诱发海马神经元细胞凋亡。而 p-CREB 表达降低与氯胺酮导致的记忆巩固减弱有关。

6）促发神经炎症反应：神经炎症反应包括小胶质细胞活化和促炎因子的表达上调。小胶质细胞作为中枢神经系统（CNS）内的巨噬细胞，有 2 种功能状态，生理状态下为静息态，此时小胶质细胞呈现分支状，在大脑发育期，静息态小胶质细胞的作用为清除死亡的细胞和轴突碎片；分泌神经营养因子，营养、支持神经元和胶质细胞的正常功能；对神经元生长、分化及轴突剪切及突触形成和校正发挥关键性的调控作用。在外界刺激下，小胶质细胞被激活呈现阿米巴状，分泌促炎因子 IL-1β 和 TNF-α，促炎因子表达上调一方面可通过正反馈机制激活更多的小胶质细胞从而分泌更多的促炎因子，另一方面促炎因子通过与神经元膜上的相应受体结合，促进神经元细胞凋亡并抑制轴突生长。最近的研究表明全身麻醉药可通过激活小胶质细胞促发神经炎症反应，导致神经元细胞凋亡并影响成熟期的学习记忆功能。

2. 静脉麻醉药对老年人认知功能的影响 大量研究发现，麻醉和手术后可出现术后认知功能障碍（postoperative cognitive dysfunction, POCD），尤以老年患者较为多见。另外，早期研究显示麻醉和手术能促进阿尔茨海默病（Alzheimer disease, AD）的发病。这表明麻醉因素可能是 POCD 和 AD 的危险因素之一。

（1）静脉麻醉药与 POCD：POCD 常发生于麻醉及手术后的数周或数月，多发生于老年患者，是术后中枢神经系统的并发症之一，属轻微的神经认知功能紊乱，常表现为认知能力异常、记忆受损、焦虑、人格改变、精神错乱等，严重者可出现痴呆。POCD 的发病机制至今尚未明确。目前认为，POCD 是在老年患者中枢神经系统退化的基础上，由手术和麻醉诱发，多种因素联合作用所致的神经功能减退。近年来已有大量研究关于静脉麻醉药对记忆认知的影响及其机制，但结果复杂而多样。Morgan 等采用双盲、安慰剂对照观察 54 例健康志愿者给予 0.4mg/kg 和 0.8mg/kg 氯胺酮对记忆的影响，结果发现氯胺酮产生剂量依赖性的间断记忆和工作记忆损害，使语义过程减慢，而对其他几种记忆功能无影响，说明氯胺酮可产生选择性的记忆损害。动物实验结果发现氯胺酮可损害术后的空间学习及记忆能力，同时伴有 NMDA 受体亚单位的变化。另外，O'Gorman 等在被动回避实验中发现低剂量的丙泊酚使大鼠产生顺行性遗忘，当增加到麻醉剂量时则产生逆行性遗忘作用。Kingston 等研究发现丙泊酚能抑制 NMDA 受体 NR_1 亚基磷酸化从而影响 NMDA 受体的功能，而 NR_1 亚基丝氨酸磷酸化增加谷氨酸能神经传递抑制 NMDA 受体的失活。但也有研究发现咪达唑仑、丙泊酚对老年大鼠的认知功能没有明显影响，氯胺酮对老年大鼠的认知功能有短暂性的抑制作用，药物引起的海马 NR_1 mRNA、NR_{2B} mRNA 表达的变化与认知功能无关。

（2）静脉麻醉药与 AD：AD 首次于 1907 年由精神病学家 Alois Alzheimer 描述报道，AD 患者临床上表现为不可逆转的、进行性的神经退行性病变,它缓慢破坏记忆力和思维能力。AD 患者的特征性病理改变是神经元细胞外 Aβ 沉积所致的斑块和神经元胞质内 tau 蛋白磷酸化所致的神经纤维缠结。近年来,许多离体实验发现麻醉药可促发 AD 的发病过程,培养细胞出现 AD 样病理改变,因而使人们高度怀疑麻醉药可能成为 AD 的危险因素之一。Eckenhoff 等在离体实验中发现高浓度的丙泊酚可增加嗜铬细胞瘤细胞中的 Aβ 寡聚化并产生细胞毒性。然而, Palotas 等使用 Western-blot 和 RT-PCR 测定大鼠腹腔内注射丙泊酚和硫喷妥钠后的脑内淀粉样前体蛋白(amyloid precursor protein, APP)和 mRNA 水平,结果未发现明显变化。Kalman 等发现大鼠腹腔内注射地西泮或咪达唑仑后,Western-blot 法测定鼠脑内的 APP 浓度也无明显改变。上述研究结果仅限于离体实验,而今后需要更多的在体或临床研究进一步证实静脉麻醉药对 AD 发病过程的促进作用。

(二)静脉麻醉药对心血管系统的不良反应

除氯胺酮以外,几乎所有静脉麻醉药在麻醉诱导期间会降低动脉压,其可能是由于药物引起的外周血管扩张和心肌收缩力下降所致。且静脉麻醉药引起的此效应呈血药浓度依赖性。心排血量减少的机制包括:①直接的心肌抑制作用;②由于外周血管扩张,潴留在容量血管内的血容量增加,导致心室充盈减少;③中枢神经系统的交感输出一过性降低。而药物引起的外周血管扩张则可能与影响平滑肌细胞内钙释放、抑制内皮细胞前列腺素合成、减少血管紧张素 II 诱发的钙内流、激活 ATP 敏感性钾通道以及刺激一氧化氮合成有关。

(三)静脉麻醉药对呼吸系统的不良反应

大多数静脉麻醉药呈剂量依赖性地抑制呼吸中枢。诱导剂量的静脉麻醉药可使呼吸频率减慢,潮气量减少。其中,丙泊酚、硫喷妥钠和苯二氮䓬类药物可引起呼吸暂停,且发生率和持续时间取决于剂量、注射速度和联合用药。

(四)静脉麻醉药对其他系统的不良反应

依托咪酯对肾上腺皮质功能有一定的抑制作用。早期研究发现,长时期输注依托咪酯应用于 ICU 患者镇静,可能导致患者的死亡率增加。而随后的大量研究证实,单次静脉注射依托咪酯虽然会出现肾上腺皮质功能轻微抑制的现象,但这种抑制多是暂时性的。皮质醇水平虽较麻醉诱导前降低,但仍然在正常范围内,且麻醉后数小时很快恢复。依托咪酯对内分泌系统的不良作用是可逆性地且剂量依赖性抑制 11β-羟化酶,该酶可将 11-脱氧皮质醇转化成皮质醇,对 17α-羟化酶的影响很小,其结果导致皮质醇前体 11-脱氧皮质醇、17-羟孕酮及 ACTH 增多。依托咪酯产生的对 11β-羟化酶和 17α-羟化酶合成皮质醇和醛固酮的阻断作用可能与依托咪酯结合细胞色素 P450 酶形成的游离咪唑基有关,从而导致人体甾体生成所需要的维生素 C 的再合成被抑制。

三、B 型药物不良反应

(一)静脉麻醉药与卟啉症

卟啉症是机体合成血红素的过程中,由于缺乏某种酶或酶活性降低使合成受阻而引起的一组罕见的卟啉代谢障碍性疾病。由于卟啉的代谢异常,患者排泄物中的卟啉含量也偏高,以致尿液呈现紫色的现象。正常情况下,血红素可通过反馈抑制调节 δ-氨基-γ-酮戊酸合酶(δ-aminolevulinic acid synthase, ALA synthase)来严格控制自身的合成。而在病理情况下,如失血、感染及脱水等,此反馈抑制调节被中断从而导致 ALA 合酶活性增加,最终使 ALA 系卟啉原前驱物质产生增多。静脉麻醉药巴比妥类、依托咪酯、氯胺酮均能刺激 ALA 合酶的活性,诱发潜在性卟啉症患者的急性发作。

(二)静脉麻醉药与过敏反应

临床麻醉中,经静脉途径给药主要出现的是 I 型超敏反应,又称为过敏反应,是指被致敏的机体再次接触相同的抗原后迅速发生的,导致组织损伤的免疫反应。它在 4 种超敏反应中发生速度最快,几秒钟至几十分钟出现症状,具有明显的个体差异和遗传背景。其发生反应的过程为外源性或内源性变应原刺激机体的单核吞噬细胞系统而引起浆细胞反应,产生特异性的反应素——IgE,IgE 分子附着于肥大细胞或嗜碱性粒细胞的 IgE 受体,由此使机体处于致敏状态,而当机体再次接触同种变应原时,附着于肥大细胞的 IgE 与特异性变应原桥联,激发相关细胞释放过敏介质如组胺、5-HT、白三烯、前列腺素等,这些介质能引起平滑肌收缩、毛细血管扩张、通透性增加和腺体分泌增加。根据这些活性物质作用的靶细胞不同,可发生呼吸道过敏反应、消化道过敏反应、皮肤过敏反应,甚至过敏性休克。

第四节 静脉麻醉药与其他常用全身麻醉药的相互作用

一、丙泊酚与其他全身麻醉药的相互作用

(一)丙泊酚与咪达唑仑

丙泊酚与咪达唑仑在催眠方面的协同作用已被临床所证实。两药联合应用于麻醉诱导时,无论采用单次静脉注射或持续输注方式给药,丙泊酚导致意识消失的 ED_{50} 可减少 37%,且两药的给药顺序不影响此协同作用。近年来,Vujk 等应用响应曲面模型研究丙泊酚与咪达唑仑在麻醉诱导时的联合应用,研究发现两药产生协同作用的最佳血浆药物浓度是丙泊酚 4.7 μg/ml、咪达唑仑 1 μg/ml。此外,与单用丙泊酚相比,两药联合应用更有利于维持机体血流动力学稳定。咪达唑仑单独使用,即使剂量达到 1mg/kg,仍不能抑制伤害性刺激引起的体动反应,但当两药联合应用时,咪达唑仑可显著降低丙泊酚抑制伤害性刺激引起体动反应的血药浓度。

(二)丙泊酚与阿片类药物

丙泊酚与阿片类药物间存在明显的协同作用,无论是用于麻醉诱导、麻醉维持还是诊疗操作的镇静,都具有明显的临床意义。麻醉诱导时,阿片类药物能增强丙泊酚的催眠效能,如 1 μg/kg 芬太尼可使丙泊酚的诱导剂量减少 20%。瑞芬太尼在 0~4ng/ml 的血浆浓度范围内可使丙泊酚抑制伤害性刺激引起体动反应的需要量减少 66%;若瑞芬太尼的血浆浓度超过 4ng/ml,则出现"封顶效应",即丙泊酚的需要量不会随瑞芬太尼血浆浓度的增加而进一步减少。此外,丙泊酚能增强阿片类药物的镇痛作用,且还能减弱阿片类药物引起的术后恶心、呕吐。近年来,快通道麻醉技术要求高质量的快速诱导与快速苏醒,因此许多学者对丙泊酚与阿片类药物的最佳配伍浓度开展研究,结果显示低浓度的丙泊酚(2 μg/ml)联合中浓度的瑞芬太尼(5ng/ml)有利于患者的术后快速苏醒。然而,两药的联合应用也会引起不良反应的协同作用,如丙泊酚可增强阿片类药物的呼吸抑制作用,同样阿片类药物增强丙泊酚的循环抑制作用。

(三)丙泊酚与吸入麻醉药

丙泊酚与吸入麻醉药联合应用呈现相加作用。临床麻醉中,常常采用静脉麻醉药实施诱导 + 吸入麻醉药实施维持或静脉麻

醉药实施诱导＋静脉－吸入复合实施维持。Schumacher 和 Diz 等研究了丙泊酚与七氟烷联合应用对伤害性刺激反应和 BIS 的影响，结果显示两药复合时呈现明显的相加作用。此外，氧化亚氮作为一种重要的气体麻醉药，也常与丙泊酚一起应用于麻醉诱导和维持。早期研究发现，67% 的氧化亚氮可微量减少丙泊酚的诱导剂量，且可使丙泊酚抑制伤害性刺激反应的 ED_{50} 从 4.9μg/ml 下降至 4.5μg/ml，此效应即为 2 种药物的次加作用。

二、咪达唑仑与其他全身麻醉药的相互作用

目前尚缺乏利用响应曲面模型来研究咪达唑仑与阿片类药物的相互作用。以往采用等辐射分析法的研究结果显示，咪达唑仑与芬太尼或阿芬太尼联合应用在催眠方面产生协同作用，而且咪达唑仑可显著减少阿片类药物抑制伤害性刺激引起体动反应的需要量。基于响应曲面模型的研究结果发现，3 种静脉麻醉药联合使用，相对于某 1 种药物单独使用或某 2 种药物联合使用，可表现出更加显著的协同效应。然而采用其他分析方法却得到不同的结论，即阿芬太尼、咪达唑仑和丙泊酚 3 种药物联合使用的协同作用并未强于咪达唑仑与阿芬太尼间的协同作用。

三、氯胺酮与其他全身麻醉药的相互作用

氯胺酮与咪达唑仑联合应用时，在催眠方面和抑制伤害性刺激引起体动反应方面均表现为次加作用。而氯胺酮与丙泊酚联合应用时，在催眠方面表现为相加作用，两药在影响血流动力学方面表现为相反作用。因此，麻醉诱导时采用丙泊酚伍用小剂量的氯胺酮，可使血流动力学更加平稳。

（刘红亮）

参考文献

[1] HUDSON A E, HEMMINGS H J. Are anesthetics toxic to the brain? Br J Anesth, 2011, 107(1): 30–37.

[2] CHEN B, DENG X Y, WANG B, et al. Etanercept, an inhibitor of TNF-α, prevents propofol-induced neurotoxicity in the developing brain. Int J Dev Neurosci, 2016, 55: 91–100.

[3] KALMAN J, PALOTAS M, PAKASKI M, et al. Unchanged rat brain amyloid precursor protein levels after exposure to benzodiazepines in vivo. Eur J Anesthesiol, 2006, 23(9): 772–775.

[4] HUGHES M A, GLASS P S, JACOBs J R. Context-sensitive half-time in multicompartment pharmacokinetic models for intravenous anesthetic drugs. Anesthesiology, 1992, 76(3): 334–341.

[5] EDWARDS R, ARONSON J K. Adverse drug reactions: definitions, diagnosis, and management. Lancet, 2000, 356(9237): 1255–1259.

第三十一章 丙泊酚和磷丙泊酚

第一节 丙泊酚

（一）简史

丙泊酚（propofol, disoprofol 或 diprivan）是一种新型的静脉麻醉药，最初是在 20 世纪 70 年代苯酚衍生物的研究中发现其催眠作用的，在结构上和临床所用的其他静脉麻醉药完全不同。1977 年 Kay 和 Rolly 最先报道了丙泊酚可作为麻醉诱导药物，此后随研究的逐渐深入，丙泊酚开始广泛应用于临床。

由于丙泊酚不溶于水，最初的临床制剂为聚氧乙基蓖麻油溶液，但由于过敏反应与这种溶媒有关，制剂遂改为乳剂。丙泊酚具有起效迅速、作用时间短、长时间持续输注后无明显的蓄积、苏醒迅速完全、与吸入麻醉药相比又有抗呕吐和无环境污染等优点，已普遍用于麻醉诱导与维持，也常用于术中、术后及 ICU 的镇静。

（二）理化性质

丙泊酚的化学名称为 2,6- 二异丙基苯酚，是烷基酚一族的成员，分子量为 178，化学结构式见图 31-1。室温下为乳白色油状物，pH 为 7.0，难溶于水，借助增溶剂可溶于水制成注射液。室温下稳定，对光不敏感。市场上制剂的规格为含 1% 丙泊酚的 20ml 玻璃安瓿，以及 50ml 的预充注射器，另外还有 50ml 和 100ml

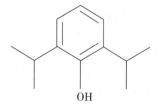

图 31-1 丙泊酚的化学结构式

的瓶装制剂。安瓿以氮气密封，使用前应振荡混匀。如需使用低浓度的丙泊酚，可用 5% 葡萄糖溶液稀释。

（三）体内过程

1. 分布 丙泊酚的亲脂性强，注入体内后能迅速地从血液分布到全身各器官和组织中。开始为快速分布相，其次为快速中间相，最后缓慢消除。在分布后的时相，丙泊酚的血药浓度下降很快，平均 $t_{1/2}$ 为 35~45 分钟。所有患者均出现缓慢终止相，此相反映丙泊酚从血流灌注缺乏区如脂肪组织向血液回流再排出体外的过程。当丙泊酚的血药浓度在 0.1~20 μg/ml 范围内时，其蛋白结合率为 95%。

有学者研究了不同剂量范围及持续输注后丙泊酚的药代动力学，并曾按二室或三室模型进行评价，也有学者认为其更适合三室模型。丙泊酚中央室的分布容积为 20~40L，稳态分布容积为 150~700L。丙泊酚的清除率很高，为 1.5~2.2L/min。

丙泊酚的药代动力学会受不同因素影响，如性别、年龄、体重、疾病、服用药物等。丙泊酚能通过降低肝血流而降低其自身的清除率。另外丙泊酚会改变心排血量，因此可能会影响房室间的清除，从而影响临床疗效。心排血量的增加会导致丙泊酚血药浓度的下降，反之亦然。女性的分布容积高于男性，但消除半衰期与男性相似。老年人的清除率降低，但中央室容积小。儿童的中央室容积大（50%），而清除率较高（25%）。另外接受冠状动脉搭桥术的患者的药代动力学参数与其他成人不同，患者接受体外循环后，中央室容积和初始清除率会增高，因此初始丙泊酚输注速率须升高以维持同样的血药浓度。肝脏疾病患者的稳态分布容积及中央室容积增大，清除率没有变化，但消除半衰期略有延长。肾脏疾病不改变丙泊酚的药代动力学。肝、肾功能不全不影响其清除率，这提示肝脏代谢此药的能力很强，另外还存在肝外代谢。

2. 代谢和排泄　丙泊酚在肝脏通过与葡糖醛酸及硫酸基结合迅速代谢，产生的水溶性代谢产物经肾脏排出。丙泊酚主要在肝脏代谢，88%经羟化或以螯合物的形式从尿中排出，其中母体化合物的含量不到1%，仅2%随胆汁从粪便中排出。丙泊酚存在肝外代谢和肾外排泄，其清除率超过肝脏血流。肺在肝外代谢中有着重要作用，单次给药后，将近30%的摄取和首过清除由肺脏完成。持续输注的丙泊酚通过肺脏后，血药浓度会下降20%~30%，使循环动脉中测得的丙泊酚的代谢产物——2,6-二异丙基-1,4-对苯二酚的血药浓度也会升高。体外实验发现人肾脏和小肠组织中的微粒体可以形成丙泊酚葡糖苷酸。丙泊酚能浓度依赖性地抑制细胞色素P450，因此会影响依赖这一酶系统的药物的代谢，如阿片类药物。

（四）作用机制

丙泊酚主要作用于突触，调节突触前膜递质的释放及前后膜受体的功能达到麻醉作用。丙泊酚抑制兴奋性神经递质的释放，主要通过抑制Na^+通道来减少谷氨酸的释放；对于去甲肾上腺素，丙泊酚非竞争性地抑制K^+引起的Ca^{2+}内流，抑制K^+诱发的去甲肾上腺素释放；对于乙酰胆碱的抑制则在大脑中有区域选择性，不同部位的抑制程度不同。对于抑制性神经递质，丙泊酚浓度依赖性地增强K^+引起的γ-氨基丁酸（γ-aminobutyric acid，GABA）的释放，也能增强甘氨酸（glycine acid，Gly）的释放。但其主要是作用于突触后膜的$GABA_A$受体，抑制兴奋的传递。

（五）临床应用

1. 用于麻醉诱导和维持　丙泊酚作为一种快速短效的静脉麻醉药，起效迅速，体内消除快，苏醒过程快速完全，长时间使用无明显的蓄积，适合于各类手术的麻醉诱导和维持，其在临床的应用带来了静脉麻醉的革命，特别在短小手术及门诊手术的麻醉中更有优势，也被批准用于心脏及神经外科手术的麻醉。

临床上丙泊酚的麻醉剂量从1~2.5mg/kg不等，未用术前药的成年人的ED_{95}为2.25~2.5mg/kg。决定诱导剂量的主要因素有年龄、体重指数和循环血容量，年龄大、身材瘦及血容量不足的患者诱导量应酌减。术前应用阿片类药物、苯二氮䓬类药物可显著降低丙泊酚的诱导剂量。对于超过60岁的老年人，推荐的诱导剂量为无术前用药者1.75mg/kg、给术前用药者1mg/kg。儿童的药代动力学与成人有别，诱导剂量应增加，ED_{95}为2~3mg/kg。为防止儿童患者及接受心脏手术的患者诱导后血压显著下降，诱导前需补充容量，且丙泊酚应间断小剂量递增（10~30mg）或维持输注给药直至患者意识消失。无论术中采用何种麻醉药，作为短小手术的麻醉诱导药物，丙泊酚苏醒较快，精神运动功能恢复更为迅速。与其他静脉麻醉药相比，采用丙泊酚作为麻醉诱导药，术后恶心、呕吐的发生率也显著降低。

丙泊酚作为麻醉维持药物，可以间断单次注射、连续静脉滴注，但通常采用微量泵持续输注，这些年还采用计算机靶控输注（TCI）。在充足的诱导剂量之后，麻醉维持通常需要每分钟单次给10~40mg丙泊酚，但因给药过于频繁，维持阶段还是更适合采用持续输注的方式。在诱导剂量以后，通常需要以 $100\sim200\,\mu g/(kg\cdot min)$ 的速度持续输注以维持麻醉，输注速率须根据个体需求、手术刺激、合并用药等调整。

单独使用丙泊酚，意识消失所需的血药浓度为 $2.5\sim4.5\,\mu g/ml$。以下给药方案可维持丙泊酚的血药浓度在 $3\sim4mg/ml$，即最初 20 秒内注射 1mg/kg 丙泊酚，接下来的 10 分钟以 $10mg/(kg\cdot h)$ 的速率持续输注，再接下来以 $8mg/(kg\cdot h)$ 的速率再输注 10 分钟，以后输注速率降为 $6mg/(kg\cdot h)$。对这些血药浓度及丙泊酚药代动力学特性的了解，使药代动力学模型驱动的输注系统成为可能。

由于丙泊酚药代动力学的优势，其作为麻醉维持药物时恢复快于巴比妥类药物，其恢复速度与恩氟烷及异氟烷相当，地氟烷麻醉恢复的速度稍快于丙泊酚。对于时长短于 1 小时的浅表手术，使用丙泊酚麻醉，恢复迅速并减少术后恶心、呕吐的优点是十分显著的。但若丙泊酚仅用于长时间或大手术的诱导，其恢复时间及术后恶心、呕吐的发生率则与硫喷妥钠/异氟烷麻醉相当。

2. 镇静 丙泊酚可用于术中镇静及 ICU 内机械通气患者的镇静。持续输注丙泊酚更便于调控镇静程度，无论输注时间多长，输注终止后患者可立即恢复。与咪达唑仑镇静相比，丙泊酚的可控性及恢复速度更佳。对于机械通气的患者，早恢复就意味着早拔管。快通道心脏手术后采用丙泊酚镇静，患者均可早期拔管。冠状动脉搭桥术后的患者无论采用丙泊酚或咪达唑仑镇静，其有害的心血管系统变化及缺血事件的发生率均相似。丙泊酚也被成功地用于患者自控镇静，其效果比咪达唑仑好，可能是因为丙泊酚起效更为迅速、作用时间更短、苏醒更快。

（六）不良反应及其注意事项

1. 体循环血压下降 丙泊酚具有心血管抑制作用，引起低血压的原因与外周血管阻力降低、心脏前负荷减少、交感神经活性和心肌收缩力下降有关。运用丙泊酚进行单次诱导即可致动脉压一过性下降，对于术前使用阿片类和 β 受体拮抗药治疗的高血压患者其程度尤为严重，即使是左心功能良好的患者，丙泊酚仍使平均动脉压（MAP）、心率（HR）、心脏指数（CI）、全身血管阻力（SVR）短暂下降。研究证实，丙泊酚引起的低血压还与其注射速度、注射剂量和对中枢神经系统的影响有关。丙泊酚引起的血压下降一般持续较短时间，其引起持续性低血压的情况多见于老年人、女性、一般情况差或同时使用吗啡类药物的患者。

针对应用丙泊酚引起血压下降的防治策略，有效的措施列举如下：①麻醉诱导前适当地扩充心脏前负荷可防止低血压的出现，即在诱导前的 10~15 分钟内输注乳酸盐林格液 10~12ml/kg 进行适量的扩容；②使用阈下剂量的氯胺酮（0.3~1mg/kg）与丙泊酚合用，亦可以减少和对抗丙泊酚的心血管副反应；③预先静脉注射小剂量的麻黄碱（0.1mg/kg 或 0.2mg/kg）能够显著减轻丙泊酚诱导时的低血压；④麻醉诱导时采用间歇注药的方法使用丙泊酚不仅对循环的扰乱较少，而且又能满足气管插管条件，较单次给药更安全、合理，尤其适合于老年患者、高血压及心功能不全患者；⑤如果使用丙泊酚的过程中出现持续性低血压，应减浅麻醉，并根据中心静脉压加速输液，必要时用麻黄碱、去氧肾上腺素等药物升高血压。

2. 心律失常 丙泊酚可以抑制引起心率增加的压力发射，对交感神经的抑制作用大于副交感神经，从而导致运用丙泊酚后有些患者出现心动过缓，甚至心率 < 50 次/min。但有时

丙泊酚也可导致患者发生窦性心动过速、室性期前收缩、ST 段下降等情况。

运用丙泊酚期间，医务人员应严密观察患者的心电图变化情况，并及时处理异常情况。应对措施：①丙泊酚麻醉前常规准备阿托品，当心率低于 55 次 /min 时应及时用药，即注射阿托品 0.5~1mg 使心率恢复正常；②发生心动过速时一般为丙泊酚麻醉药量不足所致，如心率 > 100 次 /min 时可追加丙泊酚剂量（1~2mg/kg）；③若出现频发性室性期前收缩则要使用利多卡因（1~2mg/kg）静脉注射，或运用其他抗心律失常药物。

3. 呼吸抑制　丙泊酚临床运用过程中极易导致患者发生呼吸抑制，即使诱导剂量的丙泊酚也可引起患者呼吸频率减慢和潮气量降低，甚至可引起呼吸暂停，其程度和发生频率大于同类的其他静脉麻醉药。有效措施：①静脉推注丙泊酚后患者出现不同程度的呼吸减慢，但大多数情况都在正常范围内，患者在面罩吸氧的情况下血氧饱和度均可维持平稳，不需处理。②若患者出现吸气时痰鸣、血氧饱和度下降至 90% 以下、呼吸浅慢、口唇发干，应托起下颌，加大氧流量面罩吸氧，视病情给予辅助呼吸。经上述处理后血氧饱和度可恢复正常，一般不需要气管插管。③适宜控制丙泊酚注射给药的速度。丙泊酚随着注药速度的增加，麻醉起效时间明显缩短，但对呼吸、循环的抑制却加重，故临床上静脉推注丙泊酚时速度不宜过快，以 3mg/s 为佳，可在 30~60 秒内注入诱导剂量。④在与吗啡类药物同时使用时应减少丙泊酚的用量，以减轻药物之间的不良相互作用。

4. 注射部位疼痛　丙泊酚静脉注射痛的发生率在成人为 30%~90%、儿童为 28%~85%，这种疼痛可以立刻发生或延后发生。丙泊酚与所有酚类药物一样可以强烈刺激皮肤、黏膜和血管内膜而产生疼痛，这种疼痛是因为丙泊酚激活血浆内的胰舒血管素 - 激肽系统，继而产生具有致痛作用的物质缓激肽，但缓激肽并不是引起疼痛的唯一因素。

5. 过敏反应　丙泊酚作为麻醉诱导药物，引起过敏反应时有报道。丙泊酚引起过敏反应可能与患者具有遗传性过敏史、存在药物及其他物质过敏史及丙泊酚引起机体组胺释放等有一定的关系。丙泊酚引起过敏反应时的临床表现可以为患者胸前区出现大片红色斑块或丘疹，多发生在丙泊酚静脉诱导后数分钟；极少患者可出现过敏性休克，表现为胸闷、呼吸困难、荨麻疹、血压下降；更为严重者可发生喉头水肿、支气管痉挛，甚至危及患者生命。

（七）与其他药物的相互作用

丙泊酚与咪达唑仑在催眠方面的协同作用已被临床所证实，它们的协同作用强于硫喷妥钠与咪达唑仑，但在抑制伤害性刺激产生的机体活动方面两者并无协同作用。诱导时两者合用不但可减弱循环及呼吸功能的变化，也可明显减弱丙泊酚的注射痛。

由于丙泊酚无明显的镇痛作用，对心血管有抑制作用，因此在临床上常与强效镇痛药联合应用。丙泊酚和阿芬太尼之间可发生药效学方面的协同作用，两者合用比单独应用可产生更强的镇静和镇痛作用。而丙泊酚和芬太尼联合用于麻醉诱导仅有相加作用。丙泊酚与阿芬太尼合用时的血药浓度比单独静脉注射丙泊酚时平均高 21%。同样，在丙泊酚的血药浓度达 1 000ng/ml 的基础上再给阿芬太尼，阿芬太尼的血药浓度明显高于单独给阿芬太尼时，因为丙泊酚可抑制细胞色素 P450 的活性，从而降低了阿芬太尼的排泄。

利多卡因和丁哌卡因可明显增强丙泊酚的

作用与剂量相关。当静脉应用 3.0mg/kg 利多卡因或 1.0mg/kg 丁哌卡因时，可分别减少丙泊酚催眠剂量的 34.3% 和 39.6%。因此，若在丙泊酚之前使用过利多卡因或丁哌卡因，应酌情减少丙泊酚的用量。

丙泊酚与常用的吸入麻醉药及肌松药之间未发现有明显的协同作用。丙泊酚可增加肾上腺素的敏感性，在丙泊酚麻醉期间应用肾上腺素容易引起心律失常。

（八）禁忌证

对本品过敏的患者禁用；癫痫患者使用时可能导致惊厥的风险；妊娠期或产科手术麻醉禁用；禁用于因哮喘或会厌炎接受重症监护的各年龄段儿童的镇静；有脂肪超载特殊风险的患者应检测血脂水平，高脂血症患者禁用；糖尿病患者慎用。

（九）用法和用量

1. 诱导麻醉　静脉滴注。大多数年龄 < 55 岁的成年患者诱导麻醉时需要 2.0~2.5mg/kg 丙泊酚，滴注速度为每 10 秒约 40mg；神经外科患者为避免明显的低血压和脑灌注压降低，应采用每 10 秒给予 20mg 的慢速率；老年人的剂量为 1.0~1.5mg/kg，速度约每 10 秒给 20mg；8 岁以上的儿童一般需要 2.5mg/kg。

2. 维持麻醉

（1）静脉滴注：诱导用药以后，应该立即输注丙泊酚来维持。成年人连续静脉注射的维持剂量为 4~12mg/（kg·h），诱导用药后的初始阶段，第 1 个 10~15 分钟通常需要较快速用药，在维持麻醉的第 1 个 0.5 小时内输注速率相应减少 30%~50%；老年人需要较低的维持剂量和较低的输液速度；儿童可以通过重复给药连续输注进行维持麻醉，一般在 9~15mg/（kg·h）。

（2）静脉注射：成年人行一般外科手术时，给药范围为 20~50mg。

（3）ICU 镇静：起始镇静剂量为 0.3mg/（kg·h），应连续缓慢输注；然后以 0.3~0.6mg/（kg·h）的量增加，药物剂量调整的最短时间间隔为 5 分钟。

（4）给药方式：未稀释的丙泊酚注射液能直接用于输注，当使用未稀释的丙泊酚直接输注时，建议使用微量泵或输注泵，以便于控制输注速率。

第二节　磷丙泊酚

丙泊酚脂肪乳具有起效快、恢复快的优点，但是临床发现该药的治疗指数低，能够诱发全身麻醉，且与低血压、心律失常、高甘油三酯血症和胰腺炎有关，长时间、大剂量使用可能引起丙泊酚输注综合征，并且会导致注射部位疼痛，注射液渗透物可致血栓性静脉炎或组织炎症。鉴于丙泊酚的诸多不良反应，研究人员在丙泊酚的分子中引入 1 个磷酸基后其水溶性增加，可制成水溶性注射液，从而减少不良反应如抑制心肺功能、过度镇静的风险。因制剂中不含脂肪、卵磷脂和防腐剂，不存在引起过敏、细菌感染和高血脂等问题。磷丙泊酚钠（fospropofol disodium）于 2008 年 12 月 12 日由 FDA 批准上市，商品名为 Luse-dra。该药由美国 Eisai 公司研发，为静脉注射剂。最新研究不断表明，磷丙泊酚作为新镇静催眠药物其前景广阔，适用于成年患者的临床诊断或治疗处置。

（一）理化特性

磷丙泊酚为丙泊酚的磷酸酯，又称 GPI-15715，化学名称为磷酸 -2,6- 二异丙基苯氧甲基单酯二钠盐,水溶性好,给药途径为静脉注射。磷丙泊酚进入体内后经肝和血管内皮细胞中的碱性磷酸酶转换成丙泊酚。磷丙泊酚本身没有药理活性,只有转变为丙泊酚才能对中枢神经系统产生抑制作用,1.86mg 磷丙泊酚相当于 1mg 丙泊酚。磷丙泊酚的化学结构式见图 31-2。

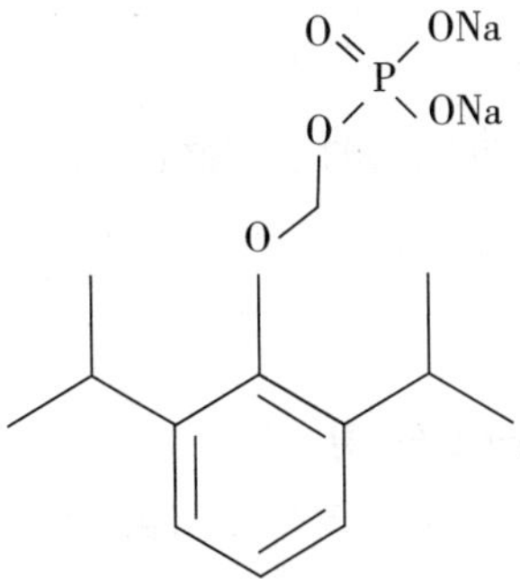

图 31-2　磷丙泊酚的化学结构式

(二)体内过程

1. 分布　静脉注射磷丙泊酚后,经内皮细胞中的碱性磷酸酶可快速分解成活性成分丙泊酚、无机磷酸盐、甲醛,而最终甲醛分解成二氧化碳和水;静脉注射磷丙泊酚虽可增加血清无机磷水平,但无相关的副反应的报道;平滑肌能调控丙泊酚释放,增加血浆中得丙泊酚浓度,丙泊酚迅速进入脑组织并达到平衡,从而发挥剂量依赖性的麻醉作用。所以磷丙泊酚对身体没有损害。

Ⅰ 期临床试验表明,静脉给予 6mg/kg 和 18mg/kg 后,磷丙泊酚的血药浓度峰值(C_{max})分别为(78.7 ± 15.4)mg/L 和(211 ± 48.6)mg/L,达峰时间分别为 4 分钟和 2 分钟(释放出的丙泊酚达到峰值所需的时间为 12 分钟和 8 分钟),AUC 值分别为(19.0 ± 7.2)μg/(ml·h)和(50.3 ± 8.4)μg/(ml·h),表明效应与剂量成正比关系,且个体差异小。磷丙泊酚水解需时 8 分钟,给予 6.5mg/kg 后健康志愿者与患者的终末半衰期分别为 46 分钟和 52 分钟,释放出丙泊酚的终末半衰期为

(2.06 ± 0.77)小时,由于快速重新分布,半衰期不能体现镇静作用的维持时间。它的分布属于二室模型,而丙泊酚为三室模型分布。

2. 代谢和排泄　磷丙泊酚通过碱性磷酸酶完全代谢,代谢产物包括丙泊酚、甲醛和磷酸。丙泊酚则由 CYP2D6 代谢成丙泊酚葡糖苷酸 占 34.8%)、对苯二酚 -4- 硫酸盐(4.6%)、对苯二酚 -1- 葡糖苷酸(11.1%)和对苯二酚 -4- 葡糖苷酸(5.1%)。甲醛转变为甲酸盐后,过量的甲酸通过四氢叶酸通路被氧化成 CO_2 后消除,如果甲酸盐没有被及时清除会产生积蓄中毒。不过,迄今尚未见到因使用磷丙泊酚和其他磷酸酯前药如磷苯妥英中毒的报道。磷丙泊酚和丙泊酚脂肪乳的起效时间不同,前者为 4~8 分钟,后者为 2 分钟,相同剂量的磷丙泊酚与丙泊酚脂肪乳相比起效时间会滞后。磷丙泊酚的分布容积为(0.33 ± 0.069)L/kg,水解后丙泊酚的分布容积为 5.8L/kg。两者的血浆蛋白结合率均达到 98%,丙泊酚可以通过胎盘屏障和进入乳汁中。体外研究表明,磷丙泊酚与芬太尼、哌替啶、吗啡、咪达唑仑等药物合用不会引起这些药物药代动力学参数的改变。

(三)作用机制

磷丙泊酚的作用机制与丙泊酚相同,它们都是一种短效的静脉全身麻醉药,被广泛用于临床麻醉。

1. 作用于 GABA 受体　丙泊酚可作用于突触后膜,突触后膜上的 GABA 受体是其产生全麻作用的主要靶位。丙泊酚对于 Na^+ 通道具有抑制作用。电压门控 Na^+ 通道的激活,可使突触前膜除极而引发 Ca^{2+} 内流,引起神经递质释放;或者当细胞膜外的 K^+ 浓度升高时,激活电压门控 Ca^{2+} 通道,导致 Ca^{2+} 内流,引起神经递质释放。因此丙泊酚对 Ca^{2+} 依赖性谷

氨酸和 GABA 的释放产生抑制作用,而对非 Ca^{2+} 依赖性谷氨酸和 GABA 释放无影响。

2. 激活瞬时感受电位 TRP V1 和 TRP A1 近年研究发现,瞬时感受电位蛋白(transient receptor potential, TRP)家族在哺乳动物体内扮演着细胞感受器的角色,将细胞外环境的变化翻译为膜兴奋性和第二信使信号,如 Ca^{2+} 的变化,能够感受胞内外的各种刺激。TRP 通道在人体遍布于多种组织和细胞中,并参与人体几乎所有的生理功能和许多病理变化。有研究学者指出,丙泊酚还可通过激活 TRP V1 和 TRP A1 途径而产生麻醉作用。丙泊酚通过激活 TRP V1,进一步活化蛋白激酶 $C\varepsilon$（$PKC\varepsilon$）,产生抑制性钾电流（I_K）。活化蛋白激酶 C 还可以进一步提高内皮型一氧化氮合酶（eNOS）系统的活性,所以丙泊酚在转录水平通过上调 eNOS 基因启动子的转录活性,催化精氨酸分解成一氧化氮（NO）,NO 自由扩散到附近的靶细胞,结合并激活可溶性的鸟苷酸环化酶（GC）,进而促进产生环鸟苷酸环化酶（cGMP）,激活 PKG,进一步使靶蛋白磷酸化,促进平滑肌松弛,扩张血管,产生麻醉效果。

3. 作用于 AMPA 受体 α-氨基羟甲基噁唑丙酸（AMPA）受体主要介导中枢神经系统的快速兴奋性突触传递,对突触的传递效率、神经元的整合功能以及突触可塑性均有重要影响。AMPA 受体是由 GluR1~GluR4 4 个亚基组成的异四聚体复合物,其中 GluR1 和 GluR4 为钙离子通透性 AMPA 受体、GluR2 为钙离子非通透性受体。丙泊酚可使神经元特殊丝氨酸位点 845 的 AMPA 受体亚基 GluR1 磷酸化,胞外的 Ca^{2+} 不能内流,不能引起突触后膜去极化,抑制兴奋性突触传递。这也是全身麻醉的分子靶向机制之一。

4. 通过其他途径产生麻醉作用 胞外信号调节激酶（ERK）属于丝裂素活化蛋白激酶（MAPK）超家族的经典成员,是将细胞外的刺激信号转导到细胞内并引起细胞核内反应,最终影响基因转录和调控的通路,也是真核细胞转导胞外信号到胞内引起细胞反应的四大信号系统之一。一定浓度的丙泊酚通过 ERK 途径来诱导神经细胞表达 c-Fos 蛋白和早期生长反应因子-1（Egr-1）。丙泊酚通过激活 MAPK/ERK 途径诱导即时早期基因（IEG）表达 c-Fos 蛋白和 Egr-1,这也是新发现的丙泊酚麻醉作用路径。

（四）临床应用

1. 在内镜诊治过程中的临床应用 通常认为,常规内镜诊治过程中,中等程度的镇静（清醒镇静）能产生足够的控制疼痛和焦虑作用,大多数患者不会产生失忆。不同国家的镇静处置方法差异很大,对大多数患者许多国家仍使用传统的中等程度镇静方法。特别是做支气管镜检查时,应用传统镇静药物的不良反应会增加,如焦虑、疼痛、口咽部不适、咳嗽、胸部不适、整个过程的耐受性差。虽然麻醉师实施镇静的深度非常重要,但是持续镇静在麻醉中更重要,因为中等程度的持续镇静更安全,在麻醉状态下患者可保持清醒。

所研制的前体药大部分以加强药物渗透为目标,增加口服前体药的脂溶性或提高静脉注射前体药的水溶解度,前体药物的设计可提高原药的生物利用度。多数口服前体药物可以避免首过效应,而静脉注射前体药可延长其体内存留的时间。磷丙泊酚具有提高丙泊酚的生物利用度、避免首过效应、延长体内存留时间等特点。它不仅保留丙泊酚镇静作用起效快的特点,而且比丙泊酚的作用时间延长,在结肠镜和支气管镜检查中的应用效果良好。

2. 用于小型手术　Gan 等开展了一项Ⅲ期、开放式、无对照临床试验，旨在评价磷丙泊酚在小型手术中的安全性，123 名患者在接受芬太尼 5 分钟后给予 6.5mg/kg 的起始剂量（患者大多 < 65 岁），补充剂量根据实际情况给予。共计有 82.1% 的患者发生与治疗有关的不良反应，主要为感觉异常（62.6%）和皮肤瘙痒（27.6%），不良反应通常在用药后的 5 分钟内发生，还包括如恶心（4.1%）、低血压（3.3%）、呕吐（3.3%）、头痛（2.2%）和血氧过低（1%）。本试验发现的不良反应与其他试验结果是一致的，主要为感觉异常和皮肤瘙痒，可能与药物中的磷酸酯有关。使用 FDA 批准的剂量（6.5mg/kg），感觉异常的发生率为 47.6%~68.4%；皮肤瘙痒的发生率为 8.0%~14.7%；低血压的发生率为 2%~4%；血氧过低是与镇静有关的副反应，发生率为 10%~14%。总体来说，不良反应的程度在轻微与中度之间，不到 1% 的患者因药物不良反应退出试验。

3. 用于牙科门诊　研究者对磷丙泊酚和咪达唑仑用于门诊牙科手术的疗效与安全性做了对照，60 名患者随机分成 2 组，所有参与试验者给予磷丙泊酚或咪达唑仑前均接受 1μg/kg 芬太尼。磷丙泊酚组先给予 6.5mg/kg，如需要再给予 1.6mg/kg。咪达唑仑组的起始剂量为 0.05mg/kg，补充剂量为 0.02mg/kg。结果显示，磷丙泊酚组的身体恢复时间平均值为 11.6 分钟，咪达唑仑组为 18.4 分钟（$P < 0.01$）；认知能力恢复 2 组没有明显差异。磷丙泊酚组的不良反应是多数患者感觉会阴部不适，咪达唑仑组的多数患者出现心动过速，其他参数如镇静安全性、维持时间或满意度都无显著性差异。结果表明，门诊牙科医师使用磷丙泊酚 6.5mg/kg 可以作为咪达唑仑的替代品用于口腔小手术，安全性和耐受性都比较好。

4. 用于 ICU 患者　Candiotti 等报道，目前用于 ICU 插管患者镇静的药物非常有限。磷丙泊酚用于 ICU 患者以往未见报道。本试验共计有 60 名患者参与安全性与有效性评价，采用随机、开放式方法，使用拉姆齐镇静评分（Ramsay sedation score, RSS）系统。结果表明患者的 RSS 为 2~5 分（> 90% 的镇静时间），用于 ICU 患者的短期麻醉诱导和镇静作用维持，耐受性和有效性均可，与丙泊酚相比，不良反应、血液中的甲酸盐浓度没有明显区别。Mohrien 等报道，苯二氮䓬类药物如咪达唑仑可加重危重患者的精神错乱，延长物理通气时间，器官功能的改变也使危重患者对常用的镇静剂的反应发生变化，结合其他影响因素，今后 ICU 镇静剂的选择可能是将磷丙泊酚 + 氯胺酮 + 瑞芬太尼作为标准组合。

5. 用于冠状动脉旁路移植术　Fechner 等开展了一项磷丙泊酚用于冠状动脉旁路移植术的试验（Ⅰ期临床、开放式、单中心前瞻性研究），评价其安全性与有效性。患者随机给予磷丙泊酚（或丙泊酚）+ 阿芬他尼作为全身静脉麻醉药，连续记录患者的脑电双频指数、动脉血压、心率、肺动脉导管测量值，并严密监测血液中的甲酸盐、磷酸盐和 Ca^{2+} 浓度，利用不良反应、神经病学检查、临床检验和生命体征对药物的安全性和耐受性进行评估。磷丙泊酚和丙泊酚用于全身麻醉的剂量分别为（11.3±2.5）mg/（kg·h）和（4.4±1.0）mg/（kg·h），患者的脑电双频指数值表明，磷丙泊酚的全麻和镇静效果与丙泊酚相当，没有甲酸盐中毒的迹象，唯一与磷丙泊酚有关的不良反应是会阴部肛门周围暂时性烧灼感。结果提示，磷丙泊酚可以作为全身麻醉药用于做冠状动脉旁路移植手术的患者，但期待未来有更多的心脏手术来验证其安全性。

（五）注意事项和不良反应

磷丙泊酚应由有资质的麻醉医师使用。孕妇（妊娠分级为 B）、自然分娩、剖宫产、哺乳期妇女、年龄 < 18 岁的患者不推荐使用（因为其安全性还没确定）。镇静过程中要不断观察患者有无低血压、窒息、呼气道阻塞和氧气饱和度下降等情况，药物剂量 > 6mg/kg 可能会产生深度镇静风险，必须保证专用导气管、物理通风、辅助供氧和心血管复苏药物随时可用。过量使用可能导致心肺功能抑制，甲酸浓度过高会产生阴离子间歇性代谢性酸中毒、酮血症、丙酮尿、呼吸衰竭和失明。磷酸盐过量可能导致血钙过低、感觉异常、肌肉痉挛和癫痫。与丙泊酚乳剂相比，磷丙泊酚引起的注射部位疼痛减少。最常见的不良反应是短暂的感觉异常（49%~74%）和皮肤瘙痒（16%~28%），程度轻微，具有自限性。其他较严重的不良反应是咳嗽，恶心，呕吐，会阴部烧灼感、麻刺感和瘙痒，通常在首次用药后的 5 分钟发生，原因不明，可能与制剂中存在的磷酸盐有关。镇静有关的不良反应如低氧（4%）、呼吸抑制、窒息和低血压也有报道。不过低氧大多发生在年龄 > 75 岁的老年人，窒息的发生与患者的年龄和用药剂量有关（< 1%~3%）。

（六）用法和用量

静脉注射。开始时快速推注 6.5mg/kg，之后根据需要追加 1.6mg/kg，65 岁以上和患有全身性疾病的患者的剂量为标准剂量的 75%。

（韩圣娜）

参考文献

[1] 邹寿涛 . 磷丙泊酚的临床应用研究进展 . 国际药学杂志，2015，42（2）：165-169.

[2] 戴体俊，喻田，徐礼鲜，等 . 麻醉药理学进展 . 北京：人民卫生出版社，2014：221-226.

[3] 刘志男，林原，唐泽耀 . 磷丙泊酚研究进展 . 中国药理学通报，2011，27（10）：1137-1141.

[4] 杭燕南，庄心良，蒋豪，等 . 当代麻醉学 . 上海：上海科学技术出版社，2002：238-252.

[5] 叶铁虎，罗爱伦，吴新民，等 . 静脉麻醉药 . 北京：世界图书出版公司，2008：75-191.

[6] GAN T J, BERRY B D, EKMAN E F, et al. Safety evaluation of fospropofol for sedation during minor surgical procedures. J Clin Anesth, 2010, 22（4）: 260-267.

[7] CANDIOTTI K A, GAN T J, YOUNG C, et al. A randomized, open-label study of the safety and tolerability of fospropofol for patients requiring intubation and mechanical ventilation in the intensive care unit. Anesth Analg, 2011, 113（3）: 550-556.

[8] MOHRIEN K M, JONES G M, MACDERMOTT J R, et al. Remifentanil, ketamine and fospropofol: a review of alterative continuous infusion agents for sedation in the critically ill. Crit Care Nurs Q, 2014, 37（2）: 137-151.

[9] FECHNER J, IHMSEN H, SCHÜTTLER J, et al. A randomized open-label phase I pilot study of the safety and efficacy of total intravenous anesthesia with fospropofol for coronary artery bypass graft surgery. J Cardiothorac Vasc Anesth, 2013, 27（5）: 908-915.

[10] LINGAMANENI R, BIRCH M L, HEMMINGS H C J R. Widespread inhibition of sodium channel-dependent glutamate release from isolated nerve terminals by isoflurane and propofol. Anesthesiology, 2001, 95（6）: 1460-1466.

[11] LAMBERT D G, WILLETS J M, ATCHESON R, et al. Effects of propofol and thiopentone on potassium and carbachol-evoked [H-3] noradrenaline release and increased $[Ca^{2+}]$（i）from SH-SY5Y human neuroblastoma cells. Biochem Pharmacol, 1996, 51（12）: 1613-1621.

[12] KIKUCHI T, WANG Y, SATO K, et al. In vivo effects of propofol on acetylcholine release from the frontal cortex, hippocampus and striatum studied by intracerebral microdialysis in freely moving rats. Br J Anaesth, 1998, 80（5）: 644-648.

第三十二章　氯胺酮

（一）简史

氯胺酮（ketamine）是苯环己哌啶（phencyclidine）的衍生物。它属于静脉全身麻醉药，临床上用作手术麻醉药或麻醉诱导剂，具有一定的精神依赖性。氯胺酮可以产生一种分离麻醉状态，其特征是僵直状、浅镇静、遗忘与显著镇痛，并能进入梦境、出现幻觉。1965年由 Corssen 和 Domino 在人体应用，1970年氯胺酮作为一种麻醉药获得了 FDA 批准。接近20世纪末，氯胺酮的应用开始变质，它成为狂野派对及其他类似活动中常用的迷幻药物，各国开始收紧对其的应用，并将其列为危险精神科药物等名录以加强监控。

因氯胺酮能够产生良好的麻醉和止痛效果、短暂的持续期、对心血管和呼吸系统安全的特性而得到广泛使用，在儿科手术中的使用尤为显著。首次广泛应用是派发于参加越战的美国士兵。除了麻醉作用外，氯胺酮亦因其镇痛作用强，直至目前仍广泛应用。目前兽医亦广泛使用本品，也在发展中国家作为麻醉药被加以利用。

（二）理化性质

氯胺酮的分子量为238kD，为白色结晶盐，具有水溶性，具有不燃性，解离常数为7.5，化学结构式见图 32-1。

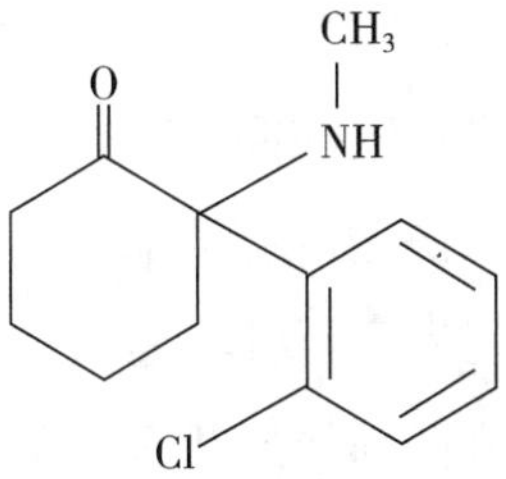

图 32-1　氯胺酮的化学结构式

氯胺酮药液呈微酸性（pH 为 3.5~5.5），脂溶性为硫喷妥钠的 5~10 倍。常用其盐酸盐，是右旋与左旋氯胺酮 2 对映异构体的消旋体。右旋氯胺酮的麻醉效价是左旋氯胺酮的 4 倍。

（三）体内过程

1. **分布**　氯胺酮的脂溶性为硫喷妥钠的 5~10 倍，其 pK_a 为 7.5，静脉注射后 1 分钟、肌内注射后 5 分钟其血药浓度达到峰值。血浆蛋白结合率低（12%~47%），进入循环后迅速分布到血运丰富的组织。由于其脂溶性高，易于透过血脑屏障，加之脑血流丰富，脑内浓度迅速增加，其峰浓度可达血药浓度的 4~5 倍。然后迅速从脑再分布到其他组织。苏醒迅速主要是再分布的结果。

2. **代谢和排泄**　已知氯胺酮进入体内之后，大部分经肝脏微粒体酶代谢，形成去甲氯胺酮，然后羟基化生成羟基去甲氯胺酮。这些产物经过结合反应形成水溶性葡糖醛酸衍生物，经肾脏排出。目前对于代谢产物的活性研究较少，去甲氯胺酮的活性明显低于氯胺酮，仅为氯胺酮活性的 20%~30%。对于其他的代谢产物活性知之甚少。

有必要进一步研究氯胺酮的代谢机制和影响其代谢的遗传机制。在人类 P450 家庭中，主要有 3 族（CPY1、CPY2 和 CPY3）19 种同工酶参与外来化学物的代谢。CPY1、CPY2 和 CPY3 家族约占肝 P450 总含量的 70%，并负责大多数药物的代谢。已知 CPY2B6、CPY3A4 和 CYP2C9 在肝微粒体中均具有较高的活性，遗传多态性、酶抑制、酶诱导及生理因素均可引起细胞色素 P450 活性的改变，有一定的临床意义。Hijazi 认为人肝脏微粒体中氯胺酮的代谢主要是由 CPY2B6 催化的。Mssner 等发现 CPY3A4、CPY2B6 和 CYP2C9 抑制剂都能降低氯胺酮的代谢，CPY3A4 抑制剂对氯胺酮的代谢抑制作用最强。究竟有几种 P450 酶参与氯胺酮的代谢和哪种酶起到决定性作用目前还没有定论，有待于进一步的研究。

(四)作用机制

1. 氯胺酮拮抗 N- 甲基 -D- 天冬氨酸 (NMDA)受体 氯胺酮是 NMDA 受体的非竞争性阻断药，阻断兴奋性神经传导是氯胺酮产生全身麻醉作用的主要机制。氯胺酮通过与 NMDA 受体的苯环己哌啶位点结合，非竞争性地抑制谷氨酸对该受体的激活，且对 NMDA 受体的阻断有时间和刺激频率的依赖性。已有研究表明氯胺酮的镇痛、麻醉作用与 NMDA 受体上氯胺酮的原发作用位点被阻断有关。该药通过选择性地阻滞脊髓网状结构束对痛觉的传入信号，阻断痛觉向丘脑和皮质区传播，从而产生镇痛作用。同时还激活边缘系统，使两者的功能分离。边缘系统兴奋可导致患者在苏醒期情绪方面的过度活动。

2. 非 NMDA 谷氨酸受体 以前认为氯胺酮不与非 NMDA 谷氨酸受体结合，近来发现氯胺酮抑制非 NMDA 谷氨酸受体，而这一抑制可能由谷氨酸、NO、环磷鸟苷系统介导。

也有研究报道，氯胺酮能激活阿片受体，从而产生镇痛作用。

(五)临床应用

氯胺酮具有独特的药理学特点，特别是由于其容易发生苏醒反应，所以并不适合临床常规使用。不过氯胺酮在麻醉诱导时的拟交感作用和支气管扩张作用使其在麻醉中仍占有一席之地。氯胺酮可用于麻醉前用药、麻醉诱导和维持。小剂量的氯胺酮可以常规用于预防性镇痛，预防阿片类药物耐受和痛觉过敏现象。在以上药理学特点之后，氯胺酮适用于临床的角色也依赖于其药理学特点的变化。

1. 麻醉及镇静 氯胺酮的诱导适合于合并有心血管疾病(非缺血性心脏病)及呼吸系统疾病的患者，特别是麻醉风险高的患者(ASA Ⅳ级)。

在儿科麻醉用药中，氯胺酮扮演着重要角色，它常被用为诱导和维持麻醉，其常规剂量为 0.5~2mg/kg（i.v.）或 4~5mg/kg（i.m.）。由于其对心血管方面的影响小，对于有心脏疾病的儿童进行手术十分流行使用氯胺酮。在儿科紧急事件中的清醒镇静、内镜检查、导管插入术和影像学检查中氯胺酮的使用也十分普遍。在特护病房中，对于使用机械通气的患者，氯胺酮经常作为一个辅助用药连续输注，来维持患者的镇静状态。而对于哮喘持续状态需要人工通气的儿童则首选氯胺酮作为镇静剂，因为氯胺酮有支气管扩张效果。

2. 止痛 手术前给予氯胺酮能够降低中枢神经系统对痛觉刺激的敏感性，进而降低在手术第 1 个 24 小时内对吗啡的需求量，同时也减轻术后恶心和呕吐。对于新生儿，1mg 氯胺酮减低由于气管吸取术造成的疼痛，且不减弱心率和血压。口服 10mg 氯胺酮对于烧伤敷料更换的儿童能够起到止痛和镇静作用。

3. 抗抑郁作用 研究发现氯胺酮输注 72 小时后患者的抑郁症状出现治疗性的改善。难治性抑郁症患者输注氯胺酮(0.5mg/kg)产生的抗抑郁作用快速(用药后的 2 小时内出现)且相对持续(持续至用药后 1~2 周)，氯胺酮的这种快速抗抑郁效果和在难治性抑郁症患者上的疗效已成功用于临床治疗。有病例报道,用于抑郁症合并酒精依赖或者合并疼痛综合征患者的治疗,氯胺酮的快速抗抑郁效果明确。但是,目前氯胺酮抗抑郁的机制尚不十分清楚。

4. 抗炎作用 严重的术后炎症反应使得心脏外科手术的死亡率增加。很多学者对此开展研究并发现,在心脏手术中体外循环引起促炎和抗炎因子的分泌,这些因子如 IL-6 和 C 反应蛋白等有调节炎症级联反应的作用。低剂量的氯胺酮(0.5mg/kg)可抑制心脏手术后血清 C 反应蛋白、IL-6 和 IL-10 的增加。此外,在心脏手术患者分别以不同剂量的氯胺酮(0.25mg/kg 和 0.5mg/kg)进行麻醉诱导,2 种剂量均能有效降低体外循环转流后(至少 24 小时内)的血清 IL-6 水平,但是降低幅度的差异无统计学意义。低剂量的氯胺酮也可以降低子宫切除术等其他种类手术后患者血清 IL-6 的表达水平。动物实验还表明,氯胺酮也可降低肿瘤坏死因子和 IL-8 的水平,还可以抑制转录因子激活蛋白 -1 和核因子 κB (NF-κB),这些都是介导炎症产生的因子。

(六)不良反应

氯胺酮的不良反应主要表现在以下几个方面:①氯胺酮的精神方面的不良反应是非常常见的,在苏醒期出现恐惧、幻觉等表现会给患者带来非常不适的体验。②氯胺酮由于其对循环系统的兴奋作用,可能导致血压的忽然变化,增加心肌耗氧量。③氯胺酮可以增加颅内压及眼压;氯胺酮可以增加非去极化型肌肉神经阻滞,机制尚不清楚。

(七)与其他药物的相互作用

1. 氯胺酮与苯二氮䓬类药物并用时可延长作用时间并减少不良反应的发生,剂量应酌情

减少。

2. 与氟烷等含卤全麻药同用时,氯胺酮的作用延长,苏醒延迟。

3. 与抗高血压药或中枢神经抑制药合用,尤其是氯胺酮的用量偏大时,静脉注射过快可导致血压剧降或 / 和呼吸抑制。

4. 对服用甲状腺素的患者,氯胺酮有可能引起血压过高和心动过速。

(八)禁忌证与注意事项

禁忌证包括:①精神分裂症等精神疾病的患者禁用;②颅内压升高及颅内占位的患者禁用;③开放性眼外伤或其他眼压升高可能导致严重后果的眼科疾病患者禁用;④缺血性心肌病患者禁用;⑤动脉瘤患者由于其需要平稳的血流动力学,应禁用;⑥出现术后谵妄(如震颤性谵妄、可能有脑外伤、高龄及老年痴呆等)的患者禁用。

由于现有的氯胺酮制剂大多加入了防腐剂,在防腐剂未被证实无神经毒性的情况下,严禁氯胺酮蛛网膜下腔给药,同样也不应用于硬膜外麻醉。椎管内使用氯胺酮尚未被 FDA 批准。

(王海涛 李治松)

参考文献

[1] 邓小明,曾因明. 2009 麻醉学新进展. 北京:人民卫生出版社,2009:17-23.

[2] 庄心良,曾因明,陈伯銮,等. 现代麻醉学. 3 版. 北京:人民卫生出版社,2003:475-481.

[3] 杭燕南,庄心良,蒋豪,等. 当代麻醉学. 上海:上海科学技术出版社,2002:258-270.

[4] EDWARDS S R, MINTO C F, MATHER L E. Concurrent ketamine and alfentanil administration: pharmacokinetic considerations. Br J Anaesth, 2002, 88(1):94-100.

[5]　ABSALOM A R, LEE M, MENON D K, et al. Predictive performance of the Domino, Hijazi, and Clements models during low-dose target-controlled ketamine infusions in healthy volunteers. Br J Anaesth, 2007, 98(5): 615-623.

[6]　HAMZA J, ECOFFEY C, GROSS J B. Ventilatory response to CO_2 following intravenous ketamine in children. Anesthesiology, 1989, 70(3): 422-425.

[7]　WHITE P F, WAY W L, TREVOR A J. Ketamine-its pharmacology and therapeutic uses. Anesthesiology, 1982, 56(2): 119-136.

[8]　GREEN S M, SHERWIN T S. Incidence and severity of recovery agitation after ketamine sedation in young adults. Am J Emerg Med, 2005, 23: 142-144.

[9]　HERD D W, ANDERSON B J, HOLFORD N H. Modeling the norketamine metabolite in children and the implications for analgesia. Paediatr Anaesth, 2007, 17(9): 831-840.

[10]　CLEMENTS J A, NIMMO W S. Pharmacokinetics and analgesic effect of ketamine in man. Br J Anaesth, 1981, 53(1): 27-30.

第三十三章　依托咪酯

(一)简史

依托咪酯(etomidate)为咪唑类衍生物,系催眠性静脉麻醉药,其催眠效应为硫喷妥钠的12倍。依托咪酯对循环、呼吸系统的抑制作用轻,有一定的脑保护作用,连续输注无明显的蓄积,停药后可迅速恢复。此药的安全剂量范围大,动物实验发现其 LD_{50}/ED_{50} 为26,而硫喷妥钠仅为4.6,且无致畸作用。增加注药速度,依托咪酯的作用强度和毒性轻度增加,但对安全范围无影响。目前依托咪酯主要用于全身麻醉诱导和短小手术的麻醉维持。

(二)理化性质

依托咪酯为咪唑类的羟化盐,其化学名称为(+)-1-(α-甲苄基)咪唑-5-羧酸乙酯,分子量为244,化学结构式见图33-1。依托咪酯有2种同分异构体,只有右旋异构体才具有催眠效应。此药系白色结晶性粉末,其盐易溶于水,但不稳定,仅在24小时内可安全使用。其水溶液每毫升含依托咪酯1.5mg,pH为3.3。此药的商品制剂主要供麻醉诱导,溶于35%的丙二醇中,每安瓿含0.2%的依托咪酯10ml,即2mg/ml,在室温下可保存2年,pH为6.9。此配方的目的除增加药物的稳定性外,还可减少注射部位疼痛的发生率。

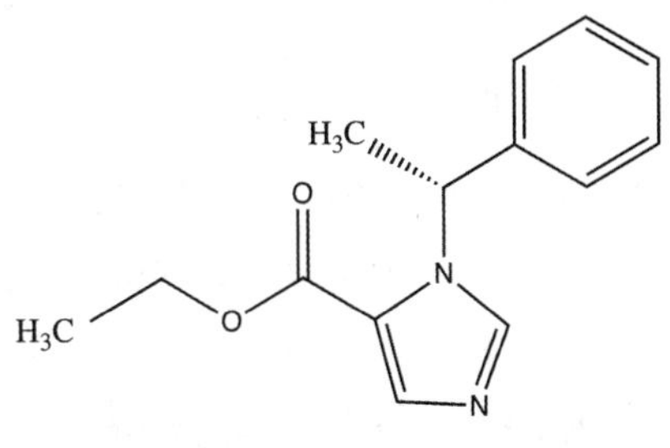

图33-1　依托咪酯的化学结构式

(三)体内过程

1. 分布和清除　依托咪酯的解离常数(pK_a)为4.2,在生理 pH 下呈极度的疏水性。为了增加溶解度,溶剂采用35%的丙二醇或者脂肪乳剂,还研制出了溶于环糊精的制剂。

静脉注射后,依托咪酯很快进入脑和其他血流灌注丰富的器官中,其次是肌肉内,脂肪摄取较慢。注药后1分钟脑内浓度达峰值,患者便进入睡眠状态,然后很快从脑内向其他组织转移。脑内药物浓度下降后,患者迅速苏醒。2种光学异构体 $[R(+)]$ 与 $[S(-)]$ 在血、脑和肝中的分布基本上无差别,但 $[S(-)]$ 几乎没有催眠作用,表明脑组织中存在立体特异性受体。

依托咪酯与血浆蛋白结合达76.5%(几乎全是白蛋白),血浆蛋白减少,游离部分增多,药效增强。依托咪酯的稳态分布容积为2.2~4.5L/kg。初期分布半衰期为2.7分钟,再分布半衰期为29分钟;清除半衰期为2.9~5.3小时。此药的肝脏清除率很高,达18~25ml/(kg·min),其摄取率为0.5~0.9。因此,影响肝药血流的药物会改变依托咪酯的清除半衰期。此药在体内的再分布是影响时效的重要因素,对肝功能异常患者的催眠作用时间无明显变化,但肝硬化患者的分布容积加倍而清除率无改变,所以消除半衰期相应延长。随着年龄增加,初期分布容积减少,清除率降低。消除半衰期相对短,而清除相对快,使此药既适合单次注射或重复给药,也适宜连续静脉输注。

2. 代谢和排泄　依托咪酯在肝脏和血浆内迅速水解成 $R(+)$-1-(1-甲基苄基)-1H-咪唑-5-羟基酸而失去作用,其主要代谢产物为羧酸,肝微粒体酶和血浆酯酶参与水解过程。

有文献报道,注药后7分钟代谢产物即可在血浆内达峰值。依托咪酯在体内的代谢速度很快,其时效短,不仅与药物在体内的再分布有关,也主要是迅速水解代谢的缘故。除2%~3%以原型随尿排泄外,85%的代谢产物随尿排出,仅13%的代谢产物经胆系排泄。此外,还有少量依托咪酯经氧化脱羟基作用代谢为苯乙醇酸和苯甲酸由泌尿系统排出。

(四)作用机制

与巴比妥类相似,依托咪酯的催眠作用也是通过作用于GABA$_A$受体拮抗突触间的传递。依托咪酯可抑制网状激活系统,对脊髓神经原有的易化也有抑制作用,而对进入丘脑的传入神经系统或脑干神经元的自发活动只有轻微作用。

研究指出,不同浓度的依托咪酯对GABA$_A$受体具有2种效应。在临床剂量相关浓度,依托咪酯通过激动剂正向调节GABA$_A$受体活性。换句话说,当依托咪酯出现时,GABA$_A$受体能够被低于正常激活浓度的较低浓度的GABA激活。临床浓度的依托咪酯亦可减慢突触GABA$_A$受体介导的抑制性突触后电流的衰减,延长突触后抑制和降低神经元回路的反应频率。在临床剂量的依托咪酯相关浓度亦可观察到突触外受体的增强性激活,增加强直性抑制漏电流,同时降低神经元的兴奋性。依托咪酯对突触外GABA$_A$受体介导的强直性电流的影响可能比对突触电流的影响更加重要。在不存在GABA时,高于临床浓度的依托咪酯亦可直接激活突触GABA$_A$受体通道,这种作用可称为直接激活。依托咪酯介导调节GABA的激活和直接激活,这2种作用都作用于GABA$_A$受体上的同一类位点。依托咪酯与其位点的结合可通过受体是否处于开放或关闭状态来决定。本质上,依托咪酯与关闭受体的结合能力较弱,但与开放受体的结合紧密。

(五)临床应用

1. **全身麻醉诱导**　依托咪酯麻醉时循环稳定、呼吸抑制轻微,安全界限较大,其半数有效量/半数致死量比值为26.4,这些特点在快速诱导药物中是唯一的。所以依托咪酯适合于有心血管系统疾病、呼吸系统疾病、颅内高压等患者。依托咪酯的诱导剂量为0.2~0.4mg/kg,一般剂量为0.3mg/kg,起效快,其持续时间与剂量有关。依托咪酯诱导时可获得稳定的血流动力学,对高血压、冠状动脉粥样硬化性心脏病患者是非常有利的,是目前最安全的静脉麻醉诱导药。在严重败血症、脓毒性休克及创伤患者的麻醉诱导时选用依托咪酯亦可获得稳定的血流动力学。

2. **麻醉维持**　持续输注依托咪酯后,其时量相关半衰期较短,提示多次给药或持续输注仍可迅速苏醒。但需谨防长时间用药引发的肾上腺皮质功能不全,特别是重症感染、肾上腺皮质功能不全以及长期使用糖皮质激素的患者,须慎用依托咪酯。麻醉维持应用依托咪酯后抑制肾上腺皮质功能是短暂性的,虽导致皮质醇水平下降,但维持在正常范围内,可安全用于无肾上腺皮质功能减退的患者的全身静脉麻醉。依托咪酯用于麻醉维持的方法有3种:①单次静脉注射0.2~0.6mg/kg诱导后,按照5~20μg/(kg·min)的速度静脉维持;②两步模式,即先在10分钟内以100μg/(kg·min)的速度输注,随后以5~20μg/(kg·min)的速度静脉维持;③三步模式,即先在3分钟内以100μg/(kg·min)的速度输注,随后27分钟内以20μg/(kg·min)的速度输注,最后以5~20μg/(kg·min)的速度维持。一般应在患者苏醒前10分钟停止输注。

3. **门诊患者手术或特殊检查**　依托咪酯

是一种短效静脉麻醉药,具有起效快、恢复迅速、苏醒后意识完全恢复且对手术无记忆、心血管反应小等优点。因此,适用于门诊患者施行简短的手术或特殊检查,如人工流产、内镜检查等,使用后既不影响呼吸功能,又可抑制心血管反应,效果满意,安全性高。研究认为,不同剂量的依托咪酯持续输注对犬肾上腺皮质功能的抑制具有剂量和时间依赖性,拟观察其在临床麻醉维持中的应用情况,尤其是其在儿童、老年及肿瘤等患者的全身静脉麻醉维持值得进一步研究和观察。

（六）不良反应

麻醉诱导时,10%~65.5% 的患者在上肢等部位出现肌阵挛,严重者类似于抽搐,有时肌张力显著增强,肌阵挛明显的患者血清钾略升高,其因果关系尚有待于进一步的研究。术前给氟哌利多和芬太尼可减少其发生,严重者需用其他全麻药控制。

注射部位疼痛的发生率为 10%~50%,在手背部或者腕部的小静脉穿刺,以及慢速注射时疼痛的发生率高,故认为静脉壁接触药物的时间是影响疼痛发生的重要因素。经肘部较大的静脉注射,术前给芬太尼,或在注药前自同一静脉先注射利多卡因可使疼痛减轻。静脉注射麻醉后数日并发血栓性静脉炎者较多,其发生率与用药剂量有关,0.3mg/kg 的发生率为 13%,剂量超过 0.9mg/kg 则可高达 37%,甚至麻醉后 14 小时仍有 24% 的发生率。而硫喷妥钠麻醉后血栓性静脉炎的发生率显著低。

麻醉后恶心、呕吐时有发生,甚至高达 30%~40%,加用芬太尼使其发生率增多,对于有恶心、呕吐倾向的患者最好避免使用依托咪酯。

研究显示,依托咪酯可能有潜在性的卟啉生成作用,故对此种患者应禁用。

（七）与其他药物合用

依托咪酯是一种假性胆碱酯酶抑制药,理论上可增加去极化型肌松药的作用。血浆胆碱酯酶活性低的患者在依托咪酯诱导后再给琥珀胆碱,后者的作用会明显延长。

（八）用法和用量

依托咪酯的诱导剂量为 0.2~0.6mg/kg,起效甚快,持续时间与剂量相关,给予 0.1mg/kg 睡眠约持续 100 秒。儿童直肠给药诱导给予 6.5mg/kg,4 分钟可进入睡眠。作为麻醉维持,依托咪酯连续静脉输注 $10\,\mu g/(kg\cdot min)$ 需与 N_2O 及阿片类药物复合。

依托咪酯用于镇静时剂量按 $5\sim8\,\mu g/(kg\cdot min)$,但仅限于短时间的操作,例如心律转复术。长时间用药因其对肾上腺皮质功能的抑制,应视为禁忌。

（夏玉中　李治松）

参考文献

[1] 陈熹,刘鲲鹏,李成辉. 依托咪酯的临床及分子药理学新进展. 中日友好医院学报,2016,30(1):40-43.

[2] 胡红专,秦榜勇. 依托咪酯的药理特点及临床应用. 医学综述,2013,19(8):1467-1469.

[3] 叶铁虎,罗爱伦,吴新民,等. 静脉麻醉药. 北京:世界图书出版公司,2008:169-174.

[4] 邓小明,曾因明. 2011 麻醉学进展. 北京:人民卫生出版社,2011:82-88.

[5] 庄心良,曾因明,陈伯銮. 现代麻醉学. 3 版. 北京:人民卫生出版社,2004:487-492.

[6] 赵俊. 新编麻醉学. 北京:人民卫生出版社,2002:297-298.

[7] MILLER R D. Anesthesia. 5th ed. Edinburgh: Churchill Livingstone, 2000: 2433-2449.

[8] CHERFAN A J, ARABI Y M, AI-DORZI H M, et al. Advantages and disadvantages of etomidate use for intubation of patients with sepsis. Pharmacotherapy, 2012, 32(5): 4733-4482.

第三十四章　巴比妥类

（一）概述

巴比妥酸是由脲和丙二酸构成的,本身无镇静作用,由诺贝尔化学奖获得者 J.F.W Adolph von Baeyer 于 1864 年首次合成。巴比妥类作为口服镇静剂作用时间长,临床应用较广。直到 Redonnet 于 1920 年推出 somnifen,即二乙基巴比妥酸盐与二烯丙基巴比妥盐的混合物,次年由 Bardet 首次引入临床,应用于产科分娩,随后 Fredet 与 Perlis 将其应用于外科手术,静脉用巴比妥类药才开始被逐渐广泛应用于临床。

多海索比妥是第一个超短效巴比妥类药,由 Kropp 与 Taub 研制,1932 年 7 月 由 H. Weese 及 W. Scharpff 引入临床。1929 年 Zerfas 等报道了异戊巴比妥钠的应用,该药很快成为北美最常用的静脉麻醉药。硫巴比妥盐于 1903 年被发现,但发现其在动物实验中导致犬死亡。1935 年 Tabem 与 Volwiler 合成了一系列含硫的巴比妥类药,其中硫喷妥钠由于起效迅速、作用时间短,而且无环己巴比妥钠的兴奋作用,故其临床应用较广。

在珍珠港袭击期间,尽管硫喷妥钠由于引起多例患者死亡而被称为"战伤患者的理想安乐死方式",但其仍在临床中普遍使用,并经历了时间的考验而成为经典的静脉麻醉药。几十年来虽然还有许多其他巴比妥类衍生物被合成,但效果无一能与之相媲美。

（二）体内过程

巴比妥类药物(barbiturate)为 5,5- 二取代巴比妥类化合物。该药可引起中枢神经系统的非特异性抑制作用,作用于中枢神经的不同部位,使之从兴奋转向抑制,出现镇静、催眠和基础代谢率降低。中等剂量可起麻醉作用,大剂量时出现昏迷甚至死亡。巴比妥类药物口服时容易从胃肠道吸收,其钠盐的水溶液经肌内注射也易被吸收。吸收后分布至全身组织,其中脑和肝脏内的浓度较高。药物进入脑组织的快慢取决于药物的脂溶性,脂溶性高的药物出现中枢抑制作用快,如异戊巴比妥;脂溶性低的药物出现中枢抑制作用慢,如苯巴比妥。

5 位取代基的氧化是巴比妥类药物代谢的主要途径,也是决定药物作用时间长短的因素。当 5 位取代基为芳烃或饱和烷烃时,如苯巴妥,一般代谢氧化为醇类或酚类,由于其不易被代谢而易被重吸收,因而作用时间长;当 5 位取代基为支链烷烃或不饱和烃时,如戊巴比妥、司可巴比妥,在体内容易发生此类氧化代谢失活,因而构成了中、短效催眠药。2 位碳上的氧原子以其电子等排体硫取代,如硫喷妥,解离度增大且脂溶性也增加,易通过血脑屏障进入中枢发挥作用,故起效很快;而由于脂溶性大,它可以再分配到其他脂肪和肌肉中,使脑中的药物浓度很快下降,所以持续时间最短。

巴比妥类药物的代谢方式主要是经肝脏的生物转化,其中包括 5 位取代基的氧化、氮上脱烷基、2 位脱硫、水解开环等。代谢结果使药物的脂溶性下降,在脑内的浓度降低,失去镇静催眠活性。未经代谢的原型药物可自肾小球重吸收再发挥作用。麻醉诱导常用的有硫代巴比妥酸盐类的硫喷妥钠和硫戊巴比妥钠,以及羟基巴比妥酸盐类的甲乙炔巴比妥钠。

（三）药理作用和作用机制

关于巴比妥类药对中枢神经系统的作用机

制研究较多,但是除了作用于 GABA_A 受体外,其他的作用机制还不清楚。根据巴比妥类药对中枢神经系统神经生理作用的选择性可将其分为 2 类:一类为增强抑制性神经递质的突触作用,另一类为阻断兴奋性神经递质的突触作用。GABA 是哺乳类中枢神经系统中的主要抑制性神经递质,被证实参与巴比妥类药产生的麻醉作用。GABA_A 受体是一种氯离子通道,至少由 5 个亚基构成,具有 GABA、巴比妥类药、苯二氮䓬类药及其他分子的特异性作用部位。巴比妥类药与体结合可增强氯离子的电导,使突触后神经元细胞膜超极化,兴奋性阈值升高,从而增强或模拟 GABA 的作用。低浓度时,巴比妥类药可使 GABA 与其受体解离减少,延长 GABA 激活的氯离子通道开放时间,从而增强 GABA 的作用,巴比妥类药的镇静 – 催眠作用可能与此有关。高浓度时,巴比妥类药作为激动剂直接激活氯离子通道,而无须与 GABA 结合。"巴比妥麻醉"与其在较高浓度时与 GABA 的作用有关。

巴比妥类药也可抑制兴奋性递质的突触传递作用,如谷氨酸、乙酰胆碱。巴比妥类药也是特异性地作用于突触离子通道而阻断兴奋性中枢神经系统的传导。尽管相关的研究很多,但在巴比妥类药麻醉中具体起何作用尚不清楚。

同其他中枢神经系统抑制药一样,巴比妥类药对脑组织代谢的作用较强。20 世纪 70 年代的研究表明巴比妥类药物可剂量依赖性地抑制脑组织代谢,导致脑电图进行性减慢、ATP 消耗减少,以及减轻不完全性脑缺血损伤。为研究硫喷妥钠的剂量与代谢抑制的关系,在实验中给予犬大剂量的硫喷妥钠并应用体外循环维持循环稳定。当脑电图变为等电位时,脑组织的代谢活动降至基础值的 50%。实验结果

证实了组织器官的代谢与其功能是相偶联的。但是巴比妥类药仅能减少与神经元信号和冲动传导有关的代谢活动,不影响基础代谢功能。唯一可抑制细胞基础代谢活动的方法是低温。因此硫喷妥钠对脑代谢的抑制程度最大可达 50%,减少氧需求,所有代谢能量都用于维持细胞的完整性。

脑血流量(CBF)减少及颅内压下降时,脑氧代谢率(CMRO₂)与脑灌注量均下降,呈平行变化趋势。随着 CMRO₂ 的降低,脑血管阻力增加,CBF 减少,CBF 与 CMRO₂ 的比值不变。因此巴比妥类给药时 CBF 减少,颅内压也降低。而且即使巴比妥类药降低平均动脉压,也不干扰脑灌注压,因为脑灌注压等于平均动脉压减颅内压。巴比妥类药虽然可使平均动脉压降低,但颅内压的下降程度更大,所以脑灌注压并不降低。

(四)临床应用

临床上巴比妥类药可用于麻醉诱导和维持以及麻醉前给药,还可用于有不完全性脑缺血风险的患者以提供脑保护。在美国,硫喷妥钠、硫戊巴比妥钠和甲乙炔巴比妥钠是静脉麻醉和麻醉维持最常用的 3 种巴比妥类药。硫喷妥钠作为静脉诱导药是一种很好的催眠剂,主要是通过甘氨酸受体和阿片受体介导。与其他药物相比,硫喷妥钠起效迅速(15~30 秒)、诱导平稳。硫喷妥钠广泛应用的另一个原因是苏醒较快,尤其是单次注射诱导后。硫喷妥钠无镇痛作用,麻醉和外科手术中应辅以其他镇痛药物以减弱对伤害性刺激的反射。硫喷妥钠反复给药能可靠地维持意识消失及遗忘,因此可用于全身麻醉的维持。但硫喷妥钠并非平衡麻醉中催眠药的最佳选择,因其应用时追加镇痛药要比用咪达唑仑时频繁,这可能与硫喷妥钠的血

药浓度下降时有抗镇痛作用有关。

甲乙炔巴比妥钠是麻醉诱导时唯一可与硫喷妥钠相比高低的静脉巴比妥类药,诱导剂量为 1~2mg/kg,诱导和苏醒迅速。甲乙炔巴比妥钠也可作为催眠药用于麻醉维持。同硫喷妥钠一样,也无镇痛作用,因此术中应辅以阿片类药或吸入麻醉药以维持满意的麻醉平衡。甲乙炔巴比妥钠的清除较硫喷妥钠快,外周部位需较长的时间才能发生蓄积和饱和,因此用于麻醉维持优于硫喷妥钠。甲乙炔巴比妥钠短时间输注(< 60 分钟)时,调整输注速度维持催眠[50~150μg/(kg·min)],患者的苏醒与丙泊酚相似。尚未确定其输注的安全上限,但是有报道,神经外科患者应用大剂量的甲乙炔巴比妥钠(24mg/kg)后出现癫痫发作。一些临床医师建议将甲乙炔巴比妥钠作为儿科患者的麻醉前用药。甲乙炔巴比妥钠直肠给药时吸收迅速,给药后的 14 分钟血浆浓度达峰值,产生催眠作用。推荐剂量为 25mg/kg,配成 10% 的溶液,使用 F14 导管插入直肠 7cm 处滴入药液。采用此方式给药,患儿可迅速进入睡眠。

(五)不良反应及其注意事项

巴比妥类药的不良反应常见的有嗜睡、精神依赖性、步履蹒跚、肌无力等“宿醉”现象。长期应用后可发生药物依赖性,表现为强烈要求继续应用或增加剂量,或出现心因性依赖、戒断综合征。服用巴比妥类药物的患者如出现剥脱性皮炎,可能会致死。一旦出现皮疹等皮肤反应,应立即停药。静脉注射巴比妥类药,特别是快速给药时,容易出现呼吸抑制、暂停,支气管痉挛,瞳孔缩小,心律失常,体温降低甚至昏迷。巴比妥类药物极度过量时,大脑的一切电活动消失,脑电图变为直线,若不并发缺氧性损害,则该情况可逆,不代表临床死亡。巴比妥类

药注射的并发症有 40% 的患者感觉有大蒜或洋葱味、变态反应、局部组织刺激,偶尔发生组织坏死;头、颈及躯干可出现荨麻疹样皮疹,也可能出现面部水肿、荨麻疹、支气管痉挛和过敏等更严重的反应。

与甲乙炔巴比妥钠相比,硫喷妥钠和硫戊巴比妥钠诱导时较少引起兴奋症状,但是咳嗽、呃逆、肌震颤和抽动的发生率要高约 5 倍。硫喷妥钠和硫戊巴比妥钠引起的组织刺激和局部并发症要多于甲乙炔巴比妥钠。硫喷妥钠由于药脂/血/气分配系数高和不易离子化容易透过血脑屏障,酸碱度决定其分布与解离情况,酸中毒时药效增加。若药物误入动脉则后果严重,故硫喷妥钠需正确经静脉给药,避免其局部毒性作用。

(六)禁忌证

严重肺功能不全、肝硬化、血卟啉症、贫血、未被控制的糖尿病、过敏者禁用巴比妥类药。

(七)与其他药物的相互作用

巴比妥类药物为肝药酶诱导剂,可提高肝药酶活性,长期用药不仅加速自身的代谢,还可以加速其他药物的代谢。长期应用的患者若合用对乙酰氨基酚类药,会降低对乙酰氨基酚类药物的疗效,增加肝中毒风险。与糖皮质激素、洋地黄类、环孢素、奎尼丁、三环类抗抑郁药合用,可降低这些药物的效应。与抗凝血药合用,抗凝作用减弱,停用巴比妥类药物后又可引起出血倾向,因此在调整抗凝血药的剂量时需定期检测凝血酶原时间。

患者在应用氟烷、甲氧氟烷等麻醉药前若长期服用巴比妥类药物,体内麻醉药的代谢产物将增多,其肝毒性也增加。巴比妥类与氯胺酮同时使用,特别是大剂量静脉给药,有血压降

低、呼吸抑制的风险。与中枢神经抑制药或单胺氧化酶抑制剂合用,可引起中枢神经系统抑制效应增强,因此 2 种药物的剂量均应降低。

(八)常用的巴比妥类药物

1. 苯巴比妥

(1)药理学特点:化学名称为 5- 乙基 -5- 苯基 -2,4,6(1H,3H,5H)- 嘧啶三酮,为长效巴比妥类,其中枢抑制作用随剂量而异。具有镇静、催眠、抗惊厥作用。并可抗癫痫,对癫痫大发作与局限性发作及癫痫持续状态有良效;对癫痫小发作的疗效差;而对精神运动性发作则往往无效,且单用本品治疗时还可能使发作加重。本品还可增强解热镇痛药的作用,并能诱导肝脏微粒体葡糖醛酸转移酶活性,促进胆红素与葡糖醛酸结合,降低血浆胆红素浓度,治疗新生儿高胆红素血症(脑核性黄疸)。有文献指出苯巴比妥的血药浓度与不良反应之间存在相关性,与疗效的相关性较弱。

(2)临床应用:①镇静,如焦虑不安、烦躁、甲状腺功能亢进、高血压、功能性恶心、小儿幽门痉挛等症;②催眠,偶用于顽固性失眠症,但醒后往往有疲倦、嗜睡等后遗效应;③抗惊厥,常用其对抗中枢兴奋药中毒或高热、破伤风、脑炎、脑出血等病引起的惊厥;④抗癫痫,用于癫痫大发作和部分性发作的治疗,出现作用快,也可用于癫痫持续状态;⑤麻醉前给药;⑥与解热镇痛药配伍应用,以增强其作用;⑦治疗新生儿高胆红素血症。

2. 司可巴比妥

(1)药理学特点:为短效巴比妥类催眠药,其催眠作用与异戊巴比妥相同。可非选择性地抑制中枢神经系统,使兴奋系统由兴奋转向镇静、催眠,甚至深昏迷,在相当高的治疗量时可以达到麻醉的效应。本品起效快,随后 15 分钟

起效,维持时间短,为 2~3 小时。脂溶性高,易通过血脑屏障,46%~70% 与血浆蛋白结合,在肝内代谢,与葡糖醛酸结合后经肾脏由尿排出。半衰期一般为 20~28 小时。

(2)临床应用:①主要用于入睡困难的失眠患者;②用于破伤风引起的惊厥(限注射给药);③麻醉前给药。

3. 硫戊巴比妥 硫戊巴比妥为巴比妥类镇静催眠药,主要成分为戊巴比妥钠,常用于镇静、催眠、麻醉前给药及抗惊厥。

(1)药理作用:本品对中枢神经系统有广泛的抑制作用,随用量而产生镇静、催眠和抗惊厥效应,大剂量时则产生麻醉作用。作用机制认为主要与阻断脑干网状结构上行激活系统有关。

(2)药代动力学:口服易吸收,主要在肝脏代谢后经肾脏排泄,半衰期($t_{1/2}$)为 21~42 小时,生物利用度为 100%,总清除率为 1.5L/h,表观分布容积(V_d)为 70L,蛋白结合率为 55%。

(3)用法和用量:口服,一次 50~100mg,极量一次不超过 200mg,一日用量不超过 600mg。

(4)不良反应:常有倦睡、眩晕、头痛、乏力、精神不振等延续效应。偶见皮疹、剥脱性皮炎、运动功能障碍、中毒性肝炎、黄疸等。也可见巨幼红细胞贫血、关节疼痛、骨软化。久用可产生耐受性与依赖性,突然停药可引起戒断症状,应逐渐减量停药。

(5)禁忌证:肝、肾功能不全,呼吸功能障碍,颅脑损伤,卟啉症患者,对本品过敏者禁用。用药期间避免驾驶车辆、操纵机械和高空作业,以免发生意外。

(6)药物相互作用:①本品与乙醇、全麻药、中枢神经抑制药或单胺氧化酶抑制剂等合用时,中枢抑制作用增强;②本品与口服抗凝血药合用时,可降低后者的效应;③本品与口

服避孕药或雌激素合用,可降低避孕药的可靠性;④本品与皮质激素、洋地黄类、土霉素或三环类抗抑郁药合用时,可降低这些药物的效应;⑤本品与苯妥英钠合用,苯妥英钠的代谢加快、效应降低;⑥本品与卡马西平和琥珀酰胺类药合用时,可使这2类药物的清除半衰期缩短而血药浓度降低;⑦本品与奎尼丁合用时,可增加奎尼丁的代谢而减弱其作用。

在动物实验中硫戊巴比妥与硫喷妥钠的麻醉效果相当,相对于硫喷妥钠其麻醉持续时间较长,且使用剂量小,但所造成的动物死亡率高。

4. 美索比妥

(1)理化性质:美索比妥(methohexital)的化学名称为 5- 烯丙基 -1- 甲基 -5-(1- 甲基 -2- 戊炔基),是静脉注射的麻醉药。美索比妥钠是一个快速、超短效的巴比妥类麻醉药,静脉注射后很快就被脑组织吸收,且迅速在身体的其他部位中重新分布。

(2)药代动力学:本品的起始作用非常迅速(30秒),作用非常短暂(5~10分钟),在体内很快重新分布,经肾脏缓慢排出,在脂肪组织中的蓄积不很显著。与硫戊巴比妥和硫喷妥钠相比,2倍剂量美索比妥的作用时间只有它们的一半。美索比妥不同于既定的巴比妥酸盐麻醉药,它不含硫,其累积效应和恢复更快速少于硫巴比妥类。在动物实验中,给药24小时后不能在血液中检测到药物。

(3)适应证:①全身麻醉中的诱导麻醉药;②用于手术可减小疼痛刺激;③可作为其他麻醉药的辅助用药,用于长时间的手术麻醉;④诱导安眠状态。

(4)注意事项:与所有有效的麻醉药一样,只能在医院或门诊设置有连续监测呼吸系统(如脉搏、血氧)和心脏功能的地方使用。准备抢救药品及设备,包括面罩通气和气管插管,做好人员培训保证熟练使用以确保气道管理。深度镇静患者应持续监测其生命体征。重复或连续注射可能造成积蓄,导致作用延长和严重的心血管和呼吸抑制。通常应有必备的抢救设备(如气管内套管、氧气)。孕妇或虚弱患者如哮喘连续发作,循环、呼吸、肾、肝或内分泌功能受损者等使用本品应小心。

(5)不良反应:呼吸抑制、中度的低血压和打嗝。此外还有头痛、呕吐、谵妄、肌肉抽搐、喉咙痉挛、支气管痉挛、血栓性静脉炎、过敏反应(包括瘙痒、荨麻疹、鼻炎、呼吸急促)、腹痛等。

5. 硫喷妥钠 详见第三十五章。

(叶皓天 李治松)

参考文献

[1] CORSSEN G, REVES J G, STANELY T H. Dissociative anesthesia//Intravenous Anesthesia and Analgesia. Philadelphia: Lea & Febiger, 1988: 99.

[2] ZHANG X Y, LIN Z B, LI J L, et al. Rapid determination of nine barbiturates in human whole blood by liquid chromatography-tandem mass spectrometry. Drug Test Anal, 2017, 9(4): 588-595.

[3] MAHISEKAR U L, CALLAN C M, DERASARI M, et al. Infusion of large particles of thiopental sodium during anesthesia induction. J Clin Anesth, 1994, 6:55-58.

[4] ZHAO W, LI Y, MA W, et al. A study on quality components and sleep-promoting effects of GABA black tea. Food Funct, 2015, 6(10): 3393-3398.

[5] NORN S, PERMIN H, KRUSE E, et al. On the history of barbiturates. Dan Medicinhist Arbog, 2015, 43: 133-151.

[6] LÓPEZ-MUÑOZ F, UCHA-UDABE R, ALAMO C. The history of barbiturates a century after their clinical introduction. Neuropsychiatr Dis Treat, 2005, 1(4): 329-343.

[7] PANDELE G, CHAUX F, SALVADORI C, et al. Thiopental pharmacokinetics in patients with cirrhosis. Anesthesiology, 1983, 59(2): 123-126.

[8] ZENCIRCI N, GRIESSER U J, GELBRICH T, et al.

Crystal polymorphs of barbital: news about a classic polymorphic system. Mol Pharm, 2014, 11: 338-350.

[9] DOWNIE D L, FRANKS N P, LIEB W R, et al. Effects of thiopental and its optical isomers on nicotinic acetylcholine receptors. Anesthesiology, 2000, 93(3): 774-783.

[10] TOMLIN S L, JENKINS A, LIEB W R, et al. Preparation of barbiturate optical isomers and their effects on GABA（A）receptors. Anesthesiology, 1999, 90(6): 1714-1722.

[11] LIU H L, YAO S L. Thiopental sodium reduces glutamate extracellular levels in rat intact prefrontal cortex. Exp Brain Res, 2005, 167(4): 666-669.

[12] Liu H L, Dai T J, Yao S L. Effect of thiopental sodium on N-methyl-D-aspartate-gated currents. Can J Anaesth, 2006, 53(5): 442-448.

[13] GE Z J, ZHANG L C, ZENG Y M, et al. Involvement of NMDA receptors in thiopental-induced loss of righting reflex, antinociception and anticonvulsion effects in mice. Pharmacology, 2007, 80(2-3): 127-133.

[14] TANELIAN D L, KOSEK P, MODY I, et al. The role of the GABAA receptor/chloride channel complex in anesthesia. Anesthesiology, 1993, 78(4): 757-776.

[15] BRODIE M J, KWAN P. Current position of phenobarbital in epilepsy and its future. Epilepsia, 2012, 53(8): 40-46.

[16] BURCH P G, STANSKI D R. The role of metabolism and protein binding in thiopental anesthesia. Anesthesiology, 1983, 58(2): 146-152.

[17] SAIDMAN L. Uptake, distribution and elimination of barbiturates//Eger E. Anesthetic Uptake and Action. Baltimore: Williams & Wilkins, 1974.

[18] STELLA L, TORRI G, CASTIGLIONI C L. The relative potencies of thiopentone, ketamine, propanidid, alphaxalone and diazepam: A statistical study in man. Br J Anaesth, 1979, 51(2): 119-122.

[19] BRODIE B B, MARK L C, PAPPER E M, et al. The fate of thiopental in man and method for its estimation in biological material. J Pharmacol Exp Ther, 1950, 98: 85-96.

[20] HOMER T D, STANSKI D R. The effect of increasing age on thiopental disposition and anesthetic requirement. Anesthesiology, 1985, 62(6): 714-724.

[21] SORBO S, HUDSON R J , LOOMIS J C. The pharmacokinetics of thiopental in pediatric surgical patients. Anesthesiology, 1984, 61(6):666-670.

[22] TODD M M, DRUMMOND J C, SANG U H. The hemodynamic consequences of high-dose thiopental anesthesia. Anesth Analg, 1985, 64(7): 681-687.

[23] RODRIGUEZ E, JORDAN R. Contemporary trends in pediatric sedation and analgesia. Emerg Med Clin North Am, 2002, 20(1):199-222.

[24] DENNIS S G, WOTTON P R, BOSWOOD A, et al. Comparison of the effects of thiopentone and propofol on the electrocardiogram of dogs. Vet Rec, 2007, 160（20）: 681-686.

第三十五章　硫喷妥钠

（一）简史

硫喷妥钠（thiopental sodium 或 thiopentone sodium，商品名为 pentothal sodium）属于超短时作用的巴比妥类药物，1864 年 Adolf von Baeyer 发现了第一个巴比妥类药物巴比妥酸，但它没有镇静作用，第一个具有镇静作用的巴比妥类药物由德国柏林的 Emil Fischer 于 1903 年合成，但短效巴比妥药物 30 年后才被合成。1932 年苯巴比妥使用于临床静脉麻醉，1934 年硫喷妥钠才出现在人们的视野中，与戊环己巴比妥钠相比起效迅速、作用时间短且无兴奋作用。

（二）理化性质

硫喷妥钠的化学名称为乙基（1- 甲基丁基）硫代巴比妥酸钠盐，化学结构式见图 35-1。系淡黄色非结晶性粉末，味苦，有硫臭气味，在室温下不稳定。钠盐可溶于水，2.5%~5% 水溶液的 pH 为 10.6~10.8，水溶液不稳定，生理盐水稀释后放置一般不超过 72 小时，溶液混浊不透明者不宜再用。此药的杀菌和抑菌作用可能与其 pH 较高有关。干粉密封于安瓿瓶中，临用前配制溶液。

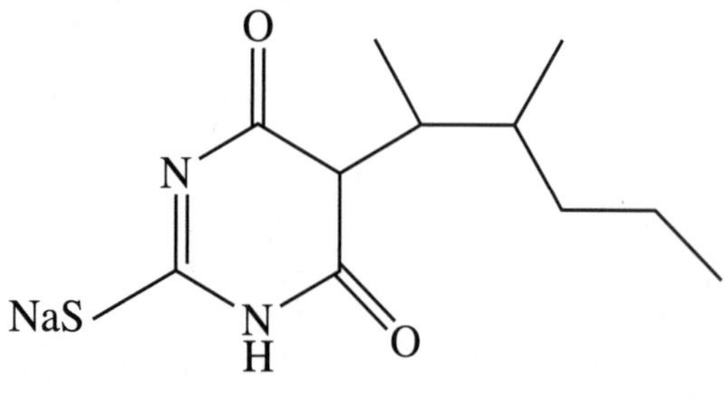

图35-1　硫喷妥钠的化学结构式

硫喷妥钠为超短时作用的巴比妥类药物，由于硫原子的引入，使药物的脂溶性增大，易于通过血脑屏障迅速产生作用。但同时也容易被脱硫代谢，生成戊巴比妥，所以为超短时作用的巴比妥类药物。静脉注射后很快产生麻醉，其主要优点是作用快、诱导期短、无兴奋现象、呼吸道并发症少，一次静脉注射后可维持麻醉10~30 分钟，麻醉后恶心、呕吐少见。但麻醉时间短，痛觉消失和肌肉松弛也不够完全。适用于短小手术、诱导麻醉与抗惊厥。

（三）体内过程

1. 分布　硫喷妥钠有较高的脂溶性，与中枢神经系统有较高的亲和力。静脉注射后 1 分钟内起效，静脉注射后 30~40 秒即可出现催眠效果。由于脑血流丰富，该药的脑 / 血分配系数很高，且很少离子化，故易于透过血脑屏障。经直肠给药 8~10 分钟起效，但由于直肠给药的生物利用度不稳定，因此不作为常规给药途径。

硫喷妥钠在体内的分布大致可分成 3 个阶段。第一阶段首先到达血流丰富的内脏器官，注药 1 分钟，约 55% 的药物便已进入只占总体重 6% 的脑、心、肝、肾等组织，28% 进入肌肉等组织，脂肪吸收 5%，而血浆只剩 12%。药物在体内的分布借助于血流和在组织中的分布扩散作用，这与组织的血流灌注程度、药物亲和力以及药物在血液和组织中的浓度有密切关系。第二阶段由于药物浓度差，经血流再分布于血流灌注少而缓慢，但组织容量大的肌肉、结缔组织、骨骼和皮肤内，使脑中的药物含量减少。注射 30 分钟，只有 5% 的药物存留于脑等内脏器官，而肌肉等组织内高达 75%~80%。这一再分布过程约 80% 的药物由内脏器官转移至肌肉等组织，其速度很快，以致脑内浓度峰值仅能维持 5 分钟,20 分钟时脑内仅剩 1/10,30 分钟时脑内浓度峰值的 96% 已被转移出去。肌肉中的浓度达高峰时,脑内浓度已显著降低,于是患者很快苏醒。所谓的"超短时间作用",并非因其在体内迅速被破坏或排泄,而是再分布的结果,故称之为速效巴比妥类药更确切。第三阶段为脂肪摄取,脂肪组织血液贫乏,开始时分布极少。药物由内脏器官向肌肉转移时,其含量也随之增多,在 2.5~6 小时浓度达峰值,这时肌肉中的浓度反而显著降低。约经 8 小时体内达平衡时,脂肪含 60%,内脏含 4%,除已代谢的部分外,其余在肌肉组织内。达到平衡后,硫喷妥钠在各组织器官中的分布如下:脑脊液比血浆浓度略低,脂肪组织比血浆浓度高 6~12 倍,这是因为硫喷妥钠是脂溶性的,其油/水分配系数为 580,容易在脂肪组织中蓄积且不易排出。因此,临床上单次应用后患者能迅速苏醒主要是由于药物再分布的结果。若多次使用且剂量过多,则脂肪就成为药物的贮库,产生蓄积作用,而后药物又从脂肪组织向脑内再分布,使患者苏醒后可能有较长时间的睡眠。

硫喷妥钠静脉注射后,首先与血浆蛋白(以白蛋白为主)疏松结合而暂时失去活性,其蛋白结合率为 60.4%~96.7%。儿童与成人相比,儿童的血浆蛋白结合率明显降低,这或许可以解释为什么新生儿比成人的诱导剂量要小。

硫喷妥钠与血浆蛋白的结合直接影响其在体内的分布。结合的数量减少,游离者增多,使药物弥散加快,加速体内分布,促使脑和心肌内的药物浓度升高,导致硫喷妥钠的作用加强、时效延长。若患者存有尿毒症、肝硬化、贫血、营养不良等原因致使血浆蛋白水平低,结合部分少,自由部分增加,导致对本品特别敏感,使其作用时间长、麻醉程度也较深。硫喷妥钠与血浆蛋白的结合还受血液 pH 的影响,如麻醉中

通气不足,使 CO_2 蓄积会使 pH 下降,结合部分增多,因而麻醉效果降低、时效缩短。

2. 代谢和排泄 除少量(0.3%)通过肾脏以尿液形式排出外,大部分在肝内被微粒体酶所代谢,肾脏、大脑及肌肉参与少量代谢。肝脏的清除率为 0.08~0.20,提示流经肝脏的药物按此比率代谢,机体的总清除率为 1.6~4.3ml/(kg·min)。其代谢过程是硫喷妥钠 5 位碳上的侧链在肝微粒体酶的作用下氧化,生成醇、酮、酚或羧酸。这些代谢物无药理活性,极性更强,易溶于水,以这些形式或是与普通糖醛酸结合后从肾脏排出。硫喷妥钠的消除半衰期较长,因此反复应用都有蓄积作用。脂溶性低的药物如苯巴比妥有相当部分自肾脏排泄而消除,因可被肾小管重吸收,故持续时间较长。

由于硫喷妥钠的分子量小,脂溶性高,极易通过胎盘,静脉注射后 1 分钟脐静脉血药浓度达到峰值,但胎儿的血药浓度比母体低。剖宫产时给母体注射硫喷妥钠后,新生儿体内硫喷妥钠的消除半衰期为 15 小时。

(四)作用机制

γ-氨基丁酸(GABA)受体是硫喷妥钠最可能的结合位点。硫喷妥钠属于短效巴比妥类,主要具有全身麻醉作用。其作用机制为通过突触后效应,减少抑制性神经递质从神经元膜上受体解离的速度,从而增强 GABA 的作用。苯二氮䓬(BDZ)受体、GABA 受体、GABA 调变蛋白和 Cl^- 通道在神经细胞膜上组成一个超分子功能复合体。小剂量的巴比妥类药能减慢 GABA 与其受体的分离,从而延长 GABA 激活的 Cl^- 通道开放的时间;大剂量能直接激活 Cl^- 通道。硫喷妥钠的全麻作用很快,静脉注射后 30 秒内起作用,但作用持续时间较短。止痛作用很差,小剂量反可使痛阈下降。硫喷妥钠

能降低脑代谢,脑血流也有相应的下降,浅麻醉时脑血流可下降约 1/3,深麻醉时可下降 50%。随着脑血容量下降,颅内压也下降,因之适用于颅内肿瘤等颅内压高患者。小剂量不抑制迷走神经,由于迷走神经反射活动相对较活跃,故给人的感觉是迷走神经张力增加。

(五)临床应用

硫喷妥钠因有抑制呼吸、循环和浅麻醉时的抗镇痛效应,以及苏醒延长,现已不单独以此药施行麻醉,目前主要用于全麻诱导、抗惊厥和脑保护。主要用于全麻诱导,很少用于全麻维持。镇痛效能不显著,故极少单独应用,可反复小量静脉注射用于复合麻醉。用于控制惊厥,静脉注射起效快,但不持久。对症治疗还需要用苯二氮䓬类药或苯妥英钠。可用于纠正全麻导致的颅内压升高,但对病理性颅内高压效果不明确。肌内注射或直肠灌注可用于儿童基础麻醉,但现已少用。

1. 麻醉诱导 硫喷妥钠在 1 次臂-脑循环时间内快速起效,在 1 分钟内作用达高峰,随后从脑向其他组织再分布,故单次剂量的有效作用时间仅持续 5~8 分钟。健康成人的诱导量为 2.5~4.5mg/kg,儿童为 5~6mg/kg,根据性别、年龄、全身情况、术前用药情况、合并疾病等因素酌情增减。

短小手术如脓肿切开、骨折、关节脱位复位等可应用本品缓慢静脉注射 3~4mg/kg,同时吸氧辅助呼吸,待意识消失、无痛反应时即可开始手术。若术中患者出现四肢和头动或呻吟应追加 2~3mg/kg,如患者出现明显的痛觉反应时应辅助局部麻醉或给予镇痛,若手术需肌松时应给予短效的小剂量肌松药,以取得更好的麻醉效果,并能更好地防止因麻醉过浅而导致咽喉、气管痉挛的发生。

2. 麻醉维持 作为平衡麻醉或全静脉麻醉的催眠成分,硫喷妥钠可用以维持患者神志消失。在麻醉诱导后再分次追加硫喷妥钠,每次 50~100mg,同时给芬太尼并吸入氧化亚氮,适用时间不长的手术。长时间的手术麻醉采用分次注入与连续滴注法易致蓄积过量,现已很少应用。

3. 抗惊厥 硫喷妥钠可用于痉挛或惊厥的对症治疗,能迅速控制癫痫、破伤风、高热或局麻药中毒引起的痉挛或惊厥。为控制惊厥状态,应立即静脉注射 2.5% 硫喷妥钠溶液 75~125mg(或 3~5ml),对 2 次发作则可在 10 分钟之内缓慢注射 125~250mg 接近于麻醉剂量的药物。但现在常用苯二氮䓬类药处理癫痫发作。电惊厥治疗时可采用巴比妥类药催眠,但甲乙炔巴比妥钠出现心律失常的机会较硫喷妥钠少。

4. 脑保护 硫喷妥钠降低脑代谢,从而对脑提供保护作用,其机制可能是干扰氧化氮鸟苷酸系统(NO-cGMP system)而抑制兴奋性传导。硫喷妥钠的剂量达 40mg/kg 使脑电图呈平台时,能减少体外循环心脏直视手术后的神经精神合并症。心肺复苏后静脉注射 30mg/kg 硫喷妥钠可用以防治缺氧性脑损伤。在神经外科术中,给予 1.5~3.5mg/kg 硫喷妥钠可以降低颅内压,因此可用于颅脑外伤及开颅手术患者降颅内压治疗。但这样大剂量的硫喷妥钠对呼吸、循环难免抑制,须进行相应的支持治疗。

5. 精神疾病的治疗 精神错乱患者进行麻醉分析或麻醉精神治疗时可以用硫喷妥钠,通常的剂量和方法为让患者从 100 开始倒数,同时 2.5% 硫喷妥钠溶液 100mg/min(或 4ml/min)持续输注,直到患者数数错误而尚未入睡时停止输注,此时患者应处于半睡半醒、言语连贯的状态。

（六）不良反应

1. 抑制呼吸系统 硫喷妥钠有剂量依赖性的呼吸抑制作用,合用阿片类药物更能加重其对呼吸的抑制作用。该药对交感神经抑制明显,副交感神经的作用占优势,喉头及支气管平滑肌处于敏感状态,有发生喉痉挛的倾向,支气管哮喘患者不适合此药。

2. 抑制循环系统 硫喷妥钠为超短效巴比妥类静脉全麻药。增强脑内抑制性递质 γ-氨基丁酸的抑制作用,从而影响突触传导,抑制网状结构上行激活系统,起效快,镇静催眠效应强,但直接抑制心肌功能并扩张血管,引起循环功能降低。应用于血容量不足(创伤或中毒所致)和脑外伤患者易出现严重循环和呼吸抑制,严重时可致心脏停搏、心血管疾病、低血压休克、重症肌无力及呼吸抑制、气道阻塞或支气管哮喘患者。给药后呼吸抑制、呼吸暂停、血压骤降、心排血量降低的发生率增高,常显示病情危急。静脉注射过快或反复给药因总用量偏大,可导致严重的低血压和呼吸抑制。动脉注射时立刻出现剧烈疼痛,并向末梢放射,引起皮肤苍白及脉搏消失,这是由于血管痉挛使血流减少所致。对缩窄性心包炎、严重瓣膜狭窄、严重高血压和血容量不足患者慎用。

3. 皮肤反应 硫喷妥钠呈强碱性,误注入皮肤可引起急性皮肤反应,包括红斑、瘙痒、颤抖和荨麻疹等。硫喷妥钠也可产生固定性药疹——皮肤或黏膜的特征性红斑丘疹,停药后斑疹会逐渐消退,但有时须口服类固醇激素或局部用激素来对症处理。

药物从血管外渗可引起神经炎及皮肤坏死,导致注射部位疼痛。如果发生上述情况,建议用不加肾上腺素的局麻药如 1% 利多卡因在受损皮区进行浸润治疗。

4. 误入动脉 误注入动脉可引起动脉炎和血栓形成,应立即停止注射,通过同一针头注入扩血管药物或不加肾上腺素的局麻药;若针头已经拔除,应在该穿刺点远端动脉注射给药。

误注入动脉的后果极为严重,此时患者上肢可立即发生剧烈的烧灼性疼痛、皮肤苍白、脉搏消失,继而出现一系列局部急性缺血的体征,如溃疡、水肿、手指青紫、肢体坏死等,系因化学性动脉内膜炎并形成血栓的缘故。遇此意外时,应立即在原动脉其周围注射普鲁卡因、罂粟碱或妥拉唑林,并进行臂丛或星状神经节阻滞,以解除动脉痉挛,改善血液循环。肝素抗凝可治疗和预防血栓形成,有效地减轻缺血性损伤及坏死范围。

5. 过敏反应 用药数分钟后少数患者发生过敏反应,发生率约为三万分之一,表现为皮疹、潮红、血压剧降、支气管痉挛和腹痛、腹泻。主要是由于注射硫喷妥钠后,因抗原-抗体反应、组胺等活性物质释放引起过敏性休克,应立即给予血管活性药物和输液、面罩正压给氧、肾上腺皮质激素和抗组胺药。

6. 引起血卟啉症 硫喷妥钠能增加卟啉生成,导致潜在性血卟啉症急性发作。此病是血卟啉代谢异常引起的,硫喷妥钠能刺激 δ-氨基乙酰丙酸合成酶(ALA 合成酶)的活性,ALA 系卟啉原的前驱物质,从而使卟胆原和尿卟啉原的产生增多。发作时急性腹痛,呈阵发性绞痛,神经精神症状有弛缓性瘫痪、谵妄、昏迷,严重者死亡。虽不是每种类型的卟啉症(急性间歇性卟啉症或多样性卟啉症更易发生,后者在南非常见)均受影响,但因其后果严重,故可疑病例均应视为绝对禁忌证。

7. 其他 孕妇用药后可导致胎儿窒息。本品使贲门括约肌松弛,胃内容物溢出,易造成反流误吸。本品肌内注射有导致深部肌肉无菌性坏死的报道。麻醉术后尤其是腹腔镜手术后易引起患者术后呕吐。老年人用量偏大,清醒延迟持久,在似醒非醒的过程中可因窒息而猝死,故老年人的用量应酌减。约40%的成年人在注射硫喷妥钠后神志尚未消失前自觉有洋葱或大蒜的味觉,年轻者更为普遍。

(七)与其他药物的相互作用

服用中枢神经抑制药如乙醇、抗组胺药、异烟肼、单胺氧化酶抑制剂者,将使硫喷妥钠的中枢抑制作用增强。与苯二氮䓬类、阿片类等镇静或镇痛药物合用会产生药物相加作用,使呼吸、中枢抑制作用加重,须减少剂量或呼吸支持治疗。同时给予氨茶碱能减弱硫喷妥钠的镇静程度与缩短其作用时间。长期给予巴比妥类药物能诱导肝微粒体的药物代谢酶,这可加速其本身与其他依赖于细胞色素P450系统代谢酶的药物的代谢作用。硫喷妥钠不能用酸性溶液(包括乳酸林格液、乙酸林格液等)配制;不可与硫喷妥钠同时给药或在溶液中混合的药物有泮库溴铵、维库溴铵、阿曲库铵、阿芬太尼、舒芬太尼和咪达唑仑。

(八)禁忌证与注意事项

1. 没有合适的静脉通路时,硫喷妥钠为强碱性溶液,刺激性强,不能肌内注射;药液从血管外渗或误注入皮肤都会产生剧烈疼痛甚至皮肤坏死,因此必须有完整的静脉通路。

2. 对硫喷妥钠制品、巴比妥酸盐等过敏的患者禁用。

3. 急性、间歇性或非典型血卟啉症患者(卟啉合成中的酶诱导以及临床征象均可因本品而加剧)禁用。

4. 麻醉前或麻醉中难以保持呼吸道畅通或呼吸道堵塞的患者,如颈部、口咽喉部的感染、畸形、瘢痕挛缩、肿瘤及气道狭窄、上消化道出血及饱胃、支气管哮喘、卟啉症患者禁用。

5. 休克、脱水未纠正前、心力衰竭、缩窄性心包炎患者均为禁忌。

6. 严重心功能不全或周围循环衰竭、严重肝功能不全或严重肾功能不全、尿毒症患者禁用。

7. 产妇贫血、低蛋白血症或长期使用皮质激素者也应禁用。

(九)剂量及用法

1. 成人剂量

(1)全身麻醉诱导:2.5%硫喷妥钠溶液先给予2ml的实验剂量,然后间隔30~40秒间断静脉注射50~100mg,直到能够完成气管插管;或者2~3mg/kg单次静脉注射快速诱导插管。

(2)精神疾病麻醉分析:让患者从100开始倒数,同时2.5%硫喷妥钠溶液100mg/min(或4ml/min)持续输注,直到患者数数错误而尚未入睡时停止输注,此时患者应处于半睡半醒、言语连贯的状态。

(3)降低颅内压:在神经外科术中,给予1.5~3.5mg/kg硫喷妥钠可以降低颅内压,但应注意维持充足的通气量。

(4)治疗癫痫发作:为控制惊厥状态,应立即静脉注射2.5%硫喷妥钠溶液75~125mg(或3~5ml),对2次发作则可在10分钟之内缓慢注射125~250mg接近于麻醉剂量的药物。

(5)经直肠给药基础麻醉:经直肠途径给予硫喷妥钠进行基础麻醉是可行的,但药物的吸收情况很难预测。正常健康人推荐的麻醉前镇静剂量为30mg/kg,基础麻醉量为45mg/kg。体重超过90kg的患者,总量不应超过3~4g。

2. 儿童剂量

（1）基础麻醉诱导与维持：未给其他术前药的健康儿童患者（5~15 岁）硫喷妥钠的单次诱导剂量为 5~6mg/kg，2.5% 硫喷妥钠溶液每隔 30 秒间断缓慢静脉注射，麻醉诱导的推荐剂量为 4~5mg/kg。体重在 30~50kg 的儿童，硫喷妥钠麻醉维持的剂量通常为 25~50mg 间断静脉推注。

儿童与成人相比，硫喷妥钠的诱导剂量相对较大；婴幼儿（1~6 个月）硫喷妥钠的诱导剂量为 5~8mg/kg，1~12 岁的儿童为 5~6mg/kg，而新生儿（0~14 天）的平均诱导剂量为 3.4mg/kg。

（2）肌内注射硫喷妥钠基础麻醉：小儿 15~20mg/kg 肌内注射，但也可能产生呼吸、循环抑制和喉痉挛等并发症，故此法很少用。

（3）经直肠给药基础麻醉：推荐剂量为 40% 硫喷妥钠混悬液 30mg/kg。对需要镇静准备进行 MRI 检查的儿童患者，经直肠给予硫喷妥钠是一种安全有效的方法。

（4）骨髓内途径给药：在婴幼儿或较小的儿童难以建立完整的静脉输液通路时，可以考虑骨髓内途径给药。

（韩圣娜）

参考文献

[1] 杭燕南，庄心良，蒋豪，等 . 当代麻醉学 . 上海：上海科学技术出版社，2002：238-252.

[2] 叶铁虎，罗爱伦，吴新民，等 . 静脉麻醉药 . 北京：世界图书出版公司，2008：131-146.

[3] ANON. American academy of pediatrics committee on drugs: the transfer of drugs and other chemicals into human milk. Pediatrics, 2001, 108（3）：776-789.

[4] SAUNDERS P A, ITO Y, BAKER M L, et al. Pentobarbital tolerance and withdrawal: correlation with effects on the GABAA receptor. Pharmacol Biochem Behav, 1990, 37（2）：343-348.

[5] CAO H, KASS I S, COTTRELL J E, et al. Pre- or postinsult administration of lidocaine or thiopental attenuates cell death in rat hippocampal slice cultures caused by oxygen-glucose deprivation. Anesth Analg, 2005, 101（4）：1163-1169.

第三十六章 甾族静脉麻醉药

(一)简史

甾族麻醉药也称神经甾类,其发现可以追溯到 20 世纪 40 年代早期曾开辟了麻醉学领域的"神经甾类时代"。1941 年,Selye 等首次证实了孕甾酮、去氧皮质酮、睾酮具有麻醉作用,随后多种甾族化合物被证实具有麻醉效能。甾族麻醉药与巴比妥类麻醉药相类似,分子结构的细微变化就能改变其麻醉效能。甾族麻醉药包括羟孕酮(hydroxydione)、羟孕双醇(alphaxalone)、孕 烷 醇 酮(pregnanolone 或 eltanolone)、羟胺孕烷(minaxolone)等。

安泰酮(althesin)为新型固醇类麻醉药,由阿法沙龙(α - 羟孕双醇, alphaxalone, 图 36-1)和阿法多龙(乙酯羟孕双酮, alphadolone acetate)组成,阿法沙龙起麻醉作用,阿法多龙起助溶作用。曾于 1972—1984 年间在美国广泛应用于麻醉诱导和维持。

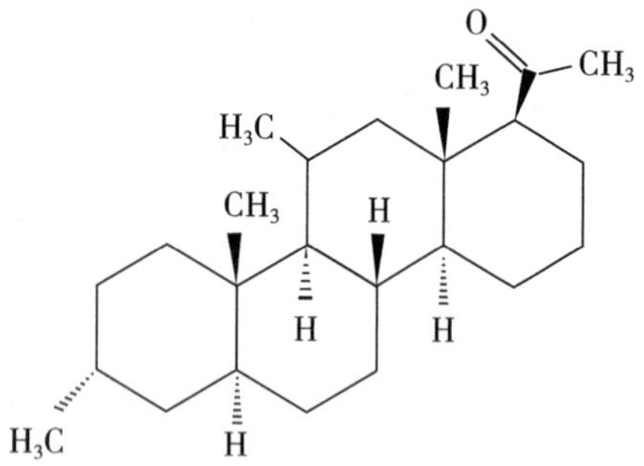

图 36-1 羟孕双醇的化学结构式

安泰酮的显著优点是起效迅速,作用持续时间短,治疗指数高,对呼吸和循环系统的影响小。尽管甾族麻醉药具有理想麻醉的诸多特征,但由于其配方中的聚氧乙烯蓖麻油通常会引起较多的不良反应,最为常见的就是过敏反应,且重复使用时发生过敏反应的概率和严重性均增加,故甾族麻醉药的临床应用受到限制而逐渐被淘汰。

(二)理化性质

甾族静脉麻醉药大多不溶于水,只有制成乳剂才可用于临床。例如孕烷醇酮在临床上所用的乳剂其配方为孕烷醇酮 4mg,大豆油 200mg,乙酰甘油三酯 70mg,卵磷脂 18mg,甘油 17mg,加蒸馏水到 1ml。即每毫升含孕烷醇酮 4mg。该乳剂为稳定的等渗性溶液,pH 为 7.5 左右,平均分子大小为 0.2~0.5μm, > 100μm 者不到 3%。

(三)体内过程

静脉注射孕烷醇酮后的血浆浓度曲线符合二室模型。人体研究表明,静脉注射 0.3~0.6mg/kg 后,中央室容积(V_e)为 0.95~2.1L/kg, 表观分布容积(V_d)为 3.75~5.58L/kg,表明组织摄取药物较多。消除半衰期($t_{1/2}$)为 0.19~1.44 小时。总清除率(Cl)较大,为 1.8~3.07L/(kg·h)。注药后 4 小时体内的药物原型 < 8%(3%~8%)。在 24 小时内,游离型在尿中的排泄很少(< 0.1%),而结合型占排泄总量的 10% 左右(7.9%~16.2%)。结合型与游离型的时间 - 浓度曲线很相似,半衰期也相似,表明此药静脉注射后很快与血浆蛋白结合。因肝血流量为 1.5L/(kg·h),故尚有部分药物由其他组织清除。

动物实验表明,孕烷醇酮的代谢方式主要是通过在肠内与葡糖醛酸结合和在肝内与硫酸盐结合,小部分在 C-20 还原和 C-6、C-17 羟化。静脉注射后 3.5 小时尿内仅排泄 3%,6 小时内排泄 8%。此时肠内的含量增加,而其他所有组织内的含量迅速下降,表明肠道是主要的消除途径。因此,该药作用的消失主要是药物再分布入肠而消除,同时也存在肠肝循环。

孕烷醇酮可通过胎盘进入胎儿体内,游离型以胎儿肝、肠和肾内的含量最高,与硫酸盐结合型以肺、肝和脑内的含量最高。

(四)作用机制

孕烷醇酮有很强的中枢抑制作用,其催眠作用机制是对中脑网状结构活性系统的抑制。以 0.5mg/kg 静脉注射,即可达到网状结构上行和下行系统的中度抑制,而重度抑制则需 2mg/kg。临床研究表明,在应用术前药(吗啡 0.1mg/kg)时,孕烷醇酮 0.5mg/kg 静脉注射,1 分钟左右患者意识消失;如未用术前药,剂量则需增至 0.6mg/kg。用于麻醉诱导时,此药的效价为异丙酚的 3~10 倍。动物实验研究发现,孕烷醇酮有抗惊厥作用,其作用机制可能为该药与甾体受体结合,使 γ-氨基丁酸(GABA)的中枢抑制增强,并通过 GABA 的作用使甘氨酸受体的活性增强。

临床麻醉用药后,血压轻度下降,颈动脉窦压力感受器反射性地引起心率增快,心排血量无明显改变,动脉 PaO_2 有所升高而 $PaCO_2$ 轻微下降。在离体肠肌的实验中,羟胺孕烷有弱的抗痉挛作用,随着剂量增加,可完全抑制离体肠肌的自主收缩。临床用药一般不易引起喉肌痉挛及肌肉抽搐等。此类药物都可引起轻微的呼吸抑制,但比巴妥类麻醉药轻,羟胺孕烷比安泰酮的呼吸抑制作用更轻。

此类药无激素活性。安泰酮能引起一些不良反应,偶尔会产生兴奋、四肢肿胀、血栓性静脉炎、过敏反应等。羟胺孕烷有时会出现高热病及机械性组织损伤,用药时引起注意。

对肝、肾功能的影响:静脉注射孕烷醇酮

0.5~0.6mg/kg 后,血清甘油三酯和游离脂肪酸升高超过基础值的 10%,其他肝功能检查未见异常,这可能与药物溶剂为脂类有关。肾功能检查未见异常。在肝部分切除的大鼠中发现对该药的作用影响很小。

(五)临床应用

临床上应用的有安泰酮、羟胺孕烷和孕烷醇酮。安泰酮可应用于麻醉诱导,用量为 50~60mg/kg,一般不引起血栓静脉炎等不良反应。羟胺孕烷基与安泰酮类似,除能用于抗惊厥外,还可以作为诱导麻醉药或中枢神经抑制药的辅助药。

1. 麻醉诱导　静脉注射诱导起效快,1 次臂-脑循环患者即可入睡。剂量范围为 0.3~0.8mg/kg,最合适的剂量为 0.5~0.6mg/kg。< 0.5mg/kg 可使不自主运动的发生率增高。

2. 麻醉维持　重复大剂量使用此药无蓄积作用,可持续滴注或间断静脉注射维持麻醉,但需加用镇痛药(如芬太尼),或吸入 N_2O 和其他挥发性麻醉药。对小鼠的研究表明,单用孕烷醇酮达到临界麻醉的最佳输注速度为 0.25~1.0mg/(kg·min)。

3. 门诊手术麻醉　与麻醉维持用药方法相似。使用孕烷醇酮的同时需复合芬太尼(10mg/kg)或 67% 的 N_2O,停 N_2O 后 12 分钟睁眼,59 分钟可行走,65 分钟便可离院。

4. 抗惊厥　动物实验表明,此药可拮抗 GABA 拮抗剂和特异性甘氨酸受体拮抗剂引起的惊厥,常规治疗癫痫持续状态无效时可试用此药。

(六)不良反应

甾族静脉麻醉药的不良反应少且轻,主要有:①发热,注药后体表温度即刻升高,发热机制可能是甾体对体温调节中枢的抑制作用。②白细胞升高,发生率可高达90%,但仅10%超过基础值的10%,24小时后恢复正常。③不自主运动,发生率为4%~28%,多数是肌肉不自主的微弱抽动,少数为四肢强直性痉挛。不自主运动开始于注药后90秒左右,持续3分钟左右。术前应用阿片类药可使其发生率降低,静脉注射硫喷妥钠不能使其快速消失,但吸入异氟烷加深麻醉可使其迅速消失。④注射部位疼痛,发生率极低,为0~4%。患者可感觉到沿静脉走行的轻微疼痛,无静脉炎或血栓形成发生,对动物在血管周围注射后无局部组织坏死。

(七)与其他药物的相互作用

此药与去极化型肌松药琥珀胆碱合用不能延长肌松作用时间,但与非极化型肌松药如筒箭毒碱合用能增强效果。可与镇痛药合用,但本身无镇痛作用,只能起辅助的镇静作用。可与吸入麻醉药如氟烷、三氯乙烯、N_2O合用,但不能与甲氧氟烷合用,因可引起明显的窦性心动过速。与阿托品合用能消除麻醉过程中偶尔出现的兴奋状态。

(八)禁忌证与注意事项

甾族静脉麻醉药的不良反应少且比较轻微,对呼吸、循环系统的影响均较小,临床使用时应注意询问患者过敏史,如对甾族静脉麻醉药过敏则禁用此类药物。甾族静脉麻醉药具有注射疼痛,肢体不自主运动和发热、白细胞升高等不良反应,在癫痫、智力低下无法配合的患者以及感染患者均应了解患者术前的详细情况后谨慎使用,以免在术后出现对患者基本情况的误判。

(何 龙 李治松)

参考文献 ——————————

[1] O'FLANAGAN P M, MCGUINNESS O L, et al. Hydroxydione in psychiatric interviews. Lancet, 1958, 1(7013): 196–197.

[2] GYERMEK L. Pregnanolone: a highly potent, naturally occurring hypnotic–anesthetic agent. Proc Soc Exp Biol Med, 1967, 125(4): 1058–1062.

[3] MATHER L E, SEOW L T, GOURLAY G K, et al. Minaxolone, clinical effects and pharmacokinetics: Subanaesthetic infusion regimen. Anaesthesia, 1981, 36(6): 586–591.

[4] MATHER L E, GOURLAY G K, PARKIN K S, et al. Pharmacodynamics of minaxolone, a new steroidal anesthetic. J Pharmacol Exp Ther, 1981, 217(2): 481–488.

[5] DUNN G L, MORISON D, MCCHESNEY J, et al. The pharmacokinetics and pharmacodynamics of minaxolone. J Clin Pharmacol, 1982, 22(7): 316–320.

[6] TOWLER C M, GARRETT R T, SEAR J W. Althesin infusions for maintenance of anaesthesia. Anaesthesia, 1982, 37(4): 428–439.

[7] SEAR J W. Steroid anesthetics: old compounds, new drugs. J Clin Anesth, 1996, 8(Suppl 3): 91–98.

[8] SWERDLOW M. Studies with Althesin—a new steroid anaesthetic. Postgrad Med J, 1972, 48(Suppl 2): 105–108.

[8] FORDHAM R M, AWDRY P N , PATERSON G M, et al. The suitability of Althesin for use as an induction agent in intra–ocular surgery. Postgrad Med J, 1972, 48 (Suppl 2): 129–130.

第三十七章　苯二氮䓬类

（一）简史

苯二氮䓬类是发展较为迅速的一类镇静催眠药。1955 年, Sternbach 首次合成氯氮䓬（chlordiazepoxide, 商品名为利眠宁, Librium）, 后由于药理作用不佳而被临床弃用。此后的 1957 年, Sternbach 合成另一种后来在临床广泛应用的苯二氮䓬类药物——地西泮（diazepam, 即安定）, 1965 年首次报道地西泮用于静脉麻醉诱导。1961 年, Bell 合成奥沙西泮（oxazepam, 商品名为舒宁）, 实际上也是地西泮在体内的代谢物。1971 年, 药学家通过对奥沙西泮的结构进行改造, 合成了一种强效的苯二氮䓬类药物——劳拉西泮（lorazepam, 商品名为 Ativan, 又名氯羟安定或氯羟二氮）。1976 年, Fryer 和 Walsers 合成了苯二氮䓬类药物发展史上具有里程碑意义的药物——咪达唑仑 [midazolam, 商品名为速眠安（hypnovel）; 又名咪唑安定或咪唑二氮䓬]。咪达唑仑是临床应用的唯一的水溶性苯二氮䓬类, 同时也是第一个能作为主要麻醉药, 而非辅助药而用于临床麻醉的苯二氮䓬类。化学家通过对苯二氮䓬类结构的改造和修饰, 相继合成了硝西泮、氟硝西泮和替马西泮。苯二氮䓬类的化学结构很相似, 作用也基本相同, 但是存在药物效力的差别。值得提及的是麻醉医师对苯二氮䓬类很多特性的发现也起了非常重要的作用, 特别是苯二氮䓬类药物受体的发现及受体的分布, 这些成果促成了苯二氮䓬类受体拮抗剂的发现及临床应用。

（二）理化性质

临床常用的苯二氮䓬类受体激动药主要有 3 种: 地西泮、劳拉西泮和咪达唑仑, 其化学结构式见图 37-1, 这些药物的分子量相对较小, 而且在生理 pH 下为脂溶性。由于高脂溶性, 因此能够在中枢神经系统快速发挥作用, 同时也决定了其有较大的分布容积。见表 37-1。

表 37-1　3 种常用苯二氮䓬类药物的理化性质比较

	地西泮	劳拉西泮	咪达唑仑
分子量（D）	284.7	321.2	362
pK_a	3.3（20）	11.5（20）	6.2（20）
水溶性	可溶	几乎不溶	可溶
脂溶性	高度可溶	可溶	高度可溶

（三）体内过程

苯二氮䓬类的脂溶性高, 容易透过机体的

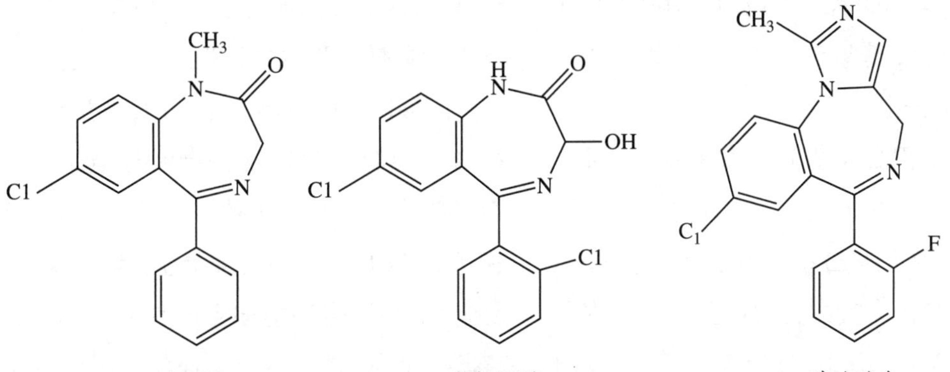

图37-1　临床麻醉中使用的3种苯二氮䓬类药物的化学结构式

地西泮　　　　　劳拉西泮　　　　　咪达唑仑

各种屏障。口服吸收迅速而完全,一般1~2小时达血药浓度峰值。除咪达唑仑外,生物利用度都在80%以上。与血浆蛋白的结合率都较高。苯二氮䓬类容易透过胎盘,胎儿的血药浓度甚至超过母体。

苯二氮䓬类在体内的生物转化主要在肝脏进行,主要途径有肝微粒体氧化和葡糖醛酸结合。这2条代谢途径具有显著性差异,因为氧化反应易受外界条件的影响,包括某特定人群(如老年人群)、疾病状态(如肝硬化)或合用其他干扰机体氧化过程的药物(如西咪替丁),而结合反应对上述因素相对不敏感。咪达唑仑和地西泮通过肝脏氧化还原反应或是 I 相反应而分解,而咪达唑仑的咪唑环较其他苯二氮䓬类的亚甲基氧化更迅速,这是肝脏清除咪达唑仑速率快于地西泮的主要原因。而劳拉西泮则较少受到酶诱导作用或细胞色素P450、I 相代谢酶的影响。西咪替丁通过抑制氧化酶而使得地西泮的体内清除率降低,但对劳拉西泮却没有这种作用。衰老降低地西泮的清除过程,而吸烟则会增加其清除过程。

苯二氮䓬类代谢物也是其药理作用需要考虑的方面。地西泮在体内形成2种活性代谢物——奥沙西泮和去甲地西泮,两者会延长地西泮的药理作用。咪达唑仑在体内转化生成羟基咪达唑仑,其也具有活性,因此咪达唑仑长期使用可能产生药物蓄积。劳拉西泮具有5种代谢物,主要与葡糖醛酸结合形成无活性的水溶性物质经肾脏排出。

根据代谢和血浆清除速率的快慢,苯二氮䓬类可分为短效(咪达唑仑)、中效(劳拉西泮)和长效(地西泮)3类。苯二氮䓬类的血浆清除曲线符合二室或三室模型。苯二氮䓬类的蛋白结合率及分布容积大致相同,但是清除率却差别显著。咪达唑仑的清除率范围为6~11ml/(kg·min),而劳拉西泮的清除率范围为0.8~1.8ml/(kg·min),地西泮的清除率范围为0.2~0.5ml/(kg·min)。由于清除率的不同,苯二氮䓬类的血浆清除曲线也存在一定的差异。虽然苯二氮䓬类的终效应取决于药物由中枢神经系统向外周组织的重分布,但是长期重复使用或较长时间持续输注,咪达唑仑的血浆药物浓度下降较其他苯二氮䓬类迅速,主要是由于咪达唑仑有更大的肝脏清除率。

影响苯二氮䓬类药代动力学的因素有以下几种。①年龄:分布容积随年龄增长而增加,消除半衰期也延长;②肥胖:分布容积增加,消除率不变,药物返回血浆的过程减慢导致清除半衰期延长;③疾病:肝功能障碍者由于肝生物转化能力降低,其消除半衰期延长;④伍用药物:西咪替丁可延缓除咪达唑仑以外的其他药物的生物转化,从而延长其清除半衰期。

(四)作用机制

苯二氮䓬类具有镇静、催眠、遗忘、抗焦虑、抗痉挛和中枢性肌肉松弛作用。苯二氮䓬类不同的化学结构特征决定其药效学的差异,同时也是理化性质、药代动力学差异的基础。结构的差异同样也导致其与受体亲和力的不同,由大到小为劳拉西泮>咪达唑仑>地西泮,咪达唑仑为地西泮的3~6倍,劳拉西泮为地西泮的5~10倍。苯二氮䓬类通过占领苯二氮䓬受体(BZ受体)调节脑中主要的抑制性神经递质 γ-氨基丁酸(GABA)而产生作用,主要作用部位在脑干网状结构和大脑边缘系统(包括杏仁核、海马等)。脑内有2类神经元可影响情绪反应,并互相制约;去甲肾上腺素能神经元增加焦虑反应,而5-羟色胺能神经元则抑制之。苯二氮䓬类药可增加脑内的5-羟色胺水平,并增强另一种抑制性递质GABA的作用。GABA则可抑制去甲肾上腺素能神经元的作用。

1977 年丹麦学者 Squires 和 Braestrup 以及瑞士学者 Moehler 和 Okada 几乎同时发现动物脑内存在 BZ 受体，以后在人体也证明其存在。BZ 受体分布于整个中枢神经系统，而且在其他组织（如肾、肝、肺）中也存在。在中枢神经系统中分布最密的是额叶和枕叶皮质、海马和小脑皮质，其次是纹状体、苍白球、下丘脑等；延髓、脊髓等部位也有少量存在。BZ 受体位于神经元突触膜上，与 GABA 受体相邻，偶合于共同的氯离子通道，成为 GABA 受体 – 氯离子通道复合体的组成部分。在 BZ 受体水平存在着 GABA 调控蛋白，它能阻止 GABA 与其受体结合；而苯二氮䓬类与 BZ 受体结合时就阻止 GABA 调控蛋白发生作用，从而增强 GABA 与其受体的结合，促使氯离子通道开放，大量氯离子进入细胞内，形成超极化，由此产生苯二氮䓬类的一系列作用。边缘系统的受体与苯二氮䓬类的结合可能是产生抗焦虑作用的主要机制；大脑皮质的受体与其抗惊厥作用有关，而脊髓的受体则与其肌松作用有关。研究还表明，苯二氮䓬类的作用还与 BZ 受体被占领的量有关；20% 的 BZ 受体被占领产生抗焦虑效应，30%~50% 被占领产生镇静效应，> 60% 被占领产生催眠效应。

1. 中枢神经系统 苯二氮䓬类都具有抗焦虑、镇静、遗忘、肌松和抗惊厥作用，只是强度不同。这类药产生的遗忘是顺行性遗忘，对用药后 30 分钟至数小时内经历的事情失去记忆。其肌松作用是由于抑制脊髓内的多突触通路而使肌张力降低，并不能达到神经肌肉阻滞产生的肌松程度。其抗惊厥作用不同于巴比妥类，用药后迅速产生，对各类惊厥状态都有效，但强度不如巴比妥类，且长时间应用后此作用消失。

2. 心血管系统 苯二氮䓬类可使血压轻度下降，一般下降 10%~15%。血压下降程度不仅取决于药物剂量和应用途径，而且还取决于机体原来的状态，原来血压高和处于焦虑状态者下降幅度大。血压下降主要是由于中枢抑制而致血管扩张，也可能与小动脉平滑肌的直接作用有关。对心肌收缩力无影响，心率轻度增加，一般增加 8%~10%。由于心脏前后负荷都下降，对心排血量无明显影响，心肌耗氧量则下降，对心功能不足和冠心病患者是有利的。但调节心率的压力反射也受到抑制，而使心脏的代偿机制被削弱。对于低血容量、一般情况不良或心力衰竭患者其降低血压的作用更为显著，而且与剂量相关，需慎用。

3. 呼吸系统 苯二氮䓬类对呼吸中枢有轻度的抑制作用，且呈剂量依赖性，表现为潮气量下降、呼吸频率增快。口服一般剂量时对呼吸的抑制不明显，静脉注射速度较快时可发生一过性呼吸暂停。

（五）临床应用

苯二氮䓬类药物由于毒性小、临床用途多，已逐渐替代巴比妥类药，成为当前临床应用最广的镇静安定药。临床上这类药物主要用于下列情况：①消除焦虑，治疗失眠。苯二氮䓬类药物治疗失眠症能够延长总睡眠时间、缩短睡眠潜伏期，但慢波睡眠和快动眼睡眠也随之减少，故未能真正改善睡眠质量。②大剂量非胃肠给药能减轻脑瘫患者的肌痉挛和手足徐动症，控制癫痫持续状态、破伤风和其他癫痫发作的反复惊厥。③治疗酒精和巴比妥类药所致的戒断综合征。④临床麻醉中作为麻醉前用药，可消除焦虑、产生遗忘、降低代谢、预防局麻药的毒性反应；作为麻醉辅助用药，可使患者产生镇静、遗忘，预防局麻药的毒性反应；作为复合全麻的组成部分，可增强全麻药的作用、减少全麻药的用量,并防止某些麻醉药的不良反应。

目前被 FDA 批准用于失眠症治疗的苯二氮䓬类药物有艾司唑仑、三唑仑、盐酸氟西泮、夸西泮和替马西泮;几乎所有苯二氮䓬类药物均可用于抗焦虑治疗;氯硝西泮、地西泮和劳拉西泮可用于癫痫的治疗;氯氮䓬、地西泮和奥沙西泮可用于酒精戒断治疗;咪达唑仑可用于儿童患者镇静治疗。

(六)不良反应与禁忌证

苯二氮䓬类药是相当安全的药物,特别是与巴比妥类药相比,其安全范围很大。该类药物无变态反应,也不抑制肾上腺功能。由于该类药物的半衰期都较长,代谢产物又具有药理活性,长期服用易产生蓄积作用,即使停药后仍有嗜睡、肌无力、动作不协调等表现。

苯二氮䓬类药使用过程中需要注意以下不良反应:①嗜睡、乏力;②头晕、共济失调、构音困难;③健忘、意识模糊;④过度兴奋、神经质表现;⑤长期使用可引起依赖、耐受及撤药反应,长期治疗后如停用易致反跳性失眠,此时需要鉴别是复发症状还是撤药反应;⑥如果为注射剂剂型,需要注意注射部位的疼痛;⑦罕见不良反应有幻觉、狂躁、低血压、多涎和口干;⑧危及生命或危险的不良反应有呼吸抑制、肝功能异常、肾功能异常及血压异常。

禁忌与慎用:①婴儿、青光眼、重症肌无力患者、分娩前或分娩时产妇禁用;②年老体弱者慎用。

(七)常用药物

1.地西泮　地西泮(diazepam)又名安定或苯甲二氮䓬,合成于 1959 年,商品名为 Valium,化学名称为 1-甲基 -5-苯基 -7-氯 -1,3-二氢 -2H-1,4-苯并二氮杂䓬 -2-酮。

(1)理化性质:地西泮为微白色结晶性粉末,基本上不溶于水。临床上所用的制剂为溶于有机溶剂(主要为丙二醇、乙醇、苯甲酸等)的黏稠溶液,其 pH 为 6.4~6.9。此制剂与水和生理盐水相混可生成白色雾状物,在稀释的溶液中不久即消散,一般不影响其药效,但最好不与其他药物相混。由于刺激性较强,肌内或静脉注射可引起疼痛,以选用较粗的静脉或稀释后注射为宜。

(2)体内过程:地西泮口服后吸收完全而迅速,30~60 分钟血药浓度达峰值。肌内注射后吸收缓慢且不完全,其血药浓度峰值不及静脉注射后的 20%,仅为口服后的 60%。临床效应以静脉注射后最强,口服后次之,肌内注射后最差,因此给药途径尽可能采用口服或静脉注射。如果用肌内注射途径,必须注射到深部肌肉,防止注射过浅到脂肪组织而影响吸收;注射于三角肌部位较其他部位更易吸收。由于脂溶性高,吸收后迅速透过血脑屏障而进入中枢神经系统,但很快再分布到其他组织,故作用出现快、消失也快。地西泮与血浆蛋白的结合率为 90%~98%,其表观分布容积为 0.7~2.6L/kg。地西泮的消除半衰期为 20~40 小时,只有不到 1% 以原型从尿排出,其余几乎全部在肝脏进行生物转化。首先脱去甲基后成为去甲地西泮(desmethyldiazepam),再加羟基后成为奥沙西泮(oxazepam),后者与葡糖醛酸结合后由尿排出。去甲地西泮和奥沙西泮都有类似于地西泮的药理活性作用,而且其半衰期长,前者为 60~95 小时,后者为 9~21 小时,因此反复用药后可引起蓄积作用。随着年龄的增长,其表观分布容积增加,消除半衰期延长,80 岁时长达 90 小时。因此老年人使用地西泮时剂量宜酌减,用药间隔应相应地延长。此药可透过胎盘,胎儿的血药浓度可较母体高40%,因此待产妇不宜用此药。

（3）作用机制

1）中枢神经系统:地西泮具有抗焦虑、肌松、遗忘和抗惊厥作用。其抗焦虑作用是通过对边缘系统的海马和杏仁核的选择性抑制作用产生的,肌松作用则是通过抑制脑干网状结构和脊髓内的多突触通路产生的。所产生的遗忘是顺行性遗忘,即对用药后30分钟至数小时内经历的事情失去记忆。对人体的作用依其剂量大小和用药途径而异。小剂量口服只产生抗焦虑作用,不影响意识;大剂量静脉注射则产生嗜睡,甚至意识消失。与哌替啶等药物合用时有显著的遗忘作用。地西泮本身无全麻作用,但可增强其他全麻药的效力。静脉注射地西泮0.2mg/kg可使氟烷的MAC从0.73%降至0.48%,但再加大地西泮的剂量并不能使MAC进一步下降。

2）呼吸系统:临床剂量的地西泮对呼吸没有多大影响。但剂量较大,尤其经静脉注射时,对呼吸有一定的抑制作用,使$PaCO_2$轻度增加,甚至可产生一过性呼吸暂停。对慢性阻塞性肺疾病患者,此种呼吸抑制作用尤为显著。

3）心血管系统:静脉注射临床剂量的地西泮0.2mg/kg对心血管系统的影响轻微,血压可稍下降,心排血量无明显变化。偶可引起一过性心动过缓和低血压,可能与溶剂中的丙二醇有关。静脉注射地西泮可扩张冠状动脉,增加冠状动脉血流量,可能与其局部作用有关。

（4）临床应用:地西泮口服5~10mg,常作为麻醉前用药,以产生镇静和消除焦虑作用;此外,还有助于预防局麻药中毒,减少琥珀胆碱所致的血清钾升高和术后肌肉疼痛等不良反应。心律转复和局麻下施行内镜检查之前静脉注射地西泮10~20mg,可使患者消除紧张、产生肌肉松弛,还可使患者对操作过程失去记忆。

静脉注射地西泮用于全麻诱导,对心血管的影响轻微,但起效慢,效果不确实,现已被咪达唑仑取代。

地西泮可作为复合全麻的组成部分。地西泮与喷他佐辛并用,组成所谓的改良的神经安定麻醉,既往在日本较常用。地西泮与氯胺酮并用,可减少氯胺酮的用量,减轻氯胺酮的高血压反应和精神运动性反应。

临床上地西泮常用于控制肌痉挛和抽搐,如破伤风、癫痫发作、局麻药中毒等。

（5）不良反应:地西泮的毒性很小,一般不产生不良反应。有人报道用通常剂量的100倍仍能恢复如常,无后遗症。连续用药时常见的副反应为嗜睡、眩晕、疲劳感、共济失调等。长期用药可产生耐药性,但很少产生依赖性。如果产生依赖性,停药后可出现戒断症状,表现为焦虑、失眠、震颤等。静脉注射速度过快或剂量较大时可引起血压下降、呼吸暂停等不良反应,应予以警惕。剂量偏大时偶尔可引起躁动、谵妄、兴奋等反常的反应,可能与增强中枢神经系统内的多巴胺能系统作用或抑制胆碱能系统作用有关,用毒扁豆碱可消除此种不良反应。经小静脉注射地西泮可引起注药部位疼痛,局部静脉炎的发生率较高,因此应选用较粗大的静脉。

（6）与其他药物的相互作用:①与中枢神经抑制药合用可增加呼吸抑制作用;②与易成瘾和其他可能成瘾药合用时,成瘾的危险性增加;③与酒及全麻药、可乐定、镇痛药、吩噻嗪类、A型单胺氧化酶抑制剂和三环类抗抑郁药合用时可彼此增效,应调整用量;④与抗高血压药和利尿降压药合用可使降压作用增强;⑤与西咪替丁、普奈洛尔合用可使本品的清除减慢,血浆半衰期延长;⑥与扑米酮合用由于减慢后者的代谢,需调整扑米酮的用量;⑦与左旋多巴合用时可降低后者的疗效;⑧与利福平合用可增加本品的消除,使血药浓度降低;⑨异烟肼抑制本品的消除,致血药浓度增高;⑩与地高辛合用可增加地高辛的血药浓度而致中毒。

（7）禁忌证与注意事项:①孕妇、新生儿禁用或慎用;②对苯二氮䓬类药物过敏者可能对本品也过敏;③肝、肾功能损害者能延长本品的清除半衰期;④癫痫患者突然停药可引起癫痫持续状态;⑤严重的精神抑郁可使病情加重,甚至产生自杀倾向,应采取预防措施;⑥避免长期大量使用而成瘾,如长期使用应逐渐减量,不宜骤停;⑦对本类药耐受量小的患者初用量宜小,逐渐增加剂量。

2.咪达唑仑　咪达唑仑(midazolam)又名咪唑安定或咪唑二氮䓬,商品名为速眠安(Hypnovel 或 Dormicum),合成于 1979 年,是当前临床应用的唯一的水溶性苯二氮䓬类药,化学名称为 1- 甲基 -8- 氯 -6-（2- 氟苯基)-4H- 咪唑并 [1,5-a][1,4] 苯并二氮杂䓬。

（1）理化性质:咪达唑仑为亲脂性物质,微溶于水。其化学结构的特点是具有融合的咪唑环,在 2 位上有碱性氮,在 pH < 4 的酸性溶液中可形成稳定的水溶性盐。临床所用的制剂为其盐酸盐或马来酸盐, pH 为 3.3。在体内生理性 pH 条件下其亲脂性碱基释出,可迅速透过血脑屏障。其制剂可溶于生理盐水、5% 葡萄糖溶液或乳酸盐林格液,供静脉输注。可与盐酸吗啡等酸性药物相混,但不能与硫喷妥钠等碱性药物相混。由于其水溶性的特点,不需用有机溶媒,故肌内注射后容易吸收,用于静脉注射对局部的刺激作用轻微。

（2）体内过程:咪达唑仑由于脂溶性高,口服后吸收迅速,0.5~1 小时血药浓度达峰值。但由于通过肝脏的首过消除大,生物利用度仅40%~50%,故口服剂量需增大到静脉注射剂

量的 2 倍才能获得相同的效果。单次静脉注射后分布半衰期为(0.31 ± 0.24) 小时,相当于地西泮的 1/2；消除半衰期(2.4 ± 0.8) 小时,约为地西泮的 1/10。与血浆蛋白的结合率高达(94 ± 1.9)%,稳态分布容积为(0.68 ± 0.15) L/kg。血液总清除率为(502 ± 105)ml/min,相当于正常肝血流量的 1/3,故清除受肝灌注的影响。此药静脉输注的药代动力学与单次静脉注射相似,停止输注后血药浓度迅速下降,未发现蓄积现象,表明此药可用于持续静脉输注以维持麻醉。肌内注射后吸收迅速且基本完全,注药后 30 分钟血药浓度达峰值,生物利用度为 91%。儿童直肠注入后吸收迅速,(16 ± 7) 分钟血药浓度达峰值。但由于经痔上静脉吸收后进入门静脉,通过肝脏的首过消除也较大,生物利用度不到 60%,故直肠注入的剂量也应相当于静脉注射剂量的 2 倍。此药也可透过胎盘,但透过的量较地西泮少。此药作用短暂,除与其再分布有关外,主要与其生物转化迅速有关,咪唑环上 1 位的甲基使之易于氧化,故代谢迅速。其主要代谢途径是通过肝微粒体酶的氧化机制使其羟化,产生的代谢物为 1- 羟基咪达唑仑、小量 4- 羟基咪达唑仑,以及极小量的 1,4- 二羟基咪达唑仑。这些代谢物与葡糖醛酸结合后由尿中排出,12 小时的排出量占注入量的 35%~43%,24 小时占 90%。以原型从尿中排出的不到 0.5%,2%~4% 从粪便中排出。其代谢物 1- 羟基咪达唑仑也有药理活性,但由于其消除半衰期短(0.7 小时)和清除率高(1 000ml/min),故并不延长其作用持续时间。

（3）作用机制:咪达唑仑具有苯二氮䓬类所共有的抗焦虑、催眠、抗惊厥、肌松和顺行性遗忘等作用。对 BZ 受体的亲和力约为地西泮的 2 倍,故其效价为地西泮的 1.5~2 倍。根据剂量不同,可产生自抗焦虑至意识消失的不

同程度的效应。但临床观察表明,个体差异较大,可能与血浆蛋白浓度、表观分布容积以及是否用术前药等因素有关。此药本身无镇痛作用,但可增强其他麻醉药的镇痛作用,剂量达0.6mg/kg 时使氟烷的 MAC 降低约 30%。可使脑血流量和颅内压轻度下降,而对脑代谢无影响。咪达唑仑有一定的呼吸抑制作用,其程度与剂量相关。静脉注射小剂量(0.075mg/kg)不影响对 CO_2 的通气反应;静脉注射 0.15mg/kg 对每分钟通气量的影响与地西泮 0.3mg/kg 相似。静脉诱导时呼吸暂停的发生率低于等效剂量的硫喷妥钠,呼吸暂停持续时间约 30 秒。对慢性阻塞性肺疾病患者引起的呼吸抑制持续时间较正常人更长,对 CO_2 通气反应恢复的时间较正常人延长 1 倍。此药对正常人的心血管系统影响轻微,表现为心率轻度增快、体循环血管阻力和平均动脉压轻度下降,以及左室充盈压和每搏量轻度下降,但对心肌收缩力无影响。此药无组胺释放作用,不抑制肾上腺皮质功能。

（4）临床应用:咪达唑仑由于具有水溶性和消除半衰期短的特点,临床麻醉中应用较广,是目前应用最广的苯二氮䓬类药,主要用于下列情况。

1）麻醉前用药:经口服、肌内或静脉注射都有效,效果优于地西泮。肌内注射的剂量为5~10mg,注射后 10~15 分钟产生镇静效应,经30~45 分钟产生最大效应,对呼吸和循环无明显影响。口服剂量须加倍。对小儿可用直肠注入,剂量为 0.3mg/kg。

2）全麻诱导和维持:静脉注射咪达唑仑作全麻诱导,效果优于地西泮,而稍逊于硫喷妥钠,主要适用于不宜用硫喷妥钠的重危患者。剂量为 0.1~0.4mg/kg,依年龄、体格情况和是否用术前药而定。用于静脉复合或静脉－吸入复合全麻的维持,可采取分次静脉注射或持续

静脉输注的方法,并与其他有镇痛效能的药物（芬太尼、氯胺酮等）合用,或同时吸入恩氟烷、异氟烷等全麻药。可适用于各类手术,尤其适用于心血管手术、颅脑手术以及需全麻的门诊小手术。

3）局麻和部位麻醉时作为辅助用药:可产生镇静、松弛、遗忘作用,并可提高局麻药的惊厥阈值,其效果优于地西泮。特别适用于消化道内镜检查、心导管检查、心血管造影、脑血管造影、心律转复等诊断性和治疗性操作。一般剂量为 0.1~0.15mg/kg。

4）ICU 患者镇静:对于需用机械通气支持的患者,可用此药使患者保持镇静,控制躁动。即使用于心脏手术后的患者,对血流动力的影响也很小。

（5）不良反应:较常见的不良反应为嗜睡、镇静过度、头痛、幻觉、共济失调、呃逆和喉痉挛。静脉注射还可发生呼吸抑制及血压下降,极少数可发生呼吸暂停、停止或心搏骤停。有时可发生血栓性静脉炎,直肠给药时一些患者可有欣快感。

（6）与其他药物的相互作用:咪达唑仑可增强催眠药、镇静药、抗焦虑药、抗抑郁药、抗癫痫药、麻醉药和镇静性抗组胺药的中枢抑制作用。一些肝药酶抑制剂,特别是细胞色素 P4503A 抑制剂可影响咪达唑仑的药代动力学,使其镇静作用延长。乙醇可增强咪达唑仑的镇静作用。

（7）禁忌证与注意事项:①对苯二氮䓬过敏的患者及重症肌无力、精神分裂症、严重抑郁状态患者禁用。②肌内注射后可导致局部硬结、疼痛;静脉注射后有静脉触痛。③用作全麻诱导术后常有较长时间的再睡眠现象,应注意保持患者气道通畅。④本品不能用 6% 葡聚糖注射液或碱性注射液稀释或混合。⑤长期用作镇

静后,患者可发生精神运动障碍,亦可出现肌肉颤动、躯体不能控制的运动或跳动、罕见的兴奋、不能安静等,故不适于精神分裂症或严重抑郁症患者的失眠。服药12小时内不得驾车或操作机器。慢性阻塞性肺疾病者由于呼吸抑制,可出现严重的肺功能不足。⑥重症肌无力和其他神经肌肉接头病、肌营养不良症、肌强直等使用本品可加重症状,应慎用。⑦对于慢性肾衰竭患者,咪达唑仑的峰浓度比正常人增高,诱导麻醉发生更快,而且恢复延长。⑧可增强中枢神经抑制药的作用,与乙醇合用也可增强作用,故用本品前后的12小时内不得饮用含乙醇的饮料。

3. 其他苯二氮䓬类

(1)劳拉西泮(lorazepam):又名氯羟安定或氯羟二氮,商品名为Ativan,化学名称为7-氯-5-(2-氯苯基)-1,3二氢-3-羟-2H-1,4-苯并二氮杂䓬-2-酮。

劳拉西泮不溶于水,临床所用的注射剂为溶于聚乙二醇和丙二醇的溶液。

劳拉西泮具有强效的镇静、催眠、抗焦虑作用,其效能约为地西泮的5倍;同时也具有较强的顺行性遗忘作用,静脉注射5mg产生的遗忘作用持续达24小时。此药也具有中枢性肌肉松弛作用和增强其他中枢神经抑制药的作用,对心血管系统无明显影响,对呼吸系统的抑制作用轻微。

口服吸收迅速,2~4小时血药浓度达峰值。血浆蛋白结合率约为85%,肌内注射后吸收较地西泮迅速和完全。但由于其脂溶性较地西泮低,透过血脑屏障较慢,故无论口服或肌内注射,需45~60分钟才能出现药物最大效应。此药的体内分布不如地西泮广泛,故有效血药浓度维持较持久。

劳拉西泮的临床应用范围与地西泮相似,

由于其抗焦虑和遗忘作用较地西泮强而且呼吸抑制作用轻微,临床一般口服1~5mg作为麻醉前用药,其效果优于地西泮。氯胺酮麻醉时将此药作为麻醉前用药,有助于消除或减轻苏醒期患者的精神运动反应。

由于此药的作用持续时间长,对于手术时间短而且需要术后迅速苏醒的手术患者,不宜作为麻醉前用药。

(2)奥沙西泮(oxazepam):又名去甲羟安定,商品名为舒宁(Serax),于1965年合成,实际是地西泮的体内代谢物。此药的作用基本与地西泮相同,只是效力稍弱,15mg奥沙拉唑相当于地西泮5mg。口服后吸收较慢,一般4小时内血药浓度达到峰值,口服生物利用度为50%~70%,与血浆蛋白的结合率约为86%。其消除半衰期为9~21小时,代谢方式为与葡糖醛酸结合形成无活性的代谢物后随尿排出。

此药没有注射制剂,只能口服。主要用于抗焦虑,由于对自主神经系统的作用较为显著,故对胃肠道、心血管、呼吸系统不适引起的焦虑症状有较好的效果。临床麻醉中较少应用。

(3)氟硝西泮(flunitrazepam):又名氟硝安定或氟硝二氮,商品名为Rohypnol,化学名称为7-硝基-1,3二氢-1-甲基-5-(2-氟苯基)-2H-1,4-苯并二氮杂䓬-2-酮。

氟硝西泮为黄色结晶,不溶于水,易溶于乙醇。临床所使用的为溶于有机溶剂的制剂,每毫升含氟硝西泮1mg,肌内或静脉注射使用。

氟硝西泮的作用与地西泮相似,但效价更强,同样具有催眠、解痉、肌肉松弛和抗惊厥作用。对小鼠的催眠效力约为地西泮的1 000倍、戊巴比妥的15 000倍,对人的催眠效力约为地西泮的10倍。静脉注射氟硝西泮2mg,2分钟内即产生完全睡眠,持续时间约2.5小时,并伴有长时间的遗忘作用。氟硝西泮本身无镇痛作用，但能够增强镇痛药物的效应。其毒性较地西泮小，安全界限为地西泮的4倍。

氟硝西泮对心血管系统的抑制作用轻，用药即刻伴有血压的轻微下降，10分钟内趋于稳定，对心率无明显影响；对呼吸有轻度的抑制作用，与静脉注射速度相关。此药有降低颅内压的作用，静脉注射后1分钟脑脊液压力即显著下降，至3分钟将至最低值，平均下降约30%。与地西泮降低食管下段括约肌张力不同，氟硝西泮增加食管下段括约肌张力，有助于防止胃反流。

氟硝西泮口服吸收迅速完全，约30分钟即达到催眠作用的血药浓度（6~8μg/L），1~1.5小时达峰值。与血浆蛋白的结合率约为80%。分布半衰期为（3.0±0.8）小时，消除半衰期为（21.5±1.7）小时。药物几乎全部（98%）于肝内通过氧化还原、去甲基、羟基化代谢，2%以原型从尿液中排出。

氟硝西泮的临床应用与地西泮相同，可用于消除焦虑、治疗失眠、控制痉挛等。此药的效力强且副反应少，已被临床麻醉所采用，主要用于长时间手术时复合全麻的组成部分。氟硝西泮与氯胺酮复合，可消除氯胺酮引起的精神运动反应。

4. 苯二氮䓬类拮抗剂——氟马西尼

（1）简史：氟马西尼（flumazenil）合成于1979年10月，是当前应用于临床的第一个特异性苯二氮䓬类拮抗剂。氟马西尼在应用于临床前的药理实验表明它与苯二氮䓬类受体的亲和力大、特异性高、内在活性低。氟马西尼同激动剂一样也占领苯二氮䓬受体，与受体的相互作用呈血药浓度依赖性。由于氟马西尼是苯二氮䓬类受体的竞争性拮抗剂，所以其拮抗作用是可逆性的、可竞争的。

（2）理化性质：氟马西尼为咪唑苯二氮䓬衍生物，其化学结构与咪达唑仑及其他经典的苯二氮䓬类药相似，与后者的主要区别是其苯基被羧基取代。本品为无色结晶状粉末，解离常数为1.7，水溶性较弱，但可配制成水溶液。临床上所用制剂的商品名为安易醒（Anexate），其配方为：氟马西尼1.0mg，依地酸钠1.0mg，氯化钠93mg，乙酸1.0mg，氢氧化钠（1mol/L）适量至pH=4，注射用水加至10ml。此制剂可溶于生理盐水或5%葡萄糖溶液，在室温下可保持稳定24小时。

（3）体内过程：氟马西尼口服后容易吸收，口服后20~90分钟血浆浓度达峰值，但由于在肝脏内首过代谢显著，生物利用度为16%。静脉注射后5分钟血浆浓度达峰值。与血浆蛋白的结合率为40%~50%，表观分布容积为1.02~1.2L/kg，总血浆清除率为13~16ml/（kg·min）。消除半衰期为48~70分钟，显著短于常用的苯二氮䓬类药，故单次注射后拮抗作用一旦消失，又可重现苯二氮䓬类的作用。为了维持长时间的血药浓度，需反复给药或持续输注。此药在肝脏内经受广泛的生物转化，仅0.12%在静脉注射后12小时以原型从尿中排出。其代谢物的性质尚未完全确定，目前认定的代谢产物有3种：N-去甲基氟马西尼、N-去甲基氟马西尼酸和氟马西尼酸。

（4）作用机制：氟马西尼对BZ受体有很强的亲和力，通过对BZ受体的竞争，拮抗苯二氮䓬类药的中枢作用。对人静脉注射11C标记的氟马西尼后以正电子发射体层扫描观察表明，放射性浓度最高的部位在枕叶内侧，其次为小脑、额叶、丘脑和脑桥，而这些都是BZ受体含量丰富的部位。氟马西尼的主要药理作用是拮抗苯二氮䓬类药的所有中枢抑制效应，从抗焦虑、镇静、遗忘，直到抗惊厥、肌松和催眠。临床研究表明,氟马西尼拮抗苯二氮䓬类药的最小有效剂量为 0.007mg/kg。拮抗的程度不仅与氟马西尼的剂量有关,而且还与苯二氮䓬类药所用的剂量有关。苯二氮䓬类药严重中毒时,静脉注射氟马西尼 1mg 即足以使人苏醒,但如果尚有 20% 左右的 BZ 受体被占领,则仍维持抗焦虑作用。氟马西尼起效迅速,静脉注射后 1 分钟内即生效,拮抗效应维持时间为 90~120 分钟。最初的动物实验研究表明,氟马西尼无内在药理活性,在不用苯二氮䓬类药的条件下,既不产生苯二氮䓬类的效应,也不产生其相反的效应。进一步研究表明,此药有很弱的激动效应或相反的激动效应,但并无临床意义。

氟马西尼对呼吸和循环均无影响,静脉注射达 0.1mg/kg 对呼吸无任何影响。对苯二氮䓬类药引起的呼吸抑制有一定的拮抗作用,但拮抗不完全;对巴比妥类和麻醉性镇痛药的呼吸抑制则无拮抗作用。氟马西尼剂量逐渐增加时,对缺血性心脏病患者的心血管参数也无明显影响。氟马西尼的毒性非常小,啮齿动物能耐受的最大非致死剂量为 62.5mg/kg,而临床治疗剂量为 0.02mg/kg,因此其治疗指数相当于 3 125。静脉注射后局部无疼痛,不引起静脉炎。偶见短暂的轻度眩晕、头痛,但与剂量无关,可能与溶媒有关。

（5）临床应用:氟马西尼主要有以下 3 种用途。

1）对苯二氮䓬类药中毒的诊治:对可疑为药物中毒的昏迷患者,可用氟马西尼鉴别。如果用药后有效,基本上可肯定是苯二氮䓬类药中毒;否则可基本排除,或至少可认定苯二氮䓬类药在中毒中不起主要作用。对于肯定为苯二氮䓬类药中毒的患者,可用氟马西尼解救。采取小量分次静脉注射的方法,每次 0.1mg（或 0.003mg/kg）,1 次 /min,直至苏醒或总量达 2mg。为维持疗效,可用首次有效量的半量重复注射;也可采取静脉输注的方法（ 0.1~0.4mg/h ）。

2）麻醉后拮抗苯二氮䓬类药的残余作用:对于以苯二氮䓬类药作为复合全麻用药或部位麻醉时镇静用药的手术患者,如果手术结束后要求患者立即清醒,可用氟马西尼拮抗其残余作用。首次剂量为 0.1~0.2mg 静脉注射,以后 0.1mg/min,直至患者清醒或总量达 1mg。

3）用于 ICU 患者:对 ICU 中长时间用苯二氮䓬类药控制躁动、施行机械通气的患者,如要求恢复意识、试停机械通气,可用氟马西尼拮抗苯二氮䓬类药的作用。最近有人在动物实验的基础上试用此药治疗肝性脑病,取得初步效果。治疗有效者在开始治疗后的 1 小时即清醒,血氨在治疗后的 24 小时下降。但其疗效尚须在临床上经过广泛应用和严格的对照研究后加以验证。

（6）不良反应:有恶心、呕吐、颜面潮红,也可出现头昏、激越、精神错乱;对癫痫患者有可能引起癫痫发作;对已产生苯二氮䓬躯体依赖性的患者可能促发严重的戒断症状;对同时服用苯二氮䓬和三环类抗抑郁药的患者可能引发癫痫发作和心律失常。

（7）与其他药物的相互作用:本品可能抑制顺铂的疗效。氟马西尼可阻断经由苯二氮䓬类受体作用的非苯二氮䓬类药物如佐匹克隆和三唑并哒嗪的作用。苯二氮䓬类受体激动药的药代动力学不受氟马西尼影响,反之亦然。乙醇与氟马西尼无相互作用。

（8）禁忌证与注意事项:①对本品过敏的患者、妊娠前 3 个月的孕妇、麻醉后肌松药作用尚未消失的患者禁用;②不推荐用于长期接受苯二氮䓬类药物治疗的癫痫患者;③使用本品时,应对再次镇静、呼吸抑制及其他苯二氮䓬类反应进行监控,监控的时间根据苯二氮䓬类的用量和作用时间来确定；④不推荐用于苯二氮䓬类的依赖性治疗和长期的苯二氮䓬类戒断综合征的治疗；⑤对于1周内大剂量使用过苯二氮䓬类药物和/或较长时间使用苯二氮䓬类药物者应避免快速注射本品，否则将引起戒断症状，如兴奋、焦虑、情绪不稳、轻微混乱和感觉失真；⑥使用本品的最初24小时内应避免操作危险的机器或驾驶机动车。

（何　龙　李治松）

参考文献

[1] ASHTON C H. Benzodiazepines: How they work and how to withdraw. The Ashton Manual, 2002.

[2] HINDMARCH I. Benzodiazepines: current concepts: biological, clinical, and social perspectives. John Wiley & Sons, Inc., 1990: 1–18.

[3] COSTA M. Essential and Non-Essential Metals Metabolites with Antibiotic Activity Pharmacology of Benzodiazepines Interferon Gamma. Research Springer, 1984: 117–167.

[4] CROWELL-DAVIS S. Benzodiazepines. Veterinary psychopharmacology. John Wiley & Sons, Inc., 2006: 34–71.

[5] RADOVAN S, JOACHIM R, KERRY P, et al. Pentameric ligand-gated ion channel ELIC is activated by GABA and modulated by benzodiazepines. Proc Natl Acad Sci U S A, 2012, 109(44): E3028–3034.

[6] BABURIN I, KHOM S, TIMIN E, et al. Estimating the efficiency of benzodiazepines on GABA(A) receptors comprising gamma1 or gamma2 subunits. Br J Pharmacol, 2008, 155(3): 424–433.

[7] MARKS J. The benzodiazepines—for good or evil. Neuropsychobiology, 1983, 10(2–3): 115–126.

[8] SMITH D E. The benzodiazepines: current standards for medical practice. Springer Science & Business Media, 2012.

[9] STOELTING R K. Handbook of pharmacology & physiology in anesthetic practice. Lippincott Williams & Wilkins Philadelphia PA, 2006.

[10] ASHTON H. Guidelines for the rational use of benzodiazepines. Drugs, 1994, 48(1): 25–40.

第三十八章 吩噻嗪类

（一）概述

吩噻嗪又名硫氮杂蒽或硫化二苯胺，最早于1883年被德国化学家 Bernthsen 通过二苯胺与硫磺戊环得到。研究发现，吩噻嗪及其衍生物具有很强的药理活性和生物活性，而药物应用也是吩噻嗪类化合物最早被开发的一个领域。吩噻嗪类（phenothiazines）药物为吩噻嗪的衍生物，属强安定药，原来称为神经松弛药，因主要用于治疗精神分裂症，故近年多称其为抗精神病药。吩噻嗪类具有硫氮杂蒽母核，按侧链结构不同又可分为3类：①二甲胺类（如氯丙嗪）；②哌啶类（如硫利达嗪）；③哌嗪类（如奋乃静、氟奋乃静、三氟拉嗪）。见图38-1。

吩噻嗪类的主要作用机制是阻断中枢神经系统内的多巴胺受体，降低多巴胺能神经的功能，从而产生一系列作用。阻断中脑-边缘系统和中脑皮质系统的多巴胺受体，产生抗精神病和安定作用；阻断结节漏斗部的多巴胺受体，产生锥体外系症状。吩噻嗪类还可阻断 α 肾上腺素能受体、M 胆碱受体和 H_1 受体，分别产生降压、抗胆碱和抗组胺作用。见表38-1。

吩噻嗪类药物临床主要用于急、慢性精神分裂症，躁狂症，反应性精神病及其他重症精神病的对症治疗，可控制兴奋、攻击、幻觉、妄想、思维联想障碍及情绪冲动、木僵等症状。不适用于伴随意识障碍而产生的精神异常。其镇吐作用还可用于防治多种原因所致的呕吐，如癌症、放射病等多种疾病及药物引起的呕吐，对刺激前庭引起的晕动病呕吐无效。临床麻醉中曾广泛用于麻醉前给药和辅助用药，由于不良反应较多，特别是锥体外系反应，现临床中已很少应用。

近年来，研究发现 R_1 和 R_2 位的取代基不同会表现出不同的生物活性甚至新的生物活性。吩噻嗪类药物参与 CaM 的修饰诱导细胞

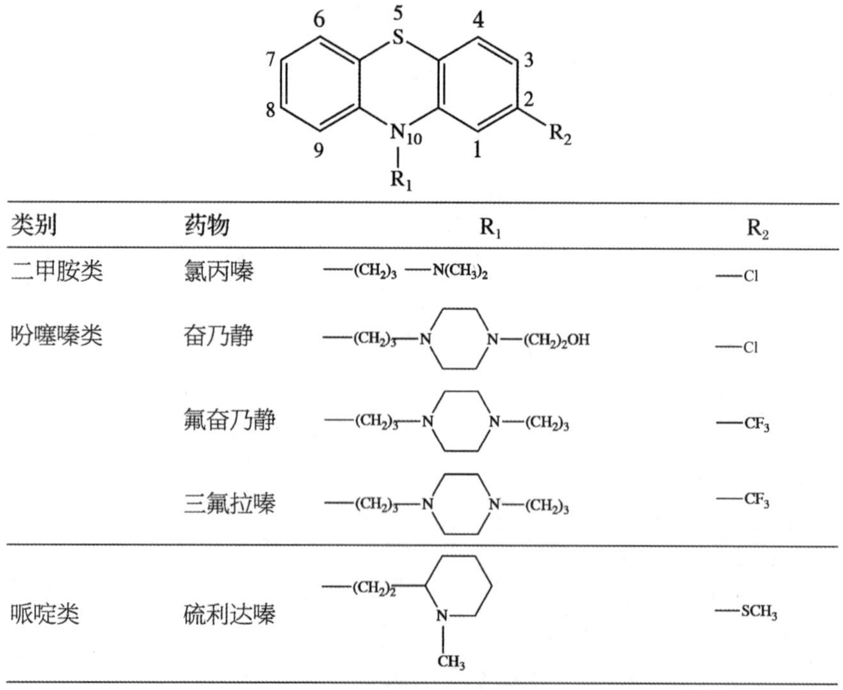

类别	药物	R_1	R_2
二甲胺类	氯丙嗪	—$(CH_2)_3$—$N(CH_3)_2$	—Cl
吩噻嗪类	奋乃静	—$(CH_2)_3$—N⌒N—$(CH_2)_2OH$	—Cl
	氟奋乃静	—$(CH_2)_3$—N⌒N—$(CH_2)_3$	—CF_3
	三氟拉嗪	—$(CH_2)_3$—N⌒N—$(CH_2)_3$	—CF_3
哌啶类	硫利达嗪	—$(CH_2)_2$—（哌啶环，N—CH_3）	—SCH_3

图38-1 常用的吩噻嗪类药物的化学结构式

表38-1 常见吩噻嗪类药物的作用比较

药名	抗精神病	镇静	镇吐	抗胆碱	降压	抗组胺	锥体外系反应
氯丙嗪	+++	+++	+++	+++	+++	+	++
乙酰丙嗪	++	+++	+++	+++	++	+	++
三氟丙嗪	+++	+++	+++	+++	+	+	+++
奋乃静	+++	++	+++	++	+	+	+++
三氟拉嗪	+++	++	+++	+	+	+	+++
异丙嗪	−	+++	+++	+	+	+++	+

凋亡和溶酶体功能紊乱、抑制 DNA 的复制，表现出抗菌、抗肿瘤、抗病毒作用。而通过 P-gp 和 MRP-1 等分子途径达到抗 MDR 作用。

吩噻嗪类的不良反应有以下几种。①一般不良反应：嗜睡、淡漠、无力（中枢抑制症状）、便秘、视力模糊、眼压升高（M 受体拮抗症状）、鼻塞、血压下降、直立性低血压及反射性心动过速（α 受体拮抗症状）等。②锥体外系反应：长期大剂量用药可引起肢体震颤、肌张力增高、运动减少、静坐不能等锥体外系症状，一般在停药后可消失，症状严重时可用抗胆碱药治疗。③神经松弛药恶性综合征（neuroleptic malignant syndrome，NMS）：有 0.5%~14% 的应用吩噻嗪的患者发生一种类似于恶性高热的综合征，首先出现血压变化、心率增快和心律失常等自主神经功能不稳定的症状；随后的 24~72 小时出现高热、意识模糊、全身骨骼肌张力增高，甚至影响呼吸运动，氨基转移酶和肌酸磷酸激酶常增高，病死率高达 20%~30%。发生此综合征的原因不明，可能与中枢多巴胺受体过度阻断所致的多巴胺神经传递功能障碍有关。与恶性高热的区别是非去极化型肌松药在本综合征中可使骨骼肌松弛。

（二）氯丙嗪

氯丙嗪（chloropromazine）的商品名为氯普马嗪、冬眠灵等，由 Charpentier 合成于 1950 年，是第一个抗精神病药，开创了药物治疗精神疾病的历史。后由 Laborit 和 Huguenard 应用于临床麻醉。近年来由于效果更好和副反应更少的新药的问世，此药已较少应用。

1. 理化性质 化学名称为 2- 氯 -10-（3- 二甲胺基丙嗪）- 吩噻嗪，化学结构式见图 38-2。临床上所用的制剂为其盐酸盐。本品为白色或乳白色结晶性粉末，极易溶于水。水溶液呈酸性，2% 溶液的 pH 为 4~4.5，不应与碱性药物相混。静脉注射可导致血栓性静脉炎，应以生理盐水或葡萄糖溶液稀释后缓慢注射。接触日光后渐变为红棕色，故应避光保存。

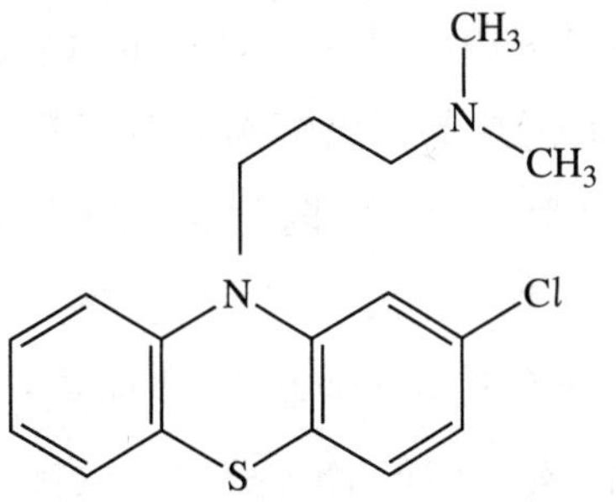

图38-2 氯丙嗪的化学结构式

2. 药动学 口服吸收慢而不规则，但透过肠壁和经过肝脏时有部分药物被代谢，以致其生物利用度较低。达血药浓度峰值的时间为 2~4 小时，胃中的食物、同时服用抗胆碱药均能明显延缓其吸收。肌内注射吸收迅速，15~30 分钟血药浓度达到高峰。吸收后广泛分布到全身组织，容易透过血脑屏障，脑内浓度可达血浆的 10 倍。表观分布容积达 20L/kg，与血浆蛋白的结合率为 90%~98%。

血浆半衰期为 6~9 小时,主要在肝脏降解,已发现有 50 余种代谢物从尿和粪便排出。其降解方式是经过苯环的羟化、N- 去甲和 S- 氧化等过程形成一系列代谢物,其中一部分有药理活性,再与葡糖醛酸结合为无药理活性的代谢产物。70%~80% 随尿排出,20%~30% 从粪便排出。氯丙嗪可通过胎盘,产妇应用可使新生儿中枢抑制。

此药的吸收、转化和排泄在个体之间的差异很大,相同剂量可产生不同的血药浓度(可以相差 10 倍以上)和临床效应,老年人的代谢和消除速率尤为缓慢,故在临床上用药应个体化,以小剂量分次给予较为安全。

3. 药效学

(1)对中枢神经系统的作用:氯丙嗪具有较强的中枢神经系统抑制作用,主要作用于边缘系统、网状结构和下丘脑,能显著控制活动状态和躁狂状态而不影响感觉能力。正常人服用治疗剂量的氯丙嗪可产生镇静、活动减少、淡漠无欲、答语缓慢而理智正常;安静环境下易入睡,后呼之能醒,脑电图改变与正常睡眠相似,加大剂量也不引起麻醉。可增强催眠药、镇痛药和其他中枢神经抑制药的效应。

氯丙嗪对下丘脑体温调节中枢有很强的抑制作用,使体温调节功能降低,体温随环境温度而改变,不但能降低发热机体的体温,也能降低正常体温。在炎热的天气则因干扰机体的正常散热机制而使体温增高,故降温的同时要配合物理降温。氯丙嗪能降低机体的新陈代谢率,抑制产热过程,使血管扩张而散热增加,可引起体温降低、组织代谢及耗氧量减少、脏器活动减弱、对缺氧的耐受力提高。氯丙嗪还可防止低温时的寒战。

氯丙嗪有较强的镇吐作用,小剂量可抑制第四脑室底部及后区的催吐化学感受区,大剂量可直接抑制呕吐中枢,但氯丙嗪不能对抗前庭刺激引起的呕吐。此外,氯丙嗪还可抑制延髓化学感受区旁的呃逆调节中枢,治疗顽固性呃逆。

氯丙嗪对结节 – 漏斗系统的多巴胺受体有阻断作用,可增加催乳素的分泌,引起乳房肿大及泌乳;抑制促性腺激素,使卵泡刺激素和黄体生成素释放减少,引起排卵延迟;还能抑制生长激素、糖皮质激素和抗利尿激素分泌。

(2)对心血管系统的作用:氯丙嗪阻断 α肾上腺素受体导致外周血管阻力降低,血管扩张,致血压下降,但外周血流量却增加。对高血压或服用降压药的患者其降压作用尤为明显。这种血管扩张作用可引起直立性低血压,故用药后切忌急剧改变体位。氯丙嗪引起的低血压用麻黄碱或肾上腺素升压效果不佳,用去氧肾上腺素或去甲肾上腺素较好。氯丙嗪静脉注射时心率加快,可能是对血压下降的代偿反应也可能与其抗胆碱作用有关。对心肌收缩力、心电图无明显影响,心排血量无变化。心肌应激性可因其抗肾上腺素作用而降低,有助于预防肾上腺素诱发的心律失常。

(3)对呼吸系统的作用:氯丙嗪对呼吸中枢无抑制作用,潮气量和呼吸频率一般无明显变化。呼吸道分泌物可因其抗胆碱作用而减少。

(4)其他作用:氯丙嗪本身无神经肌肉阻滞作用,但可增强肌松药的效应。对唾液和胃液分泌有一定的抑制作用。抑制平滑肌张力,故有抗痉挛作用。可抑制抗利尿激素的分泌,从而产生利尿作用。其抗组胺作用很弱。

4. 临床应用

(1)麻醉前用药:氯丙嗪 12.5~25mg 术前 1小时肌内注射为麻醉前用药,可产生镇静,加强镇痛药和麻醉药的效应,减少术后恶心、呕吐。对于手术中发生的顽固性呃逆,静脉注射氯丙嗪 10~20mg 可迅速制止。手术后呕吐和其他原因的呕吐用此药也有显著疗效。随着苯二氮䓬类、右美托咪定等药物的应用,此药已逐渐少用。

（2）低温麻醉：低温麻醉的主要目的是用物理降温的方法将患者的体温降至预定范围内,以降低组织代谢,延长机体耐受缺氧的时间,便于手术操作而不会导致不可逆性的损害。该技术广泛应用于心血管手术、神经外科手术、肝和肾手术、创伤大和出血多的手术、控制高热及脑复苏等。降温是若不能控制全身的防御反应,则引起寒战、代谢升高、体温难以下降,故降温必须在全麻下进行。小剂量的氯丙嗪在降温前使用可阻滞自主神经系统,以防止寒战及血管痉挛,使末梢血管扩张,有利于体温下降。

（3）人工冬眠：人工冬眠在临床上也称为亚低温治疗,是利用对中枢神经系统有抑制作用的药物使自主神经传导阻滞及中枢神经系统的反应性降低,机体进入冬眠深睡眠状态,对外界及各种病理性刺激的反应减弱,再配合物理降温措施,使机体处于一种可控性的低温状态,达到降低机体新陈代谢及组织器官耗氧量；改善血管通透性,减轻脑水肿及肺水肿；改善心肺循环及微循的目的。人工冬眠可用于严重感染引起的高热、惊厥、中枢性高热、严重的中毒性休克、创伤性休克及严重的烧伤、重症脑外伤或其他重症脑病、顽固性疼痛、甲状腺危象、子痫及各种原因引起的高血压危象等。

氯丙嗪50mg、异丙嗪50mg和哌替啶100mg组成1号冬眠合剂（lytic cocktail）,适用于高热、烦躁的患者,呼吸衰竭者慎用。氯丙嗪与异丙嗪、普鲁卡因组成冬眠合剂4号,适用于少尿的患者,对于心率慢及心律失常者慎用。氯丙嗪与异丙嗪组成冬眠合剂通用方,适用于病情较轻者。

（4）冬眠脱毒疗法：采用以大剂量的盐酸氯丙嗪为主的脱毒疗法被称为"亚冬眠疗法"（sub-

hibernation therapy, SHT）。将氯丙嗪与异丙嗪联合应用后,使患者几天内一直昏睡,处在亚冬眠状态,戒断症状在睡眠中度过,痛苦小,费用低。但是该疗法在治疗中有意识障碍、大小便失禁、兴奋躁动、呼吸抑制、肺部感染等不良反应,因此采用冬眠法进行临床脱毒治疗应慎重。

（5）其他临床应用：氯丙嗪可以治疗心力衰竭。氯丙嗪可以阻断 α 受体扩张外周血管,降低心脏前后负荷,且可以加强利尿药的作用。氯丙嗪可以强效抑制行为冲动和情绪兴奋,降低机体的基础代谢。适用于伴有高血压的左心衰竭和伴有肺水肿的急性心力衰竭的治疗,但是对于严重的肺水肿、低血压、尿毒症和老年衰弱者慎用或禁用。

氯丙嗪可以改善感染性休克的情况,通过改善微循环、降低心肌负荷、增加尿量、降温、镇静、脑细胞保护、抗菌、防止肝缺血损害、促进休克复灌期细胞ATP的恢复及自由基清除等多个方面起到治疗感染性休克的作用。

5. 不良反应 氯丙嗪除上述吩噻嗪类的一般不良反应和锥体外系症状等不良反应外,极少数患者应用此药2~4周后可发生黄疸,临床表现类似于梗阻性黄疸,同时有发热和皮疹。其发生与用药时间及剂量无关,在已有肝损害和黄疸的患者中多见且较严重。据认为这是一种变态反应,由于肝内胆管阻塞、胆汁淤积所致,停药后有可能自行消退。但也有病例因此而致肝性脑病,甚至死亡,尸检可见肝小叶中心坏死。有惊厥或癫痫史者不宜使用。由于药液的刺激性,肌内注射可引起疼痛,静脉注射可产生血栓性静脉炎,故静脉注射需稀释。由于其血管扩张作用,可引起直立性低血压,对血容量不足的患者不宜使用。

一次吞服大剂量的氯丙嗪后可致急性中毒,患者出现昏睡、血压下降、休克、心动过速、心电图异常(P-R 或 Q-T 间期延长、ST 段下移及 T 波低平或倒置的改变)。

(三)异丙嗪

异丙嗪(promethazine)的商品名为非那根,是最早合成的吩噻嗪类药。化学名称为 10H-吩噻嗪 -10- 乙胺盐酸盐,化学结构式见图 38-3。本品为白色或乳白色粉末,易溶于水和乙醇,水溶液的 pH 为 5~5.5,遇碱产生沉淀。空气中久置变蓝。

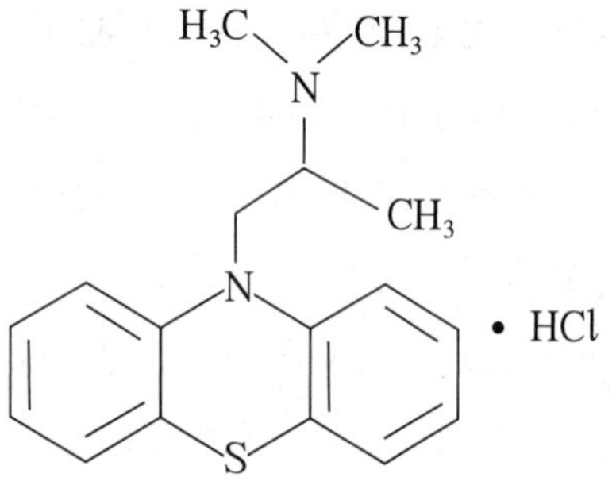

图 38-3　异丙嗪的化学结构式

异丙嗪口服易吸收,15~30 分钟起效,达血药浓度峰值的时间为 1 小时,作用持续 4~6 小时,$t_{1/2}$ 为 12.2 小时,由肝脏代谢,经肾脏排出。

异丙嗪对中枢神经系统也有类似于氯丙嗪的抑制作用,但没有抗精神病作用。其镇静作用较氯丙嗪强,用药后易入睡,抗肾上腺素能作用较弱;抗胆碱能作用显著,使唾液及支气管分泌减少。对呼吸有轻度的兴奋作用,每分钟通气量及呼吸频率增加,松弛支气管平滑肌。与其他吩噻嗪类药物不同的是此药为强效 H_1 受体拮抗药,有突出的抗组胺作用,通过与组胺竞争 H_1 受体竞争发挥抗过敏作用,对支气管和胃肠道痉挛具有解痉作用。体内过程也与氯丙嗪相似。

异丙嗪在临床上主要用于治疗过敏性疾病,如荨麻疹、过敏性鼻炎、支气管哮喘;可预防和治疗输血和输液时出现的过敏反应。临床麻醉中此药作为麻醉前用药,有较好的镇静、抗过敏和抗呕吐作用,不抑制呼吸,减少麻醉及术后恶心、呕吐。加强麻醉药及中枢神经抑制药的效应,可减少麻醉药的用量。与哌替啶合用俗称杜非合剂,常为椎管内麻醉的辅助用药,以加强镇静、增加麻醉效果及减轻手术中的内脏牵拉反应。此药也是冬眠合剂的主要组成成分之一。

其他吩噻嗪类还有乙酰丙嗪、三氟丙嗪、硫利达嗪、奋乃静、左美丙嗪、哌美他嗪等。

(王海涛　李治松)

参考文献

[1] MILLER R D. Anesthesia. 5th ed. Edinburgh: Churchill Livingstone, 2000: 209–261.

[2] AITKENHEAD A R. Textbook of Anesthesia. 3rd ed. Singapore: Harcourt Asia, Churchill Livingston, 1996: 139–157.

[3] MARTHA K, NECTARIOS K, LEANN T, et al. Novel phenothiazine antimalarials: synthesis, antimalarial activity, and inhibition of the formation of beta-haematin. Biochem Pharmacol, 2002, 63(5): 833–842.

[4] SHARMA S, KAUR H, KHULLER G K. Cell cycle effects of the phenothiazines: trifluoperazine and chlorpromazine in Candida albicans. FEMS Microbiol Lett, 2001, 199(2): 185–190.

[5] MIN K J, SEO B R, BAE Y C, et al. Antipsychotic agent thioridazine sensitizes renal carcinoma Caki cells to TRAIL-induced apoptosis through reactive oxygen species-mediated inhibition of Akt signaling and downregulation of Mcl-1 and c-FLIP(L). Cell Death Dis, 2014, 5: e1063.

[6] RHO S B, KIM B R, KANG S. A gene signature-based approach identifies thioridazine as an inhibitor of phosphatidylinositol-3'-kinase(PI₃K)/AKT pathway in ovarian cancer cells. Gynecol Oncol, 2011, 120: 121.

[7] YIN T, HE S, SHEN G, et al. Dopamine receptor antagonist thioridazine inhibits tumor growth in a murine breast cancer model. Mol Med Rep, 2015, 12(3): 4103–4108.

[8] CRAIG C R, et al. Modern Pharmacology. Boston: Little Brown, 1982: 441–450.

[9] DUNDEE J W, CLARKE R S J, MCCAUGHEY W. Clinical Anaesthetic Pharmacology. Edinburgh: Churchill Livingstone, 1991: 137–176.

第三十九章　丁酰苯类——氟哌利多

丁酰苯类(butyrophenones)属于强安定药，作用于 D_2 受体。虽然化学结构与吩噻嗪类不同，但作用却相似。丁酰苯类通过阻断边缘系统、下丘脑、纹状体系统等部位的多巴胺受体而产生很强的安定作用和镇吐作用，也可产生锥体外系反应，也有抗胆碱和阻断 α 肾上腺素能受体的作用。丁酰苯类的氟哌啶醇和氟哌利多常作为辅助用药用于临床麻醉，现仅介绍氟哌利多。

氟哌利多(droperidol 或 drobenzperidol)又名氟哌啶或达哌丁苯，商品名为 Inapsine、Droleptan。氟哌利多是一种丁酰苯类药，是吩噻嗪类的氟化衍生物。

它通过对中枢神经系统的抑制作用而产生明显的镇静和木僵状态，并且有强效的止吐作用。在临床上主要用于神经安定镇痛和防治术后的恶心、呕吐。2001 年 12 月，FDA 报道了注射氟哌利多后 Q-T 间期延长或尖端扭转型室速的病例，指出可能引起致命性的心律失常甚至死亡，FDA 对其提出黑框警示，其临床应用也逐渐减少。

（一）理化性质

氟哌利多的化学名称为 1-{1-[3-（4- 氟苯甲酰基）丙基]-1,2,3,6- 四氢 -4- 吡啶基 }-2- 苯并咪唑啉酮，化学结构式见图 39-1。氟哌利多为黄色至橙色结晶性粉末，微溶于醇、醚，略溶于水，在三氯甲烷和 N, N- 二甲基甲酰胺中易溶。本品无臭，遇光易变色，应避光保存。

（二）药动学

氟哌利多与血浆蛋白的结合率为 85%~90%，分布容积为 2.0L/kg，消除半衰期为 2~3 小时。除 10% 以原型从尿排出外，其余均在肝内降解，大部分在 24 小时内从尿或粪便中排出。

（三）药效学

1. 对中枢神经系统的作用　氟哌利多作用于脑干网状结构上行激活系统，抑制皮下中枢而发挥强效的镇静安定作用，其安定作用相当于氯丙嗪的 200 倍、氟哌啶醇的 3 倍。静脉注射后起效快，5~8 分钟生效，作用持续时间较短，最佳效应持续 3~6 小时。此药可增强其他中枢神经抑制药的效应，但不产生遗忘，也无抗惊厥作用。可抑制延髓呕吐中枢，镇吐作用为氯丙嗪的 700 倍，并可对抗吗啡所导致的呕吐。能使脑血管收缩、脑血流量减少，从而降低颅内压，但脑耗氧量并不相应地下降，故对颅内压升高的患者有利，对脑缺血患者有不利影响。

2. 对心血管系统的作用　氟哌利多在 0.1~0.15mg/kg 范围内对心血管系统的影响轻微，仅有心率轻微增加和血压稍低，且有抗肾上腺素性心律失常作用，可能与延长心肌不应期有关。伴有低血容量、动脉硬化性高血压、

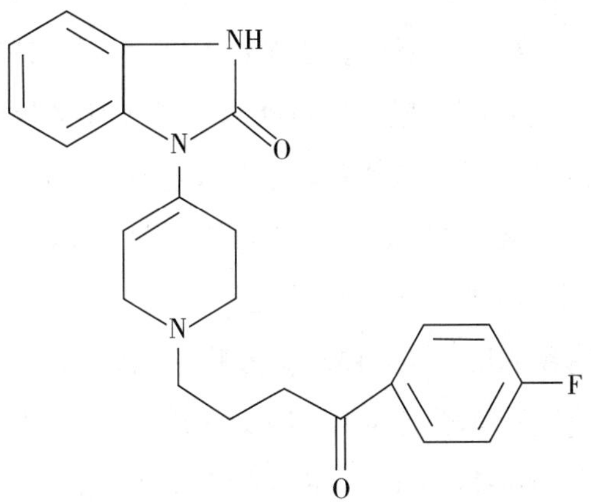

图 39-1　氟哌利多的化学结构式

高龄及重症患者应用时血压可显著下降。剂量超过 1mg/kg 可出现心肌收缩力降低、心率减慢、心排血量降低及血压下降等循环抑制的表现。值得注意的是氟哌利多对嗜铬细胞瘤患者反可引起显著的高血压,可能与诱发肾上腺髓质释放儿茶酚胺或抑制嗜铬细胞摄取儿茶酚胺有关,因此应慎重掌握用药剂量及适应证。

3. 对呼吸系统的作用　氟哌利多单独应用时对呼吸系统的作用轻微,0.044mg/kg 氟哌利多可使外科患者的呼吸次数略减少,3mg 静脉注射对志愿者的潮气量无明显影响,但可加强镇痛药的呼吸抑制作用。能缓解组胺引起的支气管痉挛,还可增强对低氧血症的通气反应,可能与阻断多巴胺对颈动脉体的抑制作用有关,故氟哌利多可用于慢性阻塞性肺疾病患者的麻醉前用药。

4. 其他作用　对肝、肾功能无明显影响。降温作用不明显,但可使全身耗氧量减少 20%~30%。

(四)临床应用

氟哌利多在临床中作为麻醉前用药,多以氟哌利多、哌替啶和阿托品合用于手术前 1 小时肌内注射。作为麻醉辅助用药,氟哌利多与芬太尼合用可增强静脉麻醉或吸入麻醉的中枢抑制效应,并可预防术后呕吐及不安等不良反应,适合于年老体弱、心血管疾病、危重及休克患者的麻醉。最初曾将此两药以 50:1 的比例配成神经安定镇痛 II 型合剂,又称氟芬合剂,商品名为英诺佛(Innovar),现临床应用减少。氟哌利多与氯胺酮合用可增强镇静作用和防止氯胺酮所致的幻觉及躁动。氟哌利多是较好的止吐药,剂量范围为 10~20 μg/kg(相当于 70kg 时为 0.6~1.25mg)。在手术麻醉开始时给予,作用可持续 1 小时,恶心、呕吐的发生率可以降低 60%。在诱导时给药对苏醒时间的影响不大,若术毕给药,则可能发生残余催眠作用。氟哌利多还可用于儿科患者,300 μg/kg 口服,与甲氧氯普胺(0.15mg/kg 口服)合用时药效可增强。氟哌利多止吐的总体效能与昂丹司琼相同,不良反应也相似,但是价格 - 药效比更好。氟哌利多与 5- 羟色胺拮抗剂和或地塞米松合用可增强其止吐作用。最近,氟哌利多还作为止吐的辅助用药用于患者术后自控镇痛,可间断给药或持续输注。另外,它还可以有效治疗和预防阿片类药引起的瘙痒,采用静脉注射和硬膜外腔给药均可。不过由于其安全性尚未完全证实,因此氟哌利多硬膜外腔给药还未获得批准。

(五)不良反应

1. 锥体外系症状　近年来,有关氟哌利多所致的锥体外系不良反应的报道增多,多见于少年儿童。锥体外系征象(焦虑、不安、肌强直和运动障碍)在丁酰苯类抗精神病类药中,氟哌啶醇的发生率高达 80%,而氟哌利多则少见。在一组临床调查氟哌利多的疗效和危害的研究中发现,成人静脉注射 1.5~2.5mg 氟哌利多,儿童静脉注射 75 μg/kg,锥体外系症状极其少见。目前一般认为氟哌利多静脉注射或硬膜外给药后出现锥体外系反应主要与剂量呈正相关,氟哌利多 > 4mg/d 较易出现此不良反应。一旦出现氟哌利多引起的锥体外系反应,通过静脉或肌内注射苯二氮䓬类药物即能有效地加以控制。

2. 氟哌利多所致的 Q-T 间期延长　静脉注射氟哌利多所致的 Q-T 间期延长和严重的心律失常是目前对氟哌利多不良反应关注的焦点。在 20 世纪 60 年代开始报道精神抑制药易致意外的心搏骤停事件。2001 年 12 月,

FDA 针对静脉注射氟哌利多后出现的心搏骤停事件,并认为小剂量的氟哌利多也可能因 Q-T 间期延长致心脏意外事件而提出黑框警示。近来有学者对此提出质疑,认为在 30 多年的临床应用和临床研究中,以及在所有生产氟哌利多的地方所正规出版的专业刊物中并没有发现静脉注射小剂量的氟哌利多预防 PONV 有 Q-T 间期延长和心脏意外事件的报道,许多麻醉专家都认同这个观点。氟哌利多引起严重的心脏意外事件大多发生在应用大剂量(25~250mg)控制精神疾病后,而临床麻醉或者止吐剂量的氟哌利多与心脏不良事件不一定有因果关系。值得指出 FDA 批准的 5-HT$_3$ 受体拮抗剂也有 Q-T 间期延长和发生心脏意外事件的潜在风险,在应用止吐药时均需加强心电监测。对于原发性 Q-T 间期延长综合征、心力衰竭、心动过缓、电解质失衡、肝损害、代谢状态的患者,为防止氟哌利多引起的不良心脏事件发生,应当禁止使用。

丁酰苯类药物还有氟哌啶醇,但由于此药作用持续时间过久,且更易引起锥体外系副反应,目前已被氟哌利多取代。

（王海涛　李治松）

参考文献

[1] LEONG L B, KELLY A M. Are butyrophenones effective for the treatment of primary headache in the emergency department? CJEM, 2011, 13(2): 96-104.

[2] KASAGI Y, HAYASHIDA M, SUGASAWA Y, et al. Antiemetic effect of naloxone in combination with dexamethasone and droperidol in patients undergoing laparoscopic gynecological surgery. Journal of Anesthesia, 2013, 27(6): 879-884.

[3] MERKER M, KRANKE P, MORIN A M, et al. Prophylaxis of nausea and vomiting in the postoperative phase: relative effectiveness of droperidol and metoclopramide. 2011, 60(5): 432-440.

[4] FUJII Y, TOYOOKA H, TANAKA H, et al. Retraction Note to: Prevention of PONV with granisetron, droperidol and metoclopramide in female patients with history of motion sickness. Canadian Journal of Anesthesia/Journal canadien d'anesthésie, 2013, 60 (6): 620.

[5] ORMEL G, ROMUNDSTAD L, LAMBERT-JENSEN P, et al. Dexamethasone has additive effect when combined with ondansetron and droperidol for treatment of established PONV. Acta Anaesthesiologica Scandinavica, 2011, 55(10): 1196-1205.

[6] CALVER L, PAGE C B, DOWNES M A, et al. The safety and effectiveness of droperidol for sedation of acute behavioral disturbance in the emergency department. Annals of Emergency Medicine, 2015, 66 (3): 230-238.

[7] CHAN E W, TAYLOR D M, KNOTT J C, et al. Intravenous droperidol or olanzapine as an adjunct to midazolam for the acutely agitated patient: a multicenter, randomized, double-blind, placebo-controlled clinical trial. Annals of Emergency Medicine, 2013, 61(1): 72-81.

[8] BRIÃO F F C, HORTA M L, HORTA B L, et al. Comparison of droperidol and ondansetron prophylactic effect on subarachnoid morphine-induced pruritus. Rev Bras Anestesiol, 2015, 65(4): 244-248.

[9] TOYODA T, TERAO Y, OJI M, et al. The Interaction of Low-dose Droperidol, Propofol, and Sevoflurane on QTc Prolongation. The Japanese Journal of Anesthesiology, 2015, 64(6): 580-585.

[10] SCOTT J P, STUTH E A E, STUCKE A G, et al. Droperidol transiently prolongs the QT interval in children undergoing single ventricle palliation. Pediatric Cardiology, 2015, 36(1): 196-204.

第四十章　新型镇静催眠药

随着社会经济的发展,人们的压力越来越大,失眠的发生率逐渐增高,已成为睡眠障碍中的常见症状,失眠已成为现在城市文明的流行病,面对如此巨大的市场,开发安全、有效的新型镇静催眠药物是社会发展的需要。19世纪50年代第一代镇静催眠药巴比妥类药物问世,其主要包括苯巴比妥、异戊巴比妥等,但其不良反应较大,有明显的潜在成瘾性。至20世纪60年代巴比妥类药物逐渐被新的第二代镇静催眠药物苯二氮䓬(BDZ)类药所取代,其中包括地西泮、艾司唑仑、咪达唑仑等,虽然与巴比妥类相比,苯二氮䓬类药能选择性地结合苯二氮䓬受体,效果好,不良反应小,但其仍有明显的宿醉作用、记忆损害、耐药性及依赖性等不良反应。经过多年的研究,对寻找新的镇静催眠药逐步从BDZ向非BDZ,从非选择性向高效、高选择性的方向发展。90年代以来非苯二氮䓬类和褪黑激素受体激动药等新型的镇静催眠药问世,由于其不良反应小、无耐药性和成瘾性,已逐渐成为目前治疗失眠的主要药物。近年来随着市场需求,新的镇静催眠药物不断涌入。现将各类新型镇静催眠药简要介绍如下,以便于对临床应用提供一定的帮助。

非苯二氮䓬类镇静催眠药是继传统巴比妥类、苯二氮䓬类后的第三代镇静催眠药,以唑吡坦、佐匹克隆、扎来普隆为代表,可直接作用于中枢系统,具有镇静催眠、抗焦虑、抗惊厥及肌松作用。

第一节　非苯二氮䓬类镇静催眠药

一、唑吡坦

(一)简史

唑吡坦(zolpidem,左吡登)为咪唑吡啶类药物中第一个应用于临床的非苯二氮䓬类镇静催眠药物,由法国的赛诺菲公司研制,商品名为思诺思。1988年在法国应用于临床,1995年进入我国。唑吡坦仅具有快速的镇静催眠作用,而没有抗焦虑、抗惊厥和肌肉松弛作用,停药后一般不出现反跳现象。唑吡坦能显著缩短入睡时间,同时减少夜间觉醒次数,增加总睡眠时间,改善睡眠质量,次晨无明显的后遗作用,极少产生宿睡现象,也不影响次晨的精神活动和动作的机敏度。已成为治疗失眠症的标准药物,有逐步取代苯二氮䓬类的趋势。

(二)理化性质

唑吡坦的化学名称为2-(4-甲基苯基)-N,N,6-三甲基咪唑并[1,2-a]吡啶-3-乙酰胺酒石酸盐,化学结构式见图40-1。分子式为$2(C_l9H_{21}N_3O) \cdot C_4H_6O_6$,分子量为764.88。为白色晶体,固体对光和热均稳定,可溶于水,水溶液在pH 1.5~7.4时稳定。唑吡坦的熔点为193~197℃,饱和水溶液的pH为4.2。脂水分配系数(正辛醇/水)为2.43。游离唑吡坦的pK_a(HB$^+$)为6.2。

(三)体内过程

唑吡坦口服吸收快,口服后0.3~3小时血药浓度达峰值,清除半衰期平均为2.4小时,作用可维持6小时。口服生物利用度为70%,在治疗剂量范围内显示线性动力学。血浆蛋白结合率为92.5%±0.1%。成人的表观分布容积为

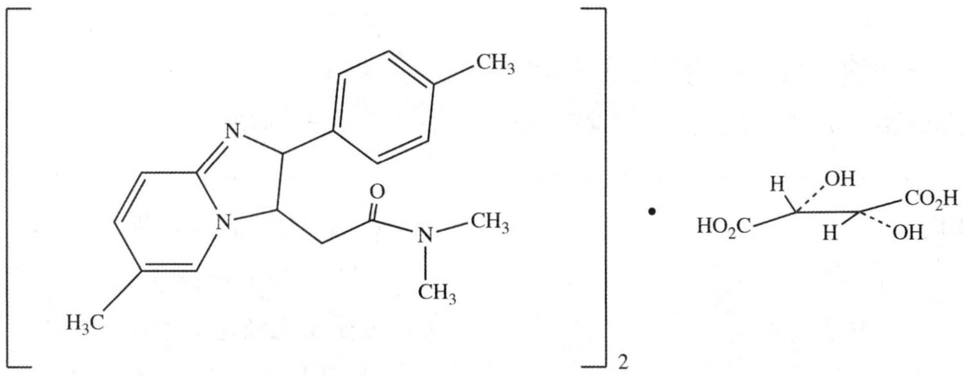

图 40-1　酒石酸唑吡坦的化学结构式

（0.54±0.2）L/kg，老年人降至（0.34±0.05）L/kg。动物实验显示可通过血脑屏障，脑脊液浓度为血药浓度的 30%~50%，乳汁中分泌极少，肝脏首过效应为 35%，所有代谢产物均无药理活性，重复服药不改变蛋白结合率，表明本品与其代谢产物对结合部位缺乏竞争，没有蓄积作用。代谢物由尿中（56%）和粪便中（37%）排出。

（四）作用机制

唑吡坦为非苯二氮䓬类催眠药，通过选择性地与中枢神经系统的苯二氮䓬受体——GABA$_A$ 受体的一部分结合，增加 GABA 的传递，从而产生药理作用。当唑吡坦和 ω 受体结合后，增加 GABA 对 GABA$_A$ 结合位点的亲和性，从而导致氯离子通道开放，使氯离子流入神经细胞内，引起细胞膜超极化，而抑制神经细胞元激动。唑吡坦只作用于苯二氮䓬 ω$_1$ 受体亚型，对 ω$_2$ 受体的亲和性很低，对外周苯二氮䓬受体亚型无亲和力。唑吡坦主要有镇静－催眠作用，而抗痉挛和肌肉松弛作用较弱。动物实验表明，在镇静剂量下没有肌肉松弛和抗惊厥作用。

（五）临床应用

唑吡坦适用于各种类型的失眠，如短暂性失眠、持续性失眠、慢性失眠。最近发展到治疗伴随睡眠障碍的精神分裂、抑郁症等。对于短暂性失眠，可缩短入睡时间，提高睡眠质量；对持续性失眠，在入睡困难、易醒、多梦等症状上

有肯定疗效。多项试验用脑电图或睡眠多导仪观察，认为与苯二氮䓬类相比，治疗剂量的唑吡坦几乎不改变睡眠结构，可增加 2 期睡眠，对慢波睡眠和快动眼睡眠的影响小。因其半衰期短，未观察到残余作用。在长期使用唑吡坦的研究中，未发现催眠作用的耐受现象。在有药瘾史的患者中进行成瘾研究，发现唑吡坦 40mg 与地西泮 20mg 的作用相似。与苯二氮䓬类不同，唑吡坦撤药后不引起反跳现象。还有报道称唑吡坦可以改善帕金森病的症状。临床应用剂量为成人 10mg，可根据个体情况增加，不应超过 20mg；老年人或体质虚弱者的起始剂量为 5mg，不应超过 10mg。

（六）不良反应

唑吡坦的不良反应主要表现在中枢神经系统和消化系统，包括眩晕、疲倦、头疼、乏力、恶心、呕吐、腹泻。对呼吸系统无抑制作用，但呼吸功能不全者慎用。对肌无力者可能引起肌肉乏力。

（七）注意事项

1. 与巴比妥类药物有协同作用，慎与中枢神经抑制药同用。

2. 细胞色素 P450 抑制剂可增强其作用，应避免同时使用。

3. 梗阻性呼吸睡眠暂停综合征、重症肌无力、严重肝功能不全、急性呼吸功能不全和 15 岁以下的儿童、哺乳期妇女与孕妇不宜服用。

4.服药次日可能有倦意,从事需要集中注意和精细运动协调的工作时应特别小心。

5.为避免依赖性,服用时间最好不超过4周。

二、佐匹克隆

(一)简史

佐匹克隆(zopiclone)属于吡咯环类化合物,由法国的罗纳－普朗克公司研制,1990年进入我国临床,具有抗焦虑、镇静催眠、肌肉松弛和抗惊厥作用。本品与苯二氮䓬类药物结合于相同受体的同一部位的不同区域,故药理作用与苯二氮䓬类药物相似,在失眠中疗效好,副反应少,是苯二氮䓬类药物的很好的代替品。其单一异构体右佐匹克隆(esopiclone)具有疗效强、毒性低的优势,是目前国内外新药研发的热点。

(二)理化性质

佐匹克隆的化学名称为6-(5-氯吡啶-2-基)-7-[(4-甲基哌嗪-1-基)甲酰氧基]-5,6-二氢吡咯 [3,4-b] 吡嗪-5-酮,化学结构式见图40-2。分子式为 $C_{17}H_{17}ClN_6O_3$,分子量为388,为白色至淡黄色结晶或结晶性粉末,无臭,味苦。易溶于二甲基亚砜或三氯甲烷,较易溶于乙酸,较难溶于甲醇、丙酮或乙腈,极难溶于乙醚或异丙醇,几乎不溶于水。熔点为

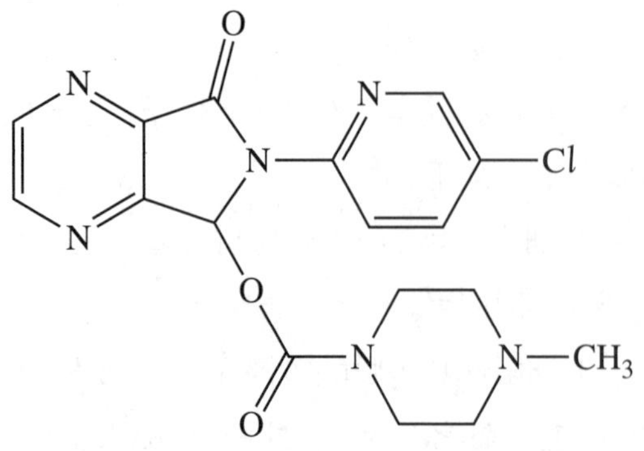

图40-2　佐匹克隆的化学结构式

178℃。

(三)体内过程

佐匹克隆口服吸收迅速,用药后的 1.5~2 小时可达血药浓度峰值。口服 7.5mg,峰浓度为 64~86ng/ml。口服的生物利用度为 80%,血浆蛋白结合率为 45%。药物吸收不受患者性别、给药时间和重复给药的影响。在组织中分布较广,分布容积为 100L。通过肝脏代谢,主要代谢产物为无药理活性的 N-甲基佐匹克隆,N-氧化产物有一定的药理活性,大多数药物(约 80%)以代谢物的形式由肾脏排泄,消除半衰期为 5~6 小时。

(四)作用机制

佐匹克隆是一种激动 $GABA_A$ 受体、增强 GABA 抑制作用的吡咯环酮类化合物,与苯二氮䓬类药物结合于受体的同一部位而增强 $GABA_A$ 受体的功能。结合后存在受体功能上的差别,表明两药结合于同一部位的不同区域,并与受体产生不同的构型。临床试验证明,佐匹克隆具有镇静催眠作用,还具有抗焦虑、抗惊厥和肌肉松弛作用。与传统的镇静催眠药相比,佐匹克隆的残余效应如精神运动损害、注意力不集中、白天的镇静作用等更轻。

(五)临床应用

佐匹克隆为速效催眠药,能延长睡眠时间,提高睡眠质量,减少夜间觉醒和早醒次数,适用于各种失眠,对呼吸抑制轻微,无反跳和依赖性。优点为次晨残余作用低。

口服,成人每次 7.5mg,睡前服。老年人及肝功能不全患者每次 3.75mg,睡前服用。

(六)不良反应

佐匹克隆的不良反应可见困倦、口苦、口干、肌无力、头痛;长期服药后突然停药可出现反跳性失眠、噩梦、恶心、呕吐、焦虑、肌痛、震颤;罕见有痉挛、肌肉颤抖、意识模糊。

（七）注意事项

1. 本品过量服用可导致深睡甚至昏迷。

2. 用药时间不宜过长，一般不超过 4 周，可间断使用。用药期间不宜驾车或从事机械操作。停药时须逐渐减量。

3. 用药期间禁止饮酒。

（八）禁忌证

1. 禁用于对本品过敏、呼吸代偿功能不全及严重肝功能不全者。

2. 孕妇与哺乳期妇女及 15 岁以下的儿童不宜使用。

三、扎来普隆

（一）简史

扎来普隆（zaleplon）是新一代的继佐匹克隆之后，作用时间更短的速效非苯二氮䓬类镇静催眠药，化学结构不同于苯二氮䓬类、巴比妥类及其他已知的催眠药，属于吡唑并嘧啶类化合物，由惠氏公司研发，FDA 与 1999 年 8 月 13 日批准该药上市，用于成人失眠的治疗。其药理作用与唑吡坦相似，具有镇静催眠、肌肉松弛、抗焦虑和抗惊厥作用。与传统的镇静催眠药物相比，扎来普隆的主要新颖之处在于其血药浓度达峰快、半衰期短、消除快，无明显的宿睡反应，对认知功能无影响。

（二）理化性质

扎来普隆的化学名称为 N-3-（3-氰基吡唑 -1,5-a-嘧啶 -7-基）苯基 -N-乙基 -乙胺，化学结构式见图 40-3。分子式为 $C_{17}H_{15}N_5O$，

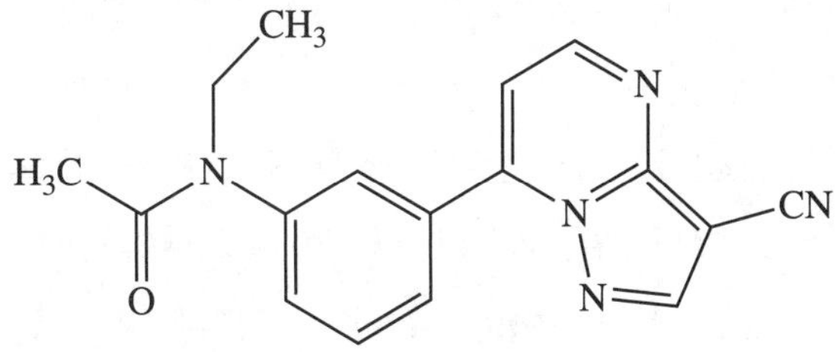

图 40-3　扎来普隆的化学结构式

分子量为 305.34，为白色粉末。

（三）体内过程

扎来普隆口服后吸收迅速且完全，1 小时左右达血药峰浓度。其绝对生物利用度大约为 30%，有显著的首过效应。扎来普隆是一个亲脂性化合物，静脉注射给药后其分布容积约为 1.4L/kg。体外的血浆蛋白结合率为 60%±15%，并且不受扎来普隆 10~1 000ng/ml 的浓度范围的限制，这表明扎来普隆对蛋白结合率的变化是不敏感的。扎来普隆在血液和血浆中的比率大约为 1，这表示扎来普隆是均匀地分布在整个血液中而没有广泛地分布在红细胞中。在口服给药后，扎来普隆被广泛代谢，在尿中仅有不超过剂量的 1% 是原型药。扎来普隆主要被醛氧化酶转化为 5-氧 -扎来普隆，扎来普隆很少被 CYP3A4 代谢为脱乙基扎来普隆，并很快被醛氧化酶转化为 5-氧脱乙基扎来普隆，这些代谢产物然后被转化为葡糖醛酸化合物，并在尿中清除。所有的扎来普隆代谢产物均无药理活性。在口服或静脉注射给药后，扎来普隆很快被清除，平均 $t_{1/2}$ 约为 1 小时。扎来普隆口服的血浆清除率大约为 3L/（h·kg），静脉给药的血浆清除率大约为 1L/（h·kg）。如肝血液正常和忽略肾清除，估计扎来普隆的肝脏提取率是 0.7，表明扎来普隆的首过效应是非常明显的。在服用放射性标记的扎来普隆后，在 48 小时内可在尿中回收 70%（6 天内可回收 71%），包括所有的扎来普隆代谢物和它们的葡糖醛酸，另外在粪便中可回收 17%，主要是 5-氧 -扎来普隆。对老年人进行扎来普隆药代动力学的 3 项研究的结果显示，扎来普隆的药代动力学和年轻人没有明显的不同。在男性和女性中，扎来普隆的药代动力学没有明显不同。

（四）作用机制

扎来普隆可选择性地结合于脑 GABA$_A$ 受

体复合物的 α 亚单位 ω_1 受体。扎来普隆与纯化 $GABA_A$ 受体（$\alpha_1\beta_{1\gamma2\omega1}$）和（$\alpha_2\beta_{1\gamma2\omega1}$）的结合实验结果显示其与上述受体的亲和力较低,可优先结合于 ω_1 受体。增加 GABA 的抑制作用及氯离子通道开放频率,氯离子顺浓度差进入神经细胞内,细胞内的膜电位增大而产生超极化,兴奋性也相应下降。扎来普隆不仅能缩短睡眠潜伏期,增加睡眠时间,提高睡眠质量,而且起效快,无明显的宿睡反应,对认知功能无影响。

（五）临床应用

扎来普隆适用于入睡困难的失眠症的短期治疗。研究结果显示扎来普隆能缩短入睡时间,但还未表明能增加睡眠时间和减少清醒次数。口服,一次 5~10mg,睡前服用或入睡困难时服用。体重较轻的患者其推荐剂量为一次 5mg。老年病患者、糖尿病患者和轻、中度肝功能不全患者其推荐剂量为一次 5mg。每晚只服用 1 次。持续用药时间限制在 7~10 天。

（六）不良反应

服用扎来普隆后可能会出现较轻的头痛、嗜睡、眩晕、口干、出汗及畏食、腹痛、恶心、呕吐、乏力、记忆困难、多梦、情绪低落、震颤、站立不稳、复视、其他视力问题、精神错乱等不良反应。其他不良反应包括:①服用扎来普隆（10mg 或 20mg）后,1 小时左右会出现短期的记忆损伤,20mg 剂量时损伤作用更强,但 2 小时后没有损伤作用发生;②服用扎来普隆（10mg 或 20mg）后,1 小时左右有预期的镇静和精神运动损伤作用,但 2 小时后就没有损伤作用;③反弹性失眠是剂量依赖性的,临床试验表明,5mg 组和 10mg 组在停药后的第 1 个晚上没有或很少有反弹性失眠,20mg 组有一些,但在第 2 天晚上即消失。

（七）注意事项

①扎来普隆起效快,应在上床前立即服用或上床后难以入睡时服用;②少于 4 小时睡眠的患者不要服用;③不要在用完高脂肪的饮食后立即服用,服药期间禁止饮酒;④与丙米嗪、硫利达嗪、利福平合用能降低本品的镇静、催眠作用,苯海拉明能增加扎来普隆的镇静作用。

（八）禁忌证

①对本品过敏者禁用;②严重肝、肾功能不全者禁用;③睡眠呼吸暂停综合征患者禁用;④重症肌无力患者禁用;⑤严重呼吸困难或胸部疾病患者禁用;⑥< 18 岁的患者、孕妇与哺乳期妇女禁用。

第二节 褪黑激素受体激动药催眠药物

褪黑激素是由松果体分泌的神经内分泌激素,具有抗氧化、调节生殖功能,也能在通过特异性褪黑激素受体介导下调节睡眠 – 觉醒周期。褪黑激素受体激动药主要通过激动褪黑激素 1、褪黑激素 2 受体发挥镇静催眠作用。目前,褪黑激素受体激动药主要包括雷美替胺（ramelteon）、阿戈美拉汀（agomelatine）、特斯美尔通（tasimelteon）等临床常见类型。

一、雷美替胺

此药由日本武田公司研制开发,2005 年获得 FDA 批准用于治疗失眠,是首个不作为特殊管制的失眠症治疗药物。主要机制为高选择性地激动褪黑激素 1、褪黑激素 2 受体引起催眠作用,起效快,半衰期短,因其不与 GABA 受体结合,故长期用药没有依赖性、成瘾性,不产生戒断症状。其口服时 84% 的药物被吸收,半衰期为 60~156 分钟,主要代谢途径为肝脏代谢,不良反应少,可不依据年龄和性别调整用药剂量。多项临床研究认为,雷美替胺对成人慢性失眠及老年人慢性原发性失眠均有较好的疗效。而对于短暂性失眠以及慢性失眠患者,此药也能明显缩短主观的睡眠潜伏期、延长睡眠时间,并且不影响睡眠结构。另有研究表明,此药能明显缩短阻塞性睡眠呼吸暂停并伴有失眠的老年患者的客观睡眠潜伏期。头痛、疲劳和嗜睡是此类药物的常见不良反应。

二、阿戈美拉汀

此药是由 Servier 公司开发研制的,2009 年获欧盟批准上市,是褪黑激素 1 和褪黑激素 2 受体激动药和 5- 羟色胺 $_{2C}$ 受体拮抗剂,不仅具有促睡眠效应,还具有抗抑郁效应,是第一个被批准的疗效基于褪黑激素能受体而非单胺递质的抗抑郁药。阿戈美拉汀可显著改善重度抑郁患者的睡眠效率、延长入睡到觉醒的时间、增加慢波睡眠,并且不影响快速眼动的数量和密度。有研究显示,阿戈美拉汀可改善睡眠障碍患者的睡眠效率,增加慢波睡眠和 δ 波频率,并且不影响快速动眼睡眠的潜伏期和数量。与选择性 5- 羟色胺再摄取抑制剂氟西汀相比,阿戈美拉汀具有较好的抗抑郁效果,并能有效地改善睡眠。常见的不良反应有头晕、失眠、视物模糊及感觉异常。

三、特斯美尔通

此药也是一种新型褪黑激素受体激动药。Ⅱ期临床试验显示,特斯美尔通能缩短睡眠潜伏期、改善睡眠效率;Ⅲ期临床试验显示,特斯美尔通能缩短睡眠潜伏期、改善睡眠效率和促进睡眠维持,其不良事件发生率与安慰剂相似。此药具有治疗昼夜节律失调性睡眠障碍和短暂性失眠的价值。

第三节 其他新型催眠药物

一、多塞平、曲唑酮、米氮平

近年来,抗抑郁药作为镇静催眠药在失眠患者中的应用逐渐上升。FDA 已经批准小剂量（3~6mg）的盐酸多塞平用于治疗成人失眠症。多塞平为三环类抗抑郁药,抑制中枢神经系统对去甲肾上腺素、5- 羟色胺的再摄取,从而使突触间隙中的这 2 种神经递质浓度升高而发挥抗抑郁作用,而其主要通过 H_1 受体拮抗作用阻断组胺促觉醒通路来达到镇静催眠效果,其能够有效地改善成年和老年失眠患者的主客观睡眠质量,且头痛和嗜睡等不良反应的发生率较低。另外,曲唑酮作为一种新型的选择性 5- 羟色胺再摄取抑制剂,20 世纪 90 年代末被引入国内,其不但可选择性地阻断机体对 5- 羟色胺的再摄取,提高突触间隙内的 5-HT 含量,而且可阻断 5-HT$_2$ 受体,同时还可阻断组胺受体,在抗焦虑抗抑郁作用的同时,对各种睡眠障碍也有明显得改善作用。曲唑酮也能延长 3 期睡眠时间,减少睡眠觉醒次数和觉醒时间,并且对快速眼球运动睡眠期和睡眠起始无明显影响,宿醉反应也较少。另有研究显示,米氮平也能延长 3 期、4 期睡眠时间和快速眼球运动睡眠潜伏期,减少觉醒时间,从而改善抑郁症患者的主客观睡眠质量。米氮平是一种选择性地作用于 5- 羟色胺能和去甲肾上腺素能的抗抑郁药,不仅能够增强患者的去甲肾上腺素递质,还能使 5- 羟色胺能神经传导得以加强,同时对 β 受体也有阻断作用,能够有效改善睡眠质量。

二、APD125 和噻加宾

APD125 是一种有效的选择性 5- 羟色胺 $_{2A}$ 受体反向激动剂,其特征为只影响配体依赖性受体的活性,不影响受体的信号转导,在原配体存在或缺失的情况下都可阻断受体活性。有研究显示，APD125 具有提高睡眠的持续度，减少觉醒、微觉醒及睡眠时相转换的次数，增加慢波睡眠等作用。噻加宾是一种抗癫痫药物，多用于癫痫的治疗。近期有研究显示，噻加宾能提高老年人的睡眠效率和慢波睡眠水平。

第四节 正在研发的新一代催眠药物

随着睡眠调控机制不断被揭示，科学家们发现了新型的药物作用靶点，为镇静催眠药物的开发翻开了新的一页。目前正在开发的双重 orexin 受体拮抗剂有 suvorexant、SB-649868、MK-6096 和多个 $5-HT_{2A}$ 受体拮抗剂，如 eplivanserin、volinanserin 和 esmirtazapine。

一、双重食欲肽受体拮抗剂 suvorexant

目前最引人注目的就是对神经肽食欲肽（orexin）受体拮抗剂的研发。orexin 又名 hyporetin，其主要是下丘脑神经元合成的神经肽，有 orexin A 和 orexin B 两种。它们都是前 orexin 原的蛋白水解生物活性产物。orexin 受体 2 两种:orexin 1 受体（OX1R）和 orexin 2 受体（OX2R），orexin A 对 OX1R 的亲和力比 orexin B 强 2~3 倍，orexin A 和 orexin B 对 OX2R 的亲和力相近。orexin 能增加摄食、能量代谢，也能调节睡觉 – 觉醒周期。大鼠侧脑室注入 orexin A 后，觉醒时间延长、快速眼球运动睡眠时间缩短，而且第一次产生快速眼球运动睡眠的潜伏期也延长。破坏鼠脑神经元中的前 orexin 原基因，动物表现出与人类嗜睡症相似的症状：白天睡眠时间过长、快速眼球运动睡眠紊乱和猝倒。鼠脑内的 orexin A 免疫反应和前 orexin 原的 mRNA 量呈昼夜节律

变化。Suvorexant 是默沙东制药公司新研发的催眠药物，是非选择性 OX1/OX2 受体拮抗剂。Suvorexant 与其他催眠药物不同的是，一般催眠药物是按需服用，而 suvorexant 则需要长时间服用来达到治疗失眠的目的。药理学研究表明，该药物通过阻断 orexin 传递信息，诱导并维持长时间的睡眠。Ⅲ期临床试验数据显示，与安慰剂相比，该药物改善睡眠疗效显著，具有良好的耐受性和较少的副反应。目前，PDA 已为 suvorexant 的 10mg 剂量申请上市敞开大门，一旦获准上市，它将是首个获批的 orexin 受体拮抗剂。此外还有多个食欲肽受体拮抗剂正在研发中，像 SB-649868（葛兰素史克）、MK-6096（默沙东）等都已进入Ⅱ期临床试验。

二、$5-HT_{2A}$ 受体拮抗剂

5- 羟 色 胺（5-hydroxytryptamine，5-HT）是一种吲哚衍生物，又名血清素，广泛存在于哺乳动物的组织中，特别在大脑皮质及神经突触内的含量很高，其是一种抑制性神经递质。5-HT 在脑组织中的浓度较高，它是调节神经活动的一种重要物质，主要分布于松果体和下丘脑，可能参与痛觉、睡眠和体温等生理功能的调节。中枢神经系统的 5-HT 含量及功能异常可能与精神病与偏头痛等多种疾病的发病有关。5-HT 必须通过相应受体的介导才能产生作用。目前已发现多种 5-HT 受体亚型。5-HT 通过激活不同的 5-HT 受体亚型，可具有不同的药理作用，但 5-HT 本身尚无临床应用价值。动物实验和人体试验表明，$5-HT_{2A}$ 亚型在睡眠调节方面起着重要作用，阻断 $5-HT_{2A}$ 受体可延长慢波睡眠、增强低电压脑波活动，从而改善睡眠质量。

Eplivanserin 只作用于 $5-HT_{2A}$ 受体，对多巴胺、组胺和肾上腺素能受体无亲和力。Ⅱ临

床试验显示其能减少睡眠潜伏期,但对觉醒无残余作用且不会引起成瘾性和停药症状,正进行的Ⅲ期临床试验将考察其用于维持睡眠的功效。紧随其后的 5-HT 拮抗剂 volinanserin 为 glemanserin 的衍生物,其Ⅲ期临床试验则是评价对 2 型糖尿病患者失眠症的疗效,Organon 公司也正在对其开发的该类候选产品 esmirtazapine 进行Ⅲ期临床试验,其治疗目标为失眠症和绝经期血管舒缩症状(潮热)。5-HT$_{2A}$ 拮抗剂主要被设计开发用于改善睡眠的维持而不是速效,但其维持睡眠的疗效、温和的副反应特性以及不会导致成瘾性或依赖性足以赢得人们的青睐,5-HT$_{2A}$ 拮抗剂与短效催眠药联用将是治疗失眠的有效策略。

(夏玉中 李治松)

参考文献

[1] JANHSEN K, ROSER P, HOFFMANN K. The problems of long-term treatment with benzodiazepines and related substances. Dtsch Arztebl Int, 2015, 112(1-2): 1-7.

[2] KUMAR A, CHANANA P, CHOUDHARY S. Emerging role of orexin antagonists in insomnia therapeutics: An update on SORAs and DORAs. Pharmacological Reports, 2016, 68(2): 231-242.

[3] STANER L, DANJOU P, LUTHRINGER R. A new sublingual formulation of zolpidem for the treatment of sleep-onset insomnia. Expert Review of Neurotherapeutics, 2012, 12(2): 140-153.

[4] DANG A, GARG A, RATABOLI P V. Role of zolpidem in the management of insomnia. CNS Neuroscience & Therapeutics, 2011, 17(5): 387-397.

[5] GREENBLATT D J, HARMATZ J S, SINGH N N, et al. Pharmacokinetics of zolpidem from sublingual zolpidem tartrate tablets in healthy elderly versus non-elderly subjects. Drugs & Aging, 2014, 31(10): 731-736.

[6] UEMURA S I, KANBAYASHI T, WAKASA M, et al. Residual effects of zolpidem, triazolam, rilmazafone and placebo in healthy elderly subjects: a randomized double-blind study. Sleep Medicine, 2015, 16(11): 1395-1402.

[7] FITZGERALD A C, WRIGHT B T, HELDT S A. The behavioral pharmacology of zolpidem: evidence for the functional significance of α_1-containing GABAA receptors. Psychopharmacology, 2014, 231(9): 1865-1896.

[8] DIXON C L, HARRISON N L, LYNCH J W, et al. Zolpidem and eszopiclone prime α1β2γ2 GABAA receptors for longer duration of activity. British Journal of Pharmacology, 2015, 172(14): 3522-3536.

[9] HOLMEDAHL N H, ØVERLAND B, FONDENES O, et al. Zopiclone effects on breathing at sleep in stable chronic obstructive pulmonary disease. Sleep and Breathing, 2015, 19(3): 921-930.

[10] CURREEN M, LIDMILA J. Zopiclone: Is there cause for concern in addiction services and general practice? International Journal of Risk & Safety in Medicine, 2014, 26(4): 183-189.

[11] METS M A, DE VRIES J M, DE SENERPONT DOMIS L M, et al. Next-day effects of ramelteon (8 mg), zopiclone (7.5 mg), and placebo on highway driving performance, memory functioning psychomotor performance, and mood in healthy adult subjects. Sleep, 2011, 34(10): 1327-1334.

[12] ROTH T, EKLOV S D, DRAKE C L, et al. Meta-analysis of on-the-road experimental studies of hypnotics: effects of time after intake, dose, and half-life. Traffic Injury Prevention, 2014, 15(5): 439-445.

[13] STRANKS E K, CROWE S F. The acute cognitive effects of zopiclone, zolpidem, zaleplon, and eszopiclone: A systematic review and meta-analysis. Journal of Clinical and Experimental Neuropsychology, 2014, 36(7): 691-700.

[14] GREENBLATT D J, HARMATZ J S, WALSH J K, et al. Pharmacokinetic profile of SKP-1041, a modified release formulation of zaleplon. Biopharmaceutics & Drug Disposition, 2011, 32(9): 489-497.

[15] EBBENS M M, VERSTER J C. Clinical evaluation of zaleplon in the treatment of insomnia. Nature and Science of Sleep, 2010, 2: 115.

[16] KURIYAMA A, HONDA M, HAYASHINO Y. Ramelteon for the treatment of insomnia in adults: a systematic review and meta-analysis. Sleep Medicine, 2014, 15(4): 385-392.

[17] MISHIMA K. New hypnotics ramelteon for the treatment of insomniacs with circadian rhythm disturbance. Nihon Rinsho, 2012, 70(6): 1069–1078.

[18] LEQUERICA A, JASEY N, TREMONT JNP, et al. Pilot study on the effect of ramelteon on sleep disturbance after traumatic brain injury: preliminary evidence from a clinical trial. Archives of Physical Medicine and Rehabilitation, 2015, 96(10): 1802–1809.

[19] TANG F, ZHOU R, CHENG Z N, et al. Implementation of a reference-scaled average bioequivalence approach for highly variable generic drug products of agomelatine in Chinese subjects. Acta Pharmaceutica Sinica B, 2016, 6(1): 71–78.

[20] ENGLISCH S, JUNG H S, LEWIEN A, et al. Agomelatine for the Treatment of Major Depressive Episodes in Schizophrenia-Spectrum Disorders: An Open-Prospective Proof-of-Concept Study. Journal of Clinical Psychopharmacology, 2016, 36(6): 597–607.

[21] TAYLOR D, SPARSHATT A, VARMA S, et al. Antidepressant efficacy of agomelatine: meta-analysis of published and unpublished studies. BMJ, 2014, 348: g1888.

[22] OGILVIE B W, TORRES R, DRESSMAN M A, et al. Clinical assessment of drug-drug interactions of tasimelteon, a novel dual melatonin receptor agonist. The Journal of Clinical Pharmacology, 2015, 55(9): 1004–1011.

[23] LAVEDAN C, FORSBERG M, GENTILE A J. Tasimelteon: a selective and unique receptor binding profile. Neuropharmacology, 2015, 91: 142–147.

[24] KRYSTAL A D, DURRENCE H H, SCHARF M, et al. Efficacy and safety of doxepin 1 mg and 3 mg in a 12-week sleep laboratory and outpatient trial of elderly subjects with chronic primary insomnia. Sleep, 2010, 33(11): 1553–1561.

[25] JIGAR K, ANAADA K K, JAYKUMAR J S, et al. Therapetic rationale for low dose doxepin in insomnia patients. Asian Pacific Journal of Tropical Disease, 2013, 3(4): 331–336.

[26] BERTISCH S M, HERZIG S J, WINKELMAN J W, et al. National use of prescription medications for insomnia: NHANES 1999–2010. Sleep, 2014, 37(2): 343.

[27] ECKERT D J, MALHOTRA A, WELLMAN A, et al. Trazodone increases the respiratory arousal threshold in patients with obstructive sleep apnea and a low arousal threshold. Sleep, 2014, 37(4): 811–819.

[28] WICHMAN C L, STERN T A. Diagnosing and Treating Depression During Pregnancy. The Primary Care Companion for CNS Disorders, 2015, 17(2): 10–11.

[29] TESFAY K, ABERA M, DEMISSIE T D, et al. Efficacy of narrative exposure therapy in the treatment of children and adolescent patients with posttraumatic stress disorder: a systematic review protocol. JBI Database of Systematic Reviews and Implementation Reports, 2014, 12(2): 64–70.

[30] ROSENBERG R, SEIDEN D J, HULL S G, et al. APD125, a selective serotonin 5-HT(2A) receptor inverse agonist, significantly improves sleep maintenance in primary insomnia. Sleep, 2008, 31(12): 1663–1671.

[31] TEEGARDEN B R, AL SHAMMA H, XIONG Y. 5-HT$_{2A}$ inverse-agonists for the treatment of insomnia. Current Topics in Medicinal Chemistry, 2008, 8(11): 969–976.

[32] RHYNE D N, ANDERSON S L. Suvorexant in insomnia: efficacy, safety and place in therapy. Therapeutic Advances in Drug Safety, 2015, 6(5): 189–195.

[33] DUBEY A K, HANDU S S, MEDIRATTA P K. Suvorexant: The first orexin receptor antagonist to treat insomnia. Journal of Pharmacology and Pharmacotherapeutics, 2015, 6(2): 118.

[34] YIN J, MOBAREC J C, KOLB P, et al. Crystal structure of the human OX2 orexin receptor bound to the insomnia drug suvorexant. Nature, 2015, 519(7542): 247–250.

[35] BONILLA-JAIME H, GUADARRAMA-CRUZ G, ALARCON-AGUILAR F J, et al. Antidepressant-like activity of Tagetes lucida Cav. is mediated by 5-HT(1A) and 5-HT(2A) receptors. Journal of Natural Medicines, 2015, 69(4): 463–470.

[36] YOUNGBLOOD B D, SMAGIN G N, ELKINS P D, et al. The effects of paradoxical sleep deprivation and valine on spatial learning and brain 5-HT metabolism. Physiology & Behavior, 1999, 67(5): 643–649.

[37] MÖELLER D, SALAMA I, KLING R C, et al. 1,4-Disubstituted aromatic piperazines with high 5-HT$_{2A}$/D$_2$ selectivity: Quantitative structure-selectivity investigations, docking, synthesis and biological evaluation. Bioorganic & Medicinal Chemistry, 2015, 23(18): 6195–6209.

局部麻醉药(local anaesthetics, 简称局麻药)是一类应用于局部神经末梢或神经干周围的药物,它们能暂时性、完全和可逆性地阻断神经冲动的产生和传导,在意识清醒的条件下使局部感觉(包括痛觉,甚至运动功能)暂时消失。

第四十一章　局部麻醉药概述

第一节　局部麻醉药的发展历史

自然界中存在着许多具有局麻活性的化合物,如源自于植物的可卡因、源自于藻类的海藻毒素和鱼类中提取的河鲀毒素等。

可卡因(cocaine)是一种从古柯可植物叶子中提取的生物碱,其最早的应用记录是古代南美洲安第斯山的印卡斯部落土著人使用柯可叶以达到局部麻醉的目的。这些柯可树叶大约在18世纪中叶被带入欧洲,经实验室研究,发现其活性碱基成分中主要包含可卡因,尝试提纯的可卡因结晶之后会感到舌头麻木,表现为表面麻醉现象,故认为其具有局麻特性。此外,大约于1860年在秘鲁的研究也发现可卡因用于黏膜后具有局麻作用,而且准确地描述了用量过大后能够引起惊厥的现象。可卡因真正用于手术麻醉是在欧洲的实验研究证实了可卡因的局麻作用之后。1860年Niemann提取到白色晶体,并将其命名为可卡因,并且指出这种晶体可使舌头产生麻木感,随后其他几位学者也相继证实了这个结果。可卡因于1884年由Carl Koller将其用于眼科麻醉,是第一个临床使用的局麻药。

由于可卡因的潜在毒性,19世纪90年代初期化学家开始尝试合成新的可卡因替代物。1905年Einhorn等成功地合成了普鲁卡因,目前所使用的所有局麻药都是由普鲁卡因衍化而来的。但是由于普鲁卡因遇热水解、作用时间短暂、可引起过敏反应等一系列问题,所以它仍然不是理想的局部麻醉药。虽然研究人员曾经试验过许多其他药物,但是在合成可卡因之后的第一个50年内,仅获得了丁卡因(1928年由Firsleb合成)和地布卡因(辛可卡因),尽管这2种药物的麻醉作用和毒性作用均很强,但是却十分适用于蛛网膜下隙阻滞,因此而成为该局部麻醉方法的标准用药。

19世纪30年代有机化学家在分析研究芦竹碱的结构时,曾尝试过其中的一种芦竹碱的前体物质并产生了麻木感,立即引起人们的重视,于是科学家开始着手寻找一种可供临床应用的衍生物。1943年合成利多卡因,与合成利多卡因几乎具有同等重要意义的是 Nils Lofgren 对一系列化合物所进行的系统研究。通过这些研究,研究人员先后合成了许多利多卡因衍生物(表41-1),例如甲哌卡因(1956)、丙胺卡因(1960)、布比卡因(1963)、依替卡因(1972)和罗哌卡因(1992)等。虽然这些药物的应用极大地扩展了局部麻醉的应用范围,但是它们基本上均是对同一研究课题的改进。

膜生理领域的研究,如电压钳这类设备的应用,使人们能够从分子水平来了解神经传导和药物阻滞的作用机制。同期进行的局麻药药动学研究使人们能够知道各种局部麻醉方法的最佳药物和用量,这为临床局部麻醉建立在一个正确的、科学的原则基础上作出了重大贡献。

19世纪大多数局部麻醉方法均已被介绍,但是并未得到广泛的临床应用。1906年 Sellheim 介绍了椎旁神经阻滞和肋间神经阻滞技术,2年之后 Biei 采用低毒性作用的普鲁卡因发明了局部静脉麻醉技术。大约在同一时期,Barker 论述了腰椎生理弯曲和重力对蛛网膜下隙药液扩散的影响。

硬脊膜外间隙阻滞是20世纪的产物。1901年 Sicard 和 Cathelin 分别提出了骶管阻滞技术,并在1909年被 Stoeckel 应用于阴道分娩镇痛。一般认为,1921年西班牙学者首次提出了腰段硬膜外间隙阻滞法,但是此后不久他就去世了,10年后意大利的 Dogliotti "重新发现"并推广了此方法,他采用的是阻力消失法。1938年 Graffagnino 和 Seyler 首次将腰段硬脊膜外间隙阻滞应用于分娩镇痛。1942年 Massey Dawkins 在英国进行了第1例硬脊膜外间隙阻滞。

连续蛛网膜下隙阻滞是在1940年由美国的 Lemmon 提出的,并成功地进行了动物实验。1945年 Tuohy 介绍了自己发明的一种可用来将导管插入蛛网膜下间隙的穿刺针。1942年 Hingson 和 Edwards 实施了连续骶管阻滞,Curbelo 对这项技术进行了改进。

表41-1 主要局麻药的使用年份和应用

局麻药	首次应用(年份)	主要麻醉用途
可卡因(cocaine)	1884	表面麻醉
苯佐卡因(benzocaine)	1900	表面麻醉
普鲁卡因(procaine)	1905	表面麻醉、脊麻
地布卡因(dibucaine)	1929	脊麻
丁卡因(dicaine)	1930	脊麻、神经阻滞、硬膜外阻滞
利多卡因(lidocaine)	1944	神经阻滞、硬膜外阻滞、脊麻、表面麻醉
氯普鲁卡因(chloroprocaine)	1955	神经阻滞、硬膜外阻滞
甲哌卡因(mepivacaine)	1957	神经阻滞、硬膜外阻滞
丙胺卡因(prilocaine)	1960	神经阻滞、硬膜外阻滞
布比卡因(bupivacaine)	1963	神经阻滞、硬膜外阻滞、脊麻
依替卡因(etidocaine)	1972	神经阻滞、硬膜外阻滞
罗哌卡因(ropivacaine)	1992	硬膜外阻滞

我国局麻药的应用也是逐渐发展和进步的,20世纪50年代以前,局麻药大多数情况下仅用于表面麻醉和局部浸润麻醉,只有在少数情况下才用于蛛网膜下腔阻滞,药物也基本依赖进口。20世纪40年代末50年代初,我国现代麻醉学的开拓者尚德延、吴珏、谢荣等在国外学习麻醉学后先后回国,在兰州、上海、北京等地建立麻醉科并开展临床麻醉工作,使得局麻药的应用和研究逐步扩大。椎管内麻醉方面,在单次与连续蛛网膜下腔阻滞及单次硬膜外阻滞的基础上,开展应用导管法连续硬膜外阻滞,其他如颈丛、臂丛、交感神经节等神经阻滞方法亦在临床逐步开展应用。局部麻醉药普鲁卡因、丁卡因、利多卡因、布比卡因、罗哌卡因等相继用于临床。

虽然1909年用普鲁卡因静脉注射产生镇痛作用,而且早在20世纪30年代普鲁卡因和利多卡因静脉全麻在国外即有研究,但普鲁卡因静脉全麻在国内开展最为广泛。20世纪60—70年代,根据我国国情,静脉普鲁卡因复合麻醉得到了大力开展和推广。连续30余年来,静脉普鲁卡因复合麻醉和连续硬膜外阻滞一度成为我国最常用的麻醉方法。20世纪70年代后,我国的疼痛治疗工作有了新进展,在临床以神经阻滞为主,也拓展了局麻药的应用。

局麻药的发展是一个不断完善的过程,也与临床麻醉的需求紧密相关。近年来我国局麻药的研发、生产、临床应用和科研工作蓬勃发展。目前国内生产的局麻药包括普鲁卡因、利多卡因、丁卡因和布比卡因等传统的药物,氯普鲁卡因、罗哌卡因(包括甲磺酸制剂左布比卡因等)也相继生产并投入临床应用,今后也必将研发出更多的低毒、高效和满足临床不同时效要求的局麻药。

第二节 局部麻醉药的分类

一、化学结构分类

所有局麻药的分子都是由2个不同的化学基团相连接而成的。由2个不同的化学基团组成的分子称之为双亲性分子,分子的一端是亲脂性基团,另一端是亲水性基团,中间为连接链。根据化学结构中的中间连接链的不同,可将局麻药分为酯类局麻药和酰胺类局麻药。局麻药的体内代谢和消除取决于其化学结构。酯类局麻药主要经血浆胆碱酯酶代谢,酰胺类局麻药主要经肝细胞色素P450连接的酶代谢。

酯类局麻药是对氨基苯甲酸的酯类衍生物,由血浆胆碱酯酶代谢,代谢产物为对氨基苯甲酸,是一种已知的变应原,所以应用此类局麻药时具有发生过敏反应的可能性。酰胺类局麻药是含有酰胺键的化合物,主要是在肝脏代谢,发生过敏反应的可能性极小。

二、生物学分类

Takman(1975)依据局麻药对机体细胞作用部位的不同,提出生物学分类。

A类:凡作用于钠通道外表受体的药物都属于这一类型,而且还包括有些生物体毒素,如河鲀毒素和蛇毒素。

B类:作用于钠通道轴浆(axoplasmic)侧(内侧)受体的药物,如QX-314、QX-572、QX-222等利多卡因的季铵类衍生物。

C类:是非特异性作用于神经膜,引起膜容量增加和膜膨胀,或改变膜结构的药物,如苯佐卡因(benzocaine)、正丁醇(n-butanol)和其他中性局麻药。

D类:包括所有通过物理化学机制,既作用于神经膜,又作用于钠通道轴浆侧的药物。临床常用的局麻药则多属于此类,如普鲁卡因、利多卡因、甲哌卡因、丙胺卡因、布比卡因和依替卡因等。

三、临床分类

局麻药亦可根据其临床作用特征分为3种基本类型：①低效短作用时间的局麻药，例如普鲁卡因、氯普鲁卡因；②中效中等作用时间的局麻药，例如利多卡因、甲哌卡因、丙胺卡因；③高效长作用时间的局麻药，例如布比卡因、丁卡因和依替卡因。各种局麻药临床作用的差别主要取决于其内在的理化特性。

第三节 局部麻醉药的理化性质、构效关系和理想条件

一、局麻药的理化性质

典型的局麻药分子是由叔胺和一个弱的碱基组成的，微溶于水。由于有脂溶性，弱碱可以通过表皮或细胞膜屏障。如果与盐酸之类的强酸结合，碱基转变成水溶性盐，不能通过细胞膜屏障，这种盐的状态在 pH 低于 6.0 时是稳定的。这种酸性制剂的另一个好处就是具有抗菌能力。然而这种酸性的局麻药在体内会抑制白细胞，其抑制白细胞的抗菌活性与局麻药的强度成比例，并且通常还会抑制动物的免疫反应。绝大部分局麻药制成盐盐酸盐，部分制备成枸橼酸盐。

在水溶液中，局麻药在中性盐（碱基）和离子化状态（离子）2 种状态之间达到平衡，这种情况是由于离子化的叔胺和酸性阴离子之间的结合或解离产生的。溶液的 pH 和局麻药的 pK_a 值决定了溶液中碱基（中性盐）与离子的比例。pK_a 值是溶液中中性碱基成分与离子化状态各为 50% 时的 pH。局麻药都是弱碱，其 pK_a 值在 7~9。

局麻药商业制剂的 pH 在不同的制剂和厂家之间有所不同，通常情况下制剂的 pH 低于 6.0，因此局麻药都是强酸性盐。如果在局部麻醉药中加入肾上腺素，溶液的 pH 低于 3.0 时，可以阻止肾上腺素的自发性水解。

局麻药的局麻强度和作用持续时间明显取决于其分子特性。局麻药的亲脂性和亲水性取决于其结构中叔胺和芳香环上的烷基取代基大小。亲脂性是指复合物与膜脂蛋白结合的趋势，近似于其在疏水性溶剂（如辛烷）中取得的分配平衡。因此，不带电荷的局麻药的辛烷 / 缓冲分配系数等同于膜 / 缓冲分配系数；但对于带电荷、质子化的局麻药而言，辛烷 / 缓冲分配系数则明显低于膜 / 缓冲分配系数。辛烷模型不适用于膜表面附近。

局麻药在溶液中解离为不带电荷的碱性形式（ B ）和带电荷的阳离子形式（ BH^+ ），两者可迅速达到化学平衡。当氢离子浓度 $[\log 10^{-1}(-pH)]$ 达到某一特定值时，溶液中局麻药的碱性基团浓度等于带电荷的阳离子浓度，此时氢离子浓度被称为 pK_a。公式定义为：

$$\frac{[BH^+]}{[B]} = 10^{pK_a - pH}$$

局麻药的 pK_a 详见表 41-2。局麻药的质子化趋势取决于环境因素，例如温度和离子键强弱；也取决于调配药物的溶剂。局麻药在膜周围极性相对较低的环境中的 pK_a 比在溶液中低，也就是说，膜与碱基形式的局麻药的结合能力比其与质子化的阳离子形式的局麻药的结合能力强。局麻药介质的 pH 可以通过改变局麻药的碱基形式与质子化形式的百分含量来影响药物活性。pH 对局麻药的临床效果具有双重影响，这主要与局麻药的注射部位以及局麻药碱基形式的组织穿透性有关。

表 41-2　局部麻醉药的离体相对传导阻滞强度和理化特性

药物	相对传导阻滞强度*	理化性质			
		pK_a#	分子量	脂溶性	疏水性#
低效					
普鲁卡因	1	8.9	273	0.6	100
中效					
甲哌卡因	1.5	7.7	258	1.0	130
丙胺卡因	1.8	8.0##	257	0.8	129
氯普鲁卡因	3	9.1	307	0.4	810
利多卡因	2	7.8	271	2.9	366
高效					
丁卡因	8	8.4	300	80	5822
布比卡因	8	8.1	324	28	3432
依替卡因	8	7.9	312	141	7320
罗哌卡因		8.07	328.8	147	

注：*数据测自于离体兔迷走神经和坐骨神经 C 纤维。#36℃ 时的 pK_a 和疏水性：疏水性等于碱基的辛醇/缓冲分配系数，数值是浓度比值。##：25℃ 时测得的数据。

二、局麻药的分子结构

所有的局麻药分子都是由 2 个不同的化学基团相连接而成的，详见图 41-1。

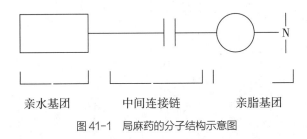

亲水基团　　　中间连接链　　　亲脂基团

图 41-1　局麻药的分子结构示意图

局麻药的分子结构决定其理化性质和药理性质。局麻药分子是弱碱性的叔胺，制剂被制成盐酸盐。其分子具有亲水性和亲脂性，分子的功能和药理效应可以用分子的结构来解释。局麻药在化学结构上由三部分组成，即芳香族环、中间链和胺基团，中间链可为酯链或酰胺链（图 41-2）。中间链的成分将局部麻醉药分为酯类（结构中具有—COO—基团）和酰胺类（结构中具有—CONH—基团）。改变局麻药分子的这些结构，可以使局麻药分子的阻滞传导功能发生改变，如起效时间、作用时间、强度、毒性和过敏性等。

酰胺类局麻药利多卡因和酯类局麻药普鲁卡因都有一个疏水的芳香基团，通过一个酰胺键或酯键与亲水的叔胺基相连。

常用酯类局部麻醉药的分子结构见图 41-3。常用酰胺类局部麻醉药的分子结构见图 41-4。

所有的局麻药分子都是由 2 个不同的化学基团相连接而成的。例如将丁基加到普鲁卡因的结构中制成丁卡因，使脂溶性增加 10 多倍，蛋白结合率增加 10 多倍，麻醉强度和作用时间也增加；又如依替卡因的中间链比利多卡因多 1 个侧链，并以丙基取代利多卡因氨基上的乙基，结果脂溶性和麻醉强度都明显高于利多卡因；将甲哌卡因氨基上的甲基改为丁基，则成为布比卡因，后者的脂溶性和蛋白结合率都比前者明显增加，随之局麻作用增强、时效延长。

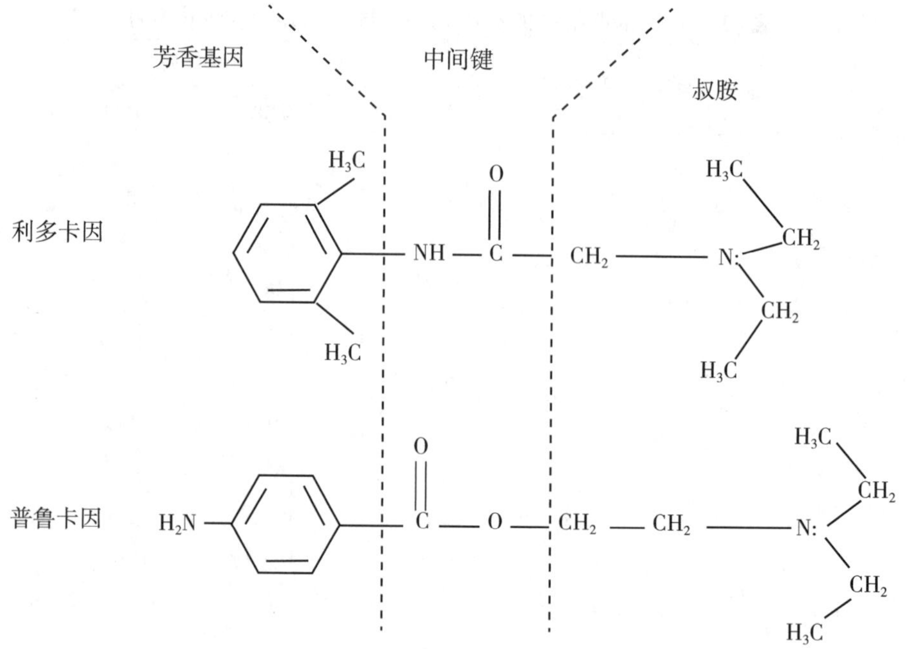

图 41-2　2 类局麻药的结构

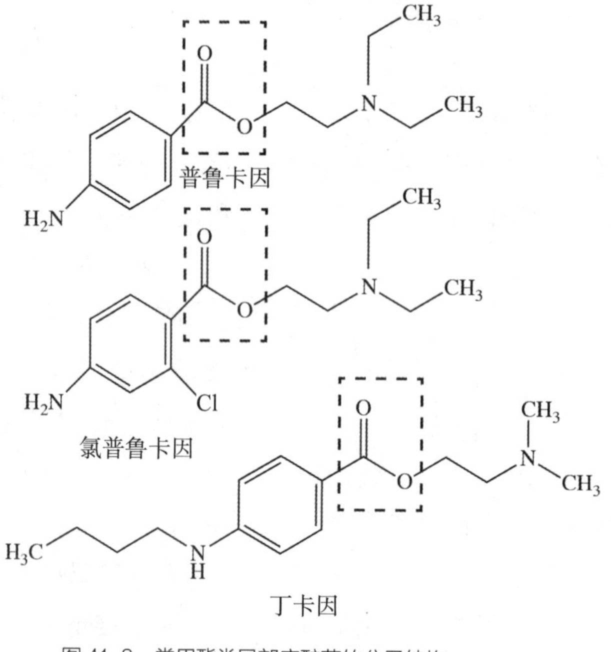

图 41-3　常用酯类局部麻醉药的分子结构

脂溶性的大小与局麻作用的强度相关,在酰胺类中,甲哌卡因和丙胺卡因的脂溶性最低,其麻醉作用强度也较弱,依替卡因恰与此相反。蛋白结合率可影响药物作用的时效,例如蛋白结合率低的普鲁卡因。总的来说,酰胺类局麻药起效快、弥散广、阻滞明显、时效长,临床应用比酯类局麻药广泛。

三、局麻药的构效关系

构效关系是指药物或其生物活性物质的化学结构与其生物活性之间的关系,是药物化学的主要研究内容之一。广义的构效关系研究的

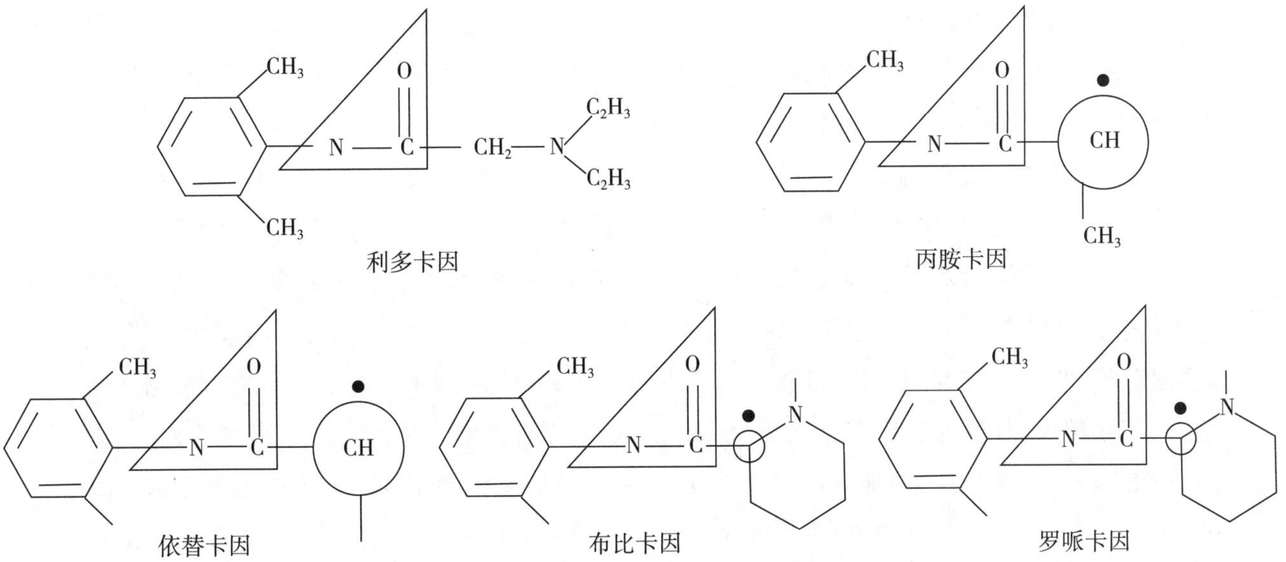

图 41-4　常用酰胺类局部麻醉药的分子结构

对象是一切具有生物活性的化学物质,局麻药分子的功能完全依赖于其基团,叔胺与钠通道结合阻滞神经动作电位的产生和传导,亲水基团与疏水基团之间的排斥力对叔胺与钠通道的结合进行调节。中间连接链的长短也对叔胺与钠通道的结合有调整作用,如果疏水基团和亲水基团太近或太远就不会有调整作用。

目前临床使用的最新的局麻药是罗哌卡因和左布比卡因,这说明对局麻药的研究出现这样一个趋势,即从已有局麻药的消旋混合液提纯单一的对映体,制成更安全的局麻药。简而言之,分子中有一个不对称碳原子就存在镜像结构即对映体,就像一双手掌一样,所以也称药物的手性特征,它们彼此的三维立体结构的旋光性不同。通常分子中随着碳原子总数的增加,局部麻醉药的强度和脂溶性增加。

1. 亲脂性部分　局麻药的脂溶性是以非线性形式影响其作用强度的。局麻药的脂溶性越大,其作用强度越高。脂溶性主要与局麻药分子结构中的芳香基(苯环)有关。脂溶性可通过测定碱基在有机溶剂中的溶解度来确定。但是,溶解度的实验室测定值并不能完全反映局麻药的临床效应。局麻药的作用强度增加达到某一水平后即达到平衡,这种平衡大约是发生在脂肪分配系数为 4 时。这种临床作用强度平台可能与包绕神经的脂肪组织和血管有关。

2. 中间连接部分　这部分是由羰基部分与烷基部分共同组成的。羰基部分与麻醉药持效时间及作用强度有关。当羰基部分为酮、酰胺、硫代酯或酯时,作用时间为酮＞酰胺＞硫代酯＞酯,即随着化合物在体内被水解程度的增加,其稳定性降低从而作用时间变短。但其麻醉作用的强度顺序为硫代酯＞酯＞酮＞酰胺,烷基部分的碳原子数以 2~3 个为好,当为 3 个碳原子时麻醉作用最强。当酯键旁边的烷基碳原子上有支链时,由于位阻使酯键较难水解,麻醉作用增强,但毒性也增大。

3. 亲水性部分　氨基基团是局麻药的亲水基团,大多数为叔胺,少数为仲胺,由氨衍生而来。由不同的基团取代叔胺中的氢原子构成不同的局麻药分子。因为叔胺基团以离子化状态存在,因此局麻药分子处于弱碱状态。叔胺的水溶性很弱,因此通常将局麻药制成可溶性的盐酸盐。这样局麻药很容易地分离成互相平衡的 2 种成分：中性成分称为碱基，带电荷成分称为离子，它们的比例取决于溶液的酸碱情况。2 种形态的成分都有各自的功能，对脂质细胞膜的渗透能力取决于碱基，而离子成分则与钠离子通道结合，发挥神经传导阻滞作用。

分子中亲水基团的功能与钠离子通道的离子化状态特性相关，通过可逆性地阻滞钠离子通道来阻断神经传导的活动。局麻药分子阻滞钠离子通道的能力取决于其亲水基团与钠离子通道的亲和力，通过改变细胞内和细胞外 pH 的实验证实，离子状态的局麻药可以增强对钠离子通道的结合。尽管氨基基团决定分子的亲水性，但是增加替代基团烃基的碳原子数量会增加分子的亲脂性对钠离子通道的结合。增加叔胺的亲脂性能力也能改变分子的亲脂性能力。苯佐卡因只用于局部表面麻醉，但是它的仲胺离子化程度非常高，因而导致它对脂质膜的渗透能力非常有限，通过增加其叔胺的烃基替代基团长度，使其亲脂性增加。通过改变叔胺也可以增加分子过的亲脂性能力，用这种改变方法的一个例子就是甲哌卡因（甲基）转化为布比卡因（丁基），这样导致布比卡因的作用和毒性都比甲哌卡因大。甲哌卡因、罗哌卡因、布比卡因只是连接于基础基团上的烷基不同，随着烷基上碳原子数量的增加，其麻醉强度、脂溶性和蛋白结合力都有所增加。

4. 蛋白结合率　局麻药可与血浆蛋白和组织蛋白相结合。蛋白结合力较高的局麻药能够更长时间地停留在蛋白质受体上，从而其作用时间延长。此类局麻药与血浆蛋白结合后，不仅药理活性丧失，而且其活性、毒性和代谢均受影响。体内的 2 种主要血浆蛋白是清蛋白和酸性糖蛋白。酸性糖蛋白与局麻药具有高亲和力和低结合率，而清蛋白则具有低亲和力和高结合率。换句话讲，在酸性糖蛋白与局麻药达到最大限度的结合后，亲和力较低的清蛋白可结合较大量的局麻药。局麻药的蛋白结合率呈浓度依赖性，随着局麻药浓度的增加，其蛋白结合率呈曲线性降低。此现象的临床意义在于，随着局麻药血浆浓度的增加，其毒性反应可不成比例地增加。蛋白结合率亦受血浆 pH 的影响，结合型药物的比例随血浆 pH 的降低而降低。因此，如果局麻药的总浓度一定，在酸中毒的情况下，循环血液中游离型（具有药理活性）药物的百分比率将增加，从而可导致毒性反应。同样，这种情况亦可发生在钠通道受体蛋白，从而可缩短局麻药的作用时间。

5. 旋光异构体　某些局麻药（例如布比卡因、甲哌卡因、依替卡因、丙胺卡因和罗哌卡因）具有旋光异构体。立体异构体分子中肯定存在非对称性碳原子。对这些异构体的命名方法近年来有所改变，目前分别是采用 "R" 和 "S" 来代替 "D" 和 "L"。异构体之间存在有麻醉强度、毒性作用和作用时间的差异。通常 "S" 型异构体的毒性较小，并且麻醉作用时间较长。

四、局麻药的理想条件

理想的局麻药应具备以下条件：①理化性质稳定，易长期保存，不因高压、日照等变质；②易溶于水，局部刺激性小，对皮肤、皮下组织、血管及神经组织无损伤；③起效快，局部作用强，能满足不同手术所需的麻醉时效；④对皮肤、黏膜的穿透力强，能用于表面麻醉，且麻醉效果应是完全可逆的；⑤不易被吸收入血或虽被吸收入血亦无明显毒性；⑥不易引起过敏反应；⑦无快速耐受性。但现有的局麻药尚无一个完全符合以上所有条件的品种，因此众多学者仍不断地研制更为理想的局麻药。

阻滞神经的药量要保证弥散到神经干的四周，而阻滞神经必定要使药液在筋膜间隙内弥散,包围所有要阻滞的神经,注入药液的容量要足够大,而控制局麻药液总量是避免发生局麻药中毒的基本措施。神经阻滞所用的局麻药总量是药液浓度与药液容量的乘积,在总量恒定的情况下,浓度与容量相互制约,两者间成反比关系,既要控制局麻药总量,又要满足阻滞不同神经纤维的浓度要求和阻滞不同部位的容量要求。神经阻滞用药始终要掌握的原则是应用最低有效浓度和最低有效容量,始终在浓度与容量之间寻找平衡点,精打细算地控制局麻药总量。对同时要做多个部位的神经阻滞,估计用药量要超过较多的常用药推荐药量时,就应选用其他麻醉方式;如果药量相差不多,可以通过以下方式达到满意的局麻效果。

1. 不同部位、不同神经阻滞所要求的药液浓度与容量不同,药液可以分开配制,各部位按要求使用不同的药液。

2. 局麻药液加肾上腺素可以延长局麻药作用时间,延缓局麻药吸收,减少局麻药中毒。局麻药加肾上腺素可增加局麻药用量的40%~50%,但有些局麻药有血管收缩作用,合用肾上腺素并不能增加局麻药安全的用药量。

3. 神经阻滞的正确定位可减少局麻药用量,避免血管内注药。用连续法经导管给药,可根据阻滞效果调节药量,有较好的灵活性。错开不同部位进行神经阻滞的时间,这样可避免不同部位的局麻药同时吸收入血,形成叠加的血药高峰。

五、局麻药最低麻醉浓度

凡能在合理的标准时间内阻滞神经纤维冲动所需的局麻药最低浓度称为局麻药最低麻醉浓度(C_m)。若对标准的神经纤维和时间进行系列局麻药的C_m研究,便可反映出不同局麻药的相对强度。C_m不仅受电解质浓度的影响,而

且还受如下诸因素的影响。①神经纤维轴径的粗细:对粗轴径纤维的阻滞需要较高的局麻药浓度,因此C_m相对也高;② pH:某些局麻药在高 pH 条件下所需的C_m要比低 pH 条件下低,如 pH = 7.0 时,利多卡因对有髓鞘神经纤维的阻滞所需的C_m只需 pH = 5.0 时的 1/100;③钙浓度:局麻药的强度与抑制钙和磷脂的结合相关,大多数局麻药的作用与实验液的钙浓度呈负相关;④神经兴奋的频率:在离体实验中,个别局麻药能与神经兴奋频率成正比。因此,所谓C_m即指该浓度下的局麻药能在最短的时间内以最短的距离阻滞 3 个以上的郎飞结。

第四节　局部麻醉药的作用机制

局麻药溶液只有同时存在有不带电荷的碱基和带电荷的阳离子时,才能发挥较好的麻醉作用。阳离子是不能透过神经膜的;当不带电荷的脂溶性碱基透过神经膜之后,处于水相状态又可离解,使阳离子能迅速与轴膜钠离子通道结合而阻滞神经传导,所以认为它是发生麻醉作用的主要因素。随着局部麻醉药浓度的增加,将降低神经去极化的速率和程度,又随着时间的迁移而增加对去极化的抑制。同时也由于降低复极化的速率和传导速率,使不应期延长,以致在单位时间内所能输送的动作电位的频数锐减,直至去极化无法达到阈电位而呈完全阻滞状态。

目前认为,局麻药对细胞膜通道的阻滞可能是通过 3 个方面的机制来实现的:①局麻药减少活化的通道数量,即增加"失活"通道的比例;②局麻药可能部分或完全抑制构型的进程(comfomiation steps),直接干扰通道活化,即抑制通道从静息转化为开放;③局麻药可能减少

通过各开放通道的离子流。

由于钠通道处于不同的位相（包括静息、关闭、开放和失活），故局麻药对其阻滞也有着不同的机制：①阻滞开放的通道，当局麻药与受体结合后形成一种复合物，随之可逆性离解，即所谓闪烁的阻滞（flicking block）反应，也可加速失活（失传导性）；②静息和失活的通道，有选择性地和局麻药结合，促其长期持续失活，亦偶可缩短其开放时间；③局麻药结合于活化关闭中期的通道，可破坏其活化进程，降低门控离子流和通道开放的数量（抑制活化）。

无论叔胺和季铵类，还是中性局麻药均通过2种不同的模式来抑制离子流：①在低频刺激（< 0.5Hz）过程，出现的张力性抑制（tonic inhibition）反映局麻药结合受体的均衡；②当去极化频率增加时，出现位相抑制（phasic inhibition），是内在一时性进程，取决于去极化脉冲进程局麻药结合增多以及与2次脉冲间局麻药从结合受体解离之间相互的影响。这2种不同的抑制，可能是局麻药对单一结合部位的动力学不同，或是不同的结合部位对钠通道的不同作用。可用电压钳技术来直接测试神经冲动的钠离子流及局麻药的抑制作用。应用亚临床剂量的利多卡因（0.2mmol/L）时，于去极化之始钠离子流即减少；改用临床剂量的利多卡因（相当于40mmol/L）时，则钠离子流完全停止。如果实验性去极化反复进行，且频率 > 5Hz，则随着脉冲增加而使钠离子流进一步减少（张力性抑制），直至达到一个新的抑制稳定水平。当刺激减慢或停止时，则可恢复至张力性抑制前的水平。这种随着频率而发生的抑制也称为位相性抑制。局麻药产生的张力性抑制和位相性抑制的作用相似，依赖于其结构、疏水性和pK_a。静息状态局麻药对钠离子通道呈单一结合位，依赖于其张力性亲和力，

但随着去极化作用而提高了位相性亲和力。不管何种状态的通道结合药物，结合越多的局麻药则使该状态更为稳定。当活化时有更多的通道与药物结合时，增加位相性阻滞则出现活性的降低。活化的通道之所以增加局麻药的结合，其一是由于活化时使能接近更多的结合位，其二是药物从活化的通道离解要慢于静息的通道。

随着去极化膜的钠通道开放，钠的通过增加。但钠通道的开放和门控是受钙所制约的，钙离子的增加势必阻止钠的通过。欲使钠通道开放，则必须使钙离子从该处移开，因此也有认为局麻药与钙离子竞争闸门处地位，以抑制或阻滞钠离子的通过。

目前利用生理学方法已经鉴定出10种不同的钠离子通道，并进行测序。其中至少有4种钠离子通道分布于外周神经，其中的一部分只与伤害性感受传入神经纤维有关。选择性地阻滞这些钠离子通道具有显著的临床意义，这样可防止或减轻疼痛而又不影响其他功能。尽管能够通过自然存在的微小肽毒选择性地阻滞钠离子通道，但现已报道的局麻药的选择性较低，可能是由于对不同种类的通道亚型而言，局麻药的药效基团十分相似的缘故；并且有些局麻药的分子本身有数个旋转轴，这就使得局麻药对静态结合位点的选择性较弱。

局麻药产生神经阻滞的确切机制仍需进一步探讨，主要有受体学说、表面电荷学说和膜鼓胀学说。

一、受体学说

局麻药对钠通道发生阻滞的部位可以是通道的外侧和内部。外侧受体可被不能穿过脂膜的带电荷的亲水性河鲀毒素和石房蛤毒素所阻滞，它从表面堵塞通道，阻滞钠离子进入（彩图9）。换句话说，钠离子内流可抑制局麻药与

受体的结合,但钠通道内受体是被带电荷形式的局麻药所结合(阻滞)。局麻药与钠离子竞争受体而出现的拮抗说明:①局麻药的受体是位于钠通道的含水带;②局麻药可能与钠离子通过 2 个不同的相互作用的部位而发生变构拮抗(allosteric antagonisms)。

二、表面电荷学说

假设局麻药分子的亲脂性部分与轴膜脂质发生普遍的非特异性的结合,而在膜的外侧仍保留着已经质子化的带阳电荷的胺。一旦膜外侧所累积的阳电荷足以中和膜外原来的相对负电位时,则可在不改变细胞内静息电位的情况下提高跨膜电位,从而抑制来自邻近非麻醉区域的膜电流使麻醉区去极化,使其不能达到阈电位,终致传导阻滞。但这种学说只限于解释带电荷形式的局麻药的作用机制,却无法阐明中性局麻药苯佐卡因(benzocaine)的作用,因为它不存在带电荷的形式。

三、膜膨胀学说

由于相对疏水性的局麻药分子与脂膜相互作用,引起膜脂质结构形态的改变,膜膨胀使钠通道变窄,阻止钠的传导和抑制去极化。实验表明,通过增高周围的压力可逆转无电荷的局麻药分子的局麻作用,而带电荷的局麻药如利多卡因的季铵衍生物能抵御这种压力的逆转作用。因此,这一学说只限于解释中性局麻药苯佐卡因的作用机制。

第五节　局部麻醉药的体内过程

局麻药进入体内的速率与给药方式直接有关。如部位麻醉时的吸收速率主要取决于该部位的血液灌流状态;若行静脉内注射,则血内即时就可达到峰值。各个局麻药的分布形式大体上相似,但人体对不同药物的处置速率并不相同,与各个药物的理化性质相关。

(一)吸收

吸收进入组织后的局麻药可被细胞外液所稀释及被毛细血管所摄取,最终进入血流。注药部位、剂量、是否加用血管收缩药及药物本身的特性是决定局麻药吸收速率的主要因素。静脉注射时吸收速度最快;黏膜表面麻醉时吸收速度仅次于静脉注射,咽喉部和气管、支气管黏膜的吸收速度相当于静脉注射时的吸收速度;皮下和皮内注射时吸收速度最缓慢。食管和胃黏膜对局麻药的吸收作用不明显,还可被胃内的酸性物质所破坏。正常尿道黏膜吸收较慢,但一旦黏膜被器械等擦伤时,吸收会很迅速,所以尿道黏膜表面麻醉引起中毒反应并非罕见。

药物对映体的结构特异性将会对局部麻醉药的药代动力学产生一定程度的影响。随着近年来局部麻醉药药代动力学研究的不断深入,发现左旋异构体对神经及心血管系统的毒性相对较低,局麻效果良好,且全身毒性较小,临床应用逐渐广泛。药物跨膜被动转运过程在作用于人体后会受到其脂溶性电离程度的直接影响,同一种药物的不同对映体所具有的脂溶性与水溶性存在一定差异。对映体特异性通常不会对被动转运过程产生实质性影响,但主动转运过程则通常需要利用细胞膜上的载体耗能才能真正实现。钠钾泵是一种最为常见的载体,由不同的对映体所连接的有机基团也会因上述原因而产生一定差异,最终导致钠钾泵对主动转运过程产生不同程度的影响,从而使主动转运与对映体特异性之间存在一定的相关性,进而会对药物的生物学效应产生影响。此外,异构体型局麻药具有非常显著的血管收缩作用,可延缓机体对药物的吸收过程,在注药部位的实际停留时间延长,最终对血药浓度产生影响。

血内的局麻药浓度峰值均与剂量直接相关。如应用大容量的稀释局麻药液,其血内浓度将比应用等剂量小容量的药液高。高浓度的局麻药虽其所形成的浓度梯度有利于药物弥散,但因浓度高、容量小,与组织的接触界面也小,吸收速率相对较慢。但是甲哌卡因例外,2%的溶液吸收远比1%的溶液快,前者的血内浓度也比后者高。从而提示,1%的甲哌卡因与组织结合已接近饱和,再高的浓度只能使血内非结合(游离)状态的局麻药剧增,毒性也随之增加。

不同部位神经阻滞的局麻药吸收速率也不相同,特别是结合部位存在丰富的血管时,吸收速率明显增快,吸收程度明显增加。研究表明,通过不同途径的利多卡因给药,发现血管内的利多卡因浓度以肋间神经阻滞最高,随后呈下列顺序递减:肋间神经阻滞>骶管阻滞>硬膜外腔阻滞>臂丛神经阻滞>坐骨-股神经阻滞。如应用利多卡因400mg进行肋间神经阻滞时,其静脉血管内的平均峰值浓度可高达7μg/ml,部分患者可能产生中枢神经系统毒性症状;反之,用相同的利多卡因剂量进行臂丛神经阻滞,则血内的平均浓度仅达3μg/ml,很少发生毒性症状。

局麻药吸收的快慢与该部位的血液灌流直接相关。有报道,当犬的血容量降低15%时,硬膜外腔吸收利多卡因的速率降低30%。临床上,局麻药溶液中加用1:200 000肾上腺素,结果:①减慢局麻药的吸收速率;②降低血内的局麻药浓度;③完善对神经深层的阻滞;④延长局麻或阻滞时效;⑤减少全身不良反应。但加用肾上腺素延缓局麻药在硬膜外腔内

的吸收作用因不同的药物而异,如利多卡因约可延缓33%、甲哌卡因约为22%。血管收缩药对长效脂溶性局麻药(如布比卡因和依替卡因)的影响甚微,可能与组织结合力,以及这些药物的血管舒张作用抵消血管收缩药的作用有关。若增加肾上腺素的比率为1:80 000,不仅不会增加其效果,甚至可出现拟交感样反应,如恐惧、心动过速、出汗等症状。此外,还可用纯肾上腺受体激动药——去氧肾上腺素。血管收缩药不适用于患心血管疾病或甲状腺功能亢进的患者。对手指、足趾或阴茎行局部阻滞时禁用肾上腺素,以免导致组织坏死。

神经束膜含有丰富的脂质和蛋白质,因此局麻药的吸收受其脂溶性的影响。长效局麻药(丁卡因、布比卡因、依替卡因)的脂溶性强于短、中效的利多卡因和甲哌卡因,易于与注射部位组织结合,只有相对小量的局麻药被摄入中央室。同时,大多数器官对局麻药的亲和力高于血浆蛋白,可视为有效的贮存库,从而缓冲局麻药在血内的浓度。

吸收入血的局麻药与血浆蛋白结合后暂时失去药理活性。局麻药分子主要与血浆中的α酸性糖蛋白结合,与白蛋白有较大的亲和力,与血红蛋白的结合很少。与血浆蛋白结合的多寡除了与亲和力有关外,还受药物浓度和血浆蛋白含量的影响。血浆蛋白结合率与血内的局麻药浓度成反比,一旦其结合达到饱和,血内将出现更多的非结合(游离)形式的药物。如当利多卡因的血内浓度为1μg/ml时,有71%的利多卡因处于结合形式;当增至20μg/ml时,仅有28%呈结合形式。由此可说明,为何低蛋白血症患者易于发生局麻药的毒性反应。因胎儿缺少α酸性糖蛋白,故其血浆与局麻药的亲和力仅及母体的1/2。例如脐静脉与母体静脉血药浓度之比,丁卡因为0.2~0.4,利多卡

因为 0.5~0.6,甲哌卡因为 0.6~0.7,布比卡因为 0.3~0.44,丙胺卡因为 1.0~1.18。丙胺卡因通过胎盘远较利多卡因容易,在硬膜外腔给药后的 10 分钟,母体与胎儿间的血药浓度几乎相等,随后胎儿又比母体略高,故丙胺卡因不适用于临产的孕妇。

此外,在酸性溶液中,等量的局麻药只离解出较少的碱基。欲产生相当麻醉量的碱基,势必要提高每单位容量的局麻药密度,即必须增加局麻药的浓度,才能达到在较高的 pH 下用较低浓度的局麻药达到所需的阻滞效果。在人体发生组织感染或脓肿周围注射局麻药时,因该部位堆积着较多的乳酸和其他酸性物质,pH 下降,影响局麻药碱基的产生,导致局麻作用被削弱,甚至失败。为此,必须应用较高浓度的局麻药或在局麻药溶液中加入碱性缓冲剂,以求 pH 接近于生理范围。

(二)分布

局麻药从注射部位经毛细血管吸收分布至各器官系统。首先血液灌流丰富的器官如心、脑、肝和肾脏中局麻药的浓度升高,随后以较慢的速率再分布到灌流较差的肌肉、脂肪和皮肤;终经生物转化,清除和排出至体外。通过人体静脉缓慢滴注酰胺类局麻药进行动力学研究,经 36 小时的测定曲线,以数学 3 次幂函数模拟药物在人体内的三室模型分布。

1. 快速稀释相 人体的初始稀释容量为 0.44~0.77L/kg。如利多卡因在数秒钟内便可广泛稀释为水相或脂－水相,从血内向外弥散至细胞外间隙而不受血液壁的影响,此相的半衰期为 1.5 分钟。如对 70kg 的人体静脉注射利多卡因 100mg,若都保留在血管内,则其血内浓度将达 20μg/kg,远超过毒性剂量。但事实上,其初始的分布室相当于 700ml/kg。因此除短暂出现峰值外,就迅速下降为 2μg/ml,

正适于治疗心律失常的剂量。

2. 慢分布相 是随快速稀释相之后的第二相,表明局麻药已进入第二室。此时局麻药的血药浓度－时间曲线呈缓慢的下降,也有呈直线式下降的。此相反映血液灌流差的器官和组织对局麻药的摄取,一般药物输入、摄取和清除之间要达到平衡需数小时之久。

3. 稳态分布容积(V_{ss}) 随着药物初始快速稀释和器官摄取,药物分布已逐渐趋于稳定状态。人体的 V_{ss} 一般要超过体内的总容量,提示有更多的局麻药分布于脑、肝、脂肪之中。心脏指数正常的患者其利多卡因的 V_{ss} 约为 1.32L/kg;随着心排血量的下降,则 V_{ss} 可降至 0.88L/kg,因此累及了血液的供给和器官的贮存。即使给予相同剂量的利多卡因,后者血内的局麻药浓度也将提高 50%。各种局麻药的分布容积并不相同,正常人体的利多卡因、依替卡因和布比卡因的 V_{ss} 分别为 91L、133L 和 72L。V_{ss} 至少比初始阶段的分布容积大 1 倍,是一个有价值的"贮存库",为用药量起到缓冲的作用;也可用来说明为何局麻药诱发的惊厥表现是短暂和自限性的。若多次反复给药,则可使"贮存库"接近于饱和,有发生药物蓄积的可能性。

4. 患者的年龄 年龄也影响对局麻药的生理性处置,如 22~26 岁的健康人静脉注射利多卡因的半衰期平均为 80 分钟,而 61~71 岁的健康人的半衰期可延长至 138 分钟。尤其是肝脏功能状态将影响酰胺类局麻药的降解速率,如肝血流低下或肝功能差的患者,其血内的局麻药浓度较高。据报告肝功能正常的志愿者的利多卡因的半衰期平均为 1.5 小时,而肝病患者的半衰期平均可达 5 小时之久。同时,充血性心力衰竭患者体内消除利多卡因的速率也呈明显的延缓。由于新生儿的肝药酶系统尚未成熟,可使利多卡因和布比卡因的消除半衰期延长；若进行持续静脉滴注利多卡因时,其剂量应 ≤ 0.8mg/(kg·h)。

(三)生物转化

酯类局麻药通过假性胆碱酯酶(血浆胆碱酯酶或丁酰胆碱酯酶)进行生物转化。酯类局麻药的水解速度快,水溶性的代谢产物通过尿液排泄。普鲁卡因、苯佐卡因代谢形成对氨基苯甲酸,该物质与过敏反应的发生有关。合并遗传性假性胆碱酯酶异常的患者,由于药物代谢缓慢,发生毒性反应的风险增加。由于脑脊液中缺乏酯酶,因此鞘内注射酯类局麻药后(如丁卡因),作用的消失依赖于血液对药物的吸收。与其他酯类局麻药不同,丁卡因一部分在肝脏代谢,另一部分以原型从尿中排泄。

酰胺类局麻药在肝脏被微粒体 P450 酶代谢(脱羧和氧化)。不同的药物代谢速度不同,丙胺卡因 > 利多卡因 > 甲哌卡因 > 罗哌卡因 > 布比卡因,但代谢速度远低于酯类水解。肝功能降低如肝硬化或肝血流减少(如充血性心力衰竭、应用血管收缩药物或 H_2 受体拮抗药)会降低代谢速度,患者易出现毒性反应。虽然代谢物依赖于肾脏清除,但只有极少量的药物以原型经肾脏排泄。

当大量使用丙胺卡因(> 10mg/kg)时,其代谢产物甲苯胺衍生物会产生蓄积,将血红蛋白转化为高铁血红蛋白。接受丙胺卡因行硬膜外麻醉的产妇产出的新生儿以及心肺储备功能降低的患者对这种氧转运的变化尤为敏感。作为局麻药喷雾剂的常用成分,苯佐卡因也可引起高铁血红蛋白血症,可静脉给予 1% 亚甲蓝 1~2mg/kg,给药时间 > 5 分钟,亚甲蓝可使高铁血红蛋白还原成血红蛋白。

(四)排泄

2 类局麻药的原型主要由肾脏排泄,其代谢产物也主要由肾脏排泄。利多卡因还有小部分通过胆汁排泄。

第六节 局部麻醉药的不良反应

局部麻醉药的不良反应包括毒性反应、变态反应、高敏反应、特异质反应和局部组织损伤等。

一、毒性反应

1. 心血管不良反应 局麻药的主要心脏电生理效应是降低浦肯野纤维和心室肌中的快传导组织的去极化速度,这种下降速度与心脏细胞膜快钠通道的可用率降低有关。局麻药也可使动作电位时程和有效不应期缩短。不同药物的电生理学效应差异明显,布比卡因比利多卡因更明显地抑制浦肯野纤维和心肌细胞的快速去极化相。此外,布比卡因处理过的乳头肌从使用依赖性阻滞中恢复的速度较以利多卡因处理的乳头肌慢。恢复的速度慢导致动作电位期间的 Na^+ 通道可用性恢复不完全,尤其在心率快时更明显。利多卡因和布比卡因之间的效应差异使利多卡因具有抗心律失常特性而布比卡因则有致心律失常特性。电生理学研究发现,局麻药血药浓度过高可使心脏不同部位的传导时间延长,心电图表现为 P-R 间期延长和 QRS 波群增宽。极高浓度的局麻药可造成窦房结起搏点活性抑制,引发窦性心动过缓和窦性停搏。所有局麻药对心肌都具有剂量依赖性的负性变力作用。心肌收缩力抑制与局麻药的传导阻滞作用呈一定的比例关系。因此,布比卡因和丁卡因比利多卡因具有更强的心脏抑制效应。

局麻药通过影响钙离子内流及肌浆网钙离子释放来抑制心肌收缩力,同时也抑制心肌细胞膜的 Ca^{2+} 电流和 Na^+ 电流。

蛛网膜下腔麻醉或硬膜外麻醉平面高时

能造成严重的低血压。一项关于患者围手术期心搏骤停的终审案例随访研究证实，蛛网膜下腔麻醉或硬膜外麻醉下的心搏骤停事件常发生于同时存在麻醉平面过高、大剂量使用镇静药、心动过缓伴低血压持续一段时间后发展至心搏骤停，并且常常是麻醉医师未能及时发现该问题、气道支持（尤其是镇静患者）不及时以及未及时应用同时具有直接 α 和 β 肾上腺素能受体激动作用的药物（如肾上腺素）。尽管轻到中度的低血压对间接作用的拟交感神经药（如麻黄碱）或递增给予去氧肾上腺素的反应好，但是脊椎麻醉若发生严重的低血压合并严重的心动过缓时，大多数情况下应及时递增给予肾上腺素进行治疗，初始剂量为 $0.1 \sim 1 \, \mu g/kg$。

2. 神经系统不良反应

（1）中枢神经毒性：局麻药引起中枢神经系统（CNS）毒性的初期症状包括头晕和眩晕，然后是视觉和听觉异常，如聚焦困难和耳鸣。其他主观症状包括定向力异常以及间歇性困倦。CNS 的客观体征本质上是一些中枢神经系统兴奋的表现，包括寒战、肌肉抽搐、面部肌群和四肢远端震颤，最终发生强直阵挛性惊厥。如果局麻药剂量过大或静脉注射过快，将在 CNS 兴奋症状后迅速进入 CNS 抑制状态，抽搐发作停止，呼吸抑制，最终呼吸停止。CNS 抑制之前并不发生兴奋症状，尤其是在服用 CNS 抑制药后。

CNS 兴奋症状是由于局麻药对大脑皮质抑制性通路的阻断所致，同时也与兴奋性神经递质谷氨酸的释放有关。抑制性通路的阻断造成易化神经元以一种先对抗性方式运行，导致兴奋性增强，造成惊厥。局麻药的剂量继续增加，可造成抑制性通路和易化性通路的同时抑制，并最终引发 CNS 抑制。

局麻药引起的惊厥系为全身性强直阵挛性惊厥，由于肌肉不协调痉挛而造成呼吸困难。同时因血内的局麻药浓度较高对心血管的抑制，可造成脑血流减少和低氧血症，这也间接影响脑功能。发生惊厥的机制可能与局麻药作用于边缘系统、海马和杏仁核有关，认为杏仁核的血液灌流较其他部位更为丰富，局麻药通过杏仁核的血脑屏障也较容易。因局麻药选择性地抑制大脑抑制性通路，使易化神经元的释放未遇到阻抗，故出现兴奋和惊厥。若血内浓度继续升高，则易化性通路和抑制性通路同时受到抑制，使全部中枢神经系统处于抑制状态。

通常，各种局麻药的作用强度与其静脉应用所产生的 CNS 毒性之间具有相关性。局麻药剂量过大或不慎误入血管内造成的惊厥可通过静脉小剂量应用苯二氮䓬类药物如咪达唑仑或硫喷妥钠缓解。呼吸性或代谢性酸中毒可增加局麻药引起 CNS 毒性的风险。

$PaCO_2$ 升高使脑血流增加，局麻药入脑更迅速。此外，CO_2 弥散入神经元，使细胞内的 pH 降低，有助于药物从碱基形式转化成阳离子形式。阳离子不能快速穿过神经膜，因此发生离子障，从而增加局麻药的中枢神经系统毒性。高碳酸血症和酸中毒可降低局麻药的血浆蛋白结合率，$PaCO_2$ 升高或 pH 降低将增加以由自形式弥散入脑组织内的局麻药量。此外，酸中毒增加局麻药的阳离子含量，使局麻药弥散通过脂质屏障的速率降低。临床上应注意高碳酸血症如酸中毒对局麻药毒性效应的影响。抽搐发作可导致通气不足以及呼吸性酸中毒合并代谢性酸中毒，从而加重局麻药的 CNS 毒性。若发生局麻药中毒，应立即辅助通气、循环支持以防止或纠正高碳酸血症和酸中毒，以及纠正缺氧。基于上述原因，临床医师进行大神经传导阻滞时应遵守操作常规并准备下列物品：监护设备、氧源、气道管理设备（至少应有可行正压通气的呼吸囊），以及解痉药（如咪达唑仑、劳拉西泮、地西泮或硫喷妥钠）。

（2）外周神经毒性：临床应用的酯类和酰胺类局麻药如果其神经内浓度过高，都可能产生直接神经毒性，但在大量临床实践过程中却很少发生神经损伤。尽管局麻药的包装浓度和注射浓度均远高于其生理学有效范围，但药物在分布过程中被不断稀释，所以不会引起损伤。如果药物没有经过上述过程的稀释，则可能造成长期或永久性的神经缺陷。因此，在狭窄的鞘内应用黏稠的 5% 利多卡因浓溶液，极易导致短暂或持续性的神经根综合征甚至马尾综合征。实验室研究发现，如此高浓度的局麻药直接作用于裸露的神经纤维，可在 5 分钟之内导致不可恢复的传导阻滞。既往的在体研究证实，即使以浓度低至 1%~2% 的局麻药浸润有髓鞘的外周神经纤维，也可以观察到神经纤维发生神经病学及组织学的改变。临床医师应该认识到局麻药溶液浓度与神经毒性的关系，这对局麻药的安全应用非常重要。

3. 血液不良反应　高铁血红蛋白血症是局麻药引起的最常见的血液不良反应，往往见于表面麻醉。局麻药引起的高铁血红蛋白血症具有潜在的致死性，病情隐匿，往往延误诊断和治疗，所以在临床工作中发现使用局麻药后发生发绀的患者应该考虑到该症的可能性。2003年 Bayard 等报道了 1 例在上消化道内镜检查后发生高铁血红蛋白血症的典型病例，该患者在行内镜检查前服用苯佐卡因进行表面麻醉，在内镜检查后医师发现患者发生发绀以及呼吸窘迫，多项检查结果均正常，但血高铁血红蛋白比例高达 23.6%，给予亚甲蓝治疗后完全恢复。

正常人体内存在少量的高铁血红素，由亚铁血红素中的 Fe^{2+} 氧化成 Fe^{3+} 产生，含量一般不超过 1%。Fe^{3+} 经 NADH- 细胞色素 b_5 还原酶系作用还原为 Fe^{2+}。苯佐卡因和其他氧化剂可加强 Fe^{2+} 氧化成 Fe^{3+} 的过程，使高铁血红素的产生增加，而高铁血红素没有明显的携氧能力。高铁血红蛋白血症患者可能因 NADH- 细胞色素 b_5 还原酶缺乏，也可能没有特殊的病因。

除苯佐卡因外，混合的麻醉乳剂 EMLA（利多卡因－丙胺卡因混合）也可能导致高铁血红蛋白血症。在一篇内镜治疗中心所做的回顾性研究中，作者认为使用苯佐卡因接受内镜检查的患者的高铁血红蛋白血症发病率为 0.1%。高铁血红蛋白比例超过 10% 时患者可以表现为明显的发绀，达到 30%~50%；还可表现为乏力、思维混乱、呼吸加快和心动过速等。高铁血红蛋白比例超过 50% 可以导致昏迷、惊厥、心律失常和酸中毒，超过 70% 以上可致死。如果患者同时患有贫血或者心肺疾病时症状会加重，对于无合并心肺疾病的患者在使用局麻药后出现发绀时应该考虑高铁血红蛋白血症的可能性。动脉血气分析显示高氧升压与氧饱和度下降不一致更加提示高铁血红蛋白增高的可能性，确诊需要使用复合氧分析仪确定高铁血红蛋白水平。"滤纸试验"是简单地区分高铁血红蛋白和脱氧血红蛋白的方法，抽取动脉血样，滴数滴于滤纸上，脱氧血红蛋白最初呈深紫色，但是在暴露于氧气中后变为鲜红；高铁血红蛋白呈类似于巧克力的褐色，暴露于氧气中也不变色。

在大剂量应用丙胺卡因后也可发生高铁血红蛋白血症，通常 600mg 足以在成人引发明显的临床高铁血红蛋白血症。肝脏降解丙胺卡因生成甲苯胺，二甲苯胺可氧化血红蛋白形成高铁血红蛋白。严重的高铁血红蛋白血症应采用亚甲蓝静脉注射治疗。在新生儿中应用标准剂量的 EMLA 行表面麻醉仅产生极少量的高铁血红蛋白,故在大多数婴幼儿中应用 EMLA 是非常安全的,患有罕见的代谢紊乱性疾病或复合使用使高铁血红蛋白降解减慢的药物时,新生儿发生高铁血红蛋白血症的易感性增加。

治疗方案根据高铁血红蛋白水平以及患者的症状。对于高铁血红蛋白比例 < 20% 且无症状者只需要去除诱发因素,高铁血红蛋白比例在 20%~30% 且有症状的患者需要静脉注射 1~2mg/kg 亚甲蓝。治疗剂量的亚甲蓝在体内代谢后成为还原剂,促进高铁血红蛋白还原为血红蛋白,通常单次应用即可,也可能需要在 1 小时后重复 1 次相同的剂量。需注意对遗传性葡萄糖 -6- 磷酸脱氢酶(G-6-PD)缺乏的患者使用亚甲蓝可能导致溶血,应列为禁忌。严重的高铁血红蛋白血症合并 G-6-PD 的患者可考虑血液更换疗法。

此外,血栓弹力图显示利多卡因可通过阻止血栓形成、减低血小板聚集而影响凝血,同时还可以增加纤维蛋白溶解。硬膜外给予局部麻醉药后不久行硬膜外腔补丁注射,其治疗效果降低可能与局部麻醉药对凝血功能的影响有关。另外,接受硬膜外麻醉的患者其栓塞性事件的发生率降低。

二、变态反应

尽管患者应用局麻药后可或多或少地产生全身或局部症状,但一项前瞻性研究发现,这些反应很少能被确诊为过敏反应。酯类局麻药例如普鲁卡因比酰胺类局麻药较易产生过敏反应,然而即使是酯类局麻药,这些反应绝大部分也不是过敏反应。酯类局麻药是对氨基苯甲酸的衍生物,而对氨基苯甲酸是一个已知的变应原。一些酯类局麻药制剂中含有防腐——对氨基苯甲酸甲酯,其化学结构与对氨基苯甲酸相似,但现在大部分的酯类局麻药制剂中已不再含有对氨基苯甲酸甲酯。局麻药被乳胶抗原污染可能与过敏反应有关,虽然这种污染很难确定。

变态反应是由于亲细胞性免疫球蛋白 E(IgE,反应素)附着于肥大细胞和嗜碱性粒细胞表面,当抗原与反应素抗体再次相遇时,则从肥大细胞颗粒内释放出组胺和 5- 羟色胺等。这些循环内生物胺可激发起一个快速而严重的全身防御性反应,出现气道水肿、支气管痉挛、呼吸困难、低血压以及因毛细血管通透性增加所致的血管性水肿,皮肤则出现荨麻疹并伴有瘙痒,反应严重者可危及患者生命。

酯类局麻药引起变态反应远比酰胺类多见。一般认为,酯类局麻药的残根与免疫球蛋白 E 形成半抗原,同时局麻药的防腐剂如甲基对羟苯甲酸酯和对羟基苯甲酸盐也可形成半抗原,是引起变态反应的另一个潜在因素。有人提出质疑,即局麻药与蛋白质的结合是可逆性、暂时性的,蛋白质因此而变为抗原,但似乎还缺乏确切的证据。

同类型的局麻药由于结构相似而可能出现交叉性变态反应,如对普鲁卡因发生反应,理应避免应用丁卡因或氯普鲁卡因。

对疑有变态反应的患者可行如下试验。①结膜试验:将 1 滴局麻药滴于结膜囊内,另一侧用生理盐水对照,待 10 分钟后检查其反应结果。②皮内注射试验:用极少量(0.05ml)的局麻药注入前臂掌面的皮内,另一侧前臂则注射生理盐水作为对照,在注射后的 15 分钟和 30 分钟分别检查两侧风团的大小、色泽和伪足。应强调指出,皮内注射试验由于继发于皮内组胺释放而出现假阳性反应较多,而阴性者仍有发生高敏反应的可能性,故其试验结果仅供参考。③嗜碱性粒细胞脱颗粒试验:系在实验室试管内进行,先以家兔的嗜碱性粒细胞与患者的血清进行孵育。若有抗原存在,必会覆盖于嗜碱性粒细胞的表面,这种经制备过的细胞和未经制备的细胞分别用疑为变应原的药物进行激惹,随之进行细胞染色和细胞颗粒计数。若有抗原–抗体反应,势必导致效应细胞出现脱颗粒现象,因此经制备的嗜碱性粒细胞计数要低得多。

临床上为保证患者的安全,除必须严密观察外,还应采取如下措施:①如果局麻药中未加用肾上腺素,在注药后应仔细观察药液皮丘和皮下浸润后的反应。若局部出现广泛的红晕和丘疹,随后注药的速度要慢些,用量也要减少。②表面局麻应强调分次用药,仔细观察与药液接触的黏膜有无异常的局部反应以及吸收后的全身反应;可采用小量给药,增加给药次数;必要时延长给药的间隔时间。③用局麻药之前,可常规给患者口服或注射地西泮。

有时因局麻药内加用肾上腺素过多而引起面色苍白、心动过速和高血压,以至于被误认为"变态反应"。特别是用过三环类抗抑郁药的患者,其反应更为严重,因此用过此类药的患者宜避免使用肾上腺素。

三、高敏反应

患者个体对局麻药的耐受性有很大的差别。当应用小剂量的局麻药或其用量低于常用量时患者就发生毒性反应的初期症状,应该考虑为高敏反应。高敏反应的特点为用药剂量与临床症状极不相称,虽然所用的剂量对一般患者可无明显影响,但对高敏者常可出现较为急剧的临床表现。高敏反应仍属毒性反应,除具有一般毒性反应的症状和体征外,常可突然发生晕厥、呼吸抑制,甚至循环虚脱。因此,一旦发生高敏反应,除治疗一般毒性反应外,应积极

恢复血流动力学稳定和维护呼吸功能。高敏反应的发生常与患者的病理生理改变及周围环境的影响有关,如脱水、酸碱失衡、严重感染及室温过高等是促使发生过敏反应的因素。

四、特异质反应

极小剂量的局麻药即引起严重毒性反应者称为特异质反应,可能与遗传因素有关,与药理作用无关,大多是由于机体缺乏某种酶而使局麻药在体内的代谢受阻所致,临床表现为惊厥、喘息、惊恐感甚至循环虚脱。有报道1例患者使用2%普鲁卡因溶液做一皮丘即引起严重的发绀和惊厥。特异质反应罕见,但与变态反应不同,没有一个致敏过程,主要是由于患者的体质特异性所致。凡对某种局麻药有特异质反应者,均不应再用此药,亦应避免使用同类局麻药。

五、局部组织损伤

有研究表明在接受硬膜外或蛛网膜下腔应用大剂量氯普鲁卡因阻滞后可发生持续性的感觉和运动障碍,然而其原因尚未明确。一些研究认为,pH低、制剂中含有亚硫酸氢钠以及鞘内给药剂量疏忽等因素是大剂量氯普鲁卡因产生神经毒性的部分原因。另一些研究则认为高浓度氯普鲁卡因本身即具有神经毒性,在进行正确的硬膜外麻醉时不会达到这样高的药物浓度,除非错误地将高浓度药物注入蛛网膜下腔。且目前市售的氯普鲁卡因也不含有亚硫酸氢钠,亚硫酸氢钠最初被乙烯基乙二醇四乙酸(EGTA)取代,EGTA是一种防腐剂和高亲和力的钙离子螯合剂,偶有可在硬膜外用药后造成局部肌肉痉挛的报道。最近的氯普鲁卡因制剂已不再含有防腐剂。氯普鲁卡因有一个独特的优点,即清除速度快,很难发生全身蓄积。在

新生儿及小婴儿硬膜外麻醉时，氯普鲁卡因比利多卡因和布比卡因具有更好的治疗指数，现在还更倾向于用于短时间的椎管内阻滞。

采用推荐剂量和浓度的局麻药进行单次蛛网膜下腔麻醉可发生局限性和一过性神经症状（背痛、感觉异常、神经根痛、放射性疼痛或感觉迟钝）。有研究表明，低浓度的利多卡因和甲哌卡因比布比因与丙胺卡因更易导致一过性神经症状的发生，将利多卡因稀释（从 5% 稀释到 1%~2%）不会减少蛛网膜下腔麻醉后发生一过性神经症状的危险性。研究设计、提出问题的角度以及入选标准的不同，造成不同研究中心得出的神经根后遗症患病率有很大差异。通过荟萃分析排除由上述设计不同造成的差异外，发现在用利多卡因行蛛网膜下腔麻醉后一过性神经症状的发生率是布比卡因的 6.7 倍、丙胺卡因的 5.5 倍。局麻药溶液中加入血管收缩药也能增加脊椎麻醉后一过性神经症状的发生率。局麻药的神经毒性似乎与传导阻滞无关，使用强效 Na^+ 通道阻滞药河鲀毒素可造成强烈的传导阻滞，但并不引发神经损伤相关的组织学和行为学改变。

术中患者的体位也是一个危险因素。截石位手术的患者蛛网膜下腔麻醉或硬膜外麻醉后神经症状的发生率明显增加，其原因尚不清楚。神经受压或牵拉，或神经滋养血管灌注降低均可增强局麻药的毒性。截石位本身即能造成神经后遗症和下肢骨筋膜室综合征，尤其是在长时间手术和采用特伦德伦伯卧位的患者。

很多局麻药（如利多卡因、甲哌卡因、丙胺卡因、布比卡因和依替卡因）肌内注射后也会造成骨骼肌变化。通常，强效和长效局麻药（如布比卡因和依替卡因）比弱效和短效局麻药（如利多卡因和丙胺卡因）更易导致注射部位局部的骨骼肌损伤。这种损伤是可逆性的，肌肉可迅速再生，一般 2 周左右可完全恢复。局麻药的肌细胞毒性和线粒体有关。

第七节　局部麻醉药的临床应用

一、局麻药在表面麻醉和局部浸润麻醉中的应用

表面麻醉（topical anesthesia）和局部浸润麻醉（infiltration anesthesia）都属于局部麻醉（regional anesthesia）。表面麻醉是指将渗透作用强的局麻药与局部黏膜或皮肤接触，使其透过黏膜或皮肤而阻滞浅表神经末梢所产生的表面麻醉作用。局部浸润麻醉指将局麻药沿手术切口分层注入手术区域的组织，阻滞其内的神经末梢。这 2 种麻醉方式操作简便、安全、并发症少，对患者的生理功能影响小，现广泛应用于门诊手术。

（一）局麻药在表面麻醉中的应用

表面麻醉所用的局麻药难以达到皮肤上皮下的痛觉感受器，因此表面麻醉只能对刺激来源于上皮组织时才有效果。黏膜细胞的指状突起与邻近细胞交错形成功能性表面，局麻药容易经黏膜吸收，表面麻醉用于黏膜效果确切。而皮肤细胞排列较密，外层角化，局麻药吸收缓慢且吸收量少，传统的局麻药对于完整无损的皮肤实施表面麻醉很难取得麻醉效果。然而，随着局麻药研究的发展，局麻药的新剂型早已克服了传统局麻药用于表面麻醉的局限性。以下将介绍常用的表面麻醉药物。

1. **苯佐卡因**　苯佐卡因在临床仅用于表面麻醉。苯佐卡因用于表面麻醉时起效时间为 30 秒，药效持续时间为 1~10 分钟。

上市的苯佐卡因用于表面麻醉的浓度一般为 14%~20%。20% 苯佐卡因涂抹于完整皮肤

可使皮肤感觉迟钝，但是对伤害性刺激感觉仍旧存在。苯佐卡因常用于胃镜检查时的口咽及消化道表面麻醉，以及支气管镜检查或清醒纤维支气管镜下气管插管时的表面麻醉。

近年来，一些文献报道苯佐卡因可引发高铁血红蛋白症，特别是苯佐卡因应用于婴儿和儿童的表面麻醉时易引发高铁血红蛋白症。2013 年，FDA 评估了 375 例关于苯佐卡因引发高铁血红蛋白症的不良事件的报告。直接静脉注射苯佐卡因不会引起高铁血红蛋白症，但是在表面麻醉中，由于苯佐卡因的亲脂性，该药在组织中被快速乙酰化后再发生转化从而引发高铁血红蛋白症。苯佐卡因引发高铁血红蛋白症在成人的最低剂量约为 300mg，在用药后的 20~60 分钟出现最初症状。

使用亚甲蓝可治疗苯佐卡因引起的高铁血红蛋白症，亚甲蓝在治疗苯佐卡因诱发的高铁血红蛋白症的同时还可以减少氰化物中毒引起的氧化血红蛋白增高症。

2. 地布卡因 又名辛可卡因。其局麻强度较普鲁卡因大 2 225 倍，在组织中远较普鲁卡因稳定，麻醉作用的持续时间约为普鲁卡因的 3 倍。由于其毒性比普鲁卡因大 1 520 倍，因此仅用于表面麻醉。市面上销售的适用于表面麻醉的剂型通常浓度在 0.25%~1%。地布卡因通常作为治疗痔疮药膏的主要成分，曾有应用地布卡因引起皮肤出现斑丘疹过敏反应的报道。

儿童的黏膜血管丰富且地布卡因的耐受剂量小，地布卡因表面麻醉用于儿童尤其危险，因此不用于儿童。

3. 丁卡因 丁卡因能透过黏膜，主要用于黏膜麻醉，作用迅速，13 分钟即生效，维持 23 小时。丁卡因对心脏的毒性较大，严重时可引起心脏泵衰竭、室颤或心搏停止。丁卡因作用

于鼻、气管支气管树、皮肤、直肠、黏膜时的浓度通常为 0.25%~1%。单次操作丁卡因的表面麻醉剂量不应超过 1mg/kg，除非延长给药间隔时间。

丁卡因仍是眼科手术可选择的表面麻醉药之一。皮肤表面使用丁卡因的表面麻醉效果极其有限，除非皮肤屏障由于创伤或烧伤而遭到破坏或者使用高浓度的丁卡因。丁卡因表面麻醉用于裂伤可减轻利多卡因局部浸润麻醉时的注射痛。

丁卡因喷雾剂可用于气管插管前的喉咽表面麻醉，其起效快、血浆药物浓度高且升高快。丁卡因表面麻醉效果持续时间长，是非短小手术的理想用药，因气道反射恢复可能由于丁卡因的长时间作用而延迟。

4. 利多卡因 利多卡因直接涂于完整皮肤几乎没有麻醉作用，用于黏膜表面麻醉可达到和丁卡因相同的麻醉深度，其起效时间类似于丁卡因而持续时间远远短于丁卡因。

2%~4% 利多卡因喷雾用于口咽、鼻、气管及支气管的表面麻醉。利多卡因喷雾可用于清醒气管插管时的气道表面麻醉，当利多卡因达到有效麻醉剂量并显著减轻清醒时气管插管的血流动力学反应时，其血药浓度未达到毒性浓度。同丁卡因相似，咽喉和气管内使用利多卡因表面麻醉时，血浆中可检出高浓度的利多卡因。

利多卡因用于皮肤、黏膜及直肠时通常为浓度为 2.5%~5% 的软膏。利多卡因凝胶制剂具有持续释放效应，成人常用 2% 利多卡因凝胶涂抹于气管导管外壁、口咽和鼻咽黏膜表面可取得良好的麻醉效果。上呼吸道用利多卡因凝胶表面麻醉后可减少麻醉苏醒后气道器械取出时恶心的发生率，同时可以有效预防强刺激引起的支气管痉挛。利多卡因凝胶有润

滑作用,是临床使用的局部麻醉润滑剂。术前应用利多卡因行尿道插管在减少患者插管时的不适感的同时,可以减轻患者术后尿管对患者的刺激性,有利于全麻的复苏,可有效缓解尿道疼痛。

5. 丁卡因-肾上腺素-可卡因(TAC)与利多卡因-肾上腺素-可卡因(LET) TAC的配方为0.5%丁卡因、肾上腺素1:2 000、10%~18%可卡因。TAC经常用于在儿科抢救病房对需要缝合的皮肤撕裂创口进行清创前的表面麻醉。TAC的成人最大安全剂量为3~4ml,儿童为0.05ml/kg。有报道,鼻撕裂伤患者应用TAC后可能发生致命性的反应,这可能是药物流入口腔黏膜吸收所致。

考虑到TAC的毒性,人们用4%利多卡因代替其中的可卡因成分制成了一种新的表面麻醉药LET。LET没有市售制剂,必须以溶液或者凝胶的配方形式混合制成。LET可用于非黏膜性皮肤裂伤,使用时直接将数滴LET滴入伤口,随后将沾有1~3ml LET凝胶或溶液的棉签直接加压涂布于伤口15~30分钟。LET凝胶及溶液均可安全用于2岁以上的儿童,且此2种剂型的效果相同。

至今尚无关于LET毒性反应的报道,但是建议不要将LET用于黏膜表面麻醉。当用药区域接近于黏膜时,LET凝胶优于溶液,其原因是凝胶可局限于伤口内。由于LET含肾上腺素,故禁用于终末小动脉支配的部位,如指趾部位。LET应慎用于污染伤口、复合伤及>6cm的伤口。此外,LET及TAC对于完整皮肤无麻醉效果。

6. 利多卡因-丙胺卡因霜(lidocaine-prilocaine hydrochloride cream, EMLA) 本品是用于完整皮肤表面麻醉的重大突破,商品名为恩纳。EMLA由25mg/ml利多卡因、25mg/ml丙胺卡因、增稠剂、乳化剂和蒸馏水组成,并调整pH至9.4。

EMLA通过弥散作用透过完整皮肤阻断其真皮层痛觉感受器的神经传导,从而发挥麻醉作用。EMLA提高使用局部麻醉药基质的浓度而无须顾虑局部刺激性、不均匀吸收或全身毒性等不良反应。

EMLA可用于肌内注射、静脉穿刺及简单皮肤手术如简单皮肤手术或活检的表面麻醉。EMLA的涂药保留时间视手术类型及手术部位而定。EMLA乳膏可用于儿童和成人,以缓解静脉穿刺、动脉置管、腰穿及鼓膜切开术的疼痛。一般认为EMLA减轻外周静脉置管疼痛的最短起效时间为45分钟,但是EMLA涂药后5分钟置管疼痛评分即可明显下降。低频超声波预处理可缩短EMLA乳膏的起效时间。在EMLA乳膏中添加硝酸甘油油膏可促进局部静脉扩张,利于外周静脉置管。采用EMLA乳膏后局部采血并不影响血样标本检测结果。然而使用EMLA乳膏缓解药物皮内试验疼痛的同时会抑制红斑反应,可使弱阳性反应被误认为是阴性反应。EMLA用于皮肤移植等操作时,必须用加压绷带包扎45~60分钟,以便达到有效的皮肤麻醉效果。EMLA用于新生儿包皮环切术时效果确切。

皮肤的血流量、表皮和真皮的厚度、药物涂布保留时间及皮肤的病理状态是影响EMLA表面麻醉起效时间、强度和持续时间的重要因素。EMLA麻醉可达到的皮肤深度取决于皮肤与其接触的时间,涂药60分钟后麻醉可达到的最大深度为3mm,涂药120分钟后麻醉可达到的最大深度为5mm。清除EMLA软膏后,皮肤镇痛效应仍可持续30~60分钟。EMLA对掌趾部皮肤的穿透作用不稳定,故应用于掌趾部皮肤表面麻醉的效果难以确定。

EMLA 乳膏使用后常见的局部皮肤反应有局部皮肤苍白、红斑、水肿、瘙痒、皮疹和温度觉改变。用于正在接受某些抗心律失常药物（如美西律）治疗的患者可出现药效相加或协同作用。EMLA 乳膏不可用于先天性或特发性高铁血红蛋白血症患者，禁用于有酰胺类局麻药过敏史的患者。

（二）局麻药在局部浸润麻醉中的应用

局部浸润麻醉适用于体表小手术、皮肤伤口清创及介入性检查的麻醉，是短小手术镇痛的主要选择。

局部浸润麻醉很少有绝对的禁忌证。酰胺类局麻药如利多卡因引发的过敏反应很少见，且通常因不含保存液，可避免由保存液引发的过敏反应。酯类局麻药如普鲁卡因过敏史不是使用利多卡因的禁忌证，因为酯类局麻药与利多卡因化学结构不同且交叉反应非常少见。在局麻药中添加 1:200 000~1:100 000（5~10μg/ml）肾上腺素可延长麻醉时间并产生一定的止血效果。肾上腺素产生最佳血管收缩效应需要 5 分钟左右。但是肾上腺素可减少狭窄空间组织内的血流，在狭窄空间组织内注射局麻药时不可添加肾上腺素。对污染伤口行局部浸润麻醉时应慎用血管收缩剂，因其可能增加感染的概率。

施行局部浸润麻醉应当掌握"一针技术"，即先在手术切口的一端行皮内注射局麻药形成橘皮样皮丘，然后从皮丘边缘进针形成第二个皮丘，如此重复，沿切口形成一条皮丘带。为了使浸润阻滞效果确切，可在手术中浸润一层切开一层。这样不仅可延长局部麻醉作用时间，还可减少单位时间内的局麻药用量。

局部浸润麻醉时注射疼痛是由针头穿刺和局麻药在皮肤内注射造成的。理想条件下，应使用最小号的针头（通常为 25G）注射所有局麻药。缓慢匀速地注射可减少局麻药本身造成

的疼痛。临床许可的情况下，可向皮下组织注射局麻药，因其疼痛程度小于直接浸润真皮层产生皮丘所致的疼痛。提高局麻药液的 pH 也可减轻注射疼痛而并不影响麻醉效果。将利多卡因加热至体温也可减轻注射疼痛。细致缓慢地注射局麻药，避免局麻药误注入血管内是防止局麻药毒性反应的最佳方法。对已知患有外周血管疾病和心血管疾病的患者应减少局麻药的用量，使用药量远低于中毒剂量。局麻药中添加肾上腺素可减慢局麻药的吸收，但是肾上腺素可引起易感患者血管过度收缩及心律失常。如果发现任何血管过度收缩征象（如发绀或毛细血管再充盈时间延长），通常有效的治疗方法是局部热敷，停止注射局麻药并给氧能缓解大多数中枢神经系统和心血管毒性反应。如果全身毒性反应进一步恶化，应采取进一步的急救措施。

尽管已证实在婴儿和儿童中使用添加肾上腺素的局麻药是安全的，但是局麻药的药代动力学在成人和儿童中有显著性差异。儿童的心排血量较大，药物血浆浓度达峰时间更短。儿童的表观分布容积较大且肝代谢率较小，故局麻药的半衰期延长。由于药代动力学差异，婴幼儿的局麻药毒性反应阈值仅为 5 岁以上的儿童或成人的一半，每千克体重的最大局麻药量应进行相应调整。

酯类局麻药由于过敏反应的发生率高，因此临床应用逐渐减少。目前，酰胺类局麻药已足以满足大多数门诊常规手术的要求。

1. 酯类局麻药

（1）普鲁卡因：普鲁卡因可用于短于 30 分钟的短小手术皮肤或黏膜浸润麻醉。常用浓度为 0.25%~1.0%，0.25% 的浓度用于需要大容积（> 200ml）局麻药时，而 1% 的浓度用于需要在局限区域内达到深度麻醉时。多数情况下，

选择使用 0.5% 的浓度。使用普鲁卡因与乙醇混合液局部浸润麻醉曾用于直肠急性疼痛的治疗,如痔疮、肛裂和肛门瘙痒症的治疗。骨间膜重复局部注射普鲁卡因曾用于较长时间骨科手术的麻醉。胸骨后局部浸润注射普鲁卡因曾用于缓解重症哮喘时的急性支气管痉挛。腹膜后局部浸润注射普鲁卡因曾用于治疗结肠憩室病所致的肠痉挛和绞痛。

（2）氯普鲁卡因:氯普鲁卡因皮肤或黏膜浸润麻醉可用于持续时间为 45~65 分钟的手术。1% 氯普鲁卡因局部浸润即可达到皮肤镇痛效果。如果需要更完全的麻醉作用或运动神经阻滞,可选择 2% 或更高的浓度。确保没有血管内注射的情况下,1% 氯普鲁卡因局部浸润的总剂量达到 100ml 时并不引起临床毒性反应。分娩过程中采用氯普鲁卡因行会阴局部浸润麻醉时,该药不进入胎儿循环,故在高危产妇中显示其优越性。氯普鲁卡因注射液的 pH 低,为酸性溶液,局部注射可引起锐痛,此缺点限制了该药在局部浸润麻醉中的应用。

2. 酰胺类局麻药

（1）利多卡因:利多卡因是用途最广、使用最普遍的一种酰胺类局麻药。利多卡因是临床上使用的第一种酰胺类局麻药,因其价格低廉、起效迅速、作用持续时间适中、感觉阻滞完善,故为经皮手术操作行局部浸润麻醉时最常选择的局麻药。

局部浸润注射低浓度的利多卡因（0.2%~0.5%）可迅速对表皮及皮下组织发挥麻醉作用,作用持续时间可达 60~90 分钟。添加肾上腺素可使利多卡因的极量从 4mg/kg 增加至 7mg/kg。市售的利多卡因溶液常选择对羟基苯甲酸甲酯作为其保存液,对羟基苯甲酸甲酯是利多卡因引起过敏反应的常见原因。

（2）甲哌卡因:0.5%~1% 甲哌卡因可用于局部浸润麻醉,其起效时间类似于利多卡因,而麻醉持续时间长于利多卡因（可达 3 小时）。添加肾上腺素可使甲哌卡因的麻醉作用持续时间延长 20%~30%。皮内注射低浓度的甲哌卡因具有微弱的缩血管效应,高浓度的甲哌卡因可通过抑制血管平滑肌细胞的钙离子移动而显示扩血管作用。用平衡盐溶液将甲哌卡因稀释至 0.2% 的浓度,可大大缓解甲哌卡因的注射痛。扳机点内注射 0.5% 甲哌卡因,较生理盐水可提供更长的疼痛缓解期。

（3）布比卡因:布比卡因的起效时间中等、作用持续时间较长,尤其适用于需要长时间麻醉而不能添加肾上腺素的病例。

布比卡因局部浸润麻醉的起效时间与利多卡因相当,对皮肤镇痛的持续时间比利多卡因长 4 倍,而且需考虑其起效慢、毒性大的特性。尽管布比卡因吸收慢,但由于其代谢率低,可导致血药浓度蓄积达较高,故大面积局部浸润麻醉选用布比卡因是不恰当的。

低浓度、低容积的布比卡因局部浸润麻醉可用于术后镇痛。儿童腹股沟疝修补术后用 0.5% 布比卡因行切口局部浸润可提供良好的术后镇痛。经腹全子宫切除术前用 0.25% 布比卡因行切口局部浸润麻醉,可较其他镇痛方法如非甾体抗炎药和阿片类药更有效地缓解术后疼痛。

（4）依替卡因:当利多卡因或甲哌卡因内添加肾上腺素以延长时效为禁忌时,依替卡因局部浸润可为皮肤手术提供长时间的麻醉效应。依替卡因对运动神经的阻滞效果优于感觉神经,故依替卡因局部浸润不适于需要深度感觉阻滞的手术。

二、局麻药在神经阻滞中的应用

神经阻滞也称传导阻滞或传导麻醉,是将

局部麻醉药注射至神经干、束支或神经丛的周围，暂时阻断外周神经系统神经纤维的传导功能，达到阻滞神经所支配区域的麻醉或无痛。神经阻滞已广泛用于术中麻醉或疼痛治疗。

（一）局麻药的合理应用

局麻药注射到周围神经的附近，能否产生满意的阻滞效果取决于 2 个因素，即药液的浓度与容量。神经阻滞用药始终要掌握的原则是应用最低有效浓度和最低有效容量，始终在浓度与容量之间寻找平衡点，精打细算地控制局麻药总量。对同时要做多个部位的神经阻滞，估计用药量要超过较多的常用药推荐药量时，就应选用其他麻醉方式；如果药量相差不多，可以考虑下列方法，以减少局麻药中毒的发生。

1. 不同部位、不同神经阻滞所要求的药液浓度与容量不一样，药液可以分开配制，各部位按要求使用不同的药液。

2. 局麻药液加肾上腺素可以延长局麻药的作用时间，延缓局麻药的吸收，减少局麻药中毒。局麻药加肾上腺素可增加局麻药用量的 40%~50%，但有些局麻药有血管收缩作用，合用肾上腺素并不能增加局麻药安全的用药量。

3. 延长给药时间，选用体内降解快、消除半衰期短的局麻药。如操作时先给试验量，以后再分次给药。延长给药时间使部分局麻药在体内代谢，普鲁卡因、氯普鲁卡因在体内分解快，普鲁卡因每分钟分解约 20mg，如果延长给药时间 0.5 小时，约可增加用量 500mg。

4. 错开不同部位进行神经阻滞的时间，这样可避免不同部位的局麻药同时吸收入血，叠加形成血药高峰。

5. 神经阻滞的正确定位可减少局麻药的用量，避免血管内注药。

6. 用连续法经导管给药，可根据阻滞效果调节药量，有较好的灵活性。

7. 注药期间和给药后要注意观察，加强监测，给患者吸氧或用一些镇静药具有减轻局麻药毒性的作用。

此外，局麻药中应用肾上腺素还应注意应用浓度不能过高，常用浓度控制在 1:400 000~1:200 000，肾上腺素浓度高，局部血管强力收缩可能影响血供。在指（趾）终末动脉血供的部位进行神经阻滞，应避免环形给药影响指（趾）血供，这些部位进行神经阻滞时禁用肾上腺素。肾上腺素吸收可产生全身反应，对高血压、心律失常和心脏病患者更应慎用或禁用。

（二）局麻药的最大用量

神经阻滞引起全身毒性反应的量，在不同的阻滞部位是不一样的。局麻药在血管丰富的组织或邻近浆膜腔的部位吸收比较快，容易引起局麻药中毒。局麻药吸收快慢的顺序依次为浆膜腔＞肋间＞硬膜外间隙＞臂丛神经筋膜间隙。

全身情况影响局麻药中毒反应所需的局麻药量，因此应根据患者的病理生理情况控制局麻药总量。年龄、脏器功能、妊娠等影响人体对局麻药的敏感性、药效及局麻药在体内的分布与消除。如老年人的神经轴索对局麻药敏感，且脏器功能降低和血流量减少，相应地消除减慢，因而局麻药的浓度应降低、总量应减少。局麻药的降解和消除与肝脏的关系密切，分解酯类局麻药的酯酶由肝脏合成，酰胺类局麻药在肝内被酶代谢，因此肝功能降低及肝血流改变影响局麻药的毒性，应减少局麻药的应用总量。妊娠期组织对局麻药的通透性增加，局麻药在血中与蛋白的结合量减少，妊娠后期致局麻药在血浆中的初始峰值较正常人高，且黄体酮增加局麻药对心肌的毒性，因此妊娠期局麻药的中毒量降低，应相应减少局麻药的应用总量。

局麻药的药效及毒性与一些临床用药间存在相互影响。凡影响酰胺类局麻药代谢所需的细胞色素 P450 同工酶的药物，以及影响酯类局麻药代谢的酯酶总量与活性的药物，均可因相关的局麻药的消除减少而增强局麻药的作用，因而要减少局麻药总量。

因此，对临床上所推荐的局麻药最大用量，应结合具体情况和用药部位、全身情况等进行控制。

三、局麻药在椎管内麻醉中的应用

椎管内麻醉是中枢性的神经传导阻滞，包括蛛网膜下腔阻滞、硬膜外阻滞和骶管阻滞。前两者是将局麻药分别注入椎管的蛛网膜下腔和硬膜外间隙，而骶管阻滞是将局麻药经骶骨裂孔注入骶部的硬膜外间隙，因此骶管阻滞也是硬膜外阻滞。

（一）局麻药在椎管内麻醉中的应用

不是所有的局麻药都可用于椎管内麻醉，蛛网膜下腔阻滞与硬膜外阻滞用药不同。普鲁卡因是蛛网膜下腔阻滞的常用药，但普鲁卡因的表面穿透作用弱，不适宜用于硬膜外阻滞。又如氯普鲁卡因过去曾用于蛛网膜下腔阻滞，结果发生严重的神经并发症，现仅用于硬膜外阻滞。另外，近几年陆续有许多新药应用于临床，如左布比卡因和罗哌卡因。国内应用于蛛网膜下腔阻滞的局麻药最常用的有利多卡因、罗哌卡因和布比卡因；应用于硬膜外阻滞的局麻药常用的有起效快、时效短的氯普鲁卡因，起效稍慢、中时效的利多卡因，以及起效慢、时效长的布比卡因、罗哌卡因、左布比卡因。而氯普鲁卡因在临床用于产科较多。

椎管内麻醉选用局麻药应根据手术要求，结合局麻药的药代动力学和药效动力学特点进行。丁卡因起效慢，但肌肉的松弛效果好，布比卡因、罗哌卡因和左布比卡因因浓度不同可产生明显的感觉和运动阻滞分离，低浓度可不阻滞运动神经而阻滞感觉神经，因此除用于手术麻醉外还适用于疼痛治疗，如术后镇痛和分娩镇痛等。这种阻滞分离应用罗哌卡因比布比卡因的效果更佳，但罗哌卡因的肌肉松弛作用较布比卡因弱，用于腹部手术硬膜外阻滞的浓度要达 0.5%~0.75%。在利多卡因、布比卡因、罗哌卡因硬膜外阻滞的肌肉松弛效果欠满意时，复合丁卡因可能改善肌肉松弛效果。氯普鲁卡因在硬膜外阻滞的浓度为 2%~3%，此药代谢非常快、时效短，在产科麻醉时，此药在胎儿和新生儿血内浓度低是其优点。酰胺类局麻药透过胎盘至胎儿的量取决于局麻药与蛋白的结合率及在生理 pH 下局麻药的离子化程度。布比卡因与血浆蛋白的结合率为 95%，游离量仅为 5%，其血药浓度的脐静脉血 / 母静脉血比率为 0.31~0.41；而利多卡因与血浆蛋白的结合率为 64%，游离量仅为 36%，脐静脉血 / 母静脉血比率为 0.52~0.69。虽然连续硬膜外阻滞用药后，产生全身蓄积以及经过胎盘在母静脉血与脐静脉血之间浓度可达平衡，但蓄积程度不一，布比卡因比利多卡因低，而布比卡因对中枢神经和心脏的毒性比利多卡因高，因此布比卡因应强调分次给药。罗哌卡因和左布比卡因的药效与布比卡因相似，但罗哌卡因和左布比卡因的心脏和中枢神经毒性均比布比卡因低，因此较布比卡因更可取。

其他用于硬膜外阻滞的局麻药还有甲哌卡因、丙胺卡因和依替卡因，与利多卡因相比，甲哌卡因的强度及起效时间均与利多卡因相似，但其时效略长；丙胺卡因的强度与利多卡因相同，毒性较低、时效较长，但有发生高铁血红蛋白症的可能性；依替卡因较利多卡因强 2~3 倍，时效较长，其脂溶性较大，与蛋白的结合率较高，毒性比利多卡因大、比布比卡因小，且其肌肉松弛作用强。

（二）局麻药在椎管腔隙内的扩散及阻滞平面的调控

影响局麻药液在蛛网膜下腔内和硬膜外间隙扩散的因素不一样。蛛网膜下腔内有脑脊液，局麻药在脑脊液内扩散影响其阻滞质量与阻滞范围，这主要取决于所选用的局麻药药量、浓度、容量、比重及注药时和注药后的体位。而硬膜外间隙是一个潜在性腔隙，其间有神经、血管和结缔组织，脊神经在穿过硬膜外间隙时被硬膜所覆盖，局麻药液在硬膜外间隙扩散主要取决于局麻药的药量、浓度和容量，而不受药液比重的影响，体位对阻滞平面的影响有限。

1. 局麻药在蛛网膜下腔内的扩散 局麻药注入蛛网膜下腔后被脑脊液稀释，同时在脑脊液扩散，注药部位的局麻药浓度最高，其余部位的浓度与距注药部位的距离有关，呈梯度下降。同时，药液比重、脊柱形状、注药速度及注药后的体位改变时间均影响局麻药在蛛网膜下腔内的扩散。体温为37℃时脑脊液的比重是1.003~1.008。由于比重不同，药液扩散受重力影响，重比重液和轻比重液分别流向脑脊液的低位和高位，因此利用局麻药配制的比重和注药后的体位，可以调节局麻药的阻滞平面。局麻药液比重的配制与稀释液有关，局麻药与葡萄糖溶液混合是重比重液，有些局麻药制剂将局麻药融合于固定浓度的葡萄糖溶液中，如含8.25%葡萄糖的布比卡因及含7.5%葡萄糖的利多卡因制剂等；局麻药用蒸馏水稀释是低比重液，如0.3%或低于0.3%的丁卡因，轻比重液在蛛网膜下腔内的感觉阻滞可能会不完全；局麻药用脑脊液稀释即成为等比重液。注药时的体位对不同比重的局麻药液在蛛网膜下腔内扩散的影响是不同的，重比重液在坐位时向骶侧扩散，侧卧位时卧侧浓度高，阻滞效果好、时效长；而轻比重液在坐位时则向头侧扩散。另

外，脊柱的生理弯曲在一定程度上也限制了局麻药的扩散，如坐位时的屈颈会增加脊柱颈突的弯曲，则可减少轻比重液向颈侧扩散。等比重液的阻滞平面仅比穿刺注药的水平高2~4个节段，但注药速度快、压力大可以增加药液扩散范围。局麻药尚未与神经结合时，改变体位均可影响最终的麻醉阻滞范围，所以体位对局麻药液的扩散影响可延续至注药后数分钟。

2. 局麻药在硬膜外间隙的扩散 决定硬膜外阻滞的起效、深度和时效与所选用局麻药的药量、浓度和容量相关。硬膜外阻滞所需的药量与容量均较蛛网膜下腔大，药液注入硬膜外间隙后易向头侧扩散，在X线下观察药液在硬膜外间隙的扩散，无论是坐位或侧卧位、无论注药部位在脊柱胸段或腰段，药液向头侧扩散的范围较骶侧的范围大。其主要原因可能与硬膜外间隙的组织结构有关，以致使药液向头侧和骶侧扩散的阻力不一样。药液在硬膜外间隙易向头侧扩散，这与局麻药液的比重无关；同样，体位对硬膜外间隙药液扩散的影响很小，因此试图通过改变体位来调控阻滞平面是难以达到的。尽管如此，在侧卧位给药时，卧侧的阻滞平面、效果较对侧好。

影响硬膜外间隙药液扩散的重要因素是局麻药的药量，给药总量的重要性甚至超过药液的浓度与容量。此外，给药方法也会影响硬膜外间隙阻滞效果。如果容量相同而给药方式不同，一次性注入和分次注入对阻滞平面有影响；一次性大容量较分次小容量注入，药液扩散范围前者优于后者。但是通过计算机断层扫描观察药液分布的结果显示，一次性大容量注药分布的神经节段数虽然多，但在节段横截面观察药液分布的密度，一次性注入时其分布不均，甚至出现空白区，而分次给药虽然在纵轴上分布的神经节段数不及前者，但在横截面的分布均

匀、药液密度高、分布区域大，提示要阻滞平面广可采用一次性给药，但分次给药可提高阻滞效果，使阻滞更完善。

3. 缩血管药对椎管内麻醉的影响　局麻药中加肾上腺素（1:200 000,5μg/ml）或去氧肾上腺素可使注射部位组织的血管收缩，局部血流减少，即减少局麻药的吸收，延长局麻药在局部与神经纤维接触的时间，从而增强局麻药的作用和延长时效。在蛛网膜下腔阻滞中添加肾上腺素，可增强局麻药的药效和延长时效。肾上腺素与利多卡因或布比卡因合用，其效果不及肾上腺素与丁卡因合用。此外，肾上腺素直接对脊髓肾上腺素 α 受体的激动作用也可能延长了蛛网膜下腔的阻滞作用。在硬膜外阻滞中，局麻药添加肾上腺素同样可以延缓局麻药的吸收，降低全身的局麻药中毒反应，延长局麻药与神经纤维接触的时间，增强局麻药的作用与时效。硬膜外阻滞中肾上腺素增强利多卡因的作用似乎较布比卡因显著。

肾上腺素等血管收缩药可以延缓局麻药吸收入血，不仅可以延缓血药浓度峰值的产生，而且延长吸收时间，因而增加了局麻药的安全性。但是，肾上腺素吸收入血可增加血压和心律失常，肾上腺素使受体兴奋又能扩张血管，可能会增加硬膜外阻滞后的低血压作用。对有不稳定型心绞痛的患者，心律失常、没有控制的高血压患者，胎盘血供不足的产妇，椎管内麻醉的局麻药中应避免添加肾上腺素。缩血管药的浓度过高、用量过大，常常影响神经组织的血供和增加神经毒性，从而产生不良影响。缩血管药最常用的是肾上腺素，也有使用去氧肾上腺素的。去氧肾上腺素虽没有 β 受体兴奋引起的扩血管作用和心脏作用，但其缩血管作用强，容易产生血供不足和引起神经系统不良反应，所以应尽可能不用去氧肾上腺素。

（三）其他影响局麻药在椎管内扩散的因素

肥胖、妊娠等腹内压增高的患者，椎管内的脂肪组织增加，影响椎管内的静脉回流，静脉血管扩张使椎管内腔隙容积减小，这些因素均可减少蛛网膜下腔阻滞和硬膜外阻滞的药量，且使阻滞平面更易向头侧扩散。

综上所述，局麻药的神经毒性与所用的药物种类、药量、浓度及其配伍用药有一定关系，应用时应加以重视并注意防治。

四、局麻药在局部静脉麻醉中的应用

局部静脉麻醉（IVRA）也称 Bier 阻滞。IVRA 现多是指向使用驱血带的肢体静脉内注射局麻药，以达到麻醉部分或整个肢体的方法。多用于上肢和下肢远端的手术，手术时间宜为30~120分钟。由于该技术效果确切、操作简单、费用低廉且较少需要辅助用药，因此适用于门诊实施短小手术的患者。IVRA 在欧美国家的应用较为普遍，但在我国的应用和相关研究相对较少。

局部静脉麻醉对于四肢短小手术都有确切的麻醉效果，对于小儿和老年患者都能成功使用，但由于止血带疼痛的问题，其手术时间通常被限制在 1.5 小时以内。

局部静脉麻醉最常用的局麻药是利多卡因，但丙胺卡因、普鲁卡因、氯普鲁卡因、布比卡因和甲哌卡因等也可成功选用。

（一）局麻药使用的注意事项

1. 局麻药的容量和浓度的关系　有学者指出当局麻药用于局部静脉麻醉时，存在容量 - 浓度 - 剂量的相关性，首先要有足够容量的局麻药使血管充盈，才能获得良好的麻醉效果。局麻药的容量取决于拟麻醉肢体的组织量，与止血带放置的位置和肢体的体积密切相关。局麻药浓度应根据总剂量和相应的容量进行调整,在剂量相同的情况下,高浓度局麻药的毒性发生率较低浓度者高。因此,在条件允许的情况下,应选择最低有效浓度的局麻药。

2. 局麻药中添加辅助用药　为改善阻滞效果,减少局麻药的用量,提高局部静脉麻醉的安全性,许多学者尝试在局麻药溶液中加入辅助药物。如下肢手术时,在利多卡因溶液中加入可乐定,不仅不会影响肢端的血流供应,而且可延长感觉阻滞时间。也有学者在利多卡因溶液中加入肌肉松弛药,以获得更好的肌肉松弛效果,而在手部手术中并不需要常规使用肌肉松弛药。在临床研究中已使用过的 IVRA 辅助药包括阿片类药物(芬太尼、舒芬太尼、吗啡、哌替啶和曲马多)、非甾体抗炎药(NSAID,如替诺昔康、酮咯酸和赖氨匹林)、肌肉松弛药(阿曲库铵、泮库溴铵和米库氯铵)、α_2 受体激动药(可乐定)和碱化剂(碳酸氢钠)等。这项研究指出,非甾体抗炎药能缓解局部静脉麻醉后较早出现的疼痛,其证据最为充分;其次为可乐定。

近年来,随着相关研究的深入进展,陆续用于临床研究的还包括抗胆碱酯酶药(新斯的明)、镁剂(硫酸镁)、激素类(地塞米松)、扩血管药(硝酸甘油)、组胺受体拮抗药(苯海拉明、异丙嗪)、抗精神病和抗抑郁药(加巴喷丁、阿米替林)、静脉麻醉药(丙泊酚、氯胺酮)和挥发性麻醉药(乳化异氟烷)等。但上述药物改善局部静脉麻醉的效果和机制仍需进一步深入研究。

需要指出的是,通常利多卡因等局麻药溶液中加入肾上腺素等血管收缩药物可延长麻醉作用时间,但局麻药用于局部静脉麻醉时不应加入该类药物,以免使手、足等肢端血管收缩,导致缺血。

3. 静脉辅助药物的应用　为消除患者的紧张情绪,或缓解对止血带的不适感,也可使用静脉辅助药物。如可在麻醉开始前或进行时,静脉给予适量的镇静药物或镇痛药物,通常咪达唑仑 0.05mg/kg 或地西泮 0.1mg/kg,不仅可以减轻患者的焦虑程度,而且可以提高局部麻醉药的致惊厥阈值。芬太尼 0.5~2.0μg/kg 和布托啡诺 0.5~2.0mg 也可用于镇静和镇痛。

(二)药物相关的并发症防治

首先要由麻醉专业人员实施规范操作,重视麻醉前的基本生命体征监测以及急救设施的准备。麻醉前需抬高患肢,尽可能做到驱血完全。局麻药的毒性反应是实施局部静脉麻醉导致死亡的主要原因,重点在于预防。首先应确保止血带的功能良好,实施麻醉前要反复充气检查止血带的功能,如气囊漏气应及时更换,电动止血带需保证可持续充气并维持在指定的压力水平。止血带宽度应与肢体周径相适宜,使用时应先测定闭合压,并将止血带的压力升高至较闭合压高 100mmHg 的水平,以消除因止血带型号、放置位置不同,以及实际压力与压力表读数之间的偏差所导致的偏倚。使用中应极力避免任何机械原因所导致的漏气,一旦发生,应及时处理。

注射局部麻醉药时应缓慢恒定,建议注药时间应在 60~90 秒以上,注射局部麻醉药速度过快将导致静脉压力迅速增加,一旦超过止血带的压力,将会使局麻药进入血液循环引起全身毒性反应。有报道经肘前静脉注射药物也会增加局麻药泄漏的风险,因此不建议使用。尽量在远心端注射局麻药会降低发生毒性反应的风险。

在注射药物后至少 20~25 分钟内切忌放松止血带,以免尚未代谢的大量药物进入血液循环引起严重的毒性反应。手术结束时止血带应缓慢放气,并且最好是先放气 30 秒后再充气,如此重复 2~3 次后再彻底放松止血带。采用这种方法可延缓局麻药血药浓度达到峰值的时间,有学者建议 2 次充气之间的时间间隔以 10 秒最为适宜。

局麻药的毒性反应与剂量密切相关,因此使用局麻药不能过量,如利多卡因应限制在 1.5~3mg/kg、丙胺卡因为 3~4mg/kg、布比卡因为 0.75~1.5mg/kg。对于老年人、孕妇、肝功能障碍者等局麻药耐量下降的患者应适当减少局麻药的用量以防中毒。

五、局麻药在不同患者麻醉中的应用
(一)局麻药在儿童麻醉中的应用

1. 局麻药应用于儿童的特点　区域阻滞时儿童(尤其是新生儿和婴儿)与成人间存在着明显差异。儿童的神经内膜较疏松,双向扩散均较易,阻滞的起效和维持时间较短。婴幼儿的心排血量和局部血流量是成人的 2~3 倍,局麻药的全身吸收较快,须注意可能发生局麻药中毒,若与肾上腺素混合使用则可明显减缓局麻药的吸收。儿童的肝脏未发育完善,清除率较低,可能会导致长效局麻药注射后出现延迟性药物浓度高峰。另外,具有内在缩血管特性的左旋同分异构体局麻药(如左布比卡因和罗哌卡因)可明显延迟浓度高峰。婴幼儿局麻药中毒时相对不易出现中枢神经毒性,但较易出现心脏毒性。新生儿或幼婴由于血清结合力低,容易出现毒性反应。

2. 常用的局麻药

(1)丁卡因:丁卡因是酯类局部麻醉药,时效长,是当今使用的强效局部麻醉药之一。然而其毒性也最大,儿童一般只用于表面麻醉。

(2)氯普鲁卡因:氯普鲁卡因在儿童硬膜外镇痛方面的应用越来越广,原因是它被血浆酯酶迅速代谢,没有蓄积作用,毒性作用罕见。其起效时间为 5~10 分钟,持续时间只有 45 分钟。连续硬膜外阻滞已用于 6 个月以下的婴儿,

用量为 1.5% 氯普鲁卡因 0.6~0.8ml/(kg·h)。

(3)利多卡因:利多卡因起效快,时效中等(60~90 分钟)。最大剂量为 5mg/kg,加肾上腺素后可至 7mg/kg。除了用于硬膜外和外周神经阻滞外,利多卡因还有皮肤贴片和软膏制剂,可用于表面麻醉。

(4)布比卡因:布比卡因的蛋白结合能力强,起效时间长,可以减少全身吸收的速度,从而降低血药峰浓度,减少潜在毒性。布比卡因的对映体——左布比卡因的心脏毒性小,但药效与布比卡因相同。布比卡因和左布比卡因的最大剂量为 2.5mg/kg。布比卡因对心脏传导系统的抑制作用强于利多卡因,但对血压及心排血量的影响并不比利多卡因大。

(5)罗哌卡因:罗哌卡因的蛋白结合力比布比卡因稍弱,所以它起效快,而时效比布比卡因稍短(150~300 分钟)。罗哌卡因只以左旋对映体的形式存在,左旋体的心脏毒性弱。用于硬膜外和周围神经阻滞时剂量和布比卡因相似,最大剂量为 2.5~3.0mg/kg,加肾上腺素的最大剂量为 4.0mg/kg。

(6)5% 利多卡因-丙胺卡因乳膏(lidocaine-prilocaine hydrochloride cream, EMLA,恩纳):EMLA 是一种外用局部麻醉镇痛制剂,1g 含利多卡因 25mg、丙胺卡因 2.5mg。EMLA 主要用于表面麻醉药,如儿童静脉、动脉穿刺,腰穿、骨穿及包皮环切术等手术麻醉。EMLA 的吸收慢,需 1 小时或更长时间才起效,因此薄膜敷贴至少 1 小时后才可穿刺。

3. 儿童椎管内阻滞　儿童椎管内阻滞麻醉产生完善的镇痛及肌肉松弛作用,由于儿童常不能配合穿刺及术中发生恐惧心理,需复合静脉全麻才能满足手术。

(1)蛛网膜下腔阻滞:婴幼儿的腰穿部位都应该选择在 L_4~L_5 或 L_5~S_1 椎间隙,以避免

损伤脊髓。药液不用脑脊液稀释，以 0.2ml/s 的速度一次注射全量。儿童蛛网膜下腔阻滞的局部麻醉药用量可按体重计算，0.5% 布比卡因 0.5mg/kg；如按椎管长度计算，则为 0.5% 布比卡因或罗哌卡因 0.15mg/cm。

（2）硬膜外阻滞：儿童硬膜外腔脊神经细而神经鞘膜薄，药液浓度也可相应降低。常用药物浓度为 0.7%~1.5% 利多卡因、0.25%~0.5% 布比卡因 / 左布比卡因或罗哌卡因。自新生儿至 18 个月儿童的局麻药容量为 0.75ml/kg，18 个月以上儿童的用量为 0.5ml/kg，重复注射每次用 0.25ml/kg。利多卡因的剂量为 8~10mg/kg、布比卡因 / 左布比卡因为 1.5~2mg/kg 或罗哌卡因为 2~3mg/kg，试验剂量为总量的 1/4。

（3）腰硬联合阻滞：适用于术程较长，且术后需硬膜外镇痛的手术，可各取蛛网膜下腔阻滞和硬膜外阻滞所长，局麻药的浓度与剂量同前述。

（4）骶管阻滞：儿童的骶管容积很小，仅 1~5ml，从骶管腔给药，药物可向腰部甚至胸部硬膜腔扩散。常用骶管阻滞的局部麻醉药用量有多种计算公式，有基于体重、年龄以及椎管长度（C_7~ 骶裂孔的长度）计算的。以体重计算，利多卡因得最大量为 10mg/kg、布比卡因和罗哌卡因为 2.5mg/kg。儿童骶管阻滞的容量与阻滞的平面密切相关，如欲达 T_7~T_8，应用 1ml/kg；阻滞平面欲达 T_{12}~L_1，应用 0.75ml/kg；阻滞平面欲达 L_5~S_1，应用 0.5ml/kg 即可。常用局部麻醉药的浓度与硬膜外阻滞基本相同。

4. 儿童外周神经阻滞 在儿童麻醉中，外周神经阻滞（PNB）常作为全麻的辅助或补充，不仅可减少术中用药、加快患儿术后苏醒速度，还可提供可靠的术后镇痛、减少阿片类药物的用量及其不良反应。因此，该技术在儿童麻醉和镇痛中的地位日益受到重视。局部麻醉药可选择利多卡因、布比卡因、罗哌卡因（0.25%，0.25ml/kg）。由于外周神经阻滞麻醉通常应用于不需肌松的四肢手术，所以局麻药的浓度可适当降低，以减少局麻药的使用总量。

（二）局部麻醉药在老年患者麻醉中的应用

老年患者的身体功能退化，常合并基础疾病如心血管和呼吸道疾病等，且疾病多已进入晚期或严重阶段，麻醉难度较大。全身麻醉可能增加老年患者术后发生认知功能障碍的概率。区域阻滞麻醉对呼吸和循环的扰乱较轻，尤其是在四肢手术方面优势明显。

1. 老年人局麻药的药理特征 老年人的心排血量减少，肝脏血流量相应降低，与局麻药代谢有关的肝脏微粒体酶活性因衰老而减低，血浆胆碱酯酶的合成减少及肾脏血流量、肾小球滤过率与肾小管转运能力大大降低，都可以使其药物清除率下降。高龄可使蛛网膜下腔麻醉镇痛作用的起效时间和下肢运动神经达到最大阻滞的时间均缩短，阻滞平面升高，T_{12} 痛觉恢复时间和镇痛持续时间明显延长。局麻药在硬膜外腔内的扩散随高龄而增加，因而也增大了老年人局麻药的吸收面积。另有学者认为，增龄使心排血量和局部血液灌注减少，导致局麻药在老年人硬膜外腔内的吸收缓慢。

老年人实施蛛网膜外腔阻滞或硬膜外阻滞宜减少局麻药的剂量，避免血药浓度过高、麻醉平面过高。连续硬膜外阻滞重复注药时，应考虑到老年人的局麻药清除率较低、清除半衰期较长，避免局麻药在体内蓄积，减少局麻药中毒的机会。

2. 局麻药在老年患者中的应用

（1）氯普鲁卡因：氯普鲁卡因是酯类局麻药，一般应用 2%~3% 的浓度。应用 3% 的浓度可获得满意的麻醉效果，2% 的浓度则用于无须肌肉松弛的手术。

（2）布比卡因：布比卡因是应用最广泛的长效局麻药，浓度为 0.5%~0.75%，用于术后镇痛的浓度为 0.125%~0.25%。左布比卡因是布比卡因的 S 型同分异构体，其对心脏和中枢神经系统的毒性低于布比卡因，但其麻醉作用与布比卡因相似。虽然有个别研究将其用于蛛网膜下腔阻滞，但目前仍未正式批准用于蛛网膜下腔阻滞。

（3）罗哌卡因：罗哌卡因适用于硬膜外阻滞、蛛网膜下腔阻滞和外周神经阻滞，它的麻醉效能类似于布比卡因，而发生心脏毒性的可能性又小于布比卡因，且其对运动神经的阻滞弱于布比卡因。运动恢复快，尿潴留的发生率低，暂时性神经综合征的发生罕见。

（4）利多卡因：利多卡因是酰胺类局麻药，起效很迅速，药物扩散较好，可用于硬膜外和外周神经阻滞。老年人硬膜外阻滞利多卡因试验剂量的浓度为 1.5%，3~5ml，然后可追加适量的 0.5% 罗哌卡因维持麻醉。外周神经阻滞可分别注入 1% 利多卡因和 0.375% 罗哌卡因，以达到起效快、维持时间长的效果。

（三）局部麻醉药在孕产妇麻醉中的应用

局麻药用于孕产妇须既要能提供有效的手术镇痛，又要将局麻药对孕妇及胎儿的不良反应降至最低。理想的产科局麻药还需满足以下 5 点要求：①可提供有效及可控的镇痛作用；②母体与胎儿安全；③不削弱子宫收缩力；④不改变母体的产道；⑤不延长产程。

1. 局麻药用于产科麻醉的特点　孕产妇对局麻药的神经毒性较为敏感，故临床上多选用酰胺类局麻药利多卡因、布比卡因及罗哌卡因。这些药物均在肝脏内分解代谢，且半衰期长。当胎儿有酸中毒时，局麻药向胎儿的转移增加，可导致局麻药蓄积和不良反应。

（1）利多卡因：盐酸利多卡因一直是产科硬膜外麻醉的标准用药，起效迅速，时效达 60 分钟。尽管有部分药物可通过胎盘转移至胎儿，但新生儿的 Apgar 评分始终未受影响，且新生儿出生后的呼吸恢复时间短暂。

（2）布比卡因：布比卡因为甲哌卡因的衍生物，在其氮己环上加 3 个甲基侧链，使其脂溶性及蛋白结合力增加。

布比卡因用于产科麻醉有 2 个优点：①可通过改变药液浓度而产生感觉和运动神经阻滞分离；②持续时间长，当浓度稀释至 0.125% 时，仍能有效减轻第一产程的分娩疼痛。当然，布比卡因的不足之处为起效慢。尽管 0.75% 布比卡因能缩短起效时间，提供更好的手术条件，但因其心肌毒性大，曾有导致产妇发生心搏骤停的严重不良反应，故禁用于产科的硬膜外麻醉。由于产妇的生理变化，使她们对此毒性反应更敏感，更难心肺复苏成功。

（3）左布比卡因：左布比卡因是布比卡因的 S 型同分异构体，其对心脏和中枢神经系统的毒性低于布比卡因，但其麻醉作用与布比卡因相似。0.5%~0.75% 浓度的溶液均能安全应用于硬膜外麻醉。

（4）罗哌卡因：罗哌卡因的化学结构与布比卡因、甲哌卡因很相似，起效和作用时间与布比卡因相同，麻醉强度比布比卡因稍弱。罗哌卡因产生感觉神经和运动神经阻滞分离的程度要大于布比卡因，适用于分娩镇痛。神经毒性和心脏毒性也较布比卡因低，对子宫和胎盘的血流无影响。

2. 剖宫产麻醉　剖宫产与经阴道分娩相比，对镇痛的要求是完全不同的。首先，镇痛必须完全；其次，腹肌松弛，有助于钝性分离肌肉；另外，镇痛平面须达胸$_4$~胸$_6$水平，以阻断子宫及腹膜牵拉反应。可选用蛛网膜下腔阻滞及硬膜外阻滞 2 种麻醉方式。

（1）蛛网膜下腔阻滞：由于产妇脑脊液的低蛋白使有活性的游离型药物增多，以及腹内压较高等因素，蛛网膜下腔阻滞所需的局麻药量需减少 30%~50%。近年来发现，在蛛网膜下腔阻滞时局麻药中加入少量的麻醉性镇痛药，如芬太尼 10~25 μg 或舒芬太尼 5 μg，可减少术中子宫牵拉时的内脏不适感，并且可使局麻药的 ED_{50} 降低 28%，减少局麻药的使用量。当相同剂量的布比卡因换成不同浓度使用时，容量的改变并不能改变阻滞平面的高度，不同浓度的布比卡因 15mg 有相似的阻滞平面高度。罗哌卡因已经广泛用于剖宫产的蛛网膜下腔麻醉，ED_{95} 为 15.39mg，与布比卡因一样，浓度不超过 0.5%，注射速度为 0.2ml/s。

（2）硬膜外阻滞：硬膜外阻滞曾为国内外剖宫产术首选的麻醉方法，与蛛网膜下腔阻滞相比较，其最大的优势大于血流动力学稳定。但硬膜外阻滞所需要的局麻药剂量较大，足以通过胎盘到达胎儿体内，有使胎儿受抑制的可能性。另外，因为阻滞平面出现较晚，容易出现手术切皮时镇痛不全。在剖宫产麻醉中，硬膜外所需的局麻药量减少 30% 左右，穿刺点选择 L_2~L_3 或 L_1~L_2 间隙，向头侧置管 3.5cm。麻醉药可选用的有 2% 利多卡因、0.5% 布比卡因、0.5% 左布比卡因以及 0.75% 罗哌卡因 17~25ml。0.75% 罗哌卡因和 0.5% 左布比卡因提供的手术条件等同于 0.5% 布比卡因，除了有轻微的血管收缩性能外，对子宫的血流及胎盘的循环均无影响。利多卡因与布比卡因的混合液能获得良好的手术条件，且比单用布比卡因所产生的心脏毒性要小。但有观点认为，两药混合后使用，作用下降，局麻药的毒性可能叠加。1% 罗哌卡因同样可以达到起效快、手术肌松满意的目的。

（3）蛛网膜下腔与硬膜外联合阻滞（CSEA）：由于 CSEA 结合了腰麻及硬膜外这 2 项技术的优点，最近几年 CSEA 有取代硬膜外阻滞作为剖宫产首选麻醉方式的趋势。由于 CSEA 分 2 个阶段给药，蛛网膜下腔阻滞选择较低剂量的局麻药，如可在鞘内注射 5~7.5mg 的高比重布比卡因，并联合放置硬膜外导管，若平面过低，可经硬膜外导管注入利多卡因扩展平面。因此，CSEA 既避免了由于脊麻所致的突发性的低血压，也减少了由于硬膜外阻滞不全而引起的患者术中不适。

3. 分娩镇痛

（1）硬膜外麻醉用于分娩镇痛：硬膜外麻醉用于分娩镇痛的效果依赖于所选择的局麻药及其浓度。目前最常用的为最低浓度的长效局麻药与麻醉性镇痛药的混合液（芬太尼 2 μg/ml）。既可以根据药物的持续时间间断重复注射来维持镇痛效果，也可根据患者的临床症状来追加药物。硬膜外阻滞分娩镇痛可在产妇的宫口扩张至 2~3cm 时开始进行。

（2）蛛网膜下腔阻滞用于分娩镇痛：蛛网膜下腔阻滞也可用于分娩镇痛。目前蛛网膜下腔注入小剂量的短效亲脂性麻醉性镇痛药行分娩镇痛的做法越来越普遍，也可同时加入少量局麻药。推荐使用舒芬太尼 10 μg 或芬太尼 25 μg，加布比卡因 / 左布比卡因 1.25~2.5mg 或罗哌卡因 3~4mg。止痛作用常可在 5 分钟内出现，并可持续 1.5~2 小时。

六、局麻药在门诊手术中的应用

1984 年美国成立了门诊麻醉学会（The Society for Ambulatory Anesthesia，SAMBA），专门从事门诊麻醉理论和技术的培训。门诊麻醉已经成为临床麻醉的一个重要分支，并且是医学生毕业后正规培训的科目之一。1985 年在北美洲门诊手术约占到手术总量的 34%，而现在约有 70% 的手术是非住院的门诊手术，并且这个数字还在持续增加。

（一）门诊手术的特点和患者术前评估

门诊麻醉患者一般为 ASA Ⅰ ~ Ⅱ级，麻醉风险相对较小。但情况稳定的 ASAⅢ级患者也可以进行门诊手术麻醉。年龄同样也是一个非常重要的因素，年龄 < 6 个月以及年龄 > 70 岁的患者进行门诊麻醉存在安全隐患。另外还有其他不适合做门诊麻醉的患者，包括恶性高热、服用单胺氧化酶抑制剂、过度肥胖的患者、药物滥用或者吸毒的人员。

目前关于术前访视的文献报道不多，据统计有 25%~33% 的患者需要在术前进行麻醉评估。门诊患者的化验指标相对简单、项目较少，医师与患者约见较难实现，故有学者认为没有必要对门诊患者进行全面的检查。但是高龄患者仍有必要对心血管和呼吸系统的功能状态进行详细评估，在术前访视中应根据情况进行重点专项检查。

（二）门诊患者的麻醉方式

门诊手术的麻醉方式有全麻、浸润麻醉、表面麻醉、椎管内阻滞以及周围神经区域阻滞等几大类型。近年来区域阻滞以及局部麻醉在短小手术中越来越受到重视。与传统的全麻相比，区域阻滞或局麻更加便捷，可以缩短患者留院观察的时间，同时恶心、呕吐、嗜睡和过度镇静等不良反应也相对较少。门诊麻醉的特点是要求麻醉方式起效迅速、作用确切、恢复快速和完全、不良反应少。

在门诊手术麻醉中总的趋势是通过减少局麻药的使用剂量来达到患者快速恢复的目的，使用短效药物以避免阻滞时间过长以及尿潴留等并发症，使用低浓度的药物来缩短阻滞时间，从而达到快速出院的目的。蛛网膜下腔阻滞时，

布比卡因的剂量可降至 6~8mg，或 0.17% 布比卡因复合芬太尼 10μg，患者恢复快速，离院时间明显缩短。

1. 局部浸润麻醉

（1）局麻药的选择：目前门诊手术浸润麻醉还是倾向于使用酰胺类短效药物利多卡因和长效药物布比卡因。利多卡因和布比卡因是临床浸润麻醉中使用最为广泛的药物。利多卡因是临床极为常用的药物，其快速起效、麻醉维持时间适中，临床常用的浓度为 0.5%~4%，适用于浸润麻醉、神经阻滞和表面麻醉等所有部位的麻醉方式。布比卡因与罗哌卡因适用于时间较长的手术，蛛网膜下腔阻滞较为常用。

（2）局麻药中的添加剂：在药物中添加 1:800 000~1:200 000 肾上腺素可以延长药物作用时间并在局部产生止血作用，降低药物吸收后的血药浓度从而提高局麻药的最大安全用药量。肾上腺素禁用于阴茎、指或趾根阻滞及血供较差的组织中，耳朵和鼻尖也是相对禁用肾上腺素的。糖尿病、高血压、心脏传导阻滞和脑血管疾病等患者对肾上腺素较为敏感，应慎用肾上腺素。另外，为减轻注射疼痛，将 2% 利多卡因与碳酸氢钠 9 : 1 混合，可有效降低药物注射时产生的疼痛。

2. 表面麻醉

表面麻醉最早是用可卡因进行的。在近 1 个世纪中，表面麻醉因为其简便、可靠、有效，一直在临床上被广泛应用。现在仍是小手术和其他有创性操作如冷冻治疗、组织活检、表面清创和小范围皮肤切除、修补以及静脉穿刺或肌内注射前等常用的麻醉方法。

（1）利多卡因－肾上腺素－丁卡因（lidocaine-epinephrine-tetracaine, LET）:LET 表面麻醉药既可以配成为液体或是凝胶状来使用，应用于非黏膜的表面组织，也可以直接在创伤组织面上使用。为防止药物快速吸收而出现

局麻药中毒,必须避免在黏膜上使用。另外,药物中含有肾上腺素,在远端肢体如脚趾等血供不良的部位不能使用。

（2）EMLA：在完整皮肤上进行表面麻醉,使用剂量为 $1\sim2g/10cm^2$,最大剂量为 10g。涂抹后以薄膜覆盖,其麻醉深度取决于组织和药物接触的时间。EMLA 的不良反应主要是使用部位局部发红和烧灼样感觉;最为严重的并发症是引起高铁血红蛋白症,见于大剂量使用 EMLA 的小于 3 个月的婴儿。

3.椎管内麻醉在门诊手术中的应用 门诊手术一般都是历时较短、难度较小的手术。硬膜外阻滞作为一种传统的椎管内麻醉方法,在数十年中一直被广泛地应用于临床,但是其相对较长的起效时间,有穿破硬膜造成头痛的风险,故门诊患者使用硬膜外阻滞还是有一定顾虑的。但是硬膜外阻滞可以提供胸部和腰部的阻滞范围,这是蛛网膜下腔阻滞所不能给予的阻滞范围,所以在临床上还有一定的应用。骶管阻滞作为硬膜外阻滞中的一种,相当于单次硬膜外阻滞其操作简单,可用于会阴部的门诊手术。

由于蛛网膜下腔阻滞（脊麻）技术、器械和药物的不断改进,穿刺后的头痛发生率已大幅下降。主要有单侧脊麻和选择性脊麻 2 种方式,因为起效快和效果确切,完全满足门诊手术麻醉的需要,故近年来脊麻被广泛地应用于门诊手术麻醉。

（三）局麻药在门诊患者疼痛治疗中的应用

有调查显示 80% 的患者在离院后感到疼痛,而其中 82% 的患者认为其疼痛强度是中等、严重或极为严重的。近年来连续区域阻滞患者自控镇痛的方式得到重视,特别是在肩部和上、下肢手术以及创伤的镇痛中,这种方式的镇痛正在日益被广泛采用。在连续外周神经输注局麻药的镇痛中,布比卡因和罗哌卡因是极为常用的药物,一般选择的浓度为首次注射 0.5% 布比卡因或 0.5%~0.75% 罗哌卡因,容量为 20~40ml;连续注射浓度为 0.1% 布比卡因或 0.1%~0.2% 罗哌卡因 5ml/h。患者自控剂量为 0.1% 布比卡因或 0.1%~0.2% 罗哌卡因 10ml,锁定间隔时间为 60 分钟。外周神经置管连续局麻药输注也可以安全地用于儿童。

（四）门诊手术患者麻醉后恢复和离院标准

门诊手术患者麻醉恢复可以分为 3 个时期：①恢复早期：麻醉结束后到患者完全清醒。这个阶段往往是麻醉并发症的高发期,需要严密监护。②恢复中期：指患者清醒后直至达到出院标准。③恢复晚期：指出院后直至完全恢复到术前的生理状态。对于门诊手术患者,麻醉医师在很大程度上承担着判断患者是否可以出院回家的责任,需考虑到局麻药的延迟性血药浓度高峰出现在患者离院后、区域阻滞并发症的持续状态以及椎管内麻醉后的平面消退和运动功能恢复情况。

七、局麻药的其他应用

（一）慢性疼痛

疼痛持续 1 个月,超过一般急性病的进展和伤口痊愈所需的合理时间,或与引起持续疼痛的慢性病理过程有关,抑或经过数月或数年的间隔时间后疼痛复发,则称之为慢性疼痛。其临床症状常与自主神经功能表现异常、忧虑、疲乏、精神因素以及对社会的不适应有关。局部麻醉药作为治疗慢性疼痛的主要组成部分,可以通过对脑神经、脊神经以及交感神经细胞膜上的电压门控钠通道的阻滞,影响细胞膜去极化、动作电位的产生和传导,抑制痛觉的传导,从而起到治疗慢性疼痛的作用。

1.局部麻醉药治疗慢性疼痛的作用机制

（1）局部麻醉药可以阻断注射部位传导痛

觉的 C 纤维和 Aδ 纤维对伤害性感觉的传导，阻滞钠离子通道的动作电位，降低由于外周神经冲动所致的痛觉信号的放大和中枢神经敏感化，从而达到有效的镇痛目的。

（2）阻断交感神经以达到止痛效果，尤其是对于某些因为交感神经功能失调和去甲肾上腺素所导致的 C 纤维对于伤害性刺激的反应性增强，从而产生顺向或者逆向兴奋，以及自发性动作电位导致的疼痛。局部麻醉药通过对交感神经的阻滞和神经活动紊乱的调节，从而达到治疗疼痛的目的。

（3）药物的局部作用和通过交感神经阻滞能够改善注射部位的血液循环，减少因为肌肉痉挛和血流减慢导致的代谢物质的堆积，使局部积聚的炎症物质减少，减少局部"炎症反应"中的炎性因子包括 P 物质、缓激肽、组胺以及前列腺素等的浓度。这些炎性因子浓度的降低，不仅可以降低外周神经敏感化，也可以降低炎症反应的一系列"瀑布样"放大，从而降低中枢神经敏感化。此外，局部麻醉药常常复合糖皮质激素共同作用，后者也可以起到抗炎、减轻局部水肿的作用，有利于炎症和水肿的消退，改善神经水肿和局部微环境，故能够获得消除肌肉痉挛、缓解疼痛、减轻症状的效果。

（4）局部麻醉药所作用的靶点神经轴突的转运和全身吸收的作用，也会对背根神经节、脊髓背角广动力范围神经元，甚至中枢神经有一定的阻滞和调节作用。背根神经节作为连接外周和中枢神经的重要组织，对于维持外周和中枢神经敏感化都有着独特的作用。通过对背根神经节的阻滞，能够阻滞神经传导的通道，达到镇痛的作用。对于脊髓背角广动力范围神经元的阻滞则可以直接降低痛觉敏感化。

临床上可以明显观察到利用局部麻醉药进行疼痛治疗所产生的镇痛时间远远超过药效学和药动学意义上的局部麻醉药作用时间，甚至可以产生长达数年的镇痛效果。一般认为，短效局麻药可能改变兴奋神经元的高兴奋状态，打破某些神经元的"永久去极化"状态，阻断"疼痛－异常兴奋－局部炎症反应加重－外周、中枢神经敏感化－疼痛"这一恶性循环，从而可能获得长期镇痛的效果。

通过上述各种作用途径，单纯局部麻醉药或者伍用其他药物通过对外周、中枢神经和交感神经系统产生短暂或长久的神经传导阻滞、炎症消退等作用，从而取得显著的慢性疼痛的治疗作用。

2. 局部麻醉药治疗慢性疼痛的分类和方法

（1）慢性疼痛的分类：根据应用局麻药治疗的不同，慢性疼痛主要分为六类。①软组织、关节和骨疼痛：各种骨关节炎，创伤后畸形性疼痛，骨骼肌疼痛，各种颈椎病、腰椎间盘突出症、腰椎滑脱等所致的疼痛，肌筋膜疼痛综合征，头痛，烧伤后疼痛。②深部组织和内脏痛：心血管疼痛、眼痛、口面部疼痛、慢性妇科疼痛、泌尿生殖系统慢性疼痛。③神经和神经根损伤性疼痛：截肢后幻肢痛、周围神经性疼痛、反射性交感神经营养不良和交感神经持续痛、三叉神经痛和非典型性面部痛、神经根损伤和蛛网膜炎、疱疹后神经痛。④中枢神经性疼痛：脑、脊髓的血管损伤，如出血、梗死、血管畸形；多发性硬化；外伤性脊髓损伤、脑损伤；脊髓空洞症和延髓空洞症；肿瘤；帕金森病。⑤癌性疼痛。⑥其他与神经系统有关的非疼痛性疾病：如顽固性呃逆、急性面神经炎、面肌痉挛、神经性皮炎、突发性耳聋、内耳晕眩症、痛风症、瘢痕痛、眼睑痉挛、急性期视网膜血管阻塞等。

（2）神经阻滞在慢性疼痛中的应用：包括诊断性神经阻滞和治疗性神经阻滞 2 种。

1）诊断性神经阻滞：使用局麻药阻滞支配特定疼痛区域的某一神经纤维后所产生的疼痛，并由此所作出的相关疾病诊断。沿着神经通路选择性地阻滞不同的点有助于医师判断产生疼痛的部位。通过局部麻醉药的诊断性阻滞后，如果符合临床症状和体征，并且取得预期的治疗效果，也可以进入治疗性神经阻滞或者其他治疗程序。

2）治疗性神经阻滞：通过诊断性的局麻药神经阻滞后，如果能够确诊疾病并且确定病变神经，则可以进行治疗性神经阻滞。此时常常复合其他类药物（糖皮质激素、透明质酸钠、阿片类药物、神经毁损药物等），以求取得更佳的治疗效果。

目前，局部麻醉药在慢性疼痛的临床治疗中已经取得了较大的进步，其既可以针对于某些慢性疼痛的病因进行治疗，又可以缓解症状，有效解除疼痛；并且操作方便，对于设备、场地的要求不高，医疗费用不大，具有一定的优势。但是对于慢性疼痛这一复杂的疾病，只有做到明确诊断、科学评估、合理用药、掌握手术适应证、多学科协作、长期随访，方可取得最佳的临床治疗效果。

（二）急性疼痛

急性疼痛通常发生在手术后，局部麻醉药在手术后急性疼痛的治疗中也发挥重要作用。

1. 手术后急性疼痛的分类

（1）躯体疼痛（创口痛）：为手术直接波及的部位如皮肤、肌肉、筋膜、关节、韧带、骨骼及神经等组织所致的损伤痛，表现为局限性、表浅性伤口处痛，定位准确，疼痛强度与创伤程度密切相关。

（2）内脏疼痛（牵拉痛）：内脏手术或牵拉内脏所致的内脏痛，一般为深在性钝痛，疼痛强度和内脏的敏感性有关。

2. 术后镇痛的方法

（1）术后镇痛的原则

1）根据手术部位和性质，对估计术后疼痛较剧烈的患者，在麻醉药的作用未完全消失前应主动预防性给药，如硬膜外间隙预先置管保留，手术后定时向硬膜外间隙注入小剂量的长效局麻药或小剂量的麻醉性镇痛药。

2）术后需应用镇痛药的患者，应首先采用非麻醉性镇痛药和镇静药联合应用，尽量避免或少用麻醉性镇痛药。

3）用于术后镇痛的药物应从最小有效剂量开始，肌内途径给药，一般不从静脉途径给药。

4）手术后应用镇痛药物前应观察和检查手术局部情况，以明确疼痛发生的原因。

5）应用镇痛药，其用药间隔时间应尽量延长，以减少用药次数；用药时间应短，通常镇痛药的应用不应超过 48 小时。

（2）术后镇痛的常用方法

1）口服用药：一般认为对手术后中、重度急性疼痛的患者不宜采用口服镇痛药物。

2）皮下注射镇痛：术后应用皮下注射给药镇痛能起到良好的镇痛效果，如美沙酮等。

3）肌内注射镇痛：与口服给药相比，肌内注射镇痛药物起效快，易于迅速产生峰作用。其缺点在于注射部位疼痛、患者对肌内注射的恐惧、血药浓度的波动影响镇痛效果。

4）静脉注射镇痛：血药浓度易于维持恒定，起效迅速，临床应用广泛。

5）外周区域镇痛：常用的神经阻滞有肋间神经阻滞、臂丛神经阻滞及椎旁神经阻滞等。应用单次注射或持续输注的外周区域镇痛技术，其镇痛效果优于全身应用阿片类药物的静脉镇痛，甚至可能改善患者的各种后果。

6）椎管内注药镇痛：硬膜外单独输注局部麻醉药可用于术后镇痛，但是通常镇痛效果不及硬膜外局部麻醉药阿片类药物。

（三）抗心律失常

心脏传导系统的抑制可调节心脏的舒张与收缩节律,并影响血液循环系统。若心脏传导系统发生障碍,传导紊乱,可导致心律失常。应用局麻药对某些类型的心律失常可有较好的治疗效果,这引起了人们的关注,并对麻醉治疗方法进行了一些实验研究和临床应用观察。有些局部麻醉药可直接或间接作用于心脏传导系统,致使其发生变化,如利多卡因、普鲁卡因等,根据具体情况,正确运用它们的正效应或负效应治疗病症可取得较好的效果。

1.利多卡因　利多卡因是常用的局部麻醉药,现广泛用于静脉给药治疗室性心律失常,属于 Ib 类抗心律失常药物。利多卡因对心脏的直接作用是抑制 Na^+ 内流,促进 K^+ 外流,对 I_K（ATP）通道也有明显的抑制作用,但仅对希氏 – 浦肯野系统产生影响,对其他部位的心脏组织及自主神经并无作用。

利多卡因是一窄谱抗心律失常药,仅用于室性心律失常,特别适用于危急病例。治疗急性心肌梗死及强心苷所致的室性期前收缩、室性心动过速及心室纤颤有效,也可用于心肌梗死急性期以防止心室纤颤的发生。因利多卡因不影响心房的不应期和心房的传导速度,故对室上性心律失常无效。若室上性心律失常起因于洋地黄中毒,则应用利多卡因治疗可奏效,其机制可能与该药能使 K^+ 外流增加有关。由于利多卡因抑制房室旁路的传导及延长旁路的有效不应期,因而对预激综合征患者的室上性心动过速可能有效。治疗剂量的利多卡因可促进复极化而不延长 Q-T 间期,因而可用于低血压或脑血管意外所致的伴有巨大 U 波的延迟复极性心律失常的治疗。

2.普鲁卡因胺　普鲁卡因胺属于 Ia 类抗心律失常药,是普鲁卡因的衍生物,自 20 世纪 50 年代起就被用于心律失常的治疗。其对心肌的直接作用与奎尼丁的机制相似而作用较弱,能降低浦肯野纤维的自律性,治疗浓度能降低快反应细胞动作电位 0 相上升最大速率与振幅,因而减慢传导速度,使单向传导阻滞变为双向传导阻滞而取消折返激动。该药以抑制房室结以下的传导为主,对房性心律失常的作用较差,可延长心房、心室及浦肯野纤维的 APD、ERP。普鲁卡因胺对心肌没有间接作用,它仅有微弱的抗胆碱作用,而无 α 受体拮抗作用。它能耐受血浆丁酰胆碱酯酶的水解,故无论口服、肌内或静脉注射都有效且作用较久。该药对房性心律失常的作用比奎尼丁弱,对室性心律失常的作用似优于奎尼丁。

临床上常用于室性心律失常,如室性期前收缩、阵发性室性心动过速。静脉注射适用于抢救危急病例。心房颤动及心房扑动患者如心室率较快,宜先用洋地黄类强心药,控制心室率在 70~80 次 /min 以后再用本品或奎尼丁。用药 3 日后,如仍未恢复窦性心律或心动过速不停止,应考虑换药。目前此药也较少使用。

此外,布比卡因也有良好的抗心律失常作用。它可能通过抑制窦房结、Na^+ 内流、K^+ 外流和折返运动而治疗各种快速性心律失常和室性期前收缩,其 1mg/kg 的抗心律失常作用与利多卡因 4mg/kg 相似。

（四）抗癫痫

癫痫（epilepsy）是一组由不同病因引起的慢性脑部疾病,以大脑神经元过度放电所致的突然反复和短暂的中枢神经系统功能失调为特征。根据受累神经元的部位和放电扩散的范围,功能失调可表现为运动、感觉、意识、行为、自主神经等不同的障碍,临床症状包括意识丧失、全身性强直和感觉异常等。如持续频繁癫痫发作形成一个固定的癫痫状况,包括一次癫痫发作持续 30 分钟以上或连续多次发作,发作间歇期意识不恢复,称为癫痫持续状态。据统计 1%~6% 的癫痫患者可发生持续状态。持续状态有可能引起严重的并发症,如窒息、肺水肿、心律失常、酸中毒、周围循环衰竭等,如不及时治疗,可因合并主要脏器功能衰竭而死亡,死亡率为 8%~33%。研究表明利多卡因对于难治性癫痫持续状态(epileptic status)具有很好的镇静作用。

1. 利多卡因治疗难治性癫痫持续状态 利多卡因能竞争性地抑制电压门控 Na^+ 通道,同时促 K^+ 外流,从而改变 Na^+ 内流和 K^+ 外流间的平衡,使膜电位趋于稳定,最终阻止放电的扩散,控制癫痫发作。因此,适用于有呼吸功能不全的难治性癫痫持续状态患者。

药物用法与剂量:利多卡因 50mg 静脉缓慢注射,然后以 500mg 加入 5% 葡萄糖溶液 500ml 中静脉滴注维持,滴速为 1~2mg/min;儿童以 1mg/kg 缓慢静脉注射,以每分钟 15~30μg/kg 静脉滴注维持,同时继续鼻饲抗癫痫药。发作终止 24 小时后逐渐减量至停用,用药时间为 24~72 小时。

注意事项:用药期间注意观察血压、心率及心电图的变化,血压低、心率慢或心脏传导阻滞者停用。利多卡因控制癫痫发作存在浓度依赖性,低浓度时有抗癫痫作用,而浓度在 15mg/L 以上则可致癫痫发作,须严格掌握浓度。70 岁以上的老年人,肝、肾功能障碍时可接受正常的负荷量,但维持量为正常的 1/2。

2. 利多卡因治疗新生儿顽固性惊厥 利多卡因有稳定细胞膜使其兴奋性降低及抗痉挛作用,它直接作用于神经元膜,改变膜的离子通透性,提高膜的静息电位水平和产生冲动阈值,能阻止小量 Na^+ 内流和延长 K^+ 外流。

利多卡因能通过血脑屏障,起效快,不降低意识水平,无呼吸抑制作用,特别适用于肺发育不成熟的早产儿患者,更适合于缺乏有效呼吸管理的基层单位。当使用地西泮等常规的抗惊厥药无效时,可使用利多卡因治疗。

药物用法与剂量:利多卡因首剂 1mg/kg,稀释后缓慢静脉推注,然后以 10~15μg/(kg·min)的速度用微量泵维持,可根据惊厥情况调节速率,最大不超过 30μg/(kg·min)。根据惊厥缓解程度,3 天内逐渐减量至停用。

注意事项:在使用利多卡因时进行心电监护,并注意呼吸、体温的变化。静脉注射过快可引起血压下降、心脏停搏。对某些心、肝、肾功能不全的重症高危新生儿或早产儿慎用。

(五)防治缺血再灌注损伤

中性粒细胞(PMN)在缺血再灌注损伤(IRI)的病理生理过程中起着重要作用。在缺血再灌注损伤过程中,由于组织缺血、缺氧的病理生理改变,使得大量的 PMN 向炎症部位趋化并被活化,大量活化的 PMN 释放过量的活性氧、水解酶及多种细胞因子如肿瘤坏死因子 -α(TNF-α)、白介素 -1(IL-1)、干扰素 γ(IFN-γ)、IL-6、IL-8、IL-10 等,从而在局部或对远隔脏器产生损伤。

1. 心肌缺血再灌注损伤 心肌缺血或梗死后再灌注损伤的一个重要机制是中性粒细胞的参与和再灌注区内微循环血流量的减少。局麻药可通过抑制中性粒细胞激活,减弱中性粒细胞的附壁、游走能力,减轻 PMN 对损伤组织的浸润等机制而减轻心肌缺血再灌注损伤。利多卡因可改善心肌缺血再灌注损伤,除抑制中性粒细胞释放氧自由基和髓过氧化酶、减少白细胞进入缺血组织外,还可能与膜稳定作用,或直接保护细胞膜免遭毒性物质损害和抑制脂质过氧化有关。局麻药还可以单独作为心脏停搏液,或加入钾停搏液中加快心脏停搏速度而保护缺血心肌。局麻药使心脏停搏的速度与其浓度呈正相关。普鲁卡因的最佳浓度为 3.7~7.4mmol/L，在这个浓度下心脏在数秒钟内迅速停跳。利多卡因的浓度为 1.5mmol/L 时，可使钾停搏液灌注的心脏电静止时间从（102±16）秒缩短至（68±14）秒。局麻药作为停搏液或停搏液的成分之一而保护缺血心肌，减少高能磷酸盐消耗可能是主要因素；其次是抑制缺血心肌 K^+ 丢失和 Na^+、水蓄积，抑制细胞外 Ca^{2+} 内流和细胞内 Ca^{2+} 释放，抑制能破坏膜结构的磷脂酶 A 的活性以及降低再灌注时室颤的发生率。不过，停搏液中的局麻药浓度应控制在一定的范围内，浓度太高则有明显的负性肌力作用，甚至出现心脏功能不恢复。

2.缺血再灌注所致的远隔脏器损伤　在缺血再灌注导致的远隔脏器损伤中，比较重要的是肠缺血再灌注导致的肺损伤。在对远隔脏器的损伤中，PMN 扮演了重要角色，尤其是对肺的损伤。肠缺血再灌注损伤后，肠道作为"预激床"对 PMN 的活化起了重要作用，活化的 PMN 通过吞噬移位的细菌、释放细胞因子，对机体起一定的保护作用。而严重的损伤则在各种细胞因子以及其他炎症因素的作用下导致大量的 PMN 在肺内聚集，并被活化，通过：①与肺血管内皮细胞的黏附增加，导致或加重肺的"无复流"现象；②大量 PMN 在肺内聚集、活化，产生大量氧自由基，对肺组织造成损伤；③激活的 PMN 释放蛋白水解酶，导致组织破坏、血管通透性增加、组织水肿等；④释放白细胞介素、TNF-α 等细胞因子，对血管内皮细胞和平滑肌细胞造成损伤。

利多卡因在多个环节减轻 PMN 导致的肺损伤：①利多卡因减少 PMN 表面的 CD11b/CD18 表达，从而减少 PMN 对肺血管的黏附，进而减少 PMN 在肺内的聚集。②利多卡因剂量依赖性地抑制细胞因子导致的肺血管内皮细胞和平滑肌细胞损伤，这也可能是其抑制 PMN 导致肺损伤的一个方面。③肠缺血再灌注可导致细菌内毒素如脂多糖（LPS）移位。中性粒细胞膜表面存在 LPS 受体，当 LPS 与中性粒细胞 LPS 受体结合后，促使中性粒细胞向肺组织聚集，产生呼吸爆发，破坏溶酶体，释放氧自由基和炎症介质，使肺组织发生脂质过氧化反应和炎症反应，引起肺损伤。利多卡因可竞争 LPS 与中性粒细胞 LPS 受体结合，降低 LPS 对机体的毒性作用，由此推测利多卡因的抗肺损伤作用可能与利多卡因能拮抗 LPS 与中性粒细胞结合有关。

（六）其他方面的作用

1.抗肿瘤药的增敏作用　实验证明经布比卡因处理的体外传代的胃癌细胞死亡率增加 28%。局麻药剂量增加，增敏作用也增强。局麻药与顺铂合用能增强顺铂对实体型肉瘤的抑瘤作用，并能延长动物的生存期。局麻药与抗癌药合用的疗效与高温（44℃）联合应用相同。

2.镇痛　静脉注射利多卡因和普鲁卡因有较强的镇痛作用，研究表明持续小剂量静脉注射利多卡因，使血药浓度维持在 1~2μg/ml，可减轻术后疼痛及减少镇痛所需的麻醉性镇痛药药量，而无明显的不良反应。利多卡因静脉注射也可降低吸入全麻药的用量，血浆利多卡因的浓度为 1μg/ml 时，可使氟烷的 MAC 降低 40%，但超过这一血药浓度，MAC 无进一步降低，呈平台效应。除静脉注射外，局麻药广泛用于疼痛的治疗，如各种神经阻滞疗法。

3.镇咳　利多卡因静脉注射用于围手术期镇咳，抑制插管时的咳嗽反射。

4.预防和治疗颅内压升高　静脉注射利多卡因 1.5mg/kg 可有效防止插管时颅内压的升

高,作用与硫喷妥钠相仿。利多卡因可提高颅内血管的阻力,使血流量减少,颅内压随之降低,利多卡因的镇咳作用也是可能的原因。与硫喷妥钠相比,利多卡因产生降颅内压作用的同时,不抑制循环,无血压明显降低,也不影响插管时心率的变化,并可抑制反射性支气管痉挛。

5. 治疗梅尼埃病 梅尼埃病是以突然发作的眩晕、耳聋、耳鸣及有时伴有患侧耳内闷胀感为主要症状的非炎症性迷路病变。有研究报道,应用倍他司汀与利多卡因联用治疗该病。其作用机制可能为利多卡因能稳定细胞膜,阻滞 Na^+-K^+ 离子的跨膜运动,抑制动作电位的产生而出现中枢神经抑制、镇静作用;穿透力强,可透过血脑屏障,缓解脑血管痉挛,改善前庭系统微循环,减轻内耳淋巴水肿,改善前庭系统功能而缓解眩晕、耳鸣和耳聋等症状。

6. 预防气管拔管时的心血管反应 全麻患者的气管插管在手术即将结束时,需将麻醉剂剂量减至咽喉气管反射恢复时才能拔除。拔管时可出现类似于插管时的心血管反应,还可引起呛咳,对高血压、冠心病、颅内高压患者造成极大的危害。用利多卡因 1.5mg/kg 静脉注射可预防这些反应,其机制与中枢抑制或对心脏的抑制有关。

7. 恢复术后肠蠕动 实验证明,静脉应用普鲁卡因促进腹部手术后肠蠕动的效果是肯定的,且肠蠕动的频率和速度不随其浓度的升高而升高。引起的肠蠕动形式如"蚯蚓爬行状",比较柔和。浓度采用 0.2% 的低浓度以策安全,机制不十分清楚,可能与下列因素有关:①普鲁卡因使副交感神经活动相对增强,胃肠蠕动加快,促进肛门排气;②普鲁卡因有直接扩张肠管血管的作用,改善肠道微循环,促进肠道的新陈代谢,使术后的胃肠壁炎症水肿、吻合口水肿早期吸收消退;③普鲁卡因有术后镇痛作用。

8. 皮肤科的应用 普鲁卡因静脉滴注是皮肤科常用的治疗方法,也称静脉封闭疗法,常用于湿疹及瘙痒性皮肤病的治疗。可有效阻断病灶处皮肤的恶性刺激,恢复皮肤组织细胞的正常代谢功能,从而使皮疹消退、瘙痒消失。可避免应用皮质类固醇激素引起的各种并发症和不良反应,如血压升高、糖尿病、溃疡病灶出血、向心性肥胖等,且治疗后的复发率低。EMLA 及利多卡因软膏局部涂敷对小范围的带状疱疹痛的止痛效果很好。

9. 在咯血中的应用 一般在常规止血药无效或疗效不明显时改为普鲁卡因疗法,普鲁卡因可抑制血管运动中枢,兴奋迷走神经,使周围血管扩张,减少肺循环的血量,有降低肺动脉压的作用,从而减少和阻止咯血,合并感染者同时应用抗生素控制感染。普鲁卡因合并鱼精蛋白治疗大咯血的效果明显,联合氯丙嗪疗效可提高,与垂体后叶素联合应用比单一应用的效果好。

10. 治疗呃逆 呃逆是一种神经反射动作,利多卡因与普鲁卡因可以通过调节自主神经功能,使膈神经由兴奋状态转为抑制,从而解除膈肌痉挛。利多卡因 0.1~0.5g 稀释后静脉滴注,治疗顽固性呃逆的效果显著。试验表明将普鲁卡因 80mg 与维生素 B_1 注射液 100mg 注入"呃停穴——双侧膈俞、胃俞、足三里、内关穴"后,可以阻滞膈神经的神经冲动传导,从而终止呃逆发作。

八、局麻药的联合应用

2 种局麻药联合应用包括前后应用和混合应用,目的是取长补短、缩短起效时间、延长时效、降低不良反应。如临床实施硬膜外阻滞时,常先用起效快但时效短的利多卡因,后用起效慢但时效长的丁卡因、罗哌卡因、布比卡因、左布比卡因等,或者使用它们的混合液。又如普鲁卡因和丁卡因复合液用于颈丛神经阻滞和骶管神经阻滞。目前已经上市的局麻药复合液制剂有TAC（丁卡因、可卡因和肾上腺素复合）、LET（利多卡因、丁卡因和肾上腺素复合）、EMLA（利多卡因和丙胺卡因复合软膏）等。其中EMLA的效果最为确切，应用也最广泛。

但随着复合用药的临床应用和研究的深入，越来越多的证据表明，局麻药复合应用有时并不能达到预期的效果。例如氯普鲁卡因与布比卡因合用起效虽然快，但不及单用氯普鲁卡因迅速，麻醉作用也较单用布比卡因弱。甚至有报道认为某些局麻药复合应用可能导致额外的毒性，增强原有的局麻药毒性反应，降低局麻药的最大安全剂量范围。

（一）局麻药联合应用的现状

局麻药联合应用通常是一种长时效局麻药复合一种短时效局麻药。有研究认为布比卡因腋路臂丛神经阻滞的起效潜伏期较长，而合用氯普鲁卡因则明显起效加快，达到完全阻滞的时间缩短。布比卡因对运动神经的阻滞效果较差，其与氯普鲁卡因的复合液用于产科分娩镇痛，具有起效快、时效长的特点。但是布比卡因和氯普鲁卡因合用，无论两药配制成合液，还是先使用氯普鲁卡因，待作用出现后继续使用布比卡因，其作用时效与单用布比卡因相比并不延长。

布比卡因和利多卡因复合液是长时效和快速起效的局麻药联合应用配伍，有研究显示，1:1配伍的2%利多卡因和0.5%布比卡因用于硬膜外阻滞，不仅起效快，而且肌肉松弛作用较好。也可以联合应用2%利多卡因和0.5%或0.75%罗哌卡因配伍，目前临床上此种配伍的应用最多。

关于局麻药联合应用的文献报道不多，2种或多种局麻药配伍，其作用强度及时效的变化知之甚少，还有待于进一步的研究。

（二）局麻药联合应用的毒性反应

1. 中枢神经系统毒性　现有的临床资料表明，局麻药复合用药导致的中枢神经系统毒性反应较使用单一局麻药没有明显差异；相反，2种局麻药复合应用使两药的浓度降低，其毒性反应可能减弱。

虽然理论上说，酰胺类和酯类局麻药有不同的代谢途径，复合应用毒性可能降低。但是酰胺类局麻药可能抑制血浆胆碱酯酶，使酯类局麻药的代谢减弱，从而影响局麻药复合液的毒性。有研究表明，静脉注入酰胺类和酯类局麻药复合液，其毒性反应较注入等效的单一酰胺类局麻药无明显差别。另有研究表明，等效的酰胺类和酯类局麻药复合液、酰胺类和酰胺类局麻药复合液与单一酰胺或酯类局麻药的毒性也没有明显差别。但是因为缺乏系统的研究，局麻药复合后其毒性是相加、协同还是拮抗，仍存在争议。

2. 心脏毒性　布比卡因是左旋体和右旋体等量混合的消旋体，其中枢神经系统和心脏毒性主要来源于右旋体。但左布比卡因是布比卡因的左旋体，故毒性较小。局麻药复合应用对心肌功能的影响目前尚未有系统研究，但有报道显示布比卡因毒性反应导致的心律失常可以用利多卡因来治疗，提示可能布比卡因和利多卡因对心肌细胞的作用部位不同、作用机制不同，两药合用的心脏毒性并不相加或协同。

3. 高铁血红蛋白血症　高铁血红蛋白血症常在大剂量应用丙胺卡因后发生，EMLA中含有丙胺卡因，理论上有导致高铁血红蛋白血症的可能性。但目前临床资料表明，在新生儿中应用标准剂量的EMLA可引发轻微的高铁血红蛋白血症，在大多数婴幼儿中应用EMLA是较为安全的，成人中尚未有使用EMLA引发高铁血红蛋白血症的报道。高铁血红蛋白血症可自行逆转或经静脉应用亚甲蓝进行治疗。

（三）影响局麻药联合应用的因素

局麻药复合液的 pH 对其性能有直接影响。例如氯普鲁卡因和布比卡因复合，氯普鲁卡因的 pH 较低，影响布比卡因解离和胺基形式的药理作用，使混合液的作用较单一的布比卡因降低。

利多卡因和丁卡因合用的时效仅较单用利多卡因稍有延长，可能 2 种局麻药复合应用使两药的浓度降低，从而影响各药的麻醉作用。

不同的注射部位对局麻药复合液的性能也有影响。注射部位血管丰富，局麻药吸收入血增加，混合液的时效相对较短；注射部位血管较少，混合液的时效相对较长。

局麻药联合应用的目的是缩短起效时间，延长时效，降低毒性反应。短时效的局麻药如利多卡因等与长时效的局麻药布比卡因、左布比卡因、罗哌卡因、丁卡因的混合液较单独应用长时效的局麻药起效时间缩短，较单独应用短时效的局麻药起效时间延长。虽然临床研究尚不完善，但目前认为局麻药复合应用的毒性并不增强，酰胺类和酯类局麻药复合的毒性较使用单一的局麻药无明显差别。因此，临床上局麻药的联合应用是一种安全、有效的方法。

第八节　局部麻醉药与其他药物的相互作用

一、全身麻醉药

（一）局部麻醉药对全身麻醉药作用的影响

1. 局部麻醉药对全身麻醉药药效的影响　脊麻或硬膜外阻滞本身可产生一定的镇静作用，通过用线性自回归方法证实硬膜外利多卡因阻滞增强对患者的镇静作用。椎管内麻醉产生的镇静作用强弱与局部麻醉药的剂量无关，主要取决于感觉阻滞的水平，而且椎管内麻醉引起的感觉阻滞水平还能显著地预见镇静水平，感觉阻滞平面越高，镇静作用越强。研究表明，局麻药以各种途径给药均可强化全身麻醉药的镇静催眠作用。椎管内麻醉复合全身麻醉时，椎管内麻醉本身具有阻滞伤害性刺激的传入以及镇静效应，但对于其作用的确切机制仍存在很大的争议。由于研究条件及方法的限制，目前仍缺乏进一步的研究。

利多卡因、布比卡因或罗哌卡因均可减少静脉麻醉药硫喷妥钠和丙泊酚及吸入麻醉药异氟烷和七氟烷的诱导和维持剂量。硬膜外麻醉时，布比卡因可减少异氟烷的需要量的 35%。椎管内麻醉时，不同浓度的罗哌卡因可剂量依赖性地减少全身麻醉时七氟烷的需要量和浓度。虽然加大硬膜外剂量可使丙泊酚的所需剂量减少，但高比重丁卡因脊麻的阻滞平面高于等比重但剂量相等时的阻滞平面，丙泊酚的需要量也较少。这也说明椎管内麻醉减少静脉麻醉药需要量的作用与局部麻醉药的剂量大小无关，而是与阻滞平面有关。

硬膜外利多卡因复合全麻能减少丙泊酚的用量，由于椎管内麻醉具有直接的镇静效应，因而能减少麻醉中镇静药的用量。椎管内阻滞的镇静作用与利多卡因吸收入血无关。全子宫切除术结束前硬膜外单次注入 3mg/kg 利多卡因，可以使得患者苏醒的异氟烷的最低肺泡有效浓度（MAC）值降低约 50%，而静脉注射 0.5mg/kg 或 1mg/kg 利多卡因则对患者苏醒无明显影响。

硬膜外麻醉联合丙泊酚或七氟烷麻醉中，也可降低术中维持麻醉所需的丙泊酚用量和七氟烷浓度。与硬膜外麻醉联合应用时抑制刺激反应所需要的吸入麻醉药浓度，也取决于局部麻醉药的浓度和刺激的部位，给予较高浓度的局部麻醉药时,抑制刺激反应所需的吸入麻醉药浓度较小。

关于局部麻醉药的全身作用是否在局部麻醉药与全身麻醉药之间中起作用尚有争议。肌内注射利多卡因或布比卡因能增强丙泊酚和硫喷妥钠的催眠作用,并减少它们的需要量。有动物实验研究显示静脉输注利多卡因可降低异氟烷的 MAC 或所需浓度。利多卡因的血清浓度从 $5\,\mu g/ml$ 升高到 $7\,\mu g/ml$ 时,可以使氟烷的 MAC 降低 50%~70%。但是利多卡因对于环丙烷和氟烷 MAC 的降低作用具有封顶效应。在不同的物种中,利多卡因降低 MAC 的作用大小以及达到封顶效应时的利多卡因浓度有差异,这可能因为不同的物种对利多卡因的敏感性以及利多卡因的代谢有所不同。

静脉给予罗哌卡因 45mg 无中枢神经系统抑制作用,静脉给予利多卡因没有镇静作用,对异氟烷的 MAC_{awake} 也无影响,并不延缓异氟烷麻醉后的苏醒时间。但是硬膜外给予相同剂量的利多卡因则可以提高镇静水平,延迟异氟烷麻醉后的苏醒时间,说明局部麻醉药抑制脊髓传入信号的作用比其全身作用对全身麻醉药药效的影响更大。静脉输注利多卡因可降低七氟烷的 MAC 或所需浓度,并呈剂量依赖性。

利多卡因与吸入麻醉药都可作用于中枢神经系统的电压门控钠通道,从而使两者产生相加作用。静脉给予利多卡因对刺激脊神经诱发的 C 纤维多突触活性有选择性中枢神经阻断作用,降低吸入麻醉药的 MAC。

神经阻滞与吸入麻醉联合应用可降低术中吸入麻醉药的所需浓度,其应激反应比单用较高浓度的吸入麻醉药还要低,控制性降压时所需要的腺苷三磷酸也较少,并减少术后镇痛药的需要量。因此,这种联合麻醉尤其适用于循环不稳定的心血管疾病或老年患者。

长期应用可卡因则可逆性地提高异氟烷的 MAC,停用可卡因一段时间后异氟烷的 MAC 又恢复到原状态。其原因主要是可卡因能提高去甲肾上腺素和肾上腺素的血浆浓度,并提高在中枢神经系统中的去甲肾上腺素能受体的活性,而且还降低具有抑制性作用的多巴胺受体和 GABA 受体的活性。

2. 局部麻醉药对全身麻醉药注射痛的影响　丙泊酚注射痛与水相中游离型丙泊酚的数量有关,游离型丙泊酚与血管游离神经末梢接触可激活血浆激肽释放酶,激肽系统释放疼痛介质。预先给予利多卡因或与丙泊酚混合给予均可降低这种注射痛的发生率以及疼痛程度,其主要机制是利多卡因阻断血管游离神经末梢传递疼痛的通路。另外,研究还发现利多卡因降低溶液的 pH,以及丙泊酚中加入盐酸降低药液的 pH,大大减轻了丙泊酚注射痛。

众多药物预防措施中以利多卡因和阿片类药物研究最多。注射丙泊酚前的 30~120 秒在前臂扎橡皮止血带后静脉给予利多卡因 0.5mg/kg,可减少约 60% 的患者的疼痛,是目前最有效的方法之一。使用止血带以延长预注利多卡因在外周静脉血管内的停留时间,则可明显增强其区域阻滞作用及对丙泊酚注射痛的防治效果。利多卡因与丙泊酚混合使用,则可发挥利多卡因的持续神经阻滞作用。与利多卡因混合降低丙泊酚的 pH 和水相浓度、稳定激肽系统的瀑布式反应,缓解丙泊酚的注射痛;而预注利多卡因基本没有这些作用,抑制丙泊酚注射痛与利多卡因的浓度和剂量相关。

3. 其他　在麻醉诱导时给予利多卡因对于气管插管引起的反应有无抑制作用尚有争议,这主要取决于诱导用药。一般利多卡因对用吸入麻醉药和 / 或镇痛药麻醉诱导后的插管反应有较明显的抑制作用,而对只用硫喷妥钠(或加肌肉松弛药）诱导后的插管反应无作用。

静脉内给予局麻药或局部喷雾麻醉药对地氟烷都无作用。在用丙泊酚和／或阿片类镇痛药且不用肌肉松弛药的麻醉诱导中，给予利多卡因能改善气管插管条件或易于插入喉罩。全身麻醉下术中静脉内输注利多卡因直到手术后，通过增强抗伤害性和降低意识水平保证患者安静不动；术中静脉内给予利多卡因的患者中有 90% 术后疼痛减弱。

异氟烷麻醉苏醒时常有明显的交感神经系统反应，摄氧量显著增大。而硬膜外给予利多卡因则可以减轻这种反应，但静脉给予利多卡因无此作用。其原因是硬膜外给予的利多卡因阻断伤害性刺激的传入通路，从而抑制苏醒时的交感神经系统反应。

（二）全身麻醉药对局部麻醉药作用的影响

1. 全身麻醉药对局部麻醉药药效的影响　静脉麻醉复合局部麻醉药骶管阻滞的起效时间比吸入麻醉复合麻醉药骶管阻滞要长，这可能是因为吸入麻醉药和静脉麻醉药与脊髓不同受体结合的结果。吸入麻醉药可同时抑制兴奋性 α- 氨基 -3- 羟基 -5- 甲基 -4- 异噁唑丙酸（AMPA）受体和 N- 甲基 -D- 天冬氨酸（NMDA）受体，以及抑制甘氨酸和 $GABA_A$ 受体的介导，从而剂量依赖性地抑制脊髓伤害性和非伤害性刺激传递，在亚麻醉浓度就呈现这种作用，在麻醉浓度时更加明显。而丙泊酚只是通过增强突触抑制来产生作用。在 50% 的有效浓度时，七氟烷的抑制作用要比丙泊酚强得多。另外，在骶管阻滞复合七氟烷或七氟烷／氧化亚氮麻醉下，相同浓度为 0.2% 的罗哌卡因、布比卡因和左布比卡因的镇痛作用相同；而在骶管阻滞复合丙泊酚麻醉下，相同浓度为 0.2% 的罗哌卡因和布比卡因比左布比卡因更有效。

2. 全身麻醉药对局部麻醉药毒性反应的

影响　一般认为苯二氮䓬类和巴比妥类药物可用于治疗局麻药引起的惊厥，提高惊厥阈值。早期研究巴比妥类药物有抗惊厥作用，但还存在争议，有的发现戊巴比妥降低利多卡因的毒性，有的却发现无作用。

丙泊酚也具有对利多卡因或布比卡因引起的癫痫的抗惊厥作用，且呈剂量依赖性。丙泊酚预处理可同咪达唑仑一样提高利多卡因引起癫痫样活性的阈值，而在利多卡因引起惊厥后给予丙泊酚（后处理），同地西泮、咪达唑仑、硫喷妥钠一样，也可消除利多卡因或布比卡因引起的癫痫样活性。

吸入麻醉药的抗惊厥作用主要是通过增强对中枢神经系统的抑制作用来介导的。氟烷、异氟烷和七氟烷对利多卡因引起的惊厥都呈剂量依赖性抑制，其中异氟烷和七氟烷的作用强于氟烷，与氧化亚氮合用时作用更强。氧化亚氮加异氟烷或氟烷可防止或减弱布比卡因引起的心律失常和惊厥，七氟烷的作用与异氟烷相当。异氟烷和七氟烷通过直接的心肌作用以及神经介导的间接心脏作用使布比卡因的毒性阈值提高。也有研究显示，氟烷和异氟烷可通过负性肌力作用而使布比卡因的心脏毒性进一步加剧。但是恩氟烷、异氟烷和七氟烷大剂量可引起脑电图上的自发散在性棘波，在深麻醉下可诱发癫痫。

3. 全身麻醉药对局部麻醉药药代动力学的

影响　利多卡因是一个高脂溶性的药物，其肝脏摄取率很高，所以其在肝脏的代谢和清除明显受到肝血流的影响，可见凡能影响肝血流的药物都能影响利多卡因的代谢。强效吸入麻醉药及静脉麻醉药硫喷妥钠和依托咪酯都可使肝血流下降，巴比妥类静脉麻醉药则在深麻醉时因血压下降而使肝血流下降。尤其在氟烷麻醉下，肝血流量下降，同时氟烷还可能通过与利多卡因竞争所需的细胞色素 P450 酶来抑制其代谢。因此,在氟烷麻醉下用利多卡因时,利多卡因的消除半衰期显著延长,从而血药浓度升高。

由于利多卡因和罗哌卡因均由细胞色素 P450 同工酶 CYP3A4 和 CYP1A2 代谢,而丙泊酚由 CYP3A4 和 CYP1A2 代谢,所以丙泊酚并不抑制硬膜外给予的利多卡因在肝脏中的代谢,这可能是因为抑制利多卡因代谢所需的丙泊酚剂量要小于临床中的常用剂量。巴比妥类药物可以诱导利多卡因代谢所需的 CYP3A,从而影响利多卡因的代谢,但各种研究结果不同。早期的动物实验研究发现,苯巴比妥可使利多卡因从肝的排出速度提高 1 倍,并使其中间代谢产物 MEGX 转化成甘氨酸二甲代苯胺(GX)以及 GX 经尿排出的速度增快。腹腔内给予苯巴比妥并不影响利多卡因的代谢。苯巴比妥处理后肝微粒体中的 CYP2B1 和 CYP3A2 含量增多,特别是 CYP2B1,利多卡因的代谢产物 MEGX 的形成速度提高,MEGX 的血浆浓度也显著增高。说明苯巴比妥通过提高 CYP2B1 和 CYP3A2 的含量,促进利多卡因代谢成 MEGX。

(三)其他方面的相互作用

局部麻醉药(包括布比卡因、利多卡因和甲哌卡因)可呈剂量依赖性地影响心率和心肌收缩力。异氟烷也呈现显著的负性肌力作用,并增强局部麻醉药对心肌的抑制作用。异氟烷与布比卡因、利多卡因和甲哌卡因联合应用后协同产生负性肌力作用。单独应用布比卡因局部麻醉时还延长心室传导时间和心室有效不应期。吸入氟烷引起低血压,肝清除率降低,血浆中的布比卡因浓度升高,心室传导时间和心室有效不应期显著延长,心室内压变化速率(LV dp/dt$_{max}$)和血压降低。因此,布比卡因与氟烷合用也会对心室收缩和心室内传导造成不

良作用。

由于临床上应用的丙泊酚含有脂肪乳剂,很易于滋生细菌,加入 0.25%~4.0% 的利多卡因可显著降低菌落计数。发现丙泊酚中含 1% 和 2% 的利多卡因可显著降低大肠埃希菌的菌落计数。0.1% 的利多卡因加入丙泊酚中并不影响金黄色葡萄球菌、黏质沙雷杆菌、铜绿假单胞菌和白念珠菌的生长。理论上,在丙泊酚中加入利多卡因可减少丙泊酚受污染后感染的风险,但临床上推荐的利多卡因浓度(0.05%~0.1%)不能显示足以预防感染的可能性。

异氟烷不仅可增强可卡因对多巴胺转运蛋白的直接抑制作用,而且还增强其对多巴胺受体的间接作用。吸入麻醉药具有免疫抑制作用。氟烷和异氟烷可抑制干扰素刺激的自然杀伤细胞的毒性,促进肿瘤转移。七氟烷麻醉和开腹手术也可以使肝转移数量增多,肝单核细胞破坏癌细胞的能力和干扰素 / 白介素比降低。而同时给予脊麻可以减轻七氟烷抑制肝单核细胞破坏癌细胞功能的作用,并显著减少氟烷或七氟烷麻醉引起的促肿瘤转移。

二、苯二氮䓬类镇静安定药

(一)局部麻醉药对苯二氮䓬类作用的影响

可增强咪达唑仑的作用,硬膜外给予布比卡因比肌内注射布比卡因的影响更大。

(二)苯二氮䓬类药物对局部麻醉药作用的影响

1. 苯二氮䓬类药物对局部麻醉药药效的影响　硬膜外给予单次剂量的咪达唑仑甚至可以得到比布比卡因更长的疼痛缓解时间。硬膜外、鞘内及神经阻滞中给予咪达唑仑均可以增强局部麻醉药的作用,且无神经毒性反应。硬膜外给予利多卡因中加入 5mg 咪达唑仑感觉神经阻滞起效更快,并延长神经阻滞时间。咪达唑

仑中加入布比卡因持续硬膜外输注用于开腹手术的术后镇痛,比单独给予布比卡因产生更好的术后镇痛、镇静和遗忘作用。在用布比卡因脊麻、臂丛神经阻滞时,加入咪达唑仑 50μg/kg 也可加快感觉和运动神经阻滞的起效,并改善术后镇痛,减少对镇痛药的需求,降低恶心的发生率。硬膜外麻醉中加入的咪达唑仑剂量过大(> 50μg/kg)时并不延长镇痛时效,反而加深镇静,导致上呼吸道轻度阻塞。

2. 苯二氮䓬类药物对局部麻醉药毒性反应的影响 苯二氮䓬类药物可以预防或抑制局麻药引起的惊厥。地西泮或咪达唑仑预处理可提高罗哌卡因、利多卡因、丁卡因或可卡因引起惊厥或癫痫样活性的阈值,而同样的情况下给予地西泮或咪达唑仑(后处理)也可消除惊厥。地西泮只需很小的剂量就能显著降低利多卡因引起惊厥的发生率及死亡率,而苯巴比妥和戊巴比妥无此作用。而且地西泮预防惊厥时产生的不良反应要少于等效剂量的巴比妥类药物,治疗惊厥时对呼吸和循环系统的影响也较轻。地西泮对局部麻醉药引起惊厥的保护作用起效快,时效长。起效迅速是由于入脑快和吸收快,时效长则是因为其代谢产物奥沙西泮也具有抗惊厥作用。

比较肌内注射地西泮、劳拉西泮和咪达唑仑预处理对利多卡因、布比卡因或依替卡因引起惊厥的发生率和死亡率的影响后,发现咪达唑仑的抗惊厥效果最好,地西泮最差。利多卡因引起的惊厥要比依替卡因和布比卡因较易抑制。

3. 苯二氮䓬类药物对局部麻醉药药代动力学的影响 地西泮抑制利多卡因的代谢,且呈浓度依赖性。但地西泮不抑制罗哌卡因的代谢,地西泮对依替卡因的血浆浓度也无影响。同时给予地西泮时,布比卡因的半衰期缩短。在儿童麻醉前直肠内给予地西泮可以使用于骶管

阻滞的布比卡因的最高血浆浓度和药-时曲线下面积增大,可见地西泮延缓布比卡因的消除。麻醉前直肠内给予咪达唑仑可使用于骶管阻滞的利多卡因的 AUC 减小,但不影响布比卡因的血浆浓度。静脉内同时注射 0.2mg/kg 咪达唑仑和 1mg/kg 利多卡因可显著降低利多卡因的血浆浓度,加快消除并缩短半衰期,同时还降低利多卡因的恒定分布速率以及从组织室到中央室的穿透率,可见咪达唑仑可以延缓利多卡因的分布,但加快其消除。

地西泮不影响布比卡因的蛋白结合,咪达唑仑也不影响利多卡因的蛋白结合,这是因为布比卡因与 α_1 酸性糖蛋白高度结合,与白蛋白的亲和力较低;而地西泮则主要与白蛋白结合。

(三)其他方面的相互作用

地西泮也有抗心律失常作用,预先给予地西泮可以增强利多卡因的抗心律失常作用,0.5mg/kg 地西泮的作用反而大于 1.0mg/kg。利多卡因脊麻可刺激静息通气,潮气量、平均吸入流速和每分钟通气量提高,仅呼吸频率降低;静脉内给予咪达唑仑则抑制静息通气,潮气量和平均吸入流速下降,呼吸频率提高,每分钟通气量不变;而两者联合应用产生中度协同抑制静息通气,每分钟通气量、潮气量和平均吸入流量都降低,且降低幅度大于两者单独作用之和。

三、肌肉松弛药

(一)局部麻醉药对肌肉松弛药作用的影响

临床上,静脉应用大剂量的利多卡因或普鲁卡因时,都能阻滞神经肌肉传导;而小量应用时,无论是酯类局麻药还是酰胺类局麻药均可增强去极化型肌松药的肌松作用,并减少琥珀胆碱的用量。另外普鲁卡因或利多卡因与琥珀胆碱合用还促使 Ⅱ 相阻滞。普鲁卡因也能竞争性地抑制米库氯铵的水解,从而增强其作用。

在注射琥珀胆碱前给予利多卡因预处理可降低琥珀胆碱引起肌纤维成束收缩和术后肌痛的发生率。

局麻药与肌松药联合使用时，两药都可对神经肌肉接头处产生抑制作用，产生协同效应。硬膜外给予甲哌卡因后，不论是否给予新斯的明拮抗，均可延长维库溴铵的肌松作用时间。硬膜外持续给予利多卡因可明显延长维库溴铵的肌松作用时间，还可减少维库溴铵的用量。硬膜外给予局麻药可以增强非去极化型肌松药的药效，局麻药从硬膜外腔吸收进入血液循环，然后分布至监测手臂的神经肌肉接头处，增强了肌松药的肌松作用。

麻醉诱导时在肌松药给药前静脉注射利多卡因，发现维库溴铵、阿曲库铵及罗库溴铵等非去极化型肌松药的起效速度明显加快，插管时间缩短，并可在一定程度上减轻插管引起的血压升高以及心率加快等心血管反应。布比卡因硬膜外麻醉不影响儿童维库溴铵肌松效应的恢复指数，可能是非去极化型肌松药阻断表达于运动神经末梢的 $\alpha_3\beta_2$ 烟碱乙酰胆碱受体亚型，阻断突触前的烟碱受体，从而抑制突触前乙酰胆碱的释放，使肌松效应出现衰减现象。

(二)肌肉松弛药对局部麻醉药作用的影响

肌肉松弛药也可增强局部麻醉药的作用。在眼球周围阻滞的局部麻醉药中加入小剂量的非去极化型肌松药可改善眼球和眼睑制动的质量，加快眼球制动的起效。前臂静脉区域麻醉的局部麻醉药中加入小剂量的非去极化型肌松药可加快感觉和运动阻滞的起效，提高麻醉质量和手术条件，延长运动阻滞时间，减少术后镇痛药的需求量。琥珀胆碱可以快速停止布比卡因心脏毒性反应引起的惊厥，且不会使布比卡因引起的心脏毒性继续恶化。

四、镇痛药

椎管内麻醉和镇痛尤其是无痛分娩中，常在局部麻醉药中加入镇痛药，可以得到更好的麻醉镇痛效果和产妇满意度。并且加快起效，延长时效，比单用局部麻醉药或镇痛药的不良反应少。加入镇痛药后布比卡因的用量减少，运动神经阻滞更低，需要器械帮助分娩的比率大大降低。

(一)阿片类镇痛药

1. 镇痛药对局部麻醉药作用的影响　一般认为硬膜外阻滞的局部麻醉药(包括布比卡因、甲哌卡因、利多卡因或罗哌卡因)中加入吗啡、芬太尼或舒芬太尼可加快感觉神经阻滞的起效，延迟消退，有的还可提高感觉阻滞平面，增强镇痛效果，加快运动神经阻滞的起效，而静脉内给予芬太尼无此作用。布比卡因配伍芬太尼用于硬膜外术后镇痛是以局部麻醉药的神经阻滞为主，而芬太尼经硬膜外注入后主要是直接与脊髓的阿片受体结合产生中枢性镇痛作用，并不是药物经吸收、分布后所产生的中枢性镇痛作用。布比卡因可能改变脊髓阿片受体的构象，使阿片类药更易与脊髓阿片受体结合，并进一步增强阿片类药在脊髓的抑制作用。

椎管内麻醉时，硬膜外腔、蛛网膜下腔注入阿片类药物(无论单次还是连续输注)可通过脊髓镇痛，且与局麻药发挥协同效应，可以缩短起效时间，减少局麻药的剂量，增强麻醉效果，并且减少其不良反应的发生。鞘内给予等比重的罗哌卡因复合吗啡与布比卡因复合吗啡比较，可以为剖宫产手术提供满意的麻醉，而且运动阻滞时间更短，两者具有相近的感觉阻滞和术后镇痛效果，术后患者的运动恢复更快。芬太尼复合布比卡因重比重液可使布比卡因的用量减少，但麻醉效果不受影响，术中的副反应也不增加。在无痛分娩中，硬膜外给予舒芬太尼明显降低布比卡因、左布比卡因、罗哌卡因的最小镇痛浓度。

关于蛛网膜下腔应用阿片类药物的安全剂量也有很多研究,最佳剂量范围(达到最佳麻醉效果但呼吸抑制和尿潴留的发生率最低)为10~25μg。椎管内注入芬太尼具有剂量依赖性,最低有效剂量为10μg,15μg芬太尼复合罗哌卡因或布比卡因用于蛛网膜下腔阻滞未出现恶心、呕吐、皮肤瘙痒等不良反应。

2.局部麻醉药对镇痛药作用的影响 鞘内给予布比卡因可显著增强鞘内给予吗啡的镇痛作用。布比卡因可引起脊髓阿片受体结构的改变,使吗啡更易于与脊髓阿片受体结合。鞘内给予布比卡因可以加快鞘内芬太尼镇痛的起效并延长作用时间。

3.其他方面的相互作用 静脉或腹腔内给予哌替啶可以降低利多卡因引起惊厥的阈值。腹腔内注射芬太尼预处理也可剂量依赖性地增强利多卡因引起的惊厥:随芬太尼的剂量增大,潜伏期逐渐缩短,惊厥程度逐渐增强,死亡率逐渐增高。

脊麻和硬膜外阻滞通过体热重新分布及抑制寒战、血管收缩等低温代偿反应降低患者的体温。

利多卡因、布比卡因、左布比卡因和罗哌卡因都能抑制细菌生长。舒芬太尼与罗哌卡因合用,部分拮抗罗哌卡因对大肠埃希菌的抑菌作用,增强对金黄色葡萄球菌的抑菌效应,而对粪球菌的抑菌效应无影响。局部麻醉药的抗菌作用是由于局部麻醉药与细胞浆膜相互作用并改变真核细胞和原核细胞中膜的功能,而阿片类镇痛药与细胞浆膜之间也有相互作用,从而影响局部麻醉药的抗菌作用。

4.局部麻醉药与右美沙芬之间的相互作用 虽然右美沙芬的结构与可待因和吗啡很相近,但它几乎没有阿片活性,而是主要抑制谷氨酸和烟碱受体,且部分抑制电压门控钙通道和钠通道。

由于局部麻醉药可选择性地降低C纤维诱发电位的神经元活性,并通过降低NMDA受体活性来降低脊髓中的非伤害性刺激传递。在腹腔镜下胆囊切除术前肌内注射右美沙芬和术中静脉输注利多卡因,可产生术后叠加的镇痛效应,并延长镇痛时间、降低镇痛药量。

(二)非阿片类镇痛药

1.曲马多 曲马多可用于骶管阻滞,其术后镇痛持续时间甚至比布比卡因长,疼痛和镇静评分都较低,需要的额外镇痛药亦较少。

2.氯胺酮 氯胺酮加入骶管麻醉的比卡因、左布比卡因或罗哌卡因药液中,可显著延长镇痛持续时间,减少术后镇痛药的需求,推迟术后镇痛药的给药时间。但加入氯胺酮后,幻觉和恶心、呕吐的发生率增高。硬膜外给予氯胺酮除了降低硬膜外局部麻醉药布比卡因和罗哌卡因的用量之外,还能缩短其起效时间。但是静脉输注氯胺酮并不增强硬膜外镇痛效果,而是提高镇静程度。

3.非甾体抗炎药 臂丛阻滞时局部麻醉药中加入帕瑞昔布,比单用局麻药行臂丛阻滞更能改善术后疼痛和患者的舒适度,并降低镇痛药的需要量。剖宫产后布比卡因切口浸润PCA的同时,术毕前静脉内给予双氯芬酸,或术后每8小时口服双氯芬酸也可改善镇痛效果。腹腔镜手术后疼痛的原因较复杂,通常需采用多模式镇痛,静脉给予氟比洛芬酯复合切口局部浸润罗哌卡因是目前国内比较常用的镇痛方法,临床研究报道效果较好。

4.对乙酰氨基酚 对乙酰氨基酚可干扰利多卡因的代谢,使利多卡因的血清浓度升高。

五、心血管药物

很多心血管药物与局部麻醉药有相互作用。本部分讨论围手术期常用的与局部麻醉药有相互作用的几类心血管药物，包括钙通道阻滞药、α 受体激动药、β 受体拮抗药。

（一）钙通道阻滞药

1. 钙通道阻滞药对局部麻醉药药效的影响　局部麻醉药除阻滞钠通道外，也阻滞钙通道。局部麻醉药的麻醉作用与其通过抑制电压门控通道，抑制钙内流有关。而钙通道阻滞药也会阻滞钠通道，也可产生局部麻醉和镇痛作用。局部麻醉药诱发的心动过缓、血管平滑肌内的钙离子浓度增加可被钙通道阻滞药所削弱。

2. 钙通道阻滞药对局部麻醉药毒性反应的影响　钙通道阻滞药对局部麻醉药毒性反应的影响与钙通道阻滞药的类型和剂量有关，一些钙通道阻滞药可降低布比卡因的毒性，但还有些钙通道阻滞药增强布比卡因的心脏毒性。尼卡地平和尼莫地平对布比卡因的心脏毒性有很强的保护作用，但硝苯地平却没有此作用。一定剂量的钙通道阻滞药 NNC55-0396 dihydrochloride 预处理可以降低布比卡因处理的 SH-SY5Y 细胞 caspase-3 表达和乳酸脱氢酶释放。

3. 其他方面的相互作用　钙通道阻滞药尼卡地平可增强罗哌卡因产生的心肌负性变力效应（表现为 LV dp/dt 明显降低）。

（二）α₂ 受体激动药

硬膜外给予可乐定和右美托咪定即可产生镇痛作用。鞘内给予右美托咪定和局部麻醉药合用对伤害性刺激引起的疼痛有协同抑制作用。局部麻醉药中加入右美托咪定可以增强局部麻醉药硬膜外阻滞、骶管阻滞和脊麻及外周神经阻滞的麻醉效果，延长术后镇痛的时效，减

少术后吗啡的需要量，其效果甚至优于局麻药中加入肾上腺素。合用可乐定可增强硬膜外局麻药的阻滞效果，延长阻滞时间。

临床研究证实右美托咪定辅助左布比卡因在腋神经丛和颈神经阻滞时，可以缩短起效时间、延长阻滞时间。右美托咪定可使硬膜外麻醉阻滞时间延长，罗哌卡因的用量减少。硬膜外单次注入 1 μg/kg 右美托咪定可增强局麻药的镇痛效果，显示出与吗啡相同的镇痛作用且其不良反应发生率低。镇痛作用机制可能是通过作用于脊髓及脊髓上，甚至外周的 $\alpha_2 A$-AR 及 $\alpha_2 C$-AR 而产生镇痛作用。硬膜外给予右美托咪定是否有"封顶效应"未见相关报道。鞘内注射 3 μg 盐酸右美托咪定复合布比卡因与注射 30 μg 可乐定相比作用效果相同，与单纯布比卡因相比能够显著缩短运动和感觉阻滞起效时间，延长感觉和运动阻滞维持时间，血流动力学稳定，但缺乏镇静作用。右美托咪定能显著延长椎管内麻醉维持时间，且呈剂量依赖性。

（三）β 受体拮抗药

普萘洛尔可增强并延长利多卡因和布比卡因的作用时间，其原因是普萘洛尔降低肝脏血流，以及普萘洛尔洛尔及其代谢产物 4-OH-普萘洛尔还通过抑制 CYP1A2 来降低利多卡因的清除。

（四）血管收缩药

预防性肌内注射麻黄碱可有效减轻老年人脊麻引起的低血压，同时麻黄碱与布比卡因和利多卡因联合鞘内注射协同阻滞运动感觉。另外麻黄碱降低剖宫产术鞘内注射布比卡因 ED_{50}，但重比重布比卡因脊麻下行剖宫产时，预防性静脉给予麻黄碱会使脐动脉的 pH 降低及 Apgar 评分降低；而去氧肾上腺素无此影响。因此，临床上已有建议在脊麻中预防性静脉给

予去氧肾上腺素。

去甲肾上腺素对局部麻醉药的心肌抑制作用有保护作用。在静脉注射的利多卡因中加入去甲肾上腺素有防止利多卡因引起血压降低的作用。局部注射甲哌卡因或布比卡因中加入肾上腺素都可以增加肾上腺素的吸收入血，使肾上腺素的血浆浓度增高。

肾上腺素对罗哌卡因硬膜外阻滞的药效学没有影响，说明肾上腺素虽然可以通过缩血管作用减少局麻药的吸收，但对于罗哌卡因、左布比卡因这种具有双相血管活性的局麻药效学的影响可能不大。左布比卡因用于硬膜外麻醉加或不加肾上腺素，麻醉起效、维持时间均无显著性差异。

（五）其他

1. 强心药 氨力农、米力农和奥普力农都能有效逆转布比卡因引起的心血管抑制，改善左室收缩和舒张功能，从而使心排血指数升高。米力农显著加快心率，奥普力农不影响。氨力农甚至比肾上腺素能更好地防治布比卡因或罗哌卡因引起的心血管抑制、复苏时的室性心动过速。多培沙明对布比卡因和罗哌卡因引起的心脏毒性有治疗作用。

2. 血管扩张药 在儿童麻醉中，酚妥拉明通过外周血管扩张缩短软组织麻醉阻滞时间，而局部麻醉药则可以降低硝普钠的皮肤血管扩张反应。

3. 硫酸镁 硫酸镁是 NMDA 受体拮抗剂，曾用于鞘内镇痛。左布比卡因和舒芬太尼中加入硫酸镁或硬膜外给予硫酸镁都可显著减少整形手术术后镇痛吗啡的需要量，在鞘内和硬膜外同时给予硫酸镁效果更强。骶管阻滞前静脉内给予硫酸镁预处理可预防骶管阻滞中局部麻醉药的毒性，与地西泮同时给予效果更强。

六、抗感染药
（一）局部麻醉药对抗感染药作用的影响

布比卡因和利多卡因可抑制金黄色葡萄球菌引起的中性粒细胞 CD11b 表达，而罗哌卡因仅对此表现出抑制的趋势。然而，罗哌卡因显著抑制肿瘤坏死因子 - α（TNF-α）诱导的中性粒细胞 CD11b 表达。局麻药的这种作用具有立体选择性。消旋布比卡因以时间和浓度依赖性的方式抑制中性粒细胞的黏附，而 S-（-）布比卡因与消旋和 R-（+）布比卡因相比较而言作用小得多。

（二）抗感染药对局部麻醉药作用的影响

红霉素、克拉霉素、伊曲康唑和酮康唑等都是 CYP3A4 抑制剂，可抑制局部麻醉药的代谢。红霉素或伊曲康唑口服 4 天可使利多卡因的 AUC 和峰浓度升高 40%~70%。红霉素还使乙基甘油二甲基苯胺的峰浓度升高约 40%，AUC 增大 60%。因此，抗感染药可能显著增大局麻药的毒性。伊曲康唑口服 4 天后也可使右布比卡因和左布比卡因的清除率分别降低 21% 和 25%，其他药代动力学参数无显著变化，因此伊曲康唑可能使布比卡因的稳态浓度升高 20%~25%。但伊曲康唑对雾化器吸入和静脉内注射的利多卡因的药代动力学无影响。酮康唑还使罗哌卡因的清除率降低 15%，但不影响其半衰期。酮康唑几乎消除血浆中（S）-2′,6′-pipecoloxylidide 的浓度。因此，对于长期应用这些属于 CYP3A4 抑制剂的抗感染药的患者，特别需要预防局部麻醉药的毒性反应。

七、其他
（一）其他药物对局部麻醉药作用的影响

H_2 受体拮抗药西咪替丁是一种强效肝药酶抑制药，它可通过其咪唑环上的氮原子直接与细胞色素 P450 酶血红素上的铁原子结合，抑制该生物酶的功能。因此，西咪替丁可抑制利多卡因的生物转化过程，并使利多卡因的清除率下降 25%~30%，分布容积降低，半衰期延长，血浆浓度增加，从而增强利多卡因的药效，还促使其发生局部神经毒性反应和惊厥、心律失常等全身毒性反应。高浓度的利多卡因本身降低心肌收缩力，H_2 受体拮抗药氟桂利嗪可增强此作用。

（二）局部麻醉药对其他药物作用的影响

抗焦虑药加巴喷丁和罗哌卡因联合应用，比加巴喷丁单独应用能改善三叉神经痛患者的镇痛作用和生活质量。但术前应用加巴喷丁并不影响罗哌卡因蛛网膜下腔阻滞感觉平面和运动阻滞的恢复。EMLA 中的丙胺卡因可促进体内高铁血红蛋白的生成。

（耿智隆　徐世元　李　恒　刘　洁　蔡业华）

第四十二章 常用的局部麻醉药

第一节 酰胺类局部麻醉药

一、利多卡因

利多卡因（lidocaine）的别名为赛罗卡因、lignocaine、xylocaine。

1. 理化性质 常用其盐酸盐，为白色结晶性粉末，无臭，味苦，继有麻木感。熔点为75~79℃。在水或乙醇中易溶，在三氯甲烷中溶解，在乙醚中不溶。其水溶液的pH为4.0~5.5。分子式为$C_{14}H_{22}N_2O$。

2. 制剂与用法 盐酸利多卡因注射液：① 5ml:100mg；② 20ml:400mg。

（1）成人用量：①骶管阻滞，用于分娩镇痛最高以200mg（1.0%）为限，用于外科止痛可增至200~250mg（1.0%~1.5%）；②硬脊膜外阻滞，胸腰段250~300mg（1.5%~2.0%）；③浸润局麻或静脉注射区域阻滞，50~200mg（0.25%~0.5%）；④外周神经阻滞，臂丛（单侧）250~300mg（1.5%），牙科20~100mg（2.0%），肋间神经（每支）30mg（1.0%），宫颈旁浸润左、右侧各100mg（0.5%~1.0%），椎旁脊神经阻滞（每支）20~50mg（1.0%），阴部神经左、右侧各100mg（0.5%~1.0%）；⑤交感神经节阻滞，颈星状神经50mg（1.0%），腰50~100mg（1.0%）；⑥一次限量一般不要超过200mg（4.0mg/kg），药液中加用肾上腺素时用量可增至200~250mg（6.0mg/kg）。静脉注射区域阻滞的极量为4mg/kg。治疗用药静脉注射，第一次初量为1mg/kg，极量为4mg/kg，成人静脉滴注每分钟以1mg为限。反复多次给药，相距间隔时间不得短于60分钟。

（2）儿童常用量：随个体而异，一次给药的最高总量不得超过4.0~4.5mg/kg，常用

0.25%~0.5%的溶液。

3. 药理作用

（1）局麻作用：利多卡因是中效酰胺类局麻药，在注射部位按浓度梯度以弥散方式被神经组织摄取，穿透神经细胞膜，阻断神经兴奋与传导。对皮肤黏膜的穿透性较强，弥散能力较普鲁卡因强。

（2）抗心律失常作用：利多卡因能有效地抗室性心律失常，对于受损和部分去极化的纤维，能恢复其正常的传导功能。但随血药浓度升高，可引起心脏传导速度减慢、房室传导阻滞以及抑制心肌收缩力和心排血量下降，所以对原有室内传导阻滞者应慎用。利多卡因在注射部位按浓度梯度以弥散方式被神经组织摄取，穿透神经细胞膜，阻断神经兴奋与传导。本品为Ib类抗心律失常药。利多卡因通过增加膜对K^+的通透性，抑制膜对Na^+的通透性，明显抑制自律性。可缩短APD与ERP，但对后者的缩短较少，使ERP/APD比值相对增加。对缺血心肌的抑制传导作用较强，可将单相阻滞变为双相阻滞。利多卡因主要作用于浦肯野纤维及心室肌，对心房肌几乎不影响。

4. 药代动力学 血液吸收后在体内的各器官组织中分布，在肝脏由肝脏微粒体混合功能氧化酶和酰胺酶进行代谢，代谢产物由肾脏排泄，3%~5%以原型排出。一小部分利多卡因随胆汁排到肠道，在肠道内大部分被再吸收经肾脏排出，只有小量经粪便排出。代谢速率慢，半衰期约90分钟，肝功能障碍者易出现药物蓄积，引发毒性反应。

5. 临床应用 利多卡因的穿透性较强，可用于口咽和气管内表面麻醉，也可用于局部浸

润和神经阻滞及硬膜外麻醉（包括骶管阻滞）。还可用于抗室性心律失常。

6. 禁忌证　①二度以上的房室传导阻滞、癫痫、休克、双束支传导阻滞、血压过低者、病态窦房结综合征等患者禁用；②对本品过敏者禁用；③肝功能严重不全者禁用；④阿－斯综合征患者禁用；⑤恶性高热者禁用。

7. 不良反应　血药浓度过高时发生毒性反应，临床症状呈抑制和兴奋双相性，具体表现同普鲁卡因，但利多卡因的作用强度比普鲁卡因大，LD_{50} 和致惊厥阈值及一次最大用量都比普鲁卡因小，应注意药物的剂量和浓度，以防发生毒性反应。利多卡因的高敏反应、特异质反应及变态反应均罕见，常用剂量和浓度对神经无毒性作用。

8. 注意事项　利多卡因可用于各种局部麻醉方法及抗心律失常的治疗。剂量过大或意外注入血管内可引起抽搐或惊厥。若出现毒性反应，紧急处理同普鲁卡因。对原有室内传导阻滞者应慎用，对完全房室传导阻滞者禁用。

9. 药物相互作用

（1）对正在接受能引起高铁血红蛋白血症的其他药物治疗（如磺胺类药物）的患者，本品可加重高铁血红蛋白的形成。

（2）对正在接受其他局部麻醉药或分子结构与局部麻醉药相似的其他药物（如妥卡胺）治疗的患者，大剂量使用本品时有增加全身毒性的风险。

（3）与下列药品有配伍禁忌：两性霉素 B、氨苄西林、美索比妥、磺胺嘧啶。

二、布比卡因

布比卡因（bupivacaine）的别名为布卡因、丁哌卡因、麻卡因、丁比卡因、麦卡因、丁吡卡因。

1. 理化性质　本品为无色澄明液体，分子式为 $C_{18}H_{28}N_2O \cdot HCl \cdot H_2O$。

2. 药理作用　本品为酰胺类长效局部麻醉药，对循环和呼吸的影响较小，对组织无刺激性，不产生高铁血红蛋白，常用量对心血管功能无影响，用量大时可致血压下降、心率减慢。对 β 受体有明显的阻断作用，无明显的快速耐受性。不易透过胎盘，母体的药物血浓度为胎儿的药物血浓度的 4 倍，适用于分娩镇痛与剖宫产，但毒性较大。

3. 药代动力学　一般在给药 5~10 分钟作用开始，15~20 分钟达高峰，维持 3~6 小时或更长时间。本品的血浆蛋白结合率约 95%。大部分经肝脏代谢后经肾脏排泄，仅约 5% 以原型随尿排出。

4. 适应证　适用于外周神经阻滞、硬脊膜外阻滞和蛛网膜下腔阻滞，其他给药方法或途径均应慎重，静脉注射区域阻滞勿用。也可用于对酯类局麻药过敏的患者。

5. 禁忌证　12 岁以下的儿童慎用。本品对运动神经的阻滞作用较弱，不宜用于需肌肉松弛的手术。低血浆蛋白、肝肾功能减退、酸中毒、缺氧患者以及孕妇易发生中毒反应，应慎用。

6. 用法用量

（1）耳鼻咽喉科表面麻醉：用 2%~4% 的溶液。

（2）局麻：用 0.5%~2% 的溶液。

（3）神经阻滞：用 1%~2% 的溶液。

（4）高位硬膜外麻醉：用 1.5%~1.6% 的溶液。

（5）低位硬膜外麻醉：用 1.5%~2% 的溶液，成人一次量为 200mg，不超过 400mg。

（6）抢救心律失常：1~2mg/kg。

（7）利多卡因：胶浆剂主要用于内镜室或皮肤科用药，麻醉科少见。

7. 不良反应

（1）少数患者可出现头痛、恶心、呕吐、尿潴留及心率减慢等。如出现严重的不良反应,可静脉注射麻黄碱或阿托品。

（2）过量或误入血管内可产生严重的毒性反应,一旦发生心肌毒性几乎无复苏希望。

8. 注意事项 ①对本品过敏者禁用; ②12岁以下的儿童慎用; ③本品的毒性较利多卡因大4倍,心脏毒性尤应注意,其引起循环衰竭和惊厥的比值较小（CC/CNS = 3.7±0.5）,心脏毒性症状出现较早,往往循环衰竭与惊厥同时发生,一旦心脏停搏,复苏甚为困难; ④局部浸润麻醉儿童用 0.1% 的浓度; ⑤使用时不得过量,过量可致高血压、抽搐、心搏骤停、呼吸抑制和惊厥。

9. 药物相互作用 与碱性药物配伍会产生沉淀失去作用。

三、左布比卡因

别名为左旋布比卡因,商品名为 Chirocaine。

1. 理化性质 化学名称为 S-（-）-1-丁基 -N-（2,6- 二甲基苯基）-2- 哌啶甲酰胺盐酸盐,分子式为 $C_{18}H_{28}N_2O \cdot HCl$,分子量为 324.94。本品为无色或几乎无色的澄明液体。

2. 制剂规格 注射剂:37.5mg/5ml; 2.5mg/ml（10ml,30ml）;5mg/ml（10ml, 30ml）;7.5mg/ml（10ml,30ml）。

3. 药理作用 本品是酰胺类局麻药,通过提高电兴奋的阈值、减慢神经冲动的传导、减少动作电位升高的频率来阻断神经冲动的产生和传导。通常,麻醉的快慢与神经纤维的直径、有无髓鞘及传导速度有关。临床上,神经功能丧失的顺序依次为疼痛、温度、触觉、本体感觉和骨骼肌伸张性。

4. 药代动力学 健康志愿者口服本品 40mg 后,峰浓度（C_{max}）为（1.445±0.237）μg/ml,药 - 时曲线下面积（AUC）为（1.153±0.447）μg·h/

ml,半衰期（$t_{1/2}$）为（1.27±0.37）小时。由于药物的吸收与组织血液供应有关,因此血浆药物浓度与其剂量和给药途径有关。硬膜外给药约 30 分钟血药浓度达到峰值,在肝脏中经 CYP3A4、CYP1A2 酶广泛代谢,给药剂量达到 150mg 时,平均 C_{max} 达到 1.2μg/ml。本品的血浆蛋白结合率为 97%,静脉给药其表观分布容积为 67L。静脉给药,约 48 小时后本品的 95% 以原型从尿或粪便中排出,血浆平均消除半衰期为 3.3 小时,平均清除率和终末半衰期分别为 39L/h 和 1.3 小时。

5. 适应证 主要用于外科硬膜外阻滞麻醉。

6. 禁忌证 ①肝、肾功能严重不全,低蛋白血症,对本品过敏的患者或对酰胺类局麻药过敏者禁用; ②本品与盐酸肾上腺素混合使用时,禁用于毒性甲状腺肿、严重心脏病或服用三环类抗抑郁药等患者; ③本品不用于蛛网膜下腔阻滞,迄今无临床应用资料; ④本品不用于 12 岁以下的儿童,其安全性还有待于证实。

7. 用法用量 成人用于神经阻滞或浸润麻醉,一次最大剂量为 150mg。外科硬膜外阻滞为 0.5%~0.75% 的溶液 10~20ml（50~150mg）,中度至全部运动阻滞。

8. 不良反应 本品的不良反应主要是由剂量过大、血管内注射、药物代谢缓慢引起。常见的不良反应有低血压、恶心、术后疼痛、发热、呕吐、贫血、瘙痒、疼痛、头痛、便秘、眩晕、胎儿窘迫等; 偶见哮喘、水肿、少动症、不随意肌收缩、痉挛、震颤、晕厥、心律失常、期外收缩、房颤、心搏停止、肠梗阻、胆红素升高、意识模糊、窒息、支气管痉挛、呼吸困难、肺水肿、呼吸功能不全、多汗、皮肤变色等。

9. 注意事项 ①使用时不得过量,过量可导致低血压、抽搐、心搏骤停、呼吸抑制及惊厥; ②如果出现严重的低血压或心动过缓,可静脉注射麻黄碱或阿托品；③如果出现肌肉震颤、痉挛，可给予巴比妥类药物；④给予局部麻醉注射液后需密切观察心血管、呼吸的变化和患者的意识状态，患者出现下列症状可能是中毒迹象：躁动不安、焦虑、语无伦次、口唇麻木与麻刺感、金属异味、耳鸣、头晕、视力模糊、肌肉震颤、抑郁或嗜睡；⑤本品不宜静脉注射用药，所以在注射给药中同时抽吸血液以确认不是血管内注射是必需的；⑥左布比卡因注射液不用于产科子宫旁组织的阻滞麻醉，因迄今没有资料支持这种用法并且有使胎儿心动过缓或致死胎的风险。

10. 药物相互作用 ①体外实验表明，吗啡、芬太尼、可乐定、舒芬太尼对左布比卡因的氧化代谢无抑制作用；②左布比卡因的代谢机制有可能受已知的 CYP3A4 诱导剂（如苯妥英、苯巴比妥、利福平等）和 CYP3A4 抑制剂、CYP1A2 诱导剂（奥美拉唑等）和 CYP1A2 抑制剂的影响，与苯妥英、苯巴比妥、利福平、酮康唑、红霉素、维拉帕米、克拉霉素、奥美拉唑、茶碱合用时需注意。

四、罗哌卡因

1. 理化性质 常用其盐酸盐，为白色结晶性粉末，无臭，无味。分子式为 $C_{17}H_{26}N_2O \cdot HCl \cdot (n) H_2O$。

2. 制剂规格 注射剂：20mg/10ml，50mg/10ml，75mg/10ml，100mg/10ml。

3. 药理作用 罗哌卡因是第一个纯左旋体长效酰胺类局麻药，同其他局麻药一样，通过阻滞钠离子流入神经纤维细胞膜内对沿神经纤维的冲动传导产生可逆性的阻滞，有麻醉和镇痛的双重效应，大剂量可产生外科麻醉，小剂量时则产生感觉阻滞（镇痛）仅伴有局限的非进行性运动神经阻滞。加用肾上腺素不改变罗哌卡因的阻滞强度和持续时间。

4. 药代动力学 罗哌卡因的 pK_a 为 8.1，分布率为 141（25℃ n-辛醇/磷酸盐缓冲液 pH 7.4）。本品的血浆浓度取决于剂量、用药途径和注射部位的血管分布，符合线性药动学，最大血浆浓度和剂量成正比。本品经硬膜外的吸收是完全的，呈双相性，快相半衰期为 14 分钟，慢相终末半衰期约为 4 小时。因缓慢吸收是清除罗哌卡因的限速因子，所以硬膜外用药比静脉用药的清除半衰期要长。罗哌卡因的总血浆清除率为 440ml/min，游离血浆清除率为 8L/min，肾清除率为 1ml/min，稳态分布容积为 47L，终末半衰期为 1.8 小时。罗哌卡因经肝脏的中间代谢率为 0.4。在血浆中主要和 α_1 酸性糖蛋白结合，非蛋白结合率约 6%。当连续硬膜外注射时，可观察到罗哌卡因总的血浆浓度的增加和手术后 α_1 酸性糖蛋白浓度的增加有关，未结合的（药理学活性）浓度的变化比总血浆浓度的变化要小得多。罗哌卡因易透过胎盘，相对非结合浓度而言很快达到平衡。与母体相比，胎儿体内的罗哌卡因与血浆蛋白的结合程度低，胎儿的总血浆浓度也比母体低。罗哌卡因主要通过芳香羟基化作用而充分代谢，静脉注射后总剂量的 86% 通过尿液排出体外，其中仅有 1% 与未代谢的药物有关。主要代谢物是 3-羟基罗哌卡因，其中约 37% 以结合物的形式从尿液中排泄出来，尿液中排出的 4-羟基罗哌卡因、N-去烷基代谢物和 4-羟基去烷基代谢物为 1%~3%。结合的和非结合的 3-羟基罗哌卡因在血浆中仅显示可测知的浓度。3-羟基罗哌卡因和 4-羟基罗哌卡因有局麻作用，但是麻醉作用比罗哌卡因弱。罗哌卡因在体内没有消旋作用的证据。

5. 适应证 主要用于外科手术区域阻滞和硬膜外麻醉及硬膜外术后或分娩镇痛。

6. 禁忌证 对酰胺类局麻药过敏者禁用；严重的肝病患者慎用。

7. 用法用量 2mg/ml 溶液用于急性疼痛的治疗；神经阻滞用 0.25%~0.5% 的浓度，一次最大剂量为 200mg；硬膜外腔阻滞用 0.5%~1.0% 的浓度，一次最大剂量为 150mg。

8. 不良反应 硬膜外麻醉可发生低血压、恶心、心动过缓、焦虑。血浓度过高时可发生中枢神经抑制和兴奋，并抑制心脏传导和心肌收缩力。

9. 注意事项 由于罗哌卡因在肝脏代谢，严重的肝病患者应慎用。同时由于药物排泄延迟，重复用药时需减少剂量。通常情况下肾功能不全患者如用单一剂量或短期治疗不需要调整用药剂量，但因慢性肾功能不全患者伴有酸中毒及低蛋白血症，发生全身中毒的可能性增大，需减少用药量。剂量过大或意外注入血管内可引起中枢神经系统和心血管系统毒性反应。接受其他局麻药或与酰胺类结构相关的药物治疗的患者，如同时使用罗哌卡因应注意局麻药的毒性相加作用。毒性反应发生时，紧急处理同普鲁卡因。

10. 药物相互作用

（1）因为毒性作用是可以累加的，接受其他局麻药或与酰胺类局麻药结构相关的药物治疗的患者应慎用盐酸罗哌卡因注射液。

（2）罗哌卡因在 pH 6.0 时以上难溶，所以在碱性环境中会导致沉淀。

五、甲哌卡因

别名为盐酸甲哌卡因、卡波卡因。

1. 理化性质 为无色澄明液体。分子式为 $C_{15}H_{22}N_2O \cdot HCl$。

2. 制剂规格 ①注射用盐酸甲哌卡因：100mg；②盐酸甲哌卡因注射液：400mg（20ml），200mg（20ml）。

3. 药理作用 为酰胺类局麻药，局部麻醉效能强，作用较迅速、持久，毒性及副反应较小。且不扩张血管，使用时可不加肾上腺素。

4. 药代动力学 在肝内代谢，用量的 1%~6% 以原型随尿排出。

5. 适应证 适用于腹部手术、四肢及会阴部手术等。

6. 禁忌证 对本品或酰胺类麻醉药过敏者、孕妇禁用。

7. 用法用量 用于局部浸润麻醉的浓度为 0.25%~0.5%，用于神经阻滞麻醉的浓度为 1.0%~2.0%，用于硬膜外腔阻滞麻醉的浓度为 1.5%~2.0%。

8. 不良反应 全身不良反应与其他局麻药相似，偶见惊厥、肌肉抽搐、虚脱和低血压，并可能致死。还可使正常心率减慢，有发生一度房室传导阻滞及过敏反应的个案报道。与顺式阿曲库铵合用时神经肌肉阻滞作用增加，合用时需降低顺式阿曲库铵的用量。

9. 注意事项 ①本品能通过胎盘影响胎儿，故孕妇忌用；②全身不良反应和其他局麻药相似。

六、丙胺卡因

别名为波瑞罗卡因、盐酸丙胺卡因、雪太耐司脱。

1. 理化性质 本品为白色粉末。分子式为 $C_{13}H_{20}N_2O \cdot HCl$。

2. 制剂规格 注射剂：400mg（20ml）。

3. 药理作用 为酰胺类局麻药，作用与利多卡因相仿，但时间较长。无血管扩张作用，毒性较小，蓄积性也较小。

4. 药代动力学 有相当一部分在肺内代谢或分离，在体内被肝脏快速降解代谢，毒性低于利多卡因。

5. **适应证** 用于硬膜外、阻滞和浸润等各种手术麻醉。

6. **禁忌证** 贫血、先天性或自发性变性血红蛋白患者禁用；孕妇慎用。

7. **用法用量** 浸润局麻用 0.25%~0.5% 的浓度；神经阻滞用 1%~2% 的浓度；硬膜外阻滞用 2%~3% 的浓度；脊麻用 5% 的浓度，一次 0.6~2ml。

8. **不良反应** 当剂量超过 600mg 时，代谢产生的邻甲苯胺还原血红蛋白为正铁血红蛋白，且血中的正铁血红蛋白超过 1.5g/dl 时，临床上可出现青紫、血红蛋白尿等并发症。一旦发生，予以 1mg/kg 亚甲蓝可有效治疗正铁血红蛋白血症。

9. **注意事项**

（1）目前临床上已不常用，主要局限用于局部浸润麻醉及局部静脉麻醉。

（2）一次最大剂量为 600mg。

10. **药物相互作用** 对正在接受能引起高铁血红蛋白血症的其他药物治疗（如磺胺类药）的患者，本品可加重高铁血红蛋白的形成。

七、依替卡因

别名为盐酸依替卡因、etidocaine hydrochloride、益替多卡因。

1. **理化性质** 常用其盐酸盐，为白色结晶性粉末。易溶于水，其 pK_a 为 7.74。分子式为 $C_{17}H_{28}N_2O$。

2. **制剂规格** 注射液：30ml:300mg。

3. **药理作用** 本品为利多卡因的衍生物，在利多卡因的结构上加 1 个甲基和乙基，因此蛋白结合力增加 50%、脂溶性增加 50%，优点是起效快、时效持久。麻醉效能为利多卡因的 2~3 倍；皮下注射的毒性为利多卡因的 2 倍，静脉注射的毒性可增至 4 倍。与肾上腺素伍用，其局部麻醉作用既可加强又可延长。

4. **适应证** 主要用于浸润麻醉、神经阻滞和硬膜外阻滞。因其对运动神经的阻滞较感觉神经更为显著，适用于要求有满意肌松的腹部手术。

5. **禁忌证** 心、肝功能不全者减量；二、三度房室传导阻滞，有癫痫大发作者，肝功能严重不全及休克患者禁用。

6. **用法用量** 0.5% 的溶液用于浸润和周围神经根阻滞，1% 的溶液用于硬膜外麻醉。一次最大量不得超过 300mg。

7. **不良反应** 轻度头晕、眼发黑。参见其他局部麻醉药。

8. **注意事项** ①由于个体间的耐受性差异大，应先用小量试探给药，无特殊情况才给常用量或足量。②本品的毒性较普鲁卡因为大，且易于扩散，故用于局部麻醉的剂量应较后者小 1/3~1/2，同时应按规定稀释，严格掌握浓度和用药总量，超量可引起惊厥及心跳骤停。③加用肾上腺素时，高血压患者慎用。④本品血管外注射时的毒性为普鲁卡因的 1~1.5 倍；静脉注射时的毒性约为普鲁卡因的 2 倍，其体内代谢较普鲁卡因慢，连续滴注其速度应递减，因有蓄积作用，易引起中毒而发生惊厥。⑤用药期间应注意监测血压、血清电解质、血药浓度及心电图，并备有抢救设备；心电图 P-R 间期延长或 QRS 波增宽，出现其他心律失常或原有心律失常加重者应立即停药。

9. **药物相互作用** 参见利多卡因。

第二节 酯类局部麻醉药

一、可卡因

别名为地布卡因、沙夫卡因、dibucaine、

sovcaine。其化学名称为苯甲基芽子碱，是最强的天然中枢兴奋剂。

1. 理化性质　可卡因一般呈白色晶体状，无臭，味苦而麻。分子式为 $C_{17}H_{21}NO_4$。

2. 制剂规格　配制成水溶液。注射剂：10mg。

3. 药理作用　为最早用于临床的酯类局麻药，黏膜穿透力最强，有局部血管收缩作用。药用其盐酸盐，能阻断神经冲动的传导，为局部麻醉药，主要用于表面麻醉。尚有抑制大鼠肝中的胆固醇酯酶的作用。

4. 药代动力学　不论是在体内或离体时，均能被血浆胆碱酯酶水解；转化降解主要在肝脏进行，代谢产物随尿液排出。

5. 适应证　因其毒性大，现仅偶尔用于鼻黏膜表面麻醉。

6. 禁忌证　严重的心血管疾病、高血压、甲亢患者慎用；青光眼患者禁用。

7. 用法用量　2%~4% 的溶液滴鼻，一次极量为 1.5~2mg/kg（成人为 100mg）。

8. 不良反应　多次应用后可产生欣快感，有成瘾性。

9. 注意事项　①失血可能较多的手术慎用；②毒性大，不宜注入体内；③遇热分解失效，不宜煮沸消毒；④不宜与肾上腺素合用，有增加心律失常和高血压危象的可能性；⑤对角膜有很强的损害作用，已不再作为眼科使用；⑥有较强的药物滥用潜力，可产生依赖性；⑦本品按麻醉药品管理。

二、普鲁卡因

别名为奴佛卡因。

1. 理化性质　其盐酸盐为无色、无臭的小针状或小叶状结晶，味微苦，舌尝之有钝麻感。易溶于水，略溶于乙醇，微溶于三氯甲烷。分子式为 $C_{13}H_{21}N_3O$。

2. 制剂规格　①针剂：每支 0.25%（10ml），0.5%（10ml），2%（2ml）；②粉针剂：每支 150mg。

3. 药理作用　普鲁卡因是短效酯类局麻药，作用于外周神经可产生传导阻滞作用，依靠浓度梯度以弥散方式穿透神经细胞膜，在内侧阻滞钠离子通道，使神经细胞的兴奋阈值升高，动作电位降低，不应期延长，随浓度增加，神经细胞完全丧失兴奋性和传导性，传递信息的功能则被阻断。对皮肤黏膜的穿透力较弱，注射后潜伏期短，维持时间亦短。小剂量静脉注射可引起中枢神经系统抑制。

4. 药代动力学　普鲁卡因在注药部位首先被神经组织摄取，按浓度梯度以弥散方式进行。当核心部位的药物浓度达最低麻醉浓度时，整个神经麻痹。药物由血液吸收的速率受多种因素的影响，如注药部位、剂量、是否加用血管收缩药等。普鲁卡因主要由血浆假性胆碱酯酶水解，代谢产物对氨苯甲酸多由肾脏排泄，仅小量以原型随尿排出。肝功能严重受损、严重贫血或营养不良者其血浆内的假性胆碱酯酶水平低下，使普鲁卡因的水解代谢速率降低，易发生毒性反应。

5. 适应证　麻醉强度低，作用时效短，弥散能力差，常用于局都浸润和神经阻滞麻醉，也可用于脊麻。

6. 禁忌证　高血压、心脏病患者禁用。

7. 用法用量　局部浸润麻醉用 0.25%~0.5% 的溶液；神经传导阻滞用 1%~2% 的溶液，一次不超过 1g；蛛网膜下腔阻滞一次不超过 0.15g。

8. 不良反应　用量大或快速静脉注射浓溶液时可出现谵妄、兴奋、惊厥等。

9. 注意事项　①有时可出现过敏性休克，

使用前须用做过敏试验;②与琥珀胆碱复合静脉滴注时可延长后者的肌松作用;③用作成人浸润麻醉及封闭一次量不超过 1g,神经阻滞及硬膜外腔阻滞一次量不超过 0.8g,蛛网膜下腔阻滞一次量不超过 0.15g。

10. 药物相互作用 ①普鲁卡因的代谢产物对氨苯甲酸可对抗磺胺药的作用,二乙基乙醇能增加洋地黄作用;②抗胆碱酯酶药物能增加本品的毒性反应。

三、丁卡因

丁 卡 因(tetracaine)的 别 名 为 盐 酸 丁卡因、盐酸地卡因、的卡因、四卡因、dicaini hydrochloride、tetracaimum hydrochloridum、tetracaine hydrochloride。

1. 理化性质 常用其盐酸盐,为白色结晶或结晶性粉末,无臭,味微苦,有麻舌感。在水中易溶,在乙醇中溶解,在乙醚或苯中不溶。分子式为 $C_{15}H_{25}ClN_2O_2$(或 $C_{15}H_{24}N_2O_2 \cdot HCl$)。

2. 制剂规格 ①注射剂:30mg(3ml),50mg(5ml),30mg(10ml);②滴眼液:0.5%~1%;③眼膏剂:0.5%;④软膏剂:0.5%;⑤乳膏剂:1%;⑥溶液剂:0.5%~20%。

3. 药理作用 本品为长效酯类局麻药,对外周神经的作用同其他局麻药相似,可改变细胞膜对钠离子的通透性,阻止钠离子内流,从而使动作电位上升减慢直至停止产生动作电位,导致神经兴奋和传导功能丧失,无法传递信息。本品的脂溶性比普鲁卡因高,渗透力强,与神经组织结合快而牢固。麻醉强度较普鲁卡因强 5~10 倍,作用时效为普鲁卡因的 8 倍,但毒性则要大 10 倍。对黏膜上皮损伤少,不影响眼压及瞳孔,且耐热,可经高压消毒。

4. 药代动力学 本品的脂溶性高,能穿透黏膜,表面麻醉时 1~3 分钟起效,持续 60~90 分钟。蛛网膜下隙阻滞时 3~5 分钟起效,持续 2~3 小时;加用肾上腺素时,持续时间延长为 4~6 小时。主要经血浆假性胆碱酯酶水解代谢,代谢产物有对氨基苯甲酸、二甲氨基乙醇。代谢产物由肾脏排泄,极小量以原型经尿排出。

5. 适应证 主要作为表面麻醉药,用于皮肤、黏膜、眼科和耳鼻咽喉科的麻醉。注射制剂还可用于神经阻滞、蛛网膜下隙阻滞和硬膜外麻醉。眼科常用于结膜麻醉。

6. 禁忌证 ①对本品及其他酯类局麻药过敏者禁用;②对对氨基苯甲酸及其衍生物过敏者禁用;③对 1% 亚硫酸盐有严重或致命性过敏反应者禁用;④对全身败血症、注射部位感染、脑脊髓系统疾病、未控制的低血压患者禁用于蛛网膜下隙阻滞;⑤禁止外用于皮肤剥脱处或炎症组织。

7. 用法用量 ①表面局麻:1% 的溶液喷雾或涂抹;②浸润局麻:0.025%~0.03% 的溶液;③神经传导阻滞:0.1%~0.3% 的溶液;④硬膜外阻滞:0.15%~0.3% 的溶液,与盐酸利多卡因合用时最高浓度为 0.3%;⑤蛛网膜下腔阻滞:用 10~15mg 与脑脊液混合后注入,极量为浸润局麻、神经传导阻滞一次 0.1g;⑥片剂口服:每次 10mg(1 片),或遵医嘱,于检查前口含溶化。

8. 不良反应 本品的毒性大,不良反应较多。

(1)对中枢神经可产生先兴奋后抑制的作用,作用强度与血药浓度有关,属中毒反应的先兆,可表现为震颤、精神错乱、眩晕、嗜睡、意识障碍、视物不清等。

(2)对心脏有奎尼丁样作用,达毒性浓度时可直接抑制心肌,使心肌收缩力降低、舒张期容积增加、心室内压下降、心排血量降低,严重时可引起心力衰竭、室颤或心搏停止。对血管平滑肌有直接松弛作用。

（3）本品引起惊厥时则产生一系列的呼吸改变，惊厥一旦停止，呼吸功能即可恢复。

（4）由于本品吸收迅速，即使外用也会引起全身毒性，特别是当眼球有穿通伤，或眼睛有较大面积或较深的外伤时，更易吸收中毒，严重时可致死。而喷雾到呼吸道内也可发生严重的不良反应。眼用制剂滴眼后可引起烧灼感，若滴眼后闭上眼，则不适感可减轻。常见一过性角膜上皮浅表性损害，可致角膜干燥、水肿。长期滴眼可引起局部过敏反应，如眼睑水肿、湿疹、睑缘炎等。

（5）本品引起的高敏反应、特异性反应和变态反应少见。

9. 注意事项

（1）血浆假性胆碱酯酶浓度下降者，以及严重的心脏疾病、休克或心脏有传导阻滞的患者行蛛网膜下隙阻滞时慎用。

（2）交叉过敏：酯类局麻药间有交叉过敏。

（3）用药前后及用药时应当检查或监测血压及血药深度，蛛网膜下腔阻滞时应密切监控血压。

10. 药物相互作用

（1）本品可增强阿曲库铵的神经阻滞作用，合用时应降低后者的用量。

（2）本品为对氨基苯甲酸（PABA）的衍生物，而磺胺类药物则是通过抑制细菌的对氨基苯甲酸来发挥抗菌作用，故本品与磺胺类药物合用时，后者的抗菌作用将受到抑制。

（3）玻璃酸酶可有效增加本品的扩散，加速麻醉起效，减轻局部肿胀，并可防止血肿形成。但玻璃酸酶可使本品的吸收加快，导致毒性反应增加。

（4）本品为酸性，不得与碱性药液混合，即使是酸性药，由于 pH 不同也可影响本品的解离值，以致作用降低或起效时间延迟。

四、氯普鲁卡因

别名为尼塞卡因、纳塞卡因、纳基卡因、nesacaine。

1. 理化性质　化学名称为 2- 氯普鲁卡因（2-CP）。本品为类白色疏松块状物，可溶于水。分子式为 $C_{13}H_{19}ClN_2O_2$。

2. 制剂规格　针剂：400mg（20ml）。

3. 药理作用　氯普鲁卡因的药理作用与普鲁卡因相似，pK_a 为 9.0，其脂溶性高，蛋白结合迅速，代谢及水解也较快，毒性小，起效的潜伏期短。麻醉效能与利多卡因相似，但其穿透力强，阻滞效果较完善。

4. 药代动力学　局麻药全身吸收的速率取决于所给药的总量和浓度、给药途径、给药部位的血管状态及药液中有无肾上腺素。肾上腺素可降低其吸收速率和血浆浓度，还可延长作用时间。氯普鲁卡因的作用开始快（通常为 6~12 分钟），麻醉持续时间达 60 分钟，由于给药剂量和途径不同，作用时间可略有不同。肝或肾疾病、加入肾上腺素、影响尿 pH 的因素、肾血流量、给药途径和患者的年龄都能显著改变局麻药的药代动力学参数。体外实验显示，氯普鲁卡因的血浆半衰期成年男性为（21±2）秒，女性为（25±1）秒，新生儿为（43±2）秒。局麻药分布于机体各组织的多少也受给药途径的影响，血液大量灌注的器官如肝、肺、心、脑具有较高的浓度。氯普鲁卡因在血浆中被假胆碱酯酶迅速代谢，使其酯键水解，水解后产生 β-二乙胺基乙醇和 2- 氯 -4- 氨基苯甲酸。氯普鲁卡因及其代谢产物主要经肾脏排泄，尿量和影响尿 pH 的因素影响其尿排泄。

5. 适应证　临床用于浸润麻醉、神经阻滞麻醉、骶管和硬膜外麻醉。浸润麻醉和外周神经阻滞麻醉用 1% 或 2% 的溶液，骶管及硬膜外麻醉用 2% 或 3% 的溶液。

6. 禁忌证　①高血压、心脏病患者禁用；②对对氨基苯甲酸（PABA）酯类药过敏的患者禁用本品。

7. 用法用量　成人的一次最大剂量为10~12mg/kg，儿童的一次剂量为12~15mg/kg。蛛网膜下腔阻滞用5%的溶液，一次剂量成人不超过150mg。

8. 不良反应　有中枢神经系统不良反应，特征是兴奋和或抑制，可发生不安、焦虑、眩晕、耳鸣、视力模糊或震颤，还可能发展到惊厥。但是兴奋可能是暂时性的或不出现，而抑制为首先表现的不良反应，这可能很快变成倦睡、意识消失和呼吸停止。

9. 注意事项　①为延长药物在局部的停留时间，常在溶液中加入少量肾上腺素（每次总量不超过1mg）；②抗胆碱酯酶药和磺胺药忌与本品合用；③肝功能严重受损、严重贫血或营养不良者其血浆内的假性胆碱酯酶水平低下，使水解代谢速率降低，易发生毒性反应。

10. 药物相互作用　一般应避免与单胺氧化酶抑制剂、三环类抗抑郁药或吩噻嗪类药物同时使用，如必须同时使用时，则需要密切观察患者。本品的代谢产物对氨基苯甲酸可抑制磺胺药的作用，故应避免与磺胺药同时应用。本品禁与苛性碱及其碳酸盐、肥皂、银盐、碘和碘化物合用。

五、苯佐卡因

别名为阿奈司台辛、对氨苯甲酸乙酯、苯卡因。

1. 理化性质　本品为白色结晶性粉末，无臭，味微苦，随后有麻痹感；遇光色渐变黄。在乙醇、三氯甲烷或乙醚中易溶，在脂肪油中略溶，在水中极微溶解，在稀酸中溶解。分子式为 $C_9H_{12}ClNO_2$。

2. 制剂规格　国内有制成散剂、5% 软膏剂、栓剂的，国外制剂品种较多，用于口腔杀菌、溃疡、咽喉止疼止痒，并且含片、喷雾剂，以及耳用制剂品种较多。

3. 药理作用　苯佐卡因局部使用作用于皮肤、黏膜的神经组织，阻断神经冲动传导，使各种感觉暂时丧失，麻痹感觉神经末梢而产生止痛、止痒作用。本品的局部麻醉作用较普鲁卡因弱，外用可缓慢吸收，作用持久，有止痛、止痒作用。本品的毒性仅为可卡因的 1/160~1/20。

4. 适应证　用于创面、溃疡面及痔的镇痛。

5. 禁忌证　对本品过敏者禁用。

6. 用法用量

（1）耳部用 20% 混悬液，成人一次可用 4~5 滴，滴入外耳道，按需每 1~2 小时可重复给药，一般在滴耳后须用棉花堵塞以免外流；儿童一般不用。

（2）软膏剂 5%、20%，成人用于痔疮，涂敷患处，早、晚和便后各 1 次；儿童不用。

（3）气雾剂 20%，用于皮肤或黏膜部位可按需反复给药；3 岁以下的儿童不用。

（4）凝胶 20%，主要用于口腔内牙龈患处，制止牙痛，儿童用的凝胶为 5%。

（5）喷雾剂 10%~20%，喷于患处，按需重复，儿童慎用。

7. 不良反应　对过敏体质者可致局部或全身过敏反应。

8. 注意事项　①限于外用；②水溶性差，作用于局部敷药处，吸收极微；③儿童慎用大剂量，有导致正铁血红蛋白血症的风险。

9. 药物相互作用　外用时可与丁卡因的外用制剂呈交叉过敏反应。

（耿智隆　徐世元　俞文军　李　恒）

参考文献

[1] STRICHARTZ G R, BERDE C B. Local Anesthetics// Miller RD. Miller's Anesthesia. 6th ed. Edinburgh: Churchill Livingstone, 2005: 573.

[2] TETZLAFF J E. Clinical Pharmacology of Local Anesthetics. Boston: Butterworth-Heinemann, 2000.

[3] RUETSCH Y A, BONI T, BORGEAT A. From cocaine to ropivacaine: the history of local anesthetic drugs. Curr Top Med Chem, 2001, 1(3): 175-182.

[4] BAILEY B J. Looking back at a century of cocaine use and abuse. Laryngoscope, 1996, 106: 681-683.

[5] SANCHEZ V, ARTHUR G R, STRICHARTZ G R. Fundamental properties of local anesthetics T The dependence of lidocaines ionization and octanol: buffer partitioning on solvent and temperature. Anesth Analg, 1987, 66: 159-165.

[6] ZHANG J, HADLOCK T, GENT A, et al. Tetracaine-membrane interactions: Effects of lipid composition and phase on drug partitioning, location, and ionization. Biophys J, 2007, 92: 3988-4001.

[7] COURTNEY K R, STRICHARTZ G R. Structural elements which determine local anesthetic activity// Local anesthetics.Berlin Heidelberg: Springer, 1987: 53-94.

[8] CONDOURIS G A, GOEBEL R H, BRADY T. Computer simulation of local anesthetic effects using a mathematical model of myelinated nerve. J Pharmacol Exp Ther, 1976, 196: 737-745.

[9] RITCHIE J M, RITCHIE B, GREENGARD P. The effect of the nerve sheath on the action of local anesthetics. Journal of Pharmacology and Experimental Therapeutics, 1965, 150(1): 160-164.

[10] NARAHASHI T, FRAZIER T, YAMADA M. The site of action and active form of local anesthetics. I. Theory and pH experiments with tertiary compounds. Pharmacol Exp Ther, 1970, 171: 32-44.

[11] STRICHARTZ G R. The inhibition of sodium currents in myelinated nerve by quaternary derivatives of lidocaine. J Gen Physiol, 1973, 62: 37-57.

[12] CHERNOFF D. Kinetics of Anesthetic Binding to Sodium Channels: Role of piCa. Boston: Massachusetts Institute of Technology, 1988.

[13] EKBERG J, JAYAMANNE A, VAUGHAN C W, et al.(i-O-conotoxin MrVIB selectively blocks Navi.8 sensory neuron specific sodium channels and chronic pain behavior without motor deficits. Proc Natl Acad Sci U S A, 2006, 103: 17041-17035.

[14] PERSAUD N, STRICHARTZ G. Micromolar lidocaine selectively blocks propagating ectopic impulses at a distance from their site of origin. Pain, 2002, 99: 333-340.

[15] MOORE D C, BATRA M S. The components of an effective test dose prior to epidural block. Anesthesiology, 1981, 55: 693-696.

[16] POPITZ-BERGEZ F A, LEESON S, THALHAMMER J G, et al. Intraneural lidocaine uptake compared with analgesic differences between pregnant and nonpregnant rats. Reg Anesth, 1997, 22: 363-371.

[17] TOBIAS J. Caudal epidural block: A review of test dosing and recognition of systemic injection in children. Anesth Analg, 2001, 93: 1156-1161.

[18] CASATI A, BACIARELLO M, DI CIANNI S, et al. Effects of ultrasound guidance on the minimum effective anaesthetic volume required to block the femoral nerve. Br J Anaesth, 2007, 98: 823-827.

[19] EISENACH J C, GRICE S C, DEWAN D M. Epinephrine enhances analgesia produced by epidural bupivacaine during labor. Anesth Analg, 1987, 66: 447-451.

[20] GUNDUZ A, BILIR A, GULEC S. Magnesium added to prilocaine prolongs the duration of axillary plexus block, Reg Anesth Pain Med, 2006, 31(3): 233-236.

[21] NIEMI T T, NEUVONEN P J, ROSENBERG P H. Comparison of ropivacaine 2 mg/ml and prilocaine 5 mg/ml for i.v. regional anaesthesia in outpiatient surgery. Br J Anaesth, 2006, 96(5): 640-644.

[22] YANAQIDATE F, STRICHARTZ G R. Bupivacaine inhibits activation of neuronal spinal extracellular receptor-activated kinase through selective effects on ionotropic receptors. Anesthesiology, 2006, 104: 805-814.

[23] 庄心良, 曾因明, 陈伯銮. 现代麻醉学. 3版. 北京: 人民卫生出版社, 2003: 367-381, 607-663.

[24] MOHAMMED T, ZUBAIR A, SHAHUL V, et al. Evaluation and management of acquired methemoglobinemia associated with topical benzocaine use. American Journal of Cardiovascular Drugs, 2013, 13(5): 325-330.

[25] COHEN S E, THURLOW A. Comparison of a chloroprocaine-bupivacaine mixture with chloroprocaine and bupivacaine used individually for obstetric epidural analgesia. Anesthesiology, 1979, 51: 288-292.

[26] BADGWELL J M, HEAVNER J E, KYTTA J, et al.

Cardiovascular and central nervous system effects of co-administered lidocaine and bupivacaine in piglets. Reg Anesth, 1991, 16: 89–94.

[27] 陈伯銮. 临床麻醉药理学. 北京: 人民卫生出版社, 2000: 1–11, 320–331.

[28] EISENACH J C, GRICE S C, DEWAN D M. Epinephrine enhances analgesia produced by epidural bupivacaine during labor. Anesth Analg, 987, 66: 447–451.

[29] FAGRAEUS L, URBAN BJ, BROMAGE P R. Spread of epidural analgesia in early pregnancy. Anesthesiology, 1983, 58: 184–187.

[30] PHAHONTHEP R, SINDHUPHAK W, SRIPRAJITTICHAI P. Lidocaine iontophoresis versus EMLA cream for CO_2 laser treatment in seborrheic keratosis. J Med Assoc Thai, 2004, 87 (Suppl 2): S15–S18.

[31] JANEZIC T F. Skin grafting of full thickness bums under local anaesthesia with EMLA cream. Burns, 1998, 24 (3): 259–263.

[32] JIMENEZ N, BRADFORD H, SEIDEL K D, et al. A comparison of a needle-free injection system for local anesthesia versus EMLA fog intravenous catheter insertion in the pediatric patient. Anesth Analg, 2006, 102 (2): 411–414.

[33] PIRAT A, KARAASLAN P, CANCLAN S, et al. Topical EMLA cream versus prilocaine infiltration for pediatric cardiac catheterization. J Cardiothorac Vase Anesth, 2005, 19 (5): 642–645.

[34] LIU S, CARPENTER R L, CHIU A A, et al. Epinephrine prolongs duration of subcutaneous infiltration of local anesthesia in a dose-related manner. Correlation with magnitude of vasoconstriction. Reg Anesth, 1995, 20: 378–384.

[35] ROSENBERG P H, SCHEININ B M, LEPANTALO M J, et al. Continuous intrapleural infusion of bupivacaine for analgesia after thoracotomy. Anesthesiology, 1987, 67: 811–813.

[36] SIMON M J, VEERING B T, STIENSTRA R, et al. Effect of age on the clinical profile and systemic absorption and disposition of levobupivacaine after epidural administration. Br J Anaesth, 2004, 93 (4): 512–520.

[37] 罗小会, 廖琴, 孙铭阳, 等. 0.75% 罗哌卡因复合不同剂量舒芬太尼腰麻在剖宫产术中的应用. 临床麻醉学杂志, 2012, 28 (6): 570–572.

[38] 贺亮, 徐军美. 推注速度对罗哌卡因复合舒芬太尼蛛网膜下腔麻醉效果的影响. 临床麻醉学杂志, 2012, 28 (5): 439–441.

[39] BURMEISTER M A, GOTTSCHALK A, FREITAG M, et al. Pre-and intraoperative epidural ropivacaine have no early preemptive analgesic effect in major gynecological tumour surgery. Can J Anaesth, 2003, 50 (6): 568–573.

[40] RHENDRA HARDY M Z, ZAYUAH M S, BAHARUDIN A, et al. The effects of topical viscous lignocaine 2% versus per-rectal diclofenac in early post-tonsillectomy pain in children. Int J Pediatr Otorhinolaryngol, 2010, 74 (4): 374–377.

[41] NERI I, SAVOIA F, GUARESCHI E, et al. Purpura after application of EMLA cream in two children. Pediatr DermatoU, 2005, 22 (6): 566–568.

[42] MILLER R D. Miller's Anesthesia. 7th ed. Edinburgh: Churchill Livingstone, 2011: 936–949.

[43] 姚玉笙, 陈彦青, 甘秀峰. 剖宫产术患者左旋布比卡因蛛网膜下腔阻滞的量效关系. 中华麻醉学杂志, 2009, 29 (5): 450–452.

[44] LANLAN L I, SUN Y, ANESTHESIA D O, et al. Effect of the Combination With Spinal Epidural Anesthesia and Postural Changes on Hemodynamic in Pregnant Women With Cesarean Section. China Continuing Medical Education, 2016, 18 (9): 121–129.

[45] MUGGLETON E, MUGGLETON T. Response to: Response Patterns to the Electric Stimulation of Epidural Catheters in Pregnant Women: A Randomized Controlled Trial of Uniport Versus Multiport Catheters. Anesthesia & Analgesia, 2017, 124 (3): 1010.

[46] PENG H C, SHENG-HUI Y U, REN Q S, et al. Impact of ropivacaine combined spinal epidural anesthesia on hemodynamic and anesthesia quality in cesarean section pregnant women. Chinese Journal of Clinical Pharmacology, 2015, 21 (5): 333–335.

[47] KIM J Y, LEE S J, KOO B N, et al. The effect of epidural sufentanil in ropivacaine on urinary retention in patients undergoing gastrectomy. Br J Anaesth, 2006, 97 (3): 414–418.

[48] BORG L, WALTERS T L, SIEGEL L C, et al. Use of a home positive airway pressure device during intraoperative monitored anesthesia care for outpatient surgery. Journal of Anesthesia, 2016, 30 (4): 1–4.

[49] KIRKSEY M A, HASKINS S C, CHENG J, et al. Local Anesthetic Peripheral Nerve Block Adjuvants for Prolongation of Analgesia: A Systematic Qualitative Review. PLoS One, 2015, 10 (9): e0137312.

[50] ZHU Z. Clinical observation of amiodarone and

lidocaine in the treatment of acute myocardial infarction ventricular arrhythmias. Chinese Community Doctors, 2015, 23: 120–124.

[51] ZHENG S. Lidocaine and valium in treatment of epilepsy in patients with heart and lung diseases. Journal of Bengbu Medicinae College, 1999, 24(4): 244–245.

[52] BURMEISTER M A, GOTTSCHALK A, FREITAG M, et al. Pre–and intraoperative epidural ropivacaine have no early preemptive analgesic effect in major gynecological tumour surgery. Can J Anaesth, 2003, 50(6): 568–573.

[53] WEIBEL S, JOKINEN J, PACE N L, et al. Efficacy and safety of intravenous lidocaine for postoperative analgesia and recovery after surgery: a systematic review with trial sequential analysis. British Journal of Anaesthesia, 2016, 116(6): 770.

[54] PYPENDOP B H, ILKIW J E. The effects of intravenous lidocaine administration on the minimum alveolar concentration of isoflurane in cats. Anesthesia & Analgesia, 2010, 111(3): 633.

[55] VERDONCK J, DESLOOVERE C. Intratympanic lidocaine instillation for Meniè re's disease. B–ENT, 2011, 7(3): 157–164.

[56] CORPATAUX J B, VAN GESSEL E F, DONALD F A, et al. Effect on postoperative analgesia of small–dose lysine acetylsalicylate added to prilocaine during intravenous regional anesthesia. Anesth Analg, 1997, 84(5): 1081–1085.

[57] VANSCHEIDT W, SADJADI Z, LILLIEBORG S. EMLA anaesthetic cream for sharp leg ulcer debridement: a review of the clinical evidence for analgesic efficacy and tolerability. European Journal of Dermatology, 2001, 11(2): 90–6.

[58] ZHAO S M, CHENG Y X, DUAN R, et al. Lidocaine gel should be more effective in reducing urethral pain during urodynamic study in men Liquid paraffin is superior to 2% lidocaine gel in reducing urethral pain during urodynamic study in men: A pilot study. Neurourol Urodyn, 2014, 10(1002): 226–276.

[59] TRAN A N, KOO J Y. Risk of systemic toxicity with topical lidocaine/prilocaine: a review. J Drugs Dermatol, 2014, 13(9): 1118–1122.

[60] GROBAN L, DEAL D D, VERNON J C, et al. Cardiac resuscitation after incremental overdosage with lidocaine, bupivacaine, levobupivacaine, and ropivacaine in anesthetized dogs. Anesth Analg, 2001, 92: 37–43.

[61] WEINBERG G L. Current concepts in resuscitation of patients with local anesthetic cardiac toxicity. Reg Anesth Pain Med, 2002, 27: 568–575.

[62] YOKOGAWA K, SHIMOMURA S, ISHIZAKI J, et al. Involvement of alphal–acid glycoprotein in inter–individual variation of disposition kinetics of ropivacaine following epidural infusion in off–pump coronary artery bypass grafting. J Pharm Pharmacol, 2007, 59(1): 67–73.

[63] ZHANG J, ZHANG W, LI B. The effect of epidural anesthesia with different concentrations of ropivacaine on sevoflurane requirements. Anesth Analg, 2007, 104(4): 984–986.

[64] REZENDE M L, WAGNER A E, MAMA K R, et al. Effects of intravenous administration of lidocaine on the minimum alveolar concentration of sevoflurane in horses. Am J Vet Res, 2011, 72(4): 446–451.

[65] MORAN–MUÑOZ R, IBANCOVICHI J A, GUTIERREZ–BLANCO E, et al. Effects of lidocaine, dexmedetomidine or their combination on the minimum alveolar concentration of sevoflurane in dogs. J Vet Med Sci, 2014, 76(6): 847–853.

[66] APILIOGULIARI S, KELES B, APILIOGULIARI B, et al. Comparison of diphenhydramine and lidocaine for prevention of pain after injection of propofol a double–blind, placebo–controlled, randomized study. Eur J Anaesth Esiol, 2007, 24(3): 235–238.

[67] GHARAVI M, SABZEVARI A, GHORBANIAN E, et al. Effect of lidocaine volume and concentration on preventing incidence and severity of propofol injection pain. Iran Red Crescent Med J, 2014, 16(3): 16099.

[68] SLOAN T B, MONGAN P, LYDA C, et al. Lidocaine infusion adjunct to total intravenous anesthesia reduces the total dose of propofol during intraoperative neurophysiological monitoring. J Clin Monit Comput, 2014, 28(2): 139–147.

[69] HONG J Y, LEE I H, SHIN S K, et al. Caudal midazolam does not affect sevoflurane requirements and recovery in pediatric day case hernioplasty. Acta Anaesthesiol Scand, 2008, 52(10): 1411–1414.

[70] LÜX L, WAN F H, ZUO Y X. Effects of pretreatment of lipid, midazolam and propofol on ropivacaine–induced convulsion and LD_{50} in rats. National Medical Journal of China, 2012, 92(33): 2362–2365.

[71] ZHU Y M, YUAN Z Y, WU H, et al. Midazolam in rabbits terminates dysrhythmias caused by intracerebroventricular

ropivacaine. J Zhejiang Univ Sci B, 2011, 12（8）: 668–676.

[72] GHARAVI M, SABZEVARI A, GHORBANIAN E, et al. Effect of lidocaine volume and concentration on preventing incidence and severity of propofol injection pain. Iran Red Crescent Med J, 2014, 16（3）: 16099.

[73] ALSTON T A. Why does methylene blue reduce methemoglobin in benzocaine poisoning but beneficially oxidize hemoglobin in cyanide poisoning. J Clin Anesth, 2014, 26(8): 702–703.

[74] HARTMAN N R, MAO J J, ZHOU H, et al. More methemoglobin is produced by benzocaine treatment than lidocaine treatment in human in vitro systems. Regul Toxicol Pharmacol, 2014, 70（1）: 182–188.

[75] WEN X, XU S, LIU H, et al. Neurotoxicity induced by bupivacaine via T–type calcium channels in SH–SY5Y cells. PLoS One, 2013, 8（5）: 62942.

[76] FASSOULAKI A L, CHATZIARA V, MELEMENI A, et al. Preoperative gabapentin: the effect on ropivacaine subarachnoid block and hemodynamics. Anesth Analg, 2008, 106（1）: 334–338.

[77] ESMAOGLU A, YEGENOGLU F, AKIN A, et al. Dexmedetomidine added to levobupivacaine prolongs axillary brachial plexus block. Anesth Analg, 2010, 111（4）: 1548–1551.

[78] ODEŞR, ERHAN O L, DEMIRCI M, et al. Effects of ketamine added to ropivacaine in pediatric caudal block. Agri, 2010, 22（2）: 53–60.

[79] KHEZRI M B, GHASEMI J, MOHAMMADI N. Evaluation of the analgesic effect of ketamine as an additive to intrathecal bupivacaine in patients undergoing cesarean section. Acta Anaesthesiol Taiwan, 2013, 51（4）: 155–160.

[80] LIU X M, ZHAO X, LOU J, et al. Parecoxib added to ropivacaine prolongs duration of axillary brachial plexus blockade and relieves postoperative pain. Clin Orthop Relat Res, 2013, 471（2）: 562–568.

[81] MANDAL M B, SAHU M K, MANDAL S, et al. In vivo and in vitro bradycardia induced by local anesthetics is potentiated by calcium channel blockers. Indian J Physiol Pharmacol, 2009, 53（2）: 155–162.

[82] TOKINAGA Y, OGAWA K, KURIYAMA T, et al. Mechanism of the ropivacaine–induced increase in intracellular Ca^{2+} concentration in rat aortic smooth muscle. Acta Anaesthesiol Scand, 2007, 51（9）: 1155–1160.

[83] SHOU Q H, ANESTHESIOLOGY D O. Effects of dexmedetomidine on perioperative oxidative stress reaction and renal function in patients with acute brain injury. Journal of Clinical & Experimental Medicine, 2015, 18（22）: 140–144.

[84] KENIYA V M, LADI S, NAPHADE R. Dexmedetomidine attenuates sympathoadrenal response to tracheal intubation and reduces perioperative anaesthetic requirement. Indian J Anaesth, 2011, 55（4）: 352–357.

[85] OBAYAH G M, REFAIE A, ABOUSHANAB O, et al. Addition of dexmedetomidine to bupivacaine for greater palatine nerve block prolongs postoperative analgesia after cleft palate repair. Eur J Anaesthesiol, 2010, 27（3）: 280–284.

[86] AI–MUSTAFA M M, ABU–HALAWEH S A, ALOWEIDI A S, et al. Effect of dexmedetomidine added to spinal bupivacaine for urological procedure. Saudi Med J, 2009, 30（3）: 365–370.

[87] NOURBAKHSH N, SHIRANI F, BABAEI M. Effect of phentolamine mesylate on durationof soft tissue local anesthesia in children. J Res Pharm Pract, 2012, 1（2）: 55–59.

[88] 郑连文. 利多卡因的临床应用. 中国现代药物应用, 2010,（17）: 105–116.

[89] 张少华, 徐佩华, 王家良, 等. 应用布比卡因于部位麻醉1164例临床分析. 江苏医药, 1983,（8）: 8–12.

[90] PERELLO A, GEORGE J, SKELTON V, et al. A double–blind randomized comparison of ropivacaine 0.5%, bupivacaine 0.375%–lidocaine 1% and ropivacaine 0.5%–lidocaine 1% mixtures for cataract surgery. Anaesthesia, 2000, 55（10）: 1003–1007.

[91] 黎笔熙, 田玉科. 罗哌卡因的基础研究与临床应用进展. 华南国防医学杂志, 2009,（2）: 81–84.

[92] LAI F, SUTTON B, NICHOLSON G. Comparison of L–bupivacaine 0.75% and lidocaine 2% with bupivacaine 0.75% and lidocaine 2% for peribulbar anaesthesia. Br J Anaesth, 2003, 90（4）: 512–514.

[93] 史宗道, 王晓毅, 成子贻, 等. 甲哌卡因2%（特制）局麻效果及安全性评价的多中心随机双盲临床试验. 中国循证医学, 2002, 2（2）: 86–91.

[94] VOULGAROPOULS D S, 侯晞, 戴体俊. 局部麻醉药的毒性. 国外医学·麻醉学与复苏分册, 1992,（3）: 155–157.

[95] 傅润乔, 田玉科. 氯普鲁卡因麻醉进展. 中国新药与临床杂志, 2006,（12）: 949–954.

[96] 王鑫. 苯佐卡因概况及制剂开发. 医药导报, 2001,（9）: 594–595.

第五篇
肌肉松弛药

第四十三章　肌肉松弛药的历史

　　肌肉松弛药(muscle relaxant), 简称肌松药, 又称神经肌肉阻断药(neuromuscular blocking drugs), 是在神经肌肉接合部阻断运动神经电活动传导, 导致全身骨骼肌麻痹的药物。全身麻醉时肌肉松弛药常必不可少, 以帮助顺利完成气管内插管和提供满意的手术条件。

第一节　箭毒的发现

　　最早的肌肉松弛药来自大自然, 南美洲印第安人是最早的使用者。他们用蝎、毒蚁和某些植物汁的调制品去浸泡箭, 再使用这样处理过的箭射中动物后, 动物即麻痹死亡。后来知道不是这种调制品中所有成分都能够使动物麻痹致死, 能够引起动物麻痹的是某种植物的蒸馏汁。这种植物蒸馏汁的混合物因其具有毒性且附着于箭上, 故将其称为箭毒(curare)。

　　西班牙 Ferdinand 国王和 Isabella 王后宫廷里年鉴编写者意大利牧师 d'Anghera PM 在他的 1516 年书信集 *De Orbe Novo* 中第一次描述了南美洲印第安人使用箭毒。1740 年南美洲的箭毒样品被带到荷兰莱顿大学, 箭毒开始被进行研究。英国 Brocklesby GM 医师将箭毒注入猫的腿部, 随后猫停止了呼吸, 但心脏仍继续跳动约 2 小时, 第一次证实了箭毒不是因为引起心脏停止跳动而致动物死亡。

　　1811 年在南美洲生活了 5 年的英国 Bancroft EN 医师将箭毒带回欧洲, Brodie B 医师和 Bancroft 医师通过实验证实, 箭毒引起的动物死亡是使其呼吸停止。如果能够使用人工风箱维持动物的肺通气, 动物的生命将能够得以维持。他们公开演示, 将 Bancroft 医师带回来的箭毒注射到一头驴身上, 这头驴的肌肉完全麻痹, 呼吸停止两个多小时, 其间他们使用一个插入该驴气管的风箱, 对其施行人工通气, 这头驴一直活着,而且在实验结束后仍活了许多年。

自然学家和探险家 Waterton C 在他第二次航海到南美洲返回英格兰后,他将从南美洲当地部落那里获得的箭毒的一小部分注射到一头驴前肢止血带捆扎处下方,观察到这头驴行走和吃食物都还正常,但一小时后,他将前肢止血带松开,10 分钟后这头驴死了。1814 年 Waterton 在公众面前分别将他从南美洲获得的箭毒注射到三头驴身上,注射到第一头驴的肩部,驴很快就死了;注射到第二头驴前肢止血带捆扎的下部,驴充满活力地活着,但止血带一松开,驴就死掉了;注射到第三头驴后,驴躺着不动,看似死了,但用风箱维持着它的肺通气,它一直平静地活着。

法国生理学家 Bernard C 通过全面研究箭毒对中枢神经系统、感觉神经、运动神经和肌肉的作用后,1856 年公开演示了他的著名实验,Bernard 将青蛙的后肢勒紧,阻断后肢的血液供应,然后将箭毒注入青蛙体内,他观察到青蛙全身肌肉已经麻痹,但隔离于全身循环的后肢,对其神经刺激仍然有收缩反应,针刺青蛙的前肢皮肤,前肢肌肉出现麻痹,前肢不能够收缩,但后肢能够产生刺激后的收缩反应;此时直接刺激前肢的肌肉,前肢的肌肉仍然能够收缩。他的结论是,刺激麻痹肢体的皮肤能够引起非麻痹肢体的运动,表明箭毒并不影响感觉神经系统。直接刺激麻痹肢体的肌肉能够引起该肌肉的收缩,说明箭毒并不是直接作用于肌肉。Bernard 的观察揭示了箭毒作用的可怕结果,即箭毒中毒者神志清醒而不能运动,眼睛可能凝视不动,一个不动的身躯静静地死去而不能哭泣或喊叫,中毒者始终具有意识、情感和智力,经历了最可怕和最可悲的死亡过程。但是,Bernard 没能够正确说明他所观察到现象的精确机制,他认为箭毒的作用部位是在脊髓或脊神经根。随着显微镜的发明和进步,很快就确定了神经纤维和肌纤维间存在裂隙,1862 年 Kuhne 教授将神经肌肉之间的区域定义为终板。1866 年 Bernard 的学生 Vulpian 在他的论文中明确地指出,箭毒直接注射到运动神经,仅能产生缓慢不全的肌肉松弛,而箭毒直接注射到终板,立即引起迅速完全的肌肉松弛,因此他提出箭毒的作用是阻断了神经纤维和肌肉纤维之间的交流。

1886 年德国药理学家 Boehm R 根据不同地方箭毒的不同配制和储存方法,将箭毒进行了分类,在厄瓜多尔和秘鲁是将匍匐植物防己科植物 Chondodendron Tomentosum 的茎和皮的提取汁与多种生物碱混合后储存在竹筒中,Boehm 称其为筒箭毒;而在 Orinoco 和圭亚那是将马钱科植物的茎和叶的提取物和其他植物的根混合后储存在葫芦中,故将其称为葫芦箭毒。

1934 年 Dale HH 和 Feldberg W 证实了在神经肌肉传导中是运动神经释放的乙酰胆碱引起肌肉收缩,两年后 Dale 和 Bacq ZM 等人明确了箭毒能够阻断运动神经所释放乙酰胆碱的作用,导致肌肉麻痹。1935 年在英格兰威尔康公司(Wellcome Laboratories)工作的 King H 从箭毒样品中游离出了筒箭毒碱,并且确定了筒箭毒碱的右旋体具有肌松作用,同时确定了其化学结构(分子的两端具有季铵基团),这样南美洲印第安人使用了几个世纪的箭毒的奥秘最后被伦敦大学药学院的这些药理学家们彻底揭开了。1942 年 Wintersteine O 和 Dutcher J 第一次从筒箭毒样本中游离出了右旋筒箭毒生物碱(alkaloid d-tubocurarine),Squibb 研究室的 Holladay AH 设计出了监测箭毒效能的兔垂头标准,并标准化了箭毒的商业制剂 Intocostin。

第二节 箭毒的临床应用

1859 年开始使用箭毒治疗术后破伤风的患者，1869 年已有记载，箭毒用于治疗癫痫患者，到了 1941 年，箭毒已经被推荐用于治疗肌肉痉挛、士的宁中毒的惊厥状态、子痫以及癫痫大发作的抽搐状态。

生活在厄瓜多尔的 Gill R 患有多发性脊髓硬化症，他回到美国就医，神经科医师 Freeman W 告诉他箭毒可能能够缓解他的病痛。于是他返回厄瓜多尔，从当地印第安人那里获得了 25 磅粗制箭毒和一些制造箭毒的植物样本。他将这些样品交给了 Squibb ER 和他的儿子们，希望他们能够从中研制出缓解他病痛的有效药物。

神经精神病学家 Bennett AE 看到惊厥疗法导致脊柱骨折的高发生率，决定在治疗惊厥时使用箭毒，以缓解惊厥可能对脊柱造成的损伤。1940 年 6 月第九十一次美国医学会年会上 Bennett 医师播放了他的惊厥治疗方法中合并使用箭毒的影片。Squibb 研究室的 Wright L 看到了 Bennett 放映的这个影片，认为箭毒可能可以在麻醉中使用，他将他们实验室提取出的箭毒送给了纽约大学医院的 Rovenstine EA 医师，Rovenstine 医师将箭毒交给了他的一位住院医师 Papper EM，Papper 医师将箭毒用于两位乙醚麻醉下的患者，结果这两位患者呼吸停止，全身青紫，Papper 医师不得不在术中和术后整个夜晚给患者施行面罩人工通气，直至患者恢复自主呼吸。他们当时并不清楚吸入乙醚能增强箭毒的肌松作用。而且在那个时期，气管内插管在美国还不普及。因此，美国麻醉学界认为麻醉中给予箭毒太危险。

美国内布拉斯加大学的 McIntyre 教授进一步从筒箭毒碱样品中游离出了纯的箭毒，并将提取出的箭毒提供给了加拿大的麻醉科医师

Griffith H。Griffith 医师是环丙烷麻醉的热心推崇者，并且他认识到麻醉中使用箭毒可能出现的青紫，只要掌握了气管内插管技术，有效完成人工通气就没有问题。1942 年 1 月 23 日他和他的一位住院医师 Johnson E 在一位年轻患者环丙烷麻醉下行阑尾切除术中成功地使用了箭毒。同年 7 月发表了他们在 25 例环丙烷和乙醚麻醉中使用箭毒制剂 Intocostrin 的经验。此前，为了获得肌肉松弛，满足外科医师手术的需要，是靠深麻醉。在那个年代是需要给予乙醚达到 3 期 3 级的麻醉深度。这样深的麻醉，会对循环系统、呼吸系统和机体的代谢产生显著的抑制。因此，当时老年患者、重症患者是无法耐受这种深麻醉，自然也就成为临床麻醉的禁忌患者。能够承受深麻醉的患者，手术结束后，也必然会深睡相当长的时间，不可能立即从麻醉中苏醒过来。肌松药的临床应用，结束了深麻醉的时代，开始了现代麻醉学的新纪元，即深肌松和浅麻醉的时代。1991 年加拿大特别为其发行了纪念邮票以表彰 Griffith 对麻醉学的贡献。

英国利物浦麻醉科医师 Halton J 说服他美国朋友从美国给他带回了 Intocostrin，他和 Gray C 医师在麻醉中使用了右旋筒箭毒碱，获得了满意的效果。1946 年他们报道了他们使用箭毒的经验，并奠定了镇静、镇痛和肌松的全身麻醉利物浦技术。

临床麻醉中开始使用箭毒后，Griffith 医师曾明确指出，不应该没有差别地使用箭毒，没有经验的麻醉科医师是没有能力处理肌肉麻痹患者的。不幸的是，此后临床麻醉工作没有能够完全遵循他的警言，几乎是没有区别地使用肌松药去掩盖麻醉的不完全，并且对于不需要肌肉松弛的手术，也都全部、无选择地频频使用肌松药。由于对肌松药认识不够深入，

使用肌松药后必须对患者进行辅助呼吸或控制呼吸等呼吸支持并未完全了解,对手术结束后残留肌松作用了解、重视不够,不知道拮抗残留肌松作用的重要性,在开始使用肌松药后,出现了因使用肌松药带来的问题。1954年 Beecher HK 和 Todd DP 发表了他们的调查结果,结果显示使用肌松药的手术患者死亡率比未给予肌松药的患者高出 6 倍。他们的文章发表后,肌松药的使用量明显减少,同时也引发了麻醉学界对正确使用肌松药、重视使用肌松药后的呼吸管理、认真监测肌松药的作用并及时拮抗残留肌松作用等问题,进行了认真的讨论和深入研究,并逐渐积累了使用肌松药的经验,最终使得肌松药成为全身麻醉时需要使用的一类重要药物。正是因为有了肌松药和不断研制出来优秀吸入麻醉药和麻醉性镇痛药,才能够使老年患者和危重患者的复杂手术、复杂心脏手术和器官移植手术成为可能。

第三节　其他肌松药的合成和应用

为了获得合乎理想的肌松药,人们努力用化学方法不断合成新的肌松药。

1946 年 Ing HR 和 Barlow RB 以及在英国国家医学研究所工作的 Paton WDM 和 Zaimis EJ 同时分别发现两个季铵基团之间 10 个碳原子连接的十甲烯双季铵盐具有明确的肌肉松弛作用,但它产生的肌松作用与右旋筒箭毒碱不同,它产生肌肉松弛前可引起肌纤维的短暂不协调收缩,而且它产生的肌松作用不能够被胆碱酯酶抑制剂逆转。Paton 等人将其命名为十甲季铵(decamethonium C_{10})。

1947 年在巴黎巴斯特研究所工作的 Bovet D 采用不同的途径,开始研发与箭毒分子相似的肌肉松弛药,合成了三季铵化合物加拉碘铵(gallamine),随后半合成了二钾筒箭毒碱(dimethyltubocurarine)。加拉碘铵和二钾筒箭毒碱与十甲季铵不同,产生肌肉松弛前不兴奋神经肌肉结合部,其肌松作用可被胆碱酯酶抑制剂逆转。加拉碘铵和二钾筒箭毒碱与右旋筒箭毒碱的肌松作用极为相似,且加拉碘铵随着剂量的增加,可以引起明显的心动过速,故很快就停止了它们的临床应用。

1949 年 Bovet B 发表了他对琥珀胆碱研究的成果。1957 年授予了 Bovet 诺贝尔生理学或医学奖以表彰他对药理学的贡献。1952 年 Foldes FF 将琥珀胆碱用于临床麻醉。尽管琥珀胆碱存在诸多的问题,但是它的起效时间最短,作用时间不长,能够提供最为满意的气管内插管条件,使用至今,成为使用时间最长的肌松药,是困难插管和紧急插管时,目前常被选用的肌松药。

20 世纪 50 年代末临床上可以使用的肌松药即为右旋筒箭毒碱和加拉碘铵(非去极化肌松药)以及琥珀胆碱(去极化肌松药)。

20 世纪 60 年代初从一种植物 Malouetia bequaertiana 的树皮中提取出双季铵甾体生物碱去甲孕甾二季铵(malouetine),研究发现其具有箭毒样作用,从而开始了设计合成氨基甾体肌松药。1964 年 Hewett 和 Savage 成功合成了两个季铵基团由氨基类固醇环相连的新肌松药泮库溴铵,1967 年 Baird WLM 和 Reid AM 首次将泮库溴铵用于临床。虽然泮库溴铵的作用时间与右旋筒箭毒碱相似,但泮库溴铵的肌松作用很强,没有神经节阻滞作用,不引起组胺释放,不但不会像箭毒那样引起低血压,而且能够使血压一定程度地升高,很快泮库溴铵就替代了右旋筒箭毒碱,成为当时临床麻醉中主要使用的肌松药,特别是在使用大剂量麻醉性镇痛药完成诱导时,更需要给予泮库溴铵来维持麻醉诱导时患者血压和心率的稳定。

泮库溴铵在临床麻醉中使用不久,外科手术患者的疾病谱发生了很大变化,接受手术患者患有冠状动脉硬化性心脏病的比例迅速增加,冠脉旁路手术替代了瓣膜置换手术,成为心脏外科的主要手术。泮库溴铵所可能引起的心动过速和血压升高对冠心病是极为不利的,这就要求尽快研制出对心血管无任何影响的肌松药。

1980 年 Savage 认识到泮库溴铵分子中一端季铵基团(D 环)具有神经肌肉传导阻滞功能,而另一端季铵基团(A 环)具有阻断毒蕈碱样受体活性,是引起心动过速的根源,将 A 环氮原子去甲基化形成新的肌松药维库溴铵所产生肌松作用的同时就不再引起心动过速。

1981 年在 Strathclyde 大学和威尔康研究所(Wellcome Laboratories)工作的 Stenlake JB 和他的同事们合成了不依赖于肝肾功能代谢和排泄而在生理 pH 和温度下经霍夫曼降解的苄异喹啉类肌松药阿曲库铵。

阿曲库铵和维库溴铵这两种中等作用时间肌松药的研制成功,满足了日常绝大部分全麻手术肌肉松弛的要求,完全改变了一味使用长作用时间肌松药的局面,大大地减少了术后残留的肌松作用,显著提高了使用肌松药的安全性。

1992 年成功地从阿曲库铵 10 个同分异构体中分离提出了并不引起组胺释放的顺式结构,即顺阿曲库铵,1996 年正式用于临床麻醉,其特点是代谢不依赖肝肾功能、反复使用药物无明显蓄积,适合持续输注维持药效,进一步提高了中等作用时间肌松药临床应用的安全性,成为现今临床麻醉中使用较为普遍的中等作用时间、苄异喹啉类非去极化肌松药。

1993 年 Savarese JJ 和他的同事们合成了经血浆假性胆碱酯酶水解、作用时间最短的苄

异喹啉类非去极化肌松药米库氯铵。

1988 年 Bowman WC 提出了氨基甾体肌松药的作用起效时间与其作用强度相关,作用强度弱的起效快。可能因为作用弱的肌松药为了获得满意的肌松需要给予更大的剂量,这样有更多的肌松药分子到达运动神经终板,促成其快速起效。罗库溴铵是维库溴铵去乙酰氨基的同型物,具有和维库溴铵相同的分子骨架,替换了一个单季铵基团,使其肌松作用减弱,成为了起效最快的非去极化肌松药。

20 世纪 80 年代哌库溴铵研制成功并用于临床,1991 年杜什溴铵研制成功用于临床,维库溴铵、哌库溴铵和杜什溴铵是对突触后烟碱样胆碱能受体作用高度专一的肌松药,它们在产生肌肉松弛的同时,不引起心血管系统功能的改变,因此,维库溴铵和哌库溴铵很快就成为临床麻醉中主要使用的肌松药,特别是冠心病患者全麻手术时,它们是首选的肌松药。对于手术时间长、术后需要进行呼吸机治疗的患者,更适合给予哌库溴铵。杜什溴铵是目前作用时间最长的肌松药。

第四节　速效和短效肌松药的研制

去极化肌松药琥珀胆碱在产生肌肉松弛的同时,能够引起肌颤、肌强直、眼压升高、胃内压升高、颅内压升高、血清钾升高和心律紊乱,能够对易感者触发恶性高热等不良反应。因此,药物化学家们一直在致力于开发起效快、作用时间短的非去极化肌松药,以替代琥珀胆碱。

1988 年研制出米库氯铵,1992 年被正式用于临床麻醉,米库氯铵主要依赖于血浆中假性胆碱酯酶水解,作用时间与琥珀胆碱近似,但是其起效时间明显长于琥珀胆碱。1993 年 Savarese

JJ 和他的同事们将其正式用于临床麻醉，是目前作用时间最短的苄异喹啉类非去极化肌松药。

罗库溴铵是维库溴铵去乙酰氨基的同型物，具有和维库溴铵相同的分子骨架，替换了一个单季铵基团，使其肌松作用减弱，成为了起效最快的非去极化肌松药。1989 年研制出罗库溴铵，1994 年正式将罗库溴铵用于临床麻醉，1997 年正式进入我国。罗库溴铵起效快，2 倍 ED_{95} 起效时间为 60~90 秒，心血管不良反应很小，其水溶液稳定，已经成为目前临床麻醉中主要应用的肌松药。但是罗库溴铵的作用时间为 30~40 分钟，无法替代琥珀胆碱用于困难插管。近年研制出的其特异性拮抗药舒更葡糖（sugammadex）可以迅速拮抗其药效，两者配合使用有望取代琥珀胆碱。

1999 年研制出用于临床麻醉的非去极化肌松药瑞库溴铵（rapacuronium），起效时间为 60~90 秒，作用时间 10 分钟。它的起效时间和作用时间与琥珀胆碱极为相似，但是自瑞库溴铵用于临床麻醉至 2001 年，共出现了严重支气管痉挛的病例 21 例，其中 8 例患者因此死亡，故在 2001 年 3 月 19 日瑞库溴铵被决定撤除市场，停止了它的临床应用。

近年来研制出一个超短效的苄异奎啉类非去极化肌松药更他氯铵，它的 ED_{95} 为 0.19mg/kg，2.5~3.0 倍 ED_{95} 的起效时间与琥珀胆碱相似，为 60~90 秒，其肌松作用的维持时间为 15 分钟。给予胆碱酯酶抑制剂依酚氯铵（edrophonium chloride）0.5mg/kg，能够使更他氯铵的作用时间缩短 1/3。更他氯铵是在血浆中经化学水解和与半胱氨酸结合后作用终止。给予更他氯铵后任何时间里，静脉注射半胱氨酸 10~20mg/kg 1~2 分钟后，就能够逆转其引起的肌松作用。给予其 2.5 倍 ED_{95} 至今未观察到明显的不良反应。是否更他氯铵最终能够替代琥珀胆碱，仍需要进一步的临床验证。

第五节　肌松药拮抗药

人们使用胆碱酯酶抑制剂来拮抗非去极化肌松药的残留作用，胆碱酯酶水解乙酰胆碱效率极高，每一个胆碱酯酶在 1 分钟内能完全水解 10^5 个分子的乙酰胆碱。临床应用的胆碱酯酶抑制剂可逆性地抑制胆碱酯酶对乙酰胆碱的水解，使得神经肌肉结合部乙酰胆碱的数量明显增加。遵循质量作用定律，乙酰胆碱数量显著增加后，将从烟碱样胆碱能受体置换出非去极化肌松药，使神经肌肉传导功能恢复正常，非去极化肌松药的作用终止。

但是，胆碱酯酶抑制剂对肌松药的深度阻滞是无效的，当肌松药作用已经消退或胆碱酯酶抑制剂剂量明显过大时，胆碱酯酶抑制剂本身可以引起神经肌肉结合部烟碱样胆碱能受体脱敏感和离子通道的阻塞作用，导致神经肌肉传导阻滞。给予胆碱酯酶抑制剂术后会增加患者恶性呕吐的发生率。在我国用于拮抗非去极化肌松药的胆碱酯酶抑制剂是新斯的明，它达到峰值效应的时间是 7~10 分钟，作用持续时间为 60 分钟，如果给予肌松药的剂量较大，作用时间很长，即使应用新斯的明拮抗其残留肌松作用，仍然有"再箭毒化"的可能。另外，抑制了胆碱酯酶对乙酰胆碱的水解后，数量增加的乙酰胆碱既作用于烟碱样胆碱能受体，同时也作用于毒蕈碱样胆碱能受体。毒蕈碱样胆碱能受体兴奋，会引起唾液分泌量增加，肠蠕动增强，心动过缓等不良反应。因此，在使用胆碱酯酶抑制剂拮抗非去极化肌松药时，必须同时给予毒蕈碱样胆碱能受体拮抗药，才能够保证安全地拮抗残留的肌松作用。临床常用的毒蕈碱样胆碱能受体拮抗药是阿托品。拮抗残留肌松作用时，通常给予新斯的明 0.07mg/kg，同时给予阿托品 0.3mg/kg。阿托品的起效时间是 1 分钟，明显快于新斯的明，因此，给予上述肌松药的拮抗药后，会引起心率增快，甚至导致心动过速，对于缺血性心脏病患者产生不良后果。另外还必须注意到，给予新斯的明的最大剂量不能够超过 5mg，否则过大剂量新斯的明本身会因为其突触前效应，减弱神经肌肉的传导功能。

自 1997 年开始，英国的药理学家 Bom AH 研究将环糊精（cyclodextrins）衍生物制成肌松药的拮抗药。现已从 240 个环糊精衍生物中，选定了 9 个葡萄糖环组成的 γ 型直径为 0.79nm 的环糊精衍生物作为氨基甾体肌松药的特异性拮抗药 sugammadex，它对氨基甾体肌松药的选择性为罗库溴铵 95.1%、维库溴铵 90.6% 和泮库溴铵 60.4%。它的拮抗作用是通过一对一包裹氨基甾体肌松药分子，使其不能与胆碱能受体结合而实现，定名为舒更葡糖，商品名为布瑞亭（Bridion）。

2008 年 7 月舒更葡糖已在欧洲被批准上市，临床广泛应用已经证实，罗库溴铵引起的浅肌松时静脉注射舒更葡糖 2mg/kg，深肌松时静脉注射 4mg/kg，静脉注射罗库溴铵 0.9mg/kg 后（因困难插管）立即静脉注射舒更葡糖 16mg/kg，均可在 3 分钟内使罗库溴铵肌松作用消除，患者恢复自主呼吸。由于舒更葡糖不抑制胆碱酯酶，没有新斯的明的自主神经系统的不良反应；无须复合使用阿托品，也就没有阿托品的抗毒蕈碱样的不良反应，这使得心血管和自主神经系统十分稳定。舒更葡糖已经被 50 多个国家批准上市，2018 年在我国也已批准上市。

2013 年美国麻省总医院 Hoffmann U 等人报道了他们研制成功对甾体和苄异喹啉类肌松药均有拮抗作用的葫芦脲家族无环化合物 calabadion 1，观察到大鼠静脉注射罗库溴铵 3.5mg/kg 后（12.3±1.1）分钟自主呼吸恢复，（16.2±3.3）分钟 TOFr 恢复到 0.9，静脉注射罗库溴铵后注射新斯的明（0.06mg/kg）和格隆溴铵（0.012mg/kg）（4.6±1.8）分钟 TOFr 恢复到 0.9，静脉注射罗库溴铵后使用 calabadion 1（90mg/kg），（15±8）秒自主呼吸恢复，（84±33）秒 TOFr 恢复到 0.9；静脉注射顺阿曲库铵（0.6mg/kg）后（8.7±2.8）分钟自主呼吸恢复，（9.9±1.7）分钟 TOFr 恢复到 0.9，静脉注射顺阿曲库铵后注射同样剂量的新斯的明和格隆溴铵，（2.8±0.8）分钟自主呼吸恢复，（7.6±2.1）分钟 TOFr 恢复到 0.9，静脉注射顺阿曲库铵后使用 calabadion 1（150mg/kg），（43±13）秒自主呼吸恢复，（87±16）秒 TOFr 恢复到 0.9。静脉注射 calabadion 1 后不引起心率、心律、血压和血液 pH 的改变，1 小时内静脉注射的 calabadion 1 经尿排出。结果显示 calabadion 1 是一个新型甾体类和苄异喹啉类肌松药的特效拮抗剂。

特异性肌松拮抗药研制成功将为更加安全、有效地使用肌松药提供重要的保证，也会显著改变临床麻醉的现状，能够为外科手术及时提供必需的肌肉松弛，并且满意的肌肉松弛效果能够维持直至手术结束，手术结束后患者的神经肌肉传导功能能够迅速恢复正常。如果给予肌松药后发现患者属困难插管，可以让肌松作用迅速终止，维持正常自主通气，保证患者的安全，使困难插管不再成为危及患者生命的可怕局面。肌松药作用能够及时终止，就能够真正地实现快通道麻醉。

第六节 肌松药在我国的应用

在我国，特别是基层医院，长期以来应用区

域阻滞(椎管内阻滞和臂丛、颈丛等神经丛阻滞以及近年来正在推广的外周神经阻滞)完成着大量的临床麻醉。区域阻滞是不需要肌松药就能够获得满意的肌肉松弛效果的。因此，我国麻醉科医师对于神经肌肉传导生理和肌松药的认识以及我国肌松药的应用量，远远低于发达国家。

中华人民共和国成立以来，我国主要使用的肌松药是琥珀胆碱、箭毒和少量的加拉碘铵。琥珀胆碱被用于全麻快速诱导气管内插管，急救复苏时的气管内插管，以及和普鲁卡因同时静脉滴注维持全身麻醉。在20世纪50—60年代，由于麻醉设备和麻醉相关知识的限制，我国的全身麻醉并不主张使用大量的肌松药、手术中施行完全的机械通气、控制患者的呼吸，而是提倡术中保留患者的自主呼吸，即使开胸这样的手术，也主张仅每次给予患者5~8mg箭毒，使患者自主呼吸存在，但极度减弱，术中手控辅助呼吸完成对患者的呼吸管理。由于整个麻醉过程中肌松药使用量较少，同时对术后残留肌松作用重视不够，在我国一直不主张或不会在手术结束时，拮抗残留肌松作用。

泮库溴铵是首先在我国大量使用的进口肌松药，它为我国的全麻手术提供了满意的手术条件，但是它在一定程度上也导致了术后肌松作用残留引起的严重后果。哌库溴铵首先是在20世纪80年代中期经匈牙利大使馆介绍到我国的，于20世纪90年代初正式在我国临床麻醉中应用。因其作用时间较长，对心血管系统无任何影响，成为心脏血管外科、器官移植手术和危重休克患者手术时，一直使用至今的肌松药。

我国的肌松药长期以来主要是依赖于进口，阿曲库铵是在20世纪80年代后期进入中国的，由于阿曲库铵产生肌松作用的时间缩短了，非常适合日常进行大量的外科手术，而且阿曲库铵在机体内作用的终止并不主要依赖于肝肾功能，而是经历Hofmann降解，因此很快阿曲库铵就成为我国临床麻醉中主要应用的肌松药，江苏恒瑞药业有限公司也生产出了阿曲库铵供国内应用。随着我国医药产业的快速发展，维库溴铵和阿曲库铵已能在国内生产，罗库溴铵于1997年正式进入我国，并也很快实现了国产化，2006年我国又生产出顺阿曲库铵。2011年米库氯铵被引进我国，以满足儿童手术、腹腔镜手术、眼科手术、耳鼻咽喉科手术及短小全麻手术的需要。

总之，肌松药从发现到应用于临床麻醉、再到开发理想新药、开发完善的临床肌松监测方法以及开发出其特效拮抗药物，走过了漫长的历程。西方科学技术的进步对其加速发展和成熟作出了决定性的贡献。

(吴新民)

参考文献

[1] DALE H H. Chemical transmission of effects of nerve impulses. Br Med J, 1934,1:853-840.

[2] GILL R C. Curari, the flying death. Natural History, 1935,36:279-286.

[3] DALE H H, FELDBERG W, VOGT M. Release of acetylcholine at voluntary motor nerve endings. J Physiol, 1936,86:353-380.

[4] BENNETT A E. Preventing traumatic complications in convulsive shock therapy by curare. JAMA, 1940,144:322-324.

[5] GRIFFITH H R, JOHNSON G E. The use of curare in general anaesthesia. Anesthesiology, 1942,3:418-420.

第四十四章 肌肉松弛药的作用机制

第一节 神经肌肉接头的解剖和分子结构

运动神经末梢与骨骼肌的连接部位形成神经肌肉接头。神经肌肉接头的解剖结构和兴奋传导的生理机制目前已比较清楚，该系统通过将运动神经的电冲动转化为乙酰胆碱的化学传递，再将其转换为肌肉细胞的动作电位，进而引起肌肉收缩。

神经肌肉接头可分为三部分：运动神经末梢及其末端的接头前膜；肌纤维的终板膜即接头后膜；介于接头前后膜之间的接头间隙。

在神经肌肉接头发育成熟的过程中神经末梢的电活动和神经介质、因子的释放对神经肌肉接头形成、发育和完整性的维持具有十分重要的作用。胚胎期运动神经元轴突生长到肌肉细胞表面后，首先需要识别特定的靶区才能形成正确的突触连接。胚胎期生长锥向着靶区延伸，并与肌细胞胞体接触到一起，随后通过突触前、后膜的分化形成稳定的细胞间连接，即形成成熟的突触。

胚胎发育过程中，肌原细胞和神经轴突几乎同时到达肌肉形成的部位。而施万细胞和神经轴突则沿外周神经到达该部位。神经轴突的末端到达肌肉后髓鞘消失，这部分无髓鞘的神经分支进而形成神经末梢。到达肌肉的神经末端分成许多支，可以与许多肌纤维形成结合部。

神经肌肉接头的神经末梢和肌细胞都具有特殊的结构用于传递和接收信息。运动神经由脊髓前角运动神经元直接发出轴突到达神经肌肉接头。多数哺乳动物的骨骼肌的每一个肌纤维只与一个轴突分支形成一个神经肌肉接头，而一个运动神经元的轴突可与数个肌纤维形成神经肌肉接头，从而支配这些肌纤维，形成一个功能单位，称为运动单元。

一、接头前结构

接头前结构即运动神经末梢及其末端膨大和增厚所形成的接头前膜。运动神经元自脊髓前角发出轴突，直接到达神经肌肉接头，电冲动也从脊髓沿轴突传导至接头。运动神经元胞体合成的酶、膜的结构成分等通过轴突转运至末梢，但合成乙酰胆碱所必需的胆碱和乙酸则不通过轴突转运，而是由神经末梢直接从局部摄取。

运动神经末梢是神经最远端的一个特殊结构，该处含有合成、包裹以及释放乙酰胆碱所必需的各种要素。神经末梢中含有储存乙酰胆碱的突触囊泡，直径在 60~100nm，其分布具有向神经末梢膜的特定区域聚集的倾向。这些区域称作活动带，可能是突触囊泡将乙酰胆碱释放到突触间隙的部位。运动神经冲动传导到神经末梢后，钙离子内流，突触囊泡与接头前膜接触、融合，释放乙酰胆碱进入突触间隙，囊泡可再循环使用。

突触前膜有三个区域，囊泡释放必要的活性区、囊泡储存区和稳定接头的准活性区。另外，还有大量的神经递质囊泡在接头前膜堆积。突触形成前就有大量的递质小泡被递质转运体转运到神经末梢，它们是跨膜蛋白，能特异地将神经递质转运到神经元的不同部位，从而使其准确发挥作用。当运动神经元受到刺激兴奋时，突触前终末电信号使钙离子内流,钙离子内流最终使突触小泡锚定于活性区并与前膜融合。乙酰胆碱释放到突触间隙,经过扩散在突触后膜与其受体结合,从而将神经信号传递到肌纤维。

接头前膜也有乙酰胆碱烟碱样受体,其生理作用是通过正反馈机制使神经肌肉组织能适应高频刺激(≥1Hz)的需要,高频刺激作用于运动神经,轴突末端释放的乙酰胆碱既作用于接头后膜受体使膜去极化,又作用于接头前膜受体,促进神经递质的运转和释放,维持高频刺激所引起的肌纤维强直收缩。与烟碱样受体作用不同,突触前毒蕈碱样受体参与乙酰胆碱释放的上调和下调。突触前 M_1 和 M_2 受体通过对 Ca^{2+} 内流的调节分别调控促进和抑制乙酰胆碱释放的作用。但目前尚无证据显示非去极化肌松药作用于毒蕈碱样受体。

二、接头后结构

与运动神经末梢接触的局部肌肉细胞膜增厚并皱褶形成神经肌肉接头后膜,也叫运动终板。运动终板是肌膜与运动神经末梢交联的特殊结构,两者之间就是突触间隙。突触间隙的距离为 60nm。乙酰胆碱从运动神经末梢的突触囊泡内释放后必须经过这个距离才能到达运动终板的受体。80% 的乙酰胆碱因被乙酰胆碱酯酶水解而不能到达乙酰胆碱受体。

在终板区接头后膜形成许多皱褶,皱褶再进一步形成次级皱褶,这样就大幅度扩大了接头后膜面积。接头后膜上有密集的烟碱样乙酰胆碱受体,这是由肌纤维合成的糖蛋白,分子量为 250。整个接头后膜都分布有乙酰胆碱受体,肌纤维皱褶肩部分布大量的乙酰胆碱受体,每个接头大约有 5 百万个受体,而在皱褶底部则很少有受体分布,相反有许多钠通道分布在皱褶底部。

每个烟碱样乙酰胆碱受体(nicotinic acetylcholine receptor, nAChR)由 5 个蛋白亚基组成,其长为 11nm,排列成玫瑰状的管形结构,穿插入肌纤维膜间,突出并开口于肌纤维膜内外,受体的一半露出肌纤维膜表面,另一端露于细胞浆内。5 个蛋白亚基中有 2 个 α 蛋白亚基,其余 3 个蛋白亚基在成熟型受体为 β、ε、和 δ,而非成熟的受体和接头以外肌纤维膜受体没有 ε 亚基,而代之以 γ 亚基。冰冻蚀刻电镜显示,这个五角形体长 125Å,直径 65Å,呈中央开口 25Å 的环状结构。五角形体约高出膜外 60Å,突出膜内约 20Å。五角形体的每一个亚基都是一个四次跨膜蛋白(跨膜结构区 $M_1 \sim M_4$),分子量约 60kd,由 437~501 个氨基酸残基构成。α 亚单位是最早被分离提纯的,氨基酸序列的测序显示 α 亚单位的 N 端与 C 端结构穿过突触后膜达到细胞外区域。其他四个亚单位与 α 亚单位结构高度同源。由于这 5 个亚基中有 2 个 α 亚基,这种不对称使得乙酰胆碱受体对乙酰胆碱有不同的亲和力和略微不同的反应时间,见图 44-1。

每个亚单位的 M_2 跨膜结构区围成有选择性的阳离子通道。乙酰胆碱或肌松药的细胞外结合位点位于 α、δ 亚单位或 α、ε 亚单位的 N 端,在乙酰胆碱或其他激动剂缺失的条件下,通道多处于关闭的状态下,只允许阴离子依电化学梯度通过。ε 与 γ 亚单位的功能在于

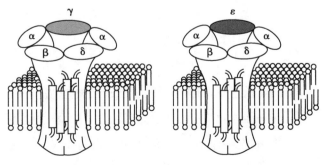

图 44-1　乙酰胆碱受体亚单位(左:未成熟型,右:成熟型)

稳定这种关闭的状态。在有两个单位乙酰胆碱分子结合到 nAChR 后，触发了其结构的改变，开放了关闭的通道。当通道打开时，钾离子流出细胞而钙离子和钠离子进入细胞，开始一次终板去极化。

胚胎期在神经末梢还未接触到肌肉表面时，肌细胞表面就散在分布着胎儿型乙酰胆碱受体（γ-nAChR），随着运动终板的形成，烟碱型乙酰胆碱受体聚集于终板，并从全细胞膜分布的胎儿型乙酰胆碱受体（γ-nAChR）转化为只在终板区分布的成人型乙酰胆碱受体（ε-nAChR），该过程称为亚基转换。ε 与 γ 亚单位在发育过程中有共聚现象，成年后在正常神经支配的肌肉上，只在运动终板区大量表达 ε-nAChR，密度达 10 000~20 000/μm^2。γ-nAChR 再无表达。但眼外肌较特殊，约 20% 的眼外肌肌纤维上仍表达部分 γ 亚单位。眼外肌纤维还受到多个神经末梢支配而形成多个运动终板，每个终板面积较小、形态简单，可分布于肌纤维的全长。在衰老、烧伤、脓毒症等病理情况下亦能检测到 γ 亚单位的表达。当肌肉失神经支配后，终板区会重新表达 γ-nAChR 并分布于全细胞膜，剩下的 ε-nAChR 约占总受体数量的 10%。同时终板外区也出现大量的 γ-AChR，表现为肌纤维全长都对乙酰胆碱敏感，称为超敏感现象。肌肉如能重新被神经支配，γ-nAChR 又会被 ε-nAChR 重新替换，恢复运动终板的正常结构。编码 γ 和 ε 亚单位的基因分别位于人类第 2 号和第 17 号染色体上。

γ-nAChR 为慢反应型离子通道，电导较小、通道开放时间较长，由此导致微电位的时程较长且幅度较大，偶尔会有超过兴奋阈值，诱发肌细胞动作电位，引起肌肉的收缩。这种自发的收缩活动对于早期肌肉的分化成熟具有重要

意义，并且突触发育中许多信号通路的形成均依赖于肌肉的收缩活动。此外，慢反应型通道还增加了早期神经肌肉传递的安全性。

ε-nAChR 为快反应型离子通道，通道开放时间较短，可以限制 Ca^{2+} 内流，使其维持在一个非毒性的水平，避免 γ-nAChR 长时间开放引起钙超载，从而防止发生"慢通道综合征"；ε-nAChR 半衰期较长，确保了神经肌肉间兴奋传递安全、稳定和准确地进行。

在胚胎肌纤维分化早期，γ-nAChR 亚单位基因的激活不依赖于神经，而是受到肌肉本身固有的分化调控程序控制。伴随神经末梢与肌纤维表面的接触，分布于整个肌纤维表面的 γ-AChR 向神经末梢区聚集，发生聚集是由于此时 γ-nAChR 亚单位的基因只在终板区的细胞核内被特异激活，而终板外区的表达则被抑制。实验证实肌电活动介导了这种终板外区的抑制机制。在终板区，nAChR 各亚单位基因（ε、α、β、δ，包括早期的 γ 亚单位基因）均被特异激活。在发育早期，终板区的 γ 亚单位基因虽被特异激活，但随着神经肌肉接头突触传递功能的成熟，在肌电活动和神经源性抑制信号的共同作用下，终板区 γ 亚单位基因的表达最终被完全抑制。

γ-nAChR 表达被抑制的同时，ε-nAChR 在终板区被特异激活。神经调节蛋白家族因子参与了这一调控过程。神经调节蛋白（neuregulin，NRG）是一类由运动神经元合成的能够调节神经组织合成、分化和成熟的因子，包括胶质细胞生长因子（GGF）、神经分化因子（NDF）、乙酰胆碱受体活化因子（ARIA）等。其中与 nAChR 关系最为密切的因子是 ARIA，一般终板区的 NRG 指的就是 ARIA，通常称为 NRG/ARIA。NRG/ARIA 能促进 ε-nAChR 的合成。除了 NRG 外，神经源性因子聚集蛋白（亦

称聚集素,aggregin)也被认为能促进 ε-AChR 基因的表达。

后膜特化主要是指乙酰胆碱受体聚集、接头皱褶的形成等,已经发现了许多参与受体突触后膜聚集的关键蛋白。这些蛋白能够调节受体的合成以及它们在突触后位点聚集。聚集素从轴突生长锥分泌后主要分布在突触后成分的特化区,能稳定地与突触间隙的基质结合,从而在调控乙酰胆碱受体在接头后膜聚集上发挥关键作用。在神经肌肉接头形成过程中,神经元与肌肉接触使乙酰胆碱受体在接触处聚集,新合成的乙酰胆碱受体也插入到接触部位。目前公认的导致骨骼肌乙酰胆碱受体在突触后膜高密度聚集途径有 Aggregin/MuSK 信号转导通路和 Neuregulin/ErbB 信号转导通路。

在终板突触区域和相关神经发出的信息能够调节神经调节蛋白 -1(NRG-1),作为 NRG-1 基因表达的产物,NRG-1 被认为是一种神经信号。通过改变 mRNA 片段的序列,此基因可以编码一系列的不同功能的细胞的分化与成熟。运动神经元与肌纤维都能表达 NRG-1 亚型。NRG-1 同时诱导电压门控钠通道的基因表达。肌电活动可下调 nAChR 亚单位的基因表达。

早期的生物化学实验已经提示膜上的胆固醇对于 nAChR 重组功能的影响,分离得到的 nAChR 具有特别高的对胆固醇的亲和力,而且将功能性的游离的 nAChRs 插入人工膜上时需要胆固醇的参与,同时突触后膜上富含胆固醇,以上证据充分说明 nAChRs 的合成中存在着一个特别的后期翻译过程,只有当 nAChRs 被插入突触后膜并结合了胆固醇时,nAChRs 才真正具备了其完整的功能。胆固醇对于 nAChR 功能的影响并不是由于作用于膜上的脂类,而是与非脂蛋白膜 nAChR 亚单

位负电极的部位相互作用或与 nAChR 非调节的脂环区作用。nAChR 的 α 亚单位的 M_1 与 M_4 的跨膜区和 γ 亚单位 M_4 的功能区形成胆固醇结合部位。

三、突触间隙

运动神经末梢的形态学与其他神经轴突不同,当神经末梢到达肌纤维时神经髓鞘消失,末端增大增厚并朝向肌纤维,从而在肌细胞膜上形成突触。背向肌膜的部分有施万细胞包绕。轴突的施万细胞在运动神经末梢和肌纤维的连接处形成覆盖物包裹神经肌肉接头。被包裹在内的位于轴突和肌细胞之间的空隙就是突触间隙的基底膜。神经末梢与肌细胞膜间有大约 20nm 的间隙称为突触间隙。接头间隙内有蛋白丝连接和固定神经末梢和肌纤维膜。在肌纤维的皱褶表面有许多高低大小不同的突触间小间隙,故终板的总面积很大。其结构特点能允许乙酰胆碱快速弥散。

突触形成是接头后膜与前膜相互识别、相互作用,从而逐步形成特异突触结构的过程。胚胎期的一个肌纤维可与多个神经末梢形成多个神经肌肉接头,出生后仅保留与一个神经末梢的神经肌肉接头,其余则退化。神经肌肉接头形成是永久的,即使这根神经轴突坏死,新生的神经也在同一部位形成接头。

第二节 肌肉松弛药与神经肌肉兴奋传递

肌肉松弛药主要与骨骼肌神经肌肉接头处的烟碱型乙酰胆碱受体(或称肌肉 N 乙酰胆碱受体,m-nAChR)结合,与乙酰胆碱竞争结合位点,从而阻断神经肌肉兴奋传递,使肌肉松弛。因此了解神经肌肉兴奋传递的生理过程,对于

理解肌肉松弛药的作用机制很有帮助。

一、神经肌肉兴奋传递

当运动神经的动作电位到达神经末梢时，使神经肌肉接头前膜通透性改变，细胞膜上的 Ca^{2+} 通道开放，细胞外 Ca^{2+} 进入轴突末梢内，促使大量含有乙酰胆碱的囊泡移向轴突膜并与膜融合，然后通过出胞作用将囊泡内的乙酰胆碱（ACh）释放入接头间隙。每次动作电位大约可使 200~300 个囊泡释放乙酰胆碱，分子数达 10^7 个。当乙酰胆碱释放入接头间隙后，即扩散到神经肌肉接头后膜与乙酰胆碱受体相结合，引起受体蛋白质分子构型的改变，通道开放。乙酰胆碱受体是化学门控通道，通道打开后 Na^+、K^+ 和少量 Ca^{2+} 可通过。Na^+ 内流、少量 K^+ 外流，使终板膜去极化，产生终板电位（endplate potential, EPP）。

终板电位没有"全或无"的性质，其大小与神经末梢释放的乙酰胆碱的量成正比，无不应期，可表现总和现象。终板电位以电紧张形式扩布，使肌细胞膜也发生去极化反应，当这种去极化程度达到阈电位时，就会触发一次向整个肌细胞作"全或无"式传导的动作电位。这样就完成了神经和肌细胞之间的一次兴奋的传递。动作电位并不产生于终板膜，而只产生于与终板膜相邻的肌细胞膜，这是由于在终板膜上的乙酰胆碱受体离子通道为化学门控式离子通道。这种通道开放的数目和由此而引起的电位变化只取决于乙酰胆碱分子数目，而终板周围肌细胞膜上的 Na^+ 离子通道是电压依从性的，在膜电位达到阈电位时开放，使 Na^+ 迅速内流、膜去极化、从而诱发动作电位产生。在神经肌肉发育的早期，肌纤维接受几个运动神经元突触传递的信息，而在神经肌肉接头成熟以后，则变为接受单一神经元的控制。

二、突触前活动

乙酰胆碱是神经肌肉接头传递信息的神经递质，可将神经冲动传递至肌肉，在神经末梢的胞浆内，胆碱在底物乙酰辅酶 A 的作用下乙酰化，该过程受到乙酰 -O- 甲基转移酶的催化。乙酰辅酶 A 在神经末梢线粒体内由丙酮酸脱羧而形成。神经末梢内胆碱数量极少，大多数都来自突触间隙的细胞外液，且合成乙酰胆碱所用的胆碱可在前者被降解后反复利用，经主动转运进入神经末梢。少量的胆碱在肝脏内合成。神经末梢内约 50% 以上的乙酰胆碱贮存在囊泡内，每个囊泡约含有 12 000 个乙酰胆碱分子。乙酰胆碱囊泡集中分布在近接头前膜的活化区，并排列形成一个个三角形的囊泡群，每个囊泡群的顶部隔着接头间隙面对着接头后膜皱褶的肩部。

因为含有阳离子，胆碱不能通过细胞膜弥散，只能通过细胞膜上一种钠离子依赖高亲和力胆碱摄取系统主动转运。该系统转运的胆碱中多数是神经末梢重摄入的由乙酰胆碱降解产生的。

在没有神经兴奋时，神经末梢以量子为单位自发释放乙酰胆碱，一个量子单位通常有 5000~10 000 个乙酰胆碱分子，这约相当于一个囊泡释放的乙酰胆碱量。该乙酰胆碱量引起运动终板区接头后膜微小短暂的去极化作用，产生终板微电位（miniature endplate potential, MEPP），MEPP（0.5~1.0mV）不足以引起一系列肌纤维收缩反应，在给予非去极化肌松药时终板电位会消失，而给予乙酰胆碱酯酶抑制剂时终板电位会增大。

冲动到达运动神经末梢时，只有非常接近神经末梢胞膜的囊泡参与乙酰胆碱出泡过程。反复刺激产生多次电冲动时，囊泡向运动神经末梢移动以备随后的释放。电刺激增加时，神经末梢同步释放百余个量子单位的乙酰胆碱，引起终板去极化而形成终板电位（EPP）。终板电位是所有终板微电位的总和，当 EPP 升高到一定阈值（-50mV）便激发终板周围区肌纤维膜去极化的动作电位。

乙酰胆碱贮存在囊泡内，其释放有许多蛋白参与，Ca^{2+} 起关键作用。乙酰胆碱释放依赖于钙离子，刺激引起运动神经末梢去极化及细胞内钙离子浓度的增加是由电压门控钙离子通道所控制的。胞内钙离子浓度的增加引起突触囊泡向神经末梢膜上释放位点移动。随后这些囊泡附着于位点上，开始以出泡方式将囊泡内容物释放入突触间隙。突触囊泡则可循环利用，并不会持久与神经膜融合。钙剂可拮抗非去极化肌松药的阻滞作用，因为钙离子会诱发神经末梢释放乙酰胆碱，加强肌肉的兴奋-收缩偶联。在肌肉-神经模型中增加钙离子浓度可降低筒箭毒碱和泮库溴铵的敏感性。类似的情况如甲状旁腺功能亢进症的患者因存在高钙血症而出现对非去极化肌松药的抵抗作用，其肌松药作用恢复更快。运动神经末梢乙酰胆碱的释放由突触前烟碱样和毒蕈碱样乙酰胆碱受体调节。

三、突触后活动

神经兴奋时释放到神经下间隙的乙酰胆碱越过该间隙，并与位于接头后膜皱褶肩部成群分布的 N 型乙酰胆碱受体相结合，该处受体通常为 10 000~30 000 个。必须要有两个乙酰胆碱分子同时结合在受体的两个 α 亚基上才可发生受体蛋白构形变化，使离子通道开放，允许钙离子和钠离子内流，随后产生钾离子外流，离子的移动根据各自的浓度梯度进行。Na^+ 进入细胞内发生细胞内外电位变化，如果许多受体同时开放，其所产生的去极化电位变化足以激发动作电位，并扩散到整个肌纤维，此后的作用

就不需依赖胆碱受体。动作电位使电压敏感性钙通道开放，使细胞内 Ca^{2+} 浓度迅速升高，Ca^{2+} 与肌钙蛋白结合，去除了肌钙蛋白对肌动蛋白和肌球蛋白的抑制，引起肌纤维收缩。

抑制乙酰胆碱酯酶是促进肌松恢复的一种方法，如新斯的明或依酚氯铵使突触间隙内的乙酰胆碱存在时间延长，增加其与乙酰胆碱受体结合的概率。如无胆碱酯酶抑制剂，任何未与乙酰胆碱受体结合的乙酰胆碱几乎立即被乙酰胆碱酯酶所降解。

四、肌肉的兴奋和收缩

在神经冲动的作用下，成千上万的乙酰胆碱受体被激活，于是产生终板电位。当终板电位达到阈电位时，肌膜上的钠离子通道开放，形成肌肉的动作电位，膜电位由静息状态 -80mV 升高至 +40mV，于是产生了肌肉收缩。

不论是横纹肌还是平滑肌的收缩都是由肌细胞内的粗丝与细丝之间发生滑行而引起的，本质是肌球蛋白与肌动蛋白相互作用下将分解 ATP 释出的化学能转变为机械功的过程。静息状态下，肌球蛋白与肌动蛋白不能结合，主要是由于肌动蛋白上与横桥的结合位点被原肌球蛋白和肌钙蛋白的复合物所遮盖。肌钙蛋白有 3 个亚单位（TnT、TnI、TnC）组成，静息状态下，TnT 与 TnI 分别与原肌球蛋白和肌动蛋白紧密相连，使原肌球蛋白将肌动蛋白的结合位点遮盖，TnC 具有 Ca^{2+} 的结合位点，每分子可与 4 个 Ca^{2+} 相结合，胞质内 Ca^{2+} 浓度上升，TnC 与 Ca^{2+} 结合，引起肌钙蛋白变构，导致 TnI 与肌动蛋白结合减弱，并使原肌球蛋白分子向肌动蛋白双螺旋沟槽深部移动，从而暴露出肌动蛋白结合位点，此时横桥处于对肌动蛋白高亲和力的状态，两者结合后进入横桥周期的运转。如果胞质中 Ca^{2+} 浓度持续升高，则横桥周期持续

运转,肌肉维持收缩状态。胞质内 Ca^{2+} 浓度下降,肌钙蛋白和原肌球蛋白又恢复静息时的构象,肌肉进入舒张状态。

启动肌丝滑行的原因是胞质内 Ca^{2+} 浓度的升高。在一次动作电位引起肌细胞发生一次收缩和舒张之前,首先出现胞质中游离 Ca^{2+} 浓度的升高与降低,这种波动被称为钙瞬变(calcium transient),也就是电兴奋触发了钙瞬变,后者决定了肌肉的收缩与舒张。虽然钙瞬变与肌肉收缩舒张不是完全同步,一般瞬变的峰值多在肌肉收缩与舒张之前,但两者密切相关,增加钙瞬变上升的速度,将引起细胞张力发展速度的加快;增大其幅度,将导致细胞张力峰值的增加;延缓钙瞬变的下降,将使细胞舒张减慢。

某些药物通过对神经传导与肌肉收缩不同环节的影响,起到增强与抑制的作用,如局麻药等通过抑制动作电位而干预神经肌肉兴奋的传导,而 Ca^{2+} 则对肌肉的动作电位有增强作用。

五、肌肉松弛药与神经肌肉兴奋传递

去极化肌松药琥珀胆碱可与乙酰胆碱受体结合,并产生类似乙酰胆碱的效应。当乙酰胆碱受体被两个琥珀胆碱和/或乙酰胆碱分子结合后,通道开放,钠离子内流。琥珀胆碱不是乙酰胆碱酯酶的底物,因此在突触间隙不能被快速代谢,必须转移到血浆,在血浆胆碱酯酶的作用下代谢。由于在突触间隙存留,琥珀胆碱能够重复与乙酰胆碱受体结合并使之激活。

终板膜是化学兴奋膜,在该部的离子通道是非选择性的阳离子通道,在激动剂作用下,该离子通道反复开放。而终板膜以外的肌纤维膜是电兴奋膜,受电位变化而开闭离子通道,此离子通道仅对某些离子开放,特别是 Na^+,所以是 Na^+ 通道,其特点是它的分子结构形成两个阀门,只有同时打开两个阀门,才能有 Na^+ 进入。两个阀门的开放和关闭机制不同,其一是电压相关性的阀门,在去极化作用下保持开放;另一是时间相关性的阀门,在电压相关阀门开放后的一定时间就自动关闭,而与电压变化无关,且时间相关性阀门只有在电压相关性阀门关闭后才能再次开放,并在静息状态下处于持续开放状态,而此时电压相关性阀门是关闭的。邻近终板膜的肌纤维膜上的钠通道的两个阀门受终板膜去极化电位影响而开放,致该部分去极化且可向其他部分的肌纤维膜扩散而引起肌纤维收缩,但去极化肌松药琥珀胆碱引起终板膜的持续去极化致邻近钠通道的电压相关性阀门持续开放,而时间相关性阀门开放到一定时间后即自行关闭,阻断了 Na^+ 流入,且时间相关性阀门关闭后再开放一直要持续到开放的电压相关性阀门关闭后,因此这个时相内离子通道的时间阀门是关闭的,它一直阻断了 Na^+ 内流,离子通道呈失活状态。此时邻近终板膜以外的肌纤维膜既不受终板膜持续去极化影响,又不受邻近终板膜区的肌纤维膜上钠通道的影响,从而恢复静息膜电位,肌纤维松弛。

非去极化肌松药通过占据一个或全部的乙酰胆碱受体的结合位点阻止乙酰胆碱结合,抑制乙酰胆碱受体中央通道的开放。非去极化肌松药竞争性阻滞作用随着乙酰胆碱相对浓度的增加而减弱,此外,当肌松药血浆浓度降低时,神经肌肉接头处的药物会进入血浆,某些药物会被降解,如顺式阿曲库铵和美维库铵,或者被清除,如维库溴铵、罗库溴铵及长效肌松药。

肌松药的作用因受体不同也发生变化。婴儿对维库溴铵的敏感性远远大于儿童的敏感性(ED_{95} 分别为 0.047mg/kg 和 0.081mg/kg)。而且维库溴铵在新生儿的作用时间延长,几乎等同于长时效肌松药。

当机体发生上、下运动神经元损伤和烧伤、脓毒血症等重症疾病时,肌肉失去运动神经支配后,便失去了功能性运动神经的营养作用。突触后膜的解剖出现退行性改变,正常突触后膜上的次级皱褶退变,乙酰胆碱受体以随意的方式出现在肌细胞膜的表面。这些神经肌肉结合部外的烟碱样受体,无论在成分上还是在分布上都与胎儿的烟碱样受体非常相似。首先呈丛状排列,然后几乎是扩散到失去神经肌肉的整个肌细胞膜上,包括终板区和终板外的整个细胞膜。接头处的细胞核仍合成 ε-nAChR,但数量减少,因此 γ-nAChR 和 ε-nAChR 共存于终板区。这些神经肌肉结合部外的乙酰胆碱受体比神经肌肉结合部的受体替换更新快得多。神经肌肉结合部外的乙酰胆碱受体对乙酰胆碱的敏感性增加了,受到神经递质刺激后,受体离子通道的平均开放时间延长。

现已明确上、下运动神经元疾病者应用琥珀胆碱,血清 K^+ 浓度大幅升高,甚至引起致命性室速、室颤和心脏停搏。其可能是由肌细胞接头外乙酰胆碱受体增殖,琥珀胆碱会刺激这些受体使肌细胞大量释放钾离子所致。上、下运动神经元受损的患者对非去极化肌松药出现抵抗现象,则是由于这些增殖的受体结合消耗了大量的肌松药所致,临床应用时应加强监测。烧伤患者对去极化肌松药和非去极化肌松药的反应均发生改变也与受体改变有关。同样烧伤患者应用琥珀胆碱后,血清 K^+ 浓度大幅升高,甚至引起致命性室性心动过速、心室颤动和心脏停搏。

突触前烟碱样受体可被乙酰胆碱激活,正反馈促进乙酰胆碱释放。非去极化肌松药阻断这些受体后,会出现临床中所见的颤搐和 TOF 刺激衰减的现象。只有乙酰胆碱快速形成才能维持颤搐或 TOF 刺激的反应性,非去极化肌松药阻滞突触前部分烟碱样受体妨碍乙酰胆碱的快速形成。

琥珀胆碱会导致肌束震颤或肌肉收缩,也属于突触前效应。给予小于肌松剂量的非去极化肌松药抑制琥珀胆碱突触前效应,从而可减轻肌颤搐。不同结构的非去极化肌松药之间的协同作用部分归因于它们对突触前烟碱样受体不同的抑制强度,从而减少了乙酰胆碱的释放。

第三节　非去极化肌肉松弛药的作用机制

肌肉松弛药的主要作用部位在神经肌肉接头后膜的乙酰胆碱受体,去极化肌肉松弛药和非去极化肌肉松弛药均具有与乙酰胆碱分子相似的分子结构,它们都可与乙酰胆碱受体 α 亚单位上的结合部位相结合,但它们产生的阻滞方式不同。1976 年 Neher 等人首先研究了乙酰胆碱激活的离子单通道电流,产生了膜片钳技术(patch clamp)。随着分子生物学受体克隆技术的发展,用全细胞电压钳技术记录电流,在爪蟾卵母细胞重组表达肌肉型乙酰胆碱受体(m-nAChR),利用膜片钳技术研究肌肉型乙酰胆碱受体,记录受体生物电活动,较为直观地反映肌肉型乙酰胆碱受体活动的全过程,为研究肌松药对肌肉型乙酰胆碱受体的作用奠定了基础。

一、非去极化肌肉松弛药对接头后膜受体的竞争作用

运动神经冲动的动作电位到达神经末梢使乙酰胆碱释放,并与接头后膜的乙酰胆碱受体结合,引起肌肉收缩。所有的非去极化肌肉松弛药(简称)非去极化肌松药的作用机制均是与乙酰胆碱竞争乙酰胆碱受体,从而阻止受体与乙酰胆碱的结合。其结果取决于肌松药和乙酰胆碱两者的浓度和与受体的亲和力。一个受

体的两个结合位点只有同时与两个乙酰胆碱分子结合后,方可使通道开放从而使膜去极化。如果其中一个位点与非去极化肌松药结合即便另一个位点与乙酰胆碱结合,通道也不会开放。神经刺激引发释放的乙酰胆碱很快即被接头间隙的乙酰胆碱酯酶分解,因此一般没有机会再与受体结合,而肌松药则不同,其分解或代谢部位不在接头部位,从受体上脱落的肌松药分子仍可与受体再次结合,所以在竞争过程中,肌松药占优势,只有当肌松药因分解或代谢使血浆浓度降低,引起效应部位浓度随之降低,乙酰胆碱浓度占据优势时,神经肌肉传导才逐渐恢复。

乙酰胆碱酯酶拮抗剂如新斯的明,使乙酰胆碱分解减少,让神经肌肉接头间隙的乙酰胆碱浓度增高,从而有更多的机会与非去极化肌松药竞争结合位点。由于肌松药与受体一个位点结合即可阻断通道开放,而乙酰胆碱需与两个位点结合才能激动受体,所以当结合位点肌松药浓度增加 1 倍,乙酰胆碱浓度必须增加 4 倍,其竞争力才相等,故在高浓度肌松药时,胆碱酯酶拮抗药难以发挥作用。

二、离子通道阻滞

离子通道阻滞是由于药物直接阻塞离子通道,非竞争性阻滞或影响离子通道的离子流通,使终板膜不能正常去极化,从而减弱或阻滞了神经肌肉兴奋传递。局麻药和钙通道阻滞药能阻断钠通道和钙通道的离子流动。同样,临床的某些药物也可阻断乙酰胆碱受体的离子流动。离子通道阻滞分为关闭型阻滞和开放型阻滞。开放型阻滞较常见,是离子通道因乙酰胆碱作用而激活开放,随后药物进入开放的通道内,发挥其阻滞效应,其效应强弱取决于离子通道开放的多少和开放的频率。关闭型阻滞是药物分子阻塞在离子通道膜外开口部分,在离子通道关闭时或

开放时均可发生阻滞,从而阻断或削弱神经冲动的传递。它们的作用位点不是乙酰胆碱的结合位点,也不是乙酰胆碱的竞争性药物,同样乙酰胆碱酯酶对其无拮抗作用。如果增加乙酰胆碱浓度使受体通道频繁开放只会增强通道阻滞药的作用,此对新斯的明和其他胆碱酯酶拮抗剂也具有增加通道阻滞的效应。

肌松药既可与受体乙酰胆碱位点结合,也可通过阻滞离子通道发挥部分作用。所有的肌松药均含季铵阳离子或双季铵阳离子基团,在电化学力的吸引下进入离子通道,发挥机械性堵塞作用,阻止钠离子与钙离子的进入和钾离子的流出。并不是所有单纯带正电荷的药物均能产生离子通道阻滞,还与药物的内在结构有关。肌松药通常进入通道,而不能穿过通道,这是因为离子通道的口部较大而内部较窄,但琥珀胆碱等细长分子的肌松药例外,其可能进入肌细胞浆,并有可能引起细胞损伤。各肌松药的主要作用部位不同,泮库溴铵主要作用在 α 亚基,产生竞争性阻断;氯箭毒碱低浓度表现为 α 亚基的竞争性阻滞,高浓度可进入通道阻滞离子流动。长期使用非去极化肌松药可能导致其分子进入并阻滞离子通道的比例增加,从而延长肌松药的作用时间,使其恢复减慢,这可能是 ICU 患者长期使用肌松药后肌力恢复缓慢的原因之一。

某些抗生素、可卡因、奎尼丁、三环类抗抑郁药、纳曲酮和纳洛酮等通过关闭性离子通道阻滞干扰神经肌肉兴奋传递,局麻药也主要通过这一途径而起作用。

三、肌肉松弛药对接头外受体的作用

接头外受体是指存在于终板区以外肌纤维膜上的受体,这类受体不受神经支配,正常人其数量很少,这种受体与接头后膜受体一样由肌纤维合成,但其性质与胚胎受体十分相似,与

成年人接头后膜上的受体不同：①接头外受体是不成熟受体，其合成与消失均快，半衰期为10~30小时，而成年人接头后膜受体的半衰期为7~14天；②接头外受体在去神经支配的肌纤维可迅速大量合成，其数量远远超过接头后膜受体；③接头外受体可受递质的影响，也可受药物干扰，该受体对激动剂如去极化肌松药十分敏感；④接头外受体的钠通道开放时间为正常成熟的接头内受体的4倍，所以激动剂可致更大的去极化作用。

大面积烧伤、软组织损伤、感染和上、下运动神经元损伤等可致肌纤维失去神经支配，此时接头外受体增多，使用琥珀胆碱等去极化肌松药引起大面积肌纤维膜去极化，引起大量K^+外流而致细胞外液高K^+状态，这是引起严重室性心律失常或心脏停搏的原因。由于接头外受体对拮抗剂的结合力不及接头后膜受体，因此，用预注非去极化肌松药来预防琥珀胆碱引起的高钾血症是不起作用的。而且有报道对接头外受体，箭毒可能不是拮抗剂，而可能是激动剂。箭毒激动接头外受体，开放离子通道而致膜去极化。去神经支配的肌肉接头外受体大量增生，这些受体属非成熟受体。非去极化肌松药因与此类受体结合，从而与接头后膜受体结合的药物减少，所以表现为对非去极化肌松药耐药。

四、肌肉松弛药对接头前膜受体的作用

接头前膜也有乙酰胆碱烟碱样受体，其生理作用是通过正反馈机制使神经肌肉组织能适应高频刺激（≥1Hz）的需要，高频刺激作用于运动神经，轴突分支末端释放的乙酰胆碱既作用于接头后膜受体使膜去极化，又作用于接头前膜受体，促使乙酰胆碱运转和释放，维持高频刺激所引起肌纤维强直收缩。部分箭毒化时强直刺激肌张力不能维持、四个成串刺激肌颤搐

衰减、用激动剂引起肌纤维成束收缩、肌纤维成束收缩可用非去极化肌松药预防，这些现象均是肌松药对接头前膜受体阻滞的结果。非去极化肌松药作用于接头前膜受体，影响其正反馈机制，减缓乙酰胆碱由储存部向释放部运转，以致不能适应高频刺激，使此时的乙酰胆碱释放量减少，肌松药阻滞程度增加，肌张力降低，即出现衰减。

接头前膜受体与接头后膜受体不同：①两者对药物的亲合力不同，激动剂和拮抗剂对两种受体的选择性和结合率均不相同；②两种受体控制的离子通道不同，接头后膜受体控制的离子通道是非选择性的阳离子通道，而接头前膜受体的离子通道与神经系统乙酰胆碱受体的离子通道相似，是Na^+通道；③肌松药对接头前膜受体作用具有频率依赖性，在高频刺激时，此作用明显，而在低频刺激时（0.1Hz）不明显，因为神经肌肉兴奋传递有很大安全性，正常传递时乙酰胆碱释放量较所需量要多3~4倍，所以低频刺激时此作用不明显。

肌松药对接头前膜受体和接头后膜受体的选择性有一定的差别。箭毒、阿曲库铵与接头后膜受体结合速率较与接头前膜受体结合速率略快，泮库溴铵和维库溴铵对接头前膜受体结合更缓慢，此外，去极化肌松药发展为Ⅱ相阻滞，可能有去极化肌松药对接头前膜受体的作用参与。

第四节 去极化肌肉松弛药的作用机制

一、去极化肌肉松弛药对接头后膜受体的作用

去极化肌肉松弛药（简称去极化肌松药）的作用最初同乙酰胆碱相似，刺激神经肌肉接头后膜的胆碱能受体，开放乙酰胆碱受体的离

子通道,使终板和有关的肌膜去极化。同时也可能兴奋神经节和自主神经末梢的胆碱样或毒蕈碱样受体,产生相应的不良反应。但是去极化肌肉松弛药的降解较乙酰胆碱慢,终板持续去极化抑制了兴奋的传递,从而发生肌肉松弛。去极化肌肉松弛作用的特点为:①肌肉松弛作用起效前肌纤维成束颤搐;②对强直刺激或四个成串刺激(train of four stimulation,TOF)的反应无衰减;③无强直后易化作用(post-tetanic potentiation,PTP);④非去极化肌肉松弛药拮抗其作用;⑤抗胆碱酯酶药增强其作用。

去极化肌松药最初具有类似乙酰胆碱的对受体的激动作用,因此被称为受体激动剂。随后则对受体又产生拮抗作用。琥珀胆碱由两分子的乙酰胆碱组成,故具有和乙酰胆碱相似的作用。琥珀胆碱与受体结合,使通道开放,终板去极化。受体因激动剂活化通道开放时间十分短暂,只有1毫秒甚至更短。乙酰胆碱因很快被胆碱酯酶水解,终板又恢复到静息状态等待下次神经兴奋。但是,去极化肌松药对肌肉有双向作用,开始是肌肉收缩,接着使肌肉松弛达数分钟到数十分钟。接头间隙的胆碱酯酶不能分解去极化肌松药。去极化肌松药在接头部位浓度降低依赖于其在血浆等部位的分解和排泄,首先表现为肌松药血浆浓度降低,随后才是接头部位的肌松药浓度扩散入血。去极化肌松药在接头部位的清除缓慢使它们可以不断地与受体解离后又结合,从而使终板持续去极化和通道开放。

去极化肌松药使肌细胞由兴奋收缩迅速转入松弛是因其使终板膜持续去极化,反而不能导致整个肌细胞的再次去极化。这是因为靠近终板周围的肌纤维膜上的钠通道结构特殊。这些近终板肌膜上的钠离子通道也是柱状通道蛋白,但具有双重闸门,一为电压控制闸门,另一为时间控制闸门,只有当双重闸门同时开放时,钠离子才可进入细胞引起去极化。静息状态下时间控制闸门是开放的,当激动剂与受体结合时,终板去极化,近终板肌膜钠通道的电压控制闸门开放,离子流动引起去极化。即使电压控制闸门持续开放,时间控制闸门到达一定时间后也会自行关闭。而时间控制闸门的再次开放必须等电压控制闸门关闭后才发生。去极化肌松药与受体结合,引起终板持续去极化,起初电压和时间控制闸门均开放,时间控制闸门按时关闭,没有电压控制闸门关闭的启动,时间闸门不能再次打开,所以离子通道随后又处于失活状态,终板去极化的信息不能传遍肌肉,表现为肌肉松弛。此时,肌细胞膜实际上被分为三个部分,终板膜的受体与去极化肌松药结合,导致终板持续去极化;终板周围细胞膜的钠通道处于失活状态;其余肌细胞膜上的钠通道处于静息状态,所以对肌肉的直接电刺激可引起收缩。只有等待去极化肌松药消除后,受体功能才能恢复正常。因此终板膜周围的钠通道成为终板和肌纤维膜间的缓冲区。

接头部位有去极化肌松药存在时,乙酰胆碱在接头部位的增多,只能加重电压控制闸门的持续开放,所以抗胆碱酯酶药不能拮抗去极化肌松药的肌松作用,反而能增强琥珀胆碱的肌松作用,因此不能用新斯的明对抗。

二、非竞争性阻滞

肌松药及其他一些药物可通过与受体结合或者影响细胞膜脂环境而改变神经兴奋传递。这些药物与受体作用,影响受体功能,但其作用位点却不是乙酰胆碱的结合位点。它们可以改变受体动力学,受体不再快速开关,而是开放或关闭时间延长。从而改变离子通道的电流及终板去极化。如普鲁卡因、氯胺酮和吸入麻醉药等能溶入肌细胞脂膜而改变通道开放和关闭的特性。如果通道不能开放则兴奋传导减慢,如果通道关闭缓慢则传递加强。非竞争性阻滞包括受体脱敏感阻滞。

1. **受体脱敏感阻滞**　受体脱敏感阻滞是运动终板长时间受到乙酰胆碱或其他激动剂作用,对激动剂开放离子通道的作用不再敏感。乙酰胆碱受体的屈曲性和细胞脂膜的流动性使乙酰胆碱受体具有多种形态。在正常情况下,静息态的受体无激动剂结合,通道是关闭的。如果两分子乙酰胆碱与受体 α 亚单位结合则受体构型改变,通道开放,离子通过。然而,当受体与激动剂结合后,构型无变化,通道也不打开,此时的受体称为脱敏感态。其机制尚未明了,受体还有一些其他的构型,都不是能被乙酰胆碱激动的,故将它们都称为脱敏感态。有迹象表明受体蛋白中酪氨酸的磷酸化可能导致受体脱敏感。能引起乙酰胆碱受体发生脱敏感现象的药物很多,如吸入麻醉药氟烷、异氟烷、局部麻醉药、巴比妥类药、乙酰胆碱受体激动剂和抗胆碱酯酶药、钙通道阻滞药、多黏菌素 B 等。

受体可在静息态和脱敏感态间转换,受体激动剂包括琥珀胆碱可促进乙酰胆碱受体进入脱敏感态。因为他们与受体紧密结合,使受体很难转变回静息态,因而脱敏感受体比例增大,这也部分解释了琥珀胆碱使用后能增强在其后使用的非去极化肌松药的作用。受体拮抗剂同样和受体结合紧密,阻止受体转换为静息态,可促进受体的脱敏感态。脱敏感态的存在可使很多情况下试验数据偏移,在其他实验背景相同情况下,受体对激动剂和拮抗剂的反应可能发生改变。这可能也是长时间应用去极化肌松药时效延长的原因之一。

受体发生脱敏感阻滞就损失了正常传递神经刺激的功能,脱敏感受体数量增加使具有正常去极化功能的受体总量减少,更容易被非去极化肌松药所阻滞,脱敏感受体增加以至于功能正常的受体所产生的终板膜电位达不到引起肌纤维收缩的阈值时,则神经肌肉兴奋传递就不再发生。

2. **Ⅱ相阻滞**　Ⅱ相阻滞是一个复杂的现象,当终板持续暴露在去极化肌松药的作用下即可发生。发生Ⅱ相阻滞后,肌松监测显示为非去极化表现,对强直刺激和TOF的反应衰减,出现强直刺激后易化现象,可部分或全部被抗胆碱酯酶药拮抗。

Ⅱ相阻滞机制尚未完全明确,可能类似于脱敏感阻滞。激动剂使受体离子通道构型发生变化,使离子通道失活,接头后膜缓慢恢复到极化状态,但在肌松药长时间存在时,通道蛋白仍处于结构异常状态,接头仍不能正常传递。也可能是由于通道长时间开放引起钠离子和钙离子不停进入细胞,钾离子持续出胞,而使接头部位膜内外电解质浓度失平衡,最终干扰终板膜的功能;或与琥珀胆碱阻滞离子通道;或与作用于接头前膜受体干扰乙酰胆碱的合成和释放有关。另一可能的机制是最初的去极化过程,激活了电压依赖性的膜质子泵使膜能够在去极化肌松药的持续存在下恢复到极化状态,此时去极化肌松药分子不能使肌细胞膜去极化,而仅仅是占据受体部位,表现为阻滞作用。

Ⅱ相阻滞的发生过程差异很大,包括用药时间、药物种类和剂量以及肌肉的类型。在氧化亚氮－氧－氟烷麻醉时,琥珀胆碱总用量达到 3~5mg/kg 即发生Ⅱ相阻滞;而在氧化亚氮－阿片类麻醉下,持续应用琥珀胆碱,发生Ⅱ相阻滞的琥珀胆碱用量可从 2.3~17.9 mg/kg,发生Ⅱ相阻滞的时间变异可从持续滴注琥珀胆碱后 42~280 分钟。通常认为应用琥珀胆碱后,TOF 比值(T_4/T_1)小于 0.5 即为发生Ⅱ

相阻滞。Ⅱ相阻滞发生后神经 – 肌肉传导恢复正常的速度减慢,由于Ⅱ相阻滞的发生机制和影响因素极其复杂,用抗胆碱酯酶药拮抗其肌松的效果很难预测,所以一般不主张拮抗,即使肌松监测表现为非去极化的阻滞性质。

(李士通)

参考文献

[1] MARTYN J A, JONSSON M, FAGERLUND M J, et al. Basic principles of neuromuscular transmission. Anaesthesia, 2009, 64 (Suppl 1):1–9.

[2] FAGERLUND M J, ERIKSSON L I. Current concepts in neuromuscular transmission. Br J Anaesth, 2009, 103 (1):108–114.

[3] GILHUS N E. Myasthenia and the neuromuscular junction. Curr Opin Neurol, 2012, 25:523–529.

[4] SINE S M. End–plate acetylcholine receptor: structure, mechanism, pharmacology, and disease. Physiol Rev, 2012, 92:1189–1234.

[5] SHI L, FU A K, IP N Y. Molecular mechanisms underlying maturation and maintenance of the vertebrate neuromuscular junction. Trends Neurosci, 2012,35:441–453.

[6] JANG Y C, VAN REMMEN H. Age–associated alterations of the neuromuscular junction. Exp Gerontol ,2011,46:193–198.

第四十五章　去极化和非去极化肌肉松弛药

肌松药是高度解离的极性化合物,易溶于水而相对不溶于脂肪,因此不易透过血脑屏障、肾小管上皮细胞、胃肠道上皮细胞和胎盘。在体内的分布容积接近于细胞外液容积,约为200ml/kg。口服吸收慢且不规则,即使少量吸收,进入门静脉系统后也被肝摄取且迅速从尿排除,所以口服给药无效。皮下注射几乎无效,肌内注射的作用仅及静脉注射的20%~50%。一次静脉注射后,在血浆中浓度很快升高,其血浆蛋白结合率也相对较低,以后随着肌松药在体内分布和消除,其血药浓度降低出现两个明显的时相。初始分布容积(V_1)是肌松药分布到血供丰富的器官和组织的容积,稳态分布容积(V_{ss})是血液与组织液之间肌松药浓度取得平衡时的容积。

肌松药除与神经肌肉接头的受体相结合外,还与组织内的黏多糖、骨以及血浆蛋白等结合。消除半衰期长的肌松药反复给药时易引起蓄积作用。

临床上常以给药至产生最大肌松效应的时间称起效时间。以给药至肌颤搐恢复25%之间的时间为临床时效。以给药至恢复95%之间的时间为总时效。以肌颤搐由25%恢复至75%之间的时效为恢复指数。

第一节　去极化肌肉松弛药

去极化肌肉松弛药的作用与乙酰胆碱相似,刺激神经肌肉接头上的胆碱能受体,使终板膜去极化。但是去极化肌肉松弛药的降解较乙酰胆碱慢,终板持续去极化抑制了兴奋的传递,从而发生肌肉松弛。同时去极化肌肉松弛药也可兴奋神经节和自主神经末梢的胆碱样或毒蕈碱样受体,产生相应的不良反应。

琥珀胆碱(succinylcholine)是目前唯一还在临床应用的去极化肌肉松弛药,虽有很多不良反应,但有起效快、作用完善和时效短等优点。

琥珀胆碱具有与乙酰胆碱相似的对接头后膜作用,但琥珀胆碱对受体的亲和力较乙酰胆碱强,与受体结合时间长,结合时间较乙酰胆碱约长1 000倍,故引起肌膜持续去极化。琥珀胆碱除作用于接头后膜受体外,同样可作用于接头前膜和接头外肌膜受体。肌松出现前有肌纤维成束收缩或称肌颤,肌纤维成束收缩是神经元重复激发引起的肌纤维之间不同步的肌纤维收缩。

一、药代动力学和药效动力学

琥珀胆碱是由两个乙酰胆碱分子通过乙酰甲基连接而成(见图45-1)。琥珀胆碱的超短时效正是由其被丁酰胆碱酯酶(butyrylcholine esterase,又称血浆胆碱酯酶,plasma cholinesterase或假性胆碱酯酶,pseudocholine esterase)迅速分解成琥珀单胆碱和胆碱所致。丁酰胆碱酯酶水解琥珀胆碱的能力很强,能够到达神经肌肉接头的琥珀胆碱只占给药量的10%。琥珀单胆碱也有肌肉松弛作用,但比琥珀胆碱弱得多,仅为琥珀胆碱的2%。然而,琥珀单胆碱的代谢较琥珀胆碱慢,它最终分解为琥珀酸和胆碱。由于神经肌肉接头上并没有丁酰胆碱酯酶存在,琥珀胆碱只有从神经肌肉接头重新弥散到循环中才能被分解;因此,丁酰

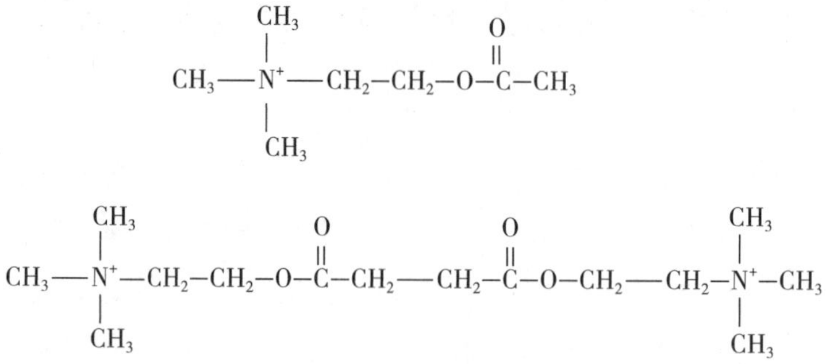

$$CH_3 - \overset{\overset{\displaystyle CH_3}{|}}{\underset{\underset{\displaystyle CH_3}{|}}{N^+}} - CH_2 - CH_2 - O - \overset{\overset{\displaystyle O}{||}}{C} - CH_3$$

$$CH_3 - \overset{\overset{\displaystyle CH_3}{|}}{\underset{\underset{\displaystyle CH_3}{|}}{N^+}} - CH_2 - CH_2 - O - \overset{\overset{\displaystyle O}{||}}{C} - CH_2 - CH_2 - \overset{\overset{\displaystyle O}{||}}{C} - O - CH_2 - CH_2 - \overset{\overset{\displaystyle CH_3}{|}}{\underset{\underset{\displaystyle CH_3}{|}}{N^+}} - CH_3$$

图45-1　乙酰胆碱(上)和琥珀胆碱(下)的分子结构

胆碱酯酶通过控制琥珀胆碱到达神经肌肉接头前和离开神经肌肉接头后被水解的速度来影响其起效和时效。

临床麻醉研究中发现,琥珀胆碱的药代动力学表现为单室模型,其消除半衰期($t_{1/2\beta}$)为47秒(90% 可信区间 24~70秒),效应室平衡半衰期为 211 秒(139~282 秒)。丙泊酚麻醉下琥珀胆碱浓度效应关系的研究发现,琥珀胆碱的降解速率常数(1.07±0.49)与消除速率常数(0.97±0.30)无差别,相关性很好;全身消除率在无室模型为(37±7)ml/(min·kg),在室性模型中为(37±9)ml/(min·kg),两者之间也无差异;血浆效应室平衡速率常数 k_{e0} 为(0.058±0.026)/min;50% 阻滞的效应室浓度(734±211)ng/ml。其结果进一步证实了琥珀胆碱的消除主要取决于血浆中的快速水解。但是在 Kato 等的研究中,给予琥珀胆碱 1mg/kg,在体和离体血浆清除率分别为(4.17±2.37)L/min 和(1.85±0.28)L/min,琥珀胆碱 2mg/kg分别为(2.91±2.01)L/min 和(1.27±0.43)L/min;给予琥珀胆碱 1mg/kg,在体和离体 $t_{1/2\beta}$分别为(25.4±10.6)秒和(47.4±5.4)秒;给予 2mg/kg 时,$t_{1/2\beta}$ 分别为(26.3±10.0)秒和(75.2±21.8)秒;其离体的血浆清除率低于在体的,离体的 $t_{1/2\beta}$ 也显著较在体的长;只有在1mg/kg 的离体分析中,胆碱酯酶活性与 $t_{1/2\beta}$ 有

相关性。这些结果提示琥珀胆碱从循环中快速消失不止是酯酶水解的结果,更是由于琥珀胆碱快速弥散出血管的缘故。

琥珀胆碱效能较弱,其拇收肌的 ED_{50} 和ED_{95} 分别为 0.3mg/kg 和 0.5mg/kg,静脉注射0.5mg/kg,起效时间(60~90)秒,面部肌和眼肌的起效时间在 60 秒以内。一般认为其95% 有效剂量(ED_{95})为 0.51~0.63mg/kg。但近期有研究测得其 ED_{50} 和 ED_{95} 分别为 0.14mg/kg 和0.27mg/kg。静脉注射琥珀胆碱 1mg/kg 后,60 秒内对神经肌肉刺激的反应就会完全被抑制。丁酰胆碱酯酶基因型正常的患者静脉注射琥珀胆碱 1mg/kg 后其时效(25% 恢复时间)为 2~3 分钟,90% 恢复时间为 9~13 分钟。琥珀胆碱能迅速被血浆胆碱酯酶水解,以原型经肾脏排泄量不多,正常人约为 2% ~5%。琥珀胆碱 $t_{1/2\beta}$ 为 2~4 分钟。静脉注射琥珀胆碱 1mg/kg 后可维持呼吸暂停 4~5 分钟,肌张力完全恢复约需 6~12min。琥珀胆碱反复静脉注射或持续静脉滴注可维持长时间肌松,静脉滴注浓度为 0.1%~0.2%,静脉滴注速度为50~100μg/(kg·min)。但静脉滴注 30~60 分钟之后由于快速耐药产生,滴速可能要增加。琥珀胆碱并可与 1% 普鲁卡因或 0.5% 利多卡因混合静脉滴注,此时琥珀胆碱浓度可减低至0.05%~0.07%。儿童对琥珀胆碱相对较成人不

敏感,气管插管量由成人的 1mg/kg 要增加到1.5mg/kg。婴幼儿除外静脉注射还可以肌内注射,此时琥珀胆碱用注射用水稀释至 10mg/ml,用量 1.5~2.0mg/kg。在紧急情况下琥珀胆碱还可气管内或舌下给药。琥珀胆碱可能发生很多不良反应或并发症。其中一些并发症如恶性高热、过敏反应及严重高钾血症等虽然不常见,但可危及患者生命且可突然发生而无前驱症状。

近年来有不少研究用小剂量(0.3~0.6mg/kg)琥珀胆碱来快速顺序诱导插管(rapid sequence induction, rapid sequence intubation, RSI)以减少琥珀胆碱后呼吸暂停时间及血氧饱和度下降的发生率。Naguib 等发现,琥珀胆碱的剂量从 1mg/kg 降低到 0.56mg/kg,可以使血氧饱和度低于 90% 的发生率从 85% 降低到 65%。在 Naguib 等的另一个研究中,剂量为 0.3mg/kg、0.5mg/kg 和 1.0mg/kg 时,插管条件可接受(优或良)的比率分别为 92%、94% 和 98%;不同剂量组之间无差异;在给予琥珀胆碱后 60 秒时 90% 和 95% 的患者达到可接受的插管条件所需剂量分别为 0.24(95% 可信区间:0.19~0.31)mg/kg 和 0.56(0.43~0.73)mg/kg。El-Orbany 等发现,琥珀胆碱剂量为 0.3mg/kg 和 0.4mg/kg 时,插管条件常常无法接受;0.5mg/kg 和 0.6mg/kg 时所有的患者都可达到可接受的插管条件。但是,临床上不只是希望得到可接受的气管插管条件,更希望得到患者完全不动的插管条件,即评级为优;而且,由于琥珀胆碱作用的个体差异性很大,即使琥珀胆碱剂量降低到 0.5~0.6mg/kg,也不能使每个患者的呼吸暂停时间低于安全水平。在另一研究中,琥珀胆碱剂量为 0、0.3mg/kg、0.5mg/kg、1.0mg/kg、1.5mg/kg 和 2mg/kg 时,插管条件为优的比率分别为 0、43.3%、60.0%、63.3%、80.0% 和 86.7%;在琥珀胆碱后 60 秒时 50%和 80% 患者达到插管条件优所需的剂量分别为 0.39(95% 可信区间为 0.29~0.51)mg/kg 和 1.6(95% 可信区间为 1.2~2.0)mg/kg。因此,一般还是主张用 1~1.5mg/kg 的琥珀胆碱来进行快速诱导插管。

二、不良反应

琥珀胆碱的胆碱能受体兴奋作用和去极化作用是导致其很多不良反应的原因,而且在一些特殊情况下,可危及性命,所以有些情况下必须禁用琥珀胆碱。

1. 心血管作用 琥珀胆碱可刺激所有的胆碱能自主神经系统,包括交感和副交感神经节上的烟碱样受体和心脏窦房结中的毒蕈碱样受体。低浓度时,心脏发生负性的变力性和变时性反应,这可通过预先给予阿托品来缓解;而在大剂量时,则发生正性的变力性和变时性反应,并发生心动过速。自主神经刺激的主要临床表现就是心律失常,包括窦性心动过缓、节性心律和室性心律失常。

窦性心动过缓的原因是对窦房结中的心脏毒蕈碱样受体的刺激。这在未预先给予阿托品的迷走张力较高的儿童尤为显著。在成人发生的窦性心动过缓则更常发生于给予第二个剂量之后,这提示琥珀胆碱的水解产物(琥珀单胆碱和胆碱)可能提高心脏对琥珀胆碱追加剂量的敏感性。窦性心动过缓可以用阿托品来预防。

琥珀胆碱引起节性心律的原因则是对窦房结中毒蕈碱样受体的刺激抑制了窦房结的起搏,从而使房室结成为心脏的起搏点。节性心律的发生率也在给予琥珀胆碱的追加剂量时较高,可以用预先给予非去极化肌肉松弛药来预防。

琥珀胆碱可增加儿茶酚胺的释放,并且降低心室对儿茶酚胺引起心律失常的阈值;琥珀胆碱的去极化作用还可增高血钾浓度。所有这些都促进了室性心律失常的发生。

2. 高钾血症　琥珀胆碱的去极化作用激活了乙酰胆碱通道，使钠离子进入细胞，钾离子从细胞中出来，从而使血浆内钾离子浓度升高，在正常人一般可升高血钾 0.5mmol/L，并不至于引起心律失常。而在上下运动神经元损伤、药物或毒素导致的化学性去神经支配、长期卧床、烧伤、大面积创伤、严重腹腔感染、闭合性颅脑损伤、引起偏瘫或瘫痪的脑血管意外、肌肉营养不良、格林－巴利综合征等的患者，神经肌肉接头外乙酰胆碱受体上调，琥珀胆碱及其代谢产物使所有的乙酰胆碱受体去极化，钾离子从肌肉细胞大量外流，血钾的升高可超过 5~7mmol/L，这时就会引起严重的高钾血症，并导致心律失常，甚至心搏骤停。在败血症患者、伤口肉毒杆菌感染患者、坏死性胰腺炎患者及口腔黏膜炎患者中都有琥珀胆碱引起高钾血症甚至心搏骤停的报道。预先给予小剂量的非去极化肌肉松弛药可部分预防琥珀胆碱引起的高钾血症。对于肾功能衰竭的患者，虽然早期的研究报道给予琥珀胆碱后易引起高钾血症，但是之后的对照性研究显示血钾升高程度在肾功能衰竭患者与肾功能正常患者之间无差异。然而尿毒症性神经性疾病的患者给予琥珀胆碱后还是会发生高钾血症。

一旦发生重度的高钾血症，应该立即过度通气、静脉注射 1~2g 氯化钙、0.5mmol/kg 碳酸氢钠和 10U 常规胰岛素加入 50% 葡萄糖溶液 50ml 中（成人）或 0.15U/kg 常规胰岛素加入 50% 葡萄糖溶液 1ml/kg 中（儿童）静脉输注。

3. 眼压升高　琥珀胆碱可使眼压升高约 8mmHg，一般在注射后 1 分钟内出现，2~4 分钟达高峰，6 分钟后开始降低。原因系眼外肌纤维收缩和脉络膜血管充血。但除开放性眼外伤，其他眼科手术并不禁用。小剂量非去极化肌肉松弛药预处理可预防琥珀胆碱导致的眼压升高。

4. 胃内压升高　一般认为琥珀胆碱引起胃内压升高与腹肌收缩及迷走神经兴奋有关。但琥珀胆碱对胃内压的影响，个体差异很大。有些患者胃内压升高至 30cmH$_2$O 以上，甚至到 120cmH$_2$O，而另一部分患者的胃内压无明显影响。琥珀胆碱不引起婴儿和儿童的胃内压升高，因为这些患儿很少发生肌纤维成束收缩。小剂量的非去极化肌肉松弛药预处理也可预防琥珀胆碱引起的胃内压升高。胃内压大于 28cmH$_2$O 有引起反流的危险，而对于怀孕、腹水、肠梗阻或裂孔疝的患者，胃内压大于 15cmH$_2$O 就可能引起反流。

5. 颅内压升高　正常人琥珀胆碱仅一过性升高颅内压，其机制和临床意义不明。脑肿瘤手术患者给予琥珀胆碱后颅内压显著升高。非去极化肌肉松弛药预处理也可防止颅内压升高。

6. 术后肌痛　琥珀胆碱引起术后肌痛的发生率差异很大，发生率为 0.2%~89%。女性、小手术后、门诊手术后、术后下床早的患者较易发生肌痛。术后肌痛由肌颤引起的肌肉损害所造成，给予琥珀胆碱后肌球蛋白血症和血清肌酐激酶升高提示可有肌肉受损存在。琥珀胆碱的剂量大小直接影响肌纤维成束收缩和术后肌痛的发生：0.5mg/kg 和 3.0mg/kg 的琥珀胆碱引起的肌纤维成束收缩的发生率和术后肌痛的严重程度都低于 1.5mg/kg。小剂量非去极化肌肉松弛药预处理可防止琥珀胆碱引起的肌纤维成束收缩，也可降低术后肌痛的发生率并减轻其程度，但不能完全防止术后肌痛的发生；也有研究发现有些未用琥珀胆碱的门诊手术患者也会发生术后肌痛。

7. 咬肌痉挛　给予琥珀胆碱后有时可见咬肌张力增大,其发生率为 0.5%~1%,而且儿童发生率较高。而严重的咬肌痉挛的发生率尚有争议,一般认为 1/100 000~1/1 000。咬肌痉挛的持续时间一般为 10~20 分钟。有研究提示这是琥珀胆碱的剂量不当引起的过大的收缩反应。也有研究认为其作用机制在于肌细胞,而非神经肌肉接头。追加琥珀胆碱后咬肌痉挛继续存在,且发展到全身强直,并伴肌酸磷酸激酶升高和肌球蛋白尿。在大鼠的动物实验中,小剂量(0.03mg/kg)的维库溴铵预处理可显著降低琥珀胆碱引起的咬肌挛缩 90%,小剂量(0.8mg/kg)的丹曲林预处理也可降低咬肌挛缩约 80%。虽然咬肌痉挛常常是恶性高热的早期症状,但咬肌痉挛并不总伴有恶性高热的发生,常常只是单独存在,或伴一定程度的外周肌肉强直。但是必须认识到发展为恶性高热的可能性,因此患者必须观察恶性高热的体征 24 小时;且须进行肌肉活检和收缩反应检测,以测定恶性高热的易感性。

8. 恶性高热　恶性高热是一种遗传性疾病,琥珀胆碱和强效吸入性麻醉药都可诱发其发生。其在麻醉中的发生率为 1:16 000,在合用琥珀胆碱和强效吸入性麻醉药时的发生率为 1:4 200。恶性高热的死亡率最早为 70%,早期诊断及丹曲林的应用已使其降低到 5%。恶性高热最先出现的征象常常为呼气末二氧化碳浓度(FetCO$_2$)升高、心动过速、骨骼肌僵直、体温快速升高(每 5 分钟升高 1℃)。恶性高热患者的体温可超过 43℃,动脉血二氧化碳分压可高达 100mmHg,pH 低于 7.0。恶性高热同时伴有血清钾、钙、肌酸激酶和肌球蛋白升高,随后血清钾和钙降低。但有时恶性高热的临床表现可能很不典型或迟发。

发生恶性高热时必须立即去除其发病的诱因,停止所有的麻醉用药或更换新的麻醉机以彻底清除吸入麻醉药的继续存在,100% 氧气过度通气,重复多次给予丹曲林(每次 2mg/kg,如需要可 5 分钟一次,直到症状缓解或总量 10mg/kg),给予碳酸氢钠纠酸和碱化尿液防止肾小管被肌红蛋白尿堵塞,物理降温及对症处理等。

9. Ⅱ相阻滞　当大剂量(7~10mg/kg 或总量达 1g)或长时间(30~60 分钟)应用琥珀胆碱时,琥珀胆碱的神经肌肉阻滞性质就会从去极化转变为非去极化,即Ⅱ相阻滞。吸入麻醉药和局麻药可促使Ⅱ相阻滞的发生。近年来有报道,即使应用单次较小剂量(0.05~1.0mg/kg)的琥珀胆碱后,其起效和恢复过程中都有 TOF 衰减,且衰减程度依赖于琥珀胆碱的剂量;还可见强直刺激反应衰减和强直后易化。发生Ⅱ相阻滞后,肌松恢复延迟而且难以预测。虽然理论上Ⅱ相阻滞可以被抗胆碱酯酶药所拮抗,但实践应用上仍有争议,且其结果难以预料。

10. 过敏反应和类过敏反应　与麻醉药有关的过敏反应中有 60%~80% 是由肌肉松弛药引起的,其中琥珀胆碱引起过敏反应的发生率最高。表现为皮疹、面部潮红等皮肤症状、支气管痉挛和循环不稳定甚至循环衰竭。皮试和特异性 IgE 测定有助于诊断。对肌肉松弛药过敏的患者中,有 84% 在不同的肌肉松弛药之间存在交叉敏感性,有 16% 的患者对所有肌肉松弛药都过敏。

第二节　非去极化肌肉松弛药

非去极化肌松药的特点是:①在出现肌松前没有肌纤维成束收缩;②对强直刺激和四个

成串刺激的反应出现衰减;③对强直刺激后的单刺激反应出现易化;④非去极化肌松作用能被抗胆碱酯酶药拮抗。

理想的肌松药应具备以下标准:属于非去极化肌松药,起效迅速,时效短,作用强,恢复快,无蓄积,无组胺释放,无心血管不良反应,代谢产物无药理活性,其作用可被抗胆碱酯酶药物逆转。

一、非去极化肌肉松弛药的药代动力学

1.肌松药的体内分布　非去极化肌肉松弛药依分子结构主要分为苄异喹啉类和甾体类,但这两类肌松药均是水溶性的季铵化合物。由于肌松药不具有脂溶性,所以其不能透过脂质的细胞膜以及血脑屏障、胎盘屏障等脂质屏障。肌松药静脉注射后多数仅仅分布于细胞外液。虽然维库溴铵的消除半衰期较阿曲库铵长,但由于其分布更迅速,致血浆浓度快速下降,所以其时效与恢复速率与阿曲库铵相似。老年、肥胖、脱水的患者细胞外液减少,肌松药的分布容积减少,用量应相应减少。肝肾功能不全或心功能不全等导致的大量体液潴留能增加肌松药的分布容积,麻醉诱导时肌松药的初次剂量则需要加大,但在这些病理情况下因血浆清除率下降使维持剂量明显减少。临床研究表明,严重肝硬化患者需要更大剂量的筒箭毒碱和泮库溴铵才能达到普通患者相同程度的肌松。这是因为筒箭毒碱和泮库溴铵在肝硬化患者往往有较大的分布容积,故需较大一些的剂量才能达到相同的药效。该类患者有较高浓度的 γ- 球蛋白,与球蛋白结合的筒箭毒碱和泮库溴铵增多,游离药物相对较少,也会使有效药物减低。

2.肝脏代谢　肝脏代谢胆汁排泄是中时效甾体肌松药的主要代谢和排泄方式。维库溴铵主要代谢和排泄途径为肝脏羟化,占75%~85%,其代谢产物中 3- 羟基维库溴铵的肌松作用最强,为维库溴铵的 50%~60%。17- 羟基化合物和 3,17- 双羟基化合物的强度则明显减弱,代谢产物经肾排泄。维库溴铵的消除半衰期较阿曲库铵长,大剂量应用时其恢复指数大,重复用药可能出现蓄积作用。罗库溴铵药代动力学与维库溴铵相似,消除主要依靠肝脏,其次是肾脏。在慢性肝功能不全时,肾脏中的罗库溴铵代谢酶诱导增加,能代谢更高比例的罗库溴铵。在慢性肝功能不全动物的无肝期,罗库溴铵的肌松时效明显短于正常肝功能动物无肝期的肌松时效。肾功能衰竭虽然血浆清除减少但并不明显影响其时效与药代动力学,而肝功能障碍可延长时效达 2~3 倍。泮库溴铵15% 在肝内代谢羟化,代谢产物中以 3- 羟基化合物的肌松效应为最强,可达到泮库溴铵的 2/3,17- 羟基化合物的强度为泮库溴铵的 1/5。

肝脏主要通过细胞色素 P450、UDP- 葡糖醛酸基转移酶等代谢酶对药物进行氧化还原和 / 或结合反应,使代谢产物较易于通过肾脏和胆汁排出体外。肝脏对肌松药的代谢主要指对肌松药进行生物转化和分泌入胆汁而排泄。

(1)Ⅰ相代谢包括羟化、脱烃、脱氨、环氧化、脱硫、脱卤和水解等反应。参与Ⅰ相代谢的主要混合功能氧化酶是细胞色素 P450。如泮库溴铵有10%~20% 在肝脏内代谢羟化成为 3- 羟基维库溴铵;而维库溴铵在体内可产生 3- 羟基维库溴铵、17- 羟维库溴铵和 3,17- 羟基维库溴铵三种代谢产物。

(2)Ⅱ相代谢,又称结合反应,谷胱甘肽、葡糖醛酸及硫酸根等基团在相应转移酶的作用下,使药物形成非活性形式,而易于从肾脏随尿或从肝脏随胆汁分泌而排泄。

(3)Ⅲ相代谢是经过肝细胞和肾小管上皮

细胞上的一类转运载体即有机阴离子转运多肽（organic anion translating peptide, OATP）完成，OATP 是一个超级家族的转运体，它们在肝脏和肾脏等器官表达的改变，可影响其底物的代谢。已经发现一些麻醉药和内源性阿片类物质是 OATP 的底物。如肌松药罗库溴铵是大鼠 Oatp1、Oatp2 和 Oatp3 及人类 OATP-A 的底物。

肝脏除对药物的摄取和转化作用外，还可通过胆汁分泌途径将一些药物和代谢产物经粪便排出体外。胆汁淤积时，主要经胆汁排泄的药物在体内的消除可能延长。甾体肌松药及其代谢产物大都经胆汁排泄，因而其代谢会受到一定程度影响。罗库溴铵去除了维库溴铵的 3- 乙酰基团，在体内几乎不代谢，更多通过胆汁排泄。

3. 自行降解 阿曲库铵和顺式阿曲库铵可通过一种化学反应自行降解，即 Hofmann 消除。两药在生理 pH 和体温下就进行 Hofmann 消除，在碱性条件下会更易于消除。过度通气将加速阿曲库铵的降解。阿曲库铵除非特异性酯酶分解和 Hofmann 消除两条通路外，还有其他重要通路存在。顺式阿库铵库是阿曲库铵 10 个异构体中的一种，其作用为后者的 4 倍。与阿曲库铵一样，它也通过 Hofmann 消除，其 Hofmann 消除占到总清除率的 77%。顺式阿曲库铵的清除和 N- 甲基四氢罂粟碱的形成几乎不受肝功障碍的影响。

4. 酯酶分解 琥珀胆碱和米库氯铵都是经血浆胆碱酯酶分解，米库氯铵是一种双酯型苄异喹啉化合物，可被血浆胆碱酯酶很快降解，血浆胆碱酯酶分解米库氯铵的速率为琥珀胆碱的 70%~80%。两者的消除不直接依赖肝肾功能，但肝和肾功能衰竭，则直接影响分解米库氯铵的血浆胆碱酯酶，肾衰可能使胆碱酯酶活性降低 30%~50%。在血浆胆碱酯酶

异常或活性低下时，可以影响米库氯铵的时效。阿曲库铵在人肝内由非特异性酯酶分解约占 60%，它也是阿曲库铵消除的重要方式之一。

5. 肾脏的代谢和排泄 几乎所有肌松药都或多或少在肾脏中浓缩，随尿排出体外。故肾脏在肌松药的代谢中有重要作用。不同种类肌松药由于分子结构的不同，其肾脏代谢水平也不尽相同。氯筒箭毒碱有 80% 通过肾排出，其余经胆汁排泄。泮库溴铵 85% 消除经肾原型排出。肾功能不全时泮库溴铵的消除时间延迟。哌库溴铵消除主要经肾以原型由尿排出，少量随胆汁排出，在体内几乎不代谢，消除半衰期是 100 分钟。杜什氯铵属双季铵苄异喹啉化合物。在体内极小量为血浆酯酶水解，主要经肾排泄，极小量随胆汁排出，因此肾功能衰竭明显延长其时效。这些长时效药物的排泄主要依赖肾脏，在无尿时其代谢将会受到明显影响。维库溴铵 15%~25% 经肾排泄。常见肌松药在体内的代谢和消除见表 45-1。

罗库溴铵超过 70% 通过胆汁排泄，肝功能下降时罗库溴铵代谢理论上会受到显著影响，但临床和动物实验结果却不完全如此。在肝移植术中发现，罗库溴铵需要量无肝期较无肝前期下降仅 24%。动物实验中，结扎肾血管的正常大鼠罗库溴铵肌松维持时间与未结扎肾血管的大鼠无显著差异，而在阻塞性黄疸大鼠结扎肾血管后罗库溴铵肌松维持时间则延长近 2.5 倍，提示肾脏在黄疸大鼠罗库溴铵代谢中占有重要地位。阻塞性黄疸大鼠结扎肝动脉和门静脉的无肝代谢模型中，罗库溴铵代谢速度较正常大鼠结扎肝动脉和门静脉后增加约 30%，说明罗库溴铵肝外代谢有一定程度增强。这些结果提示肝功能障碍时药物的代谢可能有一定程

表45-1 常见肌松药在体内的代谢和消除

肌松药	肾排泄/原型(%)	胆汁排泄/原型(%)	肝代谢/(%)	其他代谢途径
琥珀胆碱	<2	—	—	胆碱酯酶水解(90%)
氯筒箭毒碱	80	20	—	—
杜什氯铵	>90	<10	—	—
阿曲库铵	10~40	—	—	霍夫曼消除和非特异性酯酶水解(60%~90%)
顺式阿曲库铵	16	—	—	霍夫曼消除(80%)
米库氯铵	<5	—	—	胆碱酯酶水解(95%~99%)
泮库溴铵	85	15	10~20	—
哌库溴铵	>90	<10	10	—
维库溴铵	20~30	30~40	30~40	—
罗库溴铵	<10	>70	<5	—

度改变,肝脏代谢减少而肾脏代谢可能增加。

同肝功能下降时肾脏对药物代谢程度增强相似,肾功能下降时药物也可能会增加从肝脏的代谢。已经证实,无肾脏的犬,从胆汁中排出的筒箭毒碱达给予量的34%。正常情况下筒箭毒碱经胆汁和唾液分泌量很小,而在某些异常情况下这样的排泄途径成为该药重要的血浆清除式。

二、非去极化肌肉松弛药的药效动力学

根据化学结构肌松药可分为甾体类和苄异喹啉类及胆碱酯类和非胆碱酯类。氯筒箭毒碱(d-tubocurarine)、阿曲库铵、顺阿曲库铵、米库氯铵和杜什氯铵均属苄异喹啉类;维库溴铵、罗库溴铵、泮库溴铵、哌库溴铵均属甾体类;分子结构中含胆碱酯结构的有琥珀胆碱、杜什溴铵和米库氯铵,该类药物可以被血浆胆碱酯酶分解。

根据肌松药的药效,肌松药可分成超短时效、短时效、中时效和长时效等四类,肌颤搐25%恢复时间短于8分钟的为超短时效肌松药如新型肌松药更他氯铵(gantacurium chloride);在8~20分钟内为短时效如米库氯铵;在20~50分钟内为中时效,如阿曲库铵、顺阿曲库铵、维库溴铵和罗库溴铵;超过50分钟的为长时效如泮库溴铵、哌库溴铵和杜什氯铵(表45-2)。

(一)量效关系

由于神经肌肉兴奋传递有一个较大的安全阈,当所有肌纤维的接头后膜受体被阻滞达足够比例时才出现肌松征象。接头后膜受体阻滞70%以上时,肌颤搐才出现抑制;受体被阻滞95%左右时,肌颤搐才完全抑制。

肌松药剂量和效应之间的关系是典型的"S"形。小剂量不产生效应,超过一定阈值后,效应随剂量的增加而增强,达到最大效应后剂量再增加也不能进一步增强其效应。通常用ED_{95}作为评价肌松药效力的指标,即拇收肌产生95%肌颤搐抑制时的剂量。拇收肌的剂量-效应曲线是肌松药作用的常用表示方法,因为其监测方便并应用广泛。事实上,人体的每一条肌肉都有一个剂量-效应曲线,各曲线可能互不相同。例如,在使用阿曲库铵、维库溴铵或泮库溴铵时,膈肌的剂量-效应曲线比拇收肌的右移,膈肌要达到与拇收肌相同程度的阻滞需多用60%~80%的药物。喉内收肌也需

表45-2　非去极化肌松药按作用时间的分类

分类	药物	ED_{95}/ （mg/kg）	气管插管剂量/ （mg/kg）	起效时间/min	作用时间/min	恢复指数/min
短效药	米库氯铵	0.07	0.2	3~5	15~25	6~8
中效药	阿曲库铵	0.25	0.5	3~4	35~45	10~15
	顺阿曲库铵	0.05	0.1	4~6	40~50	10~15
	罗库溴铵	0.3	0.6	1.5~3	30~40	10~15
	维库溴铵	0.05	0.1	3~4	35~45	10~15
长效药	杜什氯铵	0.025	0.05	5~7	90~120	30~45
	泮库溴铵	0.05	0.15	3~5	90~120	30~45
	哌库溴铵	0.05	0.1	3~5	90~120	30~45

要比拇收肌多50%以上的剂量。

（二）时效关系

非去极化肌松药的起效时间与强度有关，肌松强度弱的肌松药起效快，如罗库溴铵静脉注射1.5~3.0倍ED_{95}其起效时间比等效量的维库溴铵的约快50%，注药后60~90秒即可气管插管。与其相反肌松药强度最强的长时效肌松药杜什氯铵，起效最慢，静脉注射ED_{95}起效时间10分钟，2倍ED_{95}起效时间为5分钟。肌松药剂量影响起效时间，尤其当剂量超过产生100%阻滞所需剂量时，增加剂量能加快起效。不同部位的肌肉肌松药起效时间不同，位于中心部位的肌肉如上呼吸道肌肉和呼吸肌，其起效远比外周的肌肉快，主要与供血丰富有关。

非去极化肌松药反复或持续应用后的作用时效延长多数是药代动力学影响的结果。通常所讲的肌松药作用持续时间是从静脉注射用药直至单刺激颤搐恢复到基础值25%的时间，因为此时腹腔内手术时的腹肌松弛程度难以满足手术要求。作用持续时间随剂量增加而延长，因此肌松药之间的比较必须通过等效剂量来进行。2倍ED_{95}常被作为标准剂量来比较。

（三）不良反应

肌松药的心血管不良反应曾受到很大重视，但目前常用肌松药的心血管不良反应已较少或较轻。杜什氯铵、顺阿曲库铵、维库溴铵和罗库溴铵在临床剂量时无明显心血管不良反应。阿曲库铵和米库氯铵用量达推荐剂量的上限时可产生组胺释放所致的心血管和皮肤反应。

1. 对自主神经作用　肌松药的季铵基不仅能与神经肌肉接头的乙酰胆碱受体（N_2受体）结合，还能或多或少地结合神经肌肉接头以外的胆碱能受体，如自主神经节的烟碱样受体（N_1受体）和肠、膀胱、气管、心脏窦房结、房室结等处的副交感神经节后纤维的毒蕈碱样受体（M受体）。肌松药作用于神经肌肉接头以外的乙酰胆碱受体是引起心血管和自主神经系统不良反应的重要原因，非去化肌松药一般阻滞胆碱能受体。

箭毒有交感神经节阻滞和解迷走神经作用。维库溴铵具有解迷走神经作用但并不阻滞交感神经节。泮库溴铵在临床剂量范围也有解迷走神经作用，此外泮库溴铵还增加交感神经末梢释放去甲肾上腺素并抑制其再摄取。

根据肌松药肌松ED_{95}（或ED_{50}）与解迷走神经ED_{95}（或ED_{50}）之比值或肌松ED_{95}（或ED_{50}）与交感神经节阻滞ED_{95}（或ED_{50}）之比值，可以估计该肌松药的相关不良反应（表45-3）。

2. 组胺释放作用 季铵化合物较吗啡等叔胺化合物的组胺释放作用弱，但肌松药仍有一定的组胺释放作用，尤其是首次较大剂量快速静脉注射时。这可能是一种非特异性组胺释放，并可能有肥大细胞释放的其他血管活性物质参与。组胺释放可致外周血管扩张、低血压、心动过速、皮肤红斑、毛细血管通透性增加以及支气管痉挛。评价不同肌松药组胺释放的安全性同样可以根据肌松ED_{95}（或ED_{50}）与组胺释放ED_{95}（或ED_{50}）之比值来比较（表45-3）。

氯箭毒碱的组胺释放作用较强，临床应用时可引起血压下降和心动过速。阿曲库铵的组胺释放量仅为氯箭毒碱的1/3~1/2。泮库溴铵、维库溴铵等在临床应用范围的组胺释放量很小，极少引起不良反应。另外减少肌松药用量和缓慢静脉注射可降低血浆组胺浓度。使用组胺受体（H_1和H_2受体）拮抗药，可防止组胺释放引起的不良反应。

肌松药的自主神经节作用和组胺释放与肌松药的化学结构有一定关系，甾体类结构的肌松药有自主神经节阻滞作用，而苄异喹啉类肌松药的组胺释放作用较常见。泮库溴铵是双季铵化合物，其解迷走神经作用与其在甾核A环中有乙酰胆碱样结构有关，如果其在A环季铵基的2位上去除甲基，变成叔胺基即为单铵基化合物维库溴铵，其解迷走神经作用明显减弱。

三、常用非去极化肌肉松弛药
（一）泮库溴铵

泮库溴铵（pancuronium bromide）商品名为本可松（Pavulon），分子结构式为：

1. 药理作用 泮库溴铵是人工合成的双季

表45-3 非去极化肌松药的安全范围（不良反应ED_{50}/肌松ED_{95}）

药名	解迷走（猫）	自主神经节阻滞（猫）	组胺释放（人）
苄异喹啉类			
氯筒箭毒碱	0.6	2.0	0.6
杜什溴铵	>50	>100	>4
阿曲库铵	16	40	2.5
顺阿曲库铵	>50	>50	无
米库氯铵	>50	>100	3.0
甾体类			
泮库氯铵	3	>250	无
哌库溴铵	25	>200	无
维库溴铵	20	>250	无
罗库溴铵	3~5	>10	无

铵甾体长效肌松药。其强度为氯筒箭毒碱的 5 倍,时效近似。15％在肝内代谢羟化,代谢产物中以 3-羟基化合物的肌松效应为最强,可达到泮库溴铵的 2/3,17-羟基化合物的强度为泮库溴铵的 1/5。85％消除经肾排出,小部分经肝排出,肝功能不全或肾功能不全时泮库溴铵的消除时间延迟。肝硬化患者因分布容积增大使初始需要量增大,因血浆清除率下降使维持剂量明显减少。阻塞性黄疸患者的泮库溴铵代谢虽无显著变化,但因稳态分布容积增加,使起效时间延长。

泮库溴铵 ED_{95} 为 0.05~0.07mg/kg,恢复指数为 25 分钟,90％ 肌颤搐恢复时间为 60 分钟。静脉注射泮库溴铵 0.1~0.12mg/kg,3 分钟左右后可以进行插管,临床肌松时间为 90~120 分钟。在静脉注射泮库溴铵 0.20mg/kg,90 秒后可以作气管插管,临床肌松时间为 120~180 分钟。追加药量在神经安定镇痛麻醉为 0.015mg/kg,吸入麻醉时可减至 0.007mg/kg,维持 20~40 分钟。重复用药则时效逐渐延长,出现蓄积作用。主要作为全麻辅助用药,用于长时间手术全麻时的气管插管及手术中的肌肉松弛。儿童泮库溴铵的用量稍增大。

2. 注意事项　泮库溴铵在临床剂量范围无神经节阻滞作用,也不释放组胺,所以不致引起低血压,但有轻度解迷走神经作用和交感兴奋作用,以及抑制儿茶酚胺在神经末梢吸收,所以可致心率加快、血压升高和心排血量增加,尤其是用大剂量 2~3 倍 ED_{95} 时更明显,因此高血压、心动过速及心肌缺血时应避免使用。泮库溴铵加快房室传导,与三环抗抑郁药或氟烷同用时,有时可发生室性心律失常。

研究认为,麻醉诱导时的一些不良反应(如气管痉挛,心率加快等)与 M_2 和 M_3 受体有关。在麻醉诱导时,由于会厌和声门丰富的迷走神经末梢受到咽喉镜和导管的刺激,使得内源性乙酰胆碱(ACh)释放突然增加。此外,麻醉诱导时的肌松药给药剂量较大,有可能通过与 M_2 和 M_3 受体相互作用而产生效应。M_2 受体减少 ACh 释放可使气管痉挛得到缓解,M_3 型受体引起平滑肌收缩,临床上表现为气管收缩(或痉挛)。Cembala 进一步证明,当泮库溴铵和 CHO 细胞(表达 M_2 受体)结合后,阻断了 M_2 受体激动剂所引起的 cAMP 降低,这说明泮库溴铵和 M_2 受体结合后引起细胞内信号传导的变化,影响细胞功能。目前临床上常用的几种甾体肌松药中,泮库溴铵与 M_2、M_3 受体结合能力最强。

泮库溴铵残余肌松发生率及持续时间均显著高于维库溴铵,在无神经肌肉功能监测的情况下,应用泮库溴铵应严加注意,进行术后肌松拮抗是必要的。有研究表明,上腹部手术应用泮库溴铵,术后如果存在残余肌松,TOFr < 0.7,则术后肺部感染的机会增加 4 倍。

(二)哌库溴铵

哌库溴铵(pipecuronium bromide),商品名阿端(Arduan),分子结构式为:

1. **药理作用** 哌库溴铵是一种长时效甾体非去极化肌松药,其强度为泮库溴铵的1~1.5倍,哌库溴铵对血流动力学的影响很小,临床应用剂量无心血管不良反应,也不释放组胺。Brinkmam等对冠脉搭桥手术患者使用不同的肌松药后检测血浆组胺水平,证明相对于泮库溴铵和阿曲库铵可引起血浆组胺水平明显升高,哌库溴铵和维库溴铵的组胺水平未出现影响。其消除主要经肾以原型由尿排出,少量随胆汁排出,在体内几乎不代谢,消除半衰期是100分钟。肾功能衰竭明显延长其消除半衰期。哌库溴铵用于平衡麻醉的 ED_{50} 和 ED_{90} 分别为0.03mg/kg和0.05mg/kg。剂量为0.05mg/kg时,足以为平均时间40~50分钟的外科手术提供充分的肌肉松弛作用。当剂量达到0.07~0.08mg/kg时,起效时间缩短,进一步加大剂量不再缩短起效时间,却能明显延长作用时间。ED_{95} 为0.05~0.06mg/kg,起效时间5~6分钟,恢复指数30~40分钟,90%肌颤搐恢复时间80~90分钟。气管插管量0.1mg/kg。肌松维持在静脉麻醉为0.06mg/kg,吸入麻醉为0.04mg/kg。按体重计算,婴儿的药量明显低于儿童和成人。哌库溴铵尤其适用于心肌缺血性疾病和长时间手术。对于需要中度或较长时间手术的成年患者,如果需要达到诱导插管的肌肉松弛状态,一般剂量为0.06~0.08mg/kg;在琥珀酰胆碱诱导后,哌库溴铵维持肌松的用量为0.04~0.06mg/kg。肾功能不全患者,哌库溴铵的剂量一般推荐不超过0.04mg/kg。在重复给药时,重复剂量为最初剂量的1/4~1/3。剂量增大肌松时间延长。神经外科患者的研究中发现过度通气可使哌库溴铵临床时效缩短,但起效时间和恢复指数无明显差异。

无论单次还是术中追加哌库溴铵,对术后使用新斯的明拮抗都很敏感,一般不致延长苏醒时间,但由于哌库溴铵对新斯的明拮抗存在着较大的个体差异,且该药多用于手术时间较长的患者,术后恢复期间要注意药物的残留作用。

在儿童心脏麻醉中,相对于泮库溴铵,用哌库溴铵的儿童心率明显减慢,哌库溴铵无自律性和解迷走作用以对抗阿片类药产生的心动过缓,而心率减慢在儿童麻醉中不利于维持心排血量,提示哌库溴铵用于儿童心脏手术的麻醉剂量有待进一步探讨。对于老年人,哌库溴铵的起效时间可延迟50%,但药效持续时间没有区别。

2. **注意事项**

(1)虽然哌库溴铵未见过敏反应和组胺释放反应的报道,但对此种反应的发生应始终保持警惕。在肌肉松弛作用剂量范围内,哌库溴铵无明显心血管作用。

(2)对于哌库溴铵药理作用有影响的疾病,如肝、肾功能障碍和神经肌肉疾病,为了避免药物相对过量,为充分评价神经肌肉传导和肌张力的恢复程度,推荐使用肌张力监测仪监控哌库溴铵的神经肌肉阻断作用。

对于肾功能衰竭患者,哌库溴铵神经肌肉阻断作用的持续时间和恢复时间会显著延长。对于患有神经肌肉疾病的患者,应慎用哌库溴铵。低血钾、洋地黄中毒、利尿治疗、高镁血症、低钙血症(输血)、低蛋白血症、脱水、酸中毒、高碳酸血症和恶病质可以加强或延长其作用。哌库溴铵可以缩短部分凝血活酶时间和凝血酶原时间。

(3)哌库溴铵未见过敏反应和组胺释放反应的报道。已知对神经肌肉阻断剂有过敏反应者,仍应慎用哌库溴铵。剂量达到0.10mg/kg时,并不引起神经结阻断或抗迷走神经作用。对于在诱导麻醉时使用氟烷或芬太尼的患者,可以出现心动过缓和血压下降。由于是长效肌松药,所以不宜用于重症肌无力患者。

(三)杜什氯铵

杜什氯铵(doxacurium chloride),商品名Nuromax,由于在国内没有正式使用,尚无正式中文译名。分子结构式为：

杜什氯铵是一长时效非去极化肌松药。属双季铵苄异喹啉类化合物，是非去极化肌松药作用最强的一种。在体内小量被血浆酯酶水解，主要经肾排泄，极小量随胆汁排出，因此肾功能衰竭明显延长其时效，肝功能不全并不影响其药代动力学。此药无神经节阻滞和解迷走作用，剂量达 4 倍 ED_{95} 时也没有组胺释放作用，故无心血管不良反应。

ED_{95} 为 0.025/kg，静脉注射 10~14 分钟起效，90% 肌颤搐恢复时间 80~100 分钟。气管插管量为 0.05mg/kg，维持临床肌松时间为 90~150 分钟。追加维持量为 0.005mg/kg，在神经安定镇痛麻醉为 0.04mg/kg，吸入麻醉为 0.02~0.03mg/kg。适合于长时间（3~4 小时）手术、或术后不需迅速拔除气管导管、在 ICU 内患者在充分镇静下作人工通气以及心肌缺血性疾病患者。

（四）维库溴铵

维库溴铵（vecuronium bromide），商品名万可松（Norcuron）。分子结构式为：

1. 药理作用　维库溴铵是单季铵甾体肌松药，它与泮库溴铵不同，仅保留与肌松作用有关的甾体 D 环上的季铵基，而在甾体 A 环上与心血管作用有关的季铵基经去甲基成叔胺基，脂溶性增高而增加肝的吸收与消除，并使其起效增快。维库溴铵的肌松强度与泮库溴铵相似，但其时效缩短 1/3~1/2。维库溴铵不释放组胺，所以适用于心肌缺血和心脏患者。由于维库溴铵在临床剂量没有泮库溴铵的解心脏迷走神经作用，所以在术中应用迷走兴奋药、β 受体拮抗药或钙通道阻滞药时容易产生心动过缓。

目前维库溴铵被认为是安全性很高的肌松药，给予 70 倍 ED_{95} 剂量也不产生解迷走作用。但有研究发现，注射维库溴铵后，会引起的心率减慢，这提示维库溴铵可能有潜在的 M_2 受体的激动作用。有人认为此作用可能由阿片类药物产生，但也有报告患者注射维库溴铵后产生的心率减慢与阿片类药物无关，但伍用阿片类药物时还是要注意心率的变化。

维库溴铵主要在肝脏代谢和排泄，15%~25% 经肾排泄。与泮库溴铵相似，其代谢产物中 3- 羟基维库溴铵的肌松作用最强，为维库溴铵的 50%~60%。代谢产物经肾排泄。虽然维库溴铵的消除半衰期较阿曲库铵长，但由于其分布更迅速，致血浆浓度快速下降，所以其时效与恢复速率与阿曲库铵相似。但大剂量应用时其恢复指数大,重复用药可能出现蓄积作用。其 ED_{95} 为 0.05mg/kg,起效时间 4~6 分钟,增加药量可缩短起效时间。剂量增加到 3 倍和 5 倍的 ED_{95} 量时,其起效时间可分别缩短至 2.8 分钟和 1.1 分钟。用预给药量法也可缩短起效时间。静脉注射 ED_{95} 剂量其恢复指数为 10~15 分钟,90% 肌颤搐恢复时间为 30 分钟。维库溴铵与阿曲库铵合用,可以产生协同作用,阿曲库铵与维库溴铵在单独应用时 ED_{50} 分别为 155μg/kg、29.26μg/kg;而两药合用后阿曲库铵与维库溴铵的 ED_{50} 分别为 29.96μg/kg、11.71μg/kg,并且两药 0.5 倍 ED_{50} 合用就能达到 T_1 97.5%±2.73% 的阻滞效果,该作用相当于单用药 1 倍 ED_{95} 抑制程度,测得合用药后两药 ED_{50} 值折算可节省药量为 25%。

维库溴铵为冻干粉末,经溶解后静脉注射。本品可用下列注射液溶解:灭菌注射用水、5% 葡萄糖注射液、0.9% 氯化钠注射液、乳酸钠林格液、葡萄糖氯化钠注射液。对维库溴铵或溴离子有过敏史者禁用。

成人常用量:① 气管插管时用量为 0.08~0.12mg/kg,3 分钟内达插管状态;② 肌肉松弛维持在神经安定镇痛麻醉时为 0.05mg/kg,吸入麻醉为 0.03mg/kg。最好在颤搐高度恢复到对照值的 25% 时再追加维持剂量。维库溴铵持续静脉滴注 1~2μg/(kg·min),保持肌颤搐抑制 90%。

1 岁以下婴儿对维库溴铵较敏感,肌张恢复所需时间比成人长 1.5 倍。特别是对 4 个月以内婴儿,首次剂量 0.01~0.02mg/kg 即可。如颤搐反应未抑制到 90%~95%,可再追加剂量。5 个月至 1 岁的婴幼儿所需剂量与成人相似,但由于作用和恢复时间较成人和儿童长,维持剂量应酌减。在儿童患者中,当颤搐度恢复至对照值的 25% 时,重复追加初始剂量的 1/4 作为维持用药,不会有蓄积作用发生。

2. 注意事项

(1)与吸入麻醉药同用时,应减量 15%。肥胖患者用量酌减;剖宫产和新生儿手术不应超过 0.1mg/kg。维库溴铵气管插管时,男女之间存在差异,男性的 EC_{50} 为 0.385μg/ml(Cl 0.37~0.40μg/ml),女性为 0.265μg/ml(Cl 0.25~0.285μg/ml),女性约为男性的 2/3。虽然该研究没有直接测定维库溴铵的血浆浓度,但提示在应用药物时,需考虑男女之间的药物差异。

(2)在可能发生迷走神经反射的手术中(如使用刺激迷走神经的麻醉药、眼科手术、腹部手术、肛门直肠手术等),麻醉前或诱导时,应用阿托品可预防心动过缓的发生。

(3)ICU 中重症患者长时间使用维库溴铵,会导致神经肌肉阻滞延长。

(4)重症肌无力或肌无力综合征患者,对神经肌肉阻断药反应均敏感,使用本品应慎重。

(5)肝硬化、胆汁淤积或严重肾功能不全者,持续时间及恢复时间均延长。

(6)过敏反应虽罕见,但应引起注意。神经肌肉阻断药之间可发生交叉过敏反应,故对曾有过敏史者使用维库溴铵应特别慎重。临床可偶发局部或全身的类组胺反应。

(五)罗库溴铵

罗库溴铵(rocuronium bromide),商品名爱可松(Esmeron)。分子结构式为:

1. 药理作用　罗库溴铵是起效快的中时效甾体非去极化肌松药。其作用强度为维库溴铵的 1/7。时效为维库溴铵的 2/3。起效时间虽不及琥珀胆碱，但罗库溴铵是至今临床使用的非去极化肌松药中起效最快的一个。此药无明显心血管不良反应，虽然具有较弱的解迷走神经作用，但在临床应用剂量并无明显的心率和血压变化。罗库溴铵基本不释放组胺，其药代动力学与维库溴铵相似，消除主要依靠肝脏，其次是肾脏。肾功能衰竭虽然血浆清除减少，但并不明显影响其时效与药代动力学，而肝功能障碍可延长时效达 2~3 倍，这可能与分布容积增加有关。腹部手术中肝功能不全患者罗库溴铵的药效学研究发现，罗库溴铵 0.6mg/kg 用于全麻诱导，为肝功能不全和肝功能正常患者提供的气管插管条件是相似的，但在肝功能不全患者中其起效时间、临床作用时间和恢复时间延长，持续输注量减少。另外肝功能不全门脉高压患者罗库溴铵的起效、维持时间和肌松消退时间明显延长，持续输注时需要量明显减少，维持剂量门脉高压组为 3.8~5.2μg/（kg·min），而对照组为 5.6~6.9μg/（kg·min）。有关梗阻性黄疸的罗库溴铵研究提示，梗阻性黄疸可导致罗库溴铵药效时间的延长和术后 TOFr 恢复时间的延长，临床上使用罗库溴铵时，追加药物时间须适当延长，并且拔除气管内导管时应以 TOFr 恢复达 0.9 时为宜。

肾功能衰竭肾移植患者罗库溴铵起效时间和肾功能正常者相比差异无显著性，但肌松作用的高峰时间、临床维持时间和恢复时间均较肾功能正常者延长，由此推测可能更多的罗库溴铵经肾脏排泄，比例可能高于 10%。

罗库溴铵 0.9mg/kg 诱导插管，其插管条件明显优于剂量为 0.6mg/kg 时；单次静脉注射罗库溴铵（2 倍 ED_{95}）时，异氟烷麻醉使其作用时间比静脉麻醉延长约 7 分钟，连续静脉注射罗库溴铵时，异氟烷使罗库溴铵的静脉输注需

要量减少 40%，而对起效和恢复指数无明显影响。比较在中小手术中罗库溴铵靶控静脉输注与间断单次静脉注射的肌松效应，罗库溴铵靶控法获得的肌松效应较间断单次法更稳定。

在胆囊腹腔镜切除术患者，通过观察血浆组胺、心率和血压的变化来比较罗库溴铵和阿曲库铵组胺释放效应。提示阿曲库铵组在输注后出现血浆组胺浓度增加，血压下降，心率增快，罗库溴铵组则无明显变化。

琥珀胆碱诱导后对罗库溴铵的药效有影响，在琥珀胆碱肌松作用消失 5 分钟后，仍使后续使用的罗库溴铵肌松效力增强约 15%，此种情况下可适当减少罗库溴铵的剂量。

有研究表明小儿 ED_{50}、ED_{90}、ED_{95} 分别为 199.6μg/kg、297.8μg/kg、333.6μg/kg，而成人分别为 177.0μg/kg、264.2μg/kg、295.9μg/kg，儿童与成人的起效时间分别为（84.4±15.4）秒和（111.0±17.7）秒，临床肌松时间分别为（22.2±5.3）分钟和（28.8±6.2）分钟，恢复指数分别为（9.0±3.0）分钟和（12.5±4.1）分钟，可见儿童罗库溴铵的 ED_{50}、ED_{90} 和 ED_{95} 均大于成人，且起效快、作用时间短、恢复快。

罗库溴铵 ED_{95} 为 0.3mg/kg，起效时间 3~4 分钟，时效 10~15 分钟，90% 肌颤搐恢复时间 30 分钟。气管插管量 0.6mg/kg，注药 90 秒可作气管插管，剂量达到 3 倍 ED_{90} 时，气管插管条件未见进一步改善，而其时效却延长，临床肌松维持超过 45 分钟。如作快速气管插管用量增至 1.2mg/kg，待 60 秒即可插管，临床肌松可维持 75 分钟。临床观察发现预注法也能缩短罗库溴铵起效时间，其中以提前 2 分钟预注 0.06mg/kg、总量 0.6mg/kg 是罗库溴铵预注的较好模式。

术中肌松维持剂量 0.1~0.15mg/kg，临床时效 15~25 分钟，持续静脉滴注剂量 8~12μg/（kg·min）。重复追加推荐剂量未见蓄积作用（即

时效未见逐渐增加）。心脏手术患者中,给予 0.6~0.9mg/kg 达最大阻滞时,其心血管变化是轻微的,且无显著临床意义。此药尤其适用于琥珀胆碱禁用时作快速气管内插管。儿童肌内

注射罗库溴铵(儿童 2mg/kg,婴儿 1mg/kg)可在 3~6 分钟提供满意的气管插管条件,三角肌注射的起效时间快于臀大肌。罗库溴铵的代谢产物无肌松效应,可用于 ICU 患者的长时间输注。肥胖患者和使用吸入麻醉药时,考虑到实际患者肌肉组织的缺乏,用量应适当减少。老年人用药量应略减。

2. 注意事项　对神经肌肉阻断药的过敏反应报道中,罗库溴铵较多,虽然与其应用广泛有关,但也应时刻警惕其发生。尤其以往对肌松药有过敏反应史者,更须特别小心。因为肌松药已有交叉过敏反应的报道,可能表现为注射部位发生瘙痒、红斑和 / 或发生全身类组胺(类过敏)反应,如支气管痉挛及心血管变化。尽管快速静脉注射罗库溴铵 0.3~0.9mg/kg 后,平均血浆组胺水平可见轻微增高,但给药后临床未见有明显心动过速、低血压或其他有关组胺释放临床征象的报道。剂量超过 0.9mg/kg 时,可增加心率。该作用可对抗其他麻醉药或迷走刺激所致的心动过缓。对临床有明显肝脏和 / 或胆道疾病和 / 或肾衰患者应用本品应慎重。

罗库溴铵注射痛较为明显,即使在注射麻醉药患者刚入睡时注射罗库溴铵,患者也有肢体逃避反应。缓慢注射、预先注射利多卡因或麻醉性镇痛药如芬太尼可减轻疼痛。

(六)阿曲库铵

阿曲库铵,又名阿曲可林(atracurium)、商品名卡肌宁(Tracrium)。分子结构式为:

1. 药理作用　阿曲库铵是一种双季铵酯型的苄异喹啉化合物,非去极化型神经肌肉接头阻断剂。其特点是在血浆 pH 和体温下通过霍夫曼(Hofmann)消除而自然降解。优点是在体内消除不依赖肝肾功能,阿曲库铵还可通过酯酶分解,但分解阿曲库铵的酶并不是血浆假性胆碱酯酶,酶分解约占 2/3, Hofmann 消除占 1/3。剂量超过临床应用量可能有迷走神经阻滞作用,其组胺释放低于氯筒箭毒碱,但超过 2 倍 ED_{95} 即有组胺释放作用,快速静脉注射大剂量时(1mg/kg)的组胺释放引起低血压、心动过速,还可能引起支气管痉挛,而临床用量发生低血压者少。减慢注射速度、控制用量以及在注药前先给抗组胺药(H_1 和 H_2 受体拮抗剂)可避免组胺释放所致的不良反应。阿曲库铵的分解产物在动物实验中证明有害,如 N- 甲四氢罂粟碱是叔胺化合物,可通过血脑屏障,对中枢神经有刺激性兴奋作用,还能使氟烷麻醉变浅和增加氟烷的 MAC,在血中高浓度时可诱发癫痫,但在临床上均未证实。

累积剂量法常用于长效肌松药的量效研究,故不能准确反映中短效肌松药量效关系。对于中短效肌松药单次注射法较累积剂量法更为准确、可靠。有研究用经典的单次注射法建立了阿曲库铵量效曲线关系,计算出阿曲库铵

的 ED_{50}、ED_{95} 为 155μg/kg、247μg/kg。阿曲库铵在人体中经 Hofmann 途径降解，而被快速清除。对肝肾等脏器功能无明显依赖性，这可能是人种间差异较小的主要原因。一般推荐的阿曲库铵插管诱导剂量为 0.5~0.6mg/kg。

阿曲库铵肌松效应与顺式阿曲库铵相似，均为中时效。同等强度剂量相比，后者起效较慢。两者肌松恢复过程相似，无蓄积作用。维库溴铵复合阿曲库铵协同作用明显，多数学者认为化学结构不同的肌松药间呈协同作用，而结构相近者间呈相加作用。以往研究显示，1 倍 ED_{95} 维库溴铵与 1 倍 ED_{95} 阿曲库铵联合应用，作用强度大于 2 倍 ED_{95} 维库溴铵或 2 倍 ED_{95} 阿曲库铵，呈协同作用。研究还表明维库溴铵较阿曲库铵作用起效时间慢、作用维持时间短，两药联合应用起效时间也无明显加快，恢复时间也无延迟。罗库溴铵和维库溴铵联合应用，对维库溴铵在起效时间、T_1 恢复时间及恢复指数上无明显作用，而罗库溴铵和阿曲库铵联合，则使阿曲库铵的起效时间缩短至类似于罗库溴铵的起效时间，在 T_1 恢复时间及恢复指数上无明显作用。关于联合用药产生相互作用的机制目前还不明了。

阿曲库铵的 ED_{95} 为 0.23mg/kg，起效时间为 3~4 分钟。根据肌松监测结果发现阿曲库铵 0.6mg/kg 后 5.4 分钟，$T_1 = 2\%$ 时气管插管最为满意。恢复指数为 10~15 分钟，90% 肌颤搐恢复时间为 30 分钟，增加剂量可缩短起效时间和延长时效。反复给药或持续静脉滴注无蓄积作用，儿童及老年人的恢复与成人一样，不因持续用药而要降低药量或延长注药间隔时间。恢复指数不受用药总量影响，肌颤搐一旦开始恢复其恢复指数相对恒定。气管插管量为 0.4~0.5mg/kg，术中维持在静脉麻醉时为 0.1mg/kg，而吸入麻醉药对其增强相对较小，维持量为 0.07mg/kg，持续静脉滴注维持剂量为 4~12μg/（kg·min）。阿曲库铵消除较少受肝肾功能影响，适用于肝或肾功能不全等患者各种外科手术中全身麻醉期间的骨骼肌松弛。

2. 不良反应和注意事项

（1）某些过敏体质的患者可能有组胺释放，引起一过性皮肤潮红。大剂量快速静脉注射，可引起低血压和心动过速，以及支气管痉挛。

（2）现有的阿曲库铵制剂只可静脉注射，肌内注射可引起肌肉组织坏死。

（3）由于代谢产物 N-甲四氢罂粟碱的潜在中枢神经刺激作用，用于危重患者配合呼吸机治疗宜保持轻度肌松，持续时间不宜超过 1 周。

（4）阿曲库铵为白色疏松块状物或粉末，须冷藏和冷链运送，以免发生 Hofmann 降解而影响药效。

（七）顺阿曲库铵

顺阿曲库铵（cisatracurium），代号为 51W89，商品名为 Ninbex。分子结构式为：

1. 药理作用　阿曲库铵是由 10 种立体同分异构体组成的混合物，顺阿曲库铵是阿曲库铵有效成分中的一种，为顺旋光异构体，约占阿曲库铵各种组成成分的 15%。其肌松强度为阿曲库铵的 5 倍，属中时效非去极化肌松药。顺阿曲库铵的推荐剂量范围内，药代动力学特征可预测性好，剂量 0.1~0.4mg/kg（2~8 倍 ED_{95}），药代学特征与剂量无关。与阿曲库铵一样，主要通过 Hofmann 方式代谢。在不同患者其药动学差异很小，这些微小差异仅引起肌松起效时间轻微变化，而对肌松恢复过程无影响，因此可安全用于老年、儿童患者和肝肾功能受损、严重心血管患者以及 ICU 患者。适用于肝肾功能不全患者手术。

ED_{95} 为 0.05 mg/kg，起效时间为 3~4 分钟，恢复指数为 10~15 分钟，90% 肌颤搐恢复时间为 40 分钟。气管插管剂量 0.15~0.2mg/kg，2~3 分钟可达到插管要求，时效维持 40~75 分钟。顺阿曲库铵的量增至 0.2mg/kg，起效时间平均为 2.7 分钟。术中肌松维持剂量 0.01~0.02mg/kg，时效 15~20 分钟。持续静脉滴注 1~2 μg/（kg·min）。顺阿曲库铵的恢复指数不受给药总量及给药方式的影响，其清除率约为 5ml/（kg·min），消除半衰期约为 24 分钟，其消除主要通过 Hofmann 消除，人类酯酶水解的作用有限。其代谢产物有 N-甲四氢罂粟碱，主要经肾排泄。由于顺阿曲库铵作用较阿曲库铵强，用量少，代谢产生的 N-甲四氢罂粟碱也少，因此其所致不良反应的可能性更少。

国内相关研究表明：顺阿曲库铵的 ED_{50}、ED_{75}、ED_{90} 和 ED_{95} 的值分别为：0.03mg/kg、0.039mg/kg、0.049mg/kg 和 0.056mg/kg，而国外文献报道顺阿曲库铵的 ED_{95} 值为 0.047~0.053mg/kg。根据顺阿曲库铵的药理特性，推荐用 3 倍 ED_{95} 作为顺阿曲库铵的诱导剂量，因为该药的起效较慢；给予 2 倍或 3 倍 ED_{95} 顺阿曲库铵平均起效时间为 4.2 分钟和 3.2 分钟。静脉注射 0.1~0.4mg/kg（2~8 倍 ED_{95}）的顺阿曲库铵无剂量依赖性的组胺释放作用，对血流动力学亦无明显影响，随着剂量增大，起效时间明显缩短，气管插管条件优良，其肌松效果满意且安全，但恢复减慢。地氟烷、异氟烷均能明显影响顺阿曲库铵时效关系以及肌松效应；而年龄对单次静脉注射顺阿曲库铵的药效学无明显影响。

2. 注意事项　顺阿曲库铵针剂为无色或几乎无色的澄明液体。应置 2~8℃冰箱保存，如从冰箱取出放置于室温条件下应在 21 天内用完。

（八）米库氯铵

米库氯铵（mivacurium chloride），又名美维松（Mivacron），分子结构式为：

1. 药理作用 米库氯铵是目前临床应用的唯一短时效非去极化肌松药,属双酯型苄异喹啉类,含有三个异构体,顺-反式(35%~40%),反-反式(50%~60%),和顺-顺式(4%~8%)。消除半衰期约2分钟。其特点是能迅速被血浆假性胆碱酯酶分解,而极少被乙酰胆碱酯酶分解。分解速率为此酶分解琥珀胆碱的70%~88%,可能有小量经肾和肝消除。清除率为50~100ml/(kg·min)。米库氯铵的分解产物不具肌松效应。米库氯铵在体内消除不直接依赖肝和肾功能,但肝功能衰竭可影响血浆胆碱酯酶,在血浆胆碱酯酶异常或活性低下时可以影响米库氯铵的时效。非典型性胆碱酯酶基因型为杂合子时,患者的米库氯铵的肌松时效是正常人的两倍,异常基因为纯合子的患者不能分解米库氯铵,肌松时效可长达4小时以上。

米库氯铵ED_{95}为0.08mg/kg,3~6分钟起效,恢复指数为6~8分钟,90%肌颤搐恢复时间为25分钟。气管插管量为0.2mg/kg,2~3分钟起效,肌松维持15~20分钟。麻醉中维持肌松的剂量0.05~0.1mg/kg,临床时效5~10分钟。持续静脉输注的稳态速率取决于患者血浆假性胆碱酯酶的水平,初始用量为4~10μg/(kg·min)。国内研究报道在择期全麻患者中米库氯铵0.10mg/kg、0.15mg/kg和琥珀胆碱1mg/kg的气管插管优良率分别为87.5%、96.0%和100%($P>0.05$),起效时间分别为343秒、285秒和65秒($P<0.05$),而无反应期分别为1.3分钟、7.4分钟和5.3分钟($P<0.05$)。静脉注射米库氯铵后心脏病与非心脏病患者的血流动力学参数均无明显变化。米库氯铵0.2mg/kg诱导和持续静脉滴注,起效时间为(162.5±37.3)秒,插管条件均优良。T_1 10%恢复时间为(20.5±7.1)分钟。术中平均持续静脉输注2.6小时,输注速率(7.2±2.8)μg/kg。停药后T_1

25%~75%和T_1 10%~90%的恢复时间分别为(10.5±4.4)分钟和(19.5±8.3)分钟。儿童按体重计算的药量大于成人,但按体表面积计算的药量与成人相同。不论静脉滴注时间多长,肌颤搐从5%恢复到95%的时间约为15分钟,无蓄积倾向。停止静脉滴注米库氯铵后肌张力的自然恢复时间与琥珀胆碱相近,约相当于阿曲库铵和维库溴铵停药后恢复时间的50%。

米库氯铵适用于短小手术,静脉输注可用于中长手术麻醉,可安全的用于终末期肾功能衰竭患者的麻醉,尤其适用于停药后需肌张力迅速恢复而不希望用抗胆碱酯酶药拮抗的患者。

在泮库溴铵后使用米库氯铵,肌松时效明显延长。当肌松出现部分恢复时,抗胆碱酯酶药能迅速恢复米库氯铵的肌张力,依酚氯铵的拮抗作用明显强于新斯的明。用抗胆碱酯酶药(尤其是新斯的明)拮抗时,可同时抑制血浆假性胆碱酯酶活性,减少米库氯铵的分解代谢。

2. 不良反应和注意事项 米库氯铵心血管不良反应与阿曲库铵相似,2.5~3.0倍ED_{95}静脉注射因释放组胺可引起一过性低血压及面部红斑。单次剂量0.2mg/kg时,有1/3患者可因释放组胺而引起低血压及红斑,用量增至0.25mg/kg有50%患者释放组胺,减少用量及延缓给药速度(1分钟以上)可减轻组胺释放所致的反应。另有报告将3.0倍ED_{95}的米库氯铵(0.25mg/kg)平分为两次注药,间隔30秒,发现能明显减少组胺的释放。

(九)新肌松药

肌松药的发展致力于开发起效快的新非去极化肌松药,希望能在60秒左右产生与琥珀胆碱相媲美的气管插管条件,其中较有前景的有GW280430A和TAAC3。

1. **更他氯铵** 更他氯铵(gantacurium chloride,GW280430A)是一个全新的、起效

快、超短效的非去极化肌肉松弛药，为不对称四氢异喹啉氯延胡索酸盐。分子结构式为：

更他氯铵已经在许多动物中做过实验，证实其起效快、时效短。可用于气管插管和麻醉维持，在手术中维持骨骼肌的松弛，能被依酚氯胺拮抗。研究发现在人体中更他氯铵的 ED_{95} 为 0.19mg/kg。在人体试验中发现更他氯铵（1~4）× ED_{95} 的 90% 肌颤搐阻滞起效时间为 1.3~2.1 分钟。60 秒气管插管成功率达到 90% 以上，患者耐受良好，且无严重不良反应。但给予 3× ED_{95} 或更大的剂量，更他氯铵可能引起明显的组胺释放。

2. TAAC3　TAAC3 是托品二酯衍生物，其化学结构式为：

目前已进入临床前试验。其 ED_{95} 为 90~425μg/kg，起效时间为 0.8~1.0 分钟，在猫和狗的动物实验中其起效类似琥珀胆碱。1 倍 ED_{50} 的 TAAC3 无心脏迷走神经阻滞作用，但是更大剂量能使鼠、豚鼠、猫特别是猪出现轻度心

率加快、血压升高。另有报道 5~10 倍 ED_{90} 的 TAAC3 使犬产生了明显血压下降，但与组胺释放无关。

四、非去极化肌肉松弛药对不同肌群的作用和临床意义

骨骼肌中作精细动作的肌群对肌松药最敏感，而呼吸肌尤其是膈肌对肌松药相对不敏感。当肌松药的量逐渐增加时，产生肌松效应的顺序依次为眼睑肌和眼球外肌、颜面肌、喉部肌、颈部肌、上肢肌、下肢肌、腹肌和肋间肌，最后是膈肌。肌松药作用消失的顺序与上述相反。监测肌张力常用拇收肌，而膈肌的恢复明显快于拇收肌。但是在临床上静脉注射肌松药后，起效和恢复的顺序与上述肌肉对肌松药的敏感顺序不同，主要是由于临床使用的肌松药剂量很大，即使是最不敏感的膈肌也能被完全阻滞，此时起效和恢复主要取决于药物进出不同肌肉的速度，血流丰富的肌肉肌松药进出都快，所以起

效和恢复也快。

（一）肌肉松弛药对不同肌群的效应存在差异的机制

1.肌纤维类型　骨骼肌可根据其表观特点、收缩性状、能量提供模式分为慢肌纤维和快肌纤维。慢肌纤维亦称红肌或Ⅰ型纤维，其大部分或全部由慢速氧化纤维（slow oxidative fiber）组成，其收缩速度慢而持久，主要依靠完全氧化的形式提供更多的能量，体内维持姿势的肌肉需要持久的收缩，多数为慢肌纤维。快肌纤维亦称白肌或Ⅱ型纤维，肌纤维又可以分成快速氧化纤维（fast oxidative fiber）和快速糖酵解纤维（fast glycolytic fiber）两种亚型，也称ⅡA型纤维和ⅡB型纤维，精细快速运动的肌肉多由快肌纤维构成。但体内多数的肌肉是由三种纤维混合构成的，只是各自组成比例不同。由于不同肌肉的纤维组成不同，对肌松药的敏感性亦不同。肌松药分子进入快速纤维接头区的速度更快。膈肌由上述三种肌纤维混合组成，而拇收肌主要由慢速纤维组成，因此肌松药对膈肌作用的起效速度比拇收肌快。相同剂量的非去极化肌松弛药，胫前肌抑制程度最大，比目鱼肌次之，膈肌最小。给予筒箭毒碱后，当神经肌肉传导开始恢复时，膈肌游离受体仅达到18%，而胫前肌需29%的游离受体。此外，慢肌的离子通道密度仅为快肌的一半左右，也部分解释了肌松药对不同肌群效应的差异。

不同肌群对肌松药敏感性的差异，另一部分原因是由肌纤维直径或终板与肌纤维直径比值的差异所造成。随着肌纤维直径增加，肌肉对去极化和非去极化肌松药的敏感性增加。

2.血液循环状态　增加肌肉血流量可缩短非去极化肌松药的作用起效时间。膈肌、喉部肌群和面部肌群距心脏较近，血液供应量比远离主动脉的拇收肌丰富，因此肌松药作用起效更快。同样情况也发生在恢复期。此外，当药物与受体亲合力大时，血流对肌松作用消除的影响较小；而当药物与受体亲合力小时，血流可很快将药物"洗出"，从而影响恢复指数。肌松药起效时间随年龄的增长而延长，但阻滞深度无明显差异，其原因与组织灌注量的变化有关。琥珀胆碱对喉内收肌群的阻滞程度比拇收肌深，部分原因亦可能与血流有关。

（二）肌松药对不同肌群效应差异的临床意义

不同横纹肌对肌松药的敏感性不相同，表现出神经肌肉阻滞时程和恢复过程的差异。观察拇收肌反应的变化是临床上最基本和最常使用的监测肌松药效应的方法，但其并不能真正体现其他肌群的肌松程度。在研究肌松药对其他肌群效应时，一方面可以比较同一种肌松药对不同肌群的收缩效应达到相同抑制程度时所需血药浓度的差别，另一方面可以通过测定肌松药对膈肌、咬肌、眼轮匝肌、喉部肌群以及其他肌群收缩强度的变化，并与拇收肌反应进行比较，获得肌松药对不同肌群效应的对比结果，为临床肌松药效应监测奠定了客观合理的理论基础。

诱发拇收肌颤搐反应来评估肌松药作用强度和时程是临床上监测肌松药效应最常使用的方法，但喉部肌群对非去极化肌松药的敏感性比拇收肌低。如需使喉部肌群完全阻滞，维库溴铵的用量是使拇收肌完全阻滞剂量的1.73倍。因此，为获得气管内插管时喉部肌群松弛的良好条件，非去极化肌松药的插管剂量需达到拇收肌2~3倍ED_{95}。

肌松药对不同肌群的抑制强度和作用时程存在明显差异，仅常规用拇收肌诱发颤搐反应来评估肌松药的效应时，难以解释肌松药对其他肌群的效应，缺乏客观监测指标的给药方法，往往导致用药剂量过大或不足，无法达到使某个肌群获得相应松弛指标的个体化要求。因此,需开展不同肌群对肌松药效应的研究和临床监测,获得某个肌群对肌松药效应的客观结果。如无法对某特定肌群进行肌松药效应监测时,可以利用拇收肌与该肌群对肌松药效应的差异,调整肌松药的使用剂量和给药时机,以获得对某个肌群松弛程度的要求。腹部肌群的肌松药作用消除速度比拇收肌快,腹部手术应用非去极化肌松药后,尽管监测拇收肌反应尚未完全恢复,但腹部肌肉的张力可能早已恢复,导致腹肌肉紧张,关腹困难,因此需调整手术结束前肌松药追加用药的剂量和时间。

麻醉诱导应用肌松药的主要目的是松弛声带和下颌肌便于气管插管和松弛呼吸肌防止呛咳;腹部手术常要求腹肌松弛;肌松恢复时要求骨骼肌张力完全恢复,确保足够的自主呼吸和上气道通畅。所以麻醉不同阶段要求松弛肌群的程度不同。人体不同肌群对肌松药的敏感性不同。

1. 膈肌 膈肌肌松药剂量反应曲线与拇收肌相比右移,完全阻滞拇收肌的药量不能完全阻滞膈肌。人膈肌除对肌松药的抵抗性外,膈肌的血流量较肢体骨骼肌的血流量较大,膈肌起效明显较拇收肌快,恢复较拇收肌快。维库溴铵 0.1mg/kg 肌颤搐恢复到 25% 的时间,膈肌是 27 分钟而拇收肌是 41 分钟。

2. 咽喉肌肉 喉内收肌对非去极化肌松药较拇收肌有更大抵抗,维库溴铵、阿曲库铵、罗库溴铵和米库氯铵等完全麻痹声带所需剂量较拇收肌的量大,恢复较拇收肌快。声带完全松弛的起效时间较拇收肌短,用约 2 倍 ED_{95} 量后喉内收肌最大阻滞出现迅速,较拇收肌快,与其近中央循环并有较大的血流分布有关。Plaud 等证明罗库溴铵在喉内收肌的通过率较拇收肌快。但与非去极化肌松药不同,琥珀胆碱产生声带的阻滞较拇收肌深,用 0.5mg/kg 产生声带

最大阻滞较拇收肌稍大(声带为 93%,拇收肌为 84%),阻滞声带较阻滞拇收肌的作用更迅速。因此琥珀胆碱的起效迅速及对喉内收肌的选择作用,尤其适用于气管插管。

3. 上气道肌群 咬肌剂量效应曲线较拇收肌左移,咬肌对肌松药的敏感性较拇收肌增加 15%,起效时间迅速,恢复比膈肌等其他呼吸肌群要迟。即使拇收肌肌张力已接近完全恢复,上气道肌仍可能未完全恢复,Sundman 等人已经证明在残余肌松时,吞咽活动恢复延迟,咽肌活动的协调性受损,拇收肌的 TOFR 低于 0.9 伴有咽功能损害和气道保护能力受损,导致吞咽功能紊乱,引起误吸的发生率增加 5 倍。

（李士通）

参考文献 ————————————————

[1] MARTYN J, DURIEUX M E. Succinylcholine: new insights into mechanisms of action of an old drug. Anesthe-siology,2006,104:633-634.

[2] MARTYN J A, RICHTSFELD M. Succinylcholine-induced hyperkalemia in acquired pathologic states: etiologic factors and molecular mechanisms. Anesthesiology, 2006,104:146-169.

[3] LEE C. Structure, conformation, and action of neuromuscular blocking drugs.Br J Anaesth, 2001,87:743-769.

[4] LEE H J, KIM K S, JEONG J S, et al. Comparison of the adductor pollicis, orbicularis oculi, and corrugator supercilⅡ as indicators of adequacy of muscle relaxation for tracheal intubation.Br J Anaesth, 2009,102:869-874.

[5] NAGUIB M, KOPMAN A F. Low dose rocuronium for tracheal intubation.Middle East J Anesthesiol ,2003,17:193-204.

[6] BEVAN D R. The new relaxants: are they worth it? Can J Anaesth ,1999,46:R88-100.

[7] BELMONT M R, LIEN C A, TJAN J, et al. Clinical pharmacology of GW280430A in humans, Anesthesiology.2004,100:768-773.

[8] SAVARESE J J, MCGILVRA J D, SUNAGA H, et al. Rapid chemical antagonism of neuromuscular blockade by l-cysteine adduction to and inactivation of the olefinic （double-bonded）isoquinolinium diester compounds gantacurium （AV430A）, CW 002, and CW 011. Anesthesiology, 2010,113:46-73.

第四十六章　影响肌肉松弛药作用的因素

神经肌肉阻滞药(neuromuscular blocking agents)亦称肌肉松弛药(简称肌松药)。肌松药分子在神经肌肉接头处(终板)与乙酰胆碱分子竞争乙酰胆碱受体,当肌松药分子以数量优势占据终板乙酰胆碱受体时,离子通道关闭,无法形成终板电位和动作电位,骨骼肌呈松弛状态。每种肌松药的药代学和药效学参数是在药物研发过程中,在Ⅱ期临床试验时通过中青年健康自愿者的试验性应用所获得的。正式交付临床使用时,患者给予肌松药后是否能够获得预期的骨骼肌松弛状态,除取决于肌松药使用的剂量,以及患者人口学的有关资料(年龄和性别)外,还需考虑患者是否存在影响肌松药效应的各种因素,包括增强或减弱肌松药作用的生理或病理生理状况,以及同时使用的药物是否对肌松药有协同作用或拮抗作用。本章对影响肌肉松弛药作用的各种因素进行了分析。

第一节　药物剂量以及年龄和性别对肌肉松弛药作用的影响

一、药物剂量对肌肉松弛药作用的影响

肌松药的临床有效剂量是该肌松药交付临床使用前的临床Ⅱ期试验时,测定正常成年志愿受试者给予该肌松药后的效应时所获得的。通常是在对尺神经行透皮电刺激诱发拇收肌颤搐反应时,测定不同剂量肌松药单次静脉注射后拇收肌颤搐反应受抑制程度。当使用连续4次刺激(TOF)用 T_1 高度作为监测指标时,给予肌松药后 T_1 高度降低到基础值(给予肌松药前 T_1 高度)的5%时,即拇收肌颤搐反应抑制

95%,该剂量为此肌松药95%有效剂量(95% of effective dose, ED_{95})。在肌松药剂量选择时多采用每千克体重给予多少肌松药表示,即mg/kg或µg/kg。亦有建议采用体表面积计算肌松药用量。各种肌松药测定的量-效应曲线均呈正态分布,但统计量存在95%或99%的可信限,对于具体患者给予此 ED_{95} 的肌松药后,拇收肌颤搐反应抑制程度亦可以在95%左右波动。常用 ED_{95} 作为评价肌松药作用强度的指标。

由于神经肌肉接头传递兴奋存在较大的安全阈,肌松药分子需占据76%±5%的乙酰胆碱受体才使运动神经传递到肌膜的兴奋开始受到阻滞,91%±16%以上的乙酰胆碱受体被肌松药分子占据时,兴奋传递完全受阻。小剂量肌松药不表现肌肉松弛,随着剂量增加,肌松程度逐渐加深,当91%以上的乙酰胆碱受体被肌松药分子占据时,再增加剂量亦不会增加肌松程度。因此肌松药的剂量反应曲线呈明显的"S"形。给予肌松药时常用几倍 ED_{95} 的肌松药做为剂量指标, ED_{95} 的倍数越大,肌松药实际用量亦大,如:气管内插管时需咬肌及咽喉部肌群尽量松弛,常使用2~3倍 ED_{95} 的肌松药;麻醉诱导时用预置量法给予肌松药时,预置剂量的肌松药常用0.1~0.2倍 ED_{95},用该剂量肌松药占据近70%终板乙酰胆碱受体,而尽量不产生明显肌松效应,预置间期后给予插管剂量的肌松药只需占据剩余30%终板乙酰胆碱受体就能达到肌松药的最大阻滞程度,从而缩短插管剂量肌松药的起效时间。

常用肌松药的 ED_{95} 如下:琥珀胆碱0.3mg/kg、米库氯铵0.07mg/kg、阿曲库铵0.23mg/kg、顺阿曲库铵0.05mg/kg、维库溴铵0.05mg/kg、

罗库溴铵 0.3mg/kg、泮库溴铵 0.07mg/kg。以上数据特指 N_2O-O_2 麻醉时中青年拇收肌的有效剂量,不同年龄组、不同肌群和不同麻醉方式均可使上述数据发生改变。

二、年龄对肌肉松弛药作用的影响

婴儿期由于肌肉占全身体重比例的逐渐增高和骨骼肌收缩性能的改变,导致儿童神经肌肉接头对肌松药的敏感性与成人不同。肌松药表观分布容积、再分布和消除以及代谢速率改变影响肌松药剂量反应(如 ED_{50} 和 ED_{95})及作用时间。肌松药的 ED_{95} 认为和药物分布容积以及其作用位点的浓度相关。这些因素的影响程度和年龄相关。肌松药表观分布容积和细胞外液容积高度相关。婴儿细胞外液的比例比年长儿和成人大,在整个生命过程中细胞外液容积和体表面积保持一定的比例($6\sim8L/m^2$)。

儿童与成人肌松药有效剂量的差异:

琥珀胆碱:成人 ED_{95} 为(310 ± 40)$\mu g/kg$;新生儿 ED_{95}($620\mu g/kg$)是成人的 2 倍;婴儿 ED_{95}($729\mu g/kg$)是成人的 2.35 倍;幼儿 ED_{95}($423\mu g/kg$)是成人的 1.36 倍。

阿曲库铵:成人异氟烷麻醉下 ED_{95} 为 $130\mu g/kg$;婴儿氟烷麻醉下 ED_{95}($156\mu g/kg$)比成年人高 20%;儿童 ED_{95}($130\mu g/kg$)比成人高 1 倍;青年 ED_{95}($157\mu g/kg$)与婴儿基本相同。

米库氯铵:成人静脉麻醉时 ED_{95} 为 $70\mu g/kg$,幼儿 ED_{95} 为 $103\mu g/kg$,比成人高 47.1%。

顺阿曲库铵:成人静脉麻醉时 ED_{95} 为 $48\mu g/kg$;婴儿和儿童 ED_{95} 分别为(43 ± 9)$\mu g/kg$ 和(47 ± 7)$\mu g/kg$,比成人稍低。

罗库溴铵:成人静脉麻醉时 ED_{95} 为(350 ± 77)$\mu g/kg$,儿童[(409 ± 71)$\mu g/kg$]比成人高 16.9%,婴儿[(251 ± 73)$\mu g/kg$]比成人低 28.3%。

维库溴铵:成人 ED_{95} 为 $40\mu g/kg$,$3\sim5$ 岁儿童 ED_{95} 为 $80\mu g/kg$,比成人高一倍;$4\sim12$ 个月婴儿 ED_{95} 为 $47\mu g/kg$,比成人高 17.5%。静脉注射维库溴铵 0.1mg/kg,成人临床作用时间 43 分钟,$3\sim10$ 岁儿童为 $18\sim19$ 分钟,仅为成人临床作用时间的 42%~44%。因此维库溴铵对于儿童属于短时效非去极化肌松药。尽管婴儿 ED_{95} 比成人高,给予维库溴铵 0.1mg/kg 后,临床作用时间(57 分钟)比成人延长 33%,与婴儿终板乙酰胆碱受体发育尚不成熟以及维库溴铵代谢产物具有一定肌松作用的影响有关。

随着年龄的增长,组织含水量降低,脂肪组织增加,生理学的改变可导致肌松药药代学发生变化。老年患者血浆总蛋白和白蛋白浓度偏低可导致药物分布容积减小,使相同剂量药物的血浆浓度升高,增大药物的作用强度。中国 65 岁以上患者罗库溴铵单次注射 ED_{95} 为(263.10 ± 34.15)$\mu g/kg$,比中国 $30\sim45$ 岁患者[(289.49 ± 31.70)$\mu g/kg$]低 9.1%。加拿大 65 岁以上患者罗库溴铵单次注射 ED_{95} 为(369 ± 16)$\mu g/kg$,比加拿大 $20\sim45$ 岁患者[(521 ± 42)$\mu g/kg$]低 29%。两组老年患者罗库溴铵 ED_{95} 与中青年患者相比均呈下降趋势,但英国 75 岁左右老年患者阿曲库铵、维库溴铵和泮库溴铵的 ED_{50} 和 ED_{95} 与 40 岁左右中年患者基本相同。有效剂量的差异除与年龄有关外,还与肌松药种类及人种药物学的影响有关。甚至中青年组三个年龄段($15\sim29$ 岁、$30\sim40$ 岁和 $41\sim59$ 岁)患者阿曲库铵的 ED_{95} 亦随增龄逐渐降低,$30\sim40$ 岁组[(276.7 ± 60.5)$\mu g/kg$]比 $15\sim29$ 岁组[(331.8 ± 87.9)$\mu g/kg$]低 20%,$41\sim59$ 岁组[(226.8 ± 49.0)$\mu g/kg$]比 $30\sim40$ 岁组低 22%。

肝肾功能正常的老年患者($65\sim80$ 岁)和中青年患者($18\sim40$ 岁)静脉注射罗库溴铵 1.0mg/kg,从注药到 PTC 显现(PTC=1)的时间老年组

[（38.5±9.0）分钟]和中青年组[（35.3±9.5）分钟]差异不明显,提示两组阻滞时程基本相同,但从PTC=1恢复到TOF的T_1显现的时间老年组[（22.3±8.1）分钟]比中青年组[（14.8±4.2）分钟]延长50%,从注药到TOF的T_4显现,老年组[（83.8±17.9）分钟]亦比中青年组[（64.3±13.0）分钟]延长30%。老年患者(70~78岁)和中青年患者(27~58)岁静脉注射罗库溴铵0.6mg/kg后,T_1达到最大阻滞程度的时间,老年患者[（4.5±2.4）分钟]和中青年患者[（4.1±1.5）分钟]基本相同,但老年患者T_1恢复到基础值25%[（42.4±14.5）分钟]和90%[（74.4±24.6）分钟]的时间比中青年患者[（27.5±7.1）分钟和（47.9±12.7）分钟]延长55%。引起罗库溴铵作用消除时间延长的原因,一方面与老年患者和中青年患者均给予相同剂量的罗库溴铵（1.0mg/kg和0.6mg/kg）,老年患者剂量相对偏大,作用时间亦延长;另一方面与老年患者药代动力学改变有关,老年患者罗库溴铵血浆清除率[（3.67±1.0）ml/（kg·min）]和稳态分布容积[（339.4±122）ml/kg]明显比中青年患者低[（5.03±1.5）ml/（kg·min）和（552.9±279）ml/kg],导致药物代谢缓慢。

强调按照不同年龄的ED_{95}计算肌松药使用剂量,可以达到用药剂量个体化的目的。

三、性别对肌肉松弛药作用的影响

女性对维库溴铵、罗库溴铵、泮库溴铵及阿曲库铵的敏感性比男性高20%~30%。男性维库溴铵ED_{95}[（55.7±14.3）µg/kg]比女性[（39.8±9.6）µg/kg]高40%,静脉注射维库溴铵80µg/kg后,女性临床作用时间[（37.1±11.2）分钟]比男性[（26.6±8.8）分钟]延长40%。男性阿曲库铵ED_{95}[（330.8±68.9）µg/kg]比女性[（240.2±58.4）µg/kg]高37.7%,非去极化肌松药的基本特征(分子量、脂溶性和蛋白结合)与药物反应动力学密切相关。女性对肌松药敏感性比男性高的原因可能与女性血浆总蛋白和白蛋白比男性低、肌肉占体重比例比男性低以及体脂含量相对较高有关。但顺阿曲库铵的作用起效时间和临床作用时间没有性别间的差异。

四、种族对肌肉松弛药作用的影响

不同种族或长期逗留居留地的移民对肌松药的反应会有明显差异。Katz RL等对比观测了纽约和伦敦成年患者对肌松药效应的反应。静脉注射琥珀胆碱1.0mg/kg后,拇收肌诱发颤搐反应恢复到基础值10%和90%的时间,纽约患者[（10.2±3.2）分钟和（14.6±3.6）分钟]明显比伦敦患者[（6.3±2.2）分钟和（9.1±2.9）分钟]长。静脉注射筒箭毒碱0.1mg/kg后,纽约患者拇收肌诱发颤搐反应的最大阻滞程度（75%±14.1%）比伦敦患者（43%±21%）更深,诱发颤搐反应恢复到基础值90%的时间[（31.2±12.4）分钟]比伦敦患者[（14.6±8.8）分钟]延长一倍多。显示纽约患者对琥珀胆碱和筒箭毒碱的敏感性比伦敦患者强。按理想体重测定法国巴黎犹太城（Villejuif）成年患者和加拿大蒙特利尔成年患者维库溴铵的有效剂量,巴黎患者ED_{50}[（36.5±2.5）µg/kg]和ED_{95}[（77.9±5.4）µg/kg]比蒙特利尔患者[（26.1±1.6）µg/kg和（48.2±2.9）µg/kg]大得多。对比研究维库溴铵在加拿大蒙特利尔皇家维多利亚医院和法国巴黎古斯塔夫鲁西研究院（Institut Gustave Roussy）的临床药效过程时发现,静脉注射维库溴铵0.1mg/kg后,巴黎患者T_1达到最大阻滞程度时间[（3.93±1.29）分钟]和T_1恢复到基础值25%的时间[（28.5±6.8）分钟]均比蒙特利尔患者[（4.47±1.28）分钟和（39.1±7.3）分钟]快,显示巴黎患者比蒙特利尔患者对维库溴铵更敏感。对比研究维库溴铵在英国加地夫威尔士大学医院和澳大利亚布里斯班 Alexandra 公主医院患者的有效剂量发现,英国男性患者 ED_{50} 和 ED_{95} 分别为 $29.5\mu g/kg$ 和 $51.3\mu g/kg$,澳大利亚男性患者比此计算值高 5.5%,女性则低 22%。Collins LM 等研究加拿大温哥华地区原住民高加索人种成人和儿童以及当地华裔汉族移民第一代成人和第二代儿童对罗库溴铵肌松效应的差别。高加索成人 $ED_{50}=(0.1596\pm0.066)mg/kg$,华裔成人 $ED_{50}=(0.125\pm0.063)mg/kg$,高加索儿童 $ED_{50}=(0.191\pm0.046)mg/kg$,华裔儿童 $ED_{50}=(0.171\pm0.043)mg/kg$,不同种族成人组和儿童组比较差异并不显著。但给予罗库溴铵 0.6mg/kg 后,华裔成人组 T_1 恢复到基础值 10%、25% 和 90% 的时间 [(36.5±11.2)分钟、(42.9±12.7)分钟和(65.1±19.7)分钟]均比高加索成人组[(28.7±8.7)分钟、(33.2±10.3)分钟和(49.7±15.9)分钟]明显延长。华裔儿童组 T_1 恢复时间 [(25.5±8.2)分钟、(30.3±10.0)分钟和(46.0±18.1)分钟]亦均比高加索儿童组 [(20.6±5.4)分钟、(23.9±6.3)分钟和(33.7±8.6)分钟]明显延长。进一步比较不同生活习性、不同饮食及不同环境条件的三个国家患者(患者来自中国大连、美国英格伍德、奥地利格拉茨 3 个医学中心)的罗库溴铵有效剂量和临床药效过程。按蓄积增量法测定剂量反应曲线。ED_{95} 分别为:(598±189)$\mu g/kg$(奥地利白人)、(475±155)$\mu g/kg$(中国汉族人)和(362±149)$\mu g/kg$(美国白人),奥地利白人组最高,美国白人组最低。测定剂量反应达到最大阻滞程度时间分别为:(13.1±3.1)分钟、(12.5±2.9)分钟和(12.2±1.3)分钟,差异不明显;但 T_1 恢复到基础值 25% 的时间奥地利白人组最快 [(22.3±5.5)分钟],其次是中国汉族人组 [(30.4±7.5)分钟],美国白人组最慢 [(36.7±8.5)分钟]。

引起个体间药物代谢和反应性差异的重要原因是种族差异,许多遗传因素影响不同种族

间的药代动力学、药效动力学以及药物安全性。药物遗传学研究显示肝脏药物代谢同工酶种族间的差异影响不同人群间对药物的反应性,药物代谢酶中的细胞色素 P450 亚族 CYP2C9、CYP2C19、CYP2D6 和 CYP3A4 的种族遗传变异直接影响对药物的代谢过程。体内罗库溴铵的消除主要通过胆汁原型排泄,奥地利和美国两组白人罗库溴铵作用消退时间的差异比中国汉族人与白人间的差异还大,显然种族间药物代谢差异不是最主要的影响因素,需从生活习性、饮食、环境条件和污染等多因素相互作用的结果进行分析。

第二节 患者的生理和病理生理状况对肌肉松弛药作用的影响

一、患者生理状态对肌肉松弛药作用的影响

(一)体温

阿仑尼乌斯假说(Arrhenius hypothesis)提示温度变化对物理过程影响程度比生物反应小。对清醒志愿者进行孤立前臂技术研究降温对维库溴铵、罗库溴铵和十甲烃铵(C10)恢复过程的影响时发现,中度低温时三种肌松药的恢复速率均减慢,但去极化药肌松药意义不显著。平均恢复速率的 Q_{10}(10℃温度梯度反应速率的预期变化)分别是维库溴铵 3.21,罗库溴铵 2.86,十甲烃铵 1.29。显示去极化和非去极化肌松药恢复过程不同。提示非去极化肌松药的恢复有可能包含生物化学机制参与,而去极化肌松药的恢复受物理过程控制。

1. **低体温影响肌松药作用的机制**

(1)神经兴奋性和神经肌肉传导的改变:动作电位的幅度和传导速度一定程度上反映了

可兴奋细胞的兴奋性,神经细胞受到有效刺激时会产生动作电位。动作电位沿神经纤维呈非衰减性传导,在所有影响细胞兴奋性的环境因子中温度是一个重要的因子。温度通过影响细胞的能量代谢、细胞膜上及细胞内与代谢有关的蛋白酶活性、离子扩散速度以及细胞膜的流动性,影响细胞的兴奋性。神经冲动的传导是神经细胞膜上电位的一过性改变。静息状态时细胞内钾离子浓度是细胞外的 30 倍,细胞外钠离子浓度则比细胞内高(20:1),细胞内电位达 −90~−70mV。神经冲动传导时大量钠离子通过胞膜的钠钾泵内流,造成内正外负的电位差。钠离子逆浓度向细胞内主动运转所需要的能量由线粒体呼吸作用提供,低体温影响线粒体呼吸作用的酶及释放的 ATP,同时影响载体的活性,导致神经细胞兴奋性下降。

（2）终板乙酰胆碱合成与释放的改变: 低体温时运动神经末梢乙酰胆碱合成量降低,移动减缓,运动神经去极化时乙酰胆碱量子释放量减少,同时突触后膜对乙酰胆碱的敏感性降低。低体温时肌肉灌注减少,并直接作用于肌细胞的收缩系统,使肌细胞膜去极化减慢,肌肉张力和收缩速率降低,使肌肉的机械收缩能力受到明显抑制。因此即使未使用肌松药,亦可导致诱发肌颤搐张力下降。

（3）肌松药药效动力学和药代动力学改变: 低体温时肌松药作用时间明显延长。成人静脉注射维库溴铵 0.1mg/kg 后,中心体温 34.8℃ ±0.2℃的低温组患者从注药到 T_1 恢复到基础值 10%[（62±8）分钟]、T_1 从基础值 10% 恢复到 75%[（67±10）分钟]和 TOFr=0.75[（80±24）分钟]的时间明显比中心体温 36.5℃ ±0.1℃的常温组患者恢复时间[（28±4）分钟、（21±6）分钟和（37±15）分钟]长。但维库溴铵产生拇收肌诱发 TOF 刺激

反应的 T_1 抑制 50% 时的稳态血药浓度（C_{ss}50）低温组和常温组分别为（73±13）ng/ml 和（79±31）ng/ml；血浆与神经肌肉接头维库溴铵平衡速率常数（k_{e0}）分别为（0.27±0.14）/min 和（0.26±0.11）/min；用 Hill 方程计算代表浓效关系斜率（slope）的功效函数 γ 值分别为（5.7±1.9）和（4.4±1.8）。两组维库溴铵浓效关系（concentration-effect relationship）的药效动力学相同,因此中度低温时维库溴铵作用延长不能单纯用药效动力学因素解释。低体温时,随体温下降肌松药的药代动力学发生不同程度的改变,导致药效过程延长。体温降到 30.4℃ ±0.8℃时,低温组罗库溴铵血浆清除率 [（2.17±0.62）ml/（kg·min）] 比常温组 [（4.26±0.50）/（kg·min）] 明显减小,药物平均滞留时间低温组 [（108±39）分钟] 比常温组 [（56±19）分钟] 明显延长,但分布容积没有改变 [（224±64）ml/kg 和（232±60）ml/kg]。在三种体温兔的试验研究中发现,给予 0.33~1.32mg/kg 范围内相同剂量顺阿曲库铵后,低体温兔（34.5℃）顺阿曲库铵的消除半衰期（$t_{1/2\beta}$）和消除速率常数（k_β）均比保温兔（38.5℃）明显延长。提示低体温导致顺阿曲库铵药代动力学的改变,可以反映到低体温时顺阿曲库铵作用时间延长。由于低体温导致肌松药消除速率减慢,在低温心脏手术麻醉过程中,亦表现在低体温前后肌松药输注速率的变化。麻醉期间维持神经肌肉阻滞程度85%~90%,降温前平均中心体温 37℃,罗库溴铵和顺阿曲库铵平均输注速率分别为（4.42±1.83）μg/（kg·min） 和（1.10±0.24）μg/（kg·min）,降温期间平均中心体温 33℃,平均输注速率分别下降到（3.57±1.54）μg/（kg·min）和（0.78±0.24）μg/（kg·min）,复温后平均中心体温 37℃,平均输注速率分别回升

到（4.24±1.45）μg/（kg·min）和（0.98±0.17）μg/（kg·min）。

（4）循环动力学改变：低体温时改变了骨骼肌的血流分布，由于外周血管收缩，血流速度减慢，使静脉注射后肌松药作用的显效时间（lag time）和起效时间（onset time）延长。低温抑制了肝脏内载体介导的转运系统，肝脏对罗库溴铵的摄取能力下降，导致药物清除过程延长。低体温影响肾脏排泄功能，肌松药消除过程缓慢，表现为作用时间延长。

2.高体温对肌松药作用的影响　在三种体温兔的试验研究中发现，给予相同剂量顺阿曲库铵后，高体温兔（41.8℃）的$t_{1/2\beta}$和k_β消均比正常体温兔明显缩短。全身高体温（42℃）处理的试验狗，为维持神经肌肉阻滞程度达到90%~100%，阿曲库铵输注速率[（8.5±0.4）μg/（kg·min）]比体温38℃试验狗的输注速率[（6.2±0.3）μg/（kg·min）]快37%。结合Flynn PJ等在低温心脏手术时静脉输注阿曲库铵速率的观测结果，Meyer认为：在体温26~42℃范围时，为获得90%~100%的神经肌肉阻滞程度，阿曲库铵的输注速率与中心体温呈直线相关，回归方程：阿曲库铵输注速率[μg/（kg·min）]=0.272 0×中心体温（℃）-3.100 9，$r=0.792$，$P<0.001$。

（二）假性胆碱酯酶

血浆胆碱酯酶分为乙酰胆碱酯酶（acetylcholinesterase，亦称真性、特异性或红细胞型胆碱酯酶）和丁酰胆碱酯酶（butyrylcholinesterase，亦称假性、非特异性或血浆型胆碱酯酶，pseudocholinesterase，PCHE）。琥珀胆碱和95%~99%的米库氯铵被PCHE水解失活，米库氯铵的水解速率为（1.76±0.14）μmol/h，相当于琥珀胆碱水解速率的88%。PCHE正常活性为4 900~

11 900U/L，任何影响PCHE活性的因素都可以使琥珀胆碱和米库氯铵的代谢发生异常。成年患者PCHE活性下降到正常值20%时，琥珀胆碱呼吸抑制从3分钟延长到9分钟。

影响假性胆碱酯酶活性的因素有：

（1）肝功能状态：PCHE在肝脏合成，肝功能严重损害时PCHE合成量减少，肝硬化和肝功能衰竭患者血浆PCHE活性明显低于正常水平。

（2）年龄因素：从新生儿到出生6个月，血浆PCHE活性仅为正常成人的50%，3~6岁时PCHE活性明显增加，比成人高30%，青春期恢复到正常成人水平。老年人血浆PCHE活性尽管仍在正常值范围，但比青年人降低26%，可影响Ach的代谢速率。

（3）心肺转流体外循环：在常温下行CPB后5分钟血浆PCHE活性陡然下降42%，至手术结束仍未恢复。

（4）分娩后：产后67小时患者的血浆胆碱酯酶活性比正常患者低43.7%，提示产后患者可因血浆胆碱酯酶活性下降使琥珀胆碱和米库氯铵作用时间延长。

（5）艾司洛尔（esmolol）的影响：艾司洛尔是一种高度选择性的β_1受体拮抗药，广泛用于室上性快速型心律失常、高血压或心绞痛的治疗。体外试验发现艾司洛尔可抑制50%人血浆胆碱酯酶的活性。在成年兔在体试验中发现，输注艾司洛尔100μg、300μg或500μg后，血浆胆碱酯酶活性分别降低10.5%、11.9%和13.3%。提示艾司洛尔可降低血浆胆碱酯酶活性。

（6）PCHE基因变异：用分子遗传学技术已确定PCHE的完整氨基酸排列顺序，分离出了PCHE的基因，并对其在染色体的位置进行定位。现已知道，染色体上仅有一个酶基因，该基因的核苷酸改变导致氨基酸改变而发生酶变异。血浆 PCHE 的类型是由一对常染色体共显性等位基因所决定的。正常血浆 PCHE 有一对普通型等位基因($E_1^u E_1^u$)。基因变异主要有三种,非典型变异(E_1^a)、氟阻抗型变异(E_1^f)和静止型变异(E_1^s)。非典型酶基因变异的纯合子($E_1^a E_1^a$),地布卡因值≤30%（根据局麻药地布卡因对酶的抑制程度可反映 PCHE 对胆碱水解活性抑制的百分比,正常酶≥70%,变异酶≤30%）,在白色人种中的发生率为 1/2 500；普通型酶基因与非典型酶基因的杂合子($E_1^u E_1^a$),地布卡因值 40%~70%,在白色人种中的发生率达 1/25。黄色人种及黑色人种中很少有非典型酶变异基因。与地布卡因类似,氟化钠对正常及非典型变异的抑制性也不同。应用氟化钠值这一指标发现,有少数人的酶类似非典型变异酶,对氟化钠抑制其活性有很强的抵抗力,但与非典型变异酶不同的是,此种酶对地布卡因引起的酶活性抑制的抵抗力很差。这种氟阻抗型变异酶对琥珀胆碱有一定水解作用,但较正常酶弱,其水解琥珀胆碱的能力是受等位于正常基因($E_1^u E_1^f$)或非典型变异基因($E_1^a E_1^f$)而决定的。此种变异在印度旁遮普邦人群中有很高的发生率。静止型基因变异没有水解胆碱酯键的必要结构,有一些亚型,其基因等位于普通型基因($E_1^u E_1^s$)、非典型基因($E_1^a E_1^s$)及氟阻抗型基因($E_1^f E_1^s$),此类"健康"个体的血浆中无 PCHE 活性。在南非黑人、爱斯基摩人及印度的某些人群中有较高的发生率。只有正常纯合子普通型等位基因($E_1^u E_1^u$)的 PCHE 才具有水解琥珀胆碱的能力。基因变异使血浆 PCHE 活性下降,直接影响琥珀胆碱的代谢速率,甚至无法代谢。多数 PCHE 基因异常由常染色体隐性遗传,但文献亦有报道酶基因异常可由肝移植所致。

(三)血浆蛋白水平

肌松药分子量、脂溶性和蛋白结合率等基本特性与药物反应动力学密切相关。血浆蛋白处于正常水平的患者,常用肌松药的结合率分别为:琥珀胆碱 30%、筒箭毒碱 56%、阿曲库铵 51%、顺阿曲库铵 38%、杜什氯铵 28%~34%、维库溴铵 30%~57%、罗库溴铵 25% 和泮库溴铵 29%。被血浆蛋白结合的肌松药无肌松效应,只有游离的肌松药分子才产生肌松效应。明显低蛋白血症的患者,按常规剂量计算给予的肌松药时因游离肌松药分子增加,将呈现剂量增大的阻滞征象,即起效时间缩短,最大阻滞程度增加和肌松维持时间延长。在进行急性等容血液稀释时,此征象尤其明显。患者实施急性等容血液稀释后,血红蛋白(90.2g/L)比血液稀释前(148.5g/L)降低 39%,红细胞比容(26.2% 和 45.7%)降低 43%,总蛋白(41.2g/L 和 63.5g/L) 降低 35%,白蛋白(26.5g/L 和 39.3g/L)降低 33%。血液稀释组维库溴铵 ED_{95} (42.0 μg/kg)比非血液稀释对照组(50.4 μg/kg)降低 17%。单次静脉注射维库溴铵 80 μg/kg 后,血液稀释组维库溴铵临床作用时间(38.3 分钟)比对照组(29.0 分钟)延长 32%, T_1 恢复到基础值 90% 的时间(72.1 分钟和 52.3 分钟)延长 38%(Xue et al, 1998)。同时研究等容血液稀释后维库溴铵药代动力学的结果与对照组比较显示,消除半衰期(68.2 分钟和 50.3 分钟)延长 36%,中心室容积(55.2ml/kg 和 42.3ml/kg)和稳态分布容积(225.9ml/kg 和 168.4ml/kg)分别增加 30% 和 34%。提示急性等容血液稀释影响肌松药效应的因素包括血浆蛋白下降和药代动力学的变化。

二、患者病理生理状态对肌肉松弛药作用的影响

(一)酸碱失衡

机体内环境发生酸碱失衡时,可以引起

肌松药作用强度和时程改变。在鼠膈神经-半膈肌制备件研究时,将不同浓度 CO_2 冲入改良 Krebs 溶液中改变溶液 pH。以冲入 5% CO_2 时溶液 pH 达到 7.4 的肌松药作用强度为基础值,冲入 9% CO_2 时溶液 pH 下降到 7.2,单季铵肌松药(罗库溴铵、维库溴铵和右旋筒箭毒碱)作用强度与基础值相比明显增加;冲入 2.5% CO_2 时溶液 pH 上升到 7.6,作用强度则明显减弱。双季铵肌松药(泮库溴铵、哌库溴铵和二甲基筒箭毒碱)在不同 pH 水平的溶液中作用强度没有改变。另一项同类实验发现,溶液中冲入 5% CO_2 时,右旋筒箭毒碱、维库溴铵、二甲基筒箭毒碱和泮库溴铵的 ED_{50} 分别为 0.647 $\mu mol/L$、4.45 $\mu mol/L$、0.174 $\mu mol/L$ 和 3.09 $\mu mol/L$;冲入 7.5% CO_2 时,右旋筒箭毒碱和维库溴铵的 ED_{50} 明显下降(0.599 $\mu mol/L$ 和 4.03 $\mu mol/L$),而二甲基筒箭毒碱和泮库溴铵的 ED_{50} 则明显升高(0.199 $\mu mol/L$ 和 3.21 $\mu mol/L$)。冲入 2.5% CO_2 时则正好相反,ED_{50} 分别为 0.744 $\mu mol/L$、5.92 $\mu mol/L$、0.165 $\mu mol/L$ 和 2.81 $\mu mol/L$。提示单季铵肌松药和双季铵肌松药在不同 pH 环境中有效剂量的变化并不相同。动物实验发现呼吸性碱血症时(pH=7.53,$PaCO_2$=1.9kPa)维库溴铵在胫前肌、比目鱼肌和膈肌的作用被轻度拮抗,代谢性碱血症时(pH=7.64,$PaCO_2$=3.5kPa)维库溴铵在这些肌肉的作用被明显拮抗。呼吸性酸血症(pH=6.98,$PaCO_2$=10.3kPa)和代谢性酸血症(pH=7.13,$PaCO_2$=4.9kPa)时维库溴铵的作用则明显增强。此现象与碱血症增加维库溴铵水解的代谢速率,而酸血症增加维库溴铵分子稳定性有关。维库溴铵被高碳酸血症的影响比其他肌松药更明显,用颤搐张力变化幅度(%)与 $PaCO_2$ 变化幅度(kPa)比率的绝对值表示 $PaCO_2$ 改变对诱发肌颤搐张力的影响,高碳酸血症时该比率的绝对值维库溴铵是 7.7±2.8,泮库溴铵是 2.7±1.2,无肌松药者是 2.6±1.0;低碳酸血症时维库溴铵是 6.6±2.8,泮库溴铵是 7.3±5.6,无肌松药者是 7.9±6.1。因此,当麻醉期间给予大剂量维库溴铵时,高碳酸血症有增加残余神经肌肉阻滞的危险。

降低机体内环境 pH 能增强单季铵肌松药的作用机制是单季铵药物的三价铵基与氢离子结合成为四价铵基,分子结构转变成双季铵,增加与阴离子胆碱能受体的吸引力,增加的极性还限制了分子通过细胞膜,包括肝细胞膜。因此降低机体内环境 pH 不仅增强单季铵肌松药神经肌肉阻滞作用,还延迟其消除速率。双季铵肌松药不存在机体内环境 pH 改变引起分子结构转变和增加与胆碱能受体吸引力的问题,因此对其效价无明显影响。属于双季铵化学结构的肌松药中,阿曲库铵和顺阿曲库铵主要经霍夫曼降解代谢,长时效的泮库溴铵、哌库溴铵和杜什氯铵的代谢均是经肾原型排出,因此有效作用时间不会延长。

(二)糖尿病

糖尿病是一种因体内胰岛素绝对或相对不足导致的一系列临床综合病症,是一组以高血糖为特征的代谢性疾病。长期高血糖症可以导致多种组织和器官发生慢性损害以及功能障碍。2 型糖尿病患者给予维库溴铵或罗库溴铵后,肌松药作用起效时间与非糖尿病患者基本相同,但恢复过程明显迟缓,吸入麻醉会进一步延迟肌松药作用的消除时间。其原因与糖尿病患者神经末梢发生变性,髓鞘脱失甚至轴突减少,导致神经末梢施放乙酰胆碱总量减少有关。手术结束后给予新斯的明逆转非去极化肌松药残余作用后 15 分钟时,94% 糖尿病患者 TOFr<0.9,比非糖尿病患者的比率(63%)高的多。此与糖尿病患者神经末梢和轴突数量

减少,抗胆碱酯酶诱发的乙酰胆碱释放量亦减少,无法增加接头后终板电位有关。长期处于高血糖症的患者,其骨骼肌中存在肌肉梗塞、无菌性或缺血性肌坏死、灶性肌变性和肌萎缩。即使给予新斯的明后运动神经末梢乙酰胆碱释放量有所增加,骨骼肌收缩力亦难以恢复至正常水平。而对于高血糖症尚未造成脏器和外周神经损害的 2 型糖尿病患者,在异氟烷吸入麻醉时给予罗库溴铵 0.6mg/kg,不仅作用起效时间与非糖尿病患者基本相同,恢复过程亦无明显差异。需要注意的是糖尿病患者的肺功能比健康患者差,肺总量、肺泡通气量、肺弥散量和 1 秒用力呼气量比正常患者分别低 22.6%、24.1%、21.7% 和 6.8%。糖尿病患者给予神经肌肉阻滞药物后已经受损的肺功能将进一步恶化,因此应特别注意糖尿病患者给予肌松药后的残留阻滞作用。

第三节 药物相互作用对肌肉松弛药作用的影响

一、药物相互作用

同时使用多种药物可能产生药物之间的相互作用。肌肉松弛药常与吸入全麻药、静脉全麻药、麻醉性镇痛药、局麻药以及抗生素同时使用。此外,麻醉前患者可能患有各种疾病,需要多种药物治疗,如抗高血压药、利尿药、抗惊厥药、肾上腺皮质激素等。因此,术前及术中使用的许多药物可以通过不同途径与肌肉松弛药产生相互作用。相互作用的结果有些产生增强肌肉松弛药作用,但也有相反的影响,如抗胆碱酯酶药有逆转肌肉松弛药的作用。有些相互作用对患者可能有害,如氨基糖苷类抗生素,可使肌肉松弛药的呼吸抑制作用延长。

(一)药物相互作用的机制

肌肉松弛药相互作用分为化学、物理、药代学和药效学四个方面。但是,药物相互作用的机制并不完全清楚,有时涉及多个机制或复合机制。

1. **化学反应** 因化学反应引起的药物相互作用在临床上并不多见。这类反应多与药物的贮存有关,如阿曲库铵针剂中的酸性缓冲液有助于阿曲库铵的稳定,延长保存期限。

2. **物理学的相互作用** 物理性能的药物相互作用中最明显的表现是出现沉淀反应。如将泮库溴铵注射于含有硫喷妥钠的输液管内出现沉淀现象。这是由于泮库溴铵针剂的酸性溶液使硫喷妥钠产生沉淀反应,而非泮库溴铵本身的反应,泮库溴铵的药理活性并未因此受到影响。

3. **药代学的相互作用** 肌肉松弛药的肌松作用与其血浆和作用部位的浓度密切相关。任何可能改变肌肉松弛药的时间－浓度关系及体内分布和清除的因素,都可能影响肌肉松弛药的药理作用。有关病理性药代学对肌肉松弛药的影响已有较深认识。血管活性药物和正性肌力药物可能影响肌肉松弛药的分布和清除,但其确切作用尚待研究。正性肌力药增加心排血量,可能加快肌肉松弛药的起效时间。抑制胆碱酯酶活性的药物(抗胆碱酯酶、碱性化疗药物)使血浆胆碱由酶活性下降,琥珀胆碱的清除半衰期延长,肌松作用时间延长。

许多药物具有肝酶诱导作用,包括多数的镇静药和抗惊厥药,但苯二氮䓬类药物不属此类。长期服用苯妥英钠或卡马西平(carbamazepine)治疗的患者维库溴铵和泮库溴铵的肌松作用减弱,但对阿曲库铵无明显影响,可能与阿曲库铵较少经肝脏代谢清除有关。

肌肉松弛药在血中都与血浆蛋白质相结合。与血浆蛋白质结合较多的其他药物可能使游离的肌肉松弛药分子增多,药物活性增强。但是,游离药物分子增多时其清除亦会增快,最终结果取决于两者的平衡状态。

4.药效学的相互作用　肌肉松弛药的作用部位位于神经肌肉接头处。任何可能影响乙酰胆碱合成、释放、移动、储存、分解,以及与乙酰胆碱受体结合的药物都可能影响肌肉松弛药的药理作用。药效学的相互作用影响神经肌肉接头处的药物浓度 - 效应的关系,可以下式简化表示:

$$BR \longleftrightarrow B+R+A \longleftrightarrow AR$$

式中：A为递质或激动剂,B为拮抗剂或阻断剂,作用于R受体。若形成足量的激动剂–受体复合体（AR）,则产生动作电位。若形成的拮抗剂–受体复合体（BR）较多,则能与激动剂相结合的受体较少。正常情况下,神经冲动释放的递质数量,比足够形成AR和传布肌肉动作电位的三倍还多。竞争性（非去极化）肌肉松弛药在上式方程中作为阻断剂（B）起作用,而琥珀胆碱作为激动剂（A）起作用,至少在I相作用时是这样。因此,可能存在三种类型的相互作用的药物：影响递质释放的药物；竞争受体的药物；使递质清除减少的药物。至于可能影响到乙酰胆碱合成的药物,目前尚无临床意义。此外,还存在其他类型的相互作用,如：①阻断离子通道,有些药物（局麻药,巴比妥类药和某些抗生素）非竞争性地阻断终板处的离子通道,从而降低终板电流；②直接作用于肌肉的药物,某些药物可作用于肌肉的电–机械偶联过程和肌肉收缩过程,从而增强阻断药物的作用。

5.药物相互作用的类型　详见"麻醉药理学基础"篇。

（二）药物相互作用的研究和分析方法

1.药代学研究

（1）研究方法：研究两种肌肉松弛药联合使用时,先分别测定两种药单独使用时的各项药代学参数,包括分布半衰期、消除半衰期、中央室容积、稳态分布容积、总清除率及血浆蛋白结合率等各项指标；然后测定两种肌肉松弛药先后使用或合用时的各项药代学参数。

（2）分析方法：分析两种肌肉松弛药联合使用时的药代学参数与单独使用时每种肌肉松弛药药代学参数之间的差异,探寻引起上述差异的原因。

2.药效学研究

（1）研究方法：多采用累积给药法,采用肌松监测仪测定拇收肌诱发颤搐反应时TOF的T_1受抑制程度,计算两种药单独使用以及先后使用或合用时各自的ED_{50}、ED_{90}和ED_{95}。

（2）分析方法：①两种肌肉松弛药合用的药效分析包括等辐射分析法、代数法和等量法,详见"麻醉药理学基础"篇；②两种肌肉松弛药先后应用的药效分析：用肌松监测仪测定拇收肌诱发颤搐反应时TOF的T_1抑制时程和恢复过程,主要监测指标包括：显效时间(lag time)、起效时间(onset time)、T_1最大抑制程度(T_{max})、T_1恢复到基础值5%（T_5）、25%（T_{25}）、50%（T_{50}）、75%（T_{75}）、95%（T_{95}）和100%（T_{100}）的时间、临床作用时间(clinical duration)、恢复指数(recovery index,RI,T_{25-75})以及TOFr恢复到0.75和0.95的时间。比较某种肌肉松弛药单独使用时上述各项监测结果与该种肌肉松弛药随另一种肌肉松弛药之后使用时上述各项监测结果之间的差异,并探寻引起上述差异的原因。

二、肌肉松弛药与临床治疗药物的相互作用

（一）肌松药与麻黄碱

临床研究发现,芬太尼和硫喷妥钠诱导前3分钟用0.07mg/kg的麻黄碱或等容量生理盐水预处理，罗库溴铵 0.6mg/kg 在麻黄碱组的起效时间（72 秒）比生理盐水对照组（98 秒）明显缩短，而两组血压无显著差异。如果诱导前分别静脉注射麻黄碱（0.07mg/kg）、艾司洛尔（0.5mg/kg）或等容量生理盐水，麻黄碱组罗库溴铵起效时间（64 秒）比生理盐水组（93 秒）明显缩短，艾司洛尔组（118 秒）则明显延长。但诱导过程三组的血压和心率组间比较均无明显差异。麻醉诱导前用麻黄碱 0.07mg/kg 预处理后，顺阿曲库铵（0.15mg/kg）的起效时间明显缩短（167.0 秒 vs 234.9 秒），且插管条件更好。丙泊酚诱导前 30 秒静脉注射麻黄碱 0.03mg/kg、0.07mg/kg 或 0.11mg/kg，0.07mg/kg 组和 0.11mg/kg 组维库溴铵（0.1mg/kg）起效时间均有缩短，其中 0.07mg/kg 组既提高心输出量又没有心血管不良反应。多数学者认为心输出量增加可以缩短肌松药的起效时间，而心输出量下降则延长起效时间。

麻黄碱缩短肌松药作用起效时间原理：①肌松药的作用部位在神经肌肉接头，药物通过血液运输从注药部位到作用部位，因此加快血流速度可以缩短运输时间，使肌松药更快到达神经肌肉接头发挥作用。全麻诱导时通常给药顺序是先镇痛、镇静药，然后是肌松药。大部分镇静药、镇痛药可对循环系统产生一定的抑制作用，包括降低心肌收缩力，扩张血管，从而使血流速度减慢，随后给予肌松药到达作用部位的时间因而延长。肌松药起效时间是从开始注药计算，其中包括肌松药在体内转运时间，镇静药、镇痛药引起的循环抑制会使起效时间延长。静脉注射小剂量麻黄碱能提高心输出量，加快外周血流速度，克服诱导药物对心血管功能的抑制作用，加快肌松药起效时间。②麻黄碱对神经肌肉兴奋传导有一定影响。麻黄碱在神经肌肉接头的浓度低于 10^{-4}mol/L 时，对神经肌肉兴奋传导无影响；浓度达到 10^{-4}mol/L 时，产生终板电位所需的乙酰胆碱量子含量增加 21%，突触前所储存的乙酰胆碱量子的释放量增加 16%，而微终板电位的振幅降低 38%；当麻黄碱局部浓度达到 10^{-3}mol/L 时，已无法检测出微终板电位。麻黄碱局部浓度在 $10^{-5} \sim 10^{-4}$mol/L 时，随药物浓度升高，离子通道开放时间缩短。

用麻黄碱缩短肌松药起效时间的效果与麻黄碱的给药时机和剂量有关。丙泊酚 1.5mg/kg 静脉注射诱导和持续输注维持麻醉 10 分钟后，静脉注射麻黄碱 0.21mg/kg 或等容量生理盐水，1 分钟后麻黄碱组的心脏指数增加 17%，但此时两组给予的维库溴铵（0.1mg/kg）起效时间（183 秒和 181 秒）没有明显差别。另有报告患者静脉诱导后 3 分钟时给予麻黄碱 0.2mg/kg，3 分钟后心输出量增加 13.5%，此时给予罗库溴铵 0.3mg/kg 的起效时间（244.0 秒）与生理盐水组（231.7 秒）无显著差异。这两项研究结果均表明给予麻黄碱 0.2mg/kg 后不仅使心输出量增加，还使 MAP 和外周血管阻力指数增加，外周血管收缩可导致肌肉血流量下降，因此未能得到肌松药作用起效时间缩短的效果。

（二）肌松药与去氧肾上腺素

去氧肾上腺素（Phenylephrine）是 α-肾上腺素受体激动药，对 β-肾上腺素受体无明显作用。成人全身麻醉诱导时先静脉注射芬太尼 2μg/kg，3 分钟后注射去氧肾上腺素 0.9μg/kg（用生理盐水稀释到 5ml）或等量生理盐水，10 秒后注射丙泊酚 2mg/kg，间隔 30 秒注射罗库溴铵 0.6mg/kg。去氧肾上腺素组罗库溴铵作用起效时间 [（84±18）秒] 比生理盐水组 [（72±14）秒] 慢，T_1 恢复到基础值 10% 的时间 [（41±3）分钟和（43±9）分钟] 两组无明显差异，该研究实验组去氧肾上腺素用量较小，两组 MAP 和心率变化亦无明显差异。有研究发现即使静脉持续输注去氧肾上腺素直到 MAP 升高 30% 时，心输出量和组织血流灌注量也没有明显改变。由于去氧肾上腺素不能有效提高心输出量，增加剂量可使外周动脉明显收缩，组织血流灌注量下降，肌松药显效时间（lag time）延长，导致起效时间缓慢。

（三）肌松药与 β 肾上腺素受体拮抗剂

艾司洛尔（esmolol）是作用超短时效的 β 肾上腺素受体拮抗剂。诱导前静脉输注艾司洛尔和等容量 5% 葡萄糖溶液，12 分钟后静脉注射硫喷妥钠和琥珀胆碱 1.0mg/kg，琥珀胆碱作用起效时间和 T_1 显现时间两组基本相同，T_1 恢复到基础值 50% 的时间艾司洛尔组（8.3 分钟）比对照组（5.6 分钟）延缓。其原因可能是艾司洛尔在红细胞中被酯酶代谢，琥珀胆碱在血浆中被假性胆碱酯酶灭活。两种药物同时存在时影响酯酶系统对琥珀胆碱的代谢速率。另外，艾司洛尔引起的 β 受体拮抗可以降低心输出量，使琥珀胆碱从运动神经终板的组织间隙向血管内重分配速度减慢，延缓琥珀胆碱神经肌肉阻滞的消除速率。

静脉持续输注艾司洛尔可降低米库氯铵的作用强度，如输注速率维持在 100μg/（kg·min）、300μg/（kg·min）或 500μg/（kg·min）时，米库氯铵的 ED_{95} 从基础值的（29±4.8）μg/kg 分别上升到（61±9.8）μg/kg、（49±8.2）μg/kg 和（54±7.3）μg/kg。输注艾司洛尔可使血浆假性胆碱酯酶活性下降 13%，影响米库氯铵的代谢，使米库氯铵作用时间延长 30%[Kim et al, 1998]。单次静脉注射艾司洛尔 2mg/kg 后 1 分钟，静脉注射维库溴铵 0.1mg/kg 或阿曲库铵 0.5mg/kg，阿曲库铵作用起效时间缩短程度（20%）比维库溴铵（4.3%）明显得多，T_1 恢复到基础值 90% 时间延长程度两组相似（20.8% 和 21.4%），但阿

曲库铵的恢复指数延长程度（68.9%）比维库溴铵（29.1%）大得多，与艾司洛尔抑制血浆假性胆碱酯酶活性，减缓米库氯铵代谢有关。

（四）肌松药与钙通道阻滞药

钙通道阻滞药能增强肌松药的作用并延长作用时间。鼠膈神经半膈肌制备研究时改良 Krebs 溶液中含维拉帕米（verapamil）浓度 10μmol/L 或硝苯地平（nifedipine）浓度 2μmol/L。与基础值比较，右旋筒箭毒碱、泮库溴铵、维库溴铵和阿曲库铵的半数抑制浓度（IC_{50}）均明显下降。提示维拉帕米和硝苯地平与右旋筒箭毒碱、泮库溴铵、维库溴铵及阿曲库铵有明显协同作用，能增加肌松药的作用强度。另一项同类研究发现，维拉帕米或地尔硫䓬（diltiazem）5μmol/L 和 10μmol/L 时，琥珀胆碱半数抑制浓度（inhibitory concentration 50，IC_{50}）均明显下降，尼卡地平（nicardipine）无明显影响；泮库溴铵仅在尼卡地平、维拉帕米或地尔硫䓬 10μmol/L 时 IC_{50} 明显下降。提示这三种钙通道阻滞药均不同程度地增强琥珀胆碱和泮库溴铵的作用强度。氟烷麻醉的猫在体研究时发现静脉注射苄普地尔（bepridil）5mg/kg、维拉帕米 0.5mg/kg 或硝苯地平 0.05mg/kg 后 5 分钟时维库溴铵半数有效浓度（EC_{50}）均明显下降；75 分钟时维拉帕米组和硝苯地平组维库溴铵 EC_{50} 已回升到基础值水平，而苄普地尔组仍低于基础值。提示苄普地尔、维拉帕米和硝苯地平增加维库溴铵作用强度具有不同的时限性。临床研究观察到静脉注射尼卡地平 20μg/kg 后 1 分钟给予维库溴铵 0.1mg/kg 或阿曲库铵 0.5mg/kg，用尼卡地平预处理组与未用尼卡地平预处理的对照组比较，维库溴铵和阿曲库铵作用起效时间均缩短，T_1 恢复到基础值 50%、90% 以及恢复指数均延长。钙通道阻滞药增强肌松药作用的机制与通过阻断钙离子

内流,影响乙酰胆碱释放有关。运动神经兴奋时,钙离子内流,触发神经末梢释放乙酰胆碱到终板区并与胆碱能受体结合,离子通道开放后钾离子外流和钠离子内流,在胞膜形成终板电位,泛化后形成动作电位,引起肌纤维短缩,保持肌张力和产生肌肉收缩。钙通道阻滞药阻止钙离子内流,影响神经冲动传递到神经末梢时的乙酰胆碱释放量,使肌松药分子在竞争乙酰胆碱受体时处于更大的优势,因此表现为肌松药作用起效加快,维持时间延长。

(五)乌司他丁

乌司他丁(ulinastatin)属于蛋白酶抑制剂,具有稳定溶酶体膜,抑制溶酶体酶释放,抑制心肌抑制因子(MDF)产生,清除氧自由基及抑制炎症介质释放的作用。可以改善手术刺激引起的免疫功能下降、蛋白代谢异常和肾功能降低,防止手术刺激引起对内脏器官与细胞的损伤以及改善休克时的循环状态。全身麻醉诱导时,健康患者静脉注射乌司他丁5 000U/kg后2分钟静脉注射罗库溴铵0.6mg/kg,罗库溴铵作用起效时间[(4.5±1.0)分钟]比不用乌司他丁的对照组[(2.5±0.7)分钟]明显慢,但乌司他丁组从注药至PTC=1显现时间[(12.2±3.1)分钟]和注药至T_4显现时间[(23.9±3.8)分钟]均比对照组[(15.3±2.2)分钟和(32.1±3.1)分钟]明显快。肝硬化患者静脉注射乌司他丁5 000U/kg后2分钟静脉注射维库溴铵0.1mg/kg,维库溴铵作用起效时间[(4.5±1.2)分钟]比不用乌司他丁的肝硬化患者[(3.5±0.8)分钟]明显慢;但乌司他丁组从注药至T_4显现时间[(49.3±11.5)分钟]和TOFr恢复到0.7的时间[(112.1±22.2)分钟]均比不用乌司他丁的肝硬化患者[(61.0±13.8)分钟和(160.2±47.8)分钟]明显快。尽管肝硬化患者静脉注射乌司他丁后维库溴铵作用起效时间比

不用乌司他丁的健康患者(3.6±0.5)分钟明显慢,但TOFr恢复到0.7的时间[(112.1±22.2)分钟和(110.9±32.1)分钟]基本相同。乌司他丁延迟罗库溴铵和维库溴铵神经肌肉阻滞作用的起效时间与乌司他丁促使乙酰胆碱释放量增加有关,而加速罗库溴铵和维库溴铵肌松作用消除与肝血流量及尿量增加有关。

三、肌肉松弛药复合应用的相互影响

为了减少去极化肌松药的不良反应、缩短非去极化肌松药的起效时间或避免中、长时效非去极化肌松药效应维持时间过长,在临床使用时,有将去极化肌松药和非去极化肌松药或两种非去极化肌松药联合使用(包括两种药先后使用或合用)。但所获得的临床效应并不一定都能达到主观所期待的结果,甚至有时出现与预期效应相反的结果。

(一)去极化肌松药与非去极化肌松药的相互作用

麻醉中去极化肌松药琥珀胆碱常与非去极化肌松药伍用,它们之间的相互作用非常复杂,因用药顺序不同可产生不同的临床效果。

1. 预注小剂量非去极化肌松药对琥珀胆碱作用的影响

(1)临床现象:用小剂量非去极化肌松药作前处理,可以消除或减弱琥珀胆碱的肌肉成束收缩、术后肌痛、高钾血症、眼压及胃内压升高等不良反应,曾在临床上被广泛应用。预注小剂量非去极化肌松药可削弱琥珀胆碱的肌松效应,延缓其起效时间,缩短其恢复时间。有作者发现使用小剂量非去极化肌松药作前处理者,琥珀胆碱的需要量增加70%。比较不同非去极化肌松药,如右旋筒箭毒碱、加拉碘铵、泮库溴铵和维库溴铵等,以右旋筒箭毒碱削弱琥珀胆碱作用最强。一般推荐预注量

为 ED_{50} 的 1/5~1/3,3~5 分钟后再静脉注射琥珀胆碱,琥珀胆碱的剂量需增至 1.5~2.0mg/kg 才能获得良好的插管条件。但泮库溴铵是例外,泮库溴铵因有抑制胆碱酯酶作用,所以后用的琥珀胆碱的肌松作用时间延长。

预注非去极化肌松药,防止琥珀胆碱的不良反应,并创造良好的插管条件,与两种药给间隔时间密切相关。若间隔时间过短,在非去极化肌松药发挥其对突触前膜的稳定作用之前,琥珀胆碱已开始或完成去极化,使非去极化肌松药不能充分发挥作用。预注阿曲库铵间隔 4 分钟优于 7 分钟,而小剂量右旋筒箭毒碱间隔则宜少于 3 分钟。比较给予右旋筒箭毒碱或泮库溴铵后,间隔 1 分钟、2 分钟、3 分钟用琥珀胆碱插管,药物作用开始时间、峰值时间和完全阻滞时间无明显差别,而各组插管条件的优与良的比例则与间隔时间有关,3 分钟 > 2 分钟 > 1 分钟,因此认为预注右旋筒箭毒碱 0.3mg/kg 以间隔 3 分钟,静脉注射泮库溴铵 0.06mg/kg 后间隔 2~3 分钟为宜。预注不同的非去极化肌松药,最佳间隔时间并不一致,麻醉时需适当选择。

（2）影响机制：小剂量非去极化肌松药占据部分神经肌肉接头受体,使肌膜对钾、钠离子的通透性降低,去极化肌松药产生的去极化作用强度达不到引起动作电位的阈值,从而消除琥珀胆碱的肌肉成束收缩反应。亦有人认为,去极化肌松药的部分肌松效应来自接头前机制,即调节乙酰胆碱释放,非去极化肌松药同时通过接头前和接头后两种机制减弱了去极化肌松药的效应。例如,维库溴铵 10μg/kg 预处理不产生颤搐抑制,但均引起程度不同的 TOF 衰减,提示存在接头前乙酰胆碱受体拮抗。衰减越明显,对十烃溴铵的拮抗作用也越明显。

2. 先用去极化肌松药对后用非去极化肌松药效应的影响 全身麻醉气管内插管前,为加

快静脉诱导的速度和肌松强度,常先给予去极化肌松药琥珀胆碱,待完成气管内插管后,麻醉维持期再给予非去极化肌松药。琥珀胆碱对随后使用的非去极化肌松药效应影响的研究结果并不完全相同。

（1）临床现象：研究发现琥珀胆碱对之后给予非去极化肌松药效应的影响程度与后续使用非去极化肌松药的种类、剂量和用药时机有关。一般表现为协同效应,琥珀胆碱可增强非去极化肌松药的效能,使非去极化肌松药的需要量减少、起效时间缩短,作用时间延长。用琥珀胆碱 1mg/kg 后,再用同等剂量的维库溴铵,与对照组相比,T_1 抑制程度由 71.9%±1.5% 增强至 91.3%±2.4%,恢复指数由（8.1±0.3）分钟延长到（10.4±1.0）分钟,剂量反应曲线显示由琥珀胆碱引起的增效系数:ED_{50} 为 1.66,ED_{95} 为 1.73。有研究发现,琥珀胆碱可延长随后使用的阿曲库铵、罗库溴铵、维库溴铵的作用时间,但对泮库溴铵、哌库溴铵、杜什溴铵和米库氯铵的作用时间却没有影响。琥珀胆碱对后续非去极化类药物作用的影响,还与给药时机有关。继琥珀胆碱作用恢复 5 分钟、15 分钟、30 分钟后用维库溴铵 0.04mg/kg（产生 T_1 抑制 50% 的剂量）,其 T_1 抑制程度明显增强,肌松作用时间亦延长,提示琥珀胆碱的增效作用没有受到恢复时间的影响。另有报道则认为,在琥珀胆碱作用恢复 45 分钟后使用维库溴铵,仍表现有明显的增强作用,而 90 分钟后再用维库溴铵则无明显的增强作用。因此,后续用药的时机是两类肌松药相互作用的重要因素。如果非去极化肌松药在琥珀胆碱作用消除之前使用,则可能在非去极化肌松药起效之前,有一短暂的拮抗过程；相反,如果琥珀胆碱的肌松作用已完全消退,则由于给药时机不同,临床表现作用增强或作用无明显影响。

（2）影响机制：琥珀胆碱对随后使用的非去极化肌松药产生增效作用获得多数学者共识，对于影响机制学术颇多。有学者认为，一次剂量的琥珀胆碱可使一些运动终板受体处于脱敏感状态，因而非去极化肌松药在这些运动终板中具有比平常更强的作用。但非去极化肌松药是在琥珀胆碱肌松作用完全消除后给予的，此时已无诱发颤搐反应的衰减，所以用脱敏感阻滞不能予以满意的解释。另有学者认为，注射琥珀胆碱后非去极化肌松药的降解速度减慢因而作用增强。但给予琥珀胆碱 1mg/kg 后，再给予阿曲库铵的消除半衰期并不延长，中央室容积和分布容积增加 20%~30%。因此，琥珀胆碱并不是通过改变非去极化肌松药的药代过程而起到增效作用。还有一种解释是，通过肌松监测获知琥珀胆碱的作用已完全消除时，多数终板受体或仍被琥珀胆碱占领，或刚脱离琥珀胆碱，但尚未恢复常态，从而导致对非去极化肌松药的亲和力增加。确切的机制有待进一步深入研究和探讨。

各位学者研究结果的差异与观察对象选择、麻醉方法及肌松监测方法不同有关，与非去极化肌松药的剂量选择及给药时机也有密切关系。当非去极化肌松药剂量小于 1 倍 ED_{95}并在琥珀胆碱作用完全消除后给予，表现为作用增强。如非去极化肌松药的剂量超过 1 倍 ED_{95}，琥珀胆碱的增效作用可能减少或不显著。若在琥珀胆碱肌松作用部分消除时（例如 TOF 的 T_1 恢复到基础值的 10% 或 20%）给予非去极化肌松药，作用并不增强，相反有可能减弱。

3. 非去极化肌松药作用减弱时，为延长肌松效果而给予去极化肌松药

（1）临床现象：在腹腔内手术即将结束，非去极化肌松药的肌松效应已大部分消除时，腹肌张力增加，难以关闭腹腔，试图用作用时间短

的肌松药提供腹肌松弛的条件，便于关腹，同时不致引起术毕肌张力恢复延迟。但非去极化肌松药的作用部分消除、肌张力已经开始恢复时给予去极化肌松药所呈现的效应受下列因素影响：给去极化肌松药时非去极化肌松药的残余量和肌松效应消除程度，以及去极化肌松药的用量。给患者先用右旋筒箭毒碱，当诱发颤搐反应恢复到基础值的 10%~50% 时，再给琥珀胆碱 40mg/m² 体表面积。发现给予琥珀胆碱后诱发颤搐反应测定值迅速增加，持续 10~20 秒后，诱发颤搐反应降至零，5 分钟后颤搐反应迅速恢复。有作者认为琥珀胆碱 0.5mg/kg 对不同恢复程度的泮库溴铵均产生双相反应，即先拮抗再加深泮库溴铵的阻滞。但随着泮库溴铵肌松作用消除程度增加，拮抗效应逐渐减弱，表现为加深泮库溴铵阻滞的作用。先给患者使用阿曲库铵 0.4mg/kg，当 TOF 的 T_1 恢复至基础值的 50% 时，给予不同剂量的琥珀阻碱，发现小剂量琥珀胆碱（0.25~1.5mg/kg）拮抗阿曲库铵的阻滞作用，较大剂量时（2~3mg/kg）则加深阿曲库铵的阻滞程度。静脉注射 1.5 倍 ED_{90} 的维库溴铵后，当 T_1 恢复至基础值的 20%~30% 时静脉注射十烃溴铵 0.1mg/kg，十烃溴铵拮抗维库溴铵的阻滞作用，表现为加快维库溴铵的 T_1 和 TOFr 的恢复速度。然而大量临床经验表明，先用非去极化肌松药维持术中肌松，术毕前使用琥珀胆碱并不至于产生严重问题，其效应也无明显改变。但此种应用方法有可能引起明显的琥珀胆碱Ⅱ相阻滞，故应在监测下谨慎使用。

（2）影响机制：非去极化肌松药主要通过竞争性机制阻断神经肌肉接头后的乙酰胆碱受体而产生神经肌肉阻滞，这种阻滞在受体激动药浓度增加时可以被逆转（如抗胆碱酯酶药）。去极化肌松药亦可作为激动药作用于接头后乙

酰胆碱受体,导致离子通道开放和终板膜去极化,随之产生肌纤维收缩,逆转非去极化肌松药的阻滞。但当去极化肌松药剂量增大时,去极化状态将被维持,使肌膜乙酰胆碱受体变成不能激动型。因此小剂量去极化肌松药呈现对非去极化肌松药的拮抗效应,一旦剂量增大,随着去极化作用的维持,产生神经肌肉阻滞效应。

因此,琥珀胆碱影响非去极化肌松药的恢复过程难以预计,取决于非去极化肌松药的种类、当前的阻滞程度和琥珀胆碱的剂量及注射次数。近年来的看法认为,这种给药方式并不可取,而推荐仍继续用小剂量的同种非去极化肌松药,或改用作用时间较短的其他非去极化肌松药。这样,阻滞性质单一,阻滞作用容易预测,必要时还可用新斯的明等药物进行拮抗。

4. 去极化肌松药与非去极化肌松药合用的相互作用　单独使用琥珀胆碱、阿曲库铵或米库氯铵的 ED_{50} 分别为 198.8μg/kg、202.1μg/kg 和 48.6μg/kg;琥珀胆碱与阿曲库铵合用达到 ED_{50} 效应时,两药剂量均减少 41%(117.3μg/kg 和 119.2μg/kg);琥珀胆碱与米库氯铵合用达到 ED_{50} 效应时,两药剂量均减少 38%(123.3μg/kg 和 30.2μg/kg),提示去极化肌松药与非去极化肌松药合用达到相同肌松效应时,用药剂量明显减少。但等辐射分析认为琥珀胆碱与阿曲库铵或米库氯铵合用时均有拮抗效应。

(二)非去极化肌肉松弛药复合使用的相互作用

1. 两种非去极化肌肉松弛药合用的相互作用

(1)临床现象:比较罗库溴铵或米库氯铵单独使用和不同剂量合用时的起效时间、临床作用时间及恢复指数(表 46-1),显示第 4 组和第 5 组起效时间比第 1 组快得多,但第 5 组临床作用时间明显延长。罗库溴铵与米库氯铵合用时肌松效应呈协同作用。在另一项研究中发现,罗库溴铵 450μg/kg 与米库氯铵 150μg/kg 合用时,起效时间为(55.0±26.7)秒,与琥珀胆碱 1.0mg/kg 的(55.1±11.4)秒几乎相同。但亦有作者认为罗库溴铵和米库氯铵以相同比例的 ED_{95} 合用时协同作用最强。对阿曲库铵和米库氯铵的观测结果显示,单独使用时 ED_{50} 分别为 50.5μg/kg 和 20.8μg/kg,两药合用达到单独应用时相同效应时,阿曲库铵剂量为 23.8μg/kg,米库氯铵剂量为 9.8μg/kg,均比单独应用时减少 53%。阿曲库铵与米库氯铵合用时亦呈协同作用。测定儿童维库溴铵的 ED_{50} 和 ED_{95} 分别为 0.021mg/kg 和 0.037mg/kg,阿曲库铵分别为 0.11mg/kg 和 0.3mg/kg。单独用药的维库溴铵组和阿曲库铵组的剂量均为 2 倍 ED_{95}(维库溴铵 0.074mg/kg 和阿曲库铵 0.6mg/kg),维库溴铵和阿曲库铵合用组两种药均为 1 倍 ED_{95}

表46-1　罗库溴铵、米库氯铵单独使用或合用时的起效时间、临床作用时间恢复指数

组别	药物和剂量 /(μg/kg)	起效时间 /s	临床作用时间 /min	恢复指数 /min
第1组	罗库溴铵 600	99	36	14.8
第2组	米库氯铵 150	178	14.5	6.8
第3组	罗库溴铵 150+米库氯铵 37.5	114	14.7	5.2
第4组	罗库溴铵 300+米库氯铵 75	69	347	7.5
第5组	罗库溴铵 600+米库氯铵 150	11.7	73	55

（维库溴铵 0.037mg/kg 和阿曲库铵 0.3mg/kg）。维库溴铵组、阿曲库铵组和两药合用组的作用起效时间分别为（91±13）秒、（55±10）秒和（62±15）秒，临床作用时间分别为（25±6.1）分钟、（40±8.3）分钟和（40±4.8）分钟。显示两药合用时的作用起效时间和临床作用时间与单独使用阿曲库铵基本相同，但两药合用组每种药的用量减少一半，可有效降低不良反应的发生率。患儿按 10:1、4:1 和 1.6:1 的比例合用阿曲库铵和维库溴铵，认为两种药物以这三种组合形式均呈协同作用，且在 4:1 混合时协同作用最强，提示采用等效剂量合用能获得最佳协同效果。此时达到 ED_{95} 效应时，阿曲库铵的剂量为（96±6）μg/kg 和（24±1）μg/kg，仅为单独用量时的 58%，用药量减少 40%。

非去极化肌松药根据化学结构可分为苄异喹啉类化合物和甾体化合物两类，前者包括右旋筒箭毒碱、二甲筒箭毒碱、阿曲库铵、米库氯铵、顺式阿曲库铵和多库氯铵等，后者包括泮库溴铵、维库溴铵、阿库溴铵、哌库溴铵和罗库溴铵等。多数学者认为化学结构不同的肌肉松弛药合用时，其效应呈协同作用；而结构相近者合用时表现效应相加。比较不同化学结构非去极化肌肉松弛药合用时的效应，认为苄异喹啉类肌肉松弛药顺式阿曲库铵与甾体肌肉松弛药维库溴铵或罗库溴铵合用时，产生程度不同的协同效应，而与化学结构相似的肌肉松弛药阿曲库铵合用时，产生相加作用。但顺式阿曲库铵与米库氯铵虽均属于苄异喹啉类肌松药，但两药合用时却产生明显协同作用。至今尚未发现非去极化肌松药间呈拮抗作用的报道。

非去极化肌松药阻滞神经肌肉传递具有接头前和接头后双重作用，而每一种肌肉松弛药对接头前和接头后的亲和力不一样。因此，两种非去极化肌松药复合应用，有可能出现协同或相加作用。泮库溴铵具有抑制血浆胆碱酯酶活性的作用，因此增强米库氯铵的肌松效应，两药复合应用表现为协同作用。非去极化肌肉松弛药相互作用的机制尚不清楚，有待进一步研究。一般认为，化学结构不同的苄异喹啉类和甾体肌肉松弛药合用可能产生协同作用（如泮库溴铵与氯筒箭毒碱，阿曲库铵与维库溴铵），而结构相似的肌肉松弛药合用可产生相加作用（如泮库溴铵与维库溴铵、右旋筒箭毒碱与阿曲库铵）。有协同作用的非去极化肌肉松弛药复合应用时，因肌松作用增强，所以用药量可以减少，如顺式阿曲库铵与罗库溴铵合用可以降低药物的费用。此外，合用目的是可以充分发挥两药的特点，如米库氯铵与罗库溴铵合用，保留了罗库溴铵的迅速起效和米库氯铵的迅速恢复的特点。肌肉松弛药复合应用时应注意监测肌张力，防止用药过量。

（2）影响机制：非去极化肌松药合用时产生效应增强的确切机制尚不清楚，可能有这五方面原因。①神经肌肉接头存在多个药物结合位点，包括突触前和突触后受体以及离子通道。由于每种肌松药对不同位点的亲和力不一定相同，由此产生肌松效应的协同作用。②不同肌松药之间药代动力学的相互影响。③突触后乙酰胆碱受体的不对称性，影响不同肌松药对 2 个 α 亚基的亲和力。④一种肌松药分子与受体的 α 亚基结合后，减少另一种肌松药的分子与同一受体另一个 α 亚基结合的机会。⑤对血浆胆碱酯酶的影响，如泮库溴铵可抑制血浆胆碱酯酶的活性，从而影响由该酶分解的肌松药的代谢，如米库氯铵，合用时使米库氯铵作用增强。

成人的烟碱乙酰胆碱受体由五个亚单位构成，包括两个 α 亚基和 β、ε、δ 亚基各一个，彼此相邻包绕呈玫瑰花环形，中间形成离子通道。去极化过程时,细胞膜内外的离子经该通道转运。乙酰胆碱激动剂和拮抗剂在受体上的结合位点是两个 α 亚基。乙酰胆碱必须与两个 α 亚基结合离子通道才开放,但拮抗剂仅需与一个 α 亚基结合即可使离子通道关闭。两个 α 亚基的氨基酸序列虽相同,但与它们相邻亚基的氨基酸序列不同,因此彼此之间的表面电荷、硬脂酸甘油酯阻扰性以及结合亲和力都不完全相同。由于只需一个 α 亚基被肌松药分子结合即可发生离子通道阻滞,因此增加同一种肌松药的用量并不能使肌松效应线性增加。如果同时应用两种肌松药,由于第 1 种肌松药分子与第 1 个 α 亚基结合后,该部位侧链的硬脂酸甘油酯干扰使第 2 种肌松药分子不能与其结合,因硬脂酸甘油酯干扰同一通道的两个 α 亚基,使第 2 个 α 亚基亦不能与第 2 种肌松药分子结合。因此所有离子通道都只能被第 1 种或第 2 种肌松药分子阻滞,而不会有某个离子通道的两个 α 亚基同时与两种肌松药分子结合。所以阻滞所有离子通道所需两种肌松药的剂量均明显减少,甚至总药量亦减少,但引起的肌松作用强度却不变甚至增强,即表现为协同效应。

2. 两种非去极化肌松药先后使用时的相互作用　临床上有两种情况将两种非去极化肌松药先后使用,一种情况是为缩短或延长某种

肌松药的作用时间而换用另一种肌松药。另一种情况是为缩短诱导期间非去极化肌松药起效时间,采用预置量法给予非去极化肌松药。两种肌松药联合使用,对肌松效应将产生影响。

（1）为调整某种肌松药的作用时间而换用另一种肌松药:有学者将成年手术患者分成 7 组,诱导时分别给予维库溴铵、米库氯铵或罗库溴铵,当 TOF 的 T_1 恢复到基础值的 25% 时(临床作用间期),分别给予 1/4 插管剂量的维库溴铵或罗库溴铵、或 1/5 插管剂量的米库氯铵(表 46-2）。结果显示维持期给予肌松药的临床作用间期受插管时选用肌松药种类的影响。插管时使用中时效肌松药(维库溴铵和罗库溴铵),麻醉维持期如给予短时效肌松药(米库氯铵),后者临床作用间期将明显延长;而插管时使用短时效肌松药(米库氯铵),麻醉维持期给予中时效肌松药(维库溴铵和罗库溴铵),后者临床作用间期将明显缩短。比较甾体类(罗库溴铵)和苄异喹啉类(顺式阿曲库铵)两种不同化学结构非去极化肌松药的相互影响时,给予肌松药插管剂量后,待 TOF 的 T_1 恢复到基础值的 25% 时给予维持期肌松药。尽管两种药均属于中时效肌松药,但两种药物先后使用时,后者的临床作用时间（1 组）比两种药物单独先后使用的临床作用时间（2 组和 3 组）明显延长,提示两种药物之间存在协同作用(表 46-3）。

表46-2　两种非去极化肌肉松弛药先后使用临床作用间期比较($\bar{x}\pm s$)

组别	插管剂量的肌肉松弛药 /（mg/kg）	维持期肌肉松弛药 /（mg/kg）	临床作用时间 /min
1组	维库溴铵 0.1	维库溴铵 0.025	30±5
2组	维库溴铵 0.1	米库氯铵 0.05	28±6
3组	罗库溴铵 0.6	罗库溴铵 0.15	42±12
4组	罗库溴铵 0.6	米库氯铵 0.05	40±8
5组	米库氯铵 0.25	米库氯铵 0.05	12±3
6组	米库氯铵 0.25	维库溴铵 0.025	18±6
7组	米库氯铵 0.25	罗库溴铵 0.15	13±2

表 46-3　罗库溴铵对顺式阿曲库铵临床作用时间的影响（$\bar{x} \pm s$）

组别	插管剂量的肌肉松弛药 /（mg/kg）	维持期肌肉松弛药 /（mg/kg）	临床作用间期 /min
1组	罗库溴铵 0.60	顺式阿曲库铵 0.03	41±10
2组	顺式阿曲库铵 0.15	顺式阿曲库铵 0.03	31±7
3组	罗库溴铵 0.60	罗库溴铵 0.15	25±8

给患者先用右旋筒箭毒碱，使 TOF 的 T_1 抑制程度超过 90%，待 T_1 恢复到基础值 10% 时，将患者分成 4 组，分别每次追加阿曲库铵 1.1mg 或 2.0mg，或维库溴铵 0.25mg 或 0.5mg，使 T_1 最大抑制程度保持在 90%。发现第一次追加药物后四组作用持续时间均较长，维库溴铵的阻滞程度比等效阿曲库铵更深，阿曲库铵组至第 3 次追加药物后作用时间才趋于稳定，而维库溴铵组至第 6 次追加药物时作用时间才稳定。按上述方法给患者先用哌库溴铵，此后追加阿曲库铵和维库溴铵与哌库溴铵有协同作用，且后两种药追加到第 5 次时作用时间才趋于稳定。提示不同非去极化肌松药先后使用时的协同作用强度并不完全相同。术中曾用过阿曲库铵或维库溴铵的患者，手术结束前改用米库氯铵并不能获得肌肉松弛时间短的效应，追加药物的作用时程仍接近先前所用的肌松药。

先后应用两种不同时效和不同结构的非去极化肌松药，目的是希望改变肌松药的作用时效。一般认为，改用肌松药后，需待原先使用的肌松药 3~5 个半衰期之后，第二种肌松药的时效特性才得以表现出来。此外，先应用的肌松药可能影响其后应用肌松药的药代学和药效学特性。长时效肌松药多用于维持手术中的肌松作用，但在临近手术结束或关腹时，如因肌松不能满足手术需要而追加肌松药时，考虑到追加长时效肌松药的恢复时间太长，而改用短时效肌松药，希望取得短时间的肌松作用。有报道，用杜库溴铵后肌颤搐恢复至 25% 时改用米库氯铵（0.04mg/kg），发现米库氯铵临床作用

时间由对照组的 11 分钟延长至 27 分钟。泮库溴铵恢复至 25% 时改用米库氯铵 70 μg/kg 的临床作用时间由对照组的 10 分钟延长至 54 分钟。说明在长时效泮库溴铵之后使用短时效米库氯铵的肌松作用增强，时效明显延长。此外，还可能与泮库溴铵抑制血浆胆碱酯酶活性有关。同样，泮库溴铵明显延长中时效阿曲库铵和维库溴铵的肌松时效，可达单用时的 5 倍。同样，阿曲库铵可延长米库氯铵的肌松时效，并使米库氯铵维持肌颤搐抑制 95% 时静脉滴注量减少。由于长时效肌松药半衰期较长（1.5~2 小时），改用短时效肌松药后约需数小时以上才显现短时效肌松药作用，并未达到短时间肌松的临床目的。

短时效肌松药因其起效快、作用时间短、恢复完全而深受欢迎。有些麻醉医师习惯用中、短时效肌松药作气管插管，而后改用长时效肌松药。如用维库溴铵后改用泮库溴铵，米库氯铵后改用杜库氯铵，结果发现后续的长时效肌松药时效明显缩短，经 2~3 次维持量后才能达到对照组的肌松作用时间。短时效和中时效肌松药的半衰期短，米库氯铵约 2 分钟，阿曲库铵为 20 分钟，对其后应用的长时效肌松药虽有影响，但容易在较短时间内呈现长时间肌松作用。

（2）诱导时采用预置量法给予非去极化肌肉松弛药：预置量法（priming principle）是在静脉注射插管剂量肌松药之前几分钟预先给予小剂量非去极化肌松药，可以使肌松作用起效时间比一次注射插管剂量肌肉松弛药快。全麻诱导

时先给患者注射右旋筒箭毒碱 50μg/kg 作为预置剂量,3 分钟后再给予插管剂量的维库溴铵 60μg/kg;另一组患者不采用预置量法诱导,只给予维库溴铵 60μg/kg。结果显示,在阻滞过程中 TOF 的 T_1 抑制到基础值 80% 的时间、给予维库溴铵后 60 秒和 90 秒时 T_1 抑制程度及 90 秒时 TOF 衰减程度、T_1 达到最大抑制程度的时间,采用预置量法诱导均比未采用预置量法者短,认为与右旋筒箭毒碱和维库溴铵之间的协同作用有关。用罗库溴铵 0.1mg/kg 作为预置量,预置间期 1 分钟,再给予插管剂量阿曲库铵 0.42mg/kg。阿曲库铵作用起效时间缩短到(67±17)秒,起效时间和插管状态明显优于诱导期单独使用琥珀胆碱或罗库溴铵的患者。给予泮库溴铵(15μg/kg)3 分钟后再给予米库氯铵 170~200μg/kg,可使起效时间明显缩短,作用时间明显延长。有作者认为同一种非去极化肌松药无论单次或分两次给药,给予插管剂量后 1 分钟的插管条件均不如两种药合用;并且两药合用组插管时眼压均不超过基础值,心率和血压变化不明显,提示两种肌松药联合使用的方法用于眼外伤或饱腹患者有明显优势。

(3)影响机制:两种肌松药先后使用时,后用肌松药的作用时效受先用肌松药特征的影响,其原因与乙酰胆碱受体安全限有关。被肌松药占据的乙酰胆碱受体少于 76%±5% 时,用单次颤搐刺激不能监测到神经肌肉阻滞效应。当乙酰胆碱受体被肌松药分子占据 92%±16% 时,TOF 刺激的 T_1 最大抑制程度可达到 100%。当 T_1 恢复到基础值的 25% 以上时,临床肌松效果已经很差,但至少还有近 80% 的乙酰胆碱受体被肌肉松弛药分子占据着,此时给予另一种肌肉松弛药仅占领剩余不足 20% 的乙酰胆碱受体。因此临床肌松效应仍表现为先给肌肉松弛药的特征。随着药物追加次数的增加,先给予的肌松药分子逐渐从生物相中排除,通过 6 个消除半衰期后,追加的肌松药才表现自己的时效特征。

预置量法缩短插管剂量肌松药作用起效时间的原理在于预置剂量在插管剂量之前先占据一定数量的乙酰胆碱受体,使插管剂量的肌松药所要占据的受体数目减少,从而缩短插管剂量肌松药的起效时间。预置量的大小应以使清醒患者不产生明显的症状为准,一般为对拇收肌 ED_{95} 剂量的 10%~30%。预置间期一般为 3~5 分钟,以使预置剂量有充分的时间占据一定量的受体,从而缩短插管剂量肌松药的作用起效时间。

3. 非去极化肌松药复合应用的临床意义 适当和合理地复合应用不同的非去极化肌松药可充分发挥不同肌松药的优点,更好地满足手术的要求,保证患者的安全,取得较好的临床效果。复合用药主要基于以下目的:

(1)增强神经肌肉阻滞效果:协同作用使肌松作用明显增强,从而减少肌松药的用量。

(2)降低不良反应:减少肌松药的组胺释放作用及对心血管系统的影响,增加患者用药的安全性。由于复合用药减小了满足肌松所需的用药量,其血压降低、心动过速等不良反应也随之相应减少。

(3)加快药物起效时间和肌松恢复:通过适当药物的复合应用可显著缩短起效时间,方便紧急气管插管的实施。同时肌松恢复时间缩短可明显减少患者术后肌无力和呼吸功能不全的发生率。

(4)降低费用:狭义上指降低肌松药药量和药费,广义上则包括因肌松作用恢复快,从而减少拮抗药用量,缩短术后监护病房治疗时间等综合治疗所需的费用。因此,非去极化肌松药合理的复合应用可取得良好的临床效果,但不同药物和剂量之间的复合应用会产生不同的效果。应用时应掌握其临床使用的规律以及加强肌松作用的监测，以便合理、安全、有效地使用肌松药。

有关肌松药联合使用对肌松效应影响的机制尚在进一步研讨过程中。因此，在未掌握两种肌松药联合使用对肌松效应及机体可能发生的影响之前，宜慎重对待。有学者建议不应将肌松药随意联合使用，避免产生难以预料的相互作用而造成严重后果。

综上所述，肌松药的作用机制较为复杂，有关肌松药可能发生的相互作用相当繁多和复杂，许多新药不断进入临床，相互作用还在增多，临床麻醉中多样化用药的趋势。药物的相互作用有些是有益的，可加以利用；有些是有害的，应加以预防。然而，根据配伍所用各药的药理、临床用药、给药时机以及患者中存在较大个体差异等影响因素综合考虑，加强神经肌肉功能的监测，有助于临床正确合理地使用肌松药，防止和及时处理可能发生的不良药物相互作用。

（欧阳葆怡）

参考文献

[1] ADAMUS M, GABRHELIK T, MAREK O. Influence of gender on the course of neuromuscular block following a single bolus dose of cisatracurium or rocuronium. Eur J Anaesthesiol, 2008, 25（7）:589-595.

[2] ADAMUS M, HRABALEK L, WANEK T, et al. Influence of age and gender on the pharmacodynamic parameters of rocuronium during total intravenous anesthesia. Biomed Pap Med Fac Univ Palacky Olomouc Czech Repub, 2011, 155（4）:347-353.

[3] ALBERT F, HANS P, BITAR Y, et al. Effects of ephedrine on the onset time of neuromuscular block and intubating conditions after cisatracurium: preliminary results. Acta Anaesthesiol Belg, 2000, 51（3）:167-171.

[4] ALPER I, ULUKAYA S, MAKAY O, et al. The pharmacodynamic effects of rocuronium during general anesthesia in patients with type 2 diabetes mellitus. Minerva Anestesiol, 2010, 76（2）:115-119.

[5] ARMENDÁRIZ-BUIL I, LOBATO-SOLORES F, AGUILERA-CELORRIO L, et al. Residual neuromuscular block in type Ⅱ diabetes mellitus after rocuronium: a prospective observational study. Eur J Anaesthesiol, 2014, 31(8):411-416.

[6] BRESLIN D S, JIAO K, HABIB A S, et al. Pharmacodynamic interactions between cisatracurium and rocuronium. Anesth Analg, 2004, 98（1）:107-110.

[7] DAHABA A A, PERELMAN S I, MOSKOWITZ D M, et al. Geographic regional differences in rocuronium bromide dose-response relation and time course of action: an overlooked factor in determining recommended dosage. Anesthesiology, 2006, 104（5）:950-953.

[8] KIM M S, PARK J W, LIM Y H, et al. Effect of ulinastatin on the rocuronium-induced neuromuscular blockade. Korean J Anesthesiol, 2012, 62（3）:240-244.

[9] NITAHARA K, SUGI Y, SHIGEMATSU K, et al. Recovery of train-of-four ratio to 0.70 and 0.90 is delayed in type 2 diabetes with vecuronium induced neuromuscular block. Eur J Anaesthesiol, 2013, 30（2）:80-84.

[10] WON Y J, SHIN Y S, LEE K Y, et al. The effect of phenylephrine on the onset time of rocuronium. Korean J Anesthesiol, 2010, 59（4）:244-248.

第四十七章　神经肌肉功能的监测

第一节　神经肌肉功能监测目的、原理和方法

一、神经肌肉功能监测的目的

肌肉松弛药用于临床距今已半个世纪有余,现已广泛用于临床麻醉以及危重患者的呼吸支持及呼吸治疗,而肌肉松弛药也已逐渐成为临床麻醉及麻醉基础研究中必不可少的一部分。然而由于肌肉松弛药存在较大的个体差异性,且其作用受人体诸多因素的影响,如麻醉镇静药、氨基糖苷类抗生素、患者的内环境状况以及年龄、温度等都可以影响肌肉松弛药在人体内的分布、代谢、消除,从而影响肌肉松弛药的起效、时效及强度。肌肉松弛药的残余作用是全麻术后最常见的并发症之一,可导致肌肉无力,肺萎陷,急性呼吸衰竭甚至死亡。因此,通过适当的方法监测机体神经肌肉传递功能的阻滞程度以及恢复状况显得尤为重要。肌松监测仪的出现,显著降低了术后因残余肌松作用引起的各种严重并发症的发生率,并且提高了肌肉松弛药在临床麻醉应用中的安全性及合理性。使用肌松监测仪进行神经肌肉功能监测的主要目的包括:①决定最佳气管插管及拔管时机;②维持适当的肌松,保证对气管插管的良好耐受,为术者提供松弛、安静的术野,保证手术各阶段顺利进行;③指导使用肌肉松弛药的方法和追加肌肉松弛药的时间;④合理使用药物,可节省肌松药量;⑤避免琥珀胆碱用量过多引起的Ⅱ相阻滞;⑥决定肌肉松弛药逆转的时机及拮抗药的剂量;⑦对术后呼吸功能不全进行原因的鉴别,确诊是否存在肌松药的残余效应,以预防肌松药的残余作用所引起的术后呼吸功能不全。

二、神经肌肉功能监测的基本原理

生理学原理已经阐明,在神经肌肉功能完整的情况下,用电刺激周围运动神经达到一定刺激强度(阈值)时,肌肉就会发生收缩产生一定的肌力。肌松监测仪是通过超强的电刺激刺激外周神经,诱发该神经支配的肌群产生肌收缩,根据肌收缩的效应来评价肌松药药效学的仪器。单根肌纤维对刺激的反应遵循全或无定律,而整个肌群收缩产生的肌力取决于其参与收缩的肌纤维数目的总和。因此要保证肌肉产生最大收缩力,该刺激强度必须超过能使该神经支配的所有肌纤维都收缩的阈值。临床上将大于阈值20%~25%的刺激强度称为超强刺激,以保证能引起最大的肌收缩效应。超强的刺激会产生疼痛,麻醉期间患者无痛感,恢复期能感到疼痛。因此,有人提议在麻醉恢复期使用次强电流刺激,然而其监测结果的准确性目前还有待研究。临床麻醉中给予肌松药后,神经肌肉反应性降低的程度与被阻滞的肌纤维的数量呈正相关,术中保持超强刺激程度不变,因此所测得的神经肌肉收缩力的强弱就能表示神经肌肉接头阻滞的程度。

三、神经肌肉功能监测的方法

(一)肌松监测仪神经刺激的模式及机制

神经刺激器是一个脉冲发生器,刺激神经的基本脉冲波形是单相的矩形波,其波宽为0.2~0.3毫秒,如果脉冲波为双相波则可引起爆发性的神经动作电位,增加刺激的反应。波宽过长其持续时间超过肌纤维的不应期可能激发肌纤维的重复收缩,波宽超过0.5毫秒,可直接

兴奋肌肉而引起收缩。

刺激神经要保证产生肌群收缩的最大效应,必须应用超强刺激,但是超强刺激引起的疼痛可使清醒患者不能耐受,对术后恢复期神志已清醒的患者可能留下不愉快的感觉,因此有学者在恢复期应用低于最大刺激强度的刺激,即所谓亚强刺激,并提示用这种强度评定术后神经肌肉兴奋传递功能恢复的结果可信。但是作为研究,肯定其精确性并不符合要求。

刺激神经的矩形波以不同频率与方式组合就构成不同的刺激种类。临床上应用的刺激种类有单刺激(single-twitch stimulation, SS),四个成串刺激(train-of-four stimulation, TOF),强直刺激(tetanic stimulation, TS),强直刺激后单刺激肌颤搐计数(post tetanic count, PTC)和双短强直刺激(double-burst stimulation, DBS)。不同的刺激种类各有其特性和优缺点,在临床上有其不同的适应范围,因此在监测神经肌肉兴奋传递功能时要根据临床上要求,选择合适的神经刺激方式。

1. 单刺激(single-twitch stimulation, SS) 单刺激模式是使用频率为 0.1~1.0Hz 的单个刺激作用于外周运动神经,可用于监测去极化和非去极化肌松药对神经肌肉接头功能的阻滞作用。单刺激所引起的肌收缩效应与刺激频率有关,当频率大于 0.15Hz 时,肌收缩的效应会逐渐减低,并且维持在较低水平。当单刺激抑制肌颤搐在 90% 以上时可满足气管插管和大部分腹部手术。若需拮抗非去极化肌松药残余肌松作用,一般应在肌颤搐恢复大于 25% 以上才可进行。

2. 四个成串刺激(train-of-four stimulation, TOF) 即连续四次刺激,主要用于评价神经肌肉接头的阻滞程度,是目前临床应用最广的刺激模式。每间隔 0.5 秒连续发出四个超强刺激

(即 2Hz),一般每 10~12 秒重复一次。四个成串刺激分别会引起四个肌颤搐,分别记为 T_1、T_2、T_3、T_4。根据肌肉收缩强度及 T_1 到 T_4 是否会依次出现衰减,可以确定肌松药的阻滞特性和评定肌松阻滞程度。以第四个刺激产生的反应振幅除以第一个刺激产生的振幅即可得到 TOF 比率(T_4/T_1),可反应肌松衰减的程度。当神经肌肉接头兴奋传递功能正常时,T_4/T_1 接近于 1.0;非去极化肌松药神经肌肉接头阻滞不完全时会依次出现衰减,TOF 比率 <1.0,当随着阻滞程度的增强,TOF 值逐渐变小直至为 0,并且随着阻滞程度进一步加深,T_4 到 T_1 依次消失。然而当非去极化肌松药作用消退时,按 T_1 到 T_4 的顺序逐渐恢复。去极化阻滞不会引起衰减,TOF 比率为 0.9~1.0。但是如果持续使用去极化肌松药,当其阻滞性质由 Ⅰ 相转变为 Ⅱ 相时,TOF 比率逐渐变小。当 TOF 比值 <0.70 时,提示可能会发生 Ⅱ 相阻滞;进一步当 TOF 比值 <0.50 时,提示已经发生了 Ⅱ 相阻滞。

3. 强直刺激(tetanic stimulation, TS) 强直刺激是由快速发放的电刺激形成,电刺激的频率一般为 30Hz、50Hz 或 100Hz。目前临床实践中最常用的模式是发放持续 5 秒的 50Hz 的电刺激。当神经肌肉接头传递功能正常或者发生去极化阻滞时,肌肉对持续 5 秒的 50Hz 的电刺激保持基本不变。然而当发生非去极化阻滞或者使用琥珀胆碱后发生 Ⅱ 相阻滞时,神经肌肉接头肌力反应则出现会衰减现象。

4. 强直刺激后单刺激计数(post-tetanic count stimulation, PTC) 强直刺激后单刺激计数主要应用于非去极化阻滞程度较深时,用四个成串刺激和单刺激均无肌颤搐反应时对神经肌肉接头阻滞程度的评估。其具体组成是:首先给予持续 5 秒的 50Hz 强直刺激,间隔 3 秒

之后改为 1Hz 的单刺激,主要观察单刺激时肌颤搐的次数。强直刺激后单刺激计数可以量化神经肌肉阻滞的程度,能预计神经肌肉接头收缩功能的开始恢复的时间,可以更敏感地评价肌松药的残余肌松作用。在手术期间为防止患者突然出现体动反应,神经肌肉阻滞强度需达到 PTC=0。因为强直刺激可能会影响去极化肌松药神经肌肉接头阻滞的恢复程度,因此强直刺激后单刺激监测不适用于使用去极化肌松药后。强直刺激后肌颤搐反应是非去极化肌松药在神经肌肉接头前膜产生阻滞的敏感指标,而四个刺激的 T_1 受接头后膜作用的影响,吸入性麻醉药延长非去极化肌松药神经肌肉接头阻滞的主要部位在接头后膜,因此进行强直刺激后单刺激计数监测过程中会发现 PTT 第一次出现的时间不会受影响,但是四个刺激的 T_1 显现时间会显著延长,其中七氟烷与恩氟烷的作用最明显,异氟烷次之,氟烷和神经安定类麻醉几乎没有差异,可能是因为与其他吸入麻醉药相比,氟烷麻醉时骨骼肌的血流量的增加程度更小有关。

5. 双短强直刺激(double burst stimulation, DBS)　双短强直刺激由两串间距为 750 毫秒的 50Hz 的强直刺激组成的,每串强直刺激有 3 个或 4 个波宽为 0.2 毫秒的矩形波组成。主要是用于当没有监测肌颤搐效应记录设备时,可通过手感或者目测来感受神经肌肉接头功能的恢复情况。临床上最多的是使用含有 3 个刺激脉冲的双短强直刺激(DBS3,3)。双短强直刺激监测的肌收缩衰减程度较 TOF 衰减程度要更明显一些,Brull SJ 在 1990 年就曾报道说,在应用亚强刺激电流进行临床肌松监测时,结果比较准确,并且患者感觉要更舒适一些。然而根据两组强直刺激的脉冲数的不同,双短强直刺激可以分为不同的类型,主要是 DBS3,3、

DBS4,4、DBS3,2、DBS4,3,上述四种类型的刺激模式,基本上全能凭借主观感觉即可辨别到衰减。DBS3,3 是被公认为最有效的双短强直刺激模式,其中两组强直刺激的脉冲数均为 3 个。PLT 的理论依据强调强直刺激后容易易化,在应用非去极化肌松药后,颤搐反应低于基础值的 30% 时,强直刺激后易化会表现得最为显著。

6. 磁力刺激(magnetic stimulation)　磁力刺激是通过一个特制的支架将一圆形的磁力刺激线圈(外直径 14cm)沿受刺激的神经的沿正切向放置,离皮肤 2~3cm。其中磁力线圈的中心可以产生 1.5Tesla 的电场。为保证神经肌肉接头各单元完全发生去极化,将磁力刺激器的出电磁调到能引起肌肉产生最大颤搐反应之后再增加 10% 的强度。磁力刺激每 4~10 秒就产生一次刺激,但只能刺激神经发出冲动,并不能使该神经所支配的肌肉产生收缩反应;随着神经肌肉接头功能的慢慢恢复,肌肉收缩的幅度会逐渐增大。

(二)肌松诱发反应的测定及记录

神经刺激器下诱发的肌收缩效应的记录方法有:肌机械描记法(mechanomyography, MMG),记录肌收缩的机械效应;肌电描记法(electromyograhy, EMG),测定肌收缩的电效应;加速度仪法(acceleromyography, AMG),测定肌收缩运动的加速度。近几年来,随着各种新的监测技术的研发,临床上又出现了一些其他新的监测手段,如肌音描记法(phonomyography, PMG)和神经肌肉传导模块中的压电传感器的应用。

1. 肌机械描记法　肌肉收缩的机械效应可直接测定肌力或者通过力换能器将产生的机械效应转换成电信号,这种信号经放大再处理后可直接显示或者用记录仪显示即肌收缩的机械效应图。Yoshitake 等研究显示,肌机械描记

法是基于在人体运动单位收缩特性的基础,与腓肠肌运动单位的收缩特性有直接关系。机械描记法描记的是人体肌肉收缩的实际力量,曾被认为是神经肌肉接头监测功能的"金标准"。然而,由于设备笨重、信号稳定性差、人机连接困难、抗干扰能力差、手臂必须固定、操作过程的复杂性等诸多因素,限制了其在临床监测上的广泛应用。

2. 肌电描记法 肌电法是最早用于神经肌肉接头的监测方法。肌电法是通过测定所刺激神经产生的肌收缩的复合动作电位,在测定动作电位时采用计算机技术,将动作电位通过放大、滤波、整流积分等处理后进行信息分析,之后以数字或者图像显现出来;测定动作电位的电极应放在所测定肌肉的肌腹上,参考电极则应放在肌腱的附着点上,接地电极放在两者中间。肌电描记法在应用中需要特殊的仪器,设备昂贵,应用时人机建立复杂,容易受多种因素的影响,使得肌电法在临床应用中仍不广泛,多用于基础科学研究。肌电描记法可通过表面电极或针电极两种方法获得电信号。表面电极体现了无创的原则,而针电极已经成为 EMG 法的金标准。Kopman AF 等将加速度仪与肌电法监测的拇收肌的肌松情况进行对比,发现两者 TOFr 基础值的平均水平有显著差异:肌电描记法为 97%~105%,加速度仪为 99%~135%;当加速度仪的 TOFr 恢复至70% 时,而所对应的肌电法的值仅为 60%,两者之间比较差异有统计学意义;而当加速度仪的 TOFr 恢复到 90% 时,肌电法的平均水平为85%;95% 的可信区间变化范围很大,个体间差异十分明显。肌电描记法只需要将电极置于特定位置就可获得准确的肌电信号,同时还可避免其他监测设备、传感器摆放位置和方向等对结果的干扰和影响。因此肌电法法除可用于

外周肌群的监测外,还可用于中央肌群的监测。用肌电法把气管导管用电极环形包裹并放置在声门处即可监测喉肌的神经肌肉接头阻滞情况。国外学者也已成功运用肌电法监测面肌的神经肌肉阻滞情况。肌电法在临床监测中可方便地应用于监测身体的各个部位,结果准确可靠,尤其对于基础科研工作有重大贡献。

3. 肌肉加速度描记法 刺激神经引起该神经支配的肌收缩效应,牛顿定律指出:力 = 质量 × 加速度,在质量不变的条件下,加速度和力成正比关系,因此根据加速度仪测定出位移从而计算出加速度,就可以间接反映出肌力的收缩效应变化;加速度描记法测定方法是通过刺激尺神经记录拇收肌收缩时的加速度变化,拇指位移时的加速度变化情况经换能器换变为电信号,再经放大,信息分析处理后即可显现出来。

加速度描记法是在 20 世纪 80 年代中后期才开始应用于临床的,其操作方便易行,人机建立简单,只需要一个简单的加速度传感器就能感应所测肌肉的位移,但是使用加速度仪要注意让所测定位移的肌肉能够自由活动。对同一神经肌肉接头的监测,AMG 法与 MMG 法所测的结果也会有差异,也不能互相取代。国外有学者通过用 AMG 法与 MMG 法监测拇收肌来进行比较,发现两者起效时间和恢复时间有很好的相关性。但是 T_1 恢复至基础值 25%的时间,与 TOFr 恢复至 70% 的时间有显著的差异。当用机械描记法监测下的 TOFr 为 70%时,对应的加速度法的 TOFr 的 95% 可信区间为 0.4~1.0。然而 Saitoh 等的研究发现,当加速度法的 TOFr 值恢复至 70% 的过程中,AMG法与 MMG 法两者之间有很好的相关性;而当机械描记法下的 TOFr>70% 时,加速度法的 TOFr 值将大于肌机械描记法测定的值。最

近还有结果显示,当机械描记法下的 TOFr 为 83% 时,加速度法的 TOFr 已经大于 90%。Kopman 等的研究结果与上述结论相符,即加速度法可能会高估神经肌肉接头阻滞恢复的程度。

在临床应用中,加速度仪也有很多不足,加速度仪只能感应加速度运动,不能反应强直刺激所产生的肌肉持续抽搐;定标时有时会偏高,定标后改变手的位置可能会影响单次刺激的百分率。另外加速度法颤搐的高度容易过度变异,在机械描记法中,这种变异基本不会存在,仅会影响到 T_1,对 TOFr 几乎没有影响。临床试验在统计过程中应该考虑该基线漂移。Viby-Mogensen 等明确了可以被人接受的基线漂移范围,以用来评价肌松监测方法的可重复性和准确性。还有研究人员发现,在没有任何电刺激下 TOF 仍会有反应,猜测可能与感应到远处传来的运动有直接关系。这种放大的反应可能会干扰到实际监测值,进而影响结果的准确性。因为加速度仪的传感器太过于敏感,任何微弱的反应也可能会被识别,甚至于肌肉本身收缩,或刺激外周神经引起其他肌肉收缩而有可能被误识别,所以对选择刺激部位的精确性要求很高。Nepveu 等用两台加速度描记仪同时监测拇收肌,将一组刺激电极粘贴在拇收肌肌肉掌面与背面,另一组电极粘贴在手腕尺侧的经典部位,结果发现当腕部对四个成串刺激没有任何反应时,拇收肌上对四个成串刺激同样也会没有反应。这说明电极如果直接放在肌肉表面,基本上不会发生电刺激引起的神经肌肉收缩,且腕部受神经肌肉直接收缩的效应会比拇收肌更大,并且结果显示这两种放置电极方法监测的肌松结果有很好的相关性。以前认为,机械描记法法监测拇收肌 TOFr 值大于 70% 时,肌松已经完全恢复。然而近来的研究发现,TOFr值大于 70% 不能作为恢复的标准,肌松恢复评定的标准要求应更严格。目前认为比较完全的肌松恢复标准应包括:恢复正常咽喉肌群功能,机械描记法拇收肌 TOFr 值大于 90%;然而在加速度法相同 TOFr 值下拔管,可能会存在残余肌松。因此,加速度法 TOFr 恢复至 90% 不能作为拔管指征。Eikermann 等认为,即便是加速度法 TOFr 达到完全恢复,仍有可能发生不同程度的呼吸功能不全。

4. 压电传感器 压电传感器是一种改良型的 MMG 型。压电传感器的主要结构是一个氟化聚合体胶片,该长度为人拇指的 2/3,黏附于受检的肢端;当刺激拇收肌引起拇指屈曲时,此胶片进而屈曲产生电荷,而产生的电荷大小与拇指屈曲的程度成正比。电荷经传感器转变为电压,并可自动转化为数字显示。Dahaba 等研究显示在监测使用 2 倍 ED$_{95}$ 罗库溴铵的肌松作用时发现,压电传感器法与机械法有良好的相关性,在起效时间上是相等的;从开始恢复时至完全恢复时的差异最小。然而在恢复过程中,压电传感器可能会高估神经肌肉接头的阻滞程度,与机械描记法相比,追加剂量时间会有延迟;当压电法下的 TOFr 平均值恢复至 80% 时,此时相应的机械描记法下的 TOFr 为 79.85%;尽管压电法的变异程度较大,有可能会过高估计神经肌肉接头恢复程度,但 TOFr 值仍然都在 70% 以上。压电法与机械描记法相比,定标的稳定时间没有明显差异;而压电法与加速度法相比,加速度法的基线漂移现象和反向消退,在压电法也降到最小。

5. 肌音描记法 刺激周围神经引起肌肉收缩时可产生振动,会发出不能被人类听到的低频率声音信号,声波信号的幅度与神经肌肉收缩接头的幅度成正相关;肌音描记法就是将一个特制的微型麦克风放置于肌肉上方的皮肤表面，当强电流刺激到神经肌肉接头时，骨骼肌收缩所发出的低频率音波传播到皮肤上，产生止强波，通过空气耦合低频率的麦克风当作传感器，因此神经肌肉接头收缩产生的幅度就转变成麦克风的声电信号，以此达到量化监测神经肌肉接头的目的。Hemmerling 等比较了用肌音法和机械描记法同时监测拇收肌的神经肌肉接头阻滞情况，结果发现两者的起效时间、恢复时间或最大颤搐高度等基本监测指标的差异没有统计学意义。Bellemare 等比较 PMG 和 MMG 同时用于罗库溴铵的肌松作用监测，也得出相似的结论。肌音法是一种可以用于多种监测部位的监测方法，缺点是术中使用电刀时并没有声波信号；抗干扰能力差，不能分辨神经肌肉收缩产生的声波信号与其他型声波信号，例如血管搏动血流的声音等。但是能够应用于各种神经肌肉接头的监测（如拇收肌、喉内收肌、皱眉肌、膈肌等），与 EMG、MMG 以及 AMG 相比具有良好的相关性，对于其他监测方法很难监测的肌肉也可以应用，故有很大的发展前景。

第二节 神经肌肉功能监测的临床应用

神经肌肉功能监测仪是通过刺激周围神经，引起患者肌颤搐来观察肌松药效的仪器。除了监测肌松情况，还用于肌松药药代动力学和药效动力学的研究，有助于发现肌松药敏感的患者和评价神经肌肉功能的恢复程度。而在围手术期应用神经刺激器监测神经肌肉兴奋传递功能，应根据围手术期不同阶段和不同监测目的而选用不同的刺激种类和方式。

一、监测不同肌肉松弛药的阻滞性质

不同性质的神经肌肉传递功能阻滞对不同

的刺激诱发的肌收缩反应不一样。

（1）非去极化阻滞的特点：①在阻滞起效前没有肌纤维成束收缩；②对强直刺激肌张力不能维持，出现衰减；③强直衰减后出现易化；④为去极化肌松药所拮抗，而不同非去极化肌松药之间有增强或协同作用；⑤四个成串刺激出现衰减；⑥为抗胆碱酯酶药所拮抗和逆转。

（2）去极化阻滞的特点：①在阻滞起效前有肌纤维成束收缩；②对强直刺激和四个成串刺激的肌张力无衰减；③无强直衰减后的易化；④为非去极化肌松药拮抗；⑤不能为抗胆碱酯酶药逆转，相反此类药可增强其阻滞。

（3）当持续或反复使用去极化肌松药时其阻滞性质可能演变为 II 相阻滞，此时的特点是：①强直刺激四个成串刺激均出现衰减；②为抗胆碱酯酶药部分或完全拮抗。

二、不同刺激种类在围手术期的应用

为顺利进行气管内插管或保证全麻患者在术中绝对安静，常给予足量的非去极化肌松药，使外周肌的神经肌肉接头发生深度阻滞。临床监测最常使用的 TOF 模式，因其获得数据直观、简单、快捷，在肌松起效阶段结果可靠，但其无法对深度阻滞状态进行评估，且对残余肌松作用进行主观评估时，假阴性率较高。

PTC 主要用于使用非去极化肌松药后对 SS 或 TOF 刺激无反应时对神经肌肉阻滞程度的评估。强直刺激后肌颤搐反应（PTT）是非去极化肌松药在接头前区域产生神经肌肉阻滞的敏感指标，而 TOF 的 T_1 受接头后作用的影响。吸入麻醉药延长非去极化肌松药产生神经肌肉阻滞有效间期的部位主要在接头后膜，故进行 PTC 监测时会发现 PTT 第一次出现的时间未受影响，但 TOF 的 T_1 显现时间明显延长，七氟烷和恩氟烷最明显，异氟烷次之，氟烷和神经安定

麻醉几乎无差异,可能与氟烷麻醉时骨骼肌血流量的增加程度比其他吸入麻醉药小有关。为防止患者手术期间突然出现随意运动,外周肌神经肌肉阻滞强度需达到 PTC=0。由于 TS 可影响去极化神经肌肉阻滞的恢复过程,故使用去极化肌松药后不能使用 PTC 进行监测。

DBS 为临床麻醉工作提供了一种凭主观感觉(主要是触觉和目测)就能正确有效地判断衰减的方法,以便在无肌颤搐反应记录设备时,仅使用神经刺激器就能对肌松残余作用做出合理可信的判断。根据目前的文献资料可以认为 DBS 能在更广的麻醉范围内监测到衰减,故适用于肌松恢复期对衰减程度的判断。Fruergaard K 等在 9 例患者在术毕神经肌肉功能自然恢复期间,实测 TOFr。在 12 秒交替进行 TOF 和 DBS 时,28 名观察者不知晓 TOFr 的测定结果,凭目测和触感判定 DBS 反应衰减消失时分别相当于实测 TOFr 为 0.69 ± 0.09 和 0.74 ± 0.08;目测或触感判定 DBS 反应衰减消失到实测 TOFr>0.75 的时间分别为(7.9 ± 5.0)分钟和(5.2 ± 2.4)分钟,显示触感评估比目测更准确。

三、神经肌肉传递功能监测

全麻应用肌松药时,监测神经肌肉兴奋传递功能的目的:肌松药用量个体化;根据手术需要调节肌松程度;选择最佳气管插管和应用拮抗药时间;评定术后肌张力恢复,区别术后呼吸抑制原因是中枢性抑制还是肌松药作用;监测静脉滴注或反复静脉注射琥珀胆碱时的神经肌肉阻滞性质演变;研究比较不同肌松药的临床药效。

在目前这种监测尚不能普遍应用时,至少对下列患者应监测神经肌肉兴奋传递功能:①肝、肾功能障碍或全身情况差、疾病严重以至肌松药的药代动力学可能受影响的患者;②

重症肌无力及肌无力综合征等肌松药药效学有异常者;③对支气管哮喘、严重心脏病等避免在术后使用新斯的明等抗胆碱酯酶药拮抗肌松药残余作用的患者;④对过度肥胖、严重胸部创伤、严重肺部疾病及呼吸功能受损接近临界水平、术后需充分恢复肌力的患者;⑤长时间手术反复静脉注射或持续静脉滴注肌松药的患者。

四、神经肌肉功能监测的影响因素
(一)人－机连接界面的影响

肌松监测仪设有刺激电流输出与信息输入环路,此环路中影响肌松监测的常见因素有:①粘贴电极处的皮肤未处理干净,阻抗增加对照值校准困难;②电极表面导电膏过多,电极间形成短路,对照值校准失真或无法校准;③刺激电极未放在神经干走向的皮肤上,或两个刺激电极间距超过 2cm,即使刺激电流超过 70mA 仍未获得对照值,使校准失败;④肌电图型肌松监测仪,参考电极与测试电极间距离 <2cm,监测过程容易出现伪差;⑤长时间连续监测,导电膏性能降低,刺激电流与肌电信息衰减增加,监测数据失真或术毕不能恢复至对照值。

(二)对照值校准时机的影响

中枢神经系统状态及静脉、吸入麻醉药均可影响神经－肌肉传递功能。即使全麻诱导时不使用肌松药,诱导后 TOF 的 T_1 下降 20％~40％。若对照值校准时机选在全麻诱导前、清醒状态下,所需刺激电流小,术中维持既定肌松程度所需肌松药因此而减少,术毕无肌松残余作用,但因全麻药或意识状态的影响,常使肌颤搐反应不能恢复至对照值。若在全麻诱导及意识消失后、静脉注射肌松药前进行校准,要将已经下降的肌颤搐反应提高至 100％所需刺激电流增大,降低术毕肌颤搐不能恢复至对照值的发生率。故对照值校准时机宜选在全麻诱导后,静脉注射肌松药前。

(三)中心体温与受检部位温度的影响

Heier 在排除麻醉药对神经－肌肉传递功能的影响后,界定当 T_1 低于对照值的 98% 时即认为中心体温或局部温度使其下降,证实 T_1 下降幅度与中心体温、被检部位温度降低呈线性相关;并将肌颤搐反应高度与中心体温、拇收肌及鱼际皮肤温度之间的变化用线性回归表示,依此推测肌颤搐为 100% 时所对应的温度即为引起 T_1 下降的温度阈值。Suzuki 的研究亦表明被检部位皮肤温度维持在 32℃以上,可排除低温对 T_1 高度的影响。

(四)各刺激反应方式间的相互影响

为准确判断神经－肌肉阻滞程度及充分逆转肌松药的残余作用,常需联合应用多种刺激发式,但可能产生相互影响。现认为 TOF 并不能完全检出肌松药的残余作用, DBS 的可信度高于 TOF,但其使用受到一定限制,故仍需辅以强直刺激或传统的抬头、握力等试验。神经肌肉阻滞过程中辅以强直刺激,由于其易化作用可发生 T_1 增高的假象,从而使肌松药用量增加;肌松恢复期此假象可能误导麻醉师过高估计肌松恢复程度,导致过早拔管而产生严重的后果。用强直刺激和单刺激判断肌松药阻滞后恢复过程,50Hz 与 100Hz 的强直刺激能够增加单次刺激肌颤搐反应高度,其影响可持续 11 分钟甚至长达 30 分钟,造成完全恢复假象。故临床工作中,应结合肌松监测结果和临床表现对患者肌松程度做出正确地判断。

五、神经肌肉功能监测指导下的持续输注

TOF、PTC 的监测可以帮助麻醉医师更准确有效的给予神经肌肉阻滞剂,临床上一般通过观察 TOF、PTC 的监测指标间断或者持续输注神经肌肉阻滞剂,本部分主要探讨持续输注。基本所有静脉麻醉药物的分布为多室药代动力学模型,为防止患者用药过量,用血药浓度来计算输注剂量的方法不科学。必须选择使效应室浓度达到预期浓度,这也是引入神经肌肉功能监测的意义。

根据药物输注系统的原理,神经肌肉功能监测指导下的持续输注是靶控输注(TCI)的一种,同时也是一个闭环系统。基本原理为:设定达到外科操作要求的 TOF、PTC 的值作为目标,反馈信号为来自输注过程中的实测值,根据 TOF、PTC 的实测值调整输注剂量进而维持一个适当的 TOF、PTC 的值,最终达到外科操作的要求。

神经肌肉功能监测指导下的持续输注能尽量的降低个体差异对药物代谢的影响。人体的复杂性不是简单的药物分布式室模型能模拟的,同时模型参数是一个人群参数,不能精确反应个体参数,因为要受到年龄、性别及种群的影响。通过神经肌肉功能监测可以实时的观察个体对药物的反应进而调整药物的输注剂量,减小个体差异对药物输注造成的影响。此外,考虑到神经肌肉阻滞剂受全麻其他药物的影响,使用神经肌肉功能监测可以实时监测药物效应,增加了给药的安全性及经济性,使患者平稳得恢复及苏醒。

神经肌肉功能监测指导下的持续输注根据肌肉反应简化给药过程,使得神经肌肉阻滞程度可控性更好,恢复速度更快,用药总量更小。需在临床麻醉中观察神经肌肉功能监测指导下的持续输注后的各项指标以评价该系统的优越性,以便不断改进我们的输注方案,达到安全、有效、经济的目标。

(陈　凯　王焱林)

参考文献

[1] 庄心良, 曾因明, 陈伯銮. 现代麻醉学. 3 版. 北京: 人民卫生出版社, 2003:1909-1910.

[2] MILLER R D. Anesthesia. 6th ed. New York: Churchill Livingstone Inc, 2005:1358.

[3] WARR J, THIBOUTOT Z, ROSE L. Current therapeutic uses,pharmacology,and clinical considerations of neuromuscular blocking agents for critically ill adults.Ann Pharmacother, 2011, 45（9）: 1116-1126.

[4] TRIPATHI M, TRIPATHI M. A pharmacodynamic basis for the peak effect of vecuronium: peak twitch versus peak tetanic fade. J Indian Med Assoc, 2002, 100（8）:491-492, 494, 501.

[5] VINCENT RD J R, BROCKWELL R C, MORENO M C, et al. Posttetanic count revisited: are measurements more reliable using the TOF-Watch accelerographic peripheral nerve stimulator? J Clin Monit Comput, 2004, 18（1）:33-37.

[6] EIKERMANN M, BLOBNER M, GROEBEN H, et al. Postoperative upper airway obstruction after recovery of the train of four ratio of the adductor pollicis muscle from neuromuscular blockade.Anesth Analg, 2006, 102（3）:937-942.

[7] STADLER K S, SCHUMACHER P M, HIRTER S, et al. Control of muscle relaxation during anesthesia: a novel approach for clinical routine. IEEE Trans Biomed Eng, 2006, 53（3）:387-398.

[8] STOUT R G, SHINE T S, SILVERMAN D G, et al.Recovery of neuromuscular function after a combination of mivacurium and rocuronium.Yale J Biol Med, 2004, 77（5-6）:149-154.

[9] SADDLER J M, BEVAN J C, DONATI F, et al. Comparison of double-burst and train-of-four stimulation to assess neuromuscular blockade in children. Anesthesiology, 1990,73（3）:401-403.

[10]LIU X, KRUGER P S, WEISS M. The pharmacokinetics and pharmacodynamics of cisatracurium in critically ill patients with severe sepsis. Br J Clin Pharmacol, 2012, 73（5）:741-749.

第四十八章 肌肉松弛药残余作用的拮抗

残余肌松（postoperative residual curarization, PORC）即在全身麻醉中应用肌松药后，在术后拔除气管导管后一段时间内，由于神经肌肉功能尚未恢复至正常水平而造成呼吸、视觉、吞咽等功能受限的现象。临床有证据表明即使是程度极弱的术后残余肌松也会增加术后肺部并发症的发生，因此而导致长期发病率的上升。

第一节 术后残余肌松作用的临床表现及发生机制

一、肌肉松弛药残余作用的临床表现

术后残余肌松作用主要表现为苏醒延迟、低氧血症、呼吸道梗阻以及心脏停搏。肌松残余增加了低氧血症及高碳酸血症的危险，降低了化学感受器对缺氧的敏感性，影响呼吸功能，损害吸气流速，以及咽和食道上段肌肉功能未恢复，可能增加返流和误吸的危险。术后残余肌松还可引起术后肺部并发症（postoperative pulmonary complication, POPC），包括肺炎、呼吸衰竭、支气管痉挛、低氧血症、呼吸音异常、肺不张等的发生。此外，残余肌松可能会引起患者苏醒期或苏醒后出现类似于术中知晓的精神创伤和强烈的应激反应。

二、残余肌松作用发生机制

残余肌松作用的可能机制包括：①低氧和二氧化碳蓄积引起的通气增加被抑制，呼吸中枢对缺氧的反应性减低；②存在部分神经－肌肉阻滞时，肌松药可能会损害颈动脉体的烟碱受体，导致对缺氧性通气反应有显著抑制；③残余神经－肌肉阻滞存在，呼吸肌肌力没有完全恢复，通气量降低，可导致咳嗽无力，不能有效清除分泌物，而导致术后肺部并发症的发生；④残余肌松作用会使食管括约肌的静息张力降低，咽缩窄肌的收缩力下降，导致误吸的可能；⑤术后残余肌松作用明显延长住院时间，增加术后的并发症和病死率，尤其是呼吸系统的并发症是十分危险的，可危及患者的生命。

第二节 影响肌肉松弛药残余作用的因素

导致肌松药物残余的因素比较复杂，许多生理和病理因素均可影响肌松药在体内的分布、消除及神经肌肉接头对肌松药的敏感性，从而影响肌松药的起效、强度和时效。理论上残余肌松的发生率会随着中短时效肌松药的应用而降低，但实际上中时效肌松药也会导致残余肌松的发生。

一、生理因素

1. 温度　温度的变化会引起一系列的生理代谢及器官功能的改变，影响肌松药的代谢和时效。低温时非去极化肌松药的作用增强时效延长，其影响与低温程度有关。低温既影响神经肌肉接头的功能，对乙酰胆碱的释放产生影响，降低胆碱酯酶活性，改变突触后膜对乙酰胆碱和肌松药的敏感性，影响肌松药与受体的亲和力，改变了肌细胞收缩功能；又干扰了肌松药的药代动力学，由于低温影响肌肉和肝肾等血流量，影响肌松药代谢、消除及酶活性和肌松药与蛋白的结

合,以及影响对肌松药的敏感性。低温本身还直接影响肝脏中参与药物代谢的酶的作用。

2. 年龄 目前认为新生儿和婴幼儿由于神经肌肉接头发育未成熟,以及肌松药的分布容积较大和消除较慢,影响了需要量和延长时效,使其对于肌松药的敏感性增加,恢复时间也相应延长。但新生儿对去极化肌松药较不敏感。

老年人的神经肌肉可能出现退行性变,接头前乙酰胆碱储存和释放减少,接头后膜受体减少,体液总量和肌组织量减少,而脂肪组织相对量增加,肌松药分布容积变小,肝和肾血流减少,血浆清除率也有所改变,因此肌松药的代谢速率减慢。

3. 性别 有研究提出,相对于男性患者,女性患者术后残余肌松的发生率要比前者高。

4. 肥胖 肥胖患者的术后残余肌松发生率比非肥胖患者要高。肥胖者药物分布容积较大,因此肌松药用量不应该根据患者实际体重计算,因为这种计算出的剂量可能导致起效延迟,引起药物的相对过量。因此,可以按照校正体重(corrected body weight, CBW)计算剂量。CBW=IBW+0.4×(总体重 −IBW)。

二、病理因素

1. 血浆胆碱酯酶量的减少或质的异常。

2. 肝肾功能影响 对肝肾功能异常的患者使用主要经肝肾代谢的肌松药,会导致残余肌松的风险显著增加。因为肝肾功能严重损伤对肌松药的药代动力学产生很大影响,药物的代谢途径也是影响肌松药作用时间的重要因素。肝疾病引起体液潴留,分布容积增加,血浆浓度降低,因此肌松药的初量可能较正常人大。但追加量应减少、间隔要长。

3. 神经肌肉疾病 如重症肌无力、肌强直综合征、肌营养不良症、家族性周期性瘫痪、上运动

神经元和下运动神经元损伤以及神经脱髓鞘病变等,应谨慎使用肌肉松弛药,以防发生危险。

4. 电解质和酸碱平衡紊乱 低钾、高钠、高镁和低钙血症都可以增强非去极化肌松药的作用,残余肌松的概率也随之增加。钙剂可拮抗肌松药与镁的协同作用。呼吸性及代谢性酸中毒可延长非去极化肌松药的阻滞作用,且对抗新斯的明的作用。另外,术后通气不足可以影响神经肌肉阻滞的恢复,术后残余肌松导致的通气不足可以进一步影响神经肌肉功能的恢复,造成恶性循环。

三、药物相互作用

多种抗生素以及吸入麻醉药、局部麻醉药、钙通道阻滞药、激素及利尿剂等均可增加肌松药的作用,手术中若不考虑这些药物的相互作用可能也会导致残余肌松的风险增加。

第三节 残余肌松作用的评估

残余肌松作用的主要危害是对呼吸道和肺通气功能的损害,因此,必须要保证肌张力的恢复足以维持肺通气功能和保持呼吸道的通畅。

一、主观标准(临床)

包括几项临床试验,如抬头 5 秒、抬腿 5 秒、睁大眼睛、伸舌对抗、有效咳嗽和持续握拳等,另外还有肺活量、潮气量和最大吸气力的测定。其中抬头 5 秒被认为是较好地反应肌松作用消退的临床指标,因为该试验的完成不仅能反映机体呼吸功能基本恢复,可以维持正常的通气量和吸气力量,更重要的是表示患者的气道保护功能恢复正常,可防止肌松作用消退过程中气道阻塞以及

误吸的发生。但有时仅靠潮气量或肺活量正常或接近正常,或能伸舌、睁眼等体征,不能完全排除残余肌松药作用的存在。

二、客观标准(监测)

由于主观标准受多种因素影响,如全麻深浅以及中枢神经抑制药的作用,且要求患者清醒合作,如儿童、胸腹部颈椎手术的患者、精神病患者等无法达到这种要求,所以主观判断并不能精确定量或定性的评估肌松药作用。尤其是反复应用长效肌松药的患者与术后老年患者,除了对残余肌松药作用的监测外,应加强术后呼吸道管理与呼吸功能的监测,以避免发生术后呼吸并发症。

目前常用的客观的肌松监测技术包括:肌机械描记法(MMG)、肌电描记法(EMG)、肌肉加速度描记法(AMG)。客观监测常用的刺激模式主要是对外周神经刺激反应的测定,以此反映肌肉的肌松恢复程度,包括单次颤搐刺激(single twich)、四个成串刺激(train of four stimulation,TOF)、强直刺激(titanic)、强直刺激后计数(post titanic count, PTC)和双爆发刺激(double burst stimulation, DBS)等。这些监测技术可以鉴别术后呼吸抑制的原因,指导拮抗剂的应用,预防肌松药的残余作用所引起的术后呼吸功能不全。

四个成串刺激(TOF)于20世纪70年代初期开始使用,是目前最常使用的评价肌松残余的刺激模式,指连续给予四个波宽为0.2毫秒,频率为2Hz的电刺激,记录肌颤搐强度,目前已经被广泛用于识别残余肌松。近年来,已有研究提出只有TOF ≥ 0.9时,才能完全排除术后残余肌松。Butterly A等研究发现,TOF < 0.9时术后残余肌松发生率显著增高。并且在非麻醉状态的志愿者中进行观察,当TOF < 0.9时,误吸的发生率要增加4~5倍。而令人惊讶的是,有时即使在拇收肌部位检测到TOF值大于0.9或等于1.0时,也会存在呼吸功能障碍。这也许是因为不同肌群对肌松药的敏感性存在差异。在呼吸肌(膈肌)、非呼吸肌(拇收肌)和上呼吸道肌群(骸骨舌骨肌、咽肌)之间比较,在给予同等量肌松药的情况下,肌松药敏感性,上呼吸道肌群 > 非呼吸肌 > 呼吸肌;阻滞深度,上呼吸道肌群 > 非呼吸肌 > 呼吸肌;肌松作用消退先后,呼吸肌 > 非呼吸肌 > 上呼吸道肌群。所以,尽管膈肌的呼吸功能已基本恢复,一些上呼吸道肌群很可能仍然处于一定的阻滞深度,其调节呼吸系统的功能尚未完全恢复。因此,在拇收肌达到安全阻滞前,呼吸暂停已经发生,而当拇收肌达到安全阻滞时,膈肌的肌松作用可能已经开始消退。肌松药对不同肌群的作用强度和时效存在差异的确切原因和机制尚不清楚,可能不同肌群的血流不同,影响了肌松药的分布和再分布速率。因此可见,肌松药残余阻滞作用对呼吸功能的影响机制相当复杂,临床上不能仅以拇收肌 TOF>0.9 来判断呼吸功能的恢复,还应仔细观察临床体征。

第四节　肌松药拮抗药

预防术后残余肌松依靠细致的临床评估,神经肌肉阻滞程度的监测,中短效肌松药的应用,以及合适的逆转肌松作用药物的应用。临床常用的肌松药拮抗剂主要有胆碱酯酶抑制剂和新肌松药拮抗剂两类。

一、胆碱酯酶抑制药
(一)常用胆碱酯酶抑制药

临床常用的抗胆碱酯酶药有新斯的明、吡

啶斯的明和依酚氯铵。新斯的明和吡啶斯的明含有氨基甲酸酯基团，胆碱酯酶受抑制时间较长。依酚氯铵（edrophonium chloride），也称滕喜龙，是人工合成药，化学结构中无二氨基甲酰基团，仅以静电引力与酶的酯性中心相结合，由于未形成真正的化学键，因而其作用时间和效力明显小于新斯的明和吡啶斯的明。

新斯的明（neostigmine）是人工合成品，化学结构中具有季铵基团，故口服吸收少且不规则。一般口服剂量为皮下注射量的 10 倍以上。不易透过血脑屏障，无明显的中枢作用。溶液滴眼时，不易透过角膜进入前房，故对眼的作用也较弱。新斯的明对心血管、腺体、眼和支气管平滑肌作用较弱，对胃肠道和膀胱平滑肌有较强的兴奋作用；而对骨骼肌的兴奋作用最强，因为它除通过抑制胆碱酯酶而发挥作用外，还能直接激动骨骼肌运动终板上的 N_2 胆碱受体以及促进运动神经末梢释放乙酰胆碱。

新斯的明能可逆地抑制胆碱酯酶，产生乙酰胆碱的 M 样和 N 样作用。其结构中的季铵阳离子以静电引力与胆碱酯酶的阴离子部位结合，同时其分子中的羰基碳与酶的酯解部位丝氨酸羟基形成共价键结合，生成胆碱酯酶和新斯的明复合物。由复合物进而裂解成的二甲胺基甲酰化胆碱酯酶的水解速度较乙酰化胆碱酯酶的水解速度为慢，故被抑制的时间较长，但比有机磷酸酯类短，故属易逆性类。二甲胺基甲酰化胆碱酯酶水解后，形成二甲胺基甲酸和复活的胆碱酯酶，酶的活性才得以恢复。

吡啶斯的明（pyridostigmine bromide）作用较新斯的明稍弱。主要用于治疗重症肌无力，因肌力改善作用维持较久，故适用于晚上用药。也可用于手术后腹部胀气和尿潴留。过量中毒的危险较少。禁忌证同新斯的明。

非去极化神经阻滞作用的拮抗是时间依赖性的。阻滞作用的逆转速度主要依赖于以下因素：

（1）给予拮抗剂时神经肌肉的阻滞深度：一般来说，阻滞程度较深的时候要比阻滞程度较浅的时候需要更多的时间来拮抗其肌松作用；阻滞程度越浅，拮抗肌松后神经肌肉功能恢复速度越快。

（2）给予拮抗剂的种类：在中等麻醉深度下（如 TOF 刺激检测到 2~3 次肌肉颤搐），药物起效快慢顺序为依酚氯铵（0.8~2 分钟）> 新斯的明（7~10 分钟）> 吡啶斯的明（12~15 分钟）；但是在拮抗深度阻滞时，依酚氯铵即使加大用药剂量，其作用效能也不如新斯的明和吡啶斯的明。

（3）拮抗剂的剂量：达到最大效应前，大剂量的抗胆碱酯酶药应该比小剂量的抗胆碱酯酶药的拮抗作用更加迅速和完全，但是超过最大效应剂量之后，再加大剂量也不会产生进一步的拮抗作用。依酚氯铵的量效关系曲线与新斯的明、吡啶斯的明并非平行，混合用药或者联合用药，不会发生起效增快和作用时间延长，因此不推荐加用另一种抗胆碱酯酶药。

（二）胆碱酯酶抑制药的不良反应

抗胆碱酯酶药产生乙酰胆碱的 M 样和 N 样作用，通常需要其 N 样作用，因此需用阿托品来抑制 M 样作用。0.007~0.01mg/kg 的阿托品与新斯的明联合应用，由于阿托品产生迷走神经松弛作用更快，所以可导致早期心动过速，故在心律失常患者、婴幼儿要慎用。

一项纳入了 869 483 例患者的大样本研究显示，术后积极拮抗肌松药残余肌松作用能够有效降低麻醉风险。因此，为了加速肌肉松弛过程的逆转，肌松拮抗药物应该常规使用。

乙酰胆碱水平的提高与竞争增加乙酰胆碱的浓度或延长乙酰胆碱作用时间均可能拮抗肌

松药的作用。使用乙酰胆碱酯酶抑制剂逆转神经肌肉阻滞的第一个实验是在1900年进行的，应用箭毒使犬产生麻痹，研究乙酰胆碱酯酶抑制剂毒扁豆碱对其的影响。在过去60年乙酰胆碱酯酶抑制剂已被广泛用于临床实践，用来拮抗神经肌肉阻滞使正常神经肌肉功能快速恢复。这些药物，包括新斯的明（目前最常见的逆转剂）、依酚氯铵和吡啶斯的明，通过竞争性抑制乙酰胆碱酯酶活性增加突触间隙的乙酰胆碱的水平。其中新斯的明与乙酰胆碱酯酶的阴离子部位进行共价键结合，依酚氯铵以离子键相结合，而这两者都是可逆的。这些抗胆碱酯酶药尽管作用机制不同，但具有相似的药代动力学参数。新斯的明和吡斯的明起效时间较长（分别为7~11分钟和10~16分钟），而依酚氯铵起效仅1~2分钟。

增加的乙酰胆碱浓度与非去极化肌松药在神经肌肉接头处竞争受体，减少乙酰胆碱破坏，使乙酰胆碱累积，从而恢复正常的神经肌肉传递。这些肌松药并没有被直接灭活也不会被乙酰胆碱酯酶抑制剂化学降解。通过乙酰胆碱酯酶抑制剂在血浆和神经肌肉接头处的新陈代谢、再分配和排泄，乙酰胆碱酯酶活性恢复正常。而且，在完全消除后，在突触前还会存在肌松药的残留，而乙酰胆碱酯酶抑制剂作用维持时间比肌松药短，可能会引发再次阻滞。因此，当神经肌肉功能的自主恢复开始时新斯的明才能使用，若过早给予新斯的明常常是无效的，相反，可能还会由于乙酰胆碱的浓度过高引起严重的不良反应，即烟碱样胆碱能受体和毒蕈碱样胆碱能受体兴奋后引起的一系列临床症状，包括唾液分泌增多、肠蠕动增加和心率减慢，过量时还会出现胆碱能危象，严重的中枢症状也会被引发，表现为语言不清、恐惧、惊厥和昏迷。剂量过大时可能会引起冠状动脉痉挛。

当使用新斯的明进行拮抗时，通常合用阿托品是为了减少新斯的明的毒蕈碱样作用。婴幼儿对阿托品的毒性反应极其敏感，特别是痉挛性麻痹和脑损伤的儿童，反应更为强烈，可使患儿心率过快以及由于闭汗使体热无法散发而发生高热。因此婴幼儿禁忌使用阿托品，可以用格隆溴铵替代。

二、新肌松药拮抗药舒更葡糖钠

尽管目前临床上多使用中时效肌松药，并且用新斯的明加以拮抗，但术后残余肌松的存在仍然非常令人担忧。目前临床上使用的肌松药拮抗剂均是乙酰胆碱酯酶抑制剂。此类药暂时抑制乙酰胆碱酯酶的活性，使乙酰胆碱存在时间延长，可反复与肌松药竞争受体，促使神经肌肉兴奋传递恢复正常。另一类逆转肌松药作用的药物是钾通道阻滞药如4-氨基吡啶，可阻滞钾离子由神经末梢流出，神经去极化作用有所延长，乙酰胆碱释放的时间和量也有所增加。但此类药物无特异性，可作用于所有的神经末梢，因此可引起多种严重不良反应，并未在临床使用。

舒更葡糖钠（sugammadex，γ-cyclodextrins，Org 25969，Bridion）是麻醉学近年来的最大进展之一。舒更葡糖钠是一种首创新药，旨在开发用于术后逆转由麻醉药物罗库溴铵（rocuronium）或维库溴铵（vecuronium）诱发的神经肌肉阻滞。舒更葡糖钠是一种环糊精（cyclodextrin）的衍生物，为晶状结构复合物，并不作用于胆碱酯酶，对毒蕈碱样受体和烟碱样受体无作用。可以快速包裹血浆中游离的罗库溴铵，形成的复合物牢固不易解离，由此形成的浓度梯度有助于残留的罗库溴铵从神经肌肉接头返回到血浆，同时舒更葡糖钠分子亦可进入组织并包裹罗库溴铵，双重作用使罗库溴铵浓度迅速降低,快速、有效、安全拮抗不同深度的神经肌肉阻滞作用,从而克服了乙酰胆碱酯酶抑制剂新斯的明的缺点。此拮抗药的另一特点是能拮抗深的肌松作用,在罗库溴铵肌松作用很强的时候也可以发挥拮抗作用。舒更葡糖钠能够有效地逆转氨基甾体肌松药的神经肌肉传导阻滞作用,缩短肌张力恢复时间,且拮抗后无重箭毒化发生,但对苄异喹啉类肌松药和去极化肌松药无明显效果。

(一)分子结构

分子式为 $C_{72}H_{104}O_{48}S_8 \cdot 8Na$,分子量 2178.01,pH 为 7.50,渗透压 300~500mOsm/L,分布容积 11~14L,清除率 88ml/min,消除半衰期 1.8 小时。分子结构见图 48-1。

Sugammadex 中 su 代表糖,gamma-dex 代表 γ-环糊精结构分子。舒更葡糖钠是一种经修饰的 γ-环糊精,结构上属于环糊精家族。环糊精(cyclodextfin)是一组寡糖,是由 Baallus 属杆菌所产生的环糊精糖苷转移酶与淀粉作用生成的含有 6~12 个葡萄糖分子,以 α-1,4 糖苷键相连接而成的截锥型低聚糖碳水化合物,是具有亲脂内核心和亲水外端的圆柱体胶囊。环糊精分子是由多个糖基串联成的环状结构。三种天然未改良的环糊精由 6-、7- 或 8- 环寡聚糖组成,分别称为 6 个糖基的 α 环,7 个糖基的 β 环,和 8 个糖基的 γ 环,分子量分别是 973、1 135 和 1 297。其中 γ 环的分子孔隙正好与罗库溴铵大小匹配,因此舒更葡糖钠就是选择 8

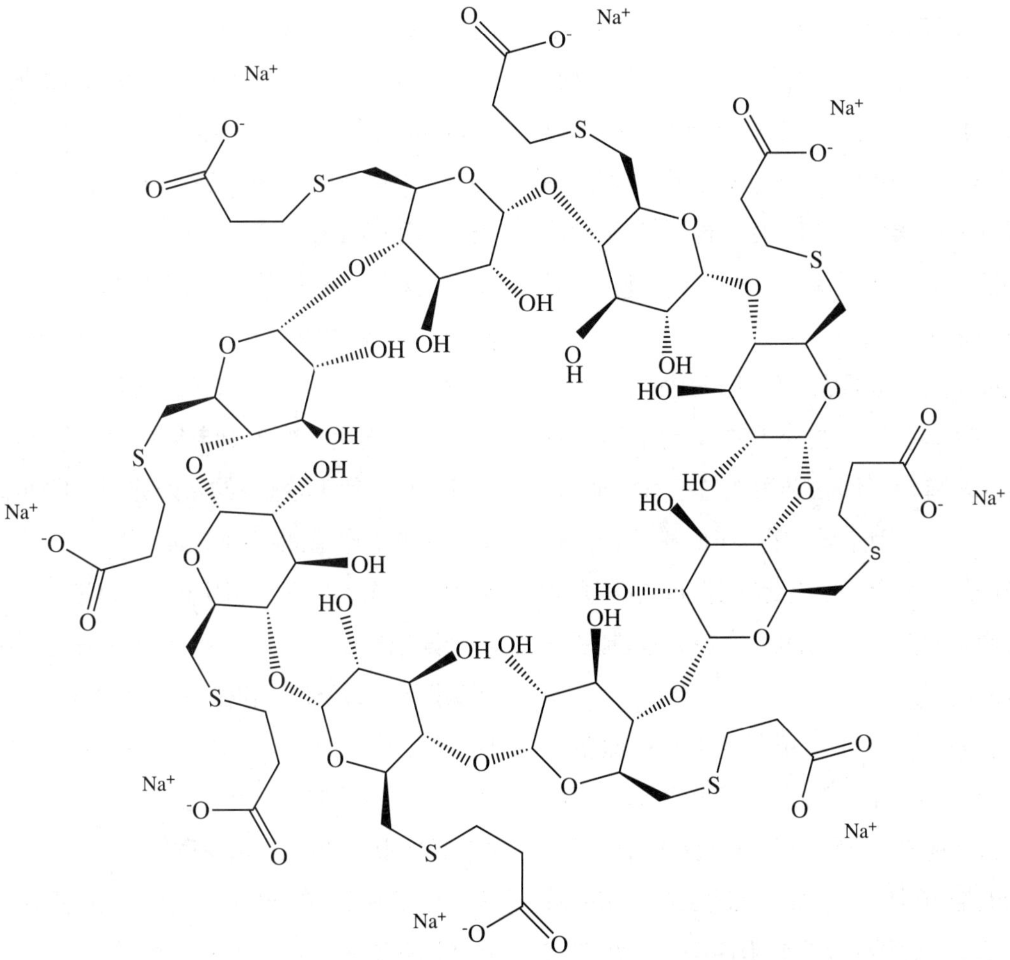

图 48-1 舒更葡糖钠的分子结构图

个糖基的 γ 环。

（二）作用特点

舒更葡糖钠代谢产物在 24 小时内可通过肾脏排泄（96%），通过呼气及粪便排泄途径约 0.02%。其余部分通过肝脏分解，仅仅 1/25 000 000 的 sugammadex- 罗库溴铵复合物呈游离状态。

1. 高度选择性　舒更葡糖钠有高度水溶性和生物相容性，其亲脂内心能够结合外来分子，形成宿主 - 外来分子融和复合物，使血浆、组织以及神经肌肉接头处具有肌松作用的游离肌松药分子浓度急剧下降，从而消除肌松药的作用，包裹了肌松药的舒更葡糖钠经肾脏排出。

舒更葡糖钠内腔同罗库溴铵分子具有互补性，选择性的拮抗氨基甾体肌松药罗库溴铵，对于罗库溴铵具有高亲和力，对同类药物其维库溴铵也有良好的拮抗作用，而对苄异喹啉类非去极化肌松药及去极化肌松药如琥珀胆碱无拮抗作用。Miller 等通过对小鼠半膈肌 - 膈神经标本的离体试验结果也显示，舒更葡糖钠可拮抗所有氨基甾体非去极化肌松药，而对非甾体非去极化肌松药拮抗作用差。

这种作用特点的优点是，如果必要，在舒更葡糖钠逆转氨基甾体肌松药的作用后，可以立即应用苄异喹啉类肌松药再次进行气管插管。其缺点是，由于目前苄异喹啉类肌松药约占肌松药市场的三分之一，因此舒更葡糖钠不会成为一种通用的拮抗肌松的逆转药物而限制了其在临床的使用。

2. 有效性　由于舒更葡糖钠是在血浆中快速的螯合氨基甾体肌松药，阻止了其与胆碱受体结合而起作用，因此在逆转过程中，只要给予足量的拮抗药就能完全有效的螯合血浆中游离的肌松药，使得神经肌肉阻滞得到更快的恢复，且这种拮抗的作用是不受肌松作用的深度、

维持时间而控制。在针对罗库溴铵肌松作用的情况下，使用舒更葡糖钠使 TOF 恢复到 0.9 的平均时间比新斯的明要明显缩短（浅阻滞：2.2 分钟 vs 6.9 分钟，深度阻滞：2.7 分钟 vs 16.2 分钟），相比得出，舒更葡糖钠拮抗肌松作用更快更有效。

使用舒更葡糖钠后的肌松作用逆转时间，或 TOF 恢复到 > 0.9 的时间，平均为 1~5.9 分钟，依赖于肌肉松弛作用的阻滞深度。舒更葡糖钠在临床上推荐剂量如下：①当肌松作用减少到至少 25%（2TOF 反应）时，使用剂量为 2mg/kg；②深度阻滞，在 PTC（post tetanic count）为 1~2，或者在使用了 2mg/kg 的剂量后，肌肉阻滞作用有所恢复的时候，剂量为 4mg/kg；③完全阻滞，当肌松作用需要被迅速逆转时，剂量为 16mg/kg。

在老年患者或肥胖患者（BMI 为 24~30kg/m²），和轻微肝肾功能不全患者，哺乳期妇女，以及 2~17 岁年龄之间的患者，这些剂量仍然适用而无须调整。

而对于那些严重肥胖患者（BMI > 30kg/m²），舒更葡萄糖钠使用剂量应该按照校正体重来计算。

3. 安全性　对于阻滞深度较深的神经肌肉阻滞，即使使用大剂量的新斯的明，可能也不会有很有效的作用，相反还有可能由于逆转剂量过大引起一系列与残余肌松相关的不良反应。这种结果出现是由于如新斯的明这类的乙酰胆碱酯酶抑制剂，不仅仅作用于神经肌肉接头的烟碱样受体，还分布在全身系统。因此会提高神经递质乙酰胆碱的浓度从而引发一些不良反应如恶心、呕吐和心动过缓等，这时就需要合并使用阿托品或格隆溴铵等药物。但是这些药物本身还具有许多不良反应，而且往往难以单独平衡毒蕈碱和抗毒蕈碱效应。而舒更葡糖钠因其作用机

制的崭新性,不经过乙酰胆碱途径拮抗肌松,因此其使用并不会对血流动力学造成影响,对呼吸、凝血和体温调节也不会引起较大改变。由于舒更葡糖钠具有高度的水溶性、良好的生物学可耐受性、无生物学活性等优点,也可安全地用于静脉给药途径中。罗库溴铵与舒更葡糖钠可以联合使用于重症肌无力患者行胸腺切除手术中。Carron 等研究证明,在肥胖患者手术麻醉中,相对于新斯的明,舒更葡糖钠能提供一种针对罗库溴铵诱发的深度神经肌肉阻滞的更为安全及迅速有效的恢复。有一例病例分析报道,一名年轻女性患者,无任何过敏史及特殊疾病史,在给予罗库溴铵准备行胆囊切除术时,发生了严重的过敏性休克,并且这种过敏反应对任何血管活性药物的使用都无反应。在过敏反应发生 6 分钟后,给予这名患者静脉注射舒更葡糖钠 14mg/kg,结果在 3 分钟之内,所有过敏反应均消失。这也从另一个角度说明了舒更葡糖钠使用的安全性。

4. 物理不相容性　舒更葡萄糖钠与直接作用于 5- 羟色胺 3 受体的药物不能同时使用,因此这些药物不能混合注射。

(三)适应证

推荐在以下情况使用舒更葡糖钠:①一些困难气道病例,如困难气管插管和面罩通气困难无法进行良好通气者;②肌松药使用过量或时机有误;③长时间手术需要大剂量肌松药;④神经肌肉疾病患者(如重症肌无力、肌营养不良症等);⑤术中低温,或是存在术中胃内容物、血液和唾液误吸的危险(如饱胃、胃肠功能紊乱、咽喉部手术和严重肥胖)。

(四)不良反应

在一些健康志愿者以及长期的临床观察中,舒更葡糖钠是一种非常安全的药物。麻醉恢复未见再箭毒化的发生,也没有发现像应用胆碱酯酶抑制剂导致其他组织的胆碱能受体激动所引起的呼吸系统和消化系统的不良反应。而在一组对 1 444 例患者进行的回顾性研究发现,使用舒更葡糖钠进行逆转的患者其术后恶心、呕吐发生率比新斯的明组要低得多(13.6% vs 21.5%, P<0.05),而且使用舒更葡糖钠进行逆转也明显降低了 ASA 3~4 级老年患者肺部并发症的发生率。

以下报道的不良反应是非常罕见且轻微的:①老年患者及肾功能减弱的患者,药物清除率降到 28ml/min;②在老年患者和循环功能衰竭的患者,其逆转肌松的作用有轻微延迟;③过敏反应,如皮疹、红斑或支气管痉挛(未有证据证明舒更葡糖钠与其的直接相关性);④在给予 4mg/kg 和 16mg/kg 剂量后,APTT 时间短暂延长;⑤尤其在给予高剂量后,口干,有金属味或苦味。

在肌酐清除率低于 30ml/min 的严重肝肾功能衰竭患者,舒更葡糖钠是不推荐使用的,因为舒更葡糖钠 – 肌松药复合物必须通过血液透析途径才能从患者体内清除。

舒更葡糖钠能够直接和氨基甾体肌松药以 1∶1 的比例形成化学螯合,使得肌松药分子离开乙酰胆碱受体,从而迅速逆转深度神经肌肉传导阻滞作用,不引起血流动力学的显著改变。舒更葡糖钠适用于时间短的小手术,可以在给予肌松药短时间内迅速发挥拮抗作用,更可作为困难气管插管失败时的抢救用药,保证麻醉安全。就目前为止,舒更葡糖钠是一种较为理想的非去极化肌松药拮抗剂。舒更葡糖钠的应用将对临床麻醉产生深远影响:①肌松作用可以不再难以控制;②困难插管将不再可怕;③满意的肌松效果可以维持至手术结束;④真正实现全凭静脉麻醉。

(詹　佳　李　卉　王焱林)

参考文献

[1] 李士通. 重视和正确评估术后肌肉松弛残余. 上海医学, 2012, 35（6）:463-466.

[2] 杨藻宸. 医用药理学. 4 版. 北京：人民卫生出版社, 2005:129-130.

[3] UNTERBUCHNER C, FINK H, BERTHELE A, et al. Case scenario: residual curarization in diabetic polyneuropathy. Anesthesiology, 2014, 120（2）: 474-479.

[4] MURPHY G S, BRULL S J. Residual Neuromuscular Block: Lessons Unlearned. Part I: Definitions, Incidence, and Adverse Physiologic Effects of Residual Neuromuscular Block. Anesth Analg, 2010, 111（1）:120-128.

[5] DI MARCO P, DELLA ROCCA G, IANNUCCELLI F, et al. Knowledge of residual curarization: an Italian survey.Acta Anaesthesiol Scand, 2010, 54（3）: 307-312.

[6] DELLA ROCCA G, DI MARCO P, BERETTA L, et al. Do we need to use Sugammadex at the end of a general anesthesia to reverse the action of neuromuscular bloking agents? Position Paper on Sugammadex use. Minerva Anestesiol, 2013, 79（6）: 649-666.

[7] MACARTNEY D H. Cucurbit[n]uril type hosts for the reversal of steroidal neuromuscular blocking agents. Future Med Chem, 2013, 5（17）:2075-2089.

[8] BUTTERLY A, BITTNER E A, GEORGE E, et al. Postoperative residual curarization from intermediate-acting neuromuscular blocking agents delays recovery room discharge. Br J Anaesth, 2010, 105（3）: 304-309.

[9] GASZYŃSKI T, SZLACHCIŃSKI L, JAKUBIAK J, et al. Reversal from non-depolarising neuromuscular blockade in the postoperative period. Anestezjol Intens Ter, 2009, 41(1):11-15.

[10] TSAI C C, CHUNG H S, CHEN P L, et al. Postoperative residual curarization: clinical observation in the post-anesthesia care unit. Chang Gung Med J, 2008, 31（4）: 364-368.

[11] SOKÓŁ-KOBIELSKA E. Sugammadex - indications and clinical use. Anaesthesiol Intensive Ther, 2013, 45(2): 106-110.

[12] MACARTNEY D H. Cucurbituril type hosts for the reversal of steroidal neuromuscular blocking agents. Future Med Chem, 2013, 5（17）: 2075-2089.

[13] LEDOWSKI T, FALKE L, JOHNSTON F, et al. Retrospective investigation of postoperative outcome after reversal of residual neuromuscular blockade: Sugammadex, neostigmine or no reversal. Eur J Anaesthesiol, 2014, 31（8）: 423-429.

[14] MILLER R D. Sugammadex: an opportunity to change the practice of anesthesiology? Anesth Analg, 2007, 104（3）: 477-478.

[15] DELLA ROCCA G1, POMPEI L, PAGAN DEPAGANIS C, et al. Reversal of rocuronium induced neuromuscular block with Sugammadex orneostigmine: a large observational study. Acta Anaesthesiol Scand, 2013, 57（9）: 1138-1145.

[16] SUNGUR ULKE Z, YAVRU A, CAMCI E, et al. Rocuronium and Sugammadex in patients with myasthenia gravis undergoing thymectomy. Acta Anaesthesiol Scand, 2013, 57（6）:745-748.

[17] CARRON M, VERONESE S, FOLETTO M, et al. Sugammadex allows fast-track bariatric surgery. Obes Surg, 2013, 23（10）:1546-1563.

[18] CONTE B, ZORIC L, BONADA G, et al. Reversal of a rocuronium-induced grade Ⅳ anaphylaxis via early injection of a large dose of Sugammadex. Can J Anaesth, 2014, 61（6）: 546-562.

[19] GASZYNSKI T, SZEWCZYK T, GASZYNSKI W. Randomized comparison of Sugammadex and neostigmine for reversal of rocuronium-induced muscle relaxation in morbidly obese undergoing general anaesthesia. Br J Anaesth, 2012, 108（2）:236-239.

[20] DELLA ROCCA G, DI MARCO P, BERETTA L, et al. Do we need to use Sugammadex at the end of a general anesthesia to reverse the action of neuromuscular bloking agents? Position Paper on Sugammadex use. Minerva Anestesiol, 2013, 79（6）: 649-666.

第四十九章 肌肉松弛药在临床特殊患者的应用

第一节 肌肉松弛药在儿童患者中的应用

肌肉松弛药是全身麻醉中重要的辅助用药,用以在全麻诱导时便于行气管插管和在术中保持良好肌松;满足各类手术或诊断、治疗对肌松的要求;减弱或终止某些骨骼肌痉挛性疾病引起的肌肉强直;消除患者自主呼吸与机械通气的对抗。不同肌松药的药理学特性存在一定差异,临床上应根据药物的作用规律、手术需要、患者的病理生理特点以及药物配伍来确定肌松药的种类和剂量。

目前,肌松药广泛用于儿童麻醉的诱导和维持,提供理想的气管插管、手术条件和正压通气。而日间手术的不断增加要求麻醉要短、清醒要快、能安全回家,合用肌松药和阿片类药物的全麻药减少,气道控制更多地使用喉罩,而不再需要肌松下进行插管。与成人相比,麻醉医师在儿童手术中应用肌松药较少,因为在大多数儿童麻醉诱导中使用七氟烷,择期手术的气管插管常可在较深的吸入麻醉下进行而无须使用肌松药。尽管肌松药产生的肌肉松弛作用可以帮助外科医师暴露手术视野并改善手术条件,但并不是年幼儿童气管插管时的必需用药,麻醉维持期间往往也不需要。

儿童患者,尤其是婴幼儿期肌肉占全身体重的比例、骨骼肌的收缩性能、神经肌肉接头对肌肉松弛药的敏感性均与成人不同。因此,儿童肌肉松弛药的药代学和药效学特性也与成人存在差异,尤其是表观分布容积、药物的吸收再分布以及代谢消除等特性均可能随年龄的增长而不断发生着变化。这一问题早在20世纪50年代即引起重视。影响儿童药物反应性的因素分为两类,即药代动力学(药物的吸收、分布和清除)因素和药效动力学(药物-受体相互作用)因素。

一、婴幼儿及儿童药代动力学的影响因素

药物吸收、分布和消除受一些年龄相关因素的影响。一般而言,虽然婴幼儿药物清除能力低,但药物吸收和分布快于年长儿。因此低龄儿童药物过量的风险较大。

(一)吸收

吸收指药物从其给药部位向机体循环的转运过程。大部分麻醉药物适合静脉给药,经这一途径给药吸收迅速完全,而婴幼儿无论通过哪种途径给药通常起效都很快。因此,药物的治疗效果和不良反应出现的也快。

(二)分布

分布指药物由循环系统进入机体不同腔室或部位的转运过程。

1. 心排出量 出生时,标准体重婴儿静息状态下心排出量大约是200ml/(kg·min),随后逐渐降低,至青少年时期大约为100ml/(kg·min)。婴幼儿和儿童期心排血量较高意味着循环速度快,因此药物进出作用部位的速度更快。

2. 蛋白结合率 由于药物部分与血浆蛋白结合,以游离状态弥散进入细胞间隙及与组织受体结合的药物总量得以控制在一定水平。某些因素可能会降低新生儿期蛋白结合率:低血浆蛋白浓度,与药物亲和力低下的胎儿白蛋白持续存在,游离脂肪酸和非结合胆红素浓度升高,与酸性药物竞争蛋白结合位点,酸中毒倾

向,可能改变血浆白蛋白的离子环境和对药物的结合能力。儿童血浆蛋白浓度和总蛋白结合力在一岁时接近成人水平。

3.体液 出生时体液占80%体重,出生后第一年迅速下降至60%。减少的体液量大部分是细胞外液,出生时细胞外液占体重的45%,一岁时降至26%,儿童期细胞外液量进一步下降,至成年期细胞外液量仅占体重的20%左右。较高的儿童细胞外液容量意义重大,因为细胞外液为所有药物分布提供了额外空间,同时也是提供营养代谢的主要场所。因此细胞外液量随体重而变化,提示两者与代谢率存在一定关系。

(三)清除

清除指将药物从体内排出,包括代谢和排泄。

药物代谢过程通常是将脂溶性药物转化为水溶性以便经肾脏排出,涉及氧化还原和水解,还包括与结合反应甘氨酸等结合。大部分催化这些反应的酶存在于肝细胞的滑面内质网内,可以从细胞匀浆的微粒体部分收集这些酶类。新生儿微粒体酶浓度和活性降低甚或缺失,尤其是部分混合功能的氧化酶或细胞色素P450酶系的活性还不到成人一半,并且可能需要数周至数年的时间才能发育到正常水平,会导致多种药物的代谢降低。所以,药物的分布受心排血量、蛋白结合率、体液、血脑屏障影响,药物的清除受肝肾功能的影响;成人患者与儿童患者这些都有明显区别。成人患者与儿童患者体内某些受体也不尽相同。以上因素都影响药物在儿童患者的应用,而肌松药的应用也受上述因素影响。

肌松药主要以离子形式存在于细胞外液,几乎不能透过细胞膜,细胞外液大致相当于肌松药分布容积。根据作用机制可分为两大类:去极化肌松药和非去极化肌松药。

二、肌肉松弛药的应用原则

应用肌松药的目的是提高麻醉的安全性,充分发挥肌松药提供的有利因素,防止由于使用不当所造成的不良作用。要做到此点,除了全面掌握肌松药的药理学知识以外,在临床应用中还应注意以下几方面:

1.严密呼吸管理 所有肌松药对呼吸肌都有不同程度的抑制,应用时必须非常重视对呼吸的管理。对呼吸的观察不能只看呼吸的"有"或"无",更要判断呼吸通气量是否够用,并及时给以辅助。所以应用肌松药最好采用气管插管麻醉,或有加压面罩进行控制呼吸的设备,以便在呼吸抑制时,进行辅助或控制呼吸。

2. 应用肌松药的患者,术毕必须恢复自主通气量或能自行抬头才能离开手术室,否则必须携带简易呼吸器回病房。对手术后残余肌松药的处理,不论是应用非去极化肌松药或去极化肌松药,也不论是应用拮抗药或不用拮抗药,其总的原则是在肌张力未充分恢复前均应用人工通气维持,保证足够有效的通气量,避免呼吸性酸中毒以及维持良好的循环,促使肌松药在体内的消除。

3.完善的镇痛 肌松药虽在一定程度上可以缓解疼痛反应,也能减少全麻药和镇痛药的用量,有助于在浅麻醉下完成手术。但是肌松药本身没有麻醉和镇痛作用,更不能用其替代麻醉药和镇痛药。如果手术时麻醉过浅,甚至患者神志清醒,则患者能清楚地记忆手术时的情景和痛苦。因此,临床应用时仍应以镇痛完善为前提,不能以患者"不动"为满足。再如,全麻诱导时全麻药不足,而仅使用肌松药,气管插管的操作可以引起较大的自主神经系统反射,甚至心搏骤停。

4. 合理选用药物　根据患者的病理生理状况，手术的部位和时间，肌松药的特点，麻醉药物的相互作用，拮抗剂应用的水平，以及肌松监测的条件和术中术后呼吸管理的条件合理选用药物。切勿单以肌松药为求得肌松效应的唯一措施。许多麻醉药与肌松药均有相互协同的作用，合理配合可以使各自的剂量均有所减少。吸入麻醉药七氟烷、异氟烷和氟烷等都有一定的肌松作用，可能与其改变了乙酰胆碱受体周围的脂质环境有关。

5. 最小有效量　肌松药剂量应限制在最小限度内。在不需要呼吸停止的情况下，使用肌松药应尽量保持有微弱的自主呼吸，以免剂量过大。琥珀胆碱持续静脉滴注可出现呼吸抑制时间延长及脱敏感阻滞，应适当地间断监测神经肌肉阻滞情况，以及观察对呼吸的抑制程度，尽量减少其用量，目前已多用其他长效类肌松药代替。反复多次或持续静脉滴注非去极化肌松药时，易产生蓄积现象，所以再次用药间隔的时间，要以各药的作用时间而定，剂量也需相应减少，以免呼吸抑制延长。

6. 加强监测　临床观察结合周围神经刺激器的监测，指导肌松药的使用。同时还应包括对肌松期间呼吸功能、体温、水、电解质和酸碱平衡等全身情况的监测。

三、常用的肌肉松弛药

（一）去极化肌松药

琥珀胆碱（又称司可林，suxamethonium、succinylcholine）有起效快、作用迅速完善和时效短等优点，是唯一被用于临床的去极化肌松药。琥珀胆碱迅速为血浆胆碱酯酶水解，血浆胆碱酯酶的活性在新生儿时期较弱，但是 3 个月后就与成人相似。婴幼儿（<2 岁）对琥珀胆碱更加耐药，有更快的清除率和更短的起效时间。

儿童对琥珀胆碱相对较成人不敏感。与年长儿童和成人相比，以体重计算，新生儿和婴儿需要两倍剂量的琥珀胆碱才能达到肌松作用。琥珀胆碱用量在新生儿和婴儿 2~3mg/kg，儿童 1~2mg/kg，成人 1~1.5mg/kg 能达到相似的插管条件。琥珀胆碱的起效时间具有剂量相关性，儿童静脉注射 1.5~2.0mg/kg 可以在 40 秒内抑制 95% 的神经肌肉抽搐；注射 1.0mg/kg 约 50 秒达到同等程度的抑制。婴幼儿除静脉注射外还可以肌内注射，肌内注射 4mg/kg 可在 3~4 分钟内达到理想的肌松并维持约 20 分钟。在紧急情况下琥珀胆碱还可气管内或舌下给药。

琥珀胆碱的作用时间，婴幼儿 1.7 分钟，儿童 1.8 分钟，成人 4.3 分钟。由于血浆假性胆碱酯酶对琥珀胆碱的迅速水解，所以琥珀胆碱的作用时间很短。婴幼儿较儿童有更高的琥珀胆碱血浆清除率。婴幼儿和儿童推荐气管插管剂量分别是 3mg/kg 和 2mg/kg。最近文献报道，琥珀胆碱剂量为 1~1.5mg/kg 时已满足插管条件，即使儿童也不需超过 2mg/kg。琥珀胆碱静脉注射后可引起心动过缓，给药前需用阿托品（0.005~0.01mg/kg），肌内注射琥珀胆碱后心率未见有明显变化。

琥珀胆碱可能发生下列不良反应或并发症。其中一些并发症如恶性高热、过敏反应及严重高钾血症等虽然不常见，但可危及患者生命且可突然发生而无前驱症状。

1. Ⅱ相阻滞　部分儿童患者在连续应用琥珀胆碱时可出现快速耐受现象，表现为离子通道的持续开放，受体开始不敏感，琥珀胆碱开始表现为非去极化阻滞的特性，这就是脱敏感阻滞或称为Ⅱ相阻滞。Ⅱ相阻滞的发生与琥珀胆碱的用量、维持时间、用药方式和伍用药物等因素有关。儿童快速耐受通常发生于琥珀胆碱剂量在给予 3mg/kg 后，加大剂量达到 4mg/kg 后则会出现Ⅱ相阻滞。

2. 心血管作用　由于琥珀胆碱的分子结构与乙酰胆碱相似可以产生窦性心动过缓,伴有结性和室性逸搏,尤其在交感神经张力相对较高的婴幼儿更易发生,其前应用阿托品可以预防。静脉注射后最初产生心动过缓和血压降低,15~30秒后产生心动过速及高血压。在婴幼儿常可见到持续的窦性心动过缓,但罕见心搏骤停。而肌内注射琥珀胆碱时心律失常的发生率则有所下降。儿童在首次静脉滴注琥珀胆碱后5分钟左右,再次静脉注射琥珀胆碱,易发生窦性心动过缓,甚至心搏骤停,这可能是琥珀胆碱的分解代谢产物对心脏的直接作用。

3. 肌红蛋白血症和肌酸酶增高　成人应用琥珀胆碱后很少出现肌红蛋白血症,而儿童使用琥珀胆碱后,肌红蛋白症发生率相对较高。儿童应用琥珀胆碱后肌酸磷酸激酶的血浆浓度明显的升高。预注小剂量非去极化类肌松药、口服丹曲林或静脉注射硫喷妥钠可避免或减少肌红蛋白的升高。

4. 胃内压升高　琥珀胆碱使部分患者胃内压有不同程度升高,胃内压的升高与肌肉强烈成束收缩直接相关。与成人相比,婴幼儿由于肌肉很少有强烈的成束收缩,所以应用琥珀胆碱后胃内压仅有轻度升高,一些患儿胃内压反而下降。小于3岁的患儿,肌颤形式是粗大肌颤,其胃内压升高的后果并不明显,因而没有必要用非去极化肌松药来预防肌颤,但是较大的儿童可以考虑预防肌颤。

5. 咬肌痉挛、牙关紧闭与恶性高热　静脉注射足量的琥珀胆碱后仍可能发生咬肌痉挛而妨碍气管插管,静脉注射琥珀胆碱后产生短时间(1~2分钟)咬肌张力增加,这可能不是异常情况。咬肌高张力或僵硬程度与琥珀胆碱阻滞神经肌肉功能有剂量相关性,使得置入喉镜时发生困难。传统的观念认为咬肌痉挛可能是发展成恶性高热的前驱征象,但这是极少数患者,大多数患者琥珀胆碱仅是引起咬肌张力改变,琥珀胆碱引起咬肌痉挛的发生率为0.5%~1%。而恶性高热的发生率儿童约为1:12 000,成人约为1:30 000。恶性高热是一种遗传性疾病。典型的表现为肌肉僵硬或强烈成束收缩、体温快速升高、心动过速、呼气末CO_2分压增加。但是偶尔仅表现为牙关紧闭。许多因素可激发其发生,其中包括琥珀胆碱,且多见于琥珀胆碱与氟烷合用的患者。发生恶性高热时要注意监测高代谢所致高碳酸血症、代谢性酸中毒,心动过速增加氧耗,产生高热以及引起肌球蛋白尿和肾功能衰竭,甚至发生溶血,凝血机制障碍,急性神经系统损害而死亡。

6. 类过敏反应　琥珀胆碱发生过敏反应与其他肌松药的发生率相接近约为0.06%,但琥珀胆碱发生严重反应者最多。可发生过敏性休克、支气管痉挛。然而琥珀胆碱作为起效最快,作用时间最短的肌松药,在困难气道,需快速气管插管时仍会被应用。有的教科书推荐,儿童患者需紧急插管或需即刻保证气管通畅的情况时,可使用琥珀胆碱。

(二)非去极化肌松药

长效肌松药使用正在减少,阿曲库铵由于组胺释放作用临床应用越来越少。目前临床上常用的肌松药是维库溴铵、罗库溴铵及顺式阿曲库铵。顺式阿曲库铵的应用有逐年增加的趋势。

1. 阿曲库铵　阿曲库铵(又称卡肌宁、阿曲可林,tracrium、atracurium)是一合成双季铵酯型的苄异喹啉化合物。阿曲库铵的药代学在婴幼儿、儿童及青少年、成人各不相同,与儿童或成人相比,阿曲库铵在婴儿体内容积分布更广,清除率更快,半衰期更短。

儿童使用氧化亚氮、硫喷妥钠和阿片类药物时，达到 95% 稳定的神经肌肉阻滞效果可注射阿曲库铵负荷量后继续以 8~10μg/（kg·min）的维持量，持续输注不会产生药物蓄积，恢复也很迅速，婴幼儿需要量与此相似，但新生儿需要量减少 25%，应用吸入麻醉时适当减小维持剂量，一般 4~5μg/（kg·min）的维持剂量，达到同等肌肉阻滞效果时，恢复时间没有差别。

药效学及临床应用：阿曲库铵儿童及青少年 2~3 倍 ED_{95} 剂量为 0.3~0.4mg/kg，多数可在 2 分钟内达到满意的气管插管条件。时效维持 25~40 分钟，90% 肌颤搐恢复时间为 30 分钟。增加剂量可缩短起效时间和延长时效。复合给药或持续静脉滴注无蓄积作用。恢复指数不受用药总量影响，肌颤搐一旦开始恢复其恢复指数相对恒定。儿童及老年人的恢复与成人一样不因持续用药而要降低药量或延长注药间隔时间。此药消除虽不受肝肾功能影响，适用于肝肾功能不全患者。

全凭静脉麻醉的儿童，阿曲库铵输注速率为 0.5~0.6mg/（kg·h）可维持 95% 肌颤衰减，婴幼儿需要量与此相似，但新生儿需要减少 25%。间歇给药维持肌松，应当每 15 分钟追加初始剂量的 1/3。

阿曲库铵没有神经节阻滞和解迷走神经作用，它可引起组胺释放，尤其在应用大剂量或给药速度过快时，有时可在颈部、面部观察到红晕。由组胺引起的不良反应在儿童少于成人。

2. 维库溴铵 维库溴铵（万可松, vecuronium）是单季铵甾体肌松药，维库溴铵为中时效肌松药，消除半衰期相对较长。

儿童维库溴铵 ED_{95} 高于婴幼儿和成人。维库溴铵在婴儿体内的分布容积和平均停留时间长于儿童，而清除率两者无差别。给予相同剂量的维库溴铵（2 倍 ED_{95}），婴幼儿作用持续时间最长，婴幼儿、儿童和成人分别为 73 分钟、35 分钟、53 分钟。因此维库溴铵对于婴幼儿来说实际上是长时效肌松药。维库溴铵的肌松作用恢复儿童快于成人。新生儿和婴幼儿初始剂量是 70μg/kg，儿童初始剂量 100μg/kg。吸入麻醉药可强化维库溴铵的肌松作用，因此在吸入麻醉下应适当减量。

3. 罗库溴铵 罗库溴铵（rocuronium）与维库溴铵相同，属于相对低效应、中时效的单季铵甾体非去极化肌松药。在儿童应用丙泊酚麻醉诱导，给予罗库溴铵 0.6mg/kg 后 60 秒时达到的气管插管条件与给予 1mg/kg 琥珀胆碱相似。当剂量增加到 0.9mg/kg 时，其起效时间缩短 28%，肌松持续时间延长 55%，如剂量增至 1.2mg/kg，注药后 30 秒时气管插管条件与琥珀胆碱 1.5mg/kg 相似。与其他非去极化肌松药一样，罗库溴铵肌松作用的效能存在年龄相关性差别。研究显示婴幼儿的效能高于儿童，但是儿童的起效更加迅速。罗库溴铵的血浆清除率具有年龄依赖性增加的特点，虽然婴幼儿与儿童的等效剂量的恢复率相同，但与儿童比较，婴儿罗库溴铵的清除率较小 [儿童（6.7±1.1）ml/（min·kg），婴幼儿（4.2±0.4）ml/（min·kg）]，而分布容积相对较大 [儿童（65±44）ml/kg，婴儿（231±32）ml/kg]。从其药代动力学特征可以部分地解释在儿童麻醉中罗库溴铵的药效学特征。

研究表明罗库溴铵具有中度迷走神经阻滞作用，血压轻度增高，心率有时可加快，心输出量可增加，但是无组胺释放作用。临床常用剂量为 0.3~0.6mg/kg，维持 20~40 分钟。应用新斯的明拮抗罗库溴铵的肌松效应，其肌松作用的消退速度儿童较成人迅速。

在婴幼儿和儿童缺乏静脉途径的情况下可经肌内注射给予罗库溴铵。研究证实由于肌内注射罗库溴铵后其生物利用度在 80% 以上,在肌内注射后 30 分钟肌肉中剩余的药物在 5% 以下,因而推测肌内注射罗库溴铵较其他非去极化肌松药能提供较好的肌松作用。但是多中心的研究发现婴幼儿和儿童肌内注射罗库溴铵后不能提供满意的气管插管条件,当需要快速气管插管时,肌内注射罗库溴铵并不是取代琥珀胆碱的合适药物。

罗库溴铵起效迅速,在仔细评估患儿气道情况并排除可能的困难气道后,罗库溴铵可替代琥珀胆碱用于儿童的快速诱导。

罗库溴铵回缩反应(注射痛)儿童发生率高于成人,原因可能是:Klement 认为当注射药物 pH<4 或 pH>11 可引起静脉注射痛。罗库溴铵注射痛预防方法:可通过药液稀释 0.5mg/ml 而消除,缓慢静脉注射(1 分钟)可明显减少回缩反应,改善插管条件,预注小剂量氯胺酮 0.2mg/kg 能有效预防回缩反应,小剂量利多卡因能有效预防。

4. 顺式阿曲库铵 顺式阿曲库铵和阿曲库铵一样,通过 Hofmann 消除,而不为血浆胆碱酯酶水解。大约 77% 的药物通过器官依赖性机制清除。

研究证实在儿童麻醉中顺式阿曲库铵可产生有效、安全的肌松作用。静脉注射 0.12~0.15mg/kg 的诱导剂量后 2 分钟可获得良好的气管插管条件,其肌松作用可维持 30~50 分钟。在儿童氟烷麻醉时,顺式阿曲库铵的效能约为阿曲库铵的 6 倍。在儿童氟烷－阿片类药麻醉过程中,静脉注射顺式阿曲库铵 0.2mg/kg 后,98% 的患儿在 90 秒内可获得满意的气管插管条件。在平衡麻醉时婴幼儿的 ED_{50} 和 ED_{95} 分别是(29±3)μg/kg 和(43±9)μg/kg,与儿童相仿[分别为(29±2)μg/kg 和(47±7)μg/kg]。1 小时维持 90%~99% 神经肌肉阻滞的平均输注率,婴幼儿和儿童也相仿。在阿片类药－氧化亚氮麻醉时,婴幼儿和儿童均给予顺式阿曲库铵,与儿童比较,婴幼儿的平均起效时间缩短[婴幼儿和儿童分别为(2.0±0.8)分钟和(3.0±1.2)分钟肌松维持时间明显延长[婴幼儿和儿童分别为(43.3±6.2)分钟和(36.0±5.4)分钟]。

儿童麻醉时顺式阿曲库铵的清除较成人快,而神经肌肉阻滞时间则较短。肾衰竭患者顺式阿曲库铵的清除率下降 13%,但其作用时间却无明显延长。

顺式阿曲库铵的不良反应很少,即使成人应用达 5 倍 ED_{95} 的剂量也未发生皮肤红晕或支气管痉挛,也没有伴发心率、血压、血浆组胺浓度变化。

2~12 岁儿童的首剂顺苯磺酸阿曲库铵注射液的推荐给药剂量为 0.1mg/kg,并在 5~10 秒内进行。在相同的麻醉背景下,以 0.1mg/kg 的剂量给药,儿童比成人起效时间快,临床作用时间短且自行恢复快。虽然尚无对该年龄组进行插管前给药的特别研究报告,但鉴于儿童起效时间比成人快这一特点可以推测:给药后 2 分钟内即可插管。维持用药:追加使用本品可以维持对神经肌肉的阻滞作用。以氟烷麻醉时,给予 0.02mg/kg 的药量,可以继续维持约 9 分钟临床有效的神经肌肉阻滞。连续追加剂量不会引起蓄积效应。自然恢复:以阿片类麻醉时,从 25% 到 75% 恢复和从 5% 到 95% 恢复所需时间分别约为 10 分钟和 25 分钟。拮抗:给予标准剂量抗胆碱药物可以很容易地逆转本品的神经肌肉阻滞作用。T_1 平均达 13% 恢复时予拮抗剂,从 25% 到 75% 恢复的平均时间及到临床完全恢复($T_4/T_1 \geq 0.7$)的平均时间分别约为 2 分钟和 5 分钟。

5. 米库氯铵 米库氯铵(mivacurium)是

一种作用较强、短时效的新型苄异喹啉类非去极化肌松药,可安全用于儿童麻醉中。米库氯铵的代谢不依赖于肝肾功能,主要是由血浆胆碱酯酶分解。

儿童的米库氯铵 ED_{95} 值大于成人,而起效和作用持续时间较成人缩短,这可能与婴幼儿分布容积较大和代谢速度较快有关。研究显示儿童氧化亚氮-氟烷或氧化亚氮-阿片类药麻醉时,米库氯铵的 ED_{95} 平均约为 0.1mg/kg。在儿童静脉注射米库氯铵 0.2mg/kg 的气管插管剂量后,在 60 秒达到满意的气管插管条件者占 66%,90 秒时满意率为 65%,而成人给予同等剂量米库氯铵后 120 秒气管插管条件满意率为 65%,150 秒时满意率为 80%,提示在儿童麻醉时,米库氯铵可应用于快速诱导气管插管。

米库氯铵的肌松作用维持时间很短,仅为 15~20 分钟。儿童的持续输注量[10~20μg/(kg·min)]是成人的两倍,这可能与儿童的血浆胆碱酯酶活性较高有关。儿童使用米库氯铵维持 95%±4% 的阻滞所需的输注速率最高,且随时间延长而增加,而成人的输注率可至少 90 分钟内保持不变。

6.泮库溴铵　泮库溴铵(pancuronium)是人工合成的甾体双季铵长时效肌松药。因为其肌松阻滞的可预测性和相关的心血管兴奋性在婴幼儿和儿童广泛应用。在婴儿各种心脏及其他高风险手术中,推荐使用泮库溴铵。泮库溴铵的解迷走神经作用可对抗芬太尼或舒芬太尼的迷走神经作用,泮库溴铵在神经节水平阻断迷走神经活性,释放去甲肾上腺素,会引起心动过速,血压升高。

婴幼儿比年长儿对泮库溴铵更敏感。婴幼儿泮库溴铵的起效较儿童和成人快,等效剂量泮库溴铵在婴幼儿和儿童维持肌松时间相似。在儿童维持 95% 神经肌肉阻滞,泮库溴铵的需要量平均为 59μg/(kg·h)。首次追加剂量通常在初始剂量之后 30~45 分钟,临床上一般每 20~40 分钟追加初始剂量的 1/4。儿童泮库溴铵的肌松恢复较成人快。重复用药则时效逐渐延长,出现蓄积作用。

第二节　肌肉松弛药在老年患者中的应用

随着我国经济的发展和社会的进步,人民的预期寿命大大增加,老年人口比率迅速增长。我国的很多城市已进入老龄化社会,老年患者麻醉已占麻醉总数的 15%~20%。老年患者器官功能的退化和病理生理的改变从而导致肌肉松弛药的药代、药效学发生变化,术后容易出现残余肌松作用,所以在老年患者麻醉选择此类药物时应该更加谨慎。

一、老年人药代动力学和药效动力学的特点

随着年龄增加,老年人由于退行性改变往往会影响药物在体内的分布、代谢和清除,从而影响药物的效应。根据药代动力学公式 $t_{1/2\beta}=0.693\times V_d-Cl$,药物的消除半衰期($t_{1/2\beta}$)取决于药物在体内的表观分布容积($V_d$)和血浆清除率($Cl$)。$V_d$ 增大和/或 Cl 降低都会使药物消除时间延长。老年人体内脂肪-瘦质比增加,因此,脂溶性药物在老年人更易分布至周围脂肪,使分布容积增大,水溶性药物则更集中于中央室,使分布容积减小,从而导致药物的药代动力学发生改变。另外,大部分肌松药在体内主要通过肝肾途径代谢,老年人肝肾血流量的减少,导致肝肾对药物的清除速率降低。肝血流量在 65 岁时减少可达 40%,而肾血流

量为年轻人的 40%~50%。另一方面由于老年人肝肾功能降低,使得药物的代谢和清除速率进一步减慢。老年人肝微粒体酶系统功能下降,使经肝脏代谢的药物代谢速率降低。肾单位的数量和大小在老年人中明显减少,并且肾小管转运能力也降低,所以在老年患者经肾脏排泄的药物其清除率会明显降低。老年人血浆白蛋白含量降低,血浆白蛋白浓度从 40~70 岁自 0.41g/L 降至 0.3g/L,导致血浆内游离型药物增多,迅速分布到靶器官而使药效增强。

此外,老年患者肌肉松弛药的作用部位——神经肌肉接头也发生一些变化。细胞内钾离子含量降低而钠离子增高,钠泵活性降低,从而导致细胞膜静息电位降低和动作电位的恢复变慢。细胞内外由于递质释放显著减少,神经肌肉接头与终板连结分离造成突触裂变宽,结果不但使运动单元总数量减少,而且使肌力全面降低,因此可造成老年患者对肌松药的需求量降低。低温是另一个影响药物药代动力学的因素,它不仅降低药物代谢所需酶的活性,也导致皮肤肌肉血管收缩,降低药物向肝肾等代谢器官的转移速率。老年人由于肌肉量减少、静息肌张力降低、体表面积与体重之比升高、皮肤血管收缩反应减退以及心血管储备有限等原因,容易发生术中低体温,从而使肌松药的作用时间延长。另外,老年人运动神经单元的形态学也发生改变,形成具有特征的衰老性运动神经单元,这些神经单元对乙酰胆碱的反应能力下降。总体来说,肌松药一般在老年患者的起效速度会减慢,清除速率会降低,作用增强。

二、常用肌肉松弛药在老年患者中的应用

(一)琥珀胆碱

琥珀胆碱具有起效迅速、作用完善和时效短等优点。琥珀胆碱主要由血浆假性胆碱酯酶降解,由于老年患者此酶的活性降低,所以在老年患者琥珀胆碱作用时间延长。琥珀胆碱的分子结构与乙酰胆碱相似,可以激活心脏窦房结上的毒蕈碱受体,可以引起窦性心动过缓甚至心搏骤停。另外,琥珀胆碱可导致类过敏反应、高钾血症、颅内压增高甚至恶性高热等副反应的发生,但是老年患者这些并发症的发生率并不高于年轻患者。

(二)杜什溴铵

杜什溴铵是一个长时效异喹啉类非去极化肌松药,无心血管不良反应和没有组胺释放作用。杜什溴铵在老年人的起效时间较年轻人明显延长,但是它的血浆清除率以及消除半衰期在老年人和年轻人之间比较接近,所以在老年患者它的作用时间与年轻患者并无区别。

(三)泮库溴铵

泮库溴铵是人工合成的甾体双季铵长时效非去极化肌松药,不释放组胺,但此药有轻度迷走神经阻滞作用和交感兴奋作用,以及抑制儿茶酚胺在末梢吸收,可致心率增快、血压升高和心排血量增加。它主要经肾脏排泄,由于老年患者的肾小球滤过率下降,其血浆清除率在老年人群中显著降低,导致其肌松作用时效明显延长。研究表明,75 岁以上老年人静脉注射 0.1mg/kg 泮库溴铵后,其临床有效时间和恢复指数都比年轻人延长约 60%。但值得注意的是老年人和年轻人泮库溴铵的量－效曲线以及血浆药物浓度－效应曲线并无明显差异,所以并不能减少老年患者的初始诱导剂量。

(四)哌库溴铵

哌库溴铵是另一种长时效甾体非去极化肌松药,也不释放组胺,其消除主要经肾以原型由尿排出,少量随胆汁排出,部分在肝内代谢。该药在老年患者起效速度减慢,但若无肾功能不

全则它的作用时效并不延长。

(五)维库溴铵

维库溴铵也是单季铵甾体非去极化肌松药,无组胺释放作用。维库溴铵在老年患者的血浆清除率和分布容积明显降低,清除半衰期和恢复指数较青壮年患者显著延长。Lien 等比较了老年和非老年患者单次静脉注射维库溴铵 0.1mg/kg 的药代动力学和药效动力学,其清除半衰期和血浆清除率分别为:(125±55)分钟和(78±55)分钟,(2.6±0.6)ml/(kg·min)和(5.6±3.2)ml/(kg·min),差异有显著性;且老年患者 T_1 恢复到 25%、75% 基础值的时间以及恢复指数较非老年患者延长 2~3 倍。而 Bell 等的另一项研究发现,老年患者和非老年患者对维库溴铵的剂量反应关系差异无显著性,表明老年患者对维库溴铵的敏感性及药物的分布与非老年患者无明显差异,因此老年患者维库溴铵肌肉松弛效应的延长主要是由于老年患者的清除半衰期的延长和血浆清除率的降低引起的。

(六)罗库溴铵

罗库溴铵是起效快的中时效甾体非去极化肌松药。研究表明要达到 TOF 的 T_1 小于 10%,老年患者罗库溴铵的效应室浓度只需达到 1.6~2.5μg/ml,明显低于中青年患者的 4.3~4.7μg/ml,但其起效时间、无反应时间和临床作用时间均无差异。所以在老年患者使用罗库溴铵时应加强肌松监测,适当控制用药量,以免肌松恢复延迟的发生。

(七)阿曲库铵

阿曲库铵是一个中时效异喹啉类非去极化肌松药,大剂量静脉注射时容易引起组胺释放。减慢静脉注射速度,减少用量以及在注药前预先给予抗组胺药物可避免组胺释放所致的不良反应。因此在伴有呼吸系统或心血管系统疾病的老年患者应用此药时要格外注意初始给药剂量和速度。

(八)顺式阿曲库铵

顺式阿曲库铵是阿曲库铵的一种单一异构体。Sorooshian 等研究结果表明,静脉单次注射顺式阿曲库铵 0.1mg/kg,老年患者的平均起效时间约 4 分钟,较中青年患者慢 1 分钟,主要是由于老年患者生物平衡时间延长而导致药物的起效时间减慢。Shehzaad 等的一项前瞻性、双盲随机对照研究发现,对 20~45 岁、46~65 岁和大于 65 岁的三组患者维持相同的 BIS 值和肌松效果时,随着年龄的增长,顺式阿曲库铵需要量逐渐降低,分别为(1.8±0.3)μg/(kg·min)、(1.6±0.4)μg/(kg·min) 和(1.3±0.4)μg/(kg·min),而恢复指数分别是(8.8±2.6)分钟、(11.5±2.9)分钟和(12.7±2.5)分钟,这表明与青年患者相比,要达到相同的肌松药效果,老年患者不仅药物的需要量降低,而且恢复时间也延长。因此顺式阿曲库铵应用于老年患者时起效速度减慢,肌松效果增强,作用时间延长。

(九)米库氯铵

米库氯铵是一种新型短效非去极化肌松药,属苯甲异喹啉类。老年人和年轻人的米库氯铵药代动力学以及药效动力学参数无显著差异,但是老年人血浆假性胆碱酯酶活性较年轻人降低约 26%,导致米库氯铵在老年人的作用时效延长 20%~25%。

(十)瑞库溴铵

瑞库溴铵是新型短效甾体非去极化肌松药,具有起效快、时效短的特点。它在中青年和老年人中的 ED_{95} 分别为 0.35mg/kg 和 0.27mg/kg,用 TOF 监测拇收肌的峰效时间是 96 秒,喉肌的峰效时间是 62 秒,在给药后 60 秒内有良好的气管插管条件,临床时效维持约 20 分钟,肌张力完全自然恢复的时间在 24 分钟内,如果给药后 2 分钟静脉注射新斯的明其 TOF 恢复至 0.7 的时间不超过 12 分钟。Kahwaji 等研究表明，静脉注射瑞库溴铵 1.5mg/kg 诱导插管，在中青年患者 60 秒内插管的成功率为 68%，而在老年患者达到 100%，然而中青年患者和老年患者 TOF 为 0.7 的恢复时间接近，均为 25 分钟。

综上所述，由于高龄引起的一些病理生理改变可以导致老年人肌肉松弛药药代动力学和药效动力学的变化，对于肌肉松弛药在老年人中的应用应该加以重视，注意选择合适的药物和剂量，减少副反应的发生。另外，也应对老年人的肌松效应加以严密监测，尤其是对肌松作用恢复过程中的监测，防止残余肌松作用的发生，确保肌松药在老年人中的安全应用。

第三节 肌肉松弛药在心脏手术中的应用

近些年来，随着心脏外科手术方式和水平的不断进步，心脏手术麻醉也有了较大的变化。而"快通道麻醉"这一概念的提出和传播，对麻醉医师在药物选择和技术使用上提出了更高的要求。肌肉松弛药作为手术麻醉过程的常规药品，在顺利完成气管插管，满足各类手术暴露需求等一系列诊断，治疗过程中发挥着不可替代的作用。然而，在心脏手术中肌松药的使用和管理似乎成了麻醉医师最容易忽视的一部分，而在其相关拮抗药物，肌松监测使用等问题上，各大医学中心的看法也不尽相同，故深入了解各类肌松药的特点，熟悉肌松药在心脏手术麻醉和心脏重症监护中的应用，对于实施"快通道心脏麻醉"，改善患者预后至关重要。

一、快速发展的心脏外科手术对肌松的要求

（一）心脏外科手术的发展

近 20 年来，心脏外科手术革命性的变化让众多患者仅以最小的损伤获得更好的治疗效果及预后。传统心脏手术认为体外循环，停跳液，深低温可以提供"完美"的手术条件与器官保护。但这些操作不可避免地会产生一系列的并发症：心肺流转触发的一连串对机体不利的应激反应，包括全身炎症反应、心肌缺血或功能障碍、心律失常、内脏器官的功能性损伤等。这些并发症的产生促使了外科医师对其他手术方式的探索与尝试，其中就包括了非体外循环冠状动脉旁路移植术（off pump coronary artery bypass grafting, OPCABG）、微创直视冠状动脉旁路移植（micro incision direct coronary artery bypass grafting, MIDCABG）、全胸腔镜下冠状动脉旁路移植（total endoscopic coronary artery bypass grafting, TECABG）以及相对应的瓣膜修复、置换手术和机器人手术。

OPCABG 的优势在于避免了体外循环和主动脉插管，同时缩短了手术操作时间，并减少了血制品的使用。这对于降低老年患者术后脑卒中，神经功能障碍等一系列并发症发生率至关重要。而出于减少切口大小，减轻术后疼痛等目的，完成 OPCABG 的手术路径也从直接劈开胸骨，慢慢转变为开胸手术或者全胸腔镜下手术。这些手术方式的变化也间接展现了 OPCABG 能缩短拔管时间，减少 ICU 停留天数并降低医疗成本的潜力。

而 MIDCABG 则告别了传统冠脉旁路移植需要 10~12 英寸（1 英寸 =2.54cm）的进胸切口，只需在左胸前打开一个 2 英寸长的切口，通过特殊的手术器械，无须劈开胸骨即可完成整个手术。减少了伤口创伤也降低了术后感染的发

生率。然而此类手术难以实现对于左前降支近端，右冠脉和回旋支的完全再血管化，仅适用于特定的病变较少的患者。尽管如此，通过与传统开胸手术对比，Zenati 等人发现 MIDCAB 在血制品输注、ICU 停留时间以及住院时间上仍具优势。

严格来说，TECABG 是 MIDCABG 的一种改良与进步，它要求术者利用右胸部侧面三个 1.5cm 大小的钥匙孔切口，通过胸腔镜完成手术操作。手术中，可以通过股动静脉插管进行体外循环让心脏停跳，也可以直接进行非停跳搭桥手术。但 TECABG 在全世界范围内的推广并不顺利，主要是因为手术难度太大，外科医师过长的学习周期大大延长了围手术期和体外循环的时间，高昂的设备费用也让患者难以承受。

除了冠脉移植手术，上述手术类型同样适用于心脏瓣膜疾病，先天性心脏病和心律失常的治疗。心脏手术的快速发展降低了患者的感染风险，同时也缩短了住院时间，获得了更好的预后。

（二）不同类型心脏手术对肌松的要求

和在其他外科手术一样，在心脏手术中肌松药仍需要参与人工气道的建立与管理，仍需要和其他麻醉药品协同作用为术者提供安全、开阔的手术条件。

心脏外科的发展让心脏手术气道管理也发生了不小的变化，如 TECABG 的应用就需要适当的延长单肺通气的时间以提供术者更好的手术视野。但随之而来的肺不张，肺水肿，通气比例失调和由此产生的低氧血症和高碳酸血症也不可避免。对塌陷侧肺运用持续气道正压可以提高氧合，减少分流，但或多或少会影响手术暴露。想要纠正低氧血症和高碳酸血症就要改善肺动脉压力。这些技术使用就必须要求充分的肌肉松弛。横膈的充分松弛可以提高整个胸腔

的顺应性，既有利于气道的管理，也能提供更开阔的手术视野。要达到这一目的，就需要大剂量的肌松药，而术中反复追加肌松药或者持续注射似乎都能满足手术的要求。

然而"快通道麻醉"的提出，却对术中肌松药的使用产生了不小的影响。主流的观点认为，快通道意味着要在术后 8 小时内拔管。这样可以缩短在 ICU 和医院的停留时间，并能相应降低并发症的发生率，节约医疗资源。这项技术包括使用短效镇静催眠药物和阿片类药物。其中胸段硬膜外镇痛因其优越的镇痛效果可成为快通道患者首选的辅助镇痛方式。但要完成快通道心脏外科，术中良好的肌松效果和术后神经肌肉传导功能的迅速恢复都是必不可少的。术中充分的肌肉松弛可以避免患者因为轻微体动而造成的手术意外，也可以明显降低因肌松药代谢完后对电刺激剧烈的肌肉反应。无论对于患者还是术者，这都是必要而且十分重要的。而为了让患者术后神经肌肉传导较快恢复，众多医学中心建议术中通过肌松监测，实现肌松药的滴定式输注，这样既能保证术中各个手术阶段良好的手术条件，也能有效的观察术后神经肌肉功能恢复情况，为快通道麻醉提供直观证据。

二、肌肉松弛药对循环系统的影响

深入了解肌松药对心血管系统的各种影响对于完成心脏手术麻醉至关重要。目前，心脏手术麻醉中主要使用非去极化肌松药，而其对循环系统的影响主要表现在对毒蕈碱受体的解迷走神经效应和组胺释放。前者表现在促进交感神经末梢去甲肾上腺素的释放并抑制其再摄取，从而出现心动过速和高血压。长时间的心动过速会增加心肌氧耗并会因为缩短了舒张灌注时间引起冠状动脉的血流的减少。而组胺的释放则因其浓度不同，表现差异较大。当组胺

血浆浓度达到 1~2 μg/L，会出现一过性血压升高和心肌收缩增强；若升高到 3~10 μg/L，则会出现皮肤红斑、颜面潮红、荨麻疹、血管扩张、心动过速、低血压等表现；超过 10 μg/L 可导致支气管痉挛、心律失常、严重者出现心搏骤停。在心脏手术中常用的非去极化肌松药中，泮库溴铵较其他肌松药有明显的解迷走神经作用，机体对肾上腺素能神经的刺激反应增强，引起心率，血压显著升高。在动物实验中，泮库溴铵可以通过增加心输出量和肺血管阻力引起肺动脉压升高。而也有临床试验显示，泮库溴铵对体循环血压的影响不及对心率的影响，李树志等人在先心病患者的实验中，合用小剂量（5 μg/kg）芬太尼时，泮库溴铵有加快心率作用，而阿曲库铵，维库溴铵有减慢心率作用；阿曲库铵有轻度降压作用，泮库溴铵和维库溴铵对血压影响不大。在合用大剂量（10 μg/kg）芬太尼时，泮库溴铵加快心率的作用减弱，血压下降，维库溴铵、阿曲库铵减慢心率的作用增强，对血压的影响也更加明显。

与泮库溴铵相比，罗库溴铵和维库溴铵几乎没有解迷走神经作用和组胺释放，故在合用阿片类药物、镇静药或 β 受体拮抗药时容易产生心动过缓，甚至发生心搏停止。Virmani 等人研究发现，在注射泮库溴铵 1 分钟后，就会出现明显的心动过速，最快达到（140.8±35）bpm，而这种效应会持续到插管后 5 分钟，而罗库溴铵与维库溴铵则在注射后 1 分钟，使心率降到（83.8±19.6）bpm，但此种心率无须特殊处理；而在一份病例报道中，维库溴铵与舒芬太尼合用会引起严重心动过缓和心搏停止，需要立即处理，并严密监护。

顺式阿曲库铵因其既具有阿曲库铵非器官依赖性的代谢特点，又具有维库溴铵对心血管影响小的优势，在越来越多的外科手术中开始使用。Searle 等人在两个医学中心的 CABG 研究中显示，顺式阿曲库铵和维库溴铵在血流动力学方面并无明显差异，尽管顺式阿曲库铵需要多次加药维持肌松，但其恢复速率仍比维库溴铵快。在快通道心脏麻醉中，顺式阿曲库铵因其恢复指数不受给药剂量及给药方式的影响且作用时间短也越来越受到青睐。李立环等在儿童心脏手术快通道麻醉中观察发现，顺式阿曲库铵组患儿术后呼吸机使用时间较罗库溴铵组和哌库溴铵组并无延长，拔管后也均未出现麻醉相关并发症。

心脏手术常用肌松药对心血管影响不同，比较结果见表 49-1。

表 49-1 心脏手术常用肌松药对心血管影响比较

	HR	BP	CO	MPAP
泮库溴铵	++	+	+	+
维库溴铵	—	0	0	0
顺式阿曲库铵	0	0	0	—
罗库溴铵	—	0	0	—

注：HR：心率；BP：血压；CO：心排量；MPAP：平均肺动脉压；++：临床显著性；+：有统计学显著性，但无临床显著性；0：无影响。

三、肌肉松弛药不同给药方式对心脏手术的影响

手术过程中肌松药的给药方式一直存在争议，当然在心脏手术上也不例外。反对靶控输注和持续输注非去极化肌松药的观点认为，肌松药血药浓度与效应强度不相关，且整个手术过程没有必要保持相同深度的肌松，应该根据药物特性，患者病理生理特点，药物相互作用，手术不同阶段对肌松的要求决定追加肌松的时间和剂量，尤其不应该持续输注去极化肌松药和长时效非去极化肌松药。

而赞同持续输注非去极化肌松药的学者认为，持续输注法可以保持肌松药物在血浆浓

度的恒定,能满足大部分手术要求,操作简单有效,用药量不大且停药后肌松恢复较快。栾秀珠等人比较了 36 例 OPCAB 患者不同给药方式注射维库溴铵的时效关系。该实验用吸入氧气 – 氧化亚氮(40%~60%)和静脉注射异丙酚维持麻醉,不使用其他吸入麻醉药,以消除对肌松药作用时效的影响。持续输注维库溴铵组和间断静脉注射组诱导时均用维库溴铵 0.15mg/kg(3 倍 ED_{95},注药时间 <3 秒),待第一个颤搐反应比值(T_1%)降至 5% 后行气管插管。持续输注组当 T_1 恢复至 5% 时,即以 1 μg/(kg·min)持续输注维库溴铵,适当地调整速率以维持 T_1 在 5%~10%,血管吻合完毕停药;间断静脉注射组当 T_1 恢复到 25% 时,静脉注射维库溴铵 0.05mg/kg,最后一次给药距关胸时间不超过 10 分钟。结果显示,持续输注组维库溴铵总用药量明显少于间断注射组;肌颤搐恢复指数(RI,即 T_1 由 25% 恢复到 75% 的时间)两组相似,但完全 RI (T_1 由 10% 恢复到 T_4/T_1 为 0.7 的时间)方面,持续输注组较间断注射组明显缩短;两组气管拔管时间也没有统计学差异。另一项国外关于低温体外循环下不同给药方式注射顺式阿曲库铵的研究则有些区别。研究者对 20 例低温 CPB 下行 CABG 患者的顺式阿曲库铵不同用法进行了对比研究,第一组在诱导时给予大剂量顺式阿曲库铵 0.4mg/kg(8 倍 ED_{95}),第二组诱导时给予顺式阿曲库铵 0.1mg/kg,手术开始持续输注速率为 1 μg/(kg·min),转机之前为 1 μg/(kg·min),转机中为 0.75 μg/(kg·min),停机后为 1 μg/(kg·min)。麻醉维持均吸入 40% 的氧气,持续输注丙泊酚 1~3mg/(kg·h)和间断给予舒芬太尼 0.3 μg/kg,据术中 BIS 的结果,调整术中丙泊酚的给药速度,保持 BIS 在 45~55。术中记录不同时间的 TOF 值。结果证实,总用药量大

剂量组明显高于持续给药组;大剂量组恢复到 TOF>0.9 和 TOF>0.7 的时间均显著高于持续给药组,尽管有足够的麻醉深度,因没有持续给以肌松药,大剂量组有患者术中出现膈肌收缩或体动;而持续给药组,术后肌松残余的发生率较高,但大剂量组由于术中体动而又追加肌松药的患者,术后也有残余肌松的发生。所以研究者总结说,尽管两组在术中和术后都未出现明显麻醉相关并发症,但大剂量组并不值得推荐,肌松效果难以保证,术中可能出现体动,且费用成本更高。

心脏手术操作复杂,对患者病理生理干扰较大,所以肌松药给药方式的选择仍需要根据患者病情、手术特点、药物作用特性以及麻醉医师的习惯来综合决定。

四、不同心脏手术阶段对肌肉松弛药的影响

需要体外循环辅助下的心脏外科手术与其他外科手术有着较大的差异,其中低温,心肺转流,预充液对患者病理生理的改变值得深入研究和了解。而这些心脏手术所独有的特征也直接影响着肌松药的分布,起效和代谢。

(一)低温、体外循环对肌松药的影响

低温可以影响绝大部分药物的分布并降低它们的代谢速率,其中也包括了肌松药。低温时,肌松药的作用时间会显著延长,有研究显示,体温下降 2℃,肌松药作用时间可以延长近一倍。而这主要是因为其清除率的降低。维库溴铵、罗库溴铵、哌库溴铵等需要经过肝肾代谢的肌松药因低温降低酶活性,抑制肝对药物的清除和肾脏对药物的滤过而出现药效延长,而低温状态下 Hofman 消除的降低,也让顺式阿曲库铵,阿曲库铵的作用时效出现延长。当然无论是否存在肌松药,持续低温都会让肌肉的

收缩强度减弱,它使肌细胞膜去极化减慢,肌肉张力和收缩速率降低,因此也会影响肌肉颤搐反应的检测。所以在心脏手术中低温前后肌松药的用量与用法是应该有区别的。

当然心脏手术使用低温,与术中需要体外循环是密不可分的。体外循环时的扩容,酸碱失衡和电解质紊乱直接影响着肌松药的血药浓度和蛋白结合率,这与低温一同加剧了对肌松药药代学和药效学的影响。国外学者对儿童低温体外循环下顺式阿曲库铵的药代动力学和药效动力学进行了研究。该研究为迅速控制患儿气道,采用了琥珀胆碱诱导插管,当 TOF 恢复到 100% 时,建立单次颤搐反应基线,后给予顺式阿曲库铵负荷量 0.1mg/kg。术中根据 $T_1\%$,调整顺式阿曲库铵输注速率,使 $T_1\%$ 保持在 5%~10%。其结果显示,对于浅低温体外循环(平均 33.7℃)的儿童,其体外循环前、中、后三期的顺式阿曲库铵输注速率并无明显差异,而接受中低体温体外循环的患儿,体外循环中其顺式阿曲库铵输注速率较体外循环前和体外循环后减少了 89%,而两组体外循环前和体外循环后的顺式阿曲库铵输注速率并无明显差异;体外循环期,浅低温组顺式阿曲库铵血浆浓度下降 27%,中低温组顺式阿曲库铵血浆浓度下降 50%,两组显著性差异;两组体外循环前后顺式阿曲库铵的血浆浓度并无明显差异;而在清除率方面,浅低温组在体外循环前、中、后三期并无明显变化,中低温组的清除率则在体外循环其有显著下降,前期和后期则为明显差异。他们的结果表明,在儿童心脏手术中,中度低温体外循环对顺式阿曲库铵药效学和药动学的影响较浅低温体外循环大。从快通道的麻醉角度出发,运用中短时效的肌松药似乎会比长时效的肌松药更合理,低温体外循环对肌松药药代动力学的影响会

更小,更利于早期拔管。

(二)心脏手术中预充液对肌松药的影响

心脏手术体外循环使用预充液是进行人为性的血液稀释,它能通过降低红细胞压积,减轻血液黏滞度,从而降低外周阻力,增加组织灌注,避免低流量灌注的不良反应。早期的预充液配方并未关注镁离子的作用和影响,直到国外大量临床试验和 Meta 分析发现,心脏手术术后的低镁血症与术后死亡率和心脏不良事件强烈相关。于是,目前大多数医学中心在体外循环预充液中常规加入硫酸镁。镁离子对非去极化肌松药的影响现在已比较明确,即镁离子能缩短肌松药的起效时间,并加强和延长肌松药的药效。国外研究显示静脉输注硫酸镁能使患者在插管剂量的罗库溴铵恢复后重新建立肌肉阻滞;另有国外学者报道了可能与硫酸镁相关心脏手术术后肌松作用延长的病例。一例患者 65 岁行二尖瓣置换手术,体重 63kg,插管时泮库溴铵用量 10mg,术中持续泮库溴铵,总量 15mg,术中使用硫酸镁 2.5g。术后回 ICU 持续机械通气,16 小时后应用 TOF 测定患者无颤搐反应,直到回到 ICU 后 24 小时,患者的神智功能恢复,48 小时后拔除气管导管。另一位患者 78 岁行 CABG,体重 69kg,诱导时使用罗库溴铵 50mg,整个围手术期间断追加泮库溴铵 3 次共 12mg。回 ICU14 小时仍无肌松恢复迹象,在使用拮抗药物新斯的明后 4 小时才对指令有反应。术后 5 天才拔除气管导管。作者总结分析认为,大剂量的肌松药和硫酸镁作用,轻度的肾功能障碍是肌松延长的主要原因,高龄、氨基糖苷类暴露、低钙血症也可能是原因之一。当然也有报道指出,硫酸镁与罗库溴铵和泮库溴铵会产生沉淀,所以在心脏手术中也应重视镁离子对肌松药产生的一系列作用和影响,慎重选择合

适的肌松药。

五、心脏手术术后肌肉松弛药的使用

尽管心脏手术快通道麻醉是未来的趋势，但在当下仍有不少患者在手术后需要带管进入 ICU 接受进一步的监护与治疗。至于在术后 ICU 接受机械通气的患者是否需要肌松药则一直存在争议。支持者认为，术后 ICU 患者使用肌松药可以尽量避免人机对抗，减轻呼吸机做功，减轻氧耗，反对者则相信，充分的镇静和镇痛可以最大程度减轻人机对抗，肌松药的使用势必增加机械通气时间，相关并发症也会增加。而 Chest 杂志一项前瞻性，多中心大样本研究显示，需要机械通气的 ICU 患者（包括 ARDS、颅脑损伤、COPD、心脏术后、充血性心衰、脓毒症、心脏骤停等）接受持续镇静治疗会增加机械通气时间，延长撤机时间，而接受持续肌松药治疗除了会增加住院时间外，还会增加患者的死亡率。尽管作者对这现象未作出解释，但其他研究指出，长时间使用肌松药会引起运动神经病态，表现为上下肢腱反射消失或肌肉废用性萎缩，即使停用也会因为药理性的神经肌肉阻滞，持续肌无力而延长机械通气时间。

鉴于上述严重问题，术后 ICU 神经肌肉功能监测也是十分有必要的。无论是否接受肌松药治疗，任何接受机械通气的患者都应该进行间断神经肌肉传导功能监测以排除危重病性神经肌病（critical illness neuromyopathy）。而任何心脏手术患者在试图撤机之前也应监测神经肌肉功能监测。如果决定使用肌松药，也最好选择短效，且不依赖器官代谢的肌松药，如顺式阿曲库铵。中长效肌松药的蓄积作用会延长拔管时间，不利于患者的预后。

六、总结

近几十年来，心脏外科取得巨大成就很大

程度上影响着心脏手术麻醉的实施和管理，其中就包括了肌松药的使用和相关监测。尽管对于肌松药管理中存在的争议仍需要通过大量的实验得到确证，但深入的了解各种肌松药药效学和药动学，以及心脏手术各阶段对肌松药的影响对于心脏专科麻醉医师仍然十分重要。正确使用和管理肌松药也同维持术中血流动力学平稳一样成为了影响快通道麻醉实施与患者预后的重要因素。希望通过这样的归纳总结，更有助于临床医师的知识梳理和掌握。

第四节　肌肉松弛药在神经外科手术中的应用

神经外科手术中虽然不强调肌肉的松弛，但除了有神经肌肉疾患及术中特殊需要保留自主呼吸的病例之外，麻醉中合理应用肌松药，可以降低麻醉中患者心血管的副反应，减少全身麻醉药及麻醉性镇痛药的用量，降低麻醉药物的不良反应，使麻醉过程更趋于平稳。

（一）去极化肌松药

目前临床上应用的去极化肌松药只有琥珀胆碱一种。此药有起效快，作用迅速完善，时效短等特点。临床上多用于麻醉诱导气管插管和短时间手术。神经外科手术一般手术时间较长，琥珀胆碱应用于神经外科手术的麻醉其优势往往得不到发挥。用于麻醉诱导，虽有起效迅速的优点，但其可升高颅内压，对于颅内手术尤为不利。琥珀胆碱有引起血钾升高的反应，这对于神经外科创伤手术的患者可能是致命的。虽然许多麻醉医师致力于应用预注小剂量非去极化肌松药来减少琥珀胆碱引起的血钾升高，但这并不比单独应用非去极化肌松药诱导插管有更多的优点。近年来由于许多起效迅速的非去

极化肌松药的问世,琥珀胆碱的优势也愈来愈不明显了。但其至今没有被非去极化肌松药所取代,最主要的原因可能是其价格较为便宜。

(二)非去极化肌松药

1. 泮库溴铵　对于严重高颅压的患者也应谨慎使用。

2. 维库溴铵　维库溴铵是一种中效非去极化肌松药。肌松时效较泮库溴铵短,但维库溴铵不释放组胺也无泮库溴铵的解心脏迷走神经作用,不引起颅内压的升高,较适于神经外科手术的麻醉。

3. 罗库溴铵　罗库溴铵是起效较迅速的一种非去极化肌松药,不释放组胺,也不引起颅内压升高。

4. 哌库溴铵　哌库溴铵是一种长效非去极化肌松药,对患者血流动力学影响较轻,无组胺释放作用。在临床应用中,其作用时间与阻滞程度成正比,即阻滞加深,时间延长,较为适宜用于神经外科手术的麻醉。

5. 阿曲库铵及顺式阿曲库铵　不引起颅内压的升高,较适于神经外科手术麻醉中的应用,尤其是对伴有肝肾功能异常的病例。

综上所述,可以应用于神经外科手术麻醉的肌肉松弛药有很多,但各有其优点及弊端。到目前为止,尚无一种完全理想的肌肉松弛药。故临床应用需要麻醉医师根据具体情况灵活选择,以便充分发挥各种肌松药的优点而避免其缺点,使麻醉更平稳、更安全。

第五节　肌肉松弛药在肝、肾脏功能障碍患者中的应用

肌松药在起效、时效和阻滞程度等方面存在个体差异,绝大多数药物作用的差异都可因患者在药物代谢动力学方面存在的差异得到合理解释。而造成个体间差异主要因素之一是重要脏器功能状态,特别是肝肾功能状态。因此,了解肌松药在肝脏或者肾脏功能障碍患者中的应用显得格外重要,本节主要讨论常见肌肉松弛药在肝脏和肾脏功能障碍患者中的应用。

一、肌肉松弛药在肝脏功能障碍患者中的应用

肝脏疾病时由于蛋白结合改变、血清白蛋白和其他药物结合蛋白减少、腹水和全身水含量增加引起的分布容积分布、肝细胞功能异常引起的代谢水平下降,可明显减少影响药物代谢及其药代动力学。肌松药的药代动力学一般属于二室开放模型。单次静脉注射后血药浓度即刻达到峰值,随后血药浓度迅速降低,是由于肌松药分布在血液、细胞外液以及神经肌肉接头的受体处所致,即分布相;然后血药浓度缓慢降低,则是药物在体内排泄、代谢及被神经肌肉接头再摄取所造成,即消除相。

(一)去极化肌松药

琥珀胆碱是一种去极化肌松药,属于超短效肌松药。主要有血浆中和肝脏中的假性胆碱酯酶快速水解为琥珀酰单胆碱,琥珀酰单胆碱的作用强度约为琥珀胆碱的2%,但其时效比琥珀胆碱长。该药小部分经肾脏排泄。因此肝功能障碍的患者,其消除时间可延长,应减量使用。

(二)非去极化肌松药

1. 泮库溴铵　泮库溴铵属于长效肌松药,该药一部分在肝内代谢,代谢产物中 3- 羟基化合物的肌松作用最强,为泮库溴铵的 50%。小部分经胆道排出,主要排泄途径为肾脏。因此肝功能不全时,其消除时间可延长,应减量使用。

2. 哌库溴铵　哌库溴铵属于长效肌松药，其消除主要经肾脏以原型由尿排出，少量随胆汁排出，部分在肝内代谢，轻度肝功能障碍并不明显影响哌库溴铵的代谢，该肌松药为长效，且临床剂量心血管反应少，因此此药适用于冠状动脉搭桥及其他心血管手术，以及术后不需要早期拔管的患者。

3. 维库溴铵　维库溴铵为中效非去极化肌松药，它是泮库溴铵的衍生物。该肌松药主要在肝脏代谢和排泄，其代谢产物中 3- 羟基维库溴铵的肌松作用最强，为维库溴铵的 60%~80%，在阻塞性黄疸及肝硬化患者中，维库溴铵的排出下降，其时效延长，但轻度肝功能障碍并不明显延长其时效。

4. 罗库溴铵　罗库溴铵属于中效非去极化肌松药，该药作用强度为维库溴铵的 1/7，时效为维库溴铵的 2/3。其药代动力学与维库溴铵相似，主要经肝脏代谢，肾脏对其排泄作用小。罗库溴铵用于肝病患者时，由于清除半衰期的延长导致罗库溴铵的作用时效延长，尤其是在长时间用药之后，但起效时间不变。

5. 阿曲库铵和顺式阿曲库铵　阿曲库铵和顺式阿曲库铵不经脏器清除，因此清除率应几乎不受肝脏疾病的影响。实际上，与其他所有神经肌肉阻滞剂相比，二者在肝功能不全时其起效时间可见缩短，其血浆清除率可见轻度增加。但在肝脏疾病患者中，肌松药使清除率增加，并不反映为药物作用时间降低。阿曲库铵用于肝脏疾病患者可能会出现 N- 甲基罂粟碱的蓄积，目前受到关注。由于顺式阿曲库铵作用较阿曲库铵强，用量少及代谢产生的 N- 甲基罂粟碱也少，因此 N- 甲基罂粟碱所致的不良反应减少。尽管 N- 甲基罂粟碱主要依赖肝脏清除机制，肝移植时其浓度似乎与临床后遗症无关。

6. 米库氯铵　米库氯铵是短效非去极化肌松药，包括三个异构体：顺式 - 反式、反式 - 反式和顺式 - 顺式。该药在体内不依赖肝和肾功能，主要由血浆丁酰胆碱酯酶水解灭活，但肝和肾将直接影响血浆胆碱酯酶生成。因此有严重肝脏疾病的患者，由于肝内丁酰胆碱酯酶的合成减少，活性降低。因此米库氯铵异构体的血浆清除率下降大约 50%，作用时间延长约 3 倍。

肝脏功能障碍时肌肉松弛药的应用见表 49-2。

表 49-2　肝脏功能障碍时肌肉松弛药的应用

	可安全使用	减少剂量
去极化肌松药		琥珀胆碱
非去极化肌松药 短效肌肉松弛药		米库氯铵
中效肌肉松弛药	阿曲库铵、顺式阿曲库铵、维库溴铵	罗库溴铵
长效肌肉松弛药		杜什库铵、泮库溴铵、哌库溴铵、戈拉碘铵

二、肌肉松弛药在肾脏功能障碍患者中的应用

大多数药物在非离子状态是弱电解质和脂溶性的，因此，他们广泛地被肾小管细胞重吸收。他们作用的终结并不取决于肾脏的排泄，而是其再分配和代谢。生物转化以后，这些药物以水溶性、母体化合物的极性形式排泄入尿液。它们常常在药效学上是无活性的，因此其蓄积是无害的。大部分具有明显中枢和周围神经活性的药物归于此类，这包括大多数的麻醉药、巴比妥药、吩噻嗪类、苯丁酮衍生物、苯二氮䓬类、氯胺酮及局部麻醉药。但是，肌松药是高度解离的极性化合物，易溶于水而相对不溶于脂肪，不易透过血脑屏障、肾小管上皮细胞、胃

肠道上皮细胞和胎盘,常常以不变的形式在尿中消除,因此它们的作用时间在肾功能受损患者可能会延长。

1. 琥珀胆碱 肾功能低下或不全患者可使用琥珀胆碱。它的代谢被假性胆碱酯酶催化,产生无毒性的终末代谢产物琥珀酸和胆碱。这两种化合物的代谢前体,琥珀单胆碱,被肾脏排泄,因此,肾功能衰竭患者应该避免由于长时间注射导致的琥珀胆碱剂量过大。有报道称,尿毒症患者假性胆碱酯酶水平降低。但是,该值很少低至引起阻滞延长。已有报道,血液透析对胆碱酯酶水平没有影响。

给予琥珀胆碱使血清钾离子浓度快速而短暂地升高 0.5mmol/L,合并有创伤、烧伤或神经损伤的患者,其升高幅度可达 5~7mmol/L,因此对钾水平升高的尿毒症患者,术前、术中及术后必须检测钾离子水平,除非患者手术前 24 小时做过透析,不推荐使用琥珀胆碱。最近做过透析的患者,琥珀胆碱的使用据报道是安全的。

非去极化肌松药的处置已经得到深入研究。肾功能障碍主要通过降低药物的消除及肾脏的代谢或降低药物代谢酶的活性(如米库氯铵)影响非去极化肌松药的药理学特性。因此肾衰竭患者肌松药的作用时间可能延长。

2. 泮库溴铵 泮库溴铵属于长效肌松药,该药代谢产物中 3- 羟基化合物主要经肾脏排出。因此肾功能不全时,其消除时间可延长。

3. 哌库溴铵 哌库溴铵属于长效肌松药,其消除主要经肾脏以原型由尿排出,因此肾功能不全时,其消除时间延长。

4. 罗库溴铵 罗库溴铵主要经肝脏代谢,肾脏对其排泄作用小。但罗库溴铵用于肾衰竭患者时,其血浆清除率可能下降,分布容积增加。但单次或反复多次给药后其作用时间并未受明显影响。肾衰竭患者进行肾脏移植时,应用罗库溴铵与肾功能正常人比血浆清除率不变,分布容积增加,消除半衰期延长。

5. 阿曲库铵及顺式阿曲库铵 阿曲库铵被酯酶水解和 Hofmann 消除而破坏为无活性产物,并且其作用的消除不依赖于肾脏排泄。因此阿曲库铵的药代动力学及作用时间不受肾功能不全的影响。有报道阿曲库铵主要代谢产物 N- 甲基罂粟碱消除半衰期在肾衰竭患者中延长。然而近来证据表明,在手术室内应用阿曲库铵时,N- 甲基罂粟碱并未达到显著浓度。阿曲库铵可引起肾移植患者的组胺释放,但如剂量低于 0.4mg/kg,其组胺释放作用常常不会产生临床症状。

顺式阿曲库铵是阿曲库铵的单顺式异构体。慢性肾功能衰竭患者,顺式阿曲库铵的作用时间并不延长。其清除率的 77% 是通过 Hofmann 降解,10% 经肾脏排除。肾衰竭患者该药的清除率轻度下降(下降 13%)。

6. 维库溴铵 维库溴铵主要经肝脏而非肾脏代谢,大约有 30% 剂量的维库溴铵被肾脏消除,因此在肾衰竭时,肝脏可代偿增加清除率。但也有研究发现,在肾衰竭患者中,其清除率下降,消除半衰期延长,神经肌肉阻滞作用时间长于肾功能正常的患者。另外,维库溴铵的主要代谢产物 3- 羟基化合物具有 60%~80% 维库溴铵的肌松作用,有可能导致 ICU 内肾衰竭患者的肌无力时间延长。

7. 米库氯铵 肾衰竭对米库氯铵作用时间及恢复时间的影响个体差异较大。一些研究称肾衰竭对其无影响。而另外一些研究发现,该药的作用时间及恢复时间均延长,持续输注所需剂量减少。肾衰竭对米库氯铵作用时间的影响很可能是通过丁酰胆碱酯酶的作用。肾衰竭可降低丁酰胆碱酯酶的活性,导致米库氯铵肌松作用延长。米库氯铵的顺-反及反-反异构体的清除率在肾衰竭患者中可下降约20%。在得出肾衰竭不影响米库氯铵作用时间的研究中,其丁酰胆碱酯酶的活性与肾功能正常患者相似。与之相比,当患者伴有肾衰竭,且丁酰胆碱酯酶活性降低,米库氯铵的作用时间延长。因为患者的丁酰胆碱酯酶活性在术前是未知的,当患者应用米库氯铵时,其剂量应当保守一些,而且应严密监测其作用。

肾脏功能障碍时肌肉松弛药的应用见表49-3。

表49-3 肾脏功能障碍时肌肉松弛药的应用

	可安全使用	使用时减少剂量
去极化肌松药		琥珀胆碱
非去极化肌松药 短效肌肉松弛药		米库氯铵
中效肌肉松弛药	阿曲库铵、顺式 阿曲库铵	罗库溴铵、维库 溴铵

对于肾功能不全的患者,中、短效神经肌肉阻滞剂的潜在作用时间延长,因此不推荐使用长效肌松药。

第六节　肌肉松弛药在肝移植手术中的应用

肝移植是终末期肝病患者治疗的最终选择,但终末期肝病患者复杂的病理生理改变,使肌松药在肝移植患者中使用时药代动力学和药效学方面发生显著改变。

一、肝移植围手术期的药代动力学和药效学特征

肝功能障碍影响肌松药代谢的主要因素是表观分布容积的增大以及药物消除分布的改变。严重肝脏病变患者存在门脉高压、低蛋白血症和钠水潴留等使细胞外液增加,这可能是细胞外液表观分布容积变大的原因。较大的分布容积,对进入体内的肌松药起到稀释作用;另外患者往往有高浓度的γ-球蛋白,γ-球蛋白与药物广泛结合使游离的药物减少;肝功能障碍患者血浆胆碱酯酶活性降低,使得患者对肌松药不敏感。以上因素共同作用的结果是使药物起效减慢,消除时间延长。如泮库溴铵的表观分布容积增加50%,血浆清除率则减少22%,使药物起效的首量增加,而恢复延迟。同样,罗库溴铵的起效和恢复也受到影响,尽管其消除半衰期的改变不明显。对于维库溴铵,在肝炎、乙醇性或胆汁淤积所致肝硬化患者,其表观分布容积不变,起效时间不受影响,但其消除和恢复时间均显著延长。

即使药物的代谢特性没有改变,肝功能衰竭所致的酸碱失衡、水电解质紊乱、手术过程中低温以及围手术期其他麻醉药物的使用,均可能使肌松药的药效学产生改变。如负氮平衡、低钠血症使患者肌肉无力,对肌松药敏感性增加。血浆pH的改变可影响肌松药强度和时效。低温本身可产生部分神经肌肉阻滞。吸入麻醉药可加强非去极化肌松作用,并且呈剂量依赖性。

二、肝移植围手术期各种肌肉松弛药的临床应用

1. **琥珀胆碱**　琥珀胆碱不经肝脏消除,由血浆假性胆碱酯酶分解,似乎适用于肝移植患者的快速诱导。然而在肝移植患者中,鲜有报道以琥珀胆碱进行插管,可能与这类患者血浆中的胆碱酯酶水平较低有关。同时终末期肝脏患者胃肠道排空延迟,反流误吸的风险增加。

2. **阿曲库铵**　在血中以Hofmann降解和

酯酶分解两种方式消除,目前临床实践证明其用于肝移植患者安全,适合于肝肾功能衰竭患者。其组胺释放导致的低血压使其不被推荐在快速诱导中使用。须注意的是阿曲库铵的代谢产物 N- 甲基四氢罂粟碱的蓄积问题。在严重肝脏病患者, N- 甲基四氢罂粟碱血中浓度升高,但未见其不良反应的报道。N- 甲基四氢罂粟碱的不良反应包括产生惊厥和心血管系统的心动过缓和低血压。

3. 顺式阿曲库铵 顺式阿曲库铵是阿曲库铵的同分异构体之一,具有与苯磺酸阿曲库铵相似的肌松效应和代谢方式,但其肌松作用强度约为阿曲库铵的 3 倍,且不释放组胺,心血管反应小,是较为理想的中时效非去极化肌松药,因此它被肝移植患者最多临床使用。在终末期肝病患者的研究提示,顺式阿曲库铵的药代动力学特性与健康者略有不同。表现为分布容积增大,血浆清除率增加。然而单次注射 2 倍 ED_{95} 后,其消除半衰期和临床恢复时间和健康人无差别。另一项肝移植临床观察发现,其术中维持所需的剂量比正常肝功能所需剂量略大,恢复时间延长,这类改变可能与 pH 和温度有关。其降解产物 N- 甲基四氢罂粟的浓度要比阿曲库铵少得多,减少了潜在的不良反应的风险。

4. 维库溴铵 维库溴铵是目前最不具有心血管反应的非去极化肌松药。其主要是经肝脏代谢和排泄,其代谢产物三羟基维库溴铵也具有较强的肌松效应,因此,长时间输注维库溴铵容易导致蓄积和肌松恢复延迟。有报道在术后持续输注泮库溴铵后,神经肌肉功能的恢复延迟达 3 个月以上。故维库溴铵仅适合于肝移植患者的诱导插管。

5. 罗库溴铵 罗库溴铵是起效最快的非去极化肌松药,其 2 倍 ED_{95} 的剂量插管要比维库溴铵要快 1 倍。其药代动力学和维库溴铵相似,主要依靠肝脏消除,其次经其次经肾脏消除。由于其起效快,心血管反应弱,为中效肌松药,代谢产物无活性,罗库澳按被认为可用于肝移植患者的诱导插管和肌松维持。

6. 米库氯铵 米库氯铵是短效苄异喹啉类肌松药,其在血浆中被胆碱酯酶迅速分解。因为其清除不依赖于肝肾功能,似乎可以成为肝肾移植术中持续输注的理想药物。然而已发现对肝肾功能衰竭的患者,其作用时间是不可预测的,原因是可能这些患者的血浆胆碱酯酶水平各不相同。

综上所述,必须认识到终末期肝病是一个系统性疾病,全身脏器的受累和自身肝脏功能的衰竭使药物代谢和药效方面发生显著改变,因此在肝移植手术中使用不同肌松药的应用需综合考虑其起效时间、清除和代谢的变化,尽量使用不经肝脏清除的肌松药物,防止药物及其代谢产物蓄积。临床常用的甾体肌松药维库溴铵、罗库溴铵和泮库溴铵也可用于肝功能障碍者的麻醉,但由于甾体肌松药主要通过肝、肾代谢,肝功能障碍可引起其药代动力学的显著改变,因而给其临床效果的判断带来一定困难。异苄喹啉类肌松药,包括阿曲库铵和顺式阿曲库铵均通过两种代谢途径降解,一种是非器官依赖的 Hofmann 降解,另一种是酯酶水解方式。因此此类肌松药多被选择用于终末期肝病患者使用。

第七节 肌肉松弛药在门诊短小手术中的应用

一般认为,第一个门诊麻醉中心的雏形是由 Ralph Waters 在 20 世纪初建立的。20 世纪

70 年代, Wallace Reed 和 John Ford 成立了第一个日间手术中心用于手术治疗。1984 年,门诊麻醉学会(Society for Ambulatory Anesthesia, SAMBA)成立以及毕业后的门诊麻醉专科训练制度的建立,门诊麻醉开始正式发展。到 1985 年,美国在完成了 730 万例择期手术,占所有择期手术总量的 34%,到 20 世纪末,该比例已超过 70%。速效、短效的麻醉药、镇痛药和肌松药的出现使麻醉恢复更安全更容易,使门诊手术开展更为广泛。

一 、门诊手术的优点与患者的选择

与住院手术比较,门诊手术具有如下优点: ①患者更乐于接受,特别是儿童和老人; ②不必依赖医院紧张的病床; ③择期手术时间安排上具有更大的弹性; ④并发症发生率和死亡率更低; ⑤感染率更低; ⑥呼吸系统并发症的发病率更低; ⑦更高效,及时治疗患者量更多; ⑧等待手术的时间更短; ⑨整体手术花费更少; ⑩术前检查和术后治疗用药更少。一项对门诊手术术后满意度调查的研究显示:97% 的患者愿意再次接受门诊手术。而且,门诊手术后需要住院的患者不到 1%,需要再次就诊者也不足 3%。

适合门诊的外科手术应当是对术后生理影响尽可能小、恢复时并发症尽可能少的手术。随着外科技术的进步和微创手术的快速发展,现在已经有更多种类的手术都可以在门诊实施(表 49-4)。

门诊手术时间最好限制在 90 分钟以内,因为有研究表明,术后并发症(如术后疼痛和恶心呕吐等),延迟出院和术后急诊入院等与手术和麻醉时间密切相关。另外,门诊患者也不仅仅限于传统的 ASA I~ Ⅱ级,而越来越多的病情稳定的 ASA Ⅲ级(甚至Ⅳ级)的患者也可接受门诊手术,其并发症等并不比 ASA I~ Ⅱ级患者更高。年龄也不能单独作为门诊选择的障碍。即使是极高龄患者(>100 岁),也不能仅

表49-4　适合在门诊开展的手术

专科	手术类型
牙科	拔牙术、牙齿复位术、面部骨折手术
皮肤科	皮肤病变切除术
普外科	活检术、内镜手术、肿块切除术、痔切除术、疝修补术、腹腔镜胆囊切除手术、肾上腺切除术、脾切除术、静脉曲张手术
妇产科	宫颈锥形切除术、子宫颈活检术、扩张和诊刮术、宫腔镜检查、诊断性腹腔镜检查、息肉切除术、输卵管结扎术、阴式子宫切除术
眼科	白内障摘除术、睑板腺囊肿切除术、鼻泪管探查术、斜视矫正术、测眼压
矫形外科	前交叉韧带修补术、膝关节镜检查、膝关节功能重建、拇囊炎切开术、闭合复位术、腕管松解术、金属器械取出术、麻醉下手法复位、微创髋关节置换术
耳鼻咽喉科	腺样体切除术、喉镜检查、乳突切除术、鼓膜切开术、息肉切除术、鼻成形术、扁桃体摘除手术、鼓室成形术
疼痛科	化学性交感神经阻断术、硬膜外注射、神经阻滞术
整形科	基底细胞癌切除术、唇裂修补术、吸脂术、乳房整形术、耳成形术、切痂术、鼻中隔成形术、植皮术
泌尿外科	膀胱手术、包皮环切术、膀胱镜检查、碎石术、睾丸切除术、前列腺活检术、腹腔镜肾切除和前列腺切除术

注:引自 White PF (ed). Ambulatory Anesthesia and Surgery. London: WB Saunders, 1997。

仅因为年龄而拒绝实施门诊手术。有研究表明，与年轻人比较，实施相同手术的老龄患者术后疼痛、呕吐和眩晕的发生率更低。不过，老年门诊患者围手术期心血管事件发生率可能更高，风险更高。早产儿（胎龄 <37 周）在全身麻醉下行小手术后呼吸暂停的风险更高，这一风险会持续到矫正胎龄 60 周的早产儿。

因此，医师应该谨慎选择患者，仔细进行术前评估以及医患之间的密切沟通，确保手术安全有效进行。

下列情况可能导致术后并发症增加而不适于门诊手术：①存在可能威胁生命的慢性疾病，如未控制不稳定性糖尿病、不稳定型心绞痛、有症状的哮喘；②病理性肥胖合并有症状的心肺疾病，如心绞痛、哮喘；③接受中枢兴奋药物（如单胺氧化酶抑制剂、帕吉林、反苯环丙胺）慢性治疗和滥用可卡因者；④矫正胎龄小于 60 周的早产婴儿需行气管插管全身麻醉者；⑤在手术当晚没有成人负责照顾的患者。

二、门诊麻醉的实施和肌肉松弛药的使用

对于繁忙的门诊手术室而言，安全、性价比高而不良反应少、恢复迅速的全身麻醉药的使用至关重要。尽管全身麻醉不良反应的发生率高于局部麻醉和区域阻滞麻醉，但全身麻醉在国外仍是最常用的门诊麻醉方法，国内也渐趋增多。在制订麻醉方案时，除了要考虑术中的管理外，还要考虑患者在恢复室的特点、术后恶心呕吐及疼痛治疗。全麻药物的选择对于患者术后在恢复室停留的时间影响很大，甚至还决定患者能否在手术后回家。

全身麻醉的诱导一般使用快速起效的静脉麻醉药，现在中短时效的静脉麻醉药、吸入麻醉药、肌松药和镇痛药越来越多，使短小手术更加安全、更易于为门诊患者接受。

许多短时间的门诊浅表手术，患者一般不需要使用肌肉松弛剂。诱导时，如果将丙泊酚和瑞芬太尼联合使用，可不需要任何肌松药就能完成气管插管。如果使用喉罩代替气管导管，无须使用肌松药就能很容易将喉罩放置到位，而且术中不需要肌松药也可以采用自主呼吸完成手术。但部分手术，如腹腔镜手术，眼科（"开放眼球"）和耳鼻咽喉科手术以及俯卧位手术的患者常常需要使用肌松。另外，为了方便气管插管、优化手术状态，减少麻醉药和镇痛药的用量，也需要使用肌松药。

去极化肌松药琥珀胆碱因其起效快、作用时间短、不需使用拮抗药，所以仍是门诊麻醉中用于完成气管插管最常用的肌松药。琥珀胆碱能在最短的时间内提供肌松，在有误吸和缺氧危险的情况下尤为适用。琥珀胆碱会导致高钾血症、心律失常、恶性高热和术后肌痛。尽管琥珀胆碱可出现术后肌痛，但使用美维库铵或维库溴铵代替琥珀胆碱，也并不能降低门诊腹腔镜手术后肌痛的发生率和严重程度。即使在使用琥珀胆碱前预先使用小剂量的罗库溴铵预处理，也未能降低术后肌痛的发生率和严重程度，反而可能使患者在意识消失前出现肌无力，因此不推荐使用预处理。

非去极化肌松药美维库铵，可以取代琥珀胆碱用于气管插管。插管剂量的美维库铵（0.15~0.2mg/kg）的作用持续时间约为琥珀胆碱（20~30 分钟）的 2 倍，其自主恢复时间比琥珀胆碱长 15 分钟，但是并不需要进行拮抗。采用预注剂量能加快美维库铵的起效时间。单次注射美维库铵 0.15mg，起效时间是 3.5 分钟；如果采用预注法，起效时间将缩短至 2 分钟。使用更大的剂量，则起效会更快。罗库溴铵起效时间与琥珀胆碱非常接近，也可用于气管插管。

很多门诊手术麻醉的维持并不需要使用肌松药维持麻醉。中效的松肌药阿曲库铵、维库溴铵、美维库铵可用于麻醉维持,即使在短小手术中肌松也能迅速恢复。阿曲库铵、维库溴铵和美维库铵的代谢途径均不相同,阿曲库铵和美维库铵的插管剂量能引起组胺释放。门诊麻醉中选择肌松药时要考虑手术时间。使用插管剂量的阿曲库铵和维库溴铵后,肌松恢复需要时间(95% 自发恢复)1 小时左右,而插管剂量的美维库铵的临床时效(即从静脉注射到25% 恢复)是 12~18 分钟,是所有非去极化肌松药中最短的。持续静脉注射美维库铵能保证手术结束后的迅速恢复。由于美维库铵依赖血浆胆碱酯酶代谢,当血浆中存在非典型性胆碱酯酶时效延长。顺式阿曲库铵不引起组胺释放,亦不依赖血浆胆碱酯酶代谢,是较理想的肌松药选择之一。

大多数门诊手术时间短,也不常规使用肌松监测仪。即使仅使用插管剂量的肌松药,在术后仍可能出现神经肌肉阻滞残留,尤其是老年人。因此,我们应该根据患者的年龄、体重和手术时间的长短,合理使用肌松药和拮抗剂,并且要在适当的时机给药,避免因为肌松残留引起不必要的并发症。

第八节　肌肉松弛药在 ICU 危重患者中的应用

神经肌肉阻滞剂(neuromuscular blocking agents, NMBA)能选择性地作用于骨骼肌的神经肌肉接头处,暂时阻断神经肌肉间兴奋传递,从而产生了可逆性的骨骼肌松弛。基于此药理作用,NMBA 早期主要应用于全麻手术的过程中,是全麻必不可少的药物之一。但近年来其在 ICU 的使用越来越普遍,在欧洲有约 25% 接受呼吸机治疗的 ICU 患者使用 NMBA,已成为 ICU 的常备药物。下面就 NMBA 在 ICU 的应用作一简单介绍。

一、神经肌肉阻滞剂在 ICU 应用的适应证

1. **急性呼吸窘迫综合征**　急性呼吸窘迫综合征(acute respiratory distress syndrome, ARDS)患者因其严重的低氧血症往往需要机械通气,后期发生呼吸肌相关性肺损伤非常常见,因此 ICU 医师一直在致力于寻找能减少人机对抗,降低气道平台压,减少呼吸机相关性肺损伤的治疗方法或药物,NMBA 因其能使呼吸肌松弛减少人机对抗逐步开始在 ARDS 机械通气患者中应用,但一直没有相关研究进行证实。直至 2010 年,《新英格兰医学杂志》发表了一篇关于 NMBA 在 ARDS 应用的大型多中心 RCT,该研究在 ARDS 早期 48 小时内开始应用 NMBA(选取的药物是顺式阿曲库铵),并持续使用 48 小时,结果显示,与对照组比较,NMBA 组可提高 90 天生存率且不增加肌无力的发生率。探讨其原因,可能与 NMBA 能降低气道平台压,减少人机对抗,减轻相关炎性反应。基于此项研究结果,近年来对于重度 ARDS,早期使用 NMBA 已成为一项重要的药物治疗手段。

2. **重症哮喘**　部分重症哮喘患者虽经积极治疗,但仍可发生血气持续恶化、呼吸肌疲劳等一系列心肺并发症,对机械通气时给予镇静剂仍不能完全消除人机对抗者,加用 NMBA 可改善胸壁顺应性,实现人机同步,降低气道压和氧耗,减少气胸、肺泡通气不足和肺不张等并发症。这类患者通常选用对心血管无不良反应和无组胺释放的药物罗库溴铵和阿曲库铵。

3. **控制强直性痉挛**　典型病例是破伤风

患者,肌肉处于长时间强直性痉挛状态,常规镇静、镇痛治疗效果往往不理想,需联合应用NMBA,才能取得理想的控制痉挛的效果。

4.控制癫痫持续状态 既往的观点认为,癫痫持续状态患者不宜使用NMBA,因为会因掩盖颅内异常放电的表现。但近年的研究表明,应用镇静药物联合NMBA控制癫痫持续状态效果优于单独应用镇静药物,但需在机械通气条件下进行。

5.保证ICU有创操作和治疗的顺利实施 ICU中的某些操作或治疗需要NMBA的参与:①气管插管时选择NMBA可减少患者的对抗,完全松弛咀嚼肌,提高快速插管的成功率;②肺复张技术,使用NMBA可降低快速提升平台压过程中的人机对抗,减少呼吸机相关性肺损伤的发生;③高频振荡通气技术(high frequency oscillation ventilation,HFOV),HFOV是一种完全不同于生理状态的通气模式,患者往往难于耐受,因此在使用HFOV时,尤其是成人患者时,必须使用NMBA,以降低人机对抗,保证有效的通气效果。

二、ICU中常用神经肌肉阻滞剂简介

NMBA因其引起骨骼肌松弛的作用,在临床又称为肌松药。常见的肌松药分为两类,一类称为去极化型肌松药,代表药物为琥珀胆碱,但因其并发症较多,目前在ICU基本不应用;另一类为非去极化型肌松药,目前在ICU应用的NMBA均属于这一类,包括:

1.维库溴铵 该药不释放组胺,能维持心血管系统稳定,适用于心肌缺血和心脏病患者。但其代谢产物可引起持续肌无力、肌瘫和神经病态综合征,在临床应用需注意。维库溴铵主要在肝脏代谢,肝功能受损患者应慎用,但可安全地用于肾功能衰竭的患者。

2.阿曲库铵 在体内消除不依赖肝肾而通过霍夫曼(Hofmann)效应自行降解,是目前唯一不受肝肾功能失调影响的NMBA,但主要缺点是快速静脉注射大剂量时(1mg/kg)会出现因释放组胺而引起的低血压和心动过速。其代谢产物劳丹素(laodonsine)能产生大脑兴奋(甚至癫痫样惊厥)、低血压、心动过缓。长时间使用能引起肌瘫和神经病态综合征。

3.顺式阿曲库铵 阿曲库铵的同分异构体,肌松效力为阿曲库铵的2~3倍,且不会引起组胺释放,代谢方式与阿曲库铵相同,主要以Hofmann效应降解。是唯一得到肯定研究结果的用于治疗ARDS的NMBA。

4.哌库溴铵 作用时效长,药效强,临床应用剂量无心血管反应,也不释放组胺,适用于心肌缺血性疾病和需长时间使用NMBA的患者。其排泄主要经肾脏,故肾功能不全患者应慎用。

5.罗库溴铵 是非去极化肌松药中起效最快的一种,不释放组胺,对心血管系统无影响,主要依靠肝脏消除,其次是肾脏。可在快速诱导气管插管时使用。

三、ICU内特殊患者神经肌肉阻滞剂的选择和使用

ICU患者相比麻醉手术患者,存在器官功能障碍,以及生命体征失衡状态,在适应证内应用NMBA,应避免加重病情,同时减少对生命体征的影响,因此药物选择十分关键。

1.肾功能障碍 维库溴铵可因肾功能障碍而影响其清除率,故用于肾衰竭患者应予减量;罗库溴铵主要从肝脏消除,经胆汁排出50%,故肾衰竭患者不影响其清除率;阿曲库铵是多渠道消除,24小时内仅有10%从尿液中排出,残余药量危险性较低,适用于肾衰竭患者。

2. 肝功能障碍 肝功能障碍患者对阿曲库铵的药效、药代动力学同健康人相似，故可用于肝外胆道梗阻患者。

3. 电解质紊乱（高钾血症） 大面积烧伤、严重腹腔感染、神经元病变、长期卧床的患者，应禁用琥珀胆碱，因琥珀胆碱可使钾离子从细胞内大量逸出，引起致命的高血钾症。

四、并发症

虽然多种 NMBA 都被用于 ICU 治疗中，但到目前为止，还没有哪一种是最完善、最安全的。因此，在 ICU 选用 NMBA 时，必须根据患者的具体情况、特殊需要、禁忌证以及对心血管的影响、肝肾功能、作用时间、费用等因素进行综合评价、科学选定和合理使用，同时尽可能减少并发症。

NMBA 相关的并发症，分为短期应用的并发症（主要与电解质紊乱和机械通气相关）和长期使用的并发症（主要与继发肌无力相关）。

1. 短期并发症

（1）高钾血症：凡因烧伤、神经损伤、肌肉损伤、长期卧床和急性肾功能不全入 ICU 的患者应禁用琥珀胆碱，因其可引起致命的高钾血症。动物实验证实，代谢性酸中毒和低血容量时应用琥珀胆碱亦可出现严重的高钾血症，其原因并非由代谢性酸中毒或低血容量本身引起。临床中伴有代酸和低血容量的患者应通过补液、机械通气以及注射碳酸氢钠纠正酸中毒，而且改用罗库溴铵协助气管插管更安全。

（2）通气不足：NMBA 使用后可使呼吸肌肉松弛，导致患者自主通气量不足甚至消失，因此机械通气的管理非常重要。须严防因通气方式不正确、通气机性能欠佳或呼吸环路断开等引起患者通气不足或完全不通气。

（3）心理应激：肌松状态会带来焦虑、恐惧甚至濒死感，因此 ICU 患者使用 NMBA 时需合理镇痛和镇静。

2. 长期并发症

（1）应用 NMBA 长期制动的相关并发症：包括深静脉血栓形成，继发肺栓塞；气道保护性反射消失所致的分泌物潴留、肺不张及其他肺损害等。

（2）持续肌麻痹 / 肌无力：应用 NMBA 停药后持续肌麻痹 / 肌无力的发生率约为 5%，如用药超过 6 天，则上升至 20%。持续肌麻痹 / 肌无力发生后，会延长患者机械通气时间和住院时间，严重者可遗留功能残障，是 ICU 相关性神经肌病的重要组成。NMBA 引起肌无力可能的原因包括：

1）与代谢产物相关：维库溴铵的代谢产物是 3- 羟维库溴铵，其肌松作用相当于维库溴铵的 80%。据报道，应用维库溴铵 2 天的 16 例患者中有 7 例持续肌麻痹，可能因 3- 羟维库溴铵的持续肌松作用引起，血清学检验也证实该产物浓度持续增高，并认为肾功欠佳者尤其女性患者更易发生。

2）NMBA 使用同时应用大剂量皮质类固醇引起肌肉病态：有文献报道严重哮喘患者在机械通气后可出现严重的四肢软瘫，肌肉组织呈萎缩表现，肌酸激酶（creatine kinase,CK）浓度升高，且恢复缓慢需长达数月，肌肉组织病理检查呈慢性炎性浸润改变。探讨其原因发现，该类患者多联合应用了 NMBA 和同时大剂量皮质类固醇药物。

3）长时间应用 NMBA 引起的运动神经病态：具体表现为上下肢键反射消失和 / 或肌肉废用性萎缩。目前认为这种病理状态与 NMBA 的剂量和使用时间直接相关。

NMBA 相关的肌无力发生后，首先应考虑停止使用 NMBA 药物，避免肌无力症状进一步加重。同时应加强患者的功能锻炼,包括带机(使用呼吸机过程中)锻炼和脱机(撤离呼吸机后)锻炼,锻炼肌肉包括呼吸肌肉和四肢骨骼肌肉,研究证实,功能锻炼能缩短 NMBA 相关性肌无力的时程,同时缩短机械通气时间和 ICU 留住时间。

(3)中枢神经系统异常:阿曲库铵的主要代谢产物是劳丹素,虽然没有肌松效果,但却是中枢神经系统的兴奋剂。有报道使用阿曲库铵后有癫痫发作,这些病例只有在改用维库溴铵后癫痫才消失。也有动物实验证实:将阿曲库铵、泮库溴铵直接注入大鼠的脑脊液内即可引起癫痫样惊厥的发生。

五、神经肌肉阻滞剂其他相关问题

1. 耐药现象　有报道应用维库溴铵 1~2 天后,药物剂量可逐步增高至 32mg/h,其机制可能与长期使用导致乙酰胆碱受体增量调节相关。临床中,对已产生耐药的患者,为了治疗目的仍继续使用 NMBA,停药后常发生肌麻痹概率会增加。因此使用 NMBA 宜从小剂量开始,并密切观察有无耐药现象发生。

2. 监测手段　目前有少数 ICU 医师在应用 NMBA 时常规使用神经 – 肌肉功能监测装置,可以帮助医师更准确地把握用药剂量,了解患者的神经 – 肌肉工作状况。但由于目前 ICU 的神经 – 肌肉监测尚无相关标准,且该技术在应用中易受个体或环境因素影响而引起偏差,会影响医师判断的准确性,故目前在临床暂未推广。

六、小结

NMBA 在 ARDS、重症哮喘、控制痉挛和保障某些 ICU 操作或治疗顺利实施方面有着良好的应用指征,但在药物选择和药物剂量方面需仔细选择和评估,以保证患者获得最佳的治疗效果。NMBA 在应用过程中有发生肌无力的可能,需加强监测,尽量避免发生,同时加强功能锻炼,促进肌肉功能恢复。

第九节　肌肉松弛药与神经肌肉疾病和恶性高热

神经肌肉疾病包括神经源性肌病和肌源性疾病,主要病理改变多发生在神经肌肉接头,常继发于中枢神经系统、外周神经或肌纤维的病变,该类患者麻醉中肌肉松弛药使用不当可能发生严重并发症,甚至危及生命,其中包括延髓性麻痹、意识障碍、高钾血症、肌肉强直僵硬或恶性高热。

一、神经肌肉疾病的分类和病情估计

(一)神经肌肉疾病的分类

神经肌肉疾病主要分为神经源性肌病和肌源性肌病。

1. 神经源性

(1)神经元:将神经源性肌病分为上运动神经元和下运动神经元疾病两类。一般将脊髓和脑干神经元归为下运动神经元,大脑皮质神经元归为上运动神经元。神经细胞损伤可分为神经元直接受损(如肌萎缩性侧束硬化症和脊髓灰质炎)或神经元之间通路受损(如脑梗死、卒中)所致。上运动神经元通路受损可致肌肉无力、共济失调和肌肉萎缩。下运动神经元病变可分为炎症、外伤、肿瘤、中毒、变性、压迫的代谢障碍等引起的病变所致。

(2)神经:神经轴突损伤或脱髓鞘性疾病均可损害神经传导功能。

2. 肌源性　肌源性肌病主要指在运动终板内和周围肌肉纤维或肌肉结缔组织内因解剖学

和生物学变化引起的多种疾病,而非神经系统内的病变。分子遗传学和细胞生理学领域的进展促进了对这类疾病病因学和病理学的了解,如钠通道和氯通道病与肌强直和周期性瘫痪有关,肌浆内质网上的钙通道的变异可能是恶性高热的原因,并且已经改变了传统意义上的神经肌肉疾病的分类。

(1)肌膜:肌强直的特点是肌收缩后的肌肉松弛延迟,机械刺激(叩击)、随意收缩和琥珀胆碱可触发肌痉挛性收缩。肌强直包括三类,即营养不良肌强直、先天性肌强直和强直性肌挛缩病,均涉及肌膜钠和氯离子通道的异常。

(2)收缩单位:肌营养不良为遗传性肌肉疾病,主要受损部位在肌纤维,收缩单位逐渐纤维化和被脂肪组织取代,表现为肌肉进行性无力。

(3)其他:碳水化合物和脂肪代谢异常,导致热量供需失衡、线粒体功能障碍、膜电解质通透性异常等可导致肌无力疾病。此外,自身免疫疾病(Stiff-Man 综合征和 Moersh-Wolt-Man 综合征)所致肌肉活动过度、肌纤维持续活动(神经肌强直),以及其他先天性疾病(Schwarz-Jamper 综合征)均可导致肢体严重僵硬。

3. 神经肌肉传导　在许多病理情况下,正常的神经肌肉传导会发生改变,如脊髓损伤,脑卒中或长期不运动导致中枢神经活动减少;古兰－巴雷综合征和肌营养不良胜侧索硬化引起初级运动神经元的病变;Lambert-Eaton 综合征以及由于外源性应用镁或某些抗生素导致的突触前乙酸胆碱释放减少;而重症肌无力和一些罕见的通道病产生突触后骨骼肌受体的功能异常低下。这些神经肌肉疾病导致的病理生理改变影响神经肌接头传导,从而导致肌松药的药理作用发生明显的改变。

经典药理学认为减少激动剂的暴露可使突触后受体上调,而增加暴露则可使受体下调。因此神经信号输入下降的疾病将引起骨骼肌上的烟碱样乙酰胆碱受体(nAChR)上调。在原发性肌病状态下,包括许多肌营养不良症,在慢性肌肉再生的基础上存在 nAChR 数目上的上调。nAChR 上调在肌肉组织上以两种方式存在,即成年型和胎儿型 nAChR。nAChR 上调是以胎儿型(α、β、δ、γ)受体向接头外扩散为特征的。在功能性失神经支配后 48 小时内已有明显表现。此外,在失神经支配后除了成熟的 Na^+ 通道,还在肌膜上表达不成熟的 Na^+ 通道。胎儿型 nAChR 对非去极化肌松药不敏感,而对琥珀胆碱的敏感性大大增加。当不成熟的受体去极化开放通道时间延长时大量的钾离子外流,可导致高钾血症。有研究表明使用琥珀胆碱后,在 nAChR 数量和高钾血症严重程度之间存在正相关。相比而言,突触后 nAChR 表达减少可导致其对去极化肌松药不敏感而对非去极化肌松药更为敏感。但是,也有功能性失神经支配的患者对非去极化肌松药敏感的临床报道。对此的解释是正常情况下,颤搐反应只有在 70% 的受体被去极化肌松药占据时才会下降,即只要 30% 的 nAChR 未被阻滞就能保证神经肌肉传导的进行。但与健康患者不同,失神经支配的患者原先可能已经存在临床或亚临床的肌肉减弱,神经肌肉传导的安全界限下降。在这种患者,即使使用小剂量的非去极化肌松药阻滞 10% 的突触后 nAChR,也会导致明显的肌肉松弛,这样尽管胎儿型 nAChR 上调以及对非去极化肌松药的敏感性下降,但这些患者仍然可能在使用非去极化肌松药时产生明显的肌松效应,需要完全逆转神经肌肉阻滞来恢复足够的呼吸功能。

(二)神经肌肉疾病的病情估计

神经肌肉疾病种类繁多,病理过程累及脊髓、外周神经、神经肌肉接头和肌肉。虽然原因各异,最终均影响患者的呼吸、循环功能,以及营养状况。疾病本身、麻醉和手术均会加重这些重要脏器的损害,甚至发生严重并发症。因此,神经肌肉疾病患者的围手术期处理十分重要。

1. 脏器功能障碍

(1)呼吸系统:呼吸功能依赖于呼吸肌的活动。呼吸功能受损是神经肌肉疾病患者死亡的最重要原因,呼吸系统受损程度与疾病性质和病程有关,但呼吸功能与全身肌肉乏力程度并无直接平行关系。术前对患者的基本呼吸功能进行仔细地评估,包括吸气用力、呼气用力(咳嗽)和维持气道通畅的能力。

神经肌肉疾病对呼吸功能影响常表现为通气储备能力的丧失,患者无法增加分钟通气量。围手术期肺功能的变化和全身代谢率的升高将会增加患者的呼吸做功,导致肌肉疲劳和通气功能衰竭。吸气做功增加的早期反应表现为:①呼吸形式改变,辅助肌参与呼吸运动;②呼吸频率加快,吸气时间延长,死腔/潮气量之比增大。这些反应削弱了通气效率,增加了同期衰竭的危险性。呼吸肌疲劳常影响机体对高碳酸血症和低氧血症通气反应。患者睡眠期间中枢性驱动机制进一步减弱。晚间高碳酸血症加重,患者常有嗜睡困倦,晨起头痛等症状。

患者呼吸肌失功损害了咳嗽能力。胸腹手术后,用力呼气量进一步减少。咳嗽无力和分泌物潴留增多,可能导致肺叶不张,细菌感染和肺炎随之发生。

神经肌肉疾病常影响喉头和声带肌肉的功能,严重者可发生误吸和气道阻塞。气道(舌、颌、咽后壁、声带、喉等)处肌肉均可累及。此外,某些病理过程涉及脑干或脑神经。Ⅸ、Ⅹ、Ⅻ对脑神经支配气道肌肉,而支配气道的感觉神经

Ⅸ、Ⅹ对脑神经到中枢神经系统。迷走神经单侧受损产生吞咽困难、食物反流,以及体位性气道阻塞等症状。舌咽神经受损可影响呃逆反射活动,有反复发生误吸的危险。麻醉机和肌肉松弛药的残余作用能影响神经肌肉疾病患者的上呼吸道肌肉的功能。

(2)循环系统:循环功能障碍也是神经肌肉疾病患者死亡的常见原因,可分为自主神经功能失调和心肌功能衰竭两类。麻醉、失血、脱水和感染可加重对循环系统的损害。

(3)营养障碍:神经肌肉疾病常伴有全身营养不良,慢性神经肌肉疾病患者多有食欲缺乏、胃排空延迟、肠蠕动紊乱和便秘等症状,影响消化吸收。吞咽功能受损害患者常禁食和禁饮。自主神经功能紊乱可致肠功能失调,影响营养物质的吸收利用。蛋白质营养不良可加重通气功能障碍,并增加伤口裂开的危险。

2. 术前评估

(1)呼吸系统:活动时呼吸急促是神经肌肉疾病患者的常见特征性表现,病情严重者甚至无法进行任何活动。端坐呼吸是膈肌发力的特征,因为仰卧位时腹内容物的重力作用限制了膈肌的活动。患者常见晨起头痛、睡眠时呼吸暂停和打鼾、白天嗜睡,以及体位性气道阻塞等。应重点询问有无吞咽困难和误吸病史。患者可能因肺部感染和呼吸衰竭入院。呼吸浅快、辅助肌用力呼吸、膈肌和辅助肌的呼吸形式变化,以及呼吸肌活动不协调等都是呼吸肌肉乏力的体征。吸气期腹壁反常性活动提示膈肌严重乏力,尤其平卧时更明显。

实验室检查可提供患者氧合、通气肌肉功能和气道完整性方面的情况。胸片可诊断肺不张和浸润。术前肺功能检查包括用力肺活量(forced vital capacity,FVC)和吸气量测定。FVC能估计呼吸肌力量和胸壁顺应性。最大

吸气量也有助于评估呼吸肌力量。流速－容量环可评估上气道和呼吸肌失功程度、峰流速和吸气流率下降的程度。

（2）循环系统：自主神经失功的程度很难用无创性方法进行评估，常见体征有直立性低血压、静息时心动过速、麻痹性肠梗阻、无汗症和瞳孔固定等，术前详细了解病史，并进行心电图、超声心动图和胸片检查。

（3）营养状况：术前了解体重下降情况、食欲和吞咽困难病史。低蛋白血症、贫血、低钙血症提示严重营养不良，积极进行积极营养疗法，以防止术后感染，促进伤口愈合。

二、麻醉药对神经肌肉疾病患者的影响

（一）全身麻醉

吸入麻醉药（氟烷、恩氟烷、异氟烷）均能抑制神经肌肉传导，高浓度吸入可使肌肉收缩力下降50%。麻醉结束后，正常人血中麻醉药浓度迅速下降，无明显肌肉乏力现象。然而，神经肌肉疾病患者血中即使残留低浓度麻醉药，也使术后神经肌肉功能的恢复明显延迟。

（二）肌肉松弛药

去极化和非去极化肌肉松弛药在不同的神经肌肉疾病患者中的反应有明显差异均需谨慎使用。去极化肌肉松弛药琥珀胆碱可使受神经支配的肌肉发生病理性挛缩和致死性的高钾血症。这种高钾血反应在急性神经损伤后最早约3周，最迟在6个月均可发生。这类患者忌用琥珀胆碱，且预先使用小剂量非去极化肌肉松弛药并不能减少琥珀胆碱引起的挛缩和高钾血症。失去神经支配的肌肉对非去极化肌肉松弛药的反应正常，但作用时间延长。

神经肌肉接头功能异常患者使用非去极化肌肉松弛药后肌松作用增强，作用时间延长。有主张这类患者不用非去极化肌肉松弛药为

宜，也有认为可在四个成串刺激严密监测肌松作用下使用小剂量非去极化肌肉松弛药。

神经肌肉传导有缺陷的患者对琥珀胆碱的反应不一，有些患者表现为耐药性，另一些患者表现为Ⅱ相阻滞，作用时间延长。重症肌无力患者不宜使用琥珀胆碱。原发性肌肉疾病患者对肌肉松弛药的反应区别较大，难以预测，肌肉松弛药需减量谨慎使用。患者对肌肉松弛药反应的评估一般采用区域性箭毒试验作为标准测试方法。该试验可定量测出神经－肌肉接头对非去极化肌肉松弛药的反应。方法是用驱血带阻断患者一侧手臂的循环，静脉注射小剂量箭毒后用9Hz刺激神经3秒，观察手部肌电图的反应。反应越小，衰减越大，提示患者对非去极化肌肉松弛药越敏感。相反，反应大而衰减越小，则提示患者对非去极化肌肉松弛药有较大抗药性。

（三）区域阻滞麻醉

一般对患者无明显的不良影响，但对卟啉症患者使用酰胺类局麻药应谨慎。区域阻滞可阻断部分交感神经的作用产生低血压已存在自主神经功能紊乱患者更应引起警惕。

三、神经系统疾病

（一）缺血性疾病

肢体无力或偏瘫，多因血管病变所致，也可由颅内肿瘤引起。这些患者对非去极化肌肉松弛药常表现抗药性，用胆碱后则出现高钾血症。区域性箭毒试验常显示麻痹侧对去极化肌肉松弛药有抗药性，但抗药程度与病变严重程度或卒中的年龄无明显关系。用泮库溴铵的插管剂量后，正常侧肢体完全阻滞，而麻痹侧肢体的四个成串刺激无反应，强直刺激也无衰减。因此围手术期监测神经肌肉接头的反应时，有可能会过低估计神经－肌肉阻滞强度，导致术毕过

早停用机械通气。

（二）感染

1. 克罗伊茨费尔特－雅各布病　克罗伊茨费尔特－雅各布病（Creutzfeldt-Jakob disease）是由一种非病毒、非细胞性的感染性朊蛋白所致的人类海绵样脑病，中枢神经系统的多个水平（脊髓和大脑皮质）发生弥漫性的细胞内液泡形成和细胞丧失，表现为痴呆、肌肉挛缩和特征性的脑电波改变。患者常有吞咽功能障碍而发生误吸危险；疾病常累及运动神经元，故麻醉时推荐使用非去极化肌肉松弛药，避免使用琥珀胆碱。

2. 脊髓灰质炎　为脑干和脊髓内运动神经元病变的病毒感染性疾病，脊髓灰质炎病史的患者对去极化和非去极化肌肉松弛药的敏感性均有所增强。此外，在发病多年以后，患者仍可能再度发生呼吸功能不全、吞咽困难和四肢乏力等症状。这类患者使用非去极化肌肉松弛药时应减量，拔管前注意评估呼吸功能，防止发生术后呼吸衰竭。

（三）运动神经元疾病

1. 脊髓损伤和脑卒中　脊髓损伤和脑卒中引起的肌肉虚弱或麻痹与中枢神经元的功能障碍有关。乙酰胆碱释放下调导致不成熟型 nAChR 上调。接头外胎儿型 nAChR 的上调导致对非去极化肌松药的不敏感，却增加对琥珀胆碱的敏感性，并且易于诱发高钾血症。

琥珀胆碱诱发高钾血症的易损期尚不清楚，从一周到几个月不等。因为 nAChR 上调一般发生在失神经支配后的 48 小时之内，因此，在损伤后 24 小时内可以安全使用琥珀胆碱。有报道一例患有上运动神经元病变的患者在 6 个月之后使用琥珀胆碱后发生了高钾血症。在脑卒中或脊髓截瘫后恢复过程中，除非确认患者对非去极化肌松药的敏感性已转变为正常，

否则对琥珀胆碱诱发的高钾血症反应不会消失。胎儿型 nAChR 的上调的持续时间不确定。近来研究表明，琥珀胆碱诱发的高钾血反应在损伤一年后仍会发生。由于受异常 nAChR 表达程度和其他因素的影响，因此在这些患者最好避免使用琥珀胆碱。

2. 虚弱综合征（多神经元病和肌病）　这种疾病在重症患者中普遍发生，病因起源多样。已确认的有三种：重症肌病、肌球蛋白丧失相关的肌病和急性坏死性肌病。而多神经元病已被命名为"重症多神经元病"，是一种弥散性的轴突多神经元病，在 50%~70% 的多器官功能衰竭和败血症的患者中会发生，病因可能是多因素的。如果患者得以幸存，恢复可能迅速而完全。在对 92 例虚弱综合征的重症患者回顾性研究中，肌电图显示 43% 患者患有肌病，而 28% 患者患有外周神经病。虚弱可导致患者撤离呼吸机的时间延迟。肌病可能是因为长期卧床不动或者与负氮平衡有关。在患有多神经元病和肌病的重症患者的骨骼肌中检出有细胞因子表达激活的免疫反应。此外，发现体内存在 nAChR 抗体导致的 nAChR 减少。动物实验表明，亚急性或长时间败血症的大鼠模型对箭毒敏感性增加。重症多神经元病患者长时间使用肌松药可能对运动神经元轴突产生毒性作用。

ICU 长时间内使用肌松药可能引起虚弱综合征，尚不清楚这种情况与废用性肌肉萎缩、肾衰或使用糖皮质激素的重症患者发生多神经元病和其他肌病等因素是否有关。有研究显示这些患者在使用甾体肌松药时，肌松恢复的时间常常会明显延迟。此外，琥珀胆碱可能诱发虚弱综合征患者发生高钾血症，应避免使用。

3. 脊髓性肌萎缩　为常染色体隐性遗传性疾病，第 5 对染色体基因异常所致。

（1）婴儿脊髓性肌萎缩（Werdnig-Hoffmann

病，I型脊髓性肌萎缩）：因脊髓前角细胞退化性病变导致躯干和四肢肌肉严重乏力，胎儿宫内活动较弱，出生后症状明显，一般在2岁前死亡。有些患者病程发展较慢，称为Ⅱ型脊髓性肌萎缩（慢性Werdnig-Hoffmann病），病程延至青春期或青壮年，则常死于呼吸衰竭。

（2）少年脊髓性肌萎缩（Kugelbery-welander病，Ⅲ型脊髓性肌萎缩）：一般在5~15岁开始发病，近端肢体乏力渐进性加重。患者有时需进行脊柱侧凸的手术。麻醉可选用非去极化肌肉松弛药，但肌松作用和术后拔管时间延迟。这类患者使用琥珀胆碱可能引发严重高钾血症。

4.肌萎缩性侧索硬化症　属于运动神经元进行性退化性疾病，症状有四肢乏力、萎缩、下肢痉挛、肌肩、关节强硬和吞咽困难等。患者多在发病18个月内靠轮椅活动，3~5年内死于呼吸衰竭。吞咽困难者常发生误吸。这类患者使用琥珀胆碱可能引起高钾血症和循环衰竭，而对非去极化肌肉松弛药的敏感性增加。应尽可能避免使用肌肉松弛药。

5.多发性神经病变

（1）急性感染性神经炎：一种急性、特发性、感染性、多发性神经病变，累及感觉神经、自主神经和运动神经。多表现为对称性下肢乏力，也可累及呼吸和气道肌肉需机械通气治疗。自主神经病变则表现为血压不稳定和心律失常。麻醉管理主要关注患者呼吸和自主神经功能，琥珀胆碱可引起严重高钾血症，而对非去极化肌肉松弛药的敏感性增加。

（2）多发性硬化病：多发性硬化是一种对中枢神经系统内髓鞘上存在的抗原发生异常免疫反应的脱髓鞘疾病，常见于年轻人。发病率约为8/10 000，从遗传性素质和致病药物方面均能找到病因上的证据。脱髓鞘可发生在脑内

和脊髓的任何部位，导致感觉、运动、自主神经或神经精神上的异常。病变部位运动单位的动作电位平均放电频率降低，而放电变异性增加。临床症状时轻时重。应激、创伤、感染、高热和手术均可触发病情恶化。麻醉和手术可能加重临床症状。

多发性硬化患者使用肌松药取决于临床综合征。在慢性运动虚弱的患者，原因可能是中枢失神经支配。失神经支配诱发的静息电位下降明显会导致肌肉虚弱无力。失神经支配的后果就是nAChR的上调和对去极化肌松药的敏感性增加。这类患者使用琥珀胆碱可能引发高钾血现象。由于肌肉数量减少和神经肌肉传递安全性下降，患者可能对非去极化肌松药异常敏感。

（3）吉兰-巴雷综合征：吉兰-巴雷综合征（Guillain-Barré syndrome）是由一组疾病组成，一般包括广义的多神经根病，影响肢体近端比远端更明显，也可能累及脑神经，患者的自主神经功能常常不稳定。患者合并感染时，呼吸肌常不足以支持正常的呼吸，需要气管插管和机械通气。琥珀胆碱可能引发高钾血症，禁忌使用。患者康复后这种危险性仍可持续相当长的时间。原先存在运动单位丧失和抗体阻断突触前或突触后nAChR通道，也会造成对去极化肌松药的敏感。

（4）夏科-马里-图思病（Charcot-Marie-Tooth disease, CMTD）：根据电生理CMTD可分为2型。Ⅰ型表现为中到重度的运动神经传导速度下降。CMTDⅠ型中的障碍是双侧对称的，提示内源性的许旺氏细胞缺失。而Ⅱ型起源于神经萎缩和变性，表现为正常或轻度减慢的运动神经传导速度和减小的幅度腓总神经萎缩导致前和侧运动分隔是CMTD中最常见的类型。

CMTD 患者运动单位丧失出现肌无力,对非去极化肌松药比较敏感,然而没有证据表明阿曲库铵和米库氯铵的作用延长。目前,虽然尚无 CMTD 患者使用琥珀胆碱发生不良事件和发生恶性高热的确切证据,但术中使用可能诱发恶性高热的药物时仍需谨慎。

(5)创伤:运动神经元损伤后,骨骼肌乙酰胆碱受体大量增多,琥珀胆碱去极化可引起危险的高钾血症导致严重心律失常甚至心搏骤停的危险,而对非去极化肌肉松弛药相对不敏感。这种对琥珀胆碱的敏感性在去神经损伤后 4 天已形成,约 7 天就可致严重高钾血症。对肌肉松弛药反应异常的持续时间尚不能肯定,某些患者可持续数周或数年之久。截瘫以下水平的肌肉对非去极化肌肉松弛药的敏感性下降。

(6)脑性麻痹:是胎儿或新生儿脑缺氧造成的痉挛性麻痹。患者常需进行矫形手术。常有胃内容物反流,不能有效清除喉头分泌物,一般采用快速麻醉诱导方法。这些患者对琥珀胆碱敏感性轻度增加。对维库溴铵的抗药性与抗惊厥药物治疗有关。用琥珀胆碱后并未出现高钾血症现象。

(7)黏多糖病:属于隐性遗传性酶代谢异常,导致全身各组织内黏多糖堆积的稀有疾病,患者多因瓣膜性和缺血性心脏或肺部损害死于儿童期。除肌肉乏力外,还有严重的骨骼和关节的病变。麻醉期间呼吸和循环系统并发症发生率和病死率较高。患者常并发上呼吸道解剖异常。

四、原发性肌肉病
(一)肌营养不良

1. 特点 肌营养不良是一组属于隐性遗传性的骨骼肌疾病,有时也累及心肌。采用分子生物学和基因诊断技术,可将该病分成多个亚型。最多见的是 Duchenne 型肌营养不良,为 X 染色点连锁性,在男性中发病率为 1/3 500,多在儿童期发病。许多疾病基因携带者的妇女均有循环功能的异常表现。在不同的疾病阶段,患者可存在肌无力和萎缩,病程和预后也各异。由于肌肉无力,在青春期以前就不能行走,并且在 20 岁左右发生夜间低通气情况,一般在青春期后期由于心肺功能的并发症而死亡。患者多有脊柱侧凸病变,脊柱稳固手术能部分改善患者生活质量,但不能阻止患者呼吸功能的日趋恶化。

Duchenne-Becker 肌营养不良是 X 染色体突变导致营养因子或相关的糖蛋白缺失或异常,发病率为 1/30 000,但症状相对较轻,病程发展缓慢。心脏问题可能比肌肉问题更严重。先天性肌营养不良的预后很差,出生时婴儿表现出肌张力低下、无力和呼吸及吞咽异常。这种疾病的肌肉纤维病变被认为是由于基底膜形成障碍以及不能与抗肌萎缩蛋白 – 糖蛋白复合物(dystrophin-glycoprotein complex, DGC)或整合素发生相互作用有关。层黏连蛋白(Laminin)α_2 链缺失导致 Laminin α_4 链表达上调,形成 Laminin 8,而其与 DGC 在肌纤维上的结合很弱。患者在儿童期可表现为面部、肩胛肌的无力,也可发展为视网膜血管病变以及感觉性听力丧失。

2. 对肌肉松弛药的反应和麻醉处理 未经诊断的肌营养不良患者因使用琥珀胆碱引发高钾血症和心搏骤停,已有很多报道,应避免使用。这种情况导致了美国食品药品管理局对儿童患者使用琥珀胆碱发出警告,因为这个人群中不明显的肌营养不良患者存在潜在的危险性。对非去极化肌肉松弛药的反应正常,也有报道对非去极化肌肉松弛药的敏感性增加,作用时间延长。可以使用中短效的非去极化肌肉松弛药,但应注意肌松监测。对胆碱酯酶抑制药的反应尚不清楚。肌营养不良患者呼吸储备功能较差,术后常需呼吸支持。术中注意维护心脏功能,治疗严重心律失常,避免心脏收缩力的抑制。有报道认为,Duchenne 型肌营养不良患者易发生恶性高热,因此,琥珀胆碱以及其他可能触发恶性高热的药物均应避免使用。

(二)肌强直

1.特点　属遗传性肌肉疾病,以强直性挛缩为特点,肌强直的特征是肌肉活动启动困难,伴有自主收缩后肌肉松弛延迟。主要病变在肌纤维,但神经肌接头常有氯通道和钠通道的受损。

(1)强直性肌营养不良:以常染色体显性方式遗传,病变累及多个脏器,15~35 岁发病,表现为不育、白内障、秃发,以及心脏传导功能异常。患者多数存在限制性通气功能不全,导致慢性肺泡通气不足,而非呼吸肌乏力所致。患者常有肌力虚弱、吞咽困难、胃排空延迟,以及对镇静药和镇痛药非常敏感,肺内误吸的危险增加。

(2)氯通道性肌强直(先天性肌强直):肌膜氯通道基因异常,可分为常染色体显性遗传(thomsen)和隐性遗传(becker)两种类型。病变一般比较局限,但肌肉强直性挛缩较为严重。

(3)钠通道性肌强直(先天性类肌强直):肌膜钠通道的基因异常所致,包括阵发性肌强直、持续性肌强直、高钾血性周期性瘫痪和类肌强直等类型。该病以常染色显性方式遗传,发病率极低。与其他类型肌强直症状有所不同,温度可使临床症状缓解,而运动和寒冷可加重病情。

2.诊断　反复神经刺激后出现渐进性持续性肌张力增高。外周肌电图示特征性的放电后肌强直表现,轻叩肌肉或移动针形电极后出现快速暴发性电位。

3.对肌肉松弛药的反应和麻醉处理　肌强直患儿对全麻药的呼吸抑制作用特别敏感,而肌强直妊娠患者由于体内激素水平的改变,临床表现可能加重,导致围手术期呼吸功能不全。因此,处理这些患者必须谨慎。应重视肌肉松弛药的选择问题。使用琥珀胆碱后可引起广泛的肌肉痉挛性收缩,持续 2~5 分钟,这影响通气和气管插管,其程度与琥珀胆碱用量有关,还可引发高钾血症。此外,肌强直患者使用琥珀胆碱引起的严重持续性肌肉强直和恶性高热相似,提示两者有一定的关系。有报道 1 例肌强直患者在使用琥珀胆碱后发生肌肉强直以及心搏骤停。虽然心肺复苏前没有测定血钾浓度,但推测血钾升高可能是此例患者心搏骤停的原因。另外,这些患者心脏本身存在异常。此类患者禁用琥珀胆碱。

肌强直患者对非去极化肌肉松弛药有所不同,强直性肌营养不良表现敏感,而其他类型则表现耐药。一般认为可以使用中短时效的非去极化肌肉松弛药,但应加强肌张力的监测。术后用抗胆碱酯酶药可诱发肌强直,原因是肌强直的肌肉对于乙酰胆碱作用的敏感性增加。因此,术后让肌张力自然恢复为宜。

电灼或手术刺激可引起强直性挛缩。由于病理改变位于肌纤维内,肌肉松弛药和区域阻滞不能解除痉挛。只有直接作用于肌纤维的药物如局麻药、苯妥英钠、曲丹洛林、挥发性麻醉药才能使肌强直缓解。切口周围肌肉使用局麻药浸润也可防止或减轻肌肉挛缩发作。

(三)中心核肌病

为常染色体显性遗传肌肉疾病,引起钙离子从异常的钙通道漏出,也易感恶性高热。患者因肌肉组织学检查在 I 型肌纤维中显示深染色核(核心区)而命名。核心区由无组织的肌纤维组成,但缺乏线粒体和氧化酶活性。电子显微镜分析核心区显示收缩细胞瓦解,并且内质网和横小管数量和结构改变。由于该病显型表达多样,因此疾病的诊断主要依赖组织学和临床表现。

出生时或不久即发病,表现为新生儿软弱、髋关节脱位、运动发育迟缓,活动可能诱发肌肉抽搐。然而,临床进展缓慢或没有恶化,因此多数患者在晚年才被确诊。部分患者可能发病严重,肌肉萎缩,但心肌一般很少受累。该病与恶性高热有关,应将患者当做是恶性高热敏感者,麻醉时应避免所有触发恶性高热的药物。

(四)炎症性肌病

皮肌炎和多发性肌炎是获得性特发性炎症性肌病,皮肌炎可伴有恶性肿瘤,而多发性肌炎可伴其他胶原性血管疾病。患者常接受免疫抑制剂和激素治疗。这些患者常有吞咽困难引起的慢性误吸、呼吸肌乏力和结缔组织疾病引起的肺间质变化,导致呼吸功能不全。循环方面有心脏传导功能异常、心肌病等对心脏功能构成威胁。多发性肌炎患者可能对维库溴铵敏感,考虑到患者可能存在呼吸功能不全,气管导管拔管前应监测肌张力和呼吸功能的恢复情况。

(五)代谢性肌肉疾病

代谢性肌肉疾病指因生化代谢的供需平衡失调所致的肌肉疾病,症状可以持续明显,也可仅在剧烈运动后才出现。症状包括肌病(肌乏力)、神经系统和全身性其他系统。麻醉和使用肌肉松弛药应小心谨慎。

五、神经肌肉接头疾病

(一)重症肌无力

重症肌无力(myasthenia gravis,MG)为一种神经-肌肉传递障碍而影响骨骼肌收缩功能的获得性自身免疫性疾病。

1. 病因和发病机制 MG 的确切病因和发病机制目前尚不清楚,但已知是一种自身免疫性疾病。其抗原为乙酰胆碱受体(AChR),致病性抗体为 AChR 抗体,靶器官为神经肌肉接头后膜上的 AChR。

2. 临床表现 约 75% 伴有胸腺增生和 15% 患胸腺瘤。一般认为,不论有无胸腺瘤,都适用于施行胸腺切除术。胸腺切除结合其他综合措施,可使肌无力的缓解率提高到 90%。重症肌无力的临床特征主要为骨骼肌极易疲劳,晨轻晚重,而肌肉外表检查无异常,症状时而缓解,时而加重。临床表现或为上睑下垂、复视、眼球不能运动;或表现为嘶哑失音咀嚼困难,面部表情淡漠;重者头位不能保持正常;或为两臂上举困难,不能洗脸梳头。当全身肌肉受累时,表现为全身肌肉极度疲乏,进食、吞咽、呼吸、翻身均有困难。感染或外伤等易诱发肌无力危象,导致呼吸衰竭或死亡。

3. 诊断

(1)主要诊断依据:肌力弱,易疲劳;对抗胆碱酯酶的反应性良好;肌电图发现神经肌肉传递功能的障碍,低频重复刺激出现递减现象;血清 AChR-Ab 高于正常;肌肉病理检查有突触间隙变宽、突触后膜皱褶减少、AChR 数目减少。

(2)治疗:主要针对改善神经肌肉传导功能,包括抗胆碱酯酶药新斯的明或吡啶嗪呤,血浆交换清除循环血中的抗体,皮质类固醇激素,以及输注免疫球蛋白疗法。全身性重症肌无力患者可行胸腺切除术。患者术前一般多采用抗胆碱酯酶药和免疫抑制药综合治疗。

(3)对肌肉松弛药的反应和麻醉处理:重症肌无力患者功能性乙酰胆碱受体数目减少,因此对去极化和非去极化肌肉松弛药的反应异常。对琥珀胆碱初量的反应小于正常人,提示可能抗药，而重复用药则快速出现Ⅱ相阻滞和麻痹。有报道重症肌无力患者琥珀胆碱 ED$_{50}$和 ED$_{95}$ 分别是正常人的 2 倍和 2.6 倍。

尽管此种患者一般对琥珀胆碱表现为抗药，但也有表现敏感者，可能因常用抗胆碱酯酶药治疗，导致琥珀胆碱水解率降低所致。此种患者对非去极化肌松药十分敏感，肌松作用增强，作用时间延长，用药剂量可减少至正常人的 1/10~1/2。维库溴铵 ED$_{95}$ 小于常人 2.5 倍。如减少非去极化肌肉松弛药的剂量，其恢复时间与正常患者相似。由于这类患者对肌肉松弛药反应异常，有主张术中不使用肌肉松弛药，吸入麻醉药即可提供满意的肌松作用。一般认为重症肌无力患者应用非去极化肌肉松弛药应属安全，行胸腺切除术使用维库溴铵 0.04mg/kg或阿曲库铵 0.2mg/kg 是安全有效的，但用药过程中应进行肌张力监测，调整用药量。胸腺切除术中，呼吸管理至关重要，必须常规施行辅助呼吸或控制呼吸以保证足够的通气量，但要避免过度通气。术中有可能损伤胸膜，应予以警惕。术后拔管应严格掌握指征，有人主张常规保留气管导管送回 ICU，便于清除气管内分泌物和呼吸支持治疗。重症肌无力缓解期的患者对肌肉松弛药反应不一，故其用药标准应与活动期者相同。如需用增强肌肉松弛药作用的药物尤须注意其作用明显增强，例如给重症肌无力患者用泮库溴铵 1mg 完全恢复后，再使用噻替哌和庆大霉素时，患者可出现深度麻痹现象。同样，奎尼丁和普鲁卡因酰胺也全加剧重症肌无力的症状。

（二）肌无力综合征

肌无力综合征是由于运动神经末梢乙酰胆碱释放减少导致的后天性疾病，常见于 50~70 岁老人，主要表现为四肢肌肉乏力，绝少影响吞咽和眼外肌功能。与重症肌无力患者的不同

点在于经锻炼后临床症状可获改善，且对抗胆碱酯酶药反应差，发病与癌症有关。其病理改变为神经肌接头的突触前乙酰胆碱释放延迟。重复神经刺激可促进释放乙酰胆碱，故可逐期改善肌肉收缩强度。钾通道阻滞药氨哌利啶（amifam pridine phosphate）可以延长钙动作电位的时间，增加神经递质的释放，能明显改善该类患者的症状。

这类患者对非去极化肌肉松弛药和琥珀胆碱都极敏感，麻醉时肌肉松弛药要减量。有报道仅注射箭毒 5mg 产生了长达数小时的麻痹。应加强肌松作用和呼吸功能的监测。这类患者用抗胆碱酯酶药不能完全对抗非去极化肌肉松弛药作用。此外，术前不宜停用氨哌利啶治疗。术后亦宜尽早恢复氨哌利啶治疗。

六、其他神经肌肉疾病

（一）线粒体肌病

线粒体肌病是一组临床和生化上异源性的疾病，主要表现为线粒体结构上的异常。线粒体肌病通常与线粒体异常增生有关，线粒体常聚集在内质网下和肌纤维之间。线粒体 DNA和核酸 DNA 转录上调产生大量增生的线粒体，以代偿由于线粒体变异导致的生物能量缺失。这些变化损害电子传递链的功能，导致 ATP生成下降并形成自由基。这些毒性的产物进一步促进线粒体的损害，包括线粒体 DNA、蛋白和脂质的氧化。因此，氧自由基在线粒体肌病的发病机制中也扮演了重要的角色。

已确认，肌病综合征可以是独立的或多系统的。除特征性的线粒体肌病的临床表现外，综合征还可表现为慢性进行性的外眼肌麻痹.包括 Kearns-Sayre 综合征 /MEALS 综合征（线粒体肌病、脑病、乳酸酸中毒和脑卒中发作）、MERRF 综合征（肌阵挛性癫痫和粗糙的红纤

维)。MNGIE 综合征(肌病,外眼肌麻痹. 神经病和胃肠道性脑病)以及 NARP 综合征(神经病,共济失调和视网膜色素瘤)。获得性线粒体肌病与患者使用抗病毒药叠氮胸苷有关,该药可能损害肌肉中线粒体的 DNA。有证据表明线粒体参与神经肌肉接头处突触传递的强直后强化。电生理研究未显示任何相关的特异性的生化和遗传学上的缺陷,但与线粒体肌病的临床体征相一致。

虽然,研究提示线粒体肌病不累及神经肌接头,但患者对非去极化肌松药的敏感增加。这种敏感性的增加与在重症肌无力中观察到的幅度相似。也有报道称这些患者对琥珀酰胆碱敏感性增加,但线粒体肌病与恶性高热之间的关系尚不清楚,但是这种可能性仍然存在。

(二)通道病

细胞膜由脂质双层构成,对离子不通透。通道是位于脂质膜上的大分子蛋白复合物,可由配体或电压变化所激活,调节细胞内离子的进出,从而引起细胞发生去极化或超极化,通道结构取决于不同的基因编码通道蛋白亚单位。在骨骼肌系统,肌病通常与 Na^+、K^+、Ca^{2+}、Cl^- 和 nAChR 的变异有关,如前面所提到的 CMTD 和先天性肌无力综合征等。

1. 电压敏感性钠通道病 周期性高钾血麻痹是一种自体免疫性疾病,表现为周期性高钾血和肌肉无力发作。已经发现这种疾病与骨骼肌 Na^+ 通道 α 亚单位的基因变异有关。患者的肌纤维产生持续的 Na^+ 电流导致内质网去极化,并且使正常的 Na^+ 通道失活。在发生麻痹时,这种失活不能产生正常的动作电位。周期性瘫痪一般发生在 20 岁左右,逐渐发展,麻痹发生时间比较短,运动或应急,甚至进食含高钾的食物后可以诱发。一般很少累及呼吸。预防性的应用排钾利尿剂可以有效地减少症状的

发作次数和严重程度。

手术前减少钾的应用,预防碳水化合物的消耗,避免促进钾释放的麻醉药物。血钾急性升高时,可输入葡萄糖和胰岛素溶液。麻醉处理主要针对避免诱因、选择肌肉松弛药,当症状发作时加以适当治疗。术中应维持患者正常的体温。琥珀胆碱可使血钾升高,使患者出现肌无力的症状。此外,由骨骼肌钠通道基因变异引起的周期性高钾血性麻痹与恶性高热之间的关系已得到确立,故患者应避免使用琥珀胆碱。没有证据表明周期性高钾血性麻痹患者对非去极化肌松药的敏感性增加,可以使用非去极化肌肉松弛药。

2. 电压门控性钙通道病 周期性低钾血性麻痹可能起源于 Ca^{2+} 通道的异常,累及的基因编码二氢吡啶受体 $α_1$ 亚单位。虽然它是周期性瘫痪中最常见的一种形式,但仍然相对罕见,发病率大约为 1:100 000。胰岛素刺激 Na^+,K^+-ATP 酶可导致低血钾,由于细胞内外钾平衡为负,钾电导几乎接近 0,从而引起细胞膜电学上的不稳定。

与钠通道疾病引起的周期性高钾血性麻痹不同,钙通道异常在某些患者中发病非常严重,而患有相同基因变异的女性疾病严重程度远低于男性。起病通常由于摄入高碳水化合物或应用胰岛素而诱发。摄入高含量的钾可以治疗肌麻痹的发作,可以预防性的使用乙酰唑胺也是有效的,其机制是通过产生代谢性酸中毒,从而降低肾脏排 K^+。

低温、葡萄糖和盐负荷或代谢性碱中毒可以诱发肌肉麻痹。术中心电图监测心律失常和 T 波变化,以及监测体温、血电解质和葡萄糖的变化,尤其是钾离子的水平。低钾性患者术中应适量补钾,一般不用含糖溶液。对于没有肌肉麻痹症状的患者,应监测神经肌肉功能和仔细地滴定中短效非去极化肌松药的剂量。对一

个钙通道变异引起周期性低血钾的家族进行了21例的麻醉，术后有7例患者次发生了术后轻度或重度的麻痹。术后发生低血钾应进行鉴别诊断。有报道，这些患者对琥珀胆碱反应正常，但与恶性高热之间仍存在相关性。

3.配体门控性钙通道病（ryanodine receptors）　配体门控性钙通道病（恶性高热）是一种具有家族遗传性的亚临床肌肉病。主要是由吸入麻醉药和琥珀胆碱所触发的骨骼肌异常高代谢状态。恶性高热一旦发生，病情进展迅速，表现为全身肌肉痉挛，体温急剧开离，氧耗量急速增加，二氧化碳大量生成，产生呼吸性和代谢性多器官功能衰竭而死亡，死亡率可高达60%。

（1）发病机制：一般认为恶性高热易感者肌肉细胞存在遗传缺陷，在某些药物触发下，肌质网对钙离子易于释放而难于吸收，导致肌质内钙离子急剧升高，使肌纤维呈持续性强直收缩，产生大量体热。由于肌代谢亢进，ATP大量消耗，终至循环衰竭。

恶性高热通常是常染色体遗传异常为特征，与Ⅰ型ryanodine受体（RyR1）基因上30个不同的变异有关。Ryanodine基因编码介导内质网释放钙离子的通道，细胞内钙浓度升高引起肌肉的收缩。而反过来，关闭或失活通道以及ATP依赖的泵从胞浆中排出则引起肌肉的松弛。当暴露在某些麻醉药的情况下，RyR1变异引起内置网上的钙通道异常开放与恶性高热的发生有关。这种基因变异在恶性高热发病易感者中占50%以上。在某些家族.除染色体19q外可能还存在其他的基因变异。另外一种钙通道变异发生在 $\alpha_2\beta$ 亚单位，也与恶性高热有关。因为存在多种表达，临床显型的外显率不完全，这种疾病的分子诊断比较复杂。虽然有多种的变异，但最终的结果都是暴露在某些药物如麻醉时细胞内钙稳态发生异常，并且有可能发生恶性高热。在欧美国家，麻醉中该病的整体发病率为1:15 000，如果仅考虑成年人，发病率更低，大约为1:50 000。未治疗的患者死亡率达到60%。

（2）临床表现

1）吸入卤族麻醉药及静脉注射去极化肌肉松弛药后，体温急剧上升，每数分钟升高1℃，至高达43℃。

2）全身肌肉是强直样收缩，上肢屈曲挛缩，下肢僵硬挺直，直至角弓反张，任何肌肉松弛药不但不能使强直减轻，反而使强直加重。

3）急性循环衰竭多表现为严重低血压、室性心律失常及肺水肿。

4）血清肌酸磷酸激酶（CPK）极度升高。并有肌红蛋白尿。

5）离体肌肉碎片放入氟烷、琥珀胆碱、氯化钾或咖啡因溶液中呈收缩反应即为阳性，约有90%的可靠性。此外，患者有明显呼吸性及代谢性酸中毒。

急性危象后表现：①肌肉疼痛可持续数天至数周，并有肌肉肿胀；②中枢神经系统损伤，所遗留的缺陷如四肢麻痹、失明、耳聋等；③肾功能衰竭；④有的患者，虽然度过急性危象期，但数小时后可因复发而死亡。

（3）治疗：目前治疗恶性高热最有效的药物是丹曲林，通过抑制肌浆网内钙离子释放，在骨骼肌兴奋－收缩偶联水平上发挥作用，使骨骼肌松弛。临床所用的丹曲林是冻干制剂，每瓶含有丹曲林20mg、甘露醇3g和适量的氢氧化钠，pH为9.5，使用时需用60ml蒸馏水溶解。首次剂量为2.5mg/kg，每5分钟可追加一次，直至症状消失，最大剂量可达10~20mg/kg，一般不超过40mg/kg。为防止复发可间隔10~12小时给予2.5mg/kg。

（4）预防及麻醉处理

1）术前详细询问病史，特别注意有无肌肉病、麻醉后高热等个人及家族史。对可疑恶性高热患者应化验检查 CK、LDH、谷丙转氨酶、谷草转氨酶等，有条件者应做氟烷－咖啡因骨骼肌体外收缩试验确诊。

2）对可疑恶性高热患者，麻醉时应避免使用诱发恶性高热的药物（吸入麻醉药及琥珀胆碱等），尽量选用局麻或神经阻滞。麻醉手术过程中应监测 PET CO$_2$ 及体温，特别是 PET CO$_2$ 监测对于早期诊断恶性高热具有重要价值。

3）如果出现恶性高热的临床表现，应立即终止吸入麻醉药，更换钠石灰及麻醉机，并用高流量氧进行过度通气，尽快结束手术。迅速开始下列治疗措施：静脉注射丹曲林；立即开始降温（包括戴冰帽及乙醇擦浴、静脉输注冷盐水、胃内及膀胱内冰盐水灌洗、甚至体外循环降温等措施）；纠正酸中毒及电解质紊乱；适当应用升压药、利尿药等，以稳定血流动力学，保护肾脏及其他脏器功能。

4）在发病的 24~36 小时内，恶性高热可能再次发作。手术后应加强监测和治疗，以确保患者安全度过围手术期。

5）进行氟烷－咖啡因骨骼肌体外收缩试验明确诊断并对患者及其直系亲属进行基因检测，筛选恶性高热易感者并建立档案，避免恶性高热的再次发生。

综上所述，对神经肌肉疾病患者麻醉应详细了解病情，进行完整的术前评价，制订合理的麻醉计划和选择适当的麻醉药物和肌肉松弛药，术中和术后提供严格的血流动力学和肌松程度的监护。神经肌肉疾病常累及全身多个系统，围手术期应加强循环和呼吸功能管理和神经、肌肉功能监测及治疗，提高麻醉患者的安全性。

（颜学滔　王汉兵　彭　勉　金　朝　郑　锋　陈　锋　饶　艳　杜朝晖　宋学敏　柯剑娟　王焱林）

参考文献

[1] 庄心良,曾因明,陈伯銮.现代麻醉学.3 版.北京:人民卫生出版社,2011:562-586.

[2] 陈煜,连庆泉.当代小儿麻醉学.北京:人民卫生出版社,2011:239-257.

[3] ROBERT S, HOLZMAN THOMAS J, MANCUSO DAVID M. A Practical Approach to Pediatric Anesthesia.北京:科学出版社,2011:16-43.

[4] JOOMYE S, YAN D, WANG H, et al. Consumption of Cisatracurium in different age groups, using a closed loop computer controlled system. BMC anesthesiology, 2014, 14（1）: 29.

[5] MCDONAGH D L, BENEDICT P E, KOVAC A L, et al. Efficacy, safety, and pharmacokinetics of Sugammadex for the reversal of rocuronium-induced neuromuscular blockade in elderly patients. Anesthesiology, 2011, 114（2）: 318-329.

[6] XIAOBO F, JIANJUAN K, YANLIN W. Comparison of the variability of the onset and recovery from neuromuscular blockade with cisatracurium versus rocuronium in elderly patients under total intravenous anesthesia. Brazilian Journal of Medical and Biological Research, 2012, 45（7）: 676-680.

[7] SUDHIR SRIVASTAVA, REYNA BARRERA, SHAUNE QUISMUNDO. One Hundred Sixty-Four Consecutive Beating Heart Totally Endoscopic Coronary Artery Bypass Cases Without Intraoperative Conversion. The Annals of Thoracic Surgery, 2012, 94:1463-1468.

[8] WANG Z, BAO Y, LU Z, et al. Is neuromuscular relaxation of rocuronium prolonged in patients with obstructive jaundice? Med Hypotheses, 2011, 76（1）:100-101.

[9] LAURENT P, FOREL J M, ARNAUD G, et al. Neuromuscular Blockers in Early Acute Respiratory Distress Syndrome. N Engl J Med ,2010,363:1107-1116.

[10] 戴体俊.麻醉药理学.3 版.北京:人民卫生出版社,2011:111-114.

第五十章　概述

第一节　疼痛的定义

国际疼痛研究学会（International Association the Study of Pain，IASP）将疼痛定义为"一种与组织损伤或潜在损伤相关的不愉快的主观感觉和情感体验"。疼痛是大多数疾病具有的共同症状，是人类共有而个体差异很大的一种不愉快的感觉，它提供躯体受到威胁的警报信号，是不可缺少的一种生命保护功能。疼痛包含感觉和情感两个成分。"感觉成分"具有其他感觉的共性特点：有特殊的感受器、感受器激活所需适宜刺激、感受器的定位分布和对刺激强度的鉴别等；疼痛的"情感成分"与逃避的驱动密切相关，其变异性极大，很容易受过去经验的影响，是临床的难题。美国麻醉医师协会将慢性疼痛定义为"持久或剧烈的、对患者的功能或健康产生不利影响的疼痛"。IASP 将慢性疼痛定义为"无明显生理改变且已持续超过正常组织愈合时间（通常为 3 个月）的疼痛。

第二节　疼痛的分类

疼痛大致可分为两大类：生理性疼痛和病理性疼痛。生理性（急性）疼痛是保护机体免受进一步损伤的早期预警信号。病理性（慢性）疼痛是一种神经系统适应不良的表现，是一种疾病。病理性疼痛过去常分为炎症性疼痛和神经病理性疼痛。炎症性疼痛由创伤、细菌或病毒感染以及外科手术等引起的外周组织损伤导致的炎症引起；神经病理性疼痛是由创伤、感染或代谢病引起的神经损伤所造成。癌性疼痛包含炎症性疼痛和神经病理性疼痛的成分，但其也具有独特的机制，现在多数学者认为应将癌性疼痛视为一种独立的病理性疼痛。

第三节 疼痛的机制

一、急性疼痛

急性疼痛的性质因其发生部位而异。浅表疼痛定位明确,是由强刺激皮肤引起的;深部疼痛定位模糊,源于肌肉、肌腱、骨膜和关节。内脏疼痛具有深部疼痛的特征。对于急性疼痛的认识主要来自浅表疼痛的研究,由外周有髓鞘(Aδ)纤维介导的刺痛和无髓鞘(C)纤维介导的灼痛。"刺痛"又称锐痛、快痛或第一痛,定位明确,只在刺激时存在,刺激停止疼痛消失。"灼痛"也称钝痛、慢痛或第二痛,是定位相对模糊的持续性疼痛,具有烧灼和跳动感,刺激停止后依然存在。和刺痛不同,重复刺激引起灼痛强度增加。痛觉传递系统包括三个主要成分:即外周痛觉感觉器、脊髓到脑干和丘脑的神经元网络,以及丘脑和大脑皮层的相互联系。痛觉感受器,也叫伤害性感受器(nociceptor),为没有被囊包裹的游离神经末梢。通常与 Aδ 和 C 传入纤维相延续,末端有数个分支,直径为 0.5~1μm,分支上有膨体(varicosity)样结构。脊髓背角由初级感觉传入末梢、脊髓中间神经元、脊髓投射神经元和脊髓上结构的下行纤维组成,构成复杂的神经网络,是感觉信息传入的门户和整合的初级中枢。感觉传入冲动通过几个传导束到达痛觉的高级中枢——丘脑,进行加工和整合,最后在人类感觉整合的最高级中枢——大脑皮层形成意识。

二、慢性疼痛

一种急性疾病过程或一次损伤的疼痛持续超过正常所需的治愈时间(通常为 3 个月)称为慢性疼痛。急性疼痛仅仅是一个症状,而慢性疼痛本身则是一种疾病,其在病因学、病理解剖学、病理生理学、症状学、生物学、心理学等方面与急性疼痛之间有着显著的差异,两者的诊断和治疗也存在着明显的区别。慢性疼痛不仅对患者本人造成危害,而且影响到患者的生活、家庭乃至社会。慢性疼痛的发病机制包括外周和中枢机制。

外周机制:伤害性刺激引起外周组织释放及生成多种化学和细胞因子,参与激活和调制伤害性感受器。①组织损伤产物,缓激肽(BK)、前列腺素、5-羟色胺、组胺、乙酰胆碱、腺苷三磷酸、H^+ 和 K^+ 等。②感觉神经末梢释放,谷氨酸、P 物质(SP)、钙降素基因相关肽(CGRP)、甘丙肽(galanin)、胆囊收缩素(CCK)、生长抑素(SOM)、一氧化氮(NO)等。③交感神经释放,神经肽 Y(NPY)、去甲肾上腺素、花生四烯酸代谢物等。④免疫细胞产物,细胞因子、阿片肽、激肽类等。⑤神经营养因子。⑥血管因子,一氧化氮、激肽类、胺类等。这些化学介质激活背根神经节(dorsal root ganglion, DRG)神经元的三类受体介导伤害性信息,一类是配体-门控通道,如 $GABA_A$ 和 VR_1 受体等,作用时间是毫秒级;一类是 G 蛋白偶联的受体,如 $GABA_B$、BK_2、PGE_2、阿片受体等,作用时间从秒到分钟;另一类是不与离子通道联结的,酪氨酸-激酶受体(TrkA),影响基因复制,作用时间从小时到数日。

中枢机制:脊髓背角是痛觉信息的"海关",谷氨酸和 P 物质是传递初级痛觉传入主要的神经递质。谷氨酸在 Aβ、Aδ 和 C 纤维末梢中均存在,P 物质存在于 C 纤维和部分 Aδ 纤维中,在部分 C 纤维中 P 物质与谷氨酸共存。传入末梢中的小清亮囊泡含有谷氨酸,而大的致密囊泡含 P 物质。伤害性刺激明显增加谷氨酸在脊髓背角的释放;P 物质也可增强谷氨酸的作用。脊髓背角存在两个密切相关的传递痛觉信息的递质系统:一个是短时程反应的兴奋性氨基酸系统,由 NMDA 受体介导,另一个是由 NMDA 受体和 NK-1 受体共同介导的长时程反应。通过这两个系统的相互作用,触发和传递不同性质、不同时程的疼痛。当短暂的伤害性初级激活 C 伤害性感受器时,触发谷氨酸和 P 物质同时释放,NK-1 受体的激活使钙大量内流,引起背角神经元突触后膜产生缓慢去极化,从而解除 Mg^{2+} 离子对 NMDA 受体的阻滞作用。由于许多 NMDA 受体不断地激活,产生膜去极化的募集,最终诱发敏感反应的产生,使脊髓背角痛敏神经元处于高度敏感状态。在病理性痛时,外周炎症介质不断激活 C 伤害性感受器,引起谷氨酸和 P 物质的持续释放。P 物质结合 NK-1 受体激活胞内第二信使的 PKC 系统,使 NMDA 受体磷酸化,受体活动增强。在这样的条件下,由于两种受体引起的神经元非线性整合,NMDA 受体在静息膜电位水平就可被激活,A 纤维传入冲动也可引起背角神经元的敏感反应。痛觉信息在高级中枢进行整合,包括脑干对痛觉信息传递的下行抑制系统、下行易化系统、丘脑及大脑皮层对痛信息的整合。

三、神经病理性疼痛

神经病理性疼痛(neuropathic pain)又称神经源性痛,是指由中枢或外周神经系统损伤或疾病引起的疼痛综合征,以自发性疼痛(spontaneous pain)、痛觉过敏(hyperalgesia)和痛觉超敏(allodynia)为特征。神经病理性疼痛病因和机制非常复杂,从目前的研究结果来看,神经病理痛的发病机制包括外周和中枢机制。外周机制包括损伤的外周传入纤维的异位放电(ectopic discharge)、神经元的交互混传诱发的放电、交感感觉偶联作用和相邻的未损伤纤维的兴奋性增加;中枢机制包括脊髓背角神经元的敏化、中枢抑制性中间神经元的功能下降、A 纤维长芽、下行易化系统的激活、脑部高

位中枢敏化和胶质细胞的激活等。

四、手术(切口)痛

手术(切口)痛是一种常见的急性疼痛状态,严重影响手术患者术后康复和生活质量。为了寻找有效的术后镇痛方法,许多学者对手术(切口)痛的机制和治疗策略进行了大量研究。目前认为手术(切口)痛的形成不仅与外周敏感化(peripheral sensitization)有关,而且认识到中枢敏感化(central sensitization)是手术(切口)痛形成的重要机制。

手术(切口)痛主要表现为手术切口损伤所致的急性伤害性疼痛和炎性疼痛,但是其他机制如神经病理性疼痛和内脏疼痛也常常促使了手术(切口)痛的发生和发展。患者的体位不当或制动也可导致术后骨骼肌疼痛。术后神经病理性疼痛可能与外周神经的过度牵张或者直接创伤有关;而内脏疼痛如术后肠梗阻可能导致胃肠道痉挛和扩张。因此手术(切口)痛的形成不是一个简单的过程,而是上述相互重叠机制共同作用的结果。

研究证实伤害性感受、外周敏感化和中枢敏感化是构成手术(切口)痛主要机制,但疼痛的其他机制如表型转换(phenotypic switches)、脊髓中间神经元去抑制、结构重组(structural reorganization)、神经元 – 胶质细胞 – 免疫系统的相互作用等也在其形成和发展中发挥一定的作用。研究证实任何一种疼痛状态的发生机制都是非特异性的。所有的手术(切口)痛都是由各种机制共同产生的。

(一)外周敏感化

外科手术导致的组织损伤和炎症反应能使伤害性感受器周围的化学环境发生明显改变。从损伤的组织或细胞如肥大细胞、巨噬细胞和淋巴细胞等释放出来的一些化学物质或炎症介质具有致

痛作用,称为致痛物质,如 K^+、H^+、5-羟色胺(5-HT)、缓激肽(BK)、P 物质(SP)、组胺、花生四烯酸代谢的环氧化酶(COX)和脂氧化酶(lipoxygenase)途径代谢产物[如前列腺素(PGs)、白三烯等]、神经生长因子(NGF)、细胞因子[如白介素(IL)-1、IL-8、肿瘤坏死因子 α(TNF-α)]以及降钙素基因相关肽(CGRP)等。这些化学物质或炎症介质,或直接兴奋伤害性感受器(伤害性感受器激活剂),或使伤害性感受器致敏,使其对随后刺激的反应性增强(伤害性感受器致敏剂),从而使正常时不能引起疼痛的低强度刺激也能导致疼痛。在组织损伤后所发生的这一系列变化称之为外周敏感化(彩图 10)。外周敏感化包括反应阈值降低和对阈上刺激反应增强两个方面。如果外周伤害性感受器发生敏感化作用,可能表现为:①静息时疼痛或自发性疼痛(spontanous pain);②原发性痛觉过敏(primary hyperalgesia)或对伤害性刺激发生过强反应;③痛觉超敏(allodynia)或非伤害性刺激如轻压或移动肌肉时也能引起疼痛(彩图 11)。

(二)中枢敏感化

研究发现,组织损伤后对正常的无害性刺激反应增强(痛觉超敏),不仅对来自损伤区的机械和热刺激反应过强(原发性痛觉过敏),而且对来自损伤区周围的未损伤区的机械刺激发生过强反应(继发性痛觉过敏)。这些改变均是损伤后脊髓背角神经元兴奋性增强所致,也就是中枢敏感化(彩图 12)。提示在疼痛产生时,中枢神经系统并不是固定不变的,而是呈可塑性变化。伤害性刺激的传入,不是呈简单的刺激 - 反应的相互关系,而是脊髓背角神经元出现"上发条(wind-up)"效应。在组织损伤和炎症反应时,脊髓背角神经元敏感性增强,主要表现为:①对正常刺激的反应增强;②接受区域扩大;③新近传入冲动激活阈值降低等变化。

初级传入神经元 C 纤维反复持久刺激,可

使中枢神经系统的功能和活性产生实质性改变。组织损伤后,伤害性刺激经 C 纤维传入,致使脊髓背角浅层释放谷氨酸、SP、CGRP、NGF 等伤害性神经递质或调质,这些神经递质或调质作用于相应的受体,解除 Mg^{2+} N-甲基-D 天门冬氨酸(N-methyl-D-aspartic acid, NMDA)通道的电压依赖性阻滞,各种 G 蛋白偶联受体[如神经激肽 -1(neurokinin-1, NK_1)受体、代谢性谷氨酸受体(mGluR)]及 TrkB 的活动通过蛋白激酶 C(PKC)的磷酸化作用加强 NMDA 通道的通透性。另外有丝分裂原活化蛋白激酶(mitogen-activated protein kinase, MAPK)、核因子 κB(NF-κB)的激活和环腺苷酸反应原件结合蛋白(cAMP-responsive element-binding protein, CREB)的磷酸化,γ 氨基丁酸(GABA)/甘氨酸(Gly)能中间神经元的抑制效应削弱,以及 α-胺基羟甲基异噁唑丙酸(AMPA)受体激动导致的 Ca^{2+} 内流,这些均能致使脊髓背角神经元兴奋性呈活性依赖性升高。其结果是脊髓背角神经元对现存传入冲动和原来的阈下传入冲动的反应性升高。

中枢敏感化存在两种形式。第一种(急性期)为活性依赖(activity-dependent)形式,其响应伤害感受器的传入活性,这种传入活性可通过磷酸化和电压变化来调节突触传递;或者响应配体门控离子通道受体。这种中枢敏感化可在数秒内被诱导,并持续数分钟。第二种(晚期)为转录依赖(transcription-dependent)形式,它需数小时才能被诱导出来,并且持续时间长于初始刺激时间。研究证实中枢敏感化的早期活性依赖形式发挥主要作用的是谷氨酸激活 NMDA 受体,而中枢敏感化晚期转录依赖形式,则与转录因子激活以及转录和基因表达变化有关。

疼痛的中枢敏感化机制及其分子基础的研究,已经为手术(切口)痛的临床防治提供新的

策略。一种目的在于防止中枢敏感化形成的称为超前镇痛（preemptive analgesia）或预防性镇痛（preventive analgesia）的方法已进行许多研究，预先或术前、术中和术后联合应用局麻药或镇痛药，以防止和减轻创伤或手术后产生的中枢过度兴奋状态和痛觉过敏。

第四节　给药途径

给药途径可根据不同需要进行口服给药、直肠给药、肌内注射、静脉给药、椎管内给药、黏膜给药及局部给药。患者自控镇痛（patient controlled analgesia, PCA）系一种新的给药方式，可用于手术后镇痛及癌性疼痛治疗等领域。PCA是通过一个特殊的注射泵在持续给药的基础上，患者可以根据疼痛感受自行追加药量，达到有效镇痛，给药的途径包括静脉、皮下、硬膜外腔或神经鞘内。PCA包括负荷剂量、持续剂量（维持剂量）、冲击剂量（患者按需给药剂量）和锁定时间（有效按需给药时间间隔）。需根据患者的情况，决定药物浓度，设定PCA泵的负荷剂量和持续剂量，设定冲击量和锁定时间；患者根据疼痛感受，按压给药的旋钮，追加给药，达到有效镇痛。负荷剂量主要目的是使血药浓度尽快达到有效浓度，具体剂量根据患者的情况而定，包括疾病和病理生理状况、疼痛状况、应用镇痛药物和其他药物等。持续剂量用于维持有效的血药浓度，冲击剂量是患者自行给药的剂量，相当于一次负荷剂量。锁定时间可避免用药过量、避免药物峰值作用相加引起副反应。椎管内给药常用于术后镇痛、分娩镇痛及癌性疼痛的治疗。椎管内给药多应用低浓度的局麻药和/或阿片类的镇痛，镇痛效果确切，常与PCA技术联合。

第五节　疼痛治疗药的简史、理想条件和发展方向

疼痛治疗药主要包括麻醉性镇痛药（narcosis analgesic）及非甾体抗炎药（nonsteroidal anti-inflammatory drug, NSAID）。麻醉性镇痛药，通常是指作用于中枢神经系统能解除或减轻疼痛并改变对疼痛的情绪反应的药物。麻醉性镇痛药有时也称为阿片类镇痛药。按严格的定义，阿片类药是专指天然的阿片生物碱及其半合成的衍生物；而将能与阿片受体结合并产生不同程度激动效应的天然的或合成的物质统称为阿片样物质。实际工作中往往将阿片类药和阿片样物质这两个名词混用。麻醉性镇痛药的经典代表是吗啡，它是阿片（opium）的天然生物碱，1803年由Serturner首次从阿片中分离出来，1925年由Gulland和Robinson确定其化学结构。Eisleb和Schauman于1939年合成的哌替啶是第一个合成的麻醉性镇痛药。1942年合成了烯丙吗啡，首次发现有拮抗吗啡的作用。近些年来，许多新的麻醉性镇痛药及其拮抗药相继合成，为临床麻醉提供了一系列可供选用的药物。麻醉性镇痛药在临床麻醉中应用很广，可作为术前用药、麻醉辅助用药、复合全麻的主药，以及用于术后镇痛和其他疼痛治疗。近年的研究发现，除阿片受体外，中枢神经系统还可通过其他机制产生镇痛效应，从而开发出一些非阿片类中枢性镇痛药，如已在临床广泛应用的是曲马多。麻醉性镇痛药镇痛效果确切但有成瘾性、呼吸抑制等不容忽视的副反应。NSAID是一类具有解热镇痛、且多数兼具消炎、抗风湿、抗血小板聚集作用，主要用于炎症、发热和疼痛的对症治疗。水杨酸的临床应用始于19世纪末，阿司匹林（1899年）、保泰松（1949年）、吲哚美辛（1963年）等相继介绍到医学领域。自1952年保泰松用于临床后，国

际上首次提出非甾体抗炎药这一概念,在其后的三十多年间涌现出一大批具有优良抗炎、解热镇痛作用的 NSAID,如目前仍在临床广泛使用的吲哚美辛、布洛芬等。长期以来,人们对 NSAID 作用机制进行了广泛研究,1964 年 Vane. J.R 等人发现阿司匹林具有阻断内源性前列腺素合成酶(prostaglandins synthetase, PGs)的作用,并于 1971 年证实 , NSAID 的共同作用机制主要是通过抑制前列腺素合成环氧化酶(cyclooxygenase, COX)而减少或阻断前列腺素(PGs)的合成实现其抗炎作用。NSAID 类的药物繁多,美国食品药品管理局（FDA）确认的 NSAID 分成三类:即乙酰水杨酸盐类,包括阿司匹林;非乙酰水杨酸类,包括水杨酸镁、氟苯水杨酸等;非水杨酸盐类,包括布洛芬、吲哚美辛(消炎痛)等。它们多数具有解热、镇痛、消炎、抗风湿等作用。NSAID 类药物的不良反应包括:胃肠道损伤,对血液系统的影响(抑制血小板凝集,降低血小板黏附力,使出血时间延长等),肝、肾的损害,过敏反应及引起神经系统症状等。疼痛治疗药的理想条件包括:①镇痛强度大;②无成瘾性;③无呼吸抑制作用;④对肝肾功能无不良影响;⑤对胃肠道无损伤;⑥不影响凝血功能;⑦无过敏反应;⑧不引起神经系统副反应;⑨可控性强;⑩有特异性的拮抗剂。疼痛治疗药的理想条件是未来开发药物的方向,但是目前尚没有达到理想条件的镇痛药,因此,临床上常采用联合用药,以减少药物的副反应增强镇痛的疗效。

（杭黎华　胡兴国）

参考文献

[1] 傅志俭,胡兴国,孙涛.绪论 // 傅志俭.疼痛诊疗技术.北京:人民卫生出版社,2014:6-16.

[2] URMAN R D, VADIVELU N. Perioperative pain management. New York: Oxford University Press, 2013:11-19.

[3] KAYE A D, ALI S I, URMAN R D. Perioperative analgesia: ever-changing technology and pharmacology. Best Pract Res Clin Anaesthesiol, 2014, 28(1):3-14.

[4] BRYAN Y F, VORIS A, MAY J. Perioperative pain. Int Anesthesiol Clin, 2013 , 51(3):67-79.

[5] WEN Y R, TAN P H, CHENG J K,et al. Microglia: a promising target for treating neuropathic and postoperative pain, and morphine tolerance. J Formos Med Assoc, 2011, 110(8):487-494.

[6] WU C L, RAJA S N. Treatment of acute postoperative pain. Lancet, 2011, 377(9784):2215-2225.

[7] BRENNAN T J. Pathophysiology of postoperative pain. Pain, 2011, 152(3 Suppl):S33-S40.

[8] THOMAS CHENG H. Spinal cord mechanisms of chronic pain and clinical implications. Curr Pain Headache Rep, 2010 , 14(3):213-220.

[9] REUBEN S S, YALAVARTHY L. Preventing the development of chronic pain after thoracic surgery. J Cardiothorac Vasc Anesth, 2008, 22(6):890-903.

第五十一章 阿片类镇痛药

第一节 概述

阿片类镇痛药（opioid analgesics）主要包括激动阿片受体的镇痛药（如阿片生物碱类及合成阿片类）及具有镇痛作用的其他药。它们主要作用于中枢神经系统，选择性地消除或缓解痛觉，并同时可改善由疼痛而致恐惧紧张和不安情绪，镇痛同时不影响其他感觉如知觉、听觉，保持意识清醒。本类药物多数反复应用可导致耐受（tolerance）、依赖（dependence）和成瘾（addiction），故又称为成瘾性镇痛药或麻醉性镇痛药（narcotic analgesics 或 narcotics）。

第二节 阿片受体

一、阿片受体概述

1992 年通过受体分子克隆技术证实了体内有多种阿片受体（opioid receptor）的存在，主要分为 μ、κ、δ 及 σ 型，根据亲和力的不同，μ、κ、δ 阿片受体又可分为 1、2、3 三种亚型，近年它们被成功克隆并已确定其一级结构。阿片受体属于 G 蛋白偶联受体，其具有相同的基本结构：7 个跨膜域及 1 个细胞内羧基端尾区。该类受体效应特点是缓慢而复杂，通过改变胞内第二信使的浓度，赋予反应系统敏感性、灵活性及多样化。阿片受体在脑内的分布广泛而不均匀，如在脊髓胶质区、中央导水管周围灰质、丘脑内侧、中缝核、边缘系统、蓝斑核、纹状体、下丘脑等均有高度密集的阿片受体。研究表明，吗啡等镇痛药的镇痛作用是由于其激动阿片受体（主要是 μ 受体）所致。μ 受体 mRNA 分布于脑内与痛觉感受和镇痛有关的脑区，如脊髓的三叉神经核、楔状核、丘脑等，也分布于与呼吸有关的脑区，如孤束核、疑核和臂旁核。此外，1994 年科学家还克隆出一种与阿片受体约有 65% 同源性而功能特性不同的阿片样受体，也称为孤儿（ORL）受体。它的分布十分广泛，表明它可能参与多种生理功能，其中包括与痛觉、情绪活动、神经内分泌调节及学习记忆有关。

二、内源性阿片肽

阿片受体的存在强烈提示机体内存在着内源性的阿片样物质，即在哺乳类动物脑中天然生成的具有阿片样活性的物质，这一直是生命科学关注的热点之一。1974 年，英国人从猪脑中提纯了两种具有很强阿片活性的物质，它们是由 5 个氨基酸构成的小肽，被命名为脑啡肽，又称内源性阿片肽（endogenous opioid peptide），简称 EOP。次年，李卓浩从下丘脑提取物中发现了 31 个氨基酸的 β-内啡肽。1979 年，Goldstein 又发现了长度为 17 个氨基酸的强啡肽。它们构成了阿片肽的三大家族，即：①脑啡肽，包括甲啡肽和亮啡肽；②内啡肽，包括 β-内啡肽（β-EP）；③强啡肽和新啡肽。其中强啡肽是目前已知活力最强的 EOP，它的生物活性比亮啡肽大 700 倍。内啡肽在脑内的分布与阿片受体相一致，与阿片受体结合后产生吗啡样作用，这种作用可被吗啡拮抗剂纳洛酮所拮抗。但人们注意到这些所有已发现的 EPO 都缺乏对 μ 受体的高选择性，因此限制了对阿片镇痛和成瘾的研究。1997 年 Zadina 等人发现了两种具有高度 μ 受体选择性的内源性配体,分别命名为内吗啡肽(endomorphin)-1和内吗啡肽-2。孤儿阿片受体的内源性配体最近也已找到,称为孤啡肽(orphanin,FQ或nociceptin,OFQ)。OFQ结构虽与强啡肽A极相似,但它只与孤儿阿片受体有高亲和力,与经典阿片受体亲和力不高。

三、阿片受体功能

近年来,随着阿片受体的被克隆及不同阿片受体基因敲除技术的成功,阿片受体的重要功能和生理学意义被不断揭示出来。在正常情况下,有20%~30%的阿片受体与脑啡肽结合,对痛觉起着调控作用,发挥生理性止痛功能。当小鼠的 μ 受体被敲除后对热痛的阈值降低,并发现其在应激反应时产生的镇痛作用减弱,自发运动和交配行为减少,不易产生焦虑和抑郁等,证明 μ 受体参与了应激镇痛,情绪调控及正常性功能的维持等。阿片肽及其受体除了在中枢具有重要镇痛作用外,其在外周,特别是心脏,可通过作用于心肌细胞膜上的阿片受体,对心肌产生调节作用,在心肌疾病的发生发展中具有重要病理生理学意义。

和中枢神经系统一样,外周阿片受体主要有 μ、δ、κ,其中以 μ 受体作用最突出,其次为 δ 受体。在外周,阿片受体分布于心、肾、肾上腺、胃肠等组织,在皮肤真皮浅层游离的感觉神经末梢有 μ 受体的广泛分布。最近的研究发现,阿片肽受体不仅与G蛋白偶联发挥生理功能,其中钾离子通道也可能参与了阿片肽信息的传递过程。而免疫系统细胞膜上也存在具有可饱和性及高亲和力的阿片样受体,还能释放阿片肽。周围神经系统可能也产生阿片肽。许多研究结果表明,因阿片肽浓度的不同及机体免疫状态的差别,阿片受体可能具有增强或抑制免疫的双向调节作用,但具体机理尚待进一步探讨研究。

对OFQ的初步研究结果表明,OFQ对痛觉调制具有双重作用,如在脑内可引起痛觉过敏和异常疼痛(allodynia),而在脊髓内则有镇痛作用,并参与了吗啡耐受和电针耐受的形成。

研究发现,阿片受体也与各种离子通道相偶联。例如 μ 受体和 δ 受体激活 K^+ 离子通道,κ 受体抑制 Ca^{2+} 通道,但无论是哪种情况,结果都是抑制了神经元的放电。

第三节　阿片受体激动药

一、吗啡

吗啡(morphine)是阿片中的主要生物碱,在阿片中的含量约为10%。临床所用的制剂为其硫酸盐或盐酸盐。

【体内过程】皮下注射吸收不恒定,肌内注射吸收良好,15~30分钟出现作用,45~90分钟达到高峰,作用维持 4~6 小时。吸收后分布全身,仅少量通过血脑屏障,可透入胎盘、乳汁中。主要在肝内与葡糖醛酸结合,10% 代谢为去甲吗啡,主要经肾脏排出。由于 5%~10% 的吗啡未经代谢从尿液排泄,所以肾衰竭的患者其作用时间延长。肾衰竭患者吗啡的代谢产物的蓄积可导致持续数天的昏迷和呼吸抑制。

【药理作用】吗啡作用于脊髓、延髓、中脑和丘脑等痛觉传导区阿片受体而提高痛阈,对伤害性刺激不再感到疼痛。吗啡对躯体和内脏的疼痛都有效;对持续性钝痛的效果优于间断性锐痛;疼痛出现前应用的效果较疼痛出现后应用更佳。在产生镇痛作用的同时,还作用于边缘系统影响情绪区域的受体,消除由疼痛所引起的焦虑、紧张等情绪反应,甚至产生欣快症(euphoria)。环境安静时,患者易于入睡,脑电图上表现为 α 快波被较慢的 δ 波取代。

由于吗啡可使延髓呼吸中枢对二氧化碳的反应性降低;同时还可抑制脑桥呼吸调整中枢,故可产生显著的呼吸抑制作用。表现为呼吸频率减慢。潮气量变化则依给药途径而异:静脉注射后一般都减少;其他途径给药时先增加后减少。

治疗剂量的吗啡对血容量正常者的心血管系统一般无明显影响,对心肌收缩力没有抑制作用。有时可使心率减慢,可能与延髓迷走神经核受兴奋和窦房结受抑制有关。由于对血管平滑肌的直接作用和释放组胺的间接作用,可引起外周血管扩张而致血压下降,这在低血容量患者或用药后改为直立位时尤为显著。

吗啡由于对迷走神经的兴奋作用和对平滑肌的直接作用,增加胃肠道平滑肌和括约肌的张力,减弱消化道的推进性蠕动,从而可引起便秘。吗啡可增加胆道平滑肌张力,使奥狄括约肌收缩,导致胆道内压力增加。

吗啡有缩瞳作用,是由于动眼神经Edinger-Westphal 核中自主神经成分受激动的结果。瞳孔呈针尖样是吗啡急性中毒的特征性体征。吗啡作用于延髓孤束核的阿片受体,抑制咳嗽;作用于极后区(area postrema)化学感受器,可引起恶心、呕吐,尤其在用药后不卧床时更易发生。吗啡可引起组胺释放而致皮肤血管扩张。吗啡由于兴奋交感神经中枢,促使肾上腺素释放,引起肝糖原分解增加,导致血糖升高。吗啡可抑制 ACTH 的释放。由于体温调节中枢受抑制,加上外周血管扩张,体热丧失增加,体温可下降。

【临床应用】吗啡对各种疼痛有效,成人常用剂量为 8~10mg,但可产生依赖性,适用于其他镇痛药无效的急性锐痛,治疗胆绞痛宜与阿托品等解痉药合用。

吗啡还常作为治疗急性左心衰竭所致急性肺水肿的综合措施之一,以减轻呼吸困难,促进肺水肿消失。

作为麻醉前用药,吗啡可缓解疼痛和焦虑情绪。大剂量吗啡(1mg/kg)静脉输注曾一度用于复合全麻以施行瓣膜替换术等心脏手术。实践证明此种麻醉的深度不足以抑制对疼痛的应激反应,而且大剂量吗啡对血流动力的干扰也较明显,近年来已被芬太尼及其衍生物取代。

禁用于下列情况:支气管哮喘、上呼吸道梗阻、严重肝功能障碍、伴颅内高压的颅内占位性病变、诊断未明确的急腹症、待产妇、哺乳期妇女及 1 岁以内婴儿。

【不良反应】一般不良反应有眩晕、恶心、呕吐、呼吸抑制、便秘、排尿困难、嗜睡、心动过缓、直立性低血压等。过量使用可造成急性中毒,其突出表现是,昏迷、严重呼吸抑制和瞳孔针尖样缩小,还会有血压下降、体温下降,以及缺氧所致的抽搐,最后因呼吸麻痹而致死。解救措施包括气管插管后进行人工通气,补充血容量以维持循环,并给予特异性拮抗药纳洛酮等。吗啡连用 3~5 天即产生耐受性,一周以上可成瘾。

二、哌替啶

哌替啶(pethidine)为苯基哌啶(phenylpiperidine)的衍生物,化学名 1- 甲基 -4- 苯基哌啶 -4- 羧酸乙酯。

【体内过程】肌内注射后 10 分钟出现镇痛作用,45 分钟达到高峰,维持 2~4 小时。分布至各组织,可通过胎盘屏障,少量经乳汁排除。主要经肝脏代谢为哌替啶酸、去甲哌替啶酸,与葡糖醛酸形成结合型或游离型经肾脏排出,少量原型经肾排出。

【药理作用】哌替啶的作用与吗啡相似。哌替啶的镇痛强度约为吗啡的 1/10~1/8。肌内注射哌替啶 50mg，可使痛阈提高 50%；肌内注射 125mg，使痛阈提高 75%，相当于吗啡 15mg 的效应。其作用持续时间为吗啡的 1/2~3/4。镇静、呼吸抑制作用与吗啡相似，但出现较迟，维持时间短。中度提高平滑肌张力，致便秘作用较弱，对胆道括约肌的兴奋作用亦较吗啡弱。仅有轻微镇咳作用。不对抗缩宫素兴奋子宫的作用，不改变子宫节律性收缩，也不延缓产程。有抗胆碱作用，故无缩瞳作用。成瘾性较轻，产生也较慢。有弱的局麻作用。

【临床应用】代替吗啡用于各种剧痛，对内脏绞痛（胆绞痛及肾绞痛）须与阿托品合用，用于分娩止痛时，需监视本品对新生儿的呼吸抑制作用。可与氯丙嗪、异丙嗪组成人工冬眠合剂。也用于心源性哮喘、麻醉前辅助给药及静脉复合麻醉。哌替啶和结构相似的沙美利定经蛛网膜下腔给药时具有局部麻醉药的特性。静脉注射哌替啶（25mg）是减少寒战发生最有效的阿片类药物。

禁忌证同吗啡。

【不良反应】急性中毒表现为呼吸抑制、嗜睡，进而昏迷、血压下降；偶尔可出现阿托品样中毒症状：瞳孔散大、心动过速、烦躁、谵妄甚至惊厥，然后转入抑制。此时用纳洛酮可使兴奋等症状加重，故只能以地西泮或巴比妥类药物解除。

一些患者给予哌替啶后可引起组胺释放，从而引起体循环血管阻力和血压明显下降。对敏感患者通过减慢输注速度、维持足够的血容量或预先给予 H_1 和 H_2 受体拮抗剂，可将组胺释放的作用降低到最小。

接受单胺氧化酶抑制药（如异丙烟肼等）的患者应用哌替啶，可产生严重反应，表现为严重的高血压、抽搐、呼吸抑制、大汗和长时间昏迷，甚至致死。其原因可能是单胺氧化酶抑制药抑制体内单胺氧化酶的活力，使哌替啶及其代谢物去甲哌替啶的降解受到抑制，从而引起毒性反应。

三、美沙酮

美沙酮（methadone）是人工合成的二苯庚烷衍生物，可用于毒品成瘾时脱毒。

【体内过程】本品易于从胃肠道吸收，口服后约 4 小时达血药峰值，广泛分布于各组织中，并能透过胎盘。可与某些组织包括脑组织的蛋白质结合，反复用药产生一定的蓄积作用。在肝内主要通过 N- 脱甲基进行代谢，代谢物随尿、粪便排出，约 21% 以原型药随尿排出。尿偏酸性时有利于药物清除。

【药理作用】美沙酮的药理作用与吗啡相似，镇痛效能和持续时间也与吗啡相当。本品也能产生呼吸抑制、镇咳、降温、缩瞳的作用，镇静作用较弱，但重复给药仍可引起明显的镇静作用。其特点为口服有效，抑制吗啡成瘾者戒断症状的作用期长，重复给药仍有效。耐受性及依赖性发生较慢，戒断症状略轻，但脱瘾较难。

【临床应用】口服起效慢，作用时间长，适用于慢性、中度至重度剧烈疼痛和剧烈咳嗽患者，也可用于癌症患者镇痛。

因本品维持时间长，成瘾性较低，戒断症状较轻，可用于药物戒毒，以其替代毒品，逐渐减量，直至停药。

呼吸功能不全者、幼儿、哺乳期妇女、孕妇禁用。

【不良反应】常见头痛、眩晕、恶心、出汗、嗜睡。具有中等程度的依赖性，反复用药后出现蓄积作用，产生耐受性和依赖性，但较吗啡产生迟一些；戒断症状与吗啡相似，但出现较迟，程度稍轻。过量时可引起中毒，导致双目失明。其他不良反应如呼吸抑制、便秘、胆道痉挛和缩瞳等与吗啡类似。

四、芬太尼及其衍生物

芬太尼（fentanyl）及其衍生物舒芬太尼（sufentanil）、阿芬太尼（alfentanil）、瑞芬太尼（remifentanil）都是合成的苯基哌啶类药物。

【体内过程】芬太尼的脂溶性很高，故易于透过血脑屏障而进入大脑，单次注射的作用时间短暂，与其再分布有关。如反复多次注射，则可产生蓄积作用，其作用时间持续延长。基于动物及人体试验，脊髓阿片类药物的生物利用度与药物的脂溶性成反比，而芬太尼及其衍生物的脂溶性低于吗啡，故其脊髓生物利用度较吗啡低。注药后 20~90 分钟血药浓度可出现第二个较低的峰值。除肌肉和脂肪组织外，胃壁和肺组织也是贮存芬太尼的重要部位。静脉注射后 20 分钟，胃壁内含量约为脑内的 2 倍。当肺通气灌注比例关系改善后，贮存于肺组织的芬太尼会被释放到循环中。

由于芬太尼的低分子量和高脂溶性的特点，故芬太尼可透皮吸收（芬太尼贴剂），芬太尼的释放量主要取决于贴剂的表面积，但也可因局部皮肤的情况（如血流）而不同。最初几个小时芬太尼储存于上层真皮内，延迟了药物的全身吸收，在 14~24 小时内芬太尼的血浆浓度达到平台，然后维持 72 小时。芬太尼单次注射的作用时间较吗啡和哌替啶短而消除半衰期较长，主要在肝内进行生物转化，通过脱去甲基、羟基化和酰胺基水解，形成多种药理活性的代谢物，随尿液和胆汁排除，不到 8% 以原型从尿中排出。

舒芬太尼的亲脂性约为芬太尼的 2 倍，更易透过血脑屏障，与血浆蛋白结合率较芬太尼高，而分布容积则较芬太尼小。虽然其消除半衰期较芬太尼短，但由于与阿片受体的亲和力较芬太尼强，故不仅镇痛作用更强，而且作用持续时间也更长。舒芬太尼在肝内进行生物转化，形成 N- 去烃基和 O- 去甲基的代谢物，然后随尿和胆汁排除。以原型从尿中排出者不到 1%。

阿芬太尼的亲脂性较芬太尼低，但阿芬太尼比芬太尼的起效时间快、作用时间短，分布容积不及芬太尼的 1/4，消除半衰期为芬太尼的 1/3~1/2。尽管阿芬太尼的亲脂性低，但由于其 pK_a 低于生理性 pH，故在体内多呈非解离状态，因而透过血脑屏障的比例也大，起效更迅速。阿芬太尼在肝内迅速转化为无药理活性的代谢物，主要为去甲阿芬太尼，以原型从尿中排出者不到 1%。

瑞芬太尼因其含有酯键可被组织和血浆中非特异性酯酶迅速水解，主要代谢物经肾排出，故清除率不依赖于肝肾功能，假性胆碱酯酶缺乏的患者对瑞芬太尼的反应也正常，即使严重的肝脏疾病也不会影响瑞芬太尼的药代动力学和药效动力学特性。其输注时半衰期短，始终在 4 分钟以内，且不随输注时间延长而变化，而芬太尼、舒芬太尼、阿芬太尼则随输注时间延长而延长。

【药理作用】芬太尼的镇痛强度约为吗啡的 75~125 倍，作用时间约 30 分钟；舒芬太尼的镇痛强度约为芬太尼的 5~10 倍，作用持续时间约为其 2 倍；阿芬太尼的镇痛强度约为芬太尼的 1/4，作用时间约为其 1/3；瑞芬太尼效价与芬太尼相似。

这 4 种药物对心血管系统的影响较轻，不抑制心肌收缩力，一般不影响血压。芬太尼和舒芬太尼可引起心动过缓，可给予阿托品纠正。小剂量芬太尼或舒芬太尼可有效减弱气管插管引起的高血压反应。

4种药对呼吸都有抑制作用，主要表现为频率减慢，使静息 $PaCO_2$ 增加，并且对 CO_2 增加通气反应减弱，引起 CO_2 反应曲线向右下方移动，这些效应由脑干呼吸中枢介导。芬太尼静脉注射5~10分钟后呼吸频率减慢至最大程度，抑制程度与等效剂量的哌替啶相似，维持时间短。剂量大时潮气量也减少，甚至呼吸停止。舒芬太尼和阿芬太尼的呼吸抑制作用与等效剂量的芬太尼相似，但前者持续时间长。瑞芬太尼的呼吸抑制程度与芬太尼相似，但停药后恢复更迅速。

4种药刺激延髓化学感受器，引起恶心、呕吐，但均不引起明显的组胺释放。

【临床应用】芬太尼、舒芬太尼和阿芬太尼都是临床常用的麻醉性镇痛药，可作为复合全麻的组成部分。芬太尼与氟哌利多组成所谓Ⅱ型NLA。由于这3种药对心血管系统的影响弱，常用于心血管手术。舒芬太尼的镇痛作用最强，用于复合全麻的效果更佳，心血管状态更稳定。阿芬太尼由于起效迅速、作用短暂、很少蓄积，可根据手术时间灵活运用。但当患者使用7天疗程的红霉素后给予阿芬太尼（而不是舒芬太尼），可引起阿芬太尼的生物转化发生变化，造成镇静和呼吸抑制时间延长。

瑞芬太尼因其消除半衰期短，更适合静脉滴注。控制输注速率时，可达到预定的血药浓度。用于心血管手术患者，其清除率在心肺转流后无改变。缺点是停止输注后无镇痛效应，且不能用于椎管内注射。临床上瑞芬太尼是否会引起急性阿片耐受及痛觉过敏仍需进一步讨论。另有研究表明，瑞芬太尼可应用于电休克治疗。而对于拒绝行硬膜外分娩镇痛或有硬膜外分娩镇痛禁忌证的孕妇，瑞芬太尼可能成为一种选择，但在实施过程中应该严密监测生命

体征及副反应的发生。

【不良反应】可见眩晕、恶心、呕吐、胆道括约肌痉挛等。芬太尼或舒芬太尼在快速静脉注射时可引起胸壁及腹壁肌肉僵硬而影响通气，可予肌松药或阿片受体拮抗药处理。芬太尼及舒芬太尼反复或大剂量注射后可在用药3~4小时后出现延迟性呼吸抑制，需警惕。

第四节 阿片受体激动剂－拮抗剂

一、喷他佐辛

喷他佐辛（pentazocine）商品名镇痛新（Talwin），为合成的苯吗啡烷类（benzmorpans），镇痛作用主要与刺激κ受体有关。

【体内过程】口服后容易吸收，但通过肝脏的首过消除大，生物利用度仅20%。口服后1~3小时、肌内注射后15~45分钟达血浆峰浓度。与血浆蛋白结合率35%~64%。此药亲脂性较吗啡强，在体内分布广泛，分布容积3L/kg。容易透过血脑屏障，也可透过胎盘。此药主要在肝内经受生物转化，其甲基氧化成醇，再与葡糖醛酸结合，代谢物随尿排出。8%~24%以原型从尿排出，不到2%随胆汁从粪便排出。消除半衰期2~3小时。

【药理作用】喷他佐辛的镇痛效力约为吗啡的1/3，呼吸抑制约为吗啡的1/2，成瘾性小，在30~70mg出现镇痛作用和呼吸抑制作用的双重封顶效应，属于非麻醉性镇痛药。肌内注射后20分钟起效，持续约3小时。此药不产生欣快感，剂量较大时反可激动σ受体而产生焦虑、不安等症状。由于它兼有弱的拮抗效应，很少产生依赖性。虽然成瘾性小于吗啡，但长期应用也能导致生理性依赖。

此药的呼吸抑制作用与等效吗啡相似，主

要也是使呼吸频率减慢。对心血管的影响不同于吗啡，可使血压升高，心率加快，肺动脉压升高，血管阻力增高和心肌收缩力减弱，心脏负荷增加，故禁用于急性心肌梗死时镇痛及心绞痛患者。对胃肠道的影响与吗啡相似，但较少引起恶心、呕吐，升高胆道内压力的作用较吗啡弱。没有缩瞳作用。对大剂量喷他佐辛引起的呼吸抑制和中毒症状，不能用烯丙吗啡对抗，但可用纳洛酮对抗。

【临床应用】喷他佐辛主要用于镇痛。临床麻醉中与地西泮合用，可实施改良法神经安定镇痛、慢性中度疼痛和麻醉前给药。

【不良反应】由于此药镇痛作用有限，能部分拮抗其他阿片类药物的作用，可引起烦躁不安、血压升高、心率加快，诱发术后恶心呕吐、眩晕、便秘、尿潴留等不良反应，已很少应用。

二、丁丙诺啡

丁丙诺啡（buprenorphine）商品名Temgesic，为蒂巴因的半合成衍生物。该药首过消除明显，在肝脏、肾脏排泄，可通过血脑屏障和胎盘屏障。

【体内过程】此药肌内注射后吸收迅速，注射后 5 分钟血药浓度与静脉注射后相似。由于亲脂性强，进入体内后迅速分布到脑和其他组织，分布容积 1.5~2.8L/kg，与血浆蛋白结合率为 96%。在体内只有 1/3 在肝内经受生物转化，代谢物随尿和胆汁排出，约 2/3 未经代谢以原型随胆汁由粪便排出。清除率 13~19ml/（kg·min）。消除半衰期约 3 小时。

【药理作用】丁丙诺啡是真正的 μ 受体部分激动药，可产生封顶效应。此药为长效和强效镇痛药，其镇痛强度约为吗啡的 33 倍，即此药 0.3mg 相当于吗啡 10mg。由于对 μ 受体亲和力强（约为吗啡的 50 倍），由于从 μ 受体释

出慢，故其作用持续时间长，至少维持 7~8 小时，甚至可长达 18 小时。由于对 μ 受体有很强的亲和力，可置换结合于 μ 受体的麻醉性镇痛药，从而产生拮抗作用。此药不引起烦躁、不安等不适感。

此药的呼吸抑制作用与吗啡相似，但出现较慢，肌内注射后 3 小时出现最大呼吸抑制效应，持续时间也较吗啡为长。纳洛酮对其呼吸抑制只有部分拮抗作用。对心血管的影响与吗啡相似，使心率减慢，血压轻度下降，对心排血量和外周血管阻力无明显影响。

【临床应用】临床上主要用于手术后中度至重度疼痛，如各种术后疼痛（肌内注射 0.3mg可维持镇痛效果 6~8 小时）、癌性疼痛、烧伤痛、肢体痛、心绞痛等，也可作为戒毒的维持治疗，也可一致吗啡效应。临床麻醉中有人试用此药替代芬太尼施行复合全麻，但并无突出的优点，故未得到广泛应用。

【不良反应】丁丙诺啡的副反应包头晕、嗜睡、出汗、恶心呕吐和中枢神经系统刺激症状。在使用其他阿片类药物的基础上使用可能有戒断症状。呼吸抑制出现时间晚，在给药后余额 3 小时发生，持续时间长需交大剂量纳洛酮才能对抗。长期应用亦能产生耐受性与成瘾性，戒断症状较轻。

三、布托啡诺

布托啡诺（butorphanol）为吗啡南的衍生物，是 κ 受体激动剂，其对 μ 受体有拮抗或部分激动作用。

【体内过程】肌内注射后吸收迅速，几乎完全。与血浆蛋白结合率 65%~90%。在肝内经受生物转化，形成羟基布托啡诺，大部分随胆汁排出，部分从尿中排出，清除率 3.8L/（kg·min）。

此药口服后生物利用度仅 5%~17%。最

近提出可采用经鼻给药途径，生物利用度可增加到48%~70%。经鼻给药后的血药浓度－时间曲线与静脉注射和肌内注射后的曲线相似，表明不经过肝脏首过代谢，也不在鼻黏膜代谢。经鼻给药后吸收迅速，15分钟内产生镇痛效应，30~60分钟达峰浓度。每6小时给药一次，48小时达稳态浓度，相当于单次给药的1.8倍。经鼻给药的剂量为1~2mg，以喷雾法经一个鼻孔给药1mg；严重疼痛时经另一鼻孔再给药1mg。其效果与肌内注射哌替啶相比，无显著差别。一般以不超过3天为宜，以免鼻黏膜受刺激而充血。

【药理作用】布托啡诺的作用与喷他佐辛相似。其激动强度约为喷他佐辛的20倍，而拮抗强度约为其10~30倍。由于对 σ 受体的亲和力低，很少产生烦躁不安等不适感。其镇痛效价约为吗啡的5~8倍，哌替啶的30~40倍，仅供胃肠外使用。其作用持续时间与吗啡相似，肌内注射10分钟起效，30分钟至1小时内出现镇痛的峰值效应，肌内注射2mg可维持镇痛3~4小时。虽然其作用持续时间与吗啡相似，但其血浆半衰期仅为2~3小时。

此药也有呼吸抑制作用，呼吸抑制时间与剂量有关，但较吗啡为轻，且在30~60μg/kg剂量范围内并不随剂量加大而加重，但更大剂量用药时出现封顶效应。镇痛剂量可使心脏兴奋，肺动脉压升高，因而不能用于心肌梗死的疼痛。

【临床应用】临床上主要用于手术后中度至重度疼痛，如术后、外伤、癌症、肾或胆绞痛等的止痛。也可用作麻醉前用药。长期应用后停用会出现阿片类药物的戒断症状。

【不良反应】常见不良反应为嗜睡。

四、纳布啡

纳布啡（nalbuphine）又名纳丁啡，化学结构与羟基吗啡酮（oxymorphne）相似。其可与 κ 受体、σ 受体、μ 受体结合，对 μ 受体有拮抗作用，比布托啡诺强；对 κ 受体有激动作用，弱于布托啡诺。

【体内过程】肌内注射后吸收迅速，30分钟血药浓度达峰值。与血浆蛋白结合率为60%~70%。主要在肝内生物转化，大部分与葡糖醛酸结合，一部分随尿排出，另一部分随胆汁排出，小部分以原型从尿中排出。消除半衰期为3~6小时。

【药理作用】纳布啡的镇痛强度与吗啡相似，约为喷他佐辛的3倍且持续时间略长，拮抗作用的强度介于烯丙吗啡与喷他佐辛之间，相当于前者的1/4。其呼吸抑制作用与等效剂量的吗啡相似，但有封顶效应（ceiling effect），即超过一定剂量，呼吸抑制作用不再加重。由于对 σ 受体激动效应很弱，很少产生不适感，也不引起血压升高、心率加快，不增加心脏负荷，可用于心肌梗死和心绞痛患者的止痛。此药也可产生较小依赖性，戒断症状轻。

【临床应用】由于纳布啡对 μ 受体有拮抗效应，在吗啡或芬太尼麻醉后，应用此药既可拮抗这些药物的呼吸抑制作用，又可利用其本身的镇痛作用，尤其适用于心血管患者。

纳布啡已被用作清醒镇静或平衡麻醉中的镇痛药，临床上也用于中度至重度疼痛，如床上疼痛、术后疼痛、癌性疼痛，肾或胆绞痛的止痛。

【不良反应】常见不良反应为嗜睡，其他如恶心、呕吐、呼吸抑制、拟精神病等作用与吗啡相似。

五、烯丙吗啡

烯丙吗啡（nalorphine）又名 N- 烯丙去甲吗啡（N-allylnormorphine），商品名Lorfan，其化学结构是吗啡的 N- 甲基烯丙基（—CH₂CH=CH₂）取代,于 1942 年由 Weijland 和 Erickson 成功合成,并发现它能强效拮抗吗啡的几乎所有特性。虽然烯丙吗啡具有强镇痛作用,但由于它有致幻作用,因此不适用于临床。小剂量烯丙吗啡被用作阿片类药物拮抗剂。

【体内过程】此药经皮下注射后吸收迅速,15~30 分钟血药浓度即达峰值。易于透过血脑屏障,皮下注射后 90 分钟脑内浓度为相同剂量吗啡的 3~4 倍。其药效持续时间为 1~4 小时。此药也在肝内生物转化,大部分与葡糖醛酸结合后随尿排出,小部分以原型从尿中排出。

【药理作用】此药的镇痛强度与吗啡相似,但不产生欣快感,而且由于对 σ 受体有强的激动效应,反可引起烦躁不安等不适感,故临床不将它作为镇痛药应用。此药也有呼吸抑制作用,相当于等效吗啡的 74%,使分钟通气量减少约 36%,但持续时间较吗啡短。

烯丙吗啡可拮抗阿片受体激动药的作用,包括镇痛、欣快感、呼吸抑制、瞳孔等作用,但对镇痛作用拮抗不完全,其拮抗效价大体是烯丙吗啡 1mg 拮抗吗啡 3~4mg。对于麻醉性镇痛药成瘾者,烯丙吗啡激发戒断症状,故可用于麻醉性镇痛药成瘾的诊断。对于喷他佐辛和其他阿片受体激动 – 拮抗药引起的呼吸抑制,烯丙吗啡不仅无拮抗作用,反可使之加重。对于巴比妥类和全身麻醉药所致的呼吸抑制,烯丙吗啡也无拮抗作用,而且由于其本身的呼吸抑制作用,还可使之加重。

【临床应用】此药主要用于阿片受体激动药急性中毒的解救。临床麻醉上用于复合全麻结束时拮抗阿片受体激动药的残余作用以恢复自主呼吸。一般先静脉注射 10mg 或 150μg/kg,10 分钟后再注射首次剂量的一半。由于此药兼有激动阿片受体的效应,近年来已被纳洛酮取代。

【不良反应】常见不良反应为眩晕、嗜睡、乏力、出汗、感觉异常、幻觉、幻视、恶心等。长期使用后突然停药会出现特异的戒断症状,如头部不适、流泪、发冷、呵欠、腹泻、食欲减退和体重下降。

第五节　阿片受体拮抗剂

一、纳洛酮

纳洛酮（naloxone）又名 N- 烯丙去甲羟基吗啡酮（N-allyl-noroxymorphone）,商品名 Narcan。

【体内过程】此药的亲脂性很强,约为吗啡的 30 倍,易于透过血脑屏障。静脉注射后脑内药物浓度可达血浆浓度的 4.6 倍,而吗啡脑内浓度仅为血浆浓度的 1/10。因此纳洛酮起效迅速,拮抗作用强。分布容积为 1.81L/kg,与血浆蛋白结合率为 46%。主要在肝内生物转化,与葡糖醛酸结合后随尿排出,清除率 14~30ml/（kg·min）。消除半衰期 30~78 分钟。由于在脑内的浓度下降迅速,故药效维持时间短。

【药理作用】纳洛酮拮抗麻醉性镇痛药的强度是烯丙吗啡的 30 倍,不仅可拮抗吗啡等纯粹的阿片受体激动药,而且可拮抗喷他佐辛等阿片受体激动 – 拮抗药,但对丁丙诺啡的拮抗作用较弱。静脉注射后 2~3 分钟即可产生最大效应,作用持续时间约 45 分钟;肌内注射后 10 分钟产生最大效应,作用持续时间约 2.5~3 小时。

【临床应用】此药是目前临床上应用最广的阿片受体拮抗药,主要用于:①拮抗麻醉性镇痛药急性中毒的呼吸抑制;②在应用麻醉性镇痛药实施复合全麻的手术结束后,用以拮抗麻醉性镇痛药的残余作用；③娩出的新生儿因受其母体中麻醉性镇痛药影响而致呼吸抑制，可用此药拮抗；④对疑为麻醉性镇痛药成瘾者，用此药可激发戒断症状，有诊断价值。

由于此药的作用持续时间短暂，用于解救麻醉性镇痛药急性中毒时，单次剂量拮抗虽能使自主呼吸恢复，一旦作用消失，可再度陷入昏睡和呼吸抑制。为了维持药效，可先静脉注射 0.3~0.4mg，15 分钟后再肌内注射 0.6mg，或继之以静脉输注 5μg/（kg·h）。

应用纳洛酮拮抗大剂量麻醉性镇痛药后，由于痛觉突然恢复，可产生交感神经系统兴奋现象，表现为血压升高、心率加快、心律失常，甚至肺水肿和心室纤颤。因此须慎加注意。

近年来的研究提出，创伤应激可引起 β-内啡肽释放，并认为休克时心血管功能障碍与β-内啡肽的作用有关，因而提出了应用纳洛酮治疗休克的可能性。动物实验虽有支持这一理论的报道，但临床效果并不满意。最近还有人用纳洛酮解救乙醇急性中毒，取得突出的效果。静脉注射 0.4~0.6mg 后几分钟即可使意识恢复。其作用机制可能是乙醇的某些代谢物具有阿片样作用，而纳洛酮可拮抗这些代谢物。

二、纳曲酮

纳曲酮（naltrexone）的商品名为 Trexan，其化学结构与纳洛酮相似，只是 N 上烯丙基被环丙甲基取代。

【体内过程】口服后吸收迅速，1 小时血浆浓度达峰值，生物利用度 50%~60%。与血浆蛋白结合率 20%。分布容积 16.1L/kg。生物转化途径主要是还原后再与葡糖醛酸结合，最后从尿中排出。口服后消除半衰期 4~10 小时，其差别与个体之间肠肝再循环的变异有关。

【药理作用】此药基本上是纯粹的阿片受体拮抗药，其拮抗强度在人体中约为纳洛酮的两倍。作用持续时间可长达 24 小时。

【临床应用】此药主要用于阿片类药成瘾者的治疗，先停用阿片类药 7~10 天，再试用纳洛酮证实不再激发戒断症状后可开始用纳曲酮治疗。由于此药目前只有口服制剂，临床麻醉中无应用价值。

三、纳美芬

纳美芬（nalmefene）是纳曲酮的衍生物，与后者的区别是 6 位的氧被亚甲基取代。

【体内过程】此药对小鼠、大鼠和兔的毒性很低，治疗指数约为 5 000。人对纳美芬的耐受良好，即使剂量增至 12~24mg，也只产生头沉、视力模糊、讲话费力等轻度不良反应，而临床最大剂量为 1~2mg，表明此药的安全性很大。

静脉注射后，血浆浓度呈三相方式下降。先经数分钟的快分布相，再经慢分布相（0.9~2.5 小时），最后经终末相，其消除半衰期 8.2~8.9 小时。其稳态分布容积甚大，达（485±123）L，表明其分布广泛。其清除率为 60~65L/h，相当于肝血流量的 70%，表明口服后首过代谢广泛。口服后生物利用度约 40%~56%。其主要代谢途径是在肝脏与葡糖醛酸或硫酸结合后从尿中排出。约 5% 以原型由尿排出。

【药理作用】纳美芬是纯粹的阿片受体拮抗药，与阿片受体激动药竞争中枢神经系统中 μ、δ、κ 受体的作用位点，本身无激动作用。其 6 位的亚甲基基团不仅增加其效价和延长其半衰期，而且增加其口服的生物利用度。其效价在猕猴中为纳洛酮的 16 倍，在大鼠中为纳曲酮的 12 倍，纳洛酮的 28 倍。临床观察表明，纳美芬 0.4mg 拮抗吗啡的呼吸抑制效应与纳洛酮 1.6mg 的效果相同或更佳。其作用持续时间为纳洛酮的 3~4 倍。作用持续时间与剂量相关：0.5mg 至少维持 2 小时，1mg 维持 4 小时，2mg 维持 8 小时以上。

【临床应用】此药在临床上尚处于试用阶段，主要用于拮抗麻醉性镇痛药。临床麻醉时为拮抗麻醉性镇痛药的残余作用，可先静脉注射 0.25 μg/kg（心脏患者可从 0.1 μg/kg 剂量开始），每 2~5 分钟注射一次，直到出现疗效为止，总量一般不超过 1 μg/kg。用于麻醉性镇痛药急性中毒的救治，先静脉注射 0.5mg/70kg，2~5 分钟后增至 1mg/70kg，总量不超过 1.5mg/70kg。临床上还将此药试用于乙醇中毒及乙醇成瘾的治疗。

（左萍萍　杭黎华）

第五十二章 解热镇痛抗炎药

第一节 概述

解热镇痛抗炎药（antipyretic-analgesic and anti-inflammatory drugs）是一类具有解热、镇痛，且大多数还有抗炎、抗风湿作用的药物。它们在化学结构上虽属不同类别，但都有相似的药理作用、作用机制和不良反应。鉴于这类药的抗炎作用与糖皮质激素不同，1974年在一次国际会议上将这类药归入非甾体抗炎药（non-steroidal anti-inflammatory drug, NSAID）。20世纪70年代初科学家首次证明，在临床上使用了近一个世纪的阿司匹林的作用机制是通过抑制环氧化酶（cyclooxygenase, COX）活性而减少了体内前列腺素（prostaglandin, PG）或血栓素（thromboxane A_2, TXA_2）的生物合成进而产生抗炎止痛作用，见图52-1。此后大量的研究表明，NSAID的主要作用机制就是抑制所有细胞前列腺素的产生和释放。

前列腺素是炎症反应中一类活性很强的炎症介质，对血管、神经末梢、炎症细胞和其他组织具有多种作用。在炎症反应中，细胞膜磷脂在磷脂酶 A_2（phospholipase A_2, PLA_2）的作用下释放出花生四烯酸（arachidonic acid, AA）。AA经COX作用生成PG和TXA_2，经脂氧合酶（hipoxygenase, LO）作用则产生各种白三烯（leukotriene, LT）、脂氧素（lipoxin）和羟基环氧素（hepoxilin, HX）。已知COX有COX-1（结构型）和COX-2（诱导型）两种同工酶。前者主要存在于血管、肾脏和胃，具有生理保护作用，如参与血管舒缩，调节肾血流量和血小板功能，维持胃肠道血流和黏膜的完整性。后者可被各种损伤性化学、物理和生物

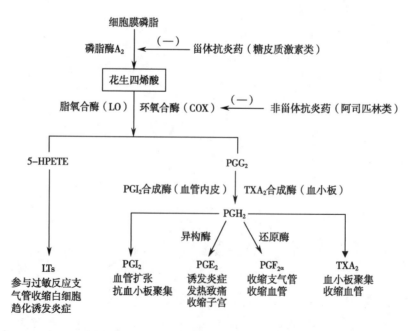

5-HPETE：5-过氧化氢二十碳四烯酸；LTs：白三烯类；PGG_2：前列腺素 G_2；PGI_2：前列腺素 I_2；TXA_2：血栓素 A_2；PGE_2：前列腺素 E_2；$PGF_{2\alpha}$：前列腺素 $F_{2\alpha}$。

图52-1 花生四烯酸代谢途径、主要代谢物的生物活性及药物作用环节

因子激活,由此催化加氧产生 PGG_2/PGH_2,其后的代谢取决于组织细胞的种类及相关代谢酶的活性。此外,各种损伤因子还能诱导多种细胞因子,如 IL-1、IL-6、IL-8、TNF 等的合成,这些因子可进一步诱导 COX-2 表达,增加 PGs 合成。目前认为,NSAID 对 COX-1 的抑制构成了此类药物不良反应的毒理学基础,而对 COX-2 的抑制被认为是其发挥药效的基础。近年来药理学家在努力寻找更特异的 COX-2 抑制剂,以减少不良反应,研究还发现了更多的 COX 同工酶的存在,其作用正在被逐步揭示。

在镇痛方面,研究表明,NSAID 可能通过对外周及中枢神经元的直接作用产生镇痛效应,因为痛觉敏感性增加与脊髓神经元激动性增加(中枢致敏)密切相关。NSAID 对组织损伤和炎症引起的疼痛尤其有效,由于它可抑制 PGs 的合成从而使局部痛觉感受器对缓激肽等致痛物质的敏感性降低,其本身也有一定的致痛作用。有证据表明,NSAID 对炎症引起的疼痛有较好的镇痛作用。对某些术后疼痛的镇痛作用可能优于阿片类药物。

关于 NSAID 的解热机制,现认为在炎症反应中,细菌内毒素可引起巨噬细胞 IL-1β、IL-6、IFN-α 和 IFN-β 和 TNF-α 等细胞因子的释放,这些细胞因子促使下丘脑合成 PGE_2,通过 cAMP 触发下丘脑的体温调节中枢增加产热,体温调定点上升使体温升高。NSAID 主要通过抑制下丘脑 PG 的生成而发挥解热作用。有研究显示 COX-3 与发热相关。因此 NSAID 还可能存在着其他未被发现的降温机制。

此外,NSAID 对肿瘤的发生、发展和转移可能均有抑制作用。这与抑制 PG 的产生有关之外,还与激活 caspase-3 和 caspase-9,诱导肿瘤细胞凋亡,抑制肿瘤细胞增殖,以及抗新生血管生成等有关。其药效可能是上述各种因素的综合作用。

另外,NO 作为一种信使物质,具有与 PG 相似的调节黏膜完整和黏膜血流量的作用,由阿司匹林衍生得到的 NO-Aspirin 具有良好的抗炎和抗血栓作用,且对胃肠道的副反应明显减少。因此 NO-NSAID 将可能成为治疗风湿性、类风湿关节炎等疾病的理想药物。

一、非甾体抗炎药的分类

1. 水杨酸类　如阿司匹林(aspirin, acetylsalicylic acid, 乙酰水杨酸)、水杨酸钠(sodium salicylate)、三水杨酸胆碱镁(choline magnesium trisalicylate)、双水杨酯(salsalate)、二氟尼柳(difunisal)、柳氮磺吡啶(sulfasalazine)、偶氮水杨酸(olsalazine)等。

2. 苯胺类　如对乙酰氨基酚(acetaminophen)。

3. 吲哚类和茚乙酸类　如吲哚美辛(indomenthacin)、舒林酸(sulindac)、依托度酸(etodolac)等。

4. 杂环芳基乙酸类　如托美丁(tolmetin)、双氯酚酸(diclofenac)等。

5. 丙酸类　如布洛芬(ibuprofen)、萘普生(naproxen)、氟吡洛芬(flurbiprofen)、酮洛芬(ketoprofen)、非诺洛芬(fenoprofen)等。

6. 灭酸类　如甲芬那酸(mefenami cacid)、甲氯芬那酸(meclofenamic acid)等。

7. 烯醇酸和其他类　如吡罗昔康(piroxicam)、氯诺昔康(lornoxicam)、替诺昔康(tenoxicam)、萘丁美酮(nabumetone)等。

二、治疗作用及其不良反应
(一)治疗作用

1. 抗炎作用　大多数 NSAID 都具有抗炎

作用。但各药的作用有明显差异。例如,对乙酰氨基酚的解热镇痛作用明显,但抗炎作用极弱。这可能与机体某些酶对药物的敏感性存在差异有关。

2. 镇痛作用 NSAID 对临床常见的慢性钝痛、黏液囊炎、肌肉和血管起源的疼痛、牙痛、痛经、产后疼痛及癌症骨转移痛等都有良好的镇痛作用。但对直接刺激感觉神经末梢的刺痛无效。对某些手术后疼痛,NSAID 的镇痛效果可能优于阿片类药物。

3. 解热作用 正常的体温调节是由下丘脑的体温中枢通过散热和产热来保持一个动态平衡的。NSAID 对正常体温没有影响,而体温升高时,它能使升高的体温调定点回归正常。

4. 其他作用 NSAID 通过抑制环氧化酶对血小板聚集有强大的、不可逆的拮抗作用。长期临床观察表明,低剂量的阿司匹林可有效降低冠心病和脑卒中的发病率。另有报道,NSAID 尚有预防和延缓阿尔兹海默病发病、延缓角膜老化等作用。

(二)不良反应

NSAID 通过抑制 COX 产生抗炎止痛作用,但不能消除炎症产生的根本原因。胃黏膜上存在的 COX-1 催化 PGs 合成,后者具有抑制胃酸分泌、保护胃黏膜、调节肾血流、增加肾小球过滤、抑制血小板聚集及促进钠排泄、降低血压等作用。

因此使用 NSAID 会产生胃肠道反应,引起肾脏损害,还可引起血液系统、中枢神经系统、皮肤和肝脏等处副反应,其中以胃肠道副反应最常见。

1. 胃肠反应 胃肠功能紊乱是最常见的不良反应。主要原因除了 NSAID 药物本身作为弱酸性物质可直接进入胃黏膜细胞造成损伤外,还阻断了 COX-1 的作用,使 COX-1 催化的

PGE_2 减少,后者对于抑制胃酸分泌,保护胃黏膜起到重要作用。因此出现包括上腹不适、恶心、呕吐、出血和溃疡等胃肠道症状。

2. 皮肤反应 皮肤反应也是使用 NSAID 的常见不良反应,以舒林酸、萘普生、甲氯芬酸和吡罗昔康为多见。皮肤损害包括皮疹、荨麻疹、瘙痒、剥脱性皮炎、光敏等皮肤反应,偶尔还可发生一些非常罕见的、严重甚至致命的不良反应。

3. 肾损害 一般对健康个体在使用治疗剂量的 NSAID 时很少引起肾功能损伤,但对一些易感人群会引起肾脏损害,停药可恢复。原因是 NSAID 抑制了对维持肾脏血流量有重要作用的 PGE_2 和 PGI 等因子的生成。在某些病理情况下或合并其他肾脏危险因素时,如充血性心力衰竭、肝硬化、高血压、糖尿病等已有肾功能下降、合并利尿剂等情况下,更易发生肾损害。流行病学统计显示,长期大剂量服用非那西丁可增加患肾病的概率,而小剂量未见肾脏损害。

4. 肝损害 与剂量相关。NSAID 所致肝功能障碍轻者可见转氨酶升高,重者则见肝细胞变性坏死。然而肝损伤发生率较低,不可逆性肝损害亦罕见,老年患者、肾功能损害、长期大剂量应用者可能加重肝损害。

5. 心血管系统不良反应 NSAID 长期大量应用有可能引起心血管系统不良反应,包括心律不齐、血压升高、心悸等。由于 NSAID 的抑制 PG 作用及其抗利尿和收缩血管作用,会对血压产生很大的影响。对患有心血管病的老年人应引起注意。

6. 血液系统反应 NSAID 大多可以抑制血小板聚集,延长出血时间。有少数报道可见再生障碍性贫血,粒细胞缺乏症。吲哚美辛、保泰松、双氯芬酸发生再生障碍性贫血危险度较

大。NSAID 致血液系统不良反应的机制尚未阐明，有观点认为可能是变态反应所致。

7. 其他不良反应　所有 NSAID 都有中枢神经系统反应，如头晕、头痛、嗜睡、精神错乱等。其他不良反应有耳鸣、耳聋、视力模糊、味觉异常、心动过速和高血压等。

第二节　非特异性 COX 抑制剂

非选择性 COX 抑制剂从最早的人工合成乙酰水杨酸算起已经经历了一个世纪。现已发展成种类繁多的一大类药物。尽管它们化学结构各异，但均有解热、镇痛作用而抗炎作用亦各具特点。本节就抗炎作用较强的水杨酸类和吲哚类为代表性非 COX 抑制剂进行介绍。

一、水杨酸类

来自柳树皮提取的水杨苷（salicin）被水解形成的水杨酸钠盐是最早被用来治疗风湿和痛风的药物。由于其对胃肠刺激性大，难以推广，只能外用。阿司匹林（aspirin）是水杨酸的酯化物，保留了水杨酸的解热、镇痛和抗炎特性，而不良反应远低于水杨酸钠，应用于临床已有百年以上历史，在本类药中具有不可动摇的地位。

阿司匹林 [aspirin, 乙酰水杨酸（acetylsalic acid）]

【体内过程】口服迅速从胃肠黏膜吸收，单次服用 30 分钟即可达到有效血药浓度，2 小时达血药浓度高峰。水杨酸血浆蛋白结合率约 85%，主要经肝脏内质网和线粒体酶代谢，由肾脏排出。尿液碱化时，以水杨酸形式排出的比例增加；尿液酸化时，以水杨酸形式排出的比例减少。

【药理作用】阿司匹林的作用机制是使 COX-1 分子的一个丝氨酸残基（serine530）以及 COX-2 的一个丝氨酸残基（serine516）不可逆地乙酰化而阻断前列腺素的合成。由于血小板无法自身更新 COX-1，因此其对阿司匹林的抑制作用极为敏感，一次 40mg 即可长时间（8~11 天）抑制血小板功能。

【临床应用】

1. 解热镇痛　本品常用剂量（0.5g）即有显著解热镇痛作用，增强散热过程，使发热者体温降低到正常，而对正常体温一般无影响。对轻、中度体表疼痛，尤其炎症性疼痛有明显疗效。

2. 抗风湿　使用最大耐受剂量（每日 3~4g）有明显的抗炎、抗风湿作用，可使急性风湿热患者用药后 24~48 小时内临床症状缓解，血沉下降。也能明显减轻风湿性关节炎和类风湿关节炎的炎症和疼痛。但有些病例需要使用"二线药物"进行治疗，包括金制剂、氯喹、青霉胺、肾上腺皮质激素或免疫抑制剂等。

3. 抗血栓形成　阿司匹林在常用的抗血小板药中居重要地位。由于它能抑制血小板聚集而起到抗凝作用，近年来使用小剂量阿司匹林预防心肌梗死和深静脉栓塞等疾病以及手术后有静脉血栓形成倾向者。此种用途的剂量尚不确定，一般在 40~325mg/d，剂量过大可能抑制血管内皮细胞 PGI_2 的合成。

4. 防止妊娠高血压　有妊娠高血压倾向的孕妇每日口服 60~100mg 阿司匹林，可以减少 TXA_2 的生成，降低妊娠高血压发生率和减少先兆子痫的危险。

5. 其他　有研究报道，脑内 COX-2 过度表达与老年痴呆有关，认为每日服用 100mg 阿司匹林对老年痴呆有阻遏作用。

【不良反应】本品在使用解热镇痛剂量时不良反应较少，患者多能耐受。

1. **胃肠反应** 最为常见。口服可直接刺激胃黏膜,引起上腹不适、恶心、呕吐,水杨酸钠尤易发生。抗风湿剂量阿司匹林可刺激延髓催吐化学感受器兴奋而引起恶心呕吐,大剂量长时期服用可引起胃溃疡或胃出血,有时这种出血是无痛性的,不易察觉,研究表明每日口服阿司匹林 4~5g,可导致每日从粪便中失血 3~8ml。将药片压碎饭后服用可减轻胃肠反应。

2. **过敏反应** 主要为荨麻疹和血管神经性水肿甚至过敏性休克等。一些哮喘患者服用阿司匹林或同类药后可诱发哮喘,称"阿司匹林哮喘",据认为和白三烯合成增加有关。故哮喘、鼻息肉等患者禁用阿司匹林。

3. **水杨酸反应** 大剂量水杨酸类药物对中枢神经系统有毒性作用。一般为先兴奋后抑制。早期表现为头痛、眩晕、恶心呕吐、耳鸣、视力障碍、听力减退、精神恍惚等,总称"水杨酸反应"。严重者可致过度换气,呼吸深度和频率都增加,酸碱平衡失调,甚至精神紊乱乃至昏迷。静脉滴注碳酸氢钠碱化尿液可加快药物从尿中排泄。

4. **心血管系统作用** 当使用大剂量此类药物治疗风湿热时,由于心排出量增加,循环血量可增加 20%,对于心肌炎患者可能造成充血性心力衰竭或肺水肿,长期使用此类药物的老年患者危险性更高。

5. **肝肾作用** 本品血药浓度超过 $150\,\mu g/ml$ 时可产生剂量依赖性肝脏毒性,主要为血转氨酶活性升高,个别患者有肝肿大、厌食、恶心和黄疸。另外使用此类药物治疗儿童水痘病毒感染或其他病毒(包括流感病毒)感染时,偶可致表现为严重肝损伤和脑病的 Reye's 综合征。

【药物相互作用】

1. 本品不宜与抗凝血药(如双香豆素、肝素)及溶栓药(链激酶)同用。

2. 抗酸药如碳酸氢钠等可增加本品自尿中的排泄,使血药浓度下降,不宜同用。

3. 本品与糖皮质激素(如地塞米松等)同用,可增加胃肠道不良反应。

4. 本品可加强口服降糖药及甲氨蝶呤的作用,不应同用。

【禁忌证及注意】下列情况应禁用:

1. 活动性溃疡病或其他原因引起的消化道出血。

2. 血友病或血小板减少症。

3. 儿童和青春期水痘以及流感病毒感染。

4. 有阿司匹林或其他非甾体抗炎药过敏史者,尤其是出现哮喘、神经血管性水肿或休克者。

5. 孕妇、哺乳期妇女禁用。

二、吲哚类

(一)吲哚美辛(indomethacin, 消炎痛)

【体内过程】口服吸收迅速而完全,空腹服药 3 小时血药浓度达峰值,90% 与血浆蛋白结合,主要在肝脏代谢,代谢物从尿、胆汁、粪便排出,10%~20% 以原型从尿中排出。

【药理作用】本品是作用较强的 PG 合成酶抑制剂之一,对 COX-1 和 COX-2 均有强大的抑制作用。也能抑制磷脂酶 A_2 和磷脂酶 C,减少粒细胞游走和淋巴细胞的增殖,其抗炎作用比阿司匹林强 10~40 倍。故有显著抗炎解热作用,对炎性疼痛有明显镇痛效果。

【临床应用】

1. 关节炎,可缓解疼痛和肿胀。

2. 软组织损伤和炎症。

3. 解热。

4. 其他 用于治疗偏头痛、痛经、手术后痛、创伤后痛等。每日剂量均不能超过 200mg。

【不良反应】在治疗剂量下该药的不良反

应发生率高达 35%~50%,约 20% 的患者因此停药。以眩晕、前额痛、精神障碍灯中枢神经系统不良反应发生率最高;以厌食、恶心、腹痛、上消化性溃疡等胃肠反应次之;也可出现皮肤黏膜过敏反应、哮喘发作,罕见有再生障碍性贫血。

【药物相互作用】本品与阿司匹林同服时血浆 AUC 下降且不良反应增多。与呋塞米同服则出现钠潴留。与丙磺舒同时服则本品血浓度增高作用亦加强。与肝素、口服抗凝药及溶栓药合用有增加出血的潜在危险。

【禁忌证及注意】儿童、机械操作人员、精神失常、癫痫、帕金森病、胃溃疡及肾病患者、孕妇和哺乳期妇女禁用。

(二)舒林酸(sulindac)

本品化学结构与吲哚美辛相似,是一种硫氧化合物。

【体内过程】口服 90% 吸收,1 小时后原型药达血浆浓度高峰,2 小时后出现高活性的硫化代谢产物,该药物本身的 $t_{1/2}$ 为 7 小时,而产物的 $t_{1/2}$ 长达 18 小时。舒林酸作用强度是吲哚美辛的 50%,但其硫化代谢产物抑制 PG 合成的能力是其本身的 500 倍。

【临床应用】舒林酸的化学结构在体内转变成硫醚样化合物而发挥强大的抑制 COX 作用。主要用于类风湿关节炎、骨性关节炎、强直性脊椎炎,也可用于治疗急性疼痛风。常用剂量为一次 150~200mg,每日 2 次。与食物同服可减少胃肠道刺激,但干扰药物吸收使血药浓度下降。

【不良反应】低于吲哚美辛,20% 的患者可见轻、中度的腹痛、恶心等胃肠道反应,10% 的患者可有疼痛、眩晕等神经系统症状,5% 有皮疹等过敏反应。少数患者可有一过性肝功能异常。

【药物相互作用】本品与降压药无明显相互作用。与抗凝药华法林及降糖药(甲磺丁脲)各有轻度的相互作用,和前者同服用时血凝血酶原恢复到正常所需时间较不服者为长,和后者同服可使空腹血糖轻度下降。与阿司匹林同服时本品的疗效反而下降,且可能出现周围神经病变。

【注意事项】有下列情况的患者不宜选用:

1. 有活动性消化性溃疡和曾有该病严重合并症,出血穿孔史者。

2. 本品有过敏史者。

3. 对阿司匹林或其他非甾体抗炎药有过敏,症状包括哮喘发作,荨麻疹、鼻炎等。

4. 孕妇及哺乳期妇女。

5. 2 岁以下的幼童。

第三节　特异性 COX 抑制剂

当前,抗炎镇痛剂的研究开发方向仍需要考虑给患者带来的利益和风险。已知环氧化酶(COX)至少有两种同工酶,即 COX-1 和 COX-2。COX-1 主要存在于血管、肾脏和胃,其催化产生的 PG 具有生理保护作用,如维持胃肠道黏膜的完整性,调节肾血流和血小板功能。而 COX-2 主要在病生理条件下表达,其催化产生的 PG 可介导影响炎症和疼痛的产生。鉴于传统的解热镇痛抗炎药大多为非选择性的 COX 抑制剂,对 COX-1 的抑制往往涉及临床常见的不良反应特别是可导致严重的全消化道损伤。为此选择性 COX-2 抑制剂相继出现。但若干研究表明长期应用特异性 COX-2 抑制剂可能增加心血管事件的风险,如心肌梗死、脑卒中等。尽管 COX-2 抑制剂在胃肠道安全性方面有显著的优势,但长期用药的安全性仍需开展进一步的研究和评价。本节简要介绍几种常见的选择性 COX-2 抑制剂。

1. 氯诺昔康（lornoxicam） 对 COX-2 具有高度选择性作用和很强的镇痛抗炎作用，但解热作用弱。本品镇痛作用强大，可用于妇产科和矫形手术后的急性疼痛，急性坐骨神经痛和腰痛。亦可用于慢性腰痛，关节炎、类风湿关节炎和强直性脊柱炎。疗效与吗啡、曲马多相当。其作用机制是激活中枢镇痛系统，诱导体内强啡肽和 β 内啡肽的释放而产生强大的镇痛效应。可替代或辅助阿片类药物用于中度至剧烈疼痛的镇痛，且不产生镇静、呼吸抑制和依赖性等阿片类药物的副反应。

2. 塞来昔布（celecoxib） 具有抗炎、镇痛和解热作用。对 COX-2 的特异性抑制作用比对 COX-1 高 375 倍。在治疗剂量时对人体内 COX-1 无明显影响，也不影响 TXA_2 的合成，但抑制 PGI_2 的合成。口服易吸收，血浆蛋白结合率高。主要在肝脏通过 CYP2C9 代谢，随尿和粪便排泄。用于风湿性关节炎、类风湿关节炎和骨关节炎的治疗，也可用于手术后镇痛、牙痛、痛经。胃肠道不良反应、出血和溃疡发生率低于其他非特异性 NSAID，但仍可能有水肿、多尿和肾损害，对有血栓形成倾向的患者需慎用。

3. 帕瑞昔布（parecoxib） 第二代 COX-2 的特异性抑制剂。属于抗关节炎药中的昔布类镇痛药。临床上可用于中度或重度术后急性疼痛的治疗。在决定使用选择性 COX-2 抑制剂前，应评估患者的整体风险。帕瑞昔布在静脉注射或肌内注射后经肝脏酶水解，迅速转化为有药理学活性的物质——伐地昔布。其在体内的消除是通过肝脏内的多种途径广泛进行，包括细胞色素 P450（CYP）3A4 与 CYP2C9 同工酶代谢以及磺胺葡萄糖醛化（约 20%）。少

于 5% 的伐地昔布通过尿液以原型形式排泄。在对 335 例老年患者（65~96 岁）接受帕瑞昔布治疗进行的药代动力学与临床治疗研究中，在健康老年受试者中，由于伐地昔布口服表观清除率降低，导致伐地昔布血浆暴露水平较年轻受试者升高约 40%。校正体重后，老年女性受试者的伐地昔布稳态血药浓度较老年男性高 16%。

【制剂及用法】

1. 阿司匹林（aspirine） ① 解热镇痛，0.3~0.6g/ 次，3 次 /d，饭后服。抗风湿，3~5g/d，分 4 次服，症状控制后逐渐减量。②肠溶片，遵医嘱。本品宜在饭后用温水送服，不可空腹服用。

2. 吲哚美辛（indometacin） 成人：每次 25~50mg，一日 3 次，口服，疗程据病情而定。栓剂每晚 50~100mg，肛门内给药。儿童：每日 1.5~2.5mg/kg，分 3~4 次口服，待有效后减至最低量。

3. 舒林酸（sulindac） 成人常用量：一次 0.2g，一日早晚各 1 次。镇痛时可 8 小时后重复。2 岁以上儿童常用量：一次 2.25mg/kg，一日 2 次，每日剂量不得超过 6mg/kg。

4. 氯诺昔康（lornoxicam） 治疗关节炎或慢性疼痛，口服，一次 8mg，每日 2 次；急性疼痛，可根据疼痛程度单次或多次口服，每日总剂量不超过 32mg。

5. 塞来昔布（celecoxib） 治疗骨关节炎，200mg/d，1 次或分 2 次。用于 FAP 患者减少腺瘤性结直肠息肉数目治疗时，推荐剂量为 400mg，每日 2 次，与食物同服。肝功能受损患者：中度肝功能损害患者的推荐剂量约为常规剂量的 50%。

6. 帕瑞昔布（pareoxib） 推荐剂量为 40mg，静脉注射（i.v.）或肌内注射（i.m.）给药，随后视需要间隔 6~12 小时，给予 20mg 或

40mg，每天总剂量不超过 80mg。可直接进行快速静脉推注，或通过已有静脉通路给药。肌内注射应选择深部肌肉缓慢推注。疗程不超过 3 天。

第四节 解热镇痛抗炎药在麻醉中的应用

解热镇痛抗炎药在临床上广泛用于解热、镇痛、消炎抗风湿、心血管疾病的预防、肿瘤的预防以及防治阿尔茨海默病。其消炎、镇痛以及心血管疾病预防的应用与临床麻醉密切相关。其在麻醉中的应用主要有三个方面。

一、术后镇痛

组织损伤或炎症反应过程中产生的 PG、缓激肽、5- 羟色胺等致痛物质，不但会作用于痛觉感受器，产生痛觉，而且还会使痛觉感受器对缓激肽等致痛物的敏感性提高（与中枢致敏有关）。NSAID 通过抑制中枢和外周环氧化酶（COX），阻断花生四烯酸转化为前列腺素和白三烯，从而抑制前列腺素介导的化学或机械感受器的增敏，减轻炎性疼痛反应，达到镇痛效果。NSAID 也可影响其他物质的合成或活性，如 5-HT 和多巴胺，它们在脊髓后角伤害性刺激的处理中发挥重要作用。另有研究证明，对一些手术后疼痛，NSAID 的镇痛作用可能优于阿片类药物。

疼痛刺激（手术、外伤等）引发的一系列痛觉反应（痛敏感、疼痛感觉异化）及神经系统的一些生理反应，严重影响手术患者内环境的稳定，降低其免疫力，增加术后并发症的发生风险，不利于患者康复。术后镇痛以药物干预为主，NSAID 对术后静息痛和诱发痛都有效，却

没有呼吸抑制、过度镇静、尿潴留、抑制肠蠕动等阿片类药物的副反应（表 52-1）。

表 52-1 常用镇痛药物比较

药物	作用机制	耐受性/成瘾性	用途
镇痛药	阿片受体	严重	锐痛
局麻药	抑制神经传导	无	手术前
非甾体类解热镇痛药	抑制前列腺素的生物合成	无	钝痛

（一）短小手术后镇痛

NSAID 可用于轻度至中度疼痛的治疗，对大手术（如开胸、剖腹等）后早期的镇痛效果，明显比阿片类药物差，而且其镇痛效果具有"封顶效应"。由于 NSAID 的镇痛效果有限，单独使用不能满足大手术后早期疼痛的镇痛需要，但足以缓和门诊短小手术中和术后的疼痛，甚至可以减除术后对阿片类药物的需求。

另外，NSAID 在某些儿童外科的小手术的镇痛应用中有许多优势。Splinter 等研究提示，小儿腹股沟疝修补术后，静脉给予酮咯酸 1mg/kg 与骶管给予 0.2 % 布比卡因（bupivacaine）的镇痛效果相同，用酮咯酸的患儿恢复更快，较少呕吐和尿潴留，并且可以较早行走和出院。

NSAID 单独用于大手术后的主要适应证可能是在后期、PCA 停用后，当患者对镇痛的需求降低时可以作为阿片类药物的替代者。常用的口服、注射用 NSAID 类药物详见表 52-2、表 52-3。

（二）多模式镇痛

多模式镇痛（multimodal analgesia, MMA）是通过联合不同作用机制的镇痛药物和多种镇痛方法，阻断疼痛病理生理机制的不同时相和靶位，减少外周和中枢敏感化，而获得最佳镇痛效果。由于作用机制的不同而互补，镇痛作

表 52-2 常用的口服 NSAID 类药物

药物	每日最大剂量 /mg	每次剂量 /mg	次 /d
缓释布洛芬（ibuprofen）	2 400~3 600	400~600	1~2
缓释双氯芬酸（diclofenac）	75~150	25~50	1~2
美洛昔康（meloxicam）	7.5~15	7.5~15	1
氯诺昔康（lornoxicam）	24	8	3
塞来昔布（celecoxib）	200~400	100~200	1~2

表 52-3 常用的注射用 NSAID 类药物

注射液	剂量范围 /mg	起效时间 /min	维持时间 /h	用法和用量
氯诺昔康（lornoxicam）	8~24	20	3~6	i.v.: 8mg/ 次，2~3 次 /d，每天剂量不应超过 24mg
酮洛酸（ketoprofen）	30~120	50	4~6	i.m./i.v.: 开始 30mg/ 次，以后 15~30mg/6h，最大剂量 120mg/d，连续用药不超过 2 天
氟比洛芬酯（flurbiprofenaxetil）	50~200	15	8	i.v.:50mg/ 次，3~4 次 /d；也可 50mg 首剂，100~150mg/d
帕瑞昔布（parecoxib）	40~80	7~13	12	i.m./i.v.: 首次剂量 40mg，随后 40mg/q12h，连续用药不超过 3 天

用可相加或协同；同时每种药物的剂量减小，副反应相应降低，而达到最大的效应 / 副反应比。

近年来 NSAID 逐渐被用于中等和大型手术后辅助镇痛，借以节俭阿片类药物用量，减少阿片类药物带来的副反应。尤其是 COX-2 选择性抑制剂作为术后镇痛药近年在国内外已用于各类手术，其良好的镇痛效果已得到充分证实。

NSAID 作用机制不同于阿片类药物和局麻药（主要作用于外周而非中枢神经系统），可以联合曲马多、阿片类药物应用作为多模式镇痛方案特别是日间手术后多模式镇痛的重要组成部分。环氧化酶抑制剂均有"封顶"效应，故不应超量给药。缓慢静脉滴注不易达到有效血药浓度，应先给予负荷剂量。

与 NSAID 相关的镇痛药物的联合应用主要有两种。

1. 与对乙酰氨基酚联合 两者各使用常规剂量的 1/2，镇痛时发挥协同效应。

2. 与阿片类或曲马多联合 常规剂量的 NSAID 使阿片类药物用量减少 20%~50%，使术后恶心、呕吐、镇静发生率减低 20%~40%。术前开始使用在脑脊液中浓度较高的 COX2 抑制剂（如帕瑞昔布），具有抗炎、抑制中枢和外周敏化的作用，并可能降低术后急性疼痛转变成慢性疼痛的发生率。

（三）超前镇痛

超前镇痛（preemptive analgesia）指伤害性刺激作用开始前就给予镇痛药，以减轻手术强烈刺激所致的中枢神经元兴奋，减少有害刺激传入所致的外周和中枢敏感化，抑制神经元可塑性变化，从而减轻术后神经的异常感受性，以达到缓解术后疼痛和减少镇痛用药的目的。

超前镇痛为多模式镇痛的重要组成部分，不仅强调治疗时间上的术前镇痛，而且更重要的是如何防止痛敏感状态形成的保护性镇痛。其镇痛应覆盖伤害性刺激激发中枢兴奋状态的整个阶段，进而有效抑制外周和中枢敏感化，阻断中枢的可塑性变化。

超前镇痛的关键不在于给药的时间，而是在于有效地预防疼痛处理过程中的病理生理改变，最根本的原则就是在疼痛发作之前预防疼痛，而不是在疼痛发作之后再对抗疼痛。最佳方法是针对疼痛传导途径中的不同位点，运用不同的药物，采用多种方法联合治疗，产生协同效应，并减少不良反应。阿片类、NSAID、局部麻醉药、α_2 肾上腺素受体激动剂、NMDA 受体拮抗剂是超前镇痛的常用药物。

NSAID 是目前最常用的超前镇痛药物之一，主要与其直接作用于脊髓、抑制中枢敏感化和组织 AMPA 受体（a-amino-3-hydroxy-5-methy-4-isoxa-zolep-propionate receptor, AMPAR）和 NMDA 受体（N-methyl-D-aspartic acid receptor）激活等机制有关。NSAID 可以有效抑制创伤、炎症部位以及脊髓水平的 COX 活性上调，减轻外周及中枢痛觉敏化，减轻术后疼痛，达到超前镇痛作用。荟萃分析表明术前给予 NSAID 能有效地减轻术后疼痛，减轻镇痛药的用量。

对于 NSAID 超前镇痛的研究尚未有统一的定论，而且对 NSAID 超前镇痛的报道中效果差异较大。Murphy 等比较了选择性剖胸术前及术后使用吲哚美辛治疗，术后均辅以阿片类药物静脉镇痛，发现两组在术后疼痛强度和阿片类药物的用量上无显著差异。这可能是由于术前用药组术后未继续使用 NSAID，患者单次使用不能有效预防所有伤害性刺激的传入，仅仅是延缓了疼痛的发生之故。Fornai 等将 60

例行阻生下颌第三磨牙拔除术患者随机分为三组，每组患者术前 1 小时分别口服安慰剂、罗非考昔 50mg 或萘普生 550mg，观察术后患者的疼痛情况并检测手术部位的 PGE_2，结果表明罗非考昔或普生可降低患者术后 PGE_2 的释放以及疼痛评分。Gramke 等在一个随机、双盲的临床研究中将 52 例于全麻下行腹腔镜双侧腹股沟疝修补的患者分为两组，一组患者（Group PRE）术前 2 小时给予吡罗昔康 40mg，术后 10 分钟给予安慰剂；另一组患者（Group POST）术前 2 小时给予安慰剂。术后 10 分钟给予吡罗昔康 40mg。术后两组患者均采用曲马多镇痛。观察术后 6 小时、20 小时和 30 小时的疼痛评分及 30 小时曲马多的累积用量；结果是 Group PRE 术后 6 小时及 20 小时疼痛评分明显低于 Group POST，术后 30 小时曲马多的累积用量也低于 Group POST 组。

（四）不良反应

NSAID 在术后镇痛中的不良反应与治疗作用并存，常见的不良反应主要有胃肠道损害、增加心血管病风险、神经系统损害、肝肾损害、增加出血风险以及免疫系统损害等。目前非甾体抗炎药应用于术后镇痛的治疗，是术后镇痛在以前单独使用阿片类药物的基础上的新的进步。将阿片类药物和非甾体抗炎药合用于术后镇痛可以减少单独使用阿片类药物的恶心、呕吐、镇静、嗜睡、头晕等 不良反应。但是长期使用非甾体抗炎药所出现的不良反应也是不容忽视的。因此，应在理论研究和临床实践中不断探索并总结经验，合理使用该类药物在发挥其最大效益的同时尽可能减少其不良反应。

（五）代表药物

NSAID 用于术后镇痛的代表药物有氟比洛芬酯、帕瑞昔布钠等。

1. **氟比洛芬酯**（flurbiprofen axetil）　商品

名凯纷,是以微脂球为药物载体的静脉注射用NSAID。由于氟比洛芬酯脂微球注射液系一种靶向制剂,最大的特点是可以选择性的聚集在疼痛局部,使疼痛部位药物浓度高,提高镇痛效果;另一特点是在正常组织分布量极少,可以实现低剂量靶向治疗。

人体内氟比洛芬的半衰期为 5.8 小时,用药 24 小时后,代谢产物约 50% 从尿中排出,无体内蓄积作用。而脂微球则迅速从血中消失,消除半衰期约为 12 分钟。氟比洛芬酯的镇痛机制是通过抑制环氧化酶,阻断花生四烯酸代谢,抑制既是致痛物质又是炎性介质的前列腺素的合成,阻断受伤部位的痛觉向脊髓的传导,从而发挥抗炎、止痛和解热的作用。

氟比洛芬酯临床上主要用于术后镇痛以及超前镇痛。国内外大量研究表明,氟比洛芬酯用于术后镇痛,可以明显减少阿片类等镇痛药物的副反应,而且能取得较好的麻醉效果。另有研究表明,术前应用氟比洛芬酯比术后应用的镇痛效果更佳,提示了其用于超前镇痛的可行性。氟比洛芬酯制剂常用于静脉注射,其用量为 1mg/kg 或根据个体差异 50~100mg 缓慢注射。大量研究表明,手术切皮前应用要比术中或者术后应用效果更佳。而其脂微球制剂稳定性较好,故可单独或者与其他药物搭配用于术后静脉自控镇痛。有一项研究观察氟比洛芬酯脂微球载体注射液治疗癌性疼痛的疗效和副反应,结果发现氟比洛芬酯脂微球注射液治疗中重度癌性疼痛的有效率为 71.05%,生活质量改善情况治疗前后有显著差异,未见一般非甾体类药物常见腹痛、消化道出血等副反应,也未见便秘、恶心、呕吐、嗜睡等阿片类药物常见不良反应。可见氟比洛芬酯脂注射液治疗中重度癌性疼痛疗效可靠,生活质量可得到改善,不良反应发生率较低,可部分作为临床候选药品或

口服吗啡替代药。另外,还有研究提示氟比洛芬酯对于丙泊酚的注射痛有良好的效果,对于气管插管后的咽喉疼痛也有较好的预防作用。

氟比洛芬酯不良反应发生率低,主要为恶心、呕吐等胃肠道反应。而且其脂微球注射制剂比口服 NSAID 药物相比,其胃肠道损害作用更加轻微。

2. 帕瑞昔布钠(parecoxib, sodium) 首个可以静脉和肌内注射的选择性环氧化酶 -2 (COX-2)抑制剂。其主要是通过抑制 COX,阻断花生四烯酸(AA)转化为前列腺素(PG)前列环素和血栓素 A_2(TXA$_2$),从而发挥解热、镇痛、抗炎作用。帕瑞昔布钠本身没有抑制 COX-1、COX-2 的作用,但在人体可迅速分解为具有生物活性的伐地昔布。伐地昔布是高选择性的 COX-2 抑制剂。

临床上主要用于术后镇痛,超前镇痛以及抑制炎性及应激反应。帕瑞昔布钠起效快且镇痛作用持久,推荐剂量为单次静脉主注射 40mg,7~13 分钟出现镇痛作用,2 小时内达到最大效果,单次给药有效持续时间大于 6 小时,每天总剂量不超过 80mg。单次注射帕瑞昔布钠 40mg 的镇痛效果优于静脉注射吗啡 4mg。而且有研究表明,麻醉诱导期间给药要比术中及术后给药的镇痛效果更佳。大量临床研究证明,帕瑞昔布钠用于妇科、普外科、骨科等临床各科术后镇痛取得了良好的镇痛效果。而且,也有研究表明帕瑞昔布钠可用于丙泊酚注射痛的预防,以及抑制围手术期躁动。

伐地昔布的消除半衰期约为 8 小时,约 70% 代谢产物以非活性形式经尿液排出,约小于 5% 的伐地昔布也可以通过尿液以原型排出。

与非选择性 NSAID 不同,治疗浓度的帕瑞昔布钠通过抑制 COX-2 发挥抗炎、镇痛作用的同时可降低因抑制 COX-1 而产生的不良反应,

其胃肠道安全性较传统非甾体抗炎药高,对血小板影响轻微,不影响出血时间。帕瑞昔布钠对骨骼愈合的影响仅限于动物实验。

二、非甾体抗炎药对围手术期患者凝血功能的影响

NSAID 阿司匹林是预防血栓形成最常用的血小板抑制剂之一,被广泛用于防治心脑血管疾病。

阿司匹林为环氧化酶抑制剂,阿司匹林与环氧化酶发生不可逆的乙酰化反应,抑制花生四烯酸代谢,减少对血小板有强大促聚集作用的血栓素 A_2(TXA_2)的产生,也抑制血管内皮产生前列环素(PGI_2),PGI_2 对血小板有抑制作用,抗血小板治疗可降低心脑血管疾病的病死率和复发率。

阿司匹林可以使血小板活性降低,从而影响机体的凝血功能。对于日常服用阿司匹林的手术患者,要根据其凝血功能谨慎选择椎管内麻醉,否则易造成穿刺部位出血,可导致血肿形成及蛛网膜下腔出血,重者可致瘫痪。择期手术前 5~7 天要停用阿司匹林。

三、非甾体抗炎药的抗炎效应

麻醉和手术可不同程度加重对免疫功能的抑制,它们可刺激机体的免疫细胞和非免疫细胞,引发炎性介质的释放,促进炎性细胞的渗出和趋化,引发炎症的病理性损害。炎症反应局部产生的大量前列腺素,除具有扩张血管和增加白细胞趋化性外,还与其他致炎物质如缓激肽、组胺和白三烯等有协同作用,加重炎症。在创伤大的手术中炎性介质(IL-6、IL-10、TNF)的释放明显高于微创手术。NSAID 可抑制炎症部位 COX-2,减少前列腺素合成,间接抑制炎症反应中的白细胞游走聚集,减少缓激肽形成,稳定溶酶体膜并抑制溶酶体酶释放等多种作用。NSAID 可明显抑制炎症时炎性因子 IL-6、TNF 的释放,并促进抗炎因子 IL-1 的释放。使用 NSAID 在镇痛的同时,抑制炎性的过度表达,有利于手术后患者消除感染,增强免疫力,降低感染率。

小剂量的 NSAID 具有解热、镇痛的功能,大剂量的 NSAID 才能发挥抗炎的功效。国内 NSAID 的用量一般偏小,如布洛芬,抗炎时的剂量应为 0.6g,每日 3~4 次,国外最大剂量为每日 3.2g,而国内只用到 0.2~0.6g,每日 3 次。再如萘普生,抗炎时剂量为 0.5~0.75g,每日 2 次;国内为 0.25g,每日 2 次。

(左萍萍 王士雷)

参考文献

[1] OCHROCH E A, MARDINI I A, GOTTSCHALK A.What is the role of NSAIDs in preemptive analgesia. Drug,2003,63(24):2709–2723.

[2] MELLO R, DICKENSON A H. Spinal cord mechanisms of pain. Br J Anesth, 2008, 101(1):8–16.

[3] NEUSS H, KOPLIN G, HASEE O , et al. Preemptive analgesia reduces pain after radical axcillary lymph node dissection. Surg Res,2010,162(1):88–94.

[4] 江忠玉,吴新民,非甾体类抗炎镇痛药与围术期镇痛.国际麻醉学与复苏杂志,2008,29(4): 364–367.

[5] MERCADANTE S. The use of anti-inflammatory drugs in cancer pain. Cancer Treat Rev, 2001, 27: 51–61.

[6] KATZ, WARREN A. COX-2-selective inhibitors in the management of acute and peri-operative pain. Cleve Clin J Med, 2002, 69: S165–S175.

[7] 邓小明,姚尚龙,于布为,等.现代麻醉学.4 版.北京:人民卫生出版社,2014:2315–2316.

[8] MURPHY D F, MEDLEY C. Preoperative indomethacin for pain relief after thoracotomy:comparison with postoperative Indomethacin. Br J Anaesth, 1993, 70

（3）：298-300.

[9] FONAI M，COLUCCI R，GRAZIANI F，et al. Cyclooxygenase-2 induction after oral surgery does not entirely account for analgesia after selective blockade of cyclooxygenase 2 in the preoperative period. Anesthesiology，2006，104：152-157.

[10] GRAMKE H F，PETRY J J，DURIEUX M E，et al. Sublingual piroxicam for postoperative analgesia：preoperative versus postoperative administration：a randomized，double-blind study. Anesth Analg，2006，102：755-758.

[11] 欧阳学农，王文武，彭永海．等．氟比洛芬酯脂微球注射液对癌症疼痛效果的临床观察．中国疼痛医学杂志，2005，11（5）：281-283.

[12] FUJII Y，SHIGA Y. Flurbiprofen axetil preceded by venous occlusionin the prevention of pain on propofol injection in the hand：a prosp-ective，randomized，double-blind，vehicle-controlled，dose-finding study in Japanese adult surgical patients. Clin Ther，2005，27（5）.588-593.

[13] FUJII Y. Pret reatment with flurbiprof en axetil and venous occlusion to reduce pain during injection of propofol.Can J Anaesth，2004，51（10）:1047-1048.

[14] 田中优，神谷达，山本百合，等．氟比洛芬酯对术后咽喉痛的预防效果讨论．临床麻醉，2002，26（1）：1501-1503.

[15] BELLON J M，MANZANO L，BEMARDOS L，et al. Cytokine levels after open and laparoscopic cholecystectomy. Eur Surg Res，1997，29：27-34.

第五十三章 其他镇痛药

第一节 抗抑郁药

慢性疼痛患者中存在较高的抑郁发病率，因而抗抑郁治疗是慢性疼痛治疗中的一个重要措施。抗抑郁治疗可以有效减轻患者的痛苦、紧张及焦虑情绪，并能提高患者的睡眠质量，从而改善患者健康水平和生活质量，部分患者使用抗抑郁药物甚至能够完全缓解疼痛症状。

目前尽管已有大量关于疼痛与抑郁相关性的研究，但是尚无统一认识。长期慢性疼痛作为一个持续的应激因素，而这种慢性应激可以通过破坏下丘脑－垂体－肾上腺（HPA）轴糖皮质激素的负反馈调节作用从而引发患者情感环路调控病理性改变，从而引起焦虑和抑郁症状。研究结果表明，脑内的单胺类神经递质5-羟色胺（5-HT）和去甲肾上腺素（NE）影响人体对疼痛的感觉，5-HT和/或NE功能低下时，疼痛阈值下降，甚至"放大"疼痛。而抑郁症患者的一个主要临床表现即为脑内5-HT和/或NE水平低下，因此，疼痛与抑郁症在神经生物学上可能具有一定的共同的神经生物学机制。

抗抑郁药已经普遍用于疼痛的治疗中，如三环类抗抑郁药中的米帕明、地昔帕明、阿米替林、去甲替林、氯米帕明、曲米帕明、多虑平；SSRIs中的氟西汀、舍曲林、帕罗西汀、氟伏沙明、西酞普兰；选择性NE再摄取抑制剂中的马普替林、米安色林；选择性5-HT和NE再摄取抑制剂（SNRIs）中的文拉法辛、利坦色林、米那普仑；非典型或杂环类抗抑郁药中的度洛西汀、丁氨苯丙酮和环苯扎林等。

尽管抗抑郁药是疼痛治疗的重要辅助用药，但其镇痛机制尚不清楚。除通过调节脑内神经递质的释放与摄取外，最新研究表明，G蛋白信号调节因子4（RGS4）可以通过与Gα亚基相互作用调控单胺、阿片、毒蕈碱和其他的G蛋白偶联受体的功能，是三环类、SSRIs、选择性NE再摄取抑制剂等抗抑郁药治疗抑郁和神经痛的一个重要的作用靶点。

临床使用一般建议先从小剂量服用，逐渐增量至有效剂量后开始维持服用，一旦剂量缓解可缓慢减量。

第二节 抗癫痫药

抗癫痫药通常分为两代：第一代包括苯二氮䓬类、卡马西平、乙琥胺、苯巴比妥、苯妥英钠，丙戊酸钠；第二代包括非氨酯、加巴喷丁、普瑞巴林、拉莫三嗪、左乙拉西坦、奥卡西平、噻加宾、托吡酯、氨己烯酸、唑尼沙胺。依据作用机制的不同，大致可分为四类。第一类阻滞电压依赖性Na^+通道和Ca^{2+}通道，减少神经元高频重复放电，包括卡马西平、奥卡西平、加巴喷丁、拉莫三嗪、苯巴比妥、苯妥英钠、托吡酯、丙戊酸钠，这类药对全身强直阵挛性癫痫发作和部分癫痫发作有效。第二类作用于$GABA_A$受体复合物的特殊结合部位，抑制γ－氨基丁酸（GABA）代谢或减少神经元摄取GABA，增强GABA介导的抑制作用，包括苯二氮䓬类、加巴喷丁、苯巴比妥、托吡酯、氨己烯酸、丙戊酸钠，其中有些药可应用于各类癫痫（失神性发作、全身强直阵挛发作、部分性发作）。第三类阻滞T型Ca^{2+}通道，包括乙琥胺和唑尼沙胺。第四类直接减少兴奋性氨基酸介导的兴奋作用，包括非氨酯、苯巴比妥、托吡酯。值得注意的是,抗癫痫药在分子水平的所有作用机制还不完全清楚。

抗癫痫药的主要适应证是癫痫,但亦可应用于非癫痫性疾病,当神经性疼痛、偏头痛、精神病等可利用的治疗方法均无效时,则推荐使用抗癫痫药。抗癫痫药常用于治疗由外周神经系统损伤(如疱疹、糖尿病)或中枢神经系统损伤(脑卒中)所导致的神经病理性痛。这些症状可能是由于再生神经芽上敏化的伤害性感受器产生异位活动,也可能是源于"沉默"的伤害性感受器的重新复活,或者是自发的神经元活动。这些可引起初级传入神经元的敏化,随后还可引起二级或三级神经元的敏化。抗癫痫药是镇痛辅助用药,在疼痛治疗的任何阶段都可以合理地选用。

第三节 抗惊厥药

惊厥是由于中枢神经系统过度兴奋而引起的全身骨骼肌强烈的不随意收缩,呈强直性或阵挛性抽搐,常见于高热、子痫、破伤风、癫痫大发作和某些药物中毒引起的中枢神经的过度兴奋。在常用的抗惊厥药包括巴比妥类、苯二氮䓬类中的部分药物、水合氯醛以及硫酸镁(magnesium sulfate)。自 1996 年临床研究发现硫酸镁能减轻术后疼痛和减少术后阿片类药物的用量以来硫酸镁在疼痛治疗中的应用备受关注。因此本节仅介绍硫酸镁。

硫酸镁分子式为 $MgSO_4$,分子量 120.4。易溶于水,几乎不溶于乙醇。

镁离子(Mg^{2+})是人体内最重要的离子之一,它是体内含量位于第 4 位的阳离子。Mg^{2+} 主要存在于细胞内,在细胞内液 Mg^{2+} 的含量仅次于钾而居第 2 位,细胞外液占 5%,血液中 Mg^{2+} 为 2~3.5mg/100ml,低于此浓度时,神经及肌肉的兴奋性升高。Mg^{2+} 参与多种酶活性的调节,影响神经冲动传递和肌肉应激性维持。注射硫酸镁,使血中 Mg^{2+} 浓度增高时,抑制中枢和外周神经系统,使骨骼肌、心肌、血管平滑肌松弛,从而发挥肌松作用和降压作用。Mg^{2+} 作为生理性钙通道阻滞剂和 N- 甲基 -D- 天门冬氨酸(NMDA)受体拮抗剂,在预防外周伤害性刺激所引起的中枢敏感化的形成中可能具有重要作用。

临床上,硫酸镁用于低镁血症、子痫、破伤风、高血压脑病等引起的惊厥。在临床疼痛治疗中,硫酸镁可用于输尿管结石、胆结石、胆道蛔虫症及胃肠道痉挛等所致剧烈疼痛的辅助治疗。近年来硫酸镁已经用于围手术期镇痛。在围手术期静脉输注硫酸镁具有确切的术后镇痛作用,能减轻术后疼痛程度和减少术后阿片类药物的需要量。此外也有研究证实鞘内注射硫酸镁、静脉局部麻醉中应用硫酸镁以及关节腔注射硫酸镁也具有确切的术后镇痛作用。

有关 Mg^{2+} 的确切镇痛机制还不十分清楚。一般认为 Mg^{2+} 作为生理性钙通道阻滞剂和 NMDA 受体拮抗剂,可以通过阻止 Ca^{2+} 内流,拮抗 NMDA 受体而发挥镇痛效应。此外 Mg^{2+} 通过抑制交感神经的过度兴奋,减少儿茶酚胺释放也可能是其发挥抗伤害作用的机制之一。

静脉注射硫酸镁的常见不良反应有轻度的嗜睡、心率减慢,偶有面红、出汗、血压下降,严重时呼吸抑制以致死亡。所以,使用硫酸镁时,要求临床医师密切观察患者情况变化。关于鞘内注射硫酸镁的安全性,动物研究和临床研究中均已进行了评价,研究结果均提示鞘内注射硫酸镁的安全性。如中毒时应立即进行人工呼吸,并给予氯化钙或葡萄糖酸钙予以紧急抢救。

第四节 糖皮质激素类

糖皮质激素(glucocorticoid hormone)的药理作用非常广泛,具有抗炎、免疫抑制、抗毒素、抗休克作用以及对代谢、中枢神经系统、血液和造血系统等的影响。糖皮质激素因其具有显著的抗炎作用(图53-1),而常用于慢性炎症性疼痛的治疗。一般认为镇痛作用与增加血管张力、降低毛细血管的通透性、抑制炎症过程中的酶系统、稳定溶酶体膜、抑制溶酶体释放炎症介质、抑制磷酯酶 A_2 的活性从而减少 PG 的合成、抑制中性粒细胞、单核细胞和巨噬细胞趋向炎症部位的募集(recruitment)、阻塞细胞膜孔、抑制炎症细胞的 DNA 合成和抑制细胞因子的产生、抑制核因子 κB(NF-κB)的产生等有关。

在临床疼痛治疗中,糖皮质激素可用于风湿病(风湿性关节炎、风湿性脉管炎、风湿性肌痛)、类风湿关节炎、肿瘤所致疼痛、系统性红斑狼疮、多肌炎、硬膜外脊髓压迫、椎管狭窄、椎间盘突出症、带状疱疹及带状疱疹后神经痛、复杂的区域疼痛综合征以及手术后疼痛等。

应用糖皮质激素类药的副反应多见于长期大剂量使用时,其常见副反应包括以下几种。①消化系统并发症:可诱发或加剧胃、十二指肠溃疡,甚至造成消化道出血或穿孔;②诱发或加重感染;③医源性肾上腺皮质功能亢进;④心血管系统并发症:可引起高血压和动脉粥样硬化;⑤骨质疏松、肌肉萎缩、伤口愈合迟缓等;⑥精神神经症状,并可诱发癫痫;⑦白内障和青光眼。因此严重的精神病和癫痫、活动性消化性溃疡病、新近胃肠吻合术、骨折、创伤修复期、角膜溃疡、肾上腺皮质功能亢进、严重高血压、糖尿病、孕妇、抗生素不能控制的感染等应禁忌使用糖皮质激素类药物。

一、地塞米松

地塞米松(dexamethasone)为糖皮质激素的长效制剂。肌内注射地塞米松磷酸钠或醋酸地塞米松,分别于 1 小时和 8 小时达血浆高峰浓度,作用时间可持续 3 天之久。

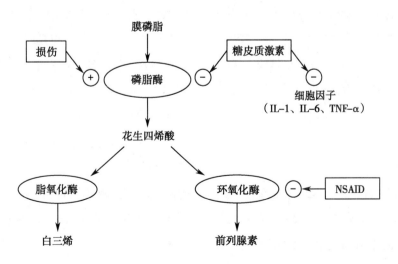

图53-1 糖皮质激素的抗炎作用机制

地塞米松主要用于炎症性疼痛,如各种关节炎、软组织炎症、免疫性疼痛、各种结缔组织炎、筋膜炎以及创伤性疼痛如创伤、扭伤、劳损等。地塞米松可局部注射,亦可经关节腔、硬膜外腔、骶管给药。硬膜外腔、骶管注射,每次 5~10mg,间隔 1~3 周注射一次,关节腔内注射量一般为每次 0.8~4mg,剂量按关节腔大小而定。

地塞米松的不良反应较多。长期或大量使用可致肥胖、高血压、胃和十二指肠溃疡(甚至出血和穿孔)、骨质疏松、水钠潴留以及精神异常等。对肾上腺皮质功能亢进、溃疡病、糖尿病、高血压病、骨质疏松症、精神病、严重感染、孕妇应禁用地塞米松。

二、甲泼尼龙

甲泼尼龙(methyprednisolone)又名甲基强的松龙,为人工合成的中效类糖皮质激素。其抗炎作用为泼尼松的 1.25 倍,水、盐代谢调节作用小,其作用同泼尼松。甲泼尼龙醋酸酯混悬剂分解缓慢,作用持久。

在临床疼痛治疗方面,甲泼尼龙主要用于治疗慢性疼痛性疾病,如各种关节炎等。甲泼尼龙醋酸酯混悬液可局部和关节腔内注射给药,其用量为一次 10~40mg。

甲泼尼龙的不良反应主要是可引起高血压、骨质疏松、胃和十二指肠溃疡出血、水钠潴留等。肾上腺皮质功能亢进、肝功能不全、高血压病、糖尿病、溃疡病、精神病、骨质疏松症、严重感染、孕妇应禁用甲泼尼龙。

三、倍他米松

倍他米松(betamethasone)为地塞米松的差向异构体,与地塞米松的不同仅在于 C16 位的甲基为 β 位。其作用与地塞米松相同,抗炎作用较地塞米松略强,且作用迅速、副反应较少。

倍他米松主要用于治疗活动性风湿病、类风湿关节炎、红斑狼疮、严重支气管炎、各种严重皮炎、急性白血病。成人口服起始剂量一日 1~4mg,分次给予,维持量为一日 0.5~1mg。

得宝松(diprospan)是由二丙酸倍他米松和倍他米松磷酸酯钠混合而成的水溶液注射剂,1ml 得宝松含 5mg 倍他米松二丙酸酯和 2mg 倍他米松磷酸酯钠。得宝松具有抗炎、抗风湿和抗过敏之功能。注射后可溶性倍他米松磷酸酯钠被迅速吸收而起效,而低溶性的二丙酸倍他米松可储存起来被缓慢吸收维持疗效,从而可更长时间地控制症状。

得宝松用于治疗对糖皮质激素敏感的各种急、慢性疼痛性疾病,该药关节内注射的推荐剂量为大关节 1~2ml,中等关节 0.5~1ml,小关节 0.25~0.5ml,但该剂不可用于静脉或皮下注射。

四、利美达松

利美达松(limethason)是地塞米松棕榈酸酯的脂质体制剂,为地塞米松的缓释剂。利美达松在体内经酯酶的作用,缓慢地水解生成具有活性的代谢产物地塞米松,从而发挥持久的抗炎作用和免疫抑制作用。利美达松具有用量小、疗效强而持久、副反应少等特点。利美达松进入体内后 6 小时起效,作用持续长达 2 周。利美达松的另一个特点是靶器官定向性强,具有炎性组织的趋向性,药物在炎症部位的浓度明显高于非炎症部位,因此,抗炎作用强,其抗炎作用是地塞米松的 2~5 倍。

利美达松主要用于慢性疼痛性疾病的治疗,如慢性腰腿痛、类风湿关节炎等。可局部、静脉、关节腔或硬膜外腔注射给药,成人剂量为每次 1ml 利美达松(含地塞米松 2.5mg),每 2 周 1 次。

利美达松在消肿、止痛和增加关节活动度

方面,疗效均明显优于曲安奈德。

第五节　NMDA 受体拮抗药

N- 甲 基 -D- 天 门 冬 氨 酸（*N*-methyl-D-aspartate, NMDA）受体是中枢神经系统中主要的兴奋性氨基酸受体。NMDA 受体有竞争性和非竞争性两类拮抗剂,前者主要作用于兴奋性氨基酸的识别位点,竞争性地阻滞兴奋性氨基酸与 NMDA 受体结合,主要有 AP5、AP7、CPP、CGS19755 等; 后者主要作用于 NMDA 受体离子通道或调节位点,有氯胺酮（ketamine）、PCP、dextromethorphan、MK-801 等，其中氯胺酮在疼痛治疗中应用较普遍。氯胺酮是苯环己哌啶（phencyclidine）的衍生物,临床所用的氯胺酮是右旋与左旋氯胺酮两对映异构体的消旋体。氯胺酮是目前临床所用的静脉全麻药中唯一可以产生较强镇痛作用的药物,非竞争性地拮抗 NMDA 受体,阻滞脊髓网状结构束对痛信号的传入,阻断疼痛向丘脑和皮质区的传播,是其产生镇痛作用的主要机制。有研究报道氯胺酮亦能激动阿片受体,而产生镇痛作用。氯胺酮虽有良好的镇痛作用,但对内脏的镇痛效果差,腹腔手术时探查牵拉内脏仍有痛感。氯胺酮在亚麻醉剂量下即可在部分神经病理性痛的患者中产生镇痛作用,其在镇痛剂量范围内发生戒断综合征的风险很低。

第六节　局部麻醉药

局部麻醉药（local anesthetics）简称局麻药,是一类能可逆地阻断神经冲动的发生和传导,在意识清醒的条件下,使有关神经支配的部位出现暂时性、可逆性感觉丧失的药物。局麻药能阻滞产生动作电位所必需的钠离子内流,而引起局部麻醉作用。关于局麻药如何阻滞钠离子内流的学说较多,目前公认的是受体学说:局麻药通过对细胞膜电压门控钠离子通道的直接作用,从而抑制钠内流,阻断动作电位的产生。进一步研究发现局麻药主要是可逆地封闭钠通道的内口,而非膜表面的外口,且与钠通道上一个或更多的特殊位点（受体）结合。局麻药对神经冲动的产生和传导有阻滞作用,阻滞的程度与局麻药的剂量、浓度、神经纤维的类别以及刺激强度等因素有关。局麻药必须与神经组织直接接触后才发生作用,浓度自低至高,温觉最先消失,依次为痛觉、触觉、运动功能及本体感觉。因此,局部使用低于能完全阻断神经传导的局麻药浓度即可达到镇痛作用。局麻药可外用、口服、扳机点注射、区域阻滞,以供慢性疼痛患者选择。

局麻药应用于疼痛治疗已有多年的历史,外用局麻药主要应用于以外周持续性感觉缺失为特征的神经疼痛综合征; 静脉应用利多卡因或普鲁卡因可解除包括非神经性疼痛在内的各种疼痛,但是在局麻药的应用过程中,使用者应在了解药物特性的基础上,严密观察患者反应,确定最佳个体化剂量。口服局麻药的诞生,例如美西律（慢心律）、妥卡胺、哌氟酰胺等,为系统治疗疼痛性多神经病以及创伤性疼痛提供了新的选择。口服局麻药物的主要不良反应在于心血管毒性,临床应用中应予以重视。

常用局麻药按化学结构分为两大类: 酯类和酰胺类。酯类局麻药的芳香族支链与氨基之间有酯链相连接,被血浆中胆碱酯酶水解代谢。目前临床中最常使用的酯类局麻药是普鲁卡因、氯普鲁卡因和丁卡因。酰胺类局麻药包括利多卡因、布比卡因、左旋布比卡因和罗哌卡因。酯类局麻药麻醉效能低,在循环中的半衰期短,代谢产物含对氨基苯甲酸,容易出现过敏反应。酰胺类局麻药分子结构中含酰胺链,麻醉效果可靠,但毒性大,在一定程度上限制了其临床应用,但现代小剂量应用局麻药的观点,并且低毒长效局麻药罗哌卡因与左旋布比卡因的问世使其实际应用范围大大增加。

第七节　肾上腺素能受体激动药

肾上腺素受体激动药的基本化学结构是 β - 苯乙胺,当苯环、α 位或 β 位碳原子的氢及末端氨基被不同基团取代时,可人工合成多种肾上腺素受体激动药。这些基团可影响药物对 α、β 受体的亲和力及激动受体的能力,而且会影响药物的体内过程。其中,α_2 肾上腺素能受体激动药具有特有的镇静镇痛作用,其在疼痛治疗中越来越得到重视。

α_2 肾上腺素能受体在体内分布广泛,α_2 肾上腺素能受体激动药与其结合后产生临床效应。α_2 肾上腺素能受体又分为 3 种亚型,分别是 α_{2a},α_{2b} 和 α_{2c}。α_{2a} 受体亚型广泛分布于大脑,在蓝斑、外侧臂旁核、脑桥核等处密度最高,起着麻醉、镇痛和抗交感作用(低血压和心动过缓);α_{2b} 受体亚型主要分布于丘脑,可以收缩血管,间接升高血压;α_{2c} 受体亚型主要分布于纹状体、嗅球、海马等处,与感觉与运动门控欠缺有关,具有抗焦虑作用。在中枢神经系统中 α_2 受体亚型不均匀分布,3 种受体中 α_{2a} 受体最普遍存在,α_{2b} 受体仅存在于少数部位。α_2 肾上腺素能受体激动药结合每种不同的亚型都能产生独特的效应。

脑的蓝斑中有最大的去甲肾上腺素能细胞群,目前已知它对睡眠有调节作用,而且这可能是 α_2 肾上腺素能受体激动剂产生催眠作用的主要位点。蓝斑有许多传出神经的连接,包括下行的伤害感受性抑制通路。现已证明在迷走神经、中间外侧细胞柱和脊髓灰质中也存在 α_2 肾上腺素能受体的高密度区。在脊髓背角存在 α_{2a} 肾上腺素受体亚型,而在初级感觉神经元中含有肾上腺素受体的 α_{2a} 和 α_{2c} 亚型。从神经轴索区域到脊髓的下行抑制在疼痛与无痛的产生中扮演了重要的角色。痛觉的传导受来自脑干及脑桥神经元的刺激与抑制的调控,双重调控中又以抑制功能为主。除神经轴索作用外,α_2 肾上腺素的镇痛作用的主要位点在脊髓水平,有类似阿片类药物的效能。总体认为,α_2 肾上腺素能药物的脊髓水平的抗伤害感受性作用主要是由于突触后抑制产生的。激活 α_2 肾上腺素受体能触发背角内的钾离子内流,从而引起突触后背角神经元超极化,因此可以降低兴奋性,产生镇痛作用。α_2 肾上腺素能药物的镇痛作用可能存在有外周神经末梢的作用位点,这在软组织受伤后的疼痛试验中还存有争论。

蓝斑可介导多种生理过程,包括睡眠和失眠的调节。α_2 受体激动药的镇静作用是在蓝斑中介导的,α_{2a} 亚型表现的是间接的镇静效应,并且可以被 α_2 受体拮抗剂(如育亨宾)所逆转。即使是镇静作用非常突出的 α_2 受体激动药,在单独使用时一般不会引起明显的呼吸抑制。

α_2 肾上腺素能受体激动药是一种有效的镇痛药且不伴有呼吸抑制或成瘾性。

下面主要介绍三种常用的 α_2 肾上腺素能受体激动药在疼痛治疗中的应用。

一、可乐定

可乐定(clonidine)是在临床上使用最多

α_2肾上腺素能受体激动药,同时具有 α_1 和 α_2 肾上腺素能的活性,其中 α_2 与 α_1 的选择系数为220:1。它可作为术前用药提供镇静、抗焦虑和增强麻醉的作用,还可作为麻醉辅助用药提高吸入麻醉、静脉麻醉、局部麻醉和术中阿片类用药的麻醉、镇痛效果。可乐定可经口服、静脉、肌内注射和经皮给药多种途径使用,但是经轴索给药才能提供最有效的镇痛效果。

1. **术前用药** 可乐定为脂溶性药物,易通过血脑屏障,在中枢神经系统发挥镇静、抗焦虑的全身效应。用量:成人,100~300μg;儿童,4μg/kg 的术前用量能产生镇静、抗焦虑和减少唾液分泌的效果。无论哪种给药途径,剂量超过 50~100μg 的可乐定会快速起效(不超过20分钟),产生剂量依赖性的镇静作用。

2. **术中用药** 可乐定具有抗交感作用和镇痛的特性,可以降低交感神经的活性,抑制因喉镜检查、气管插管及外科应激所引起的心血管反应,能显著减少吸入麻药的 MAC,能与阿片类用药一起产生协同作用,因此,在术中可作为麻醉的辅助药物。可乐定硬膜外给药后的镇痛效果与脑脊液中可乐定的浓度有很强的相关性,与其血药浓度没有很好的相关性,可乐定的血药浓度降低非常缓慢,然而镇痛持续时间相对较短,只有3~5小时。

在临床应用中,可乐定通常用来增强阿片类药和局部麻醉药的镇痛效果,减少阿片类药物的副反应如呼吸抑制、尿潴留、瘙痒和局部麻醉药引起的运动神经阻滞。

3. **鞘内使用** 如同鞘内注射吗啡一样,大剂量(超过450μg)可乐定鞘内注射能产生镇静和强而长效的术后止痛作用,但不能为手术提供外科麻醉作用,因此,鞘内注射可乐定只是作为鞘内注射局麻药的辅助药物,而不是单独使用。鞘内注射局麻药会使血压降低,乐定具有抗交感作用,加入局麻药后将引起更大程度的血压降低,因此,使用时需密切监测血压。

鞘内注射可乐定,能加强布比卡因诱导的脊髓麻醉效果,因此可以减少止血带加压引起的疼痛;与脊髓内吗啡用药不一样,鞘内注射可乐定不会引起尿潴留,因其具有 α−肾上腺素能的效应,能促进脊髓麻醉后首次排尿。

鞘内注射可乐定还被用来治疗对吗啡治疗无效的慢性疼痛。

4. **硬膜外使用** 硬膜外应用可乐定用于局部麻醉和疼痛控制在临床中最多使用。在慢性非癌性疼痛患者中长期使用吗啡治疗后可能产生成瘾性和耐受性,在某些疼痛综合征中如一些神经源性疼痛尤其是交感神经维持性疼痛,这类疼痛对阿片类药物反应不佳,此时,用可乐定作为椎管内吗啡的替代物发挥镇痛作用。

硬膜外应用可乐定还可用于术后疼痛的控制。400μg 的可乐定硬膜外给药后能产生2~6小时的镇痛作用,剂量增大后镇痛持续时间也不会延长,这与脂溶性阿片类药物如芬太尼相似,因此对持久性疼痛可乐定需要硬膜外持续给药。大剂量的可乐定(120~150μg/h)硬膜外给药用于腹部大手术后能产生更好的镇痛效果。可乐定复合阿片类药用于术后镇痛可增强阿片类药物的镇痛效果。有资料显示,附加使用 1~2μg/kg 的可乐定能增强硬膜外布比卡因的镇痛效果,延长镇痛时间。

可乐定硬膜外给药后常见一些副反应,如低血压、心动过缓,常呈剂量依赖性。低血压时通常可以静脉输液处理,极少需要使用缩血管药物。仅在少见的情况下需用阿托品来治疗心率减慢。

5. **外周神经阻滞** 局麻药中加入可乐定可用于各种神经阻滞,在麻醉和镇痛的维持时间上呈剂量依赖性,可乐定肌内注射却没有这种效应。

6. 经皮使用 可乐定具有高脂溶性,可经皮给药,通过作用于外周 α-肾上腺素能受体的末梢神经发挥镇痛作用。200μg/d 和 300μg/d 的可乐定透皮贴剂(q7d)可用来治疗慢性疼痛和吗啡或乙醇的戒断症状。

可乐定经皮应用常见的副反应是口干、镇静,没有明显的低血压报道。

二、右旋美托咪啶

右旋美托咪啶(dexmedetom idine)是美托咪啶的右旋异构体,是一种高选择性、高特异性的 α₂肾上腺素能受体激动药,其受体选择性(α₂∶α₁)为 1 620∶1,是可乐定的 8 倍。右旋美托咪啶的分布半衰期约为 5 分钟,消除半衰期约为 2 小时。在血液中的蛋白结合率为 94%,在肝脏中,几乎完全由糖醇化和细胞色素 P450 介导的甲基化物代谢,95% 的代谢产物经肾脏排泄,只有 5% 以原型经大便排出。

1999 年 FDA 批准右旋美托咪啶用于 ICU 患者短时间(＜ 24 小时)的镇静:适用于重症监护治疗期间最初插管和使用呼吸机患者的镇静。2008 年 FDA 批准右旋美托咪啶用于非插管患者在手术和其他操作前和 / 或术中的镇静。2009 年 6 月 SFDA 批准右旋美托咪啶用于行全身麻醉的手术患者气管插管和机械通气时的镇静。

1. 镇静、催眠、抗焦虑 右旋美托咪啶作用于脑干蓝斑核内的 α₂ₐ受体,产生镇静、催眠、抗焦虑作用的,引发并维持自然非动眼睡眠(NREM),同时抑制交感神经活性。在有创检查时,如预计长时间胃肠道内窥镜检查治疗、心内科介入治疗、神经外科介入治疗、内镜逆行胰胆管造影、纤支镜和支气管导管置入等,静脉泵

注右美托咪定 0.2~1μg/kg (10~15 分钟)后,以 0.2~0.8μg/ (kg·h)维持,期间患者安静、处于睡眠状态,呼之能应,循环稳定,无明显的呼吸抑制,可显著减轻患者有创检查治疗过程中的痛苦。在区域阻滞开始前 10~15 分钟,可静脉持续泵注右美托咪定 0.2~0.7μg/ (kg·h),可使患者获得满意镇静,避免紧张和焦虑,增强患者的舒适度,且对呼吸无明显抑制作用。呼吸机治疗患者静脉注射 0.2~0.7μg/kg/(kg·h)[通常为 0.4μg/ (kg·h)] 右美托咪定,亦可调整泵注剂量以维持 Ramsay 评分在 3~4 分,泵注时间不宜超过 72 小时,能够缓解患者的焦虑和烦躁,使患者较舒适和安静地接受呼吸机治疗,在需要时,可以被唤醒,配合相应检查治疗。

2. 镇痛 脊髓及脊髓上、甚至外周的 α₂ₐ受体及 α₂c受体均参与镇痛作用。包括:①在脊髓水平通过作用于脊髓突触前和突触后膜 α₂肾上腺素受体,抑制肾上腺素的释放,并使细胞超极化,抑制疼痛信号向脑的传导。增加脊髓中间神经元乙酰胆碱释放,NO 合成、释放增多,参与镇痛的调节。②在脊髓上水平,使蓝斑核及投射到脊髓的下行去甲肾上腺素通路突触前膜去极化,抑制突触前膜 P 物质和其他伤害性肽类的释放,抑制脊髓后角伤害性刺激的传递。③直接阻滞外周神经。

3. 全麻诱导和维持 右旋美托咪啶用于全麻诱导和维持时,可以稳定血流动力学、抑制应激反应、减少其他麻醉药用量。

4. 注意事项 右旋美托咪啶最常见的副反应包括心动过缓、低血压和恶心,与剂量有关,尤其是给药速度。减慢给药速度或停止输药,多可改善上述症状,必要时可给予阿托品治疗心动过缓,静脉补液,血管加压药治疗低血压。如果过度镇静引起了呼吸抑制,应进行辅助通气。

超过 65 岁的患者在给予右旋美托咪啶后心动过缓和低血压的发生率较高,因此在老年患者中使用时要减量。

右旋美托咪啶经肝脏代谢,在肝功能障碍的患者中使用时要减量。

在孕妇中使用的安全性还不明确,目前不推荐在分娩及生产中使用。目前还没有在儿童患者中的使用经验。

三、替扎尼定

替扎尼定为中枢性 α_2 肾上腺素受体激动剂,为临床常用的骨骼肌松弛药,作用机制可能是通过增强运动神经元的突出前抑制作用而降低强直性痉挛状态。替扎尼定能有效地用于治疗除阵发性肌痛外的各种类型疼痛,如慢性头痛、紧张性头痛、三叉神经痛、肌筋膜疼痛、不宁腿综合征,但目前仍缺乏大规模对照试验。

（王士雷　杭黎华　胡兴国　杨　楠）

参考文献

[1] 李秀玉 , 王晓静 , 腰向颖 , 等 . 癌性疼痛与抑郁障碍 . 转化医学杂志 , 2013, (1): 48-50.

[2] BASS C. The role of emotion in determining pain. Dig Dis, 2009, 27(Suppl 1): 16-23.

[3] 库宝善 , 俞洁银 , 潘建春 . 抗抑郁药用于疼痛治疗的研究进展 . 中国执业药师 , 2012, (4): 26-31.

[4] STRATINAKI M, VARIDAKI A, MITSI V, et al. Regulator of G protein signaling 4 [corrected] is a crucial modulator of antidepressant drug action in depression and neuropathic pain models. Proc Natl Acad Sci USA, 2013, 110(20): 8254-8259.

[5] LI MIN, ZHANG LI-MIN, WU XIN-MIN. Advance in search for clinical use of dexmedetomidine in anesthesiology. The Chinese Journal of Clinical Pharmacology, 2007, 23(6): 466-470.

[6] KAMIBAYASHI T, MAZE M. Clinical use of alpha 2-adrenergic agonists. Anesthesiology, 2000, 93(11): 1345-1350.

[7] TOBIAS J D. Dexmedetomidine: are there going to be issues with prolonged administration? J Pediatr Phamacol Ther, 2010, 15(1):4-9.

[8] SAKURAI Y, OBATA T, ODAKA A, et al. Buccal administration of dexmedetomidine as apreanesthetic in children. Journal of Anesthesia, 2010, 24(1): 49-53.

[9] RIKER R R, SHEHABI Y, BOKESCH P M. Dexmedetomidine vs midazolam for sedation of critically ill patients: a randomized trial. JAMA, 2009, 301(5): 489-499.

[10] ANGST M S, RAMASWAMY B, DAVIES M F, et al. Comparative analgesic and mental effects of increasing plasma concentrations of dexmedetomidine and alfentanil in humans. Anesthesiology, 2004, 101(3): 744-752.

[11] SHEHABI Y, NAKAE H, HAMMOND N, et al. The effect of dexmedetomidine on agitation during weaning of mechanical ventilation in critically ill patients. Anaesth Intensive Care, 2010, 8 (1): 82-90.

[12] SHEHABI Y, GRANT P, WOLFENDEN H, et al. Prevalence of delirium with dexmedetomidine comared with morphine based thrapy after cardiac surgery: a randomized controlled trial. Anesthesiology, 2009, 11 (5): 075-084.

[13] TAITTONEN M T, KIRVELA O A, AANTAA R, et al. Effect of clonidine and dexmedetomidine premedication on perioperative oxygen consumption and haemodynamic state. Br J Anaesth, 1997, 78: 400-406.

第五十四章 疼痛的药物治疗

第一节 急性疼痛

急性疼痛是直接由疾病或受伤引起,持续时间一般很短,亦可持续数星期或数月;在伤患痊愈后,疼痛便会自动消失。急性疼痛的成因有很多,包括缺血、手术、骨折、创伤、生育、牙科治疗等。急性疼痛的治疗必须根据不同病因和病情具体分析,针对病因进行个体化的处理。其总体原则是:明确诊断,并尽可能去除病因;提高痛阈;减慢神经传导速度,包括针对某些与传导疼痛有关的神经介质的处理及尽可能减弱甚至消除疼痛刺激对疼痛感受器的作用。

急性疼痛的药物治疗可根据不同的致痛因素,采用相应的药物进行控制疼痛。例如:胃肠平滑肌痉挛性疼痛,系胃肠道平滑肌强烈收缩所致,可应用胃肠解痉药物治疗,如阿托品、山莨菪碱、哌仑西平等。缓解胃肠平滑肌扩张性疼痛,常用促进胃肠动力的药物,如甲氧氯普胺、多潘立酮、西沙必利等。心绞痛是冠状动脉粥样硬化性心脏病(冠心病)的常见症状,是冠状动脉供血不足,心肌急剧的、暂时的缺血和缺氧所引起的临床综合征。发作时胸骨后及心前区出现阵发性绞痛或闷痛,并可放射至左上肢。抗心绞痛物如硝酸酯类、β受体拮抗剂及钙通道阻滞剂等可缓解心绞痛。钙通道阻滞剂对缓解血管平滑肌痉挛性的疼痛(如偏头痛)效果明显。阿片类的药物及非甾体抗炎药是治疗各种神经压迫性疼痛的常用药物。

第二节 慢性疼痛

药物治疗是慢性疼痛治疗中的一个十分重要的内容,也是一种可以在医师指导下进行自我控制疼痛的治疗方法。根据疼痛的不同原因而选择不同类型的药物或多种类型的药物组合。各种类型药物均有不同的药理特点,使用得当可产生良好的镇痛效果。相反,如用药种类、使用时间、给药途径不当,则不但不能产生或维持有效镇痛,反而会出现无效镇痛及其他毒副反应。

在临床慢性疼痛治疗中,常用的疼痛治疗药物包括阿片类镇痛药,非甾体抗炎药、抗抑郁药、抗癫痫药、糖皮质激素等。

阿片类镇痛药,是慢性疼痛治疗的主要药物。临床上常用的阿片类镇痛药有吗啡、哌替啶、芬太尼等。该类药物与中枢神经系统内的阿片受体结合而产生镇痛作用。阿片类镇痛药的一般共同特点是:镇痛效力强,但同时具有耐受、依赖、成瘾和呼吸抑制等副反应。因此,在临床使用中必须在专科医师的严格指导下进行镇痛治疗。目前对于阿片类镇痛药是否可引起痛觉过敏尚有争议。现多数研究表明停药后诱发的痛觉过敏,是突然停用阿片类药物后出现的现象。目前尚没有明确的证据表明慢性疼痛常规运用阿片类药物治疗会产生痛觉过敏。

NSAID 均具有解热镇痛和抗炎作用。NSAID 对头痛、牙痛、神经痛、肌肉痛和关节痛均有较好的镇痛效果,对炎症性疼痛疗效更好。此外也可用于术后镇痛和癌性疼痛的治疗,长期应用无耐受性和成瘾性。NSAID 的镇痛作用机制主要在外周,是通过抑制局部的前列腺素(PG)合成而实现的。

抗抑郁药除了抗抑郁效应外还有镇痛作用,可用于治疗各种慢性疼痛综合征。此类药包括三环类抗抑郁药如阿米替林(amitriptyline)和单胺氧化酶抑制药。三环类抗抑郁药的镇痛机制是通过阻滞去甲肾上腺素和 5-HT 的再摄取,而去甲肾上腺素和 5-HT 可以作用于中枢和脊髓水平,影响内啡肽介导的疼痛调节通路而产生镇痛作用。单胺氧化酶制药能抑制中枢神经系统、肾上腺素能神经末梢、肝和胃肠道中的单胺氧化酶,阻碍了突触的单胺神经递质的氧化脱氨作用,导致神经末梢细胞浆中的去甲肾上腺素和 5-HT 水平升高。单胺水平的升高所产生的镇痛效应的机制还不清楚。需要注意的是,疼痛治疗过程中抗抑郁药并不作为首选,选择时要根据患者的需要和药物副反应两方面综合考虑。用药时要从小剂量开始慢慢加量以达到良好的治疗效果,并避免并发症。

抗癫痫药已被用于神经病理性痛及偏头痛的治疗,它们常常与抗抑郁药联合应用。糖皮质激素在慢疼痛治疗中应用广泛,既可全身治疗,又可局部注射,是常用药物之一。临床上常用的糖皮质激素包括泼尼松(强的松)、地塞米松和泼尼松龙(强的松龙)等。数十年来,在临床取得了满意的效果,但糖皮质激素的不良反应也不容忽视。

其他的如肾上腺受体的激动剂、NMDA 受体拮抗剂、神经营养因子的拮抗剂、神经肽受体的拮抗剂、激肽受体的拮抗剂、前列腺素 E 受体的拮抗剂及离子通道 P2X 的阻滞剂等正逐渐在临床用于慢性疼痛的治疗。

第三节　手术后疼痛的药物治疗

手术后疼痛(postoperative pain)是手术后即刻发生的急性疼痛,通常持续不超过 7 天。手术后疼痛是由于术后化学、机械或温度改变刺激伤害性感受器导致的炎性疼痛,属伤害性疼痛。手术后痛如果不能在早期被充分控制,则可发展为慢性手术后疼痛(chronic post-surgical pain),其性质也可能转变为神经病理性疼痛或混合性疼痛。在手术后患者中,45%~75% 会出现中重度疼痛。手术后痛严重影响手术患者的术后康复和生活质量。手术后疼痛治疗不仅能减轻患者的痛苦,而且可预防或减少由疼痛引起的并发症,提高患者围手术期的安全性。手术后痛的药物治疗包括对乙酰氨基酚(acetaminophen),非甾体抗炎药,阿片类药及其他镇痛辅助用药。

一、对乙酰氨基酚

对乙酰氨基酚又名酪氨酚、扑热息痛(paracetamol),是非那西丁(phenacetin)在体内具有活性的代谢产物。它是一种解热镇痛药,但其抗炎、抗风湿作用较弱。对乙酰氨基酚口服后吸收迅速,0.5~2 小时血药浓度达峰值,作用持续时间 3~4 小时。

对乙酰氨基酚的解热镇痛作用与阿司匹林相似,单次镇痛的剂量有同样的时效曲线。其作用除了抑制中枢神经系统环氧化酶(COX)活性,减少前列腺素(PG)的合成外,还有抑制下行的 5-羟色胺(5-HT)能通路和抑制中枢一氧化氮(NO)合成的作用。对乙酰氨基酚单独应用适用于轻度至中度手术后疼痛的镇痛治疗,与 NSAID、曲马多或阿片类药联合应用,可发挥相加或协同作用。常用剂量为每 6 小时口服 6~10mg/kg,日剂量不超过 50mg/kg,成人口服日剂量不超过 3 000mg,联合给药或复方制剂日剂量不超过 2 000mg。日口服剂量超过 4 000mg 可引起严重肝脏损伤和急性肾小管坏死。

二、非甾体抗炎药

解热镇痛药和抗炎镇痛药统称为解热镇痛抗炎药,是一类在化学结构方面很不相同,但却具有相似的解热、镇痛,而且大多数还有抗炎、抗风湿作用的药物。它们具有相似的药理作用、作用机制和不良反应。这类药物的抗炎作用与肾上腺皮质激素(类固醇)有类似之处,但其化学结构和抗炎作用机制与肾上腺皮质激素不同,因此也常被称为 NSAID。其共同作用特征是具有解热、镇痛、抗炎与抗风湿作用。NSAID 与阿片类镇痛药不同,长期应用无耐受性和成瘾性。

NSAID 的镇痛作用机制主要在外周,即主要通过抑制 COX,阻断花生四烯酸(AA)转化为 PG,使组织中缺乏 PG,伤害性感受器不被激活,从而产生镇痛作用。当机体组织损伤时,局部释放的化学介质,既有致炎作用,同时还可刺激痛觉神经末梢,引起疼痛。但是,PG 除本身有致痛作用外,还能减低痛觉神经的兴奋阈,增强了神经对化学和机械性刺激的敏感性,即有增敏作用。此外有研究证实 NSAID 的镇痛作用也有中枢机制的参与,除 PG 可易化伤害性系统的突触冲动的传导外,NSAID 也可减弱由 N-甲基-D-天门冬氨酸(NMDA)及 P 物质诱导的中枢敏感化。

研究证实体内至少有两种不同的 COX 同工酶存在,即 COX-1 和 COX-2。COX-1 是一种结构酶,在体内呈结构性表达,调节机体正常的生理功能。而 COX-2 是一种诱导酶,只有在受诱导情况下表达,组织损伤时在炎症部位调节 PG 的产生,引起炎症、疼痛和水肿。NSAID 根据其对 COX 作用的选择性,分为非选择性 COX 抑制药和选择性 COX-2 抑制药两类。非选择性 COX 抑制药对 COX-1 和 COX-2 的抑制无生物学和临床意义上的差别,此类药物均具有普遍的胃肠、肾、血小板、心血管等不良反应,表现为胃肠道溃疡、出血、穿孔、肾功能障碍等;选择性 COX-2 抑制药对 COX-2 的抑制强度比对 COX-1 的抑制强度大 100 倍以上,即使在大剂量也不明显抑制人体内 COX-1,具有较高的胃肠道安全性。在 1997 年第一届国际 COX-2 研讨会上将 NSAID 分为 3 大类:①非选择性 COX 抑制药,多数传统的 NSAID 属于这一类,它们对 COX-1 和 COX-2 均具明显抑制作用。②选择性 COX-2 抑制药,这类药物在常规剂量时,主要抑制 COX-2,对 COX-1 的作用甚弱,胃肠道不良反应较少;当大剂量时,也会抑制 COX-1 而产生明显的胃肠道不良反应,如美洛昔康(meloxicam)、尼美舒利(nimesulide)等。③特异性(高选择性)COX-2 抑制剂,这类药物在使用较大剂量时,也主要抑制 COX-2 而几乎不抑制 COX-1,如塞来昔布(celecoxib)。

原则上所有 NSAID 药物均可用于术后轻、中度疼痛的镇痛。NSAID 用于术后镇痛的主要指征是:①中小手术后镇痛;②大手术与阿片类药物或曲马多联合或多模式镇痛,有显著的阿片节俭作用;③大手术后患者自控镇痛(PCA)停用后,残留痛的镇痛;④术前给药,发挥术前抗炎和抑制超敏作用。在我国临床上用于术后镇痛的口服药物主要有布洛芬(ibuprofen)、双氯芬酸(diclofenac)、美洛昔康、塞来昔布和氯诺昔康(lornoxicam)。注射药物有氟比洛芬酯(flurbiprofen axetil)、帕瑞昔布(parecoxib)和氯诺昔康等。常用的口服及注射 NSAID 剂量及作用时间见表 54-1 和表 54-2。

长时间大量使用 NSAID 时可导致血液(血小板)、消化道、肾脏和心血管等副反应。其所产生的不良反应既与药物特性有关,更与使用剂量、使用时间及是否有使用 COX 抑制剂的危险因素有关。使用 COX 抑制剂的危险因素包括以下几种。

表 54-1 常用口服 NSAID 药物比较

药物	每次剂量 /mg	次 /d	每日最大剂量 /mg
布洛芬	400~600	2~3	2 400~3 600
双氯芬酸	25~50	2~3	75~150
美洛昔康	7.5~15	1	7.5~15
塞来昔布	100~200	1~2	200~400
氯诺昔康	8	3	24

表 54-2 常用注射 NSAID 药物比较

药物	剂量范围 /mg	静脉注射起效时间 /min	维持时间 /h	用法和用量
氟比洛芬酯	50~200	15	8	i.v.: 50mg/ 次,3~4 次 /d,日剂量不超过 200mg
帕瑞昔布	40~80	7~13	12	i.m./i.v.: 首次剂量 40mg,以后 40mg/12h,连续用药不超过 3 日
酮咯酸	30~120	50	4~6	i.m./i.v.: 首次剂量 30mg,以后 15~30mg/6h,最大量 120mg/d,连续用药不超过 2 日
氯诺昔康	8~24	20	3~6	i.v.: 8mg/ 次,2~3 次 /d,日剂量不超过 24mg

①年龄 >65 岁(男性易发)。②原有易损脏器的基础疾病:上消化道溃疡、出血史;缺血性心脏病或脑血管病史(冠状动脉搭桥围手术期禁用,脑卒中或脑缺血发作史慎用);肾功能障碍;出、凝血机制障碍和使用抗凝药(使用选择性 COX-2 抑制药不禁忌)。③同时服用皮质激素或血管紧张素转换酶抑制药及利尿药。④长时间、大剂量服用。⑤高血压、高血糖、高血脂、吸烟、酗酒等。原则上,对具有危险因素的患者应慎重考虑选择此类药物。

NSAID 均有"封顶"效应,故不应超量给药。缓慢静脉滴注不易达到有效血药浓度,应给予负荷量。此类药物的血浆蛋白结合率高,故不同时使用两种药物。但同类药物中,一种药物效果不佳,换用另外一种药物仍有较好作用。

三、阿片类药

阿片类药,又称麻醉性镇痛药,是治疗中、重度急、慢性疼痛的最常用药物。阿片类药主要通过激动阿片受体而发挥镇痛作用。阿片受体主要存在于中枢神经系统(脊髓及脑),但近年来研究证实外周初级传入神经元终末分支也存在有阿片受体。

阿片类药可按其与阿片受体的相互作用分为①阿片受体完全激动药,主要激动 μ 受体,如吗啡(morphine)、哌替啶(meperidine)、芬太尼(fentanyl)等;②阿片受体激动-拮抗药,又称部分激动药,主要激动 κ 受体,对 δ 受体也有一定激动作用,而对 μ 受体则有不同程度的拮抗作用,如喷他佐辛(pentazocine)等;③阿片受体拮抗药,主要拮抗 μ 受体,对 κ 受体和 δ 受体也有一定的拮抗作用,如纳洛酮(naloxone)等。依其来源可分为①阿片生物碱,以吗啡为代表;②半合成阿片类镇痛药,如丁丙诺啡(buprenorphine)等;③合成的阿片类镇痛药,如哌替啶、芬太尼等。临床上根据镇痛强度的不同可分为强阿片药和弱阿片药。弱阿片药有可待因(codeine)、双氢可待因(dihydrocodeine),主要用于轻度、中度急性疼痛镇痛。强阿片药包括吗啡、芬太尼、哌替啶、舒芬太尼（sulfentanyl）、羟考酮（oxycodone）和氢吗啡酮（hydromorphorne）等，主要用于术后重度疼痛治疗。激动-拮抗药布托啡诺（butorphanol）、地佐辛（dezocine）、喷他佐辛等及部分激动药丁丙诺啡等，主要用于术后中至重度疼痛的治疗，也可作为多模式镇痛的组成部分用于重度疼痛治疗。

阿片类药镇痛作用强，无器官毒性，无封顶效应，使用时应遵循能达到最大镇痛和不产生难以忍受不良反应的原则。阿片类药的给药途径包括：口服给药，直肠用药，经皮或舌下黏膜用药，皮下注射，肌内注射，硬膜外腔给药，蛛网膜下腔给药，关节腔内给药，静脉注射或连续输注。其中静脉给药法起效迅速，剂量易于滴定，是急性手术后中重度疼痛的主要给药方法。围手术期常用阿片类药物的等效镇痛剂量和椎管内镇痛剂量见表54-3和表54-4。

在手术后痛治疗中，为了增强阿片类药的镇痛效应、减少其不良反应和用量以及降低阿片类药耐受性的发生，常联合应用其他阿片类药或NSAID、α_2肾上腺能激动药、NMDA受体拮抗药、抗抑郁药、抗惊厥药等非阿片类药物。此外阿片类药伍用小剂量阿片受体拮抗药如纳洛酮可显著增强吗啡等阿片类药的镇痛效能，同时可有效减少不良反应，包括成瘾、耐受等。

阿片类药的不良反应有呼吸抑制、恶心、呕吐、便秘、体位性低血压、尿潴留、多汗、瘙痒、镇静和精神混乱等。其他不良反应还有瞳孔缩小、胆道和泌尿道痉挛和过敏反应如荨麻

表54-3 围手术期常用阿片类药物的等效镇痛剂量（体重70kg个体）

药物	口服	静脉注射/肌内注射	患者自控镇痛（单次注射）	硬膜外（单次注射）	蛛网膜下腔（单次注射）
吗啡	10~30mg/（2~3h）	10~15mg/（3~4h）	1~2mg	1~4mg	100~300μg
可待因	30~60mg/4h	15~60mg/4h	只用于肌内注射，不用于PCA	不使用	不使用
氢吗啡酮	2~3mg	2~3mg/4h	0.2~0.4mg	0.5~1mg	100~200μg
芬太尼		20~50μg单次注射，麻醉后恢复室术后疼痛时可每5分钟一次，总量可达150μg			
羟考酮	10~20mg			不使用	不使用
曲马多	50~150mg/（4~6h）	50~150mg/（4~6h）	20mg	不推荐	不推荐
哌替啶	100~300mg/3h	100mg	10mg	不推荐	不推荐

表54-4 常用阿片类药物的椎管内镇痛剂量

药物	蛛网膜下腔单次剂量	硬膜外单次剂量	硬膜外持续输注
芬太尼	5~25μg	5~100μg	25~100μg/h
舒芬太尼	2~10μg	10~50μg	10~20μg/h
阿芬太尼		0.5~1mg	0.2mg/h
吗啡	0.1~0.3mg	1~5mg	0.1~1mg/h
氢吗啡酮		0.5~1mg	0.1~0.2mg/h
哌替啶	10~30mg	20~60mg	10~60mg/h

疹、皮疹等以及成瘾性和耐受性。阿片类药的大多数不良反应为剂量依赖性,虽短期(1~2周内)可耐受,但用于手术后镇痛时必须同时予以防治。不良反应的处理原则包括:①停药或减少阿片类药的用量;②治疗不良反应;③改用其他阿片类药;④改变给药途径。

值得注意的是近年来认识到临床应用阿片类药手术后镇痛治疗时,可能出现痛觉过敏作用,这与其治疗初衷相背,从而削弱了这类药物的临床疗效。阿片类药痛觉过敏作用(opioids induced hyperalgesia)不仅降低了药物的镇痛效果,甚至促进痛觉感知,产生异常疼痛。临床常用的阿片类药如吗啡、哌替啶、芬太尼等,尤其是超短效阿片类药瑞芬太尼可以产生阿片类药痛觉过敏作用现象。其形成机制仍不清楚,可能与阿片受体功能改变、谷氨酸兴奋性神经递质受体系统活性增强、抑制性神经递质受体系统功能降低、内源性抗阿片肽和NO的产生等方面有关。研究证实在应用阿片类药镇痛时联合应用NMDA拮抗药、钙通道阻滞药等均能明显减少阿片类药痛觉过敏作用的发生。

四、曲马多

曲马多(tramadol)是人工合成的非阿片类中枢性镇痛药。曲马多有两种异构体:(+)-曲马多和(-)-曲马多。研究证实曲马多至少通过两种截然不同但又互补的作用机制而产生镇痛作用,即弱阿片机制和非阿片机制。曲马多虽然也可与阿片受体结合,但其亲和力低,其对 μ 受体的亲和力仅相当于吗啡的1/6 000,对 κ 和 δ 受体的亲和力仅为对 μ 受体的1/25。研究发现曲马多还可通过抑制神经元突触对去甲肾上腺素的再摄取,并增加神经元外5-HT浓度,从而增强中枢神经系统对疼痛的下行性抑制作用而产生镇痛作用。曲马多主要

用于中度到重度的各种急性疼痛及手术后疼痛的镇痛治疗。

曲马多有片剂、胶囊和缓释剂等口服剂型和供肌内、静脉或皮下注射剂型,用于术后镇痛等剂量曲马多和哌替啶作用几乎相当。与对乙酰氨基酚、COX抑制药合用效应相加或协同。

术后镇痛,曲马多的推荐剂量是手术结束前30分钟静脉注射1.5~3mg/kg。术后患者PCA每24小时剂量300~400mg。冲击剂量不低于20~30mg,锁定时间5~6分钟。术中给予负荷量的目的是使血药浓度在手术结束时已下降,从而减轻术后恶心、呕吐等并发症。主要不良反应为恶心、呕吐、眩晕、嗜睡、出汗和口干等,便秘和躯体依赖的发生率远低于阿片类药物。

五、局部麻醉药

局部麻醉药用于术后镇痛治疗主要通过椎管内用药、区域神经丛或外周神经干阻滞及局部浸润等方法。因阿片类药物可作用于脊髓阿片受体,临床上椎管内术后镇痛常合并使用局麻药和阿片类药物,发挥镇痛协同作用并减低每种药物的毒性;而在区域神经丛、外周神经干及局部浸润时仍以单用局部麻醉药为主。

常用于术后镇痛的局部麻醉药有布比卡因(bupivacaine)、左旋布比卡因(levobupivacaine)、罗哌卡因(ropivacaine)和氯普鲁卡因(chloroprocaine)。布比卡因作用时间长、价格低,广泛用于术后镇痛,但药物过量易导致中枢神经系统和心脏毒性。左旋布比卡因的药理特性与布比卡因类似,但其心脏毒性低于布比卡因。罗哌卡因的显著特点是"运动感觉分离",即产生有效镇痛的药物浓度(0.0625%~0.15%)对运动神经阻滞作用相对较弱,同时,其毒性低于布比卡因和左旋布比卡因。氯普鲁卡因起效迅速,低浓度时有一定的"运动感觉分离"现象,用于蛛网膜下腔麻醉时应不

含保存剂(亚硝酸氢盐),且剂量应低于60mg。

六、其他镇痛辅助药

加巴喷丁和普瑞巴林

加巴喷丁(gabapentin)和普瑞巴林(pregabalin)均为人工合成的 γ-氨基丁酸(GABA)类似物,普瑞巴林为加巴喷丁的后续产品。加巴喷丁和普瑞巴林均无直接的GABA能作用,也不影响GABA的摄取或代谢,其结合部位是一种电压依赖性钙通道亚单位 $\alpha_2\delta$,它们结合后所产生的一系列变化或许是其发挥镇痛作用的一种重要机制。另外,其镇痛作用也可能与GABA、NMDA受体、去甲肾上腺素、脊髓 α_2 肾上腺素能受体、腺苷 A_1 受体有关。加巴喷丁和普瑞巴林均可作为辅助药物应用于急性术后疼痛治疗。研究证实,术前口服加巴喷丁或普瑞巴林能明显减少围手术期阿片类药物的需求量,减轻术后疼痛程度,并有预防术后慢性疼痛的发生的作用。

第四节 癌性疼痛

药物治疗是控制慢性癌症性疼痛的主要方法,正确地治痛措施可以使95%以上的患者疼痛得以缓解。世界卫生组织提出治疗癌性疼痛的三阶梯用药方案是:①对于初起的轻度癌性疼痛患者,可以使用非阿片类止痛药(如非甾体抗炎药,对乙酰氨基酚、水杨酸盐等),并视病情同时使用或不用辅助类药物。这就是第一阶梯的治痛阶段。②对于从轻度疼痛发展到中度疼痛的癌症患者,药物治疗可以逐渐过渡到弱阿片类止痛药(如氨酚待因、可待因等),同时视病情需要决定是否同时使用非甾体药物和辅助类药物。这就是第

二阶梯的治痛阶段。③对于具有中度到重度疼痛的晚期癌症患者,最后可选用强阿片类止痛药(如吗啡即释片、控释片或芬太尼贴剂等),同时也要视病情需要,决定是否合并使用非甾体和辅助类药物。这就是第三阶梯的治痛阶段。临床上,有15%左右的癌症患者表现为顽固性癌性疼痛(指应用"三阶梯"癌性疼痛治疗方案,不能有效控制的癌性疼痛)。顽固性癌性疼痛需要应用多种方法综合治疗,包括药物联合治疗和有创性给药方法、物理方法以及心理治疗,例如神经阻滞或毁损,神经电刺激、神经外科手术等。介入性的治疗(如神经阻滞、神经毁损等)可看成世界卫生组织癌性疼痛阶梯治疗的第四步,可用于顽固性癌性疼痛及对药物控制疼痛不满意者。患者自控镇痛(patient controlled analgesia, PCA)常用于癌性疼痛的治疗。药物有吗啡、芬太尼,可根据疼痛的情况增加氯胺酮、非甾体抗炎药及镇静、催眠药物。PCA也会引起不良反应和副反应应当积极防治。癌性疼痛机制复杂,可包含炎性痛及神经病理性痛的成分,前者对非甾体和阿片类药物反应良好,而后者尚未可靠的治疗药物,现以麻醉性镇痛药和抗惊厥药为主进行治疗。根据患者疼痛的性质和可能的机制,选择不同作用机制的药物联合治疗,以期获得满意的镇痛效果。例如神经病理性痛在应用阿片类药物的基础上,加用加巴喷丁(gabapentin)300mg/d,或小剂量氯胺酮15~20mg/次。对于骨转移疼痛,需加用双磷酸盐及非甾体抗炎药;有神经压迫时,加用激素。对于内脏疼痛,首选曲马多,依次为羟考酮、芬太尼和吗啡,同时加用非甾体抗炎药,以及解痉和肌肉松弛药物。在针对躯体性疼痛治疗的同时,应重视身心痛苦,联合应用抗焦虑和抗抑郁药物、镇静催眠药物,以减轻患者的心理痛

苦,同时缓解疼痛。阿片类药物的联合应用尚有争议,但应用一种阿片类药物疗效不佳,增加剂量导致明显副反应时,可尝试联合另外一种阿片类药物,而不是单纯增加某一种药物的剂量,尤其是内脏疼痛、神经病理性痛以及骨转移痛。临床上,可以试用吗啡与羟考酮,芬太尼与吗啡,吗啡与曲马多,芬太尼与曲马多等。

第五节　老年人疼痛治疗

老年人疼痛分为急性疼痛、癌性疼痛和慢性非恶性疼痛。但与非老年患者相比,老年患者具有生理病理学改变和多系统疾病共存等特点,所以对老年疼痛患者的诊断和治疗具有特殊性。

一、老年人疼痛治疗的必要性

传统观念认为疼痛感受随着年龄增加而减弱,老年人对痛觉不敏感。有报道称老年人痛阈升高,术后疼痛和癌症痛的程度都显著低于年轻人,平均痛阈水平与年轻人的前15%相当。痛阈升高可能会消弱对伤害性刺激的感知,使患者对疼痛刺激的描述有误,导致不适当的治疗。而且老年患者一般全身状况差,对药物的耐受性和需求量均下降,故临床上不需要也不宜给予过多镇痛药物,对老年疼痛患者的治疗相对保守。然而不适当的术后镇痛导致的过度应激反应可能导致重要脏器功能损害,如心肌缺血、肺部并发症、术后谵妄等,严重影响术后恢复甚至危及患者生命。同样不适当的疼痛治疗对于癌症患者和慢性非恶性疼痛的患者来说,容易导致抑郁和焦虑等心理障碍,社会交际能力障碍,睡眠减少、食欲减退等,严重降低生活质量。

另外,有研究发现人们关于老年人痛阈升高的传统观念是不全面的。老年人的伤害感受性 A_δ 和C纤维功能降低、中枢敏化延迟,对低强度的疼痛刺激阈值升高,敏感性降低。然而对重度疼痛以及慢性疼痛的耐受程度明显减弱。这是因为老年人脑血流量降低、神经元萎缩、阿片类受体的密度降低、神经递质合成减少,疼痛的下行调节系统效能减弱(5-羟色胺能和去甲肾上腺素能),使老年人对高强度疼痛刺激更为敏感。可见相对非老年患者,老年人疼痛机制复杂,疼痛对机体造成的伤害性刺激更大,所以,对老年患者疼痛的治疗应引起高度重视。

二、老年人的病理生理学改变及药理学特点

随着衰老的进行必然伴随着机体一系列病理生理学改变,这些改变是选择药物治疗老年人疼痛的药理学基础。高龄对胃肠吸收功能影响小,对口服药物的吸收影响不大,主要体现在药物在体内的分布容积和消除速率上。老年人体内的脂肪所占的比例增加,含水量减少,脂溶性药物分布容积增加,清除缓慢,而水溶性药物血药浓度增加,药效增强。另外老年人中枢系统神经元缺失、递质活性降低以及血容量减低、血清蛋白的含量也降低,都容易引起药物效应增强、药效消退时间延长。在选择镇痛药物时应全面考虑老人药效动力学、药代动力学变化及肝肾功能、并存的多系统疾病等因素,从小剂量开始,逐渐加量,严密观察,反复评估并根据治疗效果及时调整剂量,实现个体化用药。

三、老年人疼痛的诊断和评估

疼痛本身是一种对于体内损伤或者潜在损伤的主观体验,因此,评估具有主观性和自述性,需详细询问疼痛病史,如询问疼痛的位置、强度、

加重及缓解因素,是否影响情绪和睡眠;疼痛部位是否有感觉异常、痛觉超敏或麻木等。同时进行相关体格、影像学和实验室辅助检查进行综合分析、评估。但由于年龄相关的认知功能障碍以及患抑郁症或其他共存病如脑卒中、阿尔茨海默病等疾病,使准确有效地评估疼痛较为困难。因此医务人员要有效的治疗疼痛就需要有能精确的评估疼痛强度的方法和工具。以下为针对老年人的几种常用的疼痛量表。

(1)视觉模拟评分法(visual analogue scale, VAS):临床最常用的,可靠性强,简单易行,但不适用于神智不清者。

(2)口述评分法(verbal rating scale, VRS):简便易行,被试者容易理解,但系统误差大,只用于临床病史记录和随访。

(3)数字评定量表(numerical rating scale, NRS):适用于文化水平和理解能力不是很高的患者。从心理测量学及效度的角度来说,21点方框量表(21 point boxes cale, BS-21)是最适用于老年人的量表。

(4)疼痛问卷表:其中McGill疼痛问卷是最全面最有效的疼痛问卷,简洁疼痛问卷(Brief Pain Questionnaire, BPQ)被广泛用于癌性疼痛的评价。

(5)行为疼痛评分(Behavioral Pain Scale, BPS):根据面部表情,躁动,敌视,攻击行为等评估严重认知障碍,如精神错乱患者的疼痛强度。

(6)面部表情评分法(Wong-Baker face pain rating scale):评估老年认知障碍患者疼痛强度的较常用方法。

(7)其他人体疼痛评估方法:Alder Hey Triage Pain Score(Alder Hey Triage 疼痛评分), Checklist of Nonverbal Pain Indicators(CNPI 非语言疼痛指标检查表), Critical -Care Pain Observation Tool(重症监护疼痛观察工具), COMFORT scale(舒适量表), Dallas Pain Questionnaire(达拉斯疼痛问卷), Dolorimeter Pain Index(DPI 测痛计疼痛指数)等。

除了以上疼痛量表,评估疼痛还有痛阈或耐痛阈的测定方法,如机械刺激法、冷或热刺激试验、电刺激法、止血带法、化学物刺激法、von Frey Filament 等通过逐渐增加机械、电流、热等刺激的强度来测定疼痛阈值。另外生理生化指标测定法通过血压、心率、儿茶酚胺等激素水平等观察疼痛水平。

四、老年人疼痛的药物治疗

镇痛药主要包括对乙酰氨基酚和非甾体抗炎药(NSAID)、阿片类镇痛药、局部麻醉药以及镇痛辅助药。目前这些治疗疼痛的药物一般都可用于老年疼痛患者,但老年患者其药物代谢与青年人不同,因此药物使用亦有所不同。老年人使用药物起始剂量要小(减量1/3~2/3),酌情缓慢增量。

(一)对乙酰氨基酚和非甾体抗炎药

1. 对乙酰氨基酚　是常用的解热镇痛药,抗炎作用弱。成人口服剂量为500~1 000mg,最高不超过4g/d。作用机制是抑制中枢神经系统的环氧化酶 COX3 活性,减少前列腺素 PGE2 的生成,以达到解热镇痛的作用。由于它主要作用在中枢,而外周作用相对较弱,所以安全性好,副反应少,可用于肝肾功能障碍的患者。2011年美国老年医学会(AGS)对老年患者持续疼痛管理指南建议对乙酰氨基酚仍然是老年轻度疼痛患者的一线用药,特别是缓解肌肉骨骼疼痛。对轻中度疼痛的老年患者联合应用弱阿片类药物镇痛效果好且耐受性也好。

2. NSAID　机制是抑制环氧合酶和前列腺素合成。与对乙酰氨基酚一样,单用仅对轻至中度疼痛有效。临床常用的口服 NSAID 有布洛芬(400~600mg/次;极限量 2 400~3 600mg/d)、双氯芬酸(25~50mg/次;极限量 75~150mg/d)、美洛昔康(7.5~15mg/次;极限量 7.5~15mg/d)、康诺昔康(8mg/次;极限量 24mg/d)、塞来昔布(100~200mg/次;极限量 200~400mg/d)。NSAID 的注射制剂有氯诺昔康(8~24mg/次;持续时间 3~6 小时)、酮洛酸(30~120mg/次;持续时间 4~6 小时)、氟比洛芬酯(50~200mg/次;持续时间 8 小时)、帕瑞昔布(40~80mg/次;持续时间 12 小时)。传统的非选择性 COX 抑制剂在镇痛的同时,消化管损害、肝脏损害、肾功能损害严重,限制了它的使用。新型的 COX 选择性抑制剂如塞来昔布、帕瑞昔布、依托考昔等消化道副反应减轻,但心血管不良事件发生率较高。相对与年轻患者,老年人服用 NSAID 后发生急性肾衰竭、严重的胃部和心脑血管等并发症的风险增加,所以老年患者应慎用,必须使用时需联合应用质子泵抑制剂(PPI),并常规监测胃肠道、肾脏、心血管等的不良反应以及药物之间和药物与疾病之间的相互作用。

(二)阿片类镇痛药

阿片类药物普遍用于治疗术后急性疼痛,并与其他一些镇痛辅助药一起用于治疗中重度慢性疼痛。对于阿片类药物,医务人员和患者都担心它的成瘾作用,但大量研究证明阿片类药物治疗疼痛时很少引起成瘾,它的副反应如恶心、呕吐、便秘通过调整饮食及使用药物也可被纠正。老年人使用阿片类药物时需注意从最小剂量开始(减量 1/3~2/3),依据个体化原则逐渐增量。

1. 弱阿片类药物　弱阿片类药物如曲马多和可待因,主要针对中度到重度痛和某些神经病理性疼痛。

(1)曲马多:是弱的 μ 受体激动剂,抑制去甲肾上腺素和 5-HT 的再摄取,镇痛强度与喷他佐辛相当,在老年人的疼痛治疗中使用较多,因为它耐受性好,不产生呼吸抑制,可用于心肺功能差的患者,对于存在胃肠道(便秘)和肾脏问题的老年人也适合使用。Grunenthal 公司生产出成瘾性更低的曲马多。需要注意的是曲马多会降低癫痫患者的发作阈值,特别是联合使用 SSRIs、三环类抗抑郁药时会大幅降低阈值引发严重的强制性痉挛。

(2)可待因:是最常见的弱阿片类药物,镇痛强度为吗啡的 1/10,副反应与吗啡相似,便秘发生率高。口服推荐剂量 0.5~1mg,最大剂量是 60mg/次。常作为镇咳药与非甾体抗炎药配伍制成复方合剂,适用于轻中度急性疼痛患者口服镇痛。由于它的组胺释放作用,一般不用静脉注射。

2. 强阿片类药物　强阿片类镇痛药物主要治疗中重度疼痛和癌症相关的疼痛

(1)吗啡:口服易吸收,经肝脏灭活而生物利用度低,成人推荐起始剂量 15~30mg,术中和术后急性疼痛可肌内注射 10mg 或者静脉注射 5mg。肌内注射吸收良好,15~30 分钟起效,45~90 分钟达高峰。患者自控镇痛(PCA)是术后和癌性疼痛患者的较好选择。以患者自控静脉镇痛(PCIA)为例,一般使用 1mg/ml 的初始浓度,首次推注 1ml,锁定时间 6 分钟,其后的基础速度 0~1ml/h。吗啡硬膜外给药镇痛效果好,但须配有血氧和心电监护。最常用局麻药——阿片类药联合给药,也可仅用阿片类,如 2~5mg 吗啡硬膜外注药可提供长达 18~22 小时的镇痛。老年患者对阿片类的增效作用显著,吗啡药效较年轻人增加 4 倍,使用时应相应减量。吗啡可经肝脏代谢,主要经肾脏代谢,严重肝肾功能障碍的患者应注意。

(2)氢吗啡酮:镇痛强度强于吗啡,不良反应弱于吗啡,用法与吗啡类似。PCIA 推荐单次给药量 0.05~0.25mg,锁定时间 5~10 分钟。患者自控硬膜外镇痛（PCEA）单次用量 0.5~1mg 持续输注量 0.1~0.2mg/h。

（3）芬太尼及其衍生物：芬太尼及其衍生物由于对心血管和呼吸系统影响小，应用在老年患者中较吗啡更安全，副反应也少。芬太尼的镇痛强度为吗啡的 75~125 倍，其脂溶性高，单次注射作用时间短反复注射易蓄积。注射 20~90 分钟后出现第二个血药浓度高峰。芬太尼不能口服，对于成人急性疼痛，建议单次肌内注射量 0.1mg，单次静脉注射减半。由于脂溶性高，芬太尼可经皮肤给药。芬太尼贴剂使用方便安全性高，适用于老年慢性疼痛患者。芬太尼的 PCIA 成人单次给药推荐量为 20~50μg，锁定时间 5~10 分钟，持续输注量 0~60μg/h。PCEA 单次用量 50~100μg，持续输注量 50~100μg/h。舒芬太尼的镇痛强度优于芬太尼，持续时间更长，心血管状态更稳定。舒芬太尼的 PCIA 成人单次给药推荐量为 1~5μg，锁定时间 5~15 分钟，持续输注量 0~5μg/h。PCEA 单次用量 10~50μg，持续输注量 10~20μg/h。瑞芬太尼可被血浆和组织中的非特异性酯酶水解而不依靠肝肾代谢，清除率不受体重年龄等的影响，更适合应用于肝肾功能障碍的老年患者。但瑞芬太尼制剂中含有甘氨酸，不能用于椎管内。老年患者对吗啡、芬太尼及哌替啶的消除半衰期均相应延长，应用时剂量需减半。

（4）哌替啶：镇痛强度为吗啡的 1/10~1/8，临床广泛用于各种剧痛，治疗内脏绞痛时须与阿托品合用。与氯丙嗪、异丙嗪组成人工冬眠合剂，同样适用于老年患者。哌替啶推荐口服剂量为 300mg，肌内注射 75mg，静脉注射减半，PCIA 首次剂量 10mg 锁定时间 6 分钟持续输注量 5mg/h。由于哌替啶的 M 胆碱受体作用，心动过速患者不宜应用。其代谢产物有中枢兴奋

作用，可导致惊厥或癫痫发作，应引起注意。

（5）美沙酮：镇痛强度与吗啡相似，持续时间更长。口服剂量 20mg，肌内注射 10mg，静脉注射减半。PCIA 推荐单次给药量 0.5~2.5mg 锁定时间 8~20 分钟。PCEA 单次用量 4~8mg 持续输注量 0.3~0.5mg/h。成瘾性慢于吗啡，常用作戒毒治疗。

3. 阿片受体激动剂 – 拮抗剂　喷他佐辛、地佐辛、布托啡诺、丁丙诺啡等经口服、注射、透皮贴剂等形式进入体内都可以在老年疼痛患者中应用。

（1）喷他佐辛：镇痛强度为吗啡的 1/3，可经口服吸收，也可经静脉、肌内注射吸收，经肝肾代谢，属于非麻醉性镇痛药，适用于慢性中度疼痛的治疗。喷他佐辛常用作 PCIA，推荐单次给药量 5~30mg 锁定时间 5~15 分钟。但它引起血压升高、心率加快、肺动脉压升高，所以心肺功能不好的老年患者应用时需谨慎。

（2）布托啡诺：镇痛强度为吗啡的 3~7 倍，与喷他佐辛一样可口服、静脉注射、肌内注射适用于中重度疼痛。PCIA 推荐单次给药量 0.2~0.5mg，锁定时间 10~15 分钟，持续输注量 0.1~0.2mg/h。同样有心脏兴奋作用，肺动脉压升高。

（3）纳布啡：镇痛作用弱于吗啡但是喷他佐辛的 3 倍，不增加心脏负担，呼吸抑制轻，可用于心肺功能不全的中度至重度疼痛的老年患者。纳布啡不能口服只能作注射治疗，PCIA 推荐单次给药量 1~5mg，锁定时间 5~15 分钟。

（三）局部麻醉药

局麻药用作硬膜外镇痛可提供良好的术中和术后镇痛效果，联合阿片类药物一起注入可发挥协同镇痛作用，并延长作用时间、减少用量。常用的硬膜外局麻药有布比卡因、左旋布比卡因、罗哌卡因、氯普鲁卡因等。老年患者术后硬膜外镇痛通常用 0.1% 布比卡因和

2μg/ml 的芬太尼混合液。因布比卡因具有中枢神经系统和心脏毒性而少用于老年患者,左旋布比卡因也有心脏毒性,但比布比卡因有所减轻。罗哌卡因的镇痛浓度(0.0625%~0.2%)安全性更高,是比较理想的硬膜外局部麻醉药。

局麻药外周神经阻滞术也是术中和术后常用镇痛技术,坐骨神经阻滞、星状神经节阻滞是常见外周神经阻滞术,治疗慢性持续性神经病理性痛。以坐骨神经阻滞为例,常用局麻药物可以是 0.1%~0.125% 布比卡因、0.1%~0.2% 左旋布比卡因或者 0.2% 罗哌卡因,单次注射 5~7ml,持续输注速度 7~10ml/h。

(四)镇痛辅助药

1. 氯胺酮 氯胺酮是 NMDA 受体非竞争性拮抗药,可选择性阻滞脊髓网装束的痛觉信号的传入而产生镇痛作用。镇痛作用显著,推荐镇痛用量为 1μg/(kg·min)。氯胺酮有促进唾液和支气管分泌物分泌的作用,需伍用阿托品,具有舒张支气管作用,可用于支气管哮喘的老年患者。但可轻度升高眼压,青光眼患者禁用。

2. 辣椒碱 是一种作用于外周的非阿片类生物,TRPV-1 受体激动剂。临床中有乳膏和注射剂两种形式,用于治疗术后疼痛、关节炎、肌肉骨骼痛和慢性神经病理性痛。安全性高,可用于对阿片类敏感的老年人。

3. 右美托咪定和可乐定 右美托咪定是一种高选择性 α_2 受体激动剂,抑制神经元放电,产生中枢镇静、镇痛作用。静脉泵注负荷剂量 1μg/kg(10 分钟),维持量 0.2~0.7μg/(kg·h)。右美托咪定还用于预防老年患者术后谵妄,但应注意维持血压、心率稳定,重度心脏传导阻滞患者禁用。可乐定也是选择性 α_2 受体激动剂,抑制脊髓 P 物质的释放产生镇痛作用。可乐定镇痛作用与剂量相关,常与局麻药和阿片类合用来增强镇痛效果。应注意可乐定的低血压效

应,可与新斯的明合用纠正低血压。

(五)抗惊厥药和抗抑郁药物

本身虽不是镇痛药但具有缓解疼痛的作用,常作为口服药物治疗各种慢性神经病理性疼痛。

1. 抗惊厥药 如卡马西平、加巴喷丁、普瑞巴林对神经病理性疼痛效果较好。以治疗三叉神经痛为例,卡马西平口服起始剂量 100mg,以后每天增加 100mg 直到 600mg/d 维持一周,极限量 1.2~1.6g;加巴喷丁口服起始剂量 300mg,第 2 天 300mg/次,每天 2 次,第 3 天 300mg/次,每天 3 次,然后维持此剂量服用,极限量为 1 800mg。普瑞巴林是新发现的加巴喷丁的延续品,具有更高的效能和生物利用度,治疗三叉神经痛推荐剂量 75~150mg/次,每天 2 次。普瑞巴林在 2004 年被 FDA 批准用于治疗癫痫、糖尿病神经病理性疼痛和带状疱疹后遗神经痛。

2. 抗抑郁药 三环类抗抑郁药的代表药物有阿米替林、去甲替林、丙咪嗪,对治疗神经病理性痛和各种慢性疼痛效果较好,例如,阿米替林治疗紧张性头痛的剂量为 25mg/d,每 3~4 天增加 25mg。但该药引起直立性低血压、阻断 M 受体引起心率加快,老年患者应用应注意。文拉法辛属于选择性 5-羟色胺(5-HT)和去甲肾上腺素(NA)再摄取抑制药(SNRIs),与组胺、胆碱能及肾上腺能受体无亲和力,不良反应少。度洛西汀可以提高机体对疼痛的耐受力,在 2004 年被 FDA 批准用于治疗糖尿病周围神经病变,在 2010 年被英国 NICE 指南推荐作为治疗糖尿病周围神经病变的一线用药。

五、结论

世界人口正在老龄化,老年患者疼痛的治疗应当引起足够重视。随着年龄增长,机体发生病理生理学、药物动力学等相应变化,使得对

老年人疼痛的处理颇具挑战性,需要进行准确的评估并利用多学科知识和经验进行个体化、综合化的治疗。

第六节 儿童疼痛治疗

在临床疼痛治疗领域中,儿童疼痛的治疗曾不被医师和家长重视,随着疼痛治疗研究的进展,技术水平的提高,对儿童疼痛的治疗已被逐渐重视。儿童疼痛在临床上是很常见的,儿童疼痛同样是一种强烈的不愉快的伤害性感受,除了影响儿童的健康生长及发育,对其心理和精神也有很大影响。因此,对儿童疼痛必须和成人同样进行治疗。

镇痛治疗前应先对儿童疼痛进行评估,但由于新生儿局限于语言能力的表达,临床对新生儿疼痛评估往往只能通过其行为、生理指标等情况进行综合评估。儿童疼痛的治疗可分为儿童围手术期疼痛治疗和儿童慢性疼痛治疗。

儿童围手术期疼痛处理中,应结合儿童疼痛特点,综合疼痛评估,给予恰当的镇痛治疗,不仅可减轻患儿痛苦,还可降低并发症及病死率,促进患儿早日康复。麻醉性镇痛药镇痛作用强,但副反应较多,其呼吸抑制作用曾限制了其在儿科的应用。最近研究发现吗啡在新生儿的消除半衰期($t_{1/2\beta}$)比成人长,但6月时其代谢消除已接近成人。6月以下的患儿用阿片类药物作用时间长,副反应可能增多,应慎用或不用。6月以上的患儿可用阿片类药物作术后镇痛,单次静脉注射吗啡剂量为50~100μg/kg,维持量20~30μg/(kg·h),锁定时间间隔在10min以上,且最大剂量 < 100μg/(kg·h)。芬太尼静脉注射剂量0.5~1.5μg/kg,控制锁定时间间隔在30分钟以上。用药期间要严密观察,

如发现患儿嗜睡,应减慢泵注速率。现一般提倡对9岁以下的患儿开展护士控制镇痛(nurse controlled analgesia,NCA),对9岁以上的患儿,可用患者自控镇痛(patient control analgesia,PCA)装置给药,应用前要详细解释,教会患儿根据需要应用此仪器按钮,必要时应教会家长协助儿童使用。自控镇痛泵可调节每小时镇痛药输入量(背景输入量),患儿单次按压的自控剂量以及间隔时间。以吗啡为例,开始时先静脉注射50μg/kg,继而以10~20μg/(kg·h)持续静脉泵注,如泵注期间病儿仍感疼痛,可应用自控剂量10~20μg/kg,仪器锁定的间隔时间为30分钟。对儿童术后疼痛也常用硬膜外或骶管途径给药(吗啡、布比卡因等),吗啡剂量是40~50μg/kg,加0.9%氯化钠注射液10ml注入硬膜外腔,镇痛持续时间18~28小时。硬膜外或骶管也可用持续点滴法输注0.1%布比卡因作术后镇痛,剂量为0.4~0.5mg/(kg·h),新生儿及婴幼儿不用布比卡因连续输注。如输注上述布比卡因剂量儿童仍感疼痛,可静脉推注吗啡20μg/kg一次。儿童应用硬膜外腔注入吗啡等阿片类药物作术后镇痛,可发生呼吸抑制、恶心呕吐、尿潴留、瘙痒等并发症,用药后要严密观察,及时处理各种并发症。非甾体抗炎药适用于轻度至中度儿童疼痛治疗,此外还有抗炎作用。对乙酰氨基酚(paracetamol)是儿童常用的非甾体抗炎药,它抑制中枢神经系统的环氧酶(cyclo-oxygenase),从而抑制前列腺素和血栓素合成,而产生镇痛作用。对乙酰氨基酚副反应较少,不抑制呼吸,也无中枢作用,无成瘾性,应用较大剂量(每天60mg/kg)仍属安全。其他非甾体抗炎药如布洛芬、双氯芬酸、酮洛酸、塞来昔布等也可应用。非甾体抗炎药用于术后镇痛的主要指征为:①中小手术后镇痛;②大手术后与阿片类药物联合应用,减少

阿片类的使用量；③治疗停用 PCA 后的疼痛；④术前给药，发挥其抗炎和抑制神经系统痛觉敏化作用。传统观点认为氯胺酮是手术中使用的麻醉药，现小剂量氯胺酮也逐渐用于术后镇痛，部分原因是其 NMDA 受体拮抗特性对降低中枢敏化和阿片类药物耐受十分重要。有研究表明，围手术期应用小剂量氯胺酮肌内注射 < 2mg/kg，静脉注射 < 1mg/kg，或静脉输注 ≤ 20μg/（kg·min）确能增强其他镇痛药的镇痛效果和降低不良反应。小剂量的氯胺酮不引起幻觉或认知功能损害，但头昏、瘙痒、恶心、呕吐的发生率与阿片类药物相当。曲马多具有弱的 μ 受体激动作用，主要通过中枢机制发挥镇痛作用，但也表现出外周局部麻醉药的特性。曲马多对术后中度疼痛有效，其特点包括呼吸抑制轻、脏器毒性小，抑制胃肠功能轻。

儿童慢性疼痛因其发生率低于成年人，常不被人们重视。儿童期慢性疼痛延续至成年期的概率非常高，它不仅给患儿带来肉体上的痛苦，还可能造成焦虑和精神压力，因此对儿童慢性疼痛的治疗也不容忽视。目前用于儿童慢性疼痛治疗的药物种类也很多，除了常用的阿片类镇痛药外，还包括非甾体抗炎药及其他辅助性镇痛药。芬太尼、吗啡、哌替啶等强效阿片类药物，出于成瘾性和安全性考虑主要用于临床麻醉和急性疼痛的治疗。弱阿片类受体激动剂如可待因是某些儿童慢性疼痛治疗药物的较好选择。此外，通过改变给药途径和剂型，强阿片类镇痛药也可安全地用于某些慢性疼痛病例，如芬太尼透皮贴剂等。非甾体抗炎药，如尼美舒利、吲哚美辛、布洛芬、对乙酰氨基酚等用于治疗儿童风湿性关节炎、类风湿关节炎、软组织损伤及炎症所致的急、慢性疼痛的治疗。加巴喷丁是新一代的抗惊厥药，临床应用显示其能有效控制多数神经源性疼痛。三

环类抗抑郁药如阿米替林和去甲替林等，对于各种疼痛，尤其是神经病理性疼痛具有较好的镇痛效果，且有一定缓解疼痛伴随的情绪反应的作用。降钙素产生镇痛作用的机制可能与调节下行性疼痛感觉控制通路有关，对幻肢痛甚至复杂性区域疼痛综合征也有较好疗效。特异型钙通道阻滞剂齐考诺肽，鞘内注射后对于急、慢性及神经病理性疼痛模型均有镇痛效果，且对于包括鞘内或全身应用阿片类药物等其他治疗方法不能控制的严重慢性疼痛也可取得较好治疗效果。另一特异性钙通道阻滞剂来考诺肽还可经非鞘内途径给药，不易产生严重的心血管毒性。此外，GABA 受体激动剂如巴氯芬等，在治疗三叉神经痛中取得了一定效果。

（杭黎华　王士雷　胡兴国）

参考文献

[1] 胡兴国.疼痛的药物治疗 // 傅志俭.疼痛诊疗技术.北京：人民卫生出版社，2014：47-79.
[2] SHAPARIN N，SHAH A，GRITSENKO K. Pharmacologic agents:opioids// Urman R D, Vadivelu N. Perioperative pain management. New York：Oxford University Press, 2013, 29-37.
[3] TONG YCI,COSTANDI S. Pharmacologic agents:non-opioids// Urman RD, Vadivelu N. Perioperative pain management. New York：Oxford University Press, 2013, 39-45.
[4] KAYE A D, ALI S I, URMAN R D. Perioperative analgesia: ever-changing technology and pharmacology. Best Pract Res Clin Anaesthesiol, 2014, 28（1）:3-14.
[5] FUKUDA K.Opioid analgesics//Miller R D. Miller's Anesthesia.8th ed. Philadelphia:Churchill Livingstone,2014, 864-914.
[6] CHEN L, MAO J. Nonopioid pain medications//Miller R D. Miller's Anesthesia. 8th ed. Philadelphia: Churchill Livingstone, 2014, 915-918.
[7] HURLEY R W, MURPHY J D, WU C L. Acute

postoperative pain/Miller R D. Miller's Anesthesia. 8th ed. Philadelphia: Churchill Livingstone, 2014, 2974–2998.

[8] 王锦琰.老年人的疼痛问题.中国疼痛医学杂志,2006,12（4）:194–195.

[9] PATEL S, NAEEM S, KESINGLAND A, et al. The effects of GABA（B）agonists and gabapentin on mechanical hyperalgesia in models of neuropathic and inflammatory pain in the rat. Pain, 2001, 90:217–226.

[10] BETTELLI G. Anaesthesia for the elderly outpatient:preoperative assessment and evaluation technique and postoperative pain management. Curr Opin Anaesthesiol, 2010,23（6）:726–731.

[11] 魏薇,郑利民,毕好生.初级感觉神经元钾通道与慢性疼痛.国外医学麻醉与复苏分册,2004,25（2）:90–92.

[12] 邓小明.现代麻醉学.4版.北京:人民卫生出版社,2014:2265–2343.

[13] 戴体俊.麻醉药理学.2版.北京:人民卫生出版社,2011:40–51.

[14] PETER FD 主编.麻省总医院临床麻醉手册.7版.于永浩主译.天津:天津科技翻译出版公司,2009:559–575.

[15] 杨世杰.药理学.2版.北京:人民卫生出版社,2010:157–177.

[16] 黄宇光,徐建国.神经病理性疼痛临床诊疗学.北京:人民卫生出版社,2010:274–399.

[17] GEORGE SHORTEN, DANIEL B. CARR, DOMINIC HARMON, 等著.术后疼痛管理–循证实践指导.邓小明,熊源长主译.北京:北京大学医学出版社,2009,55–85.

[18] CRUCCU G, SOMMER C, ANAND P, et al. EFNS guidelines on neuropathic pain assessment:revised 2009. Eur J Neurol, 2010, 17:1010–1018.

第五十五章　镇痛药使用的伦理和法律问题

镇痛药具有明显的两重性,一方面它有很强的镇痛作用,是临床上必不可少的药物,同时它又具有药物依赖性,若非法使用就会成为社会公害,必须严格管制。因此,在应用过程中涉及多方面的伦理和法律问题。

生命伦理涉及的人权主要是生命权。生命权的内涵不仅仅是维持生存,在当代其更重要的着眼点是要提高人的生命质量,体现人的生命价值,维护人的生命尊严。生物医学领域中直接的对象就是人的生命,其伦理要求把生命存在、生命质量、生命价值统一起来。当代医务工作者不只是单纯履行救死扶伤的职责,还要尽可能提高医护对象的生命质量,从生理、心理各方面给予人道的关怀。生命权作为一项最基本、最原始的权利,在近代一直受到国际社会的特别保护。生命自主是生命伦理学的基本原则之一。生命自主原则在现代医患关系中,突出表现为充分尊重患者的自主权和知情同意权。患者自主权是患者权利中最为基本的一种权利,也是体现生命价值和人格尊严的重要内容,是指具有行为能力并处于医疗关系中的患者,在医患交流之后,经过深思熟虑,就有关自己疾病和健康问题所做出的合乎理性和自身价值观的决定,并据此采取负责的行动。知情同意是患者自主权的重要组成部分。尊重患者的知情同意权也是医护人员的一项重要义务。知情同意包含两个方面。首先是知情,即医师必须诚实地为患者或实验对象提供与治疗方案或医学实验相关的信息。另一个方面,就是医师必须取得患者或实验对象的同意。这种同意,必须是患者完全自主的决定,而绝不能是某种有形或无形压力下的产物。同时,知情同意书不能理解为合同,它不是商业行为中的契约。知情同意书必须明确规定患者有权在任何时候改变决定,中止或退出治疗方案。

镇痛药物的使用中,必须严格贯彻实施患者的自主权及知情同意权。患者在治疗过程中随时可以提出镇痛的医疗要求,这是患者的自主权。医师不能根据自己的经验和主观判断,个人独断是否对患者使用镇痛药物治疗。同时,在镇痛药物的选择、镇痛方案设计和镇痛效果评估等一系列过程中,充分与患者交流,自始至终遵循自主的原则和实施知情同意以合适的方式向患者解释治疗方案的目的,接受这些治疗方案的好处和可能的伤害。同时还必须让患者了解除了接受这些治疗方案之外,还有什么别的选择及备选方案。

由于药品、镇痛药品、麻醉药品的特殊性,它们的使用过程中还必须遵守相关法律法规。《药品管理法》第三十五条规定:"国家对麻醉药品、精神药品、医疗用毒性药品、放射性药品,实行特殊管理。"1987年国务院重新颁布了《麻醉药品管理办法》,这就是我国现行的麻醉药品管理的政策。《麻醉药品管理办法》的基本原则和要求是:依法加强管理,切实保证医疗、科研和教学上的正当需用,为人民健康服务,同时又要禁止非法种植、生产、销售和使用,以免发生流弊,转化为毒品,危害人民健康。1993年中国卫生部制定出版《癌症病人三阶梯止痛指导原则》,并在全国推广。1999年国药监局48号文件《关于癌痛治疗使用麻醉药品有关问题的通知》中指出:"癌痛治疗使用麻醉药品控、缓制剂时,每张处方量暂定不得超过15日常用量。"对芬太尼透皮贴剂,国家药监局 1999 年 44 号文件规定每张处方量不得超过 5 贴。1999 年 48 号文件将其用量扩展为不得超过 15 日。2002 年国家药监局下文规定芬太尼透皮贴剂适应证有所扩大,也可用于非癌类慢性剧烈疼痛,同时下发使用原则。2004 年印发了《医疗机构麻醉药品、一类精神药品管理规定》(暂行)。上述法规的制定进一步规范了医疗机构对麻醉药品的管理,满足临床医疗使用需要,保障患者疼痛的缓解。麻醉药品作为药品中特殊的一类药物始终是人们关注的热点,医院麻醉药品管理的法制化和规范化势在必行。医院作为麻醉药品使用的法定机构,肩负对患者和国家宏观管理的责任,必须全面认真贯彻落实各项法律法规,正确使用麻醉药品,为患者带来更多的福音。

(杭黎华)

第五十六章　作用于心血管系统离子通道的药物

离子通道(ion channel)是存在于细胞膜上的特殊整合蛋白,可选择性通透某些离子,其功能是产生细胞生物电活动的基础。随着电生理学和分子生物学的迅速发展,特别是通过膜片钳(patch clamp)技术和分子克隆技术的研究及应用,逐渐阐明了离子通道的孔道(pore)特性、门控(gating)过程、结构和功能(structure and function)。使细胞生物电现象、膜离子通道的通透机制、疾病发生发展和药物作用于通道的机制研究得到了进一步的发展。本章主要介绍与心血管系统药物有关的离子通道及作用于这些通道的药物。

第一节　钠通道及作用于钠通道的药物

电压依赖性钠通道(sodium channel)是选择性允许 Na$^+$ 跨膜通过的离子通道,广泛分布于可兴奋细胞中(彩图 13)。现已克隆出 9 种人类钠通道基因,其中 *SCN1A*、*SCN3A*、*SCN5A*、*SCN7A* 和 *SCN8A* 为分布在心肌细胞上的钠通道基因。心血管系统的钠通道主要存在于心房肌、心室肌细胞和希 - 浦系统,所产生的内向钠电流使心肌细胞出现快速除极,引发动作电位的 0 相除极。主要功能是维持细胞膜兴奋性及其传导。

一、钠通道特性

电压依赖性钠通道由不同信号控制其开放和关闭,通道蛋白构象发生变化而使通道不断进行静息态(resting state)→开放态(open state)→失活态(inactive state)→静息态的循环往复。激活(activation)是指在外界因素作用下,通道允许某种或某些离子顺浓度差和电位差通过生物膜,相当于通道开放。通道的失活(inactivation)是指通道处于关闭状态,即使有外来刺激也不能使之进入开放状态而处于一种不应期。只有在经过一个额外刺激使通道从失活关闭状态进入静息关闭状态后，通道才能接受外界刺激而激活开放，这一过程称为复活（recovery），图56-1为钠通道的3种功能状态。

1. 电压依赖性　它在去极化达到一定水平时开始被激活，通道开放产生内向钠电流（I_{Na}），当达到最大效应后逐渐失活，直到通道完全失活而闸门关闭。

2. 激活和失活速度快　前者1毫秒，后者10毫秒内完成，通常达到激活钠通道的膜电位阈值较低，在弱极化时即可使其激活。

3. 有特异性激动药和阻滞药　激动药为树蛙毒素（batrachotoxin, BTX）和木藜芦毒素（grayanotoxin, GTX）；阻滞药为河鲀毒素（tetrodotoxin, TTX）和蛤蚌毒素（saxitoxin, STX）等。

二、钠通道分类

心肌钠通道根据其电压依赖性和河鲀毒素（TTX）敏感性不同，分为持久性钠通道和快速型钠通道。持久性钠通道又称慢钠通道，激活所需要的电压较低，失活较慢，参与维持心肌细胞动作电位2期平台，对低浓度的TTX和奎尼丁敏感。快钠通道激活所需要的电压高，失活速度快，引起心肌细胞去极化，发挥传播动作电位的作用。快钠通道开放，引发动作电位的0相除极。

三、作用于钠通道的药物

除上述特异性钠通道激动药和阻滞药作为实验工具药以外，作用于钠通道的药物主要是钠通道阻滞药，包括局部麻醉药、抗癫痫药（详见相关章节）以及作用于心血管系统的Ⅰ类抗心律失常药。

根据药物对钠通道的阻滞作用不同，Ⅰ类抗心律失常药被分为3类。

1. I_a类　适度阻滞钠通道，通道复活时间常数为1~10秒。同时阻滞K^+、Ca^{2+}的通透性，导致复极过程延长。代表药有奎尼丁、普鲁卡因胺等。

2. I_b类　轻度阻滞钠通道，通道复活时间常数小于1秒，降低自律性。代表药有利多卡因、苯妥英钠等。

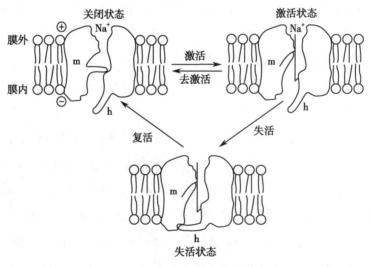

m：激活闸门；h：失活闸门。

图56-1　钠通道的H-H工作模型

3. I_c 类　明显阻滞钠通道,通道复活时间常数大于 10 秒。抑制 0 相除极,减慢心肌传导速度。代表药有普罗帕酮、氟卡尼等。

第二节　钾通道及作用于钾通道的药物

一、电压门控钾通道

电压门控钾通道(potassium channel)是选择性允许 K^+ 跨膜通过的离子通道,是目前发现的亚型最多、作用最复杂的一类离子通道。广泛分布于骨骼肌、神经、心脏、血管、气管、胃肠道、血液及腺体等细胞。自 1987 年成功地克隆出第一个钾通道基因后,现已克隆出几十种亚型。在可兴奋细胞,它起复极和终止动作电位,维持静息膜电位的作用。在非兴奋性细胞,它起跨膜转运,维持细胞体积和信号转导及维持静息电位的作用。因此,钾通道是决定静息膜电位、细胞兴奋性、膜复极以及心律失常产生的重要因素。不同类型的钾通道具有其特定的通道特性。

1. 瞬时外向钾通道　瞬时外向钾通道(transient outward potassium channel)是电压依赖性钾通道,此通道介导的电流为瞬时外向钾通道电流(I_{to})。I_{to} 出现在动作电位早期,快速被激活又迅速失活,参与动作电位复极 1 相,可以引起心肌细胞动作电位早期快速复极,迅速达平台期水平。

2. 延迟整流钾通道　延迟整流钾通道(delayed rectifier potassium channel)介导的电流是心肌细胞去极化激活的外向钾电流,随去极化延续而逐渐活化,该电流的激活遵从电压和时间依赖性,基本上无自动失活。该通道仅在膜电位 −50mV 时被激活,主要功能是启动复极过程。该通道在复极后缓慢失活的特征是形成窦房结、房室结的自律性及工作细胞异常兴奋性的重要因素。延迟整流钾通道电流主要包括 3 种电流成分:快速激活延迟整流钾电流(rapidly activating delayed rectifier K^+ current, I_{Kr})、缓慢激活延迟整流钾电流(slowly activating delayed rectifier K^+ current, I_{Ks})和超快速成分(I_{Kur})。I_{ks} 和 I_{kr} 不同程度地存在于所有心脏组织中,而 I_{Kur} 主要存在于心房。

I_{Kr} 具有电压依赖性激活和失活特性。其失活电压低于激活电压,激活无明显延迟。在电压 ≥ 0mV 时完全激活,此后电流逐渐减小。I_{Ks} 只有时间依赖性的激活过程,而无任何失活趋势,为药物不敏感钾电流,但电流大于 I_{Kr}。所以在心肌复极化过程中更为重要。克隆基因 *MinK* 及 *KvLQT1* 共同表达产生的电流具有 I_{Ks} 的特性。

I_{Ks} 和 I_{Kr} 是动作电位 2、3 相的主要复极电流。I_{Kur} 是一超快速激活、无失活的延迟整流钾电流,对心房肌复极有重要作用,同时与房性心律失常的发生有密切关系。

3. 内向整流钾通道　内向整流钾通道(inward rectifier potassium channel)所介导的电流在心脏中又被称为内向整流钾通道电流(I_{K1}),具有内向整流特性,该通道对 K^+ 具有高度选择性,只允许 K^+ 内流和一定程度的外流。I_{K1} 参与维持静息电位及动作电位终末期的缓慢复极过程。当膜电位相对于钾平衡电位(EK)超极化时,呈非时间依赖性的内向整流特性;一旦膜电位相对于 EK 去极化时,即表现为较弱的外向整流特性。I_{K1} 主要参与动作电位 3 相复极晚期及 4 相静息膜电位的维持。心房肌、心室肌和浦肯野细胞均有内向整流钾通道,但以心室肌细胞最为丰富。I_{K1} 电流密度影响动作电位时程,电流密度越大,动作电位时程缩短,同时也会影响细胞复极化的速率。I_{K1} 电流可因刺激

α 受体而受到抑制。Ba^{2+}，Cs^+ 和四乙胺（TEA）均为此通道的阻滞药。

二、化学门控离子通道

化学门控离子通道的门控行为主要受相应的化学物质控制，其中包括神经递质、激素及激动药、阻滞药等多种化学因素。当某些化学物质与离子通道相应部位结合后，会引起通道蛋白构象发生变化，导致通道开放，产生离子电流。在心血管系统主要有乙酰胆碱门控钾通道（K_{ACh}）、钙激活钾通道（K_{Ca}）、钠激活钾通道（K_{Na}）和 ATP 敏感性钾通道（K_{ATP}）。

1. 乙酰胆碱激活的钾通道（acetylcholine-activated K^+ channel，K_{ACh}）　K_{ACh} 是一种电导大、门控过程快的钾通道。在心脏的窦房结、房室结和心房肌细胞分布密度很高。K_{ACh} 是电压依赖性和 G 蛋白调节的受体门控性通道，主要由胆碱能 M_2 受体和腺苷受体调节，增加舒张电位而导致负性频率作用。K_{ACh} 主要影响心肌动作电位时程（action potential duration，APD）和静息膜电位，尤其是加快复极化过程，缩短动作电位时程，进而抑制钙通道激活，也是心肌缺血、缺氧时的一种保护机制。ACh 的浓度升高增加其开放概率，但不影响其开放时间。

2. 钙激活钾通道（Ca^{2+}-activated K^+ channels，K_{Ca}）　钙激活钾通道分为 3 类：大电导钙激活钾通道（large-conductance Ca^{2+}-activated K^+ channels，BK_{Ca}），对卡律蝎毒素（charybdotoxin，ChTX）和伊比（利亚）蝎毒素（iberiotoxin）敏感；中电导钙激活钾通道（intermediate-conductance Ca^{2+}-activated K^+ channels，IK_{Ca}），可被 ChTX 和克霉唑抑制；小电导钙激活钾通道（small-conductance Ca^{2+}-activated K^+ channels，SK_{Ca}），对 apamin 敏感。去极化和提高 $[Ca^{2+}]_i$ 浓度均可使钙激活钾通道激活而开放，K^+ 外流使膜复极化或超极化。其中最为重要的是 BK_{Ca}，因其电导最大，广泛分布于血管平滑肌，直接参与血管张力的调节，具有较大的生理意义。

3. ATP 敏感性钾通道（ATP-sensitive K^+ channel，K_{ATP}）　K_{ATP} 为代谢性调节 K^+ 外流通道。K_{ATP} 受细胞内 ATP/ADP 比率、Mg^{2+} 和 G 蛋白的调控。生理条件下，胞质内的 ATP 水平使该通道处于关闭状态。在心肌缺血、缺氧、能量耗竭或代谢抑制时，细胞内 ATP/ADP 比率减少，K_{ATP} 通道开放。在平台期，K_{ATP} 通道可产生强大的外向电流，使动作电位时程缩短。心肌缺血时动作电位时程缩短，Ca^{2+} 内流减少，降低心肌收缩性，减少缺血区能量消耗及细胞内 Ca^{2+} 超载，从而保护心肌。

三、作用于钾通道的药物

作用于钾通道的药物包括钾通道阻滞药和钾通道开放药。前者通过阻滞钾通道，K^+ 外流停止或减少，动作电位时程和有效不应期延长；后者促进细胞内 K^+ 外流，膜超极化，动作电位时程缩短，继而降低钠通道和钙通道的开放概率，降低膜的兴奋性。

（一）钾通道阻滞药

钾通道阻滞药（potassium channel blockers，PCBs）分为非选择性 PCBs 和选择性 PCBs 两类。前者包括四乙基铵（tetraethylammonium，TEA）和 4- 氨基吡啶（4-aminopyridine，4-AP）；后者包括蝎毒、蛇毒、蜂毒等毒素。它们常作为实验工具药。用于临床治疗用药并不多，有选择性阻滞 ATP 敏感性钾通道的磺酰脲类降糖药，以及选择性阻滞 I_{kr} 的Ⅲ类抗心律失常药物。

（二）钾通道开放药

钾通道开放药（potassium channel openers，PCOs）是选择性作用于钾通道，促进 K^+ 外流的一类药物。PCOs 是近年来发现的作用于 ATP 敏感性钾通道的一类具有新药理作用的药物。钾通道开放药按化学结构分为 7 类：①苯并吡喃类，如色满卡林（cromakalim）、比卡林（bimakalim）；②吡啶类，如尼可地尔（nicorandil）；③嘧啶类，如米诺地尔（minoxidil）；④氰胍类，如吡那地尔（pinacidil）；⑤苯并噻二嗪类，如二氮嗪（diazoxide）；⑥硫代甲酰胺类；⑦1,4- 二氢吡啶类，如尼古地平（niguldipine）。

【药理作用】促 K^+ 外流，产生以下作用：①细胞膜电位绝对值增加，电压依赖性钙通道不易开放；② K^+ 持续外流，可对抗神经递质及激素所致去极化；③细胞膜超极化可阻止胞内 Ca^{2+} 储存部位对 Ca^{2+} 的再摄取、储存和释放。

【临床应用】

1. 高血压　PCOs 可开放血管平滑肌细胞钾通道，使细胞膜超极化，因而可高选择性地舒张阻力血管，使血压下降。PCOs 的降压作用较钙通道阻滞药强，舒张肾血管，增加肾血流量作用也较强。应用于临床的抗高血压药为吡那地尔和米诺地尔，两者均能有效地扩张小动脉，与其他药物合用可减少不良反应，提高疗效。

2. 心绞痛和心肌梗死　PCOs 具有扩张冠状血管、防止心肌顿抑、缩小梗死面积、模拟缺血预适应等作用。研究认为心肌缺血再灌注损伤与缺血诱发膜去极化、电解质及电生理紊乱、能量代谢障碍、细胞内 Ca^{2+} 超负荷和自由基损伤有关。PCOs 能直接激活缺血心肌 K_{ATP} 通道，使细胞膜超极化，恢复紊乱的电解质（主要是 K^+）及电生理平衡，降低能耗，减轻 Ca^{2+} 超载和自由基损伤，从而具有心肌保护作用。尼可地尔具有促进 K_{ATP} 通道开放和增加细胞内 cGMP 的双重作用，可同时降低心脏前、后负荷，选择性地扩张冠状动脉，改善冠状动脉血供。

3. 充血性心力衰竭　口服或舌下含服尼可地尔 10~60mg，可降低安静及运动时的左、右心室负荷，增加充血性心力衰竭患者的心排出量，在治疗剂量范围（10~20mg，每日 2 次）内对外周动脉压的影响较小，心率轻度加快，并可同时改善缺血区室壁运动。

【不良反应】主要不良反应是水肿，大剂量时更易发生。可有头痛、心悸、心动过速、眩晕、水肿、体重增加、毛发增加、疲乏、直立性低血压、面部潮红。过敏反应、皮疹、瘙痒。突然停药可致血压反跳，故宜逐渐停药。

第三节　钙通道及作用于钙通道的药物

一、电压门控钙通道

钙通道（calcium channel）为细胞外 Ca^{2+} 内流的离子通道。它存在于机体各种组织细胞，是调节细胞内 Ca^{2+} 浓度的主要途径。钙通道具有如下特性：①电压依赖性；②激活速度缓慢（20~30 毫秒），失活速度更为缓慢（100~300 毫秒），因而常称其为慢钙通道，心肌细胞复极的平台期取决于钙通道；③对离子的选择性较低，在正常状态下，能选择性通透 Ca^{2+}，但在细胞外 Ca^{2+} 浓度降低时，也允许 Na^+ 通过。

电压依赖性钙通道有 L、N、T、P、Q 和 R 六种亚型，存在于心血管系统的电压门控钙通道主要有 L 型和 T 型。其中 L 型（long-lasting type）是细胞兴奋时外钙内流的最主要途径，分布于心脏及血管平滑肌细胞。由于二氢吡啶类（DHPs）钙通道阻滞药选择性地阻滞此类钙通道，因而又称为 DHPs 敏感的钙通道，受 G 蛋白、钙调蛋白等调节。Ca^{2+} 通过 L 型钙通道内流是影响心脏兴奋收缩 - 偶联及血管舒缩的关键环节。而 T 型（transient type）钙通道激活电位较低,电导较小。多见于心脏传导组织,对调节心脏的自律性和血管张力有一定的作用。

由于 T 型钙通道参与心肌细胞的自律活动,它的异常必然引起心脏节律的变化。如果 L 型钙通道开放异常,则影响心室肌细胞动作电位 2 期平台期,细胞内钙升高,会导致动作电位时程延长,由此可能产生早后除极、迟后除极。

二、作用于钙通道的药物

作用于钙通道的药物包括钙通道开放药(calcium channel opener)和钙通道阻滞药(calcium channel blocker)。前者尚未广泛应用于临床,主要作为科研工具药使用。后者又称为钙拮抗药(calcium antagonist),是一类通过阻滞钙通道,抑制细胞 Ca^{2+} 内流,降低细胞内 Ca^{2+} 浓度的药物。钙通道阻滞药因其化学性质和结构不同,对组织器官的选择性也不相同,具有多种不同分类方法。1992 年,国际药理学联合会(IUPHAR)按照电压依赖性钙通道的亚型(L、T、N、P、R、Q),将钙通道阻滞药分为 3 类。

1. I 类　选择性作用于 L 型钙通道的药物,根据其化学结构特点,又分为 4 亚类。

(1) I_a 类：二氢吡啶类(dihydropyridines, DHPs)：硝苯地平(nifedipine)、尼卡地平(nicardipine)、尼群地平(nitrendipine)、氨氯地平(amlodipine)、尼莫地平(nimodipine)等。

(2) I_b 类：地尔硫䓬类(benzothiazepines, BTZs)：地尔硫䓬(diltiazem)、克仑硫䓬(clentiazem)、二氯呋利(diclofurime)等。

(3) I_c 类：苯烷胺类(phenylalkylamines, PAAs)：维拉帕米(verapamil)、戈洛帕米(gallopamil)、噻帕米(tiapamil)等。

(4) I_d 类：粉防己碱(tetrandrine)。

2. II 类　选择性地作用于其他电压依赖性钙通道的药物。作用于 T 型钙通道：米贝拉地尔(mibefradil)、苯妥英钠(phenytoin)。

3. III 类　非选择性钙通道调节药。主要有普尼拉明(prenylamine)、苄普地尔(bepridil)、卡罗维林(caroverine)和氟桂利嗪(flunarizine)等。

【药理作用】

1. 对平滑肌的作用

(1)血管平滑肌：血管平滑肌的肌浆网发育较差,血管收缩时所需要的 Ca^{2+} 主要来自细胞外,阻 Ca^{2+} 内流明显舒张血管,钙通道阻滞药主要舒张动脉,对静脉影响较小；尤其对冠状动脉作用显著,对输送血管和阻力血管均明显舒张,增加冠状动脉血流量及侧支循环量,增加心脏供血。尼莫地平舒张脑血管作用较强,能增加脑血流量。

钙通道阻滞药舒张外周血管,解除其痉挛。

(2)其他平滑肌：钙通道阻滞药对支气管平滑肌的松弛作用较为明显,较大剂量也能松弛胃肠道、输尿管及子宫平滑肌。

2. 对心脏的作用

(1)负性肌力作用：钙通道阻滞药阻 Ca^{2+} 内流,使心肌细胞内 Ca^{2+} 减少,心肌收缩力减弱,表现为负性肌力作用,降低心肌耗氧量。

钙通道阻滞药舒张血管平滑肌、降低血压,从而使整体动物交感神经活性反射性增高,抵消部分负性肌力作用。硝苯地平的这一作用明显,可能超过其负性肌力作用而表现为轻微的正性肌力作用。

(2)负性频率和负性传导作用：窦房结和房室结等慢反应细胞的 0 相除极和 4 相缓慢,除极均由 Ca^{2+} 内流引起,所以其传导速度和自律性决定于 Ca^{2+} 内流。钙通道阻滞药通过阻碍 Ca^{2+} 内流,减慢房室结的传导速度,降低窦房结自律性,减慢心率。对心脏的负性频率和负性传导作用以维拉帕米和地尔硫䓬的作用最强；而硝苯地平可因其扩张血管作用强,对窦房结和房室结的作用弱,还能反射性加快心率。

3.抗动脉粥样硬化作用　Ca^{2+}通过参与平滑肌增生、脂质沉积和纤维化,促进动脉粥样硬化的病理过程。钙通道阻滞药在以下4个环节抑制动脉粥样硬化进程:①阻碍Ca^{2+}内流,减轻细胞内Ca^{2+}超载所造成的动脉壁损害;②抑制平滑肌增殖和动脉基质蛋白质合成,增加血管壁顺应性;③抑制脂质过氧化,保护内皮细胞;④增加细胞内cAMP含量,提高溶酶体酶及胆固醇酯的水解活性,有助于动脉壁脂蛋白的代谢,从而降低细胞内胆固醇水平。

4.对红细胞和血小板的影响

(1)对红细胞的影响:红细胞膜的稳定性与Ca^{2+}密切相关,Ca^{2+}增加,膜的脆性增加,在外界因素作用下容易发生溶血。由于红细胞膜富含磷脂成分,Ca^{2+}能激活磷脂酶使磷脂降解,破坏膜的结构。钙通道阻滞药抑制Ca^{2+}内流,减轻Ca^{2+}超负荷对红细胞的损伤。

(2)对血小板的影响:钙通道阻滞药阻Ca^{2+}内流,抑制血小板聚集与活性产物的合成释放;促进膜磷脂的合成,稳定血小板膜。

试验证明,地尔硫䓬能抑制血栓素A_2(TXA_2)的产生和由ADP、肾上腺素以及5-HT等所引起的血小板聚集。

5.对肾功能的影响　钙通道阻滞药舒张血管和降低血压,并舒张肾血管,明显增加肾血流量。在高血压患者,二氢吡啶类药物如尼卡地平和非洛地平在降低血压的同时,能明显增加肾血流量,但对肾小球滤过作用影响小。

【临床应用】

1.高血压　钙通道阻滞药已成为治疗高血压的一线药物。单用或合用可治疗轻、中、重度高血压。长期用药后,外周阻力下降30%~40%,肺循环阻力也下降。特别适用于并发心源性哮喘的高血压危象患者。其中二氢吡啶类药物如硝苯地平、尼卡地平、尼莫地平等扩张外周血管作用较强,用于治疗严重高血压患者。维拉帕米和地尔硫䓬可用于轻度及中度高血压。

临床应用时应根据具体病情选用适当的药物,如对兼有冠心病的患者,以选用硝苯地平为宜;伴有脑血管病者宜用尼莫地平;伴有快速型心律失常者最好选用维拉帕米。这些药物可以单用,也可以与其他药物合用,如与β受体拮抗药普萘洛尔合用,以消除硝苯地平因扩血管作用所产生的反射性心动过速;也可与利尿药合用,以消除扩血管药可能引起的水钠潴留,并加强其降压效果。

2.心绞痛　钙通道阻滞药对各型心绞痛都有不同程度的疗效。

(1)变异型心绞痛:由冠状动脉痉挛所引起的变异型心绞痛,常在休息时(夜间或早晨)发作,硝苯地平疗效最佳。

(2)稳定型(劳累性)心绞痛:冠状动脉粥样硬化患者,劳累时心脏耗氧量增加,血液供不应求,导致心绞痛发作。钙通道阻滞药通过舒张冠状动脉增加心脏供血,减慢心率,降低血压及心肌收缩力,减少心脏做功,降低心脏耗氧量,缓解心绞痛。

(3)不稳定型心绞痛:由动脉粥样硬化斑块形成或破裂及冠状动脉张力增高所引起,昼夜均可发作。维拉帕米和地尔硫䓬疗效较好,硝苯地平宜与β受体拮抗药合用。

3.心律失常　钙通道阻滞药治疗室上性心动过速及后除极触发活动所致的心律失常有良好效果。临床主要选用对心脏选择性较高,减慢心率作用较明显的维拉帕米和地尔硫䓬。

4.脑血管疾病　钙通道阻滞药能显著舒张脑血管,增加脑血流量,治疗短暂性脑缺血发作、脑血栓形成及脑栓塞等。临床常用的药物是尼莫地平、氟桂利嗪等。

5. 其他 钙通道阻滞药用于治疗外周血管痉挛性疾病,预防动脉粥样硬化,治疗支气管哮喘、偏头痛等。

【不良反应】一般不良反应有面部潮红、头痛、眩晕、恶心、便秘等。严重不良反应有低血压、心动过缓和房室传导阻滞以及心功能抑制等。钙通道阻滞药相对比较安全,但由于这类药物作用广泛,选择性相对较低。不良反应与其钙通道阻滞导致血管扩张、心肌抑制等作用有关。

【药物相互作用】地尔硫革与七氟烷合用可发生心动过缓、房室传导阻滞、心跳骤停等;硫喷妥钠、咪达唑仑、异氟烷、氯胺酮等麻醉药与二氢吡啶类药物合用,可引起低血压;CYP3A4抑制药维拉帕米与芬太尼、舒芬太尼合用,可使后者血药浓度升高,可能出现呼吸抑制。

【制剂及用法】

1. 硝苯地平(nifedipine) 片剂:5mg,10mg;控释片:20mg;胶丸:5mg;胶囊:5mg,10mg。口服,每次5~10mg,每日3次,急用时可舌下含服。缓释片:12小时1次,每次20mg。

2. 尼卡地平(nicardipine) 片剂:10mg,20mg,40mg。口服,每次20mg,每日3次。

3. 尼群地平(nitrendipine) 片剂:10mg。口服,每次10~20mg,每日2次。

4. 尼莫地平(nimodipine) 片剂:20mg。口服,每日剂量40~60mg,分2~3次服。

5. 氨氯地平(amlodipine) 片剂:2.5mg,5mg,10mg。口服,开始时每日5mg,以后可根据情况增加剂量,最大剂量每日10mg。

6. 非洛地平(felodipine) 缓释片:2.5mg。口服,每日1次。开始时每日2.5~5mg,两周后调整剂量,最大剂量每日20mg。

7. 地尔硫革(diltiazem) 片剂:30mg;缓释片剂:30mg。口服,常用量,每次30~60mg,每日3次;用于心律失常,每次30~60mg,每日4次;用于心绞痛,每6~8小时30~60mg;用于高血压,每日120~240mg,分3~4次服。

8. 维拉帕米(verapamil) 片剂:40mg。口服,每次40~120mg,每日3~4次。注射剂:5mg(2ml),稀释后缓慢静脉注射或静脉滴注,每次5~10mg,症状控制后改用片剂口服维持。

9. 氟桂利嗪(flunarizine) 胶囊:5mg。口服,每次5~10mg,每日1次。

(石 卓 杨世杰)

参考文献

[1] 诸俊仁,桑国卫.中华人民共和国药典·临床用药须知.北京:人民卫生出版社,2005.

[2] LIU H, FOX C J, ZHANG S, et al. Cardiovascular pharmacology: an update.Anesthesiol Clin, 2010 Dec, 28(4):723-738.

[3] SAMAIN E, MARTY J. How to handle cardiovascular treatments during general anesthesia?Ann Cardiol Angeiol (Paris), 1999,48(9-10):624-629.

第五十七章　抗心律失常药物

心律失常（arrhythmia）是指心动节律和频率异常。心脏正常的泵血功能依赖于心脏协调而节律性的舒缩活动，心律失常可导致心脏泵血功能障碍。临床上心律失常根据心动频率分为两大类，即缓慢型和快速型心律失常。缓慢型心律失常有窦性心动过缓、房室传导阻滞等，其药物治疗常用阿托品和异丙肾上腺素。快速型心律失常包括房性期前收缩、心房纤颤、心房扑动、阵发性心动过速、室性期前收缩、室性心动过速及心室纤颤等。各型快速性心律失常的发病机制和药物治疗都较复杂，本章主要介绍快速型心律失常的治疗药物。

第一节　心律失常发生的电生理基础

一、正常心脏电生理特性

窦房结是心脏的正常起搏点，窦房结的兴奋沿着正常传导通路依次传导下行，使整个心脏兴奋完成一次心脏节律。当发生心脏疾患、全身血液和电解质紊乱以及植物神经系统功能失调时，均可改变心肌电生理状态，使冲动形成和传导的正常顺序受到干扰，从而产生心律失常。

（一）心肌细胞膜电位的离子基础

心肌在静息状态时，膜内电位负于膜外，处在极化状态，是由于心肌细胞内高浓度的 K^+ 外流所造成的。心肌细胞兴奋时，先后发生去极化与复极化而形成动作电位。组成心脏的细胞按动作电位特征分为两大类：快反应细胞和慢反应细胞。由于两类细胞动作电位时程（action potential duration, APD）中参与的电流不同，导致动作电位特征不同。

快反应细胞包括心房肌细胞、心室肌细胞和希-普细胞，其动作电位分为 5 个时相：0 相为快速去极，是 Na^+ 快速内流（I_{Na}）所致；1 相为快速复极初期，由 K^+（I_{to1}，I_{to2}）短暂外流所致；2 相平台期为缓慢复极，由 Ca^{2+} 及少量 Na^+ 内流与 K^+ 外流所致；3 相为快速复极末期，由 K^+ 外流（I_{Kr}，I_{Ks}，I_{Kur}，I_{K1}）所致；4 相为静息期，非自律细胞（心房肌细胞和心室肌细胞）的膜电位维持在静息水平，在自律细胞（希-普细胞）则由去极化的 Na^+ 内向电流（I_f，起搏电流）介导自发性舒张期去极。以浦肯野细胞为代表的快反应细胞 APD 中主要参与电流如图 57-1 所示。

慢反应细胞包括窦房结细胞和房室结细胞，均属心脏自律细胞，其动作电位 0 相去极化主要由 L-型钙通道开放，钙离子内流 [$I_{Ca(L)}$] 介导，去极速度慢、振幅小；复极过程中内向 Na^+/Ca^{2+} 交换电流逐渐减小；4 相自动去极化则由平台期激活的延迟整流钾电流（I_K）逐渐减小，而 I_f、$I_{Ca(T)}$、$I_{Ca(L)}$ 逐渐增强所致。以窦房结细胞为代表的慢反应细胞 APD 中主要参与电流如图 57-2 所示。心肌缺血、缺氧时膜电位减小（少负），可使快反应细胞表现出慢反应电活动。

（二）膜反应性

膜反应性是指膜电位水平与其所激发的 0 相最大上升速率（maximum upstroke slope of phase 0, v_{max}）之间的关系，I_{Na}、$I_{Ca(L)}$ 分别对快反应细胞和慢反应细胞的膜反应性起决定作用。膜反应性是决定传导速度的重要因素，一般 0 相上升速率快，动作电位振幅大，传导速度越快。药物也可增高或降低膜反应性，进而影

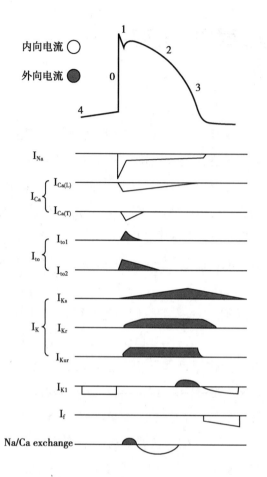

内向电流 ○
外向电流 ●

I_{Na}: Na^+ 电流；$I_{Ca(L)}$: L 型 Ca^{2+} 电流；$I_{Ca(T)}$: T 型 Ca^{2+} 电流；I_{to1}: 4- 氨基吡啶敏感的瞬间外向 K^+ 电流；I_{to2}: Ca^{2+} 激活的瞬间外向 K^+ 电流；I_{Ks}: 缓慢激活的延迟整流 K^+ 电流；I_{Kr}: 快速激活的延迟整流 K^+ 电流；I_{Kur}: 超速激活的延迟整流 K^+ 电流；I_{K1}: 内向整流 K^+ 电流；I_f: 去极化的 Na^+ 内向电流。

图 57-1　浦肯野细胞动作电位时程中主要参与电流

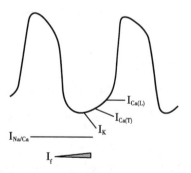

$I_{Na/Ca}$: $Na+/Ca^{2+}$ 交换电流；$I_{Ca(L)}$: L 型 Ca^{2+} 电流；$I_{Ca(T)}$: T 型 Ca^{2+} 电流；I_K: 延迟整流 K^+ 电流；I_f: 去极化的 Na^+ 内向电流。

图 57-2　窦房结细胞动作电位时程中主要参与电流

响传导速度。

（三）有效不应期

从去极化开始到细胞能够接受刺激产生可扩布动作电位的时间称为有效不应期（effective refractory period, ERP），反映钠通道或 L- 型钙通道的复活时间。ERP 长短一般与 APD 相平行，但程度有所不同。当 APD 延长时，ERP 也延长，但 ERP 延长程度大于 APD 延长，此即 ERP 的绝对延长；当 APD 缩短时，ERP 也缩短，但 ERP 缩短程度小于 APD 缩短，此即 ERP 的相对延长。抗心律失常药可以抑制钠通道或 L- 型钙通道的复活过程，从而延长快反应细胞或慢反应细胞的 ERP，使异常冲动更多地落入 ERP 而中断心律失常。

二、心律失常发生的电生理机制

（一）冲动形成障碍

1. 自律性异常　包括窦房结、房室结、浦肯野纤维等自律性细胞活动改变以及非自律细胞异常自律机制形成。正常时窦房结自律性最高，可通过抢先占领（pre-occupation）抑制其他自律性较低的细胞（如心房传导系统、房室结、浦肯野纤维）的自律性，控制全心活动。如果窦房结功能降低或其他自律细胞（又称潜在起搏点）的自律性升高，均可导致心律失常。心房肌、心室肌这些非自律细胞，当其静息电位水平负值减小到 −60mV 以下时，也可出现自律性，产生心律失常。决定自律性的因素包括最大舒张电位、4 相自动除极速率（斜率）及阈电位水平。交感神经兴奋、低血钾、心肌缺血缺氧和代谢障碍，以及心肌的机械牵拉均可增加 4 相斜率，从而提高自律性。迷走神经兴奋及一些抗心律失常药可使最大舒张电位负值加大并降低 4 相除极斜率，从而降低自律性。

2. 后去极和触发活动　后去极是指在一个

动作电位中继 0 相去极后所发生的去极。后去极表现为频率较低，振幅较小，呈振荡波动。当达到阈电位时，易引起异常冲动发放，引起触发活动（triggered activity）。后去极可分为早后去极和迟后去极两种类型（图57-3）。

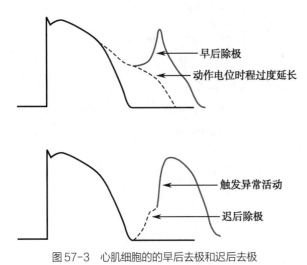

图57-3　心肌细胞的的早后去极和迟后去极

（1）早后去极（early afterdepolarization）：是一种发生在完全复极前的后去极，常见于 2 相、3 相复极中，主要是 Ca^{2+} 内流增多所致。诱导早后去极的因素有药物（延长 APD）、低血钾等。最常见的形式为 Q-T 间期延长产生的

尖端扭转型心律失常（torsades de pointes）。

（2）迟后去极（delayed afterdepolarization）：是一种在心肌完全复极后发生的继发后去极，常出现于动作电位 4 相开始期，主要是细胞内 Ca^{2+} 超载而诱发 Na^+ 短暂内流所致。诱发迟后去极的因素有心肌缺血、强心苷中毒、交感神经兴奋、细胞外高钙等。

（二）冲动传导障碍

1. 单纯传导障碍　包括传导减慢或阻滞和单相传导阻滞，前者系动作电位 0 相去极速率降低所致，后者则可能与临近心肌细胞不应期长短不一或病变引起的递减传导有关。由于房室传导主要由副交感神经支配，因此一些房室传导阻滞可用阿托品来纠正。

2. 折返激动（reentrant excitation）　指一次冲动经环形通路返回原处，引起再次激动并继续向前传导的现象，是引起快速型心律失常的重要机制之一。产生折返必须具有几个条件：①存在解剖性或功能性环形通路；②环形通路存在单相传导阻滞；③折回的冲动落在原已兴奋心肌不应期之外（图 57-4）。对钠通道抑制

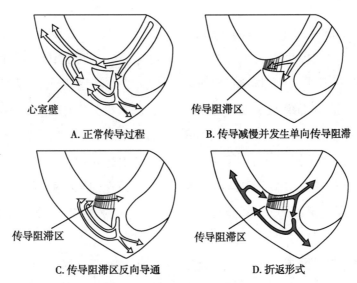

A. 正常传导过程

B. 传导减慢并发生单向传导阻滞

C. 传导阻滞区反向导通

D. 折返形式

图57-4　折返形成机制示意图

注：正常情况下，心脏相对方向的电兴奋在传导过程中相遇，可消失在对方的不应期中（A）；病理情况下，心脏某部位出现单向传导阻滞，而另一通路的电兴奋可以继续传导（B）；并在单向传导阻滞区反向导通（C），继续传导，形成折返环路（D）。

较强的药物易诱发折返激动。单次折返可引起一次期前收缩(早搏),连续性折返则引起阵发性心动过速、心房或心室的扑动或纤颤。抗心律失常药物可通过加快传导以取消单向传导阻滞,或减慢传导以变单向传导阻滞为双向传导阻滞的方式而终止折返激动。

第二节　抗心律失常药的基本作用机制和分类

一、抗心律失常药的基本作用机制

(一)降低自律性

抗心律失常药物降低自律性的方式有四种:①抑制自律细胞 4 相 Na^+ 或 Ca^{2+} 内流或促进 4 相 K^+ 外流,降低 4 相上升斜率,减慢舒张期自动去极速率;②抑制 Na^+ 或 Ca^{2+} 通道,上移阈电位;③抑制自律细胞 4 相 Na^+ 或 Ca^{2+} 内流或促进 4 相 K^+ 外流,增大最大舒张电位(绝对值加大);④抑制 3 相 K^+ 外流,延长 APD。降低自律性的四种方式如图 57-5 所示。

自律细胞 4 相自动去极斜率主要是由 I_f 决定, I_f 受细胞内 cAMP 水平的影响。cAMP 水平升高, I_f 增大,自动去极速率加快。β 肾上腺素受体拮抗药通过阻断 β 受体,降低细胞内 cAMP 水平而减小 I_f,从而降低 4 相自动去极斜率。钙通道阻滞药和钠通道阻滞药通过阻断钙通道和钠通道分别提高慢反应细胞和快反应细胞阈电位。腺苷和乙酰胆碱分别通过 G 蛋白偶联的腺苷受体和乙酰胆碱受体,激活乙酰胆碱敏感的钾通道,促进 K^+ 外流,增大最大舒张电位。钾通道阻滞药通过阻滞 K^+ 外流而延长 APD。

(二)减少后去极和触发活动

抗心律失常药物可通过促进 3 相 K^+ 外流,

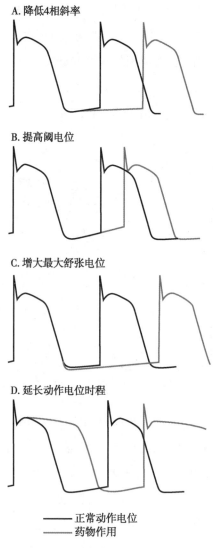

A. 降低4相斜率

B. 提高阈电位

C. 增大最大舒张电位

D. 延长动作电位时程

——正常动作电位
——药物作用

图 57-5　降低自律性的四种方式

加速复极以抑制早后去极的发生;也可通过抑制 Ca^{2+} 内流消除早后去极引发的触发活动。迟后去极是细胞内 Ca^{2+} 内流过多而诱发 Na^+ 短暂内流所致,钙通道阻滞药和钠通道阻滞药可抑制其发生。

(三)消除折返激动

抗心律失常药物消除折返激动的方式有:①抑制 0 相 Na^+ 或 Ca^{2+} 内流,减慢传导,使单向传导阻滞变为双相传导阻滞;②促进 K^+ 外流,增大最大舒张电位,从而加快 0 相去极化速率,加速传导,消除单向传导阻滞;③适当延长 ERP,使邻近细胞 ERP 长短趋于一致,从而使异常冲动有更多机会落在 ERP 内。

二、抗心律失常药物的分类

抗心律失常药物通过影响心肌细胞膜离子通道电生理活动或改变自主神经功能而发挥抗心律失常作用。临床上常用 Vaughan Williams 分类法,即根据药物作用的电生理学特点,将治疗快速型心律失常药物归纳为四大类(表 57-1):钠通道阻滞药、β 肾上腺素受体拮抗药、延长动作电位时程药(即钾通道阻滞药)和钙通道阻滞药。

(一)第 I 类——钠通道阻滞药

本类药的共同特征为阻滞心肌细胞膜钠通道,根据药物对钠通道的作用强度和对复极过程的影响差异又将其分为三个亚类。

1. I_a 类 适度阻滞钠通道,降低 0 相最大上升速率,不同程度地降低心肌细胞对 K^+、Ca^{2+} 的通透性,可降低自律性,减慢传导,延长复极时间,呈膜稳定作用。代表药有奎尼丁、普鲁卡因胺等。适用于治疗室性和室上性心律失常,属广谱抗心律失常药。

2. I_b 类 轻度阻滞钠通道,轻度降低 0 相最大上升速率,促进 K^+ 外流,可降低自律性,缩短复极时间,对 APD 的缩短较对 ERP 的缩短更为明显,因而相对延长 ERP。代表药有利多卡因、苯妥英钠等。主要用于治疗室性心律失常。

3. I_c 类 重度阻滞钠通道,显著降低 0 相最大上升速率,对传导速度的抑制作用较强,对复极影响小。代表药有普罗帕酮、氟卡尼等。可用于治疗室性和室上性心律失常。

(二)第 II 类—— β 肾上腺素受体拮抗药

可抑制交感肾上腺素能神经对心脏 β 受体的兴奋效应,同时也有阻滞钠通道和缩短复极时间的作用。表现为减慢 4 相舒张除极速度而降低自律性,降低 0 相上升速率而延缓传导。

表 57-1 抗心律失常药物 Vaughan Williams 分类

类别	作用通道和受体	APD 或 Q-T 间期	常用代表药物
I_a	阻滞 I_{Na} ++	延长 +	奎尼丁、普鲁卡因胺、丙吡胺
I_b	阻滞 I_{Na} +	缩短 +	利多卡因、苯妥英钠、美西律、妥卡尼
I_c	阻滞 I_{Na} +++	不变	普罗帕酮、氟卡尼、莫雷西嗪
II	阻滞 $β_1$	不变	阿替洛尔、美托洛尔、艾司洛尔
	阻滞 $β_1$、$β_2$	不变	普萘洛尔、纳多洛尔、索他洛尔
III	阻滞 I_{Kr}、I_{Ks}	延长 +++	胺碘酮
	阻滞 I_{Kr}、I_{to}	延长 +++	替地沙米
	阻滞 I_{Kr}、激活 I_{NaS}	延长 +++	伊布利特
	阻滞 I_{Kr}	延长 +++	多非利特、索他洛尔
	阻滞 I_K,交感末梢	延长 +++	溴苄铵
IV	阻滞 $I_{Ca(L)}$	不变	维拉帕米、地尔硫䓬
其他	开放 I_K	缩短 ++	腺苷
	阻滞 M_2	缩短 ++	阿托品
	阻滞 Na^+/K^+ 泵	缩短 ++	地高辛

注:I_{Na}:快钠内流;I_{NaS}:慢钠内流;I_K:延迟整流性外向钾流;I_{Kr}、I_{Ks} 分别代表快速、缓慢延迟整流性钾流;I_{to}:瞬间外向钾流;$I_{Ca(L)}$:L 型钙电流;β、M_2 分别代表肾上腺素能 β 受体和毒蕈碱受体。表内"+"表示作用强度。

代表药有普萘洛尔、美托洛尔。可用于室性和室上性心律失常。

（三）第Ⅲ类——延长动作电位时程药

即钾通道阻滞药，通过抑制 K^+ 外流，延长复极时间，从而延长 APD 和 ERP，而对动作电位幅度和去极化速率影响很小。目前已批准用于临床的Ⅲ类药有：胺碘酮、索他洛尔、溴苄胺、多非利特、伊波利特。用于室性和室上性心律失常。

（四）第Ⅳ类——钙通道阻滞药

通过阻滞心肌细胞膜 L- 型钙通道，降低窦房结、房室结的自律性，减慢房室结传导速度，延长房室结细胞膜钙通道复活时间，从而延长 ERP。代表药为维拉帕米和地尔硫草。适用于室上性心律失常。由于负性肌力作用较强，因此在心功能不全时不宜选用。

第三节 常用抗心律失常药

一、第Ⅰ类——钠通道阻滞药

（一）奎尼丁

奎尼丁（quinidine）是从金鸡纳树皮中分离出的一种生物碱，为奎宁的右旋体，属 I_a 类抗心律失常药。

【体内过程】口服吸收迅速而完全，血药浓度达峰时间为 1~2 小时，生物利用度为 70 %~80 %。与血浆蛋白和组织亲和力高，血浆蛋白结合率约 80 %，组织中药物浓度较血浆高10~20 倍，其中心肌中浓度最高，表观分布容积为 2~4L/kg。有效血药浓度为 3~6 μg/ml，超过6 μg/ml 易引起毒性反应。主要经肝脏氧化代谢，主要代谢产物 3- 羟基奎尼丁仍有药理活性。代谢物及原型均经肾脏排泄，其中原型药物约占 20 %。血浆消除半衰期为 5~8 小时。充血

性心力衰竭、肝肾疾病患者及老年患者血浆消除半衰期可能延长，故临床用药应酌情减少，酸化尿液可促进其排泄。

【药理作用及机制】可与心肌细胞膜钠通道蛋白结合，阻滞 Na^+ 内流，还可抑制多种 K^+ 电流和 Ca^{2+} 电流。低浓度（<1 μmol/L）时即可阻滞 Na^+ 电流（I_{Na}）和快速激活的延迟整流 K^+ 电流（I_{Kr}），较高浓度时尚可阻断缓慢激活的延迟整流 K^+ 电流（I_{Ks}）、内向整流 K^+ 电流（I_{K1}）、瞬间外向 K^+ 电流（I_{to}）和 L 型 Ca^{2+} 电流 [$I_{Ca(L)}$]。通过对激活态 Na^+ 通道的阻滞作用，降低心肌的自律性、兴奋性和传导性。通过阻滞多种 K^+ 通道，延缓复极化，延长 APD。还可阻断 α 肾上腺素受体，静脉注射时可引起外周血管扩张，血压下降和反射性的窦性心动过速。此外，尚有一定抗迷走神经作用，可减弱其对房室传导的直接抑制作用，加快房性心动过速时的房室结传导作用。故用奎尼丁治疗心房纤颤或心房扑动时，宜先用强心苷类或 β 肾上腺素受体拮抗药抑制房室传导以免心室率加快。

【临床应用】为广谱抗心律失常药，主要用于房颤与房扑的复律、复律后窦律的维持和危及生命的室性心律失常。对新近发生的房颤与房扑，奎尼丁复律的成功率为 70%~80%。近年来由于电复率成功率高且安全，本品主要用于电复律前的准备和复律后窦性心律的维持。

【不良反应及注意事项】用药初期可见恶心、呕吐、腹泻等消化道反应，发生率为 30 %~50 %。用药时常可出现头痛、眩晕、耳鸣、失聪、视觉障碍等症状，总称金鸡纳反应（cinchonism）。

奎尼丁心脏毒性较为严重，治疗浓度可见室内传导阻滞，Q-T 间期延长，高浓度可致房室传导阻滞。2 %~5 % 的患者可出现"奎尼丁晕厥"（qunidine syncopy），其发作与用药量大小无

关。发作时患者意识突然消失,伴有惊厥,出现阵发性心动过速甚至室速,发作前心电图表现为 Q-T 间期过度延长,发作时心电图显示尖端扭转型室性心动过速。发作可自行终止,但可能反复发作,甚至转变为心室纤颤而致命。一旦发作应立即停药,并进行人工呼吸、胸外心脏按压和电除颤等抢救措施,药物抢救可用异丙肾上腺素,同时输注乳酸钠或碳酸氢钠。本品心脏毒性多在用药前几天发生,因此应加强用药初期的心电图监测,QRS 波宽增加 25% 以上可视为发生毒性反应的先兆。

【禁忌证】心力衰竭、血压过低、严重窦房结病变、重度房室传导阻滞和孕妇禁用。

【药物相互作用】奎尼丁与地高辛合用时,能使 90% 患者的地高辛血药浓度提高 1 倍以上,其机制与降低后者的肾清除率有关;奎尼丁血浆蛋白结合率较高,与华法林合用时通过竞争血浆蛋白,可延长凝血酶原时间;与胺碘酮合用时,奎尼丁血药浓度升高;奎尼丁是一种肝药酶抑制剂(强效抑制 CYP 2D6),可抑制普罗帕酮和恩卡尼等药物在肝脏的氧化代谢,增加其血药浓度。

(二)普鲁卡因胺

普鲁卡因胺(procainamide)是局部麻醉药普鲁卡因的酰胺型化合物,属 I_a 类抗心律失常药。

【体内过程】可采用静脉注射、肌内注射、口服三种途径给药。口服吸收迅速,1 小时血药浓度达峰值,生物利用度约 80%。有效血药浓度为 $4\sim10\,\mu g/ml$,血浆蛋白结合率约 20%。主要代谢产物为 N-乙酰普鲁卡因胺,仍具抗心律失常活性。代谢呈遗传多态性,可分快、慢两型。慢代谢型者,普鲁卡因胺血浓度较高,消除半衰期较长;快代谢型者血药浓度较低,半衰期较短,而活性代谢产物的浓度则较

高。原型药和代谢产物均经肾排泄,原型占 30%~60%。

【药理作用及机制】电生理作用与奎尼丁相似。与奎尼丁相比,普鲁卡因胺抑制心脏传导作用以房室结以下为主,对心肌收缩力和迷走神经的抑制较弱,无 α 肾上腺素受体拮抗作用。具有神经节阻断作用,静脉注射时可降低外周血管阻力,引起血压下降。

【临床应用】与奎尼丁相同,为广谱抗心律失常药,但对心房纤颤和心房扑动的转律作用不如奎尼丁,主要用于室性心动过速。比奎尼丁作用快,静脉注射或静脉滴注用于抢救危急病例。

【不良反应及注意事项】口服可产生胃肠道反应,静脉给药可引起低血压。大剂量有心脏抑制作用。过敏反应较常见,出现皮疹、药热、白细胞减少、肌痛等。长期应用,约 40% 患者发生红斑狼疮综合征(多见于慢乙酰化代谢型者)。由于口服剂型长期应用不良反应较多,故目前临床已少用

注射时注意动态监测血压和心电图。为了避免普鲁卡因胺产生的低血压反应,可另建一条静脉通道,随时滴注多巴胺以维持血压稳定。应用普鲁卡因胺负荷量时可产生 QRS 增宽,如超过用药前 50% 则提示已达最大的耐受量,须及时停药。

【药物相互作用】甲氧苄啶和西咪替丁可降低普鲁卡因胺和 N-乙酰普鲁卡因胺的肾清除率,提高其血药水平。与胺碘酮合用,可增加本品的血药浓度。

(三)丙吡胺

丙吡胺(disopyramide)口服吸收较好,血药浓度约 2 小时达高峰,半衰期为 6~7 小时。药理作用与奎尼丁相似,可降低自律性、减慢传导、延长 ERP。与奎尼丁一样,丙吡胺也具有明

显 M 受体拮抗作用,此作用有助于 ERP 的延长。临床主要用于室性早搏、室性及室上性心动过速的治疗。主要不良反应有低血压和心脏抑制,还可见口干、便泌、尿潴留、视力模糊等。伴有充血性心力衰竭或青光眼的患者禁用。

(四)利多卡因

利多卡因(lidocaine)属 I_b 类抗心律失常药,是目前治疗室性心律失常的首选药。

【体内过程】口服吸收良好,但首关消除率约 70%,一般采用静脉给药。静脉注射作用迅速而短暂,仅维持 20 分钟左右。有效血药浓度 $1\sim5\mu g/ml$,血浆蛋白结合率约为 60%~80%。体内分布广泛,表观分布容积为 1L/kg。几乎完全在肝脏代谢,经肾排泄,半衰期为 1.5~2 小时。

【药理作用及机制】对激活和失活态的钠通道均有阻滞作用。主要作用于浦肯野纤维和心室肌细胞。能缩短浦肯野纤维、心室肌细胞的 APD 和 ERP,但缩短 APD 更为显著,故相对延长 ERP。高浓度时,还能减慢动作电位的 0 相上升速率,降低浦肯野纤维的传导速度,对房室结和室内传导影响小。能降低浦肯野纤维 4 相除极斜率,提高兴奋阈值,降低自律性,亦能提高心室纤颤阈。

【临床应用】主要用于室性心律失常,如急性心肌梗死或强心苷中毒所致室性心动过速及心室纤颤。亦可用于心肌梗死急性期,以预防室颤发生。

【不良反应及注意事项】肝功能不良患者静脉注射过快可出现中枢神经系统症状,如头晕、嗜睡或激动不安、感觉异常等。血药浓度>$6\mu g/ml$,可引起心率减慢、房室传导阻滞和低血压,故 Ⅱ、Ⅲ 度房室传导阻滞者禁用。心力衰竭者、肝功能不全者长期静脉滴注后可产生药物蓄积,儿童和老年人宜减量使用。

【药物相互作用】西咪替丁和普萘洛尔可增加利多卡因的血药浓度。

(五)苯妥英钠

苯妥英钠(phenytoin sodium)为乙内酰脲类抗癫痫药,属 I_b 类抗心律失常药。

【体内过程】口服吸收缓慢且不完全,生物利用度为 60%~80%,血药浓度为 8~12 小时达高峰,3~4 天才能达到稳态血药浓度。有效血药浓度为 $5\sim20\mu g/ml$,血浆蛋白结合率 70%~95%。主要在肝脏水解灭活,半衰期约 19 小时。仅有少数以原型从尿中排出。

【药理作用及机制】主要阻断心脏失活态的钠通道,降低浦肯野纤维 4 相除极斜率,降低其自律性。与强心苷竞争 Na^+,K^+-ATP 酶,抑制强心苷中毒所致的迟后去极和触发活动,改善房室传导阻滞。

【临床应用】主要用于室性心律失常,尤其是强心苷中毒所致室性心律失常的急性和长期治疗,对心肌梗死、心脏手术、麻醉、电复律术引起的室性心律失常也有效。

【不良反应及注意事项】静脉注射过快容易引发心室纤颤、窦性心动过缓和低血压。中枢神经系统的症状常见有嗜睡、眩晕、震颤、共济失调等。孕妇用药可使胎儿致畸,偶可发生巨幼红细胞性贫血、白细胞减少和血小板减少。

【禁忌证】孕妇、低血压、窦性心动过缓者及 Ⅱ、Ⅲ 度房室传导阻滞者禁用,贫血和白细胞减少者均需慎用。

【药物相互作用】磺胺类、水杨酸类、保泰松、苯二氮䓬类和口服抗凝血药等可与苯妥英钠竞争血浆蛋白结合位点,增高后者游离型血药浓度。肝药酶抑制剂氯霉素、异烟肼等可抑制苯妥英钠代谢,升高其血药浓度。苯妥英钠通过诱导肝药酶可加速奎尼丁、美西律、地高辛、雌激素、茶碱和维生素 D 等药物代谢。

（六）美西律

美西律（mexiletine）是利多卡因的衍生物。口服吸收迅速完全，生物利用度为90%，血药浓度约3小时达高峰，半衰期约12小时。对心肌电生理的影响与利多卡因相似。临床上可用于治疗各种室性心律失常，对急性心肌梗死、心脏手术及强心苷中毒所致室性心律失常疗效明显，常用以维持利多卡因的疗效。不良反应是静脉注射或大剂量口服时出现神经系统症状，如震颤、眩晕、复视、共济失调、精神失常等；静脉注射还可出现窦性心动过缓、房室传导阻滞、低血压等；口服者可出现恶心等胃肠反应。

（七）妥卡尼

妥卡尼（tocainide）也是利多卡因的衍生物。口服吸收迅速，t_{max} 为 0.5~1.5 小时，$t_{1/2}$ 为 8~12 小时，生物利用度近100%。作用、用途与利多卡因相似，主要用于治疗各种室性心律失常，尤其适用于强心苷中毒和心肌梗死所导致的室性心律失常。不良反应与美西律相似。

（八）普罗帕酮

普罗帕酮（propafenone，心律平）为 I_c 类抗心律失常药。

【体内过程】口服吸收完全，达峰时间为2~3小时。首关消除率高，生物利用度仅为12%，但由于肝药酶的饱和性，高剂量或长期给药可使生物利用度增加。血浆蛋白结合率为77%~89%。肝脏代谢产物5-羟基普罗帕酮仍保持活性，不同患者该药物的肝脏代谢酶CYP2D6活性不同，"弱代谢"者不良反应发生率显著高于"强代谢"者。消除半衰期平均为3.6~7.2小时，肝损害者可至14小时。99%以代谢物形式经尿排泄。

【药理作用及机制】阻滞心房、心室和浦肯野纤维 Na^+ 通道，也可轻度阻滞 K^+ 通道。主要的电生理作用是降低动作电位0相上升速率，减慢快反应细胞的传导速度，在缺血组织更为明显。还可降低窦房结的自律性，延长旁路的不应期。结构与普萘洛尔相似，具有弱 β 肾上腺素受体拮抗作用。还有钙通道阻滞作用，可抑制浦肯野纤维的迟后去极。

【临床应用】用于维持室上性心动过速包括心房纤颤患者的窦性节律，也可用于室性心动过速包括频发的室性期前收缩。对致命性室性心动过速，本品有效率可达25%。

【不良反应及注意事项】常见消化道反应如恶心、呕吐及味觉改变等。心血管系统常见房室传导阻滞，加剧心房扑动患者的心室反应，增加折返性室性心动过速发作的频率和发作次数，加重充血性心力衰竭，还可引起直立性低血压。心电图QRS延长超过20%以上，或Q-T间期明显延长者，宜减量或停药。本品一般不宜与其他抗体心律失常药物合用，以避免心脏抑制。病态窦房结综合征、心力衰竭、房室传导阻滞者禁用或慎用。

【药物相互作用】与维拉帕米、β 受体拮抗药合用可加重对窦房结的抑制。西咪替丁通过抑制肝药酶可增加本品浓度。

（九）氟卡尼

氟卡尼（flecainide）口服易吸收，生物利用度约90%，经肝脏代谢，肾脏排泄，$t_{1/2}$ 约为14小时，肾功能不全者 $t_{1/2}$ 超过20小时。明显阻滞 Na^+ 内流，降低动作电位0相上升速率，减慢传导，降低自律性，对复极过程影响小。对 I_{Kr} 和 I_{Ks} 有明显抑制作用，延长心肌细胞APD和ERP。属于广谱抗心律失常药，主要用于防治室性和室上性心律失常。本品抑制 I_{Na} 和 I_{Kr} 作用过强，用药后心律失常发生率较高，包括室性心动过速或室颤、房室传导阻滞、折返性心律失常和长Q-T间期综合征。不良反应有头晕、乏力、恶心等。

（十）莫雷西嗪

莫雷西嗪（moricizine）药理作用与奎尼丁相似，可加速动作电位 2 期、3 期的复极化，从而缩短 APD 及 ERP；还能降低 0 相最大去极化速率，减慢传导速度。主要用于严重的室性心律失常。口服不良反应轻微，可见头痛、头晕、恶心、瘙痒等，静脉注射有短暂眩晕和血压下降。毒性小，耐受性好，宜于长期使用。Ⅱ度、Ⅲ度房室传导阻滞和心源性休克者禁用。

二、第Ⅱ类——β 肾上腺素受体拮抗药

（一）普萘洛尔

普萘洛尔（propranolol）为非选择性 β 肾上腺素受体拮抗药。

【体内过程】口服吸收迅速完全，但首关消除率高，生物利用度仅 30%。口服后达峰时间为 1~2 小时。血浆蛋白结合率为 90%。脂溶性高，可通过血脑屏障。经肝脏代谢，半衰期为 2~4 小时，长期用药时可达 3~6 小时，肝功能受损者甚至可达 30 小时。

【药理作用及机制】通过阻断 β_1 受体降低交感神经兴奋性，降低窦房结自律性和房室结传导。高浓度时具有膜稳定作用（奎尼丁样作用），抑制浦肯野纤维内向钠离子流，但由于该作用仅在 β_1 受体拮抗作用的数倍浓度发生，可能无临床意义。

【临床应用】主要用于治疗室上性心律失常。对交感神经过度兴奋（如嗜铬细胞瘤、甲状腺功能亢进）所致的窦性心动过速效果良好。与强心苷或地尔硫草合用控制心房扑动、心房颤动及阵发性室上性心动过速时的室性频率过快效果较好。心肌梗死患者应用本品，可减少心律失常的发生，缩小心肌梗死范围，从而降低患者死亡率。还可用于由运动或情绪变动引发的室性心律失常，减少肥厚型心肌病所致的心律失常。

【不良反应及注意事项】主要由于阻断 β 受体而产生。常见有低血压、房室传导阻滞、窦性心动过缓，并可诱发心力衰竭和哮喘等。严重者应立即停药并静脉滴注多巴胺、多巴酚丁胺、阿托品等药。中枢不良反应有多梦、失眠、抑郁、易疲劳等。可增加糖尿病患者血糖，也可影响脂质代谢。突然停药可加重原有症状，故停药时应逐渐减量。

【药物相互作用】与维拉帕米合用可致房室传导阻滞、心脏收缩功能下降。肝药酶诱导剂如苯巴比妥、苯妥英钠、利福平可降低其血药浓度，而肝药酶抑制剂西咪替丁可增加其血药浓度。

（二）阿替洛尔

阿替洛尔（atenolol）为长效 β_1 受体拮抗药。口服后 2~3 小时达峰浓度，$t_{1/2}$ 为 7 小时。抑制窦房结和房室结自律性，减慢房室结传导，对希-普系统也有抑制作用。主要用于室上性心律失常的治疗，减慢房颤和房扑时的心室率；对室性心律失常也有效。不良反应与普萘洛尔相似，由于选择性作用于 β_1 受体，可用于糖尿病和哮喘患者，但须注意剂量不宜过大。

（三）美托洛尔

美托洛尔（metoprolol）为选择性 β_1 受体拮抗药。其作用、不良反应与普萘洛尔相似但较弱。主要用于治疗交感神经兴奋诱发的室性和室上性心律失常。

（四）艾司洛尔

艾司洛尔（esmolol）能被红细胞脂酶所代谢，因此 $t_{1/2}$ 非常短（9 分钟），为超短时作用的选择性 β_1 受体拮抗药，内在拟交感活性较弱。可抑制窦房结、房室结的自律性和传导性，提高缺血心肌的致颤阈。主要用于治疗室上性心律失常，减慢心房纤颤和心房扑动时的心室率。

不良反应主要为低血压。

三、第Ⅲ类——延长动作电位时程药

(一)胺碘酮

胺碘酮(amiodarone)的化学结构与甲状腺素相似,含有碘原子。

【体内过程】口服吸收良好,生物利用度35%~65%,达峰时间为3~7小时,一般在1~3周出现作用。静脉注射10分钟左右起效,可维持1~2小时。血浆蛋白结合率为95%。分布广泛,表现分布容积约为60L/kg。主要由肝脏代谢,形成乙胺碘酮,具有与原型药相似的药理效应。代谢物主要经胆汁向肠道排泄。本品及其代谢产物有高度亲脂性(集中于肝、脂肪、肺、心肌、肾等),故排泄缓慢,$t_{1/2}$为13~30天,停药30~90天仍有作用。可通过胎盘屏障(10%~15%),并能分泌到乳汁。

【药理作用及机制】通过阻滞心肌细胞膜多种K^+通道而延长心房肌、心室肌及传导系统的APD和ERP。也可抑制Na^+通道和Ca^{2+}通道,减低窦房结和浦肯野纤维的自律性和传导性。其部分抗心律失常作用和毒性可能与其和甲状腺素受体相互作用有关。该药还可非竞争性地阻滞α、β受体,扩张冠状动脉,降低外周血管阻力,保护缺血心肌等作用。

【临床应用】适用于室上性和室性心律失常的治疗,可用于器质性心脏病、心功能不全者。可有效维持心房纤颤患者的窦性节律。常用于顽固性心律失常,静脉注射可迅速终止室性心动过速和心室纤颤。还可降低急性心肌梗死伴心律失常患者死亡率。

【不良反应及注意事项】本品消除极慢,不良反应较持久。口服负荷剂量方案中不良反应少见,多在几周后出现恶心、低血压及其他心血管不良反应(如窦性心动过缓、房室传导阻断、心力衰竭等),减量可缓解。本品常引起Q-T间期延长,但尖端扭转型室性心动过速发生率较低,多见于并发低钾或与I_a类药物合用者。最严重的不良反应为肺纤维化,应注意进行胸部X线及肺功能检查。长疗程中其他不良反应包括角膜微粒沉着、肝功能不全、甲状腺功能异常等。不宜用于孕妇及哺乳期妇女。

【药物相互作用】本品是许多化合物在肝脏代谢和肾脏消除的强效抑制药。治疗期间,华法林、地高辛及其他抗心律失常药(如奎尼丁、普鲁卡因胺、氟卡尼)应减量1/3~1/2。胺碘酮为肝药酶CYP3A4的代谢底物,西咪替丁抑制CYP3A4,增加胺碘酮的血药浓度;利福平诱导CYP3A4,降低胺碘酮的血药浓度。

(二)索他洛尔

索他洛尔为非选择性的β受体拮抗药。

【体内过程】索他洛尔(sotalol)口服吸收完全,生物利用度接近100%。在体内不被代谢,几乎全部以原型经肾排泄,$t_{1/2}$为12~15小时,老人和肾功能不全者$t_{1/2}$明显延长。

【药理作用及机制】为非选择性的β受体拮抗药,同时由于能选择性阻滞延迟整流钾电流(I_{Kr}),明显延长APD及ERP,故分类为Ⅲ类抗心律失常药。延长心房肌、心室肌、房室结和浦肯野纤维的APD和ERP,降低窦房结及浦肯野纤维的自律性,并通过β受体拮抗作用减慢房室传导。

【临床应用】可用于各种心律失常,包括心房纤颤、心房扑动、室上性心动过速、预激综合征伴发的室上性心动过速、室性早搏、室性心动过速、心室纤颤以及急性心肌梗死并发严重心律失常者。

【不良反应及注意事项】不良反应发生率较低,静脉注射后短时间内可出现症状性窦房结功能异常及心功能不全。过量时可明显延长

Q-T 间期,少数可引起尖端扭转型室性心动过速,如在低血钾和肾功能低下者，有遗传性长 Q-T 综合征者慎用。

(三)溴苄铵

溴苄铵(bretylium)延长心室肌和浦肯野纤维的 APD 和 ERP,提高心室致颤阈,对自律性以及传导无明显影响。静脉维持输注可以用于治疗心室纤颤和预防其再发作。给药初期,可能促进去甲肾上腺素释放并抑制其再摄取,但较少引起高血压或心律失常。口服给药生物利用度约 35%,长期用药后,由于耗竭交感神经递质而可能发生低血压。该药主要以原型经肾脏排泄,肾功能衰竭患者需要减慢静脉滴注的速度。本品很少发生尖端扭转型室性心动过速。

(四)多非利特和伊布利特

多非利特(dofetilide)为特异性 I_{Kr} 钾通道阻滞药。口服吸收良好,生物利用度约 100%,主要以原型经肾排泄。可长期口服用于心房颤动和心房扑动的临床治疗。延长 APD 的作用具有翻转使用依赖性,故易诱发尖端扭转型室性心动过速。肾功能不全者宜减量,肾功能衰竭患者禁用。

伊布利特(ibutilide)作用类似多非利特,主用于治疗心房颤动和心房扑动。

四、第Ⅳ类——钙通道阻滞药

(一)维拉帕米

【体内过程】维拉帕米(verapamil)口服吸收迅速但首关消除率高,生物利用度仅为 20% ~35%,达峰时间为 2~3 小时,作用可维持 6 小时左右。静脉注射后 5~10 分钟起效,可持续 6 小时。血浆蛋白结合率为 90%,经肝脏代谢,其代谢物去甲维拉帕米仍有活性。单次口服给药半衰期为 3~7 小时,多次给药为 3~12 小时。老年、心房纤颤或肝功能异常患者

消除时间延长。

【药理作用及机制】通过抑制慢钙内流,延长房室结复极时间和有效不应期,也可降低窦房结的自律性和传导,对心房和浦肯野纤维等由快钠内流引起的动作电位影响小,但可以抑制心室或浦肯野纤维产生的触发活动。

【临床应用】治疗室上性和房室结折返激动引起的心律失常效果好,为阵发性室上性心动过速的首选物。对急性心肌梗死和心肌缺血及强心苷中毒引起的室性期前收缩有效。

【不良反应及注意事项】口服时不良反应较少,可出现便秘、腹胀、腹泻、头痛、瘙痒等。静脉注射过快或剂量过大可引起血压下降、心动过缓、房室传导阻滞等,偶可诱发心力衰竭。预先静脉给予氯化钙可防止血压下降。出现以上不良反应时应立即停药,根据病情可静脉注射阿托品、钙剂或异丙肾上腺素治疗。出现心力衰竭者可用多巴胺或多巴酚丁治疗。高龄患者尤其心、肾功能不全者慎用或减量。本品可引起胎儿指(趾)发育障碍、胎心过缓及子宫收缩不良,故不宜用于孕妇。病态窦房结综合征,Ⅱ度、Ⅲ度房室传导阻滞,心力衰竭,心源性休克患者禁用。

【药物相互作用】可降低肾脏对地高辛的清除率,在给药第 1 周可增加地高辛血浆浓度达 50% ~75%。故两药合用时地高辛应减少 1/3~1/2,必要时对其进行血药浓度监测。与奎尼丁合用时可出现明显的低血压,与 β 受体拮抗药合用时可增加对心脏的抑制效应。

(二)地尔硫䓬

地尔硫䓬 (diltiazem)的电生理作用与维拉帕米相似,但其扩张血管作用较强,而减慢心率作用较弱。口服后也有明显的首过消除。主要用于室上性心律失常,如阵发性室上性心动过速及频发性房性早搏,对阵发性心房纤颤亦

有效。口服时不良反应较少，可见头昏、乏力及胃肠不适等，偶有过敏反应。

五、其他类

腺苷

腺苷（adenosine）为内源性嘌呤核苷酸。

【**体内过程**】静脉注射腺苷后迅速起效，但半衰期极短，约 10 秒。在体内可被多种细胞摄取，并由腺苷脱氨酶代谢灭活。使用时需静脉快速注射给药，否则在药物到达心脏前即被失活。

【**药理作用及机制**】本品通过与 G 蛋白偶联的腺苷受体结合，激活心房、窦房结和房室结乙酰胆碱敏感的钾电流，降低窦房结正常自律性，抑制窦房结传导。本品还可抑制 cAMP 引起的钙内流，减慢房室传导，延长房室结 ERP，还能抑制由交感神经兴奋引起的迟后去极。

【**临床应用**】由于其高效性及短效性，目前主要用于迅速终止折返性室上性心律失常。

【**不良反应及注意事项**】常见短暂心脏停搏（<5 秒）。其他不良反应为潮红（20%）、胸闷（>10%）或呼吸困难（可能与支气管收缩有关），均在数分钟内消失。有病态窦房结综合征、房室传导阻断及哮喘者禁用，冠心病患者慎用。

【**药物相互作用**】腺苷摄取抑制药双嘧达莫可加强腺苷作用。腺苷受体拮抗药如茶碱、咖啡因可降低其作用。

第四节　抗心律失常药物应用原则

抗心律失常药其临床适应证各不相同，又易引发不同类型的不良反应，甚至产生致心律失常作用，是一类临床安全范围较窄的药物。抗心律失常药物须重视临床合理用药，应注意以下几大原则。

（一）消除心律失常的促发因素

患者体内电解质紊乱（如低钾血症）、心肌缺血缺氧、各种药物（如强心苷类、茶碱类、抗组胺药、红霉素等）和各种病理状态（如甲状腺功能亢进症）都是促发心律失常的常见因素，应通过病史和体格检查及早发现，采取有效措施及时消除，有助于在非药物治疗条件下及时控制心律失常的发生。

（二）明确诊断，合理选药

明确心律失常的类型是临床合理用药的基础，缓慢型心律失常（如窦性心动过缓、房室传导阻滞）常用阿托品或异丙肾上腺素治疗；快速型心律失常的选药原则一般如下。

1. **窦性心动过速**　应针对病因治疗，需要时可选用 β 肾上腺素受体拮抗药或维拉帕米。

2. **心房纤颤或扑动**　转律用奎尼丁（宜先用强心苷）、普鲁卡因胺、胺碘酮，控制心室率可用强心苷或加用普萘洛尔或维拉帕米。转律后用奎尼丁、丙吡胺防止复发。

3. **房性期前收缩**　一般不需药物治疗，若频繁发生，并引起阵发性房性心动过速，可用 β 受体拮抗药、钙通道阻滞药或 I 类抗心律失常药。

4. **阵发性室上性心动过速**　这类心律失常多由房室结折返引起，故常用具有延长房室结不应期的药物。急性发作时首选维拉帕米，亦可选用强心苷类、β 受体拮抗药、腺苷等。慢性或预防发作可选用强心苷类、奎尼丁、普鲁卡因胺等。

5. **室性期前收缩**　首选普鲁卡因胺、丙吡胺、美西律或其他 I 类抗心律失常药。急性心肌梗死常用利多卡因静脉滴注，强心苷所致心律失常应用苯妥英钠。

6. **阵发性室性心动过速**　转律可选用利多卡因、普鲁卡因胺、丙吡胺、美西律、妥卡尼等，维持用药与治疗室性期前收缩相同。

7. 心室纤颤 转律可选用利多卡因、普鲁卡因胺和胺碘酮。

(三)减少不良反应

某些心律失常可能通过去除病因而得到控制,可避免药物治疗的不良反应。抗心律失常药有致心律失常作用,在药物治疗中应鉴别患者的心律失常是否为药物所引起,决定是否需要继续用药。抗心律失常药的某些不良反应与血药浓度偏高有关。监测血药浓度,及时调整药物用量,有助于维持有效血药浓度和减少不良反应。而某些患者其血药浓度在治疗范围内,其药物不良反应可能与药物相互作用、电解质紊乱、心肌缺血以及心脏疾病的类型和程度有关。此外,还应注意药物代谢产物是否有活性以及与血浆蛋白结合率等因素。

一些特殊患者对某些抗心律失常药应慎用或禁用。如丙吡胺负性肌力作用较强,心功能不全患者勿用;强心苷、钙通道阻滞药、β受体拮抗药延缓房室传导的作用显著,房室传导阻滞患者禁用。奎尼丁、索他洛尔延长 APD 作用明显,则 Q-T 延长综合征患者慎用。此外,一些非心血管疾病亦可能影响抗心律失常药物的选择。如前列腺肥大患者勿用丙吡胺,以免加重尿潴留;慢性类风湿关节炎患者勿用普鲁卡因胺,以减少发生红斑狼疮的可能性;有慢性肺部疾病的患者勿用胺碘酮,以减少药物所致肺纤维化改变。

第五节 麻醉期间常用抗心律失常药物的应用

一、麻醉药对心肌的电生理功能的影响

吸入性麻醉药通过直接或间接抑制窦房结自主活动而减慢窦房结放电频率。氟烷、恩氟烷和异氟烷可以缩短正常浦肯野纤维的动作电位时程和有效不应期,延长希氏束-浦肯野纤维和心室的传导时间以及房室传导时间和不应期。提示,吸入性麻醉药可能导致心动过缓和房室传导异常。然而,如果患者没有传导阻滞性疾病或使用直接延长房室传导时间的药物,吸入性麻醉药引起的原发性房室传导障碍一般不会发展为Ⅱ度或Ⅲ度房室传导阻滞。

对心肌缺血或心肌梗死引起的异常电生理反应,吸入性麻醉药既有抗心律失常作用,又有促心律失常作用。氟烷、恩氟烷和异氟烷对冠状动脉阻塞和再灌注引起的心室颤动具有保护作用。氟烷对强心苷诱发的心律失常也有保护作用。心肌梗死时,吸入性麻醉药通过抑制次级起搏点活动发挥抗心律失常作用;同时,氟烷、恩氟烷和异氟烷可促进折返而对浦肯野纤维具有致心律失常作用。这些作用与吸入性麻醉药抑制假性腱索的慢 Na^+ 电流,以及促进期前冲动折返进入缺血边缘区域处于不应期的浦肯野纤维有关。氟烷、恩氟烷和异氟烷可延长 Q-Tc 间期,对有特发性或获得性长 Q-T 综合征的患者使用吸入性麻醉药更容易诱发尖端扭转型室性心动过速。

二、抗心律失常药物与麻醉药之间的相互作用

如上所述,麻醉药对心肌的电生理功能有影响,而各种抗心律失常药可影响机体血流动力学的稳定,所以抗心律失常药和麻醉药在围手术期伍用时将产生非常复杂的相互作用,不但可造成机体循环状态的剧烈变化,甚至能加重已有的心律失常或诱发新的心律失常。

美西律的心肌抑制作用很小,但在麻醉后心功能有所减退的情况下再用该药,则可导致

严重的血流动力学紊乱；氯丙嗪有奎尼丁样作用，两者在合用后可诱发严重的室性心动过速，甚至晕厥；普鲁卡因酰胺可增强氟烷、恩氟烷或异氟烷等强效吸入麻醉药的心血管抑制效应，可导致严重低血压，而麻醉药又能增强普鲁卡因酰胺对异位起搏点和房室传导的抑制，引发心搏骤停。麻醉期间发生室性心律失常时，常首选利多卡因治疗。但由于多数麻醉药可减少肝血流，降低利多卡因的清除，提高其血浆浓度，所以麻醉中使用利多卡因应酌情减量。氟烷可因对心脏房室传导的干扰而诱发室性心律失常，利多卡因不能消除这种心律失常，反可使之加重。应用奎尼丁的患者在使用利多卡因后可出现室性停搏。奎尼丁与利血平、胍乙啶或甲基多巴等降压药合用时，毒性增大，心肌抑制作用增强，而后者的降压作用也更为明显。影响心脏传导等心肌电活动的各种抗心律失常药都能影响神经－肌肉接头的离子传导，从而增强肌肉松弛药的效能。奎尼丁治疗心律失常可强化肌肉松弛药的残余作用，使患者出现呼吸抑制，而且季铵类易逆性抗胆碱酯酶药（如新斯的明、依酚氯铵）不能拮抗、逆转其作用。为此，伍用抗心律失常药时，术中宜适量减少肌肉松弛药的用量，术后应特别警惕"再箭毒化"的发生。

β 受体拮抗药是常用的抗心律失常药物。若患者术前已长期使用该药，则需持续用药至手术当日，以防止突然停药后出现"反跳"现象。β 受体拮抗药与全麻药在抑制心室肌功能和心肌电生理活性方面具有协同或相加效应，尤其是在低血容量的情况下，更易于发生循环危象。如应用普萘洛尔后，吸入 1% 氟烷所造成的心肌抑制程度相当于吸入 1.5% 的氟烷。相比较而言，异氟烷麻醉时使用普萘洛尔的心肌抑制作用较轻，对心血管系统不会产生明显有害的影响。服用普萘洛尔的犬在吸入 2% 恩氟烷时可很好

地耐受麻醉，但在恩氟烷浓度升至 3% 时则可出现明显的心脏负性变时和变力作用。有膜稳定效能的 β 受体拮抗药（如普萘洛尔）可降低神经－肌肉接头后膜对乙酰胆碱的敏感性，强化肌肉松弛药对神经－肌肉传递的阻断作用，延长其肌松效应。但由于阿曲库铵可使 β 受体拮抗药的心肌抑制作用增强，所以术中应避免伍用这两类药物。此外，抗胆碱酯酶药的 M 样作用能与 β 受体拮抗药的心肌作用相加，可能引起严重的心动过缓和低血压。

β 受体拮抗药可降低心排血量，抑制肝脏微粒体酶的活性，从而降低机体对局部麻醉药的清除率，增加局部麻醉药血浆浓度，因此术中宜减少局部麻醉药的用量，以避免发生毒性反应，同时也能减轻其对 β 受体拮抗药心肌抑制效应的增强作用；伍用 β 受体拮抗药时，局部麻醉药液中也不宜加入肾上腺素。

胺碘酮是典型的多靶点单组化药，除阻滞钾通道外，还阻滞起搏细胞的钠通道、钙通道等。麻醉期间可引起缓慢性心律失常、心排出量降低和低血压。胺碘酮还抑制肝药酶，从而延长苯二氮䓬类的作用时间，降低吸入麻醉药的 MAC 值，延长肌松药的作用时间。胺碘酮的血浆消除半衰期较复杂，快速消除相 3~10 天（消除 50% 药物），缓慢消除相约数周，停药后作用可维持 1~3 个月。因此，即使术前停用胺碘酮，也宜注意与麻醉药的潜在相互作用。

钙通道阻滞药与挥发性麻醉药均能干扰细胞膜上钙离子的流动，伍用后在抑制心肌功能和扩张血管方面可呈相加效应。钙通道阻滞药维拉帕米、地尔硫䓬与恩氟烷合用时对心肌的抑制较与氟烷或异氟烷合用时强。吸入全麻药可明显加重钙通道阻滞药对心脏传导系统的抑制，有时甚至可引起严重的心动过缓、房室传导阻滞和窦性停搏等致命性心律失常。吸入全麻药与维

拉帕米合用时,对房室传导的抑制比与地尔硫䓬合用时明显。临床实践证明,围手术期应用钙通道阻滞药的患者可以使用吸入麻醉方法。相比之下,异氟烷和氟烷对钙通道阻滞药的增强作用比恩氟烷轻,更适宜使用。对于有心功能衰竭或传导阻滞的患者,在实施吸入麻醉时应避免使用维拉帕米或地尔硫䓬。如果两药伍用时出现严重的慢性心律失常,应立即停止吸入全麻药,必要时可使用小剂量的钙剂,以恢复正常的心肌传导功能。钙通道阻滞药可抑制中枢神经系统内肾上腺素的释放,影响脑内阿片受体的功能,从而增强麻醉药和阿片类镇痛药的中枢抑制作用。例如,维拉帕米可降低氟烷的 MAC 值,地尔硫䓬可增强吗啡的镇痛效能。钙通道阻滞药与大剂量阿片类药物伍用不会产生严重的不良反应。如心功能良好的冠心病患者实施大剂量芬太尼麻醉时,每次静脉注射维拉帕米 5mg,仅使外周血管阻力和动脉压轻度下降,而肺毛细血管楔压和心排血量均无明显变化。钙通道阻滞药还抑制肝药酶,从而延长苯二氮䓬类的作用时间,降低吸入麻醉药的 MAC 值,延长肌松药的作用时间。

【制剂及用法】

1. **硫酸奎尼丁(quinidine sulfate)** ①片剂:0.2g。口服,第 1 日,每次 0.2g,每 2 小时 1 次,连续 5 次;如无效又无明显毒性反应,第 2 日增至每次 0.3g,第 3 日每次 0.4g,每 2 小时 1 次,共 5 次,每日总量不宜超过 2g,恢复正常心律后,改给维持量,每日 0.2~0.4g,若连用 3~4 日无效或有毒性反应,均应停药。②葡萄糖酸奎尼丁注射剂:10ml:0.5g,每次 0.25g,以 5% 葡萄糖注射液稀释至 50ml,缓慢静脉注射。

2. **盐酸普鲁卡因胺(procainamide hydrochloride)** ①片剂:0.125g,0.25g。口服,0.25~0.5g,每 4~6 小时 1 次。②注射剂:1ml:0.1g,2ml:0.2g,5ml:0.5g,10ml:1g。紧急复律时,每 5 分钟静脉注入 100mg 或 20 分钟内注入 200mg,直至有效或剂量达 1~2g。有效后用静脉滴注维持,速度为 1~4mg/min。

3. **磷酸丙吡胺(disopyramide phosphate)** ①片剂:100mg。口服,每次 100~150mg,每日 400~800mg,最大剂量不超过每日 800mg。②注射剂:2ml:50mg,2ml:100mg。静脉注射,每次 1~2mg/kg,最大剂量每次不超过 150mg;静脉滴注,每次 100~200mg,以 5% 葡萄糖注射液 500ml 稀释,滴注量为每小时 20~30mg。

4. **盐酸利多卡因(lidocaine hydrochloride)** 注射剂:5ml:0.1g,20ml:0.4g。紧急复律时,可一次静脉注射 50~100mg,如 10 分钟内无效,可再静脉注射 1 次,但累积量不宜超过 300mg;有效后,以 1~4 mg/min 的速度静脉滴注,每小时药量不宜超过 100mg。肌内注射,4~5mg/kg。

5. **苯妥英钠(phenytoin sodium)** ①片剂:50mg,100mg。口服,第 1 日 1g,第 2 日、第 3 日每日 500mg,分 3~4 次服,维持量每日 300~400mg。②注射剂:5ml:100mg,10ml:200mg,15ml:750mg。静脉注射,0.125~0.25g,用注射用水溶解后缓慢注射,不超过每日 0.5g。注射液呈强碱性,对组织刺激性大,不宜静脉滴注或肌内注射。

6. **美西律(mexiletine)** ①片剂:50mg,100mg,250mg;胶囊剂:50mg,100mg,400mg。口服 50~200mg,每 6~8 小时 1 次,维持量 100mg,每日 3 次。②注射剂:2ml:100mg。紧急复律时,静脉注射 100~250mg(溶于 25% 葡萄糖注射液 20ml 中),10~15 分钟内注完。

7. **氟卡尼(flecainide)** ①片剂:100mg。口服,每次 50mg,每日 2 次,根据需要剂量可逐渐增至每次 100~200mg,每日 2 次,最大剂量为每日 600mg。②注射剂:5ml:50mg,

10ml:100mg。静脉注射，1mg/kg，15分钟后可重复0.5mg/kg，总量为2mg/kg。

8. 普罗帕酮（propafenone）　①片剂:50mg，100mg，150mg。口服，每次150mg，每日3次，3~4日后剂量可增至每次300mg，每日2次。②注射剂:5ml:17.5mg，10ml:35mg。静脉注射，每次70mg，稀释后在3~5分钟内注完；如无效，20分钟后可再注射1次，总量不超过每日350mg。

9. 莫雷西嗪（moracizine）　①片剂:200mg。口服，首剂300mg，维持量每日600mg，每次200~300mg。②注射剂:2ml:50mg。以2.5%溶液2ml，加于0.5%普鲁卡因1~2ml中肌内注射，或加于10ml 0.9%氯化钠注射液或5%葡萄糖液中，于2~5分钟内缓慢静脉注射，每日2次。

10. 盐酸普萘洛尔（propranolol hydrochloride）①片剂:10mg。口服，从每次10~20mg开始，每日3~4次，根据疗效增加至最佳剂量。②注射剂:5ml:5mg，静脉注射，每次1~3mg，一般2~3分钟内给1mg，注射时应密切注意心率、血压及心功能情况。

11. 美托洛尔（metoprolol）　注射剂:5ml:5mg。静脉注射，开始时5mg，隔5分钟重复1次，直至生效，一般总量为10~15mg。

12. 伊布利特（ibutilide）　注射剂:10ml:1mg。以1mg于10分钟快速静脉注射，必要时重复使用1mg。注射时及注射后6~8小时需连续心电监护。

13. 胺碘酮（amiodarone）　①片剂:0.2g；胶囊剂:0.1g，0.2g。口服，每次0.1~0.2g，每日1~4次；或开始每次0.2g，每日3次，3天后改为维持量每次0.2g，每日1~2次。②注射剂:3ml:150mg，静脉注射，3~5mg/kg，于10分钟内缓慢注完，以0.5~1.0mg/min的速度静脉滴注，每日总量不超过20mg/kg。

14. 维拉帕米（verapamil）　①片剂:40mg。口服，每次40~80mg，每日3次，根据需要可增至每日240~320mg。②注射剂:2ml:5mg。静脉注射，每次5~10mg，缓慢注射。

15. 腺苷（adenosine）　注射剂:2ml:6mg。静脉注射，开始3mg，迅速注射，如在1~2分钟内无效，可给予6mg，必要时在1~2分钟之后给予12mg。

（胡长平）

参考文献

[1] BRINKROLF P, HAHNENKAMP K. Systemic lidocaine in surgical procedures: effects beyond sodium channel blockade. Curr Opin Anaesthesiol, 2014,27（4）:420-425.

[2] 戴体俊，徐礼鲜．黄宇光．简明药理学．北京:人民卫生出版社，2014: 336-355.

[3] 喻田，王国林．麻醉药理学．4版．北京:人民卫生出版社，2016: 167-182.

[4] 米勒著．米勒麻醉学.7版.邓小明，曾因明主译.北京:北京大学医学出版社，2011: 605-642.

第五十八章 抗高血压药

第一节 抗高血压药物的分类

正常人血压应低于 140/90mmHg。18 岁以上成年人,在未服用降压药的情况下,非同日 3 次测量上肢血压,收缩压 ≥ 140mmHg 和 / 或舒张压 ≥ 90mmHg,考虑为高血压。若患者既往有高血压史,目前正在使用降压药物,血压虽然低于 140/90mmHg,也诊断为高血压。绝大部分高血压病因不明,称为原发性高血压(primary hypertension)或高血压病;少数高血压有因可查,称为继发性高血压或症状性高血压。高血压病的发生率在成人中为 15%~20%,是心血管疾病死亡的主要原因之一。

能降低血压并用于高血压治疗的药物称为抗高血压药(antihypertensive drug)。1949 年神经节阻断药作为第一种抗高血压药用于临床,此后的半个世纪抗高血压药物大量涌现。尽管高血压病的发病机制不明,但体内有许多系统与血压的调节有关,最重要的有交感神经 – 肾上腺素系统及肾素 – 血管紧张素系统(renin-angiotensin system, RAS)。此外,血管舒缓肽 – 激肽 – 前列腺素系统、血管内皮松弛因子 – 收缩因子系统等都参与了血压的调节。根据药物主要作用机制和作用部位的不同,抗高血压药物可分为下列几类:

1. 利尿药 如氢氯噻嗪等。

2. 交感神经抑制药

(1)中枢性降压药:如可乐定等。

(2)神经节阻断药:如樟磺咪芬等。

(3)去甲肾上腺素能神经末梢阻滞药:如利血平等。

(4)肾上腺素受体拮抗药:如普萘洛尔等。

3. 钙通道阻滞药 如硝苯地平等。

4. 肾素 – 血管紧张素系统抑制药

(1)血管紧张素转化酶抑制剂:如卡托普利等。

(2)血管紧张素 II 受体拮抗药:如氯沙坦等。

(3)肾素抑制药:如雷米克林等。

5. 血管扩张药

(1)直接舒张血管的药物:如硝普钠等。

(2)钾离子通道开放药:如米诺地尔等。

目前国内外常用的一线抗高血压药物有利尿药、β 受体拮抗药、钙通道阻滞药、血管紧张素转化酶抑制剂和血管紧张素 II 受体拮抗药。其他抗高血压药物如中枢性降压药和血管扩张药等较少单独应用。此外,一些抗高血压药物还能够用于手术过程中的控制性降压,以减少手术失血和提供清晰手术视野。

第二节 常用抗高血压药物

一、利尿药

限制钠盐摄入是高血压非药物防治的手段之一。20 世纪 50 年代噻嗪类利尿药问世,用药物改变体内 Na^+ 平衡治疗高血压成为现实。各类利尿药单用即有降压效果,并可增强其他降压药的作用。临床治疗高血压以噻嗪类利尿药为主,JAMA 杂志发布的《2014 年美国成人高血压治疗指南》(JNC8)中指出对于伴有糖尿病的高血压患者,治疗首选钙通道阻滞药或噻嗪类利尿药。其中氢氯噻嗪(hydrochlorothiazide)最为常用。

【药理作用与作用机制】利尿药降低血压的确切机制尚不十分明确。用药初期,利尿药经排钠利尿可减少细胞外液和血容量,导致心输出量降低。长期给药后,心输出量逐渐恢复至给药前水平而降压作用仍能维持,此时细胞外液容量仅有一定程度的减少。维持有效降压时,血浆容量通常比治疗前减少5%左右,并伴有血浆肾素水平持续升高,说明体内Na^+持续减少。利尿药长期使用可降低血管阻力,但该作用并非直接作用,因为利尿药对离体血管平滑肌并无直接松弛作用,可能的机制是持续降低血管平滑肌细胞内Na^+浓度后,经Na^+–Ca^{2+}交换机制导致细胞内Ca^{2+}浓度降低,使血管平滑肌对缩血管物质的反应性减弱所致。此外,利尿药对肾切除动物无降压作用。

【临床应用】利尿药是治疗高血压的基础药物,安全、有效、价廉。大规模临床试验表明噻嗪类利尿药可降低高血压并发症(如脑卒中和心力衰竭)的发病率和死亡率。单独使用噻嗪类降压时,剂量应尽量小。研究发现,许多患者使用12.5mg的氢氯噻嗪即有降压作用;超过25mg时降压作用并不一定增强,反而使不良反应发生率增加。因此,单用利尿药降压时剂量不宜超过25mg,若25mg仍不能有效控制血压,则应合用或换用其他类抗高血压药。

【不良反应】单用噻嗪类利尿药降压治疗,尤其是长期使用时应合用保钾利尿药或合用血管紧张素转化酶抑制剂,以减少K^+的排出。此外,噻嗪类利尿药长期大剂量使用对脂质代谢、糖代谢也产生不良影响。对合并有氮质血症或尿毒症的患者可选用高效利尿药呋塞米。非噻嗪类利尿药吲达帕胺(indapamide)不良反应少,不引起血脂改变,故伴有高脂血症患者可用吲达帕胺代替噻嗪类利尿药。

二、肾上腺素受体拮抗药

肾上腺素受体拮抗药包括α_1受体拮抗药如哌唑嗪、β受体拮抗药如普萘洛尔、α和β受体拮抗药如拉贝洛尔。

(一)β受体拮抗药

不同的β受体拮抗药在脂溶性、对β_1受体的选择性、内在拟交感活性及膜稳定性等方面有所不同,但均为有效的降压药,可用于各种程度高血压治疗。长期应用一般不引起水钠潴留,亦无明显的耐受性。不具内在拟交感活性的β受体拮抗药可增加血浆甘油三酯浓度,降低血浆HDL–胆固醇浓度;有内在拟交感活性者对血脂影响很少或无影响。

β受体拮抗药的降压作用机制并不明确,可能涉及:①阻断肾入球小动脉球旁细胞的β_1受体,减少肾素的分泌;②透过血脑屏障,阻断中枢受体,使外周交感神经活性降低;③阻断外周去甲肾上腺素能神经末梢突触前膜的β_2受体,抑制正反馈调节作用,使去甲肾上腺素的释放减少;④促进前列环素的合成;⑤阻断心脏β_1受体,降低心输出量。

1. 普萘洛尔

【体内过程】普萘洛尔(propranolol,心得安,萘心安)为高度亲脂性化合物,口服吸收完全。肝脏首关消除显著,生物利用度约为25%,且个体差异大,口服后血浆药物浓度个体差异可达20倍。$t_{1/2}$约为4小时,但降压持续时间较长,可每日1~2次。

【药理作用】普萘洛尔为非选择性β受体拮抗药,对β_1和β_2受体具有相同亲和力,无内在拟交感活性。可通过多种机制产生降压作用:减少心输出量、抑制肾素释放、在不同水平抑制交感神经系统活性(中枢部位、压力感受性反射及外周神经水平)和增加前列环素的合成等。降压作用出现较慢,数周后达最大降压效应。普萘洛尔可减轻高血压患者的心肌肥厚。

【临床应用】用于各种程度的原发性高血压，可作为抗高血压的首选。可单独应用，也可与其他抗高血压药合用。对心输出量及肾素活性偏高者疗效较好，高血压伴有心绞痛、偏头痛、焦虑症等选用受体拮抗药较合适。口服从小剂量（10mg，3次/d）开始，国外报道最大剂量达400mg/d或更多，国内很少超过160mg/d。

【不良反应】普萘洛尔可升高血浆甘油三酯水平，使HDL-胆固醇降低。高血压合并糖尿病患者若发生低血糖反应，使用普萘洛尔可延缓血糖恢复的时间，应予以避免。高血压患者长期应用受体拮抗药，骤然停药可使血压及心率反跳性升高、心绞痛加剧，甚至诱发急性心肌梗死。因此，高血压患者长期应用受体拮抗药停药时必须逐渐减量（减药过程10~14天）。此外，β受体拮抗药与吸入性麻醉药均具有心肌抑制作用，特别是在低血容量的情况下，应防止循环危象发生。

【禁忌证】普萘洛尔禁用于哮喘、病态窦房结综合征及房室传导阻滞患者。

2. 艾司洛尔

【体内过程】艾司洛尔（esmolol）在体内代谢迅速，半衰期约9分钟，通过持续静脉点滴可维持稳态血药浓度，改变静脉点滴速度可很快改变血药浓度。

【药理作用】艾司洛尔是选择性的β₁受体拮抗剂。其降血压作用与β受体拮抗程度呈相关性。静脉点滴停止后10~20分钟降压作用基本消失。

【临床应用】艾司洛尔注射剂用于围手术期高血压。即刻控制剂量为：1mg/kg 30秒内静脉注射，继续予0.15mg/(kg·min)静脉点滴，最大维持量为0.3mg/(kg·min)。

【药物间相互作用】与吗啡合用时本品的稳态血药浓度会升高46%；与琥珀胆碱合用可延长琥珀胆碱的神经肌肉阻滞作用5~8分钟。

3. 其他β受体拮抗药

（1）纳多洛尔（nadolol）：作用机制与普萘洛尔相似，但作用比普萘洛尔强2~4倍。

（2）阿替洛尔（atenolol）：对心脏的β₁受体有较高的选择性，对血管及支气管的β₂受体的影响较小，但较大剂量时对血管及支气管平滑肌的β₂受体也有作用。无膜稳定作用，无内在拟交感活性。

（3）美托洛尔（metoprolol）：作用与阿替洛尔相似，属于选择性β₁受体拮抗药，有较弱的膜稳定作用。

（4）比索洛尔（bisoprolol）：对β₁受体的选择性比阿替洛尔高，无内在拟交感活性。

（二）α₁受体拮抗药

用于抗高血压的α受体拮抗药主要为具有α₁受体拮抗作用而不影响α₂受体的药物。本类药物可降低动脉血管阻力，增加静脉容量，提高血浆肾素活性，不易引起反射性心率加快。可用于各种程度高血压的治疗，对轻度、中度高血压有明确疗效，与利尿药或受体拮抗药合用可增强其降压作用。

哌唑嗪

【体内过程】哌唑嗪（prazosin）口服易吸收，1~2小时血药浓度达峰值。主要在肝脏脱甲基后与葡糖醛酸结合并从胆汁排泄，约1%以原型从肾脏排出，$t_{1/2}$约3小时。

【药理作用与作用机制】哌唑嗪选择性作用于突触后膜α₁受体，使容量血管和阻力血管扩张。降压有效率约60%~80%。对嗜铬细胞瘤引起的血压升高也具有降压作用。在降压的同时，对心率、心输出量、肾血流量和肾小球滤过率都无明显影响。对脂代谢有利,可降低血清总胆固醇、低密度脂蛋白和极低密度脂蛋白,升高高密度脂蛋白。

【临床应用】适用于轻、中度高血压及并发肾功能受损者。口服起始剂量 0.5mg/ 次,2~3 次 /d。如无明显首剂现象,可据血压情况逐渐增量,3~7 天后,增加到 1~2 mg/ 次。

【不良反应】主要为"首剂现象",即首次使用时出现严重的体位性低血压(药后 30~60 分钟出现)。其他不良反应有头痛、心悸、口干、鼻塞、性功能障碍、乏力等,这些不良反应一般在连续用药过程中自行减少。

【同类药物】特拉唑嗪(terazosin)、多沙唑嗪(doxazosin)。

(三) α 和 β 受体拮抗药

本类药物对 α 和 β 受体的选择性不强,临床主要用于高血压治疗。

1. 拉贝洛尔

【体内过程】拉贝洛尔(labetalol)口服可吸收,生物利用度约 20%～40%,半衰期约 4~6 小时,血浆蛋白结合率为 50%,99% 在肝脏代谢。

【药理作用与临床应用】拉贝洛尔在阻断 β 受体的同时也阻断 α 受体。其中阻断 α_1 受体和 α_2 受体的作用强度相似,但对 α_1 受体作用较弱,对 α_2 受体无作用。临床用于各种高血压治疗,合用利尿药可增强其降压效果。拉贝洛尔静脉注射或静脉滴注可用于高血压急症和手术时控制性降压。大剂量可致直立性低血压。

2. 卡维地洛　卡维地洛(carvedilol)为 α_1 受体、β_1 受体和 β_2 受体拮抗药。阻断受体的同时具有舒张血管的作用。口服首关效应显著,生物利用度为 22%,药效维持可达 24 小时。1995 年 FDA 批准其用于治疗原发性高血压;1997 年 FDA 批准其用于治疗充血性心力衰竭。

三、钙通道阻滞药

血管平滑肌细胞的收缩有赖于细胞内游离钙。若抑制了钙离子的跨膜转运,则可使细胞内游离钙离子浓度下降,血管平滑肌松弛。钙通道阻滞药,也称作钙拮抗药,通过减少细胞内钙离子含量而松弛血管平滑肌,降低外周血管阻力,进而降低血压。按化学结构可将其分为二氢吡啶类和非二氢吡啶类。前者包括硝苯地平和尼卡地平等,对血管平滑肌具有选择性,较少影响心脏;后者包括维拉帕米等,对心脏和血管均有作用。氨氯地平代表的是新一代钙通道阻滞药,具有亲和力高和作用时间长等特点。

1. 硝苯地平

【体内过程】硝苯地平(nifedipine)口服吸收完全,生物利用度约 65%, $t_{1/2}$ 约 2.5 小时。主要在肝脏代谢,少量以原型从肾脏排出。口服后 30 分钟内产生降压作用,最大降压效应出现在药后 1~2 小时,持效 6~8 小时。

【药理作用】硝苯地平经阻滞细胞膜 L 型钙通道,抑制钙离子从细胞外进入细胞内,使细胞内钙离子浓度降低,致小动脉扩张,总外周血管阻力下降而降低血压。由于外周血管扩张,可致反射性交感神经活性增强而使心率加快。

【临床应用】硝苯地平对轻、中、重度高血压均有效,亦适用于合并心绞痛、肾脏疾病、糖尿病、哮喘、高脂血症患者。推荐使用缓释片剂,以减轻迅速降压造成的反射性交感活性增强。大剂量(>60mg/d)硝苯地平可能增加急性心肌梗死患者心律失常的发生率和死亡率,故不宜用于急性心肌梗死后的高血压患者。

【不良反应】主要为血管过度扩张所致,如心率加快、脸部潮红、眩晕、头痛、踝部水肿。长期使用可引起牙龈增生。

2. 氨氯地平　氨氯地平(amlodipine)的作

用与硝苯地平相似,但具有降压作用平缓、效应持久的特点,是临床最常用的抗高血压药物之一。口服 5~10mg/ 次,每日 1 次即有良好的降压作用。

3. 尼卡地平

【药理作用】尼卡地平(nicardipine)是钙通道阻滞药中血管选择性最强的药物。冠脉扩张作用明显,无窦房结和房室结抑制效应,有轻微的心脏抑制作用。不良反应与硝苯地平相似但较轻。

【临床应用】尼卡地平静脉制剂主要用于以下症状。①手术时异常高血压的紧急处理:以 2~10μg/(kg·min)的剂量给药,根据血压调节滴注速度,必要时可以 10~30μg/kg 的剂量静脉注射;②高血压急症:以 0.5~6μg/(kg·min)的剂量给药,根据血压调节滴注速度。

4. 其他钙通道阻滞药

（1）尼群地平(nitrendipine):作用与硝苯地平相似,但对血管松弛作用较硝苯地平强。降压作用温和而持久,适用于各型高血压。

（2）尼莫地平(nimodipine):易通过血脑屏障,在无明显降压效应时就具有显著的脑血管扩张作用,可解除脑血管痉挛,增加脑血流,改善脑循环。

（3）伊拉地平(isradipne):作用与硝苯地平相似,有很强的血管选择性,对心脏抑制作用小。

（4）拉西地平(lacidipine):血管选择性强,不易引起反射性心动过速,用于轻度、中度高血压治疗。降压作用缓慢而持久,每日口服 1 次。具有抗动脉粥样硬化作用。

四、肾素－血管紧张素系统抑制药
(一)血管紧张素转化酶抑制剂

血管紧张素转化酶(angiotensin converting enzyme, ACE)抑制剂的应用,是抗高血压药物治疗学上的一大进步。该类药物降压机制包括:抑制血浆和组织中 ACE,减少血管紧张素 Ⅱ 生成;抑制缓激肽降解,促进一氧化氮和前列腺素生成,产生舒血管效应;减少醛固酮分泌,促进水钠排泄;减少交感神经末梢去甲肾上腺素释放等。该药不仅具有良好的降压作用,还可改善合并有其他疾病的高血压及高血压患者的并发症。该类药物亦作为伴有糖尿病、左心室肥厚、左心功能障碍及急性心肌梗死的高血压患者的首选药物。

1. 卡托普利

【药理作用】卡托普利(captopril)能减少血管紧张素 Ⅱ 生成和抑制缓激肽降解;抑制心肌和血管组织 ACE 活性,阻止血管紧张素 Ⅱ 促血管平滑肌和心肌肥大作用,从而减轻心肌肥厚及血管壁增厚,抑制高血压心血管重构。卡托普利具有轻至中等强度的降压作用,可降低外周血管阻力,增加肾血流量,不伴有反射性心率加快。

【临床应用】适用于各型高血压,为抗高血压治疗的一线类药物。约 60%~70% 患者单用本品即可使血压控制在理想水平,加用利尿药则 95% 患者有效。特别适用于合并有左心室肥厚、心力衰竭、急性心肌梗死、糖尿病及胰岛素抵抗的高血压患者,可明显改善生活质量。无耐受性,连续用药疗效不会明显下降,且不引起停药反跳症状。

卡托普利与利尿药或受体拮抗药合用治疗重度或顽固性高血压疗效显著。

【不良反应】卡托普利的毒性低,患者对其耐受性良好。无痰干嗽是本类药物的主要不良反应,是被迫停药的主要原因。本类药物还可舒张肾出球小动脉,降低肾灌注压,导致肾滤过率和肾功能降低(停药后常可恢复)。卡托普利因含巯基(— SH),可有青霉胺样反应,如皮疹、味觉异常等。

【药物相互作用】抗酸药可降低本品的生物利用度。补钾及合用留钾利尿药可诱发高血钾。本品可增加地高辛血药浓度，增加别嘌呤醇的过敏反应。

2. 依那普利

【药理作用】依那普利（enalapril）为不含 — SH 的长效、高效 ACE 抑制剂。是前体药，在体内被肝脏脂酶水解转化为依那普利拉（enalaprilat），才能与 ACE 持久结合而发挥作用。降压机制与卡托普利相似，但抑制 ACE 的作用较卡托普利强 10 倍。降压作用强而持久，口服后最大降压作用出现在药后 6~8 小时，可每日一次给药。剂量超过 10mg 后，增加剂量只延长作用持续时间。

【临床应用】与卡托普利相似，用于高血压治疗。改善心功能作用可能优于卡托普利。不良反应与卡托普利相似，因不含 — SH 基，无典型青霉胺样反应（皮疹等）；因作用强，引起干咳较多。

3. 其他 ACE 抑制剂　其他 ACE 抑制药有赖诺普利（lisinopril）、贝那普利（benazepril）、福辛普利（fosinopril）、喹那普利（quinapril）、雷米普利（ramipril）、培哚普利（perindopril）和西拉普利（cilazapril）等。它们共同的特点是长效，每天只需服用一次。除赖诺普利外，其余均为前体药。作用及临床应用同依那普利。

（二）AT₁ 受体拮抗药

血管紧张素 Ⅱ 受体（AT 受体）包括 AT₁、AT₂、AT₃ 和 AT₄ 四种受体亚型。血管紧张素 Ⅱ 的心血管作用主要由 AT₁ 受体介导，包括收缩血管、促细胞生长、水钠潴留等。AT₂ 受体的功能与之相反，具有扩张血管、抑制细胞增殖、促进细胞凋亡等作用。目前临床应用的 AT₁ 受体拮抗药具有亲和力高、选择性强、口服有效、

作用时间长等优点，而没有 ACE 抑制药的血管神经性水肿、咳嗽等不良反应。

1. 氯沙坦

【药理作用】氯沙坦（losartan）为第一个用于临床的血管紧张素 Ⅱ 受体拮抗药，体内可转化为活性代谢产物 EXP-3174，后者对 AT₁ 受体的阻断作用比母药更强。氯沙坦的降压效应是与其代谢产物共同作用的结果，以后者为主。

【临床应用】可用于各型高血压治疗。用药 3~6 周后降压效应不理想，可加用利尿药。

【不良反应】与 ACE 抑制药不同，本品不会出现干咳、血管神经性水肿；与 ACE 抑制药相似，因抑制血管紧张素 Ⅱ 的作用，氯沙坦也可引起肾功能障碍和高血钾等。其他不良反应如胃肠不适、头痛、头昏等亦有报道。孕妇不宜使用本品。乳汁中含量很高，故哺乳期妇女不宜应用。

2. 其他沙坦类药物　沙坦类药物还有：缬沙坦（valsartan）、厄贝沙坦（irbesartan）、坎地沙坦（candesartan）和替米沙坦（telmisartan）等。

第三节　其他抗高血压药物

一、中枢性降压药

中枢性降压药包括可乐定、甲基多巴、胍法辛、胍那苄、莫索尼定和利美尼定等。以往认为可乐定的降压作用主要通过作用于孤束核 α₂ 肾上腺素受体，后来发现其降压作用还与咪唑啉受体有关。这两个核团的两种受体之间有协调作用，可乐定的降压作用是以上两种受体共同作用的结果。而莫索尼定等主要作用于咪唑啉受体，甲基多巴则选择性作用于孤束核 α₂ 受体。中枢性降压药的作用机制见图 58-1。

1. 可乐定

【体内过程】可乐定（clonidine）口服易

吸收,药后 1.5~3 小时血药浓度达峰值,口服后 $t_{1/2}$ 为 5.2~13 小时,口服生物利用度为 71%~82%。约 50% 以原型从尿中排出,能透过血脑屏障,蛋白结合率为 20%。

【药理作用】可乐定的降压作用中等偏强,并可抑制胃肠分泌及运动,对中枢神经系统有明显的抑制作用。以往认为其降压机制主要是通过兴奋延髓孤束核突触后膜的 α_2 受体,抑制中枢交感神经的传出冲动,使外周血管扩张,血压下降。后来的研究表明,可乐定也作用于延髓嘴端腹外侧区(rostral ventrolateral medulla,RVLM)的 I_1 咪唑啉受体,使交感神经张力下降,外周血管阻力降低,产生降压作用。

【临床应用】用于治疗中度高血压,常用于其他药物治疗无效时。降压作用中等偏强,不显著影响肾血流量和肾小球滤过率。与利尿药合用有协同作用。

【不良反应】常见的不良反应是口干和便秘。其他有嗜睡、抑郁、眩晕、血管性水肿、腮腺肿痛、恶心、心动过缓、食欲缺乏等。不宜用于高空作业或驾驶机动车辆的人员,以免因精力不集中、嗜睡而导致事故发生。

【药物相互作用】可乐定能加强其他中枢抑制药的作用,合用时应慎重。三环类化合物如丙咪嗪等药物在中枢可与可乐定发生竞争性拮抗,取消可乐定的降压作用,不宜合用。

2. 莫索尼定

【体内过程】莫索尼定(moxonidine)口服生物利用度约 88%,降压作用可维持 24 小时。60% 药物以原型从尿中排出,乳汁中药物浓度

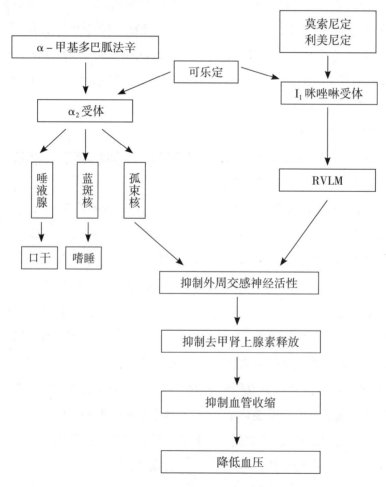

图 58-1　中枢性降压药作用机制示意图

比血浆高 50%~100%。

【药理作用】莫索尼定为第二代中枢性降压药,作用与可乐定相似。对 I_1 咪唑啉受体的选择性比可乐定高,对 α_2 受体作用较弱。由于选择性较高,莫索尼定的不良反应少,无显著的镇静作用,亦无停药反跳现象。长期用药也有良好的降压效果,并能逆转高血压患者的心肌肥厚。

3. 其他中枢性降压药 其他中枢性降压药有: 利美尼定(rilmenidine)的作用与莫索尼定相似,对 I_1 咪唑啉受体的选择性高;甲基多巴(methyldopa)为第一代中枢性降压药,不良反应较严重,现已不用。胍法辛和胍那苄较新,但国内应用少。

二、血管扩张药

血管扩张药包括直接扩张血管平滑肌的药物和钾通道开放药。前者(如硝普钠)通过直接扩张血管而产生降压作用,不良反应较多,一般不单独用于治疗高血压,仅在利尿药、受体拮抗药或其他降压药无效时才加用此药;后者(如米诺地尔)主要经开放 ATP 敏感钾离子通道(ATP-sensitive potassium channels, K_{ATP}),促进钾离子外流,使细胞膜超极化,膜兴奋性降低,Ca^{2+} 内流减少,致血管平滑肌舒张,血压下降。

1. 硝普钠

【体内过程】硝普钠(sodium nitroprusside)口服不吸收,静脉滴注起效快,$t_{1/2}$ 为 3~4 分钟,停药后 5 分钟内血压回升,故可通过调整滴注速度维持所需血压水平。体内产生的氰离子(CN^-)在肝脏转化成硫氰根离子(SCN^-)后经肾排泄。

【药理作用】硝普钠在血管平滑肌内代谢产生一氧化氮(NO),NO 具有强大的舒张血管平滑肌作用,可直接松弛小动脉和静脉平滑肌。血管内皮细胞产生的血管舒张因子(EDRF)的本质即 NO,因此 NO 是一种内源性血管舒张物质。NO 能激活鸟苷酸环化酶,促进 cGMP 形成,产生血管扩张作用(图 58-2)。

【临床应用】

(1)控制性降压:硝普钠扩血管作用个体差异大,成人有效量为 16~600μg/min。静脉滴注从 10μg/min 开始,应严密观察血压变化,根据血压调整给药速率。硝普钠作用持效短,停药后血压很快回升至降压前水平。降压过程中可激活交感肾上腺和肾素 - 血管紧张素系统,致血中儿茶酚胺和血管紧张素浓度升高,引起心率加快和血管收缩,造成降压困难。此时可通过加深麻醉或静脉注射 β 受体拮抗药来协同降压。为防止氰化物中毒,一次快速用药剂量不宜过大。

(2)严重高血压,高血压危象: 仅用于最初的暂时控制和降低血压。

(3)心功能不全或低心排血量:对心功能不全或低心排血量的患者,为减轻其前、后负

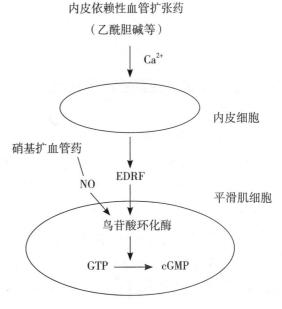

图 58-2 硝普钠作用机制示意图

荷,可从 0.5μg/(kg·min)开始,根据患者血压情况,逐渐增加剂量,直至获得满意效果。需要注意的是,用药过程中应使舒张压维持在60mmHg 以上,以维持冠脉血流。低血容量患者对硝普钠敏感,应首先补充血容量,以免血压过度下降。

【不良反应】

(1)氰化物中毒:药物代谢产生高浓度游离氰离子,干扰细胞电子传递,致呼吸链中断,细胞窒息。常见于药物过量、肝肾功能不全、维生素 B_{12} 缺乏时。临床表现为代谢性酸中毒和组织缺氧,患者可出现呼吸急促、肌肉痉挛和肌肉抽搐等。一旦发生应立即停药,吸氧,并迅速给予解毒药物(如亚硝酸钠,硫代硫酸钠)。

(2)降压过度:硝普钠作用强,个体差异大,部分患者可出现血管过度扩张和血压过低。

2. 米诺地尔 米诺地尔(minoxidil)降压作用强而持久,口服 4 小时后血压下降,12~16小时达峰值,维持 24 小时以上。主要用于顽固性高血压,但需与利尿药或 β 受体拮抗药合用。其他钾离子通道开放剂有吡那地尔(pinacidil)、尼可地尔(nicorandil)、克罗卡林(cromakalim)等。

第四节 抗高血压药物的合理应用

一、有效治疗与终生治疗

确实有效的降压治疗可大幅度减少高血压并发症的发生率。研究表明血压每降低9/4mmHg,可使脑卒中的发生减少 36%,人群总的心血管事件减少 34%。高血压患者如能得到有效的治疗,平均寿命与常人无异。一般认为,经不同日数次测压,血压 > 150/95mmHg即需治疗。如有以下危险因素中的 1~2 条,

血压 > 140/90mmHg 就要治疗。这些危险因素包括老年、吸烟、肥胖、血脂异常、缺少运动、糖尿病等。所谓有效治疗,是指将血压控制在140/90mmHg 以下。高血压理想治疗研究结果指出,高血压治疗的目标血压是 138/83mmHg。但是只有约 10% 的患者血压得到良好的控制。高血压病病因不明,无法根治。有些患者经一段时间的治疗后血压接近正常,就自动停药,停药后血压再次升高;另外,患者的靶器官损伤也需考虑及顾及。因此,在高血压的治疗中要强调终生治疗。

二、保护靶器官

高血压的靶器官损伤包括心肌肥厚、肾小球硬化和小动脉重构等,在抗高血压治疗中必须考虑逆转或阻止靶器官损伤。一般而言,降低血压即能减轻靶器官损伤,但并非所有的药物均如此。以往几十年抗高血压治疗经验表明,对靶器官保护作用较好的是 ACE 抑制药、长效钙通道阻滞药和 AT_1 受体拮抗药。除血流动力学效应外,抑制细胞增殖等非血流动力学作用对靶器官保护也有一定的影响。

三、平稳降压

研究证明血压不稳定可导致器官损伤。血压在 24 小时内存在自发性波动,这种自发性波动被称为血压波动性,或血压不稳定。在血压水平相同的高血压患者中,血压不稳定者,靶器官损伤严重。因此,应尽可能减少人为因素造成的血压不稳定。使用短效降压药物会使血压波动增大,而 24 小时有效的长效制剂效果较好。

四、联合用药

抗高血压药物的联合应用常常是有益的。

对于接受一种药物治疗而血压未能控制的患者有三种可能的对策：一是加大剂量，但带来的后果可能是降压作用未见增强而不良反应增加；二是换用另一个药，但如果第二个药效果也不理想的话，容易导致患者的依从性降低；三是联合用药，有研究表明，血压控制良好的患者中有 2/3 是联合用药的。联合用药应选择作用机制不同的药物，使单一药物的用量减少，达到协同降压且不良反应减少的目的。

第五节　麻醉期间常用抗高血压药的应用

抗高血压药包括利尿药、肾上腺素能阻滞药、钙通道阻滞剂和血管紧张素转换酶抑制药等多种药物，其中许多药物都可与麻醉药发生相互作用。为避免术中出现严重的循环抑制，以往强调术前必须停用抗高血压药。但在实际工作中发现，术前突然停用抗高血压药，容易出现高血压反跳现象，更不利于维持围手术期循环功能的稳定，对患者生命安全的威胁也更大。因此，目前多主张已应用抗高血压药物治疗者一般不需停止用药。而血压正常者只要术前血压稳定，也不必加用抗高血压药物。对于高血压患者在围手术期，要尽可能将血压波动范围控制在患者术前可耐受范围内，防止血压骤升或骤降，保持呼吸道通畅，保证各脏器充分供氧，维持循环血容量，维持电解质平衡。尤其是老年高血压患者，应防止血压过度降低，诱发心、脑、肾等重要脏器并发症。

一、麻醉期间长期应用抗高血压药物可能存在的问题

1. 利尿药　利尿药可干扰机体正常的水电解质代谢，造成不同程度的水电解质代谢失调，破坏机体正常的内稳态。如果患者术前长期服用利尿药，且未及时纠正机体缺水时，患者的体液容量可明显减少，从而对各种麻醉药的心肌抑制和血管扩张效应异常敏感，术中极易发生低血压。长期服用利尿药可引起机体的电解质紊乱，其中尤以血浆钾离子浓度异常最为重要，也最为常见。尽管不一定造成低钾血症，但排钾利尿药将引起全身总体钾含量的下降，从而增强非去极化肌肉松弛药的效能，引起肌肉麻痹的时间延长。机体缺钾还可诱发心律失常，增强强心苷类药物的毒性反应。因此，这类患者术前宜适量补钾，而且只要患者体内不存在血镁增高，最好还应同时补镁。长期服用螺内酯（spironolactone）、氨苯蝶啶（triamterene）等保钾利尿药可造成高钾血症，使患者出现进行性肌无力、心脏传导障碍和室性心律失常等症状，尤其在使用琥珀胆碱后，血钾水平还可进一步升高，甚至可诱发致死性心律失常。因此，术前需要将患者的血钾水平控制在 5.5mmol/L 之内。

2. β 受体拮抗药　β 受体拮抗药是一类治疗心血管疾病的常见药物。若患者术前已长期使用该药，则需持续用药至手术当日，以防止突然停药后出现"反跳"现象而造成更为严重的危害。对于围手术期需要使用该药的患者，术中一定要警惕药物相互作用的发生，避免造成严重的心肌抑制。

大量的实验结果提示，β 受体拮抗药与全麻药在抑制心肌功能和心肌电生理活性方面具有协同或相加效应，尤其是在低血容量的情况下，更易于发生循环危象。同时还应注意到，全麻后机体血流动力学的改变可影响到 β 受体拮抗药的药代学过程，使其清除率下降，血药浓度增高。为此，术中宜减少麻醉药的用量，以避免

发生毒性反应,同时也能减轻其对 β 受体拮抗药心肌抑制效应的增强作用。配伍 β 受体拮抗药时,局部麻醉药液中不宜加入肾上腺素。因为一旦肾上腺素的 β 效应被阻断,α 受体作用便趋于优势,可引起外周血管收缩,血压升高,并反射性地增加迷走神经张力,引发心率减慢和房室传导阻滞,有致命危险。

3. 钙通道阻滞药 钙通道阻滞药与挥发性麻醉药均能干扰细胞膜上钙离子的流动,配伍用后在抑制心肌功能和扩张血管方面可呈相加效应。其中,维拉帕米(verapamil)、地尔硫䓬(diltiazem)等与氟烷、恩氟烷作用相似,都产生较明显的心肌抑制效应,而硝苯吡啶(nifedipine)、尼卡地平(nicadipine)等则更近似于异氟烷,可产生明显的血管扩张效应。钙通道阻滞药与恩氟烷合用对心肌的抑制较氟烷或异氟烷强,氟烷与维拉帕米、地尔硫䓬合用时对心肌的抑制作用比同硝苯地平或尼卡地平合用时强,而异氟烷与硝苯吡啶合用时则可因明显的血管扩张效应而产生严重的低血压。

4. 血管紧张素转换酶抑制剂 长期服用血管紧张素转换酶抑制剂(angiotensin converting enzyme inhibitor, ACEI),有可能引起机体肾素－血管紧张素－醛固酮系统功能的抑制,使患者对麻醉药循环抑制效应的敏感性明显增加,可造成患者术中血压的突然下降,尤其是在体液大量丢失或机体的神经－内分泌应激反应受各种疾病或药物影响而遭到抑制时,更易发生严重的低血压反应。长期服用 ACEI 还可耗竭血管中的血管紧张素－Ⅱ,造成机体对肾上腺素能药物的反应性下降,所以一旦术中出现低血压,使用传统的升压药物进行治疗效果有时并不理想。Coriat 等人曾将长期服用恩那普利(nalapril)的患者分为术前停药和未停药两组进行观察,发现在麻醉诱导时(芬太尼 5mg/kg 和咪达唑仑

0.15mg/kg),停药组中 100% 的患者都出现了低血压,而且必须使用苯肾上腺素进行治疗,而未停药组只有 20% 的患者发生低血压。为此 Roizen 建议手术当日清晨应停用 ACEI,以策安全。但 Licker 则认为这种做法依据不足,通过研究发现,长期服用 ACEI 的患者体内肾素－血管紧张素－醛固酮系统仍保留有部分活性,只要围手术期不损害机体交感神经反应的完整性,就可维持循环状态的稳定。因此,术中宜适量减少麻醉药的用量,减慢麻醉药的注(滴)药速度,以便为机体发挥代偿作用留有充裕的反应时间,同时还应注意及时补足液体。

5. 其他 利血平(reserpine)可消耗体内储存的儿茶酚胺,使服用该药的患者对麻醉药的心血管抑制作用非常敏感,术中很容易发生血压下降和心率减慢,故需特别警惕。采用椎管内阻滞麻醉时,低血压反应则更为普遍,且程度也较为严重。一旦服用利血平的患者在手术中出现低血压,在选用药物治疗时应格外慎重。若使用直接作用的拟交感神经药(如肾上腺素、去甲肾上腺素等),可发生增敏效应和引起血压骤升,而使用间接作用的拟交感神经药(如麻黄碱)升压效果却往往并不明显。

胍乙啶(guanethidine)的降压机理与利血平相似,只是不易透过血脑屏障,故无中枢性作用。该药可增加患者对交感神经阻滞效应的敏感性,引起容量血管扩张,而且还能造成机体反射性血压调节机制的障碍,所以麻醉时低血压反应可能很明显。与利血平一样,胍乙啶也能改变拟交感神经药的作用效能,在配伍用氯胺酮、泮库溴铵等有拟交感神经活性的药物时,也会出现血压过度升高。

二、麻醉期间高血压的药物处理

1. 药物选择使用的原则 麻醉期间降压药

的选择需注意药物之间的相互作用；特别是长期应用的抗高血压药物对麻醉药的影响，选择麻醉药时应该考虑抗高血压药物的降压反应。由于术前高血压患者使用的药物种类、时间及患者的基础状态不同，在麻醉期间如果必须选用降压药，应全面评估，针对患者的情况，个体化选用。用药原则以小剂量、分次、根据患者对药物的反应进行适当调节为宜，避免降压过低造成的相关并发症。

2. 麻醉期间高血压的药物处理 导致麻醉期间高血压的原因很多，如患者过度紧张、恐惧；原发性高血压，麻醉过浅，手术的牵拉刺激，高碳酸血症及低氧血症等。通常术中 MAP 升高 20mmHg 以上就应该处理，首先需排除以上因素并对症处理。对于严重高血压甚至出现高血压危象时，则需要应用静脉抗高血压药物。用药原则是先选择起效快、作用时间短的新型降压药；用药后如血压仍然控制不佳可选择血管扩张药。常用的静脉抗高血压药物使用要点如下。

（1）硝普钠：硝普钠直接扩张动脉、静脉引起血压迅速下降，其扩张血管效应个体差异较大。静脉输注或用微量泵输注以 1.0~2.5μg/min 开始，严密观察血压变化，根据血压调整给药速率。由于硝普钠作用持续时间短，因此在停止注药后血压很快可回升至降压前水平。注意事项详见第五十九章。

（2）硝酸甘油：常用于高龄、心功能不全的患者，静脉给药后对心脏无抑制作用，可扩张冠状动脉，降低心室前、后负荷，降低血压，无"反跳性"高血压。从 5~10μg/（kg·min）开始静脉输注，逐渐增加剂量，停药后数分钟内作用消失。

（3）酚妥拉明：酚妥拉明是非选择性的短效 α 受体拮抗剂，一般不用于高血压的治疗，

在麻醉期间，主要用于嗜铬细胞瘤手术时的血压升高，可静脉注射 2~5mg 或滴注 0.5~1mg/min，以防出现高血压危象。也用于体外循环中灌注压的升高。

（4）乌拉地尔：乌拉地尔可用于高血压危象及手术前、中、后对高血压升高的控制性降压。成人常用量为缓慢静脉注射 12.5~25mg，监测血压变化，降压效果应在 5 分钟内出现。若效果不够满意，可重复用药。

（5）艾司洛尔：艾司洛尔是选择性的 β_1 受体拮抗剂，可减慢心率和降低血压，常用于全身麻醉气管插管刺激喉头导致的心率加快、血压升高，剂量为静脉注射 100~200mg。与血管扩张药合用可有效控制术后高血压；剂量为 300~500μg/（kg·min）静脉泵注。

（6）尼卡地平：尼卡地平是钙通道阻滞药，扩张周围血管使血压下降，同时也扩张脑血管及冠状动脉，可防止术后脑水肿；停药后血压回升较慢，无明显的反跳作用。5~6μg/（kg·min）静脉泵注。

【制剂及用法】

1. 氢氯噻嗪（hydrochlorothiazide） 片剂：25mg。口服，每次 12.5~25mg，每日 2 次。

2. 美托洛尔（metoprolol） 片剂：50mg，100mg。口服，每日 50~100mg，分 2~3 次。

3. 艾司洛尔（esmolol） 注射剂：100mg/10ml。除 5% 的碳酸氢钠溶液外，可与大多数注射液配伍。控制性降压时常用剂量为 150~300μg/（kg·min）。

4. 拉贝洛尔（labetalol） 注射剂：2ml:25mg，5ml:50mg。每次 25~50mg 加入 20ml 10% 葡萄糖注射液，于 10 分钟内缓慢静脉注射。

5. 卡维地洛（carvedilol） 片剂：6.25mg，12.5mg，20mg。口服，起始剂量每次 6.25mg，每日 2 次；必要时增至每次 12.5mg，每日 2 次。

总量不得超过每日 50mg。

6. 哌唑嗪（prazosin） 片剂:1mg,2mg。口服,每次 0.5~1mg,每日 2~3 次(首剂为 0.5mg,睡前服)。最大不超过每日 20mg。

7. 硝苯地平（nifedipine） 片剂:10mg;控释片:20mg。口服,每次 5~10mg,每日 3 次。

8. 氨氯地平（amlodipine） 片剂:5mg。口服,每次 5~10mg,每日 1 次。

9. 尼卡地平（nicardipine） 注射剂:2ml:2mg,10ml:10mg。控制性降压时常用剂量为 2~10μg/（kg·min）。

10. 尼莫地平（nimodipine） 片剂:20mg。口服,每次 20~80mg,每日 3 次。

11. 卡托普利（captopril） 片剂:12.5mg,25mg,50mg,100mg。口服,起始剂量每次 12.5mg,每日 2 次,治疗剂量 25~50 mg/d,3 次 /d。

12. 依那普利（enalapril） 片剂:2.5mg,5mg,10mg,20mg。口服,起始剂量每日 2.5~5mg,治疗剂量每日 2.5~40mg,可 1 次或分次服用。

13. 氯沙坦钾（losartan potassium） 片剂:25mg,50mg。口服,每次 50mg,每日 1 次。

14. 可乐定（clonidine） 片剂:0.075mg,0.15mg。口服,每次 0.075~0.15mg,每日 1~3 次。

15. 莫索尼定（moxonidine） 片剂:0.2mg,0.4mg。口服,每日 0.2mg,可逐步增至 0.2mg,

每日 2 次;或 0.4mg,每日 1 次。

16. 硝普钠（sodium nitroprusside） 粉针剂:50mg。临用时以 5% 葡萄糖溶液稀释缓慢静脉滴注,一般剂量不超过 3μg/（kg·min）,配制时间超过 4 小时的溶液不宜使用。

（沈甫明）

参考文献

[1] LEUNG A A, DASKALOPOULOU S S, DASGUPTA K, et al. Hypertension Canada's 2017 Guidelines for Diagnosis, Risk Assessment, Prevention, and Treatment of Hypertension in Adults. Canadian Journal of Cardiology, 2017, 33（5）:557-576.

[2] 中国心胸血管麻醉学会, 北京高血压防治协会. 围术期高血压管理专家共识. 临床麻醉学杂志, 2016, 32:295-297.

[3] JAMES P A, OPARIL S, CARTER B L, et al. 2014 evidence-based guideline for the management of high blood pressure in adults: report from the panel members appointed to the Eighth Joint National Committee（JNC 8）. JAMA, 2014, 311:507-520.

[4] 杨宝峰, 苏定冯. 药理学. 8 版. 北京: 人民卫生出版社, 2013: 220-229.

[5] 戴体俊, 喻田. 麻醉药理学. 3 版. 北京: 人民卫生出版社, 2011: 166-175.

[6] MATHIS M R, NAUGHTON N N, SHANKS A M, et al. Patient selection for day case-eligible surgery: identifying those at high risk for major complications. Anesthesiology, 2013, 119:1310-1321.

第五十九章　控制性降压药

第一节　概述

控制性降压（controlled hypotension）是为了减少手术出血，提供清晰的术野，降低输血量以及因输血感染传染性疾病，在麻醉期间，使用药物或其他技术有目的地使患者的血压在一段时间内降低至适当水平，达到既不损害重要器官又减少手术出血的目的。可用于控制性降压的药物称为控制性降压药。

理想的控制性降压药应具备以下条件：①降压确切，起效快，恢复迅速；②降压幅度和时间容易调节，可控性好；③效应有剂量依赖性；④消除快，无毒性作用和快速耐受性；⑤无反射性心动过速或反跳性高血压；⑥对重要脏器的血流灌注影响较轻。虽然目前尚无能完全达到上述要求的药物，但临床上实施控制性降压常采用不同的方法与药物配合使用，取长补短，以达到理想的降压效果。有些药物除用于控制性降压外，还用于高血压以及心功能不全患者的治疗。

控制性降压药物的分类：①吸入麻醉药；②血管扩张药（硝普钠、硝酸甘油、嘌呤类衍生物等）；③钙通道阻滞药；④ α_1 肾上腺素受体拮抗药；⑤ β 肾上腺素受体拮抗药；⑥交感神经节阻滞药；⑦钾通道开放药；⑧前列腺素 E_1；⑨血管紧张素转化酶抑制药。其中部分内容已在有关章节介绍，本章仅介绍以下几类常用的静脉降压药。

第二节　血管平滑肌扩张药

血管平滑肌扩张药，通过直接松弛血管平滑肌，降低外周血管阻力而产生降压作用。根据动静脉选择的差异，分为以扩张小动脉为主和动、静脉均有扩张作用的两大类药物。

（一）硝普钠

【理化性质】硝普钠（sodium nitroprusside）化学名为亚硝基铁氰化钠，分子式 $Na_2Fe(CN)_5NO\cdot2H_2O$，化学结构见图 59-1。呈棕色结晶或粉末，易溶于水。稀释后水溶液不稳定，光照下加速分解，3 小时后药效降低10%，48 小时后降低 50%。因此，药液配制好后应裹避光纸尽快使用，一旦药液变成普鲁士蓝色，表明药液分解破坏，不能再用。

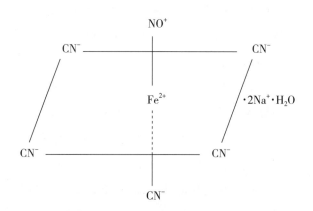

图 59-1　硝普钠的化学结构

【体内过程】硝普钠口服不吸收，静脉滴注起效快，半衰期为 3~4 分钟。血液中约 2% 的硝普钠直接与血浆中含硫氨基酸的巯基结合，形成硫氰化合物。绝大部分硝普钠与红细胞内或游离的血红蛋白结合，并在红细胞的铁原子之间发生电荷转移。氧合血红蛋白失去一个电子转变成高铁血红蛋白，硝普钠得到电子变成不稳定的硝普钠根，并很快分解释放出 5 个氰离子（CN^-），其中一个与高铁血红蛋白结合形成氰－高铁血红蛋白，其余 4 个自由氰离子不断由红细胞内向血浆中释放。少量以氢氰酸形式由肺排出，多数在血浆中形成氰化物，并在肝、肾中硫氰生成酶的作用下与硫代硫酸钠结合，形成基本无毒的硫氰化合物，经肾排出。当体内硫氰化合物积聚时，通过硫氰氧化酶作用可回逆形成氰化物。一旦药量过大或药物代谢障碍，致体内累积而发生氰化物中毒。

【药理作用】硝普钠为非选择性血管扩张药，静脉应用后直接作用于小动脉和静脉平滑肌，其亚硝基成分在精氨酸的作用下分解释放一氧化氮（NO），后者激活鸟苷酸环化酶促进 cGMP 的形成，使血管平滑肌细胞 Ca^{2+} 浓度降低，同时收缩蛋白对 Ca^{2+} 的敏感性减弱，产生强烈的扩张血管作用。用药后约 1 分钟引起动脉压、肺动脉压和右心房压迅速下降，停药后 3 分钟血压回升。硝普钠扩张小动脉和小静脉的效力大致相同，但对血管运动中枢和交感神经末梢无作用。

硝普钠的心血管效应因心功能状态不同而有显著差异。对心血管功能正常者，用药后心肌收缩力无影响。对心肌梗死、心功能不全的患者，硝普钠可降低前、后负荷和心室充盈压，心脏扩张程度减轻，动脉阻抗降低，心肌耗氧量减少，每搏输出量和心排出量显著增加，心功能改善，心率无明显改变或减慢。

硝普钠很少影响局部血流分布，一般也不降低冠状动脉血流及肾血流。对脑血流量变化的影响随患者原来状态及采取的麻醉方式不同而不同。当用于中度控制性降压时会引起脑血流量（cerebral blood flow, CBF）增加，而平均动脉压（mean arterial pressure, MAP）低于 65mmHg 时 CBF 会随血压的下降而下降。治疗剂量对子宫、十二指肠及膀胱平滑肌无影响。大剂量应用硝普钠时，可发现脑、心肌、肝及横纹肌等器官和组织静脉血氧分压增高和动静脉血氧分压差减少，提示组织氧摄取减少。

【临床应用】

1. 控制性降压　硝普钠扩张血管效应的个体差异甚大，成人有效量每分钟 $16\sim600\,\mu g$。控制性降压时宜在心电图、脉搏氧饱和度和直接动脉血压监测下进行，首先适当补充血容量，以保障降压后的组织灌注，避免心肌和脑组织的缺血；静脉输注或用微量注射泵输注以 $10\,\mu g/min$ 开始，严密观察血压的变化，根据血压调整给药速率。由于硝普钠的起效时间约 1 分钟，切不可在此期间为追求快速降压而行较大速率注射和单次推注，以免造成严重低血压；也因其作用持续时间短，在停止注药后血压很快可回升至降压前水平，甚至可因较大浓度应用后快速停药，引起"反跳性"的体循环和肺循环压力增高；因此，应行缓慢减量停药。该药物用于脑动脉瘤的控制性降压具有一定的危险性，因为这类患者约 19% 患有多发性动脉瘤，停药后的"反跳性"高血压可使未夹闭的动脉瘤破裂。对肺功能不全的患者行控制性降压时，硝普钠可抑制缺氧性肺血管收缩（hypoxic pulmonary vasoconstriction, HPV），增加肺内分流，产生动脉低氧血症。当中度控制性降压时会引起脑血流量（CBF）增加，颅内压增高的患者，在手术开颅前（剪开硬脑膜前）禁忌降压处理。存在缺血性心脏病的患者，不宜选用硝普钠降压，因其会使缺血心肌冠脉血流重分配，造成冠脉窃血。硝普钠降压过程中可因血压的下降而激活体内交感－肾上腺和肾素－血管紧张素－醛固酮系统，致血中儿茶酚胺和血管紧张素浓度增加，引起心率增快、血管收缩，造成降压困难，此时可通过加深麻醉或静脉注射 β 受体拮抗药来协同降压。一般认为，快速用药一次剂量不宜过大，以防止氰化物中毒。

2. 严重高血压、高血压危象的治疗 仅用于最初的暂时控制和降低血压。由于硝普钠具有强烈的扩张小动脉和小静脉的作用及起效快的特点,作为严重高血压及高血压危象治疗常用药物之一。

3. 心功能不全或低心排出量的治疗 对心功能不全或低心排出量患者,为减轻其前、后负荷,可从 $0.5\mu g/(kg\cdot min)$ 开始,根据患者血压情况,逐渐增加剂量,直至获得满意的预期效果。常和多巴胺或多巴酚丁胺合用于心功能不全或低心排的治疗,增加心输出量和组织灌流,起到良好治疗效果。值得注意的是,在用药过程中,应使舒张压维持在 60mmHg 以上,以维持冠状动脉血流。低血容量患者对硝普钠敏感,应首先补充血容量,以免血压下降过其。

【不良反应】

1. 氰化物中毒 为药物代谢产物中游离的氰离子引起,干扰细胞的电子传递,导致呼吸链中断,细胞窒息。主要发生在药物过量、肝肾功能不全、维生素 B_{12} 缺乏时,由于氰化物不能迅速降解而使游离的氰离子增加,出现氰化物中毒。

氰化物中毒的临床表现为代谢性酸中毒和心律失常及静脉血氧含量增加。当患者出现代谢性酸中毒、呼吸急促、肌肉痉挛、肌肉抽搐时,提示可能有氰化物中毒。检测血液乳酸盐浓度和血气分析有助于诊断。

一旦发现氰化物中毒应立即停药,给予吸氧和维持血流动力学稳定,并迅速恢复细胞色素氧化酶的活性和加速氰化物转变为无毒或低毒性物质。常用的解毒药物有:①高铁血红蛋白形成剂,如亚硝酸钠、亚硝酸异戊酯等;②硫代硫酸钠。

2. 降压过度 硝普钠作用剧烈,个体差异较大,部分患者可因血管过度扩张致血压过低。

清醒患者在用药过程可出现疲劳、出汗、恶心、呕吐、头痛、精神不安、定向力障碍等,停止滴注或减低速度后上述症状可消失。

【药物相互作用】

1. 吸入麻醉药 吸入麻醉药具有降压作用,降压效果为氟烷>恩氟烷>异氟烷>七氟烷>地氟烷。其中常用的为异氟烷和七氟烷,因异氟烷和七氟烷对血管平滑肌有明显的舒张作用,可明显降低外周血管阻力而降低动脉血压;对心肌力抑制较轻,对心输出量影响小,有利于保证组织灌注。起效快,停药后无"反跳"现象,和硝普钠合用具有协同效应。

2. 静脉麻醉药 丙泊酚复合瑞芬太尼成为全身麻醉的主流方法之一。丙泊酚可通过直接抑制心肌收缩和扩张外周血管双重作用引起血压明显下降,有较强的循环抑制作用;瑞芬太尼可因迷走兴奋、心动过缓以及血管扩张降低血压;丙泊酚和瑞芬太尼均有降低颅内压的作用,与硝普钠合用具有协同作用,并能减轻硝普钠所致的反射性心率加快。氯胺酮可能减弱硝普钠的降压作用。

(二)硝酸甘油

【理化性质】硝酸甘油(nitroglycerin)为三硝酸甘油酯,化学结构见图 59-2,是硝酸酯类的代表。略有挥发性,几乎无臭。注射用硝酸甘油制剂是硝酸甘油的乙醇溶液,为无色澄明液体,有乙醇味,遇碱分解。

【体内过程】硝酸甘油因首关消除能力强,口服后生物利用度仅为 8%,舌下含服为 80%,经皮肤吸收也可达到治疗浓度。静脉给药后,

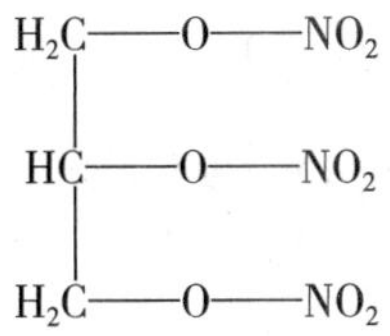

$$H_2C \!-\!\!-\!\!- O \!-\!\!-\!\!- NO_2$$
$$HC \!-\!\!-\!\!- O \!-\!\!-\!\!- NO_2$$
$$H_2C \!-\!\!-\!\!- O \!-\!\!-\!\!- NO_2$$

图 59-2 硝酸甘油的化学结构

经过肺血管床时约有 17% 被摄取清除,而经过动静脉血管床时清除率达 60%,故血浆浓度相对较低,而全身分布较为广泛。同时,因其半衰期短且无毒性代谢产物,为临床所常用。

【药理作用】

1. 松弛平滑肌　硝酸甘油的基本作用是松弛平滑肌,以血管平滑肌最显著。硝酸甘油可扩张全身动脉和静脉,以容量血管最明显,可导致反射性心动过速。此外,硝酸甘油还能够拮抗去甲肾上腺素、血管紧张素等的收缩血管作用。

硝酸甘油产生降压作用与其血管内皮舒张因子,即作为一氧化氮(NO)供体有关。药物在血管内皮细胞中,经一氧化氮合酶催化 L- 精氨酸生成 NO,NO 从内皮细胞弥散至血管平滑肌细胞,激活鸟苷酸环化酶,增加细胞内的 cGMP 含量,从而激活依赖于 cGMP 的蛋白激酶,减少细胞内 Ca^{2+} 释放和外 Ca^{2+} 内流,促进平滑肌肌球蛋白去磷酸化,松弛血管平滑肌。

2. 降低心肌耗氧量　硝酸甘油使用后明显扩张静脉血管,致使回心血量减少,心脏前负荷降低,舒张末期压力及容量下降,心室壁张力降低;加大剂量又使外周血管阻力降低,心脏射血阻力降低,射血时间缩短,心肌耗氧量减少。因此,硝酸甘油也具有较好的抗心绞痛作用。

3. 改善心肌血液灌注　心绞痛心肌缺血时,左心室舒张末期压力增加,这不仅限制血流流向缺血区的心内膜层,而且阻碍血流流至侧支循环。硝酸甘油能选择性地扩张较大的心外膜冠状血管和侧支血管,使冠状动脉血流重新分布,增加心肌缺血区的血流量。此外,硝酸甘油降低左心室舒张末期压力,尚有抗血小板聚集和黏附作用,因而用药后能有效地改善缺血心肌的血液灌注,缩小心肌梗死面积。

【临床应用】

1. 控制性降压　硝酸甘油用于紧急降压时可用 50~100 μg(1~2 μg/kg)静脉注射。硝酸甘油用于手术期间的控制性降压,通常用 0.01% 药液静脉滴注或 0.1% 微泵输注。开始速率为 1 μg/(kg·min),观察反应并调节速率,一般 3~6 μg/(kg·min)可达到所需血压水平。与硝普钠相比,硝酸甘油起效慢但作用时间长,停药后仍具有较长时间(5~10 分钟)的降压作用,因此其停药后不发生"反跳"现象。硝酸甘油降压对心排出量的影响与患者血容量有关。如果前负荷下降明显,心排出量也可能下降。与硝普钠相比,硝酸甘油使收缩压下降的程度基本相等,但降低舒张压的作用则较弱,提示硝酸甘油降压时可保持较高的心肌灌注压,有利于心肌供血。

硝酸甘油控制性降压时也可引起颅内压升高,尤其是已存在颅内压增高的患者。因此,在脑膜切开之前最好不要施行控制性降压,除非预先采取了控制颅内压增高的措施;即使当硬脊膜已经打开,两种硝酸盐类(硝酸甘油和硝普钠)都可能引起脑血流量的明显增加和导致脑水肿,宜辅用降低颅内压的措施。

2. 急性心功能不全、心肌缺血的治疗　硝酸甘油用于各种类型的心肌缺血、心绞痛患者,既可降低心耗氧量,又可扩张较大的心外膜冠状血管和侧支血管,使冠状动脉血流重新分布,增加心肌缺血区的血流量,减少梗死面积,而且无冠状动脉窃血现象。此外,还常用于冠状动脉旁路的术中预防、治疗心肌缺血,也可用于低心排出量综合征的治疗。通常以 0.25~1 μg/(kg·min)开始,用量过大可引起反射性心率加快和心肌收缩力增强,反而增加心肌耗氧量,合用 β 受体拮抗剂如艾司洛尔可消除硝酸甘油反射性心率加快和减少心肌耗氧量。

硝酸甘油经静脉用药具有以下优点:①剂量容易调节;②很少发生血压过低,即使发生,减慢滴速和加快输液即可纠正；③心率不变或仅有轻度加快；④基本无毒性；⑤与β受体拮抗药相比，无加重心力衰竭和诱发哮喘的危险；⑥与钙通道阻滞药比较，无心脏抑制作用。

【不良反应】

1. 一般不良反应　常继发于血管扩张作用，如面部潮红、灼热感、搏动性头痛（脑膜血管扩张所致）、眼胀痛（眼内血管扩张）等。因此，脑出血、颅内高压、青光眼患者应慎用。

2. 耐受性　连续用药过程中可出现耐受，停药即可恢复。合用卡托普利等药物可减少耐受性的产生。

3. 大剂量降低血压时，可降低冠脉的灌注压。

【药物相互作用】

1. 需用大剂量硝酸甘油降压时，可联合应用硝普钠，减轻反射性心率加快和心肌收缩力增强，而增加的心肌耗氧量；也可合用β受体拮抗药，起到减少副反应的作用。

2. 硝酸甘油的心血管作用（降压作用）会因麻醉深度的不同有所不同，加深麻醉（应用七氟烷、异氟烷、异丙酚、瑞芬太尼等），对硝酸甘油的心血管作用具有协同效应。

（三）腺苷三磷酸、腺苷

【理化性质】腺苷三磷酸（adenosine triphosphate, ATP）和腺苷（adenosine）是体内存在的天然嘌呤类衍生物，为白色粉末或白色结晶，无臭，微酸性，易溶于水，不溶于有机溶剂。在碱性溶液中稳定，在酸性及中性溶液中易分解为腺苷单磷酸（adenosine monophosphate, AMP）。化学结构见图59-3。

【体内过程】ATP静脉注射后迅速水解为AMP，进一步去磷酸化成为腺苷。当腺苷通过血管内皮细胞以及同血液中的细胞成分接触后，迅速经腺苷脱氨酶作用转化为肌苷，后者进一步被核苷磷酸化酶代谢为次黄嘌呤和核糖磷酸而失活。心肌细胞可主动将腺苷摄入，经腺苷激酶的作用转化为5'-AMP，以恢复细胞内高磷酸盐的存储。

【药理作用】

1. 对心血管系统的作用　腺苷是体内腺苷三磷酸的代谢产物之一，为钾通道开放药，并能间接阻滞钙通道。因此，能快速抑制血管平滑肌细胞对Ca^{2+}的摄取，引起血管平滑肌松弛，尤其可选择性地扩张阻力血管，降低心脏后负荷，减少心脏射血阻力，而对静脉充盈压影响较小。腺苷三磷酸的降压效应是通过其降解后的腺苷起作用的。腺苷导致的低血压不增加肾素活性及血浆儿茶酚胺量，可能系直接抑制了肾脏球旁细胞之故。

腺苷还干扰心肌细胞对Ca^{2+}的摄取和利

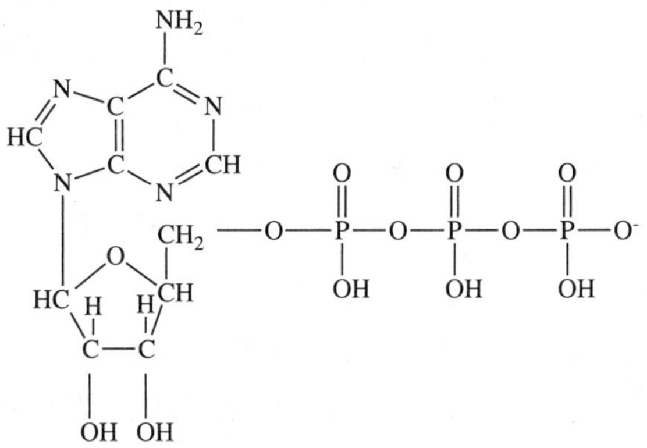

腺苷三磷酸（ATP） 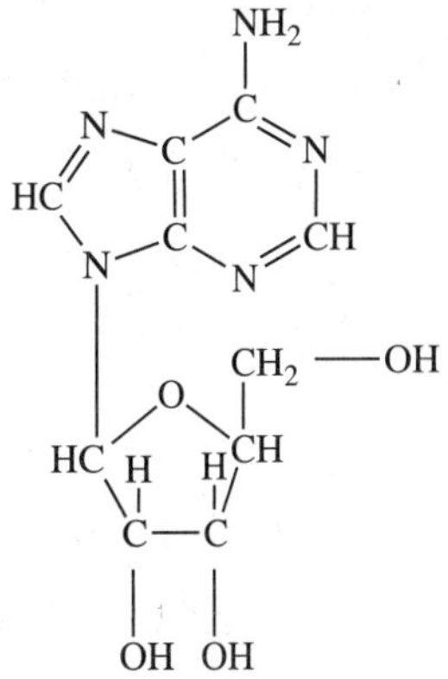　　　　　　　　　　　腺苷

图59-3　腺苷三磷酸、腺苷的化学结构

用,对心肌产生轻度抑制作用。此外,由于抑制窦房结自律性和房室结的传导性,对心脏的负性频率作用明显,可引起剂量依赖性的心率减慢(增加 P-R 间期),并能终止折返性室上性心动过速。但因其缩短动作电位时程,可诱发心房扑动与心房纤颤。腺苷三磷酸在降解过程中产生大量的磷酸,后者易与 Mg^{2+}、Ca^{2+} 螯合,也可致心律失常发生。故目前已有用腺苷替代腺苷三磷酸作为血管扩张药的趋势。

腺苷降压期间,由于冠状血管阻力下降,可使冠状动脉血流量增加,心肌氧供增加;同时由于心率减慢,可使心脏做功减少,氧耗降低。

2. 其他作用　腺苷三磷酸为机体能量的主要来源,也是体内代谢的重要辅酶,有提供机体代谢所需能量,改善机体代谢的作用。

【临床应用】

1. 控制性降压　腺苷三磷酸有很强的降压作用和快速消除的特点,无快速耐受性,亦无反跳性高血压和心率加快作用,临床用量无明显毒性。静脉注射起效迅速(22秒±1秒),停药后血压恢复较快(22秒±4秒),单次静脉注射腺苷三磷酸 0.36~2.9mg/kg,可使收缩压和舒张压分别下降平均 27.3mmHg 和 25mmHg,增加剂量可使降压幅度增大,但不能明显延长降压时间。应注意用量过大或注药速度过快,可引起心动过缓,甚至发生房室传导阻滞。腺苷以扩张小动脉为主,明显降低外周血管阻力,不影响前负荷及心室充盈,可增加心输出量;其能增加冠脉和脑血流量,而对颅内压的影响较小。同时,腺苷是一种强效的冠状动脉扩张剂,长时间用药后,正常冠状动脉的血流量增加,而狭窄冠状动脉的血流轻度增加或不增加,产生冠脉血流重新分配的窃血现象。一般不用于长时间控制性降压。

2. 提供能源　用于因组织损伤后酶活力

减退所引起的疾病,如心力衰竭、心肌炎、心肌梗死、脑动脉硬化、阵发性室上性心律失常等。

【不良反应】

1. 静脉注射过快或过量时,可引起血压过低、眩晕和心律失常,表现为心动过缓、房室传导阻滞。伴有心脏传导系统疾患者禁用。

2. 偶可引起胸闷、咳嗽、乏力感,个别可发生过敏性休克。

【药物相互作用】

1. 双嘧达莫可减少本品的代谢,增强药效,并引起不良反应如低血压、呼吸困难、呕吐等,合用应减小本品的剂量。

2. 本品与卡马西平合用,可加重心脏传导阻滞。

3. 与其他降压药合用具有协同作用,与硝酸甘油合用可能消除其冠脉窃血现象,呈现出较强的冠脉扩张作用。

第三节　钙通道阻滞药

钙通道阻滞药(calcium channel blocker)是一类在通道水平上选择性地阻滞 Ca^{2+} 经细胞膜上的钙离子通道进入细胞内,从而降低细胞内 Ca^{2+} 浓度,并使整个细胞功能发生改变的药物。目前,应用于临床的钙通道阻滞药主要是选择性作用于电压依赖性 Ca^{2+} 通道 L 亚型药物,而作用于其他亚型的药物还在研发中。本节主要讨论对血管选择性较强、对心脏影响较少的二氢吡啶类钙通道阻滞药。

【药理作用】

1. 对血管的作用

(1)舒张血管平滑肌:因血管平滑肌的肌浆网发育较差,血管收缩时所需要的 Ca^{2+} 主要来自细胞外,故血管平滑肌对钙通道阻滞药的作用十分敏感。其中对动脉平滑肌的舒张作用尤为明显,使外周血管阻力下降,产生明显的降压作用,对静脉血管的影响轻微,一般不增加静脉容量。其中硝苯地平、尼卡地平主要作用于外周动脉,尼莫地平主要作用于脑血管。对大、小冠状动脉均有扩张作用,并改善侧支循环,在冠状动脉收缩状态时舒张作用更为明显,可用于治疗冠状动脉痉挛所致的变异型心绞痛。本类药物在降低冠状动脉阻力的同时,还扩张肺及周围血管,降低总外周阻力,使血压及肺动脉压降低,又降低心脏前、后负荷,减少心脏做功,改善心肌的氧供需平衡。但若快速给药,可因反射性交感神经系统兴奋而导致心动过速。

（2）抗动脉粥样硬化作用:动脉硬化形成的机制复杂。二氢吡啶类钙通道阻滞药有抑制与延缓动脉粥样硬化发生的作用。

2. 对心脏的作用

（1）抑制心肌收缩力:钙通道阻滞药阻滞 Ca^{2+} 内流,降低心肌细胞胞质内的游离 Ca^{2+} 浓度,产生剂量依赖性心肌收缩力减弱,其作用可被增加心肌细胞内 Ca^{2+} 浓度的药物（如异丙肾上腺素、强心苷）或增加血中 Ca^{2+} 浓度所对抗,也可因舒张血管作用较强而出现反射性心肌收缩力增强。

（2）抑制窦房结自律性和减慢房室传导:窦房结与房室结等慢反应细胞的 0 相除极和 4 相缓慢除极均由 Ca^{2+} 内流所决定,因而,钙通道阻滞药降低窦房结的自律性,减慢传导速度,这种负性频率与负性传导作用常被扩血管降压作用所引起的交感反射所抵消。因此,二氢吡啶类药物在整体用药时,时常不表现负性频率和负性传导作用。

（3）保护缺血心肌:钙通道阻滞药阻滞 Ca^{2+} 内流,阻止钙超载,减少 ATP 的分解,降低异常代谢物质（包括自由基)在细胞内的堆积,具有对缺血心肌的保护作用。此外,本类药物减少心肌做功,降低氧耗,扩张冠状动脉,增加缺血区供血及抗血小板聚集等,有心肌保护的作用。

3. 其他作用

（1）抑制血小板聚集:钙通道阻滞药抑制 Ca^{2+} 内流,降低血小板内的 Ca^{2+} 浓度,使血小板的释放功能发生障碍,血小板聚集受阻。

（2）抑制平滑肌痉挛:抑制支气管、肠道及泌尿生殖道平滑肌收缩,缓解痉挛。

【临床应用】

1. 硝苯地平　硝苯地平（nifedipine）又称硝苯啶、心痛定,是二氢吡啶类钙通道阻滞药中最有代表性的药物。其突出的作用在于松弛血管平滑肌,减轻周围血管阻力,使动脉压降低,从而降低心肌氧耗,同时使冠状动脉扩张,增加冠状动脉血流,促进冠状动脉侧支循环,改善对心肌的供氧;对窦房结和房室传导系统没有明显的抑制作用,整体条件下也无心脏抑制作用,因此,临床主要用于轻度、中度高血压,高血压危象及各种类型心绞痛的治疗。特别适用于高血压合并冠心病的老年患者。舌下含服 10~20mg,2~3 分钟起效,口服缓释制剂可较长时间控制血压。其不良反应主要由扩张周围动脉所致。长期使用后不易突然停药,以免发生停药综合征而出现反跳现象。

2. 尼卡地平　尼卡地平（nicardipine）又称硝苯苄胺啶、佩尔地平及盐酸尼卡地平,属于第二代新型二氢吡啶类钙通道阻滞药,是钙通道阻滞药中血管选择性最强的药物,尤以冠状动脉扩张作用突出,无窦房结和房室结抑制效应,对心率的影响较小,仅有轻微的心脏抑制作用,但能使射血分数和心排出量增加。尼卡地平的不良反应与硝苯地平相似但较轻,不易引起血压过度降低,停药后血压回升较慢,无明显的反跳作用。其静脉制剂主要用于治疗术中与术后高血压,以 100~250μg/(kg·h)静脉滴注,静脉注射起效迅速,半衰期为 50~70 分钟,易于调节,多用于短时降压的患者。要小心滴注尼卡地平,因尼卡地平所诱发的低血压难以用传统的升压药物如新福林等拮抗,静脉注射钙剂可能恢复血压。

3. 尼莫地平　尼莫地平(nimodipine)又称硝苯甲氧乙基异丙啶,亲脂性较强,可有效地抑制血管平滑肌细胞外 Ca^{2+} 内流,尤其是容易透过血脑屏障进入中枢神经系统,阻滞大脑动脉收缩所必需的细胞外 Ca^{2+} 内流。在降压作用不明显或相对较小剂量时就呈现明显的脑血管扩张作用,并可逆转脑血管痉挛,增加脑血流,改善脑循环。临床主要用于治疗脑血管病和蛛网膜下腔出血所致的急性缺血性脑卒中,以及急性脑血管病恢复期血液循环的改善,可明显缓解脑血管痉挛,减少神经症状及病死率。增大剂量对高血压也有较好的疗效。颅脑手术用尼莫地平 600~800μg/(kg·h)静脉滴注,停药后 5~30 分钟血压可恢复正常,也不发生反跳性高血压,且还有防治术后脑水肿的效应。

【不良反应】主要与钙通道阻滞药的扩血管作用有关。

【药物相互作用】

1. 钙通道阻滞药与吸入麻醉药均能干扰细胞膜上钙离子的流动,合用后在抑制心肌功能和扩张血管方面呈现相加效应。如维拉帕米、地尔硫䓬与氟烷、恩氟烷合用,产生较明显的心肌抑制效应;硝苯地平、尼卡地平与异氟烷、七氟烷合用,产生较明显的血管扩张效应。

2. 吸入麻醉药与二氢吡啶类钙通道阻滞药很少发生心脏传导系统的抑制,但与维拉帕米合用时有明显的心脏传导系统的抑制作用。

3. 钙通道阻滞药与阿片类镇痛药合用,可以增强阿片类镇痛药的中枢抑制作用;钙通道阻滞药与大剂量阿片类镇痛药合用,不会产生循环的严重不良反应。

4. 钙通道阻滞药由于能抑制钙离子内流,从而减少肌肉突触前膜对乙酰胆碱的释放,进而增强肌松药的肌松作用。

5. 钙通道阻滞药由于可减缓钾离子内移,可治疗低钾血症或致输库血过多引起高钾血症。

6. 还可增加强心苷在血浆中的浓度,在围手术期应用要格外小心。

第四节　钾通道开放药

钾通道开放药(potassium channel openers, PCOs),是一类选择性作用于钾离子通道,增加细胞膜性结构对钾离子的通透性,促进钾外流的药物。近年来,随着其新的药理作用的发现,尤其是合成的 PCOs 大都作用在 ATP 敏感性钾通道(K_{ATP} 通道),对该通道定义进行了扩充。ATP 敏感性钾通道是一类弱的内向整流性钾离子选择性通道,广泛分布于心脏、骨骼肌、胰腺以及动脉平滑肌细胞中。通道活动的显著特征是呈簇状开放,被 Mg^{2+}、ADP 激活,而受细胞内 ATP 抑制;K_{ATP} 通道的显著药理学特性,是被磺脲类(sulfonylureas,SUs)复合物抑制,被多种钾通道开放药激活。

【分类】合成的 PCOs 是一组化学结构各不相同的化合物,目前分为 7 类:①苯并吡喃类,如色满卡林(cromakalim);②吡啶类,如尼可地尔(nicorandil);③嘧啶类,如米诺地尔(minoxidil);④氰胍类,如吡那地尔(pinacidil);⑤苯并噻二嗪类,如二氮嗪(diazoxide);⑥硫代甲酰胺类,如 RP25891;⑦二氢吡啶类,如尼古地平(niguldipine)。

【药理作用】钾通道开放药属新型血管扩

张药,主要药理作用是激活平滑肌细胞的钾通道,产生舒张平滑肌与降压作用。钾外流增加导致:①静息膜电位加大,呈超极化状态,电压依赖性钙通道不易开放;②K^+外流增加,膜的兴奋性下降,抑制神经递质诱发的去极化;③缩短动作电位时程,Ca^{2+}内流减少,细胞内Ca^{2+}浓度降低;④钾通道开放后,促进Na^+-Ca^{2+}交换,排出Ca^{2+},促进细胞内的Ca^{2+}下降,使平滑肌松弛。因此,对阻力血管有高度的选择性,是一种有效的抗高血压药物。

PCOs 除扩张外周血管外,还有较强的扩张冠状动脉,改善冠状动脉血液供应的作用,并能激活心肌 ATP 敏感性钾通道(K_{ATP}通道)而产生心肌保护作用。

【临床应用】

1. 抗高血压 通过开放血管平滑肌细胞膜的K^+通道,促进钾外流增加,使血管平滑肌舒张,血压下降。试验观察表明,PCOs 对正常和高血压动物的降压作用强于钙通道阻滞药,同时也有较强的增加肾血流量作用。其中吡那地尔和米诺地尔均为临床有效的抗高血压药物,前者常用于轻度、中度原发性高血压,后者特别适用于重度原发性高血压与肾性高血压。PCOs 降血压作用具有量效关系,而且长时间应用无耐药现象和停药后反跳现象。经典的直接作用于血管的扩张剂为二氮嗪和米诺地尔。而尼可地尔、吡那地尔、克罗卡林是新一代的PCOs,与老一代直接扩张血管的药相比,有较好的耐受性和较少的副反应,且降压作用有别于硝酸盐类扩血管药。

2. 扩张冠状动脉 PCOs 具有通过高选择性地、优先扩张冠状动脉,包括扩张正常或病变狭窄的冠状动脉,改善心肌的血液供应,模拟缺血预处理的作用。

3. 心肌保护 研究表明,PCOs 可以模拟缺血预处理的作用,即产生药物预处理的作用。目前也有用于药物后处理的研究。其机制为PCOs 能够直接激活并促进钾通道开放,一方面使膜超极化,以恢复紊乱的电解质以及电生理的平衡;另一方面,缩短动作电位时程,使细胞的Ca^{2+}内流减少,减轻Ca^{2+}超载,降低能量消耗,对缺血心肌产生保护作用。

4. 脑保护 研究表明,PCOs 可通过减少细胞内的Ca^{2+}超载、减少氧自由基的产生、减少细胞内 ATP 的消耗、抑制谷氨酸的释放、抑制促凋亡基因的表达、增加热休克蛋白 70 的表达及扩张脑血管等机制,对脑缺血缺氧损伤具有保护作用。

5. 肺保护 研究表明,PCOs(例如埃他卡林)能降低肺动脉的平均压,改善右心室、肺微动脉和气道的重塑,可以安全的用于治疗肺动脉高压患者,也能改善哮喘患者呼吸道的重塑。

6. PCOs 可通过改善 2 型糖尿病患者胰岛 B 细胞的功能,对糖尿病患者是有利的。

随着近年来对心肌K_{ATP}通道的广泛关注,发现心肌存在着两类结构不同的钾通道,即细胞膜 ATP 敏感性钾通道(sarcolemmel K_{ATP} channel, sarc K_{ATP})与线粒体 ATP 敏感性钾通道(mitochondrial K_{ATP} channel, mito K_{ATP})。sarc K_{ATP}与 mito K_{ATP}的差异决定了这两类钾通道药理学特征的不同。通过不同K_{ATP}开放药来研究两类钾通道开放在心肌缺血再灌注损伤的保护机制,已成为人们的研究热点。尤其是 mito K_{ATP},已作为抗心肌缺血的一个新靶点。

第五节 其他降压药

一、可乐定

可乐定(clonidine),又称氯压定、可乐宁,为中枢性降压药。其降压作用一方面通过激动中枢孤束核的 α_2 肾上腺素受体,抑制脊髓前侧角交感神经细胞发放冲动,激动外周肾上腺素能神经末梢突触前膜 α_2 受体,使去甲肾上腺素释放减少,另一方面还与咪唑啉受体有关。通过抑制血管运动中枢,使外周交感神经的活性降低,减轻压力反射引起的血压升高,从而引起血压下降。其降压作用中等偏强,快速静脉注射首先出现短暂的血压升高,随后产生较持久的血压下降。外周阻力下降的同时,还伴有心率减慢,心排出量下降,血浆去甲肾上腺素浓度降低。某些高血压患者还伴有血浆肾素和醛固酮水平下降。

可乐定的降压作用还取决于机体原有交感神经的张力,即血压正常者降压作用较弱,高血压患者的降压作用较强。因此,降压的过程不易出现直立性低血压。静脉输注用于控制高血压危象,与其他控制性降压药合用时,不但有协同降压作用,而且可延缓后者耐受性的产生,抑制后者所引起的交感-肾上腺髓质的反应。

除此之外,可乐定还可能激动蓝斑核去甲肾上腺素能神经元突触前膜 α_2 受体,使去甲肾上腺素释放减少,从而产生镇静、镇痛作用。因此也常作为麻醉前用药及麻醉辅助用药。在气管插管前应用可减轻高血压患者的心血管反应,也可明显减少麻醉药物的用量。术前应用可乐定 $1.5\mu g/kg$ 和 $20\mu g/kg$,能呈剂量相关性抑制血中儿茶酚胺升高,应用 $5\mu g/kg$ 和 $20\mu g/kg$ 可乐定能分别降低降压期间硝普钠的用量 47% 和 81%。可乐定降压停止用药后仍有可能产生明显的血流动力学波动及低血压,降压的可控性较差。其临床麻醉期间控制性降压的应用,剂量及使用方法尚需进一步探讨。

可乐定还能增强氟烷、异氟烷、异丙酚、芬太尼和舒芬太尼等相应的药理效应。增强氯胺酮

的镇静作用、减弱其交感兴奋性和呼吸抑制的效应。

二、前列地尔

前列地尔(alprostadil),又称前列腺素 E_1(prostaglandin E_1,PGE_1),是一种作用于血管平滑肌的血管扩张药。PGE_1 主要通过激活腺苷酸环化酶,使血管平滑肌细胞内 cAMP 水平升高;激活蛋白激酶,使血管平滑肌肌凝蛋白轻链激酶磷酸化,从而扩张冠状动脉以及外周血管,增加血流量,改善微循环。PGE_1 还有较强的扩张肺血管,降低肺动脉高压的作用。此外,PGE_1 也可抑制血小板聚集,防止血栓形成。PGE_1 在生物体内极不稳定,肺是其主要的合成与代谢场所。当 PGE_1 首次经过肺循环时,60%~90% 被代谢。治疗慢性动脉闭塞症(血栓闭塞性脉管炎、闭塞性动脉硬化症等)引起的四肢溃疡及微小血管循环障碍引起的四肢静息疼痛,改善心脑血管微循环障碍;在脏器移植术后抗栓治疗,用以抑制移植后血管内的血栓形成;动脉导管依赖性先天性心脏病,用以缓解低氧血症,保持导管血流以等待时机手术治疗;用于慢性肝炎的辅助治疗,成人一日 1 次,1~2ml(前列地尔 5~10μg)+10ml 生理盐水(或 5% 的葡萄糖)缓慢静脉注射,或直接入小壶缓慢静脉滴注。用于控制性降压的剂量为 $0.13\mu g/(kg\cdot min)$。应避免与血浆增容剂(右旋糖苷、明胶制剂等)混合。

第六节 麻醉期间常用控制性降压药物的应用

控制性降压术是采用降压药物与技术,人为地将平均动脉压(MAP)降低至 50~65mmHg,且不致有重要器官的缺血缺氧性损害,在终止降压后血压可

迅速回复至正常水平,不产生永久性器官损害;以减少术中出血、改善术野的环境、减少输血的概率和输血的量、使手术期患者的安全性增加。在麻醉术中行控制性降压术,需严格掌握其适应证、禁忌证,相关并发症和注意事项;熟悉常用的药物和使用方法,才能达到控制性降压目标的同时,避免或减少其副反应,更好地保障患者控制性降压术中的生命安全。

一、麻醉期间控制性降压的适应证和禁忌证

控制性降压对于保障患者术中安全起着重要作用,但必须谨慎操作,严格把握控制性降压的适应证和禁忌证。

【适应证】

1. 血供丰富区域的手术,如头颈部、盆腔手术。

2. 血管手术,如主动脉瘤、动脉导管未闭、颅内血管畸形等。

3. 创面较大且出血可能难以控制的手术,如癌症根治、髋关节离断成形、脊柱侧凸矫正、巨大脑膜瘤、颅颌面整形等。

4. 显微外科手术、区域狭小且要求术野清晰精细的手术,如不同类型的整形外科手术、中耳成形术、腭咽成形术等。

5. 麻醉期间血压、颅内压和眼压过度升高,可能导致严重不良后果者。

6. 大量输血有困难或输血有禁忌证的患者。

7. 因宗教信仰而拒绝输血的患者。

【禁忌证】

由于有更好的药物、更严密的监测和先进的技术应用于控制性降压,其禁忌证已较前放宽。但仍要考虑许多相对的禁忌证。

1. 重要脏器实质性病变者　严重呼吸功能、心脏功能、肾功能及肝功能不全的患者。

2. 血管病变者　脑血管病、严重高血压、动脉硬化、外周血管性跛行及器官灌注不良的患者。

3. 低血容量或严重贫血的患者。

4. 麻醉医师对控制性降压技术不熟悉时应视为绝对禁忌。

5. 对有明显机体、器官、组织氧运输降低的患者,应仔细衡量术中控制性降压的利弊后再酌情使用。

二、控制性降压的并发症及注意事项

控制性降压的致命并发症只有 0.055%,死亡者与麻醉和低血压有关。非致命并发症发生率为 3.3%,通常与神经系统有关。相关并发症有:

1. 脑栓塞与脑缺氧,术后认知功能障碍。

2. 冠状动脉供血不足,心肌梗死,心力衰竭甚至心跳骤停。

3. 肾功能不全,少尿或无尿。

4. 血管栓塞,可见于各部位血管栓塞。

5. 降压后反应性出血,手术部位出血。

6. 持续性低血压,休克。

7. 呼吸功能障碍、嗜睡、苏醒延迟等。

行控制性降压术时,为了减少并发症的发生,需注意以下事项:

1. 麻醉要求　麻醉平稳且全身麻醉达一定深度。

2. 失血量　控制性降压中出现低血容量将导致组织的灌流不足。因此,在术中应精确估计失血量,及时适量补充,严防发生低血容量的发生。

3. 降压幅度　不能单纯以血压下降的数值或手术术野不出血作为控制性降压之目的,降压程度或幅度应参考心电图、心率、脉压差及中心静脉压等多项指标综合衡量。健康状态良好的患者可较长时间耐受(60~70mmHg)的 MAP,对

有血管硬化、高血压和老年人应区别对待,一般以血压降低不超过原水平的 30%~40%。

4. 手术体位　在控制性降压中,改变体位将促使血流潴留于下垂部位,导致有效循环血量相对减少。因此,在控制性降压中可充分利用体位来调节降压的幅度和速度。如头抬高 25°,头部比心脏水平高 25cm,此时如果心脏水平的 MAP 为 70mmHg,则头部的 MAP 将为 50mmHg。

5. 通气与氧合　在控制性降压中,肺分流和无效腔量均可增加。应充分供氧,确保潮气量和每分钟通气量略大于正常,保持 $PaCO_2$ 在正常范围。

6. 监测　为保障安全,在控制性降压过程中必须进行全面监测,如有创连续血压监测、心电图 ECG、尿量、CVP、$PaCO_2$、失血量、动脉血气、Hct。这些监测有助于了解低血压期间机体功能状态的变化。

7. 停止降压　手术重要步骤结束后,逐步停止降压,待血压回升原水平,应仔细观察手术野,进行彻底止血。防止反跳性高血压的发生。

8. 术后护理　手术结束并不意味着控制性降压作用已完全消失。手术结束后,直立性低血压仍很显著,因此,必须加强术后护理,在搬动患者时要严防激烈改变体位;手术后采取头高位者有可能导致脑缺血性肢体瘫痪。对控制性降压术后的患者还要做到及时补足术中的失血量,面罩或者鼻导管给氧。严密观察尿量,护理患者直至完全清醒,反应活跃,通气良好,肤色红润。

三、麻醉期间常用控制性降压药物与方法

目前,控制性降压趋向于首选快速、短效的血管活性药物,同时辅以挥发性吸入麻醉药和 / 或静脉麻醉药联合应用,减少不良反应及并发症。

麻醉期间常用的控制性降压药物中,硝普钠、硝酸甘油、钙通道阻滞药、钾通道阻滞药、腺苷等前文已经详细介绍,此处主要介绍吸入麻醉药、静脉麻醉药、α 肾上腺素能受体拮抗药及 β 肾上腺素能受体拮抗药的降压作用。

(一)吸入麻醉药物

1. 氟烷　氟烷(halothane)可抑制心肌产生剂量依赖性的动脉压、心输出量和每搏量减少,右心充盈压增加。虽然氟烷亦会扩张皮肤血管,但骨骼肌肉张力增加,并且肾血管阻力增加,所以全身血管阻力并没有显著降低;脑血流增加使颅内压升高。采用吸入氟烷方法降压是弊多利少,现临床上较少使用。

2. 恩氟烷　恩氟烷(enflurane)可扩张周围血管降低血压,可维持心输出量(CO),但老年人及高血压患者可使 CO 降低,所以不宜单独使用恩氟烷降压,应与 α 肾上腺素能受体拮抗药和 β 肾上腺素能受体拮抗药联合应用为佳。恩氟烷也有升高颅内压的作用,低碳酸血症时恩氟烷可诱发抽搐。

3. 异氟烷　异氟烷(isoflurane)对血管平滑肌有明显的舒张作用,可明显降低外周血管阻力而降低动脉血压,降压效能与剂量相关。对心肌力的抑制作用较轻,对 CO 的影响较小,有利于保证组织灌注。降压起效快,停药后血压恢复迅速,无"反跳性"作用。适用于短时间的降压。如需长时间降压,多联合其他降压药使用。低浓度异氟烷(≤ 1MAC)使 MAP 下降,同时产生于浓度相关的大脑代谢抑制,保留脑血流量、灌注压力、流量与代谢之间生理调节能力。然而,在颅脑顺应性减低的患者中,低浓度的异氟烷仍可使颅内压增高,以及发生脑水肿与继发性神经伤害。

4. 七氟烷(sevoflurane)和地氟烷(desflurane)　其降压作用与异氟烷基本相似。

但降压作用更快,停药后作用消失迅速,更易于控制,且无"反跳性"作用。吸入 4MAC 的七氟烷不影响脑的代谢;地氟烷降压时,可减低脑血流量和脑代谢率;因此,七氟烷和地氟烷应用于控制性降压更具有优势。

(二)静脉麻醉药物

丙泊酚可通过直接抑制心肌收缩和扩张外周血管双重作用引起血压明显下降,有较强的循环抑制作用;瑞芬太尼可因迷走兴奋、心动过缓以及血管扩张降低血压;丙泊酚和瑞芬太尼均有降低颅内压的作用。丙泊酚和瑞芬太尼复合行静脉麻醉,同时复合硝普钠等血管活性药物行控制性降压,同样达到理想的效果。如果采用静吸复合麻醉,也可复合硝普钠等血管活性药物行控制性降压,只是增加了麻醉管理的难度。

(三)α 肾上腺素能受体拮抗药

1. 酚妥拉明　酚妥拉明(phentolamime)是竞争性 α_1、α_2 受体拮抗药,能扩张小动、静脉,降低心脏前、后负荷,增加心排量,也使肾血流量明显增加。静脉注射酚妥拉明 2 分钟内可阻断 α 肾上腺能受体,使 MAP 降低,停药后 15 分钟之内血压回复至控制水平,停药后亦可有高血压反跳现象;颅内压无明显变化,但给药后 10 分钟脑内灌注压降低。不用于降颅内压者,常用于嗜酪细胞瘤手术降压。

2. 乌拉地尔　乌拉地尔(urapidil)抗高血压作用,有双重作用机制:①阻滞外周 α_1 肾上腺能受体;②阻滞脑内 5- 羟色胺能受体($5-HT_{1A}$)。阻滞外周 α_1 肾上腺能受体,扩张血管,产生血压下降;但其中枢作用具有自限性降压效应,使用较大剂量亦不产生过度低血。使用后交感神经活性不增高,不影响颅内压和顺应性;有研究表明:用乌拉地尔使 MAP 从(107±13)mmHg 降至(70±13)mmHg,脑血流不变。应用于嗜酪细

胞瘤术中控制降压比硝普钠更能控制血压水平,心率稳定,不发生反跳性高血压。乌拉地尔与异氟醚并用可减少发挥性麻醉药所需浓度。首次用药量为 10~15mg ,持续 20~25 分钟,需要时可重复应用。

(四)β 肾上腺素能受体拮抗药

1. 艾司洛尔　艾司洛尔(esmolol)是一种静脉注射药,选择性阻滞 β_1 肾上腺素能受体,起效十分快速,作用时效短暂。艾司洛尔控制性降低期间,血清肾素活性轻微下降,增加低血压的稳定性。由于艾司洛尔显著的心肌抑制倾向,因此,艾司洛尔与其他药物联合时宜小心使用,通常只用于短暂性降压。

2. 拉贝洛尔　拉贝洛尔(labetolol)为 α_1 和 β_1 受体拮抗药,降低心输出量和外周血管阻力,静脉注射拉贝洛尔,5 分钟内出现血药峰值,半衰期较长,约 4 小时。拉贝洛尔降压时肺内分流较少,无心率加快。拉贝洛尔与吸入麻醉气体如氟烷和异氟烷联合使用,产生良好的低血压协同效应;而与静脉麻醉药合用时拉贝洛尔则效力较差。拉贝洛尔的一个重要优点是不会升高 ICP,即使患者原已存在颅内顺应性降低。与单独使用异氟醚相比,拉贝洛尔能更好地维持生命器官的血流量。应当注意,拉贝洛尔有相对长的半衰期,它的作用会持续至术后,有可能掩盖急性失血后的肾上腺素能反应。

目前认为,在吸入全麻、静脉全麻或静吸复合麻醉的基础上,复合应用血管扩张药行控制性降压较为合理。临床上还可用硝普钠复合其他药物进行控制性降压,如在降压过程中复合应用可乐定或钙通道阻滞药,可加强硝普钠的降压效果、防止反跳性高血压的发生。但药物的使用也不能过多,以免增加麻醉管理的难度。

【制剂及用法】

1. 硝普钠(sodium nitroprusside)　粉针剂:

50mg。使用时以 5% 葡萄糖注射液稀释,供静脉输注用,稀释的浓度通常是 0.01%。容器避光。缓慢滴注(10μg/min 开始),根据临床症状与血压调整药量,滴速不能超过 3μg/(kg·min)。配制时间超过 4 小时的溶液不宜使用。

2. 硝酸甘油(nitroglycerin) 注射剂:1ml:5mg,1ml:10mg。使用时按需稀释后静脉输注用,稀释的浓度通常是 0.01%,静脉滴注,或 0.1% 药液微泵输注。缓慢滴注 1μg/(kg·min)开始,根据临床症状或血压调整药量,一般 3~6μg/(kg·min)可使血压降到所需水平。

3. 腺苷三磷酸(adenosine triphosphate)注射剂:2ml:20mg。用 0.9% 氯化钠注射液稀释后,供静脉推注或静脉输注用。通常短时的控制性降压为 10~20mg 快速静脉推注。

4. 乌拉地尔(urapidil) 注射剂:5ml:25mg。通常 0.6mg/kg(成人为 25mg)缓慢静脉注射,或 250mg 溶于 500ml 溶液中静脉滴注。

5. 尼卡地平(nicardipine) 注射剂:2ml:2mg,10ml:10mg。常用剂量为 1.5~3mg/h。

6. 酚妥拉明(phentolamine, regitine) 注射剂:1ml:10mg。静脉滴注,以 0.1mg/min 的速度给予,依据患者的血流动力学效应而适当调整。

7. 可乐定(clonidine) 注射剂:1ml:0.15mg。肌内或静脉注射,每次 0.15~0.3mg,用 50% 葡萄糖注射液 20~40ml 稀释后静脉注射,必要时每 6 小时重复 1 次。遮光密闭保存。

8. 艾司洛尔(esmolol) 粉针剂:100mg。除 5% 的碳酸氢钠溶液外,可与大多数注射液配伍。常用剂量为 50~200μg/(kg·min)。

9. 拉贝洛尔(labetalol) 注射剂:2ml:25mg,5ml:50mg。每次 25~50mg 加入 10% 葡萄糖注射液 20ml,于 10 分钟内缓慢静脉注射。静脉注射后注意直立性低血压的发生。

（王海英 喻 田）

参考文献 ———————————

[1] 戴体俊,喻田. 麻醉药理学. 3 版. 北京:人民卫生出版社, 2011.

[2] 郭曲练,姚尚龙. 临床麻醉学. 3 版. 北京:人民卫生出版社, 2011.

[3] 庄心良,曾因明,陈伯銮. 现代麻醉学. 3 版. 北京:人民卫生出版社, 2003.

[4] MILLER R D（ed）. Anesthesia. 5th ed. New York: Churchill Livingstone, 2000: 1484.

[5] CHEN B X,TAO Y L, XU K Q.Control of hypertension with urapidil during pheochromocytoma peri-operative period. Anesth. Analg, 1999, 88: 36.

[6] SIVARAJAN M, AMORY D W, EVERETT G B, et al. Blood p ressure, not cardiac output, determines blood loss during induced hypotension. Anesth Analg, 1980, 59:203.

第六十章 抗慢性充血性心力衰竭药

随着我国人口的老龄化,治疗高血压、冠心病技术的提高,人群的平均寿命明显延长;慢性充血性心力衰竭(congestive heart failure, CHF)的患病率也越来越高,在此人群中需要手术的患者也大大增加,如何正确使用抗心力衰竭药保证患者围手术期的安全,是麻醉医师面临的一个关键问题。

第一节 治疗慢性充血性心力衰竭药物的分类

发生心力衰竭时,交感神经系统、肾素－血管紧张素－醛固酮系统被激活,血液及心肌组织中内皮素、精氨酸加压素、心房利钠肽和脑利钠肽等分泌增多。根据其药物作用及作用机制的不同,可将治疗心力衰竭药分为以下几类:

1. 肾素－血管紧张素－醛固酮系统(RAAS)抑制药

(1)血管紧张素 I 转化酶(ACE)抑制药:如卡托普利、依那普利等。

(2)血管紧张素 II 受体(AT_1)拮抗药:如氯沙坦、厄贝沙坦等。

(3)醛固酮拮抗药:如螺内酯、依普利酮等。

2. 利尿药 如呋塞米、氢氯噻嗪等。

3. β受体拮抗药 如美托洛尔、比索洛尔等。

4. 强心苷类药 如地高辛、毛花苷丙等。

5. 其他治疗 CHF 的药物。

(1)扩血管药:如硝普钠、硝酸异山梨酯等。

(2)非苷类正性肌力药如米力农、维司力农、多巴胺等。

(3)钙通道阻滞药。

第二节 肾素－血管紧张素－醛固酮系统(RAAS)抑制药

在 CHF 的发生发展过程中, RAAS 长期慢性激活可促进心肌的重构,加重心肌损伤和心功能的恶化。RAAS 抑制药可逆转左室肥厚,延缓或防止心室重构,提高心脏及血管的顺应性等,缓解心衰症状,提高生活质量,降低心衰患者的病死率。

一、血管紧张素 I 转化酶(ACE)抑制药

血管紧张素 I 转化酶(angiotensin converting enzyme, ACE)抑制药在 20 世纪 80 年代初是用于治疗高血压。但在长期临床实践中发现它还可以缓解心力衰竭患者的症状。治疗 CHF 的 ACE 抑制药主要有卡托普利(captopril)、依那普利(enalapril)、福辛普利(fosinopril)等。

【体内过程】卡托普利口服吸收良好,但易受食物影响,餐后则吸收率减半。25%~30% 心力衰竭患者一次口服 25mg 后 1.4 小时血药浓度达峰值(约 120ng/ml)。有效血药浓度约为 50ng/ml,血浆 $t_{1/2}$ 为(1.9±0.5)小时。药物分布于全身(除脑组织外),20%~30% 与血浆蛋白结合,50% 在体内代谢,小部分在肝肾中进行甲基化;大部分在血中氧化为二硫化物而失活。依那普利口服吸收快,不受食物影响,生物利用度为 40%~60%。

【药理作用】

1. 抑制 ACE 的活性 肾素可使血管紧张素原(angiotensinogen)生成血管紧张素(angiotensin, Ang) I , Ang I 在 ACE 的作用下生成 Ang II , Ang II 与血管紧张素 I 型受

体（AT_1）结合产生血管收缩、血管平滑肌增殖、醛固酮分泌以及心肌肥厚和重构。ACE 抑制药可抑制体循环和局部组织中的 Ang Ⅰ 向 Ang Ⅱ 转化，使 Ang Ⅱ 的含量减少。亦可抑制缓激肽的降解，使血中缓激肽含量增加，血管扩张，降低心脏后负荷。

2. 抑制心肌肥厚和血管重构　Ang Ⅱ 除了收缩血管，增加心脏后负荷外，还可直接刺激心脏导致心肌肥厚，心肌间质成纤维细胞和血管壁细胞增生，导致心肌纤维化、心室壁僵硬，心肌舒张功能严重受损。醛固酮也有促进心肌纤维化的作用。长期小剂量使用 ACE 抑制剂可减少 Ang Ⅱ 和醛固酮形成，有效阻止和逆转心肌肥厚、血管重构及心肌纤维化，提高血管顺应性。

3. 抑制交感神经的活性　Ang Ⅱ 激动交感神经突触前膜 AT_1 受体促进去甲肾上腺素释放；亦可激动中枢神经系统 AT_1 受体促进中枢交感神经的冲动传递，进一步加重心肌损伤。ACE 抑制剂通过减少 Ang Ⅱ 生成，抑制交感神经活性而改善心功能。

4. 对血流动力学的作用　ACE 抑制剂可使小动、静脉扩张，降低全身血管阻力，增加心排出量，减少心律失常的发生；降低交感神经活性使心率不加快或减慢。可减少水钠潴留，降低心脏前、后负荷，改善心功能。降低心室壁张力，扩张冠状动脉，减轻心肌的缺血再灌注损伤。同时亦降低肾血管阻力，增加肾血流量及肾小球滤过率，使尿量增加，达到缓解 CHF 症状的目的。

【临床应用】ACE 抑制剂是治疗 CHF 的基础药。适用于轻、中、重度患者的长期治疗，但不能用于急性心力衰竭的抢救或难治性心力衰竭正在静脉用药者。对所有因左室收缩功能受损伴左室射血分数降低的心力衰竭患者都应该应用。临床上常与利尿药、地高辛合用，应用时

一般不需补钾。

对曾有血管神经水肿、无尿性的肾衰竭及致命性不良反应的患者及孕妇禁用 ACE 抑制剂。双侧肾动脉狭窄、高钾血症（> 5.5mmol/L）、血肌酐显著升高（> 225.2 μmmol/L）及严重低血压时慎用。

ACE 抑制剂的治疗应从小剂量开始，逐渐增加到可耐受的剂量。治疗后 1~2 周开始定期监测肾功能和血清钾。

【不良反应】抑制剂的副反应与抑制 Ang Ⅱ 和抑制缓激肽的降解两方面的药理作用有关。

1. 低血压　最常见，多见于老年人、利尿剂用量过大、血容量不足，电解质紊乱及首次剂量过大等；常发生于应用 ACE 抑制剂最初 24 小时内，或与利尿剂及血管扩张剂合用时。应用 ACE 抑制剂的患者实施麻醉（诱导麻醉、蛛网膜下腔麻醉及硬膜外阻滞）后易发生低血压，可静脉注射麻黄碱或去氧肾上腺素治疗。此外麻醉患者应用胺碘酮或扩血管药时也增加低血压的发生率。关于手术前是否停用 ACE 抑制剂，目前尚无定论。

2. 肾功能恶化　Ang Ⅱ 介导的出球动脉收缩对肾小球滤过率十分重要，失去 Ang Ⅱ 的支持后，肾小球滤过率降低；CHF 时肾血流量已经减少，应用 ACE 抑制剂可能导致肾功能恶化；如果患者有双侧肾动脉狭窄或正在使用非甾体抗炎药物，危险性会大大增加。降低联合应用的利尿剂剂量，大多数患者肾功能会改善，一般无须停药。然而，如果患者有液体潴留不能减少利尿剂剂量，则需密切监测肾功能，根据病情权衡使用 ACE 抑制剂的利弊。

3. 高血钾　ACE 抑制剂阻止醛固酮生成，减少 K^+ 丢失，导致血 K^+ 升高，严重者可致心脏传导阻滞。临床上常发生于患者合并有肾功

能不全、糖尿病、合用保钾利尿剂时。ACE 抑制剂应用后一周应复查血钾,血钾 > 5.5mmol/L 时应停药。

4. 咳嗽　由于体内缓激肽聚集过多,直接作用于咳嗽反射的传入神经引起。发生率达 15%~30%,是较常见的副反应。其特点是夜间、卧位及异味的刺激诱发的刺激性干咳。通常在治疗后的第一个月发生,停药后 1~2 周消失,再服药时再出现,应高度怀疑是 ACE 抑制剂的副反应(需排除其他原因尤其是肺部疾病的咳嗽)。如咳嗽轻者可耐受,应鼓励继续服用,如持续性咳嗽而影响生活时,考虑停用改用其他药。

5. 味觉异常　肾功能不全或 ACE 抑制剂剂量过大,约 2%~10% 的患者可发生味觉异常,停药 2~4 周后自行消失。

6. 胎儿畸形　妊娠期服用 ACE 抑制剂可致胎儿畸形、胎儿发育不良及死胎发生,故孕妇禁用。

7. 中性粒细胞减少　少数患者服用后,血压偏低,骨髓血供减低,可致中性粒细胞减少,常发生于用药后 1~3 月后,停用后 2~4 周内自行恢复。

8. 血管神经性水肿　较为罕见(< 1%),可致声带水肿或喉头水肿,是致命的副反应,应高度重视。多见于首次用药或治疗的最初 24 小时。一旦疑为血管神经性水肿应终身避免使用 ACE 抑制剂。

【药物的相互作用】

1. 长期应用 ACE 抑制剂可能抑制 RAAS 的功能,使患者对麻醉药的敏感性增加,可造成术中患者血压突然下降;尤其是长期用药可耗竭血中的 Ang Ⅱ,增强血管内皮细胞扩血管的功能,使机体对肾上腺素能药物的反应性降低,严重低血压时传统的升压药治疗效果不佳。为此,术中适当减少麻醉药物的用量,减慢麻醉药的注射速度,维持血容量的稳定。

2. 与氯丙嗪合用,呈协同作用,导致低血压。与利尿剂合用可加强降压作用。与保钾利尿剂合用可引起血钾过高,应注意监测。和布比卡因合用可引起严重的心动过缓和低血压。

3. 非甾体抗炎药可阻断 ACE 抑制剂对心力衰竭患者的治疗作用,增加其不良反应,故应避免同时使用非甾体抗炎药。

4. 在 CHF 治疗中,ACE 抑制剂不能完全抑制醛固酮的分泌,与醛固酮受体拮抗剂合用可延缓 CHF 进展,明显减少严重心衰患者的死亡率,改善其预后。但注意监测肾功能和血钾的变化。

5. 与血管紧张素 Ⅱ 受体(AT₁)拮抗药合用,理论上可使 RAAS 阻断更全面,更完全,阻断从经典途径和其他途径产生的 Ang Ⅱ,减轻心脏的负荷,比单一用药效果更好。

二、血管紧张素Ⅱ受体(AT₁)阻断药

血管紧张素 Ⅱ 受体(AT₁)拮抗药 (angiotensin receptor blocker, ARB)能较完全地阻断血管紧张素Ⅱ的作用,预防及逆转心血管重构。临床上常用氯沙坦(losartan)、厄贝沙坦(irbesartan)等。

【体内过程】氯沙坦口服吸收好,心力衰竭患者的生物利用度 35%,血浆清除率 556ml/min,血浆半衰期 7.6 小时,在肝脏代谢。

【药理作用】ARB 可直接阻断 Ang Ⅱ 与受体的结合,作用于受体水平,对转化酶途径产生的和非转化酶途径产生的 Ang Ⅱ 均有拮抗作用。对缓激肽代谢影响小,不引起咳嗽、血管神经性水肿等不良反应。ARB 对血流动力学的影响和 ACE 抑制剂相似,轻度降低肺动脉压,减轻心脏前负荷,使心输出量增加。长期应用

对心率无明显影响,不产生耐受性。

ARB 可逆转心肌肥厚,减轻心肌间质纤维化,预防及逆转心血管重构。抑制中枢和外周交感神经的活性,减少儿茶酚胺的释放。

【临床应用】适用于治疗血浆肾素活性高,血管紧张素 II 增多所致的心肌肥厚以及纤维化的心力衰竭。尤其适用于需要 ACE 抑制剂治疗又不能耐受的患者,在这类患者中,ARB 能显著降低心血管病死亡率及心力衰竭的住院率。ARB 耐受性佳,但治疗心力衰竭的效果及安全性并不优于 ACE 抑制剂,ACE 抑制剂依然是首选药。

【不良反应】与 ACE 抑制剂相似,也可引起低血压、肾功能恶化及高钾血症。偶见皮疹、瘙痒、轻度头晕及肌痛。密切监测肾功能、电解质。

【药物的相互作用】与 ACE 抑制剂联合应用,可导致血压降低,出现头痛、头晕、乏力。合用时从小剂量开始,逐渐加大剂量直到耐受剂量,并密切观察血压。与醛固酮拮抗药合用时注意监测血钾。

三、醛固酮拮抗药

CHF 时血中的醛固酮浓度可增高达 20 倍以上,大量的醛固酮除了保钠排钾,引起水钠潴留外,还可明显的促进成纤维细胞增殖,刺激蛋白质和胶原蛋白的合成,引起心房、心室及大血管的重构,加速心衰的恶化。临床上常用的醛固酮拮抗药有螺内酯(spironolactone)、依普利酮(eplerenone)等。

【体内过程】螺内酯又称安体舒通(antisterone),口服吸收好。生物利用度大于 90%,血浆蛋白结合率在 90% 以上,进入体内后 80% 在肝脏迅速代谢为有活性的坎利酮(canrenone);无活性的代谢产物从肾脏和胆道排泄。

依普利酮口服后约 1.5 小时达到血药峰浓度,半衰期 4~6 小时,吸收不受饮食的影响。主要与血浆中的 α_1- 酸糖蛋白结合;通过细胞色素 CYP3A4 代谢成无活性的代谢产物。低于 5% 的依普利酮以原型从尿和粪便排出。

【药理作用】螺内酯是醛固酮的非选择性竞争性拮抗药。它及其代谢产物坎利酮与肾脏远曲小管细胞胞浆中的受体结合,阻止醛固酮 - 受体复合物的核转位,产生抗醛固酮的作用。可干扰细胞内醛固酮活性代谢物的形成,影响醛固酮作用的发挥,到达排钠保钾的作用,并在肾远曲小管和集合管竞争拮抗醛固酮,保钾保镁使电解质平衡,防止室性心律失常及心力衰竭患者的猝死。亦可阻止胶原蛋白的合成,抗心肌、血管间质的纤维化,预防心血管重构。

依普利酮是选择性醛固酮拮抗药,其作用是螺内酯的 2 倍,对醛固酮受体有高度选择性,而对肾上腺糖皮质激素、黄体酮及雄激素受体亲和力较低,克服了螺内酯的促孕和抗雄激素等的副反应。

【临床应用】对近期或目前美国纽约心脏病学会(New York Heart Association, NYHA)心功能IV级的患者,或中、重度心力衰竭患者和心肌梗死后早期左心室功能新近失代偿的患者,且血肌酐水平 ≤ 2.0mg/dl(176.8 μmol/L),血钾浓度 < 5.0mmol/L,可加用小剂量的醛固酮拮抗药。单用效果较弱,与 ACE 抑制剂合用可同时降低 Ang II 和醛固酮水平,进一步减少患者的病死率和室性心律失常的发生率。是否用于心功能 II 级或无症状的左心功能异常的患者还需进一步探讨。

心衰患者使用醛固酮拮抗药是否会导致全麻诱导时的低血压尚不能确定。但该药可引起严重的高钾血症,因此,肾功能不全、糖尿病或贫血患者的麻醉全程应严密监测血钾的变化。

【不良反应】不良反应较轻,少数患者可引起头痛、困倦和精神紊乱。

1. 高血钾 长期使用后最主要的副反应是高血钾,肾功能不全的患者慎用。

2. 内分泌紊乱 8%~10%的患者可发生男性乳房增生症,阳痿、性功能减退,女性发生月经紊乱,长期使用可能引起乳腺癌,改用依普利酮可大大减少此副反应。

3. 胃、十二指肠溃疡 螺内酯对胃、十二指肠溃疡的愈合不利,可能加重溃疡甚至出血。胃出血、胃十二指肠溃疡的患者禁用。

【药物的相互作用】醛固酮拮抗药和地高辛合用时可降低其血浆清除率及肾清除率使血药浓度升高,应减少地高辛用量。和非甾体抗炎药合用可削减或抵消该药的作用,不宜合用。

第三节 利尿药

利尿药(diuretics)是作用于肾脏,增强电解质和水的排泄使尿量增多的药物。水钠潴留、血容量增加是心力衰竭时机体重要的代偿机制,利尿药是唯一可充分控制心力衰竭时液体潴留并治疗的药物,比其他治疗心力衰竭的药物更能迅速改善症状。临床上常用的有呋塞米(furosemide)、氢氯噻嗪(hydrochlorothiazide)、螺内酯等。

【体内过程】呋塞米(速尿)是强效利尿剂。口服20~30分钟起效,1~2小时利尿作用达高峰,持续6~8小时。静脉注射4分钟起效,半衰期1小时左右,1~1.5小时其作用达高峰,维持2~3小时;30%经肝脏代谢、胆道排除,70%从肾脏排泄。氢氯噻嗪是中效利尿剂,口服吸收好,生物利用度达71%,常在1~2小时内起效,4~6小时达高峰,持续12~18小时;可用于CHF的长期

用药。螺内酯是低效的保钾利尿剂,易吸收,蛋白结合率高;半衰期为20小时,起效慢,服药后2~3天才能达到作用高峰;是治疗CHF的重要药物。

【药理作用】利尿药可抑制肾小管特定部位对Na^+、Cl^-的重吸收,增加尿量和Na^+的排泄,减少静脉回流,降低心脏的前负荷。利尿药亦可通过排Na^+,减少血管壁Ca^{2+}的含量,使血管壁张力下降,外周阻力降低,降低心脏后负荷,改善心功能,有效消除或缓解静脉淤血及所致的肺水肿和外周水肿,降低心室壁肌张力,防止左心功能恶化。

【临床应用】对有液体潴留或曾经有过液体潴留的心力衰竭患者,均应该使用利尿药,且越早用效果越好。利尿药可迅速缓解心力衰竭症状,减轻肺和外周的水肿。最佳的利尿药,可缓解液体潴留,保证ACE抑制剂和β受体拮抗药充分发挥疗效,并降低治疗带来的风险。

合理使用利尿药是成功治疗心力衰竭患者的基础,但不可单独使用,需联合ACE抑制剂或β受体拮抗药,才能达到改善患者长期预后的效果;其制剂和用量的选择,既要到达减轻液体潴留,迅速缓解症状的目的,也要避免过度利尿导致的不良反应。对无症状的心力衰竭患者、无水钠潴留者或NYHA心功能Ⅰ级的患者则不需使用利尿药。

在治疗CHF时,利尿药要从小剂量开始,逐渐增加直至尿量增加、体重减轻。氢氯噻嗪适用于轻度液体潴留而肾功能正常者,特别是伴有高血压的患者,25mg/d,最大剂量100mg。呋塞米适用于中度、重度液体潴留,以及伴有肾功能不全者,20mg/d,是心力衰竭患者利尿治疗的首选药。

呋塞米静脉注射后可迅速扩张容量血管,使回心血量减少,减轻组织水肿和心脏前负荷,改

善心功能和心力衰竭症状,是治疗急性左心衰和肺水肿的首选药物,初始量 20~40mg/次,可多次应用逐渐增加至 40~100mg。急性左心衰时常需与强心药、血管扩张剂联合。应用时,注意纠正大剂量利尿导致的电解质紊乱、低血压等。

一旦病情控制(肺部啰音消失、水肿消退,体重稳定),可以用最小剂量长期维持,不需无限期使用。

【不良反应】

1. 电解质紊乱　长期大剂量使用利尿药可导致低 K^+、低 Na^+ 和低 Mg^{2+},出现乏力、纳差、恶心腹胀,并增加心律失常发生及洋地黄中毒的风险。联合使用保钾利尿药及 ACE 抑制剂可预防和减轻此不良反应。

2. 低血压和氮质血症　严重的心力衰竭患者,胃肠道淤血,纳差,加之限盐、限水,摄入不足,过度利尿可导致血容量不足,表现为低血压、心率加快、皮肤干燥、精神萎靡等症状,出现心功能恶化和氮质血症。如患者无水肿,低血压和氮质血症可能和容量减少有关,应减少利尿药的量。但如有持续性的液体潴留,低血压和氮质血症可能是心功能恶化和外周有效灌注不足的反应,应继续使用利尿药,并短期使用多巴胺或多巴酚丁胺。

3. 神经内分泌系统激活　利尿药可增加心力衰竭患者的内源性神经内分泌系统活性(尤其是肾素 – 血管紧张素系统),长期激活可导致病情恶化。应该与 ACE 抑制剂、β 受体拮抗药联合应用。

4. 脂质、糖代谢紊乱　利尿药对糖、脂质代谢的影响呈剂量依耐。长期大剂量使用利尿药可加重或诱发糖尿病的发生;亦可导致胆固醇、甘油三酯升高,高密度脂蛋白降低。

5. 高尿酸血症　长期使用利尿药可竞争性抑制近端肾小管尿酸的排泄,使血尿酸升高。

6. 神经性耳聋　长期大剂量使用中效利尿药后,患者可能出现耳鸣、眩晕、听力下降及耳聋等症状,以老年人多见;应避免同时使用耳毒性药物。

【药物的相互作用】

1. 长期使用排钾利尿药的患者,应用非去极化肌松药时能增强其效能,引起长时间的肌肉麻痹。低钾还可诱发心律失常、增加强心苷的毒性作用。

2. 长期服用利尿药且未及时纠正失水时,患者血容量可明显减少并对麻醉药物的心肌抑制和血管扩张作用异常敏感,麻醉时极易发生低血压。

3. 利尿药与非甾体抗炎药合用,可增加髓袢对 Na^+、水的重吸收,降低肾血流量,削弱利尿作用。

4. 利尿药与肾上腺皮质激素、促皮质素及雌激素合用,可降低利尿作用,增加电解质紊乱的发生率。

5. 保钾利尿药与 ACE 抑制剂或 ARB 合用时,易发生高钾血症。全身麻醉时应用琥珀胆碱可使血钾进一步升高,诱发致死性心律失常甚至心跳骤停。

6. 利尿药与苯妥英钠、丙磺舒合用可减少其利尿作用。

7. 利尿药与氨基糖苷类抗生素合用可引起听力下降,应严密监测。与头孢菌素类合用将增加肾脏毒性。

8. 氢氯噻嗪和奎尼丁合用可导致扭转型急性心动过速。

第四节　β 受体拮抗药

β 受体拮抗药是一种很强的负性肌力药,

以往一直被禁用于心力衰竭的治疗。但随着人们对心力衰竭发生机制认识的不断深入认为：心力衰竭除了与心肌功能和结构及神经内分泌的变化紧密相关外，还与交感神经激活心肌肾上腺素 β₁ 受体脱敏、密度下调及受体后信号转导异常有关。因此，20 世纪 80 年代开始对 β 受体拮抗药进行重新评价；它不单纯是一种负性肌力药，而且还能有效拮抗交感神经系统和 RAAS 过度激活，同时有独特的抗心律失常的作用。经过大量的临床病例观察，目前 β 受体拮抗药已成为治疗 CHF 的常规用药。临床上卡维地洛（carvedilol）治疗 CHF 的效果较为显著，其次是美托洛尔（metoprolol）及比索洛尔（bisoprolol）等。

【体内过程】卡维地洛口服后胃肠道吸收很快，1~2 小时血药浓度达高峰。经肝脏首过效应，绝对生物利用度为 25%，95% 与血浆蛋白结合，消除半衰期为 6 小时；16% 的代谢产物从肾脏排泄，60% 以上由大便排出。

美托洛尔从胃肠道吸收迅速而完全，生物利用度为 40% 左右，1.5 小时达血药浓度峰值，12% 与血浆蛋白结合，消除半衰期为 3~4 小时，90% 无活性的肝内代谢产物从尿中排除，排泄率不受剂量、年龄和肾功能的影响。

【药理作用】

1. 抗交感神经作用和上调 β 受体　CHF 患者交感神经系统过度激活，其神经末梢释放的神经递质去甲肾上腺素增加，使外周血管收缩；心脏后负荷加重，心肌肥厚，引起心脏和血管的重构；同时，机体的代偿又将产生大量的儿茶酚胺，使心肌代谢增加，心率加快，心肌耗氧量增加，进一步加重心室重构和心肌的损伤，周而复始形成一个恶性循环，最终心脏失代偿导致心力衰竭。β 受体拮抗药可拮抗交感神经，阻断此恶性循环，使其不良反应降到最低；

亦可通过上调衰竭心肌 β 受体的数量和恢复其信号转导能力，改善它对儿茶酚胺的敏感性来治疗 CHF。

以往认为 β 受体拮抗药上调心肌 β 受体是治疗 CHF 的主要机制，但卡维地洛并无上调 β 受体的作用，对 CHF 仍有效，说明上调心肌 β 受体并不是治疗 CHF 唯一的机制。卡维地洛兼有阻断 α₁ 受体、抗氧化的作用，有较全面的抗交感神经作用。

2. 抗心肌缺血和心律失常，可降低心力衰竭患者的病死率和猝死率。

3. 抑制 RAAS 的激活　β 受体拮抗药通过抑制 RAAS 的激活，减少肾素、血管紧张素的释放及水钠潴留，减轻心脏负荷；减慢心率和降低心肌耗氧量，改善心功能。

4. 对血流动力学的影响　β 受体拮抗药对心功能的影响是双向的，初期应用可能出现血压下降，心率减慢，心排量下降，心功能恶化；但长期应用后能明显改善心功能，纠正血流动力学变化。

【临床应用】β 受体拮抗药有利于维持围手术期心肌氧供需平衡，突然停药可增加术中室性心律失常、心绞痛及心肌梗死的发生率，若患者术前以长期服用此药，应持续应用到手术的当天。

1. 所有慢性收缩性心力衰竭、NYHA Ⅱ~Ⅲ级，LVEF < 40%，病情稳定者，都必须应用 β 受体拮抗药，除非有禁忌证或不能耐受者。对 NYHA 心功能Ⅳ级如病情稳定，无体液潴留，体重恒定者在严密监控、专科医师指导下应用 β 受体拮抗药。

2. β 受体拮抗药应尽早应用，可尽早阻断或逆转心脏重构，大大降低 CHF 患者猝死的发生率。初用时一定从小剂量开始，如患者血流动力学稳定，可逐步递增剂量，直至达到靶剂量或最大耐受量。应用过程中,尽量避免突然更改 β 受体拮抗药剂量甚至停用;一旦停用可增加临床失代偿的危险,加重心肌缺血,使心衰进一步恶化或发生心血管事件。

3. β 受体拮抗药不能用于抢救急性心力衰竭,包括难治性心力衰竭需静脉给药的患者。一般是在应用 ACE 抑制剂和利尿药的基础上加用 β 受体拮抗药。

4. β 受体拮抗药的禁忌证 支气管痉挛,心动过缓(心率 < 60 次 /min),Ⅱ度及以上房室传导阻滞(安装起搏器者除外)者禁用。有明显液体潴留,需大量利尿者暂时不能应用。

5. 目前常用于治疗 CHF 的 β 受体拮抗药有第二代(美托洛尔)和第三代(卡维地洛);卡维地洛具有扩血管,清除自由基,抑制平滑肌增生和抗氧化作用,明显优于美托洛尔,治疗CHF 宜选用第三代 β 受体拮抗药。

【不良反应】

1. 液体潴留和心功能恶化 在开始治疗的 3~5 天可导致液体潴留,但无明显症状,只是体重增加;如不处理,1~2 周后常导致心功能恶化;因此开始治疗时应每日观察患者体重的变化,如体重增加应加大利尿药剂量,直至恢复治疗前的体重,再继续加量并达到目标剂量。注意:出现液体潴留和心功能恶化不是永久性停药的理由。

2. 低血压 常发生在首次用药或增加剂量的 24~48 小时内。一般无症状,重复使用后常可自动消失。但可出现眩晕或黑蒙;特别是兼有 α_1 受体拮抗作用的 β 受体拮抗药更易发生。首先考虑停用硝酸酯类制剂或其他不必要的血管扩张剂;必要时可将 ACE 抑制剂减量或与 β 受体拮抗药在每天不同时点应用,以减轻其发生率。

3. 心动过缓和房室传导阻滞 一般情况下无须治疗,但如心动过缓伴有眩晕或出现Ⅱ度或Ⅲ度房室传导阻滞时,应适当减少 β 受体拮抗药的剂量或停用。

【药物的相互作用】对围手术期需要用 β 受体拮抗药的患者,一定要注意药物的相互作用,以避免导致严重的心肌抑制。

1. 全身麻醉药 β 受体拮抗药与全身麻醉药在抑制心肌与电生理活性方面有协同或相加的作用,尤其是在血容量不足时,更易发生严重的低血压。这种相互作用的效应与全麻药剂量和浓度有关,如吸入麻醉药的浓度越高,对心肌的抑制作用越强。同时全麻后机体血流动力学的改变,可使 β 受体拮抗药的清除率下降,血药浓度增高;应警惕药物的相互作用导致明显的心肌抑制。

应用乙醚、氯胺酮、恩氟烷、氟烷、阿片类药物及异氟烷麻醉时,β 受体拮抗药均可加重这些全麻药对心肌的抑制;相对来说与恩氟烷、氟烷、阿片类药物及异氟烷合用时较为安全,其中异氟烷最为适宜,但也避免使用高浓度。如术中出现严重的心动过缓和低血压,首选阿托品治疗,每 5 分钟注射 0.5mg 反复静脉注射,最大剂量 < 2.0mg。仍不能纠正者,考虑改用小剂量肾上腺素 [0.02~0.04 μ g/(kg·min)]、多巴酚丁胺(dobutamine)等 β 受体激动药,禁用 α 受体激动药。

2. 肌肉松弛药 β 受体拮抗药可降低神经 - 肌肉接头后膜对乙酰胆碱的敏感性,延长肌肉松弛的作用。和阿曲库铵合用可增强心肌抑制作用。

3. 局麻药 β 受体拮抗药可降低心排出量,抑制肝脏微粒酶的活性,从而降低机体对局麻药的清除率,增加血药浓度。合用时应减少局麻药的用量,注意心功能的变化。长期使用β 受体拮抗药的患者,使用丁卡因、丁哌卡因行椎管内麻醉时不能停药,以免引起心动过速、心律不齐及心绞痛。建议:尽量不用含肾上腺素的局麻药。

4. 肾上腺素、异丙肾上腺素　β 受体拮抗药可增强肾上腺素的升压作用,引起反射性的房室传导阻滞。这是由于应用普萘洛尔等非选择性 β 受体拮抗药的患者,再注射肾上腺素可兴奋 α 受体,引起血压升高、血流量减少、血管阻力增加,出现反射性心动过缓,有致命的危险。异丙肾上腺素是 β 受体激动药,β 受体拮抗药可抑制其作用,故两药不宜同时使用。

5. 苯二氮䓬类　普萘洛尔减少肝血流量,抑制肝微粒体药物氧化酶活性,从而降低地西泮(安定)等苯二氮䓬类的代谢清除率,延长其半衰期,但对咪达唑仑的药代动力学影响小。

第五节　强心苷类

强心苷(cardiac glycoside)是一类具有强心作用的苷类化合物,是临床上治疗心功能不全的主要药物。其药物的治疗安全范围小,治疗剂量和中毒剂量很接近,易发生中毒反应而引起致命性心律失常。

临床上常用的有毛花苷丙(lanatoside C, cedilanid, 西地兰)、地高辛(digoxin)、洋地黄毒苷(digitoxin)、去乙酰毛花苷丙(deslanoside, desacetyllanatoside C, cedilanid-D)。治疗 CHF 最常用地高辛。麻醉手术过程中最常用毛花苷丙、去乙酰毛花苷丙。

【体内过程】强心苷类药物的化学结构相似,作用性质相同,侧链的不同仅表现在药代动力学上的差异。毛花苷丙、乙酰毛花苷丙理化性质稳定,静脉注射给药作用迅速;显效快,

作用时间短,属短效强心苷。静脉注射后迅速分布到各组织,10~30 分钟起效,1~3 小时作用达高峰,持续时间 2~5 小时;血浆蛋白结合率 25%,半衰期为 33~36 小时,3~6 天作用完全消失;在体内绝大部分以原型从肾脏排出。地高辛属中效强心苷,口服生物利用度个体差异大,约为 60%~80%。口服吸收的地高辛分布广泛,能通过血脑屏障,大部分以原型从肾脏排出。洋地黄毒苷属长效强心苷,半衰期长达 5~7 天,脂溶性好、吸收好,大多数在肝脏代谢。

【药理作用】

(一)对心脏的作用

1. 正性肌力作用　强心苷类对心脏有高度选择性,能明显增强衰竭心脏的收缩力,改善心衰症状。其特点有:①加快心肌纤维的收缩速度,舒张期相对延长。②衰竭心脏收缩力增强,具有使心脏射血时间短,心室残余血量减少,心室容积缩小,心室壁张力下降以及心率减慢的综合作用,并不增加心肌总的耗氧量,甚至有所降低。③增加心衰患者的心排出量,不增加正常人的心排出量。这是由于患者处于心力衰竭时,强心苷可通过间接反射作用抑制交感神经活性使外周阻力并不增加,从而增加心排出量。对正常人,强心苷收缩血管增加外周阻力,限制了心排出量的增加。

强心苷增强心肌收缩力的机制可能与心肌细胞内 Ca^{2+} 增加有关。强心苷抑制心肌细胞膜上的强心苷受体 Na^+, K^+-ATP 酶的活性,使细胞内 Na^+ 量增加, K^+ 离子减少,通过 Na^+-Ca^{2+} 双向交换机制,使 Na^+ 外流增加, Ca^{2+} 内流增加;或使 Na^+ 内流减少, Ca^{2+} 外流减少,最终导致心肌细胞内 Ca^{2+} 增加,心肌收缩力加强,发挥正性肌力作用(图 60-1)。

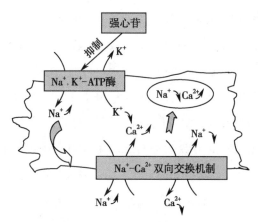

图 60-1　强心苷作用机制示意图

2. 减慢心率　应用强心苷后心搏出量增加，反射性地兴奋迷走神经，增加心肌对迷走神经的敏感性，窦房结、房室结受到抑制，窦房结自律性降低、心率减慢。强心苷还可增加颈动脉窦、主动脉弓感受器的敏感性，直接兴奋迷走神经，增加窦房结对乙酰胆碱的反应性。治疗量的强心苷对正常心率影响小，但对心率加快伴有房颤的心功能不全可显著减慢心率。

心率减慢有利于心脏休息，同时又可使舒张期延长，回心血量增多，心排出量增加。

3. 对心肌电生理及传导组织的影响　强心苷对心肌电生理特性的影响较复杂。治疗量下可缩短心房和心室的动作电位时程和有效不应期；兴奋迷走神经降低房室结的自律性，减慢房室结的传导。高浓度时，强心苷可过度抑制浦肯野纤维细胞膜上的 Na^+, K^+-ATP 酶，使细胞内 K^+ 减少，而 Na^+ 增多，提高自律性，缩短有效不应期，易引起室性早搏。中毒剂量下，强心苷增强中枢交感活动，故强心苷中毒时可出现各种心律失常，以室性早搏、室性心动过速多见。

4. 对心肌耗氧量的影响　心肌耗氧量是由心室壁张力、每分钟射血时间、心肌收缩力和收缩速度决定的。强心苷可使衰竭的心肌收缩力增强，虽然使心肌耗氧量增加，但由于其正性肌力作用，使射血时间缩短，心室内残余血量减少，心室容积缩小，心室壁张力下降以及心率减慢的综合作用，心肌总耗氧量并不增加。这是强心苷治疗心力衰竭的显著特点。值得注意的是：对正常人或心室容积未见扩大的冠心病、心绞痛患者，强心苷可增加心肌耗氧量，须谨慎。

（二）对神经和内分泌系统的作用

中毒剂量的强心苷可兴奋延髓极后区催吐化学感受区而引起呕吐，还可兴奋交感神经中枢，明显地增强交感神经的活性，同时重度抑制 Na^+, K^+-ATP 酶，使细胞内 Na^+、Ca^{2+} 大量增加，而 K^+ 明显减少，引起快速型心律失常。强心苷的减慢心率和抑制房室传导作用也与其兴奋脑干副交感神经中枢有关。

强心苷还能降低 CHF 患者血浆肾素活性，进而减少血管紧张素 II 及醛固酮含量，对心功不全时过度激活的 RAAS 产生拮抗作用。

（三）利尿作用

强心苷抑制肾小管 Na^+, K^+-ATP 酶，减少肾小管对 Na^+ 的重吸收，促进 Na^+ 和水的排出。改善心衰患者的心功能可使肾血流量和肾小球滤过率增加，发挥利尿作用。

（四）对血管的作用

强心苷能直接收缩血管平滑肌，使外周阻力增加，但心衰患者用药后因交感神经活性降低的作用超过直接收缩血管的效应，因此血管阻力下降、心排出量增加，动脉压不变或略升。

【临床应用】主要用于治疗心力衰竭和某些心律失常（心房纤颤、心房扑动、阵发性室上性心动过速）。

地高辛可减轻心力衰竭的症状，但也可增加猝死的发生率。因此，麻醉期间不主张将强心苷作为治疗心力衰竭的首选药。对于急性心力衰竭和急性肺水肿，可选用短效强心苷作为治疗的一部分。

去乙酰毛花苷丙主要用于治疗急性心力衰竭,也用于控制室上性心动过速,是麻醉期间最常用的强心苷。静脉注射每次 0.2~0.4mg,稀释后缓慢静脉注射。每 2~4 小时可重复 1 次,总量 1~1.6mg,于 24 小时内分次注射。

强心苷禁用于房室传导阻滞、肥厚性阻塞性心肌病和预激综合征。

【不良反应】强心苷治疗安全范围小,个体差异较大,一般治疗剂量已接近中毒剂量的 60%,易发生毒性反应。尤其是合并有电解质紊乱、酸碱平衡失调、发热、心肌病理状态、高龄等因素时更易发生。一旦诊断为强心苷中毒,应立即停用强心苷及可诱发毒性反应的药物,然后消除诱发中毒的因素,积极对症治疗。

1. 心脏反应 心脏反应是强心苷最严重、最危险的不良反应,约有 50% 的病例发生各种类型心律失常。最多见和最早见的是室性早搏,约占心脏反应的 33%;也可发生二联律、三联律及心动过速,甚至发生室颤;其次是房室传导阻滞、窦性心动过缓等。

防治时注意诱发因素,如低血钾、低血镁、心肌缺血等,警惕中毒先兆,如室性早搏、窦性心动过缓低于 50~60 次 /min,应及时停药,监测强心苷血药浓度,及早发现。

低血钾时应用强心苷可诱发心律失常,氯化钾是治疗由强心苷中毒所致的快速性心律失常的有效药物,但补 K$^+$ 不能过量;合并房室传导阻滞、窦性心动过缓的强心苷中毒不能补 K$^+$,可用 M 受体拮抗药阿托品治疗,无效时运用起搏器。

对心律失常严重者还应使用苯妥英钠、利多卡因等。

2. 胃肠道反应 胃肠道反应是强心苷最常见的早期中毒症状,表现为食欲不振、恶心、呕吐、腹痛等。剧烈呕吐可导致失 K$^+$ 而加重强心苷中毒,应减量或停药,并注意补 K$^+$。

3. 中枢神经系统反应 眩晕、头痛、谵妄等。视觉异常通常是强心苷中毒的先兆,可做为停药的指征。

【药物的相互作用】

1. 全身麻醉药 氯胺酮有拟交感神经兴奋作用,可降低心脏对强心苷耐受性,不宜与强心苷合用。硫喷妥钠对心肌有抑制作用,降低心排量,因而对强心苷有对抗作用。洋地黄化后的患者在用吸入麻醉药时可能影响迷走神经出现心动过缓;尤其是氟烷可延长房室传导系统的不应期使传导变慢,使用时需格外小心。

2. 琥珀胆碱 使用强心苷的患者尤其是洋地黄化后,再用琥珀胆碱有可能使血钾一过性的升高而引起室性心律失常,甚至心脏停搏。

3. 新斯的明 洋地黄化的患者应用新斯的明时可出现严重的心动过缓,应密切观察。

4. 拟肾上腺素药 可提高心肌自律性,增加心肌对强心苷的敏感性,导致强心苷中毒。

5. 利尿药 长期使用排 K$^+$ 利尿药可致低血钾而加重强心苷毒性,合用时应根据肾功能情况适量补 K$^+$。而保钾利尿药则可降低地高辛的清除率,血药浓度升高,容易引起中毒。

6. 胺碘酮、钙通道阻滞剂 两者可使地高辛血药浓度升高 70%,引起缓慢型心律失常,故合用时应酌情减地高辛的用量。

7. 其他 洋地黄化的患者应禁用儿茶酚胺、甲状腺素、溴苄胺或钙盐,以免诱发心律失常。

第六节 其他治疗 CHF 的药物

一、血管扩张药

部分血管扩张药可在一定程度上改善

CHF 患者的症状,并在短期内提高患者的生存质量。

【药理作用及机制】血管扩张药可扩张静脉,使静脉回心血量减少,降低心脏前负荷、肺毛细血管楔压及左室舒张末压等,缓解肺部淤血症状。也可扩张小动脉,降低外周血管阻力降低心脏后负荷,增加心排量及动脉血供,缓解组织淤血,并可弥补或抵消因小动脉扩张可能发生的血压下降和冠状动脉血供不足等不利影响。

【临床应用】血管扩张药可改善 CHF 患者短期的血流动力学指标及中期的运动耐力,但不能防止 CHF 的进展及降低病死率,只能作为治疗 CHF 的辅助用药。主要用于急性或严重失代偿的 CHF,尤其适应用于高血压和心肌缺血的患者。

血管扩张药减轻心脏负荷,可导致体液潴留而产生耐受性,应联合利尿剂应用。主要的副反应有低血压、头痛等。

1. 硝酸甘油(nitroglycerin)和硝酸异山梨酯(isosorbide dinitrate) 主要扩张小静脉,降低前负荷,使静脉容量增加,降低左房压,减轻淤血及呼吸困难;还可选择性舒张冠状动脉,增加冠脉血流量,缓解心衰症状,提高患者的运动耐力。硝酸异山梨酯是长期有效治疗心力衰竭的首选血管扩张药之一。特别适应于冠心病、肺毛细血管楔压增高的 CHF 患者,但易产生耐受性。

2. 酚妥拉明(phentolamine,立其丁,regitine) 该药为竞争性 α_1 和 α_2 受体拮抗药,能扩张小动脉及小静脉,降低前后负荷,增加心排出量,明显增加肾血流量,其作用时间短;短期内可增加心排出量,改善肺水肿。主要用于顽固性 CHF 伴有肺水肿的患者。

3. 硝普钠(nitroprusside sodium) 能扩张小动脉及小静脉,作用快,静脉给药后 2~3 分钟起效,可快速控制危急的 CHF 患者。适用于需要迅速降低血压和肺毛细血管楔压的急性肺水肿、高血压危象的危急患者,仅用于静脉滴注,避光。

4. 肼屈嗪(hydralazine) 扩张小动脉,降低体循环和肺循环阻力,降低后负荷,增加心排出量,也较明显增加肾血流量。能反射性激活交感神经及 RAAS,长期单独使用难以维持其疗效,在治疗 CHF 患者中常与硝酸异山梨酯合用。主要用于肾功能不全或 ACE 抑制剂不能耐受的 CHF 患者。

二、非苷类正性肌力作用药

非苷类正性肌力药包括儿茶酚胺类及磷酸二酯酶抑制药(phosphodiesterase inhibitor,PDEI)等。由于此类药可能增加心衰患者的病死率,故不作常规使用。

(一)儿茶酚胺类

用于心衰治疗的儿茶酚胺类药物主要是 β 受体激动药多巴酚丁胺(dobutamine)和兼有多巴胺受体激动作用的多巴胺(dopamine)。

β 受体参与维持正常的心脏功能。CHF 时交感神经长期激活,内源性儿茶酚胺使 β 受体尤其是 β_1 受体下调,对儿茶酚胺类药物及 β 受体激动药的敏感性下降,β 受体激动药的作用难以奏效,反而易引起心律失常,心肌耗氧量增加,使心衰患者病死率增加,因此 β 受体激动药不宜作 CHF 的常规治疗,主要限用于强心苷禁忌证或强心苷反应不佳的重度顽固性心衰,更适用于伴有心率减慢或传导阻滞的患者。

多巴胺静脉注射,主要用于急性心力衰竭。剂量 < 2μg/(kg·min)时能增加肾血流量和肾小球滤过率,促进钠的排除。剂量 2~10μg/(kg·min)时能增加外周阻力,增强心肌收缩力。

多巴酚丁胺主要激动心脏 β_1 受体,适用中度 CHF 患者,静脉注射 2.5~10μg/(kg·min)能明显增强心肌收缩力,减低血管阻力,提高衰竭心脏的心脏指数,增加心排出量。但有报道病死率高,不宜作常规治疗 CHF 的药物。

(二)磷酸二酯酶抑制药(PDEI)

磷酸二酯酶广泛分布于心肌、平滑肌、血小板及肺组织。PDEI 是通过抑制 PDE Ⅲ 而明显提高心肌细胞内 cAMP 含量,增加细胞内 Ca^{2+} 浓度,增加心肌收缩力,发挥正性肌力并扩张动、静脉,使心脏负荷降低,心肌耗氧量下降,缓解心衰症状,属正性肌力扩血管药。但这类药是否能降低心衰患者的病死率和延长其寿命,目前尚有争论。

主要用于心衰时短时间的支持疗法,尤其是对强心苷、利尿药及血管扩张药反应不佳的患者。临床上有米力农(milrinone)、氨力农(amrinone)、维司力农(vesnarinone)等。麻醉期间常用的是米力农。

1. 米力农

【药理作用】米力农(milrinone)为双吡类衍生物,第二代选择性 PDEI,具有正性肌力作用和血管扩张作用,其抑制 PDE Ⅲ 的作用与正性肌力作用呈正相关,可降低肺循环和体循环阻力。其正性肌力作用较强,是氨力农的 10~30 倍。小剂量主要表现为正性肌力作用,剂量加大时血管扩张作用也可随剂量增加而逐渐增强。临床剂量下副反应比氨力农少。

【临床应用】各种原因引起的急性心力衰竭,慢性心力衰竭急性加重期的短期治疗。心脏手术后低心排综合征和肺动脉高压,尤其是常规治疗无效时。静脉注射给药,负荷量为 $25\sim75\,\mu g/kg$,$0.25\sim1.0\,\mu g/(kg\cdot min)$ 维持。每日最大剂量 $< 1.13mg/kg$。

对合并有低血压、肾脏功能障碍、心房颤动或扑动、电解质紊乱、严重主动脉或肺动脉瓣疾病的患者慎用。急性心肌梗死患者禁用。

【不良反应】过敏反应、气道阻力增加、低血压、心绞痛样疼痛。少数有头痛、室性心律失常等。

2. 维司力农

维司力农(vesnarinon)是一种口服有效的 PDE Ⅲ 抑制药,有较强的正性肌力作用和适度的血管扩张作用,能降低心脏前、后负荷,缓解心衰症状,提高患者的生活质量。其作用机制较复杂,能选择性抑制 PDE Ⅲ 活性,但其作用比米力农弱,除此之外,还能激活 Na^+ 通道,促进 Na^+ 内流;抑制 K^+ 通道,延长动作电位,增加细胞内 Ca^{2+} 浓度;还可增加心肌收缩成分对 Ca^{2+} 的敏感性。临床报道维司力农能降低心衰患者的病死率。

三、钙通道阻滞药

钙通道阻滞药的最佳适应证是继发于冠心病、高血压以及舒张功能障碍的 CHF,尤其是其他药物无效的患者。但对于 CHF 伴有房室传导阻滞、低血压、左心功能低下伴后负荷低,严重收缩功能障碍的患者,不宜使用钙通道阻滞药。

第七节　术前心力衰竭的评估及药物的应用

术前存在 CHF 的患者,会增加麻醉和术中的风险,麻醉医师应全面评估病情,了解 CHF 的分期、患者的心功能及服用抗心力衰竭药物的情况;以避免和干预围手术期促发急性心衰的危险因素,降低其发生率和病死率。

一、CHF 的分期与心功能分级
(一)CHF 的分期

随着对心力衰竭的病理生理的深入研究,

人们认识到心力衰竭的诊治需以预防为主,改善患者的临床症状,提高生活质量。为了尽早识别发生心力衰竭的高危人群,强调防治相结合的观点,美国心脏病学会(ACC)和美国心脏协会(AHA)在2001年提出了心力衰竭分期的概念,经过多年的完善,2009年4月发表了"ACC/AHA心力衰竭指南",根据其发生发展的过程,分为A、B、C、D四期(见表60-1)。A期:具有心力衰竭的高危因素,而没有心脏器质性疾病或无临床症状。B期:有器质性疾病或心脏结构和功能的改变,没有心力衰竭的临床表现。C期:有器质性心脏疾病或结构和功能的改变,目前或既往有心力衰竭的症状。D期:严重的、难治性心力衰竭,需要特殊干扰。A、B期是没有发生心力衰竭,但有发生的高危因素,这类人群是重在预防,阻止发展成为心力衰竭。C、D期是已经发生了心力衰竭,只是程度不一样。这种分期可认识到发生心力衰竭的高危因素和结构基础,并在发生心功能不全之前进行治疗干预,以降低心力衰竭的发生率和病死率。

表60-1 ACC/AHA心力衰竭的分期

分期	建议
A期:有高危因素,无心脏器质性疾病	以预防为主,避免引起HF的行为
B期:有心脏器质性疾病,无HF的临床表现	根据指南,适当的药物或非药物治疗
C期:有心脏器质性疾病,目前或既往有HF的临床表现	需长期规则的药物治疗,防止其发展
D期:严重的、难治性心力衰竭,需要特殊干扰	需辅助循环、心脏移植等

(二)CHF的心功能分级

目前评价心功能常用的是纽约心脏病协会(NYHA)心功能分级,它适用于已经有心脏疾病的患者,是根据患者的临床症状和体征来判

断的,临床适用性强,但它反映的是临床医师的主观评估,有一定的局限性;同时CHF患者的心功能常常在短时间内发生变化,因此,判断时需紧密结合临床(见表60-2)。

表60-2 NYHA心功能分级

分级	临床表现
I级	日常体力活动无HF的临床症状,体力活动不受限
II级	日常体力活动下出现HF的临床症状,休息后消失,体力活动轻度受限
III级	低于日常体力活动下出现HF的症状,休息后缓解,体力活动明显受限
IV级	休息状态也出现HF的症状,无法进行体力活动

二、术前心力衰竭药物的应用

(一)血管紧张素转化酶抑制药

建议术前24小时停用血管紧张素转化酶抑制药。因为使用此类药物,尤其是同时使用β受体拮抗药的心力衰竭患者可能导致低血压,会增加麻醉诱导后发生严重低血压的风险;影响升压药的升压效果。血管紧张素II受体拮抗药导致的风险与ACEI的相似。但临床症状稳定的左室收缩功能障碍患者,建议在严密监测下围手术期继续使用该药物。

(二)利尿药

一般来说,慢性心力衰竭患者应用利尿药应该持续到手术当天,到术后能进食后继续用药。由于长期大剂量应用利尿药可增加K^+、Mg^{2+}的排出,导致低钾血症、低镁血症并可诱发心律失常;因此,在围手术期应严密监测患者的血钾、血镁的动态变化,纠正低钾血症、低镁血症,防止发生心律失常,维持血K^+在4.0mmol/L左右。同时过度利尿可能导致血容量绝对或相对不足,血压下降使心力衰竭恶化。在术前需密切监测患者的血压、尿量、体重及红

细胞比容等变化,防止麻醉诱导时血流动力学的改变。

由于利尿药可抑制胰岛素的释放和组织对葡萄糖的利用,糖耐量降低,血糖升高;对术前合并有糖尿病者,应密切观察血糖,防止糖尿病病情加重。

(三)β 受体拮抗药

左室收缩功能障碍导致的稳定性心力衰竭患者,术前其治疗用 β 受体拮抗药不应停药。慢性心力衰竭失代偿患者,根据其具体情况 β 受体拮抗药需较少用量或暂停用药。如果病情允许,非心脏手术应该延迟。长期应用 β 受体拮抗药的患者应密切监测血糖、血脂的变化。

(四)强心苷类

地高辛是正性肌力药中唯一的长期治疗不增加死亡率的药物;常用于改善慢性心衰患者的临床症状。应持续用药到术前 1 天或手术当日;但需仔细评估病情,如心电图发现阵发性房性心动过速,2:1 房室传导阻滞要警惕地高辛中毒;如高度怀疑此类药中毒,应停止使用,用钾盐静脉滴注治疗;有心律失常尤其是室性心律失常者,可先用 10% 的硫酸镁 10ml 稀释后缓慢静脉滴注,如效果不佳,可考虑使用苯妥英钠 1mg/kg 或利多卡因 15mg/kg 缓慢静脉滴注,提高室颤的阈值。

第八节　麻醉期间急性心力衰竭的治疗

急性心力衰竭(acute heart failure, AHF)是临床最常见的心血管急症之一,是心功能不全的症状和体征急性发作;有无基础心脏病均可发生,是以急性血流动力学异常导致急性肺水肿、或心源性休克为主要表现的临床综合征。麻醉期间的心力衰竭常以急性心力衰竭为主,

发病凶险,随时可能危及患者的生命。

一、临床表现

在麻醉期间由于急性心力衰竭发病急,多伴有基础心血管疾病,如冠心病、心肌病、高血压病等;辅助检查不一定完善,临床症状有时不典型,因此,正确认识患者的临床特点,及时判断其所处的状态对于抢救患者的生命有非常重要的意义。

麻醉状态时患者的临床表现可能有所差别,清醒患者可能突然出现呼吸困难、发绀、烦躁不安、呼吸频率增快,达 30~40 次 /min,咳嗽频繁,甚至咳白色泡沫状痰或粉红色泡沫痰。全身麻醉气管插管的患者,可能出现:气管内吸出淡黄色或血性分泌物;气道压力增高,血氧饱和度持续 < 90%,吸氧不能改善等。双肺听诊开始可无啰音,随着病情发展可闻及大量湿罗音或哮鸣音,同时患者可能面色苍白、大汗、皮肤湿冷,心率加快。如出现心源性休克时,血压下降(平均动脉压下降 > 30mmHg)、少尿 [尿量 < 0.5ml/ (kg·h),神志模糊等。急性右心衰主要表现为低心血量综合征,右心循环负荷增加。

二、急性心力衰竭的治疗

(一)治疗原则

急性心力衰竭是复杂的一组临床综合征,尤其是发生在麻醉期间,患者的情况与治疗效果及预后密切相关。首要治疗目标是稳定血流动力学,改善症状,纠正缺氧。

治疗原则:在寻找病因的同时将患者的救治放在第一位;迅速缓解呼吸困难,纠正缺氧;尽快稳定血流动力学、维持血压在 90mmHg 左右;纠正水、电解质和酸碱失衡;降低死亡风险,改善预后。病情严重者,在利尿、扩张血管及正

性肌力药物的原则下,必须根据患者的具体情况,个体化治疗。

在麻醉期间发生 AHF 时,清醒状态的患者,首先是吸氧必要时机械通气;全麻患者注意气道压的变化,必要时调整呼吸模式;控制液体出入量。

1. 如果血压正常,SBP ≥ 100mmHg,静脉注射利尿药、硝酸甘油或硝普钠。

2. 如果低血压,SBP < 100mmHg,低血容量者,谨慎扩容,应用升压药;无低血容量者,用升压药,必要时用正性肌力药物。

3. 如果 AHF 伴高血压 SBP ≥ 140mmHg,舌下含服硝酸甘油,静脉注射利尿药、硝酸甘油或硝普钠。

在治疗过程中,综合分析病情,及时调整药物剂量。

(二)药物治疗

1. 利尿药 适用于 AHF 伴肺循环和 / 或体循环明显淤血及容量负荷过重的患者;可减轻心脏前负荷。呋塞米是治疗急性左心衰、急性肺水肿的首选药物,0.5~1mg/kg 静脉注射;根据病情首次注射 20~40mg,可重复使用,在最初 6 小时 < 80mg,24 小时 < 200mg。应用利尿药的患者注意观察尿量及电解质的变化,避免其不良反应。SBP < 90mmHg 的患者应谨慎用利尿药。

2. 正性肌力药物 适用于持续低血压,末梢循环障碍,低心排血量综合征。此类药物可缓解组织低灌注所导致的症状,保证重要脏器的灌注。

(1)洋地黄类药物:麻醉中常用于室性心率增快诱发的 AHF,常用毛花苷丙(西地兰)静脉注射 0.2~0.4mg,用 5% 葡萄糖注射液稀释后缓慢静脉注射,2~4 小时后可重复使用,总量 < 1.2mg。低钾血症、重度房室传导阻滞、急性

心肌梗死(发病 24 小时内)、梗阻性肥厚性心肌病及甲状腺功能低下的患者禁用。

(2)儿茶酚胺类药物:可维持血流动力学稳定,常用的有多巴胺、多巴酚丁胺、肾上腺素、去甲肾上腺素及异丙肾上腺素。多巴胺维持剂量:2~10 μg/(kg·min)静脉注射,短期应用,个体差异大,剂量应从小剂量开始根据病情逐渐增加。多巴酚丁胺:2~10 μg/(kg·min)静脉注射,可短期应用,不作常规应用,注意监测血压。值得注意的是:正在应用 β 受体拮抗药的患者不宜用多巴胺、多巴酚丁胺。如果多巴胺、多巴酚丁胺效果不佳,可改为肾上腺素、去甲肾上腺素:0.03~0.2 μg/(kg·min)静脉注射,异丙肾上腺素 0.02~0.1 μg/(kg·min)静脉注射,根据病情进行适当调整。

(3)磷酸二酯酶抑制药:适用于慢性充血性心力衰竭及体外循环后心室功能不全、或难治性心力衰竭的短期应用。不建议在心肌梗死中应用。米力农:首剂 25~50 μg/kg,缓慢静脉注射,维持量 0.25~0.50 μg/(kg·min)。

(4)左西孟旦:是一种钙增敏剂。能增加 AHF 患者心排量和每博量;降低全身血管及肺血管阻力、增强心肌收缩力但不增加心肌氧耗量,不诱发心律失常。首剂:12~24 μg/kg 缓慢静脉注射,维持量:0.05~2.0 μg/(kg·min)。

3. 血管扩张药 适用于血压正常或高血压的 AHF 患者,治疗围手术期体循环或肺循环高压,心肌缺血、压力或容量负荷过重导致的心室功能不全。如果持续性低血压(SBP < 90mmHg),重度阻塞性心瓣膜疾病、梗阻性肥厚型心肌病的患者,禁用血管扩张药。

(1)酸甘油:是心肌缺血患者的首选,特别适用于急性冠状动脉综合征伴有心力衰竭者,可选择性扩张冠状动脉不引起冠脉窃血,主要作用于静脉血管,降低心脏前负荷。起始量

0.25μg/（kg·min）静脉注射,根据效果逐渐增量,最大剂量5μg/（kg·min）;注意监测血压。

（2）硝普钠:适用于严重心力衰竭,后负荷增加伴有心源性休克患者;主要作用于小动脉,降低后负荷。起始量0.3μg/（kg·min）静脉注射,根据病情可酌情增加至5μg/（kg·min）,密切观察血压,短期使用,注意停药后的反跳现象。

（3）乌拉地尔:可降低血管阻力,增加心排血量,对心率无影响,不增加心肌耗氧量。100~400μg/min静脉注射,根据病情适当调整。

4.支气管解痉剂　常用的氨茶碱有舒张支气管,减轻呼吸困难的作用,还可增强心肌收缩力和心排血量。用法:0.125~0.25g用5%葡萄糖注射液稀释后缓慢静脉注射,4~6小时可重复一次。伴有心动过速或心律失常者慎用,不宜用于急性冠状动脉综合征所致的急性心力衰竭患者。

【制剂及用法】

1.**呋塞米**　①片剂:20mg。②注射液:20mg/2ml。急性肺水肿:成人静脉注射,20~40mg加入生理盐水20~40ml中,缓慢静脉注射;可重复多次。高血压危象:开始40~80mg静脉注射,伴有急性左心衰竭或急性肾功能衰竭时,酌情增加剂量。

2.**卡维地洛**　片剂:25mg。初次剂量为25mg/d,1次/d;根据需要逐渐递增至50mg/d,1~2次/d;最大剂量<100mg。

3.**毛花苷丙（西地兰）**　片剂:0.5mg。注射液:0.4mg/2ml。口服:0.5mg/次,4次/d。维持量:1mg/d,2次/d。静脉注射:成人,首次0.4~0.6mg,稀释后缓慢注射,于2~4小时后可再次给0.2~0.4mg,全效量1~1.2mg。

4.**米力农**　注射液:10mg/10ml。心脏手术后低心排综合征和肺动脉高压时的静脉注射:负荷量为25~75μg/kg,0.25~1.0μg/（kg·min）维持。每日最大剂量<1.13mg/kg。

5.**硝普钠**　粉针剂:50mg。用于心力衰竭时,小剂量开始（25μg/min）,10滴/min缓滴,逐渐递增;用药不超过72小时。

6.**硝酸异山梨酯**　①片剂:2.5mg,5mg,10mg;缓释片:20mg,40mg。普通片:每日2次,每次2.5~5mg。②注射液:10mg/10ml。治疗心力衰竭时,5~20mg/次,6~8小时一次口服。

（张　红）

参考文献

[1] 邓小明,姚尚龙,于布为,等.现代麻醉学.4版.北京:人民卫生出版社,2014:636-641.

[2] 张健,陈兰英.心力衰竭.北京:人民卫生出版社,2011:267-350.

[3] 苏定冯,陈丰原.心血管药理学.4版.北京:人民卫生出版社,2011:379-397.

[4] 戴体俊,徐礼鲜,黄宇光.简明药理学.北京:人民卫生出版社,2014:380-401.

[5] J DEVIN ROBERTS, BOBBIEJEAN SWEITZER. Perioperative Evaluation and Management of Cardiac Disease in the Ambulatory Surgery Setting. Anesthesiology Clinics, 2014, 32（2）: 309‐320.

[6] 喻田,王国林.麻醉药理学.4版.北京:人民卫生出版社,2016:160-166.

第六十一章　抗心绞痛药

第一节　概述

心绞痛（angina pectoris）是由于冠状动脉供血不足，导致心肌急剧暂时缺血、缺氧引起的临床综合征。是冠状动脉粥样硬化性心脏病（冠心病）的常见症状。以急性发作的胸骨后或左心前区阵发性绞痛或闷痛为主要临床表现，常放射至左上肢、颈部或下颌部。引起心绞痛的直接因素可能与心肌在缺血、缺氧时过多代谢产物积聚，如乳酸、丙酮酸、5-羟色胺、组胺及缓激肽等，刺激心肌自主神经传入纤维末梢引起疼痛。参照世界卫生组织的"缺血性心脏病命名及诊断标准"，临床将心绞痛分为以下三种类型。

（1）劳累性心绞痛：多在劳累和情绪激动时发病，这种患者多数已形成动脉粥样硬化斑块，由于冠脉已经狭窄，当心肌需氧量增加时可发生心绞痛，休息或舌下含服硝酸甘油迅速缓解。根据病程、发作频率和转归又可分为稳定型心绞痛、初发型心绞痛和恶化型心绞痛。

（2）自发性心绞痛：其特点为疼痛发生与体力或脑力活动引起的心肌耗氧量增加无明显关系，与冠脉血流量贮备量减少有关。通常疼痛程度较重，时程较长，不易为含服硝酸甘油所缓解。包括：①变异型心绞痛，是由冠脉痉挛所引起；②卧位型心绞痛，常在安静平卧时发生；③急性冠状动脉功能不全；④梗死后心绞痛。

（3）混合性心绞痛：指劳累性和自发性心绞痛混合出现，其特点是在心肌耗氧量增加时或无明显增加时都可能发生心绞痛。临床上所指的不稳定型心绞痛被认为是稳定型

心绞痛和心肌梗死之间的中间状态，可发展成为心肌梗死或猝死，也可恢复为稳定型心绞痛。不稳定型心绞痛的病理学变化基本上与心肌梗死相同，即由于动脉粥样硬化斑块破裂，导致血小板–纤维蛋白血栓形成，但并未完全堵塞血管。治疗的目的是要降低心肌梗死的发生。

心绞痛的主要病理生理基础是心肌氧的供需失衡，稳定型心绞痛通常是由于冠状动脉粥样硬化性狭窄，致心肌供血减少，此时如过度劳累、情绪紧张等，使心肌耗氧量增加，心绞痛发作。不稳定型心绞痛是由于冠状动脉粥样硬化斑块破裂，随之血小板黏附和聚集，血栓形成，冠状动脉血流减少。

针对心绞痛的病生理改变，治疗原则是改善冠状动脉血供和减轻心肌的耗氧，同时积极治疗动脉粥样硬化。目前药物治疗仍然是心绞痛最重要的基本治疗方法，抗心绞痛药终止和预防心绞痛发作的途径有：①增加心肌供氧。包括扩张冠状动脉，促进侧支循环开放，减慢心率而延长舒张期冠状动脉灌注时间。②降低心肌耗氧。包括降低心肌收缩力，减慢心率，减少心脏的前后负荷。③改善心肌代谢。④抑制血小板聚集，防止血栓形成。对在冠状动脉痉挛基础上发生的变异型心绞痛，治疗主要采用扩张冠脉的药物。对不稳定型心绞痛，抗血栓形成是重要的治疗策略。临床常用抗心绞痛药包括硝酸酯类、β肾上腺素受体拮抗药、钙通道阻滞药及抗血小板药等。新型抗心绞痛药物如尼可地尔通过促进钾通道开放，使血管扩张，产生抗心绞痛作用。

第二节 常用抗心绞痛药物

一、硝酸酯类

硝酸酯类用于心绞痛治疗已有 100 多年历史,1867 年著名的英国医师 Lauder Brunton 发现吸入亚硝酸异戊酯能部分缓解心绞痛。现在硝酸甘油已经取代了亚硝酸异戊酯。临床用于心绞痛治疗的硝酸酯类药物有硝酸甘油(nitroglycerin)、硝酸异山梨酯(消心痛,isosorbide dinitrate)、单硝酸异山梨酯(异乐定,isosorbide mononitrate)、戊四硝酯(硝酸戊四醇酯,pentaerythrityl tetranitrate)。本类药物的作用及作用机制相似,只是显效快慢和维持时间等有所不同。

(一)硝酸甘油

【体内过程】硝酸甘油(nitroglycerin)脂溶性高,可从胃肠道、口腔黏膜及皮肤吸收。在体内经有机硝酸酯还原酶代谢,该酶在人体肝脏内活性高,因此口服硝酸甘油肝脏首过消除明显,生物利用度仅 8%,故不宜口服给药。舌下给药可避免首关效应,吸收良好,能在数分钟内达到有效浓度,作用时间很短,只有 15~30 分钟。硝酸甘油其他给药途径还有经皮吸收和经颊吸收的缓释制剂。静脉注射时 1~2 分钟起效,维持 3~5 分钟。

吸收后未经代谢的硝酸酯化合物半衰期仅 2~8 分钟,部分经脱硝酸的代谢产物具有较长的半衰期,可达 3 小时。硝酸甘油的代谢产物(两个二硝基甘油和两个一硝基产物)中的二硝基代谢产物有一定的扩血管作用,可能在口服硝酸甘油时起主要的治疗作用。硝酸异山梨酯的 5'-硝酸酯代谢物单硝酸异山梨酯具有药理学活性,已作为抗心绞痛药在临床使用。单硝酸异山梨酯的生物利用度达 100%,主要以去硝酸代谢产物的葡糖醛酸结合物的形式经肾脏排泄。

【硝酸酯类舒血管作用机制】硝酸酯类药物作用的分子机制涉及 NO 形成,在血管平滑肌细胞内谷胱甘肽转移酶催化下,硝酸甘油释放出 NO,NO 与胞质中鸟苷酸环化酶发生反应而使之活化,催化 GTP 生成 cGMP。cGMP 作为第二信使活化 cGMP 依赖性蛋白激酶,导致平滑肌内一系列蛋白磷酸化反应,最终引起肌球蛋白轻链脱磷酸化,而使血管平滑肌松弛。现已阐明 NO 的化学本质及功能与血管内皮细胞释放的血管内皮舒张因子(endothelium-derived relaxing factor,EDRF)为同一物质,含硝基的血管扩张药都可产生 NO,并以此发挥扩血管作用。

【药理作用】硝酸酯类药物的基本作用是松弛平滑肌,特别是松弛血管平滑肌,包括静脉、动脉和冠状动脉血管,从而降低心肌耗氧并增加心肌供氧,是其防治心绞痛的药理作用基础。

1. 扩张静脉和动脉血管,降低心脏前后负荷　本类药物能松弛大多数动脉和静脉的血管平滑肌。低浓度硝酸甘油引起静脉血管扩张的作用大于动脉。血管扩张的结果是使左、右心室腔的容积和舒张末压降低,但全身血管张力无明显改变。全身动脉压可能有轻微的降低,心率无改变或有轻微反射性加快。肺血管张力和心输出量均有轻微的降低。

较大剂量时硝酸酯类引起较明显的静脉扩张,同时降低小动脉血管阻力,降低收缩压和舒张压以及心输出量,导致苍白、无力、眩晕,引起代偿性交感兴奋。由此产生的心动过速和外周小动脉收缩可恢复全身血管阻力。

2. 扩张较大的冠脉血管,改善缺血区血液供应　缺血是冠状血管扩张的有效刺激因素,在动脉粥样硬化性冠脉阻塞时,阻塞远端部位的血管因缺血而扩张。在阻塞较严重时,这种扩张能力达到最大,但只能用于维持代偿部位静息状态时的供血。当发生耗氧量增加的情况,如运动或情绪激动时,则血管无法进一步扩张。硝酸酯类能使较大的心外膜冠状血管和侧支血管扩张,使到达缺血区特别是严重缺血的心内膜下区的血流量增加,改善局部缺血。硝酸酯类对正常非缺血区的小血管没有扩张作用,从而保证血液能更多地分流到缺血区。

对冠脉痉挛引起的心绞痛,硝酸酯类扩张心外膜冠状动脉,尤其是痉挛部位的冠状动脉,是解除这类心绞痛的主要机制。

3. 对心肌耗氧量的影响　硝酸酯类通过对全身血流动力学的影响,降低心肌耗氧量。心肌耗氧量的主要决定因素是左心室壁张力、心率和心肌收缩性。硝酸酯类药物对心肌的收缩性和心率没有直接作用。影响心室壁张力的因素可分为"前负荷"和"后负荷"两类,前负荷由扩张心室的舒张压(心室舒张末压)决定,增加舒张末容积可使心室壁张力增加。硝酸甘油通过扩张静脉血管,减少静脉回流和心室舒张末期容积,心室壁肌张力因而降低,射血时间也缩短,降低心肌耗氧。后负荷是心室射血的阻抗,主要决定于外周阻力。硝酸甘油降低外周小动脉阻力,使后负荷降低,从而减少心脏做功和心肌耗氧。

4. 硝酸甘油释放的 NO 也可激活血小板的腺苷酸环化酶,使 cAMP 增加,抑制血小板聚集,有利于冠心病的治疗。

【临床应用】硝酸酯类主要用于缓解急性心绞痛的症状及预防心绞痛发作。舌下含服硝酸甘油 0.3~0.6mg 可有效缓解心绞痛症状,也可预防心绞痛发作。硝酸酯类的个体敏感性变异较大。舌下含硝酸甘油 1~3 分钟即可发生作用,故常作为立即控制心绞痛发作的治疗药,但因其作用时间很短,不超过 30 分钟,故不能用于维持治疗。静脉注射硝酸甘油作用很快,数分钟即可生效,故静脉给药适用于严重的、反复发生的卧位型心绞痛的治疗。缓慢吸收的硝酸甘油制剂有颊面和一些透皮制剂,它们能使血浆浓度维持较长时间,但易发生耐受性。虽然透皮应用可提供 24 小时或更长时间的血药浓度,但可靠的防治效应仅维持 6~8 小时。在维持治疗中缓释硝酸甘油的临床效应受到耐受性的限制,如有 8 小时的无硝酸甘油间隙期,可减少或防止耐受性的发生。

此外,硝酸甘油也用于充血性心力衰竭及急性心肌梗死的治疗,可减低心肌耗氧量、增加缺血区血供,同时抑制血小板聚集和黏附,防止血栓形成,可缩小心肌梗死面积。

【不良反应及注意事项】

1. 急性不良反应　硝酸酯类的主要急性不良反应有直立性低血压、心动过速、波动性头痛、皮肤潮红等,均与其舒张血管作用有关,通常在用药的最初几天较明显。超剂量可引起高铁血红蛋白血症,表现为发绀、呼吸急促、眩晕、意识丧失,可静脉注射亚甲蓝治疗。

2. 耐受性　如果连续使用硝酸甘油静脉滴注数小时或长效制剂连续用药数天,则可引起心血管作用减弱或消失,出现耐受性。短暂停药后,耐受性即可消失。随着硝酸酯类大剂量口服、透皮、静脉以及缓释制剂的普遍应用,耐受现象的临床意义更值得关注。耐受性的大小,与用药剂量和频率直接相关。其发生机制不十分清楚,可能与血容量扩张、神经体液代偿、细胞内巯基耗竭和自由基生成等多种因素有关。可通过以下措施克服耐受性的发生:①避免大剂量给药,减少用药次数;②采用间歇给药法,每天不用药的间歇期在 6~8 小时;③补充巯基供体如卡托普利、乙酰半胱酸等。

3. 注意事项　可从小剂量开始应用此类药

物,以避免和减轻不良反应。硝酸酯类可引起眼内和颅内血管扩张,导致眼压和颅内压升高,故青光眼和颅内高压患者禁用。长期用药突然停药可能诱发心绞痛、心肌梗死,故应逐步停药。

【药物相互作用】硝酸酯类和抗高血压药物合用可以使降压作用显著增强。阿司匹林可降低硝酸甘油在肝脏内的清除,合用时引起硝酸甘油血药浓度升高。静脉使用硝酸甘油可减弱肝素的抗凝作用。与卡托普利或利尿剂合用,可抑制机体代偿性 RAS 激活、水钠潴留。

(二)硝酸异山梨酯

硝酸异山梨酯(消心痛, isosorbide dinitrate)的药理作用及机制与硝酸甘油相似,但起效较慢,作用较弱,维持时间较长,属于长效硝酸酯类。本品经肝脏代谢生成 2- 单硝酸异山梨酯和 5- 单硝酸异山梨酯,仍具有扩血管和抗心绞痛作用。口服吸收完全,因肝脏首过效应,口服生物利用度为 25%。可用于心绞痛的预防、冠心病的长期治疗及心肌梗死后持续心绞痛的治疗。但口服剂量范围个体差异较大,不良反应较多,缓释制剂可减少不良反应。舌下含服可提高生物利用度,2~5 分钟起效,维持 10~60 分钟,可用于缓解心绞痛发作。静脉滴注可用于充血性心力衰竭和心肌梗死的治疗。

(三)单硝酸异山梨酯

单硝酸异山梨酯(异乐定, isosorbide mononitrate)是硝酸异山梨酯的主要活性代谢产物,具有明显的扩血管作用,是新一代长效硝酸酯类抗心绞痛药。主要特点是口服在胃肠道完全吸收,无肝脏首过效应,生物利用度达 100%,口服后 1 小时血药浓度达峰值,作用持续时间 8 小时,半衰期约 5 小时。临床用于冠心病的长期治疗和预防心绞痛的发作,也用于充血性心力衰竭、心肌梗死和肺动脉高压的治疗。

二、β 受体拮抗药

β 受体拮抗药(β-adrenoceptor blockers)种类繁多,药理作用及临床应用广泛。可用于心绞痛治疗的 β 受体拮抗药有十余种,包括普萘洛尔(propranolol)、氧烯洛尔(oxprenolol)、阿普洛尔(alprenolol)、吲哚洛尔(pindolol)、索他洛尔(sotalol)、美托洛尔(metoprolol)、阿替洛尔(atenolol)、醋丁洛尔(acebutolol)、纳多洛尔(nadolol)和比索洛尔(Bisoprolol)等。

【抗心绞痛的药理作用与机制】β 受体拮抗药的抗心绞痛作用主要是通过阻断 β 受体,改善全身血流动力学而实现。

1. 降低心肌耗氧量　β 受体拮抗药使心率减慢,心肌收缩力减弱,降低血压,减少心脏做功,从而降低静息和运动时的心肌耗氧。心率减慢和血压降低所引起的心肌耗氧量减少是 β 受体拮抗药缓解心绞痛和提高运动耐受量最重要的机制。但其所致的心肌收缩力减弱,可使心室容积增大,射血时间延长,导致心肌耗氧量增加,但总效应仍是减少心肌耗氧量,缓解心绞痛。为克服 β 受体拮抗药的这一作用,临床常将本类药物与硝酸酯类合用,以抵消其副反应,并产生协同抗心绞痛作用。

2. 改善缺血区血液供应　β 受体拮抗药因降低心肌耗氧量,使非缺血区冠脉血管阻力增高,促使血液流向血管已代偿性扩张的缺血区。其次,在心率减慢的同时,舒张期灌注时间延长,有利于血液从心外膜血管流向易缺血的心内膜区。此外,可促进缺血区侧支循环,增加缺血区灌注量。

3. 改善心肌代谢　心肌缺血发生心绞痛时,交感神经活性增强,肾上腺素分泌增加,使游离脂肪酸增多。而游离脂肪酸代谢时需消耗大量的氧,加重心肌缺血缺氧。应用 β 受体拮抗药,阻断 β 受体,抑制脂肪分解酶活性,减少心肌游离脂肪酸含量,并可改善缺血区心肌对葡萄糖的摄取和利用,改善糖代谢,减少耗氧量。

此外,β 受体拮抗药可促进氧合血红蛋白分解,增加组织供氧。

【体内过程】本类药的药动学特点与其脂溶性有关。脂溶性较高的普萘洛尔、美托洛尔等能在胃肠道被迅速、完全吸收,吸收后在肝脏内的首过代谢率高,故生物利用度低于 30%。水溶性较高的阿替洛尔口服吸收差,但首过消除较低,生物利用度较高。普萘洛尔在肝脏内的代谢呈饱和动力学特征,因此加大剂量可能导致血药浓度不成比例地升高。普萘洛尔在肝脏内氧化后生成活性代谢产物 4-羟普萘洛尔,其半衰期较母药普萘洛尔短。普萘洛尔血浆蛋白结合率高。血浆半衰期为 4 小时,但因活性代谢产物的作用,普萘洛尔的作用维持时间比血浆消除半衰期长。

【临床应用】

1. 心绞痛 本类药物对不同类型的心绞痛具有不同的作用。

(1)稳定型心绞痛:主要用于对硝酸酯类不敏感或疗效差的稳定型心绞痛患者。疗效确定,特别适用于伴有心率快和高血压者。β 受体拮抗药可减少心绞痛的发作频率,改善心绞痛患者对运动的耐受能力。选择性和非选择性 β 受体拮抗药的疗效无明显差别。与硝酸酯类药物合用可减少硝酸酯类药物的用量,减缓该类药物耐受性的产生。

(2)不稳定型心绞痛:本类药可减少不稳定型心绞痛的发作频率,降低急性心肌梗死发生的危险。但对变异型心绞痛患者,因有冠状动脉痉挛,则不应单独使用 β 受体拮抗药。因本类药物阻断 β 受体后,使 α 受体作用占优势,易致冠脉痉挛,从而加重心肌缺血症状,不宜应用,特别是非选择性的 β 受体拮抗药。

在应用 β 受体拮抗药治疗心绞痛时,伴随心率减慢和射血时间延长而发生的心室舒张末容积增加、心肌耗氧增加和左室舒张容积扩大,部分抵消了它的治疗效应,β 受体拮抗药的这种不良作用可以因与硝酸酯合用而被取消。

2. 心肌梗死 无内在拟交感活性的 β 受体拮抗药普萘洛尔、美托洛尔、噻吗洛尔、比索洛尔等可缩小心肌梗死范围,降低心肌梗死的病死率,延长这类患者的存活时间,故心肌梗死的患者应及早使用 β 受体拮抗药,且需继续使用 2~3 年。但因该类药物抑制心肌收缩力,故宜从小剂量开始慎重使用。

【不良反应和防治】β 受体拮抗药的不良反应大多由于 β 受体被阻断所引起,与 β 受体拮抗无关的严重不良反应很少。因为 β 受体分布广泛,故不良反应较多。较严重的有心动过缓、充血性心力衰竭、房室传导阻滞、支气管痉挛,长期应用非选择性 β 受体拮抗药对血脂、血糖有不良影响,掩盖糖尿病患者的低血糖症状(特别是应用胰岛素的患者),对血脂异常者应禁用。突然停用 β 受体拮抗药可引起严重的心律失常或心绞痛发作,是因为长期用药上调 β 受体密度,骤然停药引起受体对内源性儿茶酚胺的超敏反应,发生停药反跳,加重心绞痛症状,甚至诱发心肌梗死。

【注意事项】有哮喘和心力衰竭的患者不宜使用 β 受体拮抗药,前者可用钙通道阻滞药如维拉帕米取代,后者一般应用硝酸酯类。由冠脉痉挛引起的心绞痛也不能使用 β 受体拮抗药,而应采用钙通道阻滞药和硝酸酯类治疗。长期应用 β 受体拮抗药如须停药时,应逐步减量。

三、钙通道阻滞药

钙通道阻滞药(calcium channel blocker)是临床心绞痛预防和治疗的常用药,包括二氢吡啶类：硝苯地平（硝苯吡啶，心痛定，nifedipine）、非洛地平（二氯苯吡啶，felodipine）、尼卡地平（硝苯苄胺啶，nicardipine）、尼索地平（硝苯异苯啶，nisoldipine）、氨氯地平（阿莫洛地平，amlodipine）、尼群地平（硝苯甲乙吡啶，nitrendipine）和非二氢吡啶类：维拉帕米（异搏定，verapamil）、地尔硫䓬（硫氮䓬酮，diltiazem）、苄普地尔（双苯吡乙胺，bepridil）等。

钙通道阻滞药阻滞心肌细胞和平滑肌细胞，特别是血管平滑肌细胞电压依赖性 L 型 Ca^{2+} 通道，阻滞 Ca^{2+} 内流，减弱心脏和血管平滑肌的收缩力。

【抗心绞痛的药理作用与作用机制】

1. 降低心肌耗氧量 钙通道阻滞药作用于心肌细胞，阻滞 Ca^{2+} 内流，使心肌收缩力减弱，自律性降低，心率减慢，从而降低心肌的耗氧量。钙通道阻滞药对心脏的抑制作用以维拉帕米最强，地尔硫䓬次之，硝苯地平较弱。

此外，钙通道阻滞药也阻滞血管平滑肌细胞 Ca^{2+} 内流，使外周血管扩张，减轻心脏后负荷，从而降低心肌耗氧量。其中硝苯地平扩张血管作用较强，应用后可能会出现反射性心率加快，可能使心肌耗氧量增加。维拉帕米、地尔硫䓬等扩血管作用相对较弱。

2. 扩张冠状血管 钙通道阻滞药是目前作用最强的冠脉扩张药，对较大的冠状血管包括输送血管和侧枝循环以及小阻力血管均有扩张作用，能改善缺血区血液供应。特别是对于痉挛状态的血管有显著的解除痉挛作用。

3. 保护缺血心肌细胞 心肌缺血或再灌注时可增加细胞膜对 Ca^{2+} 离子的通透性，使细胞内钙超载，造成心肌细胞尤其是线粒体功能严重受损。钙通道阻滞药可通过阻滞 Ca^{2+} 内流而减轻钙超载，保护缺血心肌细胞。

此外，钙通道阻滞药可降低血小板内 Ca^{2+} 浓度，抑制血小板聚集。

【体内过程】钙通道阻滞药口服吸收完全，但因首关效应明显，生物利用度较低。除吸收缓慢和较长效的制剂氨氯地平、非洛地平外，钙通道阻滞药口服后一般 30~60 分钟即有明显效应。维拉帕米静脉注射后 15 分钟即可产生最大效应。钙通道阻滞药的血浆蛋白结合率很高，为 70%~98%。消除半衰期差异很大，为 1.3~64 小时。在多次口服给药时，半衰期可因肝脏代谢被饱和而延长。几乎所有钙通道阻滞药都在肝脏被氧化代谢为无活性或活性明显降低的代谢物，而后经肾排出。二氢吡啶类钙通道阻滞药如硝苯地平、非洛地平、尼卡地平、氨氯地平、尼群地平等的代谢产物无药理活性或药理活性很低。地尔硫䓬的主要代谢产物为去乙酰基地尔硫䓬，在扩张血管作用方面为地尔硫䓬的一半。维拉帕米的去甲基代谢产物去甲维拉帕米虽有一定生物学活性，但作用明显不如维拉帕米。在肝功能障碍患者，钙通道阻滞药的半衰期延长，生物利用度增高，使用时剂量应相应降低。在老年患者钙通道阻滞药的半衰期也可能延长。

【临床应用】由于钙通道阻滞药有显著解除冠状动脉痉挛作用，故对变异型心绞痛者最为有效，也可用于稳定型心绞痛以及心肌梗死。对支气管平滑肌有一定程度的扩张作用，因此对伴有支气管哮喘和阻塞性肺疾病患者更为适用。各种钙通道阻滞药具有不同的特点及不良反应，因此临床选药时应予注意。

1. 硝苯地平 硝苯地平（nifedipine）扩张冠脉和外周血管作用强，可解除冠脉痉挛，对变异型心绞痛的效果好，对伴有高血压的患者尤为适用；对急性心肌梗死能促进侧支循环的开放，缩小梗死区；由于不阻断房室传导，该药能安全的用于房室传导障碍的患者。但因其降压作用很强,可反射性地加快心率,增加心肌耗氧量,故对稳定型心绞痛的疗效不及普萘洛尔。若与受体拮抗剂合用则会提高疗效,减少不良反应。硝苯地平对心肌的抑制作用较弱,而扩张血管作用较强,血压降低可反射性引起心肌收缩力增强,故一般不易诱发心力衰竭。

2. 维拉帕米 维拉帕米(verapamil)扩张冠脉血管的作用弱于硝苯地平,对变异型心绞痛多不单用本品;对稳定性心绞痛疗效近似普萘洛尔;该药抗心律失常作用明显,因此特别适用于伴有心律失常的心绞痛患者。维拉帕米扩张外周血管作用弱于硝苯地平而较少引起低血压。与受体拮抗药合用时,因两者对心肌收缩力和传导系统都有抑制作用,故应特别注意观察心脏反应,合用要慎重。维拉帕米在伴有心力衰竭、窦房结功能低下、房室传导阻滞的心绞痛患者中禁用。

3. 地尔硫䓬 地尔硫䓬(diltiazem)的作用强度介于硝苯地平和维拉帕米之间,能选择性扩张冠状动脉,对外周血管扩张作用较弱。对变异型、稳定型和不稳定型心绞痛均可使用,应用时较少引起低血压。本品具有减慢心率,抑制传导作用和非特异性抗交感作用。对不稳定型心绞痛疗效好,并且可降低心肌梗死后心绞痛的发作频率。

【不良反应和防治】钙通道阻滞药的主要不良反应来源于它们治疗作用的延伸。过多抑制心肌细胞钙内流可引起严重的心脏抑制,导致心脏停搏、心动过缓、房室阻滞和充血性心力衰竭。近有报道,速释硝苯地平可增加心肌梗死的发生率,可能因这种制剂使血压过快降低而引起的交感兴奋所致,虽然仍须临床进一步证实,但在使用速释硝苯地平时应警惕这一严重不良反应的发生。钙通道阻滞药在接受受体拮抗药的患者中更易引起心脏抑制。钙通道阻滞药引起的一般不良反应有颜面潮红、头痛、头晕、水肿、恶心、便秘,但无须停药。苄普地尔持续延长动作电位,在敏感患者可引起扭转型室上性阵发性心动过速,在有严重心律失常和Q-T延长综合征病史者禁用。

四、其他抗心绞痛药

(一)血管紧张素转换酶抑制剂

血管紧张素转换酶抑制剂(angiotensin converting enzyme nhibitors, ACEI)主要有卡托普利、依那普利、培哚普利、福辛普利钠、贝那普利和咪达普利等,此类药物不仅用于高血压和心衰的治疗,由于其具有保护心血管和减轻冠状动脉内皮损伤、逆转心肌肥厚、促进血管扩张、抗血栓、抗血小板凝集和清除自由基等作用,对心绞痛可产生有益的作用。

(二)双嘧达莫

双嘧达莫(dipyridamole)为腺苷增强剂,能抑制心肌细胞对腺苷的摄取,并减少 PDE 对 cAMP 的降解,明显扩张冠状血管,显著而持久地增加冠脉血流,使心肌供氧增加。但由于主要扩张冠状小动脉即阻力血管,缺血区血流量不增加甚至减少,故对心绞痛的疗效不确切。长期应用双嘧达莫可促进侧支循环形成,并有抗血小板聚集作用,对冠心病的防治有益。不良反应有恶心、呕吐、腹泻等胃肠道反应,头痛、眩晕、潮红、皮疹、低血压等。与肝素合用可引起出血倾向。

(三)尼可地尔

尼可地尔(nicorandil)具有双重抗心绞痛机制:硝酸酯类样作用扩张静脉和心外膜冠状动脉,以及开放 K^+-ATP 通道引起外周动脉和冠状动脉阻力血管扩张。既能扩张大的冠状动脉,又能舒张冠状动脉微循环阻力血管,增加冠状动脉血流量,在降低心肌耗氧量的同时增加心肌供氧,有效缓解心绞痛。尚有抗血小板聚集作用。用于预防和治疗心绞痛,可缓解心绞痛症状,又能改善冠心病预后。临床研究显示尼可地尔具有与硝酸酯类、β 受体拮抗药和钙通道阻滞药相当的抗心绞痛作用。当其他药物控制心绞痛不满意时可加用尼可地尔。本品不良反应轻微,治疗开始常发生短暂性头痛,还可出现潮红、呕吐、眩晕及无力,高剂量可引起血压下降和心率加快。有报告尼可地尔可引起口腔、肛门及胃肠道溃疡。心源性休克、左心衰竭及低血压者禁用。

(四)吗多明

吗多明(molsidomine)与硝酸酯类的作用相似,扩张容量血管降低前负荷,扩张阻力血管降低后负荷,使心肌耗氧量减少;同时扩张冠状动脉,促使侧支循环开放,增加心内膜下血供。舌下含服或喷雾吸入用于稳定型心绞痛、充盈压较高的急性心肌梗死的治疗。

(五)伊伐布雷定

伊伐布雷定(ivabradine)是首个减慢心率的抗心绞痛药。本品通过选择性抑制窦房结而减慢心率,对心内传导、心肌收缩力等无明显影响。主要通过减慢心率而减少心肌耗氧量,治疗心绞痛疗效肯定,适用于不耐受或禁用 β 受体拮抗药、窦性心律正常的慢性稳定型心绞痛的治疗。心绞痛患者对本品的耐受性好且不良反应较小。

(六)曲美他嗪

曲美他嗪(trimetazidine)为血管扩张药,能对抗肾上腺素、去甲肾上腺素及血管升压素的作用,又可降低血管阻力,增加冠脉血流量及外周循环血流量;同时可降低心脏负荷,减少心肌耗氧量,改善心肌氧的供需平衡;还可促进侧支循环的建立,改善心内膜血液供应。本品作为二线抗心绞痛药物,作用较硝酸甘油缓慢、持久。主要用于预防心绞痛发作,不作为心绞痛发作时的对症治疗用药,也不适用于不稳定心绞痛或心肌梗死的初始治疗。不良反应有头晕、食欲减退、皮疹等。CFDA 提醒应警惕其引起的运动障碍等安全性风险。

第三节 抗心绞痛药物的联合用药

抗心绞痛药物应用的目的是降低心肌耗氧和增加缺血心肌的冠脉血流量,以恢复供氧和耗氧的平衡。但单独使用某一类药物控制心绞痛往往难以取得满意疗效,常需联合用药。临床可根据患者个体化情况,合理选用不同的药物联合应用,即可提高疗效,又减少不良反应发生。

1. β 受体拮抗药和硝酸酯类合用 多选用作用时间相近的药物合用,通常以普萘洛尔与硝酸异山梨酯合用。适用于典型劳累性心绞痛,除了两类药物潜在的作用相加外,β 受体拮抗药可降低硝酸酯类引起的反射性心率加快和心肌收缩力增强。而硝酸酯类通过扩大静脉容积,减弱 β 受体拮抗药引起的左心室舒张末期容积增加和心室射血时间延长,还可减弱因阻断 β 受体而引起的冠状血管阻力增高。硝酸酯类和 β 受体拮抗药合用时应注意各自剂量需减小,尤其是开始治疗时的剂量宜小,以防止发生直立性低血压。β 受体拮抗药停药时应逐步减量,突然停药可使心绞痛加剧或诱发心肌梗死。

2. 钙通道阻滞药和 β 受体拮抗药合用 当使用硝酸酯和 β 受体拮抗药不能有效控制心绞痛时,可加用钙通道阻滞药,特别是在有冠脉痉挛时可能有效。用硝苯地平或其他硝酸酯类药物治疗时,可引起明显的反射性心动过速,而限制该类药物的效应。在这些情况下,加用 β 受体拮抗药可减慢心率,降低血压,可能是有益的。硝苯地平与 β 受体拮抗药合用较安全。

3. 钙通道阻滞药和硝酸酯类联合应用 对严重的劳累性或血管痉挛的变异型心绞痛,一种硝酸酯类和一种钙通道阻滞药合用比单用其中任何一种药物有更好的治疗效应。因硝酸酯类主要降低前负荷,而钙通道阻滞药主要降低后负荷,合用可协同降低心肌耗氧量。但需注意联合用药可能会导致血管的过度扩张和血压降低。对合并心衰的稳定型心绞痛患者、病窦综合征和房室传导阻滞的劳累性心绞痛患者,须谨慎地选用二者联合用药,最好选择作用缓和或新型的钙通道阻滞药如氨氯地平。

4. 钙通道阻滞药、β 受体拮抗药和硝酸酯类合用 二氢吡啶类钙通道阻滞药和硝酸酯类均可扩张心外膜冠状血管,其中二氢吡啶类主要降低后负荷,而硝酸酯类主要降低前负荷,β 受体拮抗药则可减慢心率和减弱心肌收缩力,因此三药合用无论是理论上,还是临床实践都被证实是有益的。对于联合使用两种不同类别的抗心绞痛药物而仍不能控制的劳累性心绞痛,可联合使用这三类抗心绞痛药物。但要注意这种合用引起的不良反应会显著增加。

第四节 麻醉期间抗心绞痛药物的应用

麻醉期间一旦发生心肌缺血,首先应排除其诱发原因,纠正缺氧、心律失常、电解质失衡以及血液动力学紊乱。药物治疗主要可选用以下几类。

一、β 受体拮抗药

常用的有选择性 β_1 受体拮抗药,包括美托洛尔、阿替洛尔、索他洛尔和艾司洛尔等,通过减慢心率、降低心肌氧耗及增加冠脉血流,可治疗心绞痛。但剂量过大,可抑制心肌收缩力,需控制好剂量。艾司洛尔是一超短效、选择性 β_1 受体拮抗药,在围手术期防治心肌缺血方面有显效,不仅可降低缺血事件的发生率,而且降低术后心血管并发症的发生率,并能减少远期心脏事件,近年来应用日益增多。其心肌保护作用机理为:①阻断心脏 β_1 受体,减少心肌细胞内 ATP 消耗,降低蛋白激酶 K(PKA)活性,减少钙内流,保护缺血心肌;②抗氧自由基作用,减少花生四烯酸的产生,抑制血小板聚集,防止血栓形成。艾司洛尔的 β 受体拮抗作用与血药浓度成正比,给药后数分钟即可获得临床所期望的效应,并能根据临床状况的变化及时调整剂量,而在停药后 20~30 分钟临床作用完全消失。该药已被广泛用于冠脉搭桥术中保护心肌。用药之前应当详细询问病史,并在使用过程中监测患者的血压和心率。围手术期使用 β 受体拮抗药预防心肌缺血的发生,应从术前 1 周开始,并且持续到术后 2 周。因此,把握好 β 受体拮抗药的使用时机能使患者获得最大的收益。

二、钙通道阻滞药

围手术期心肌缺血的主要原因为血流动力学的改变和 / 或冠脉痉挛。钙通道阻滞药作为抗心绞痛的基础药物对冠脉痉挛有明显疗效,术前停用该类药物可诱发心绞痛,一般需持续服用。维拉帕米可有效的预防围手术期冠脉痉挛的发生。冠心病患者行非心脏手术,用地尔硫䓬能降低心肌缺血的发生率,而几乎无心血管副反应。由于钙通道阻滞药可降低心肌氧耗,扩张冠状动脉而增加心肌氧供,有利于围手术期心肌氧的供需平衡。此外,本类药物可抑制血小板聚集,有利于防止冠脉血栓的形成,可起到预防心肌再梗塞的作用。常用药物有硝苯地平、维拉帕米、地尔硫䓬和尼卡地平等。

三、硝酸酯类药物

硝酸酯类药物对静脉容量血管的扩张作用强于对小动脉阻力血管，以降低心脏前负荷为主，降低左室舒张末压和室壁张力，有利于冠脉血流从心外膜流向心内膜，从而改善心肌缺血。硝酸甘油静脉滴注用于手术期间控制性降压，在降压时心肌可保持较高的灌注压，有利于心肌血供。用于冠状动脉旁路手术期间，预防和治疗高血压发作和心肌耗氧量的增加，急性心肌梗死所致的心功能不全和体外循环心内直视手术后心源性休克等。使用硝酸甘油应注意可能会出现皮肤潮红、头痛及颅压增高等副反应，持续使用出现快速耐受性，对伴有低血压和低血容量的患者，使用硝酸甘油应慎重。

【剂量和用法】心绞痛发作时的治疗：硝酸甘油片 0.3~0.6mg，舌下含服，1~2 分钟起效，约 30 分钟作用消失，也可使用喷雾剂。二硝酸异山梨醇片 5~10mg，舌下含化，2~5 分钟起效，作用可维持 2~3 小时，可用喷雾剂，每次 1.25mg，1 分钟即可起效。

用于缓解期的治疗：硝酸异山梨醇、二硝酸异山梨醇，每次 5~10mg，3 次 /d，服后 30 分钟起效，维持 3~5 小时；单硝酸异山梨醇，20mg，2 次 /d。四硝酸戊四醇酯，每次 10~30mg，3~4 次 /d，1~1.5 小时起效，维持 4~5 小时。戊四硝酯制剂，有口服的长效片剂，每次 2.5mg，每 8 小时 1 次，半小时起效，维持 8~12 小时；也可用 2% 软膏或膜片制剂（含硝酸甘油 5~10mg），涂或贴在胸前或上臂皮肤，作用可维持 12~24 小时。

普萘洛尔，3~4 次 /d，每次 10mg，逐步增加剂量，用到 100~200mg/d；氧烯洛尔，3 次 /d，每次 20~40mg；阿普洛尔，3 次 /d，每次 25~50mg；吲哚洛尔，3 次 /d，每次 5mg，逐步增至 60mg/d；索他洛尔，3 次 /d，每次 20mg，逐步增至 240mg/d；美托洛尔，2 次 /d，50~100mg；阿替洛尔，2 次 /d，25~75mg；醋丁洛尔，200~400mg/d；纳多洛尔，40~80mg，1 次 /d；比索洛尔，2.5~5mg，1 次 /d，根据个体情况进行调整，应特别注意心率和治疗效果。

维拉帕米，80~120mg，3 次 /d，缓释剂 240~480mg，1 次 /d。硝苯地平，10~20mg，3 次 /d，也可舌下含服；缓释剂 30~80mg，1 次 /d。地尔硫䓬 30~90mg，3 次 /d，缓释剂 90~360mg，1 次 /d。尼卡地平，10~20mg，3 次 /d。尼索地平，20mg，2 次 /d。氨氯地平，5~10mg，1 次 /d。非洛地平，5~20mg，1 次 /d。苄普地尔，200~400mg，1 次 /d。尼群地平，20mg，1~2 次 /d。

（高卫真）

参考文献

[1] 李俊. 临床药理学.6 版. 北京：人民卫生出版社，2018:272-283.

[2] 桑国卫，陈竺. 中华人民共和国药典·临床用药须知·化学药和生物制品卷. 北京：中国医药科技出版社，2015:280-285.

[3] 中华医学会心血管病学分会. 慢性稳定性心绞痛诊断与治疗指南. 中华心血管病杂志，2007（35），195-206.

[4] 朱依谆，殷明. 药理学.8 版. 北京：人民卫生出版社，2017:213-226.

第六十二章　晶体液

第一节　概述

静脉输注晶体液（crystalloid solution）作为手术患者的最基本用药之一，临床使用不当将直接影响手术患者结局与预后；但临床上因少有按晶体液的精确药代动力学原理进行静脉输注，故习惯上晶体液仅被视为大输液溶剂而一度被忽视合理使用。跟其他药品一样，将晶体液作为一种治疗药品、引入药代动力学与药效动力学基本原理，正确认识其临床药理学作用规律，这是麻醉科医师进行临床液体治疗与围手术期容量监测与管理的基石。

晶体液，是因溶液中含有盐和 / 或糖等（固态分散质的直径均小于 1nm、能完全溶于水形成均一稳定的化合物或混合物），单束光照射通过时不出现反射现象（加热或蒸发超过溶液的饱和浓度能够重新结晶成小分子）的溶质或特定离子而得名。晶体液具有一定的渗透浓度与

张力，晶体液的溶质分子容易经血管内皮 / 组织细胞膜上的各种微小间隙或特异性离子通道进 / 出细胞内外，能顺电化学梯度或渗透压梯度穿越半透膜，经静脉输注后流经毛细胞血管后，流出毛细血管进入组织间隙形成细胞外液。细胞膜上存在特定的载体或离子通道，其介导葡萄糖转运的易化扩散过程相对迟缓（一般在数分钟至数小时），但细胞膜上因各种离子泵的转运导致细胞内、外水的快速再分布却只在数秒内即可实现。晶体液的溶质在细胞内、外液之间的相对选择通透性，是维持细胞膜内、外渗透平衡的决定因素之一。因此，临床上因晶体液输注不当所造成的水分子在血管内、外与细胞内、外液之间出现快速再分布（净移动）失衡，可快速影响血容量与细胞内、外液容量。

机体细胞外液与血液的晶体渗透浓度大约是 295mOsm/L。晶体液制剂的渗透浓度是其输注入血管后迅速透过毛细血管，实现液体在

细胞外液与细胞内液之间达到渗透平衡的关键决定因素之一（区别于胶体液，因其不能透过半透膜，而形成一定的渗透压，是实现液体在血管内、外渗透平衡的主要决定因素之一）。

晶体液的临床选择，需要科学地了解各种晶体液的渗透特性与张力特性。依据晶体液的张力大小，市售晶体液包括低张力、等张力与高张力三种类型。其中，用作功能性细胞外液填充的平衡液（复方电解质溶液），基本上是等张或接近等张液体，这能迅速提高细胞外液容量，而对于改变细胞内液容量却相对迟缓。晶体液制剂的溶质决定晶体液的渗透压，溶质在细胞内外代谢速率的快慢、穿透细胞膜的难易，决定了液体的输注张力。如 5% 葡萄糖注射液静脉输注，为等渗、等张，其可透过细胞膜、被细胞内迅速代谢利用，张力将很快消失。临床液体治疗过程中，晶体液的种类与输注的容量若不匹配，能迅速导致医源性组织水肿（细胞外液水分相对或绝对过量），作用持续将引起细胞水肿（细胞内液水分相对或绝对过量），或细胞内、外液水分相对或绝对不足，从而严重影响组织与细胞的代谢平衡与内稳态的维持，并干扰危重症患者高乳酸血症的临床监测。

液体治疗时，根据晶体液静脉输注的目的（临床药效学）不同，可将其分为补充输液剂（修复输液剂）和维持输液剂。维持输液剂，在围手术期主要用于补充机体不显性失水（如呼吸与皮肤蒸发，以及排尿等造成的失水、失盐）。皮肤不感蒸发及呼吸失水不含电解质（而尿液则含有少量盐类），维持输液剂皆为低盐溶液。

手术患者由于术前禁食、术中出血、体液丢失、应激等因素，常引起患者水电解质成分的丢失和内环境的紊乱。麻醉方式的不同，晶体液在体内代谢清除的速率也不同。全身麻醉容易引起液体清除减缓，但椎管内麻醉较少引起间质潴留。因此，围手术期静脉输注补充输液剂，

主要应补充机体因创伤、麻醉或外科手术造成的病理性体液丢失，用于治疗水、电解质和酸碱失衡，恢复机体的内稳态。本节就临床上最常用的几种晶体液的药代动力学原理及临床应用规律进行科学阐述。

一、晶体液的药代动力学
（一）水分

成人体内水分占体重 60%，主要分布于细胞外间隙（extracellular space, ECS）与细胞内间隙（intracellular space, ICS）。ECS 按其分布又分为三个功能区域：①血管腔（intravascular space, IVS），构成血管内液（血浆）成分（intravascular fluid, IVF; plasma），占体重 5%；② 细 胞 间隙（interstitial space, ISS）；③ 跨 细 胞 间 隙（transcellular space, TCS）。分布于 ISS 与 TCS 的液体成分构成细胞间液（interstitial fluid, ISF），即组织液，占体重 15%；而血浆与组织液共同构成细胞外液（extracellular fluid, ECF），占体重 20%。细胞内液（intracellular fluid, ICF），分布于 ICS，量相对稳定，ICF 占体重 40%。ECF 与 ICF 水分在上述组分中彼此穿越遵循渗透原理（等渗规律：细胞内外、血管内外渗透浓度必须相等）、电中性原则（细胞内外、血管内外溶液阴阳离子总数必须维持净电荷为零）、酸碱平衡与半透膜效应，呈相对隔离、动态分布，涉及水与电解质的组成、酸碱状态（pH）与蛋白阴离子的构成状态，其平衡状态的调节失衡将引起血容量迅速变化及组织水肿、内稳态失衡。因此，除外分泌液、房水与脑脊液（这部分 ECF 约占体重 1%~2%，且在正常情况下对维持机体的水和电解质平衡所起的作用甚微，被称之为非功能性 ECF），其余部分的 ECF 习惯上被称之为功能性细胞外液。

市售的等张晶体液，即时输注后仅 20% 存留于 IVS，80% 迅速进入 EVS，其主要用于补

充功能性 ECF 容量而非 ICF 容量；但其扩容效率仅为 20%（其余大量液体退隐至 ISS），且代谢迅速（30 分钟后仅有 30% 存留于血管内），故短时间内大剂量输注晶体液会引起间质水肿、电解质失衡。

晶体液输注对体液渗透平衡的影响遵循 Starling 定律：$Jv = Kf[(P_c - P_i) - \sigma(\pi_c - \pi_i)]$。由此方程式可知，晶体液进入体内的净滤过（net filtration, Jv）受 6 个变量的影响：①毛细血管流体静水压（capillary hydrostatic pressure, P_c）；②组织液流体静水压（interstitial hydrostatic pressure, P_i）；③毛细血管膨胀压或胶体渗透压（capillary oncotic pressure, capillary colloid osmotic pressure, π_c）；④组织间隙胶体膨胀压或胶体渗透压（interstitial oncotic pressure, interstitital oncotic pressure, π_i）；⑤滤过系数（filtration coefficient,

Kf）；⑥反射系数（reflection coefficient, σ）。当 Jv 是正值时，水分将离开毛细血管使 IVS 减少、产生滤过效应；反之，当 Jv 呈负值时，水分将进入 IVS，产生重吸收作用。

（二）晶体液的电解质成分

晶体液及上述各腔室中的粒子数决定了其容量大小。血浆中的电解质浓度与组织液类似，但胶体渗透压略高于组织间液。ECF 中主要阳离子为高浓度的 Na^+，主要阴离子为 Cl^-、HCO_3^-，共同决定 ECF 容量；ICF 中主要阳离子为 K^+，其次为 Mg^{2+}，阴离子以磷酸根和蛋白质为主。市售各种等渗类晶体液的成分均接近 ECF 的电解质组分（表 62-1）。

二、主要晶体液的生理特性

在临床实践中，围手术期正确选择晶体液

表 62-1　各种晶体液与血浆/细胞外液（组织液）/细胞内液成分对比（单位：mmol/L）

	Na^+/-	K^+	Cl^-	Ca^{2+}	Mg^{2+}	HCO_3^-/-	Lactate-	葡萄糖/(g/L)	渗透浓度/(mOsm/L)
血浆	136~146	3.8~5.0	100~106	4.6~5.5*	1.3~2.1	23~27	0.1~2	70~110	280~310
细胞外液	142	5	117	3	1	23~27			310
细胞内液	15	150	3	2	27	23~27			310
林格液	147	4	155.5	4.5	—	—	—	—	311
乳酸钠林格液	130	4	109	3	—		28	—	274
醋酸钠林格液	142	5	98	—	2	27/ Acetate-	—	—	308
复方电解质 M3A 注射液	60	10	50				20	27	低渗维持液
复方电解质 M3B 注射液	50	20	50				20	27	低渗维持液
复方电解质 MG3 注射液	50	20	50				100	27	低渗维持液
复方电解质 R2A 注射液	60	25	49	1		6.5/ HPO_4^{3-}	25	23.5	低渗维持液
复方电解质 R4A 注射液	30	10	20			20/ Acetate-	10	40	低渗维持液
5%/10% 葡萄糖注射液	—	—	—					50/100	
0.9% 氯化铵注射液	168/NH_4^+		168						
5% 碳酸氢钠注射液	595					595			高渗液
11.2% 乳酸钠注射液	1 000						1 000		高渗液
0.9% 氯化钠注射液	154	—	154						等渗液
10% 氯化钠注射液	1 700	—	1 700	—	—	—	—	—	高渗液
10% 氯化钾注射液	—	1 333	1 333	—					高渗液
5% 氯化钙注射液			900	450					高渗液
10% 葡萄糖酸钙注射液				225		225/ 葡萄糖酸根$^{2-}$			
25% 硫酸镁注射液					1 037	1 037/SO_4^{2-}			高渗液

注：* 其中血浆离子钙正常值为 1.0~1.2mmol/L（2.0~2.4mOsm/L），醋酸钠林格液（Baxter 公司）还含有葡萄糖酸成分 23mmol/L。

进行液体治疗的前提是基于对体液失衡性质的准确识别。绝对血容量不足主要系大量活动性失血或严重的脱水引起,相对血容量不足常因脓毒症、麻醉药物导致血管扩张或围手术期过敏反应等引起。低血容量引起上述 6 个变量的变化,并通过激活神经 - 体液调节系统(交感 - 肾上腺系统与肾素 - 血管紧张素 - 醛固酮系统)等启动低血容量的代偿机制进行缓冲。了解患者的病理生理变化规律、熟悉各种晶体液的生理特性(表 62-1),将有利于正确选择输注液体的种类并掌控其效用与输注速度,这对提高晶体液的临床疗效至关重要。

第二节　晶体液的种类与临床应用

一、细胞外液补充剂

(一)生理盐水

亦称 0.9% 氯化钠溶液(W/V),实际上"生理盐水"这个名词并不恰当:其成分中因缺少与细胞外液相当的阴阳离子,故该溶液与血浆等张的要求依赖于 Na^+ 和 Cl^-,因而其钠的含量稍高于血浆含量,而氯含量却远远高于血浆含量(正常血浆 Na^+ 浓度为 142mmol/L,Cl^- 为 103mmol/L),见表 62-1。根据酸碱平衡的 Stewart 法则,持续输注生理盐水会引起医源性酸碱平衡紊乱,引起医源性高氯血症性代谢性酸中毒(hyperchloremic metabolic acidosis,HCMA)。因此 0.9% 氯化钠液(生理盐水)并不"生理"。

1. 临床药理

(1)钠与氯等比例地丢失或氯丢失相对较多时用以补充细胞外液。

(2)治疗伴有体液丢失的代谢性碱中毒的早期,其提供的氯离子可使碳酸氢盐代偿性减

少,从而纠正体液酸碱失衡。

(3)补充细胞外液:当没有其他合适的输液剂时,在紧急情况下(如休克、大出血等)作为急救措施可输注 0.9% 氯化钠注射液。

(4)用于输血的起始和终止,避免发生溶血。

(5)不含钙、镁离子,可用作溶解或配制其他药物的载体输液,避免发生沉淀或输液配伍禁忌。

(6)用于神经外科脑性耗盐综合征的救治,能同时纠正低钠与脱水。

2. 临床应用

(1)0.9% 氯化钠液仅含有钠和氯,并不是补充细胞外液的理想制剂,仅在紧急情况下作为急救措施用以暂时维持血容量。

(2)正常成人每日需钠 90~250mmol,最低需要量为 15mmol/d,最大耐受量为 400mmol/d。一般输注 1 000ml 0.9% 氯化钠注射液即可满足正常成人的每日氯化钠的生理需要量,在病理状态下,可根据患者的具体情况进行相应的调整。

(3)输注速度:成人维持生理需要量的输注速度为 100~200ml/h,最快不宜超过 300ml/h。在病理状态下,可根据需要适当调整。

3. 不良反应

(1)电解质紊乱:0.9% 氯化钠注射液仅含有钠和氯,且浓度高于血浆正常浓度,大量长期使用可导致电解质紊乱,包括高钠血症、高氯血症、低钾血症等。

(2)酸中毒:1L 0.9% 氯化钠注射液含有较细胞外液多 1/3 的氯,大量输注时,氯在血中浓度升高,碳酸氢盐相应减少,产生高氯性代谢性酸中毒,这是严重腹泻脱水患者不能单独应用 0.9% 氯化钠注射液治疗的原因,特别是婴幼儿更应注意此点。

（3）容量负荷过重：该液体制剂长期大量输注，会导致容量负荷过量，易出现肺、脑水肿。

（二）平衡液

针对手术、创伤、大出血等因素选择合适的晶体液制剂，不仅能直接补充功能性细胞外液减少，更要在纠正代谢性酸中毒和减轻内环境紊乱方面起到积极的治疗学作用。目前医疗界使用的三种平衡液林格液（Ringer's solution, RS）、乳酸林格液（Lactated Ringer's solution, LRS）和醋酸钠林格液（Acetated Ringer's solution, ARS）均不理想。迄今为止，尚没有一种晶体输液产品能够完全达到补充细胞外液和纠正内环境紊乱的生理要求。针对当前临床上广泛使用的这三种平衡液产品，以下从药理学角度科学评估其临床药理、输注用途与禁忌。

1. 林格液 1880—1883 年英国生理学家及临床医师 Sydney Ringer（1835—1910 年）意外地用自来水配置蛙心肌灌注液，发现其心肌收缩性强于蒸馏水配置的生理盐水，对其成分进行分析得出用自来水中所含的微量钾/钙离子及碳酸氢盐可提高心肌收缩性，于是首先提出复方电解质溶液的概念，林格液因此得名（表 62-1），又称"复方氯化钠溶液"。

（1）临床药理：林格液为等张液，无热量供给，因其含有氯化钠、氯化钾和氯化钙，所以又称"三氯溶液"。林格液的优点为：与血浆等渗，Na^+、K^+ 浓度与血浆相近。

不足点：① Cl^- 高于血浆含量，大量输注对机体会产生不利作用，也会引起医源性高氯血症性代谢性酸中毒（hyperchloremic metabolic acidosis, HCMA）；② 游离钙 Ca^{2+} 含量 2.0 mmol/L 左右，虽有助于促进凝血，减少围手术期失血量，但大量输注（> 3L）有可能缩短凝血时间、引起机体明显的高凝状态；③其成分中没有直接缓冲碱。

（2）临床应用与注意事项：林格液的临床用途、注意事项及不良反应同 0.9% 氯化钠液（W/V），主要是用于补充功能性细胞外液的丢失，但过量输注时更易发生高氯血症。林格液含钾和钙甚少，因此不能用此溶液纠正低血钾或低血钙，也不能与血液一起输注，以免发生凝血反应。

2. 乳酸钠林格液 乳酸钠林格液是目前最广泛使用的细胞外液补充剂，其电解质浓度及渗透压（274mmol/L）均与细胞外液接近（表 62-1）。

最先人们想到在林格液中加入碳酸氢盐来缓冲组织的酸中毒，但因与钙/镁离子形成沉淀而阻碍其应用。20 世纪 30 年代早期 Alexis Hartmann 在林格液里加入乳酸以能对酸碱平衡起到缓冲作用，乳酸钠林格液因而问世，又称"Hartmann 液"。

（1）临床药理：与林格液相比，乳酸钠林格液含有 K^+、Ca^{2+} 和乳酸根离子，具有缓冲作用。乳酸钠林格液输注后补充细胞外液，同时有 1/4 的输注量留在血管腔内，增加循环血量，维持有效循环，使血液稀释，降低血液黏度，改善组织血液灌流。临床常用该溶液治疗微循环障碍、防治休克、纠正等张性脱水及进行大出血急救等。围手术期应用乳酸钠林格液的整体血流动力学效应有助于改善脓毒症和创伤失血性休克的生存率。

不足点：① Na^+ 含量（130mmol/L）及总渗透浓度（274mOsm/L）低于 ECF，大量输注会导致低钠血症并降低细胞外液渗透压引起间质水肿，在有脑水肿危险的患者使用不利。②游离钙 Ca^{2+} 含量 2.0mmol/L，同普通林格液一样存在干扰凝血的可能性。③乳酸钠林格液中所含 D-乳酸盐有潜在致凋亡效应。自然界乳酸有 D-乳酸和 L-乳酸两种旋光异构体，D-乳酸在体内几乎不被代谢并对肝细胞、肺上皮细胞及神经元有直接毒性作用，短时间内大量输注能增加肺泡上皮细胞及肝细胞凋亡；能被代谢的内生性乳酸为 L 型，主要在肝脏代谢生成等分子的 HCO_3^- 发挥缓冲其作用。因生产工艺等限制，市售乳酸钠林格液中的乳酸盐多数为 D- 乳酸与 L- 乳酸盐等量混合的消旋体，因此有潜在致凋亡效应。④短时间内大量输注乳酸钠林格液会引起高乳酸血症，且外源性输注 L- 乳酸盐在体内代谢是一个耗能过程（ 1 个分子 L- 乳酸代谢生成等分子的 HCO_3^- 将消耗 6 个分子 ATP），生成 HCO_3^- 中和 H^+ 成 CO_2 和水发挥缓冲作用时存在时间滞后性（ 大约在 1.5 小时后才发挥作用），这对肝脏切除和肝移植手术不利，体外循环中用作预充液也易发生高乳酸血症。

（2）临床应用与注意事项：①急行补充输液治疗时，其输注速度可达 1~3L/h，待尿量增加后可减慢输注速度，维持量以 10ml/（kg·h）为宜。对严重脱水患者必须迅速恢复患者血压时，在最初的 1~2 小时内应提供 30ml/kg 的输注量。输注期间要严密监测循环状态，以免容量超负荷，导致肺水肿或心力衰竭。②在纠正因失血所致的低血容量时，输注量应 4 倍于失血量，在红细胞压积不低于 30% 时不需要输血。③因乳酸钠代谢后生成 HCO_3^-，因此不能用于碱中毒患者，但可纠正轻度酸中毒。④因其含有钙，故不能与血在同一输液管道内输注，以免凝血。⑤乳酸钠需经肝脏代谢产生 HCO_3^-，肝血流减少至 1/60 时，乳酸钠将不能被代谢。对肝功能不佳及有乳酸盐代谢障碍者，不宜使用该液体。此时最好用醋酸钠代替乳酸钠，醋酸根离子可在肌肉等组织中代谢，直接进入三羧酸循环代谢成 HCO_3^-，而不必经肝脏代谢。

乳酸钠林格液中加入葡萄糖 50g，即成为复方乳酸钠葡萄糖注射液，1L 溶液中加入山梨醇 50g，即成为复方乳酸钠山梨醇注射液；因这两种溶液中加入糖质，可提供一定热量，能减少组织蛋白的分解，改善肝脏功能，防止酮体生成。葡萄糖的代谢需要胰岛素参与，而山梨醇则不需要，故乳酸钠林格山梨醇注射液更适用于糖尿病患者，但山梨醇不能被脑组织所利用。机体对葡萄糖和山梨醇的利用率分别为 0.5g/（kg·h）和 0.15g/（kg·h）。

3. 醋酸钠林格液　为避免乳酸蓄积不良反应，1979 年美国百特公司推出了醋酸钠林格液，商品名叫"勃脉力 A"（PLASMA － LYTE，Baxter），即以醋酸盐（acetate$^-$）代替乳酸盐作细胞外液晶体补充液，它是一种不含钙的复方电解质溶液（表 62-1）。

（1）临床药理：醋酸钠林格液是一种已被临床广泛应用、较乳酸钠林格液更生理化的复方电解质溶液，pH 为 7.4，渗透浓度接近血浆（ 308mOsm/L ）；Cl^- 和 Na^+ 浓度接近血浆，K^+ 和 Mg^{2+} 浓度接近细胞外液；含有碳酸氢盐前体物质的醋酸根和葡萄糖酸根（为正常血浆值的两倍）可发挥更大的缓冲能力；不含乳酸，也不额外升高血糖、不加重肝脏负担；体外循环预充极少蓄积；此外还有在全身麻醉状态下利于保持中心体温等优点。但有研究显示，醋酸钠林格液在纠正代谢性酸中毒及能量 ATP 供应上并不优于乳酸钠林格液。

不利点有：不含 Ca^{2+} 是一重要缺陷，钙是细胞内作用最广泛的信号分子，几乎涉及所有细胞内的生命活动，不仅是重要的第二信号分子，更是各种生命活动自稳调节的自身调节分子。

（2）临床应用与注意事项：①目前认为，在选择补充功能性细胞外液时，早先上市的不含 Ca^{2+} 成分的醋酸钠林格液，仍属于非生理性的晶体液；近年来渐被后续上市的含钙离子络合物成分的改良醋酸钠林格液制剂所取代。

②在糖尿病酮症酸中毒及肝切除患者应用时,醋酸在体内代谢的速率将减少近 1/3,且代谢不完全。③醋酸具有一定的扩血管效应,快速大量输注醋酸钠林格液对心血管系统有轻微的抑制作用。④醋酸钠林格液静脉输注,还会干扰侵袭性曲菌病患者诊断时(酶联免疫试验)的检测结果,因此对有曲菌感染败血症隐患的血液病及肿瘤患者(为避免诊断失误)应禁忌使用。

各种平衡液与血浆/细胞外液与组织液/细胞内液的成分对比(表 62-1),均有待于改进。

(三)其他复方电解质溶液

临床上经常使用的其他复方电解质溶液,主要指一些可用作细胞内、外液补充剂的维持性输液制剂。维持输液剂主要有:复方电解质葡萄糖 R2A/R4A 注射液,复方电解质葡萄糖 M3A/M3B 及 MG3 注射液,简称 R2A、R4A、M3A、M3B 及 MG3 注射液(表 62-1);如在 1L R4A 注射液中再加入 10% KCl 6ml,便制成复方电解质葡萄糖 R4B 注射液。

1. **临床药理** 当患者出现严重脱水时,起初为细胞外液丢失,随之就出现细胞内液移至细胞外液。因细胞内液是通过细胞外液丢失,因此,凡适用于补充细胞内液的输液剂,也必然适用于补充细胞外液,R2A 注射液就是兼有这两种作用的输液剂。高张性脱水可有大量细胞内液丢失,R2A 注射液含有较高浓度 K^+,故 R2A 注射液主要适用于补充细胞内液丢失为主(失水大于失盐)的高张性脱水。对于高热引起的高张性脱水时,失水大于失盐,故选用低盐的 R4A 注射液治疗为佳。若同时伴有低钾血,应于 R4A 中加入适量 10% KCl 液或输用 R4B 注射液。由于 R4A 注射液为不含钾的低盐等张液,故常用于治疗高张性脱水及性质不明的其他脱水,或肾功能状况尚不清楚的无尿或少尿患者的开始输液;一旦确定诊断,即应更换适当的输

液剂。此外,R4A 注射液亦适用于新生儿维持输液及儿童急性脱水等行补充输液。

成人按每日水和电解质的需要量,计算维持性输液所提供的水及电解质的量后,进行合理的维持性静脉液体治疗。M3A、M3B 或 MG3 注射液等主要是用作补充不显性失水及排尿所造成的生理丢失量,这 3 种电解质注射液是禁食或不能进食的患者的相对理想的维持输液剂。M3A 注射液,适用于肾功能正常、血清钾正常的手术患者进行维持补液;M3B 及 MG3 注射液,适用于肾功能正常、血清钾偏低的手术患者进行维持输液;MG3 属于高糖维持液,这对于合并糖尿病的患者,围手术期禁用。

2. **临床应用与注意事项** R2A 注射液、M3A、M3B 及 MG3 注射液的含 K^+ 量均较高。对于无尿、少尿及高血钾的患者,应禁用 R2A、M3A、M3B 及 MG3 注射液。对于成人,除高张性脱水在治疗初期可大量输用 R4A 注射液以外,其他情况的用量应以 500ml 为限。少尿的高张性脱水,即使伴有低血钾,也应先输用不含钾溶液,待尿量增加后,再输含钾溶液。但高张性脱水,如短时间内输注大量不含 K^+ 和 HCO_3^- 的 R4A 注射液,可导致稀释性酸中毒及低血钾,应予以注意。

M3A、M3B 及 MG3 注射液的成人输液速度,不宜超过 500ml/h。其中,M3A 中钾含量相对较低,术后患者因组织损伤,可能会出现暂时性血清钾偏高;故术后早期先用 M3A 较适宜,随后视病情改用 M3B 或 MG3 注射液。发热伴大量发汗的患者,细胞内、外液同时丢失严重,补充 R2A 注射液较适宜。

二、水分补充剂

5%、10%葡萄糖注射液

葡萄糖注射液为非电解质溶液。5%葡萄糖液为等渗液,10%葡萄糖液为高渗液,主要

用作水分补充剂(临床上还有 50% 葡萄糖注射液,主要是用作补充能量所需或纠正低血糖反应)。葡萄糖进入血液后,在酶和激素的作用下,很快被代谢成 CO_2 和水、释出能量,失去了维持渗透压的性质,只留下水分。5% 和 10% 葡萄糖液输入体内后,葡萄糖被迅速利用,一般对细胞不产生渗透压作用,也不引起利尿,可按需要输注。因此,5% 和 10% 葡萄糖液既可作为载体输液使用,也可作为水的来源。

1.临床药理

(1)供给水分:可补充不显性水蒸发、出汗及大小便失水。作为水来源,可治疗高张脱水,当患者没有扩容禁忌时,可用于治疗高钠血症、降低血钠浓度。5% 或 10% 葡萄糖注射液输注血液后,除溶液本身供给的水分外,每 1g 葡萄糖在代谢时还可产生 0.6ml 水。

(2)供给热量:5% 或 10% 葡萄糖注射液,可供给患者部分热量。每日 2~3g/kg,即 5% 葡萄糖溶液 40~60ml/kg 或 10% 葡萄糖溶液 20~30ml/kg,既可减少体内蛋白质分解代谢,还可提供肾脏为排泄蛋白质代谢废物所需的水分。同时,葡萄糖也能防止肝糖原缺乏,改善肝脏功能,防止酮体产生。

2.临床应用 当药物需经静脉输注且不宜长时期暴露于电解质溶液时,5%、10% 葡萄糖注射液是相对理想的载体输液制剂;葡萄糖还可与其他电解质配制成复方电解质溶液制剂,用作静脉维持液体的输注(如前述)。

需水量计算:①成人每日生理需水量约 1 500~2 500ml,儿童每日生理需水量约为其体液总量的 3/4。水合作用的需水量依患者状况而异,发热患者一般每日至少增加 500~1 000ml。应注意的是,成人平均水的代谢率约为 35~40ml/(kg·d),且接受静脉内治疗的患者一般肾脏对水的安全代谢范围仅为 2 500~3 000ml/d,应激状态下,患者代谢水的能力下降,容易导致液体潴留。②输液速度:成人对葡萄糖的利用率一般为 0.5g/(kg·h)。葡萄糖液的输注速度因患者状况和输液目的而异,维持生理需要量的输液速度一般为:成人 25ml/(kg·d),小儿因体重而异,如体重为 10kg 的婴儿,每小时只能输注 10% 葡萄糖溶液 50ml,新生儿每小时只能输注 10% 葡萄糖溶液 20ml,超过此速度即可产生糖尿。遇有脱水、休克或是心力衰竭等病理情况,应适当加速或减慢输注速度。③葡萄糖液为非电解质液,和血液混合可导致红细胞溶血。④ 5% 或 10% 葡萄糖注射液不应当作为热量的主要来源,不应当用它代替饮食。每克葡萄糖产生 16.76kJ 热量,而成人在休息情况下的能量日需求约为 8 360kJ(2 000kcal)热量,如葡萄糖液是唯一热量来源时,则需要 10% 葡萄糖液 5 000ml,但输注这么大量的葡萄糖溶液是十分危险的,也是不可能的。因此当患者行液体治疗 3~4 天后,仍不能经口补充热量时,即应以鼻饲法或静脉高营养法补充营养和热量,否则易产生低蛋白血症而出现水肿。

3.不良反应

(1)脱水:输注葡萄糖过快,超过患者代谢能力,就将发生渗透性利尿。未代谢的葡萄糖将以原型经尿排出,因而可带走一定量水分,从而导致脱水。

(2)水中毒:长期输注等渗或低渗葡萄糖液,可因 ADH 释放增加和液体潴留导致水中毒。

(3)电解质紊乱:葡萄糖液为非电解质液,而且肾脏不具有保钾能力,故长期输注葡萄糖液可引起电解质紊乱,如低血钾、低血钠等,还可产生稀释性酸中毒。

(鲁显福)

参考文献

[1] 平衡液的过去、现在与未来. 2009 麻醉学新进展.// 邓小明,曾因明. 北京:人民卫生出版社,2009:3.

[2] 常用输液剂功用与输注时注意事项. 临床液体治疗 // 李文硕,王国林,于泳浩. 北京:化学工业出版社,2007: 1.

[3] ANNANE D, SIAMI S, JABER S, et al. Effects of fluid resuscitation with colloids vs crystalloids on mortality in critically ill patients presenting with hypovolemic shock: the CRISTAL randomized trial. JAMA, 2013, 310(17):1809–1817.

[4] ANNANE D, SIAMI S, JABER S, et al. Myburgh J, McIntyre L. New insights into fluid resuscitation. Intensive Care Med, 2013, 39(6):998–1001.

[5] AWAD S, ALLISON S P, LOBO D N. The history of 0.9% saline. Clin Nutr, 2008, 27: 179–188.

[6] DE BACKER D, CORTÉS D O. Characteristics of fluids used for intravascular volume replacement. Best Pract Res Clin Anaesthesiol, 2012, 26(4):441–451.

[7] FINFER S, BELLOMO R, BOYCE N, et al. A comparison of albumin and saline for fluid resuscitation in the intensive care unit. N Engl J Med, 2004, 350:2247–2256.

[8] HAHN R G, LINDAHL C C, DROBIN D. Volume kinetics of acetated Ringer's solution during experimental spinal anaesthesia. Acta Anaesthesiol Scand, 2011, 55(8):987–994.

[9] HAHN R G. Volume kinetics for infusion fluids. Anesthesiology, 2010, 113(2):470–481.

[10] MCDERMID R C, RAGHUNATHAN K, ROMANOVSKY A, et al. Controversies in fluid therapy: Type, dose and toxicity. World J Crit Care Med, 2014, 3(1):24–33.

[11] PATEL A, LAFFAN M A, WAHEED U, et al. Randomised trials of human albumin for adults with sepsis: systematic review and meta-analysis with trial sequential analysis of all-cause mortality. BMJ, 2014, 349:g4561. doi: 10.1136/bmj.g4561.

[12] PEREL P, ROBERTS I, KER K. Colloids versus crystalloids for fluid resuscitation in critically ill patients. Cochrane Database Syst Rev, 2013, 2:CD000567.

[13] RAGHUNATHAN K, SHAW A, NATHANSON B, et al. Association between the choice of IV crystalloid and in-hospital mortality among critically ill adults with sepsis. Crit Care Med, 2014, 42(7):1585–1591.

[14] SHAW A D, BAGSHAW S M, GOLDSTEIN S L, et al. Major complications, mortality, and resource utilization after open abdominal surgery: 0.9% saline compared to Plasma-Lyte. Ann Surg, 2012, 255:821–829.

[15] SVENSEN C H, RODHE P M, PROUGH D S. Pharmacokinetic aspects of fluid therapy. Best Pract Res Clin Anaesthesiol, 2009, 23(2):213–224.

[16] UHLIG C, SILVA P L, DECKERT S, et al. Albumin versus crystalloid solutions in patients with the acute respiratory distress syndrome: a systematic review and meta-analysis. Crit Care, 2014, 18(1):R10. doi: 10.1186/cc13187.

第六十三章 补充输液剂

围手术期患者除需对每日生理需要量的水分、电解质与营养物质进行输液以外,尚需根据机体不同的病理状态所引起的欠缺情况进行针对性地补充。在维持有效血容量的同时,确保氧运输量、凝血功能、水电解质正常及酸碱的平衡,并控制血糖水平在正常范围内。围手术期采用恰当的液体治疗不仅有利于减少术后并发症的发生,而且能降低围手术期死亡率,这可能与适当的输液能缓解手术创伤引起的应激反应有关。近10年来液体治疗发展迅速,直接推动了输液剂的发展,各种各样的输液剂被应用于临床,麻醉科医师在选择输液剂时应遵循的原则是该液体应尽可能符合欲补充体液的理化特性,能稳定机体组织细胞的内环境,改善细胞氧化与代谢,保护并改善器官功能。

第一节 概述

补充输液剂(supplementary infusion solution)是根据机体欠缺情况研制出的输液剂,它不仅能补充机体各腔隙容量欠缺,有针对性地补充各种成分欠缺、物质欠缺,还能补充机体生存与发育所需要的各种维生素与微量元素。

一、补充输液剂的发展史

1831 年霍乱流行时,英国人 William Brooke O'Shaughnessy 建议给霍乱患者静脉补充盐水,并在《柳叶刀》杂志上发表了这样的结论。1832 年,苏格兰医师 Thomas Latta 首次静脉内使用盐水治疗低血容量性休克。由于早期的盐水治疗使用的是低张、化学成分不纯的液体,有发生菌血症、致热原反应和溶血反应的危险,所以静脉使用盐水治疗没有被广泛接受,只适用于濒临死亡的患者。

19 世纪 80 年代,英国医师 Sydney Ringer 在伦敦进行医学研究时发现,青蛙心脏的功能使用自来水灌注要较使用蒸馏水灌注更持久。他认为是自来水中的钙离子产生了主要的作用。基于这一发现, Ringer 发明了适用于静脉输液的液体,此溶液含有钠、钾、氯、钙等离子。为了纪念这一重大的发明,这种液体被称作林格液(Ringer's solution)。

1930 年, Hartmann 发明乳酸钠林格液,在林格液的基础上,因含有乳酸盐,具有酸碱缓冲能力。1949 年, Hocks 以醋酸盐代替乳酸盐作为碳酸氢根的来源;1979 年,百特公司推出醋酸钠林格液,因其代谢快、不依赖肝肾功能、不升高血乳酸水平等特点,逐渐成为晶体补液首选。

在晶体液发展的同时,胶体液也慢慢地走进医学界,渐渐成为不可替代的静脉液体治疗手段之一。1915 年 Hagan 第一个报道在人体使用明胶溶液;1945 年右旋糖酐在瑞典从细菌 Leuconostoc 分离出来,曾用作休克初步治疗的首选胶体溶液;1962 年, Thompson 首次将羟乙基淀粉引入临床,经过 40 余年的工艺改进,羟乙基淀粉已逐渐成为临床上最常用的人工胶体溶液之一。

二、体液的组成

正常体液的主要成分为水,并含有两大类溶质,一类是无机物: 钠、钾、钙、镁、氯、HCO_3^-、HPO_4^{2-} 等电解质,以及 CO_2 、O_2 等; 另一类是有机物:蛋白质、脂肪、碳水化合物、激素、酶等以及各种代谢产物和废物。细胞内外的电解质成分和含量均有差别,细胞内液以钾离子为主,细胞外液以钠离子为主,钠离子是形成细胞外液渗透压的主要物质。维持正常的细胞外液容量,尤其是有效循环血容量,是液体治疗的关键和根本。

血液是由 60% 的血浆和 40% 的红细胞、白细胞和血小板组成,其中 15% 分布于动脉系统,85% 分布于静脉系统。血浆中含有无机离子(主要是钠、氯离子)和溶于水的大分子有机物(主要是白蛋白、球蛋白、葡萄糖和尿素等),白蛋白是维持细胞外液胶体渗透压和血管内血浆容量的主要物质。

三、输液剂的理想条件

为确保患者生命安全,同时也为满足临床液体治疗的需要,理想的静脉输液剂应具备以下条件:①理化性质稳定,易于长期保存;②应具有适宜的渗透压,等渗或略高渗;③液体 pH 接近人体血液的 pH;④液体的电解质种类和含量接近人体体液的电解质;⑤具有酸碱缓冲作用维持酸碱平衡;⑥能维持机体内环境稳定的作用;⑦安全范围大,无毒性,不良反应少而轻,对心、脑、肺、肝、肾等重要脏器无损害作用,无致癌、致畸、致突变作用,无严重过敏反应;⑧对机体凝血机制和免疫功能的影响小;⑨在体内无蓄积作用;⑩无菌、无致热源。目前还没有一种理想的输液剂能够完全符合以上条件,但可以此作为评价输液剂的标准。

四、补充输液剂的分类

常用的补充输液剂依其作用可分为以下 5 种。

1. 细胞外液补充剂　如 0.9% 氯化钠注射液(生理盐水)、林格液、乳酸钠林格液、醋酸钠林格液、钠钾镁钙葡萄糖注射液等。

2. 细胞内液补充剂　目前常用的有复方电解质葡萄糖 R2A 注射液,含有细胞内液所需要的钾、镁与磷酸盐等。

3. 营养补充剂　如葡萄糖、脂肪乳剂、氨基酸溶液等。

4. 血浆代用品制剂　因其溶质分子量大,不易透过毛细血管壁,利于维持血浆容量,如右旋糖酐、明胶和羟乙基淀粉。

5. 单一电解质制剂　用于补偿机体所需要的某一种电解质,如碳酸氢钠液、氯化钠液、氯化钾液、葡萄糖酸钙液等。

五、特点和作用机制

(一)细胞外液补充剂

细胞外液补充剂(extracellular fluid supplements)主要以晶体液为主,晶体液是临床应用最多、用量最大的一类溶液。晶体液中包含了无机离子和小的有机分子,主要溶质是葡萄糖或氯化钠溶液。由于晶体液分子量小,可以自由通过毛细血管进行交换,因此对维持细胞外液环境和维持细胞内外渗透压稳定具有重要作用。临床上选用的晶体液可分为电解质液和非电解质液。电解质液是围手术期常用的液体,经静脉输注后大部分将分布到细胞外液,仅有 1/5 可留在血管内,主要有生理盐水、平衡盐溶液(包括乳酸钠林格液及醋酸钠林格液)等。钠和氯是机体重要的电解质,主要存在于细胞外液,对维持人体正常的血液和细胞外液的容量和渗透压起着非常重要的作用。但过多的输注生理盐水会导致高氯性酸中毒,降低肾小球滤过率,平衡盐与生理盐水相比可能更有利于肾功能。在肾功能衰竭的患者高钾时,补充体液可使用生理盐水,因为生理盐水无钾离子。乳酸钠林格液除乳酸盐含量显著高于血浆外,其他电解质成分、含量以及渗透浓度均近似于血浆,因此可作为大量补液时的首选晶体液。但对于肝功能有损害的患者时,输入含乳酸的溶液可能会引起机体乳酸水平增高,导致酸中毒加重。随着醋酸钠林格液的出现,用醋酸根替代乳酸根,降低患者肝脏代谢负担,在体内无蓄积,解决了乳酸代谢障碍的问题。近年来出现的钠钾镁钙葡萄糖注射液是一种新型的平衡液,它的适应证广泛,可发挥代血浆作用,尤其适合重症患者。可全面调节人体水电解质平衡,具有醋酸盐缓冲体系,调节人体酸碱平衡,无肝脏代谢负担,临床应用更安全。目前还有研究认为,术中给予足量的晶体液可预防术后的恶心呕吐。常用的细胞外液补充剂见表63-1。

(二)细胞内液补充剂(intracellular fluid supplements)

细胞内液是细胞内所有液体成分的总括,

包括细胞质基质、核质、叶绿体等细胞器的基质以及液泡内的细胞液。它是细胞进行新陈代谢的场所,其化学组成和含量直接影响细胞代谢与生理功能。当患者出现严重脱水时,细胞内液会移至细胞外液,造成细胞内液的大量丢失,此时可用复方电解质葡萄糖R2A注射液补充细胞内液,其电解质组成与含量见表63-2。

(三)营养补充剂

营养补充剂(nutritional fluid supplements)是指能为机体提供所需营养物质的各种输液剂,如各种糖类、脂肪乳剂、氨基酸、维生素等,可为不能口服食物、严重缺乏营养的患者提供大量热量和补充机体需要的必需脂肪酸。糖类输液剂主要补充人体水分和热量,包括葡萄糖、果糖、木糖醇等制剂,其浓度有5%、10%等。葡萄糖在体内完全氧化生成二氧化碳和水,经肺和肾排出体外,同时产生能量,也可转化为

表63-1　常用细胞外液补充剂

输液名称	电解质浓度/(mmol/L)							渗透浓度/(mOsm/L)	各类糖/(g/L)
	Na^+	K^+	Ca^{2+}	Mg^{2+}	Cl^-	HCO_3^-	乳酸根离子		
血浆	144	5	2.5	1.5	107	27	1.2	303.7	1
0.9%生理盐水	154				154			308	
复方氯化钠(林格)注射液	146	4	2.5		155			307.5	
乳酸钠林格液	130	4	1.5		109		28	72.5	
醋酸钠林格液	140	5		3	98	27	23	294	
钠钾镁钙葡萄糖注射液	140	4	1.5	1	115		25	304	10

表63-2　常用细胞内液补充剂

输液名称	电解质浓度/(mmol/L)								渗透浓度/(mOsm/L)	各类糖/(g/L)
	Na^+	K^+	Mg^{2+}	Cl^-	HPO_4^-	SO_4^{2-}	HCO_3^-	乳酸根离子		
细胞内液	10	141	31	4	11	1	10		302.2	
复方电解质葡萄糖注射液R2A	60	25	1	49	6.5				297	23.5

糖原和脂肪贮存。当葡萄糖和胰岛素一起静脉滴注,糖原的合成需要 K^+ 的参与,从而 K^+ 进入细胞内而导致血钾浓度下降,故可被用来治疗高钾血症。高渗葡萄糖液快速静脉推注有组织脱水作用,可用作组织脱水剂。果糖比葡萄糖更易形成糖原,主要在肝脏通过果糖激酶代谢,易于代谢为乳酸,迅速转化为能量。木糖醇可直接透过细胞膜参与糖代谢而不增加血糖浓度,通过五碳糖磷酸循环进入糖分解系统而被利用。脂肪乳剂用于预防或纠正体内必需脂肪酸的缺乏,提供高热量,其主要成分为植物油、脂肪酸、卵磷脂等。氨基酸制剂由 8 种人体必需氨基酸与其他多种非必需氨基酸组成,经静脉输注后可供机体有效利用,以纠正负氮平衡及减少蛋白质消耗,增强机体抵抗力。

(四)血浆代用品制剂

血浆代用品(plasma substitutes)是一类含高分子化合物的胶体溶液,具有与血浆相似的胶体渗透压,输注血管后在一定时间内可维持血容量,很少被机体代谢利用,无抗原性,对凝血功能无影响或影响小。各种血浆代用品扩充血容量作用的大小,与其浓度高低及分子量大小有关。浓度高、分子量小,则产生的胶体渗透压高,扩容作用强;反之,浓度低、分子量大,则产生的胶体渗透压低,扩容作用差。常用的血浆代用品主要有 3 种,即右旋糖酐、明胶和羟乙基淀粉,见表63-3。明胶是第一代人工胶体液,是以精制动物皮胶或骨胶为原料,经化学合成的血浆容量扩充药。目前认为明胶的扩容维持时间短,维持血容量时需要重复输注,而且是动物源性的,过敏反应发生率较高。右旋糖酐是一种多糖类高分子聚合物,可由蔗糖发酵经水解和蒸馏成不同分子量的右旋糖酐,因其可损害血小板功能,促进纤溶作用,引起凝血功能紊乱,并且它的过敏反应发生率高、程度重,因此有逐渐退出临床使用的趋势。羟乙基淀粉是由玉米淀粉中的支链淀粉制成,其生物效应与其平均分子量和羟乙基的取代级相关。平均分子量与扩充血容量的作用相关,分子量越大,降解所需的时间越长,扩容的作用也就越久,被清除越缓慢。羟乙基的取代级为有百分之多少的葡萄糖分子被羟乙基基团所取代,其与羟乙基

表63-3 常用血浆代用品制剂

项目	右旋糖酐 40	右旋糖酐 70	羟乙基淀粉 130/0.4	琥珀酰明胶
平均分子量	40 000	70 000	130 000	30 000
制剂浓度 /%	6~10	6	6	4
含电解质情况 /(mmol/L)				
Na^+	154	154	154	154
Cl^-	154	154	154	120
K^+				
Ca^{2+}				
半衰期 /h	6~8	6~8	1.4	4
用量 /(L/24h)	1.5	1.5	最大量 50ml/kg	10~15
类过敏反应 /%	0.069~0.273	0.069~0.273		0.066
对凝血功能的影响	有	有	轻微	轻微
蓄积作用	数周	数周	无	无

淀粉在血液循环中保留的时间密切相关。取代级越大,其抵抗酶解的能力越强,分子量下降越慢,则扩容的作用越长,但发生出血的倾向越大,体内聚集越多,不安全。因而目前认为中分子量及低取代级既能有效扩容,又可减少出血倾向,比较安全。

(五)单一电解质制剂

单一电解质输液用于补充机体某一种电解质欠缺,常用的单一电解质输液成分、含量和用途见表63-4。

六、药理效应

1. 对中枢神经系统的效应　正常血脑屏障能有效地隔离进入脑间质液中的非脂质物质,对蛋白质的反射系数接近1.0。另外,血脑屏障具有把蛋白质由间质液驱除到毛细血管内的主动转运过程,故可以理解胶体液在预防脑水肿方面的良好效应。近年来的研究认为,血脑屏障对氯化钠的反射系数也接近1.0,水通过血脑屏障的驱动力是渗透,故很快由低渗区流向高渗区,细胞外液渗透浓度升高,使脑细胞内水外脱。无论血浆渗透浓度改变,还是胶体渗透压改变所致的水渗透性移动,都可能对正常血脑屏障的脑实质产生影响。脑水肿不仅受复苏液体溶质成分的影响,更可能是局部渗透性改变和血管运动麻痹的结果。粒小和粒大的溶质都能比较自由地进入受损的脑组织内。任何液体对颅内压的影响可能取决于脑组织正常与否。故现时主张对颅内高压或有脑水肿倾向的患者,宜用等张晶体液或胶体液维持血容量,而避免使用钠离子浓度低于血浆的含钠溶液。

2. 对心血管系统的效应　当血浆胶体渗透压降低时,液体可从血管内向组织间隙转移。如果用晶体液或胶体液扩充血容量,为达到血流动力学的稳定,则晶体液需用量是胶体液用量的3~5倍。采用含有胶体液的液体治疗方案,要比单纯应用晶体液能更快、更持久地恢复血容量。血容量严重不足时,单纯晶体液的用量即使达到3~4L以上,也常不能达到复苏目的。在同等的充盈压条件下,胶体液对心排血量的提高效应显著超过晶体液。这可能是晶体液很快地由血管内丢失,同时交感和肾素-血管紧张素系统使血管收缩,有助于低血容量或低心排血量时心脏充盈压的维持。Feldheiser等的

表63-4　单一电解质输液成分、含量与用途

输液名称	电解质成分与含量/(mmol/L)				用途
5%碳酸氢钠注射液	Na^+	595	HCO_3^-	595	纠正代谢性酸中毒
11.2%乳酸钠注射液	Na^+	1 000	乳酸根离子	1 000	纠正代谢性酸中毒
0.9%氯化铵注射液	NH_4^+	168	Cl^-	168	纠正代谢性碱中毒
2%氯化铵注射液	NH_4^+	375	Cl^-	375	纠正代谢性碱中毒
3%氯化钠注射液	Na^+	510	Cl^-	510	补充钠和氯
5%氯化钠注射液	Na^+	850	Cl^-	850	补充钠和氯
10%氯化钾注射液	K^+	1 333	Cl^-	1 333	纠正低血钾
10%葡萄糖酸钙注射液	Ca^{2+}	225	葡萄糖酸根离子	225	纠正低血钙
5%氯化钙注射液	Ca^{2+}	450	Cl^-	900	纠正低血钙
25%硫酸镁注射液	Mg^{2+}	1 037	SO_4^{2-}	1 037	纠正低血镁

研究显示,术中使用羟乙基淀粉 130/0.4 较晶体液能更好地维持血流动力学稳定,并且可减少新鲜冰冻血浆的应用。晶体液和胶体液均可用于失血性休克的治疗,但两者一直存在争议。从扩容的角度看,胶体液显著优于晶体液。多项研究表明,虽然晶体液治疗所需的量明显高于胶体液,但并未增加肺水肿、急性呼吸窘迫综合征的发生率及病死率。目前无证据表明晶体液及胶体液在临床疗效及安全性方面差异有统计学意义。比较一致的意见认为,失血性休克患者的选择复苏液体应根据患者的休克程度、生命体征、出血是否纠正等情况,按照个体化治疗的原则。在复苏及液体治疗的早期主要应用晶体液,晶体液改善血流动力学维持时间短,随后应补充胶体液,晶体、胶体比为(2~3):1。

3. 对呼吸系统的效应 当血管内水渗漏到肺间质时,肺淋巴引流量可增加 10~20 倍,以引流过多的间质液。此外当水在肺间质潴留时,引起肺组织压迅速增加,一部分体液经气道排出,间质压力不至于过分升高。只是当血管内静水压过高或渗漏过多,超过防御能力时,体液才逐渐蓄积于肺间质。有研究表明,术中液体输入过多是肺损伤的独立危险因素。如果在已经发生了损伤并出现肺毛细血管通透性增加的病理基础上,输入过多液体可能会加重肺组织损伤的程度。故在休克过程中使用晶体液复苏所需的容量大,大部分液体会转移到组织间隙及细胞内,将增加组织水肿,会引起肺水肿。目前较多学者推荐围手术期采用目标导向液体治疗(goal-directed therapy, GDT)的策略,通过功能性血流动力学指标、中心静脉血氧饱和度/ 混合静脉血氧饱和度或乳酸为目标导向优化液体治疗方案。

4. 对肾脏的效应 晶体液增加肾小球滤过率,使尿量恢复或增加。尽管手术过程中应用晶体液,尿量确有增加,但肌酐清除率和肾血流变化与应用胶体液类似,甚或降低。这似乎与晶体液不如胶体液能维持较满意的血容量有关。Feldheiser 等的研究中,两组患者术中分别使用胶体液与晶体液,比较两组在尿量、血肌酐等指标时,发现两组之间没有显著性差异。持续低血容量时应用晶体液,患者尿量恢复或增加,是因血浆胶体渗透压降低导致肾小球滤过率增加之故。连续大剂量使用高浓度或高分子质量的胶体液,可产生高黏度尿,肾小管上皮细胞因重吸收小分子而肿胀,导致肾小管阻塞、管腔内压升高,一方面抵消了肾小球的滤过压,致使肾小球滤过率降低;另一方面可以发射性引起肾小动脉痉挛,肾脏缺血,肾小管坏死;还可能导致肾小管管壁破裂,管腔内原尿外渗入肾间质,引起肾间质水肿,肾内压力增加,最终导致急性肾功能衰竭。第三代低分子质量、低取代级的羟乙基淀粉可减少对肾功能的损害。对比研究羟乙基淀粉 130/0.4、羟乙基淀粉 200/0.62 和琥珀酰明胶对主动脉瘤手术患者的作用,发现羟乙基淀粉 130/0.4 对肾功能的损害相对较小。

5. 对凝血系统的效应 晶体液对凝血机制的影响是由于稀释血液降低了血液中凝血因子的浓度,使凝血机制受损,而晶体液本身对凝血机制无直接影响。液体复苏时应用胶体液,凝血因子低于晶体液治疗的患者,但不能把临床病理性凝血障碍完全归因于胶体液本身。应用胶体液时出现的凝血因子水平较低,部分原因是胶体液良好的扩容作用所造成的稀释效应。血液稀释的程度一般以大血管内红细胞比容(HCT)表示,HCT<20% 为重度稀释,20%~30% 为中度稀释,30%~45% 为轻度稀释。中度以下的血液稀释可稀释血液中的各种凝血因子,且毛细血管血流和心输出量增加,理

论上将导致更多的出血,但因机体凝血功能储备非常巨大,一般不会引起明显的凝血机制改变。血液过度稀释时,血液中血细胞和各种凝血因子浓度明显降低,血小板计数减少,纤维蛋白原浓度下降、纤溶活性增加、凝血酶原时间延长,出现临床所谓的"稀释性凝血病",甚至发生 DIC。一般认为明胶对凝血机制影响轻微,但近年发现明胶可明显减弱血小板聚集,减慢血小板栓子的形成,血小板黏附功能下降,可能由于明胶使血管性假血友病因子(vWF 因子)和Ⅷ因子稳定性下降,vWF 因子结构发生改变,引起血小板功能不协同的结果。在血液稀释时,明胶束缚了纤维蛋白的连接使其交叉连锁减弱,导致纤维蛋白原浓度降低,有增加出血的可能。右旋糖酐对凝血机制的影响已经得到广泛认同,其分子质量越大,用量越多,凝血状态受到的影响也就越大。高分子量和高取代级羟乙基淀粉可造成Ⅷ因子活性下降,降低血小板与内皮细胞的黏附功能,从而引发凝血机制受损,增加出血的危险性。与老一代羟乙基淀粉相比,羟乙基淀粉 130/0.4 不仅在分子量和羟乙基化程度上进行了改进,还在羟乙基化部位也进行了改良,具有优越的清除动力学特点及更少的组织蓄积,能快速完全的从血浆和组织内清除,在临床上对凝血功能影响不明显。

6. 对免疫系统的效应　有研究显示输注不同种类的晶体液或不同容量的同种晶体液均可影响中性粒细胞等炎性细胞的功能。在体外试验中发现细胞培养液中加入大量的乳酸钠林格液、磷酸缓冲液、生理盐水等可促使中性粒细胞呼吸暴发及中性粒细胞表面的 CD11b/CD18 分子水平明显增高,促进中性粒细胞的活化与黏附。在失血性休克动物的复苏中,给予 3 倍失血量的乳酸钠林格液可上调肺、肝脏等组织的细胞间黏附分子 -1 和血管细胞黏附分子 -1 的

表达,并使组织中炎性细胞内 Bax 基因表达水平上调,促进其炎性细胞的凋亡,从而影响机体的免疫功能。因此对严重创伤、失血性休克、感染性休克等的复苏治疗中,应避免使用大容量的等渗晶体液。中等剂量的胶体液对机体免疫功能的影响轻微,但多发伤、感染性休克时大容量胶体液的应用对机体免疫功能的影响尚有待于进一步研究。

七、临床应用

临床上需要补充输液的情况很多,常见有以下几种。

1. 脱水　常发生于大量呕吐、腹泻、大汗、利尿过多、胃肠减压、烧伤后创面渗液、腹腔漏出液等各种原因导致的液体摄入量不足和丢失量过多的情况。

2. 休克　各类休克的发病机制均和绝对或相对血容量减少以及微循环障碍有着密切关系。因此输液是补充血容量和改善微循环的关键性治疗措施。

3. 昏迷、禁食或其他原因进水不足者,输液可防止脱水而导致的电解质代谢紊乱。

4. 各种原因引起的电解质和酸碱平衡紊乱,如低钾血症、高钾血症、低钠血症、高钠血症、酸中毒和碱中毒,都需要输液治疗予以纠正。

5. 较大手术前、手术中和手术后输液,可防止水、电解质代谢紊乱,并可补充热量。

八、不良反应

在液体治疗过程中,当补液的种类、量、输注方式及速度不当,或是液体本身存在安全问题,则可能会出现一系列不良反应。不良反应可分为全身反应和局部反应两种。全身反应有发热反应、过敏反应、微粒污染与细菌污染反

应、急性心力衰竭、水中毒综合征等。全身反应一般比较严重，处理不及时常可加重病情，甚至危及生命。局部反应有血栓性静脉炎、静脉渗漏损伤和局部组织坏死。局部反应一般较轻，很少危及生命。

（一）发热反应

发热反应是静脉输液常见的不良反应，常因输入致热原、药物、杂质等因素引起。临床表现主要为突然发冷、寒战、面色苍白、四肢冰冷、烦躁不安，继而发热，体温高达 39~40℃，严重者可达 41℃以上，可伴恶心、呕吐、头痛、甚至谵妄、昏迷等。发热反应发生的早晚，致热原进入机体内的量、致热原性质和患者个体耐受性而异。对于反应轻者，可以减慢输液速度，在密切观察下继续输液。反应重者，应立即停止输液，并注意保暖。静脉注射山莨菪碱是目前治疗发热反应最有效的措施之一。在反应发生之后，立即静脉注射山莨菪碱 20~30mg（儿童每次 0.5mg/kg）。其作用机制可能为解除致热原所致的微循环痉挛，故可改善微循环灌注，减少组织缺氧，起到预防休克和脑水肿的作用，改善肾脏的微循环，有利于致热原的排除，从而改善发热反应的症状。发热时应做好物理降温，并可使用解热镇痛药。

（二）过敏反应

当患者对于输注液体中的一种或多种成分发生变态反应时，即可发生过敏。可导致过敏的物质非常多见，几乎每种药物都有发生过敏的可能。过敏反应的机理是抗原、抗体结合在致敏细胞上相互作用而引起的一系列临床症状。轻者出现低热、寒战、荨麻疹、皮肤瘙痒等表现。重者可为过敏性休克，患者突然出现胸闷、气促、皮肤麻木、血管神经性水肿、呼吸困难、发绀、血压下降、脉搏细弱等休克状态。由于过敏反应可能导致严重后果，因此必须立即采取以下抢救措施：①立即停药，并迅速监测生命体征；②对于无低血压和呼吸症状的轻度过敏反应，可暂不予药物治疗，或给予抗组胺药物和皮质激素，但应严密监测生命体征；③确保气道通畅，如果存在气道水肿或严重呼吸窘迫，应立即予以气管插管；④肾上腺素是治疗过敏反应的最重要药物，如果患者出现严重支气管痉挛、喉头水肿、休克等征象，应在积极控制呼吸的基础上给予肾上腺素，必要时重复给药；⑤可伍用皮质激素、抗组胺药物、钙剂及平喘药物；⑥发生呼吸心跳骤停的患者，应立即行心肺脑复苏。

（三）微粒污染与细菌污染反应

微粒是指在注射液中可移动的不溶性外来物质，这些微粒不溶于水，不能被代谢，且肉眼看不到。一般规定静脉输液中的微粒，1ml 中含 10μm 以上的微粒不得超过 20 粒，含 25μm 以上的微粒不得超过 2 粒。微粒的产生与药物污染、空气污染、安瓿切割、药物相互作用等密切相关。输液时大量的不溶性微粒进入人体可造成血管栓塞、静脉炎、肺肉芽肿、血小板减少、过敏反应、热原反应，严重者可导致组织、器官的严重损伤。而细菌污染是由于灭菌不完全，或静脉输液时液体被细菌或真菌所污染，从而迅速增长、繁殖并产生大量的类毒素，引起严重的细菌感染。临床表现主要为患者在输液过程中突然发生寒战、高热、烦躁不安、呼吸困难、发绀、恶心、腹胀、血便、脉搏微弱、血压下降，进而休克。一旦发生微粒或细菌污染反应，应立即停止输液；使用激素如氢化可的松减轻中毒症状，以利血压回升；冬眠合剂可使中枢神经对外来刺激的反应和耗氧量降低；呼吸衰竭时可用中枢兴奋剂；大剂量应用抗生素控制感染。

（四）急性心力衰竭和肺水肿

输液过多、速度过快及输入含钠液过多

时,可引起急性心力衰竭和肺水肿。早期表现为突然胸闷,严重者可伴有剧烈咳嗽、心悸、烦躁不安;继而出现端坐呼吸、面色苍白、口唇发绀、心前区有压迫感,口鼻可涌出大量泡沫样血性痰,听诊两肺可闻及干湿性啰音,心音低弱,脉搏细速无力。因此对于高龄或心肺功能不全的患者,应严格控制输液速度。对已出现症状的患者应立即停止输液,保持安静;取端坐位双腿下垂,减少下肢静脉回流,减轻心脏负担,给予高流量氧气吸入;给予镇静剂、平喘、强心、利尿和扩血管治疗,以舒张周围血管,减少回心血量,减轻心脏负荷。

(五)水中毒综合征

对于身体状况良好的患者,当补液量略超过机体需要量时,由于神经-内分泌系统和肾脏的调节作用,可将体内多余的水很快经由肾脏排出,故不致发生水潴留,更不会发生水中毒。但如果对于 ADH 分泌过多或肾脏排水功能低下的患者,补液过量时则可引起水在体内潴留,并伴有包括低钠血症在内的一系列症状和体征,即出现所谓水中毒。水中毒患者可出现烦躁、表情淡漠、恶心呕吐、呼吸困难、低血压、少尿、昏迷,严重者可引起死亡。治疗水中毒的主要方法就是在停止输液的基础上,积极进行脱水治疗,常用的药物包括呋塞米、20%甘露醇、25% 山梨醇等。

(六)血栓性静脉炎

输液时局部消毒不严或操作中穿刺针被污染,输入的药物刺激性较大或浓度较高,以及输注液体 pH 过高或过低等原因,都可刺激静脉局部内膜或损伤内皮细胞而产生疼痛,内皮损害可使胶原暴露进而引起局部血小板黏附、聚集和释放反应,受损的内皮细胞也可释放组织因子等促进局部凝血从而形成血栓,并释放炎症介质使静脉通透性增强、管腔变窄。临床表现主要为局部不适或肢体轻微疼痛,进而局部红肿、灼热;浅表的血栓性静脉炎沿静脉走行有一条形红线,有血栓形成的浅表静脉可触及条索状硬节。少数可伴有畏寒、发热、全身不适等症状。因此严格遵守无菌原则是预防静脉炎的重要措施。切忌在静脉的同一部位反复穿刺,长期液体治疗的患者应交替使用静脉。输注高渗或强刺激药物时应尽量选用较粗的静脉并用盐水冲洗。一旦发生静脉炎可局部用 50% 硫酸镁热敷,并抬高患肢。

(七)静脉渗漏和组织坏死

静脉渗漏和组织坏死,主要是由于穿刺或固定不当,穿刺针或导管末端置于血管外而导致液体输注至血管外,或是输注时间过长使液体沿静脉穿刺点漏出血管外。如液体为等渗则问题不大,若为高渗就会因需要外液来稀释才能吸收,局部就会增加液量而发胀,甚至引起组织损伤和坏死。药物外渗后首发症状就是注射部位疼痛,为烧灼痛或刺痛。刺激性小的液体可无不适感觉,仅表现为局部水肿,阳离子溶液外渗后主要表现为局部剧痛,抗生素外渗可在局部产生无菌性炎症反应形成血栓,去甲肾上腺素则可引起局部坏死。一旦发现或怀疑液体渗出,应立即停止输注并采取积极有效的治疗措施,以消除或减轻组织水肿和组织损伤。疼痛严重者可用 0.25% 普鲁卡因局部封闭,或加入透明质酸酶促进药物吸收,同时可采用局部外敷、红外线照射等理疗方法。

第二节 常用的补充输液剂

一、细胞外液补充剂

(一)生理盐水、平衡液

详见第六十二章第二节。

（二）钠钾镁钙葡萄糖注射液（sodium potassium magnesium calcium and glucose injection）

1. **成分** 500ml 内含氯化钠 3.186g，氯化钾 0.15g，氯化镁 0.102g，醋酸钠 1.026g，枸橼酸钠 0.294g，葡萄糖酸钙 0.336g，葡萄糖 5g。

2. **性状** 无色至淡黄色澄明液体。pH 为 5.1，渗透压为 304mOsm/L。

3. **药理作用** 有研究表明在手术中输注钠钾镁钙葡萄糖注射液，与目前临床上最常用的乳酸钠林格液有相同的安全性和有效性，其突出作用在于：①维持血液循环稳态的作用，可作为血浆代用剂；②维持血清镁稳态的作用，对老年患者、心脏缺血患者以及心功能不全和心律失常患者更有益；③维持血糖及抑制肝糖原降低。

4. **药代动力学** 钠钾镁钙葡萄糖注射液中使用的醋酸钠作为缓冲物质，醋酸在体内肌肉和外周组织代谢为碳酸氢根，具有缓冲能力，最后转化为二氧化碳和水。

5. **临床应用** 用于围手术期补充体内水分与电解质平衡；能有效的纠正酸中毒，并保护肝肾功能。适用于肝功能不全、休克、大面积烧伤、长期禁食及 ICU 监护的患者。

6. **用法用量** 静脉滴注，通常成人量一次为 500~1 000ml，输注速度为 15ml/（kg·h）以下，剂量可根据年龄、体重及症状不同适当增减。

7. **注意事项** ①高钾血症、高钙血症、高镁血症及甲状腺功能低下患者禁用。有心、肾功能不全、高渗性脱水、阻塞性尿路疾患、糖尿病患者等慎用。②由于成分中含钙离子，当与枸橼酸和血液混合时可引起凝血；遇磷酸根离子和碳酸根离子会生成沉淀，不应与含磷酸根离子或碳酸根离子的制剂配合使用。③与头孢匹林钠盐、硫酸阿贝卡星和头孢他啶配合应用时，会使这些抗生素效价降低，故配制后须于 3 小时内用完。④与硫喷妥钠、坎利酸钾混合时，会有沉淀生成和结晶析出。

8. **不良反应** 有报道显示，总数 201 例患者中发现 2 例不良反应，不良反应发生率为 1.0%，主要为心电图 ST 段降低，心律不齐。大量或快速输液时，可引起脑水肿、肺水肿、末梢水肿。

二、细胞内液补充剂

复方电解质葡萄糖 R2A 注射液（compound electrolyte glucose injection R2A）

1. **成分** 每 500ml 中含氯化钠 0.96g，氯化钾 0.5g，乳酸钠 1.4g，氯化镁 0.05g，磷酸二氢钠 0.07g，磷酸氢二钾 0.5g，葡萄糖 11.75g。

2. **性状** 无色或微黄色的澄明液体。

3. **药理作用** 用于补充细胞内液的磷、镁、钾等，钾浓度高，在补充细胞外液的同时，也能改善细胞内电解质的异常。

4. **药代动力学** 复方电解质葡萄糖 R2A 注射液静脉注射后直接进入血液循环，在体内广泛分布，但主要存在于细胞内液。

5. **临床应用** 这是一种电解质水分补充药，主要用于腹泻、呕吐等所致脱水症患者，以及补充围手术期的水分和电解质。

6. **用法用量** 成人每次 500~1 000ml 静脉滴注，给药速度为每小时 300~500ml；儿童每小时 50~100ml。并按年龄、体重、症状可适当增减。

7. **注意事项** ①乳酸血症、氮质血症、艾迪生病、重症烧伤、高钾血症、高磷血症、低钙血症、高镁血症、甲状腺机能低下等患者禁用；②心功能不全、严重肝功能不全、不伴有高钾血症的肾功能不全、糖尿病等患者慎用，最好在患者尿量为一日 500ml 或每小时 20ml 以上时使用;③遇钙离子将产生沉淀,切勿与含钙的药剂配合使用。

8. 不良反应　急速大量给药时,有可能出现脑水肿、肺水肿、末梢水肿、高钾血症。对未满 1 周岁的儿童急速给药(超过 100ml/h)时,有可能出现高钾血症。

三、营养补充剂

(一)葡萄糖注射液(glucose injection)

详见第六十三章第二节。

(二)果糖注射液(fructose injection)

1. 成分　主要成分为果糖。分子式 $C_6H_{12}O_6$,分子量 180.16。

2. 性状　无色或几乎无色的澄明液体,味甜。pH 为 3.0~5.5。

3. 药理作用　果糖注射液是一种能量和体液补充剂,果糖比葡萄糖更易形成糖原,主要在肝脏通过果糖激酶代谢,易于代谢为乳酸,迅速转化为能量。

4. 药代动力学　健康志愿者以 0.1g/(kg·h)的速度输注 10% 果糖 30 分钟,停止输注后血液浓度呈一级动力学形成迅速下降,清除速度常数为 3.5,清除率为 750ml/min,$t_{1/2}$ 为 18.4 分钟,2 小时左右完全从血浆中清除,尿排泄量平均小于输注量的 4%。果糖和葡萄糖同为糖源性能量物质,利于维持血糖水平,减少肝糖原分解以及节约蛋白质;和葡萄糖不同的是,果糖磷酸化和转化为葡萄糖不需要胰岛素参与,口服及静脉输注与葡萄糖等剂量的果糖产生的血清葡萄糖波动小。果糖主要在肝脏、小肠壁、肾脏和脂肪组织通过胰岛素非依赖途径代谢,比葡萄糖更快速转化为糖源,过量的果糖以原型从肾脏排出。

5. 临床应用　①注射剂的稀释剂;②用于烧创伤、术后及感染等胰岛素抵抗状态下或不适宜使用葡萄糖时需补充水分或能源的患者的补液治疗。

6. 用法用量　缓慢静脉滴注,一般每日 5% 果糖注射液 500~1 000ml。剂量根据患者的年龄、体重和临床症状调整。

7. 注意事项　①遗传性果糖不耐受症、痛风和高尿酸血症患者禁用;②肾功能不全者、有酸中毒倾向以及高尿酸血症患者慎用;③警惕过量使用时有可能引起危及生命的乳酸性酸中毒,未诊断的遗传性果糖不耐受症患者使用时可能有致命的危险;④过量使用可引起严重的酸中毒,故不推荐肠外营养中替代葡萄糖;⑤使用过程中应监测临床和试验室指标以评价体液平衡、电解质浓度和酸碱平衡;⑥过量输注无钾果糖可引起低钾血症,本品不用于纠正高钾血症;⑦本品能加剧甲醇的氧化成甲醛,故本品不得用于甲醇中毒治疗。

8. 不良反应　①循环和呼吸系统:过量输注可引起水肿,包括周围水肿和肺水肿;②内分泌和代谢:滴速过快可引起乳酸性酸中毒、高尿酸血症以及脂代谢异常;③电解质紊乱:稀释性低钾血症;④胃肠道反应:偶有上腹部不适、疼痛或痉挛性疼痛;⑤偶有发热、荨麻疹;⑥局部不良反应包括注射部位感染、血栓性静脉炎等。

四、血浆代用品制剂

详见第六十五章。

五、单一电解质制剂

碳酸氢钠注射液(sodium bicarbonate injection)

1. 成分　主要成分为碳酸氢钠。分子式 $NaHCO_3$,分子量 84.01。

2. 性状　为无色的澄明液体。渗透压为

1 190mOsm/L。

3. 药理作用 ①治疗代谢性酸中毒,本品使血浆内碳酸氢根浓度升高,中和氢离子,从而纠正酸中毒;②碱化尿液,由于尿液中碳酸氢根浓度增加后 pH 升高,使尿酸、磺胺类药物与血红蛋白等不易在尿中形成结晶或聚集;③作为制酸药,口服能迅速中和或缓冲胃酸,而不直接影响胃酸分泌,因而胃内 pH 迅速升高缓解高胃酸引起的症状。

4. 药代动力学 本品经静脉滴注后直接进入血液循环,血中碳酸氢钠经肾小球滤过,进入尿液排出。部分碳酸氢根离子与尿液中氢离子结合生成碳酸,再分解成二氧化碳和水。前者可弥散进入肾小管细胞,与胞内水结合,生成碳酸,解离后的碳酸氢根离子被重吸收进入血循环。血中碳酸氢根离子与血中氢离子结合生成碳酸,进而分解成二氧化碳和水,前者经肺呼出。

5. 临床应用 用于治疗严重的代谢性酸中毒,尤其在急性代谢性酸中毒又不伴有脱水的情况下更为适用。也用于高钾血症、酸中毒症状的休克、早期脑栓塞以及严重哮喘持续状态经其他药物治疗无效者,本品作用迅速,疗效确切,故为临床治疗代谢性酸中毒的首选。

6. 用法用量 ①纠正代谢性酸中毒,一般以 5% 碳酸氢钠注射液补给碱液。具体计算公式如下:补碱量(mmol)=实际测得的碱剩余(BE)× 体重(kg)×0.3,或补碱量(mmol)=[正常的二氧化碳结合力(CO$_2$CP)-实际测得的 CO$_2$CP(mmol)]× 体重(kg)×0.3。除非体内丢失碳酸氢盐,一般先给计算剂量的 1/3~1/2,4~8 小时内滴注完毕。②碱化尿液:成人静脉滴注,2~5mmol/kg,4~8 小时内滴注完毕。儿童 1~10mmol/(kg·d)。③治疗严重哮喘持续状态:5% 碳酸氢钠注射液

150~250ml,将其加于 2 倍于其剂量的 5% 或 10% 葡萄糖注射液中混合均匀,静脉滴注。④治疗眩晕症:5% 碳酸氢钠注射液 20~60ml 加入 20~40ml 糖盐水注射液中,静脉注射,每日 1 次,6 日为 1 疗程。

7. 注意事项 ①一般不用于呼吸性酸中毒,对呕吐而致大量氯丧失或继续胃肠减压者禁用;②充血性心力衰竭、肝硬化、肾功能不全、妊娠高血压综合征、钠水潴留和其他水肿患者应慎用;③长期或大量应用可致代谢性碱中毒,并且钠负荷过高引起水肿等,孕妇应慎用;④严重酸中毒和缺钾时,血液碱化后钾离子会迅速进入细胞内,可在一至数小时内转变为严重的低钾血症,所以应随时监测血钾水平及注意补钾;⑤补碱过快和过量,血中游离钙会减少,可发生手足抽搐,应减慢速度或暂停补碱,并静脉注射 10% 葡萄糖酸钙注射液 10~20ml;⑥在休克、缺氧、肝脏疾病及心力衰竭等情况下的酸中毒,不宜用乳酸钠,最好用碳酸氢钠来纠正。在代谢性酸中毒的同时又有低钾血症,应采用复方氯化钾溶液,以补充体液中钠离子、钾离子、氯离子的不足。

8. 不良反应 ①大量注射时可出现心律失常、肌肉痉挛、疼痛、异常疲倦虚弱等,主要由于代谢性碱中毒引起低钾血症所致;②剂量偏大或存在肾功能不全时,可出现水肿、精神症状、肌肉疼痛或抽搐、呼吸减慢、口内异味、异常疲倦虚弱等,主要由代谢性碱中毒所致;③长期应用时可引起尿频、尿急、持续性头痛、食欲减退、恶心呕吐、异常疲倦虚弱等。

【制剂与用法】

1. 氯化钠注射液 注射剂:500ml:4.5g。静脉输注用,成人一次 500~1 000ml,剂量及用法视病情不同而异。

2. 复方氯化钠注射液 注射剂:500ml。静

脉输注用,成人一次 500~1 000ml,剂量及用法
视病情不同而异。

3. 乳酸钠林格液　注射剂:500ml。静
脉输注用,成人一次 500~1 000ml,每小时
300~500ml,视病情可适当增减。

4. 醋酸钠林格液　注射剂:500ml。静脉输
注用,成人一次 500~1 000ml,剂量及用法视病
情不同而异。

5. 钠钾镁钙葡萄糖注射液　注射剂:500ml。
静脉输注用,成人一次 500~1 000ml,剂量及用
法视病情不同而异。

6. 复方电解质葡萄糖 R2A 注射液　注
射剂:500ml。静脉输注用,成人一次 500~
1 000ml,儿童每小时 50~100ml,视病情可适当
增减。

7. 葡萄糖注射液　注射剂:500ml:25g,
500ml:50g,500ml:125g。静脉输注用,剂量视
病情不同而异。

8. 果糖注射液　注射剂:250ml:25g。静
脉输注用,每日 500~1 000ml,剂量视病情不
同而异。

9. 琥珀酰明胶注射液　注射剂:500ml:琥珀
酰明胶 40g,静脉输注用,每日可输注 10~15L。

10. 羟乙基淀粉 130/0.4 氯化钠注射液
注射剂:500ml:羟乙基淀粉 130/0.4 30g。静
脉输注用,每日最大剂量按体重 50ml/kg。

11. 碳酸氢钠注射液　注射剂:250ml:12.5g。
静脉输注用,剂量、疗程视病情不同而异。

(南　洋　李　军)

参考文献

[1] HAMILTON M A. Perioperative fluid management: progress despite lingering controversies. Cleve Clin J Med, 2009, 76(Suppl 4): S28-31.

[2] 薛张纲,江伟,蒋豪. 围术期液体治疗. 上海:世界图书出版公司, 2008:1-5.

[3] 吴新民,于布为,薛张纲,等. 麻醉手术期间液体治疗专家共识(2007). 中华麻醉学杂志, 2008, 28(6): 485-489.

[4] 李文硕,王国林,于泳浩. 临床液体治疗. 北京:化学工业出版社, 2007:10-19.

[5] APFEL C C, MEYER A, ORHAN-SUNGUR M, et al. Supplemental intravenous crystalloids for the prevention of postoperative nausea and vomiting: quantitative review. Br J Anaesth, 2012, 108(6): 893-902.

[6] FELDHEISER A, PAVLOVA V, BONOMO T, et al. Balanced crystalloid compared with balanced colloid solution using a goal-directed haemodynamic algorithm. Br J Anaesth, 2013, 110(2): 231-240.

[7] FORGET P, LOIS F, DE KOCK M. Goal-directed fluid management based on the pulse oximeter-derived pleth variability index reduces lactate levels and improves fluid management. Anesth Analg, 2010, 111(4): 910-914.

[8] SCHEEREN T W, WIESENACK C, GERLACH H, et al. Goal-directed intraoperative fluid therapy guided by stroke volume and its variation in high-risk surgical patients: a prospective randomized multicentre study. J Clin Monit Comput, 2013, 27(3): 225-233.

[9] MAHMOOD A, GOSLING P, VOHRA R K. Randomized clinical trial comparing the effects on renal function of hydroxyethyl starch or gelatine during aortic aneurysm surgery. Br J Surg, 2007, 94(4): 427-433.

[10] 张学文,杨永生. 围手术期液体治疗对凝血机制的影响. 中国实用外科杂志, 2010,(2): 98-101.

[11] ALAM H B, STANTON K, KOUSTOVA E, et al. Effect of different resuscitation strategies on neutrophil activation in a swine model of hemorrhagic shock. Resuscitation, 2004, 60(1): 91-99.

[12] DEB S, MARTIN B, SUN L, et al. Resuscitation with lactated Ringer's solution in rats with hemorrhagic shock induces immediate apoptosis. J Trauma, 1999. 46(4): 582-8; discussion 588-589.

[13] 张毕奎. 输液治疗用药的合理使用. 北京:人民卫生出版社, 2012:58-76.

第六十四章 电解质治疗剂

水是人体体液的主要组成部分,成人体液约占总体重的60%,电解质是体液的重要组成成分。对机体生命活动起重要作用的电解质主要包括钠、钾、钙、镁以及氯离子。在生理情况下,机体有着精确的调节机制来保持各部分体液成分内电解质含量的稳定。在细胞外液中,最主要的阳离子是Na^+,最主要的阴离子是Cl^-,它们对于维持细胞外液中的渗透压是至关重要的,二者约占血浆总渗透压(280~320mOsm/L)的77%~90%;而细胞内液中最主要的阳离子是K^+,其在维持细胞膜电位中具有重要作用,最主要的阴离子是HPO_4^{2-}和蛋白质;Ca^{2+}和Mg^{2+}在体内的含量相对较少,但对于神经电活动的形成和传导、肌肉收缩、酶活性等基本生理功能的维持起着十分关键的作用。多种病理因素如机体水潴留过多、机体电解质丢失过多,或严重的酸碱平衡紊乱及血糖代谢等障碍引发的严重电解质紊乱综合征等,引发机体神经系统、循环系统等严重的症状和体征,甚至造成潜在的致死性后果,因此含有不同浓度及成分的电解质治疗液应运而生,并正逐渐成为目前临床应用研究的热点。

第一节 概述

一、电解质治疗剂的分类

目前临床应用的电解质治疗剂种类较多且发展迅速,但尚无统一的分类方式,临床应用较为广泛的电解质治疗液按主要成分及功效可分为钠治疗剂,钾、钙、镁治疗剂及葡萄糖-胰岛素-钾(GIK)治疗剂及酸碱度调节治疗剂等。

二、电解质治疗剂的药理作用

1. 维持体液渗透压和水平衡 钠离子、氯离子是维持细胞外液渗透压的主要无机盐离子。正常人体细胞内、外液渗透压基本相等,由此维持细胞内、外液水的动态平衡。

2. 维持体液的酸碱平衡 体液电解质组成缓冲对调节酸碱平衡。血浆缓冲对主要有 $NaHCO_3/H_2CO_3$、Na_2HPO_4/NaH_2PO_4、$NaPr/HPr$,红细胞缓冲对主要有 $KHCO_3/H_2CO_3$、K_2HPO_4/KH_2PO_4、KHb/HHb、$HbO_2/HHbO_2$。血浆中缓冲容量最大的缓冲对为 $NaHCO_3/H_2CO_3$,红细胞中缓冲容量最大的缓冲对为 KHb/HHb 和 $KHbO_2/HHbO_2$,二者各占总缓冲容量的35%。上述缓冲对处于分子位置的物质具有抗酸作用,可以缓冲酸使其酸性减弱;处于分母位置的物质具有抗碱作用,可以缓冲碱使其碱性减弱。

3. 维持神经、肌肉的应激性 神经、肌肉的应激性需要体液中一定浓度和比例的电解质来维持。当钠离子、钾离子过低时,神经肌肉应激性降低,可出现四肢无力甚至麻痹;钙离子、镁离子过低时,神经、肌肉应激性增高,可出现手足抽搐。

4. 维持细胞正常的物质代谢 多种无机离子作为金属酶或金属活化酶的辅助因子,在细胞水平对物质代谢进行调节。例如羧肽酶含锌,黄嘌呤氧化酶含锰,多种激酶需镁离子激活,淀粉酶需氯离子激活。钾离子参与糖原和蛋白质的合成。每合成1g糖原有0.15mmol/L,钾离子进入细胞,每合成1g蛋白质有0.45mmol/L钾离子进入细胞;反之,当糖原或蛋白质分解时,也有等量钾离子返回血浆。钠离子参与小肠对葡萄糖的吸收,参与血红蛋白转运 CO_2。Mg^{2+}-ATP 是多种激酶的底物,因此糖、脂类、核酸和蛋白质合成反应均需镁、锌、锰、钴、铬等维持核酸的功能。钙离子作为第二信使可以参与细胞信息的传递。

三、电解质治疗剂的体内过程

体液和电解质的平衡和调节总是相互伴随、相辅相成的,机体通过四种方式来调节体液和电解质在体内各生理间隙的移动,包括渗透作用(osmosis)、扩散或弥散(diffusion)、主动转运(active transport)和过滤(filtration)。渗透作用指两种不同浓度的溶液隔以半透膜(允许溶剂分子通过,不允许溶质分子通过的膜),水分子或其他溶剂分子从低浓度的溶液通过半透膜进入高浓度溶液中的现象,或水分子从水势高的一方通过半透膜向水势低的一方移动的现象。扩散是分子通过随机分子运动从高浓度区域向低浓度区域的网状的传播。扩散的结果是缓慢地将物质混合起来。主动转运是指某些物质(如钾离子、钠离子)以细胞膜特异载体蛋白携带下,通过细胞膜本身的某种耗能过程,逆浓度差或逆电位差的跨膜转运。各种原因导致调节功能障碍均可以导致体液平衡失调。体液平衡失调可以表现为容量失调,浓度失调和成分失调。容量失调是指体液量的等渗性减少或增加,仅引起细胞外液量的改变,而发生缺水或水过多。浓度失调是指细胞外液内水分的增加或减少,以致渗透微粒的浓度发生改变,也即是渗透压发生改变,如低钠血症或高钠血症。细胞外液内其他离子的浓度改变虽能产生各自的病理生理影响,但因量少而不致明显改变细胞外液的渗透压,故仅造成成分失调,如酸中毒或碱中毒、低钾血症或高钾血症,以及低钙血症或高钙血症等。

第二节　钠治疗剂

一、氯化钠治疗液

【理化性质】氯化钠治疗液(sodium chloride injection)是一种电解质补充药物,本品主要成分及其化学名称为氯化钠,分子式为 NaCl,分子量为 58.44,为无色透明澄清状液体。

【体内过程】氯化钠静脉注射后直接进入血液循环,在体内广泛分布,但主要存在于细胞外液。钠离子、氯离子均可被肾小球滤过,并部分被肾远曲小管重吸收。由肾脏随尿排泄,仅少部分从汗排出。

【药理作用】氯化钠是一种电解质补充药物。钠和氯是机体重要的电解质,主要存在于细胞外液,对维持正常的血液和细胞外液的容量和渗透压起着非常重要的作用。正常血清钠浓度为 135~145mmol/L,占血浆阳离子的 92%,总渗透压的 90%,故血浆钠量对渗透压起着决定性作用。正常血清氯浓度为 98~106mmol/L。人体中钠离子、氯离子主要通过下丘脑、垂体后叶和肾脏进行调节,维持体液容量和渗透压的稳定。

【临床应用及用法用量】

1. 目前临床液体治疗应用较为广泛的是高渗氯化钠治疗液(concentrated sodium chloride injection, NaCl),主要为 3% NaCl 溶液、7.5%NaCl 溶液,又称之为高渗盐溶液,主要用于以下几种情况。

(1)水中毒及严重的低钠血症:高渗氯化钠治疗液能迅速提高细胞外液的渗透压,从而使细胞内液的水分移向细胞外。在增加细胞外液容量的同时,可提高细胞内液的渗透压。当血钠低于 120mmol/L 或出现中枢神经系统症状时,可给予高浓度 NaCl 注射液缓慢滴注。若治疗使血浆和细胞外液钠浓度和渗透浓度回升过于迅速,可致脑细胞水肿及中枢神经系统脱髓鞘病变。治疗使血钠上升速度在每小时 0.5mmol/L,不得超过每小时 1.5mmol/L,一般要求在 6 小时内将血钠浓度提高至 120mmol/L 以上。补钠量(mmol)=[142 − 实际血钠浓度(mmol/L)]× 体重(kg)× 0.2。待血钠回升至 120~125mmol/L 以上,可改用等渗溶液或等渗溶液中酌情加入高渗葡萄糖注射液或 10% 氯化钠注射液。

(2)抗休克治疗:小容量液体复苏(small volume resuscitation, SVR)是近年来液体治疗研究领域的热点之一,是指在休克早期快速输注小剂量 3%~7.5% 的氯化钠(成人 4ml/kg 或 250ml),相比较传统的输注大量等渗液体进行容量复苏的方法而言,高渗盐溶液复苏治疗可以迅速改善循环功能,增加心输出量,降低外周血管阻力,增加血流灌注,减轻组织损伤及水肿,降低 ARDS 和 MODS 的发生率,具有一定的器官保护作用,并且输注较少量的高渗液体(4mg/kg)即可获得更大剂量等渗溶液的实际扩容效果,使其在抗休克治疗中展现出广阔的应用前景,特别是在血源不足或者不能及时供给的情况下为抗休克治疗赢得了宝贵的时间。但也有学者在随后的研究中发现,血浆中长时间过高的 Na^+、Cl^- 浓度可产生明显的副作用,主要有高氯血症、代谢性酸中毒、血压升高导致的再出血倾向、低血钾、肾衰竭等。因此,高渗盐溶液在休克早期复苏应用方面,其浓度选择、输注时机、输注方式等仍需要进一步实验探讨证实。

针对大量液体治疗过程常出现的组织、器官水肿问题,以及高渗氯化钠溶液扩容时间较短的缺陷,国外研制出高渗晶 − 胶体混合注射液(hypertonic-hyperoncotic solution, HHS)。该注射液采用的是 7.0%~7.5% 氯化钠 +6% 右旋糖酐(或者 6% 羟乙基淀粉)混合而成,研究认为它能够迅速恢复循环血容量、改善心脏循环功能、减轻组织水肿、降低颅内压并改善组织和器官的氧供。其中 7.5% 氯化钠的作用是迅速提高血浆渗透压,在血浆、组织间隙和细胞内液之间形成渗透压梯度,以使水分向血管内聚集,而高浓度的胶体则提高血浆胶体渗透压,使向血管内聚集的水分得以较长时间停留在血管内,以维持有效循环,同时防止或逆转组织肺水肿。但是,由于这种方法可引起血浆渗透压和 Na^+、Cl^- 浓度的剧烈变化,它对血管内皮、血细胞、血脑屏障、脑组织含水量和颅内压等的影响,以及其临床应用的安全性问题,使得实际应用不便,而探寻更为合适的高渗盐液及胶体比例可能为研究休克早期液体复苏策略提供新思路。

(3)降颅内压:单次使用 7.5% 高渗盐水能迅速降低颅内压,升高脑灌注压。与甘露醇相比,其降低颅内压的维持时间更长。7.5% 的高渗盐水能够降低颅内压力、减轻脑水肿,是因为血脑屏障对钠离子的通透性很低,故对于血脑屏障完整的机体,静脉注射高渗盐水后,脑部血管内的氯化钠浓度远远高于组织间隙和细胞内的氯化钠浓度,产生了血管内外的渗透压差,驱使水分从细胞内和组织间液中进入血管内。从而降低颅内压,减轻脑水肿。然而,与传统方法相比,使用高渗盐水降低颅内压可以增加患者的死亡率,因此较长时间的连续输注可能不是给予高渗盐水的好方法,推荐单剂量或重复注射使用。

2. 等渗氯化钠治疗液 0.9% 氯化钠溶液为等渗氯化钠治疗液(isotonic sodium chloride injection),临床主要用于等渗性失水。原则上给予等渗氯化钠注射液(0.9%)或复方氯化钠注射液,补充体液及 Na^+、Cl^-;轻、中度代谢性碱中毒,尤其是低氯性碱中毒:给予等渗氯化钠注射液(0.9%)或复方氯化钠注射液 500~1 000ml。等渗氯化钠溶液(0.9%)也用于冲洗伤口,冲洗眼部等;用作注射用药的溶剂或稀释剂;口服等渗氯化钠溶液(0.9%),适用于急性胃肠炎恶心、呕吐不严重者。

3. 低渗氯化钠治疗液　0.6% 氯化钠溶液为低渗氯化钠治疗液(hypotonic chloride injection),临床主要用于高渗性失水。高渗性失水时患者脑细胞和脑脊液渗透浓度升高,若治疗时细胞外液钠浓度和渗透压下降过快,可导致脑水肿。故一般认为,在治疗开始的 48 小时内,血浆钠浓度每小时下降不超过 0.5mmol/L。若患者存在休克,应先予氯化钠注射液,并酌情补充胶体,待休克纠正,血钠 >155mmol/L,血浆渗透度 >350mOsm/L,可予 0.6% 低渗氯化钠注射液。待血浆渗透浓度 <330mOsm/L,改用 0.9% 氯化钠注射液。

【不良反应】

1. 输液过多、过快,可致水钠潴留,引起水肿、血压升高、心率加快、胸闷、呼吸困难。

2. 不适当地给予高渗氯化钠可致高钠血症,发生神经系统并发症,主要是由血清钠和渗透压迅速变化产生的昏迷、抽搐、脑桥中央髓鞘溶解、硬膜下血肿。

【禁忌证】无绝对禁忌证。

【注意事项】

1. 复方氯化钠注射液含 Na^+ 和 Cl^- 的量均为 154mmol/L,因而大量应用可引起或加重酸中毒,引起高氯性酸血症。

2. 大量快速输注高渗氯化钠注射液,血浆 Na^+ 浓度升高过快,可引发神经脱髓鞘病变。

3. 由于补充氯化钠溶液会增加血容量,有可能使原发疾病加重,心、肾功能不全者慎用,水肿性疾病如肾病综合征、肝硬化腹水、充血性心力衰竭、急性左心衰竭、脑水肿、特发性水肿、

急性肾功能衰竭少尿期、高血压、低钾血症、颅内压升高等患者慎用。严重肺水肿患者禁用。

二、乳酸钠治疗液

【理化性质】乳酸钠治疗液(sodium lactate solution)的主要成分为乳酸钠,分子式为 $C_3H_5NaO_3$,分子量为 112.06,为无色或微黄色透明糖浆状液体,有很强的吸水能力。无臭或略有特殊气味,略有咸苦味。混溶于水、乙醇和甘油,其水溶液呈中性。

【体内过程】本品静脉注射后直接进入血液循环。乳酸钠在体内经肝脏氧化生成二氧化碳和水,两者在碳酸酐酶催化下生成碳酸,再解离成碳酸氢根离子而发挥作用。

【药理作用】人体在正常情况下血液中含有少量乳酸,主要由肌肉、皮肤、脑及细胞等组织中的葡萄糖或糖原酵解生成。乳酸生成后或再被转化为糖原或丙酮酸,或进入三羧酸循环被分解为水及二氧化碳。因此,乳酸钠的终末代谢产物为碳酸氢钠,可用于纠正代谢性酸中毒。高钾血症伴酸中毒时,乳酸钠可纠正酸中毒并使钾离子自血及细胞外液进入细胞内。乳酸降解的主要脏器为肝及肾脏,当体内乳酸代谢失常或发生障碍时,疗效不佳;此外,乳酸钠的纠酸作用不如碳酸氢钠迅速。

【临床应用及用法用量】

1. 代谢性酸中毒　按酸中毒程度计算剂量,静脉滴注碱缺失(mmol/L)×0.3× 体重(kg)= 所需乳酸钠(mol/L)的体积(ml),目前因乳酸钠的纠酸作用不如碳酸氢钠迅速,通常临床不将乳酸钠用于纠正代谢性酸中毒。但对高钾血症或普鲁卡因胺等引起的心律失常伴有酸血症者,仍以应用本品为宜。静脉滴注,每次 11.2% 乳酸钠液 5~8ml/kg,先用半量,以后根据病情再给其余量。用 5%~10% 葡萄糖溶液 5 倍量稀

释后静脉滴注。成人每次量一般为 1.87% 溶液 500~2 000ml,如过量,会造成碱血症。不宜用生理盐水或其他含氯化钠溶液稀释本品,以免形成高渗液,但以 1 份 1/6mol/L 乳酸钠溶液加 2 份生理盐水补液,对酸中毒患者更为有利。

2. 高钾血症　首次可予静脉滴注 11.2% 乳酸钠注射液 40~60ml,以后酌情给药。严重高钾血症导致缓慢异位心律失常,特别是心电图 QRS 波增宽时,应在心电图监护下给药。有时须高达 200ml 才能奏效,此时应注意血钠浓度监测及防止心衰。

3. 高钾血症伴酸中毒　乳酸钠可纠正酸中毒并使钾离子从细胞外液进入细胞内,其需在有氧条件下经肝脏氧化代谢成碳酸氢根才能发挥纠正代谢性酸中毒的作用,故不及碳酸氢钠作用迅速和稳定,现已少用。但在高钾血症伴酸中毒时,仍以使用乳酸钠为宜。

4. 制剂为 11.2% 高渗溶液,临床应用时可根据需要配制成不同渗透压浓度;等渗液浓度为 1.86%。

5. 腹膜透析液中缓冲剂。

6. 主要用于制备输液剂。其制剂主要有乳酸钠林格注射液、复方乳酸钠注射液和复方乳酸钠葡萄糖注射液等。

【不良反应】

1. 有低钙血症者(如尿毒症),在纠正酸中毒后易出现手足发麻、疼痛、手足搐搦、呼吸困难等症状,是由于血清钙离子浓度降低所致。

2. 心率加快、胸闷、气急等肺水肿、心力衰竭表现等。

3. 血压升高。

4. 体重增加、水肿。

5. 逾量时出现碱中毒。

6. 血钾浓度下降,有时出现低钾血症表现。

【禁忌证】

1. 心力衰竭及急性肺水肿。

2. 脑水肿。

3. 乳酸性酸中毒已显著时。

4. 重症肝功能不全。

5. 严重肾功能衰竭有少尿或无尿。

【注意事项】

1. 浮肿及高血压患者,应用时宜谨慎。

2. 给药速度不宜过快,以免发生碱中毒、低钾血症及低钙血症。

3. 下列情况应慎用

(1)糖尿病患者服用双胍类药物尤其是苯乙双胍(降糖灵)时,阻碍肝脏对乳酸的利用,易引起乳酸中毒。

(2)水肿患者伴有钠潴留倾向时。

(3)高血压患者会增高血压。

(4)心功能不全。

(5)肝功能不全时乳酸降解速度减慢。

(6)缺氧及休克,组织供血不足及缺氧时,乳酸氧化成丙酮酸进入三羧酸循环代谢速度减慢,以致延缓酸中毒的纠正速度。

(7)酗酒、水杨酸中毒、1 型糖原沉积病时有发生乳酸性酸中毒倾向,不宜再用乳酸钠纠正酸碱平衡。

(8)糖尿病酮症酸中毒时乙酰醋酸、β-羟丁酸及乳酸均升高,且常伴有循环不良或脏器供血不足,乳酸降解速度减慢。

(9)肾功能不全,容易出现水、钠潴留,增加心脏负担。

(10)孕妇有妊娠高血压综合征者可能加剧水肿、增高血压,应用时宜谨慎。

(11)儿童用量酌减。老年患者常有隐匿性心、肾功能不全,也应慎用。

4. 应根据临床需要作下列检查及观察

(1)血气分析或二氧化碳结合力检查。

(2)血清钠、钾、钙、氯浓度测定。

（3）肾功能测定，包括血肌酐、尿素氮等。

（4）血压。

（5）心肺功能状态，如浮肿、气急、紫绀、肺部罗音、颈静脉充盈，肝－颈静脉返流等，按需作静脉压或中心静脉压测定。

（6）肝功能不全表现黄疸、神志改变、腹水等，应于使用乳酸钠前后及过程中，经常随时进行观察。

（7）药物间相互作用：乳酸钠与新生霉素钠、盐酸四环素、磺胺嘧啶钠呈配伍禁忌。

第三节　钾、钙、镁治疗剂

一、钾治疗剂

氯化钾注射液（potassium chloride injection）

【**理化性质**】本品的主要成分及化学名称为氯化钾，分子式为 KCl，分子量为 74.55，辅料为注射用水，系无色透明澄清状液体。

【**体内过程**】氯化钾静脉注射后直接进入血液循环，在体内广泛分布，但主要存在于细胞内液，正常机体钾 90％ 由肾脏排泄，10％ 由肠道排泄。肾排钾的的过程大致分为三个部分：肾小球的滤过；近曲小管和髓袢对钾的重吸收；远曲小管和集合管对钾的排泄的调节，在肾功能衰竭等特殊情况下结肠也称为重要的排钾场所。

【**药理作用**】钾是细胞内主要阳离子，其浓度为 150~160mmol/L；而细胞外的主要阳离子是钠离子，钾浓度仅为 3.5~5mmol/L。机体主要依靠细胞膜上的 Na^+、K^+-ATP 酶来维持细胞内外的 Na^+、K^+ 浓度差。体内的酸碱平衡状态对钾代谢有影响，如酸中毒时 H^+ 进入细胞内，为了维持细胞内外的电位差，K^+ 释出到细胞外，引起或加重高钾血症。而代谢紊乱也会影响酸碱平衡。正常的细胞内外钾离子浓度及浓度差与细胞的某些功能有着密切的关系，如碳水化合物代谢、糖原储存和蛋白质代谢，神经、肌肉包括心肌的兴奋和传导性等。

【**临床应用及用法用量**】

1. 治疗各种原因引起的低钾血症，如进食不足、呕吐、严重腹泻、应用排钾性利尿药、低钾性家族周期性麻痹、长期应用糖皮质激素和补充高渗葡萄糖后引起的低钾血症等。每 1g 氯化钾的含钾量为 13.4mmol。用于严重低钾血症或不能口服者，一般用法为将 10% 氯化钾注射液 10~15ml 加入 5% 葡萄糖注射液 500ml 中滴注。补钾剂量、浓度和速度根据临床病情和血钾浓度及心电图缺钾图形改善等而定。钾浓度不超过 3.4g/L（45mmol/L），补钾速度不超过 0.75g/h（10mmol/h），每日补钾量为 3~4.5g（40~60mmol）。

2. 预防低钾血症，当患者存在失钾情况，尤其是可能导致低钾血症时，需预防性补充钾盐，如进食很少、严重或慢性腹泻、长期服用肾上腺皮质激素、失钾性肾病、Bartter 综合征、使用洋地黄类药物等。尤其是如果发生低钾血症对患者危害较大时（如使用洋地黄类药物的患者），需预防性补充钾盐，如进食很少、严重或慢性腹泻、长期服用肾上腺皮质激素、失钾性肾病、Bartter 综合征、使用洋地黄类药物等。

3. 洋地黄中毒引起频发性、多源性早搏或快速心律失常；体内缺钾引起严重快速室性异位心律失常时，如尖端扭转型心室性心动过速、短阵、反复发作多形性室性心动过速、心室扑动等威胁生命的严重心律失常时，钾盐浓度要高（0.5%，甚至 1%），滴速要快，1.5g/h（20mmol/h），补钾量可达每日 10g 或 10g 以上。如病情危急，补钾浓度和速度可超过上述规定，但需严密动态观察血钾及心电图等,防止高钾血症发生。

【不良反应】

1. 静脉滴注浓度较高,速度较快和静脉较细的条件下,易刺激静脉引起疼痛,甚至发生静脉炎。

2. 高钾血症。应用过量、滴注速度较快或原有肾功能损害时易发生。表现为软弱、乏力、手足口唇麻木、不明原因的焦虑、意识模糊、呼吸困难、心率减慢、心律失常、传导阻滞、甚至心脏骤停。心电图表现为高而尖的 T 波,并逐渐出现 P-R 间期延长、P 波消失、QRS 波变宽、出现正弦波。

【禁忌证】

1. 高钾血症患者禁用。

2. 急性肾功能不全、慢性肾功能不全者禁用。

【注意事项】

1. 本品不得直接静脉注射,未经稀释不得进行静脉滴注。

2. 下列情况慎用

(1)代谢性酸中毒伴有少尿时。

(2)肾上腺皮质功能减弱者。

(3)急慢性肾功能衰竭。

(4)急性脱水,因严重时可致尿量减少,尿 K^+ 排泄减少。

(5)家族性周期性麻痹,低钾性麻痹应给予补钾,但需鉴别高钾性或正常血钾性周期性麻痹。

(6)慢性或严重腹泻可致低钾血症,但同时可致脱水和低钠血症,引起肾前性少尿。

(7)胃肠道梗阻、慢性胃炎、溃疡病、食道狭窄、憩室、肠张力缺乏、溃疡性肠炎者、不宜口服补钾,因为钾对胃肠道的有明显的刺激作用增加,可使病情加重。

(8)传导阻滞性心律失常,尤其应用洋地黄类药物时。

(9)大面积烧伤、肌肉创伤、严重感染、大手术后 24 小时和严重溶血,上述情况本身可引起高钾血症。

(10)肾上腺性异常综合征伴盐皮质激素分泌不足。

3. 氯化钾注射液浓度较高,应用过量易发生高钾血症,用药期间需作以下随访检查:血钾,心电图,血镁、钠、钙浓度;酸碱平衡指标及肾功能和尿量。一旦出现高钾血症,应及时做以下处理。

(1)立即停止补钾,避免应用含钾饮食、药物及保钾利尿药。

(2)静脉输注高浓度葡萄糖注射液和胰岛素,以促进 K^+ 进入细胞内,10%~25% 葡萄糖注射液每小时 300~500ml。每 20g 葡萄糖加正规胰岛素 10 单位。

(3)若存在代谢性酸中毒,应立即使用 5% 碳酸氢钠注射液,无酸中毒者可使用 11.2% 乳酸钠注射液,特别是 QRS 波增宽者。

(4)应用钙剂对抗 K^+ 的心脏毒性。当心电图提示 P 波缺乏、QRS 波变宽、心律失常,给予 10% 葡萄糖酸钙溶液 10ml 静脉注射 2 分钟,必要时间隔 2 分钟重复使用。

(5)口服降钾树脂以阻滞肠道 K^+ 的吸收,促进肠道排 K^+。

(6)伴有肾功能衰竭的严重高钾血症,可行血液透析或腹膜透析,而以血透清除 K^+ 效果好,速度快。

(7)应用髓袢利尿药,必要时同时补充生理盐水。

二、钙治疗剂

(一)氯化钙注射液(calcium chloride injection)

【理化性质】本品的主要成分及化学名称为氯化钙,分子式为$CaCl_2·2H_2O$,分子量为147.02,辅料为注射用水,系无色透明澄清状液体。

【体内过程】血浆中约45%钙与血浆蛋白结合,正常人血清钙浓度2.25~2.50mmol/L(9~11mg/dl),甲状旁腺素、降钙素、维生素D的活性代谢物维持血钙含量的稳定性。钙主要自粪便排出(约80%),部分(约20%)自尿排出。

【药理作用】本品为钙补充剂。钙离子可以维持神经肌肉的正常兴奋性,维持正常的心、肾、肺和凝血功能,参与调节神经递质和激素的分泌和贮存、氨基酸的摄取和结合、维生素B_{12}的吸收等。它也是体内信息传递中的第二信使,使激素合成与正常生理功能的完成得以保证;加强大脑皮质的抑制过程,调节皮质兴奋与抑制的平衡;血清钙降低时可出现神经肌肉兴奋性升高,发生抽搐,血钙过高则兴奋性降低,出现软弱无力等。钙离子能改善细胞膜的通透性,增加毛细血管的致密性,使渗出减少,起消炎、抗血管神经性水肿和抗过敏作用。钙离子能促进骨骼与牙齿的钙化形成,高浓度钙与镁离子间存在竞争性拮抗作用,可用镁中毒的解救;钙离子可与氟化物生成不溶性氟化钙,用于氟中毒的解救;亦有缓解平滑肌痉挛等作用。

【临床应用及用法用量】

1. 用于钙缺乏,急性血钙过低。严重低钙血症时,需静脉补充钙电解质:一次0.5~1g(5%溶液10~20ml,含136~273mg钙),稀释后缓慢静脉注射(5%溶液每分钟不超过0.5ml,即13.6mg钙)。注意监测血钙,根据患者情况及血钙浓度,1~3天重复给药。

2. 用于维生素D缺乏性佝偻病、甲状旁腺机能亢进术后的"骨饥饿综合征"患者、软骨病、孕妇及哺乳期妇女钙盐的补充钙,可用本品溶液稀释于葡萄糖溶液内,每分钟滴注0.5~1mg(最高每分钟2mg)。

3. 用于甲状旁腺功能低下所致的手足搐搦症,新生儿低钙性搐搦、血钙降低引起的手足搐搦症以及肠绞痛、输尿管绞痛等。因有强烈刺激性,应在注射前以等量葡萄糖液稀释。儿童低钙时治疗量为25mg/kg(6.8mg钙),静脉缓慢滴注。

4. 用于解救硫酸镁中毒等所致的中枢神经抑制的情况、治疗铅中毒所致的肠痉挛及氟中毒时,可有全身发热感。首次0.5g,注射宜缓慢,每分钟不超过2ml(5%溶液10ml),根据患者的反应决定是否重复使用。因氯化钙钙盐兴奋心脏,注射过快会使血钙浓度突然增高,引起心律失常,甚至心搏骤停。

5. 用作强心剂,在心脏复苏时应用,或高钾血、低钙血,或钙通道阻滞引起的心功能异常的解救时,提高心肌兴奋性。用量0.5~1g,稀释后静脉滴注,每分钟不超过1ml;心室内注射,0.2~0.8g氯化钙(含54.4~217.6mg钙),单剂使用。

6. 可用于过敏性疾患,改善细胞膜的通透性,增加毛细血管壁的致密性,使渗出减少。如低钙引起的荨麻疹、渗出性水肿、瘙痒性皮肤病。注射液不可漏于血管外,否则可导致剧痛及组织坏死。钙离子能保持神经、肌肉组织的正常兴奋性,维持正常的心、肾、肺和凝血功能,参与调节神经递质和激素的分泌和贮存、氨基酸的摄取和结合、维生素B_{12}的吸收等。它也是体内信息传递中的第二信使,使激素合成与正常生理功能的完成得以保证;加强大脑皮质的抑制过程,调节皮质兴奋与抑制的平衡;改善细胞膜的通透性,增加毛细血管壁的致密性,使渗出减少。

【不良反应】

1. 氯化钙口服时胃肠道有明显刺激。

2. 氯化钙静脉注射时有全身发热感,皮肤红热、注射部位疼痛,有报道静脉内给药可能会导致静脉血栓症。如注射时漏出血管外,有强烈刺激性,可引起组织坏死。

3. 静脉注射过快、过量,可引发心律失常甚至心跳停止、恶心、呕吐,尤其以洋地黄治疗的患者反应明显。

4. 氯化钙用量过度致高钙血症,早期可表现为便秘、倦睡、持续头痛、食欲缺乏、口中有金属味、异常口干等,晚期征象表现为精神错乱、高血压、眼和皮肤对光敏感,恶心、呕吐。

5. 由于细胞内钙的增加将会导致动脉血管收缩性的增加,故使用本品会提高外周动脉血管阻力,导致血压升高。

6. 血钙过多会导致钙沉积在眼结膜和角膜上,影响视觉。

【禁忌证】

1. 在强心苷治疗期间及用药后 1 周内禁用本品。

2. 高钙血症。

3. 高钙尿症。

4. 含钙肾结石或有肾结石病史者。

5. 类肉瘤病(可加重高钙血症)。

6. 洋地黄中毒时禁止静脉应用本品。

【注意事项】

1. 静脉注射宜缓慢(5% 溶液每分钟不超过 2ml),因钙盐兴奋心脏,注射过快会使血钙浓度突然增高,引起心律失常,甚至心搏骤停。

2. 因有强烈刺激性,5% 溶液不可直接静脉注射,应在注射以等量葡萄糖液稀释。亦不宜作皮注或肌内注射。

3. 注射液不可漏于血管外,否则导致注射部位皮肤发红、皮疹和疼痛,并可随后出现脱皮和组织坏死。若发现药液漏出血管外,应立即停止注射,并用氯化钠注射液作局部冲洗注射,局部给予氢化可的松、1% 利多卡因溶液和透明质酸,并抬高局部肢体及热敷。

4. 对诊断的干扰。可使血清淀粉酶增高,血清 H- 羟基皮质醇浓度短暂升高。长期或大量应用本品,血清磷酸盐浓度降低。

5. 不宜用于肾功能不全患者与呼吸性酸中毒患者。

6. 孕妇及哺乳期妇女用药安全性尚不明确,老年人、儿童用量酌减。

【药物间相互作用】氯化钙注射液与多种药物有配伍禁忌,如禁与氧化剂、枸橼酸盐、可溶性碳酸盐、磷酸盐及硫酸盐配伍;与噻嗪类利尿药同用,可增加肾脏对钙的重吸收而致高钙血症,具体如下:

1. 本品与维生素 D、雌激素合用,或本品在碱性环境中,可促进钙的吸收。

2. 与钙通道阻滞药合用时,血钙可明显升高至正常以上,而盐酸维拉帕米等的作用则降低。

3. 与噻嗪类利尿药合用可增加肾脏对钙的重吸收,易发生高钙血症。

4. 与其他含钙或含镁药物合用时,易发生高钙血症或高镁血症,尤其是肾功能不全时。

5. 与含钾药物合用时,可因钾潴留而导致心律失常。

6. 与硫酸镁同时静脉应用时,能形成硫酸钙沉淀,降低两者的疗效。

7. 与苯妥英或氟化物合用时,两者结合成不被吸收的化合物,两药吸收均减少。

8. 与硫酸纤维素合用会降低后者预防高钙血症的作用。

9. 钙剂静脉注射可降低肌松药(琥珀胆碱除外)的作用。

10. 合用降钙素会减弱降钙作用。大量饮用含乙醇的饮料以及大量吸烟,可抑制口服钙的吸收。

11. 在少量的食物中摄取钙会提高10%~30% 吸收的功效。

12. 大量进食富含纤维素的食物（如麸糠等）可抑制钙的吸收。

13. 食物中的磷（如奶制品中）或植物酸（如草酸）可与钙离子结合为不能溶解的混合物，影响钙的吸收。

14. 大量饮用含咖啡因的饮料，可抑制口服钙的吸收。

（二）葡萄糖酸钙注射液（calcium gluconate injection）

【理化性质】本品主要成分为葡萄糖酸钙，化学名称:D- 葡萄糖酸钙盐一水合物，分子式为 $C_{12}H_{22}CaO_{14} \cdot H_2O$，分子量为 448.40，本品为无色的澄明液体，常用规格为 10ml:1g。

$$Ca^{2+} \left[\begin{array}{c} COO^- \\ H-C-OH \\ HO-C-H \\ H-C-OH \\ H-C-OH \\ CH_2OH \end{array} \right]_2 \cdot H_2O$$

【体内过程】与氯化钙基本相同，血浆中约45％钙与血浆蛋白结合，正常人血清钙浓度 2.25~2.50mmol/L（9~11mg/100ml），甲状旁腺素，降钙素、维生素 D 的活性代谢物维持血钙含量的稳定性。钙主要自粪便排出（约80％），部分（约 20％~30％）自尿液排出。维生素 D 可促进钙的吸收，钙可分泌入汗液、胆汁、唾液、乳汁、尿液、粪便等。

【药理作用】与氯化钙基本相似，葡萄糖酸钙注射液为钙补充剂。钙可以维持神经肌肉的正常兴奋性，促进神经末梢分泌乙酰胆碱。血

清钙降低时可出现神经肌肉兴奋性升高,发生抽搐,血钙过高则兴奋性降低,出现软弱无力等。钙离子能改善细胞膜的通透性,增加毛细管的致密性,使渗出减少,起抗过敏作用。钙离子能促进骨骼与牙齿的钙化形成,高浓度钙离子与镁离子之间存在竞争性拮抗作用,可用于镁中毒的解救; 钙离子可与氟化物生成不溶性氟化钙,用于氟中毒的解救。

【临床应用】临床应用基本作用与氯化钙同,但其含钙量较氯化钙低（每 1g 本品含元素钙量为 90mg,而 1g 氯化钙含 272mg）,对组织的刺激性较小,注射时较氯化钙安全。

【不良反应】个别患者静脉注射葡萄糖酸钙可引起软组织钙化、一过性失声、过敏性休克,其余参见氯化钙。

【禁忌证】同氯化钙注射液。

【注意事项】基本同氯化钙注射液,葡萄糖酸钙注射液属过饱和溶液,易析出白色结晶,故应用前应仔细检查,如有结晶,可置热水中待结晶完全溶解再使用。孕妇及哺乳期妇女用药安全性尚不明确,老年、儿童用量酌减。

【药物间相互作用】同氯化钙注射液。

三、镁治疗剂

硫酸镁注射液（magnesium sulfate injection）

【理化性质】本品的主要成分为硫酸镁,分子式为 $MgSO_4 \cdot 7H_2O$,分子量为 246.48 ,为无色透明液体,常用规格为 10ml:2.5g。

【体内过程】肌内注射后 20 分钟起效,静脉注射几乎立即起作用。作用持续 30 分钟,治疗先兆子痫和子痫且有效血镁浓度为 2~3.5mmol/L,治疗早产的有效血镁浓度为 2.1~2.9mmol/L,个体差异较大。肌内注射和静脉注射,药物均由肾脏排出,排出的速度与血镁

浓度和肾小球滤过率相关。

【药理作用】镁离子可抑制中枢神经的活动,抑制运动神经肌肉接头乙酰胆碱的释放,阻断神经肌肉连接处的传导,降低或解除肌肉收缩作用,同时对血管平滑肌有舒张作用,使痉挛的外周血管扩张,降低血压,因而对子痫有预防和治疗作用,对子宫平滑肌收缩也有抑制作用,可用于治疗早产。

【临床应用及用法用量】

1. 治疗中重度妊娠高血压综合征、先兆子痫和子痫首次剂量为 2.5~4g,用 20ml 25% 葡萄糖注射液稀释后,5 分钟内缓慢静脉注射,以后每小时 1~2g 静脉滴注维持。24 小时总量为 30g,根据膝腱反射、呼吸次数和尿量监测。

2. 治疗早产与治疗妊娠高血压用药剂量和方法相似,首次负荷量为 4g;用 25% 葡萄溏注射液 20ml 稀释后 5 分钟内缓慢静脉注射,以后用 60ml 25% 硫酸镁注射液,加于 1 000ml 5% 葡萄溏注射液中静脉滴注,速度为 2g/h,直到宫缩停止后 2 小时,以后口服 β 肾上腺受体激动药维持。

3. 治疗儿童惊厥肌内注射或静脉用药,每次 0.1~0.15g/kg,以 5%~10% 葡萄糖注射液将本品稀释成 1% 溶液,静脉滴注或稀释成 5% 溶液,缓慢静脉注射。25% 溶液可作深层肌内注射,一般儿科仅用肌内注射或静脉用药。

【不良反应】

1. 静脉注射硫酸镁常引起潮红、出汗、口干等症状,快速静脉注射时可引起恶心、呕吐、心慌、头晕,个别出现眼球震颤,减慢注射速度症状可消失。

2. 肾功能不全,用药剂量大,可发生血镁积聚,血镁浓度达 5mmol/L 时,可出现肌肉兴奋性受抑制,感觉反应迟钝,膝腱反射消失,呼吸开始受抑制,血镁浓度达 6mmol/L 时可发生呼吸停止和心律失常,心脏传导阻滞,浓度进一步升高,可使心跳停止。

3. 连续使用硫酸镁可引起便秘,部分患者可出现麻痹性肠梗阻,停药后好转。

4. 极少数血钙降低,再现低钙血症。

5. 镁离子可自由透过胎盘,造成新生儿高镁血症,表现为肌张力低,吸吮力差,不活跃,哭声不响亮等,少数有呼吸抑制现象。

6. 少数孕妇会出现肺水肿。

【禁忌证】目前尚未发现明确禁忌证。

【注意事项】

1. 应用硫酸镁注射液前需检查肾功能,如肾功能不全应慎用,用药量应减少。

2. 有心肌损害、心脏传导阻滞时应慎用或不用。

3. 每次用药前和用药过程中,定时做膝腱反射检查,测定呼吸次数,观察排尿量,抽血查血镁浓度,出现膝腱反射明显减弱或消失,或呼吸次数每分钟少于 14~16 次,每小时尿量少于 25~30ml 或 24 小时少于 600ml,应及时停药。

4. 用药过程中突然出现胸闷、胸痛、呼吸急促,应及时听诊,必要时胸部 X 线检查,以便及早发现肺水肿。

5. 如出现急性镁中毒现象,可用钙剂静脉注射解救,常用的为 10% 葡萄糖酸钙注射液 10ml 缓慢注射。

6. 保胎治疗时,不宜与肾上腺素 β 受体激动药,如利托君(ritodrine)同时使用,否则容易引起心血管的不良反应。

7. 老年患者尤其年龄在 60 岁以上者慎用本品,孕妇慎用其导泻,哺乳期妇女禁用。

【药物间的相互作用】与硫酸镁配伍禁忌的药物有硫酸多黏菌素 B、硫酸链霉素、葡萄糖酸钙、盐酸多巴酚丁胺、盐酸普鲁卡因、四环素、青霉素和萘夫西林(乙氧萘青霉素)。

第四节 GIK 治疗液

GIK 治疗液（glucose insulin kalium, GIK）即极化液，是含胰岛素－葡萄糖－钾的静脉输注液体，是调节机体代谢的一种溶液组合，最早主要用于缺血心肌的保护。GIK 治疗心肌缺血最早、最经典的机制是极化与代谢学说，基础理论是：①缺血心肌处于缺血、缺氧状态，糖酵解增强，乳酸增加，H^+ 增加，Na^+-H^+ 交换增加，细胞内 Na^+ 超负荷，从而使 Na^+-Ca^{2+} 交换增加造成胞内 Ca^{2+} 超载。而胰岛素可促进缺血心肌摄取葡萄糖，摄取更多能量，降低游离脂肪酸（FFA）及 Ca^{2+} 超载，从而改善心肌功能并限制梗死区心肌膨胀。②胰岛素可激活心肌细胞膜 Na^+, K^+-ATP 酶，恢复细胞膜离子转运，使细胞内钾浓度增加，恢复细胞极化状态，并改善缺血心肌电生理改变，使 AMI 患者早期心电图上移的 ST 段回到基线，最终减少心律失常的发生。

【常用极化液分类】GIK 治疗液可分为常规极化波、镁极化液、强化极化液、高浓度极化液、简化极化液。

1. 常规极化液

（1）组成：普通胰岛素 10U 和 10% 氯化钾溶液 10ml 加入 10% 葡萄糖溶液 500ml 中静脉滴注。

（2）作用机制：心肌细胞在复极过程中的离子交换主要是 Na^+、Ca^{2+} 离子的内流、K^+ 离子的外流，从而使心肌细胞内恢复负压，回到"极化状态"，但此时细胞膜内外离子的分布尚未恢复，心肌细胞未达到真正的极化状态，还必须依靠钠－钾泵，由 ATP 供给能量，排出 Na^+、Ca^{2+}，摄回 K^+，使细胞内外离子的分布恢复到静息状态－极化状态。

胰岛素可以促进多种组织摄取葡萄糖，如骨骼肌、心肌、脑垂体等。可使血中 K^+、脂肪酸及氨基酸含量降低；缺血损伤的心肌纤维中的钾外逸，且能量不足，而极化液在提供糖、氯化钾的同时供给胰岛素，可使细胞外钾转移至回心肌细胞内，改善缺血心肌的代谢；促进葡萄糖进入心肌细胞内，抑制脂肪酸从脂肪组织释放，从而减少中性脂肪滴在缺血心肌中堆积。胰岛素并能显著增加心肌蛋白质的合成，所以极化液能使病态的心肌细胞恢复细胞膜的极化状态，对保护缺血损伤的心肌、改善窦房和房室传导，防止心律失常均有一定作用。

2. 镁极化液（glucose insulin kalium magnesium, GIKM）

（1）组成：用普通胰岛素 10U 和 10% 氯化钾溶液 10ml 及 10% 硫酸镁溶液 10~20ml 加入 10% 葡萄糖液 500ml 中静脉滴注。

（2）作用机制：镁极化液即是在常规极化液中加入一定量的硫酸镁，因为镁对心肌电活动有广泛的影响，同时镁能激活心肌腺苷环化酶，维持线粒体的完整和促进其氧化磷酸化过程；镁能激活 Na^+, K^+-ATP 酶，阻止细胞内钾外流；并使细胞外钾进入细胞内，降低了血 K^+ 浓度，从而能使缺血损伤的心肌细胞恢复极化状态，抑制折返，减少心律失常的发生；并能提供能量，加强心肌收缩功能。

3. 强化极化液

（1）组成：普通胰岛素 10U 和 10% 氯化钾溶液 10ml 及 L-门冬氨酸钾镁（L-potassium aspartate magnesium, L-PAM）溶液 20ml 加入 5% 或 10% 葡萄糖液 300~500ml 中静脉滴注。

（2）作用机制：门冬氨酸钾镁在 20 世纪 70 年代已用于临床，门冬氨酸对细胞亲和力很强，作为螯合剂与金属离子结合后，分离较慢，可作为钾、镁离子载体重返细胞内。提高细胞内钾浓度，从而发挥钾、镁离子的作用；另外它还参与了细胞内三羧酸循环 。心脏患者由于摄入不足,长期服用利尿剂等因素,50% 患者有低钾血症,其中又有 42% 并发低镁血症,因此加入 L-PMA 后就同时有 Na$^+$, K$^+$-ATP 泵载体和钾、镁离子载体(L-PMA)促进钾离子进入细胞内,使缺血损伤的心肌细胞恢复极化状态时得到加强、有强化原极化液的作用。

4. 高浓度极化液

（1）组成: 普通胰岛素 20U 和 10% 氯化钾溶液 15ml 加入 10% 葡萄糖溶液 500ml 和 50% 葡萄糖溶液 60ml 静脉滴注。

（2）作用机制: 钾离子在保持心肌细胞极化状态和生理功能方面十分重要,而常规极化液所提供的能量和钾离子浓度对某些重度缺血损伤的心肌细胞恢复静息状态不能满足,而提高常规极化液的浓度,保持较高浓度的 K$^+$ 离子平衡,就能恢复心肌细胞的极化状态,故称为高浓度极化液。

5. 简化极化液

（1）组成:L-门冬氨酸钾镁溶液 20ml 加入 10% 葡萄糖溶液 500ml 中静脉滴注,每日 1 次,7~14 日为 1 个疗程。

（2）作用机制: 常规极化液、镁极化液、强化极化液及高浓度极化液都配有胰岛素和氯化钾,特别是高浓度极化液二者浓度较高,而胰岛素在临床应用中易发生低血糖,有时甚至会危及生命;钾对心脏传导系统有明显的抑制作用,缓慢性心律失常或传导阻滞除非有明确低钾血症外都不应补钾,所以就限制了极化液的应用。但门冬氨酸钾镁在 <10% 的浓度(即 100ml 葡萄糖液中加 L-PMA 不超过 10ml)时根本不影响血中 K$^+$ 和 Mg^{2+} 的浓度,因此单独运用 L-PMA 既能有效地促进钾离子进入心肌细胞内,恢复心肌细胞的极化状态,又能避免发生低血糖和抑制心脏传导系统。

【临床应用】

1. 急性心肌梗塞、心绞痛。

2. 各种心脑血管病: 多发性脑梗塞、心肌病、心肌炎、高血压、冠心病。特别是乙醇性心肌病、心肌炎、充血性心力衰竭心功能 Ⅲ ~ Ⅳ 级。

3. 心律失常。

【不良反应】接受极化液静脉滴注的老年患者,有些会发生较严重的不良反应,主要表现为低血压和低血糖。

【注意事项】

1. 注意个体差异　不同的患者对药物敏感度不同,采用循序渐进的方法,发现高度敏感患者要及时防止不良反应的发生。

2. 尽量采取卧位　卧床患者输完液体休息片刻再走,不可过快改变体位,以免摔伤患者。

3. 严格掌握输液速度　对老年且患冠心病、心功能不全的患者,输注极化液时速度要慢。治疗初期以 10 滴 /min 的速度缓慢滴入,30 分钟后逐渐加速,并随时注意观察患者的反应,最高速度不超过 20 滴 /min。

4. 不同病情的患者选用不同的药物　如没有高血压的患者不使用硫酸镁,经济条件许可时用硝酸异山梨酯代替硝酸甘油等,从而既达到治疗效果又减轻不良反应。

5. 备一些糖果或点心　根据患者就餐时间,在餐后两小时左右或当患者感觉不适时用补充,以防低血糖反应。

第五节　酸碱调节治疗剂

氯化铵溶液(ammonium chloride)

【理化性质】本品主要成分为氯化铵,化学式为 NH$_4$Cl,相对分子量为 53.49,无色晶体或白色颗粒性粉末,是一种强电解质,溶于水,水溶液呈弱酸性,加热时酸性增强。

【体内过程】氯化铵进入体内,部分铵离子迅速由肝脏代谢形成尿素,由尿排出,氯离子与氢离子结合成盐酸,本品被吸收后,氯离子进入血液和细胞外液,使尿液酸化。在体内几乎全部转化降解,仅极少量随粪便排出。

【药理作用】氯化铵进入体内,部分铵离子迅速由肝脏代谢形成尿素,由尿排出。氯离子与氢结合成盐酸,从而纠正碱中毒;由于对黏膜的化学性刺激,反射性地增加痰量,使痰液易于排出,因此有利于不易咳出的少量黏痰的清除。本品被吸收,氯离子进入血液和细胞外液使尿液酸化。

【临床应用】该品为刺激性祛痰药:适用于干咳以及痰不易咳出等;也用于泌尿系感染需酸化尿液时。该品用于纠正代谢性碱中毒。

1. 重度代谢性碱中毒,应用足量氯化钠注射液不能满意纠正者。口服,一次1~2g,每日3次。必要时静脉输注,以5%葡萄糖注射液稀释成0.9%(等渗)氯化铵溶液,分2~3次静脉滴入。

2. 氯化铵负荷试验可了解肾小管酸化功能,用于肾小管性酸中毒的鉴别诊断。

3. 祛痰,适用于干咳以及痰不易咳出等。

【不良反应】

1. 氯化铵过量可致高氯性酸中毒,低钾及低钠血症。用后有恶心,偶尔出现呕吐。过量或长期服用可造成酸中毒和低钾血症。

2. 肝功能不全时,因肝脏不能将铵离子转化为尿素而发生氨中毒。

3. 口服氯化铵可有胃肠道反应。剂量过大时有呕吐,恶心,可引起胃肠道刺激或不适。

【禁忌证】

1. 肝肾功能不全者禁用。

2. 在镰状细胞贫血患者禁用。

3. 肝功能不全时禁用。

4. 肾功能不全时慎用,以防高氯性酸中毒。

5. 溃疡病、代谢性酸血症患者忌用。

6. 孕妇及哺乳期妇女禁用。

【注意事项】

1. 应用过量可导致高氯性酸血症,故应注意使用适量。

2. 凡右心衰竭和肝硬化伴有代谢性碱血症的患者,均应禁用该药,以免加重病情。

3. 用药患者,注意监测肝、肾功能。

【药物间相互作用】该药不宜与对氨基水杨酸钠、阿司匹林及安体舒通合用,使后者的毒性增加。也不宜与苯丙胺、丙咪嗪、阿米替林或多虑平合用,以免造成后者疗效减弱。

【制剂及用法】

1. 7.5%氯化钠注射液(sodium chloride injection)　成人每次4ml/kg或250ml,注意用量。

2. 乳酸钠注射液(sodium lactate solution) 11.2%乳酸钠注射液5~8ml/kg,先用半量,以后根据病情再给其余量,用5%~10%葡萄糖溶液5倍量稀释后静脉滴注。成人每次量一般为1.87%溶液500~2 000ml,如过量,会造成碱血症。

3. 氯化钾注射液(potassium chloride injection)　一般性补钾,10%氯化钾注射液10~15ml加入5%葡萄糖注射液500ml中滴注。补钾剂量、浓度和速度根据临床病情和血钾浓度及心电图缺钾图形改善等而定。钾浓度不超过3.4g/L(45mmol/L),补钾速度不超过0.75g/h(10mmol/h),每日补钾量为3~4.5g(40~60mmol)。体内缺钾引起严重快速室性异位心律失常时,如尖端扭转型心室性心动过速,短阵、反复发作多形性室性心动过速、心室扑动等威胁生命的严重心律失常时,钾盐浓度要高,滴速要快,1.5g/h(20mmol/h),补钾量可达每日10g或10g以上。

4. 氯化钙注射液(calcium chloride injection) 用于钙缺乏,急性血钙过低。严重低钙血症时,需静脉补充钙电解质:一次0.5~1g(含136~273mg钙),稀释后缓慢静脉注射(5%溶液每分钟不超过0.5ml,即13.6mg钙)。注意监测血钙,根据患者情况及血钙浓度,1~3天重复给药。用于维生素D缺乏性佝偻病、甲状旁腺机能亢进术后的"骨饥饿综合征"患者、软骨病、孕妇及哺乳期妇女钙盐的补充钙,可用本品稀释于葡萄糖溶液内,每分钟滴注0.5~1mg(最高每分钟滴2mg)。儿童低钙时治疗量为25mg/kg(6.8mg钙),静脉缓慢滴注。用于解救硫酸镁中毒等所致的中枢神经抑制的情况,首次0.5g,注射宜缓慢,5%溶液每分钟不超过2ml,根据患者的反应决定是否重复使用。用作强心剂,在心脏复苏时应用,用量0.5~1g,稀释后静脉滴注,每分钟不超过1ml;心室内注射,0.2~0.8g氯化钙(含54.4~217.6mg钙),单剂使用。

5. 葡萄糖酸钙注射液(calcium gluconate injection) 用10%葡萄糖注射液稀释后缓慢注射,每分钟不超过5ml。成人用于低钙血症,一次1g,需要时可重复;用于高镁血症,一次1~2g;用于氟中毒解救,静脉注射本品1g,1小时后重复,如有搐搦可静脉注射本品3g;如有皮肤组织氟化物损伤,每平方厘米受损面积应用葡萄糖酸钙50mg。儿童用于低钙血症,按体重25mg/kg(6.8mg钙)缓慢静脉注射。但因刺激性较大,本品一般情况下不用于儿童。

6. 硫酸镁注射液(magnesium sulfate injection) 治疗中重度妊娠高血压征、先兆子痫和子痫首次剂量为2.5~4g,用25%葡萄糖

注射液20ml稀释后,5分钟内缓慢静脉注射,以后每小时1~2g静脉滴注维持。24小时总量为30g,根据膝腱反射、呼吸次数和尿量监测;治疗早产与治疗妊娠高血压用药剂量和方法相似,首次负荷量为4g;用25%葡萄糖注射液20ml稀释后5分钟内缓慢静脉注射,以后用25%硫酸镁注射液60ml,加于5%葡萄糖注射液1 000ml中静脉滴注,速度为每小时2g,直到宫缩停止后2小时,以后口服β肾上腺受体激动药维持;治疗儿童惊厥肌内注射或静脉用药:每次0.1~0.15g/kg,以5%~10%葡萄糖注射液将本品稀释成1%溶液,静脉滴注或稀释成5%溶液,缓慢静脉注射。25%溶液可作深层肌内注射。

7. 极化液(glucose insulin kalium,GIK) 普通胰岛素10U和10%氯化钾溶液10ml加入10%葡萄糖液500ml中静脉滴注。

8. 镁极化液(glucose insulin kalium magnesium,GIKM) 用普通胰岛素10U和10%氯化钾溶液10ml及10%硫酸镁10~20ml加入10%葡萄糖液500ml中静脉滴注。

9. 强化极化液 普通胰岛素10U和10%氯化钾溶液10ml及L-门冬氨酸钾镁(L-potassium aspartate magnesium,L-PAM)溶液20ml加入5%~10%葡萄糖液300~500ml中静脉滴注。

10. 高浓度极化液 普通胰岛素20U和10%氯化钾溶液15ml加入10%葡萄糖溶液500ml和50%葡萄糖溶液60ml静脉滴注。

11. 简化极化液 L-门冬氨酸钾镁溶液20ml加入10%葡萄糖溶液500ml中静脉滴注,每日1次,7~14日为1个疗程。

12. 氯化铵(ammonium chloride) ①片剂:0.3g,饭后服用。成人常用量口服;祛痰,一次0.3~0.6g,一日3次;利尿,一次0.6~2g,一日3次。儿童常用量每日40~60mg/kg,或1.5g/m²,

分4次服；重度代谢性碱中毒口服，一次1~2g，每日3次。②注射液：静脉输注，1ml/kg 的剂量2%氯化铵溶液能降低 CO_2CP 0.45mmol/L 计算出应给氯化铵量，以5%葡萄糖注射液稀释成0.9%（等渗）浓度，分2~3次静脉滴注。

（高　巨　葛亚丽）

参考文献

[1] GAO J, ZHOU L, GE Y, et al. Effects of different resuscitation fluids on pulmonary expression of aquaporin1 and aquaporin5 in a rat model of uncontrolled hemorrhagic shock and infection. PLoS One, 2013,8（5）:e64390.

[2] SHIH C C, TSAI M F, CHEN S J, et al. Huang HC, Wu CC. Effects of small-volume hypertonic saline on acid-base and electrolytes balance in rats with peritonitis-induced sepsis. Shock, 2012,38（6）:649-655.

[3] RYMARZ E, MOSIEWICZ J, HANZLIK J. The influence of glucose-insulin-kalium mixture（GIK）on the selected parameters of acid-base balance in acute myocardial infarction. Ann Univ Mariae Curie Sklodowska Med, 2001,56:1-6.

[4] THOMAS D, JAEGER U, SAGOSCHEN I, et al. Intra-arterial calcium gluconate treatment after hydrofluoric acid burn of the hand. Cardiovasc Intervent Radiol, 2009,32（1）:155-158.

[5] JEE D, LEE D, YUN S, et al. Magnesium sulphate attenuates arterial pressure increase during laparoscopic cholecystectomy. Br J Anaesth, 2009,103（4）:484-489.

[6] USLU S, KUMTEPE S, BULBUL A, et al. A comparison of magnesium sulphate and sildenafil in the treatment of the newborns with persistent pulmonary hypertension: a randomized controlled trial. J Trop Pediatr,2011,57（4）:245-250.

第六十五章 血浆代用品

血浆代用品(plasma substitutes)又名血浆容量扩充药或血浆增容药,是一类由高分子物质构成的胶体溶液,输入血管后依靠其胶体渗透压能起到暂时替代和扩充血浆容量的目的。血浆代用品对于暂时性扩容很有效,常作为进一步治疗的基础,具有价廉、能长期保存和减少病毒性疾病传播的优点。

血浆代用品主要用于大量失血、失血浆及大面积烧伤等所致的血容量降低、休克等紧急情况,用于扩充血容量、改善微循环,对提高患者的生存率起着非常重要的作用。由于人体对血液稀释有一定的耐受性,血浆代用品作为自身输血和血液稀释的一种替代物使用日趋受到重视。人们对血浆代用品的研究亦飞速发展,迄今已有十余个品种研发成功并相继投入临床应用。

理想的血浆代用品不仅仅是单纯的扩容外,还应符合下列要求:①无毒性、无抗原性、无致热原及无致癌、致畸和致突变等副作用,无致克雅病(疯牛病)和阿尔茨海默病作用。②与血浆有相似的渗透压、电解质、黏稠度和pH,可防止毛细血管渗漏和减轻内皮肿胀及组织水肿,较易被机体代谢或排出体外,不在体内持续蓄积。③在有效剂量范围内,能改善微循环和组织氧合能力,抑制炎症反应,降低内皮细胞激活和炎性分子释放;对血液有形成分无不良影响,不影响血型及血液交叉配型;不影响凝血功能,减少出血;对主要脏器无明显损害,尤其是对肝、肾功能;能够维持机体内环境稳态。④输入后能在血管内存留适当时间,起到血浆替代作用,半衰期较长。⑤可用于婴幼儿及老年人。⑥理化性质稳定,可长期保存,无过敏和类过敏反应等。目前尚没有一种制剂能完全符合上述要求。

本章主要介绍在临床上广泛应用的血浆代用品:羟乙基淀粉类、明胶制剂、右旋糖酐类、全氟碳化合物四大类,这些血浆代用品多无携氧能力,但可通过改善循环功能而增加机体的氧供。

第一节 羟乙基淀粉

一、概 述

羟乙基淀粉(hydroxyehyl ethyl starch 或 hetastarch, HES)是改良的天然多糖,与糖原相似,以支链淀粉、多分支的糯玉米或土豆淀粉为原料,经轻度酸化水解和糊化,并在碱性条件下以环氧乙烷进行羟乙基化,并经进一步加工精制后制成的相对高分子质量复合物。

淀粉可以迅速地被 α-淀粉酶水解,当给予淀粉时血浆中的 α-淀粉酶水平可增加 2~5 倍,为了延迟 α-淀粉酶的降解与清除,天然的淀粉被羟乙基基团取代,多发生在 C2、C6 位点上,羟乙基化可减缓水解,大大延长其在血管内停留时间,使其扩容效应至少维持 4~8 小时。

羟乙基淀粉最重要的药理学特性是由葡萄糖分子上羟乙基取代程度(即摩尔取代级 molar substitution, MS)、平均相对分子质量和 C2/C6 上羟乙基基团的个数比(C2/C6 比率)决定的。取代级(MS)定义为每摩尔葡萄糖亚单位含有的羟乙基残基摩尔数,其决定羟乙基淀粉的半衰期($t_{1/2}$)即在血液循环中的存留时间。依据 MS 羟乙基淀粉制品可划分为高取代级(0.7 或 0.6,即每10个葡萄糖单位含有7个或6个羟乙基基团)、中取代级（0.5）、低取代级（0.4），高 MS 降解时间延长；平均分子质量（mean molecular weight，Mw）决定其扩容效力，依据平均分子质量可划分为高分子（Mw 大于 300 000）、中分子（Mw 为 100 000~300 000）、低分子（Mw 小于 100 000），低分子羟乙基淀粉可经肾迅速排泄，较大的分子量在排除之前必须经过血清中的 α－淀粉酶水解，所以羟乙基淀粉制品的血浆半衰期随分子量增加而延长。C2/C6 比率涉及在葡萄糖环的碳原子上的羟乙基构型，其大于 8 是高的，小于 8 是低的，C2 位置的羟乙基基团与 C6 位置相比降解要慢得多，故 C2/C6 比率决定羟乙基淀粉代谢的快慢；血浆容量效应也就是扩张效应主要取决于羟乙基淀粉溶液的浓度。

特异的药理学特性主要影响血浆容量的扩张程度、持续时间、对血液动力学、凝血功能及肾功能的影响。羟乙基淀粉的取代级越高，平均分子质量越大，C2/C6 比率越高，其在血管内的驻留时间也越长，扩容强度越大，相应的就越容易在人体内蓄积，对凝血系统和肾功能的影响也越显著。

羟乙基淀粉的主要功能是恢复细胞外液容量和维持电解质平衡，具有扩充血容量、改善微循环的作用。羟乙基淀粉对血液动力学的影响主要取决于它们有较高的血液稀释能力，对红细胞集合、血小板功能、血浆黏度和血中的微粒内皮细胞相互作用以及防止和堵塞毛细血管漏等特殊药理学作用，其结果可能改善血流动力学和血液流变学，有利于组织灌注和氧合。

羟乙基淀粉的不良反应有：

1. 对凝血功能的影响　研究认为 HES 对凝血功能有损害作用，会增加术后出血的危险。对凝血功能的影响，除血液稀释有关外，主要与取代级和分子质量有关，高分子质量的 HES 溶液对凝血功能的影响明显大于低分子溶液。

2. 肾损伤　在不良反应中，静脉滴注羟乙基淀粉所致的肾损伤发生率占首位，其中在老年患者中尤为突出。无论其分子质量、取代级以及 C2/C6 比率大还是小，均会影响肾功能。连续大剂量使用高浓度或高体内分子质量羟乙基淀粉溶液后可产生高黏度尿，肾小管上皮细胞因重吸收小分子而肿胀，导致肾小管阻塞，最终导致急性肾功能衰竭。

3. 皮肤瘙痒　长时间大剂量输注高取代级 HES 溶液，可使 HES 分子积聚于真皮网状内皮细胞，从而引起顽固性皮肤瘙痒。

4. 过敏反应或类过敏反应，严重会导致过敏性休克　羟乙基淀粉虽没有抗原性，但也有用药后出现变态反应、休克甚至死亡的报道。对于高敏体质的患者，必须高度重视，若发生变态反应，应立即停药，必要时给予抗组胺药。

推荐的最大剂量为 1.5g/kg（缓慢降解，如 670/0.75）；2.0g/kg（适度降解）；3.0g/kg（快速降解，如 HES130/0.4）。

羟乙基淀粉系列产品的研发过程贯穿着对上述三项指标不断优化的过程迄今已经发展了三代（表 65-1）。

第一代是高分子量高取代级的羟乙基淀粉 480/0.7，平均分子量为 480kDa，取代级为 0.7，扩容能力最强，但对凝血功能影响较大，在体内易蓄积。

第二代是中分子量中取代级羟乙基淀粉 200/0.5，主要以贺斯为代表。

第三代是中相对分子质量低取代级的，主要以羟乙基淀粉 130/0.4 为代表，研究表明，羟乙基淀粉 130/0.4 具有稳定 4~8 小时的循环效应疗效，扩容时间长、平稳，可维持血浆胶体渗透活性，低分子颗粒不断由肾脏排出；改善微循环，且能显著稳定地降低血细胞比容、血液和血浆黏滞度、红细胞和血小板聚集和高凝状

表65-1 不同羟乙基淀粉的理化性质

羟乙基淀粉（Mw/MS）	浓度及溶剂	平均分子量/（kDa）	取代级	C2/C6	每日最大剂量/（ml/kg）
670/0.75	6% 平衡液	670	0.75	4.5:1	20
600/0.7	6% 生理盐水	600	0.7	5:1	20
450/0.7	6% 生理盐水	480	0.7	5:1	20
200/0.62	6% 生理盐水	200	0.62	9:1	20
200/0.5	6% 生理盐水	200	0.5	5:1	33
	10% 生理盐水	200	0.5	5:1	20
130/0.42	6% 生理盐水	130	0.42	6:1	50
	6% 平衡液	130	0.42	6:1	50
	10% 平衡液	130	0.42	6:1	33
130/0.4	6% 生理盐水	130	0.4	9:1	50
	10% 生理盐水	130	0.4	9:1	33
	6% 平衡液	130	0.4	9:1	50
70/0.5	6% 平衡液	70	0.5	3:1	20

态；改善血液流变学和血液动力学。与羟乙基淀粉 200/0.5 相比，其扩容效果无显著差异，改善血液流变学，增加组织氧张力和增加肾消除，减少组织蓄积和凝血。同时欧洲权威机构把羟乙基淀粉 130/0.4 的最大剂量从 33ml/kg 增加到 50ml/kg。但是最新研究显示，羟乙基淀粉 130/0.4 用于严重脓毒症或脓毒性休克患者，剂量为 50ml/kg，观察时间为 90 天，其结果显示：与 0.9% 氯化钠相比，死亡率方面差异无统计学意义，但却增加接受肾脏替代疗法的概率，增加急性肾损伤的风险，这也限制了羟乙基淀粉 130/0.4 在脓毒症或脓毒性休克患者的应用。2013 年 6 月 24 日，美国 FDA 发布声明指出，羟乙基淀粉可增加死亡率和出血的风险，亦可造成严重的肾脏损伤，FDA 将对羟乙基淀粉发出黑框警告。在国内，也有专家呼吁，应减少在严重烧伤患者中使用，特别是合并肾功能障碍的患者。

二、临床常用羟乙基淀粉制剂

（一）羟乙基淀粉 200/0.5（hydroxyethyl starch 200/0.5）

主要成分为聚（O-2-羟乙基）淀粉，注射液为无色或微黄色澄明液体。

【药理作用】为合成的血浆代用品，血容量扩充剂。羟乙基淀粉溶液的容量扩充效应和血液稀释效果取决于羟乙基淀粉的分子量大小、取代度、取代方式和药物浓度，以及给药剂量和速度。快速输注贺斯，其容量扩充效应为输注量的 100%，并维持 3~4 小时，随后血容量持续下降。至少在 3~4 小时内，血液容量、血液动力学及组织氧供将得到改善，同时由于红细胞聚集减少、血细胞压积和血液黏稠度下降，血液流变学指标得到改善，从而改善循环及微循环系统。

【药代动力学】由血清 α-淀粉酶持续降解，随后通过肾脏排泄。输注本品后即刻、及 1 小时、3 小时、6 小时、12 小时后，血液中的含量分别为给药量的 95%、75%、50%、32% 及 18%。给药 24 小时后，尿中的排泄量为给药量的 70%，血清中药量为给药量的 10%。

【适应证】预防和治疗与下列情况有关的循环血量不足或休克（容量替代治疗）：手术（失血性休克）、创伤（创伤性休克）、感染（感染性休克）、烧伤（烧伤性休克）；适用于节约用血技术时补充血容量,减少手术中对供血的需要,例如急性等容血液稀释(ANH);也可以用于治疗性血液稀释。

【用法用量】仅供静脉滴注,其用量和滴注速度依患者失血情况及血容量而定。开始10~20ml 应缓慢输注,并密切观察病情(因可能发生过敏性样反应)。每日用量和滴注速度取决于失血量、血液浓缩程度及其血液稀释效应。心、肺功能正常的患者使用胶体扩容剂时,红细胞比容应不低于 30%。必须避免因滴注过快和用量过大导致的循环超负荷。

每日最大剂量:每日 66ml/kg(按 75kg 体重计每日约为 5 000ml,每日约为 2.0g 羟乙基淀粉 /kg)。

最大滴注速度:最大滴速为 20ml/(kg·h),视病情而调整 [按 75kg 体重计每小时约为1 500ml,约为 0.6g 羟乙基淀粉 /(kg·h)]。

在手术之前即刻开展急性等容血液稀释(ANH),按 1.5:1 的比例,以本品替换自体血液,ANH 后,红细胞比容应不低于 30% ;每日剂量:(2~3)×500ml ;放血:(2~3)×500ml(自体血);输注速度:1 000ml/(15~30)分钟;放血速度:1 000ml/(15~30)分钟。

治疗性血液稀释的推荐剂量:治疗性血液稀释的目的是降低红细胞比容,其可分为等容血液稀释(放血)和高容血液稀释(不放血),按给药剂量可分为低(250ml)、中(500ml)、高(2×500ml)三种。每日剂量:250ml(低)、500ml(中)、2×500ml(高)。

滴注速度:0.5~2 小时内 250ml 、4~6 小时内 500ml、8~24 小时内 2×500ml。

使用时间:治疗和预防循环血量不足或休克(容量替代治疗),尚无药理学及临床学的证据表明本品不能重复使用。治疗的时间和剂量取决于低血容量的时间和程度。急性等容血液

稀释(ANH)通常在手术之前进行一次,如果红细胞比容正常,可重复使用。

治疗性血液稀释:治疗性血液稀释时,建议治疗 10 天。

【不良反应】极个别病例可能发生过敏性样反应,如果反应不能耐受,立即停止输注并采取常规急救措施。长期中、高剂量输注本品,患者常出现一种难治性瘙痒,即使停药数周后,仍可能发生该症状,并可能持续数月,导致患者情绪紧张。极个别病例可能出现肾区疼痛,一旦出现该症状,应立即停药,并补充足够的液体,密切监测血清肌酐值。较高剂量使用时,由于血液稀释可能出现出血时间延长,但不会引起临床出血;大剂量输注后能够抑制凝血因子,特别是Ⅷ因子的活性,引起凝血障碍,应监测红细胞比容的下降和血浆蛋白的稀释。

【禁忌证】对羟乙基淀粉过敏及严重充血性心力衰竭、肾功能衰竭(血清肌酐 >2mg/dl 或>177μmol/L)、严重凝血功能异常、液体负荷过重或液体严重缺乏(脱水)、脑出血患者禁用。

【药物相互作用】目前尚未发现与其他药物的相互作用。

【药物过量】如果出现意外的过量输注,应停止给药,必要时使用利尿剂。如果出现严重甚至非常严重的过敏性样反应,应首选肾上腺素治疗。如果出现呼吸困难、即将出现或已经出现休克,应实施下列步骤进行救治:静脉或中心静脉给药;静脉注射 0.1% 肾上腺素氯化钠溶液 0.1~0.3ml ;输注大剂量皮质类固醇,如泼尼松龙(强的松龙)30~40mg/kg ;更换血浆代用品;鼻管给氧;必要时,通过面罩或插管进行人工呼吸及心肺复苏。

【毒理学研究】分子量为 200 000Da 的羟乙基淀粉对小鼠的半数致死剂量(LD$_{50}$)超过6g/kg,相当于将 420g 的羟乙基淀粉用于体重

为 70kg 的患者,此剂量远超过临床常用剂量。狗的慢性及亚急性毒性实验结果表明,每日 4g/kg 的羟乙基淀粉用量,除引起脏器重量增加及组织病理显示暂时性网状内皮系统空泡样变性外,对肝、脾、肺、淋巴结没有不可逆性的毒副作用。本品没有致畸性。

【孕妇及哺乳期妇女用药】目前尚无孕妇和哺乳期妇女使用资料。妊娠早期只在绝对必需时使用。

【儿童用药】目前没有儿童使用本品的资料。

【老年用药】无特别要求。

【注意事项】

(1)在治疗早期应监测血清肌酐水平:代偿期肾功能不全(血清肌酐值为 1.2~2.0mg/dl 或 106~177μmol/L)时,应每日监测液体平衡;血清肌酐值正常,当尿液检查提示有肾功能损害时,应每日监测血清肌酐值;血清肌酐值及尿检查结果正常,需持续数天使用本品治疗,应监测液体平衡 1~2 次,并确保补充足够的液体(每日 2~3L)。

(2)肺水肿及慢性肝病的患者使用时,应特别小心。使用羟乙基淀粉后,血清淀粉酶浓度可能升高(干扰胰腺炎的诊断),应定期检查血清电解质水平及液体出入量平衡。

(3)必须与其他药物混合时,首先应确保它们相容,并保证 100% 无菌和完全混匀。

(4)据文献报道,耳神经障碍患者,如突发性耳聋、耳鸣或听觉损伤,当使用羟乙基淀粉时,其发生瘙痒的可能性与使用剂量有关。建议这类患者的每日最大使用剂量为 500ml。以减少皮肤瘙痒的发生,但同时应给患者补充足够的液体。

(5)本品的扩容效果较强,作用时间较长,应注意勿稀释,滴速适宜,并及时监测患者的血循环状态,避免容量超负荷,导致心力衰竭。

(6)开启后,必须马上使用,超过有效期后不能使用;一些未用的溶液应丢弃;只能在溶液澄清及容器未损坏时用。

(7)放在儿童不能接触的地方,运动员慎用。

【贮存】室温下贮存,防止冷冻和过热,长时间处于 40℃ 环境下会变成浑浊的深褐色溶液或形成晶体沉淀物,不能再使用。

【规格】500ml:15g 羟乙基淀粉 200/0.5 与 4.5g 氯化钠

(二)羟乙基淀粉 130/0.4(hydroxyethyl starch 130/0.4)

主要成分为聚(O-2-羟乙基)淀粉(摩尔取代级 0.38~0.45;平均分子量 130 000),注射液为无色或淡黄色略带黏性的澄明液体。

【药理作用】血液容量扩充剂,其容量扩充效应和血液稀释效应,取决于分子量大小、取代度、取代方式和药物浓度,以及给药剂量和输注速度。给健康志愿者在 3 分钟内输注本品 500ml 后,其容量扩充效应为本品输注体积的 100%,该 100% 容量效应可稳定维持 4~6 小时。用本品进行等容血液置换,可维持血容量至少 6 小时。在狗和大鼠的亚慢性毒性试验研究中,每日静脉输注本品 9g/kg,连续给药 3 个月,结果未发现毒性反应。给药期间,由于非生理条件下,肝、肾应激反应增加,可观察到实验动物的网状内皮系统、肝实质和其他组织对羟乙基淀粉的摄取和代谢有所增加。每日静脉输注本品的最低毒性剂量按体重计高于 9g/kg,该剂量相当于人体最大治疗剂量的 3 倍以上。在大鼠或兔中进行的研究表明,本品无致畸毒性。每日给兔输注 10% 羟乙基淀粉 130/0.4 溶液 50ml/kg,可观察到胚胎死亡的现象。给怀孕和哺乳期大鼠,以上述剂量单次推注给药,可观察到幼崽重量增加延缓及生长延缓,在母体表现液体负荷增加。尚未进行本品对生育力影响的研究。

【药代动力学】较为复杂,与分子量和摩尔取代级密切相关。当静脉给予本品时,低于肾阈(60 000~70 000Da)的小分子很容易通过肾脏经尿排泄,大分子羟乙基淀粉在通过肾脏排泄之前,被血浆 α-淀粉酶降解为小分子。本品在输入体内后,血浆中羟乙基淀粉的平均分子量为 70 000~80 000Da,在治疗期间保持在肾阈值之上。本品分布容积约为 5.9L,输注本品 30 分钟后,血药浓度为最大血药浓度的 75%,6 小时后降至 14%。单次给予羟乙基淀粉 500ml,血药浓度在 24 小时后几乎回到基线水平。单次给予本品 500ml 后,药物的血浆清除率为 31.4ml/min, AUC 为 14.3mg/(ml·h), $t_{1/2\alpha}$ 为 1.4 小时, $t_{1/2\beta}$ 为 12.1 小时,药物的体内药代动力学显示非线性特征。对轻度至重度肾功能不全者进行本品的药代动力学研究,受试者单次给予本品 500ml,结果显示,药物的 AUC 有中等程度的增加,药物在肌酐清除率 ClCr<50ml/min 的受试者体内 AUC 为 ClCr ≥ 50ml/min 受试者体内的 1.7 倍(95% 可信限为 1.44~2.07)。肾功能不全不影响药物的消除半衰期和 C_{max}。当 C_{max} ≥ 30ml/min 时,59% 的药物经尿排泄;当 C_{max}<30ml/min 时,51% 的药物经尿排泄。对受试者进行的研究显示,每日给予 10% 羟乙基淀粉 130/0.4 溶液 500ml,连续给药 10 天,药物在血浆中没有出现明显的蓄积现象。在大鼠模型实验中,每日给予本品 0.7g/kg,连续给药 18 天,在末次给药后第 52 天对组织的药物含量进行检测,结果显示,仅有给药剂量的 0.6% 在组织中储存。尚没有透析疗法对本品药代动力学影响的研究。

【适应证】治疗和预防血容量不足,急性等容血液稀释(ANH)。

【用法用量】用于静脉输注。初始的 10~20ml,应缓慢输注,并密切观察患者(防止可能发生的过敏性样反应)。每日剂量及输注速度应根据患者失血量、血液动力学参数的维持或恢复及稀释效果确定。没有心血管或肺功能危险的患者使用胶体扩容剂时,红细胞比容应不低于 30%。每日最大剂量 50ml/kg。根据患者的需要,本品在数日内可持续使用,治疗持续时间,取决于低血容量持续的时间和程度及血液动力学参数和稀释效果。对于长时间每天给予最大剂量的治疗,目前只有限的经验或遵医嘱。

【不良反应】极个别患者在使用含羟乙基淀粉的药品时,可能发生过敏性样反应(过敏反应,类似中度流感的症状,心动过缓,心动过速,支气管痉挛,非心源性肺水肿)。在输液过程中,如患者发生不可耐受的反应,应立即终止给药,并给予适当的治疗处理。给予羟乙基淀粉时,患者血淀粉酶浓度将升高,可能干扰胰腺炎的诊断。长期大剂量使用羟乙基淀粉,患者会出现皮肤瘙痒。大剂量使用时,由于稀释效应,可能引起血液成分如凝血因子、血浆蛋白的稀释,以及血细胞比容的下降。使用羟乙基淀粉时,可能发生与剂量相关的血液凝结异常。

【禁忌证】液体负荷过重(水分过多),包括肺水肿、少尿或无尿的肾功能衰竭、接受透析治疗患者、颅内出血、严重高钠或高氯血症、已知对羟乙基淀粉和 / 或本品中其他成分过敏。

【注意事项】避免过量使用引起液体负荷过重,特别是心功能不全和严重肾功能不全的患者,液体负荷过重的危险性增加,应调整剂量。为防止重度脱水,使用本品前应先给予晶体溶液。严重肝脏疾病或严重凝血功能紊乱的患者应慎用,如严重 Willebrand 病的患者。应补充充足的液体,定期监测肾功能和液体平衡。应密切监测血清电解质水平。应避免与其他药物混合。如果在特别情况下需要与其他药物混合，要注意相容性（无絮状或沉淀）、无菌及均匀混合。瓶或袋开启后，应立即使用。超过有效期后不能使用；未用完的药品应丢弃。只有在溶液澄清及容器未损坏时使用。放在儿童不能接触到的地方。使用本品期间，如出现任何不良事件和／或不良反应，应咨询医师。同时使用其他药品，请告知医师。

【药物相互作用】尚未发现与其他药物或肠外营养产品的相互作用。给予羟乙基淀粉时，患者血淀粉酶浓度将升高，可能干扰胰腺炎的诊断。

【药物过量】同其他容量替代品一样，如使用过量，可能引起循环系统负荷过重（如肺水肿），应立即停药，必要时给予利尿剂。

【孕妇及哺乳期妇女用药】尚无用于孕妇的临床资料。动物研究表明，本品对受孕、胚胎发育、分娩或产后发育均无直接或间接的影响，也无致畸的结果。只有当可能获得的治疗利益大于风险时，才可用于孕妇。尚无用于哺乳期患者的临床资料。

【儿童用药】已获得本品用于儿童的一些临床资料，在欧洲已批准用于 0~2 岁儿童。已进行的临床研究结果显示，41 名儿童（包括小于 2 岁的婴幼儿），给予（16±9）ml/kg 的平均剂量，受试者的血液动力学参数稳定，且安全性和耐受性良好。对于非心脏手术的 2 岁以下的婴幼儿，围手术期给予本品的耐受性与 5% 的白蛋白相当。对于早产儿和新生儿，只有当可能获得的治疗利益大于风险时，才可使用。儿童使用的剂量，应根据每个患者的基础疾病、血液动力学参数和水合状态进行调整。

【老年用药】老年患者用药的安全有效性尚未确立。

【注意事项】运动员慎用。

【规格】500ml:30g 羟乙基淀粉 130/0.4 与 4.5g 氯化钠。

（三）高渗氯化钠羟乙基淀粉 40

主要成分为羟乙基淀粉 40，注射液为无色或微黄色稍带黏性的澄明液体；显轻微的乳光，味咸。

【药理作用】高渗氯化钠能使细胞内和间质中的液体进入血管，增加静脉回心血量，快速扩容，使儿茶酚胺水平短暂升高，并直接增加心肌收缩力，降低后负荷和小静脉的容量，从而升高血压，提高组织灌注，改善微循环。羟乙基淀粉则能提高血浆胶体渗透压，维持胶体渗透压－肺动脉楔压的压力梯度，从而维持血管内有效血容量，提高抗休克的效果。研究发现，本品可明显改善脓毒症等手术患者的血流动力学，改善组织器官的血流灌注，对凝血功能和电解质无明显影响。

【药代动力学】静脉滴注后，由于分子量大，主要停留于血循环内，主要分布于肝脏，大部分从肾脏排出，小部分随粪便排出，仅微量被机体分解代谢。一次静脉滴注后，24 小时内尿中排出 63%，粪便中排出 16.5%。

【适应证】血容量补充药，有维持血浆胶体渗透压作用，用于失血、创伤、烧伤等休克患者血容量的补充。

【用法用量】静脉滴注，一次 250~500ml，最大剂量不超过 750ml。

【不良反应】偶可发生输液反应。少数患者出现荨麻疹、瘙痒。

【禁忌证】尚不明确。

【药物相互作用】尚不明确。

【药物过量】

（1）造成复苏过度，引起血压明显升高。在高速高压的冲击下，容易发生血凝块脱落，引起继发性大出血。

（2）可能会造成某些组织、组织过度脱水，有引起颅内出血的可能。

（3）可能会造成血钠明显升高，有出现脑桥脱髓鞘的可能。

（4）过快复苏有引起受伤组织的小血管出血和创面渗血的可能。

【孕妇及哺乳期妇女用药】尚不明确。

【儿童用药】尚不明确。

【老年用药】尚不明确。

【注意事项】

（1）可能引起高血钠及高血氯，一般停药24小时后可恢复，故给药不宜太快，还应注意及时停药和控制总量，以免发生自发性出血。

（2）大量输注可致钾排泄增多，应适当补钾。

（3）有出血倾向和心衰者慎用。

（4）肝肾功能不全者慎用。

（5）少数患者可发生过敏反应。

（6）若遇药液混浊、异物、瓶身破裂、轧口松动等，请勿使用。

【规格】250ml:10.5g氯化钠与19g羟乙基淀粉40。

第二节 明胶制剂

一、概述

明胶制剂（gelatins）是多元分散系胶体溶液，以精制动物（如牛或马）的皮、骨、肌腱中的胶原为原料，经水解和酰化交联而成的人工血浆代用品，其中含有大量的羟脯氨酸，临床上常用于补充血浆容量。

根据合成工艺的不同，目前用于临床的明胶制剂主要分为三种类型，用于静脉输注扩容。

1. **氧化聚明胶** 氧化聚明胶（oxypolygelatin）是以交链剂使明胶分子彼此连结，再用氧化法使分子适度降解。

2. **琥珀酰交联明胶** 琥珀酰交联明胶（modified fluid gelatin，MFG，又名琥珀酰明胶）是由牛胶原经水解和琥珀酰化而成的琥珀酰化明胶聚合物，用琥珀酸酐作反应剂，与明胶分子的碱性基团结合而增加酸性的羟基。平均分子量为30kDa，为血浆等渗的溶液，输入后并不吸收细胞外液间隙的水分，维持血容量需要持续给药，不会产生内源性扩容效应；静脉输注能增加血浆容量，增加静脉回心血量、心排血量、血压及外周灌注压，其所产生的渗透性、利尿作用有助于维持休克患者的肾功能。半衰期为4小时，20小时内95%以原型从肾脏排出，5%从粪便排出，极少储存在网状内皮系统及其他组织中，3日内可完全从血液中清除。

3. **尿素交联明胶多肽** 尿素交联明胶多肽（haemaccel或polygeline 又名聚明胶肽、多聚明胶、尿联明胶）是由牛骨、猪骨明胶蛋白经过热降解后生成明胶水解蛋白，然后再通过尿素桥联制成的一种多肽，分子量分布为27.5～39.5kDa，渗透压与血浆相等，有维持血容量的作用，在体内无蓄积，由肾排除，半衰期为4~6小时。

不同的明胶分子有各自的分子量（平均为30~50kDa），其浓度为3.5%~5.5%，容量效应为70%~100%，扩容效果相似（表65-2）；相对比较安全，对人体内环境影响轻微。明胶溶液的半衰期约2~4小时，在体内较少组织蓄积，故输注容量一般没有限制，适用于需大量补充血容量的患者，但应注意保持血细胞比容（HCT）>25%，对肾几乎无副作用，大剂量使用对凝血功能无明显影响，不增加手术及术后出血倾向。

由于明胶的分子量较小，可通过肾小球滤

表 65-2　不同明胶溶液的比较

	氧化聚明胶	琥珀酰交联明胶	尿素交联明胶
浓度 /%	5.5	4.0	3.5
平均分子量 /D	30 000	30 000	35 000
渗透压 /（mOsm/L）	296	274	301
扩容效应 /%	80	80	80
扩容时间 /h	1~3	1~3	1~3

过并迅速从血液中清除，大于 80% 以原型从肾排除，一小部分在网状内皮系统内被蛋白酶水解成小肽，故可反复输注以维持足够的血容量，但肾功能障碍的患者一旦肌酐清除率 <30ml/min，其半衰期会大为延长，应适当减少输注量。

明胶制剂的最大缺点在于它主要来源于牛或马等异种生物，有传播朊病毒的潜在风险（如牛海绵状脑病）。也有可能具备抗原性，在输注明胶制剂后少部分患者可能会引起组胺释放而出现一过性变态反应，如荨麻疹、低血压、呼吸困难等，在所有的胶体中明胶最易发生过敏反应，发生率约 3.5%，比羟乙基淀粉高 6 倍，尿素交联明胶发生率为 0.146%，琥珀酰交联明胶发生率为 0.066%。

二、临床常用明胶制剂

（一）聚明胶肽注射液

聚明胶肽注射液（polygeline injection）主要成分为健康牛骨或猪骨明胶水解，通过尿素桥交联的降解后制成的灭菌水溶液，为淡黄色澄明液体，稍带黏性，有时显轻微的乳光。

【药理作用】明胶多肽类溶液，平均分子量（Mw）为 27 500~39 500，其渗透压和相对黏稠度、pH 与血浆相似，可保持血管内液与组织间液的平衡，不引起组织脱水及肺水肿，具有维持血容量和提升血压作用。输注后可导致血液稀释，降低血液黏度，从而改善微循环。

无凝血功能障碍，对血型无影响，不在网状内皮系统蓄积，不引起器官功能障碍。对出凝血时间及血小板功能无明显影响，仅有血液稀释作用。

【药代动力学】本品静脉给药后 15 分钟起效，有效血液浓度为 2.5mg/ml，单次给药的扩容时间可持续 4~6 小时。分布半衰期为 1 小时，分布容积为 0.11L/kg，在血液和肝脏中代谢，代谢产物为未活化的氨基酸。主要由肾脏排泄，2 小时后排泄 30%，12 小时后排泄 45%，48 小时后肾脏的总排泄量为 85%。在体内无蓄积作用，半衰期（$t_{1/2}$）为 4~6 小时，在肾功能正常的情况下完全排出时间约为 48 小时。

【适应证】

（1）用于外伤引起的失血性休克：严重烧伤、败血症、胰腺炎等引起的失体液性休克者。

（2）可用于预防较大手术前可能出现的低血压。

（3）用于体外循环、血液透析时的容量补充。

【用法用量】静脉滴注；一次 500~1 000ml，滴速为 500ml/h。用量及输注速度根据病情决定，每日最高量可达 2 500ml。儿童用量 10~20ml/kg。

【不良反应】输液中或输液后，偶可出现一次性皮肤反应（荨麻疹）、恶心呕吐、低血压、心动过速、心动过缓、呼吸困难、发热或寒战、休克等严重反应病例，极少见。如出现上述情况，应立即停止输液，并给予对症处理。

【禁忌证】

（1）严重肝、肾功能损害、肾性或肾后性无尿禁用。

（2）充血性心力衰竭、肺水肿、心源性休克禁用。

（3）高血压患者、食道静脉曲张、出血性疾病患者禁用。

（4）已知对本制剂过敏或具有组胺释放高危因素患者禁用。

【药物相互作用】

（1）使用强心苷的患者，应考虑到钙剂与其有协同作用。

（2）不可配伍药液：氨苄青霉素、菌必治、甲基氢化泼尼松、丙咪嗪、阿昔洛韦、万古霉素、去甲万古霉素、氨曲南。

（3）不可与含枸橼酸盐的血液混合使用，但含枸橼酸盐的血液可在输注本品之前或之后输注，或分通道同时输注。

【药物过量】 未进行该项实验且无可靠参考文献。

【孕妇及哺乳期妇女用药】 孕妇和产后妇女用药应密切观察。

【儿童用药】 应注意可能存在的低蛋白血症，并注意用药剂量。

【老年用药】 应注意可能存在的低蛋白血症，并密切注意心脏功能。

【注意事项】

（1）使用本品时应仔细检查，如有下列情况，切勿使用：溶液浑浊瓶口或瓶身微裂、封口松动。

（2）使用本品不受血型限制，如配合输血时，应先查好血型，以防出现红细胞假凝集现象。

（3）在体外循环或人工肾使用过程中，本品只能与加肝素的血液混合使用，不得直接与库血混合使用。

（4）如因温度较低本品黏度加大，可稍加温后使用。

（5）输注本品可导致暂时性红细胞沉降率加快。

（二）琥珀酰明胶注射液

琥珀酰明胶注射液（succinylated gelatin injection）的主要成分为 1 000ml 含 4% 琥珀酰明胶（改良液体明胶）的血浆替代液 40g，为淡黄色稍带黏性的澄明液体，有时显轻微乳光，味咸。

【药理作用】

（1）容量效应相当于所输入量，即不会产生内源性扩容效应。

（2）静脉输注能增加血浆容量，使静脉回流量及心输出量增加，加快血液流速，改善微循环，动脉血压亦升高。

（3）所产生的渗透性利尿作用有助于维持休克患者的肾功能。

（4）有助改善对组织的供氧，主要是由于：①相对黏稠度与血浆相似，所产生的血液稀释作用降低血液相对黏稠度，改善循环，增加心输出量，加快血液流速。②虽能减少血细胞比容，影响血液供氧能力；但由于血液黏稠度降低，微循环改善，减少心脏负荷，使心输出量增加，而心肌耗氧量不增加。③在红细胞压积（Hct）不低于 25%（年龄大者不低于 30%）的情况下所产生的总体效果是增加了氧气的运输；提高胶体渗透压防止和减少组织水肿，有利于组织的氧气利用。同时外周组织缺氧时，血红蛋白对氧的释放会增加，有利于对组织供氧。

【药代动力学】 在血液循环的消除显示多项消除曲线，血浆半衰期（$t_{1/2}$）为 4 小时，琥珀酰明胶分子的排泄 90% 通过肾，5% 通过粪便。动物实验显示在网状内皮系统的滞留时间为

24~48 小时,未排除的部分通过蛋白水解作用破坏,破坏作用非常有效,3 日内完全从血液中清除。即使是肾衰竭也不产生蓄积,使用剂量以使循环充分为目标,这也适用于肾排泄能力降低的情况。

【适应证】

(1)各种原因引起的低血容量休克的早期液体治疗,如失血、创伤、烧伤、脓毒血症、手术等引起的休克。

(2)血液稀释,体外循环及血液透析时的容量补充。

(3)预防椎管内麻醉后可能出现的低血压。

(4)可作为输注胰岛素的载体,避免容器或管路对胰岛素吸收而丢失。

【用法用量】

(1)静脉输注,输注时间和剂量根据患者脉搏、血压、外周组织灌注及尿量而定,必要时可以加压输注,快速输注时应加温液体,但不超过 37℃。

(2)如果血液或血浆丢失不严重,或术前及术中预防性治疗,一般 1~3 小时内输注 500~1 000ml。

(3)低血容量休克,容量补充和维持时,可在 24 小时内输注 10~15L(血细胞比容不应低于 25%,年龄大者不应低于 30%,同时避免血液稀释引起的凝血异常)。

(4)严重急性失血致生命垂危时,可在 5~10 分钟内加压输注 500ml,进一步输注量视缺乏程度而定。

【不良反应】偶有过敏反应,可出现轻微荨麻疹。严重过敏反应发生率在 1/6 000 和 1/13 000 之间。主要是由血管活性物质释放引起,患者通常表现为变态反应(allergics),一旦出现过敏反应,应立即停止输注,并根据患者反应的严重程度做相应处理:更换容量替代液;抬高双腿;增加供氧;立即肠道外给予肾上腺素(如 1:1 000 肾上腺素溶液 0.5~1.0ml 肌内注射,必要时每 15 分重复一次或 1:10 000 肾上腺素溶液 5~10ml 缓慢静脉滴注);大剂量肾上腺皮质激素(如泼尼松龙 250~1 000mg);抗组胺药(如氯苯那敏 10~20mg 缓慢静脉滴注);钙剂(小心患者服过强心苷);必要时可用利尿剂加快液体排出;观察和治疗代谢性酸中毒。

【禁忌证】

(1)对本品有过敏反应的患者。

(2)有循环超负荷、水潴留、严重肾功能衰竭、出血倾向、肺水肿情况者。

(3)心力衰竭可能伴有循环超负荷者,此时输液时应缓慢进行。

(4)对水分过多、肾衰、有出血倾向、肺水肿、钠或钾缺乏以及对输液成分过敏等患者要慎用。

【药物相互作用】

(1)血液、电解质和碳水化合物溶液可一起经同一管道输注。

(2)脂肪乳不可经相同输液器同时输注。

(3)其他水溶性药物(如血管活性药,巴比妥盐酸类,肌松药,皮质类甾醇和抗生素)一般是可以与本品一起输注的,但不主张一起输注。

【药物过量】如血液稀释过量,则应对症处理。

【孕妇及哺乳期妇女用药】有关孕妇或哺乳期妇女应用资料不多,不过迄今尚未观察到对胎儿有影响。但是仍存在很低的过敏反应危险,故应用时应权衡利弊。

【儿童用药】需遵医嘱,应放在儿童不能触及之处。

【老年用药】应控制血细胞比容不低于 30%,并注意防止循环超负荷。

【注意事项】

（1）在输注中和输注后偶有发生一过性过敏反应。

（2）大量输注可使钾离子逸出细胞，高钾血症或肾功能不全患者应慎用。

（3）大量输注可引起暂时性血沉加快。

（4）临床使用虽无剂量限制，但大量输注时亦可引起稀释性凝血功能障碍，但血小板功能一般不受影响，也不影响交叉配血。

【规格】500ml（含琥珀酰明胶 20g、氯化钠 3.5g、氢氧化钠 0.68g）。

第三节　右旋糖酐

一、概述

右旋糖酐（dextran，又名葡聚糖）是以蔗糖为原料，由肠膜状明串珠菌产生的右旋糖酐蔗糖酶催化合成，再经人工处理而生成的葡萄糖聚合物，最终可被酶分解为葡萄糖。

用于临床上的右旋糖酐溶液根据聚合的葡萄糖分子数目的不同，可分为：①中等相对分子质量右旋糖酐，平均分子量约 70 000，称 dextran-70，简称 D70；②较低相对分子质量右旋糖酐，其平均分子量约 40 000，称 dextran-40，简称 D40；③较小相对分子质量右旋糖酐，其平均分子量约 20 000，称 dextran-20，简称 D20。

右旋糖酐可提高血浆胶体渗透压，吸收血管外的水分以补充血容量，从而维持血压。扩充血容量的强度和维持时间依其相对分子量的增大而逐渐增大，改善微循环的作用却随其相对分子量的增大而逐渐减小。右旋糖酐 20 和右旋糖酐 40 还具有渗透性利尿的作用，而右旋糖酐 70 在血液中存留时间较长，代谢较慢，

无渗透性利尿和改善微循环的作用。

其体内过程主要取决于分子量的大小，右旋糖酐的肾阈值为分子量 55kDa，低分子有效半衰期为 6 小时，中分子有效半衰期为 12 小时。50%~70% 的右旋糖酐随尿排出，其余部分经肝降解为二氧化碳和水，部分大分子量可被单核细胞摄取，在单核巨噬系统内蓄积。

不良反应主要是类变态反应，如皮疹、荨麻疹、血管神经性水肿，一般发生率为 0.32%，停药后即可消失；严重过敏反应发生率 0.008%，可导致严重的呼吸、循环衰竭，甚至死亡；凝血障碍，禁用于血小板减少症及出血疾病；由于扩充血容量，心功能不全患者应慎用；肾功能受损时应避免使用小分子右旋糖酐，可能系小分子右旋糖酐迅速滤过后堵塞肾小管导致肾灌注减少，易发生肾衰竭。

二、临床常用右旋糖酐制剂

（一）右旋糖酐 70（中分子右旋糖酐）

右旋糖酐 70 系蔗糖经发酵后生成的高分子葡萄糖聚合物，其平均分子量为 70 000，注射剂为无色、稍带黏性的澄明液体，有时显轻微的乳光；味咸。

【药理作用】血容量扩充剂，静脉注射后能提高血浆胶体渗透压，吸收血管外水分而增加血容量，升高和维持血压。血浆容量的增加与右旋糖酐的输入量有关。但其扩充血容量作用较右旋糖酐 40 强，几乎无改善微循环及渗透性利尿作用。此外，本品还可使某些凝血因子及血小板的活性降低，因而还有一定的抗血栓作用。本品具有强抗原性。鉴于正常肠道中有产生本品的细菌，因此，即使初次注射本品，部分患者也有过敏反应发生。主要为皮肤、黏膜过敏反应。

【药代动力学】静脉输注后，本品血中浓度

在最初3~4小时内下降较迅速,以后下降缓慢,在血循环中存留时间较长,部分暂时贮存于网状内皮系统被逐渐代谢成葡萄糖为机体利用。本品部分以原型经肾排泄,1小时排出30%,24小时60%,仅少量由肠道排泄。

【适应证】休克,防治各种低血容量休克如出血性休克、手术中休克、烧伤性休克等。预防手术后静脉血栓形成和血栓性静脉炎。

【用法用量】静脉滴注,用量视病情而定。常用剂量每次500ml。休克时,通常快速扩容的剂量为500~1 000ml,每分钟注入20~40ml,推荐使用的最大剂量是每日20ml/kg,为预防术后发生静脉栓塞,可在术中或术后给予500ml,第2天继续给予500ml,对于高危患者,疗程可达到10天。

【不良反应】

(1)过敏反应:少数患者可出现过敏反应,表现为皮肤瘙痒、荨麻疹、恶心、呕吐、哮喘,重者口唇发绀、虚脱、血压剧降、支气管痉挛,个别患者甚至出现过敏性休克,直至死亡。过敏反应的发生率约0.03%~4.7%。偶见发热、寒战、淋巴结肿大、关节炎等。

(2)出血倾向:可引起凝血障碍,使出血时间延长,该反应常与剂量有关。

(3)红细胞聚集作用:随着右旋糖酐的分子量加大,红细胞聚集更多更明显。

【禁忌证】充血性心力衰竭及其他血容量过多的患者禁用。严重血小板减少,凝血障碍等出血患者禁用。心、肝、肾功能不良患者慎用。有过敏史者慎用。

【药物相互作用】与肝素合用时,由于有协同作用而增加出血可能。与庆大霉素、巴龙霉素合用会增加肾毒性。

【药物过量】过量可出现低蛋白血症、出血倾向等。

【孕妇及哺乳期妇女用药】不可在分娩时与止痛药或硬膜外麻醉一起作为预防或治疗之用。因产妇对右旋糖酐有过敏或发生类过敏性反应时可导致子宫张力过高使胎儿缺氧。有致死性危险或造成新生儿神经系统严重的后果。

【儿童用药】尚不明确。

【老年人用药】尚不明确。

【注意事项】首次输用本品,开始几毫升应缓慢静脉滴注,并在注射开始后严密观察5~10分钟,出现任何不正常征象(寒战、皮疹等)都应立即停药。对严重的肾功能不全,应降低剂量并严密监测尿量和肾功能。避免用量过大,尤其是老年人、动脉粥样硬化或补液不足者。重度休克时,如大量输注右旋糖酐,应同时给予一定数量的血液,以维持血液携氧功能。如未同时输血,由于血液在短时间内过度稀释,则携氧功能降低,组织供氧不足,而且影响血液凝固,出现低蛋白血症。 对于脱水患者,应同时纠正水电解质紊乱情况。每日用量不宜超过1 500ml,否则易引起出血倾向和低蛋白血症。本品不应与维生素C、维生素B_{12}、维生素K、双嘧达莫及促皮质素、氢化可的松、琥珀酸钠在同一溶液中混合给药。本品能吸附于细胞表面,与红细胞形成假凝集,干扰血型鉴定。输血患者的血型检查和交叉配血试验应在使用右旋糖酐前进行,以确保输血安全。

(二)右旋糖酐40(低分子右旋糖酐)

注射液为无色至淡黄色澄明液体。

【药理作用】右旋糖酐40为血容量扩充剂,其分子量与人血白蛋白相近,静脉注射后能提高血浆胶体渗透压,吸收血管外水分而增加血容量,维持血压。血浆容量的增加与右旋糖酐的输入量有关。其扩充血容量作用比右旋糖酐70弱且短暂,但改善微循环的作用比右旋糖酐70强。它可使聚集的红细胞、血小板解聚,降低血液黏滞性,改善微循环,维持血压;防止休克后期的血管内凝血;防止血栓形成。此外,还具有渗透性利尿作用。

【药代动力学】对健康受试者以 250ml/h 速度静脉内输注来研究其代谢,给药结束时的峰浓度为 312.3mg/dl,同时缓慢下降;给药 24 小时后的血浆浓度为 28.7mg/dl,给药结束时的半衰期大约为 3 小时。

【适应证】急性出血,特别适用于急性大出血的初始治疗;由于外伤、烧(烫)伤和出血等引起的外科低血容量性休克;外科手术期间的血容量减少;血栓性疾病、预防肢体再植和血管外科手术的术后血栓形成,改善微循环,提高再植成功率;体外循环时代替部分血液预存心肺机,灌注时减少由于体外循环产生并发症的风险。

【用法用量】成人每次静脉内输注 500~1 000ml,应根据患者年龄、临床表现和体重调整用量,一日不超过 20ml/kg;抗休克快速滴注时,速度为 20~40ml/min,在 15~30 分钟内滴完;冠心病和脑血栓患者应缓慢滴注,疗程视病情而定,通常一日或隔日一次,7~14 次为一个疗程;加入体外循环液的剂量为 20~30ml/kg,以右旋糖酐 40 计为 2~3g/kg。

【不良反应】临床严重不良反应为休克(发生率未见报道),由于休克可能发生,因此使用中应当仔细观察患者。如果观察到血压下降、脉搏频率加快或呼吸困难等休克体征或症状,应立刻停止给药并采取适当的治疗措施。急性肾衰可能出现(发生率未见报道)。如果出现尿少等肾功能不良体征或症状,应立刻停止给药,并采取适当的治疗措施,例如血液滤过、血浆交换或血液透析。如果观察到过敏性休克病征或症状(发生率未见报道),应立刻停止给药并采取适当的治疗措施。

其他不良反应:大剂量或反复输注本品可能引起延长出血时间或引起出血倾向。如果出现任何这些反常的病征,应停止给药。胃肠道恶心和呕吐很少发生。皮肤瘙痒、荨麻疹、红色丘疹可能很少发生。也有引起哮喘发作的可能。大剂量和/或快速给药可能引起大脑、肺和外周性水肿,用量过大可致出血,因此,在大剂量和/或快速给药时患者应当被仔细监控。

【禁忌证】有出血倾向及出血性疾病、充血性心力衰竭、少尿或无尿、伴有急性脉管炎患者禁用;禁用于高乳酸血症患者(病情可能恶化);肝肾疾患、过敏性体质及活动性肺结核患者慎用。

【药物相互作用】本品与下列药物合用时应谨慎。勿与双嘧达莫、维生素 K 和维生素 B$_{12}$ 混合以免发生理化变化,与卡那霉素、庆大霉素和巴龙霉素在体外可配伍,但联用可能增加其肾毒性。

【药物过量】尚无药物过量的报道。

【孕妇及哺乳期妇女用药】有关孕妇及哺乳期妇女用药尚未确立。

【儿童用药】尚不明确。

【老年人用药】由于老年人生理功能的降低,因此老年人用药时应采取合适的措施,如减慢输注速度。

【注意事项】

(1)应避免长时间的使用,输注应在 5 天内完成。一日用量勿超过 1 500ml,否则有致出血的危险。

(2)本品以 5% 葡萄糖注射液或 0.9% 氯化钠注射液为溶剂,与其他注射剂混合时,还应注意同 5% 葡萄糖注射液或 0.9% 氯化钠注射液的配伍相容性,选择适当的溶剂。

(3)以下患者给药时应谨慎:肾功能衰竭

患者(病情可能恶化)、脱水患者(肾功能不全可能加重)、肺水肿患者(水和电解质可能引起病情的恶化)、低纤维蛋白原血症或血小板减少症患者(减少止血增加出血的风险)、肝病患者(水和电解质的代谢可能恶化。给药可能影响水和电解质的平衡,这样可能引起患者的病情恶化)、由于尿道破坏引起尿量输出减少的患者(水和电解质的超负荷可能引起患者的临床病症恶化)。

(4)给药途径:本品必须静脉内给药。

(5)抗休克时,本品不宜稀释以免降效。

(6)如果本品浑浊,不应用药。温度改变很少引起不溶性沉淀,如果出现应当丢弃。为使感染风险最小,应在无菌条件下使用。如果在低温环境下给药,使用时应把本品加热至接近体温。开瓶后立刻使用,用完后丢弃所有剩余的溶液。

(7)运动员慎用。

(三)右旋糖酐20(小分子右旋糖酐)

右旋糖酐20系蔗糖经发酵后生成的小分子葡萄糖聚合物,其平均分子量为20 000,注射液为无色、稍带黏性的澄明液体,有时显轻微的乳光;味甜。

【药理作用】本品为血容量扩充剂,静脉注射后能提高血浆胶体渗透压,吸收血管外水分进入体循环而增加血容量,升高和维持血压。其扩充血容量作用比右旋糖酐70弱且短暂,但改善微循环的作用比右旋糖酐70强。它可使已经聚集的红细胞和血小板解聚,降低血液黏滞性,改善微循环,防止血栓形成。此外,还具有渗透性利尿作用。本品具有强抗原性。鉴于正常肠道中有产生本品的细菌,因此,即使初次注射本品,部分患者也有过敏反应发生。主要为皮肤、黏膜过敏反应。

【药代动力学】在体内停留时间较短,静脉注射后立即开始从血液中通过肾脏排出体外,用药后经肾脏排出,少部分进入胃肠道,从粪便排出。体内存留部分经缓慢氧化代谢。

【适应证】休克,用于失血、创伤、烧伤等各种原因引起的休克和中毒性休克。 预防手术后静脉血栓形成,用于肢体再植和血管外科手术等预防术后血栓形成。血管栓塞性疾病,用于心绞痛、脑血栓形成、脑供血不足、血栓闭塞性脉管炎等。体外循环时,代替部分血液,预充人工心肺机,既节省血液又可改善循环。

【用法用量】静脉滴注,用量视病情而定,成人常用量一次250~500ml,24小时内不超过1 000~1 500ml。婴儿用量为5ml/kg,儿童用量为10ml/kg。休克病例用量可较大,速度可快,滴注速度为20~40ml/min,第1天最大剂量可用至20ml/kg,在使用前必须纠正脱水。

预防术后血栓形成:术中或术后给予500ml,通常术后第2天、第1天500ml/d,以2~4小时的速度静脉滴注,高危患者,疗程可用至10天。

血管栓塞性疾病:应缓慢静脉滴注,一般每次250~500ml,每日或隔日1次,7~10次为1个疗程。

【不良反应】

(1)过敏反应:少数患者可出现过敏反应,表现为皮肤瘙痒、荨麻疹、恶心、呕吐、哮喘,重者口唇发绀、虚脱、血压剧降、支气管痉挛,个别患者甚至出现过敏性休克,直至死亡。过敏反应的发生率约0.03%~4.7%,过敏体质者用前应做皮试。

(2)偶见发热、寒战、淋巴结肿大、关节炎等。

(3)出血倾向,可引起凝血障碍,使出血时间延长,该反应常与剂量有关。

【禁忌证】充血性心力衰竭及其他血容量过多的患者禁用。严重血小板减少,凝血障碍等出血患者禁用。心、肝、肾功能不良患者慎用；少尿或无尿者禁用。活动性肺结核患者慎用。有过敏史者慎用。

【药物相互作用】与肝素合用时，由于有协同作用而增加出血可能。与庆大霉素、巴龙霉素合用会增加肾毒性。本品过量可出现低蛋白血症、出血倾向等。

【药物过量】尚无药物过量的报道。

【孕妇及哺乳期妇女用药】不可在分娩时与止痛药或硬膜外麻醉一起作为预防或治疗之用。因产妇对右旋糖酐有过敏或发生类过敏性反应时可导致子宫张力过高使胎儿缺氧。有致死性危险或造成新生儿神经系统严重的后果。

【儿童用药】尚不明确。

【老年人用药】尚不明确。

【注意事项】首次输用本品，开始几毫升应缓慢静脉滴注，并在注射开始后严密观察5~10分钟，出现任何不正常征象（寒战、皮疹）都应马上停药。对严重的肾功能不全，尿量减少患者，因本品可以从肾脏快速排泄，增加尿黏度，可能导致少尿或肾功能衰竭，因此本品禁用于少尿患者。一旦使用中出现少尿或无尿应停用。避免用量过大，尤其是老年人、动脉粥样硬化或补液不足者。重度休克时，如大量输注右旋糖酐，应同时给予一定数量的全血，以维持血液携氧功能。如未同时输血，由于血液在短时间内过度稀释，则携氧功能降低，组织供氧不足，而且影响血液凝固，出现低蛋白血症。某些手术创面渗血较多的患者，不应过多使用本品，以免增加渗血。伴有急性脉管炎者，不宜使用本品，以免炎症扩散。对于脱水患者，应同时纠正水电解质紊乱情况。每日用量不宜超过 1 500ml，否则易引起出血倾向和低蛋白血症。本品不应与维生素C、维生素 B_{12}、维生素 K、双嘧达莫及促皮质素、氢化可的松、琥珀酸钠在同一溶液中混合给药。本品能吸附于细胞表面，与红细胞形成假凝集，对血型鉴定和血交叉配血试验结果有一定干扰。输血患者的血型检查，交叉配血试验应在使用右旋糖酐前进行，以确保输血安全。

第四节 全氟碳化合物

全氟碳化合物（perfluorocarbon compounds, PFC）是一种支链或类环状碳氢化合物的氟取代物，其中的氢原子全部由氟原子取代的有机化合物。这些化合物为直径在 $0.2\ \mu m$ 以下的颗粒，不能直接溶于水，需经表面活性剂乳化，用一定配方制成乳剂，方可输入人体内。

全氟碳化合物是目前可载氧血液代用品之一，其安全、有效、质量可控，是较为理想的血液代用品。由于 PFC 是由化学合成的具有溶解氧功能的惰性物质，不受生物来源的影响，因而可避免因异体输血而造成的交叉感染，非常适合于不同意输异体血的患者。医学上常用的 PFC 碳原子为 8~12 个，常温下为无色、无味、无毒的透明液体，黏度低于血液而高于水，不溶于水、血液、脂类及其他介质，密度高、表面张力低、化学性质稳定，在体内不发生代谢。尤为重要的是，PFC 具有良好的呼吸气体运载能力，对氧的溶解度约为水的 20 倍，是全血的 2~3 倍，二氧化碳的溶解度是水的 3 倍多。热稳定性差，需低温保存。平均分子量 45kDa，有较好的扩容作用。全氟碳化合物的载氧能力完全来自物理性溶解，其溶解度与氧分压呈直线关系，而且在肺泡中正常的氧分压下 PFC 的氧溶解量远低于人全血，所以在输注 PFC 同时必须使用高浓度氧（$FiO_2 > 95\%$）吸入，以提高氧分压来增加 PFC 中氧溶解度才能发挥最好的作用。

全氟碳化合物必须制成不溶于水的乳剂，否则易造成栓塞；高氟化乳胶液在血液中的半衰期取决于其相对分子质量，一般数小时至数天不等。输注后可使血氧含量和心排出量增加，在出血性休克时，可使血压回升、心率减慢，适用于失血性休克、一氧化碳中毒、体外循环机灌注液。

通过体循环到达组织和器官，全氟碳化物大部分在失去表面活性后，最终通过网状内皮系统以原型由肺排出，几乎不由肾排除，粪便仅排出微量；一小部分进入肺、脾等被巨噬细胞吞噬。由于 PFC 化学性质较为稳定，在体内代谢缓慢，大部分经网状内皮系统代谢，可能会造成患者长期免疫力低下。

全氟类化合物产生明显的流感样症候群。有人认为，此类副作用的出现是机体清除排斥反应的结果，也是体内单核和巨核细胞破坏、花生四烯酸分解代谢、前列腺素和过氧化物释放，以及引起迟发性发热反应的细胞因子释放等因素参与的结果。全氟类化合物在广泛用于临床之前必须解决输注时产生的流感样综合征的副作用。

从严格意义上说，全氟碳化合物还不等同于血液代用品，也只能是在血液极度稀释的情况下短暂维持组织的氧合作用，延缓自体血的回输时间。在经皮冠状动脉成形术（PTCA）中，以 PFC 进行末梢灌注可有效保护心肌功能，延长气囊充气时间，减轻心肌缺血，尤其适用于冠心病高危患者。

第一代氟碳类化合物如 Fluosol-DA 20^{TM}，是将全氟萘烷与全氟叔丁胺以 7:3 混合，加入卵磷脂乳化而成的 20%（体积比）乳液，由于其副作用强，还仅限于冠状动脉成形术后冠状动脉灌流，临床应用较为局限。

Fluosol-DA 由三种溶液组成：一种是含全氟萘烷（perflurodecalin）、全氟三丙胺（perflurtripropylamine）、卵磷脂及甘油的原液；一种是含氯化钠及碳酸氢钠的附加溶液 C；一种是含电解质及羟乙基淀粉的附加溶液 H。原液应保存在 −30~−5℃，附加溶液保存在 4~10℃，使用前以附加液溶解原液，15~20 分钟即可全部溶解，应于 24 小时输完。美国 FDA 在 1989 年已批准在经皮冠状动脉成形术（PTCA）高危患者可以应用 Fluosol-DA，但由于导管技术的提高，使其应用受到限制。

第二代氟碳类化合物如 Oxygent^{TM}，是以蛋黄卵磷脂乳化的全氟辛溴为主要原料，浓度达到 60%，具有更高携氧能力相当于 150g/L 血红蛋白的载氧量且保存期长，被应用于静脉营养输注，但其有效的氧含量和体内半衰期短影响其广泛应用，其安全性和有效性问题还有待于解决。

全氟类化合物由于制作工艺复杂，价格昂贵，有效时间短，副作用较多，成熟的临床应用还有较长的路要走。

【制剂与用法】

1. 羟乙基淀粉　130/0.4 氯化钠注射液　6% 溶液（含 0.9% 氯化钠），500ml，静脉滴注。

2. 羟乙基淀粉　200/0.5 氯化钠注射液 10% 或 6% 溶液（含 0.9% 氯化钠）500ml，静脉滴注，用量 50ml/kg 以下为安全。

3. 羟乙基淀粉　40 氯化钠注射液　6% 溶液（含 0.9% 氯化钠），500ml，静脉滴注。成人每天最大用量 1 000ml 为宜。

4. 4% 琥珀酰明胶注射液　4% 溶液，500ml，静脉滴注，用量 50~60ml/kg 以下为安全。

5. 聚明胶肽注射液　3.5% 溶液，500ml，静脉滴注，用量 50~60ml/kg 以下为安全。

6. 右旋糖酐 70 注射液　6% 溶液（含

0.9% 氯化钠),500ml,静脉滴注,用量控制在 10~15ml/kg。

7. 右旋糖酐 40 注射液　10% 溶液(含 0.9% 氯化钠或 5% 葡萄糖),500ml,静脉滴注,用法与用量根据临床需要而定,通常用量 10~15ml/kg。

（黄长顺　王　钰）

参考文献

[1] 郎格内克主编 . 麻醉学 . 范志毅主译 . 北京 : 科学出版社, 2010:671–674.

[2] 米勒著 . 米勒麻醉学 .7 版 . 邓小明 , 曾因明主译 . 北京 : 北京大学医学出版社, 2011:2824–2826.

[3] NIEMI T T, SUOJARANTA R T, KUKKONEN S I, et al. Gelatin and hydroxyethyl starch, but not albumin, impair hemostasis after cardiac surgery. Anesth Analg, 2006, 102:998–1006.

[4] JACOB M, CHAPPELL D, REHM M. Clinical update : perioperative fluid management. Lancet, 2007,369:1984–1986.

[5] HARTOG C S, BAUER M, REINHART K. The efficacy and safety of colloid resuscitation in the critically ill. Anesth Analg , 2011,112:156.

[6] MYBURGH J A, FINFER S, BELLOMO R ,et al. Hydroxyethyl starch or saline for fluid resuscitation in intensicive care. N Engl J Med, 2012,367:1901–1911.

第六十六章　复方输液剂

第一节　脂肪乳剂

一、概述

（一）1961 年瑞典 Wretlind 教授首次成功研发并将脂肪乳剂应用于临床已有 40 余年的历史。脂肪乳剂良好的理化性质及其代谢特点使其临床应用相当普遍。脂肪乳剂的基本原料为植物油，经过乳化后形成直径小于 $1\mu m$ 的脂肪微粒。它与天然乳糜极相似，具有高能量密度、等渗性、无利尿作用以及在应激状态下仍能被人体良好代谢和利用等优点。脂肪含热量高，氧化 1g 脂肪可提供约 38kJ 的热量。国际静脉营养学会推荐人体的热量分配比为糖类 50%，脂肪 30%，氨基酸 20%。在静脉营养支持时，常因单用葡萄糖而容易发生高血糖等现象，特别在严重应激状态下，糖代谢异常的现象将更明显。此外，脂肪乳剂可提供具有重要生理意义的人体必需脂肪酸和三酰甘油，维持人体脂肪组织的恒定，防治单独使用糖类进行肠外营养引起的必需脂肪酸缺乏。由于这些原因使其在肠外营养的应用及发展中占有重要而特殊的地位。目前静脉营养支持治疗已不再单独使用葡萄糖，而是将葡萄糖、氨基酸和脂肪乳剂等制剂混合配制后使用。在实施静脉营养支持治疗时采用全营养合液的输注方式可以使得脂肪乳缓慢而均匀地输注，减少对机体产生的不良影响。另外对于少数特殊情况，例如高胆固醇血症、凝血功能障碍、肝功能受损或免疫功能不良者，则应合理选择或慎用脂肪乳剂。

（二）脂肪乳剂的类型

1. 长链脂肪乳剂　长链脂肪乳剂（LCT）是含 12~18 个碳原子的长链甘油三酯。主要由大豆油制成，以卵磷脂为乳化剂，少量甘油调节渗透压。长链脂肪乳剂临床应用已有 50 年的历史，仍是目前普遍使用的脂肪乳剂。目前市场供应的脂肪乳剂有 10%、20%、30% 三种浓度，供能依次为 4.2kJ/ml、8.4kJ/ml 及 12.6kJ/ml。特别的 30% 的脂肪乳一般只用于配置"全合一"营养液。

2. 中 / 长链脂肪乳剂　中链脂肪乳剂（MCT）含 6~8 个碳原子，主要成分是辛酸、葵酸，存在于可可油、椰子油及其他果仁油中。由于 MCT 不含必需脂肪酸，而且单纯输注 MCT 有一定的神经毒性，目前临床上应用的中 / 长链脂肪乳剂有两种形式：一种是将 MCT 与 LCT 按照重量比例物理混合而成，另一种是将二者在高温催化剂的作用下水解后酯化，在同一甘油分子的 3 个碳链上随机结合不同的中链脂肪酸，形成结构型甘油三脂。

3. 含橄榄油的脂肪乳剂　由 20% 大豆油和 80% 富含单不饱和脂肪酸的橄榄油组成，同时富含大量具有生物活性的 α – 生育酚，可减少脂质过氧化。

4. 含鱼油的脂肪乳剂。

（三）脂肪乳输液

静脉用脂肪乳剂中，副作用最少的是以大豆油为原料制备的乳剂。如输注太快易引起脂质代谢紊乱，特别是肝肾功能不全者更易发生脂肪乳不良反应。急性反应有发热、发冷、呼吸困难、心悸、恶心等。对伴有高脂血症、糖尿病、肾病综合征、凝血异常、肝功能障碍患者禁用。关于脂肪乳的给予量，目前普遍认为应控制在 2g/kg 以下，只要控制好适应证、禁忌证、静脉输注速度及总量，其不良反应的发生率在 1%

以下。

静脉注射脂肪乳剂输液不仅是一种高能量的肠外营养液，也可以作为药物传递系统的载体，如麻醉药物丙泊酚、依托咪酯、戊巴比妥、地西泮，抗炎药物地塞米松棕榈酸酯、前列腺素 E，抗真菌药物两性霉素 B、抗肿瘤药物紫杉醇等。

此外，静脉输注脂肪乳剂也被用于亲脂性药物中毒时的解救治疗，如局麻药布比卡因心脏及中枢毒性反应的解救。早在 1974 年已有学者报道静脉注射脂肪乳剂可降低氯丙嗪中毒家兔血中游离的氯丙嗪浓度并提高存活率。1991 年有研究称脂肪乳剂与环孢素同时静脉注射，能明显降低家兔血中游离的环孢素。1998 年研究发现脂肪乳剂对布比卡因等亲脂性的局部麻醉药心脏和中枢毒性反应具有解毒功能，此后越来越多的临床研究、动物实验关注到脂肪乳剂用于亲脂性药物中毒的治疗。这些药物包括三环类抗抑郁药（TCAs）（氯米帕明、丙米嗪、阿密替林等），β 受体拮抗剂（维拉帕米、普萘洛尔），抗癫痫药（硫喷妥钠、苯妥英钠、氯丙嗪）等。目前认为其解毒机制包括两个方面，一是改善心肌功能有关，二是所谓的"脂相吸附"机制。因此脂肪乳剂有望成为一种新型亲脂性药物中毒的解毒剂。

二、制剂

（一）脂肪乳剂

脂肪乳剂（infatmul）为一种静脉用脂肪乳剂，系由大豆油加入一定量卵磷脂乳化而成的无菌、无热原的脂肪乳剂，并含 2.5% 的甘油。其中约 55% 的脂肪酸是必需脂肪酸。

【药理作用】必需脂肪酸是机体不可缺少的营养素，又是前列腺素、血栓烷及白三烯等生理活性物质的前体，但机体自身不能合成。脂肪酸是人体的主要能源物质，脂肪酸氧化是体内能量的重要来源。在氧供给充足的情况下，脂肪酸可在体内分解成 CO_2 及 H_2O 并释出大量能量，以 ATP 形式供机体利用。除脑组织外，大多数组织均能氧化脂肪酸，尤以肝及肌肉最为活跃。本品作为静脉营养药，可提供营养所需的热量和必需脂肪酸，如 10% 乳剂含 4.2kJ/ml，20% 乳剂含 8.4kJ/ml，无氨基酸和糖类溶液高渗压的缺点。磷脂是构成细胞生物膜（细胞膜、核膜、线粒体膜）脂质双层的基本骨架，还是构成各种脂蛋白的主要组成成分，参与脂肪和胆固醇的运输。卵磷脂中含有磷，为生物膜结构的组成成分，保证膜的流动性和生物学功能。血浆中磷脂过低，则胆固醇 / 卵磷脂比值增大，易出现胆固醇沉积而引起动脉粥样硬化，故磷脂有抗高胆固醇血症的作用。此外，在胆汁中磷脂与胆盐、胆固醇一起形成胶粒，利于胆固醇的溶解和排泄。卵磷脂可辅助治疗动脉粥样硬化、脂肪肝、儿童湿疹及神经衰弱症。甘油可作为供能物质在体内代谢，也可参与合成糖原和脂肪。

【适应证】本品临床上用于需要静脉输注营养的患者，如消耗性疾病氮平衡失调或营养障碍，烧伤，外伤，手术前后营养失调，急慢性消化系统疾病，肾功能不全，恶病质等，提供患者所需的能量和必需脂肪酸。本品 30% 脂肪乳注射液更适合输液量受限制和能量要求高度增加的患者，常用于配制"全合一"全静脉营养液。

【注意事项】严重急性肝损害及严重代谢紊乱特别是脂肪代谢紊乱（脂质肾病，急性胰腺炎伴高脂血症，严重高脂血症）患者禁用。如患者有酮症酸中毒、缺氧、血栓栓塞、急性休克则更应禁用。在输注本品时，应掌握患者血液循环中脂肪的廓清情况。血脂应在两次（天）输液之间清除。长期使用应注意脂肪排泄量及肝功能，每周应作血象、凝血功能、血沉、血小板计数等检验。如血浆有乳光或乳色出现,应推迟或停止应用。使用本品时不可将电解质溶液直接加入脂肪乳剂,以防乳剂遭破坏而使凝聚的脂肪进入血液。脂溶性维生素可以直接与本品混合输注,水溶性维生素需先用 10ml 注射用水或非电解质液如葡萄糖注射液或脂溶多维注射液溶解后,再加入本品内混合输注,混合后的溶液需避光。肝功能不全者输注必须密切观察。偶见体温上升、寒战,经 6~8 周后或有转氨酶、碱性磷酸酶和胆红素上升现象,减量或暂停给药即恢复正常。使用前应先检查是否有变色或沉淀。启封后一次用完。25℃以下保存,不得冷冻,过高或过低的温度均可导致乳剂破坏。

【用法与用量】注射用,外周或中心静脉输注,应根据患者廓清脂肪的能力来掌握剂量。成人剂量一般每日不超过 3g/kg,滴速最初 10 分钟为 20 滴 /min,如无副作用出现,以后可逐渐增加,30 分钟后维持 40~60 滴 /min。新生儿和婴儿每日 0.5~4g/(kg·bw),速度不超过每小时 0.17g/kg,日剂量最好用输液泵 24 小时连续输注。

【剂型及规格】注射剂:10%(250ml、500ml),20%(100ml、250ml、500ml),30%(100ml、250ml)。详见表 66-1。

(二)中/长链脂肪乳剂

【药理作用】中/长链脂肪乳剂(lipofundin MCT/LCT)为需要接受静脉营养的患者供能并提供必需脂肪酸。必需脂肪酸由长链甘油三酯提供,防止因必需脂肪酸缺乏所致的生化紊乱,纠正必需脂肪酸缺乏(EFAD)所出现的症状。中链甘油三酯比长链甘油三酯更快从血中清除及更快氧化供能。因此中长链脂肪乳更适合为机体提供能量,尤其是那些因肉毒碱运酶缺乏或活性降低而不能利用长链甘油三酯的患者。本品 500ml 含 2301.2kJ 热量,脂肪热值高于糖类 2 倍多,因加入甘油后乳化脂肪成为等渗溶液,可以作静脉滴注营养剂。高热量摄取可抑制体内蛋白质及其他氮源的消耗,维持人体能量和促使体力恢复,并加速伤口愈合。

【适应证】本品临床上用于手术前后、急慢性消化系统疾病、烧伤、创伤、长期昏迷、肾功能不全、早产儿等,为患者提供能量和必需脂肪酸。

【注意事项】严重肝损害、血栓形成或凝血功能障碍、高血脂、糖尿病伴酮中毒者禁用。轻度肝功能不全、凝血功能障碍、严重败血症、代谢性酸中毒患者、温箱中的早产儿慎用。新生儿(特别是呼吸功能紊乱和酸中毒的新生儿)、早产儿脂肪代谢能力差,应慎用。给药速度尽可能慢,不要超过每小时 0.8ml/kg,以免引起恶心、呕吐、发热、寒战、胸部压迫感等急性症状;应测定血脂浓度,输注速度以不增加血脂浓度

表 66-1 三种不同浓度脂肪乳注射剂每 1 000ml 的组成

	脂肪乳剂 10%	脂肪乳剂 20%	脂肪乳剂 30%
大豆油 /g	100	200	300
卵磷脂 /g	12	12	12
甘油 /g	22.5	22.5	22.5
注射用水	加至 1 000ml	加至 1 000ml	加至 1 000ml
pH	8	8	7.5
渗透压 /(mOsm/L)	300	350	310
能量 /(kJ/ml)	4.2	8.4	12.6

为宜。本品不可与其他药物并用,在使用扩容剂(右旋糖酐、胶体制剂等)96 小时后方可使用本品。不作皮下或肌内注射。静脉滴注时药液温度必须保持在室温水平,以免发生静脉炎和血管痛。本品一旦冰冻后即不能再用。连续使用本品时,要定期查血象及凝血功能、肝功能、血脂水平。可发生恶心、呕吐、腹泻、发热、口渴、寒战、面部潮红、浮肿、嗅觉异常、过敏、静脉炎血管痛及出血倾向,偶见静脉血栓形成。长期使用可引起肝功能障碍,故需减量。偶见血压降低、心动过速、气促、呼吸困难、发冷等。避免冻结,如偶然冻结,丢弃不用。

【不良反应】直接相关的不良反应一般分为两类,即发型反应、迟发型反应。前者表现为:呼吸困难、发绀、变态反应、高脂血症、高凝固性、恶心、呕吐、头痛、潮红、发热、出汗、寒战、嗜睡及胸骨痛。后者表现为:肝脏肿大、中央小叶胆汁淤积性黄疸、脾肿大、血小板减少、白细胞减少、短暂性肝功改变及脂肪过量综合征。有报道网状内皮系统褐色素沉着,也称"静脉性脂肪色素",原因未明。

【用法与用量】静脉滴注:每日 250ml 或 500ml,以 12~15 滴 /s 的速度缓慢滴注,约 3~4 小时滴完。剂量根据体重和病情调整。10% 本品最初 15 分钟内输注速度不应超过每小时 0.5~1.0ml/kg。此期间若无不良反应,可将速度增至每小时 2ml/kg。20% 本品最初 15 分钟内输注速度不应超过每小时 0.25~0.5ml/kg,此期间若无不良反应,可将速度增至每小时 1ml/kg。患者第一日的治疗量只能用 10% 本品 500ml 或 20% 本品 250ml。如患者无不良反应,随后的治疗剂量可增加。新生儿剂量递增至每日 3g/kg,速度递增至每小时 0.15g/kg。

【剂型及规格】注射剂:10%(100ml、250ml),20%(100ml、250ml、500ml)。

(三)ω-3 鱼油脂肪乳注射液

【药理作用】ω-3 鱼油脂肪乳注射液(ω-3 fish oil fat emulsion)含鱼油、卵磷脂,其中长链 ω-3 脂肪酸可作为血浆与组织脂质的组成部分,其中二十二碳六烯酸(DHA,俗称脑黄金)是膜磷脂结构中重要的组成成分,二十碳五烯酸(EPA)则是二十烷类(如前列腺素、血栓烷、白介素及其他脂类介质)合成的前体物质,增加 EPA 衍生的介质类物质的合成能够促进抗凝和抗炎作用、调节免疫系统。甘油在体内或代谢后进入糖酵解用于产生能量,或与游离脂肪酸结合,重新酯化,主要在肝脏生成甘油三酯。卵磷脂在体内或水解或以原型构成细胞膜的重要组成成分。

【适应证】当口服或肠内营养不可能、功能不全或有禁忌时,本品可为患者补充长链 ω-3 脂肪酸,特别是二十碳五烯酸与二十二碳六烯酸。

【不良反应】本品有可能造成患者出血时间延长及血小板聚集抑制。极少数患者可能感觉鱼腥味。应注意代谢超负荷现象。代谢超负荷可能是先天性个体代谢差异或者患者疾病状况下不适宜的输注剂量和输注速度所致。代谢超负荷可能有以下症状:肝肿大伴或不伴黄疸凝血指标改变(如出血时间、凝血时间、凝血酶原时间、血小板计数)、脾肿大、贫血、白细胞减少、血小板减少、出血及出血倾向、肝功能病理性改变、高血脂、高血糖、发热、头痛、胃痛、疲劳,如果出现这些不良反应,或输注脂肪乳期间甘油三酯浓度超过 3mmol/L,应停止输注脂肪乳剂,如果需要继续输注,应减少剂量后再输注。

【禁忌证】对鱼或鸡蛋过敏者、脂质代谢受损者、严重出血性疾病患者、未控制的糖尿病患者禁用。某些急症及危及生命的状况如虚脱和 / 或休克、近期心肌梗死、脑卒中、不明原因的昏迷患者禁用。本品不可用于严重肝肾功能不全患者。由于临床经验有限,本品不可用于早产儿、新生儿、婴幼儿、儿童、孕妇及哺乳期妇女。胃肠外营养的一般禁忌证(低钾血症、低渗性脱水、代谢不稳定和酸中毒)患者禁用本品。

【注意事项】应每日检查血清甘油三酯水平。应定期检查血糖、酸碱平衡、体液平衡、血清电解质、血细胞计数,接受抗凝治疗的患者还应定期检查出血时间。脂肪乳输注期间,血清甘油三酯浓度不应超过 3mmol/L。使用本品有可能延长出血时间,抑制血小板凝集,因此接受抗凝治疗的患者应慎用本品。本品开启后应立即在无菌条件下与脂肪乳或含脂溶性维生素的脂肪乳混合。25℃以下该混合液的理化稳定性可保持 24 小时不变。本品一旦与脂肪乳及脂溶性维生素混合后应尽早使用,配制后的混合液应在 24 小时内完成输注。开瓶后一次未配制完的药液应予以丢弃,未使用完的已配制的药液也应予以丢弃。当与其他脂肪乳同时使用或稀释使用时,本品所提供的鱼油应占每日脂肪提供量的 10%~20%。使用前轻摇本品。只有在溶液均匀和容器未损坏时使用。如有可能输注过程中应使用不含邻苯二钾酸盐的设备。

【药物相互作用】与多价阳离子(如钙离子)混合使用时,可能出现不相容性,尤其是与肝素共用时。使用本品有可能导致出血时间延长与血小板的凝集出现抑制,因此同时接受抗凝治疗的患者,给予本品时要特别小心,可以考虑减少抗凝剂的使用量。

【药物过量】当血浆甘油三酯浓度超过 3mmol/L 时,过量使用本品会导致"脂肪超载综合征"。发生原因可能是输注速度过快、也可能是虽以推荐速率输注但患者的疾病状况发生改变(如感染所致的肾功能的损伤)。脂肪超载综合征会导致临床不良反应的发生。

一旦发生脂肪超载综合征,应立即停止输注,若患者需要继续提供脂肪,应减量输注。在输注本品过程若出现患者血糖显著升高,应停止脂肪乳的输注。严重过量输注本品而未同时输注碳水化合物时,有可能会导致代谢性酸中毒。

【剂型与用法】注射剂:50ml(含精制鱼油 5g、卵磷脂 0.6g),100ml(含精制鱼油 10g、卵磷脂 1.2g)。静脉滴注: 一日输注本品 1~2ml/kg,相当于鱼油 0.1~0.2g。以体重 70kg 患者为例,其每日输注量为 70~140ml。最大滴注速度不可超过 0.5ml/(kg·h),相当于不超过鱼油 0.05g/(kg·h)。应严格控制最大滴注速度,否则血清甘油三酯会出现大幅升高。本品应与其他脂肪乳同时使用。脂肪输注总剂量为一日 1~2g/kg,本品所提供的鱼油应占每日脂肪输注量 10%~20%。通过中心静脉或外周静脉输注。使用前应摇匀。在相容性得到保证的前提下,本品混合其他脂肪乳剂后,可与其他输液(如氨基酸溶液、碳水化合物溶液)同时输注。本品连续使用时间不应超过 4 周。

第二节 氨基酸溶液

一、概述

(一)氨基酸的分类

氨基酸根据在体内是否能合成分为两类,必需氨基酸和非必需氨基酸。必需氨基酸(essential amino acid, EAA)人体(或其他脊椎动物)必不可少,而机体又不能自身合成必须从食物中补充的氨基酸。对成人而言必需氨基酸有 8 种,包括 L- 赖氨酸、L- 蛋氨酸、L- 亮氨酸、L- 异亮氨酸、L- 苏氨酸、L- 缬氨酸、L- 色氨酸和 L- 苯丙氨酸;对婴儿而言 L- 组氨酸也是必需氨基酸。非必需氨基酸（nonessential amino acid, NEAA）可在体内合成，作为营养源不需要从外部补充。对人来说非必需氨基酸包括甘氨酸、L- 丙氨酸、L- 丝氨酸、L- 门冬氨酸（酰胺）、L- 谷氨酸（酰胺）、L- 脯氨酸、L- 精氨酸、L- 组氨酸、L- 酪氨酸、L- 胱氨酸。这些氨基酸由碳水化合物的代谢物或由必需氨基酸合成碳链，进一步由氨基转移反应引入氨基生成氨基酸。有些非必需氨基酸如 L- 胱氨酸和 L- 酪氨酸如供给充足还可以节省必需氨基酸中 L- 蛋氨酸和 L- 苯丙氨酸的需要量。

氨基酸根据其结构又分为芳香族氨基酸、杂环氨基酸和脂肪族氨基酸。其中支链氨基酸包括 L- 亮氨酸、L- 异亮氨酸、L- 缬氨酸。芳香族氨基酸包括 L- 苯丙氨酸、L- 色氨酸、L- 酪氨酸。

（二）氨基酸的代谢

包括以下三个方面：①合成各种组织蛋白、酶、激素等；②脱氨基作用形成含氮部分和不含氮部分，含氮部分最终在肝脏形成尿素，不含氮部分一部分氧化分解形成最终代谢产物二氧化碳和水并释放能量，另一部分合成糖类和脂肪；③通过转氨基作用形成新的氨基酸。

（三）氨基酸溶液

氨基酸溶液是由氨基酸、糖、电解质、微量元素、维生素及 pH 调整剂等配制而成。初期的氨基酸溶液为水解蛋白，称为第一代氨基酸。水解蛋白相对于结晶氨基酸有许多缺点，如：①水解蛋白溶液含有大量氨离子，增加了敏感个体发生高氨血症的潜在危险和肝脏损害；②酶水解而产生的水解蛋白是氨基酸和肽的混合溶液，其中肽在肠外途径给予时易引起过敏反应（发热等）；③水解过程中要释出不溶解于水的胱氨酸和酪氨酸而形成沉淀，这种丧失对早产儿来说是一大缺点，因为这两种

氨基酸对早产儿是必需的。因此第一代氨基酸产品从 20 世纪 70 年代起逐渐被结晶氨基酸溶液所取代。第二代氨基酸又称为不平衡氨基酸溶液，所谓不平衡是指溶液中必需氨基酸和非必需氨基酸比例不平衡，早期过分强调了必需氨基酸的重要性。我国于 20 世纪 80 年代初有类似产品问世并应用于临床，如 11 氨基酸 -912（上海市），氨复命 11s（天津市），日本的 Sohamine 等。其缺点是易导致酸碱紊乱主要是酸中毒，引起酸中毒的原因是氨基酸溶液中的碱性氨基酸（精氨酸、赖氨酸）采用盐酸盐形式，氯离子特别高，如 Sohamine 中氯离子为 162mmol/L，因此这类氨基酸易致高氯性酸中毒。第三代氨基酸，即平衡氨基酸溶液，主要适用于普通成人的营养支持。配方的特点是必需氨基酸与非必需氨基酸比例约为 1:1，碱性氨基酸改为醋酸盐形式，避免高氯性酸中毒的发生。国内极大多数医院应用这类氨基酸溶液。主要品种有 15- 氨基酸 823（上海市），氨复命 14s（天津市），凡命 Vamin（无锡华瑞），乐凡命 Novamin（无锡华瑞），18 氨基酸 500。它们应用于成人和大龄儿童营养支持效果肯定，但应用于早产儿、新生儿和婴幼儿肠外营养有如下不足。首先配方中甘氨酸含量过高，由于胆汁酸主要与甘氨酸和牛磺酸结合形成甘氨胆汁酸和牛磺胆汁酸，两者有竞争与胆汁酸结合作用，正常情况下它们有一定比例，甘氨胆汁酸对肝脏有毒性作用，而牛磺酸有护肝作用，如血中甘氨酸过多对肝脏不利。其次胱氨酸、酪氨酸含量低，由于它们难溶解，配方中不能达到合适量，而它们对早产儿、新生儿又是必需的，因此这类氨基酸溶液应用于早产儿、新生儿肠外营养仍不够合理。第四代氨基酸又称专科或专病用氨基酸，主要包括肝病用氨基酸、肾病用氨基酸、创伤用氨基酸、

儿童专用氨基酸溶液等。

(四)复方氨基酸溶液的分类

复方氨基酸制剂主要是注射液,作为氮源和能源,用于不能进食的危重患者的辅助治疗,也有少数为口服制剂。现有的复方结晶氨基酸溶液品类繁多,都按照一定模式配比而成,可归纳为两类:平衡型与非平衡型氨基酸溶液。前者所含必需氨基酸与非必需氨基酸的比例符合人体基本代谢需求,适用于多数营养不良的患者。后者的配方则针对某一疾病的代谢特点设计。不同疾病对氨基酸的需求是不同的,如创伤状态下谷氨酰胺的需要量明显增加,肝病则应增加支链氨基酸,肾功能不良以提供必需氨基酸为主。对这些疾病状态的血清氨基酸图谱分析研究,设计出不仅能够为患者提供营养支持而且具有特殊治疗作用的氨基酸制剂,兼有营养支持和治疗的作用。复方氨基酸的区别在于:浓度、含氮量、氨基酸种类、必需氨基酸与非必需氨基酸的比值、支链氨基酸含量、是否含有葡萄糖和木糖醇、无机盐种类及含量等。

氨基酸制剂按用途可分为用于补充营养的平衡型,疾病适用型和儿童氨基酸三类。用于补充营养的平衡型氨基酸制剂有:11氨基酸注射液-833、复方结晶氨基酸注射液(氨复命,11S注射液)、复方氨基酸注射液(14AA)、14复方氨基酸注射液-823、复方氨基酸注射液(17AA)、复方氨基酸注射液(17AA-1)、复方氨基酸注射液(18AA)(普洛氨)、复方氨基酸注射液(18AA-Ⅰ)(凡命)、复方氨基酸注射液(18AA-Ⅱ)(乐凡命)、复方氨基酸注射液(18F)(18AA-Ⅲ)、复方氨基酸注射液(18AA-Ⅳ)、复方氨基酸注射液(18AA-Ⅴ)。疾病适用型氨基酸制剂有:用于肝病的氨基酸制剂包括复方氨基酸注射液(3AA)(支链氨基酸3H注射液)、复方氨基酸注射液(6AA)(肝醒灵)、14氨基酸注射液-800、复方氨基酸注射液(17AA-H)(绿甘安)、复方氨基酸注射液(20AA);用于肾病的氨基酸制剂:复方氨基酸注射液(9AA)、复方氨基酸注射液(18AA-N)(绿参安)。

(五)各类复方氨基酸溶液概述

一般营养型复方氨基酸注射液由10多种氨基酸组成,不同的品牌有不同处方,大致上都含有8种必需氨基酸、2种半必需氨基酸、其他一些非必需氨基酸及其他成分配合而成。其成分和比例近似优质蛋白质,如人乳和鸡蛋的氨基酸比例。用于补充营养的平衡型氨基酸制剂(复方氨基酸注射液18AA-Ⅰ、18AA-Ⅱ、18AA-Ⅲ、18AA-Ⅳ、18AA-Ⅴ)所含的成分大多数相同(少数不同),只是含量有所不同,在应用上也有些许不同。如18AA-Ⅲ含60mmol/L的醋酸,大量使用电解质输液时,注意电解质或酸碱平衡。而18AA-Ⅳ含葡萄糖,对糖尿病患者应慎用。18AA-Ⅴ则含木糖醇,并含有多种氨基酸的盐酸盐,大量输液时可能导致酸碱失衡。临床应用时要仔细阅读说明书。

营养用氨基酸输液为发挥其生物合成的代谢效应,应同时供给一定量的糖类。由于葡萄糖与氨基酸在灭菌贮藏时有配伍禁忌,故有的品种含山梨醇、木糖醇,其他品种则在用前再与葡萄糖混合。注射液中通常加葡萄糖的比例为糖:氨基酸=2:1。氨基酸的输注速度以不超过肝脏处理能力为准则,一般以10g/h为宜,一日最高给予量以40~60g为限,若出现恶寒、发热、恶心等症状,减慢输液后症状大多会消失,否则应停止输注。

疾病适用型复方氨基酸根据其特殊配方及临床用途又分为肝病用氨基酸、肾病用氨基酸、创伤用氨基酸等。

肝用氨基酸溶液含有大量的支链氨基酸(亮氨酸、异亮氨酸和缬氨酸),部分制剂尚含有鸟氨酸、门冬氨酸、精氨酸等。肝病患者的氨基酸谱平衡失调,芳香族氨基酸过多而侧链氨基酸不足,致使中枢神经递质失衡,输注支链氨基酸可纠正氨基酸的紊乱,改善肝性脑病症状。适用于肝性脑病、慢性迁延性肝炎、慢性活动性肝炎及亚急性与慢性重型肝炎引起的氨基酸代谢紊乱,是慢性严重肝功能衰竭者的必需营养补充。常用临床品种有支链氨基酸注射液(只含支链氨基酸)、14 氨基酸注射液-800、六合氨基酸注射液(肝醒灵)、肝安注射液(由 15 种氨基酸组成,增加了非必需氨基酸种类,是目前国产肝病专用氨基酸输液含氨基酸种类最多者,支链氨基酸含量达 35%,仍属高浓度范围,苯丙氨酸仅占 1.25%,同时不含酪氨酸,与 14 氨基酸注射液-800 相比,增加了半胱氨酸)等。

肾用氨基酸制剂含 8 种必需氨基酸和组氨酸。其特点是蛋白摄入量低(约 20~25g),但能满足身体对氨基酸的需要,减少因必需氨基酸与非必需氨基酸比例不当所致的氮代谢物增加,增加蛋白合成,使氮质血症减轻及营养状况好转。纠正了肾病患者体内非必需氨基酸/必需氨基酸下降同时氮代谢产物升高的状态。临床用于慢性非终末期肾衰竭患者,特别是呈负氮平衡而单用饮食疗法不能纠正者及各种因透析而营养不良患者,非高分解代谢的急性肾衰竭,纠正氨基酸代谢紊乱,纠正氮质血症,缓解尿毒症症状,并降低血磷水平,改善营养状况。具体类别如肾必安注射液含 8 种必需氨基酸和组氨酸。

用于各种应激状态及危重患者的氨基酸注射液组方特点为含高浓度的支链氨基酸。主要原因为:①危重患者、应激状态患者肝功均受到不同程度损害,表现为芳香族氨基酸水平增高,支链氨基酸水平相对下降,造成氨基酸失衡,营养紊乱,补充外源性 BCAA 成为必要。②在严重创伤(手术)时,骨骼肌蛋白分解成为氨基酸的主要来源,尤其表现为丙氨酸和支链氨基酸的消耗,因此补充外源性 BCAA 成为纠正负氮平衡、促进骨骼肌蛋白合成的重要手段。具体类别如复方氨基酸注射液(15-HBC)等。

由于儿童体内酶系统未发育完全。体内氨基酸转化功能不全。因此儿童用氨基酸注射液加大酪氨酸、减少苯丙氨酸用量,加入半胱氨酸和牛磺酸(两者均由蛋氨酸代替而来),减少甘氨酸量,以防血氨过高,并加入适量的谷氨酸和门冬氨酸,符合乳汁含量要求。本品适用于早产儿、低体重儿及新生儿因不能口服而需补充蛋白质摄入不足之用。

输注复方氨基酸的主要不良反应有:电解质失衡、代谢性酸中毒、静脉炎、静脉血栓形成、胰岛素分泌致低血糖、高氨血症、心慌、头昏、恶心、潮红、发热、过敏反应(对有过敏史者尽量避免选用含有亚硫酸盐的制剂)。此外支链氨基酸引起的发热,多在用药后 7~19 天发生,最高达 39℃;对非常瘦弱、贮脂很少的患者,在输注复方氨基酸之前要输注葡萄糖或同时输注葡萄糖,以免氨基酸不能被充分利用。

二、制剂

(一)丙氨酰谷氨酰胺注射液(alanyl-glutamine injection)

【组成成分】每 100ml 含丙氨酰-谷氨酰胺 20g(相当于丙氨酸 8.2g,谷氨酰胺 13.46g),注射用水适量。注射液为无色澄明液体,渗透压 921mOsm/L,pH 5.4~6.0。

【药理作用】肠外营养支持制剂。接受肠外营养的患者,可出现体内谷氨酰胺的耗减。本品可在体内分解成为谷氨酰胺和丙氨酸,为接受肠外营养的患者补充谷氨酰胺。

【适应证】适用于肠外营养支持中需要补充谷氨酰胺的患者,包括处于分解代谢和高代谢状态的患者。

【注意事项】本品是一种高浓度溶液,不可直接输注。在输注前必须与氨基酸输液相混合,1体积的本品至少与5体积的载体溶液相混合。混合溶液中本品的最大浓度不应超过3.5%。剂量应根据分解代谢的程度和氨基酸的需要量而定。通过本品供给的氨基酸量应计算在每日氨基酸供给总量内,且不应超过每日氨基酸供给总量的20%。加入载体溶液时本品的用量调整如下:①当氨基酸需要量为每日1.5g/kg时,其中1.2g/kg氨基酸由载体溶液提供,0.3g/kg氨基酸由本品提供;②当氨基酸需要量为每日2.0g/kg时,其中1.6g/kg氨基酸由载体溶液提供,0.4g/kg氨基酸由本品提供。输注速度依载体溶液而定,但每小时不应超过0.1g/kg。输注速度过快时可出现寒战、恶心、呕吐等,应停药。本品连续使用时间不应超过3周。

【禁忌证】本品禁用于严重肾功能不全(肌酐清除率<25ml/min)及严重肝功能不全的患者。使用本品应监测患者的血清碱性磷酸酶、谷丙转氨酶和谷草转氨酶,并监测酸碱平衡。对于代偿性肝功能不全的患者,应定期监测肝功能。因临床资料不足,本品不适于孕妇、哺乳期妇女和儿童。将本品加入载体溶液时,必须保证他们具有可配伍性,保证混合过程在洁净环境中进行,保证溶液混合完全。配伍后的药液不能再贮藏。禁止将其他药物加入混合后的溶液中。

【剂型与用法】注射液:50ml:10g;100ml:20g。静脉注射,每日剂量:1.5~2ml/kg(相当于0.3~0.4g丙氨酰-谷氨酰胺/kg),每日最大剂量:2ml/kg。

(二)复方氨基酸注射液(3AA)

【别名】侧链氨基酸,肝活命,肝用氨基酸注射液,支链氨基酸-3H注射液,Falkamin。

【组成成分】本品是由L-亮氨酸、L-缬氨酸、L-异亮氨酸3种支链氨基酸配制而成的灭菌水溶液。本品每1 000ml中含L-亮氨酸16.5g,L-缬氨酸12.6g,L-异亮氨酸13.5g。

【药理作用】L-缬氨酸、L-亮氨酸、L-异亮氨酸为支链氨基酸,能纠正血浆中支链氨基酸和芳香氨基酸失衡,防止因脑内芳香氨基酸浓度过高引起的肝性脑病。能促进蛋白质合成和减少蛋白质分解,有利于肝细胞的再生和修复,并可改善低蛋白血症。直接在肌肉、脂肪、心脏、脑等组织代谢,产生能量供机体利用。

【适应证】本品临床上适用于各种原因引起的肝性脑病,重症肝炎以及肝硬化,慢性活动性肝炎以及严重肝功能不全的蛋白质营养缺乏症,也可用于肝胆外科手术前后的患者。

【注意事项】氨基酸代谢失调、浮肿、低钠血症、低钾血症、肾功能不全、严重心脏功能不全者禁用;尚未用于孕妇和儿童;使用时应对应注意对水电解质的平衡及酸碱平衡进行监测;合用电解质和碳水化合物应按配比平衡加入或从旁路加入;阴暗处保存,避免过热、过冷(防止冻结),本品遇冷易析出结晶,宜微温溶解后再用;使用前应检查药液,如有浑浊、包装破裂等不可使用,输注后的剩余药液不可保存再用;食管静脉曲张患者注意输注速度和用量,以免静脉压过高,患者有大量腹水、胸水时应避免输注量过多;输注过快可致恶心、呕吐、头痛、发热等反应,应控制在40滴/min以内。

【剂型与用法】注射液:250ml:10.65g(总氨基酸)。静脉滴注,一日250~500ml,或用适量5%~10%葡萄糖注射液混合后缓慢滴注。滴速不超过40滴/min。

(三)六合氨基酸注射液(compound amino acid injection 6AA)

【别名】肝宁复合氨基酸,肝醒灵。

【组成成分】本品为复方制剂,除了以 L- 亮氨酸、L- 异亮氨酸、L- 缬氨酸 3 种支链氨基酸为主外,还配合有其他 3 种氨基酸(精氨酸、天冬氨酸、谷氨酸)以增强支链氨基酸的作用。组分为每 1000ml 含 L- 缬氨酸 12.2g,L- 亮氨酸 16.6g,L- 异亮氨酸 11.0g,L- 精氨酸 22.0g,L- 谷氨酸 18.6g,L- 门冬氨酸 4.6g。

【药理作用】本品所含支链氨基酸用于调节肝病患者氨基酸代谢紊乱及支链氨基酸与芳香族氨基酸比例失调引起的假性神经递质出现的肝性脑病,具有一定的苏醒作用。但本品营养作用仍较差。临床适用于慢性肝性脑病、慢性迁延性肝炎、慢性活动性肝炎、亚急性及慢性重型肝炎引起的氨基酸代谢紊乱。

【注意事项】使用前应检查药液,如有浑浊、包装破裂等不可使用,输注后的剩余药液不可保存再用,药品性状发生改变时禁止使用;使用时应对应注意对水电解质的平衡及酸碱平衡进行监测;食管静脉曲张患者,注意输注速度和用量,以免静脉压过高而致破裂出血;患者有大量腹水、胸水时,应避免输注量过多输注过速,本品不加稀释或输注速度过快可引起患者胸闷、恶心、呕吐、甚至引起呼吸、循环衰竭,表现比较严重,故输注速度宜慢一般应控制在 40 滴 /min 以内;非肝病使用时需要注意肝功能和精神症状的出现。

【不良反应】输注过快可引起恶心、呕吐、头痛、发热等反应,尤其对危重和老年患者多见;当再次使用时可引起过敏反应,临床表现为发热、恶心、呕吐、低血压、少尿、胸闷、呼吸急促、口唇发绀、腹泻及皮疹,严重者可致过敏性休克,发生率低但很难纠正;对本品过敏者禁用。

【剂型与用法】注射剂:250ml:21.1g(总氨基酸)。静脉滴注,对紧急或危重患者,一日 2 次,一次 250ml,同时与等量 10% 葡萄糖稀释后缓慢静脉滴注,1 分钟不超过 40 滴,病情改善后 1 日 250ml,连用 1 周为 1 个疗程;对于其他肝病引起的氨基酸代谢紊乱者,一日 1 次,一次 250ml,加等量 10% 葡萄糖注射液缓慢静脉滴注。

（四）14 氨基酸注射液 -800（14 amino acid injection-800）

【组成成分】本品为 14 种纯结晶氨基酸以适当比例配制而成的氨基酸输液,氨基酸含量 8%。每 1 000ml 组分为 L- 异亮氨酸 9.0g、L- 缬氨酸 8.4g、L- 亮氨酸 11.0g、L- 丙氨酸 7.5g、L- 赖氨酸 7.6g、L- 精氨酸 7.26g、L- 蛋氨酸 1.0g、L- 组氨酸 3.24g、L- 苯丙氨酸 1.0g、L- 脯氨酸 8.0g、L- 苏氨酸 4.5g、L- 丝氨酸 5.0g、L- 色氨酸和甘氨酸 9.0g。必需氨基酸：非必需氨基酸为 1:0.9,pH 为 6.15±0.29。本品含较高比例（36%）的支链氨基酸,少量的芳香氨基酸和甲硫氨酸。支链氨基酸与芳香族氨基酸比值为 37:1,进入人体内能纠正肝功能不全患者的氨基酸代谢。

【药理作用】肝昏迷患者普遍存在氨基酸代谢紊乱和营养补给的问题。普通氨基酸溶液不仅不能纠正氨基酸谱紊乱,相反会诱发和加重肝昏迷症状。在肝昏迷患者血清氨基酸谱中支链氨基酸(亮氨酸、异亮氨酸、缬氨酸)减少,而芳香族氨基酸(苯丙氨酸、酪氨酸)、蛋氨酸、谷氨酸等增加。当血清中(亮氨酸、异亮氨酸、缬氨酸)/（苯丙氨酸＋酪氨酸）的摩尔浓度比率增加时,肝昏迷症状改善。本品此类氨基酸含量比率高。此外,肝病患者不能把必需氨基酸转变为非必需氨基酸,所以本品含较多的非必需氨基酸。

【适应证】主要用于严重肝功能不全、肝昏迷的蛋白质营养缺乏症的治疗。可使血清氨基酸谱正常化,改善症状。

【注意事项】输注过快可引起恶心、呕吐等不良反应,对年老及危重患者尤应注意。氨基酸代谢失调、水肿、肾功能不全、严重心功能不全者禁用。应用时要注意水电解质平衡的监测。

【剂型与用法】注射液:250ml:20g(总氨基酸)。静脉滴注,每次250ml,每日2次,与等量10%葡萄糖注射液串联后作缓慢滴注(每分钟不宜超过3ml)。如疗效显著(完全清醒),后阶段剂量可减半。疗程一般为10~15日。中心静脉滴注:每日量以0.68~0.87g/kg计,成人剂量相当于每日500~750ml,与25%~50%高渗葡萄糖注射液等量混匀后,经中心静脉缓慢滴注,滴速不得超过40滴/min。

(五)复方氨基酸注射液(15AA)(compound amino acid injection 15AA)

【组成成分】本品为复方制剂,是由15种氨基酸配制而成的灭菌水溶液。本品8%溶液每1000ml含L-脯氨酸8.0g,L-色氨酸0.66g,L-丝氨酸5.0g,L-缬氨酸8.4g,L-丙氨酸7.7g,L-苏氨酸4.5g,L-精氨酸6.0g,L-亮氨酸11.0g,L-组氨酸2.4g,L-甲硫氨酸1.0g,L-异亮氨酸9.0g,L-苯丙氨酸1.0g,L-醋酸赖氨酸8.6g,L-盐酸半胱氨酸<0.2g,甘氨酸9.0g,亚硫酸氢钠0.5g。本品6.9%溶液每1000ml含L-脯氨酸6.3g,L-色氨酸0.9g,L-丝氨酸3.3g,L-缬氨酸8.86g,L-丙氨酸4.0g,L-苏氨酸2.0g,L-精氨酸5.8g,L-亮氨酸13.78g,L-组氨酸1.6g,L-甲硫氨酸2.5g,L-异亮氨酸7.66g,L-苯丙氨酸3.2g,L-醋酸赖氨酸5.8g,L-盐酸半胱氨酸<0.2g,甘氨酸3.3g。

【药理作用】本品由15种氨基酸组成,其中支链氨基酸占总氨基酸量的45%,具有调整肝病患者血浆氨基酸谱、升高支链氨基酸与芳香族氨基酸的比值和营养机体的作用。支链氨基酸不经肝脏代谢,主要在周围组织代谢。除作为骨骼肌的能量底物外,还有抑制蛋白质分解,促进蛋白质合成,调节蛋白质周转率的作用,可为肝病患者提供可耐受的氮源。在应激状态下,本品可抑制损伤时蛋白分解,减少患者体重下降幅度,纠正负氮平衡,从而有利于伤口愈合及肝功能的恢复。

【适应证】用于蛋白质消化吸收障碍、蛋白质消耗过多、手术前后、应激状态下(大面积烧伤、严重感染、创伤)肌肉分解代谢亢进、营养恶化及免疫功能下降患者的营养支持及改善。

【不良反应】输注过快可致心悸、恶心、呕吐、发热、头痛等反应,尤其是肝病患者。

【禁忌证】严重肝肾功能损害或尿毒症患者、严重肝功能损害或肝性脑病者、氨基酸代谢障碍者禁用。

【注意事项】严重酸中毒、充血性心力衰竭及肾衰竭患者慎用。注射后剩余药液不能贮存再用,本品遇冷能析出结晶,应微温溶解,待冷至37℃,溶液澄明后方可使用。如药液发生浑浊、沉淀时不可再用。孕妇及哺乳期妇女用药情况尚不明确。

【制剂与用法】注射液。①6.5%复方氨基酸注射液(15AA):250ml:17.25g(总氨基酸);②8%复方氨基酸注射液(15AA):250ml:20g(总氨基酸)。静脉滴注,经周围静脉滴注,一日250~500ml,分1~2次给药;中心静脉滴注,一日250~750ml。

(六)复方氨基酸注射液(17AA-H)[compound amino acid injection(17AA-H)]

【组成成分】其组分为500ml:L-异亮氨酸4.60g,L-亮氨酸4.725g,L-赖氨酸醋酸盐1.975g,L-甲硫氨酸0.22g,L-组氨酸1.55g,L-丙氨酸4.2g,甘氨酸2.70g,L-酪氨酸0.20g,L-苯丙氨酸0.15g,L-丝氨酸1.30g,L-半胱氨酸 0.125g，L- 缬氨酸 4.45g，L- 色氨酸 0.35g，L- 脯氨酸 2.65g，L- 苏氨酸 1.07g，L- 门冬氨酸 0.10g，L- 精氨酸 7.685g。

【药理作用】本品 500ml 含氨基酸总量为 75.85g/L，游离氨基酸浓度为 7.47%（g/ml），支链氨基酸浓度为 2.755%（g/ml），总氮量为 13.18mg/ml。电解质浓度:Na^+ 约为 3mmol/L，CH_3COO^- 约为 100mmol/L，不含 Cl^-。本品是由必需氨基酸和非必需氨基酸组成的复方制剂，氨基酸为维持生命的基本物质，是合成人体蛋白质的主要成分。本品可提供营养支持，改善体内的氮平衡。

【适应证】用于肝性脑病（亚临床、Ⅰ级、Ⅱ级）、高氨血症。

【禁忌证】①严重肾功能不全者；②非肝功能障碍导致的氨基酸代谢异常者。重度酸中毒者、充血性心力衰竭者慎用。

【注意事项】复方氨基酸注射液（17AA-H）中含 100mmol/L 的醋酸根离子，大剂量或快速给药可引起酸中毒。与电解质并用时应注意电解质的平衡。对儿童、孕妇及哺乳期女性尚无使用经验，暂不推荐使用。本品大剂量使用或与电解质同用时，应监测电解质的平衡。给予复方氨基酸注射液（17AA-H）可能会引起血氨浓度上升，若同时出现精神、神经症状的恶化，必须中止给药，或改用其他方法。用药期间，如出现过敏反应，应中止给药；如出现精神神经症状的恶化，必须中止给药，或改用其他方法。本品限单次使用，剩余药液不得再次使用。有结晶析出时，应温热至 50~60℃溶解后，待冷至接近体温再使用。

【不良反应】过敏反应，罕见皮疹样过敏反应，如发生应中止给药。消化系统偶见恶心、呕吐症状。循环系统偶见胸部不适、心悸等症状。糖代谢偶见低血糖症状。大量快速给药可引起酸中毒。偶见一过性血氨值的上升。其他可偶见乏力、头晕、畏寒、发热、发汗、给药部位疼痛症状。

【剂型与用法】注射液:500ml:37.925g（总氨基酸）。静脉滴注，成人常规剂量一日 1 次，一次 500ml，滴注时间不应少于 180 分钟（45~55 滴/min），并可根据年龄、体重及症状适当增减剂量。老年人剂量:应减速、减量给药。

（七）复方氨基酸注射液（20AA）（aminoplasmal-hepa 10%）

【组成成分】本品含 20 种氨基酸，其组成为每 1000ml 含:L- 异亮氨酸 8.8g，L- 亮氨酸 13.6g，L- 盐酸赖氨酸 10.6g，L- 苏氨酸 4.6g，L- 色氨酸 1.5g，L- 蛋氨酸 1.2g，L- 苯丙氨酸 1.6g，L- 缬氨酸，10.6g，L- 精氨酸盐酸盐 8.8g，L- 组氨酸盐酸盐 4.7g，甘氨酸 6.3g，L- 丙氨酸 8.3g，L- 脯氨酸 7.1g，L- 丝氨酸 3.7g，L- 酪氨酸 0.86g，L- 半胱氨酸 0.8g，L- 天门冬氨酸 2.5g，一水天门冬酰胺 0.55g，L- 谷氨酸 5.7g，盐酸鸟氨酸 1.66g。必需氨基酸/非必需氨基酸 1:0.96，渗透压 875mOsm/L。氯 10mmol/L 醋酸盐 51mmol/L。

【药理作用】本品是一种含有 20 种氨基酸的溶液。氨基酸的模式是在临床状况下根据药物动力学研究而制定的，故可满足肝功能衰竭状态下的特殊代谢需要。肝功能衰竭是以氨基酸失调，尤其是支链氨基酸与芳香氨基酸之间的不平衡为特征，本品的模式特别考虑到患者的这些变化。本品的构成适于肝病患者的特殊蛋白需要，特别适用于肝病患者的肠外营养，使用足量的氨基酸能达到有效的蛋白平衡，而没有诱发肝性脑病的危险。

【适应证】预防和治疗肝性脑病，肝病或肝性脑病急性期的静脉营养。

【不良反应】输注过量或输注速率过快会引起恶心、寒战、眩晕以及肾脏氨基酸丢失。

若发生可立即停止输注待缓解之后以较低速率输注。

【禁忌证】非肝源性的氨基酸代谢紊乱,肾功能衰竭伴非蛋白氮升高,酸中毒,水潴留,休克等。

【注意事项】应密切注意水、电解质和酸碱平衡,根据血清离子谱补充电解质。为了使输入的氨基酸参与合成代谢达到最好利用,能量物质(葡萄糖和脂肪)应同时输入。一般情况下,患严重肝病的成人非蛋白热量的供应为128~149kJ/(kg·d)。输液速度过快可导致不耐受和肾氨基酸丢失,使氨基酸平衡失调。对肾功能不全患者,其使用氨基酸的剂量应根据血浆尿素和肌酐值进行调节。在治疗肝性脑病过程中,氨基酸治疗法并不能代替其他治疗措施,如导泻法、输入乳果糖和/或肠道抗菌素杀菌。将氨基酸溶液与其他液体或药物混合,会增加理化不相容和微生物污染的危险,不提倡添加任何药物。如果其他药物和本品的混合是必要的,那么在用药之前必须检查所添加的药物的配伍性。

【剂型与用法】注射液:500ml:50g(总氨基酸)。静脉滴注,一般每日剂量7~10ml/kg;最大剂量:每日15ml/kg。通过中心静脉进行静脉注射。滴速:维持非肠道营养需求1ml/(kg·h)。肝昏迷的治疗:第1~2小时2ml/(kg·h)(50滴/min),约为150ml/h;第3~4小时1.5ml/(kg·h)(25滴/min),约为75ml/h;自第5小时之后1ml/(kg·h)(15滴/min),约为45ml/h。

(八)复方氨基酸注射液(9AA)[compound amino acid(9AA)]

【别名】复方肾病用氨基酸,Compound Amino Acid for Kidney Disease。

【组成成分】本品的氨基酸含量为5.53%,每1000ml本品含:L-组氨酸2.5g,L-异亮氨酸5.6g,L-亮氨酸8.8g,L-赖氨酸醋酸盐9.0g,L-蛋氨酸8.8g,L-苯丙氨酸8.8g,L-苏氨酸4.0g,L-色氨酸2.0g,L-缬氨酸6.4g,L-半胱氨酸盐酸盐0.1g,焦亚硫酸钠1.0g。

【药理作用】本品含组氨酸及8种人体必需氨基酸,慢性肾衰者血浆内必需氨基酸水平下降,氮代谢产物蓄积,而非必需氨基酸水平升高,即必需氨基酸/非必需氨基酸比值(E/N)下降。本品可调整E/N比值,纠正氨基酸代谢紊乱,缓解尿毒症症状,纠正氮质血质,增加蛋白质合成,并改善营养状况和降低血磷水平。减轻肾小球过滤负荷,保护肾功能,延缓肾功能衰竭的进展。并改善营养状况和降低血磷水平。减轻肾小管-间质的钙磷沉积及相应肾脏损伤,通过磷摄取减少,磷经蛋白质合成进入细胞,可治疗高磷血症及其继发性甲状旁腺功能亢进。本品补充体内必需氨基酸,使蛋白质合成显著增加而改善营养状况。慢性肾衰竭时,体内大多数必需氨基酸血浆浓度下降,而非必需氨基酸血浆浓度正常或升高,本品可使下降的必需氨基酸血浆浓度恢复。如同时供给足够能量,可加强同化作用,使蛋白质无须作为能源物质被分解利用,不产生或极少产生氮的终末代谢产物,有利于减轻尿毒症症状。亦可降低血磷,纠正钙磷代谢紊乱。

【适应证】用于急慢性肾功能不全患者的肠道外支持。用于大手术、外伤或脓毒血症引起的严重肾衰竭以及急性慢性肾衰竭。

【不良反应】滴速过快可引起恶心、呕吐、心悸、寒战、发热等反应,应及时减慢给药速度(静脉滴注15滴/min为宜),老年人、危重患者尤要注意。

【注意事项】使用本品的患者应予低蛋白高热量饮食;热量摄入应为每日476.2kJ(2 000kcal)以上,如饮食摄入达不到此值,应给葡萄糖补充,否则本品进入体内转变为热量,而不能合成蛋白质。严格控制滴速,不超过15滴/min。使用中注意检测血糖、血清蛋白、肝肾功能、电解质(包括血钙、血磷,必要时检查血镁和血氨等)和酸碱平衡;肝功能严重衰竭者慎用。注意水平衡,防止血容量不足或过多。尿毒症患者宜在补充葡萄糖同时给予少量胰岛素。糖尿病患者应给予适量胰岛素,以防出现高血糖。尿毒症性心包炎、尿毒症脑病、无尿、高钾血症等应首先采用透析治疗。使用本品前应详细检查药液有无浑浊,密封完好才能使用。若遇冷析出结晶,可置50℃温水中溶解后再用。药液一经使用后,剩余药液切勿保存再用。孕妇及哺乳期妇女用药情况尚不明确。

【剂型与用法】注射剂:250ml:13.98g(总氨基酸)。缓慢静脉滴注,每次250ml,每日1~2次、15~20滴/min,每3周为1个疗程。

(九)复方氨基酸注射液(18AA-N)

【组成成分】本品每200ml含L-异亮氨酸1.5g,L-亮氨酸2.0g,L-醋酸赖氨酸1.4g,L-甲硫氨酸1.0g,L-苯丙氨酸1.0g,L-苏氨酸0.5g,L-色氨酸0.5g,L-缬氨酸1.5g,L-丙氨酸0.6g,L-精氨酸盐酸盐0.6g,L-门冬氨酸0.05g,L-谷氨酸0.05g,L-组氨酸0.5g,L-脯氨酸0.4g,L-丝氨酸0.2g,L-酪氨酸0.1g,L-半胱氨酸0.05g,甘氨酸0.3g,亚硫酸氢钠0.5g。

【药理作用】改善肾功能不全时的氨基酸代谢和蛋白质代谢。

【适应证】用于急慢性肾功能不全患者出现低蛋白血症、低营养状态及手术前后的氨基酸补充。

【不良反应】心血管系统可偶见胸部不适、心悸等;胃肠道可偶见恶心、呕吐、食欲缺乏等;过敏反应;代谢及内分泌系统可偶见代谢性酸中毒;泌尿系统有血清肌酐、尿素氮升高;肝脏可偶见氨基转移酶升高;其他偶见头痛、鼻塞、流涕,罕见畏寒、发热、头部烧灼感、血管痛等,非透析患者用药后可能出现碳酸氢根减少,有报道可出现高氨血症、意识障碍,可能表现出反应迟钝、自主动作或自主言语异常。

【禁忌证】肝性脑病或有肝性脑病倾向、高氨血症、氮质血症、先天性氨基酸代谢异常者禁用。

【注意事项】心脏及循环系统功能障碍者、肝功能障碍者、消化道出血患者、电解质严重失调或酸碱平衡紊乱者慎用。对慢性肾功能不全非透析患者,在给药前应相应减少饮食蛋白量5~10g/200ml。本品含钠离子及醋酸根离子,大剂量使用可能导致酸碱失衡。本品开瓶后单次用完,剩余药液不得贮藏再用。遇冷可析出结晶,应温至50~60℃溶解后,冷却至室温再用。

【剂型与用法】注射液:200ml:12.25g(总氨基酸)。静脉滴注,慢性肾功能不全者,若经外周静脉给药,一日1次,一次200ml,缓慢滴注,滴速为15~25滴/min,并根据年龄、体重及症状适当增减剂量。透析时,在透析结束前60~90分钟由透析回路的静脉一侧注入。若经中心静脉给药,一日400ml,通过中心静脉持续滴注,根据年龄、体重及症状适当增减剂量。急性肾功能不全:同中心静脉给药。

(十)11氨基酸注射液-833(11 amino acid injection-833)

【组成成分】本品含11种L-型氨基酸,氨基酸浓度8.33%。每1 000ml内含L-盐酸赖氨酸15.4g,L-苏氨酸7.0g,L-蛋氨酸6.8g,L-色氨酸3.0g,L-亮氨酸10.0g,L-异亮氨酸6.6g,L-苯丙氨酸9.6g,L-缬氨酸6.4g,L-盐酸精氨酸9.0g,L-盐酸组氨酸3.5g,甘氨酸6.0g。必需氨基酸/非必需氨基酸1:0.3。本品的电解质浓度:钠离子约为17.3mmol/L,氯离子约为 162mmol/L,其 pH 为 5.0~7.0,渗透压约为 770mOsm/L。

【适应证】本品用于补充人体生理需要的氨基酸;供机体有效利用,纠正因蛋白质供给不足引起的恶性循环。临床上用于改善大型手术的营养状态;用于供给消化吸收障碍患者的蛋白质营养成分;用于创伤、烧伤、骨折、化脓性感染疾病及术后蛋白质严重损失的患者;用于低蛋白血症。

【禁忌证】肝性脑病、氮质血症、严重肾功能障碍、氨基酸代谢障碍的患者禁用。

【注意事项】使用时应供给足够量的葡萄糖,以防止氨基酸进入体内后被消耗。长期使用应加强电解质、pH 及肝功能的监测,及时纠正代谢性酸中毒和肝功能异常。易繁殖微生物,使用前应仔细检查,如外观异常则不能应用。药瓶开启后,剩余溶液不可再用。同时用电解质液时,注意本品的钠离子、氯离子量。冬季使用前将本品加温至接近体温。酸中毒、充血性心衰患者慎用。

【不良反应】注射速度过快可引起恶心、呕吐、心悸、胸闷和头痛等。

【剂型与用法】注射剂:250ml,500ml,1 000ml(每 100ml 中含 11 种氨基酸 8.33g)。静脉滴注,常用量每日 250~1 000ml,常与高渗葡萄糖注射剂(25% 以上)混合后经中心静脉滴注;也可与 10% 葡萄糖注射剂混合,由周围静脉缓慢滴注,成人滴速每分钟不超过 40 滴,儿童、老年人及重病者滴速宜更慢。按年龄、病情和体重增减剂量。本品不含非蛋白能源,使用时需与葡萄糖注射剂等混合使用,以提高氨基酸利用率。

(十一)氨复命 11S 注射液

【组成成分】本品含 11 种 L 型氨基酸,氨基酸浓度 9.12%。每 1 000ml 内含 L- 盐酸赖氨酸 22.3g,L- 苏氨酸 5.4g,L- 蛋氨酸 7.1g,L- 色氨酸 1.8g,L- 亮氨酸 12.3g,L- 异亮氨酸 5.5g,L- 苯丙氨酸 8.7g,L- 缬氨酸 6.1g,L- 盐酸精氨酸 8.0g,L- 盐酸组氨酸 4.0g,甘氨酸 10.0g,山梨醇 50.0g。必需氨基酸 / 非必需氨基酸 1:0.3,pH 为 5.5~7.0。

其余参见"(十)11 氨基酸注射液 -833"。

(十二)复方氨基酸注射液(14AA)[compound amino acid injectiom(14AA)]

【组成成分】本品是由 14 种氨基酸(8.5%)配制而成的复方制剂,其组分为每 1 000ml 含:L- 异亮氨酸 5.9g,L- 亮氨酸 7.7g,L- 赖氨酸醋酸盐 8.7g,L- 甲硫氨酸 4.5g,L- 苯丙氨酸 4.8g,L- 苏氨酸 3.4g,L- 色氨酸 1.3g,L- 缬氨酸 5.6g,L- 丙氨酸 6.0g,L- 精氨酸 8.1g,L- 组氨酸 2.4g,L- 脯氨酸 9.5g,L- 丝氨酸 5.0g,甘氨酸 11.9g,亚硫酸氢钠 0.5g,甘油 30.0g。每 1 000ml(3.0%):L- 异亮氨酸 2.1g,L- 亮氨酸 2.7g,L- 赖氨酸醋酸盐 3.1g,L- 甲硫氨酸 1.6g,L- 苯丙氨酸 1.7g,L- 苏氨酸 1.2g,L- 色氨酸 0.46g,L- 缬氨酸 2.0g,L- 丙氨酸 2.1g,L- 精氨酸 2.9g,L- 组氨酸 0.85g,L- 脯氨酸 3.4g,L- 丝氨酸 1.8g,甘氨酸 4.2g,亚硫酸氢钠 0.5g,甘油($C_3H_8O_3$)30.0g。

【药理作用】本品由 8 种人体必需氨基酸和 6 种非必需氨基酸组成,含有人体合成蛋白时可利用的各种氨基酸。经静脉给药后可防止氮的丢失,纠正负氮平衡及减少蛋白质的消耗。

【适应证】用于改善手术前后患者营养状态,亦用于蛋白质消化和吸收障碍,蛋白质摄取量不足或消耗过多等所致的轻度营养不良。

【不良反应】滴注速度过快易产生心悸、胸闷、胃肠道反应、发热、头痛等。

【禁忌证】对本品过敏者、尿毒症、肝昏迷和代谢障碍患者禁用。

【注意事项】严格控制滴速。使用前应仔细检查药液,如发现外观异常,不能应用。药瓶开用后,剩余药液不可再使用。使用时应供给足量葡萄糖,以防止氨基酸进入体内后被消耗。使用时应监测电解质、pH 及肝功能,及时纠正代谢性酸中毒和肝功能异常。本品遇冷可能出现结晶,可加热至 60℃并缓慢摇动使结晶完全溶解,待药液降至 37℃左右再使用。孕妇及哺乳期妇女用药尚不明确。

【剂型与用法】

(1)注射液:① 3% 复方氨基酸注射液(14AA),250ml:7.5g(总氨基酸);② 8.5% 复方氨基酸注射液(14AA),250ml:21.2g(总氨基酸)。

(2)静脉滴注:一日 250~500ml,严重消耗性疾病可增至 1 000ml。与高渗葡萄糖混匀后经中心静脉滴注,或与 5%~10% 葡萄糖注射液混匀后经外周静脉缓慢滴注。滴速以每分钟 15~20 滴为宜。新生儿,一日 20ml,滴速 15 滴/min(婴儿滴管)或 2 小时滴完。婴幼儿,一日 50~100ml,滴速 10~12 滴/min。

(十三)复方氨基酸注射液(17AA)[compound amino acid injection(17AA)]

【组成成分】本品为复方制剂,由 17 种氨基酸及山梨醇配制而成的灭菌水溶液。其组分为每 1 000ml:L-异亮氨酸 2.10g,L-组氨酸 1.75g,L-亮氨酸 2.85g,L-丙氨酸 13.00g,L-赖氨酸醋酸盐 4.75g,甘氨酸 7.80g,L-甲硫氨酸 2.70g,N-乙酰-L-酪氨酸 0.49g,L-苯丙氨酸 2.50g,L-丝氨酸 7.00g,L-色氨酸 1.05g,L-脯氨酸 7.00g,L-苏氨酸 2.70g,L-谷氨酸 11.00g,L-缬氨酸 2.30g,N-乙酰-L-半胱氨酸 0.54g,L-精氨酸 7.00g,山梨醇 50.00g,亚硫酸氢钠 0.5g。

【药理作用】含必需氨基酸与非必需氨基酸比(E/N)为 1:2.5,其中丙氨酸、脯氨酸含量较高,为创伤患者氨基酸代谢之必需,不含门冬氨酸,有适量的谷氨酸,有利于代谢,又可减少不良反应。本品具有促进人体蛋白质代谢正常,纠正负氮平衡,补充蛋白质,加快伤口愈合的作用。

【适应证】用于手术、严重创伤、大面积烧伤引起的严重氨基酸缺乏以及各种疾病引起的低蛋白血症。

【禁忌证】严重肝肾功能不全者禁用。氮质血症、无尿、心力衰竭及酸中毒未纠正前禁用。

【不良反应】滴注速度过快可引起恶心、呕吐、头痛和气喘。

【注意事项】与磺胺类药物、对氨基水杨酸配伍使用。注射后剩余药液不能贮存再用,本品遇冷能析出结晶,应微温溶解,待冷却至 37℃,溶液澄明后方可使用。如药液发生浑浊、沉淀时不可再用。孕妇及哺乳期妇女用药情况尚不明确。

【剂型与用法】注射液:250ml:19.133g(总氨基酸)。经中心静脉或周围静脉滴注。常用量为一日 250~1 000ml。成人滴速 40 滴/min,儿童、老年人及重病者滴速宜更慢。应按年龄、病情和体重增减剂量。

(十四)复方氨基酸注射液(17AA-I)[compound amino acid(17AA-I)]

【组成成分】本品由 17 种氨基酸及山梨醇配制而成的灭菌水溶液。每 1 000ml 组分为:L-异亮氨酸 0.87g,L-亮氨酸 1.18g,L-盐酸赖氨酸 1.74g,L-甲硫氨酸 1.12g,L-苯丙氨酸 1.03g,L-苏氨酸 1.12g,L-色氨酸 0.43g,L-盐酸精氨酸 3.50g,L-缬氨酸 0.95g,L-甘氨酸 3.23g,L-盐酸组氨酸 0.98g,L-酪氨酸 0.165g,L-丙氨酸 5.33g,L-脯氨酸 2.90g,L-丝氨酸 2.90g,N-乙酰-L-半胱氨酸 0.22g,L-谷氨酸 2.28g,山梨醇 50.00g,亚硫酸氢钠(NaHSO$_3$)0.5g。

【药理作用】本品必需氨基酸与非必需氨

基酸比（E/N）为 1:2.5，具有促进人体蛋白质代谢正常，纠正负氮平衡，补充蛋白质，加快伤口愈合的作用。本品氨基酸浓度较低，对低营养低蛋白血症患者进行急速静脉内营养时，可避免引起可能出现的并发症。

【适应证】用于手术、严重创伤、大面积烧伤引起的严重氨基酸缺乏，以及各种疾病引起的低蛋白血症。

【禁忌证】严重肝肾功能不全者禁用。氮质血症、无尿、心力衰竭及酸中毒未纠正前禁用。

【不良反应】滴注速度过快可引起恶心、呕吐、头痛和气喘。

【注意事项】不宜与磺胺类药物、对氨水杨酸配伍使用。注射后剩余药液不能贮存再用，本品遇冷能析出结晶，应微温溶解，待冷却至 37℃，溶液澄明后方可使用。如药液发生浑浊、沉淀时不可再用。孕妇及哺乳期妇女用药情况尚不明确。本品为盐酸盐，大剂量使用可能导致酸碱失衡。使用本品滴速不宜过快，成人滴速 40 滴 / min，儿童、老年人及重病者滴速宜更慢。

【剂型与用法】注射液:250ml:7.49g（总氨基酸）;500ml:14.97g（总氨基酸）。经中心静脉或周围静脉滴注。常用量为一日 250~1 000ml。按年龄、病情和体重增减剂量。

（十五）复方氨基酸注射液（18AA）[compound amino acid injection（18AA）]

【组成成分】本品是由 18 种氨基酸与山梨醇配制而成的灭菌水溶液。其组分为每 1 000ml（5%）含 L- 脯氨酸 1.00g，L- 丝氨酸 1.00g，L- 丙氨酸 2.00g，L- 异亮氨酸 3.52g，L- 亮氨酸 4.90g，L- 门冬氨酸 2.50g，L- 酪氨酸 0.25g，L- 谷氨酸 0.75g，L- 苯丙氨酸 5.33g，L- 精氨酸盐酸盐 5.00g，L- 赖氨酸盐酸盐 4.30g，L- 缬氨酸 3.60g，L- 苏氨酸 2.50g，L- 组氨酸盐酸盐 2.50g，L- 色氨酸 0.90g，L- 甲硫氨酸 2.25g，L- 胱氨酸 0.10g，甘氨酸 7.60g，

山梨醇 50.00g，亚硫酸氢钠 0.5g。每 1 000ml（12%）含 L- 脯氨酸 2.40g，L- 丝氨酸 2.40g，L- 丙氨酸 4.80g，L- 异亮氨酸 8.45g，L- 亮氨酸 11.76g，L- 门冬氨酸 6.00g，L- 酪氨酸 0.60g，L- 谷氨酸 1.80g，L- 苯丙氨酸 12.80g，L- 精氨酸盐酸盐 12.00g，L- 赖氨酸盐酸盐 10.32g，L- 缬氨酸 8.64g，L- 苏氨酸 6.00g，L- 组氨酸盐酸盐 6.00g，L- 色氨酸 2.16g，L- 甲硫氨酸 5.40g，L- 胱氨酸 0.24g，甘氨酸 18.24g，山梨醇 50.00g，亚硫酸氢钠 0.5g。

【药理作用】静脉输注本品，在能量供给充足的情况下，氨基酸可进入组织细胞，参与蛋白质的合成代谢，获得正氮平衡，并生成酶类、激素、抗体、结构蛋白，促进组织愈合，恢复正常生理功能。

【适应证】用于蛋白质摄入不足、吸收障碍等氨基酸不能满足机体代谢需要的患者。亦用于改善手术后患者的营养状况。

【禁忌证】严重肝肾功能不全、严重尿毒症患者和对氨基酸有代谢障碍的患者禁用。水肿、高钾血症、失代偿性心力衰竭患者禁用。对本品过敏者禁用。

【不良反应】本品可致疹样过敏反应，一旦发生应停止用药。偶有恶心、呕吐、胸闷、心悸、发冷、发热、头痛等。

【注意事项】应严格控制滴注速度。本品系盐酸盐，大量输注可能导致酸碱失衡。大量应用或并用电解质输液时，应注意电解质与酸碱平衡。遇冷可能出现结晶，可将药液加热到 60℃，缓慢摇动使结晶完全溶解后再用。开瓶药液要一次用完，剩余药液不可贮存再用。轻中度肝肾功能不全者慎用；严重酸中毒、代偿性充血性心力衰竭患者慎用。使用本品时，如同时给予高渗葡萄糖注射液，为避免血糖升高，可使用胰岛素。孕 C 级，孕妇使用应权衡利弊。哺乳期妇女用药尚不明确。

【剂型与用法】注射剂：① 5%，250ml:12.5g（总氨基酸）;500ml:25g（总氨基酸）。② 8%，250ml:30g（总氨基酸）。静脉滴注，成人:5% 注射剂一日500~2 000ml，滴速为 40~50 滴 /min。③ 12% 需缓慢滴注，一日 250~750ml，滴速 20~30 滴 /min。宜经中心静脉或与其他渗透压较低的溶液同时使用。儿童，静脉滴注，使用浓度为 5%，一次35~50ml/kg，一日一次。应根据自身情况调整用法用量。

（十六）复方氨基酸注射液（18AA-Ⅰ）[compound amino acid injection（18AA-Ⅰ）]

【别名】凡命注射液，Vamin N。

【组成成分】本品含 18 种 L 型氨基酸，氨基酸浓度 7%。每 1 000ml 内含:L- 盐酸赖氨酸3.9g，L- 苏氨酸 3.0g，L- 蛋氨酸 1.9g，L- 色氨酸1.0g，L- 亮氨酸 5.3g，L- 异亮氨酸 3.9g，L- 苯丙氨酸 5.5g，L- 缬氨酸 4.3g，L- 盐酸精氨酸 3.3g，L- 盐酸组氨酸 2.4g，甘氨酸 2.1g，L- 天门冬氨酸 4.1g，L- 谷氨酸 9g，L- 脯氨酸 8.1g，L- 丙氨酸 3.0g，L- 丝氨酸 7.5g，L- 酪氨酸 0.5g，L- 半胱氨酸 1.45g，氯化钙（ 2H_2O ）0.368g，硫酸镁（ 7H_2O ）0.37g，氯化钾 0.375g，氢氧化钠 2.0g，氢氧化钾 0.84g，焦亚硫酸钠 0.3g。必需氨基酸 / 非必需氨基酸为 1:1.44。

【药理作用】本品属一般营养用氨基酸。在能量供给充足的情况下，氨基酸可进入组织细胞，参与蛋白质的合成代谢，达到正氮平衡，并生成酶类、激素、抗体、结构蛋白，促进组织愈合，恢复正常生理功能。本品有适量的甘氨酸，可避免发生高氨血症。

【适应证】用于改善手术前后患者的营养状况及各种原因所致的低蛋白血症。

【禁忌证】严重肝功能不全、肝性脑病或有肝性脑病倾向者、严重肾功能不全及尿毒症患者、氨基酸代谢障碍者禁用。

【不良反应】滴注过快可产生恶心、呕吐、发热等反应，应加以注意。

【注意事项】大量应用或并用电解质输液时，应注意电解质与酸碱平衡。外周静脉输液时，因加有葡萄糖呈高渗状态，滴速必须缓慢。本品遇冷可能出现结晶，可将药液加热到60℃，经缓慢摇动使结晶溶解后再用。开瓶一次用完，剩余药液不宜贮存再用。肾功能损害者慎用。孕妇、哺乳期妇女用药情况尚不明确。

【剂型与用法】注射液:250ml:17.5g（总氨基酸）;500ml:35g（总氨基酸）。静脉滴注，周围静脉滴注时成人一般每日 250~750ml，25滴 /min 缓慢滴注。老年及重症患者更需缓慢滴注。从氨基酸的利用考虑，应与葡萄糖溶液或脂肪乳并用。经中心静脉输注时，成人一日量 500~750ml，按一般胃肠外营养支持的方法，与葡萄糖、脂肪乳及其他营养素混合后经中心静脉缓慢输注，并根据年龄、症状、体重等情况适当增减用量。

（十七）复方氨基酸注射液（18AA-Ⅱ）[compound amino acid injection（18AA-Ⅱ）]

【别名】乐凡命。

【组成成分】见表 66-2。

适应证、禁忌证、不良反应、注意事项同复方氨基酸注射液(18AA)。

【用法用量】成人根据患者的需要，每 24小时可输注本品 500~2 000 ml。每日最大剂量: 按体重，5% 溶液一日 50ml/kg ;8.5% 溶液一日 29ml/kg ;11.4% 溶液一日 23ml/kg，约合一日输入 0.4g 氮 /(kg·bw)。一般剂量为一日输入 0.15g~0.2g 氮 /(kg·bw)。本品 5% 与 8.5%溶液可经中心静脉或周围静脉输注，11.4% 溶液单独使用须经中心静脉输注，但与其他营养制剂混合使用也可经周围静脉输注。使用品时输注速度应缓慢。

表 66-2　复方氨基酸注射液（18AA-Ⅱ）的组成成分

	5% 250ml	5% 500ml	8.50% 250ml	8.50% 500ml	11.40% 250ml	11.40% 500ml
丙氨酸	1.8g	3.6g	3.05g	6.10g	4.08g	8.15g
精氨酸	1.23g	2.45g	2.10g	4.20g	2.80g	5.60g
门冬氨酸	0.38g	0.75g	0.63g	1.25g	0.83g	1.65g
胱氨酸	0.05g	0.10g	0.05g	0.10g	0.05g	0.10g
谷氨酸	0.63g	1.25g	1.05g	2.10g	1.43g	2.85g
甘氨酸	0.88g	1.75g	1.48g	2.95g	1.98g	3.95g
组氨酸	0.75g	1.50g	1.25g	2.50g	1.70g	3.40g
异亮氨酸	0.63g	1.25g	1.05g	2.10g	1.43g	2.85g
亮氨酸	0.85g	1.70g	1.48g	2.95g	1.98g	3.95g
赖氨酸醋酸盐	1.38g	2.75g	2.38g	4.75g	3.18g	6.35g
蛋氨酸	0.63g	1.25g	1.05g	2.10g	1.43g	2.85g
苯丙氨酸	0.88g	1.75g	1.48g	2.95g	1.98g	3.95g
脯氨酸	0.73g	1.45g	1.25g	2.50g	1.70g	3.40g
丝氨酸	0.48g	0.95g	0.85g	1.70g	1.13g	2.25g
苏氨酸	0.63g	1.25g	1.05g	2.10g	1.43g	2.85g
色氨酸	0.21g	0.43g	0.35g	0.70g	0.48g	0.95g
酪氨酸	0.05g	0.10g	0.05g	0.10g	0.08g	0.15g
缬氨酸	0.80g	1.60g	1.38g	2.75g	1.83g	3.65g
氨基酸	12.5g	25g	21.25g	42.5g	28.5g	57g
氮	2g	4g	3.5g	7g	4.5g	9g
总能量 mJ（kcal）	0.22 （52.5）	0.44 （105）	0.37 （87.5）	0.73 （175）	0.48 （115）	0.96 （230）
pH	约 5.6	约 5.6	约 5.6	约 5.6	约 5.6	约 5.6
渗透压 /（mOsm/kg·H₂O）	约 450	约 450	约 810	约 810	约 1 130	约 1 130

（十八）复方氨基酸注射液（18-F）[compound amino acid injection（18-F）]

【别名】复合氨基酸注射液（18AA-Ⅲ）。

【组成成分】每 250ml 含 L- 异亮氨酸 1.4g，L- 亮氨酸 3.125g，L- 赖氨酸醋酸盐 3.1g，L- 蛋氨酸 0.875g，L- 苯丙氨酸 2.337g，L- 苏氨酸 1.625g，L- 色氨酸 0.325g，L- 缬氨酸 1.125g，L- 组氨酸 1.5g，L- 精氨酸 1.975g，L- 丙氨酸 1.55g，L- 天门冬氨酸 0.95g，L- 半胱氨酸 0.25g，L- 谷氨酸 1.625g，L- 脯氨酸 0.825g，L- 丝氨酸 0.55g，L- 酪氨酸 0.0875g，甘氨酸 2.675g。250ml:25.9g（总氨基酸），氨基酸含量约 10%。必需氨基酸 / 非必需氨基酸为 1.09:1。

适应证、禁忌证、不良反应、注意事项参见复方氨基酸注射液（18AA）。

（十九）复方氨基酸注射液（18AA-V）

【组成成分】每 1000ml 含 L- 异亮氨酸 1.70g，L- 亮氨酸 3.79g，L- 赖氨酸醋酸盐 3.33g，L- 苯丙氨酸 2.83g，L- 苏氨酸 1.97g，L- 色氨酸 0.39g，L- 缬氨酸 1.36g，L- 盐酸组氨酸 2.46g，L- 盐酸精氨酸 2.89g，L- 丙氨酸 1.88g，L- 天门冬氨酸 1.15g，L- 盐酸半胱氨酸 0.44g，L- 谷氨酸 1.97g，L- 脯氨酸 1.0g，L- 丝氨酸 0.67g，L- 酪氨酸 0.11g，L- 蛋氨酸 1.06g，甘氨酸 3.24g，亚硫酸氢钠 0.5g，木糖醇 50g。本品必需氨基酸 / 非必需氨基酸 1.04:1。

【药理作用】本品每种氨基酸易被有效地用于人体蛋白质的合成，其生物利用度高。在能量供给充足的情况下，可进入组织细胞，参与蛋白质的合成代谢，达到正氮平衡，并生成酶类、激素、抗体、结构蛋白，促进组织愈合，恢复正常生理功能。本品所含的木糖醇能进入无胰岛素的细胞内部，而且抑制酮体形成，节约蛋白，提高氨基酸利用率，并能促进肝糖原积蓄，对糖代谢无不利影响,未见因其代谢性并发症。

适应证、不良反应同复方氨基酸注射液（18AA）。

【注意事项】大剂量木糖醇快速滴注,有报道观察到草酸钙沉积于肾、脑等器官。本品含有钠离子、氯离子,大剂量用药或与电解质合并使用时注意监测血清电解质。余同复方氨基酸注射液（18AA）。

【剂型及用法】注射液:100ml:3.224g（总氨基酸）、木糖醇 5g;250ml:8.06g（总氨基酸）、木糖醇 12.5g。静脉滴注,营养不良、低蛋白血症,一次缓慢静脉滴注 500ml。外科手术前后,一次缓慢静脉滴注 1 500ml。按 30~40 滴 /min,老年患者及重症患者应根据年龄、症状、体重调整或减慢滴速,每日输入木糖醇的量不得高于 100g。

（二十）复方氨基酸注射液（小儿用）[compound paediatric amino acid（18AA- Ⅱ）]

【组成成分】每 1 000ml 含 L- 亮氨酸 8.4g,L- 异亮氨酸 4.9g,L- 赖氨酸 4.9g,L- 蛋氨酸 2g,L- 苯丙氨酸 2.9g,L- 苏氨酸 2.5g,L- 缬氨酸 4.7g,L- 色氨酸 1.2g,L- 组氨酸 2.9g,L- 丙氨酸 3.2g,L- 脯氨酸 4.1g,L- 谷氨酸 3g,甘氨酸 2.2g,L- 精氨酸 7.3g,L- 丝氨酸 2.3g,L- 天门冬氨酸 1.9g,L- 酪氨酸 1.4g,牛磺酸 0.15g,L-半胱氨酸（HCl·H_2O）0.2g,总氨基酸量 60g/L,总氮量 9.3g/L。电解质:钠离子约 5mmol/L,醋酸根约 56mmol/L,氯离子 < 3mmol/L,pH 为 5.5~7.0,渗透压约 525mOsm/L。

【药理作用】氨基酸在婴幼儿与成人体内有不同代谢作用,婴幼儿体内苯丙氨酸羟化酶和胱硫醚酶的活性低,易产生高苯丙氨酸血症和高蛋氨酸血症,又因组氨酸合成速度较慢,易产生低组氨酸血症。本品适应婴幼儿代谢特点,含有较高浓度的儿童必需氨基酸,其中有组氨

酸、酪氨酸、半胱氨酸。苯丙氨酸可代谢成酪氨酸,但由于儿童肝酶系统不健全,代谢不能有效地进行。因此,通过增大酪氨酸的量,并减少苯丙氨酸来维持血浆中浓度的平衡。蛋氨酸是半胱氨酸和牛磺酸的前体,也是由于儿童肝酶系统不健全,故加入牛磺酸并在应用时酌儿童身体情况再增补适量半胱氨酸,所以本品蛋氨酸的含量较低。甘氨酸含量较低,防血氨过高。含有适量的谷氨酸和天门冬氨酸,是因人乳中含量较高。牛磺酸是蛋氨酸、半胱氨酸的代谢产物,人乳中含量丰富,有保护细胞膜、促进脑发育、维持视网正常功能和防止胆汁淤积及增强心肌细胞功能等作用。

【适应证】本品为静脉用胃肠外营养输液,可用于以下几方面:早产儿、低体重儿及各种病因所致不能经口摄入蛋白质或摄入量不足的新生儿;各种创伤:如烧伤、外伤及手术后等高代谢状态的儿童;各种不能经口摄食或摄食不足的急、慢性营养不良的儿童:如坏死性小肠结肠炎、急性坏死性胰腺炎、化疗药物反应等。

【禁忌证】氨基酸代谢障碍者,氮质血症患者禁用。

【注意事项】肝、肾功能严重障碍者慎用。应用本品时,需按时监测代谢、电解质及酸碱平衡等,防止并发症。如发现过敏性皮疹,应立即停药。静脉滴速不宜过快,20kg 儿童一般不宜超过 20 滴 /min。药液开启后一次用完,切勿贮存。如发生浑浊或沉淀时,不可使用。遇冷析出结晶,可置 50~60℃水浴中使溶并冷至 37℃澄明再用。

【不良反应】输注本品过快,可引起恶心、呕吐、心悸、发热等不良反应。

【剂型与用法】注射液:50ml:3.0g（总氨基酸）;100ml:6.0g（总氨基酸）;250ml:15.0g（总氨基酸）。静脉注射,按儿童的年龄、体重、病情

等考虑静脉注射量,一般用量开始时氨基酸每日 15ml/kg(相当于氨基酸约 1g),以后递增至每日 39ml/kg(相当于氨基酸约 2.5g),疗程结束时应逐减量,防止产生低血糖症。

(二十一)小儿复方氨基酸注射液(18AA-I)[paediatric amino compound injection(18-I)]

【组成成分】本品为复方制剂,其组分为每 1 000ml 含 L-异亮氨酸 3.1g ,L-苯丙氨酸 6.3g,L-亮氨酸 7.0g,L-脯氨酸 5.6g,L-赖氨酸 5.6g,L-精氨酸 4.1g,L-丝氨酸 3.8g,L-蛋氨酸 3.6g,L-天门冬氨酸 4.1g, L-苯丙氨酸 2.7g, L-谷氨酸 7.1g, L-苏氨酸 3.6g,甘氨酸 2.1g, L-色氨酸 1.4g, L-酪氨酸 0.5g, L-缬氨酸 3.6g, L-组氨酸 2.1g, L-盐酸半胱氨酸 1.0g。总氨基酸量:67.4g/L;总氮量:9.24g/L;电解质:钠离子约 64mmol/L,氯离子约 9mmol/L,醋酸根约 38mmol/L。渗透压约 619mOsm/L, pH 为 5.5~7.0。

【药理作用】氨基酸是构成人体蛋白和酶类的基本单位,是合成激素的原料,参与人体新陈代谢和各种生理功能,在生命中显示特殊的作用。氨基酸在婴幼儿与成人体内有不同的代谢作用,婴幼儿体内苯丙氨酸羟化酶的活性低,易产生高苯丙氨酸血症;又因为胱硫醚酶的活性低,易产生高蛋氨酸血症;组氨酸合成速度慢,易产生低组氨酸血症。因此,婴幼儿用氨基酸输液应降低苯丙氨酸、蛋氨酸、甘氨酸的用量,增加半胱氨酸、酪氨酸、组氨酸用量,这样才能使血浆氨基酸谱保持正常。本品适应婴幼儿代谢的特点,降低了苯丙氨酸、蛋氨酸、甘氨酸的用量,增加半胱氨酸、组氨酸的用量,满足了儿童营养需要。

【适应证】适用于儿童因消化系统疾病不能经胃肠摄取食物者;儿童由各种疾病所引起的

低蛋白血症者;儿童受严重创伤、烧伤及败血症等体内氮平衡失调者;儿童难治性腹泻、吸收不良综合征及早产儿、低体重儿的肠外营养。

【禁忌证】有肝、肾功能损害的患儿。对氨基酸有代谢障碍的患儿。

【不良反应】本品输注速度快时易产生心率加快、胃肠道反应、发热等。

【注意事项】用前应仔细检查药液,如有浑浊、生霉、瓶身漏气等切勿使用。药液应一次用完,剩余药液不可保存再用。本品遇冷可能有结晶析出,可置 50℃温水中使其溶解,放至体温后再用。本品经中心静脉长时间应用时,应与高渗葡萄糖(或葡萄糖和脂肪乳剂)、电解质、维生素、微量元素等联合应用,以期达到营养支持的目的。本品经外周静脉应用时,可用 10% 葡萄糖注射液稀释后缓慢滴注。

【剂型与用法】注射液:20ml,100ml,250ml(总氨基酸浓度 6.74%)。静脉滴注,外周静脉全营养输注时,将药液稀释后全日用量不少于 16 小时,均匀滴注。输注量应以儿童的年龄、体重、病情等不同而定,一般用量,开始时氨基酸 15ml/(kg·d)(相当氨基酸约 1g),以后递增至 30ml/(kg·d)(相当氨基酸 2.0g),疗程结束时,应注意逐渐减量,防止产生低血糖症。

第三节 胶体-晶体混合液

目前有将高渗盐溶液(如 7.2%~7.5%)与各种胶体液合成的高渗晶胶混合液,如高渗盐-右旋糖酐、高渗盐-羟乙基淀粉、高渗盐-琥珀酰明胶等。以上液体大多用于一些动物实验中,观察液体复苏的效果,缺乏临床试验的资料,更无设计实施较标准的临床试验,故仅略作介绍。

国际上高渗晶胶体混合溶液使用已有十余年的历史。目前同时含有高渗盐溶液与羟乙基淀粉的产品主要有 3 种:HyperHAES(含有 7.2%NaCl 和 6% HES 200/0.5)(德国), Osmohes(含有 7.2% NaCl 和 10% HES 200/0.5)(匈亚利), Hyperhes(含有 7.5% NaCl 和 6% HES 200/0.62)(奥地利),它们均十分类似。此类品种用于治疗外伤后引起的低血容量和休克,由于临床使用剂量小,所以又称之为"小容量复苏",具体药物有以下几种。

(一)高渗羟乙基淀粉注射液

高渗羟乙基淀粉注射液(贺苏,HyperHAES)为一种由 7.2% 氯化钠和 6% 羟乙基淀粉 200/0.5 的高渗晶体与等渗胶体的混合溶液。在欧洲广泛应用,国内完成Ⅲ期临床试验并且已经上市。

【药理作用】急性失血导致失血性休克在急性创伤中甚为常见,快速进入机体失代偿状态,死亡率高。国际公认的创伤急救黄金 1 小时反映出早期快速有效容量复苏的重要性。静脉输注高渗盐溶液,血浆渗透压迅速上升,在血管内外空间和细胞膜内外形成了渗透压梯度,从而使液体从血管内皮细胞、红细胞和组织间隙进入血液循环。这种内生流体在快速输注高渗盐溶液后几秒内开始,迅速扩充血容量。但这种液体的转移是非常短暂的。单用晶体液由于其易于透过毛细血管屏障,有约 79% 的晶体液渗入组织间隙,有效循环中仅保留约 21%,易致组织水肿。在用高渗盐溶液复苏低血容量休克患者同时伴随着胶体给药,可稳定、增加高渗盐溶液对血液循环的作用。贺苏是目前临床应用主要的晶体－胶体混合溶液。贺苏因含有高渗电解质溶液更适合用于小容量液体复苏。快速输注贺苏后,在血管内外空间和细胞膜内外形成渗透压梯度,促使

液体从血管内皮细胞、红细胞和组织间隙进入血管内,因此促使循环血容量快速恢复。贺苏的容量效力:容量效果是所输容量的 3~7 倍。效力平台期:30~60 分钟。迅速恢复有效循环血容量,改善心脏循环功能,预防或减轻组织水肿(脑水肿、肺水肿等)。

(二)高渗氯化钠羟乙基淀粉 40 注射液(hypertonic sodiμm chloride hydroxyethyl starch 40 injection)

详见 808 页"(三)高渗氯化钠羟乙基淀粉 40"

第四节 其他复方输液制剂

围手术期补液疗法的常用液体包括非电解质和电解质溶液。非电解质液如 5% 或 10% 葡萄糖溶液,因其输入体内将被氧化成水,故属于无张力溶液。电解质溶液包括氯化钠、氯化钾、乳酸钠、碳酸氢钠等。临床上将这些液体临时配制成一定张力的复方输液剂,用于液体疗法。生理需要量通常给予 1/5~1/4 张液体。累计损失量的补充根据脱水性质,低渗性脱水予 2/3 张液体,等渗性脱水予 1/2 张液体,高渗性脱水予 1/5~1/3 张液体。继续损失量通常给予 1/3~1/2 张液体。

常见溶液成分中等张液有 0.9% 氯化钠、1.87% 乳酸钠、1.4% 碳酸氢钠等;无张力液有各种浓度的葡萄糖溶液。它们的不同配制形成各种张力的含钠液。举例如下:

(1)1:1 含钠液:1 份 5% 或 10% 葡萄糖溶液与 1 份 0.9% 氯化钠溶液(等张)配制而成。每 100ml 的 1:1 液含 Na^+ 77mmol/L, Cl^- 77mmol/L。电解质溶液是 1 份,总溶液是 1+1=2 份,张力 = 1/2 张,其相对于血浆的张力为 1/2 张。适合于

对单纯性呕吐和继续丢失液量的液体补充。

（2）2:1 含钠液:2 份 0.9% 氯化钠溶液与 1 份 1.87% 乳酸钠（或 1.4% 碳酸氢钠）溶液混合而成。每 100ml 的 2:1 液含 65ml 0.9% 氯化钠溶液,35ml 1.87% 乳酸钠（或 1.4% 碳酸氢钠）,其 Na^+ 158mmol/L,Cl^- 100mmol/L,HCO_3^- 或乳酸根 58mmol/L。电解质溶液是 3 份,总溶液是 2+1=3 份,张力为等张（与血浆等张）。

（3）1:2 含钠液:1 份 0.9% 氯化钠溶液与 2 份 5% 或 10% 葡萄糖溶液混合而成。每 100ml 的 1:2 液含 35ml 0.9% 氯化钠溶液,65ml 5% 或 10% 葡萄糖溶液,其 Na^+ 54mmol/L,Cl^- 54mmol/L。电解质溶液是 1 份,总溶液是 1+2=3 份,张力为 1/3 张。

（4）3:2:1 液:3 份 5% 或 10% 葡萄糖溶液、2 份 0.9% 氯化钠溶液及 1 份 1.87% 乳酸钠（或 1.4% 碳酸氢钠）溶液混合而成。每 100ml 的 3:2:1 液含 50ml 5% 或 10% 葡萄糖溶液,33ml 0.9% 氯化钠溶液,17ml 1.87% 乳酸钠（或 1.4% 碳酸氢钠）溶液,其 Na^+ 79mmol/L,Cl^- 51mmol/L,HCO_3^- 或乳酸根 28mmol/L,钠离子与氯离子比值 3:2。电解质溶液是 2+1=3 份,总溶液是 3+2+1=6 份,张力为 3/6（1/2）张。

（李宝钏　刘克玄）

参考文献

[1] 褚明,周蕾.营养治疗药.// 许迪,丁国宪.临床药物手册.2 版.南京:江苏科学技术出版社,2012:629-635.

[2] 李晓蓉.营养药.// 陈新谦,金有豫,汤光.新编药物学.17 版.北京:人民卫生出版社,2011:799-816.

[3] 蒋朱明.于康.肠外与肠内营养循证基础及其临床药理.// 李家泰.临床药理学.2 版.北京:人民卫生出版社,2007:609-620.

[4] 杜立中.液体疗法常用补液.// 沈晓明,王卫平.儿科学.7 版.北京:人民卫生出版社,2009:45.

[5] 欧阳彬,肖海鹏.营养药.// 马虹,黄洁夫.临床医师用药大全.广州:广东科学技术出版社,2000:1072-1085.

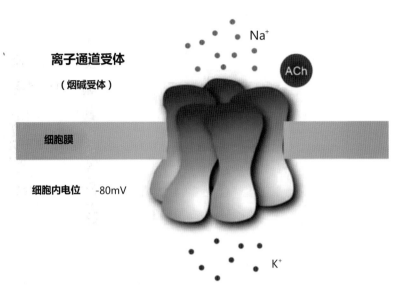

彩图 1　离子通道受体结构示意图

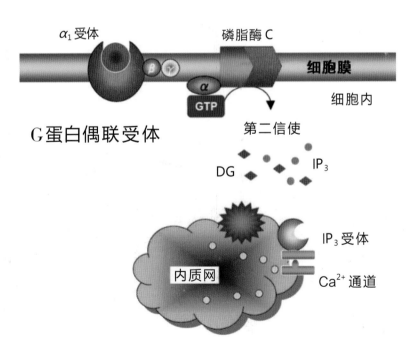

彩图 2　G 蛋白偶联受体结构示意图

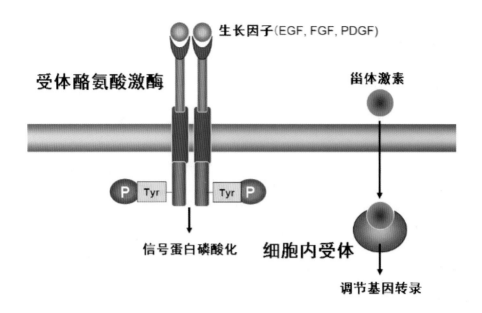

彩图 3　细胞内受体结构示意图

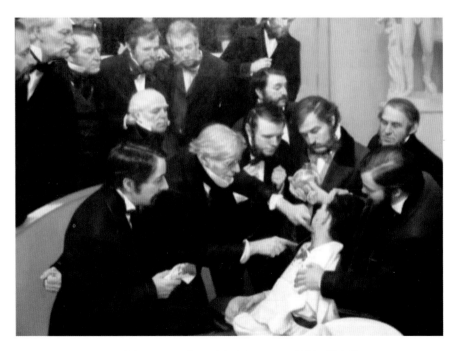

彩图 4　1846 年 10 月 16 日 Morton 演示乙醚麻醉

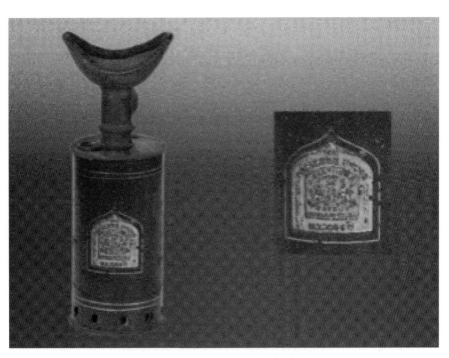

彩图 5　1847 年 3 月 5 日 Salt 的便携式乙醚吸入器

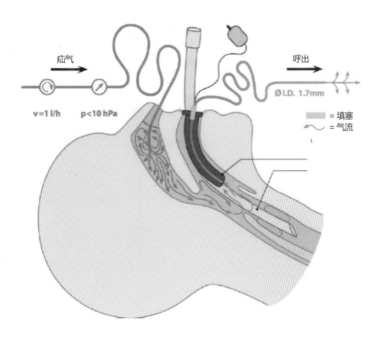

彩图 6　经鼻给予氙气的示意图（Holstrater TF,2011）

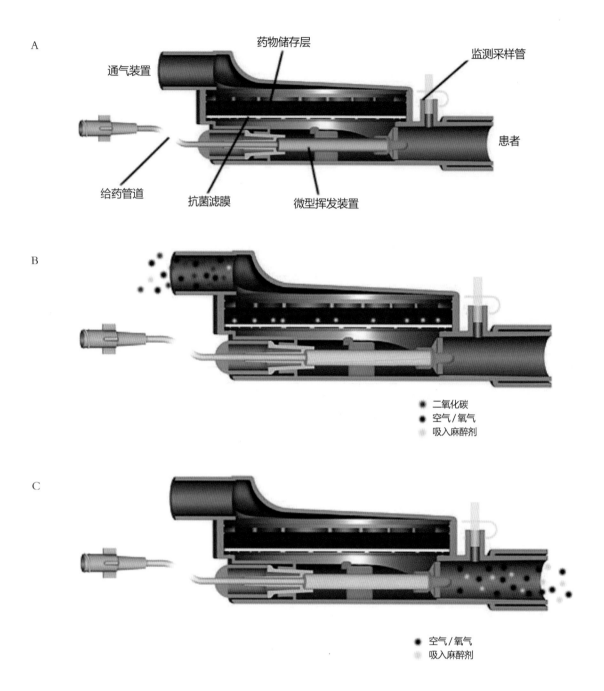

A

通气装置　　　　药物储存层　　　　　　　　　监测采样管

患者

给药管道　　抗菌滤膜　　微型挥发装置

B

● 二氧化碳
● 空气/氧气
◌ 吸入麻醉剂

C

● 空气/氧气
◌ 吸入麻醉剂

A. 结构示意图；B. 呼气状态下，空气、氧气、二氧化碳被滤过，吸入麻醉药留存于存储罐内；C. 吸气状态下，混合气体被患者吸入。

彩图 7　AvaConDa 系统的结构及工作状态示意图（Sedena Medical）

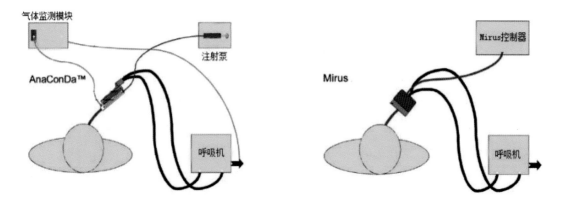

彩图 8　AnaConDa 系统和 Mirus 系统的对比（ Bomberg,2014 ）

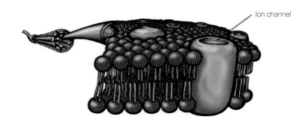

Representation of cell membrane

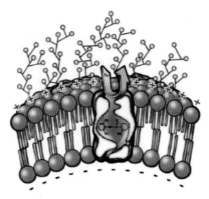

Representation of local anaesthetic binding to the sodium channel

彩图 9　局麻药阻滞钠通道的示意图

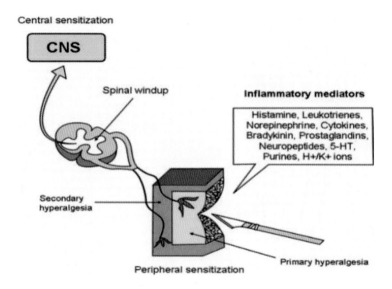

CNS,中枢神经系统;BK,缓激肽;PGs,前列腺素;5-HT,5-羟色胺。

彩图 10 组织损伤后的外周敏化

注:1. 外科手术创伤导致手术部位炎性介质的释放,引起损伤部位 [原发性痛觉过敏(primary hyperalgesia)] 和损伤周围未损伤组织 [继发性痛觉过敏(secondary hyperalgesia)] 的疼痛阈值降低。外周敏化(peripheral sensitization)是继发于外科手术创伤的伤害性感受器传入末梢阈值降低的结果;中枢敏化(central sensitization)是外周神经元持续性传入冲动导致的脊髓神经元兴奋性活性依赖性升高 [脊髓上发条效应(spinal windup)]。
2. 引自:Reuben SS,et al.J Cardiothorac Vasc Anesth,2008,22(6):890-903。

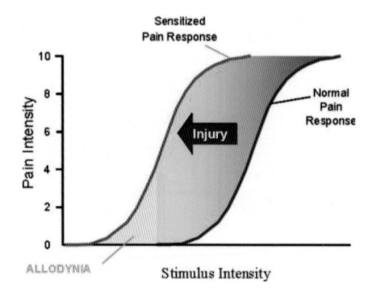

彩图 11 创伤引起的伤害性传入冲动能使神经系统对随后的刺激发生敏化

注:1. 用刺激强度函数描绘的曲线,正常疼痛反应在曲线的右侧,在创伤后,疼痛反应曲线向左移动,结果对有害性刺激疼痛反应更强 [痛觉过敏(hyperalgesia)],无痛性刺激也导致疼痛 [痛觉超敏(allodynia)]
2. 引自:Reuben SS,et al.J Cardiothorac Vasc Anesth,2008,22(6):890-903。

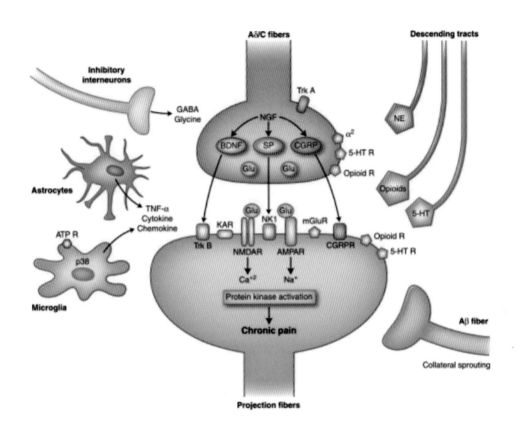

5-HT, 5- 羟色胺；AMPA-R，α 氨基 -3- 羟基 -5- 甲基 -4- 异噁唑丙酸受体；ATP, 三磷酸腺苷；BDNF, 脑源性神经营养因子；CGRP, 降钙素基因相关肽；CGRP-R, CGRP 受体；GABA，γ - 氨基丁酸；KA-R, 海人藻酸受体；mGluR, 代谢性谷氨酸受体；NE, 去甲肾上腺素；NGF, 神经生长因子；NMDA-R，*N*- 甲基 -D 天门冬氨酸受体；R, 受体；SP, P 物质；TNF-α, 肿瘤坏死因子 -α 。

彩图 12　疼痛的脊髓机制

注：引自 CHENG HT.Curr Pain Headach Rep,2010,14（3）:213-220。

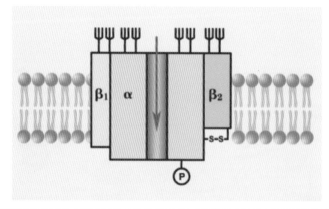

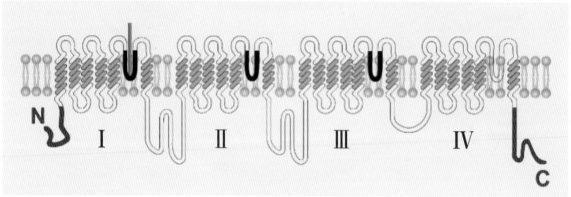

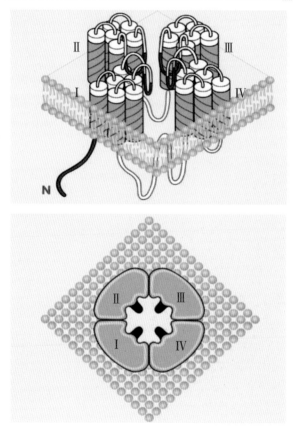

彩图 13　电压门控钠通道结构示意图